日本人物レファレンス事典

医学・医療／福祉篇

日外アソシエーツ

BIOGRAPHY INDEX

16,982 Japanese Persons on The Fields of
Medicine, Medical Care, and Welfare
Appearing in 622 Volumes of
433 Biographical Dictionaries and Encyclopedias

Compiled by
Nichigai Associates, Inc.

©2019 by Nichigai Associates, Inc.
Printed in Japan

本書はディジタルデータでご利用いただくことができます。詳細はお問い合わせください。

●編集担当● 城谷 浩／山本 幸子

刊行にあたって

　本書は、日本の医学・医療・福祉分野の人物が、どの事典にどんな名前で掲載されているかが一覧できる総索引である。

　人物について調べようとするとき、事典類が調査の基本資料となる。しかし、人名事典、百科事典、歴史事典、テーマごとの専門事典、都道府県別・国別の事典など、数多くの事典類の中から、特定の人物がどの事典のどこに掲載されているかを把握することは容易ではない。そうした人物調査に役立つ総索引ツールとして、小社では「人物レファレンス事典」シリーズを刊行してきた。1983年から最初のシリーズを刊行開始し、1996年から、その後に出版された事典類を索引対象に追加、時代別に再構成した新訂増補版として、「古代・中世・近世編」「古代・中世・近世編Ⅱ（1996-2006）」「古代・中世・近世編Ⅲ（2007-2016）」「明治・大正・昭和（戦前）編」「明治・大正・昭和（戦前）編Ⅱ（2000-2009）」「昭和（戦後）・平成編」「昭和（戦後）・平成編Ⅱ（2003-2013）」の6種を刊行、さらにそこでは索引対象に入っていなかった地方人物事典、県別百科事典を対象とした「郷土人物編」「郷土人物編 第Ⅱ期（2008-2017）」を2018年7月までに刊行した。また、外国人を対象とした「外国人物レファレンス事典」シリーズでは、1999年から2011年に、時代別に「古代－19世紀」「古代－19世紀 第Ⅱ期（1999-2009）」「20世紀」「20世紀 第Ⅱ期（2002-2010）」の4種を刊行した。これらのシリーズは、人物調査の第一段階の基本ツールとして、時代や地域に応じてご活用いただいているが、特定分野の人物を広範に調べるためには、日本人は9種、外国人は4種すべてを検索する必要があった。

　本書では、分野別の事典総索引として、既刊の「文芸篇」「美術篇」「科学技術篇」「音楽篇」「思想・哲学・歴史篇」「芸能篇」「政治・外交篇（近現代）」「軍事篇（近現代）」「皇族・貴族篇」「女性篇」「武将篇」「江戸

時代の武士篇」「商人・実業家・経営者篇」「名工・職人・技師・工匠篇」「教育篇」に続き、433種622冊の事典から日本の医学・医療・福祉に関わる人物を幅広く選定。古代の日本に医薬の知識を伝えた人物、飢饉の困窮者・孤児など弱者・病者の救済にとりくんだ慈善事業家、近現代の医療・福祉の思想・実践に関わった人々など16,982人を収録した。人名見出しには、人物同定に役立つよう、人名表記・読み・生没年、事典類に使われた異表記・異読み・別名を示し、加えて活動時期や身分、肩書、係累などを簡潔に示して人物の概要がわかるようにした。その上で、どの事典にその人物が載っているか、どんな見出し（表記・読み・生没年）で掲載されているかを一覧することができ、古代から現代までの日本の医学・医療・福祉分野の人物を網羅的に収録した最大級の人名ツールとして使える。

　ただし誤解のないように改めて付言するが、本書はあくまでも既存の事典類の総索引である。そのため、索引対象とした事典類（収録事典一覧を参照）に掲載されていない人物は本書にも掲載されない。したがって従来の事典に全く掲載されていない人物は収録されていない。

　編集にあたっては、誤りのないよう調査・確認に努めたが、人物確認や記述に不十分な点もあるかと思われる。お気づきの点はご教示いただければ幸いである。本書が、既刊の「人物レファレンス事典」シリーズと同様に、人物調査の基本ツールとして図書館・研究機関等で広く利用されることを期待したい。

2019年1月

日外アソシエーツ

凡　　例

1．本書の内容

　本書は、国内で刊行された人物事典、百科事典、歴史事典、地域別人名事典などに掲載されている、古代から現代までの日本の医学・医療・福祉分野の人物の総索引である。ただしプロフィール記載のない"職歴名簿"の類いは索引対象外とした。見出しとしての人名表記・読みのほか、異表記・異読み・別名、生没年、その人物の活動時期、身分・肩書・職業、係累・業績など人物の特定に最低限必要なプロフィールを補記するとともに、その人物がどの事典にどのような表記・読みで掲載されているかを明らかにしたものである。

2．収録範囲と人数
  (1) 別表「収録事典一覧」に示した433種622冊の事典類に掲載されている、古代から現代までの日本の医学・医療・福祉に関わる人物を収録した。
  (2) 収録対象は、医学・医療・福祉分野の研究者、臨床や実践にとりくんだ人々、病院・孤児院などの施設・制度の運営にあたった人物などを幅広く収録した。神話・伝説上の人物や一部の世襲名も収録対象とした。
  (3) 外国人は，原則として収録しなかった。
  (4) 上記の結果として16,982人、事典項目のべ54,975件を収録した。

3．記載事項
  (1) 人名見出し
    1) 同一人物は、各事典での表記・読みに関わらず1項目にまとめた。その際、最も一般的と思われるものを代表表記・代表読みとし、太字で見出しとした。
    2) 代表表記に対し同読みの異表記がある場合は、代表表記の後に（　）で囲んで示した。
       例：宇田川榕庵（宇田川榕菴）
    3) 代表読みに対し部分的に清濁音・拗促音の差のある読みが存在する場合は、代表読みの後に「，」で区切って表示した。

例：いざわらんけん，いさわらんけん
　4）事典によっては読みの「ぢ」「づ」を「じ」「ず」に置き換えているものと、両者を区別しているものとがある。本書は、代表読みでは区別する方式を採った。その上で、事典によって「ぢ」「じ」、「づ」「ず」の違いがある場合は、代表読みの後に「，」で区切って表示した。
　　　例：つづきじんのすけ，つずきじんのすけ

(2) 人物説明
　1）生没年表示
　　①対象事典に掲載されている生没年（月日）を代表生没年として示した。
　　②生没年に諸説ある場合、過半数の事典で一致する年（月日）があればそれを採用した。過半数の一致がない場合は＊で示した（比較は生年、没年それぞれで行った）。
　　③年表示は和暦と西暦の併記とした。和暦・西暦のいずれか一方だけが掲載されている場合は編集部で換算して記載した。事典類に掲載されている年単位の対応を採用、または一律に換算したため、月日によっては誤差の生じる可能性がある。およその目安としてご利用いただきたい。
　　④生年のみ不詳、没年は判明の場合、生年の部分には「？」を用いた。没年のみ不詳の場合も同様とした。
　　⑤生年・没年とも不詳の場合は、「生没年不詳」とした。

　2）異表記・異読み・別名
　　本書の見出しと異なる表記・読みを採用している事典がある場合は、それらをまとめて㋯として掲載した。

　3）プロフィール
　　人物を同定するための最低限の情報として、その人物の活動時期と身分・肩書・職業、係累、業績を記載した。
　　①本書の活動時期はおおむね以下の目安で区分した。
　　・上代　　　6世紀半ば（仏教伝来、宣化・欽明朝の頃）まで
　　・飛鳥時代　8世紀初頭（奈良遷都、文武・元明朝の頃）まで
　　・奈良時代　8世紀末（長岡・平安遷都、桓武朝の開始頃）まで
　　・平安時代前期　9世紀末〜10世紀初頭（醍醐朝の開始頃）まで
　　・平安時代中期　11世紀後半（後三条天皇即位、白河院政開始）まで

・平安時代後期　12世紀末（平氏滅亡、鎌倉幕府成立）まで
・鎌倉時代前期　13世紀後半（元寇、北条氏得宗家専制の確立）まで
・鎌倉時代後期　14世紀前半（鎌倉幕府滅亡）まで
・南北朝時代　14世紀末（南北朝の合一）まで
・室町時代　15世紀後半（応仁・文明の乱）まで
・戦国時代　16世紀半ば（織田信長上洛、室町幕府滅亡）まで
・安土桃山時代　17世紀初頭（江戸幕府成立、元和偃武）まで
・江戸時代前期　17世紀末（綱吉将軍就任、元禄時代開始）まで
・江戸時代中期　18世紀末（田沼時代終焉、家斉将軍就任）まで
・江戸時代後期　19世紀半ば（黒船来航、開国）まで
・江戸時代末期　1867～68年（王政復古、明治改元）まで
・明治期　1912年まで
・大正期　1926年まで
・昭和期　1988年まで
・平成期　1989年以降
②人物の身分・肩書、係累・業績を簡潔に記載した。

(3) 掲載事典
1) その人物が掲載されている事典を¶の後に略号で示した。（略号は別表「収録事典一覧」を参照）
2) 事典における記載が、見出しの代表表記、代表読み、生没年表示と異なるときは略号の後に（　）で囲んでその内容を示した。その際、生年は�生、没年は㊄で表した。
3) 事典が西暦・和暦のいずれかしか記載していない場合はそれを示し、西暦・和暦の両方を記載していれば両方を示した。

(4) 共通事項
1) 漢字は原則新字体・常用漢字に統一した。また正字・俗字などの異体字も一部統一した。
2) 和暦における「元年」は「1年」と表示した。
3) 典拠に人名読みが記載されていなかったものについては編集部で読みを補記し、末尾に「★」を付した。

4．参照項目

　　見出しの代表表記、代表読みと異なる別表記・別読みからは、必要に応じて参照項目を立てた。

5．排　列

　(1) 人名見出しの読みの五十音順に排列した。
　(2) 「ぢ」「づ」と「じ」「ず」は排列上も区別した。
　(3) 同読みの場合は同じ表記のものをまとめた。
　(4) 読み、表記とも同一の人物は、おおむね活動時期の古い順番に並べた。
　(5) 掲載事典は略号の五十音順に記載した。

6．収録事典一覧

　(1) 本書で索引対象にした事典類の一覧を次ページ以降（9～20ページ）に掲げた。
　(2) 略号は本書において掲載事典名の表示に用いたものである。
　(3) 掲載は略号の五十音順とした。

収録事典一覧

略号	書名	出版者	刊行年
愛知	あなたの知らない愛知県ゆかりの有名人100	洋泉社	2014.2
愛知女	愛知近現代女性史人名事典	愛知女性史研究会	2015.5
愛知百	愛知百科事典	中日新聞本社	1976.10
会津	会津大事典	国書刊行会	1985.12
青森人	青森県人名事典	東奥日報社	2002.8
青森美	近現代の美術家（青森県史叢書 平成二十三年度）	青森県	2012.3
青森百	青森県百科事典	東奥日報社	1981.3
秋田人2	秋田人名大事典（第二版）	秋田魁新報社	2000.7
秋田百	秋田大百科事典	秋田魁新報社	1981.9
朝日	朝日日本歴史人物事典	朝日新聞社	1994.11
アナ	日本アナキズム運動人名事典	ぱる出版	2004.4
石川現九	石川県人名事典 現代編九	石川出版社	2005.3
石川現十	石川県人名事典 現代編十	石川出版社	2007.5
石川現終	石川県人名事典 現代編最終編	石川出版社	2016.6
石川百	書府太郎―石川県大百科事典 改訂版	北国新聞社	2004.11
石川文	石川近代文学事典	和泉書院	2010.3
維新	明治維新人名辞典	吉川弘文館	1981.9
伊豆	伊豆大事典	羽衣出版	2010.6
茨城百	茨城県大百科事典	茨城新聞社	1981.10
茨城歴	茨城 歴史人物小事典	茨城新聞社	2017.3
岩歌	岩波現代短歌辞典	岩波書店	1999.12
岩史	岩波日本史辞典	岩波書店	1999.10
岩手人	岩手人名辞典	新渡戸基金	2009.6
岩手百	岩手百科事典 新版	岩手放送	1988.10
浮絵	浮世絵大事典	東京堂出版	2008.6
海越	海を越えた日本人名事典	日外アソシエーツ	1985.12
海越新	海を越えた日本人名事典 新訂増補版	日外アソシエーツ	2005.7
映監	日本映画人名事典 監督篇	キネマ旬報社	1997.11
映女	日本映画人名事典 女優篇	キネマ旬報社	1995.8
映人	日本の映画人	日外アソシエーツ	2007.6
映男	日本映画人名事典 男優篇	キネマ旬報社	1996.10
江人	江戸時代人名控1000	小学館	2007.10
江戸	江戸市井人物事典	新人物往来社	1974.11

略号	書名	出版者	刊行年
江戸東	江戸東京市井人物事典	新人物往来社	1976.10
愛媛	愛媛県史 人物	愛媛県	1989.2
愛媛人	愛媛人物博物館—人物博物館展示の愛媛の偉人たち	愛媛県生涯学習センター	2016.3
愛媛百	愛媛県百科大事典〈上,下〉	愛媛新聞社	1985.6
江表	江戸期おんな表現者事典	現代書館	2015.2
江文	江戸文人辞典	東京堂出版	1996.9
演奏	日本の演奏家 クラシック音楽の1400人	日外アソシエーツ	2012.7
黄檗	黄檗文化人名辞典	思文閣出版	1988.12
大分百	大分百科事典	大分放送	1980.12
大分歴	大分県歴史人物事典	大分合同新聞社	1996.8
大坂	大坂の陣豊臣方人物事典	宮帯出版社	2016.12
大阪人	大阪人物辞典	清文堂出版	2000.11
大阪墓	大阪墓碑人物事典	東方出版	1995.11
大阪文	大阪近代文学事典	和泉書院	2005.5
岡山	あっ晴れ岡山人第25回国民文化祭	岡山県実行委員会	2010.10
岡山人	岡山人名事典	日本文教出版	1978.2
岡山百	岡山県大百科事典〈上,下〉	山陽新聞社	1980.1
岡山歴	岡山県歴史人物事典	山陽新聞社	1994.10
沖縄百	沖縄大百科事典〈上,中,下〉	沖縄タイムス社	1983.5
織田	織田信長家臣人名辞典	吉川弘文館	1995.1
織田2	織田信長家臣人名辞典 第2版	吉川弘文館	2010.11
音楽	新音楽辞典 人名	音楽之友社	1982.10
音人	音楽家人名事典	日外アソシエーツ	1991.1
音人2	音楽家人名事典 新訂	日外アソシエーツ	1996.10
音人3	音楽家人名事典 新訂第3版	日外アソシエーツ	2001.11
科学	事典日本の科学者—科学技術を築いた5000人	日外アソシエーツ	2014.6
香川人	香川県人物・人名事典	四国新聞社	1985.6
香川百	香川県大百科事典	四国新聞社	1984.4
科技	科学・技術人名事典	北樹出版	1986.3
革命	現代革命運動事典	流動出版	1981.10
鹿児島百	鹿児島大百科事典	南日本新聞社	1981.9
科人	科学者人名事典	丸善	1997.3
学校	学校創立者人名事典	日外アソシエーツ	2007.7
角史	角川日本史辞典 新版	角川書店	1996.11
神奈川人	神奈川県史 別編1 人物 神奈川歴史人名事典	神奈川県	1983.3
神奈川百	神奈川県百科事典	大和書房	1983.7
神奈女	時代を拓いた女たち かながわの131人	神奈川新聞社	2005.4
神奈女2	時代を拓いた女たち 第Ⅱ集 かながわの111人	神奈川新聞社	2011.6

略号	書名	出版者	刊行年
歌舞	歌舞伎人名事典	日外アソシエーツ	1988.9
歌舞新	歌舞伎人名事典 新訂増補版	日外アソシエーツ	2002.6
歌舞事	歌舞伎事典 新版	平凡社	2011.3
歌舞大	最新歌舞伎大事典	柏書房	2012.7
鎌倉	鎌倉事典 新装普及版	東京堂出版	1992.1
鎌倉新	鎌倉事典 新編	文芸社	2011.9
鎌古	鎌倉古社寺辞典	吉川弘文館	2011.7
鎌室	鎌倉・室町人名事典	新人物往来社	1985.11
眼科	眼科医家人名辞書	思文閣出版	2006.10
監督	日本映画監督全集	キネマ旬報社	1976.12
紀伊文	紀伊半島近代文学事典 和歌山・三重	和泉書院	2002.12
北墓	北の墓—歴史と人物を訪ねて〈上,下〉	柏艪舎	2014.6
北表 14	北の表現者たち 2014—北海道文学大事典 補遺	北海道文学館	2014.3
紀南	紀南の 100 人	紀伊民報	2013.2
岐阜百	岐阜県百科事典〈上,下〉	岐阜日日新聞社	1968.2〜4
弓道	弓道人名大事典	日本図書センター	2003.5
教育	教育人名辞典	理想社	1962.2
京近江	京近江の豪商列伝（淡海文庫 58）	サンライズ出版	2017.7
京都	京都事典 新装版	東京堂出版	1993.10
郷土	郷土史家人名事典	日外アソシエーツ	2007.12
郷土茨城	郷土歴史人物事典 茨城	第一法規出版	1978.10
郷土愛媛	郷土歴史人物事典 愛媛	第一法規出版	1978.7
郷土香川	郷土歴史人物事典 香川	第一法規出版	1978.6
郷土神奈川	郷土歴史人物事典 神奈川	第一法規出版	1980.6
郷土岐阜	郷土歴史人物事典 岐阜	第一法規出版	1980.12
郷土群馬	郷土歴史人物事典 群馬	第一法規出版	1978.10
郷土滋賀	郷土歴史人物事典 滋賀	第一法規出版	1979.7
京都大	京都大事典	淡交社	1984.11
郷土千葉	郷土歴史人物事典 千葉	第一法規出版	1980.1
郷土栃木	郷土歴史人物事典 栃木	第一法規出版	1977.2
郷土長崎	郷土歴史人物事典 長崎	第一法規出版	1979.4
郷土長野	郷土歴史人物事典 長野	第一法規出版	1978.2
郷土奈良	郷土歴史人物事典 奈良	第一法規出版	1981.10
京都府	京都大事典 府域編	淡交社	1994.3
郷土福井	郷土歴史人物事典 福井	第一法規出版	1985.6
京都文	京都近代文学事典	和泉書院	2013.5
郷土和歌山	郷土歴史人物事典 和歌山	第一法規出版	1979.10
キリ	キリスト教人名辞典	日本基督教出版局	1986.2

略号	書名	出版者	刊行年
近医	日本近現代医学人名事典 1868-2011	医学書院	2012.12
近現	日本近現代人名辞典	吉川弘文館	2001.7
近女	近現代日本女性人名事典	ドメス出版	2001.3
近世	日本近世人名辞典	吉川弘文館	2005.12
近土	近代日本土木人物事典	鹿島出版会	2013.6
近美	近代日本美術事典	講談社	1989.9
近文	日本近代文学大事典〈1～3（人名）〉	講談社	1977.11
公卿	公卿人名大事典	日外アソシエーツ	1994.7
公卿普	公卿人名大事典 普及版	日外アソシエーツ	2015.10
公家	公家事典	吉川弘文館	2010.3
熊本近	異風者伝―近代熊本の人物群像	熊本日日新聞社	2012.1
熊本人	言葉のゆりかご―熊本ゆかりの人物語録	熊本日日新聞社	2015.4
熊本百	熊本県大百科事典	熊本日日新聞社	1982.4
群新百	群馬新百科事典	上毛新聞社	2008.3
群馬人	群馬県人名大事典	上毛新聞社	1982.11
群馬百	群馬県百科事典	上毛新聞社	1979.2
系西	戦国大名系譜人名事典 西国編	新人物往来社	1985.11
系東	戦国大名系譜人名事典 東国編	新人物往来社	1985.11
芸能	日本芸能人名事典	三省堂	1995.7
現朝	現代日本朝日人物事典	朝日新聞社	1990.12
剣豪	全国諸藩剣豪人名事典	新人物往来社	1996.3
幻作	日本幻想作家名鑑	幻想文学出版局	1991.9
現詩	現代詩大事典	三省堂	2008.1
現執1期	現代日本執筆者大事典〈1～4〉	日外アソシエーツ	1978.5～1980.4
現執2期	現代日本執筆者大事典 77/82〈1～4〉	日外アソシエーツ	1984.3～1986.3
現執3期	新現代日本執筆者大事典〈1～4〉	日外アソシエーツ	1992.12～1993.6
現執4期	現代日本執筆者大事典 第4期〈1～4〉	日外アソシエーツ	2003.11
現情	現代人名情報事典	平凡社	1987.8
現人	現代人物事典	朝日新聞社	1977.3
現政	現代政治家人名事典 新訂	日外アソシエーツ	2005.2
幻想	日本幻想作家事典	国書刊行会	2009.1
現日	現代日本人物事典	旺文社	1986.11
現俳	現代俳句大事典	三省堂	2005.11
現文	現代文学鑑賞辞典	東京堂出版	2002.3
考古	日本考古学人物事典	学生社	2006.2
高知経	高知経済人列伝	高知新聞社	2016.7
高知人	高知県人名事典 新版	高知新聞社	1999.9
高知先	高知・ふるさとの先人	高知新聞社	1992.11

略号	書　名	出版者	刊行年
高知百	高知県百科事典	高知新聞社	1976.6
国際	国際人事典 幕末・維新	毎日コミュニケーションズ	1991.6
国史	国史大辞典〈1～15〉	吉川弘文館	1979.3～1997.4
国書	国書人名辞典〈1～4（本文）〉	岩波書店	1993.11～1998.11
国書5	国書人名辞典〈5（補遺）〉	岩波書店	1999.6
古史	日本古代史大辞典	大和書房	2006.1
古人	日本古代人名辞典	東京堂出版	2009.12
古代	日本古代氏族人名辞典	吉川弘文館	1990.11
古代普	日本古代氏族人名辞典 普及版	吉川弘文館	2010.11
古中	日本古代中世人名辞典	吉川弘文館	2006.11
御殿場	御殿場の人物事典（文化財のしおり 第33集）	御殿場市教育委員会	2010.9
古物	日本古代史人物事典	KADOKAWA	2014.2
後北	後北条氏家臣団人名辞典	東京堂出版	2006.9
コン改	コンサイス日本人名事典 改訂版	三省堂	1990.4
コン4	コンサイス日本人名事典 第4版	三省堂	2001.9
コン5	コンサイス日本人名事典 第5版	三省堂	2009.1
埼玉人	埼玉人物事典	埼玉県	1998.2
埼玉百	埼玉大百科事典〈1～5〉	埼玉新聞社	1974.3～1975.5
埼玉文	埼玉現代文学事典（増補改訂版）	埼玉県高等学校国語科教育研究会	1999.11
佐賀百	佐賀県大百科事典	佐賀新聞社	1983.8
作家	現代作家辞典 新版	東京堂出版	1982.7
作曲	日本の作曲家	日外アソシエーツ	2008.6
札幌	札幌人名事典	北海道新聞社	1993.9
薩摩	郷土と日本を築いた 熱き薩摩の群像700名	指宿白水館	1990.12
讃岐	さぬきもん	香川県話し言葉研究会	2015.5
詩歌	和漢詩歌作家辞典	みづほ出版	1972.11
視覚	視覚障害人名事典	名古屋ライトハウス愛育報恩会	2007.10
史学	歴史学事典5 歴史家とその作品	弘文堂	1997.10
滋賀百	滋賀県百科事典	大和書房	1984.7
滋賀文	滋賀近代文学事典	和泉書院	2008.11
史研	日本史研究者辞典	吉川弘文館	1999.6
四国文	四国近代文学事典	和泉書院	2006.12
詩作	詩歌作者事典	鼎書房	2011.11
児作	現代日本児童文学作家事典	教育出版センター	1991.10
史人	日本史人物辞典	山川出版社	2000.5
児人	児童文学者人名事典 日本人編〈上,下〉	出版文化研究会	1998.10
静岡女	道を拓いた女たち―静岡県女性先駆者の歩み 年表編	しずおか女性の会	2006.3
静岡百	静岡大百科事典	静岡新聞社	1978.3

略号	書　名	出版者	刊行年
静岡歴	静岡県歴史人物事典	静岡新聞社	1991.12
思　想	日本の思想家	日外アソシエーツ	2005.11
思想史	日本思想史辞典	山川出版社	2009.4
実　業	日本の実業家	日外アソシエーツ	2003.7
児　文	児童文学事典	東京書籍	1988.4
島根人	島根県人名事典	伊藤菊之輔	1970.9
島根百	島根県大百科事典〈上,下〉	山陰中央新報社	1982.7
島根文	人物しまね文学館	山陰中央新報社	2010.5
島根歴	島根県歴史人物事典	山陰中央新報社	1997.11
ジヤ	新・世界ジャズ人名辞典	スイングジャーナル社	1988.5
社　運	日本社会運動人名辞典	青木書店	1979.3
写　家	日本の写真家	日外アソシエーツ	2005.11
社　史	近代日本社会運動史人物大事典〈1〜5〉	日外アソシエーツ	1997.1
写　真	日本写真家事典	淡交社	2000.3
写　人	現代写真人名事典	日外アソシエーツ	2005.12
重　要	日本重要人物辞典 新訂版	教育社	1988.12
出　版	出版人物事典	出版ニュース社	1996.10
出　文	出版文化人物事典―江戸から近現代・出版人1600人	日外アソシエーツ	2013.6
小　説	日本現代小説大事典 増補縮刷版	明治書院	2009.4
庄　内	庄内人名辞典 新編	庄内人名辞典刊行会	1986.11
女　運	日本女性運動資料集成 別巻	不二出版	1998.12
植　物	植物文化人物事典―江戸から近現代・植物に魅せられた人々	日外アソシエーツ	2007.4
食　文	日本食文化人物事典	筑波書房	2005.4
諸　系	日本史諸家系図人名辞典	講談社	2003.11
女　史	日本女性史大辞典	吉川弘文館	2008.1
女　性	日本女性人名辞典	日本図書センター	1993.6
女性普	日本女性人名辞典 普及版	日本図書センター	1998.10
女　文	現代女性文学辞典	東京堂出版	1990.10
女　優	日本映画俳優全集 女優篇	キネマ旬報社	1980.12
新　芸	新撰 芸能人物事典 明治〜平成	日外アソシエーツ	2010.11
神　史	神道史大辞典	吉川弘文館	2004.7
真　宗	真宗人名辞典	法藏館	1999.7
信州女	信州女性史年表Ⅱ	龍鳳書房	2013.4
信州人	信州の人物 余聞	ほおずき書籍	2010.4
新　宿	新宿ゆかりの文学者	新宿歴史博物館	2007.9
新宿女	新宿 歴史に生きた女性一〇〇人	ドメス出版	2005.9
人書79	人物書誌索引	日外アソシエーツ	1979.3
人書94	人物書誌索引 78/91	日外アソシエーツ	1994.6

略号	書名	出版者	刊行年
人 情	年刊人物情報事典81〈上,下〉	日外アソシエーツ	1981.6
人情2	年刊人物情報事典82（2）	日外アソシエーツ	1982.10
人情3	年刊人物情報事典82（3）	日外アソシエーツ	1982.10
人情5	年刊人物情報事典82（5）	日外アソシエーツ	1982.10
神 人	神道人名辞典	神社新報社	1986.7
新 撰	「新撰組」全隊士録	講談社	2003.11
新 隊	新選組隊士録	新紀元社	2011.12
新 潮	新潮日本人名辞典	新潮社	1991.3
新 文	新潮日本文学辞典 増補改訂	新潮社	1988.1
人 名	日本人名大事典 覆刻版〈1～6〉	平凡社	1979.7
人名7	日本人名大事典〈7〉現代	平凡社	1979.7
心 理	日本心理学者事典	クレス出版	2003.2
数 学	日本数学者人名事典	現代数学社	2009.6
精 医	精神医学史人名辞典	論創社	2013.9
世 紀	20世紀日本人名事典〈1,2〉	日外アソシエーツ	2004.7
政 治	政治家人名事典 新訂 明治～昭和	日外アソシエーツ	2003.10
姓氏愛知	角川日本姓氏歴史人物大辞典 23（愛知県）	角川書店	1991.10
姓氏石川	角川日本姓氏歴史人物大辞典 17（石川県）	角川書店	1998.12
姓氏岩手	角川日本姓氏歴史人物大辞典 3（岩手県）	角川書店	1998.5
姓氏沖縄	角川日本姓氏歴史人物大辞典 47（沖縄県）	角川書店	1992.10
姓氏鹿児島	角川日本姓氏歴史人物大辞典 46（鹿児島県）	角川書店	1994.11
姓氏神奈川	角川日本姓氏歴史人物大辞典 14（神奈川県）	角川書店	1993.4
姓氏京都	角川日本姓氏歴史人物大辞典 26（京都市）	角川書店	1997.9
姓氏群馬	角川日本姓氏歴史人物大辞典 10（群馬県）	角川書店	1994.12
姓氏静岡	角川日本姓氏歴史人物大辞典 22（静岡県）	角川書店	1995.12
姓氏富山	角川日本姓氏歴史人物大辞典 16（富山県）	角川書店	1992.7
姓氏長野	角川日本姓氏歴史人物大辞典 20（長野県）	角川書店	1996.11
姓氏宮城	角川日本姓氏歴史人物大辞典 4（宮城県）	角川書店	1994.7
姓氏山口	角川日本姓氏歴史人物大辞典 35（山口県）	角川書店	1991.12
姓氏山梨	角川日本姓氏歴史人物大辞典 19（山梨県）	角川書店	1989.6
世 人	世界人名辞典 新版 日本編 増補版	東京堂出版	1990.7
世 百	世界大百科事典〈1～23〉	平凡社	1964.7～1967.11
世百新	世界大百科事典 改訂新版〈1～30〉	平凡社	2007.9
先 駆	事典近代日本の先駆者	日外アソシエーツ	1995.6
戦 合	戦国武将・合戦事典	吉川弘文館	2005.3
戦 国	戦国人名辞典 増訂版	吉川弘文館	1973.7
戦 西	戦国大名家臣団事典 西国編	新人物往来社	1981.8
戦 辞	戦国人名辞典	吉川弘文館	2006.1

略号	書　名	出版者	刊行年
全書	日本大百科全書〈1〜24〉	小学館	1984.11〜1988.11
戦人	戦国人名事典	新人物往来社	1987.3
全戦	全国版 戦国時代人物事典	学研パブリッシング	2009.11
戦東	戦国大名家臣団事典 東国編	新人物往来社	1981.8
全幕	全国版 幕末維新人物事典	学研パブリッシング	2010.3
戦武	戦国武将事典―乱世を生きた830人	新紀元社	2008.6
戦補	戦国人名辞典 増訂版（補遺）	吉川弘文館	1973.7
戦房総	戦国房総人名辞典	崙書房出版	2009.10
川柳	川柳総合大事典 第1巻 人物編	雄山閣	2007.8
創業	日本の創業者―近現代起業家人名事典	日外アソシエーツ	2010.3
体育	体育人名辞典	逍遙書院	1970.3
対外	対外関係史辞典	吉川弘文館	2009.2
大百	大日本百科事典〈1〜23〉	小学館	1967.11〜1971.9
武田	武田氏家臣団人名辞典	東京堂出版	2015.5
太宰府	太宰府百科事典―太宰府天満宮編	太宰府顕彰会	2009.3
多摩	多摩の人物史	武蔵野郷土史刊行会	1977.6
短歌	現代短歌大事典	三省堂	2000.6
短歌普	現代短歌大事典 普及版	三省堂	2004.7
探偵	探偵小説辞典	講談社	1998.9
男優	日本映画俳優全集 男優篇	キネマ旬報社	1979.10
千葉百	千葉大百科事典	千葉日報社	1982.3
千葉百追	千葉大百科事典 追訂版	千葉日報社	1982.12
千葉房総	房総人物伝―千葉ゆかりの先覚者たち	崙書房出版	2013.3
茶道	茶道人物辞典	柏書房	1981.9
中世	日本中世史事典	朝倉書店	2008.11
中濃	今を築いた中濃の人びと	岐阜新聞社	2006.12
中濃続	今を築いた中濃の人びと 続	岐阜新聞社	2017.2
地理	日本地理学人物事典 近世編・近代編1	原書房	2011.5〜12
哲学	近代日本哲学思想家辞典	東京書籍	1982.9
鉄道	鉄道史人物事典	鉄道史学会	2013.2
テレ	テレビ・タレント人名事典 第6版	日外アソシエーツ	2004.6
伝記	世界伝記大事典 日本・朝鮮・中国編	ほるぷ出版	1978.7
天皇	天皇皇族歴史伝説大事典	勉誠出版	2008.12
東海	東海の異才・奇人列伝	風媒社	2013.4
陶工	現代陶工事典	北辰堂	1998.1
東北近	東北近代文学事典	勉誠出版	2013.6
徳川将	徳川歴代将軍事典	吉川弘文館	2013.9
徳川臣	徳川幕臣人名辞典	東京堂出版	2010.8

略号	書　名	出版者	刊行年
徳川松	徳川・松平一族の事典	東京堂出版	2009.8
徳島百	徳島県百科事典	徳島新聞社	1981.1
徳島歴	徳島県歴史人名鑑（徳島県人名事典 別冊）	徳島新聞社	1994.6
渡航	幕末・明治 海外渡航者総覧	柏書房	1992.3
栃木人	栃木人	石崎常蔵	2017.4
栃木百	栃木県大百科事典	栃木県大百科事典刊行会	1980.6
栃木文	栃木県近代文学アルバム	栃木県文化協会	2000.7
栃木歴	栃木県歴史人物事典	下野新聞社	1995.7
鳥取百	鳥取県大百科事典	新日本海新聞社	1984.11
土木	土木人物事典	アテネ書房	2004.12
富山考	富山県考古学研究史事典	橋本正春	2009.8
富山人	近現代を生きたとやま人	富山県図書館協会	2012.3
富山百	富山大百科事典	北日本新聞社	1994.8
富山文	富山県文学事典	桂書房	1992.9
内乱	日本中世内乱史人名事典〈上,下〉	新人物往来社	2007.5
長岡	郷土長岡を創った人びと	長岡市	2009.3
長崎百	長崎県大百科事典	長崎新聞社	1984.8
長崎遊	長崎遊学者事典	渓水社	1999.10
長崎歴	長崎事典 歴史編 1988年版	長崎文献社	1988.9
長野百	長野県百科事典 補訂版	信濃毎日新聞社	1981.3
長野歴	長野県歴史人物大事典	郷土出版社	1989.7
なにわ	なにわ大坂をつくった100人 16世紀～17世紀篇	関西・大阪21世紀協会	2017.11
奈良文	奈良近代文学事典	和泉書院	1989.6
新潟人	ふるさと人物小事典 新潟が生んだ100人	新潟日報事業社	2009.6
新潟百	新潟県大百科事典〈上,下〉	新潟日報事業社	1977.1
新潟百別	新潟県大百科事典 別巻	新潟日報事業社	1977.9
西女	西日本女性文学案内	花書院	2016.2
日映女	現代日本映画人名事典 女優篇	キネマ旬報社	2011.9
日音	日本音楽大事典	平凡社	1989.3
日画	20世紀物故日本画家事典	美術年鑑社	1998.9
日芸	世界に誇れる日本の芸術家555	PHP研究所	2007.3
日思	日本思想史辞典	ぺりかん社	2001.6
日史	日本史大事典〈1～7〉	平凡社	1992.11～1994.2
日児	日本児童文学大事典〈1,2〉	大日本図書	1993.10
日女	日本女性文学大事典	日本図書センター	2006.1
日人	講談社日本人名大辞典	講談社	2001.12
日文	日本文化文学人物事典	鼎書房	2009.2
日本	日本人名事典	むさし書房	1996.7

略号	書　名	出版者	刊行年
根千	根室・千島歴史人名事典	根室・千島歴史人名事典刊行会	2002.3
能狂言	能・狂言事典 新版	平凡社	2011.1
濃飛	濃飛歴史人物伝	岐阜新聞社	2009.7
ノベ業	ノーベル賞受賞者業績事典 新訂第3版 全部門 855人	日外アソシエーツ	2013.1
俳諧	俳諧人名辞典	巌南堂	1960.6
俳句	俳句人名辞典	金園社	1997.2
俳文	俳文学大辞典 普及版	角川学芸出版	2008.1
俳優	映画俳優事典 戦前日本篇	未来社	1994.8
幕埼	幕末維新埼玉人物列伝	さきたま出版会	2008.7
幕末	幕末維新人名事典	新人物往来社	1994.2
幕末大	幕末維新大人名事典〈上,下〉	新人物往来社	2010.5
藩主1	三百藩藩主人名事典 1	新人物往来社	1986.7
藩主2	三百藩藩主人名事典 2	新人物往来社	1986.9
藩主3	三百藩藩主人名事典 3	新人物往来社	1987.4
藩主4	三百藩藩主人名事典 4	新人物往来社	1986.6
藩臣1	三百藩家臣人名事典 1	新人物往来社	1987.12
藩臣2	三百藩家臣人名事典 2	新人物往来社	1988.2
藩臣3	三百藩家臣人名事典 3	新人物往来社	1988.4
藩臣4	三百藩家臣人名事典 4	新人物往来社	1988.7
藩臣5	三百藩家臣人名事典 5	新人物往来社	1988.12
藩臣6	三百藩家臣人名事典 6	新人物往来社	1989.10
藩臣7	三百藩家臣人名事典 7	新人物往来社	1989.5
美家	美術家人名事典―古今・日本の物故画家 3500人	日外アソシエーツ	2009.2
東三河	近世近代 東三河文化人名事典	未刊国文資料刊行会	2015.9
美建	美術家人名事典 建築・彫刻篇―古今の名匠 1600人	日外アソシエーツ	2011.9
美工	美術家人名事典 工芸篇―古今の名工 2000人	日外アソシエーツ	2010.7
美術	日本美術史事典	平凡社	1987.5
飛騨	飛騨人物事典	高山市民時報社	2000.5
百科	大百科事典〈1～15〉	平凡社	1984.11～1985.6
兵庫人	兵庫県人物事典〈上,中,下〉	のじぎく文庫	1966.12～1968.6
兵庫百	兵庫県大百科事典〈上,下〉	神戸新聞出版センター	1983.10
兵庫文	兵庫近代文学事典	和泉書院	2011.10
広島百	広島県大百科事典〈上,下〉	中国新聞社	1982.11
広島文	広島県現代文学事典	勉誠出版	2010.12
冨嶽	冨嶽人物百景―富士山にゆかりある人々	富士吉田市歴史民俗博物館	2013.6
福井俳	福井俳句辞典	福井県俳句史研究会	2008.4
福井百	福井県大百科事典	福井新聞社	1991.6
福岡百	福岡県百科事典〈上,下〉	西日本新聞社	1982.11

略号	書　名	出版者	刊行年
福岡文	福岡県文学事典	勉誠出版	2010.3
福島百	福島大百科事典	福島民報社	1980.11
豊前	ふるさと豊前 人物再発見	求菩提資料館	2015.3
仏教	日本仏教人名辞典	法蔵館	1992.1
仏史	日本仏教史辞典	吉川弘文館	1999.11
仏人	日本仏教人名辞典	新人物往来社	1986.5
ふる	ふるさと人物伝 愛蔵版	北國新聞社	2010.8
文学	日本文学小辞典	新潮社	1968.1
平家	平家物語大事典	東京書籍	2010.11
平史	平安時代史事典	角川書店	1994.4
平日	平凡社日本史事典	平凡社	2001.2
平和	平和人物大事典	日本図書センター	2006.6
北条	北条氏系譜人名辞典	新人物往来社	2001.6
北文	北海道文学事典	勉誠出版	2013.7
北陸20	ほくりく20世紀列伝〈上,中,下〉	時鐘社	2007.12
北海道建	北海道建設人物事典	北海道建設新聞社	2008.1
北海道百	北海道大百科事典〈上,下〉	北海道新聞社	1981.8
北海道文	北海道文学大事典	北海道新聞社	1985.10
北海道歴	北海道歴史人物事典	北海道新聞社	1993.7
マス2	現代マスコミ人物事典 第2版	幸洋出版	1980.3
マス89	現代マスコミ人物事典 1989版	二十一世紀書院	1989.2
町田歴	町田歴史人物事典	小島資料館	2005.4
漫画	日本まんが賞事典	るいべ社	1980.6
漫人	漫画家人名事典	日外アソシエーツ	2003.2
万葉	万葉集歌人事典 新装版	雄山閣出版	1992.1
三重	三重先賢伝	玄玄荘	1931.7
三重続	三重先賢伝 續	別所書店	1933.7
ミス	日本ミステリー事典	新潮社	2000.2
宮城百	宮城県百科事典	河北新報社	1982.4
宮崎百	宮崎県大百科事典	宮崎日日新聞社	1983.10
宮崎百一	みやざきの百一人（ふるさと再発見1）	宮崎日日新聞社	1999.3
民学	民間学事典 人名編	三省堂	1997.6
名画	日本名画家伝	青蛙房	1967.11
名工	現代名工・職人人名事典	日外アソシエーツ	1990.4
明治1	図説明治人物事典―政治家・軍人・言論人	日外アソシエーツ	2000.2
明治2	図説明治人物事典―文化人・学者・実業家	日外アソシエーツ	2000.11
名僧	事典日本の名僧	吉川弘文館	2005.2
山形百	山形県大百科事典	山形放送	1983.6

略号	書　名	出版者	刊行年
山形百新	山形県大百科事典 新版	山形放送	1993.10
山川小	山川 日本史小辞典	山川出版社	2016.8
山口人	昭和山口県人物誌	マツノ書店	1990.4
山口百	山口県百科事典	大和書房	1982.4
山口文	やまぐちの文学者たち（再版）	やまぐち文学回廊構想推進協議会	2006.3
山梨人	山梨「人物」博物館―甲州を生きた273人	丸山学芸図書	1992.10
山梨百	山梨百科事典 増補改訂版	山梨日日新聞社	1989.7
山梨文	山梨の文学	山梨日日新聞社	2001.3
洋 画	20世紀物故洋画家事典	美術年鑑社	1997.3
洋 学	日本洋学人名事典	柏書房	1994.7
落 語	古今東西落語家事典	平凡社	1989.4
陸 海	日本陸海軍総合事典 第2版	東京大学出版会	2005.8
琉 沖	琉球・沖縄 歴史人物伝	沖縄時事出版	2007.1
履 歴	日本近現代人物履歴事典	東京大学出版会	2002.5
履歴2	日本近現代人物履歴事典 第2版	東京大学出版会	2013.4
歴 大	日本歴史大事典〈1～3〉	小学館	2000.7
Ｙ Ａ	YA人名事典	出版文化研究会	2000.10
和歌山人	和歌山県史 人物	和歌山県	1989.3
和 俳	和歌・俳諧史人名事典	日外アソシエーツ	2003.1
和 モ	和モノ事典―Hotwax presents 1970's 人名編	ウルトラ・ヴァイヴ	2006.12

日本人物レファレンス事典

医学・医療・福祉篇

【あ】

相磯和嘉 あいいそかずよし
→相磯和嘉(あいそかずよし)

相磯慥 あいいそさだ
安政5(1858)年2月6日～？
明治期の医師。
¶渡航

相川勝六 あいかわかつろく
明治24(1891)年12月6日～昭和48(1973)年10月3日
明治～昭和期の内務官僚、政治家。小磯内閣厚生相、衆議院議員。警保局保安課長として新官僚運動を推進、宮崎県知事などを歴任。
¶愛媛, 愛媛百, 現朝, 現情, コン改, コン4, コン5, 佐賀百, 人名7, 世紀, 政治, 日人, 宮崎百, 履歴, 履歴2

相川貞男 あいかわさだお
昭和7(1932)年12月12日～
昭和期の生理学者。
¶群馬人

藍川慎 あいかわしん
生没年不詳
江戸時代後期の医師、国学者。
¶国書, 国書5

愛甲喜春 あいこうきしゅん
慶長10(1605)年～元禄10(1697)年8月16日
江戸時代前期の医師、漢学者。薩摩藩儒僧。
¶国書, 藩臣7

愛甲季定 あいこうすえさだ
慶長10(1605)年～元禄10(1697)年
江戸時代前期～中期の薩摩藩士、医師。
¶姓氏鹿児島

相沢朮 あいざわうけら
文政8(1825)年～明治37(1904)年 [別]相沢朮《あいざわおけら》
江戸時代末期～明治期の医師、歌人。著書に「脚気治験録」「全医詳解」、歌集「雪の舎集」がある。
¶江文, 人書94(あいざわおけら), 人名(あいざわおけら), 姓氏愛知, 新潟百(あいざわおけら), 日人(あいざわおけら), 幕末, 幕末大, 藩臣4, 和俳

相沢朮 あいざわおけら
→相沢朮(あいざわうけら)

相沢暁村 あいざわぎょうそん
明治13(1880)年2月17日～昭和43(1968)年8月28日
明治～昭和期の医師。俳人。
¶岩手人

鮎沢啓夫 あいざわけいお
昭和2(1927)年2月13日～平成23(2011)年1月10日
昭和～平成期の昆虫学者、九州大学名誉教授。専門は昆虫病理学、植物保護、蚕糸学。
¶科学

相沢玄伯 あいざわげんぱく
生没年不詳
世襲名 江戸時代～昭和期の漢方医。
¶新潟百別

相沢秀逸 あいざわしゅういつ
嘉永3(1850)年～大正14(1925)年
江戸時代末期～大正期の遠田郡大貫村の医師。
¶姓氏宮城

相沢大味 あいざわだいみ
元禄2(1689)年～？
江戸時代中期の医師。
¶国書

相沢竹僊 あいざわちくせん
？ ～文化12(1815)年
江戸時代中期～後期の医師。
¶国書

相沢道玄 あいざわどうげん
江戸時代後期～末期の眼科医。
¶眼科

相沢豊三 あいざわとよぞう
明治41(1908)年～平成6(1994)年
大正～平成期の医師。内科。
¶近医

相沢久道 あいざわひさみち
昭和25(1950)年～平成23(2011)年
昭和～平成期の医師。内科(呼吸器)。
¶近医

相沢幹 あいざわみき
大正14(1925)年2月5日～平成15(2003)年10月31日
昭和～平成期の医師。専門は病理学。
¶科学, 近医

相沢寧 あいざわやすし
明治13(1880)年～昭和43(1968)年
明治～昭和期の俳人・医師。
¶姓氏岩手

相沢良伯 あいざわりょうはく
天保8(1837)年～明治24(1891)年
江戸時代末期～明治期の医師。
¶長崎遊

相磯和嘉 あいそかずよし
明治42(1909)年12月1日～平成12(2000)年
[別]相磯和嘉《あいいそかずよし》
昭和期の衛生学者。千葉大学教授。
¶郷土千葉, 近医, 現情(あいいそかずよし)

会田求吾 あいだきゅうご
→合田求吾(ごうだきゅうご)

あ

合田平 あいだたいら
→合田平（ごうだひとし）

愛知志 つ あいちじつ
明治44（1911）年11月10日～昭和48（1973）年6月16日
大正・昭和期の東京国立第一病院総婦長。
¶飛騨

会津玄察 あいづげんさつ
慶長16（1611）年～寛永15（1638）年？
江戸時代前期の医師。
¶日人

合葉文山 あいばぶんざん
寛政9（1797）年～安政4（1857）年4月13日　[別]合葉文山《あおばぶんざん》
江戸時代末期の本草学者。
¶香川人，香川百（あおばぶんざん），美家，洋学

相原友直 あいはらともなお，あいばらともなお
元禄16（1703）年～天明2（1782）年1月21日
江戸時代中期の医師。陸奥仙台藩医。
¶岩手人，岩手百，国書，人名，姓氏岩手，姓氏宮城，日人，平史，宮城百（あいばらともなお）

愛原由子 あいはらゆうこ
？ ～
昭和～平成期の心理療法家。愛原心理研究所を開設。
¶現執3期

相羽亮之輔 あいばりょうのすけ
天保4（1833）年～明治33（1900）年
江戸時代後期～明治期の医師。
¶姓氏愛知

相部和男 あいべかずお
昭和3（1928）年10月11日～
昭和～平成期のカウンセラー。青少年問題、家庭教育などに取り組む。相部教育研究所を主宰。
¶現執3期

饗庭東庵 あえばとうあん
元和1（1615）年～延宝1（1673）年
江戸時代前期の医学者。曲直瀬玄朔の門人。
¶朝日（[生]元和7（1621）年），科学，国書，コン改，コン4，コン5，新潮，人名，世人，日人

青池勇雄 あおいけいさお
明治43（1910）年～平成14（2002）年
大正～平成期の医師。整形外科。
¶近医

青池卓 あおいけたかし
大正13（1924）年～平成10（1998）年
昭和～平成期の医師。内科。
¶近医

亜欧堂田善 あおうどうでんぜん
寛延1（1748）年～文政5（1822）年5月7日　[別]永田善吉《ながたぜんきち》
江戸時代中期～後期の銅版画家、陸奥白河藩士。銅版画を研究し、風景図や医学書の挿絵を描いた。
¶朝日（[没]文政5年5月7日（1822年6月25日）），岩史，江文（永田善吉　ながたぜんきち），角史，近世，国史，国書（永田善吉　ながたぜんきち），コン改，コン4，史人，重要，人書94，新潮，人名，世人（[没]文政6（1823）年5月7日），世百，全書，大百，日史，日人，藩臣2，美術，百科，福島百，平日（[生]1748　[没]1822），名画，洋学，歴大

青木逸民 あおきいつみん
文化14（1817）年～明治25（1892）年4月20日
江戸時代末期～明治期の教育者。盛岡藩医学校設立に際し学制決定に努力。
¶姓氏岩手（[生]1818年），幕末，幕末大

青木薫 あおきかおる
明治10（1877）年1月16日～昭和13（1938）年10月11日
明治～昭和期の医学博士、細菌学者、東北帝国大学名誉教授。
¶科学，近医，渡航（[生]1878年1月16日），町田歴（[生]明治9（1876）年　[没]昭和13（1938）年10月1日），宮城百

青木和雄 あおきかずお
昭和5（1930）年～
昭和～平成期の児童文学作家、教育カウンセラー。
¶児人

青木煥光 あおきかんこう★
安政6（1859）年～天保14（1843）年
江戸時代後期の神官、本草学者。
¶三重続

青木絙剬 あおきかんたん
？ ～天明2（1782）年
江戸時代中期の医師。
¶国書，人名，日人

青木休斎 あおききゅうさい★
明和2（1765）年～寛政8（1796）年
江戸時代中期・後期の藩医。
¶秋田人2

青木九一郎 あおきくいちろう
明治21（1888）年～昭和47（1972）年
明治～昭和期の陸軍軍医（航空医学）。
¶近医

青木訓文 あおきくにふみ
天保7（1836）年～明治10（1877）年6月11日
江戸時代末期・明治期の医師・歌人。
¶飛騨

青木群平 あおきぐんぺい
江戸時代末期の長州（萩）藩地下医。
¶維新

青木恵哉 あおきけいさい
明治26（1893）年4月8日～昭和44（1969）年3月6日　[別]青木恵哉《あおきけいや》
昭和期の伝道師。沖縄の救らい事業の先覚、愛楽園を設立。
¶沖縄百，近医，現朝，コン改（あおきけいや），

コン4（あおきけいや），コン5（あおきけいや），社史，世紀，姓氏沖縄，日人

青木恵哉 あおきけいや
→青木恵哉（あおきけいさい）

青木研蔵 あおきけんぞう
文化12（1815）年～明治3（1870）年
江戸時代後期～明治期の医師。
¶朝日（[没]明治3年9月8日（1870年10月2日）），維新，江文，国書（[没]明治3（1870）年9月8日），コン4，コン5，新潮（[没]明治3（1870）年9月8日），姓氏山口，長崎遊，日人，幕末（[没]1870年10月2日），幕末大（[没]明治3（1870）年9月8日），藩臣6，山口百，洋学

青木元澄 あおきげんちょう
慶安3（1650）年～元禄13（1700）年
江戸時代前期の医師、文人。
¶姓氏京都

青木弘安 あおきこうあん
寛政11（1799）年～安政3（1856）年
江戸時代末期の漢学者。天保の飢饉では私財を投じ貧者を救済。
¶国書（[没]安政3（1856）年11月6日），人名，日人

青木浩斎 あおきこうさい
→伊王野坦（いおうのひろし）

青木康次 あおきこうじ
大正2（1913）年5月13日～
昭和期の医師。
¶社史

青木左近 あおきさこん
江戸時代中期の眼科医。
¶眼科

青木貞章 あおきさだあき
明治35（1902）年7月4日～昭和32（1957）年2月25日　[別]青木貞章《あおきていしょう》
昭和期の病理学者。慶応義塾大学教授。肺結核症、ホジキン病などを研究。
¶科学，近医，現情（あおきていしょう），人名7（あおきていしょう），世紀，日人

青木三省 あおきさんせい
文化3（1806）年～明治20（1887）年
江戸時代後期～明治期の小田木村の医師。
¶姓氏愛知

青木薫久 あおきしげひさ
昭和6（1931）年3月1日～
昭和～平成期の精神科医。
¶現執2期，現情，現人，世紀

青木周斎 あおきしゅうさい
安永9（1780）年～文政4（1821）年4月6日
江戸時代中期～後期の医師、漢学者。
¶国書

青木周弼 あおきしゅうすけ
享和3（1803）年～文久3（1863）年12月16日　[別]青木周弼《あおきしゅうひつ》
江戸時代末期の医師、蘭学者、長州（萩）藩士。長州（萩）藩主毛利敬親の侍医、好生堂教諭役。
¶朝日（[生]享和3年1月3日（1803年1月25日）[没]文久3年12月16日（1864年1月24日）），維新，江人（あおきしゅうひつ），江文，科学（[生]享和3（1803）年1月3日），近世，国史，国書（[生]享和3（1803）年1月3日），コン改（あおきしゅうひつ），コン4（あおきしゅうひつ），コン5（あおきしゅうひつ），史人（[生]1803年1月3日），思想史，新潮（[生]享和3（1803）年1月3日），人名（あおきしゅうひつ），姓氏山口，世人，全書（あおきしゅうひつ），大百，長崎遊，日人（[没]1864年），幕末（[没]1864年1月24日），幕末大（[生]享和3（1803）年1月3日　[没]文久3（1864）年12月16日），藩臣6，山口百，洋学，歴大

青木秀清 あおきしゅうせい
？～宝暦8（1758）年
江戸時代中期の医師・甘藷栽培法の伝授者。
¶島根百，島根歴

青木周弼 あおきしゅうひつ
→青木周弼（あおきしゅうすけ）

青木省庵 あおきしょうあん
天保12（1841）年7月10日～明治17（1884）年11月7日
江戸時代末期・明治期の種痘医。青木得庵の3男。
¶町田歴

青木清四郎 あおきせいしろう
明治27（1894）年～昭和29（1954）年
明治～昭和期の医師。産婦人科。
¶近医

青木宗平 あおきそうへい
安永7（1778）年～安政6（1859）年
江戸時代中期～末期の医師、作陶家。
¶日人

青木貞章 あおきていしょう
→青木貞章（あおきさだあき）

青木諦了 あおきていりょう
眼科医。
¶眼科

青木東庵(1) あおきとうあん
慶安3（1650）年～元禄13（1700）年
江戸時代前期～中期の医師、詩人。
¶眼科（[没]？），国書（[生]慶安3（1650）年10月4日　[没]元禄13（1700）年9月12日），日人

青木東庵(2) あおきとうあん
明治期の漢方医。
¶伊豆

青木享 あおきとおる
？～
大正～昭和期の東京帝国大学セツルメント参加者。
¶社史

青木徳庵(青木得庵) あおきとくあん
  *～慶応2(1866)年
  江戸時代末期の医師。多摩(青木得庵 ㊥文化11(1814)年),日人(㊥1806年),町田歴(青木得庵 ㊥文化2(1805)年)

青木延雄 あおきのぶお
  昭和3(1928)年9月3日～
  昭和～平成期の内科学者。東京医科歯科大学教授、自治医科大学教授。専門は血液病学。
  ¶世紀,日人

青木延春 あおきのぶはる
  明治35(1902)年2月18日～昭和61(1986)年12月3日
  昭和期の教護教育者・医師。
  ¶埼玉人

青木一 あおきはじめ
  昭和23(1948)年10月9日～
  昭和～平成期の歯科医、政治家。中野市長。
  ¶現政

青木尚雄 あおきひさお
  大正11(1922)年～
  昭和期の厚生官僚。厚生省人口問題研究所人口政策部長。
  ¶現執1期

青木大勇 あおきひーろ
  明治9(1876)年～昭和20(1945)年
  明治～昭和期の皮膚科医。
  ¶近医

青木文次 あおきぶんじ
  明治41(1908)年10月30日～昭和13(1938)年9月27日
  昭和期の医師。新興医師連盟メンバー。
  ¶社史

青木平八 あおきへいはち
  明治39(1906)年～昭和54(1979)年
  昭和期の眼科学者。
  ¶群馬人

青木芳庵 あおきほうあん
  江戸時代中期の眼科医。
  ¶眼科

青木芳斎 あおきほうさい
  天保3(1832)年10月14日～明治38(1905)年12月7日
  江戸時代末期・明治期の蘭方医。新井村湯浅弥平の2男。
  ¶維新,江文,国書,幕末(㊥1832年11月6日),幕末大,町田歴(㊥天保2(1831)年),洋学

青木万邦 あおきまくに
  ?～天保12(1841)年閏1月
  江戸時代後期の医師、漢学者。
  ¶国書

青木マサ あおきまさ
  生没年不詳
  明治期の社会事業家。
  ¶庄内

青木正和 あおきまさかず
  昭和2(1927)年～平成22(2010)年
  昭和～平成期の医師。内科(結核病学)。
  ¶近医

青木正信 あおきまさのぶ
  昭和7(1932)年8月30日～
  昭和期の鍼灸師。
  ¶視覚

青木正博(青水正博) あおきまさひろ
  大正9(1920)年1月20日～昭和59(1984)年7月29日
  昭和期の医師、自然保護運動家。長野県自然保護の会会長、日本星空を守る会会長。ビーナスライン建設反対運動にかかわる。
  ¶郷土長野(青水正博),近医,世紀,姓氏長野,長野歴,日人

青木大 あおきまさる
  大正4(1915)年～昭和45(1970)年
  昭和期の医師。専門は薬学(薬剤学)。
  ¶近医

青木まつ あおきまつ
  明治10(1877)年1月10日～昭和34(1959)年1月23日
  明治～大正期の社会事業家、保母。幼稚園で無料保育を行うなど福祉と教育に尽力。
  ¶女性,女性普

青木みか あおきみか
  大正12(1923)年～
  昭和期の医学博士、名古屋女子大学名誉教授。
  ¶愛知女

青木美智男 あおきみちお
  昭和11(1936)年10月7日～
  昭和～平成期の日本史学者。日本福祉大学教授。近世社会史・経済史を研究。著書に「文化文政期の民衆と文化」「百姓一揆の時代」など。
  ¶現執1期,現執2期,現執3期,現執4期

青木道代 あおきみちよ
  昭和8(1933)年3月4日～
  昭和期の市民活動家、教育カウンセラー。
  ¶視覚

青木山吉 あおきやまきち
  明治33(1900)年～
  大正～昭和期の開業獣医師。
  ¶群馬人

青木豊 あおきゆたか
  大正4(1915)年～
  昭和期の医師。
  ¶群馬人

青木義勇 あおきよしお
明治38（1905）年～平成2（1990）年
大正～平成期の医師。専門は細菌学。
¶近医

青木竜三 あおきりゅうぞう
大正5（1916）年？ ～
昭和期の東京帝国大学セツルメント読書会参加者。
¶社史

青木良悌 あおきりょうてい
弘化1（1844）年～明治37（1904）年
明治期の医師。
¶長崎百，日人

青木老樗 あおきろうちょ
文政10（1827）年～明治22（1889）年6月30日
江戸時代後期～明治期の医師、漢学者。
¶国書

青地快庵 あおじかいあん
～寛政12（1800）年
江戸時代後期の藩医、儒学者。
¶愛媛

青地彫棠 あおじちょうとう
？ ～正徳3（1713）年　[別]青地彫棠《あおちちょうとう》
江戸時代中期の松山藩江戸詰医師。俳人。
¶愛媛（[生]？），愛媛百（あおちちょうとう）

青島多啓次 あおしまたけじ
明治37（1904）年4月15日～平成4（1992）年1月11日
昭和・平成期の歯科医師。
¶飛騨

青地林宗 あおじりんそう
→青地林宗（あおちりんそう）

青地修 あおちおさむ
大正13（1924）年11月3日～平成4（1992）年
昭和～平成期の麻酔学者。名古屋市立大学教授。
¶近医，現執2期

青地彫棠 あおちちょうとう
→青地彫棠（あおじちょうとう）

青地林宗 あおちりんそう
安永4（1775）年～天保4（1833）年　[別]青地林宗《あおじりんそう》
江戸時代後期の蘭学者、伊予松山藩士。蛮書和解御用。
¶朝日（[没]天保4年2月22日（1833年4月11日）），茨城歴，江人，江戸（あおじりんそう），愛媛（あおじりんそう），愛媛人，愛媛百（[生]安永3（1774）年　[没]天保4（1833）年2月22日），江文，科学（[没]天保4（1833）年2月22日），角史，教育，郷土愛媛，近世，国史，国書（[没]天保4（1833）年2月22日），コン改，コン4，コン5，史人（[没]1833年2月22日），思想史，新潮（[没]天保4（1833）年2月22日），人名（[生]1784年），世人（[没]天保4（1833）年2月22日），世百，全書，対外，大百，地理，徳川臣，長崎遊，日史（[没]天保4（1833）年2月21日），日人，藩臣6，百科，平日（[生]1775　[没]1833），洋学，歴大

青戸陽一 あおとあきかず
明治36（1903）年～昭和54（1979）年
昭和期の歯科医師。島根県歯科医師会長。
¶島根歴

合葉文山 あおばぶんざん
→合葉文山（あいばぶんざん）

青柳淵泉 あおやぎえんせん
天保11（1840）年～明治16（1883）年
江戸時代後期～明治期の医師。
¶姓氏長野

青柳修道 あおやぎしゅうどう
昭和3（1928）年3月19日～
昭和～平成期の鍼灸師。創生舎青柳鍼灸院院長、全日本気功連合会会長。鍼灸、西洋医学、世界各地の伝統医学から総合的な治療を行う。
¶現執3期

青柳文蔵 あおやぎぶんぞう
宝暦11（1761）年～天保10（1839）年3月14日
江戸時代後期の慈善家。
¶岩手人（[生]1761年9月25日），岩手百（[生]1760年），国書，人名，姓氏岩手（[生]1760年），姓氏宮城（[生]1760年），日人，藩臣1

青柳安誠 あおやぎやすまさ
明治32（1899）年5月23日～昭和57（1982）年5月24日
大正～昭和期の胸部外科学者。関西電力病院院長、京都大学教授。
¶近医，現情

青山進午 あおやましんご
明治39（1906）年～平成10（1998）年
大正～平成期の医師。内科。
¶近医

青山新平 あおやましんぺい
宝暦3（1753）年～文化11（1814）年
江戸時代中期～後期の医家。
¶徳島百，徳島歴

青山胤通（青山胤道） あおやまたねみち
安政6（1859）年5月15日～大正6（1917）年
明治～大正期の医学者。東京帝国大学教授、医学博士、男爵。行政や軍隊にも影響力が大きかった。
¶朝日（[生]安政6年5月15日（1859年6月15日）　[没]大正6（1917）年12月23日），海越（[没]大正6（1917）年12月24日），海越新（[没]大正6（1917）年12月24日），科学（[没]1917年（大正6）12月23日），角史，岐阜百（[没]1916年），郷土岐阜，近医，近現，国史，コン改，コン5（青山胤道），史人（[没]1917年12月23日），新潮（[没]大正6（1917）年12月23日），人名，世紀（[没]大正6（1917）年12月23日），世人（[生]安政6（1859）年5月　[没]大正6（1917）年12月24日），世百，全書，大百，渡航（[没]1917年12月24日），日史（[没]大正6（1917）年12月23日），日人，日本，百

科，履歴（[没]大正6（1917）年12月33日），履歴2（[没]大正6（1917）年12月33日），歴大

あ

青山徹蔵　あおやまてつぞう
明治15（1882）年11月2日～昭和28（1953）年1月10日
大正～昭和期の外科医師。東京大学教授。胆石症、胃潰瘍の権威として知られた。
¶科学，近医，現情，人名7，世紀，日人

青山英康　あおやまひでやす
昭和10（1935）年2月12日～
昭和～平成期の公衆衛生学者。岡山大学教授。公害病、労働災害などの社会医学的調査・運動に取り組む。著書に「日本の公衆衛生」など。
¶現執1期，現執2期，現執3期，現執4期，現情，現人，世紀，日人

青山光子　あおやまみつこ
大正15（1926）年～
昭和期の医学博士、名古屋市立大学名誉教授。
¶愛知女

青山友三　あおやまゆうぞう
大正15（1926）年～平成11（1999）年
昭和～平成期の医師。専門は病理学。
¶近医

赤井五学　あかいごがく
江戸時代後期の医師。
¶岡山人，岡山歴

赤井貞彦　あかいさだひこ
昭和2（1927）年～平成3（1991）年
昭和～平成期の医師。外科。
¶近医

赤石希范　あかいしきはん
天明5（1785）年～弘化4（1847）年8月29日　[別]赤石希范《あかしきはん》
江戸時代後期の医師（備前岡山藩医）。
¶岡山百（あかしきはん），岡山歴（あかしきはん），国書，洋学

赤井成夫　あかいしげお
昭和3（1928）年3月23日～
昭和～平成期のノンフィクション作家。神戸新聞編集委員。老人・女性・医療問題などについて執筆る。著書に「老婚の時代」など。
¶現執3期

赤井重恭　あかいしげやす
明治43（1910）年2月3日～平成11（1999）年10月16日
昭和～平成期の植物学者、京都大学名誉教授。専門は植物病理学。
¶科学

赤石英　あかいしすぐる
大正8（1919）年10月23日～平成11（1999）年3月21日
昭和期の法医学者。東北大学教授。
¶科学，近医，現情，世紀，日人

赤石退蔵　あかいしたいぞう
天保8（1837）年～明治38（1905）年10月6日
江戸時代末期～明治期の医師（備前岡山藩医学館監督）。
¶国書，洋学

赤石元長　あかいしもとなが
文政2（1819）年～明治13（1880）年
江戸時代後期～明治期の漢学者、医家、代々総社神社の社家。
¶群馬人，姓氏群馬

赤井宗元　あかいそうげん
江戸時代中期の眼科医。享保年間の人。
¶眼科

赤岩八郎　あかいわはちろう
明治14（1881）年～昭和37（1962）年9月15日
大正～昭和期の外科医師。九州帝国大学教授。青森県立病院長、岡山医科大学教授などを歴任。
¶科学（[生]1881年（明治14）3月15日），近医，現情（[生]1881年3月），人名7，世紀，徳島百，徳島歴（[生]明治14（1881）年3月15日），日人（[生]明治14（1881）年3月）

赤枝守一　あかえだもりいち
明治13（1880）年11月3日～昭和39（1964）年3月18日
明治～昭和期の医学者。
¶徳島歴

赤川玄悦　あかがわげんえつ
文化5（1808）年～明治23（1890）年9月24日
江戸時代末期～明治時代の医師。萩藩医。種痘の普及に尽力。
¶幕末，幕末大

赤川元澪　あかがわげんりょう
文政3（1820）年～明治29（1896）年
江戸時代後期～明治期の医師。
¶姓氏岩手

赤川玄櫟　あかがわげんれき
天保8（1837）年～明治36（1903）年2月5日
江戸時代末期～明治期の医師。西洋医学を学ぶ。明治維新後は開業して萩医会の発展に尽力。
¶幕末，幕末大，洋学（[生]天保3（1832）年　[没]明治32（1899）年）

赤木勝雄（赤木勝男）　あかぎかつお
明治27（1894）年11月～昭和39（1964）年6月15日
大正～昭和期の内科医師。日本医科大学教授。衛生・公衆衛生学を担当。
¶科学，近医，現情（赤木勝男），人名7，世紀，日人（[生]明治27（1894）年11月23日）

赤木五郎　あかぎごろう
明治42（1909）年7月7日～平成11（1999）年8月11日
大正～平成期の医師。眼科。
¶科学，近医

赤城信一　あかぎしんいち
＊～明治29（1896）年

江戸時代末期～明治時代の医師。初代室蘭病院院長。戊辰戦争で戦傷者の治療に尽力。
¶会津（[生]天保12（1841）年），幕末（[生]1841年），幕末大（[生]天保10（1839）年），北海道歴（[生]天保10（1839）年）

赤木満州雄　あかぎますお
明治37（1904）年10月30日～
昭和期の薬学者。北海道大学教授、星薬科大学教授。
¶科技

赤木元蔵　あかぎもとぞう
明治30（1897）年6月27日～昭和57（1982）年12月25日
大正～昭和期の医師。
¶岡山歴

明城弥三吉　あかぎやそきち
→明城弥三吉（めいじょうやさきち）

赤倉一郎　あかくらいちろう
明治41（1908）年～昭和52（1977）年
大正～昭和期の医師。外科。
¶近医

赤坂圭斎　あかさかけいさい
？　～明治4（1871）年
江戸時代末期の蘭方医。
¶国書（[没]明治4（1871）年5月29日），人名，日人

赤坂俊夫　あかさかとしお
大正11（1922）年～平成11（1999）年
昭和～平成期の医師。皮膚科、泌尿器科。
¶近医

赤崎兼義　あかざきかねよし
明治36（1903）年3月8日～平成1（1989）年
昭和期の医学者。
¶近医，宮崎百

赤座寿恵吉　あかざすえきち
慶応3（1867）年2月～？
江戸時代末期～明治期の医学者。
¶岡山歴

赤沢鍾美　あかざわあつみ
元治1（1864）年～昭和12（1937）年
明治～昭和期の教育者。新潟静修学校を設立し、日本最初の保育所を併設。
¶世紀（[生]元治1（1864）年10月16日　[没]昭和12（1937）年3月29日），日人

赤沢一堂　あかざわいちどう
寛政8（1796）年～弘化4（1847）年6月5日
江戸時代後期の医師、漢学者。
¶国書，姓氏京都

赤沢寛堂　あかざわかんどう
？　～明治7（1874）年
江戸時代末期の医師。
¶姓氏京都

赤沢乾一　あかざわけんいち
明治6（1873）年3月5日～昭和37（1962）年7月3日
明治～昭和期の医師、社会事業家。
¶岡山人，岡山百，岡山歴，近医，世紀，日人

赤沢忠太郎　あかざわちゅうたろう
*～昭和29（1954）年
明治～昭和期の売薬業。讃岐近代売薬の祖。
¶香川人（[生]文久2（1862）年），讃岐（[生]文久2（1861）年）

赤沢正孝　あかざわまさたか
？　～
大正～昭和期の東京帝国大学セツルメント参加者。
¶社史

赤沢容斎　あかざわようさい
宝暦10（1760）年～文化5（1808）年8月1日
江戸時代中期～後期の医師。
¶広島百

明石格庵　あかしかくあん
江戸時代末期の侍医。
¶姓氏石川，幕末（生没年不詳），幕末大

明石勝英　あかしかつひで
明治41（1908）年～昭和53（1978）年
大正～昭和期の医師。産婦人科。
¶近医

明石嘉聞　あかしかもん
明治30（1897）年8月15日～昭和48（1973）年10月4日
明治～昭和期の医師。
¶学校，近医

赤石希范　あかしきはん
→赤石希范（あかいしきはん）

明石謙　あかしけん
昭和9（1934）年～平成17（2005）年
昭和～平成期の医師。専門は整形外科、リハビリテーション医学。
¶近医

赤石順治　あかしじゅんじ
明和1（1764）年～文化12（1815）年1月10日
江戸時代中期～後期の医師。
¶岡山百，岡山歴

赤石昭斎　あかししょうさい
→明石恬（あかしてん）

明石宗伯　あかしそうはく
生没年不詳
江戸時代中期の医師、儒者。
¶日人

明石退蔵　あかしたいぞう
天保8（1837）年6月10日～明治38（1905）年10月6日
明治期の軍医。
¶岡山人，岡山百，岡山歴

あ

明石恬 あかしてん
文政2(1819)年～安政6(1859)年　[別]赤石昭斎《あかししょうさい》
江戸時代末期の加賀藩医。
¶姓氏石川([生]?)，幕末([没]1859年9月16日)，幕末大([没]安政6(1859)年8月20日)，洋学(赤石昭斎　あかししょうさい)

明石野文一 あかしのあやのいち
→明石野文一(あかしのぶんいち)

明石野文一 あかしのぶんいち
寛政10(1798)年～明治1(1868)年　[別]明石野文一《あかしのあやのいち》
江戸時代末期の鍼医。
¶人名，新潟百(あかしのあやのいち)，日人

赤柴誠斎 あかしばせいさい
文政11(1828)年～明治12(1879)年
江戸時代後期～明治期の医師・洋方医。
¶新潟百

明石博高 あかしひろあきら
天保10(1839)年10月4日～明治43(1910)年6月20日　[別]明石博高《あかしひろたか》
江戸時代末期～明治期の化学者、殖産事業家、歌人。京都に製糸場、外国語学校、病院など多くの施設を創立。
¶朝日([生]天保10年10月4日(1839年11月9日))，維新，科学，京都，京都大，京都府，近医，近現，国史，史人([没]1910年1月5日)，写家，新潮，人名(あかしひろたか)，姓氏京都，大百，日人，幕末，幕末大，洋学

明石博高 あかしひろたか
→明石博高(あかしひろあきら)

明石文中 あかしぶんちゅう
文化11(1814)年8月24日～明治12(1879)年3月28日
江戸時代後期～明治期の医師。
¶岡山人，岡山歴

明石真隆 あかしまたか
明治15(1882)年2月8日～昭和41(1966)年4月4日
明治～昭和期の医学者。
¶福岡百

赤須文男 あかすふみお
明治38(1905)年12月19日～平成3(1991)年5月22日
大正～平成期の産婦人科学者。金沢大学教授、産婦人科学会会長。
¶科学，近医，現情

赤祖父義正 あかそふよしまさ
天保1(1830)年～明治23(1890)年
江戸時代末期～明治期の医師。金沢病院富山分院医員。西洋医学を学ぶ。維新後医学所教師を経て富山分院医員。富山地方の種痘施行に貢献。
¶長崎遊，洋学

赤染長浜 あかぞめのながはま
奈良時代の官人。遠江国蓁原郡の主帳。私物を供出して窮民を救った。
¶古人

赤田元仙 あかだげんせん★
寛永12(1635)年～延宝3(1675)年
江戸時代前期の名医。
¶秋田人2

県元礼 あがたげんれい
天明8(1788)年～?
江戸時代後期の丹波園部藩医。
¶藩臣5

赤塚京治 あかつかけいじ
明治34(1901)年～昭和60(1985)年
大正～昭和期の医師。専門は公衆衛生学(産業衛生)。
¶近医

赤塚徹 あかつかとおる
大正12(1923)年～平成19(2007)年
昭和～平成期の小児科医、画家。
¶近医

赤塚虎之助 あかつかとらのすけ
明治11(1878)年12月18日～?
明治～大正期の眼科医。
¶渡航

赤塚秀雄 あかつかひでお
明治27(1894)年～昭和63(1988)年
明治～昭和期の内科医、彫刻家。
¶近医

吾妻勝剛 あがつまかつたけ
→吾妻勝剛(あづまかつたけ)

赤野六郎 あかのろくろう
明治37(1904)年～昭和19(1944)年
大正～昭和期の衛生学者。
¶近医

赤埴安忠 あかはにやすただ
? ～寛永6(1629)年　[別]赤埴安忠《あかばねやすただ》
安土桃山時代の医師。
¶人名，長崎遊([生]?)，日人(あかばねやすただ)

赤羽太郎 あかばねたろう
昭和2(1927)年～平成7(1995)年
昭和～平成期の医師。小児科。
¶近医

赤埴安忠 あかばねやすただ
→赤埴安忠(あかはにやすただ)

赤星研造 あかぼしけんぞう
*～明治37(1904)年1月6日
江戸時代末期～明治期の医師、侍医。ドイツに留学して医学を修める。外科臨床医として活躍。
¶海越([生]弘化1(1844)年)，海越新([生]弘化1(1844)年)，科学([生]弘化3(1846)年)，近医([生]弘化3(1846)年)，国際([生]弘化1(1844)年)，人名([生]1844年)，姓氏宮城([生]1846年)，

渡航（㋴1844年），日人（㋴1846年），宮城百（㋴弘化3（1846）年

赤星宗範 あかぼしそうはん
？〜寛永15（1638）年
江戸時代前期の鍼医、天草一揆の叛徒。
¶人名

赤星藍城 あかぼしらんじょう
安政4（1857）年〜昭和12（1937）年
明治〜昭和期の医師、書家。
¶秋田百，世紀（㋳安政4（1857）年2月16日　㋱昭和12（1937）年10月18日），日人

赤堀四郎 あかほりしろう，あかほりしろう
明治33（1900）年10月20日〜平成4（1992）年11月3日
昭和期の生化学者。大阪帝国大学教授、大阪大学学長。アミノ酸合成に成功。
¶科学，科技，近医（あかほりしろう），近現，朝，現情，現人，現日，国史，コン改，コン4，史人，静岡百（あかほりしろう），静岡歴（あかほりしろう），新潮，世紀，姓氏静岡（あかほりしろう），全書，大百，日人，日本

赤堀康興 あかほりやすおき
明治30（1897）年12月25日〜平成5（1993）年4月18日
大正〜平成期の歯科医師。
¶岡山歴

赤松彰子 あかまつあきこ
昭和14（1939）年〜
昭和〜平成期の看護士、カウンセラー。
¶YA

赤松金芳 あかまつかねよし
明治29（1896）年〜平成6（1994）年
明治〜平成期の薬学者。医史学、児童福祉にも通じる。
¶近医

赤松休庵（則福） あかまつきゅうあん（のりさき）
享保4（1719）年〜天明8（1788）年
江戸時代中期〜後期の眼科医。
¶眼科（赤松休庵）

赤松休庵（則光） あかまつきゅうあん（のりみつ）
？〜元文5（1740）年
江戸時代中期の眼科医。
¶眼科（赤松休庵）

赤松休庵（義隆） あかまつきゅうあん（よしたか）
江戸時代の眼科医。
¶眼科（赤松休庵）

赤松休悦 あかまつきゅうえつ
江戸時代の眼科医。
¶眼科

赤松休簡 あかまつきゅうかん
宝暦5（1755）年〜文政4（1821）年
江戸時代後期の陸奥仙台藩侍医。
¶人名，日人

赤松休亨 あかまつきゅうてい
眼科医。
¶眼科

赤松茂 あかまつしげる
明治28（1895）年3月15日〜昭和55（1980）年5月7日
明治〜昭和期の酵素学者。千葉大学教授。
¶近医，現情，千葉百，広島百

赤松秋錦 あかまつしゅうきん
文化13（1816）年〜明治25（1892）年
江戸時代後期〜明治期の医師。
¶岡山人，岡山歴（㋱明治25（1892）年4月4日），長崎遊

赤松春庵 あかまつしゅんあん
江戸時代中期の儒医。
¶人名，日人（生没年不詳）

赤松純一 あかまつじゅんいち
明治12（1879）年〜昭和21（1946）年
明治〜昭和期の耳鼻咽喉科医。
¶近医

赤松晶子 あかまつしょうこ
昭和8（1933）年4月22日〜
昭和期の臨床心理学者。
¶現執2期

赤松照幢 あかまつしょうどう
文久2（1862）年〜大正10（1921）年
明治〜大正期の僧、社会事業家。
¶世紀（㋱大正10（1921）年8月24日），姓氏山口，日人，山口百

赤松滄洲 あかまつそうしゅう
享保6（1721）年〜享和1（1801）年　㋳大川良平《おおかわりょうへい》
江戸時代中期〜後期の儒学者、播磨赤穂藩家老。医学・儒学に通じた。
¶朝日（㋳享和1年1月8日（1801年2月20日）），角史，近世，国史，国書（㋱寛政13（1801）年1月8日），コン改，コン4，詩歌，史人（㋱1801年1月8日），新潮，㋳享和1（1801）年1月8日），人名，姓氏京都，世人（㋱享和1（1801）年1月8日），日人，藩ロ5，兵庫人（㋳享保6（1721）年8月5日），歴大

赤松宗旦 あかまつそうたん
文化3（1806）年〜文久2（1862）年
江戸時代末期の医師、地理学者。
¶朝日（㋳文化3年7月14日（1806年8月27日）㋱文久2年4月21日（1862年5月19日）），維新（㋱？），茨城百，茨城歴，角史，考古（㋱文久2年（1862年4月21日）），国書（㋳文化3（1806）年7月14日　㋱文久2（1862）年4月21日），人書94，新潮（㋳文化3（1806）年7月14日　㋱文久2（1862）年4月21日），日人，幕末（㋱？），幕末大（㋱？），歴大

赤松たい子 あかまつたいこ
→たい（大阪府）（たい）

赤松常子 あかまつつねこ
明治30（1897）年8月11日～昭和40（1965）年7月21日
大正～昭和期の労働運動家、政治家。参議院議員。社会民衆婦人同盟を結成。戦後芦田内閣の厚生政務次官。
¶岩史, 革命, 近現, 近女, 現朝, 現情, 国史, コン改, コン4, コン5, 埼玉人, 史人, 静岡女, 社運, 社史, 女運, 女史, 女性, 女性普, 新潮, 人名7, 世紀, 政治, 日史, 日人, 山口人, 山口百, 歴大

赤松哲夫 あかまつてつお
生没年不詳
江戸時代末期の医師。
¶国書

赤松安子 あかまつやすこ
慶応1（1865）年～大正2（1913）年2月2日
明治期の社会事業家。孤児救済の先駆者。地方への仏教思想の普及に尽力。
¶学校, 女性, 女性普, 世紀, 先駆, 日人

赤松了益 あかまつりょうえき
天文3（1534）年～文禄4（1595）年
戦国時代～安土桃山時代の医師。
¶国書

赤間与三次 あかまよさじ
明治26（1893）年8月16日～昭和40（1965）年8月12日　㉛赤間与三次《あかまよそじ》
昭和期の医学放射線技術者。放射線医学技師資格制定に尽力。日本の放射線技師の先覚者。
¶科学, 人名7, 世紀, 日人, 宮崎百（あかまよそじ）

赤間与三次 あかまよそじ
→赤間与三次（あかまよさじ）

阿川丈参 あがわじょうさん
天保1（1830）年～1900年
江戸時代後期～明治期の医師・教育家。
¶多摩（㉜明治33（1900）年頃）

安芸貞俊 あきさだとし
安土桃山時代の婦人科医。
¶人名, 日人（生没年不詳）

安芸貞守 あきさだもり
室町時代の医師。
¶人名, 日人（生没年不詳）

秋定嘉和 あきさだよしかず
昭和19（1934）年3月16日～
昭和～平成期の歴史学者。池坊短期大学教授。社会事業史、部落問題を研究。著書に「日本と朝鮮の歴史」など。
¶現執3期, 現執4期

秋篠昭足 あきしのあきたり
→秋篠昭足（あきしのあきたる）

秋篠昭足 あきしのあきたる
～明治10（1877）年11月15日　㉛秋篠昭足《あきしのあきたり》
江戸時代後期～明治期の医師、大塩平八郎の縁者。
¶大阪人, 大阪墓（あきしのあきたり）

秋月橘門 あきずききつもん
→秋月橘門（あきづききつもん）

秋月辰一郎 あきずきたついちろう
→秋月辰一郎（あきづきたついちろう）

秋田成就 あきたじょうじゅ
大正11（1922）年10月30日～
昭和～平成期の法学者。法政大学教授。専門は、労働法、医療法、福祉国家論。著書に「労使関係法」。
¶現執1期, 現執2期, 現執3期, 現執4期

秋谷玄益 あきたにげんえき
世襲名　江戸時代後期の眼科医。
¶眼科

秋田八年 あきたはちねん
大正6（1917）年～平成19（2007）年
昭和～平成期の医師。外科（心臓外科）。
¶近医

秋田茂兵衛 あきたもへえ
寛政5（1793）年～明治19（1886）年
江戸時代後期～明治期の教育者。種痘実施の啓蒙に努めた。
¶京都府, 日人

安芸忠左衛門重房 あきちゅうざえもんしげふさ
安土桃山時代～江戸時代前期の医官。秀吉、豊臣秀保、秀頼に仕えた。落城後、江戸に下向して医官。
¶大坂

秋月橘門 あきづききつもん, あきずききつもん
文化6（1809）年～明治13（1880）年　㉛秋月竜《あきづきりょう》, 水筑竜《みずきりゅう》
江戸時代後期～明治期の儒者。
¶維新, 大分百, 大分歴, 国書（㉜明治13（1880）年4月26日）, 詩歌, 人名（秋月竜　あきづきりょう）, 千葉百（水筑竜　みずきりゅう㉜明治13（1880）年4月）, 日人, 幕末（㉜1880年4月26日）, 幕末大（㉜明治13（1880）年4月26日）, 藩臣7, 和俳（あきずききつもん）

秋月庄馬 あきづきしょうま
文政4（1821）年～明治33（1900）年1月31日
江戸時代末期～明治時代の医師。回春堂という私塾を設立し子弟の教育に尽力。
¶幕末, 幕末大

秋月辰一郎 あきづきたついちろう, あきずきたついちろう
大正5（1916）年1月3日～平成17（2005）年10月20日
昭和～平成期の医師、平和運動家。長崎証言の会会長。長崎で被爆。欧米各地で反核を訴え、カトリック信者としてローマ法王に接見した。
¶科学（あきずきたついちろう）, 郷土長崎, 近医, 現朝, 現情, 現人, 現日, 新潮, 世紀, 日

人，平和

秋月種茂 あきづきたねしげ
寛保3(1743)年11月30日～文政2(1819)年11月6日　[別]秋月種穎《あきづきたねひで》
江戸時代中期～後期の大名。日向高鍋藩主。社倉の設置、多子家族の救済、藩校明倫堂創設などを行った。
¶国書(秋月種穎　あきづきたねひで)，諸系([生]1744年)，人名，日人([生]1744年)，藩主4([生]寛保3(1743)年11月晦日)，宮崎百

秋月種穎 あきづきたねひで
→秋月種茂(あきづきたねしげ)

秋月種弘 あきづきたねひろ
貞享4(1687)年～宝暦3(1753)年
江戸時代中期の大名。日向高鍋藩主。困窮した領民を救米や藩金貸与で救済した。
¶諸系，日人，藩主4([生]貞享4(1687)年11月16日　[没]宝暦3(1753)年7月21日)

秋月東野 あきづきとうや
文政4(1821)年～明治33(1900)年
江戸時代後期～明治期の医師。
¶高知人

秋月竜 あきづきりょう
→秋月橘門(あきづききつもん)

安芸道受 あきどうじゅ
江戸時代前期の医師。
¶人名，日人(生没年不詳)

秋野庸彦 あきのつねひこ
天保12(1841)年～大正9(1920)年
江戸時代末期～明治期の国学者。儒学・医学を学んだ。維新後は地方の開発に尽力。
¶庄内([生]天保12(1841)年9月4日　[没]大正9(1920)年3月7日)，人名，日人，山形百

秋葉馬治 あきばうまじ
明治13(1880)年10月22日～？
明治～昭和期の教育者。官立東京盲学校校長。
¶視覚

秋葉朝一郎 あきばともいちろう
明治36(1903)年3月30日～昭和58(1983)年2月7日
昭和期の細菌学者。東京大学教授。
¶科学，郷土栃木，近医，現情

秋葉博子 あきばひろこ
昭和24(1949)年8月24日～平成18(2006)年10月22日
昭和～平成期の点字図書館職員。
¶視覚

安芸眉山 あきびざん
生没年不詳
江戸時代後期の医師。
¶国書

秋広平六 あきひろへいろく
宝暦7(1757)年～文化14(1817)年
江戸時代中期～後期の殖産興業家。幕府医師田村元長の薬草採集の案内役。伊豆大島波浮港の開削者。
¶朝日([没]文化4年4月22日(1807年5月29日))，郷土千葉，近世，国史，史人([没]1817年4月22日)，人情，人名，千葉百，日人

秋間為子 あきまためこ
文久1(1861)年～昭和8(1933)年
明治～大正期の教育者。帝国大学医科大学第1回看護婦見習生。
¶世紀([生]文久1(1861)年11月14日　[没]昭和8(1933)年4月9日)，多摩，日人

安芸守定 あきむりさだ
→安芸守定(あきもりさだ)

秋元梅吉 あきもとうめきち
明治25(1892)年8月26日～昭和50(1975)年2月8日
大正～昭和期の社会福祉事業家、伝道者。
¶キリ，視覚，多摩

秋元公英 あきもときみひで
安永3(1774)年～？
江戸時代中期の医師、歌人。
¶長野歴

秋元くに あきもとくに
天保6(1835)年～明治41(1908)年
江戸時代後期～明治期の社会事業家、那須野育児暁星園祖母。
¶栃木歴

秋元国子 あきもとくにこ
天保6(1835)年～明治41(1908)年2月20日
明治期の社会事業家。娘夫婦が残した児童養育施設を引き継ぎ、東京に暁星園商業部を設立。
¶近女([生]天保5(1834)年)，女性，女性普，人名([生]1834年)，日人

秋本玄芝 あきもとげんし
文化10(1813)年～明治27(1894)年
江戸時代末期～明治期の医師。蘭学・西洋医学を学び、郷里で開業。和歌に長じた趣味人としても知られた。
¶洋学

秋本好謙 あきもとこうけん
天保12(1841)年～明治40(1907)年
江戸時代末期～明治期の医師。秋本玄芝の子。医学校、私立周陽学舎で教鞭を執る。晩年は隠遁して開業医。
¶洋学

秋元寿恵夫 あきもとすえお，あきもとすえを
明治41(1908)年3月13日～平成6(1994)年2月4日
昭和期の医師。横浜市衛生研究所長。臨床検査技師の職能の確立と教育に尽力。
¶科学，近医，現朝，現情，現人，児人，世紀，日児(あきもとすえを)，日人，平和

あ

秋元波留夫 あきもとはるお
明治39（1906）年1月29日～平成19（2007）年4月25日
大正～平成期の医師。精神科。
¶科学，近医，履歴2

秋元良仲 あきもとりょうちゅう
？ ～天保5（1834）年8月11日
江戸時代後期の寺子屋師匠・医師。
¶埼玉人

安芸守家 あきもりいえ
室町時代の婦人科医。
¶岡山人，人名，日人（生没年不詳）

安芸守定 あきもりさだ
生没年不詳　[別]安芸守定《あきむりさだ》
室町時代の医師。
¶京都大（あきむりさだ），史人，人名，日史，日人，百科

秋谷七郎 あきやしちろう
明治29（1896）年11月7日～昭和53（1978）年8月11日
昭和期の生化学者、法医学者。東京大学教授。犯罪捜査の鑑識に新知見を発表。生化学的研究に従事。
¶科学，科技，現朝，現情，人名7，世紀，全書，日人

秋山虢州 あきやまかくしゅう
生没年不詳
江戸時代中期の医師。
¶国書

秋山義方 あきやまぎほう
安永8（1779）年～安政4（1857）年
江戸時代末期の医師。
¶江文，洋学

秋山玉山 あきやまぎょくざん
元禄15（1702）年～宝暦13（1763）年
江戸時代中期の医学者、漢学者。
¶熊本人，冨嶽

秋山金也 あきやまきんや
文久2（1862）年～昭和14（1939）年
明治～昭和期の政治家。衆議院議員、栃木県医師会会長。
¶栃木歴

秋山康之進 あきやまこうのしん
明治42（1909）年11月28日～昭和58（1983）年
昭和期の実業家。秋山愛生館三代目社長。北海道医薬品卸売業界を主導。
¶埼玉人（[没]昭和58（1983）年4月8日），札幌，北海道歴

秋山左衛門 あきやまさえもん
文化9（1812）年～明治1（1868）年
江戸時代末期の藩校日新館教授、医学師範。
¶日人，幕末（[没]1868年11月6日），幕末大（[没]慶応4（1868）年9月6日）

秋山佐蔵（秋山左造） あきやまさぞう
文化13（1816）年～明治20（1887）年　[別]秋山佐蔵《あきやますけぞう》
江戸時代末期～明治期の医師。八王子の開業医。自鋳の活字を使って「済生三方」を印刷出版した。
¶江文（あきやますけぞう），多摩，日人，町田歴（秋山左造　[没]明治20（1887）年7月10日），洋学

秋山さと子 あきやまさとこ
大正12（1923）年2月26日～平成4（1992）年1月5日
昭和～平成期の著述家。東洋ユング研究会主宰。精神分析、心理学（深層心理）が専門。「聖なる次元」「子供の深層」などの著書、翻訳多数。
¶近女，現執2期，児人，女性（[生]大正11（1922）年），女性普（[生]大正11（1922）年），心理，世紀，日人，YA

秋山佐蔵 あきやますけぞう
→秋山佐蔵（あきやまさぞう）

秋山宣修 あきやませんしゅう
江戸時代中期の眼科医。
¶眼科

秋山太一郎 あきやまたいちろう
大正4（1915）年～平成18（2006）年
昭和～平成期の医師、事業家。
¶近医

秋山俊夫 あきやまとしお
昭和6（1931）年9月3日～
昭和～平成期の心理学者。福岡教育大学教授。編著に「学校心理学」、編訳に「心理療法の基礎知識」など。
¶現執3期

秋山博 あきやまひろし
文久3（1863）年～大正7（1918）年
明治～大正期の鍼医。
¶神奈川人，姓氏神奈川

秋山洋 あきやまひろし
昭和6（1931）年7月2日～
昭和～平成期の外科学者。
¶現情

秋山房雄 あきやまふさお
大正1（1912）年～
昭和期の栄養学者。女子栄養大学教授。
¶現執2期

秋山まさこ あきやままさこ
生没年不詳
昭和期の保健婦。名古屋市最初といわれる。
¶愛知女

秋山雅之介 あきやままさのすけ
慶応2（1866）年1月23日～昭和12（1937）年4月11日
明治～昭和期の官吏、法学者。法政大学学長。万国赤十字社総会などに政府委員として出席。著書に「国際公法」がある。
¶人名，世紀，日人，広島百，履歴

秋山学 あきやままなぶ
明治26 (1893) 年～昭和35 (1960) 年
大正～昭和期の医師。
¶栃木歴

秋山義方坦海 あきやまよしかたたんかい
安永8 (1779) 年～安政4 (1857) 年
江戸時代中期～末期の蘭医。
¶多摩

秋山練造 (秋山錬造) あきやまれんぞう
明治5 (1872) 年7月～昭和17 (1942) 年8月14日
明治～昭和期の陸軍軍医。陸軍軍医学校長。外科を専攻し手術に妙技をふるった。
¶科学, 人名7, 世紀, 多摩, 日人 (秋山錬造)

秋吉錦水(1) あきよしきんすい
天明6 (1786) 年～万延1 (1860) 年9月4日
江戸時代中期～末期の医師。
¶国書

秋吉錦水(2) あきよしきんすい
生没年不詳
江戸時代中期～末期の医師。
¶姓氏京都

秋吉正豊 あきよしまさとよ
大正2 (1913) 年3月31日～平成14 (2002) 年3月12日
昭和期の病理学者。東京医科歯科大学教授、鶴見大学教授。
¶科学, 科技, 近医

芥川寸艸 あくたがわすんそう
→芥川元風 (あくたがわもとかぜ)

芥川信 あくたがわまこと
明治24 (1891) 年～昭和34 (1959) 年
明治～昭和期の医師。専門は衛生学 (行刑衛生、社会衛生)。
¶近医

芥川元風 あくたがわもとかぜ
延宝4 (1676) 年～寛保1 (1741) 年　[別]芥川寸艸《あくたがわすんそう》
江戸時代中期の歌人。江戸小石川薬園預。
¶江文, 国書 (芥川寸艸　あくたがわすんそう), 人名, 日人, 和俳

阿久津邦男 あくつくにお
昭和3 (1928) 年～平成12 (2000) 年
昭和～平成期の医師。専門は生理学 (運動生理学)。
¶近医

阿久津駒吉 あくつこまきち
慶応2 (1866) 年～昭和7 (1932) 年
明治～昭和期の医師、政治家。栃木県議会議員。烏山線敷設に尽力。
¶栃木歴

阿久津三郎 あくつさぶろう
明治6 (1873) 年10月20日～昭和7 (1932) 年
明治～昭和期の泌尿器科医師。
¶近医, 渡航 ([生]?　[没]1932年12月7日), 日人 ([没]昭和7 (1932) 年12月6日)

阿久津哲造 あくつてつぞう
大正11 (1922) 年8月20日～平成19 (2007) 年
昭和～平成期の人工臓器学者。
¶近医, 現朝, 現情, 世紀, 日人

阿久津慎 あくつまこと
明治40 (1907) 年～
昭和期の医家。
¶郷土栃木

阿久根睦 あくねむつみ
明治27 (1894) 年～昭和59 (1984) 年
明治～昭和期の海軍軍医 (耳鼻咽喉科)。
¶近医

明山和夫 あけやまかずお
大正10 (1921) 年～
昭和期の社会福祉学者。大阪女子大学教授。
¶現執1期

明山もと あけやまもと
明治18 (1885) 年～?
明治～大正期の医療従事者。
¶渡航

安香堯行 あこうたかゆき
安政2 (1855) 年～昭和3 (1928) 年1月5日　[別]安香堯行《やすかたかゆき》
明治～大正期の薬学者。
¶科学 ([生]1855年 (安政2) 1月14日), 熊本人, 熊本百 ([生]安政2 (1855) 年1月14日), 世紀 (やすかたかゆき), 日人 (やすかたかゆき)

浅井伊三郎 あさいいさぶろう
明治14 (1881) 年～昭和15 (1940) 年
明治～昭和期の近衛看護兵。
¶姓氏愛知

浅井樺園 あさいかえん
文政11 (1828) 年9月5日～明治16 (1883) 年12月26日
江戸時代後期～明治期の医師。
¶国書

浅井完晁 あさいかんちょう
寛政6 (1794) 年～天保13 (1842) 年8月9日
江戸時代後期の歌人・吉田藩医。
¶東三河

浅井敬吾 あさいけいご
明治3 (1870) 年～昭和25 (1950) 年
明治～昭和期の医師、政治家。上田市長、長野県医師会長。
¶姓氏長野, 長野歴

浅井健吉 あさいけんきち
明治5 (1872) 年6月15日～*
明治期の医師。
¶近医 ([没]昭和20 (1945) 年), 渡航 ([没]?)

浅井幸 あさいこう
明治27(1894)年2月25日～昭和53(1978)年11月27日
大正・昭和期の医学博士。
¶飛驒

浅井国幹 あさいこっかん
嘉永1(1848)年～明治36(1903)年
明治期の漢方医、漢方医存続運動家。
¶近医

浅井策庵 あさいさくあん
→浅井周伯(あさいしゅうはく)

浅井沢助 あさいさわすけ
文政2(1819)年～慶応2(1866)年
江戸時代末期の窮民救済記録著者。
¶姓氏愛知([生]1829年), 幕末([没]1866年11月28日), 幕末大([没]慶応2(1866)年10月22日)

浅井茂人 あさいしげと
大正3(1914)年5月30日～
昭和期の労働運動家、政治家。石川勤労者医療協会理事長、金沢市議会議員。
¶社運, 社史

浅井紫山 あさいしざん
寛政9(1797)年3月3日～安政7(1860)年1月8日
江戸時代末期の本草学者。
¶国書, 新潮, 姓氏愛知([生]1798年), 日人, 藩臣4, 洋学

浅井周伯 あさいしゅうはく
寛永20(1643)年～宝永2(1705)年 [別]浅井策庵《あさいさくあん》
江戸時代中期の医師。
¶国書(浅井策庵 あさいさくあん [没]宝永2(1705)年10月), 人名, 姓氏京都, 日人

浅井春栄 あさいしゅんえい
明治29(1896)年～?
大正～昭和期の宗教家・社会事業家。
¶姓氏京都

浅井淳平 あさいじゅんぺい
昭和8(1933)年～平成10(1998)年
昭和～平成期の医師。専門は病理学。
¶近医

浅井節軒 あさいせっけん, あさいせつけん
文政6(1823)年～文久2(1862)年
江戸時代の医師、漢詩人。
¶国書(あさいせつけん [生]文政6(1823)年10月15日 [没]文久2(1862)年9月11日), 人名, 日人

浅井草春 あさいそうしゅん
慶長11(1606)年～天和1(1681)年
江戸時代前期の医師、書家。
¶人名, 茶道, 日人

阿佐井宗瑞 あさいそうずい
→阿佐井野宗瑞(あさいのそうずい)

浅井猛郎 あさいたけお
明治13(1880)年12月31日～昭和17(1942)年3月10日
明治～昭和期の解剖学者。
¶渡航

浅井貞庵 あさいていあん
明和7(1770)年10月1日～文政12(1829)年2月22日
江戸時代中期～後期の医師。
¶国書

浅井貞幹 あさいていかん
文化8(1811)年～明治10(1877)年
江戸時代末期の医師。
¶国書(生没年不詳), 長崎遊

浅井東軒 あさいとうけん
寛文12(1672)年3月22日～宝暦3(1753)年7月25日
江戸時代前期～中期の医師。
¶国書

浅井篤太郎 あさいとくたろう
嘉永1(1848)年11月1日～明治36(1903)年1月15日
江戸時代後期～明治期の医師。
¶国書

浅井利夫 あさいとしお
昭和19(1944)年8月31日～
昭和～平成期のスポーツ医学、小児科学研究者。東京女子医科大学附属第二病院教授。
¶現執4期

浅井図南 あさいとなん
宝永3(1706)年11月13日～天明2(1782)年
江戸時代中期の医師、本草家。
¶朝日([生]宝永3年11月13日(1706年12月17日) [没]天明2年8月5日(1782年9月11日)), 国書([没]天明2(1782)年8月5日), 植物([没]天明2(1782)年8月5日), 新潮([没]天明2(1782)年8月3日), 人名([没]1780年), 姓氏愛知, 日人, 藩臣4, 美家([没]天明2(1782)年8月5日), 名画, 洋学

浅井登美彦 あさいとみひこ
昭和9(1934)年11月6日～
昭和期の医事紛争コンサルタント。
¶現執2期

浅井豊一郎 あさいとよいちろう
明治14(1881)年～昭和26(1951)年
明治～昭和期の吉田下り町の町医。
¶姓氏愛知

浅井南皐 あさいなんこう
宝暦10(1760)年～文政9(1826)年2月16日
江戸時代中期～後期の医師。
¶国書

浅井南溟 あさいなんめい
享保19(1734)年～天明1(1781)年
江戸時代中期の医師。

¶国書（㉔享保19（1734）年11月18日　㉕天明1（1781）年10月13日），日人

阿佐井野宗瑞（阿佐井宗瑞）　あさいのそうずい
？～享禄4（1531）年5月17日　㉕阿佐井宗瑞《あさいそうずい》
戦国時代の出版人、事業家。「医書大全」を翻刻刊行。
¶朝日（㉔文明5（1473）年　㉕天文1年5月19日（1532年6月22日）），国史，古中（阿佐井宗瑞），コン改（㉕天文1（1532）年），コン4（㉕天文1（1532）年），コン5（㉕天文1（1532）年），史人，重要，新潮，人名，世人（㉕享禄4（1532）年），全書（㉔1473年？　㉕1532年），戦人，大百（阿佐井宗瑞　あさいそうずい），中世（㉔1473年頃　㉕1532年），日史，日人，百科，山川小（㉔？），歴大（㉔1473年　㉕1532年）

浅井春夫　あさいはるお
昭和26（1951）年8月8日～
昭和～平成期の児童福祉研究者。立教大学コミュニティ福祉学部教授。
¶現執4期

浅井平一郎　あさいへいいちろう
明治13（1880）年5月1日～昭和34（1959）年3月10日
明治～昭和期の医師、植物研究家。
¶世紀，日人

浅井弁庵（浅井弁安，浅井弁伊）　あさいべんあん
文政5（1822）年～明治20（1887）年10月16日
江戸時代末期～明治時代の三河国吉田藩医。種痘を1850年から実施、後に実施。
¶愛知百（浅井弁安　㉔1822年3月5日），幕末（浅井弁伊），幕末大（㉔文政5（1822）年3月5日），東三河（㉔文政5（1822）年3月）

浅井光之助　あさいみつのすけ
明治8（1875）年1月19日～昭和16（1941）年5月18日
明治～昭和期の出版人。文光堂創業者。
¶近医，出版，出文

朝枝以朴　あさえだいぼく
～貞享3（1686）年
江戸時代中期の岩国藩士・医師。
¶長崎遊

朝枝喜兵衛　あさえだきへえ
？～貞享3（1686）年7月26日
江戸時代前期の医師。
¶黄檗

浅岡杏庵　あさおかきょうあん
天保11（1840）年～大正3（1914）年
江戸時代末期～明治時代の医師。泰平寺に新民社を設立して二等訓導。
¶伊豆，静岡歴，姓氏静岡，幕末，幕末大

浅岡元哲　あさおかげんてつ
文政1（1818）年～明治4（1871）年
江戸時代末期～明治時代の侍医。

¶幕末（㉕1871年1月），幕末大（㉕明治3（1871）年12月），藩臣7

旭丘光志　あさおかこうじ
昭和13（1938）年1月2日～
昭和～平成期の作家、ノンフィクション作家。教育問題・東洋医学などについて執筆。著書に「つらい痛みが3分で消えた」など。
¶現執3期，現執4期，世紀，日児，漫画，YA

浅岡弥七郎　あさおかやしちろう
文政2（1819）年～明治25（1892）年
江戸時代後期～明治期の慈善家。
¶姓氏岩手

浅尾弘昌　あさおひろまさ
？～明治19（1886）年6月5日
江戸時代末期～明治期の医師。堺県医学校に奉職。
¶幕末，幕末大

浅香青洲　あさかせいしゅう
生没年不詳
江戸時代後期の幕臣・本草家・歌人。
¶国書

浅香弾正　あさかだんじょう
生没年不詳
江戸時代の教育者・医師。
¶姓氏群馬

浅賀ふさ　あさがふさ，あさかふさ
明治27（1894）年2月17日～昭和61（1986）年3月3日
昭和期の医療社会事業家。日本福祉大学教授。日本最初の医療ソシアルワーカー（MSW）。
¶愛知女，近医，近女，現朝1期，現人，社世，女史（あさがふさ），女性（あさかふさ），女性普（あさかふさ），世紀（あさかふさ），姓氏愛知，日人（あさかふさ），マス89

安積遊歩　あさかゆうほ
昭和31（1956）年～
昭和～平成期のピア・カウンセラー。日本自立生活センター・ピアカウンセリング委員会顧問。
¶現執4期

浅川石帆　あさかわせきはん
天保9（1838）年～
江戸時代後期～明治期の医師、書家。
¶高知人

浅川智恵子　あさかわちえこ
昭和33（1958）年11月21日～
昭和～平成期の視覚障害者支援技術開発者。
¶視覚

浅川範彦　あさかわのりひこ，あさがわのりひこ
元治2（1865）年～明治40（1907）年
明治期の細菌学者、医師。内務省伝染病研究所第三部長。初期のジフテリア免疫血清の製造を担当。北里門下の英才。著書に「実習細菌学」など。
¶科学（あさがわのりひこ　㉔1865年（元治2）1月　㉕1907年（明治40）1月10日），近医，高知人（あさがわのりひこ），高知百，人名，全書，日人

浅川英雄 あさかわひでお
昭和6(1931)年4月17日～
昭和期の教育者。
¶視覚

朝川黙翁 あさかわもくおう
？ ～文化11(1814)年
江戸時代後期の医師。
¶人名，日人

麻木松之助 あさぎまつのすけ★
天明2(1782)年～嘉永7(1854)年7月4日
江戸時代後期の慈善家。商人。土崎港で4代に渡り活躍。
¶秋田人2

朝倉斯道 あさくらしどう
明治26(1893)年7月24日～昭和54(1979)年6月3日
明治～昭和期の新聞人、社会事業家。
¶世紀，日人，兵庫百

朝倉真斎 あさくらしんさい
文化10(1813)年～明治3(1870)年
江戸時代末期～明治時代の医師。
¶幕末([没]1870年11月9日)，幕末大([没]明治3(1870)年10月16日)

朝倉長右衛門 あさくらちょうえもん
文政2(1819)年～明治29(1896)年
江戸時代後期～明治期の和算家・医家。
¶姓氏石川

浅倉トクノ あさくらとくの
明治39(1906)年～？
昭和期の看護婦、新聞社校正係。
¶アナ([生]明治39(1906)年11月2日)，社史([生]1906年11月12日)

浅倉稔生 あさくらとしお
昭和10(1935)年8月21日～
昭和～平成期の血液学者。ペンシルベニア大学教授、野口医学研究所理事長。血液学、癌免疫学が専門。黒人特有の遺伝病、鎌状赤血球貧血症の検査法、治療法を確立。
¶現朝，世紀，日人

朝倉冨美子 あさくらふみこ
大正5(1916)年3月22日～
昭和期の医師。
¶飛驒

朝倉文三 あさくらぶんぞう
文久3(1863)年9月3日～昭和10(1935)年2月2日
明治～大正期の医師。日本泌尿器病学会を創立。
¶海越，海越新，科学，近医，世紀，渡航，日人

朝倉友真 あさくらゆうしん
天保9(1838)年～元治1(1864)年
江戸時代末期の医師。
¶幕末([没]1864年10月7日)，幕末大([没]元治1(1864)年9月7日)

浅越嘉威 あさごえよしたけ
明治36(1903)年～昭和48(1973)年
昭和期の医学者。鳥取大学医学部長、同教授。
¶鳥取百

浅島誠 あさしままこと
昭和19(1944)年9月6日～
昭和～平成期の生物学者。東京大学教授。生物の分化を導くたんぱく質“アクチビン”を特定。カエルの生体移植の機能実験に成功。
¶世紀，日人，YA

浅田恭悦 あさだきょうえつ
安政3(1856)年～明治42(1909)年
明治期の漢方医。洋医の術を研究し、その長所を漢方に参酌した。
¶人名，日人

浅田浩二 あさだこうじ
昭和8(1933)年12月6日～平成25(2013)年12月15日
昭和～平成期の植物学者、京都大学名誉教授。専門は植物生化学、植物生理学。
¶科学

麻田剛立 あさだごうりゅう
享保19(1734)年～寛政11(1799)年5月22日
[別]綾部剛立《あやべごうりゅう》,綾部妥彰《あやべやすあき》
江戸時代中期の天文暦学者、医学者。
¶朝日([生]享保19年2月6日(1734年3月10日)[没]寛政11年5月22日(1799年6月25日))，岩史([生]享保19(1734)年2月6日)，江人，大分百，大分歴，大阪人，大阪墓，科学([生]享保19(1734)年2月6日)，角史，近世，国史，国書([生]享保19(1734)年2月6日)，コン改，コン4，コン5，史人([生]1734年2月6日)，思想史，人書94，新潮([生]享保19(1734)年2月6日)，人名，数学([生]享保19(1734)年2月6日)，世人，世百，全書，大百，日思，日史，日人，藩臣7，百科，平日([生]1734　[没]1799)，山川小([生]1734年2月6日)，洋学，歴大

麻田栄 あさださかえ
大正5(1916)年～平成5(1993)年
昭和～平成期の医師。外科(心臓外科)。
¶近医

浅田繁太郎 あさだしげたろう
元治1(1864)年2月7日～？
明治期の小児科医。
¶渡航

浅田順一 あさだじゅんいち
明治24(1891)年5月15日～昭和42(1967)年5月3日
明治～昭和期の医師。専門は寄生虫学。
¶近医，広島百

浅田棕園 あさだそうえん
生没年不詳
江戸時代末期の医師。
¶国書

浅田宗伯（朝田宗伯）　あさだそうはく
　文化12（1815）年～明治27（1894）年3月16日
　江戸時代末期～明治期の漢方医。漢方医として初めてフランス公使を治療。浅田飴を創製。
　¶朝日（㊦文化12年5月22日（1815年6月29日））、維新、岩史（㊦文化12（1815）年5月22日）、江人、科学（㊦文化12（1815）年5月22日）、郷土長野、近医、近現、近世、国際（㊦文化8（1813）年）、国史、国書（㊦文化12（1815）年5月22日）、コン改（㊦文化10（1813）年、（異説）1815年）、コン4（㊦文化10（1813）年、（異説）1815年）、コン（㊦文化10（1813）年、1815）年）、コン5（朝田宗伯　㊦文化10（1813）年）、史人（㊦1815年5月22日）、思想史、植物（㊦文化12（1815）年5月22日）、食文（㊦文化12年5月22日（1815年6月29日））、人書94、新潮（㊦文化12（1815）年5月22日）、人名（㊦1814年）、姓氏長野、世人（㊦文化10（1813）年）、世百（㊦1814年）、先駆（㊦文化12（1815）年5月13日）、全書、全幕、大百（㊦1814年）、徳川臣、長野百（㊨1900年）、日史、日史（㊦文化12（1815）年5月22日）、日人、日本（㊦文化10（1813）年）、幕末、幕末大（㊦文化12（1815）年5月22日）、百科、民学、明治2、歴大

浅田高明　あさだたかあき
　昭和5（1930）年～
　昭和～平成期の医師。専門は結核・呼吸器病学。太宰治の研究も行う。著書に『太宰治の『カルテ』』など。
　¶現執3期

浅田隆子　あさだたかこ
　明治45（1912）年5月19日～平成5（1993）年10月24日
　昭和期の福祉活動家。
　¶世紀、日人

浅田晃彦　あさだてるひこ
　大正4（1915）年～平成8（1996）年
　昭和期の医師・小説家。
　¶群新百、群馬人（㊦大正4（1915）年8月11日）

浅田敏雄　あさだとしお
　大正12（1923）年3月3日～平成21（2009）年
　昭和～平成期の生化学者。東邦大学教授。
　¶近医、現情

朝田登美　あさだとみ
　明治40（1907）年～？
　昭和期の九州大学附属医院事務員。
　¶社史

浅谷時博　あさだにときひろ
　文久2（1862）年～昭和17（1942）年
　明治～昭和期の眼・内科医。
　¶姓氏鹿児島

浅田信明　あさだのぶあき
　生没年不詳
　江戸時代後期の医師。
　¶国書

浅田一　あさだはじめ
　明治20（1887）年～昭和27（1952）年7月16日
　大正～昭和期の法医師。東京医科大学教授。法医学、血清学の権威。著書に『法医学講義』など。
　¶科学（㊦1887年（明治20）3月24日）、近医、現情（㊦1887年3月）、人名7、世紀（㊦明治20（1887）年3月）、日人（㊦明治20（1887）年3月24日）

浅田平八郎　あさだへいはちろう
　大正4（1915）年～
　昭和期の帝国大学セツルメント読書会メンバー。
　¶社史

麻田栗園　あさだりつえん
　文化10（1813）年～明治27（1894）年
　江戸時代末期～明治期の漢方医。
　¶詩歌、和俳

浅田決　あさだわかる
　生没年不詳
　明治期の新潟県立新潟医学校教諭、共立新潟病院長。
　¶新潟百

朝野宿禰魚養　あさぬのすくねなかい
　→朝野魚養（あさののなかい）

浅沼武夫　あさぬまたけお
　明治19（1886）年～昭和24（1949）年
　明治～昭和期の眼科医。
　¶近医

浅沼広　あさぬまひろし
　大正15（1926）年～平成12（2000）年
　昭和～平成期の医師。専門は生理学、神経生理学。
　¶近医

浅野韞玉　あさのおんぎょく
　生没年不詳
　江戸時代中期の医師。
　¶国書

浅野学　あさのがく
　文政5（1822）年3月20日～明治17（1884）年5月19日
　江戸時代後期～明治期の備前藩士・医学館督事。
　¶岡山歴

浅野主計　あさのかずえ
　生没年不詳
　江戸時代後期の医師。
　¶国書

浅野均一　あさのきんいち
　明治34（1901）年10月5日～昭和59（1984）年12月13日
　昭和期の内科学者、スポーツ医学者。荻窪病院院長。
　¶近医、現情、世紀、体育

浅野献一　あさのけんいち
　大正14（1925）年～平成10（1998）年
　昭和～平成期の医師。外科（心臓外科）。

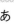

¶近医

浅野建二　あさのけんじ
大正4(1915)年8月24日〜平成2(1990)年7月17日
昭和期の日本文学者。東北福祉大学教授。
¶現執1期，現執2期，児文，世紀，日児，山形百新

浅野研真　あさのけんしん
明治31(1898)年7月25日〜昭和14(1939)年7月7日
昭和期の教育運動家、浄土真宗大谷派僧侶。東京労働学校開設・運営に尽力。
¶近現，国史，コン改，コン5，社運，社史，真宗([没]昭和14(1939)年7月10日)，新潮，人名7，世紀，哲学，日人([没]昭和14(1939)年7月7日，(異説)7月10日)，仏教([没]昭和14(1939)年7月10日)，平和

浅野元泰　あさのげんたい
生没年不詳
江戸時代後期の医師。
¶飛驒

浅野賢之助　あさのけんのすけ
明治5(1872)年〜昭和7(1932)年
明治〜昭和期の島根における小児科医の先駆者。
¶島根歴

浅野元甫　あさのげんぽ
享保13(1728)年〜？
江戸時代中期の医師。
¶国書

浅野七之助　あさのしちのすけ
明治27(1894)年11月29日〜平成5(1993)年3月6日
昭和・平成期の新聞人。慈善事業家。
¶岩手人

浅野春道　あさのしゅんどう
明和6(1769)年〜天保11(1840)年
江戸時代後期の本草学者。
¶植物([没]天保11(1840)年1月3日)，新潮([没]天保11(1840)年1月3日)，長崎遊，日人，洋学

浅野譲　あさのじょう
寛政4(1792)年〜安政6(1859)年7月2日　[別]浅野譲《あさのゆずる》
江戸時代後期〜末期の医・歌人。
¶岡山人，岡山歴(あさのゆずる)

浅野史郎　あさのしろう
昭和23(1948)年2月8日〜
昭和〜平成期の官僚。厚生省、厚生年金基金連合会に勤務。
¶現執3期，現執4期，現政

浅野仁一郎　あさのじんいちろう
昭和7(1932)年11月3日〜
昭和期の教育者。
¶視覚

浅野嵩山　あさのすうざん
→浅野文驥(あさのぶんき)

朝野宿禰魚養　あさのすくねなかい
→朝野魚養(あさののなかい)

浅野誠一　あさのせいいち
明治40(1907)年〜平成9(1997)年
大正〜平成期の医師。内科。
¶近医

浅野泰洲　あさのたいしゅう
〜文久元(1861)年7月6日
江戸時代末期の歌人・医家。
¶東三河

浅野泰仲　あさのたいちゅう
嘉永3(1850)年〜明治44(1911)年
江戸時代末期〜明治期の医師。氷見医師会会長、藪田村村長。藪田に浅野病院を設立。
¶洋学

浅野岳一　あさのたけいち
昭和13(1938)年6月27日〜
昭和〜平成期のマーケティングプランナー。高齢化社会研究所長、公樹会代表。宅地開発公団の厚木ニュータウン計画などに従事。
¶現執3期

浅野洞庵　あさのとうあん
？　〜安永3(1774)年
江戸時代中期の伊予宇和島藩医。
¶藩臣6

浅野道有　あさのどうゆう
明和1(1764)年〜文政13(1830)年
江戸時代中期〜後期の越前福井藩医。
¶藩臣3

浅野虎三郎政達　あさのとらさぶろうまさたつ★
安政6(1859)年1月24日〜昭和13(1938)年6月12日
明治〜昭和期の医師。栃木県医師会長。
¶栃木人

朝野魚養　あさののいおかい
→朝野魚養(あさののなかい)

朝野魚養　あさののうおかい
→朝野魚養(あさののなかい)

朝野宿禰魚養　あさののすくねなかい
→朝野魚養(あさののなかい)

朝野魚養　あさののなかい
生没年不詳　[別]朝野魚養《あさののいおかい，あさののうおかい》，朝野宿禰魚養《あさぬのすくねなかい，あさのすくねなかい，あさののすくねなかい》，忍海原連魚養《おしぬみのはらむらじうおかい》
奈良時代の医師、能書家。播磨大掾、典薬頭。
¶朝日，国史，古人(あさののいおかい)，古代(朝野宿禰魚養　あさののすくねなかい)，古代普(朝野宿禰魚養　あさののすくねなかい)，古中，コン改(あさののうおかい)，コン4(あさののうおかい)，史人，新潮，人名(朝野宿禰魚養　あさのすくねなかい)，世人(朝野宿禰

魚養　あさぬのすくねなかい），日人，平史（あさののいおかい）

浅野仁 あさのひとし
昭和15（1940）年1月7日～
昭和～平成期の社会学者。関西学院大学教授。老人福祉論を研究。編著書に「老人のためのグループワーク」がある。
¶現執3期，現執4期

浅野文驥 あさのぶんき
明和1（1764）年～文政13（1830）年　[別]浅野嵩山《あさのすうざん》
江戸時代後期の越前福井藩医。
¶国書（浅野嵩山　あさのすうざん　[没]文政13（1830）年1月30日），人名（[生]1775年），日人

浅野文竜 あさのぶんりょう
享保9（1724）年～天明4（1784）年5月
江戸時代中期の医師。
¶国書

浅野三千三 あさのみちぞう
明治27（1894）年9月18日～昭和23（1948）年4月17日
昭和期の薬学者。東京帝国大学教授。結核に対する化学療法剤、緑膿菌代謝産物の研究など新しい領域開発に尽力。
¶科学，科技，現情，人名7，世紀，全書，日人

浅野譲 あさのゆずる
→浅野譲（あさのじょう）

浅野陵 あさのりょう
江戸時代中期の医師。
¶人名，日人（生没年不詳）

浅羽春之 あさばはるゆき
明治9（1876）年3月7日～昭和26（1951）年1月11日
明治～昭和期の歌人・医師。
¶岡山人，岡山歴

浅原慎次郎 あさはらしんじろう
明治4（1871）年3月26日～昭和12（1937）年5月12日
明治～昭和期の医師。
¶渡航

浅原道安 あさはらどうあん
宝暦4（1754）年～寛政9（1797）年
江戸時代中期・後期の医師。
¶秋田人2（[没]寛政9年12月），長崎遊

朝原岡埜（朝原岡野） あさはらのおかの
平安時代の官医。
¶古人（朝原岡野），人名，日人（生没年不詳），平史（朝原岡野　生没年不詳）

旭憲吉 あさひけんきち
明治7（1874）年1月14日～昭和5（1930）年1月22日
明治～昭和期の医学者。
¶科学，近医，世紀，渡航，日人

朝日茂 あさひしげる
大正2（1913）年7月18日～昭和39（1964）年2月14日
昭和期の社会運動家。日本患者同盟中央委員。
¶岡山歴，近医，現朝，現情，現人，コン4，コン5，新潮，世紀，日人

旭鉄郎 あさひてつろう
昭和19（1944）年11月2日～
昭和～平成期の新聞記者。日刊工業新聞社京都支局長。電機・薬品などの記事を担当。著書に「松下電器の企業内革命」など。
¶現執3期

朝日俊弘 あさひとしひろ
昭和18（1943）年7月26日～
昭和～平成期の医師。専門は精神医学・医療政策。著書「地域医療計画批判」など。
¶現執3期，現政

朝比奈一男 あさひなかずお
明治41（1908）年～昭和61（1986）年
大正～昭和期の医師。専門は生理学。
¶近医

朝比奈藤太郎 あさひなとうたろう
慶応3（1867）年11月26日～昭和16（1941）年8月29日
明治～大正期の歯科医師。大阪歯科医学専門学校校長。サンフランシスコで開業、帰国後神戸で開業。朝比奈歯科医術研究所設置。
¶海越新，大阪人（[没]昭和16（1941）年8月），科学，近医，人名7，渡航，日人

朝比奈泰彦 あさひなやすひこ
明治14（1881）年4月16日～昭和50（1975）年6月30日
明治～昭和期の天然物有機化学者。東京大学教授。専門は天然物有機化学で、強心剤ビタカンファー開発など製薬分野に貢献。
¶科学，科技，近医，近現，現朝，現情，現人，現日，国史，コン改，コン4，コン5，史人（[生]1881年4月12日），植物，新潮（[生]明治14（1881）年4月12日），人名7，世紀，世百，全書，大百，渡航（[生]1881年4月12日），日人，日本，履歴，履歴2

朝日稔 あさひみのる
明治41（1908）年2月17日～平成8（1996）年11月18日
昭和期の哺乳動物学・生態学者。兵庫医科大学教授。
¶埼玉人

阿佐博 あさひろし
大正11（1922）年4月8日～
大正～昭和期の教師、編集者。
¶視覚

浅見敬三 あさみけいぞう
大正10（1921）年11月8日～昭和60（1985）年11月22日
昭和期の寄生虫学者、熱帯病学者。慶応義塾大学

教授。
¶科学, 近医, 現情

浅海吾市 あさみごいち
明治23(1890)年～昭和48(1973)年
明治～昭和期の医師。整形外科。
¶近医

浅水十明 あさみずじゅうめい
万延1(1860)年3月23日～昭和18(1943)年1月28日
明治～昭和期の眼科医。
¶神奈川人, 近医, 視覚, 世紀, 姓氏神奈川, 日人

浅見篁堂 あさみちかたか
明治15(1882)年～昭和19(1944)年
明治～昭和期の陸軍軍医(皮膚科)。
¶近医

浅見俊雄 あさみとしお
昭和8(1933)年10月3日～
昭和～平成期の体育学者。東京大学教授。専門はスポーツ生理学・サッカー。著書に「スポーツとパワー」など。
¶現執1期, 現執3期, 現執4期

浅見善康 あさみよしやす
昭和35(1960)年5月9日～
昭和～平成期の医師。アサミ美容外科院長。
¶現執4期

浅山郁次郎 あさやまいくじろう
文久1(1861)年3月29日～大正4(1915)年11月9日
明治～大正期の医師。京都帝国大学教授。医学の研究と教職に長く従事し、その功績によって従四位に叙された。
¶科学, 近医, 人名, 世紀, 姓氏京都, 渡航, 日人

朝山義六 あさやまぎろく
＊～大正13(1924)年
明治期の医師。
¶神奈川人, 姓氏神奈川(⊕?), 渡航(⊕1851年3月15日 ⊗?)

朝山新一 あさやましんいち
明治41(1908)年1月18日～昭和53(1978)年11月7日
昭和期の発生学者、性科学者。大阪市立大学教授。日本人の性の実態調査を行い、日本のキンゼイと呼ばれた。
¶科学, 近医, 現朝, 現執1期, 現情, 現人, 現日, 新潮, 世紀, 日人, 民学

浅山忠愛 あさやまただやす
明治12(1879)年～昭和28(1953)年
明治～昭和期の医師。内科。
¶近医

浅山亮二 あさやまりょうじ
明治37(1904)年～平成5(1993)年
大正～平成期の医師。眼科。
¶近医

浅利杏坪 あさりきょうへい
天保12(1841)年～明治24(1891)年
江戸時代後期～明治期の外科医。
¶姓氏岩手

味岡三伯 あじおかさんぱく
生没年不詳
江戸時代前期～中期の医師。
¶国書, 姓氏京都, 日人

足利紫山 あしかがしざん
安政6(1859)年～昭和34(1959)年12月30日
明治～昭和期の臨済宗僧侶。臨済宗13派合同の初代管長、社会事業にも尽力。
¶大分百, 大分歴, 鎌倉新(⊕安政6(1859)年4月1日), 現情(⊕安政6(1859)年4月11日), 静岡歴, 新潮(⊕安政6(1859)年4月1日), 人名7, 世紀(⊕安政6(1859)年4月11日), 姓氏静岡, 日人, 仏教(⊕安政6(1859)年4月11日), 仏人

蘆川桂洲 あしかわけいしゅう
生没年不詳
江戸時代前期の医師、漢学者。
¶国書

安喰重雄 あじきしげお
明治31(1898)年～昭和63(1988)年
大正～昭和期の獣医。
¶青森人

安食正夫 あじきまさお
大正12(1923)年～
昭和期の医療社会学者。日本大学教授。
¶現執1期

芦沢元省 あしざわげんしょう
江戸時代の眼科医。
¶眼科

芦沢真六 あしざわしんろく
大正9(1920)年～平成13(2001)年
昭和～平成期の医師。内科(消化器)。
¶近医

足高善雄 あしだかよしお
明治40(1907)年～昭和46(1971)年
大正～昭和期の医師。産婦人科。
¶近医

芦田譲治 あしだじょうじ
明治38(1905)年4月28日～昭和56(1981)年10月8日
昭和期の植物生理学者。京都大学教授。植物生理学、生態学、微生物の適応問題等を研究。
¶科学, 現朝, 現情, 植物, 世紀, 日人

蘆田元之助 あしだもとのすけ
弘化1(1844)年～大正3(1914)年
江戸時代末期の松江藩御典医、松江義塾四等教授。
¶島根歴

芦塚卓郎 あしつかたくろう
大正12(1923)年12月1日～昭和49(1974)年6月10日

昭和期の弓道家、医師、弓道教士。
¶弓道

蘆野屋麻績一（芦野屋麻績一）　あしのやおみいち
享和3（1803）年～安政2（1855）年　[別]芦野屋麻績一《あしのやおみのいち》，蘆野屋麻績一《あしのやおみのいち》
江戸時代末期の国学者、医師。幼時に失明して鍼医となった。
¶江戸東（あしのやおみのいち），江文，国書（[没]安政2（1855）年10月2日），コン改（芦野屋麻績一），コン4（芦野屋麻績一），新潮（[没]安政2（1855）年10月2日），人名（芦野屋麻績一　あしのやおみのいち），日人，和俳

芦野屋麻績一（蘆野屋麻績一）　あしのやおみのいち
→蘆野屋麻績一（あしのやおみいち）

芦原英俊一　あしはらえいしゅんいち
生没年不詳　[別]芦原英俊一《あしわらえいしゅんいち》
江戸時代後期の医師。
¶国書，国書5（あしわらえいしゅんいち）

芦原信之　あしはらのぶゆき
明治1（1868）年8月22日～？
明治期の陸軍軍医。
¶渡航

芦原睦　あしはらむつみ
昭和30（1955）年～
昭和～平成期の医師（心療内科医）。中部労災病院心療内科部長・勤労者メンタルヘルスセンター長。
¶現執4期

安代敬　あじろけい
寛政7（1795）年～嘉永2（1849）年
江戸時代後期の医師。
¶国書

足羽章兮　あしわしょうけい
文久2（1862）年～昭和9（1934）年
明治～昭和期の医師、政治家。鳥取県医師会長、鳥取県議会議長。
¶鳥取百

芦原英俊一　あしわらえいしゅんいち
→芦原英俊一（あしはらえいしゅんいち）

小豆屋与一右衛門　あずきやよいちえもん
？～寛政9（1797）年9月5日　[別]小豆沢与一右衛門《あずきざわよいちえもん》
江戸時代後期の社会事業家。窮民を救済。
¶島根百，島根歴（小豆沢与一右衛門　あずきざわよいちえもん）

足羽一貫　あすはいっかん
安土桃山時代の医師。
¶人名，日人（生没年不詳）

足羽忠俊　あすはのただとし
→足羽忠俊（あすわただとし）

足羽千平　あすはのちひら
→足羽千平（あすわちひら）

吾妻勝剛　あずまかつたけ
→吾妻勝剛（あづまかつたけ）

東清吉　あずませいきち
明治11（1878）年4月4日～昭和38（1963）年11月10日
明治～昭和期の政治家、社会運動家。老人・母子世帯・児童のための社会福祉施設美吉野園を創設。
¶世紀，日人

東健彦（東建彦）　あずまたけひこ
大正15（1926）年～昭和62（1987）年
昭和期の医師。信州大学医学部長。専門は生理学。
¶近医，長野歴（東建彦）

東田庄右衛門　あずまだしょうえもん
安永1（1772）年～文政4（1821）年
江戸時代中期～後期の医家・儒家。
¶姓氏神奈川

吾妻俊夫　あずまとしお
→吾妻俊夫（あづまとしお）

東俊郎　あずまとしろう
明治31（1898）年9月9日～昭和62（1987）年1月24日
昭和期のスポーツ医学者。順天堂大学教授。日本学校保健会長、国際スポーツ医学会長などを歴任。
¶科学，近医，現朝，現情，コン改，コン4，コン5，世紀，体育，日人

東昇　あずまのぼる
→東昇（ひがしのぼる）

東夢亭　あずまむてい
寛政3（1791）年～嘉永2（1849）年　[別]東夢亭《ひがしむてい》
江戸時代後期の漢学者。医術に精通した。
¶国書（ひがしむてい　[生]寛政3（1791）年2月1日　[没]嘉永2（1849）年6月12日），詩歌，人名，日人（ひがしむてい　[生]1796年），三重（[生]寛政8年），和俳

東陽一　あずまよういち
明治30（1897）年1月1日～平成2（1990）年
明治～平成期の外科学者。中伊豆リハビリセンター所長。
¶近医，現情

東義国　あずまよしくに
大正4（1915）年11月6日～平成19（2007）年
昭和期の医師。
¶近医，現朝，世紀，日人

東立賢　あずまりっけん
？～明治24（1891）年
江戸時代後期～明治期の医師。
¶島根百，島根歴

東竜太郎　あずまりゅうたろう
→東竜太郎（あずまりょうたろう）

東竜太郎 あずまりょうたろう
　明治26(1893)年1月16日～昭和58(1983)年5月26日　㊙東竜太郎《あずまりゅうたろう》
　昭和期の医学・体育学者、政治家。東京帝国大学教授、東京都知事。大学学長を歴任した後東京都知事に当選。IOC委員となり東京五輪を開催。
　¶岩史，大阪人(あずまりゅうたろう)　㉓昭和58(1983)年5月)，科技，近医，近現，現朝，現情(あずまりゅうたろう)，現人，現日，コン改，コン4，コン5，新潮，世紀，政治，世人，世百新，体育，大百(あずまりゅうたろう)，日史，日人，日本，百科，履歴，履歴2，歴大(あずまりゅうたろう)　㊐1894年)

明日山秀文 あすやまひでふみ
　明治41(1908)年12月2日～平成3(1991)年10月4日
　昭和期の農学者、植物病理学者。東京大学教授、農林省植物ウイルス研究所長。植物病原体マイコプラズマ及びウイルスの研究に従事。
　¶科学，現朝，現情，植物，世紀，日人

足羽忠俊 あすわただとし
　㊙足羽忠俊《あすはのただとし》
　平安時代中期の医師。
　¶古人(あすはのただとし)，日人(生没年不詳)

足羽千平 あすわちひら
　㊙足羽千平《あすはのちひら》
　平安時代中期の医師。
　¶古人(あすはのちひら)，日人(生没年不詳)

麻生清 あそうきよし
　明治38(1905)年7月13日～昭和38(1963)年1月28日
　昭和期の生化学者。東北大学教授。糖類に関する研究、フラン核からピリジン核の合成に関する研究などに優れた研究業績を残す。
　¶科学，現情，人名7，世紀，日人

麻生徹男 あそうてつお
　明治43(1910)年1月7日～平成1(1989)年7月11日
　昭和期の軍人。
　¶近医，陸海

阿曽琴子 あそきんこ
　文政7(1824)年2月～明治25(1892)年5月
　明治期の事業家。孤児の救済事業に生涯を傾けた。
　¶女性，女性普

阿曽弘一 あそこういち
　大正13(1924)年～平成9(1997)年
　昭和～平成期の医師。外科。
　¶近医

阿曽沼磨 あそぬままがく
　明治19(1886)年～昭和52(1977)年
　明治～昭和期の医師・郷土史研究家。
　¶姓氏岩手

阿曽村朔方 あそむらさくほう★
　～元禄5(1692)年10月
　江戸時代中期の鍼医。
　¶秋田人2

阿曽村養宅 あそむらみたく★
　江戸時代中期の鍼医。
　¶秋田人2

阿曽村弥宅 あそむらようたく★
　～明和9(1772)年2月
　江戸時代中期の鍼医。
　¶秋田人2

安宅温 あたかはる
　昭和11(1936)年～
　昭和～平成期のエッセイスト、読書ボランティア。
　¶四国文，児人

足立安心 あだちあんしん
　生没年不詳
　江戸時代前期～中期の医師。
　¶国書

足立安立(安立安立)　あだちあんりゅう
　元禄6(1693)年～明和6(1769)年
　江戸時代中期の医師。
　¶人名(安立安立)，日人

安達栄庵(足立栄庵)　あだちえいあん
　元禄6(1693)年～明和6(1769)年3月
　江戸時代中期の医家、大矢尚斎の師匠。
　¶大阪人(足立栄庵)，国書(生没年不詳)

安達円庵 あだちえんあん
　天保8(1837)年～明治18(1885)年
　江戸時代後期～明治期の医師。
　¶姓氏愛知

足立香代子 あだちかよこ
　昭和23(1948)年6月25日～
　昭和～平成期の管理栄養士。せんぽ東京高輪病院栄養管理室長。
　¶現執4期

足立寛 あだちかん
　→足立寛(あだちひろし)

足立休哲 あだちきゅうてつ
　万治3(1660)年～宝暦2(1752)年
　江戸時代前期～中期の医師。
　¶多摩

安立清史 あだちきよし
　昭和32(1957)年4月12日～
　昭和～平成期の社会学、福祉社会学、NPO研究者。九州大学大学院人間環境学研究院助教授。
　¶現執4期

安達玄杏 あだちげんきょう
　天保9(1838)年～明治24(1891)年3月19日
　江戸時代末期～明治時代の医師。大洲藩医鎌田玄台に師事。
　¶愛媛，幕末，幕末大

足立健三郎 あだちけんざぶろう
　安政7(1860)年～大正14(1925)年

明治～大正期の産婦人科医師。
¶島根歴

安達玄碩 あだちげんせき
嘉永6（1853）年～？
明治期の医師。
¶眼科

安達憲忠 あだちけんちゅう
安政4（1857）年～昭和5（1930）年12月2日　㋵安達憲忠《あだちのりただ》
明治～大正期の社会事業家。東京市養育院幹事。結核、ハンセン病その他伝染病の隔離療養等養育院の改革にあたる。
¶岩史（あだちのりただ　㋳安政4（1857）年8月4日），岡山人（あだちのりただ），岡山百（あだちのりただ　㋳安政4（1857）年8月3日），岡山歴（あだちのりただ　㋳安政4（1857）年8月4日），近現，朝日（㋳安政4年8月4日（1857年9月21日）），国史，コン改，コン5，史人（㋳1857年8月3日），社史（㋳安政4年8月3日（1857年9月20日））, 人名, 世史（㋳安政4（1857）年8月3日），世百，日史（㋳安政4（1857）年8月3日），日人，百科

足立信也 あだちしんや
昭和32（1957）年6月5日～
昭和～平成期の医師、政治家。参議院議員。
¶現政

足立捨次郎 あだちすてじろう
明治10（1877）年4月12日～＊
明治～大正期の医学者。
¶渡航（㋳？），新潟百別（㋵1943年）

足立寿美 あだちすみ
昭和12（1937）年11月12日～
昭和～平成期の作家、エッセイスト。病理心理学・麻薬中毒などについて研究。著書に「カウント・ゼロ」など。
¶現執3期

足立清右衛門 あだちせいえもん
安政2（1855）年～明治33（1900）年12月29日
江戸時代末期・明治期の医師。高山市岩井町の足立家13代当主。
¶飛騨

安達正玄 あだちせいげん
明治25（1892）年～？
大正～昭和期の歯科医師。
¶社史

足立聡 あだちそう
明治30（1897）年2月12日～昭和46（1971）年10月24日
明治～昭和期の医師、政治家。春日井市長。
¶世紀，姓氏愛知，日人

足立泰順 あだちたいじゅん
天明8（1788）年～安政5（1858）年
江戸時代後期の飯山藩医、内科の名医。
¶姓氏長野，長野歴

足立忠 あだちただし
明治40（1907）年～昭和61（1986）年
大正～昭和期の医師。放射線科。
¶近医

足立竹陰 あだちちくいん
寛政9（1797）年～明治15（1882）年
江戸時代後期～明治期の医師。
¶姓氏群馬

足立長九 あだちちょうく
？～明治40（1907）年8月23日
明治期の薬剤師。
¶社史

足立長雋 あだちちょうしゅん
安永5（1776）年～天保7（1836）年
江戸時代後期の西洋産科医。
¶朝日（㋳安永4（1775）年　㋴天保7年12月26日（1837年2月1日）），江人，科学（㋴天保7（1836）年12月26日），近世，国史，国書（㋴天保7（1836）年12月26日），コン改，コン4，コン5，史人（㋴1836年11月26日），新潮（㋴天保7（1836）年12月26日），人名（㋳1775年），世人（㋳安永4（1775）年　㋴天保7（1836）年12月26日），全書，対外，大百（㋳1775年），日史（㋴天保7（1836）年11月26日），日人（㋴1837年），藩臣5，百科，兵庫百，洋学，歴大

安達憲忠 あだちのりただ
→安達憲忠（あだちけんちゅう）

足立梅景（足立梅渓） あだちばいけい
天保6（1835）年～明治29（1896）年
江戸時代末期～明治期の医師（薩摩藩医）。
¶江文，国書（生没年不詳），国史5（㋴明治29（1896）年9月25日），薩摩（足立梅渓　㋴？），洋学

足立原マサ あだちはらまさ
明治26（1893）年10月1日～昭和46（1971）年8月27日
昭和期の社会福祉家。
¶神奈川人，神奈女

足立春雄 あだちはるお
明治45（1912）年～昭和53（1978）年
昭和期の医師。産婦人科。
¶近医

足立寛 あだちひろし
天保13（1842）年～大正6（1917）年　㋵足立寛《あだちかん》
江戸時代末期～大正期の医師。陸軍軍医学校長。医学所に出仕。維新後は陸軍軍医，軍医監を歴任。
¶江文，科学（㋳天保13（1842）年1月　㋴大正6（1917）年7月7日），近医（あだちかん），静岡百，静岡歴，人名（あだちかん），姓氏静岡，日人（あだちかん），幕末，幕末大，洋学

足立文太郎 あだちぶんたろう
慶応1（1865）年6月15日～昭和20（1945）年4月1日
明治～昭和期の解剖学者、人類学者。京都帝国大

学教授、医学博士。日本人体軟部の解剖学的・人類学的特徴を明らかにする。著書に「日本人の動脈系」。
¶伊豆（㊤慶応1（1865）年6月　㊦昭和20（1945）年4月）、岡山百，科学，近医，近現，考古，国史，コン改，コン5，静岡百，静岡歴，新潮，人名7，世紀，姓氏京都，姓氏静岡，世百，全書，渡航，日人，百科

足立己幸　あだちみゆき
昭和11（1936）年3月4日～
昭和～平成期の栄養学者。女子栄養大学教授。食生態学を提唱。発展途上国での食教育、食事調査に携わる。著書に「食生活論」など。
¶現執3期，世紀，マス89

新城之介　あたらしじょうのすけ
大正3（1914）年～平成16（2004）年
昭和～平成期の医師。内科。
¶近医

阿知波五郎　あちわごろう
明治37（1904）年4月～昭和58（1983）年
大正～昭和期の陸軍軍医（内科）、医史学。
¶近医，探偵

熱田玄庵（熱田玄菴）あつげんあん
享和3（1803）年～弘化5（1848）年
江戸時代後期の医師。
¶大阪人（㊦弘化5（1848）年1月），人名（熱田玄庵）

熱田元禎　あつたげんてい
嘉永6（1853）年～明治25（1892）年
明治期の医師。
¶姓氏神奈川

熱田祐庵　あつたゆうあん
？～慶応2（1866）年
江戸時代末期の志士、水戸藩侍医。
¶人名，日人

吾妻勝剛　あづまかつたけ，あずまかつたけ
慶応3（1867）年～大正12（1923）年9月1日　㊨吾妻勝剛《あづまかつたけ》
明治～大正期の医師。京都帝国大学教授。産科、婦人科を研究。吾妻病院を設立経営。
¶科学（あずまかつたけ　㊤1867年（慶応3）10月6日），近医，人名，世紀（㊤慶応3（1867）年10月6日），渡航（あがつまかつたけ　㊤1867年10月），日人

吾妻俊夫　あづまとしお，あずまとしお
明治24（1891）年～昭和30（1955）年7月22日
大正～昭和期の内科医師。昭和医科大学教授。昭和医科大学理事。日本公衆衛生協会理事などを歴任。
¶科学（あずまとしお），近医，現情（㊤1891年5月16日），人名7，世紀，日人（㊤明治24（1891）年5月16日）

熱海明　あつみあきら
大正9（1920）年～昭和58（1983）年

昭和期の医学者。
¶山形百新

渥美和彦　あつみかずひこ
昭和3（1928）年9月25日～
昭和～平成期の医用工学者。東京大学教授、鈴鹿医療科学技術大学学長。人工臓器、超音波医用コンピュータなどの研究に従事。著書に「人工心臓」など。
¶現朝，現執2期，現執3期，現執4期，現情，現人，現日，新潮，世紀，日人

渥見玄碩　あつみげんせき★
文政8（1825）年～明治11（1878）年
江戸時代後期～明治期の儒医。
¶三重

阿藤誠　あとうまこと
昭和17（1942）年9月1日～
昭和～平成期の人口問題専門家。厚生省人口問題研究所に勤務。出生力などについて研究。
¶現執2期，現執3期，現執4期

跡見玄山　あとみげんざん
天保5（1834）年～明治23（1890）年
江戸時代末期～明治時代の医師。遠州地方の医師の中心として活躍。
¶静岡歴，姓氏静岡，幕末，幕末大，洋学（㊦明治22（1889）年）

穴太豊理　あなほのとよまさ
→穴太豊理（あのうのとよまさ）

孔生部富世　あなほべのとみよ
平安時代前期の医師。
¶古人（孔王部富世），人名，日人（生没年不詳）

阿南功一　あなんこういち
大正13（1924）年～平成9（1997）年
昭和～平成期の医師。専門は生化学。
¶近医

姉川新四郎〔2代〕あねがわしんしろう，あねかわしんしろう
生没年不詳　㊨姉川新之助《あねかわしんのすけ》
江戸時代中期の歌舞伎役者、歌舞伎座本。宝暦4年～11年以降に活躍。のち役者をやめ医師となった。
¶歌舞，歌舞新，歌舞大，人名（あねかわしんしろう），日人

安濃恒生　あのうつねお
天保4（1833）年～明治32（1899）年6月4日
江戸時代末期～明治時代の大阪阿部野神社初代宮司。国学や皇朝医学を研究。
¶幕末，幕末大

穴太豊理　あのうのとよまさ
㊨穴太豊理《あなほのとよまさ》
平安時代中期の医師。
¶古人，人名（あなほのとよまさ），日人（生没年不詳）

安孫子誠也 あびこせいや
昭和17(1942)年1月20日〜
昭和〜平成期の物理学者。聖隷クリストファー大学看護学部看護学科教授。
¶現執4期

阿比古氏雄 あびこのうじお
平安時代前期の官医。
¶古人，人名，日人(生没年不詳)

阿比留嘉兵衛 あびるかへえ
生没年不詳
江戸時代前期の農民。後年に慈善事業をおこなった。
¶日人

安部浅吉 あべあさきち
明治31(1898)年〜昭和21(1946)年
大正〜昭和期の小児科医、栄養学者。
¶近医

安部井寿太郎 あべいじゅたろう
天保12(1841)年〜大正10(1921)年8月25日
江戸時代末期〜大正時代の会津藩歌人、医師。西周の塾で和蘭仏語を学び仏式練兵や築城法を会得。
¶幕末，幕末大

安部磯雄(安倍磯雄) あべいそお
元治2(1865)年2月4日〜昭和24(1949)年2月10日
明治〜昭和期の社会運動家、キリスト教社会主義者。衆議院議員、日本学生野球協会会長、早稲田大学教授。社会主義の啓蒙に努めた。また、早稲田大学に野球部を創設。
¶朝日(㊤元治2年2月4日(1865年3月1日))，岩史，海越新，岡山人(安倍磯雄)，岡山百，岡山歴，角史，京都文，キリ(㊤慶応1年2月4日(1865年3月1日))，近現，近文，現朝(㊤元治2年2月4日(1865年3月1日))，現情，現人，現日，国史，コン改，コン4，史人，社運，社史(㊤元治2(1865)年2月4日)，重要，女史，新潮，新文，人名7，世紀，政治，世人，世百，先駆，全書，体育，太古，哲学，伝記，渡航，日史，日人，日本，百科，福岡百，文学，平日(㊤1865㊦1949)，平和，明治1，履歴，履歴2，歴大

阿部益斎 あべえきさい
?〜安政1(1854)年
江戸時代後期の医師、教育者。
¶姓氏神奈川

阿部岳陽 あべがくよう
宝暦2(1752)年〜文化2(1805)年9月
江戸時代中期〜後期の医師、漢学者。
¶国書

阿部三亥 あべかずい
明治44(1911)年〜昭和39(1964)年
昭和期の体育学者。東京教育大学教授、東京教育大学校医長。
¶体育

阿部和男 あべかずお
昭和21(1946)年1月9日〜
昭和〜平成期の医師。阿部小児科医院院長。専門は小児科。著書に「子どものからだと病気がわかる本」など。
¶現執3期

阿部勝馬 あべかつま
明治25(1892)年5月20日〜昭和43(1968)年5月24日
大正〜昭和期の薬理学者。慶応義塾大学教授。業績はモルヒネ等慢性中毒、解毒剤の研究、体温調節の生理など。
¶大分百(㊤1969年)，大分歴(㊤昭和44(1969)年)，科学，近医，現情，人名7，世紀，日人

安部一義 あべかつよし
明治15(1882)年12月3日〜昭和19(1944)年12月16日
明治〜昭和期の医師。
¶高知先

阿部売市 あべかんいち
昭和3(1928)年1月25日〜平成21(2009)年
昭和〜平成期の医師、俳人。精神科、国際俳句交流協会副会長。精神科医を務める傍ら、作句を行う。「未完現実」等に参加。句集「無帽」ほか。
¶近医，現朝，現執1期，現執2期，現執3期，現執4期，現情，幻感，現日，現俳，世紀，日人，俳文

阿部桓園 あべかんえん★
生没年不詳
江戸時代後期の学医。
¶秋田人2

阿部喜一郎 あべきいちろう
明治13(1880)年〜昭和14(1939)年
明治〜昭和期の医師。
¶姓氏群馬

安陪恭庵(安部恭庵) あべきょうあん
享保19(1734)年〜文化5(1808)年4月18日 ㊨阿部惟親《あべこれちか》，安陪惟親《あべこれちか》
江戸時代中期〜後期の因幡鳥取藩医。
¶考古(安部恭庵)，国書，人名(阿部惟親 あべこれちか)，鳥取百，日人(安陪惟親 あべこれちか)，藩臣5

阿部恭斎 あべきょうさい★
生没年不詳
江戸時代の藩医。
¶秋田人2

安部熊之輔(安部熊之助) あべくまのすけ
文久1(1862)年〜大正14(1925)年8月24日
明治〜大正期の園芸家、農村指導者。衆議院議員。農事改良と農民福祉の向上に尽力。著書に「日本の蜜柑」。
¶朝日(安部熊之助 ㊤文久1年12月19日(1862年1月18日))，植物(安部熊之助 ㊤文久1(1862)年12月19日)，食文(㊤文久1年12月19日(1861年1月18日))，世紀(安部熊之助 ㊤文久1(1862)年12月19日)，日人，福岡百(㊤文久1(1861)年12月19日)

阿部倉吉 あべくらきち
明治31(1898)年～昭和28(1953)年
昭和期の社会事業家。
¶神奈川人

阿部玄喜(1) あべげんき
生没年不詳
江戸時代中期の医師、画家。
¶国書

阿部玄喜(2) あべげんき
～寛政7(1795)年3月2日
江戸時代後期の郷土史家・儒医。
¶東三河

阿部源左衛門 あべげんざえもん
文化7(1810)年～明治7(1874)年
江戸時代末期の公益家。凶作時に私財を投じて窮民を救済。
¶人名,姓氏宮城(⊕1815年 ㊙1871年),日人

阿部玄四郎 あべげんしろう
慶応2(1866)年～昭和32(1957)年
江戸時代末期～昭和期の眼科医。
¶眼科,新潟百

阿部玄説 あべげんせつ
～文政元(1818)年8月21日
江戸時代後期の郷土史家・儒医。
¶東三河

阿部玄達 あべげんたつ
宝暦10(1760)年～天保10(1839)年
江戸時代中期～後期の医師。
¶国書,国書5

阿部玄齢 あべげんれい
江戸時代後期の医師。
¶多摩

安部公房 あべこうぼう
大正13(1924)年3月7日～平成5(1993)年1月22日
昭和～平成期の小説家、劇作家。「壁―S・カルマ氏の犯罪」で芥川賞受賞。文学賞、岸田演劇賞など受賞多数。
¶岩史,映人,近医,近現,近文,芸能,現朝,幻作,現執1期,現執2期,現執3期,現情,現人,幻想,現日,現文,コン4,コン5,作家,史人,写家,小家,小説,新潮,新文,世紀,全書,大百,日人,日本,文学,北海道文,マス89,履歴,履歴2,履大

阿部古仙 あべこせん
江戸時代末期の医師、発明家。
¶人名,日人(生没年不詳)

阿部惟和 あべこれかず
生没年不詳
江戸時代中期の医師。
¶国書

阿部惟親(安陪惟親) あべこれちか
→安陪恭庵(あべきょうあん)

阿部三圭 あべさんけい
?～慶応3(1867)年
江戸時代末期の医師、歌人。
¶静岡歴,姓氏静岡,幕末,幕末大

安倍三史 あべさんし
明治40(1907)年4月20日～平成5(1993)年
大正～平成期の公衆衛生学者。北海道大学教授。
¶近医,現情

阿部春庵(1) あべしゅんあん
生没年不詳
江戸時代前期の医師。著作に「本草纂言」全13巻がある。
¶日人

阿部春庵(2) あべしゅんあん★
生没年不詳
江戸時代後期の矢島藩お抱え医。火薬研究家。
¶秋田人2

安部順貞(阿部順貞,安倍順貞) あべじゅんてい
?～延宝4(1676)年
江戸時代前期の医師。
¶人名(阿部順貞),徳川臣(安倍順貞 ⊕?),日人

安部俊哲 あべしゅんてつ
文政4(1821)年～明治12(1879)年
江戸時代末期～明治期の医師。鳥羽・伏見の戦では軍用金を献納、会津戦争には軍医として従軍。
¶長崎遊,藩臣7

阿部将翁 あべしょうおう
*～宝暦3(1753)年 ㊙阿部照任《あべてるとう》
江戸時代中期の本草学者。
¶朝日(⊕慶安3(1650)年?) ㊙宝暦3年1月26日(1753年2月28日),岩手人(⊕1650年 ㊙1753年1月26日),岩手百(⊕1650年),江人(⊕?),江文(⊕?),科学(⊕寛文6(1666)年 ㊙宝暦3(1753)年1月26日),角史(⊕?),近世(⊕?),国史(⊕?),国書(阿部照任 あべてるとう ⊕慶安3(1650)年 ㊙宝暦3(1753)年1月28日),コン改(⊕慶安3(1650)年),コン4(⊕慶安3(1650)年),コン5(⊕慶安3(1650)年?),史人(⊕? ㊙1753年1月26日),植物(⊕寛文6(1666)年 ㊙宝暦3年1月26日(1753年2月28日)),新潮(⊕寛文6(1666)年? ㊙宝暦3(1753)年1月26日),人名(⊕1650年),姓氏岩手(⊕1650年),世人(⊕承応2(1653)年? ㊙宝暦3(1753)年1月26日),全書(⊕?),徳川臣(阿部照任 あべてるとう ⊕1650年?),長崎遊(⊕?),日人(⊕?),洋学(⊕?),歴大(⊕?)

阿倍如山 あべじょざん
天保12(1841)年～昭和2(1927)年
明治～昭和期の医師。
¶大分歴

阿部志郎 あべしろう
昭和1(1926)年2月1日～
昭和～平成期の社会福祉家。横須賀基督教社会館

館長、東京女子大学理事長。国際社会福祉会議の推進役をつとめる。著書に「キリスト教と社会思想」など。
¶現朝, 現執2期, 現執3期, 現執4期, 世紀, 日人

阿部祐成 あべすけなり
? ～
大正期の東京帝国大学セツルメント参加者。
¶社史

安部清右衛門 あべせいえもん
寛政4（1792）年～文久2（1862）年
江戸時代末期の出雲飯石郡野萱村の大庄屋。貧民救済に尽力。
¶島根百（㊤寛政4（1792）年8月15日　㊦文久2（1862）年11月11日），島根歴，人名，日人

安倍千太郎 あべせんたろう
明治19（1886）年～昭和7（1932）年3月10日
大正～昭和期のホーリネス教会伝道者、ハンセン病患者伝道者。
¶キリ

阿部泰蔵 あべたいぞう
嘉永2（1849）年4月27日～大正13（1924）年10月22日
明治～大正期の医家、教育家、実業家。明治生命社長、明治火災保険社長。日本の保険業の発展に貢献。
¶東三河

安部卓爾 あべたくじ
明治29（1896）年11月2日～昭和57（1982）年6月30日
大正～昭和期の植物病理学者。いもち病の研究の権威者。
¶科学, 姓氏宮城

安部英 あべたけし
大正5（1916）年5月15日～平成17（2005）年4月25日
昭和期の医師。
¶科学, 近医, 現情, 履歴, 履歴2

阿部竹之助 あべたけのすけ
明治23（1890）年～昭和49（1974）年
大正～昭和期の医師。
¶青森人

阿部達夫 あべたつお
大正5（1916）年6月9日～平成17（2005）年
昭和～平成期の医師。内科、鶴見総合病院長。慶応義塾大学医学部内科助手など経て、東邦大学教授に就任。名誉教授となる。
¶近医, 現朝, 世紀, 日人

阿部たつを あべたつを
明治25（1892）年1月22日～昭和59（1984）年10月23日
大正～昭和期の歌人、医師。
¶秋田人2, 東北近

阿部為任 あべためとう
? ～明治5（1872）年

江戸時代後期～明治期の本草家・洋学者。
¶国書

阿部親司 あべちかし
昭和26（1951）年1月15日～
昭和期の開業医。
¶飛騨

阿部ちよ あべちよ
安政5（1858）年～大正12（1923）年10月31日
明治～大正期の事業家。種々の社会事業に奉仕。西園寺建立に2万坪を寄進。
¶女性, 女性普

安倍長俊 あべちょうしゅん
天保8（1837）年～大正1（1912）年
江戸時代後期～明治期の医師・教育者。
¶姓氏岩手

阿部長次郎 あべちょうじろう
昭和1（1926）年～
昭和期の社会保障・福利厚生専門家。
¶現執1期

阿部禎斎 あべていさい
天明6（1786）年～嘉永6（1853）年
江戸時代中期～後期の医師。
¶新潟百

阿部哲男 あべてつお
明治30（1897）年～昭和53（1978）年
大正～昭和期の医師。
¶宮城百

阿部照任 あべてるとう
→阿部将翁（あべしょうおう）

阿部俊男 あべとしお
明治25（1892）年～昭和22（1947）年
大正～昭和期の細菌学者。
¶近医

阿部敏雄 あべとしお
明治28（1895）年～昭和27（1952）年
明治～昭和期の官僚。専門は厚生行政。
¶近医

安部十二造 あべとにぞう
明治29（1896）年～昭和44（1969）年
大正～昭和期の社会事業家。社会福祉施設を設立。
¶島根歴

阿部知子 あべともこ
昭和23（1948）年4月24日～
昭和～平成期の医師、政治家。衆議院議員。
¶現政

安倍仲雄 あべなかお
明治10（1877）年8月1日～*
明治～昭和期の医師。
¶秋田人2（㊦昭和17年2月5日），渡航（㊦1938年2月

安倍朝臣真直 あべのあそんまなお
→安倍真直（あべのまなお）

安倍親良 あべのちかよし
平安時代後期の医師。
¶古人，人名，日人（生没年不詳）

安倍浜成 あべのはまなり
平安時代前期の官人。典薬頭、宮内少輔。
¶古人

安倍真直 あべのまなお
生没年不詳　[別]安倍真直《あべまなお》，安倍朝臣真直《あべのあそんまなお》
平安時代前期の官僚、学者。医方書「大同類聚方」の著者。
¶朝日，国史，国書（あべまなお），古人，古代（安倍朝臣真直　あべのあそんまなお），古代普（安倍朝臣真直　あべのあそんまなお），古中，史人，新潮，人名，世人，日人，平史

安倍基尚 あべのもとひさ
平安時代前期の医師。
¶人名，日人（生没年不詳）

安倍盛親 あべのもりちか
平安時代後期の医師。
¶古人，人名，日人（生没年不詳）

安倍盛長 あべのもりなが
平安時代後期の医師。仁平4年従五位下采女正侍医。
¶古人

安倍盛良 あべのもりよし
平安時代後期の医師。長承4年侍医。
¶古人

阿部権 あべはかる
弘化3（1846）年～大正5（1916）年
明治期の医師。
¶長崎遊

阿部光 あべひかる
大正5（1916）年～
昭和期の医師。
¶群馬人

阿部久一 あべひさいち
明治36（1903）年～昭和49（1974）年
大正・昭和期の陸軍獣医中尉。愛媛県農業会畜産課主任技師。
¶愛媛

阿部裕 あべひろし
大正11（1922）年9月26日～
昭和～平成期の内科学者。大阪大学教授、国立大阪病院院長。
¶現執2期，現情，世紀

阿部博幸 あべひろゆき
昭和13（1938）年9月20日～
昭和～平成期の医師。専門は、心臓血管外科学、癌、統合医療。
¶現執4期

安部文彦 あべふみひこ
生没年不詳
江戸時代の医師。
¶国書

阿部北溟 あべほくめい
宝永1（1704）年～明和2（1765）年
江戸時代中期の医師。
¶国書，人名，新潟百，日人

阿部真雄 あべまさお
昭和29（1954）年～
昭和～平成期の医師。専門は衛生学。
¶現執3期

阿部正和 あべまさかず
大正7（1918）年12月5日～
昭和～平成期の内科学者。日本医学会副会長。海軍軍医を経て、東京慈恵会医科大教授、学長に就任。
¶現朝，現執2期，世紀，日人

安部正定 あべまささだ
？　～
昭和期の日本交通労働総連盟厚生部長。
¶社史

椨松紀雄 あべまつのりお
大正14（1925）年～昭和59（1984）年
昭和期の医師。整形外科。
¶近医

安倍真直 あべまなお
→安倍真直（あべのまなお）

安陪光正 あべみつまさ
大正12（1923）年1月28日～
昭和期の精神科医師。
¶現執2期

阿部保孝 あべやすたか
明治19（1886）年～昭和32（1957）年
明治～昭和期の医師。地域医療と学校保健教育の充実に貢献した。
¶青森人

阿部容斎 あべようさい
天保4（1833）年～明治21（1888）年
江戸時代後期～明治期の漢方医。
¶神奈川人，姓氏神奈川

阿部養太 あべようた
明治8（1875）年5月3日～昭和38（1963）年9月8日
明治～昭和期の医師。
¶庄内

阿部喜任 あべよしとう
→阿部櫟斎（あべれきさい）

阿部義憲 あべよしのり
生没年不詳
江戸時代後期の漢蘭折衷医。
¶新潟百

安部竜平（阿部竜平）**あべりゅうへい**
天明4（1784）年～嘉永3（1850）年
江戸時代後期の蘭学者。本草学に関するシーボルトとの対話を筆録して「下問雑載」を著した。
¶朝日（[没]嘉永3年3月25日（1850年5月6日）），科学（[没]1850年（嘉永3）3月25日），近世，国史，国書（[没]嘉永3（1850）年3月25日），日人，藩臣7（阿部竜平），洋学

阿部櫟斎（阿部櫟斎，阿部櫟斎）**あべれきさい**
文化2（1805）年～明治3（1870）年　[別]阿部喜任《あべよしとう》
江戸時代末期～明治時代の本草家、医師。
¶維新（阿部櫟斎），岩手人（阿部喜任　あべよしとう　[没]1870年10月20日），科学（阿部喜任　あべよしとう　[没]明治3（1870）年10月20日），国書（[没]明治3（1870）年10月20日），コン改，コン改（阿部櫟斎），コン4，コン5，植物（阿部喜任　あべよしとう　[没]明治3（1870）年10月20日），食文（阿部喜任　あべよしとう　[没]明治3年10月19日（1870年11月12日），（異説）10月20日），新潮（[没]明治3（1870）年1月24日），人名（阿部櫟斎），日人，幕末大（[没]明治3（1870）年10月19日）

阿部魯庵　あべろあん
生没年不詳
江戸時代後期の医師。
¶長崎遊

阿保春林　あぼしゅんりん
天保4（1833）年10月～明治28（1895）年11月2日
江戸時代末期・明治期の医師。文化人。
¶飛騨

阿保任太　あぼとうた
文久1（1861）年1月9日～明治29（1896）年9月18日
明治期の医師。高山町の医師・阿保春林の2男。
¶飛騨

阿保常世　あぼのつねよ，あほのつねよ
平安時代前期の医師。
¶人名（あほのつねよ），日人（生没年不詳）

雨池信義　あまいけしんぎ
明治31（1898）年6月15日～昭和57（1982）年1月2日
昭和期のキリスト教徒。長野県立上田点字図書館館長。
¶視覚

天笠次郎右衛門　あまがさじろううえもん
→天笠次郎右衛門（あまがさじろうえもん）

天笠次郎右衛門　あまがさじろうえもん
？～寛永10（1633）年　[別]天笠次郎右衛門《あまがさじろううえもん》
安土桃山時代～江戸時代前期の社会事業家。
¶群馬人，姓氏群馬（あまがさじろううえもん）

甘糟準三　あまかすじゅんぞう
明治11（1878）年～昭和25（1950）年
大正～昭和期の医師、政治家。小坂村議会議員、神奈川県議会議員。
¶神奈川人，姓氏神奈川

天木一太　あまきいちた
大正10（1921）年～平成14（2002）年
昭和～平成期の医師。専門は内科（血液病学）、免疫学。
¶近医

天木玄由　あまきげんゆう
～明治6（1873）年6月11日
明治期の眼科医。
¶飛騨

天岸季寧　あまぎしきねい
文政12（1829）年～明治18（1885）年
江戸時代後期～明治期の松山藩医。
¶愛媛，愛媛百（[生]文政12（1829）年12月19日　[没]明治18（1885）年12月24日）

天岸敏介　あまぎしとしすけ
明治19（1886）年～昭和47（1972）年
明治～昭和期の医師。微生物学、衛生学、眼科。
¶近医

天木豊文　あまきとよふみ
～安政6（1859）年10月26日
江戸時代後期の医師。
¶飛騨

天木養信　あまきようしん
明治6（1873）年1月1日～明治39（1906）年6月2日
明治期の医師。
¶飛騨

天木良信　あまきりょうしん
嘉永2（1849）年～明治7（1874）年9月16日
江戸時代末期・明治期の医師。
¶飛騨

尼子四郎　あまこしろう
慶応1（1865）年～昭和5（1930）年7月7日
明治～昭和期の医師。
¶広島百

天児民恵　あまこたみえ，あまごたみえ
明治6（1873）年3月5日～昭和10（1935）年9月16日
明治～昭和期の医師。
¶近医，渡航（あまごたみえ）

天児民和　あまこたみかず
明治38（1905）年8月31日～平成7（1995）年4月6日
大正～平成期の医師。整形外科。
¶科学，近医

尼子道竹　あまこどうちく
万治1（1658）年～享保9（1724）年
江戸時代中期～後期の安芸広島藩医。
¶人名，日人，藩臣6，広島百（[没]享保9（1724）年8月6日）

尼子富士郎　あまこふじろう
明治26（1893）年12月1日～昭和47（1972）年3月17日

あ

大正〜昭和期の医師。内科。半世紀近くの間高齢患者の診療にあたりつつ老年医学を研究。
¶科学，近医，現朝，現情，人名7，世紀，日人

天田菁莪 あまだせいが
江戸時代末期の医師、俳人。
¶人名，日人（生没年不詳）

天谷千松 あまたにせんしょう
→天谷千松（あまやせんまつ）

海直淡路 あまのあたいあわじ
平安時代前期の医師。
¶人名

天野篤 あまのあつし
昭和30（1955）年10月18日〜
昭和〜平成期の医師、心臓外科医。順天堂大学教授。今上天皇の心臓手術を執刀。
¶履歴2

海淡路 あまのあわじ
生没年不詳
平安時代前期の医師。
¶日人

天野勝市 あまのかついち
明治15（1882）年〜大正13（1924）年11月24日
明治〜大正期の教育家。細民学校長。貧民教育に尽力。
¶コン改，コン5，人名，世紀，日人

天野慶之 あまのけいし
大正3（1914）年4月1日〜平成14（2002）年10月31日
昭和〜平成期の食品衛生学者。東京水産大学教授、日本有機農業研究会代表幹事。食糧・食品問題に取り組む。著書に「おそるべき食物」「食物百話」など。
¶科学，現朝，現執1期，現執2期，現情，現人，世紀，日人

天野敬亮 あまのけいりょう
？　〜安政6（1859）年10月
江戸時代後期〜末期の医家。教育者。
¶山梨百

天野五太郎 あまのごたろう
安政6（1859）年〜昭和7（1932）年2月1日
明治〜昭和期の医師。和田村温根沼（現、根室市）で活躍。
¶根千

天野重安 あまのしげやす
明治36（1903）年12月7日〜昭和39（1964）年3月30日
昭和期の病理学者、免疫学者。ウイルス性白血病の研究などの業績があり、原爆・結核・肝硬変にも論究。
¶科学，近医，現情，新潮，人名7，世紀，日人

天野純一 あまのじゅんいち
生没年不詳
明治期の医師。
¶飛騨

天野蜀山 あまのしょくざん
明和5（1768）年7月7日〜文政11（1828）年10月19日
江戸時代中期〜後期の甲府医学所教授。
¶山梨百

天野真益 あまのしんえき
江戸時代中期の小児科医、茶人。
¶茶道

天野恒久 あまのつねひさ
大正6（1917）年5月18日〜平成15（2003）年9月15日
昭和〜平成期の医師。専門は細菌学。
¶科学，近医

天野時三郎 あまのときさぶろう
明治期の大阪市の警察官。社会事業の先駆となる徳風校を起こした。
¶大阪人

天野俊英 あまのとしひで
生没年不詳
江戸時代後期の医師。
¶国書

天野寿 あまのひさし
明治40（1907）年〜昭和60（1985）年
昭和期の医師。国立浜田病院長。
¶島根歴

天野寛子 あまのひろこ
昭和15（1940）年10月16日〜
昭和〜平成期の家政学者。昭和女子大学短期大学部教授。専門は生活福祉学、家庭経営学。著書に「親子で家庭をどう育てるか」など。
¶現執2期，現執3期，現執4期

天野藤男 あまのふじお
明治20（1887）年9月25日〜大正10（1921）年10月10日
明治〜大正期の教育者、社会事業家。
¶静岡歴，女史，世紀，姓氏静岡，日人

海部男種麻呂 あまべのおたねまろ
平安時代前期の医師。
¶古人，人名，日人（生没年不詳）

雨宮量七郎 あまみやりょうしちろう
→雨宮量七郎（あめのみやりょうしちろう）

天谷千松 あまやせんまつ
万延1（1860）年7月20日〜昭和8（1933）年10月9日
[別]天谷千松《あまたにせんしょう》
明治〜大正期の医学者。京都帝国大学医科大学教授、日本医学専門学校長。筋生理学原論、心臓・肺臓の神経機能を研究。
¶海越，海越新，科学，近医，姓氏京都（あまたにせんしょう），渡航

阿万鉄崕 あまんてつがい
文化7（1810）年〜明治9（1876）年

江戸時代末期の日向飫肥藩士。藩校振徳堂教授。貧村救済、今泉川開削などを進めた。
¶国書（[生]文化7（1810）年6月18日　[没]明治9（1876）年6月3日），人名（[生]？），日人

網野了宅　あみのりょうたく
江戸時代前期の佐渡相川の町医師。
¶人名，日人（生没年不詳）

雨宮量七郎　あめのみやりょうしちろう
明治7（1874）年2月26日～＊　[別]雨宮量七郎《あまみやりょうしちろう》
明治～大正期の海軍軍医。
¶埼玉人（あまみやりょうしちろう　[没]昭和40（1965）年2月26日），渡航（[没]？）

雨森公広　あめのもりきみひろ
？　～文政5（1822）年
江戸時代後期の医師。
¶姓氏京都

雨森牛南　あめのもりぎゅうなん
宝暦6（1756）年～文化12（1815）年12月10日
[別]雨森宗真《あめのもりそうしん》
江戸時代後期の医師。
¶江文，国書，人名（雨森宗真　あめのもりそうしん），日人（[没]1816年）

雨森正五郎　あめのもりしょうごろう
明治36（1903）年2月13日～？
大正～昭和期の実業家。キッセイ薬品工業初代社長。
¶創業

雨森宗真　あめのもりそうしん
→雨森牛南（あめのもりぎゅうなん）

雨森正弘　あめのもりまさひろ
天明4（1784）年～天保13（1842）年
江戸時代後期の医師、篆刻家。雨森公広の息。
¶姓氏京都

雨森良彦　あめのもりよしひこ
昭和7（1932）年2月24日～
昭和～平成期の医師。専門は産科婦人科学。ラマーズ法出産の普及に尽力。編著書に「初産の安心百科」など。
¶現執3期

天羽一郎　あもういちろう
寛政9（1797）年～文久3（1863）年
江戸時代後期の医師。
¶人名，徳島歴（[没]文久3（1863）年8月6日），長崎遊，日人

天羽大造　あもうだいぞう，あもうたいぞう
天保11（1840）年～明治33（1900）年
江戸時代末期～明治時代中期の医師。
¶人名，徳島歴（あもうたいぞう　[没]明治32（1899）年2月1日），長崎遊（あもうたいぞう），日人

天羽友仙　あもうゆうせん
生没年不詳
江戸時代中期の医師。
¶国書

綾岡輝松　あやおかきしょう
文化14（1817）年～明治20（1887）年　[別]綾岡輝松《あやおかてるまつ》
江戸時代後期～明治期の日本画家、社会事業家。
¶維新，人名（あやおかてるまつ），日人，美家（[没]明治20（1887）年5月24日）

綾岡輝松　あやおかてるまつ
→綾岡輝松（あやおかきしょう）

綾部克太　あやべこくた
安政3（1856）年～大正14（1925）年
明治～大正期の医師。
¶大分歴

綾部千平　あやべちひら
明治7（1874）年1月10日～昭和5（1930）年10月20日
明治～昭和期の医師。
¶世紀，日人，宮崎百

綾部正大　あやべまさとも
大正1（1912）年9月17日～平成18（2006）年
昭和～平成期の外科学者。鳥取大学教授。
¶近医，現情

綾部道弘　あやべみちひろ
寛永12（1635）年～元禄13（1700）年
江戸時代前期～中期の漢学者、杵築藩儒医。
¶大分歴，国書（[没]元禄13（1700）年3月21日），人名，日人

綾養元　あやようげん
～嘉永1（1848）年
江戸時代後期の医師。
¶長崎遊

鮎沢杏仙（玄英）　あゆさわあんせん（げんえい）
延享2（1745）年～文化4（1807）年
江戸時代中期～後期の眼科医。
¶眼科（鮎沢杏仙）

鮎沢周禎（友久）　あゆさわしゅうてい
天保8（1837）年～大正5（1916）年
江戸時代後期～大正期の眼科医。
¶眼科（鮎沢周禎）

鮎沢周禎（粲）　あゆさわしゅうてい（あきら）
寛政3（1791）年～慶応1（1865）年
江戸時代後期～末期の眼科医。
¶眼科（鮎沢周禎）

鮎沢周禎友久　あゆさわしゅうてい（ともひさ）
天保8（1837）年～大正5（1916）年
江戸時代後期～大正時代の眼科医。
¶眼科

鮎沢周徳（簡）　あゆさわしゅうとく（あきら）
文政9（1826）年～文久2（1862）年
江戸時代後期～末期の眼科医。
¶眼科（鮎沢周徳）

鮎沢友久 あゆさわともひさ
→鮎沢周禎友久（あゆさわしゅうてい）

新居昭 あらいあきら
昭和3（1928）年～平成20（2008）年
昭和～平成期の内科医、料理研究家。
¶近医

新井家光 あらいいえみつ
昭和30（1955）年5月5日～
昭和～平成期の医師、政治家。深谷市長。
¶現政

荒井行夫 あらいいくお
大正3（1914）年～平成9（1997）年
昭和～平成期の医師。荒井医院院長。
¶青森人

荒井清 あらいきよし
昭和4（1929）年～平成4（1992）年
昭和～平成期の医師。産婦人科。
¶近医

新井玄圭 あらいげんけい
生没年不詳
江戸時代前期～中期の医師。
¶国書

新井権左衛門 あらいごんざえもん
生没年不詳
江戸時代の慈善家。
¶埼玉人

新井サダ あらいさだ
大正11（1922）年～平成22（2010）年
昭和～平成期の看護師（従軍看護婦）。
¶近医

新井正治 あらいしょうじ
明治32（1899）年～昭和63（1988）年
大正～昭和期の医師。専門は解剖学、人類学。
¶近医

新井精斎 あらいせいさい
安永2（1773）年～天保12（1841）年
江戸時代後期の医師、文章家。
¶国書，人名，日人

新井清三郎 あらいせいざぶろう
大正9（1920）年1月2日～
昭和～平成期の医師。
¶心理

新井尚 あらいたかし
大正11（1922）年～昭和58（1983）年10月25日
昭和期の精神科医。北埼病院院長。クロスワードパズル作家としても活躍。
¶世紀（⊕大正11（1922）年11月19日），日人（⊕大正11（1922）年11月29日）

新井達太 あらいたつた
昭和1（1926）年5月23日～
昭和～平成期の心臓外科学者。
¶現情

荒井恒雄 あらいつねお
明治16（1883）年～昭和46（1971）年3月5日
大正～昭和期の内科医。東京医科専門学校教授。順天堂医院内科部長の時、諸種薬剤の健康心臓に及ぼす影響を研究。
¶科学（⊕1883年（明治16）4月），近医，現情（⊕1883年4月1日），人名7，世紀，日人（⊕明治16（1883）年4月1日）

新井恒人 あらいつねと
明治44（1911）年～昭和39（1964）年
大正～昭和期の医師。専門は病理学。
¶近医

新井春次郎 あらいはるじろう
安政3（1856）年～昭和6（1931）年2月25日
明治～昭和期の医師、解剖学者。東京慈恵会医学専門学校教授。欧州に留学。外科学を担当した。
¶科学（⊕1856年（安政3）8月），近医，埼玉人（⊕安政3（1856）年8月），人名，世紀，渡航，日人

新居裕久 あらいひろひさ
昭和4（1929）年1月2日～
昭和～平成期の医師、料理研究家。医食会理事長、新宿医院院長。「医食同源思想」の実践・普及に尽力。著書に「医は食にあり」「医食同源」など。
¶現執3期，現執4期

新井房蔵 あらいふさぞう
明治31（1898）年～昭和48（1973）年
大正～昭和期の医師。
¶群馬人

新井孫助 あらいまごすけ
元文1（1736）年～安永9（1780）年7月13日
江戸時代中期の慈善家。
¶埼玉人，埼玉百

荒井良 あらいまこと
昭和5（1930）年8月9日～
昭和期の基礎医科学研究家。子どもの医学協会代表。
¶現執2期

新井正男 あらいまさお
大正10（1921）年～昭和52（1977）年
昭和期の医師。専門は眼科、ハンセン病医療。
¶近医

荒井恵 あらいめぐみ
明治17（1884）年9月1日～昭和38（1963）年4月12日
大正～昭和期の医師。医学博士。宮内庁御用掛になり、大正天皇、貞明皇后の侍医をつとめた。
¶人名7，日人

新井基夫 あらいもとお
昭和15（1940）年～
昭和～平成期の医師。西華クリニック院長。西洋医学と東洋医学による新しい総合治療をめざす。著書に「こんな病気はこう治せ」など。
¶現執3期

新井康允 あらいやすまさ
昭和8(1933)年2月4日～
昭和～平成期の神経科学研究者。人間総合科学大学人間科学部人間科学科教授・図書館長、順天堂大学名誉教授。
¶現執4期

新井養老 あらいようろう
明治31(1898)年～昭和52(1977)年
大正～昭和期の医師。専門は内科、栄養学。
¶近医

新垣敏松 あらかきびんしょう
明治37(1904)年～昭和18(1943)年
昭和期の医師。大連陸軍病院長、ビルマの野戦病院長。
¶姓氏沖縄

荒川勇 あらかわいさむ
大正7(1918)年～
昭和期の障害児教育研究者。東京学芸大学教授。
¶現執1期

荒川脩 あらかわおさむ
安政4(1857)年～昭和3(1928)年11月
明治～大正期の県議会委員、歯科医師。初代福島県歯科医師会長。県内最初の本格的歯医者。
¶幕末，福島百

荒川久治 あらかわきゅうじ
安政5(1858)年4月15日～明治19(1886)年10月17日
江戸時代末期・明治期の医師。荒川良左衛門の2男。
¶飛騨

荒川寄陽 あらかわきよう
文政8(1825)年～明治39(1906)年
江戸時代後期～明治期の医師、俳人。
¶姓氏愛知

荒川堯民 あらかわぎょうみん
？ ～*
江戸時代中期の医師。
¶国書([没]天明8(1788)年9月4日)，徳島歴([没]天明1(1781)年9月4日)

荒川玄庵 あらかわげんあん
明和2(1765)年～天保13(1842)年
江戸時代中期～後期の医師。
¶姓氏群馬

新川順庵 あらかわじゅんあん
生没年不詳
江戸時代の初代順庵、長岡藩医。
¶新潟百

荒川二郎 あらかわじろう
明治32(1899)年3月31日～昭和60(1985)年12月26日
明治～昭和期の外科医。荒川外科医院院長。
¶世紀，日人

荒川雅男 あらかわつねお
大正3(1914)年1月2日～平成5(1993)年1月30日
昭和～平成期の小児科学者。東北大学教授。
¶科学，近医，現情

荒川同楽 あらかわどうらく
文久3(1863)年7月20日～昭和32(1957)年11月29日　[別]同楽《どうらく》
明治～昭和期の俳人、医師。「双寿句鈔」を刊行。
¶姓氏愛知，俳句(同楽　どうらく)，俳文

荒川二六郎 あらかわにろくろう
明治44(1911)年～昭和59(1984)年
昭和期の医師。
¶山口人

荒川信彦 あらかわのぶひこ
昭和6(1931)年6月4日～平成23(2011)年5月13日
昭和～平成期の栄養学者、お茶の水女子大学名誉教授。
¶科学

荒川浩 あらかわひろし
大正6(1917)年～昭和51(1976)年
昭和期の医学者。
¶山口百

荒木イヨ(荒木いよ) あらきいよ
明治10(1877)年8月14日～昭和44(1969)年11月11日
明治～昭和期の看護師。
¶近医，渡航(荒木いよ)

荒木加友 あらきかゆう
→加友(かゆう)

荒木看雲 あらきかんうん
→荒木蒼太郎(あらきそうたろう)

荒木元善 あらきげんぜん
江戸時代中期の医師。
¶人名

荒木五郎 あらきごろう
大正11(1922)年9月30日～
昭和～平成期の医師。東海大学医学部教授。専門は神経内科学。
¶現執3期

荒木淑郎 あらきしゅくろう
昭和2(1927)年1月1日～
昭和～平成期の内科学者。熊本大学教授。
¶現情

安楽城信之助 あらきしんのすけ
安政6(1859)年5月20日～明治43(1910)年10月14日
江戸時代末期・明治期の医師。国府八日町の住宗七の長男。
¶飛騨

荒木蒼太郎 あらきそうたろう
明治2(1869)年2月1日～昭和7(1932)年3月7日
[別]荒木看雲《あらきかんうん》

明治～昭和期の医学者、漢学者、文人。
¶岡山人，岡山百，岡山歴（荒木看雲　あらきかんうん），精医，渡航（[生]1869年2月）

安楽城宗六　あらきそうろく
明治23（1890）年7月8日～昭和25（1950）年3月8日
大正・昭和期の医師。
¶飛驒

荒木武雄　あらきたけお
大正2（1913）年～昭和40（1965）年
昭和期の医師。初代阿南病院長。
¶姓氏長野

荒木辰之助　あらきたつのすけ
大正15（1926）年～平成13（2001）年
昭和～平成期の医師。専門は生理学、神経生理学。
¶近医

荒木田南陵　あらきだなんりょう
→釜谷南陵（かまやなんりょう）

荒木千里　あらきちさと
明治34（1901）年5月18日～昭和51（1976）年7月2日
大正～昭和期の脳外科学者。
¶科学，近医，現情

荒木寅三郎　あらきとらさぶろう，あらきとらざぶろう
慶応2（1866）年10月17日～昭和17（1942）年1月28日
明治～昭和期の生化学者。京都帝国大学総長、学習院院長。生体内乳酸生成を研究、日本生化学の開祖の一人。
¶海越，海越新，岡山百，岡山歴，科学，郷土群馬，京都大，近医，群新百，群馬人，群馬百，国史，コン改，コン5，新潮，人名7，世紀，姓氏京都，姓氏群馬（あらきとらざぶろう），世百，全書，大百，渡航，日人，百科，履歴

荒木直躬　あらきなおと
明治30（1897）年2月23日～昭和37（1962）年1月30日　[別]荒木直躬《あらきなおみ》
明治～昭和期の医師。精神科。
¶岡山人，岡山歴，科学，近医（あらきなおみ），千葉百（あらきなおみ　[没]昭和37（1952）年1月30日）

荒木直躬　あらきなおみ
→荒木直躬（あらきなおと）

荒木初子　あらきはつこ
大正6（1917）年～平成10（1998）年9月10日
昭和期の保健婦。地域住民の医療・生活指導に尽力。
¶高知人，世紀，日人（[生]大正6（1917）年5月10日）

荒木日出之助　あらきひでのすけ
大正14（1925）年～平成15（2003）年
昭和～平成期の医師。産婦人科。
¶近医

荒木正哉　あらきまさや
明治35（1902）年～平成10（1998）年
大正～平成期の医師。専門は病理学、神経病理学。
¶近医

嵐山甫安（嵐山甫庵，嵐山甫菴）　あらしやまほあん
寛永10（1633）年～元禄6（1693）年
江戸時代前期の紅毛流の外科医、肥前平戸藩医。嵐山流外科医の祖。
¶朝日（[没]元禄6年11月30日（1693年12月26日）），江人，科学（[没]元禄6（1693）年11月30日），角史，京都大，近世，国史，国書（嵐山甫庵　[没]元禄6（1693）年11月30日），コン改（[生]寛永9（1632）年），コン4（[生]寛永9（1632）年），コン5（[生]寛永9（1632）年），史人（[没]1693年11月30日），新潮（[没]元禄6（1693）年11月30日），人名，姓氏京都（嵐山甫庵），世人（[生]寛永9（1632）年），全書，対外，大百，長崎百（嵐山甫庵　[生]寛永9（1632）年），日人，藩臣7（嵐山甫菴），洋学（嵐山甫庵），歴大

荒武富義　あらたけとみよし
明治32（1899）年6月14日～昭和38（1963）年5月31日
大正～昭和期の歯科医師。
¶宮崎百

新谷重樹　あらたにしげき
昭和17（1942）年3月15日～
昭和期の実業家。太洋薬品工業社長。
¶飛驒

荒田義雄　あらたよしお
明治44（1911）年6月9日～平成6（1994）年6月25日
昭和～平成期の薬学者、金沢大学名誉教授。専門は有機合成化学、薬化学。
¶科学，現情

荒巻広政　あらまきひろまさ★
明治25（1892）年8月22日～昭和47（1972）年12月1日
大正・昭和期の医師。秋田県歯科医師会長。
¶秋田人2

荒籾甚兵衛　あらもみじんべえ
天保12（1841）年～明治41（1908）年
江戸時代後期～明治期の蚕種製造家、漢方医。
¶栃木歴

荒谷真平　あらやしんぺい
大正3（1914）年6月8日～
昭和～平成期の生化学者。東北大学教授、東京医科歯科大学教授。
¶現情

有井浮風　ありいふふう
→浮風（ふふう）

有賀槐三　ありがかいぞう
明治44（1911）年～平成21（2009）年
大正～平成期の医師。内科。
¶近医

有賀寅雄 ありがとらお
明治35(1902)年～昭和41(1966)年
昭和期の歯科医。
¶大分歴

有川清康 ありかわきよやす
昭和2(1927)年～
昭和～平成期の医師。有川メディカル・カウンセリングクラブ会長。専門は循環器病、成人病全般。著書に「働くあなたの健康管理」など。
¶現執3期，現執4期(㊐1927年11月3日)

有木雲山 ありきうんざん
生没年不詳
江戸時代中期の医師、漢学者。
¶国書

有木元善 ありきげんぜん
江戸時代中期の医師。
¶人名，日人(生没年不詳)

有沢潤 ありさわうるお
明治14(1881)年3月6日～？
明治～大正期の眼科医。
¶渡航

有沢英三 ありさわえいぞう
？ ～
昭和期の売薬行商人、農民。
¶社史

有沢東海 ありさわとうかい
生没年不詳
高山の医師。
¶飛騨

有末四郎 ありすえしろう
明治40(1907)年～平成3(1991)年
大正～平成期の医師。専門は内科、厚生行政。
¶近医

有栖川宮董子 ありすがわのみやただこ
安政2(1855)年5月12日～大正12(1923)年2月7日
㊞有栖川宮妃董子《ありすがわのみやひただこ》，熾仁親王妃董子《たるひとしんのうひただこ》
明治期の皇族。慈恵病院幹事長。有栖川宮熾仁親王の継妃。日清戦争時には篤志看護婦人会を発足。
¶女性，女性普，人名(熾仁親王妃董子　たるひとしんのうひただこ)，先駆，日人(有栖川宮妃董子　ありすがわのみやひただこ)

有栖川宮慰子(有栖川宮尉子) ありすがわのみややすこ
文久4(1864)年2月8日～大正12(1923)年6月29日
㊞威仁親王妃慰子《たけひとしんのうひやすこ》，有栖川宮妃慰子《ありすがわのみやひやすこ》
明治～大正期の皇族。慈恵病院総裁。有栖川宮威仁親王の妃。欧米の救貧施設を視察し、慈恵病院幹事長などをつとめる。
¶女性，女性普(有栖川宮尉子)，人名(威仁親王妃慰子　たけひとしんのうひやすこ)，世紀，日人(有栖川宮妃慰子　ありすがわのみやひやすこ)

有薗初夫 ありぞのはつお
明治43(1910)年～平成13(2001)年
大正～平成期の医師。専門は衛生学。
¶近医

有薗秀夫 ありぞのひでお
大正8(1919)年～平成20(2008)年
昭和～平成期の医師。専門は耳鼻咽喉科、ハンセン病医療。
¶近医

蟻田功 ありたいさお
昭和1(1926)年5月15日～
昭和～平成期の医師。国際保健医療交流センター理事長、WHO世界ワクチン供給部会長。伝染病の集団発生対策に奔走。歴史的な天然痘撲滅作戦の陣頭指揮にあたる。
¶熊本人，現朝，世紀，日人

有田正益 ありたせいえき
文政1(1818)年～明治13(1880)年
江戸時代後期～明治期の医師。
¶長崎遊

在田如山 ありたにょさん
安政5(1858)年12月29日～大正7(1918)年12月17日
明治～大正期の僧。高岡養老院の創始者。
¶富山百

有田不二 ありたふじ
明治32(1899)年～昭和38(1963)年
大正～昭和期の医師。小児科。
¶近医

有田幸子 ありたゆきこ
大正14(1925)年～平成22(2010)年
昭和～平成期の看護師。
¶近医

蟻塚昌克 ありづかまさかつ
昭和27(1952)年～
昭和～平成期の社会福祉行財政論研究者。埼玉県立大学保健医療福祉学部教授。
¶現執4期

蟻の街のマリア ありのまちのまりあ
→北原怜子(きたはらさとこ)

有馬英二 ありまえいじ
明治16(1883)年5月25日～昭和45(1970)年4月6日
大正～昭和期の内科医学者、政治家。北海道帝大医学部長、衆議院議員。日本の結核病学の先駆者。戦後は北里学園理事長なども務めた。
¶科学，近医，現情，コン改，コン4，コン5，札幌，新潮，人名7，世紀，政治，日人，北海道百，北海道歴

有馬清徳 ありまきよのり
昭和4(1929)年12月17日～
昭和～平成期の写真家、医師。
¶写人

あ

有馬啓 ありまけい
大正5(1916)年9月19日～昭和63(1988)年8月23日
昭和期の微生物学者。バイオ技術開発と産業化に指導的な役割を果たす。
¶科学, 近医, 現朝, 現情, 世紀, 日人

有馬元函 ありまげんかん
元禄3(1690)年～安永5(1776)年
江戸時代中期の医師。
¶国書([没]安永5(1776)年9月28日), 人名, 日人, 和歌山人([生]1689年)

有馬玄哲 ありまげんてつ
天正9(1581)年～寛文5(1665)年
江戸時代前期の医師。
¶人名, 日人

有馬玄 ありましずか
明治33(1900)年8月13日～平成2(1990)年8月15日
昭和期の軍人。
¶近医, 陸海

有馬純 ありまじゅん
大正7(1918)年～平成20(2008)年
昭和～平成期の医師。専門は細菌学。
¶近医

有馬四郎助 ありましろうすけ
→有馬四郎助(ありましろすけ)

有馬四郎助 ありましろすけ
文久4(1864)年～昭和9(1934)年2月4日 [別]有馬四郎助《ありましろうすけ》
明治～昭和期の社会事業家。監獄改良・少年免囚保護事業の指導者。
¶岩史([生]文久4(1864)年2月2日), 神奈川人, キリ(ありましろうすけ [生]文久4年2月2日(1864年3月9日)), 近現, 現朝([生]元治1年2月2日(1864年3月9日)), 国史, コン5, 史人([生]1864年2月2日), 世紀([生]文久4(1864)年2月2日 [没]昭和9(1934)年2月9日), 姓氏神奈川, 日人, 歴大

有馬純彦 ありますみひこ
明治23(1890)年～昭和50(1975)年
大正～昭和期の社会事業家・牧師。
¶神奈川人

有馬摂蔵 ありませつぞう
文化14(1817)年～弘化4(1847)年
江戸時代後期の医師。
¶香川人, 香川百, 国書(生没年不詳)

有馬丹山 ありまたんざん
江戸時代前期の医師。
¶人名, 日人(生没年不詳)

有馬兵庫 ありまひょうご
江戸時代後期の眼科医。
¶眼科

有馬頼吉 ありまよりきち
明治14(1881)年1月15日～昭和20(1945)年7月20日
明治～昭和期の医学博士、結核予防ワクチンAOの開発者。
¶科学, 近医, 世紀, 鳥取百, 日人

有馬涼及(有馬諒及) ありまりょうきゅう
寛永10(1633)年～元禄14(1701)年12月7日
江戸時代前期の医師。
¶京都大(有馬諒及), 新潮, 人名, 姓氏京都(有馬諒及), 茶道(有馬諒及), 日人([没]1702年)

有光勲 ありみついさお
昭和17(1942)年7月22日～
昭和期の教員、点字ワープロ開発者。
¶視覚

有光藤三郎 ありみつとうさぶろう
明治21(1888)年1月3日～昭和19(1944)年2月19日
大正・昭和期の外科医、歌人。
¶根千

有宗義輝 ありむねよしてる
昭和18(1943)年11月24日～
昭和期の理療科教員。
¶視覚

有村章 ありむらあきら
大正12(1923)年～平成19(2007)年
昭和～平成期の医師。専門は生理学、神経生理学。
¶近医

有持桂里 ありもちけいり
宝暦8(1758)年～天保6(1835)年1月16日
江戸時代中期～後期の医師。
¶国書

有持通仙 ありもちつうせん
? ～明治6(1873)年9月21日
江戸時代後期～明治期の医師。
¶徳島歴

有持伯民 ありもちはくみん
安永4(1775)年～嘉永1(1848)年8月3日
江戸時代中期～後期の医師。
¶徳島歴

有本和貴 ありもとかずたか
明治1(1868)年～昭和26(1951)年
明治～昭和期の歯科医師。長野県歯科医師会長。
¶長野歴

有本邦太郎 ありもとくにたろう
明治31(1898)年3月12日～昭和59(1984)年9月13日
大正～昭和期の栄養学者。国立栄養研究所所長、国民栄養協会理事長。
¶科学, 近医, 現情

有山登 ありやまのぼる
明治29(1896)年3月20日～昭和63(1988)年4月14日

明治〜昭和期の生化学者。新潟大学教授、順天堂大学教授。
¶科学，近医，現情

有吉意朔 ありよしいさく
宝暦7（1757）年5月15日〜文化2（1805）年1月28日
江戸時代中期〜後期の医師。
¶岡山歴

有吉謙斎 ありよしけんさい
文化4（1807）年4月17日〜安政5（1858）年7月18日
江戸時代後期の医師、漢学者。
¶岡山人，岡山百（生没年不詳），岡山歴

有吉周平〔1代〕 ありよししゅうへい
寛政2（1790）年〜天保6（1835）年
江戸時代後期の医師。
¶長崎遊

有吉善三郎 ありよしぜんざぶろう
江戸時代中期の眼科医。
¶眼科

有吉蘭州 ありよしらんしゅう
生没年不詳
江戸時代後期の医師。
¶姓氏山口

阿波加脩造〔阿波加修造〕 あわかしゅうぞう
天保6（1835）年12月13日〜大正5（1916）年
明治・大正期の医師、考古学者。
¶国書5（㊅大正5（1916）年5月12日），姓氏富山（阿波加修造），富山考（阿波加修造），富山百，洋学

淡路剛久 あわじたけひさ
昭和17（1942）年1月1日〜
昭和〜平成期の法学者。立教大学教授、日本環境会議理事・事務局長。民法、環境法を専門とする。公害・薬害の被害者救済を推進。著書に『公害賠償の理論』「スモン事件と私」など。
¶現朝，現執1期，現執2期，現執3期，現執4期，世紀，日人

粟田口重平 あわたぐちしげひら★
明治24（1891）年6月1日〜昭和38（1963）年10月22日
大正・昭和期の医師。4代目栃木病院長。
¶栃木人

粟田口省吾 あわたぐちしょうご
明治45（1912）年〜平成20（2008）年
昭和〜平成期の医師。耳鼻咽喉科。
¶近医

粟田口留蔵 あわたぐちとめぞう★
明治元（1868）年12月13日〜昭和21（1946）年9月7日
明治〜昭和期の医師。第4代栃木町医師会長。栃木病院長。
¶栃木人

粟田臣道麻呂 あわたのおみみちまろ
→粟田道麻呂（あわたのみちまろ）

粟田道麻呂 あわたのみちまろ
？〜天平神護1（765）年 ㊙粟田臣道麻呂《あわたのおみみちまろ》
奈良時代の医師、官人（参議）。
¶朝日，公卿（生没年不詳），公卿普，古史，古人（㊅？），古代（粟田臣道麻呂 あわたのおみみちまろ），古代普（粟田臣道麻呂 あわたのおみみちまろ ㊅？），コン改（生没年不詳），コン4，コン5，人名，日人

粟屋和彦 あわやかずひこ
大正11（1922）年9月15日〜平成7（1995）年
昭和〜平成期の解剖学者、免疫学者。山口大学教授。
¶近医，現情

粟屋活輔 あわやかつすけ
元治1（1864）年〜昭和12（1937）年7月1日
明治〜昭和期の医師、教育者。
¶学校，世紀，姓氏山口（㊅1863年），日人，山口百

安克昌 あんかつまさ
昭和35（1960）年〜平成12（2000）年
昭和〜平成期の医師。精神科。
¶近医

安斎ジョアン あんざいじょあん
？〜寛永1（1624）年
安土桃山時代〜江戸時代前期の仙台の医師、キリシタン。
¶日人

安斎博 あんざいひろし
明治43（1910）年〜平成7（1995）年
大正〜平成期の医師。専門は細菌学。
¶近医

安西安周 あんざいやすちか
明治23（1890）年〜昭和44（1969）年4月4日
昭和期の漢方医、医史学者。
¶科学，近医（㊅明治22（1889）年），現情，植物，人名7，世紀，日人（㊅明治22（1889）年12月1日）

アン・サリー
平成期の歌手、医師。
¶テレ

安沢竜潤 あんざわりゅうじゅん
弘化2（1845）年〜明治32（1899）年
江戸時代後期〜明治期の医師。
¶新潟百別

安栖軒(1) あんせいけん
世襲名 戦国時代の北条氏康・氏政抱えの医師。田村長栄もしくは嫡男長伝。
¶後北

安栖軒(2) あんせいけん
戦国時代の北条氏規・氏政抱えの医師。
¶伊豆

安藤明子 あんどうあきこ
昭和期の医師。セントラル病院長。
¶現執2期

安藤覚 あんどうかく
明治32(1899)年〜昭和42(1967)年11月27日
昭和期の政治家、僧侶。衆議院議員。厚生政務次官、衆院日韓特別委員長などを歴任。
¶神奈川人,神奈川百,現情(㊤1899年6月16日),コン改,コン4,コン5,人名7,世紀(㊤明治32(1899)年6月),政治(㊤明治32年6月),姓氏神奈川,日人(㊤明治32(1899)年6月16日)

安藤画一 あんどうかくいち
明治18(1885)年10月31日〜昭和43(1968)年11月3日
大正〜昭和期の産婦人科医学者。医学博士、慶応義塾大学医学部教授。日本不妊学会理事長、国際不妊学会副会長など歴任。子宮癌手術、人工授精などの権威。
¶大分百(㊤1970年),大分歴(㊤昭和45(1970)年),岡山百,岡山歴,科学,近医,現情,人名7,世紀,日人

安藤一男 あんどうかずお
昭和4(1929)年7月7日〜
昭和〜平成期の能力開発専門家。日本能力開発研究所所長。人材開発・カウンセリング・教育研修を指導。著書に「人づきあいが上手くなる」など。
¶現執3期,現執4期

安藤一雄 あんどうかずお
昭和25(1950)年10月18日〜
昭和〜平成期の文化評論家、芸術家、エコジャーナリスト。国際マインド創造センター主幹。国際ボランティア活動の支援、21世紀に向けた文化・教育・アートについて提言を行う。
¶現執3期

安藤貫造 あんどうかんぞう
江戸時代後期の眼科医。
¶眼科

安東嶷北 あんどうぎほく
?〜明治28(1895)年
江戸時代末期〜明治期の俳人。豊後国で代々の医師。
¶日人

安東久次郎 あんどうきゅうじろう
安政4(1857)年〜昭和7(1932)年
明治〜大正期の医師。薬学防疫官。大阪で開業し、「薬石新報」を刊行。従四位勲三等授与。
¶洋学

安藤外記 あんどうげき
江戸時代後期の眼科医。文政年間の人。
¶眼科

安藤愿庵 あんどうげんあん
弘化4(1847)年〜明治28(1895)年
明治期の医師。
¶長崎遊

安東洪次 あんどうこうじ
明治26(1893)年12月20日〜昭和51(1976)年2月23日
大正〜昭和期の細菌学者、実験動物学者。東京大学教授。実験動物の研究および日本におけるその管理体制の確立に貢献。
¶科学,近情,現情,人名7,世紀,日人

安藤重郎 あんどうしげろう
明治23(1890)年4月16日〜昭和54(1979)年3月2日
明治〜昭和期の医師。外科。
¶近医,庄内

安藤静男 あんどうしずお
大正9(1920)年〜平成3(1991)年
昭和〜平成期の医学者。
¶山形百新

安藤昌益 あんどうしょうえき
元禄16(1703)年〜宝暦12(1762)年10月14日
江戸時代中期の農本思想家、漢方医。著作に「自然真営道」など。
¶青森人,青森百(㊤?),秋田人2,秋田百,朝日(㊤宝暦12年10月14日(1762年11月29日)),岩史,岩人,岩手百,江人,科学,角史(㊤元禄16(1703)年?),教育(㊤元禄16(1703)年?),近世,国史(㊤?),国書(㊤?),コン改,コン4,コン5,史人(㊤1707年?),思想史,重要(㊤元禄16(1703)年?),植物(㊤宝暦12年10月14日(1762年11月29日)),食文(㊤元禄16(1703)年㊥宝暦12年10月14日(1762年11月29日)),人書79,人書94,人情3,新潮(㊤?),人名,姓氏岩手,世人(㊤元禄14(1701)年?㊥?),世百(㊤1701年㊥?),全書,大百,伝記,徳川将,日思,日史(㊤元禄16(1703)年?),日人(㊤1703年?),百科(㊤元禄16(1703)年?),仏教(㊤元禄16(1703)年?),平日(㊤1703㊥1762),山川小(㊤1707年?),歴大

安藤精軒 あんどうせいけん
天保6(1835)年〜大正7(1918)年
明治期の医師。
¶京都大,姓氏京都

安藤泰映 あんどうたいえい
文化7(1810)年〜明治20(1887)年
江戸時代後期〜明治期の漢方医。
¶姓氏長野

安藤副 あんどうたすく
明治31(1898)年〜昭和50(1975)年
大正〜昭和期の医療地方自治功労者。
¶姓氏岩手

安藤忠彦 あんどうただひこ
大正13(1924)年6月3日〜平成14(2002)年10月13日
昭和〜平成期の農芸化学者、日本大学農獣医学部教授。
¶科学,植物

安藤貞助 あんどうていすけ
生没年不詳
明治期の医師。
¶飛騨

安藤春彦 あんどうはるひこ
昭和7(1932)年〜
昭和〜平成期の医師。世界中の親子関係について研究。著書に「知能とは何か」「心身障害児の療育相談」など。
¶現執3期

安藤文沢 あんどうぶんたく
文化4(1807)年〜明治5(1872)年
江戸時代末期〜明治期の医師、政治家。外務省通商局長。鳥取藩において種痘を実施。維新後は明治政府でハワイ総領事等を歴任。
¶江文，埼玉人(㊊文化4(1807)年5月25日　㊼明治5(1872)年6月29日)，日人，幕末(㊼1872年8月3日)，幕末大(㊊文化4(1807)年5月5日　㊼明治5(1872)年6月29日)，藩臣4(生没年不詳)，三重，洋学

安藤真鉄 あんどうまがね
宝暦3(1753)年〜文政10(1827)年
江戸時代後期の武士。上野館林藩士。禊教教祖井上正鉄の父。国学・医学・儒学・仏教に通じた。
¶人名，日人

安藤正胤 あんどうまさたね
弘化4(1847)年〜大正15(1926)年
江戸時代後期〜大正期の眼科医。
¶眼科

安東元貞 あんどうもとさだ★
生没年不詳
江戸時代前期の湊安東氏の家臣。医師。
¶秋田人2

安藤義信 あんどうよしのぶ
明治21(1888)年〜昭和35(1960)年
大正〜昭和期の接骨医。
¶長野歴

安藤嘉英 あんどうよしひで
昭和14(1939)年2月19日〜平成17(2005)年5月5日
昭和〜平成期の理療科教員。
¶視覚

安藤竜淵 あんどうりゅうえん
文化3(1806)年〜明治17(1884)年
江戸時代末期〜明治期の書家、幕吏。寄場奉行。
¶国書(㊼明治17(1884)年8月30日)，人名，日人

安中益庵 あんなかえきあん
江戸時代中期の医師。
¶江戸人

安中文瑛 あんなかぶんえい
文化8(1811)年〜明治8(1875)年
江戸時代後期〜明治期の保渡田村の医師。
¶姓氏群馬

阿武喜美子 あんのきみこ
明治43(1910)年2月17日〜平成21(2009)年10月10日
昭和期の生化学者。お茶の水女子大学教授。女性初の東京大学大学院生。炭水化物を研究。戦後は女性研究者の育成に尽力。
¶科学，科技，現情，現人，世紀，日人

安保寿 あんぽひさし
明治34(1901)年〜昭和61(1986)年
大正〜昭和期の医師。専門は病理学。
¶近医

安楽茂己 あんらくしげみ
大正11(1922)年〜平成5(1993)年
昭和〜平成期の医師。専門は病理学、神経病理学。
¶近医

安楽武志 あんらくたけし
？〜
大正期の東京帝国大学セツルメント参加者。
¶社史

【い】

飯岡子玉 いいおかしぎょく
〜文政11(1828)年
江戸時代後期の医師、俳人。
¶長崎遊

飯岡滄浪 いいおかそうろう
〜寛政8(1796)年6月
江戸時代中期〜後期の医家。
¶大阪人

飯尾平太 いいおへいた
文久4(1864)年〜昭和26(1951)年
明治〜昭和期の獣医師。
¶愛媛

飯尾正宏 いいおまさひろ
昭和4(1929)年12月7日〜平成2(1990)年12月21日
昭和〜平成期の核医学者。東京大学医学部教授。放射線医学、核医学を研究。世界核医学会事務局長、日本核医学会会長を歴任。
¶科学，近医，世紀，日人

飯川廖廓 いいかわりょうかく
天保9(1838)年〜明治35(1902)年5月30日
江戸時代後期〜明治期の医師。
¶国書

飯久保知道 いいくぼともみち
？〜
大正期の東京帝国大学セツルメント参加者。
¶社史

飯倉安次郎 いいくらやすじろう
明治19(1886)年〜？
明治〜大正期の製薬業。飯倉製薬社長、岩瀬家庭

薬商業協同組合理事長。
¶姓氏富山

飯倉洋治 いいくらようじ
昭和16(1941)年7月19日〜平成15(2003)年
昭和〜平成期の医師。国立小児病院アレルギー科医長。小児ぜんそくを研究。著書に「喘息児の水泳指導」「アレルギーに克つ生活術」など。
¶近医, 現執3期

飯島魁 いいじまいさお
文久1(1861)年6月17日〜大正10(1921)年3月14日
明治〜大正期の動物学者。東京帝国大学教授。海綿、寄生虫、鳥類の研究で日本の動物学の先駆的存在。
¶朝日(㊥文久1年6月17日(1861年7月24日)), 海越, 海越新, 科学, 近医, 近現, 考古, 国際, 国史, コン改, コン5, 史人, 静岡百, 静岡歴, 新潮, 人名, 世紀, 姓氏静岡, 世人, 世百, 先駆, 全書, 大百, 渡航, 日人

飯島浩一 いいじまこういち
昭和4(1929)年〜平成16(2004)年
昭和〜平成期の医師。専門は解剖学。
¶近医

飯島三太夫 いいじまさんだゆう
生没年不詳
江戸時代の彦根藩の医師兼右筆。
¶姓氏長野

飯島茂 いいじましげる
慶応4(1868)年7月10日〜昭和28(1953)年7月15日
明治〜大正期の陸軍軍医。軍医総長等を経て、軍医学校校長。陸軍衛生部を編成。
¶近医, 新潮, 人名7, 世紀, 日人

飯島進 いいじますすむ
大正11(1922)年〜平成4(1992)年
昭和〜平成期の医師。皮膚科。
¶近医

飯島雪斎 いいじませっさい, いいじませつさい
享和2(1802)年〜元治1(1864)年
江戸時代後期〜末期の蘭法医。
¶群馬人, 姓氏群馬(いいじませつさい)

飯島宗一 いいじまそういち
大正11(1922)年11月28日〜平成16(2004)年3月1日
昭和〜平成期の病理学者。
¶科学, 近医, 現朝, 現執2期, 現執3期, 現情, 世紀, 日人, 平和

飯島隆志 いいじまたかし
大正5(1916)年7月8日〜平成16(2004)年1月3日
昭和〜平成期の植物生理学者、信州大学名誉教授。
¶植

飯島三宅 いいじまみやけ
明治44(1911)年〜
昭和期の医師。

¶群馬人

飯塚栄次郎 いいずかえいじろう
? 〜
大正期の東京帝国大学セツルメント参加者。
¶社史

飯塚淳一郎 いいずかじゅんいちろう
→飯塚淳一郎(いいづかじゅんいちろう)

飯塚喜一 いいずかよしかず
→飯塚喜一(いいづかよしかず)

飯塚理八 いいずかりはち
→飯塚理八(いいづかりはち)

飯泉春堂 いいずみしゅんどう
江戸時代末期の医師。
¶維新

飯田有倫 いいだありとも
? 〜文化7(1810)年
江戸時代中期〜後期の医師、漢学者。
¶国書

飯高洋一 いいたかよういち
昭和2(1927)年10月15日〜平成18(2006)年4月1日
昭和〜平成期の薬学者、東京大学名誉教授。専門はX線結晶学、構造化学。
¶科学

飯田九皋 いいだきゅうこう
天保10(1839)年4月20日〜大正10(1921)年2月21日
江戸時代末期〜大正期の儒学者・医師。
¶愛媛百

飯田玄仙 いいだげんせん
正保4(1647)年〜享保10(1725)年
江戸時代中期の医師。
¶人名, 日人

飯田コトミ いいだことみ
? 〜昭和43(1968)年3月17日
昭和期の看護婦。オランダの南米航路客船ルイス号において、移住者の相談相手となり献身的に看護。
¶愛知女(㊥1910年), 女性, 女性普

飯田柔平 いいだじゅうへい
安永1(1772)年〜文化1(1804)年
江戸時代中期〜後期の医師。
¶姓氏山口

飯田正伯 いいだしょうはく
→飯田正伯(いいだせいはく)

飯田助太夫 いいだすけだいう
→飯田助太夫(いいだすけだゆう)

飯田助太夫(飯田助大夫) いいだすけだゆう
文化10(1813)年〜明治28(1895)年8月1日　㊥飯田助太夫《いいだすけだいう》, 飯田助大夫《いいだすけだゆう》

江戸時代末期～明治時代の名主、綱島寄場組合大総代。橘樹郡芝生村への繰綿会所設立を企図。
¶維新(飯田助大夫)，神奈川人(いいだすけだいう)，幕末，幕末大([生]文化10(1813)年8月29日)

飯田進 いいだすすむ
大正12(1923)年～
昭和～平成期の社会福祉家。神奈川県児童医療福祉財団理事長。
¶平和

飯田澄美子 いいだすみこ
昭和5(1930)年3月6日～
昭和～平成期の学校保健・母子看護学者。神奈川県立衛生短期大学教授。
¶現執2期，現執4期

飯田清二 いいだせいじ
？ ～
大正期の東京帝国大学セツルメント参加者。
¶社史

飯田正伯 いいだせいはく
文政8(1825)年～文久2(1862)年　[別]飯田正伯《いいだしょうはく》
江戸時代末期の武士、医師。長州萩藩士。
¶全幕，幕末大(いいだしょうはく　[没]文久2(1862)年6月1日)

飯田棁隠 いいだとういん
文久3(1863)年～昭和12(1937)年
明治～昭和期の曹洞宗僧侶、医師。
¶仏人

飯田道調(飯田道珊) いいだどうちょう
*～宝暦1(1751)年
江戸時代中期の医師・本草学者。
¶姓氏山口(飯田道珊　[生]1690年)，洋学([生]元禄2(1689)年)

飯田篤老 いいだとくろう
安永7(1778)年～文政9(1826)年　[別]篤老《とくろう》
江戸時代後期の武士、医師、俳人。安芸広島藩士。
¶大阪人([没]文政9(1826)年4月)，国書(篤老　とくろう　[没]文政9(1826)年4月23日)，人名，日人，俳諧(篤老　とくろう　[生]？)，俳句(篤老　とくろう　[没]文政9(1826)年4月23日)，藩臣6，広島百([没]文政9(1826)年4月23日)，和俳

飯田直好 いいだなおよし
～明和2(1765)年
江戸時代中期の商人。社会慈善事業に尽くした。
¶大阪人

飯田広夫 いいだひろお
大正11(1922)年～平成4(1992)年
昭和～平成期の医師。専門は微生物学。
¶近医

飯田蘭台 いいだらんだい
生没年不詳
江戸時代の医師。
¶国書

飯田格 いいだわたる
大正10(1921)年3月30日～
昭和期の植物病理学者。千葉大学教授。
¶現情

飯塚和之 いいつかかずゆき
昭和22(1947)年1月1日～
昭和～平成期の法学者。専門は民法、医事法、情報法。
¶現執2期，現執4期

飯塚淳一郎 いいづかじゅんいちろう，いいずかじゅんいちろう
明治20(1887)年10月15日～昭和42(1967)年6月23日
大正～昭和期の歯科医師。大阪歯科医学専門学校教授。留学後、デンバー市で開業、帰国後、大阪歯科大学学長・理事長を歴任。
¶大阪人([没]昭和42(1967)年6月)，科学(いいずかじゅんいちろう)，現情，人名7，世紀，日人，和歌山人

飯塚スヅ いいづかすづ
明治40(1907)年3月17日～平成6(1994)年9月24日
大正～平成期の看護師(従軍看護婦)。
¶近医，埼玉人

飯塚忠治 いいづかただはる，いいつかただはる
明治33(1900)年4月23日～平成2(1990)年
大正～平成期の開業医。
¶島根百，島根歴(いいつかただはる)

飯塚直彦(1) いいづかなおひこ
→飯塚直彦(2)(いいずかなおひこ)

飯塚直彦(2) いいづかなおひこ，いいずかなおひこ
明治20(1887)年5月23日～昭和29(1954)年12月9日
明治～昭和期の医師。内科。
¶秋田人2，近医

飯塚文庵 いいづかぶんあん
文政1(1818)年～明治35(1902)年
江戸時代後期～明治期の松江藩医。
¶島根百，島根歴

飯塚文市 いいづかぶんいち
明治10(1877)年～昭和44(1969)年
明治～昭和期の順天堂薬局創業者。
¶島根歴

飯塚喜一 いいづかよしかず，いいずかよしかず
昭和6(1931)年5月19日～平成20(2008)年
昭和～平成期の口腔衛生学者。神奈川歯科大学教授。
¶近医，現執2期(いいずかよしかず)

飯塚蘭洲 いいづからんしゅう
享保17(1732)年～寛政11(1799)年
江戸時代中期の儒者、陸奥弘前藩の儒医。
¶人名

飯塚利庵 いいづかりあん
江戸時代の出雲松江藩医。
¶人情3

飯塚理八 いいづかりはち,いいずかりはち
大正13(1924)年6月4日～平成18(2006)年11月29日
昭和～平成期の産婦人科医。
¶科学(いいずかりはち),近医,現朝,現執2期(いいずかりはち),現執3期(いいずかりはち),現情,現日,新潮,世紀,日人,マス89

飯塚礼二 いいづかれいじ
大正15(1926)年～平成19(2007)年
昭和～平成期の医師。専門は精神科、神経病理学。
¶近医

飯富了伍 いいとみりょうご
文化10(1813)年～文久4(1864)年1月19日
江戸時代後期・末期の医師。
¶岩手人

飯沼巌 いいぬまいわお
明治45(1912)年～平成9(1997)年
昭和～平成期の医師。眼科。
¶近医

飯沼守一 いいぬまもりかず★
明治44(1911)年10月1日～平成5(1993)年4月19日
昭和・平成期の人。ハンセン病対策に尽力。昭和43年7月、栃木県藤楓協会の評議員。
¶栃木人

飯沼慾斎(飯沼慾斉) いいぬまよくさい
天明2(1782)年6月10日～慶応1(1865)年
江戸時代後期の蘭方医、植物学者。「草木図説」の著者。
¶朝日([生]天明3(1783)年　[没]慶応1年閏5月5日(1865年6月27日)),維新,岩史([生]天明3(1783)年　[没]慶応1(1865)年閏5月5日),江人([生]1782・83年),科学([没]慶応1(1865)年閏5月5日),角史,岐阜百([生]1783年　[没]1868年),郷土岐阜,近世,国史,国書([没]慶応1(1865)年閏5月5日),コン改([生]天明3(1783)年),コン4([生]天明3(1783)年),コン5([生]天明3(1783)年),史人([生]1783年　[没]1865年閏5月5日),重要(飯沼慾斉　[生]天明3(1783)年6月10日　[没]慶応1(1865)年閏5月5日),植物([没]慶応1年閏5月5日(1865年6月27日)),人書94([生]1783年),新潮([没]慶応1(1865)年閏5月5日),人名,世人([没]慶応1(1865)年5月5日),世百,全書,対外,大百([生]1783年),日史([没]慶応1(1865)年閏5月5日),日人,濃飛([生]天明3(1783)年6月　[没]慶応1(1865)年5月),幕末大([没]慶応1(1865)年閏5月5日),百科([生]天明3(1783)年),三重([生]天明3年6月10日),洋学,歴大([生]1783年)

飯沼竜夫 いいぬまりゅうふ
寛政6(1794)年～万延1(1860)年
江戸時代末期の医師(美濃大垣藩医)。
¶洋学

飯野玄竜 いいのげんりゅう
天保6(1835)年4月8日～明治26(1893)年6月18日
江戸時代後期～明治期の医師。
¶庄内

飯野三郎 いいのさぶろう
明治41(1908)年～昭和53(1978)年
大正～昭和期の医師。整形外科。
¶近医,宮城百

飯野十造 いいのじゅうぞう
明治19(1886)年～昭和42(1967)年
明治～昭和期の牧師、救癩運動の先駆者。
¶静岡百,静岡歴,姓氏静岡

飯野四郎 いいのしろう
昭和11(1936)年～平成20(2008)年
昭和～平成期の医師。内科(肝臓病学)。
¶近医

飯野節夫 いいのせつお
昭和9(1934)年5月17日～
昭和～平成期の養生法研究家。大分大学教授。問題児の相談、食事療法を中心とした自然療法の研究に従事。著書に「自閉症はこうして治す」など。
¶現執1期,現執2期,現執3期

飯野徹雄 いいのてつお
昭和3(1928)年8月12日～平成20(2008)年2月22日
昭和～平成期の遺伝学者、東京大学名誉教授。専門は細菌遺伝学。
¶科学,現執2期,現情,世紀

飯星良弼 いいほしりょうすけ
明治29(1896)年～昭和62(1987)年
大正・昭和期の健康増進推進家。大正12年、「熊本体育協会」の初代理事長。
¶熊本人

飯室庄左衛門 いいむろしょうざえもん
→飯室昌栩(いいむろまさのぶ)

飯室昌栩 いいむろまさのぶ
寛政1(1789)年～安政6(1859)年　[別]飯室庄左衛門《いいむろしょうざえもん》
江戸時代末期の博物学者、本草学者。
¶江文(飯室庄左衛門　いいむろしょうざえもん),国書(生没年不詳),人名(飯室庄左衛門　いいむろしょうざえもん),日人

飯森益太郎 いいもりますたろう
慶応2(1866)年8月19日～?
明治期の医師。
¶渡航

井内功 いうちいさお
明治44(1911)年～平成4(1992)年
大正～平成期の医師、考古学(古代瓦研究)。
¶近医

家坂幸三郎 いえさかこうさぶろう
明治11(1878)年8月1日～昭和27(1952)年10月24日

明治～昭和期の医師。
¶沖縄百

家坂清次郎 いえさかせいじろう
明治2(1869)年～昭和19(1944)年
明治～昭和期の眼科医。
¶新潟百

家崎智 いえさきさとる
大正15(1926)年～
昭和期の医師。
¶群馬人

家田剛白 いえだごうはく
弘化4(1847)年～大正9(1920)年
江戸時代末期～大正期の洋方医。
¶新潟百別

伊江朝貞 いえちょうてい
明治8(1875)年11月28日～昭和26(1951)年12月21日
明治～昭和期の医師、牧師。
¶沖縄百

家原小文治 いえはらこぶんじ
明治23(1890)年～昭和58(1983)年
明治～昭和期の陸軍軍医(内科)。
¶近医

家原朝臣善宗 いえはらのあそんよしむね
→家原善宗(いえはらのよしむね)

家原善宗 いえはらのよしむね
[別]家原善宗《いえはらよしむね》,家原朝臣善宗《いえはらのあそんよしむね》
平安時代前期の医師。
¶朝日(生没年不詳), 古人, 古代(家原朝臣善宗　いえはらのあそんよしむね), 古代普(家原朝臣善宗　いえはらのあそんよしむね), コン改(生没年不詳), コン4(生没年不詳), コン5, 人名(いえはらよしむね), 日人(生没年不詳)

家原善宗 いえはらよしむね
→家原善宗(いえはらのよしむね)

伊王野坦 いおうのひろし
文化11(1814)年～明治16(1883)年　[別]伊王野坦《いおのたいら》,伊王野担《いおのたいら》,青木浩斎《あおきこうさい》
江戸時代末期～明治期の鳥取藩士、蘭学者。維新後、久美浜県知事、鳥取藩少参事などを歴任。
¶維新, 国書(青木浩斎　あおきこうさい　[没]明治16(1883)年11月12日), コン改, コン4, コン5, 新潮([没]明治16(1883)年11月12日), 人名, 鳥取百(いおのたいら), 長崎遊, 日人, 幕末(伊王野担　いおのたいら　[生]1813年), 幕末大(いおのたいら　[生]文化10(1813)年), 藩臣5(いおのたいら), 洋学(青木浩斎　あおきこうさい)

井岡道貞 いおかどうてい
江戸時代の津山松平藩侍医。
¶岡山歴

井岡友仙 いおかゆうせん
江戸時代の津山松平藩医。
¶岡山歴

五百木飄亭 いおきひょうてい,いおぎひょうてい
→五百木良三(いおぎりょうぞう)

五百木部全成 いおきべのうつなり
[別]五百木部全成《いおきべのまたなり》
平安時代前期の医師。
¶古人(いおきべのまたなり), 日人(生没年不詳)

五百木部全成 いおきべのまたなり
→五百木部全成(いおきべのうつなり)

五百木良三 いおぎりょうぞう,いおきりょうぞう
明治3(1870)年12月14日～昭和12(1937)年6月14日　[別]五百木飄亭《いおきひょうてい,いおぎひょうてい》,飄亭《ひょうてい》
明治～昭和期のジャーナリスト、俳人。「日本」編集長、政教社社長。ポーツマス講和条約に反対する国民大会を開く。国体明徴運動にも参加。
¶朝日([生]明治3(1870)年12月), 近医(いおきりょうぞう), 近文(五百木飄亭　いおきひょうてい), 現俳(五百木飄亭　いおきひょうてい), コン改, コン5, 四国文(五百木飄亭　いおきひょうてい), 出文, 新文(五百木飄亭　いおぎひょうてい), 人名(いおきりょうぞう), 世紀([生]明治3(1871)年12月14日), 日人(いおきりょうぞう　[生]明治3(1871)年12月14日), 俳諧(飄亭　ひょうてい), 俳句(飄亭　ひょうてい), 文学(五百木飄亭　いおぎひょうてい), 履歴(いおきりょうぞう)

五百蔵昌斎 いおくらしょうさい
寛延2(1749)年～寛政9(1797)年
江戸時代中期の医師。
¶長崎遊

伊王野坦(伊王野担) いおのたいら
→伊王野坦(いおうのひろし)

井尾裕子 いおゆうこ
昭和～平成期の医師。医療法人正裕会井上レディースクリニック院長。
¶YA

庵政三 いおりまさぞう
明治34(1901)年～昭和46(1971)年2月25日
[別]庵政三《いほりまさぞう》
大正～昭和期の医師。
¶神奈川人(いほりまさぞう), 神奈川百, 郷土神奈川(いほりまさぞう), 近医, 世紀, 姓氏神奈川, 日人

五百蔵魯泉 いおろいろせん
文政10(1827)年～文久3(1863)年
江戸時代末期の医師。
¶高知人([没]1862年), 幕末([没]1863年11月21日), 幕末大([没]文久3(1863)年9月22日)

意外 いがい
明治7(1874)年～昭和34(1959)年7月27日
明治～昭和期の俳人、医師。「山鳩」を刊行。

い

¶俳諧，俳句

猪飼道夫　いかいみちお
大正2(1913)年5月28日〜昭和47(1972)年1月3日
昭和期の運動生理学者。著書に「教育生理学」など多数。
¶科学(㊥1913年(大正2)5月18日)，近医，現朝，現執1期，現情，人名7，世紀，日人

五十川基　いかがわもとい
天保15(1844)年〜明治6(1873)年　㊟五十川基《いそかわもとい》
江戸時代末期〜明治期の福山藩留学生。アメリカに留学し、「休戦要録」を翻訳出版。
¶海越(いそかわもとい　㊤?)，海越新(㊁明治6(1873)年1月21日)，国際(いそかわもとい㊤?)，国書5(㊁明治6(1873)年2月22日)，渡航(㊤?)，日人，幕末(㊁1873年1月21日)，幕末7(㊁明治6(1873)年1月21日)，藩臣6，広島百(㊤天保15(1844)年9月6日　㊁明治6(1873)年2月22日)

伊賀順子　いがじゅんこ
昭和〜平成期のカウンセラー。
¶YA

井形昭弘　いがたあきひろ
昭和3(1928)年9月16日〜
昭和〜平成期の内科学者、神経病学者。名古屋学芸大学学長、日本尊厳死協会理事長。スモン病・水俣病など社会問題になった難病を解明。中央公害対策審議会委員、脳死臨調委員を歴任。
¶現朝，現執4期，現情，世紀，日人

鋳方末彦　いかたすえひこ
明治27(1894)年8月27日〜昭和51(1976)年9月10日
大正〜昭和期の植物病理学者。岡山県農業試験場場長兼農業講習所長。植物病害に関する研究と農業技術者養成に力をそそぐ。
¶岡山人，岡山百，岡山歴，科学，現情(㊤1894年8月)，植物，人名7，世紀(㊤明治27(1894)年8月)，日人(㊤明治27(1894)年8月)

伊賀文範　いがふみのり
明治22(1889)年〜昭和31(1956)年
明治〜昭和期の医師。眼科。
¶近医

五十嵐桂山　いがらしけいざん
生没年不詳
江戸時代末期の医師。
¶国書

五十嵐富安　いがらしとみやす
文化8(1811)年〜明治18(1885)年4月19日　㊟五十嵐富安《いがらしふあん》
江戸時代末期〜明治時代の慈善事業家。
¶会津，維新(いがらしふあん)，幕末，幕末大(㊤文化8(1811)年10月17日)，福島百(いがらしふあん)

五十嵐紀子　いがらしのりこ
昭和13(1938)年7月22日〜
昭和期の政治家、社会運動家。
¶視覚

五十嵐播水　いがらしばんすい
明治32(1899)年1月10日〜平成12(2000)年4月23日
大正〜平成期の俳人、病院長。穏健中庸の句風。「九年母」主宰。句集に「播水句集」「秋燕」など。
¶紀伊文(㊁?)，近文，現情，現俳，滋賀文，新文，世紀，奈良文，俳文，兵庫文，文学

五十嵐富安　いがらしふあん
→五十嵐富安(いがらしとみやす)

五十嵐文夫　いがらしふみお
昭和9(1934)年〜
昭和期の公害・福祉問題ルポライター。
¶現執1期

五十嵐正雄　いがらしまさお
大正14(1925)年7月3日〜
昭和期の産科婦人科学者。
¶群馬人

五十嵐正紘　いがらしまさひろ
昭和15(1940)年〜平成20(2008)年
昭和〜平成期の医師。地域医療、小児科。
¶近医

五十嵐光雄　いがらしみつお
昭和7(1932)年8月28日〜
昭和期の教師。
¶視覚

五十嵐康彦　いがらしやすひこ
昭和16(1941)年4月12日〜
昭和〜平成期の心霊研究家、ゾーンセラピスト、カイロプラクター。五十嵐反射療院長。ヨーガの普及に努める。著書に「足のゾーンセラピー」「驚異の気功術入門」など。
¶現執3期，現執4期

五十嵐又碩　いがらしゆうせき，いからしゆうせき
文政10(1827)年〜慶応1(1865)年
江戸時代末期の越後村上藩医。
¶人名，長崎遊，新潟百(いからしゆうせき)，日人

五十嵐喜広　いがらしよしひろ，いからしよしひろ
明治5(1872)年5月20日〜昭和19(1944)年7月13日
明治〜昭和期の社会事業家。
¶庄内(いからしよしひろ)，世紀，日人

猪狩見竜　いかりけんりゅう
明治15(1882)年10月31日〜昭和8(1933)年1月5日
明治〜昭和期の医師、キリスト者、社会主義者、俳人。
¶岩手人，姓氏岩手(猪狩見竜)

猪狩忠 いかりただし
大正5（1916）年～平成18（2006）年
昭和～平成期の医師。整形外科。
¶近医

伊賀六一 いがろくいち
大正12（1923）年～平成15（2003）年
昭和～平成期の医師。内科。
¶近医

井川洋二 いかわようじ
昭和9（1934）年11月21日～平成24（2012）年4月12日
昭和～平成期の病理学者。東京医科歯科大学教授。腫瘍学、分子遺伝学が専門。遺伝子、DNAのレベルでがんのナゾを探る。
¶科学，現朝，現執2期，現情，世紀，日人

壱岐宗淳 いきそうじゅん
弘化1（1844）年～明治25（1892）年
江戸時代末期～明治期の医師。
¶日人，宮崎百（[没]明治25（1892）年4月7日）

猪木熊山 いきゆうざん
天保14（1843）年～明治36（1903）年
明治期の医師。産科に長じた。
¶大阪人（[没]明治36（1903）年10月），人名，日人

生井修斎 いくいしゅうさい
文政11（1828）年10月～明治18（1885）年11月8日
江戸時代末期・明治期の教育者・医師。
¶飛騨

生井浩 いくいひろし
明治45（1912）年～昭和60（1985）年
昭和期の医師。眼科。
¶近医

生沢クノ いくざわくの，いくさわくの
元治1（1864）年12月16日～昭和20（1945）年6月18日
明治～昭和期の医師。我が国の女医第2号。地方の一女医として一生を送る。
¶近医（いくさわくの），近女（いくさわくの），埼玉人（[生]元治1（1864）年12月26日），女性，女性普，日人（[生]1865年）

生島ヒロシ いくしまひろし
昭和25（1950）年12月24日～
昭和～平成期のアナウンサー、司会者。東北福祉大学客員助教授。
¶テレ

幾瀬マサ いくせまさ
大正3（1914）年11月13日～
昭和期の植物学者。東邦大学薬学部教授。薬学教育にあたり、日本の花粉研究の基礎を築く。花粉症対策に尽力。
¶現情，現人，世紀，日人

生田安宅 いくたあたか
天保11（1840）年～明治35（1902）年　[別]生田安宅《いくたあんたく》
江戸時代末期～明治時代の医師。岡山医学館二等教授。性病予防・治療に尽力し、著書に「生理提要附録」など。
¶岡山，岡山人（いくたあんたく），岡山百（[没]明治35（1902）年4月6日），岡山歴（[生]天保11（1840）年11月　[没]明治35（1902）年4月3日），科学（[生]天保11（1840）年11月　[没]明治35（1902）年4月3日），幕末（[没]1902年4月6日），幕末大（[没]明治35（1902）年4月6日），洋学

生田安宅 いくたあんたく
→生田安宅（いくたあたか）

生田順庵 いくたじゅんあん
生没年不詳
江戸時代中期の医師。
¶飛騨

生田信保 いくたしんぽ
明治31（1898）年7月28日～昭和51（1976）年1月20日
大正～昭和期の歯科医師。京城帝国大学教授。口腔外科専門。東京都職員共済組合診療所長を経て、開業。
¶科学，近医，現情，人名7，世紀，日人

井口恭一 いぐちきょういち
昭和22（1947）年～
昭和～平成期の理学療法士。著書に「症状別家庭看護と運動療法」「腰痛を運動で治す」など。
¶現執3期

井口定男 いぐちさだお
大正8（1919）年12月1日～平成21（2009）年9月1日
昭和～平成期の薬学者、九州大学名誉教授。専門は薬剤学。
¶科学

井口乗海 いぐちじょうかい
明治16（1883）年～昭和16（1941）年　[別]井口乗海《いのぐちじょうかい》
明治～昭和期の衛生学者。医学博士。警視庁に入り、技師、衛生部貿易課長。都市衛生に関する権威。
¶近医，人名7（いのぐちじょうかい）

井口常範 いぐちじょうはん
→井口常範（いぐちつねのり）

生口酔僊 いくちすいせん
天保5（1834）年～明治42（1909）年8月11日
江戸時代末期～明治時代の医師。
¶国書5，幕末，幕末大（[没]明治41（1908）年8月11日）

井口泰泉 いぐちたいせん
昭和26（1951）年3月17日～
昭和～平成期の内分泌学研究者。岡崎国立共同研究機構統合バイオサイエンスセンター教授。
¶現執4期

井口常範（井口常憲） いぐちつねのり
生没年不詳　[別]井口常範《いぐちじょうはん，いのくちつねのり》

江戸時代前期の天文暦学者、医師。
¶朝日（井口常憲），科学（井口常憲），国書，新潮，全書（いぐちじょうはん），大百，日人

井口貞法尼　いぐちていほうに
嘉永4（1851）年～大正10（1921）年7月23日
明治～大正期の尼僧。柳原庵3代。独力で孤児、貧困児の救済に尽力。
¶女性，女性普，世紀（㊍嘉永4（1851）年2月25日），日人，仏人

井口栄春　いぐちひではる
生没年不詳
江戸時代末期の医師。
¶国書

井口昌雄　いぐちまさお
明治37（1904）年10月1日～昭和56（1981）年
大正～昭和期の医師、社会運動家。新興医師連盟組織宣伝部長、北里研究所部長。
¶社運，社史，平和

井口楽山　いぐちらくざん
生没年不詳
江戸時代末期の医師。
¶国書

生野照子　いくのてるこ
昭和18（1943）年～
昭和～平成期の医師。専門は、小児科学、心身医学、臨床心理学。神戸女学院大学人間科学部教授。
¶現執4期

井久保伊登子　いくぼいとこ
昭和11（1936）年2月4日～
昭和～平成期の医師、随筆家、詩人。
¶郷土

生熊順益　いくまじゅんえき
江戸時代中期の医師。
¶人名，日人（生没年不詳）

池内大学　いけうちだいがく
文化11（1814）年～文久3（1863）年　㊋池内陶所《いけうちとうしょ》，池内奉時《いけうちまさとき》
江戸時代末期の医師、儒者、尊攘派志士。
¶朝日（㊍文化11年10月22日（1814年12月3日）㊏文久3年1月22日（1863年3月11日）），維新（池内陶所　いけうちとうしょ），大阪人（㊍？㊏文久3（1863）年1月22日，大阪墓㊏文久3（1863）年1月23日），京都大，近世（池内陶所　いけうちとうしょ），国史（池内奉時　いけうちまさとき　㊍文化11（1814）年10月22日　㊏文久3（1863）年1月23日），コン改，コン4，新潮（㊍文化11（1814）年10月22日㊏文久3（1863）年1月23日），人名，姓氏京都，世人（池内陶所　いけうちとうしょ　㊏文久3（1863）年1月22日），日史（㊏文久3（1863）年1月22日），日人，幕末（池内陶所　いけうちとうしょ　㊏1863年3月12日），百科，歴大

池内達郎　いけうちたつお
大正2（1913）年3月25日～昭和63（1988）年3月15日
昭和期の医師。日本赤十字社従業員組合初代委員長をつとめ、以後医療労働者の組織化に関わる。
¶現朝，世紀，日人

池内陶所　いけうちとうしょ
→池内大学（いけうちだいがく）

池内蓬輔　いけうちほうすけ
享和元（1801）年～安政3（1856）年
江戸時代後期～末期の医師。
¶愛媛，愛媛百（㊏安政3（1856）年10月12日），国書（㊏安政3（1856）年10月11日）

池内奉時　いけうちまさとき
→池内大学（いけうちだいがく）

池内八重　いけうちやえ
明治24（1891）年～昭和27（1952）年6月20日
昭和期の社会運動家。民主的医療機関三軒茶屋診療所建設に尽力。
¶女性，女性普

池上奎一　いけがみけいいち
大正13（1924）年～平成1（1989）年
昭和期の医師。泌尿器科。
¶近医

池上幸江　いけがみさちえ
昭和14（1939）年5月21日～
昭和～平成期の栄養学研究者。大妻女子大学家政学部教授。
¶現執4期

池上正治　いけがみしょうじ
昭和21（1946）年8月26日～
昭和～平成期の著述家、翻訳家。アジアの文学と医薬学について研究・執筆。著書に「『気』の不思議」「北京暗転」など。
¶現執3期，現執4期

池上宗九郎　いけがみそうくろう
～嘉永4（1851）年6月9日
江戸時代後期の医師。
¶飛騨

池上長右衛門　いけがみちょうえもん
明治20（1887）年10月14日～昭和39（1964）年2月20日
明治～昭和期の実業家、社会事業家。
¶岡山百，岡山歴

池上錥十郎　いけがみとうじゅうろう
明治41（1908）年～
昭和期の医師。
¶群馬人

池上直一　いけがみなおいち
明治38（1905）年～
昭和期の医師。
¶群馬人

池上直己 いけがみなおき
昭和24(1949)年5月3日～
昭和～平成期の医療政策・管理学研究者。慶応義塾大学医学部教授。
¶現執4期

池上晴夫 いけがみはるお
昭和5(1930)年4月25日～
昭和～平成期の体育学者。筑波大学教授。運動生理学などを研究。
¶現執3期

池上保子 いけがみやすこ
昭和18(1943)年7月6日～
昭和～平成期の料理研究家、管理栄養士。著書に「コマッタさんのホイホイ料理」「どたんばメニュー月火水木金土日」など。
¶現執3期

池上雪枝 いけがみゆきえ
文政9(1826)年～明治24(1891)年5月2日
明治期の社会事業家。易断を営み神道大成教の神官となり祈禱所を設け、感化院を開く。感化院的施設の先駆者。
¶朝日([生]文政9年2月1日(1826年3月9日)), 大阪人([没]明治24(1891)年5月), 大阪墓([生]文政8(1825)年), 近現, 近女, 国史, 女性([生]文政9(1826)年2月1日), 女性普([生]文政9(1826)年2月1日), 先駆([生]文政9(1826)年2月1日), 日人

池川清 いけがわきよし
明治43(1910)年～
昭和期の社会福祉学者。聖和女子大学教授。
¶現執1期

池川春水 いけがわしゅんすい
元文4(1739)年～安永2(1773)年
江戸時代中期の医師。
¶高知人

池口恵観 いけぐちえかん
昭和11(1936)年11月15日～
昭和～平成期の真言宗密教僧侶。最福寺法主、高野山真言宗伝燈大阿闍梨。専門は仏教、密教、医学(生命倫理)。著書に「密教の秘密」「凶悪霊の法則」など。
¶現執3期, 現執4期

池口慶二 いけぐちけいぞう
慶応3(1867)年4月23日～昭和8(1933)年12月1日
明治～昭和期の薬学者。東京薬学専門学校長。医事および薬学教育に尽力。
¶科学, 人名, 世紀, 日人

池下育子 いけしたいくこ
昭和28(1953)年～
昭和～平成期の医師。池下レディースクリニック銀座院長。
¶現執4期

池下とみ いけしたとみ
大正9(1920)年2月8日～
昭和期の社会福祉活動家。
¶群馬人

池尻茂 いけじりしげる
大正1(1912)年2月24日～
昭和期の口腔外科学者。九州歯科大学教授。
¶現情

池田岩治 いけだいわじ
明治5(1872)年～大正11(1922)年6月2日　[別]池田岩治《いけだいわはる》
明治～大正期の医学者、動物学者。京都帝国大学教授。瀬戸臨海研究所の創設に尽力。原生動物胞子虫類の研究で先駆的役割を果たした。
¶科学, 人名, 世紀, 姓氏京都(いけだいわはる), 全書, 大百, 渡航, 新潟百, 日人([生]明治5(1872)年10月23日)

池田岩治 いけだいわはる
→池田岩治(いけだいわじ)

池田悦次郎 いけだえつじろう
慶応1(1865)年3月25日～?
明治期の医師。
¶渡航

池田海晃 いけだかいこう
大正3(1914)年2月3日～平成9(1997)年7月
昭和期の僧侶。空襲により失明、マッサージ治療院を設立。
¶視覚

池田数好 いけだかずよし
明治42(1909)年3月1日～
昭和期の精神医学者。九州大学教授。
¶現執1期, 現執2期

池田亀夫 いけだかめお
大正7(1918)年～平成5(1993)年
昭和～平成期の医師。整形外科。
¶近医

池田菊苗 いけだきくなえ
元治1(1864)年9月8日～昭和11(1936)年5月3日
明治～昭和期の物理化学者。東京帝国大学教授。調味料グルタミン酸ナトリウムを発明、理化学研究所の創設に尽力。
¶朝日([生]元治1年9月8日(1864年10月8日)), 科学, 神奈川人, 近医, 近現, 現朝([生]元治1年9月6日(1864年10月6日)), 国史, コン改, コン5, 史人, 食文([生]元治1年9月8日(1864年10月8日)), 新潮, 人名, 世紀, 世人([生]元治1(1864)年10月), 世百, 先駆([没]昭和1(1936)年5月3日), 全書, 大百, 伝記, 渡航, 日史, 日人, 日本, 百科, 履歴, 歴大

池田九華 いけだきゅうか
?～明治14(1881)年9月25日
江戸時代後期～明治期の画家・医師。
¶石川百([生]1809年), 国書, 姓氏石川

池田京水 いけだきょうすい
天明6(1786)年～天保7(1836)年　[別]池田瑞英《いけだずいえい》

江戸時代後期の痘科医。
¶国書(㋐天明6(1786)年5月5日　㋩天保7(1836)年11月14日)、新潮(池田瑞英　いけだずいえい　㋐天明7(1787)年)、人名(池田瑞英　いけだずいえい)、日人

池田錦橋 いけだきんきょう
→池田瑞仙(いけだずいせん)

池田恵一 いけだけいいち
大正15(1926)年~平成20(2008)年
昭和~平成期の医師。外科(小児外科)。
¶近医

池田敬斎 いけだけいさい
文政6(1823)年~明治7(1874)年
江戸時代後期~明治期の医師。
¶高知人

池田謙 いけだけん
? ~
大正期の東京帝国大学セツルメント参加者。
¶社史

池田謙斎 いけだけんさい
天保12(1841)年~大正7(1918)年4月30日　㋩池田秀之《いけだひでゆき》
明治~昭和期の医学者。陸軍軍医総監、宮内省侍医局長官。文部省留学生としてドイツに留学後東大医学部初代総理となる。日本最初の医学博士。
¶朝日(㋐天保12年11月1日(1841年12月13日))、維新、海越(㋐天保12(1841)年11月1日)、海越新(㋐天保12(1841)年11月1日)、科学(㋐天保12(1841)年11月10日)、近医、近現、近世、国際、国史、史人(㋐1841年11月10日)、人書94、新潮(㋐天保12(1841)年11月10日)、人名、先駆(㋐天保12(1841)年11月1日)、渡航(池田謙斎・池田秀之　いけだけんさい・いけだひでゆき　㋐1841年11月10日)、長崎遊、新潟百別、日史(㋐天保12(1841)年11月10日)、日人、幕末、幕末大(㋐天保12(1841)年11月1日)、百科、洋学、履歴(㋐天保12(1841)年11月10日)

池田謙竜 いけだけんりょう
文政10(1827)年~明治29(1896)年12月13日
江戸時代末期~明治時代の医師。三椏を静岡県より移入し殖産興業に尽力。
¶高知人、幕末、幕末大(池田謙竜　㋐文政10(1827)年9月13日)

池田宏道 いけだこうどう
文政12(1829)年2月4日~明治31(1898)年9月27日
江戸時代後期~明治期の医師。
¶庄内

池田茂人 いけだしげと
大正14(1925)年7月1日~平成13(2001)年12月25日
昭和~平成期の外科学者。世界気管支学会創始者、国立がんセンター病院内視鏡部長。
¶科学、近医、現情

池田静徳 いけだしずのり
大正10(1921)年11月25日~平成14(2002)年7月10日
昭和~平成期の水産学者、京都大学名誉教授。専門は水産化学、魚類栄養学。
¶科学

池田柔行 いけだじゅうこう
? ~安政4(1857)年
江戸時代末期の医師。
¶人名

池田瑞英 いけだずいえい
→池田京水(いけだきょうすい)

池田瑞見 いけだずいけん
文政2(1819)年~弘化2(1845)年10月
江戸時代後期の医家。
¶大阪人

池田瑞仙 いけだずいせん
*~文化13(1816)年9月6日　㋩池田錦橋《いけだきんきょう》、池田独美《いけだどくび》
江戸時代中期~後期の痘科医、幕府医師。
¶朝日(㋐享保20年5月22日(1735年7月12日))、㋩文化13年9月6日(1816年10月26日))、岩史(㋐享保20(1735)年5月22日)、黄檗(㋐享保19(1734)年)、大阪人(㋐享保19(1734)年)、科学(㋐享保19(1734)年5月22日)、近世(池田錦橋　いけだきんきょう　㋐1735年)、国史(池田錦橋　いけだきんきょう　㋐享保20(1735)年5月22日)、コン改(㋐享保19(1734)年)、コン4(㋐享保19(1734)年)、コン5(㋐享保19(1734)年)、史人(㋐1735年5月22日)、新潮(㋐享保19(1734)年5月22日)、人名(㋐1734年)、姓氏山口(㋐1736年)、世人(㋐享保19(1734)年)、日人(池田独美　いけだどくび　㋐1735年)、山口百(㋐1735年)、洋学(㋐享保20(1735)年)

池田瑞仙〔2代〕 いけだずいせん
→池田霧渓(いけだむけい)

池田嵩山 いけだすうざん
? ~延宝5(1677)年
江戸時代前期の医師。
¶国書

池田正直 いけだせいちょく
慶長2(1597)年~延宝5(1677)年
江戸時代前期の医師。
¶科学、コン改、コン4、コン5、日人

池田専助 いけだせんすけ
弘化4(1847)年10月17日~明治41(1908)年10月27日
江戸時代後期~明治期の医師。公立佐賀病院長。
¶佐賀百

池田孝男 いけだたかお
明治17(1884)年~昭和31(1956)年
明治~昭和期の医師。外科。

¶近医

池田卓蔵 いけだたくぞう
明治14(1881)年12月～昭和36(1961)年12月7日
明治～昭和期の陸軍獣医監。
¶岡山歴

池田武万侶 いけだたけまろ
～明治4(1871)年
明治期の医師。
¶飛騨

池田正 いけだただし
大正9(1920)年6月7日～
昭和期の医学著述家。
¶現執2期

池田多仲 いけだたちゅう
文政3(1820)年～明治5(1872)年
江戸時代末期～明治期の医師(幕府医学所医)。
¶江文，洋学

池田通斎 いけだつうさい
天明5(1785)年～天保7(1836)年9月29日　[別]池田冬蔵《いけだとうぞう》
江戸時代後期の医師。
¶国書，洋学(池田冬蔵　いけだとうぞう)

池田貞道 いけだていどう
？　～大正6(1917)年8月23日
明治～大正期の僧侶・慈善事業家。
¶埼玉人

池田輝子 いけだてるこ
大正12(1923)年1月20日～
大正～昭和期の社会事業家。
¶視覚

池田洞雲 いけだとううん
生没年不詳
江戸時代末期の医師。
¶国書

池田冬蔵 いけだとうぞう
→池田通斎(いけだつうさい)

池田独美 いけだどくび
→池田瑞仙(いけだずいせん)

池田日出郎 いけだひでお
大正4(1915)年～
昭和期の東京帝国大学セツルメント読書会関係者。
¶社史

池田博 いけだひろし
明治43(1910)年1月29日～昭和57(1982)年11月29日
昭和期の生化学者、理化学研究所主任研究員。
¶科学

池田真喜太郎 いけだまきたろう
？　～明治22(1889)年
明治期の社会事業功労者。
¶岡山歴

池田正雄 いけだまさお
昭和2(1927)年6月29日～
昭和～平成期の医師。池田クリニック院長、職域メンタルヘルス研究所所長。専門は臨床精神医学・産業医学。著書に「職場の精神科医が教えるイキイキ働く心の本」など。
¶現執3期

池田昌克 いけだまさかつ
明治14(1881)年～昭和36(1961)年
明治～昭和期の日本画家、医師。
¶郷土和歌山

池田実 いけだみのる
大正9(1920)年4月20日～平成11(1999)年10月17日
昭和～平成期の実業家。フランスベッド創業者、全日本ベッド工業会会長。双葉製作所を設立。のちフランスベッドと改称。健康機器や介護用品も手がけた。
¶現朝，世紀，創業，日人

池田霧渓 いけだむけい
天明4(1784)年～安政4(1857)年　[別]池田瑞仙〔2代〕《いけだずいせん》
江戸時代後期の痘科医。
¶科学(池田瑞仙〔2代〕　いけだずいせん)，国書([没]安政4(1857)年8月18日)，コン改，コン4，コン5，新潮(池田瑞仙〔2代〕　いけだずいせん　[没]安政4(1857)年8月18日)，日人

池田隆 いけだゆたか
明治15(1882)年～昭和36(1961)年
明治～昭和期の放射線科医師。
¶姓氏岩手

池田陽一 いけだよういち
安政5(1858)年～*
明治～大正期の医師。
¶佐賀百([没]大正3(1914)年)，渡航([生]1858年11月5日　[没]1937年10月8日)

池田由子 いけだよしこ
大正13(1924)年10月15日～
昭和～平成期の医師。東洋大学教授。専門は精神医学。著書に「集団精神療法の理論と実際」「児童虐待」など。
¶現執3期，心理

池田蘭園 いけだらんえん
生没年不詳
江戸時代の医師。
¶国書

池田竜一 いけだりゅういち
明治23(1890)年～昭和44(1969)年
大正～昭和期の小児科学者。
¶福島百

池田綾水 いけだりょうすい
寛延1(1748)年～文化10(1813)年5月
江戸時代中期～後期の医家。
¶大阪人

い

池田良輔 いけだりょうすけ
文政1（1818）年～明治27（1894）年
江戸時代末期～明治期の医師、フランス語学者。弟子に陸奥宗光。著書に「英吉里私文典」など。
¶長崎遊

池田廉一郎 いけだれんいちろう
明治3（1870）年9月15日～昭和5（1930）年6月25日
明治～昭和期の医学者。
¶近医，渡航，新潟百別

池永満 いけながみつる
昭和21（1946）年2月7日～
昭和～平成期の弁護士。NPO法人患者の権利オンブズマン理事長。専門は、医療と人権、患者の権利論、環境訴訟と都市計画法。
¶現執4期

池野勇 いけのいさみ
明治21（1888）年11月27日～昭和53（1978）年3月21日
大正～昭和期の医師。
¶庄内

池ノ上正子 いけのうえまさこ
昭和期の人口問題専門家。厚生省人口問題研究所勤務。
¶現執2期

池原雲山 いけはらうんざん
生没年不詳
江戸時代中期の医師。
¶国書，人名，日人

池原康造 いけはらこうぞう
万延1（1860）年6月10日～大正5（1916）年12月22日
江戸時代末期～大正期の医学者。
¶渡航，新潟百

池原香穉 いけはらこうち
→池原日南（いけはらにちなん）

池原日南 いけはらにちなん
天保1（1830）年～明治17（1884）年 [別]池原香穉《いけはらこうち》
明治期の医師、国学者。眼科。長崎の眼科医から宮内省御用掛となった。宮内省出版「みとものかず」5巻を著した。
¶郷土長崎，人名（池原香穉 いけはらこうち），長崎百（いけはらにちなん（かわか）），日人

池原森男 いけはらもりお
大正12（1923）年1月1日～
昭和～平成期の薬学者。大阪大学教授、日本蛋白工学会初代会長。設計図通りの人工たんぱく質合成に成功。著書に「核酸」「核酸有機化学」など。
¶現情，世紀，日人

池淵正 いけぶちただし
→池淵正（いけぶちまさ）

池淵正 いけぶちまさ，いけふちまさ
明治41（1908）年9月～昭和36（1961）年11月 [別]池淵正《いけぶちただし》
昭和期の社会事業家、政治家。富山県議会議員、氷見女性文化会長。富山県初の女性県会議員。地元氷見の教育の振興、母子保護などに尽力。
¶女性，女性普（いけぶちただし），姓氏富山，富山百（いけふちまさ [生]明治41（1908）年9月23日 [没]昭和36（1961）年11月16日）

池辺悰川 いけべそうせん
寛永5（1628）年～元禄11（1698）年
江戸時代前期の儒医。
¶人名，日人

池辺棟三郎 いけべとうざぶろう
安政5（1858）年～大正15（1926）年4月13日 [別]池辺棟三郎《いけべむねさぶろう》
明治～大正期の医師。侍医、宮中顧問官。宮内省侍医寮勤務を経て侍医となり、のち侍医頭。辞任後宮中顧問官となる。
¶大分歴（いけべむねさぶろう），人名（いけべむねさぶろう [生]1861年），世紀（[生]安政5（1858）年1月25日），渡航（[生]1858年2月28日），日人

池辺棟三郎 いけべむねさぶろう
→池辺棟三郎（いけべとうざぶろう）

池間栄三 いけまえいぞう
明治38（1905）年9月5日～昭和46（1971）年3月23日
昭和期の医師。八重山民主党幹部。
¶沖縄百，社史，姓氏沖縄

池松武之亮 いけまつたけのすけ
明治45（1912）年～平成2（1990）年
昭和～平成期の医師。耳鼻咽喉科。
¶大分歴，近医

池見元始 いけみげんし★
享保19（1734）年～天明7（1787）年5月3日
江戸時代中期の儒医。
¶秋田人2

池光子 いけみつこ
明治39（1906）年～昭和24（1949）年7月26日
大正・昭和期の従軍看護婦。
¶高知先

池見酉次郎 いけみゆうじろう
大正4（1915）年6月12日～平成11（1999）年6月25日
昭和期の医学者。心身医学が専門。心臓内科のパイオニア。
¶科学，近医，現朝，現執1期，現執2期，現情，現人，現日，世紀，日人

池本秀雄 いけもとひでお
大正15（1926）年～平成23（2011）年
昭和～平成期の医師。内科（感染症学）。
¶近医

井後玄啓 いごげんけい
享保6（1721）年～天明8（1788）年10月
江戸時代中期～後期の医家。
¶大阪人

猪越恭也 いこしやすなり
　昭和10(1935)年10月21日～
　昭和～平成期の薬剤師。中国医学の普及に尽力。
　著書に「実用の中医学」「新中国の漢方」など。
　¶現執3期

井後千蔵 いごせんぞう
　生没年不詳
　江戸時代後期の医師。
　¶国書，徳島百，徳島歴

井後宗俊 いごそうしゅん
　生没年不詳
　江戸時代中期の医師。
　¶徳島百，徳島歴

伊古田純道 いこたじゅんどう，いこだじゅんどう
　享和2(1802)年～明治19(1886)年9月4日　㊞伊古田楢陵《いこだゆうりょう》
　江戸時代末期～明治期の産科医。西洋医学を学び，開業。日本で最初の帝王切開術を行い，成功させる。
　¶朝日（㊌享和2年10月17日(1802年11月12日)），江文（いこだじゅんどう），科学，近医（いこだじゅんどう），群新百（いこだじゅんどう），群馬人（いこだじゅんどう），群馬百，国書（伊古田楢陵　いこだゆうりょう　㊌享和2(1802)年10月），コン改，コン4，コン5，埼玉人（いこだじゅんどう　㊌享和2(1802)年10月17日），埼玉百（いこだじゅんどう），思想史，新潮，姓氏群馬，日人，幕末，幕末大（㊌享和2(1802)年10月17日），洋学（いこだじゅんどう）

伊古田楢陵 いこだゆうりょう
　→伊古田純道（いこたじゅんどう）

生駒元説 いこまげんせつ
　元禄7(1694)年～宝暦9(1759)年
　江戸時代中期の医師。
　¶人名，日人

生駒元竹 いこまげんちく
　？～寛延2(1749)年
　江戸時代中期の医師。
　¶人名，日人

生駒元珉 いこまげんみん
　？～天明8(1788)年
　江戸時代中期の医師。
　¶国書（㊥天明8(1788)年5月9日），人名，日人

生駒耕雲 いこまこううん
　文化5(1808)年～明治13(1880)年5月
　江戸時代末期～明治期の医師。西洋医学を学び福井藩での種痘に携わる。
　¶人名，日人，幕末，幕末大

生馬茂 いこましげる
　明治24(1891)年～
　大正～昭和期の医師、視聴覚教育推進者。
　¶郷1和歌山

井坂宇吉 (井阪宇吉) いざかうきち，いさかうきち
　弘化2(1845)年～明治32(1899)年

江戸時代末期～明治期の本草学者。本草学に造詣深く，また完全な温室を設けて熱帯植物の培養を試みた。
　¶植物（㊌弘化2(1845)年9月18日　㊥明治32(1899)年9月13日），人名，日人（井阪宇吉　いさかうきち）

井坂玄琳 いさかげんりん
　文政9(1826)年～明治32(1899)年　㊞小川文之助《おがわぶんのすけ》
　江戸時代末期～明治期の医学者。臼杵藩医。維新後は種痘医として知られる。
　¶洋学

井坂英彦 いさかひでひこ
　大正12(1923)年10月31日～平成9(1997)年1月24日
　昭和～平成期の病理学者，鹿児島大学医学部教授。
　¶科学

伊盛挺造 いさかりていぞう
　嘉永4(1851)年～大正4(1915)年
　江戸時代末期～明治期の薬学者。東京女子高等師範学校教授。東京大学助教授、東京薬学校教頭等を歴任。
　¶洋学

伊崎正勝 いさきまさかつ
　大正8(1919)年～昭和63(1988)年
　昭和期の医師。専門は皮膚科、ハンセン病医療。
　¶近医

伊佐敷道興 いさしきどうこう
　寛文1(1661)年～享保15(1730)年
　江戸時代中期の医師（薩摩藩医）。
　¶洋学

伊佐敷道与 いさしきどうよ
　江戸時代前期～中期の眼科医。
　¶眼科

伊佐治重光 いさじしげみつ
　生没年不詳
　江戸時代後期の眼科医。
　¶姓氏京都

伊佐貞 いさてい
　生没年不詳
　江戸時代後期の本草学者。
　¶国書

諫山菽村 いさやましゅくそん
　文政8(1825)年～明治26(1893)年1月25日
　江戸時代末期～明治期の医師。棄児の養育を始め三本松に養育館を設立。
　¶維新，大分百（諫山淑村），大分歴，人名，幕末，幕末大

伊沢一男 いざわかずお
　明治43(1910)年4月～平成10(1998)年2月22日
　昭和期の植物学者。
　¶近医，植物

伊沢和光 いざわかずみつ
昭和18(1943)年6月11日～
昭和～平成期の医師。いざわ漢法クリニック所長。専門は整形外科・漢法医学。著書に「くすりになる草・木」。
¶現執3期

井沢宜庵 いざわぎあん，いさわぎあん
文政6(1823)年～慶応1(1865)年
江戸時代末期の医師。
¶維新，郷土奈良(いさわぎあん)，国書([没]慶応1(1865)年7月28日)，コン改，コン4，コン5，新潮([没]慶応1(1865)年7月28日)，人名，長崎遊，日人，幕末([没]1865年9月17日)，幕末大([没]慶応1(1865)年7月28日)，洋学，歴大

伊沢榛軒 いざわしんけん
文化1(1804)年8月25日～嘉永5(1852)年11月16日
江戸時代後期の医師。
¶国書

伊沢新平 いざわしんぺい
万延1(1860)年2月～？
明治期の歯科医。
¶渡航

井沢道 いざわただす
大正7(1918)年2月5日～
昭和期の小児科学者。三重大学教授。
¶現情

伊沢為吉 いざわためきち
明治21(1888)年～昭和34(1959)年
明治～昭和期の医師。専門は伝染病学。
¶近医，姓氏京都，栃木百

伊沢棠軒 いざわとうけん
天保5(1834)年～明治8(1875)年
江戸時代末期～明治時代の医師。奥医となる。丸山邸誠之館医学助教。
¶幕末，幕末大

伊沢信階 いさわのぶしな
延享1(1744)年～文化4(1807)年5月28日
江戸時代中期～後期の医師。
¶国書

伊沢柏軒 いさわはくけん
文化7(1810)年1月10日～文久3(1863)年7月19日
江戸時代後期～末期の医師。
¶国書

伊沢凡人 いざわぼんじん
大正2(1913)年12月～
昭和期の漢方医師。漢方科学財団主宰、医学博士、日本大学講師。
¶社史

伊沢蘭軒 いざわらんけん，いさわらんけん
安永6(1777)年～文政12(1829)年
江戸時代後期の医師、考証家。
¶朝日([生]安永6年11月11日(1777年12月10日) [没]文政12年3月17日(1829年4月20日))，岩史([生]安永6(1777)年11月11日　[没]文政12(1829)年3月17日)，江人，江文，角史，近世，国史，国書(いさわらんけん　[生]安永6(1777)年11月11日　[没]文政12(1829)年3月17日)，コン改，コン4(いさわらんけん)，コン5(いさわらんけん)，史人([生]1777年11月11日　[没]1829年3月17日)，植物([生]安永6年11月11日(1777年12月10日)　[没]文政12年3月17日(1829年4月20日))，新潮([生]安永6(1777)年11月11日　[没]文政12(1829)年3月17日)，人名，世人，全書，大百，長崎遊，日人，藩臣6，山川小([生]1777年11月11日　[没]1829年3月17日)，歴大，和俳

井沢老泉 いざわろうせん
安永4(1775)年～天保3(1832)年
江戸時代後期の医師。
¶長崎遊

以之 いし
？ ～宝暦9(1759)年　[別]丹羽以之《にわいし，にわともゆき》
江戸時代中期の俳人、医師。
¶国書([没]宝暦9(1759)年7月13日)，日人(丹羽以之　にわいし)，俳諧([没]1792年)，俳句([没]宝暦9(1759)年7月)，和俳([没]寛政4(1792)年)，和俳(丹羽以之　にわともゆき)

石合道紀 いしあいどうき
天保11(1840)年～明治20(1887)年
江戸時代後期～明治期の医師。
¶姓氏長野

石井勇 いしいいさむ
大正13(1924)年7月25日～平成11(1999)年4月6日
昭和～平成期の福祉活動家。盲人用信号機、カーブミラー、高速道路の緊急電話などを実用化。
¶世紀，日人

石井意伯 いしいいはく
延宝2(1674)年～享保18(1733)年11月9日
江戸時代前期～中期の医師。
¶国書

石井薫 いしいかおる
大正7(1918)年5月8日～
昭和～平成期の福祉活動家。特別養護老人ホーム「有隣ホーム」を運営。
¶世紀，日人

石井兼央 いしいかねお
大正11(1922)年～平成2(1990)年
昭和～平成期の医師。内科(消化器)。
¶近医

石井包孝 いしいかねたか
明和8(1771)年～天保14(1843)年
江戸時代後期の下野国安蘇郡田沼町戸奈良の農政家。天保の飢饉では村民救済に尽力。
¶郷土栃木([没]1842年)，人名，栃木百，日人

石井磯岳　いしいきがく
天明4(1784)年〜弘化3(1846)年　⑩石井吉兵衛《いしいきちべえ》
江戸時代中期〜後期の商人、社会事業家。
¶国書（⊕天明4(1784)年5月25日　⊗弘化3(1846)6月17日）、栃木百、栃木歴（石井吉兵衛　いしいきちべえ）、日人

石井吉五郎　いしいきちごろう
明治25(1892)年〜昭和32(1957)年
明治〜昭和期の医師。医学教育、外科。
¶近医

石井吉兵衛　いしいきちべえ
→石井磯岳（いしいきがく）

石井絹治郎　いしいきぬじろう
明治21(1888)年〜昭和18(1943)年
大正〜昭和期の製薬業者、薬剤師。
¶近医

石井謙道　いしいけんどう
天保11(1840)年〜明治15(1882)年
江戸時代末期〜明治期の医学者。大阪医学校校長。ポンペや緒方塾に学び、幕府の医学所教授、維新後は文部中教授などを歴任。
¶江文（⊕天保8(1837)年）、科学（⊕天保11(1840)年11月　⊗明治15(1882)年1月20日）、新潮（⊕天保11(1840)年11月　⊗明治15(1882)年1月20日）、日人、幕末大（⊗1882年1月12日）、幕末大（⊗明治15(1882)年1月12日）、藩臣6、洋学

石井三庵　いしいさんあん
生没年不詳
江戸時代前期の医師。
¶国書

石井十次　いしいじゅうじ
慶応1(1865)年4月11日〜大正3(1914)年1月30日
明治期のキリスト教社会事業家。岡山孤児院の創立者で、里親村の企画など生涯孤児教育事業に携わる。
¶朝日（⊕慶応1年4月11日(1865年5月5日)）、岩史、岡山、岡山人、岡山百（⊗大正3(1914)年2月4日）、岡山歴（⊗大正3(1914)年2月4日）、教育、キリ、近医、近現、国史、コン改、コン5、史人、新潮、人名、世紀、世人、世百、先駆、全書、大百、哲学、日史、日人、百科、宮崎百、宮崎白一、民学、履歴、歴大

石井象二郎　いしいしょうじろう
大正4(1915)年2月12日〜平成16(2004)年12月10日
昭和〜平成期の昆虫学者、京都大学名誉教授。専門は昆虫生理学。
¶科学、現朝、現執2期、現情、現人、世紀、日人

石井四郎　いしいしろう
明治25(1892)年6月25日〜昭和34(1959)年10月9日
昭和期の陸軍軍医、細菌医学者。中将。細菌戦を提唱、満州に関東軍防疫班を創設、生体実験を実施した部隊長。
¶科学、近医、現朝、現人、現日、コン改、コン5、新潮、世紀、世百新、日史、日人、百科、陸海（⊗昭和34年10月8日）、歴大

石井進　いしいすすむ
明治34(1901)年11月12日〜昭和60(1985)年12月10日
大正〜昭和期の獣医学者、農林省家畜衛生試験場長。専門は獣医病理学。
¶科学

石井善庵　いしいぜんあん
江戸時代後期〜末期の眼科医。
¶眼科

石井善一郎　いしいぜんいちろう
明治44(1911)年〜平成15(2003)年
大正〜平成期の医師。専門は病理学。
¶近医

石井宗謙　いしいそうけん
寛政8(1796)年〜文久1(1861)年5月23日
江戸時代末期の蘭方医。
¶朝日（⊗文久1年5月23日(1861年6月30日)）、江文、岡山人、岡山百、岡山歴、科学、国書、新潮、長崎百、長崎遊、日人、幕末（⊗1861年6月30日）、幕末大、藩臣6、洋学

石井威望　いしいたけもち
昭和5(1930)年7月26日〜
昭和〜平成期のシステム工学者。東京大学教授、慶応義塾大学教授。人工臓器や医用工学を研究。テクノポリス構想を推進。著書に「経営戦略とイノベーション」など。
¶現朝、現執2期、現執3期、現執4期、現情、現人、現日、新潮、世紀、日人、マス89

石井辰子　いしいたつこ
文久3(1863)年〜昭和2(1927)年
明治〜大正期の社会事業家。
¶岡山歴、世紀（⊗昭和2(1927)年3月21日）、日人

石井哲夫　いしいてつお
昭和2(1927)年7月15日〜
昭和〜平成期の臨床心理学者。日本社会事業大学教授。専門は児童福祉学、障害児教育。著書に「しつけの再発見」「自閉症児の治療教育」など。
¶現執1期、現執2期、現執3期、現執1期、心理

石井虎秋　いしいとらあき
明治11(1878)年〜昭和41(1966)年
明治〜昭和期の医師。
¶姓氏岩手

石井信義⑴　いしいのぶよし
天保11(1840)年〜明治15(1882)年
江戸時代末期〜明治時代の蘭方医。
¶岡山人（⊕天保8(1837)年）、岡山百（⊗明治15(1882)年1月12日）、岡山歴（⊕天保11(1840)年11月　⊗明治15(1882)年1月20日）、眼科、近医、人名（⊕1837年）、長崎遊

石井信義(2) いしいのぶよし
文政2(1819)年～明治20(1887)年
江戸時代末期～明治期の蘭方医。
¶多摩

石井裕正 いしいひろまさ
昭和13(1938)年～平成22(2010)年
昭和～平成期の医師。内科(消化器)。
¶近医

石井筆子 いしいふでこ
慶応1(1865)年4月16日～昭和19(1944)年1月24日 [別]渡辺筆子《わたなべふでこ》
明治～昭和期の社会事業家，教育者。滝乃川学園園長。滝乃川学園創立者石井亮一と再婚後、学園の経営に尽力。著書に「火影」など。
¶近女，国際(渡辺筆子 わたなべふでこ)，女性，女性普，日人

石井文竜 いしいぶんりゅう
延享3(1746)年～文政2(1819)年7月24日
江戸時代中期～後期の医師、俳人。
¶埼玉人

石井正義 いしいまさよし
安政6(1859)年～昭和14(1939)年
明治～昭和期の社会事業家。
¶多摩

石井道三 いしいみちぞう
弘化3(1846)年～昭和12(1937)年
明治～昭和期の上荻野村の医師。
¶姓氏神奈川

石井雄二 いしいゆうじ★
明治43(1910)年1月30日～昭和32(1957)年10月28日
大正・昭和期の疲労代謝研究で博士号をとった。大日本産業報国会日本勤労栄養学校教授。
¶秋田人2

石井洋一 いしいよういち
昭和2(1927)年～平成22(2010)年
昭和～平成期の医師。専門は寄生虫学。
¶近医

石井隆庵(石井隆菴) いしいりゅうあん
文化8(1811)年～明治17(1884)年3月4日
江戸時代末期～明治時代の医師。
¶愛知百(石井隆菴)，国書([生]文化8(1811)年4月5日)，姓氏愛知(石井隆菴)，幕末，幕末大

石井亮一 いしいりょういち
慶応3(1867)年5月25日～昭和12(1937)年6月13日
明治～昭和期の社会事業家。東京府児童研究所所長。孤女学院を開設、知的障害児童の教育に専念。
¶海越新，教育，キリ([生]慶応3年5月25日(1867年6月27日))，近医，近現，現朝([生]慶応3年5月25日(1867年6月27日))，国史，コン改，コン5，佐賀百([没]昭和12(1937)年6月30日)，史人，新潮，人名，心理，世紀，世百，先駆，全書，渡航([没]1937年6月14日)，日史，日人，日本，百科，民学

石井蠡 いしいれい
元文3(1738)年～文化9(1812)年
江戸時代中期～後期の本草学者。
¶国書([生]元文3(1738)年6月 [没]文化9(1812)年8月29日)，人名，日人，藩臣2，洋学

石井露月 いしいろげつ
明治6(1873)年5月17日～昭和3(1928)年9月18日 [別]露月《ろげつ》
明治～昭和期の医師、俳人。「俳星」を創刊し、日本派を普及、医業のかたわら青年たちを指導。
¶秋田人2，秋田百，京都文，近医，近文，現俳，コン5，詩歌，詩作，新文，人名，世紀，全書，大百，東北近，日人，俳諧(露月 ろげつ)，俳句(露月 ろげつ)，俳文，文学

石浦章一 いしうらしょういち
昭和25(1950)年～
昭和～平成期の生化学者。
¶現執4期，YA

石垣隈太郎 いしがきくまたろう
安政6(1859)年～昭和3(1928)年
明治～大正期の実業家。岡山孤児院、大日本水産会などに寄付を行った。
¶世紀([没]昭和3(1928)年5月5日)，日人

石垣純二 いしがきじゅんじ
大正1(1912)年1月2日～昭和51(1976)年1月30日
昭和期の医事評論家。
¶近医，現朝，現執1期，現情，現人，現日，コン4，コン5，新潮，人名7，世紀，日人

石垣用中 いしがきようちゅう
明治43(1910)年～昭和46(1971)年
昭和期の医師、政治家。八重山民政府慈善病院長、第5・6代石垣市長。
¶姓氏沖縄

石神脩 いしがみおさむ
明治35(1902)年1月19日～昭和49(1974)年11月17日
昭和期の医師。
¶福岡百

石上玄一郎 いしがみげんいちろう
明治43(1910)年3月27日～平成21(2009)年10月5日 [別]石上玄一郎《いそのかみげんいちろう》
昭和期の小説家。大阪城蹊女子短大名誉教授。「精神病学教室」「自殺案内者」などの作品がある。
¶近文(いそのかみげんいちろう)，現朝(いそのかみげんいちろう)，幻作，現情，幻想，コン改(いそのかみげんいちろう)，コン4(いそのかみげんいちろう)，コン5(いそのかみげんいちろう)，作家(いそのかみげんいちろう)，社史(いそのかみげんいちろう)，小説，新潮，新文，世紀，全書(いそのかみげんいちろう)，日人，日本(いそのかみげんいちろう)，兵庫文，文学(いそのかみげんいちろう)，北海道文

医学・医療・福祉篇　　　　　57　　　　　いしかわ

石上浩一　いしがみこういち
大正13（1924）年〜平成9（1997）年
昭和〜平成期の医師。外科（消化器）。
¶近医

石神襄次　いしがみじょうじ
大正11（1922）年〜平成11（1999）年
昭和〜平成期の医師。泌尿器科。
¶近医

石神亨　いしがみとおる
安政4（1857）年〜大正8（1919）年
明治期の医家。海軍大軍医、大阪府医師会長。予防医学の普及を目指し、大阪結核予防会を創立。
¶大阪人（㊌大正8（1919）年12月）、科学（㊌1857年（安政4）7月13日　㊙1919年（大正8）12月15日）、近医、熊本人、人名、日人、洋学（㊙大正9（1920）年）

石神豊胤　いしがみとよたね
→石神豊胤（いしがみほういん）

石神豊胤　いしがみほういん
嘉永6（1853）年〜明治11（1878）年11月9日　㊙石神豊胤《いしがみとよたね》
江戸時代末期〜明治期の鹿児島県士族。エジンバラに自費留学し西洋医学を修得。
¶海越、海越新、渡航（いしがみとよたね）、幕末

石神豊民　いしがみほうみん
→石神良策（いしがみりょうさく）

石神良策　いしがみりょうさく
文政4（1821）年〜明治8（1875）年4月1日　㊙石神豊民《いしがみほうみん》
江戸時代末期〜明治期の薩摩藩士、海軍医。ウイリスの鹿児島医学校設立に参画、海軍軍医制度の創始に貢献。
¶科学（㊌文政4（1821）年8月）、新潮、長崎遊、日人、幕末（石神豊民　いしがみほうみん　㊌1820年）、幕末大（石神豊胤　いしがみほうみん　㊌文政3（1820）年）、洋学

石川晃　いしかわあきら
昭和期の人口問題専門家。厚生省人口問題研究所勤務。
¶現執2期

石川桜所　いしかわおうしょ
文政8（1825）年〜明治15（1882）年2月20日　㊙石川良信《いしかわよしのぶ、いしかわりょうしん》
明治期の陸軍軍医、軍医監。維新後軍医団の組織変革に多大に貢献。著書に「内科簡明」など。
¶江文（石川良信　いしかわりょうしん　㊌文政7（1824）年）、近医、国書（石川良信　いしかわよしのぶ）、人名（㊌1822年　㊙1880年）、姓氏宮城、長崎遊（㊌文政5（1822）年　㊙明治13（1880）年）、日人、幕末、幕末大、宮城百（㊌文政7（1824）年）、洋学（石川良信　いしかわりょうしん　㊌文政7（1824）年）

石川数雄　いしかわかずお
明治38（1905）年5月12日〜昭和57（1982）年4月27日
大正〜昭和期の出版人。主婦の友社社長、日本雑誌協会理事長。
¶科学、近医、現情、出版、出文、世紀、マス89

石川侃　いしかわかん
明治43（1910）年〜平成5（1993）年
昭和〜平成期の内科医、病院長。
¶高知人

石川杏庵　いしかわきょうあん
天保11（1840）年〜大正10（1921）年
江戸時代末期〜大正期の医師。
¶姓氏宮城

石川恭子　いしかわきょうこ
昭和3（1928）年3月22日〜
昭和〜平成期の歌人、医師。
¶現情、世紀、短歌

石川恭三　いしかわきょうぞう
昭和11（1936）年3月22日〜
昭和〜平成期の内科学者。杏林大学教授。専門は循環器内科学。著書に「新心臓病学」「朝の診断室」など。
¶現執3期、現執4期

石川清　いしかわきよし
大正7（1918）年〜平成15（2003）年
昭和〜平成期の医師。眼科。
¶近医

石川清忠　いしかわきよただ
安政1（1854）年〜？
江戸時代末期〜明治期の医師。
¶大分歴

石川倉次　いしかわくらじ
安政6（1859）年1月26日〜昭和19（1944）年12月23日
明治〜大正期の教育者、日本点字制定者。訓盲点字翻訳者で、盲亜者の教育に従事、拗音点字も公式承認される。
¶教育、郷土千葉、視覚、静岡百（㊌安政5（1858）年　㊙昭和20（1945）年）、新潮、人名7、世紀、姓氏静岡、先駆、千葉百、千葉房総（㊌安政6（1859）年1月26日　㊙昭和19（1944）年12月23日）、日人

石川元　いしかわげん
昭和23（1948）年12月4日〜
昭和〜平成期の医学者。専門は精神神経科学。著書に「家族療法の理論と実際」など。
¶現執3期

石川玄二　いしかわげんじ
江戸時代後期の眼科医。文政年間の人。
¶眼科

石川玄常　いしかわげんじょう
延享1（1744）年〜文化12（1815）年
江戸時代中期〜後期の蘭方医。一橋侯の侍医。
¶朝日（㊌延享1年2月28日（1744年4月10日）　㊙文化12年1月28日（1815年3月8日））、江文、

い

科学 ([生]延享1 (1744) 年2月28日 [没]文化12 (1815) 年1月28日), 近世, 国史, 人名 ([生]?), 日人, 洋学, 歴大

石川元翠 いしかわげんすい
生没年不詳
江戸時代後期の医師。
¶国書

石川玄徳 いしかわげんとく
生没年不詳
江戸時代後期の医師。
¶国書

石川公一 いしかわこういち
*～明治37 (1904) 年2月22日
江戸時代末期～明治期の医師。
¶近医 ([生]安政3 (1856) 年), 渡航 ([生]1855年9月19日)

石川浩一 いしかわこういち
大正4 (1915) 年5月4日～
昭和期の外科学者。東京大学教授、関東労災病院院長。
¶現情

石川梧朗 いしかわごろう
大正7 (1918) 年3月2日～
昭和期の口腔病理学。東京医科歯科大学教授。
¶現情

石川哲 いしかわさとし
昭和7 (1932) 年5月29日～
昭和～平成期の医師。北里研究所病院臨床環境医学センター長。
¶現執4期

石川左門 いしかわさもん
昭和2 (1927) 年8月15日～
昭和～平成期の市民運動家。東京進行性筋萎縮症協会理事長、全国難病団体連絡協議会会長。障害者などを一時的にあずかる"愛隣舎"を設立。
¶現朝, 世紀, 日人

石川重幸 いしかわしげゆき
安政4 (1857) 年～昭和4 (1929) 年
明治～昭和期の教育者。東京盲唖学校 (のち東京盲学校) 教諭。
¶世紀 ([没]昭和4 (1929) 年1月31日), 日人

石川七郎 いしかわしちろう
明治43 (1910) 年4月20日～昭和61 (1986) 年6月27日
昭和期の医師、外科学者。慶応義塾大学教授、国立がんセンター総長。肺がん治療の世界的権威。ホスピス介護にも意欲的にとりくむ。
¶科学, 近医, 現朝, 現情, 世紀, 日人

石川若水 いしかわじゃくすい
江戸時代末期～明治期の尾張藩の医師。
¶茶道

石川純 いしかわじゅん
大正11 (1922) 年～平成17 (2005) 年
昭和～平成期の医師。歯科 (歯周病学)。
¶近医

石川順三 いしかわじゅんぞう
明治期の篠山藩留学生。医学研修のためドイツに留学。
¶海越 (生没年不詳), 海越新, 渡航

石川四郎 いしかわしろう
明治31 (1898) 年7月18日～平成4 (1992) 年6月27日
昭和期の医師、海員刷新会芝浦支部長。
¶栃木人, 栃木歴

石川正通 いしかわせいつう
明治30 (1897) 年9月25日～昭和57 (1982) 年12月2日
昭和期の英語教育者。順天堂医科大学・国士舘大学教授。
¶社史, 世紀, 姓氏沖縄, 日人

石川済美 いしかわせいび
江戸時代末期～明治期の医師。
¶姓氏富山

石川碩峰 いしかわせきほう
生没年不詳
江戸時代後期の画家。本草書「草木奇品家雅見」に写生図を描いた。
¶新潮, 日人

石川大浪 (石川太浪) いしかわたいろう
明和2 (1765) 年～文化14 (1817) 年12月23日
江戸時代後期の洋風画家。旗本で大御番頭組頭。大槻玄沢らの蘭医書に挿絵を描いた。
¶朝日, 江文, 近世, 国史, 国書 ([生]宝暦12 (1762) 年), 新潮 ([生]明和2 (1765) 年11月8日), 人名 (石川太浪 [生]1766年), 日人 ([没]1818年), 洋学

石川多歌司 いしかわたかし
→石川太刀雄丸 (いしかわたちおまる)

石川武貞 いしかわたけさだ
→石川豊太郎 (いしかわとよたろう)

石川哮 いしかわたける
昭和7 (1932) 年～平成20 (2008) 年
昭和～平成期の医師。耳鼻咽喉科。
¶近医

石川太刀雄 いしかわたちお
→石川太刀雄丸 (いしかわたちおまる)

石川太刀雄丸 いしかわたちおまる
明治41 (1908) 年3月29日～昭和48 (1973) 年10月19日 [別]石川多歌司《いしかわたかし》, 石川太刀雄《いしかわたちお》
昭和期の病理学者。金沢医科大学教授。陸軍技師として「流行出血熱」「森林ダニ脳炎」の発見・研究に従事。
¶石川百, 科学, 近医 (石川太刀雄 いしかわたちお), 現情, 滋賀文 (石川多歌司 いしかわたかし [生]1937年1月24日), 人名7, 世紀, 日人

石川太郎 いしかわたろう
大正3（1914）年～平成10（1998）年
昭和～平成期の医師。
¶青森人

石川千代子 いしかわちよこ
明治36（1903）年～昭和63（1988）年
大正～昭和期の看護師。
¶近医

石川貞吉 いしかわていきち
*～昭和15（1940）年9月21日
明治～昭和期の医師。
¶科学（[生]1870年（明治3）1月12日），近医（[生]明治2（1869）年），庄内（[生]明治2（1869）年12月11日），心理（[生]明治3（1870）年1月12日）

石川哲郎 いしかわてつろう
明治12（1879）年5月31日～昭和38（1963）年5月1日
明治～昭和期の法医学者。医学博士、東北帝国大学医科大学教授。主な研究業績は燐中毒や窒息の病態生理、免疫性細胞毒素による臓器の選択的障害など。
¶岩手人，科学，近医，現情，人名7，世紀，姓氏岩手（[没]1962年），日人，宮城百

石川友示 いしかわともじ
明治27（1894）年～昭和21（1946）年
大正～昭和期の医学者。
¶郷土栃木，栃木歴

石川知福 いしかわともよし
明治24（1891）年～昭和25（1950）年5月24日
大正～昭和期の労働衛生学者。国立公衆衛生院で学徒勤労動員の保健対策にあたり、戦後は労働基準法制定に尽力。
¶科学（[生]1891年（明治24）8月），近医，現情，新潮（[生]明治24（1891）年8月5日），人名7，世紀，日人（[生]明治24（1891）年8月5日）

石川豊太郎 いしかわとよたろう
天保11（1840）年～明治6（1873）年　[別]石川武貞《いしかわたけさだ》
江戸時代末期～明治期の因幡鳥取藩医。
¶人名，日人，藩臣5（石川武貞　いしかわたけさだ）

石川南中 いしかわなんちゅう
宝暦11（1761）年～文久1（1861）年
江戸時代中期～末期の医師。
¶長崎歴

石川昇 いしかわのぼる
明治26（1893）年～昭和12（1937）年
大正～昭和期の外科医。
¶近医

石川憲夫 いしかわのりお
明治22（1889）年～昭和38（1963）年
明治～昭和期の医師。内科。
¶近医，千葉百

石川憲彦 いしかわのりひこ
昭和21（1946）年11月10日～
昭和～平成期の医師。専門は小児神経学、児童精神医学。著書に「子育ての社会学」「治療という幻想」など。
¶現執3期，現執4期

石川統 いしかわはじめ
昭和15（1940）年12月8日～平成17（2005）年11月22日
昭和～平成期の分子生物学者、東京大学名誉教授。専門は物質生物化学、昆虫生理学。
¶科学

石川春律 いしかわはるのり
昭和10（1935）年～平成20（2008）年
昭和～平成期の医師。専門は解剖学。
¶近医

石川日出鶴丸 いしかわひいずまる
→石川日出鶴丸（いしかわひでつるまる）

石川日出鶴丸 いしかわひでつるまる
明治11（1878）年～昭和22（1947）年11月8日
[別]石川日出鶴丸《いしかわひいずまる》
明治～昭和期の生理学者。京都帝国大学教授。神経の興奮電動を研究、門下の加藤元一が反対を唱え、京都帝大対慶大の論争となる。
¶科学（[生]1878年（明治11）10月），近医，現情（[生]1878年10月），滋賀百（[没]1948年），新潮（[生]明治11（1878）年10月），人名7，世紀（[生]明治11（1878）年10月），姓氏富山，渡航（いしかわひいずまる　[生]1878年10月5日），富山人（[生]明治11（1878）年10月5日　[没]昭和22（1947）年10月28日），富山百（[生]明治11（1878）年10月5日　[没]昭和22（1947）年10月28日），日人（[生]明治11（1878）年10月5日），ふる

石川中 いしかわひとし
*～昭和60（1985）年
昭和期の医師、心身医学者。
¶近医（[生]大正15（1926）年），現執2期（[生]大正14（1925）年8月5日）

石川誠 いしかわまこと
大正14（1925）年～平成4（1992）年
昭和～平成期の医師。内科（消化器）。
¶近医

石川正臣 いしかわまさおみ
明治24（1891）年10月28日～昭和62（1987）年11月29日
明治～昭和期の医師。産婦人科。
¶岡山歴，科学，近医

石川昌義 いしかわまさよし
明治43（1910）年1月4日～昭和52（1977）年11月8日
大正～昭和期の医師。泌尿器科。
¶科学，近医

石川光昭 いしかわみつてる
明治30（1897）年12月12日～昭和59（1984）年2月

18日
明治～昭和期の医師。専門は法医学。
¶科学，近医

石川元長 いしかわもとなが★
生没年不詳
江戸時代後期の秋田藩初期種痘医。
¶秋田人2

石川康雄 いしかわやすお
元治1 (1864) 年～昭和9 (1934) 年
明治～昭和期の医師。
¶姓氏愛知

石川養貞 いしかわようてい
天保8 (1837) 年8月24日～明治27 (1894) 年4月15日
江戸時代後期～明治期の医師。
¶庄内

石川喜直 いしかわよしなお
安政6 (1859) 年～大正5 (1916) 年
明治～大正期の解剖学者。
¶近医

石川良信 いしかわよしのぶ
→石川桜所 (いしかわおうしょ)

石川隆平 いしかわりゅうへい
明治38 (1905) 年7月20日～平成8 (1996) 年9月5日
昭和・平成期の実業家。石川薬局経営。
¶飛騨

石川良信 いしかわりょうしん
→石川桜所 (いしかわおうしょ)

石川林益 いしかわりんえき
明治4 (1871) 年～昭和19 (1944) 年
明治～昭和期の医師、政治家。新潟県議会議員、津川町長。
¶新潟百

石倉愰 いしくらあきらか
大正3 (1914) 年9月27日～平成7 (1995) 年
昭和～平成期の医師。松江赤十字病院長。
¶島根百，島根歴

石倉成行 いしくらなりゆき
昭和10 (1935) 年12月18日～平成5 (1993) 年12月28日
昭和～平成期の植物生理学者、熊本大学理学部教授。
¶植物

石倉肇 いしくらはじめ
大正4 (1915) 年～平成14 (2002) 年
昭和～平成期の医師。外科。
¶近医

石倉康次 いしくらやすつぐ
昭和27 (1952) 年3月26日～
昭和～平成期の福祉社会学研究者。広島大学総合科学部総合科学科助教授。
¶現執4期

石黒耀 いしぐろあきら
昭和29 (1954) 年～
昭和～平成期の医師、小説家。
¶幻想

石黒宇宙治 いしぐろうちゅうじ
嘉永5 (1852) 年2月7日～大正12 (1923) 年9月30日
江戸時代末期～大正期の海軍軍医総監、富士生命保険会社創業者の一人。
¶渡航，新潟百別

石黒況翁 いしぐろきょうおう
弘化2 (1845) 年～昭和16 (1941) 年
明治～昭和期の医学者。男爵、軍医総監、貴族院議員、日本赤十字社社長。
¶茶道

石黒久賀子 いしぐろくがこ
弘化3 (1846) 年9月15日～大正14 (1925) 年3月15日
江戸時代末期～大正期の女性。陸軍軍医石黒忠悳の妻。日本赤十字社の事業に協力、私財を提供して特別会員となる。
¶女性，女性普，世紀，日人

石黒慶蔵 いしぐろけいぞう
明治21 (1888) 年9月18日～昭和38 (1963) 年3月1日
大正～昭和期の歯科医師。
¶庄内

石黒済庵 いしぐろさいあん
天明7 (1787) 年～天保7 (1836) 年
江戸時代中期～後期の医師、本草家。
¶国書 (㊥天保7 (1836) 年5月2日)，姓氏愛知，日人

石黒捷一 いしぐろしょういち
昭和19 (1944) 年～
昭和～平成期の音楽療法家。日本で初めての音楽療法通信講座を開発。
¶音人2，音人3

石黒宗石 いしぐろそうせき
？～文化4 (1807) 年
江戸時代中期～後期の弘前藩医、俳人。
¶青森人

石黒武雄 いしぐろたけお
明治37 (1904) 年8月5日～
昭和期の薬学者、実業家。京都大学教授、第一製薬社長。
¶現情

石黒忠篤 いしぐろただあつ
明治17 (1884) 年1月9日～昭和35 (1960) 年3月10日
大正～昭和期の官僚、政治家。初代陸軍軍医総監、参議院議員。農本主義に支えられた農業政策を展開、農業の神様と呼ばれ農village の復興に挙力。
¶岩史，角史，近現，現朝，現情，現人，現日，国史，コン改，コン4，コン5，史人，植物，新潮，人名7，世紀，政治，世百新，新潟百，日史，日

人，日本，百科，平日，履歴，履歴2，歴大

石黒忠悳 いしぐろただのり
弘化2（1845）年2月11日～昭和16（1941）年4月26日
明治～昭和期の医学者。日本赤十字社社長、貴族院議員。陸軍軍医総監、陸軍省医務局長を歴任、近代軍医制度確立等に貢献。
¶海越新，科学，角史，近医，近現，現朝（[生]弘化2年2月11日（1845年3月18日）），国際，国史，コン改，コン5，史人，新潮，人名7，世紀，世人，世百，先駆，全書，大百，渡航，新潟百別，日史，日人，日本，幕末，百科，洋学，陸海，歴大

石黒達昌 いしぐろたつあき
昭和36（1961）年～
昭和～平成期の医師、小説家。
¶幻想

石黒通玄 いしぐろつうげん
文政8（1825）年～？
江戸時代後期～末期の本草学者。
¶国書

石黒文子 いしぐろふみこ
明治42（1909）年～昭和23（1948）年12月2日
昭和期の社会運動家。戦後、高山市で夫と共に医療民主化運動、文化活動に従事。
¶女性，女性普

石黒正敏 いしぐろまさとし
江戸時代末期の本草家。
¶人名

石黒芳雄 いしぐろよしお
明治26（1893）年～昭和44（1969）年
明治～昭和期の海軍軍医（内科）。
¶近医，新潟百別

石郷岡道仙 いしごうおかどうせん★
町医。
¶秋田人2

石郷岡正男 いしごうおかまさお
明治26（1893）年～昭和52（1977）年
大正～昭和期の眼科医。
¶青森人，青森百

石河利三 いしことしぞう
明治16（1883）年～昭和28（1953）年
明治～昭和期の医師。
¶鳥取百

石河利寛 いしことしひろ
大正8（1919）年4月6日～
昭和～平成期の運動生理学者。順天堂大学教授。運動生理学、スポーツ医学の第一人者。著書に「スポーツとからだ」など。
¶現朝，現執1期，現執2期，現情，世紀，体育，日人

石坂篤保 いしざかあつやす
嘉永1（1848）年～大正11（1922）年
江戸時代末期～大正期の陸軍軍医監、洋方医。
¶新潟百別

石坂惟寛（石阪惟寛） いしざかいかん
天保11（1840）年2月21日～大正12（1923）年7月29日
江戸時代後期～大正時代の岡山藩侍医、陸軍軍医総監。
¶岡山人，岡山百，岡山歴，科学，近医，洋学，陸海（石阪惟寛　[生]天保11年2月22日）

石坂公成 いしざかきみしげ
大正14（1925）年12月3日～
昭和～平成期の免疫学者。ラホヤ・アレルギー免疫研究所所長、カリフォルニア大学サンディエゴ校教授。アレルギー免疫学を専門とする免疫学の世界的権威。米国免疫学会会長も務めた。文化勲章受章。
¶現朝，現情，現人，現日，新潮，世紀，日人，日本

石坂空洞 いしざかくうどう
→石坂堅壮（いしざかけんそう）

石坂堅壮 いしざかけんそう
文化11（1814）年～明治32（1899）年10月26日
[別]石坂空洞《いしざかくうどう》
江戸時代末期～明治時代の医学者。肝臓ジストマを発見。植物学の研究でも知られる。
¶朝日（[生]文化11（1814）年8月），岡山人，岡山百，岡山歴，科学（[生]文化11（1814）年8月），国書（石坂空洞　いしざかくうどう　[生]文化11（1814）年8月），新潮，人名（石坂空洞　いしざかくうどう），日人（石坂空洞　いしざかくうどう），幕末，幕末大，洋学

石坂伸吉 いしざかしんきち
→石坂伸吉（いしざかのぶきち）

石坂新六 いしざかしんろく
江戸時代の眼科医。
¶眼科

石坂桑亀 いしざかそうき
天明8（1788）年～嘉永4（1851）年
江戸時代後期の医師（足守藩）。
¶岡山人，岡山百（[没]嘉永4（1851）年6月9日），岡山歴（[没]嘉永4（1851）年6月9日），人名，長崎遊，日人，洋学

石坂宗珪 いしざかそうけい
生没年不詳
江戸時代後期の医師。
¶国書

石坂宗哲 いしざかそうてつ，いしさかそうてつ
[別]石坂昌孝《いしざかまさたか》，石阪昌孝《いしざかまさたか》
江戸時代後期の鍼術家。
¶朝日（[生]明和7（1770）年　[没]天保12年11月20日（1842年1月1日）），江文（[生]明和7（1770）年　[没]文久3（1863）年），近世（いしさかそうてつ　[生]1770年　[没]1841年），国史（いしさかそうてつ　[生]1770年　[没]1841年），国書（[生]明和7（1770）年　[没]天保12（1841）年11月20日），コ

ン改（[生]明和2（1765）年？　[没]天保11（1840）年？），コン4（[生]明和2（1765）年？　[没]天保11（1840）年？），コン5（[生]明和2（1765）年？　[没]天保11（1840）年？），史人（石坂昌孝　いしざかまさたか　[生]1841年4月22日　[没]1907年1月13日），新潮（[生]明和7（1770）年？　[没]天保12（1841）年11月20日？），人名（[生]1765年？　[没]1840年？），世人（[生]明和2（1765）年？　[没]天保11（1840）年？），徳川臣（いしさかそうてつ　[生]1770年　[没]1841年），日人（[生]1770年　[没]1842年），日人（石坂昌孝　いしざかまさたか　[生]1841年　[没]1907年），幕末（[生]1770年？　[没]1842年1月1日），幕末大（[生]明和7（1770）年？　[没]天保12（1841）年11月20日），山梨百（[生]明和7（1770）年　[没]天保12（1841）年），洋学（[生]明和7（1770）年　[没]文久3（1863）年），歴大（石阪昌孝　いしざかまさたか　[生]1841年　[没]1907年）

石坂蘇亭　いしざかそてい
江戸時代末期の医師。
¶岡山人

石坂典祐　いしざかてんゆう
？～嘉永3（1850）年2月28日
江戸時代後期の医師。
¶岡山歴

石坂典礼　いしざかてんれい
？～安政6（1859）年8月9日
江戸時代後期の医師。
¶岡山歴

石坂友太郎　いしざかともたろう
明治6（1873）年1月6日～昭和38（1963）年4月29日
明治～昭和期の薬理学者。
¶科学，近医，現情，渡航

石坂直行　いしざかなおゆき
大正13（1924）年～
昭和期の福祉評論家。
¶現執1期

石坂伸吉　いしざかのぶきち，いしさかのぶきち
明治14（1881）年8月10日～昭和44（1969）年3月26日　[別]石坂伸吉《いしざかしんきち》
明治～昭和期の生理学者、薬理学者。薬物学研究のために欧州留学後、金沢医科大学初代薬物学教授。
¶科学，近医（いしざかしんきち），現情（いしざかしんきち），人名7（いしざかしんきち），世紀，渡航（いしざかしんきち），富山百（いしさかのぶきち），日人

石坂昌孝（石阪昌孝）　いしざかまさたか
→石坂宗哲（いしざかそうてつ）

石坂養雲　いしざかよううん
江戸時代の眼科医。
¶眼科

石坂栗堂　いしざかりどう
～明治6（1873）年
江戸時代後期～明治期の蘭方医。
¶新潟百別

石崎有信　いしざきありのぶ
明治42（1909）年9月5日～平成12（2000）年10月3日
大正～平成期の衛生学者。金沢大学教授、金沢医科大学教授。
¶科学，近医，現情

石崎杏陰　いしざききょういん，いしさききょういん
*～大正9（1920）年
江戸時代末期～大正期の医師。
¶郷土奈良（いしさききょういん　[生]1847年），日人（[生]1845年）

石崎松庵　いしざきしょうあん
応永11（1404）年～応仁2（1468）年
室町時代の華道家。医学、本草学に通じた。
¶鎌室，人名，日人

石崎達　いしざきたつし
大正4（1915）年～平成17（2005）年
昭和～平成期の医師。アレルギー学、内科。
¶近医

石崎長四郎　いしざきちょうしろう
明治6（1873）年～？
明治～大正期の医師。
¶姓氏鹿児島

石崎鼎吾　いしざきていご
明治期の医師、自由民権運動家。
¶栃木歴

石崎文雅　いしざきふみまさ
→石崎文雅（いしざきぶんが）

石崎文雅　いしざきぶんが
享保8（1723）年～寛政11（1799）年　[別]石崎文雅《いしざきふみまさ》
江戸時代中期の医師、国学者、漢学者。
¶朝日（いしざきふみまさ　[没]寛政11年8月20日（1799年9月19日）），国書（いしざきふみまさ　[没]寛政11（1799）年8月20日），コン改，コン4，新潮（[没]寛政11（1799）年8月20日），人名，日人（いしざきふみまさ），三重続

石崎融済　いしざきゆうせい
文化7（1810）年～文久2（1862）年閏8月2日
江戸時代後期の画家。本草学書「拾品考」の絵を描いた。
¶国書，新潮，日人

石沢盛　いしざわさかえ
明治11（1878）年～昭和29（1954）年
明治～昭和期の医師。
¶姓氏鹿児島

石沢政男　いしざわまさお
明治27（1894）年～昭和27（1952）年
明治～昭和期の医師。専門は解剖学。
¶近医

石三次郎 いしさんじろう
明治33（1900）年4月10日〜昭和43（1968）年7月30日
昭和期の教育学者。東京教育大学教授。専門は学校経営学。教育学部長在任中、付属「桐ヶ丘養護学校」を創設し初代校長。
¶現情，人名7，世紀，日人

石塚玄昌 いしずかげんしょう★
文政7（1824）年〜明治26（1893）年6月19日
江戸時代末期・明治期の栃木県下第1号種痘医師。
¶栃木人

石塚左玄 いしずかさげん
→石塚左玄（いしづかさげん）

石塚忠雄 いしずかただお
大正15（1926）年11月3日〜
昭和〜平成期の医師。城南病院院長、靴医学会会長。専門は整形外科学。著書に「腰痛へのアドバイス」「足のお手入れ教えます」など。
¶現執3期

石塚直隆 いしずかなおたか
→石塚直隆（いしづかなおたか）

石田意深 いしだいしん
生没年不詳
江戸時代前期の俳人、医学者。
¶日人

石田稲男 いしだいなお
明治21（1888）年5月31日〜昭和12（1937）年9月18日
大正〜昭和期の医師。
¶岡山歴

石田英吉 いしだえいきち
天保10（1839）年〜明治34（1901）年4月8日
江戸時代末期〜明治期の行政官、政治家。貴族院議員、男爵。緒方洪庵に医術を学んだ。地方官を歴任し治績を上げ、元老院議官も務める。農商務大臣、農商務次官を歴任。
¶秋田百（⊕天保11（1840）年），朝日（⊕天保10年11月8日（1839年12月13日）），維新，高知人，高知百，国際，人名，日人，幕末，藩足6，履歴（⊕天保10（1839）年11月8日），履歴2（⊕天保10（1839）年11月8日）

石田一宏 いしだかずひろ
昭和13（1938）年4月1日〜平成12（2000）年2月
昭和・平成期の医師。専門は精神医学、子どもの精神発達。著書に「子どもの精神力」「働きざかりの精神衛生」など。
¶近医，現執3期，世紀，YA

石田葵一 いしだきいち
大正12（1923）年5月3日〜昭和46（1971）年5月11日
昭和期の獣医学者、東京大学教授。専門は家畜病理学。
¶科学

石田熊治郎 いしだくまじろう
明治8（1875）年8月15日〜昭和35（1960）年2月22日
明治〜昭和期の医学放射線技術者。東北帝国大学の磨工手兼レントゲン技術者。X線透視により撮影までの時間短縮装置を独創自作。
¶科学，近医，現情，人名7，世紀，日人

石田源右衛門 いしだげんえもん
江戸時代中期の慈善家。
¶人名，日人（生没年不詳）

石田玄圭 いしだげんけい
？〜文化14（1817）年
江戸時代後期の暦算家、医師。
¶郷土群馬，群新百（⊕？），群馬人（⊕文化14（1817）年6月7日），群馬百，国書，人名，数学（⊕文化14（1817）年6月7日），姓氏群馬，日人

石田源太郎 いしだげんたろう
明治45（1912）年2月10日〜平成9（1997）年11月17日
昭和期のはさみ職人。平成6年「現代の名工」。医療用のはさみやメスなど多分野で活躍。
¶世紀，日人

石田三千丈 いしださんぜんじょう★
明治21（1888）年2月12日〜昭和49（1974）年5月26日
大正・昭和期の俳人、医師。
¶秋田人2

石田周三 いしだしゅうぞう
明治43（1910）年7月16日〜昭和60（1985）年6月20日
昭和期の動物学者、千葉大学名誉教授。専門は動物生理学。
¶科学，現情

石田二郎 いしだじろう
明治33（1900）年〜昭和56（1981）年
大正〜昭和期の医師。内科（結核病学）。
¶近医

石田新太郎 いしだしんたろう
明治3（1870）年〜昭和2（1927）年1月27日
明治〜大正期の教育家。慶応義塾理事。慶応義塾大学の経営と医科大学の完成に貢献した。日本成人教育協会を組織。
¶人名，世紀，日人

石田たね いしだたね
？〜明治36（1903）年
江戸時代末期〜明治期の女性。極貧のなか父母の看護に尽くす。その後孝子として褒賞金を下賜された。
¶女性，女性普

石館守三（石舘守三） いしだてもりぞう
明治34（1901）年1月24日〜平成8（1996）年7月18日
昭和期の薬学者。東京帝国大学教授、日本薬剤師会会長。「樟脳の強心作用の本態に関する共同研

究」で学士院賞受賞。
¶青森人（石舘守三），青森百（石舘守三），科学，科技，近医，現朝，現情，現人，植物，新潮，世紀，全書，大百，日人，履歴，履歴2

い

石田名香雄 いしだなかお
大正12（1923）年3月6日～平成21（2009）年12月4日
昭和～平成期のウイルス学者。
¶科学，近医，現朝，現情，世紀，日人

石田昇 いしだのぼる
明治8（1875）年～昭和15（1940）年
明治～昭和期の精神科医。
¶近医，精医

石田紀郎 いしだのりお
昭和15（1940）年3月15日～
昭和～平成期の農学者。専門は植物病理学、環境毒性学。農薬汚染などを調査。著書に「のち水すて水かえり水」など。
¶現執3期

石田肇 いしだはじめ
大正15（1926）年2月11日～
昭和～平成期の整形外科学者。日本医科大学教授。運動器の痛みの研究と臨床の権威。著書に「肩こり・腰痛の医学」など。
¶現執3期

石田春夫 いしだはるお
大正15（1926）年5月12日～
昭和～平成期の医師。専門は精神医学、精神病理学。著書に「心の世界から」「セルフ・クライシス」など。
¶現執1期，現執3期

石田秀実 いしだひでみ
昭和25（1950）年4月23日～
昭和～平成期の中国学者。九州国際大学教授。専門は中国古代思想・科学史。著書に「気・流れる身体」「中国医学思想史」など。
¶現執2期，現執3期，現執4期

石田真 いしだまこと
天保8（1837）年～明治24（1891）年
明治期の医師。西洋医方を大学東校に講じたが、のち仙台に帰り共立病院を設立。
¶人名，日人

石田誠 いしだまこと
明治14（1881）年8月1日～？
明治～大正期の医師。
¶渡航

石田正三 いしたまさぞう
明治33（1900）年～平成9（1997）年
大正～平成期の医師。浅虫温泉病院名誉院長。
¶青森人

石田正統 いしだまさのぶ
大正5（1916）年～平成17（2005）年
昭和～平成期の医師。外科（小児外科）。
¶近医

石田陽一 いしだよういち
大正14（1925）年3月25日～
昭和期の病理学者。
¶群馬人

石田竜玄（石田竜元） いしだりゅうげん
文政4（1821）年～明治8（1875）年
江戸時代末期～明治期の医師。
¶幕末，幕末大，藩臣2（石田竜元　[生]文政1（1818）年）

石田良子 いしだりょうこ
昭和14（1939）年7月19日～
昭和期の福祉活動家。
¶視覚

石地九良右衛門 いしぢくろうえもん
生没年不詳
江戸時代後期の眼科医。
¶飛騨

伊地知兵十郎 いじちへいじゅうろう
文久2（1862）年～昭和27（1952）年
明治～昭和期の眼科医。
¶姓氏鹿児島

石塚左玄 いしづかさげん，いしずかさげん
嘉永4（1851）年～明治42（1909）年10月17日
明治期の陸軍軍医。虚弱体質の改善を試み、玄米を主とした独自の食事法を提唱。著作に「鑑薬精確義」。
¶科学（いしずかさげん　[生]1851年（嘉永4）2月），近医，食文（[生]嘉永4年2月（1851年3月）），人名，日人，洋学

石塚三郎 いしづかさぶろう
＊～昭和33（1958）年11月23日
明治～昭和期の写真家。
¶近医（[生]明治10（1877）年），写家（[生]明治9年8月）

石塚直隆 いしづかなおたか，いしずかなおたか
大正1（1912）年12月2日～平成5（1993）年9月15日
昭和期の産婦人科学者。名古屋大学学長。
¶科学（いしずかなおたか），近医，世紀，日人

石塚汶上 いしづかぶんじょう
生没年不詳
江戸時代後期の医師。
¶国書

石津俊 いしづしゅん
明治36（1903）年～平成3（1991）年
大正～平成期の医師。皮膚科。
¶近医

石津寛 いしづひろし
明治17（1884）年～昭和11（1936）年
明治～昭和期の陸軍軍医（眼科）。
¶近医

石津文斎 いしづぶんさい
弘化1（1844）年～大正10（1921）年
江戸時代末期～大正期の塩田村の勘場医。

¶姓氏山口

石坪いし いしつぼいし
安政2(1855)年～明治45(1912)年1月25日
明治期の女性。病身の夫の看護に尽くし、京都府知事等から賞詞を受ける。緑綬褒章受章。
¶女性，女性普

石戸谷勉 いしどやつとむ
明治17(1884)年～*
明治～昭和期の薬学者、植物研究家、理学博士。朝鮮ニンジンの栽培に業績を残した。
¶青森人([没]昭和34(1959)年)，植物([没]昭和33(1958)年10月1日)

石那田実右衛門 いしなだじつうえもん
→石那田実右衛門(いしなだじつえもん)

石那田実右衛門 いしなだじつえもん
寛延3(1750)年～寛政4(1792)年　[別]石那田実右衛門《いしなだじつうえもん》
江戸時代中期の日向飫肥藩士。天明の飢饉で領民救済に尽力。
¶日人，藩臣7(いしなだじつうえもん)，宮崎百

石西伸 いしにしのぶる
昭和3(1928)年～平成13(2001)年
昭和～平成期の医師。専門は衛生学(環境衛生)。
¶近医

石野尚吾 いしのしょうご
昭和13(1938)年～
昭和～平成期の医師。香雲堂石野医院院長。
¶現執4期

石野清治 いしのせいじ
昭和1(1926)年8月8日～
昭和～平成期の厚生官僚。
¶現情

石橋晃 いしばしあきら
昭和9(1934)年～平成22(2010)年
昭和～平成期の医師。泌尿器科。
¶近医

石橋卯吉 いしばしうきち
明治36(1903)年～昭和57(1982)年
大正～昭和期の官僚。専門は厚生行政。
¶近医

石橋志う いしばししう
明治26(1893)年11月10日～昭和52(1977)年3月13日
昭和期の政治家・社会事業家。
¶神奈女2

石橋寿閑 いしばしじゅかん
生没年不詳
江戸時代中期の邑智郡高見村の医師。
¶島根百

石橋生庵 いしばしせいあん
寛永18(1641)年～？
江戸時代前期の医師。
¶国書

石橋長英 いしばしちょうえい
明治26(1893)年4月26日～平成2(1990)年9月25日
明治～平成期の小児科学者。日本国際医学協会理事長。
¶科学，近医，現情

石橋長生 いしばしちょうせい
大正14(1925)年～平成14(2002)年
昭和～平成期の医師。内科。
¶近医

石橋俊実 いしばしとしみ
明治35(1902)年5月4日～平成3(1991)年3月17日
大正～昭和期の医師、精神医学者。東北大学教授、医学博士。
¶科学，近医，現情，社史([生]？)

石橋豊彦 いしばしとよひこ
明治38(1905)年～昭和30(1955)年
大正～昭和期の医師。専門は病理学。
¶近医

石橋ハヤ いしばしはや
明治13(1880)年4月～昭和36(1961)年3月28日
明治～昭和期の看護婦。松沢病院看護婦普取締。精神科看護の先駆者。松沢病院を世界屈指の病院にし、「松沢の母」といわれる。
¶近医，現情，女性，女性普，人名7，世紀，日人

石橋松蔵 いしばしまつぞう
明治16(1883)年5月～昭和29(1954)年4月17日
明治～昭和期の病理学者。千葉医学専門学校教授。主な研究分野は腫瘍学、内分泌疾患、肝臓疾患など。
¶科学，近医，現情，人名7，世紀，千葉百，日人([生]明治16(1883)年5月20日)

石橋美和子 いしばしみわこ
昭和38(1963)年～平成16(2004)年
昭和～平成期の看護師。
¶近医

石橋本蔵 いしばしもとぞう
安政4(1857)年～昭和11(1936)年
明治～昭和期の医師。
¶姓氏岩手

石橋猷庵 いしばしゆうあん
文化6(1809)年～明治22(1889)年
江戸時代末期～明治期の筑後久留米藩医。
¶藩臣7

石橋幸雄 いしばしゆきお
明治44(1911)年～平成4(1992)年
大正～平成期の医師。外科(臓器移植外科)。
¶近医

石浜淳美 いしはまあつみ
大正4(1915)年～平成20(2008)年
昭和～平成期の医師。産婦人科。
¶近医

い

石浜義則 いしはまよしのり
明治36(1903)年～昭和56(1981)年
昭和期の歯科医師、キリスト教布教者。
¶社史，平和

石原明 いしはらあきら
大正13(1924)年～昭和55(1980)年
昭和期の医師。医史学、外科。
¶近医

石原市左衛門 いしはらいちざえもん
生没年不詳
明治期の篤志家。私財を投じて貧民を救済。
¶島根歴

石原一郎(1) いしはらいちろう
明治45(1912)年～昭和51(1976)年
昭和期の医師。邑智郡医師会会長。
¶島根歴

石原一郎(2) いしはらいちろう
大正5(1916)年～平成7(1995)年
昭和～平成期の医師。内科(内分泌・代謝学)。
¶近医

石原修 いしはらおさむ
明治18(1885)年10月18日～昭和22(1947)年6月29日
明治～昭和期の衛生学者。大阪帝大医学部教授。女工の結核の調査など労働衛生・産業医学の先駆者、医療の社会化運動に貢献。
¶岩史，科学，角史，近医，現情，コン改，コン4，コン5，新潮，人名7，世紀([生]明治18(1885)年10月)，世人，全書，日史，日人，日本，百科，民学

石原和之 いしはらかずゆき
昭和期の皮膚科医師。
¶現執2期

石原喜久太郎 いしはらきくたろう
明治5(1872)年9月25日～昭和19(1944)年6月12日
明治～昭和期の衛生学・細菌学者。東京帝国大学医学部教授。文部省学校衛生取調嘱託として教員結核の調査に従事、著書に「石原学校衛生」。
¶科学，近医，島根百，島根歴，新潮([没]昭和19(1944)年6月13日)，世紀，全書，大百，渡航，日人([没]昭和19(1944)年6月13日)

石原金一 いしはらきんいち
明治17(1884)年～昭和40(1965)年
明治～昭和期の薬剤師。
¶姓氏愛知

石原国 いしはらくに
明治43(1910)年11月29日～
昭和期の医学者。島根医科大学副学長、医学部付属病院長、鳥取大学教授。
¶島根百

石原桂園 いしはらけいえん
生没年不詳
江戸時代後期の医師、漢学者。
¶国書

石原恵三 いしはらけいぞう
明治38(1905)年～昭和63(1988)年
昭和期の外科学者、群馬大学大学長。
¶近医，群馬人

石原玄徳 いしはらげんとく
享保3(1718)年～天明2(1782)年8月
江戸時代中期の医師。
¶大阪人，大阪墓，国書([生]享保3(1718)年3月10日　[没]天明2(1782)年8月24日)

石原士達 いしはらしたつ
寛政3(1791)年～天保8(1837)年2月24日
江戸時代末期の医師。
¶岡山人，岡山歴

石原忍 いしはらしのぶ
明治12(1879)年9月25日～昭和38(1963)年1月3日　[別]石原忍《いしわらしのぶ》
明治～昭和期の眼科医。東京帝国大学教授。石原式国際色盲検査表を発表、トラコーマの病原であるプロワツェック小体を発見。
¶伊豆，科学([生]1879年(明治12)9月15日)，科技(いしわらしのぶ　[生]1879年9月15日)，郷土群馬(いしわらしのぶ)，近医，近現，群新百，群馬人，群馬百，現朝，現情，現人，現日，国史，コン改，コン4，コン5，史人，静岡百，静岡歴，新潮，人名7，世紀，姓氏静岡，世人，世百，世百新，全書，大百，日史([生]明治12(1879)年9月15日)，日人，日本，百科，民学，陸海，歴大

石原淳斎 いしはらじゅんさい
文政2(1819)年～明治7(1874)年
江戸時代後期～明治期の医師。
¶島根歴

石原俊士 いしはらしゅんし
明治24(1891)年11月24日～昭和33(1958)年7月13日
大正～昭和期の医師。
¶岡山人，岡山歴

石原省三 いしはらせいぞう
明治30(1897)年～昭和29(1954)年
大正～昭和期の政治家。住用村村長、満州国赤十字社参事。
¶姓氏鹿児島

石原泰一郎 いしはらたいいちろう
明治10(1877)年12月～？
明治～大正期の医師。
¶渡航

石原東隄 いしはらとうてい
生没年不詳
江戸時代後期の儒者、医師。
¶国書，日人

石原寿郎 いしはらとしろう
大正6(1917)年9月11日～昭和44(1969)年9月19日

昭和期の歯科医師。東京医科歯科大学教授。軍医大尉。復員後、東京医科歯科大学歯学科に学ぶ。
¶科学，近医，現情，人名7，世紀，日人

石原久 いしはらひさし
慶応2(1866)年10月12日〜昭和16(1941)年6月19日
明治〜昭和期の歯科医師。東京大学教授。東大に付属医院歯科外来を開設。日本歯科口腔科学会を起こし会長。
¶科学，近医，埼玉人，人名7，渡航，日人

石原弘 いしはらひろし
明治9(1876)年10月18日〜昭和7(1932)年4月8日
明治〜昭和期の医師。
¶渡航

石原房雄 いしはらふさお
明治16(1883)年〜昭和49(1974)年
明治〜昭和期の医師。専門は衛生学。
¶近医

石原誠 いしはらまこと
明治12(1879)年5月18日〜昭和13(1938)年12月11日
明治〜昭和期の生理学者。京都帝国大学福岡医科大学教授。心臓の自働性を研究。九州大学医学部の基礎を作った。
¶科学(㋡1879年(明治12)5月)，近医，人名7，渡航，日人

石原昌江 いしはらまさえ
昭和12(1937)年3月2日〜
昭和〜平成期の養護教育専門家。
¶現執1期，現執2期

石原通孝 いしはらみちたか
明治34(1901)年11月20日〜平成5(1993)年
大正〜平成期の政治家。札幌市議会議員、治療師会会長。
¶札幌

石原蒙 いしはらもう
生没年不詳
江戸時代の医師。
¶大阪人，国書

石原愷 いしはらやすし
生没年不詳
江戸時代末期の本草学者。
¶国書

石原結実 いしはらゆうみ
昭和23(1948)年〜
昭和〜平成期の医師。イシハラ・クリニック院長。自然療法を研究。著書に「病気はかならず治る」「やさしい医食同源」など。
¶現執3期，現執4期

石原亮 いしはらりょう
明治17(1884)年〜昭和32(1957)年
明治〜昭和期の海軍軍医(耳鼻咽喉科)。
¶近医

石部官治 いしべかんじ
享保5(1720)年〜寛政9(1797)年
江戸時代中期〜後期の眼科医。
¶眼科

石松量蔵 いしまつりょうぞう
明治21(1888)年9月28日〜昭和49(1974)年4月23日
明治〜昭和期の盲人伝道者。
¶キリ，視覚

石丸定次 いしまるさだつぐ
慶長8(1603)年〜延宝7(1679)年
江戸時代前期の幕臣。大坂東町奉行。綿仲間の公認などの商業政策を推進。大火・洪水に際し窮民の救済に尽力。
¶朝日(㋡延宝7年5月11日(1679年6月19日))，大阪人(㋡慶長10(1605)年)，大阪墓(㋡延宝7(1679)年5月11日)，角史，近世，国史，コン改，コン4，史人(㋡1679年5月11日)，新潮(㋡延宝7(1679)年5月11日)，人名(㋡1605年)，世人(㋡慶長8(1603)年？　㋡延宝7(1679)年？)，日史(㋡延宝7(1679)年5月11日)，日人，百科，歴文

石丸鎮雄 いしまるしずお
明治18(1885)年〜昭和15(1940)年
明治〜昭和期の外科医。
¶大分歴

石丸修安 いしまるしゅうあん
明和5(1768)年2月27日〜天保5(1834)年7月4日
江戸時代中期〜後期の医家。
¶徳島百，徳島歴

石丸周吾 いしまるしゅうご
寛政11(1799)年〜明治1(1868)年
江戸時代後期〜末期の漢方医。大坂城代御殿医。石丸癲狂院を設立。
¶精医

石丸一 いしまるはじめ
明治23(1890)年〜平成2(1990)年
昭和期の洋画家、医師。
¶美家，洋画

石光薫 いしみつかおる
明治28(1895)年〜昭和55(1980)年
明治〜昭和期の医師。内科。
¶近医

伊志嶺亮 いしみねあきら
昭和8(1933)年1月19日〜
昭和〜平成期の医師、政治家。平良市長。
¶現政

石牟礼道子 いしむれみちこ
昭和2(1927)年3月11日〜
昭和〜平成期の作家、歌人。水俣病対策市民会議の発足に参加し、水俣病告発を続ける。「苦海浄土—わが水俣病」などを出版。
¶革命，近女，近文，熊本人，熊本百，現朝，現執1期，現執2期，現執3期，現執4期，現情，現人，

現日，児人，小説，女文，新潮，新文，世紀，全書，短歌，西女，日女，日人，平和，マス89

石本於義太 いしもとおぎた
慶応1（1865）年12月13日～昭和12（1937）年8月27日
明治～昭和期の医師。
¶岡山百，岡山歴

石本茂 いしもとしげる
大正2（1913）年9月6日～平成19（2007）年
昭和期の政治家、看護婦。参議院議員、環境庁長官。
¶石川百，近医，近女，現情，現政，世紀，政治，ふる，履歴2（[没]平成19（2007）年10月10日）

石本忠義 いしもとただよし
昭和10（1935）年5月18日～
昭和期の医療保障問題専門家。
¶現執1期，現執2期

石森国臣 いしもりくにおみ
明治7（1874）年～昭和30（1955）年
明治～大正期の医学者。
¶科学，近医，渡航（[生]1874年2月10日　[没]？）

石森直人 いしもりなおと
明治23（1890）年～昭和36（1961）年5月31日
大正～昭和期の蚕糸学者。東京教育大学教授。昆虫病理学、昆虫免疫学および解剖・形態学について独創的な業績を残す。
¶科学（[生]1890年（明治23）5月11日），現情（[生]1890年5月23日），人名7，世紀（[生]明治23（1890）年5月），日人（[生]明治23（1890）年5月11日）

石森麗 いしもりれい
明治39（1906）年5月11日～平成1（1989）年1月31日
昭和期の社会福祉事業家。
¶埼玉人

石山瀛洲 いしやまえいしゅう
生没年不詳
江戸時代中期の医師、漢学者。
¶国書

石山公文 いしやまきみふみ
江戸時代中期の医師。
¶人名，日人（生没年不詳）

石山俊次 いしやましゅんじ
明治43（1910）年～昭和58（1983）年
大正～昭和期の医師。外科。
¶近医

石山福二郎 いしやまふくじろう
明治26（1893）年5月9日～昭和21（1946）年7月16日
明治～昭和期の外科医。
¶岡山百（[没]昭和21（1946）年7月18日），近医，履歴，履歴2

石山稔 いしやまみのる
昭和15（1940）年4月2日～
昭和～平成期の医業経営コンサルタント。病院経営管理の専門化・標準化に取り組む。著書に「病院事務管理マニュアル」など。
¶現執3期

石渡金吾 いしわたきんご
明治28（1895）年～昭和45（1970）年
昭和期の社会実業家。老人ホームハマノ愛生園園長。
¶神奈川人，姓氏神奈川

石綿さたよ いしわたさたよ
明治30（1897）年1月23日～平成1（1989）年4月22日
昭和期の社会事業家。愛児の家理事長。戦災孤児救護婦人同志会愛児の家を創立。その後同園を社会福祉法人とする。
¶女性，女性普，世紀，日人

石渡忠太郎 いしわたちゅうたろう
昭和期の医師。皮膚科、泌尿器科。
¶近医

石渡コト いしわたりこと
明治7（1874）年～昭和22（1947）年
明治～昭和期の看護師。ハンセン病医療にあたった。
¶近医

石渡宗伯 いしわたりそうはく
明和2（1765）年～天保5（1834）年　[別]石渡道意《いしわたりどうい》
江戸時代中期～後期の越前福井藩医。
¶人名，日人，藩臣3（石渡道意　いしわたりどうい）

石渡道意 いしわたりどうい
→石渡宗伯（いしわたりそうはく）

石原捷士 いしわらかつし
明治10（1877）年～大正5（1916）年9月
明治～大正期の医師。
¶庄内

石原忍 いしわらしのぶ
→石原忍（いしはらしのぶ）

泉雄勝 いずおまさる
昭和4（1929）年5月10日～
昭和期の外科学者。
¶群馬人

出原泰明 いずはらよしあき
昭和19（1944）年4月24日～
昭和～平成期の体育学者。日本福祉大学教授。著書に「体育の学習集団論」「スポーツの自由と現代」など。
¶現執3期

泉盈之進 いずみえいのしん
明治37（1904）年1月2日～昭和58（1983）年9月13日

大正～昭和期の歯科医師、社会運動家。社会福祉法人・緑の家理事長。
¶社運，社史，世紀，日人，平和

泉邦彦 いずみくにひこ
昭和9(1934)年～
昭和～平成期の生化学者。専門は化学毒性学、環境化学。著書に「総合有機化学」「地球汚染を考える」など。
¶現執3期(［生］昭和9(1934)年7月2日)，現執4期

泉伍朗(泉倍郎) いずみごろう
明治17(1884)年4月29日～昭和8(1933)年12月17日
大正～昭和期の外科学者。金沢医科大学教授、岡山医科大学教授。金沢医学専門学校教授兼附属病院第二外科医長から医科大学教授を歴任。
¶科学，近医，人名(泉倍郎)，世紀，日人

和泉昇次郎 いずみしょうじろう★
大正3(1914)年6月25日～昭和51(1976)年12月30日
昭和期の秋田県厚生連由利組合総合病院長。
¶秋田人2

和泉森太 いずみしんた
昭和22(1947)年7月5日～
昭和期の精神保健福祉士。
¶視覚

泉仙助 いずみせんすけ
明治21(1888)年4月3日～昭和54(1979)年11月4日
明治～昭和期の内科学者。金沢大学教授。
¶石川百，科学，近医，現情，ふる

泉園子 いずみそのこ
明治25(1892)年6月24日～昭和49(1974)年4月21日
明治～昭和期の女性、経営者、社会事業家。洋菓子店泉屋創業者。戦後は東京で身障者団体に奉仕し話題となる。
¶近女，女性，女性普，世紀，日人

泉田照雄 いずみだてるお
昭和38(1963)年～
昭和～平成期の高齢者介護研究者。「ひょうひょう」編集長、「痴呆性老人研究」編集長、社会情報研究所客員研究員。
¶現執4期

泉天郎 いずみてんろう
明治19(1886)年1月22日～昭和23(1948)年2月4日
明治～昭和期の俳人、医師。句集に「東国」など。
¶近文([生]1887年)，現情([生]1887年1月22日)，世紀([生]明治20(1887)年1月22日)，俳文，北海道百，北海道文，北海道歴

和泉成之 いずみなりゆき
明治30(1897)年～昭和50(1975)年
明治～昭和期の医師。小児科(小児免疫学)。
¶近医

泉春作 いずみはるさく
明治45(1912)年～
昭和期の獣医。群馬県獣医師会長。
¶群馬人

泉宏 いずみひろし
明治37(1904)年5月31日～
昭和期の秋田医療組合事務長、あかつき印刷社長。
¶社史

和泉真佐子 いずみまさこ
大正13(1924)年4月26日～
大正～昭和期の点字図書館職員。
¶視覚

泉幸雄 いずみゆきお
大正6(1917)年～平成8(1996)年
昭和～平成期の医師。小児科(小児循環器病学)。
¶近医

泉養仲 いずみようちゅう
江戸時代後期の眼科医。
¶眼科

出雲井晶 いずもいあき
大正15(1926)年9月11日～
昭和～平成期の小説家、歌人、日本画家。著書は「花かげの詩」「まほろば」など。教育・婦人・高齢者問題などの講演活動も行う。
¶現執3期，現執4期，児人，世紀

出雲宿禰広貞 いずものすくねひろさだ
→出雲広貞(いずものひろさだ)

出雲永嗣 いずものながつぐ
平安時代前期の官人、医師。天長10年出雲宿禰を賜わる。
¶古人

出雲広貞 いずものひろさだ
生没年不詳　[別]出雲広貞《いずもひろさだ》，出雲宿禰広貞《いずものすくねひろさだ》，菅原広貞《すがわらのひろさだ》
平安時代前期の医薬家。「大同類聚方」を編纂。
¶朝日，京都大([没]貞観12(870)年)，国史，国書(いずもひろさだ)，古人，古代(出雲宿禰広貞　いずものすくねひろさだ)，古代普(出雲宿禰広貞　いずものすくねひろさだ)，古中，コン改，コン4，コン5，史人，島根歴(いずもひろさだ)，新潮，人名(いずもひろさだ　[没]870年)，人名(菅原広貞　すがわらのひろさだ)，世人([没]貞観12(870)年)，全書([没]869年)，日人，平史，歴大

出雲岑嗣 いずものみねつぐ
→菅原岑嗣(すがわらのみねつぐ)

出雲広貞 いずもひろさだ
→出雲広貞(いずものひろさだ)

出雲岑嗣 いずもみねつぐ
→菅原岑嗣(すがわらのみねつぐ)

い

岩動炎天 いするぎえんてん
明治16(1883)年9月9日～昭和38(1963)年2月3日
[別]炎天《えんてん》,岩動康治《いするぎこうじ》
明治～昭和期の俳人、医師。「俳星」主催者。句集に「片雲」。
¶岩手人，岩手百，近医(岩動康治　いするぎこうじ)，近文，現情，埼玉人，埼玉文，世紀，姓氏岩手，東北近，奈良文，日人，俳句(炎天　えんてん)，俳文

岩動康治 いするぎこうじ
→岩動炎天(いするぎえんてん)

伊勢暁史 いせあきふみ
昭和19(1944)年11月3日～
昭和～平成期のジャーナリスト、作家。「日本福祉医療新聞」編集・発行人。著書に「税務署残酷物語」「NHK大研究」など。
¶京都文，現執3期，現執4期，現情，世紀，マス89

井関玄説 いぜきげんえつ
元和4(1618)年～元禄12(1699)年　[別]井関玄説《いぜきげんせつ》
江戸時代前期の幕府医師。
¶朝日([没]元禄12年5月2日(1699年5月30日))，コン改，コン4，コン5，新潮([没]元禄12(1699)年5月)，人名，姓氏京都(いぜきげんせつ)，日人

井関玄説 いぜきげんせつ
→井関玄説(いぜきげんえつ)

井関尚栄 いせきしょうえい,いぜきしょうえい
明治44(1911)年11月14日～昭和61(1986)年3月17日
昭和期の法医学者、免疫遺伝学者。「微生物の免疫遺伝」「血液型転換」などの研究がある。
¶石川現十，石川百，科学，郷土福井(いぜきしょうえい　[生]1869年)，近医，群馬人，現朝，現情，世紀，日人

井関敏之 いぜきとしゆき
大正8(1919)年～
昭和期の保健・運動医学者。大阪市立大学教授。
¶現執1期

伊勢三安 いせさんあん★
江戸時代前期の秋田藩の側医。連歌師。儒学者。
¶秋田人2

伊勢胤守 いせたねもり★
天保4(1833)年4月1日～大正3(1914)年9月27日
明治・大正期の平鹿地方の公益事業に尽力した慈善家。
¶秋田人2

伊勢多兵衛 いせたひょうえ★
寛政7(1795)年～明治16(1883)年7月29日
江戸時代後期～明治期の慈善家。
¶秋田人2

伊勢田亮 いせだりょう
昭和20(1945)年7月21日～
昭和～平成期の教師、教育学者。専門は障害児教育、演劇教育。著書に「障害児の遊び・リズム・劇」など。
¶現執3期

伊勢屋勘助 いせやかんすけ
安永6(1777)年～嘉永4(1851)年
江戸時代中期～後期の慈善家。
¶姓氏岩手

磯貝秀菴(磯貝秀庵) いそがいしゅうあん
寛政1(1789)年～天保14(1843)年
江戸時代後期の医師(眼科)。
¶眼科，洋学(磯貝秀庵)

五十川春昌 いそかわはるまさ
→五十川了庵(いそかわりょうあん)

五十川基 いそかわもとい
→五十川基(いかがわもとい)

五十川了庵 いそかわりょうあん,いそがわりょうあん
天正1(1573)年～万治4(1661)年　[別]五十川春昌《いそかわはるまさ》
江戸時代前期の医師。
¶国書(五十川春昌　いそかわはるまさ　[生]天正1(1573)年10月25日　[没]万治4(1661)年1月29日)，人名(いそがわりょうあん　[生]1579年　[没]1666年)，姓氏京都(生没年不詳)，日人

磯清一 いそせいいち
明治12(1879)年～昭和45(1970)年
明治～昭和期の医師。大崎病院長、鹿屋町立病院長。
¶姓氏鹿児島

磯田仙三郎 いそだせんざぶろう,いそだせんさぶろう
明治29(1896)年5月2日～平成7(1995)年2月12日
明治～平成期の小児科学者。東京女子医科大学教授。
¶科学(いそだせんさぶろう)，近医，現情

磯野アヤ いそのあや
明治27(1894)年12月24日～昭和32(1957)年7月
大正～昭和期の医師。生涯「町医者」として身を挺す。戦争時には自らの医院を野戦病院として活躍。
¶女性，女性普，世紀，日人

石上玄一郎 いそのかみげんいちろう
→石上玄一郎(いしがみげんいちろう)

磯野希声 いそのきせい
安永1(1772)年～弘化4(1847)年4月1日
江戸時代中期～後期の医師、漢学者。
¶国書

磯野橘斎 いそのきっさい
安政3(1856)年～
江戸時代末期～明治期の医家。
¶大阪人

磯野鵲斎 いそのじゃくさい
寛保2(1742)年～文化14(1817)年4月
江戸時代中期～後期の医師。

¶国書5

磯野周平 いそのしゅうへい
明治11(1878)年10月13日～昭和8(1933)年10月16日
明治～昭和期の海軍軍人。軍医学校教官、少将、第一製薬取締役。
¶世紀，日人

磯野正典 いそのまさのり
昭和31(1956)年3月17日～
昭和～平成期のアナウンサー、福祉活動家。
¶視覚

磯公昭 いそひろあき
昭和5(1930)年9月9日～
昭和～平成期の中国専門家。第三交易社長。漢方薬、唐代の女性について研究。著書に「漢方故事千一夜」など。
¶現執3期

磯部喜右衛門 いそべきえもん
明治14(1881)年～昭和34(1959)年
明治～昭和期の医師。外科。
¶近医

磯部検蔵 いそべけんぞう
明治5(1872)年～昭和24(1949)年
明治～昭和期の医師。
¶近医，姓氏山口

磯部しづ子 いそべしづこ
明治39(1906)年～平成13(2001)年
昭和・平成期の栄養学研究者、医学博士。
¶愛知女

磯部富郎 いそべとみろう
明治35(1902)年～昭和38(1963)年
昭和期の下関の売薬磯部商会主。
¶山口人

李誠七 いそんちる
明治28(1895)年～昭和35(1960)年
大正～昭和期の横浜在住の韓国人社会事業家。
¶神奈川人，姓氏神奈川

板井悠二 いたいゆうじ
昭和16(1941)年～平成15(2003)年
昭和～平成期の医師。放射線科。
¶近医

板垣四郎 いたがきしろう
明治19(1886)年8月21日～昭和44(1969)年6月15日
大正～昭和期の家畜寄生虫病学者。東京帝国大学農科大学教授。専門は家畜内科学。特にわが国の家畜寄生虫学研究の基礎を築いた。
¶科学，現情，人名7，世紀([生]明治19(1886)年8月)，日人

板垣宗憺 いたがきそうたん
寛永15(1638)年～元禄11(1698)年　[別]板垣聊爾《いたがきりょうじ》，板垣聊爾斎《いたがきりょうじさい》
江戸時代前期の国学者、医師。水戸藩主徳川光圀に仕えた。
¶江文，国書([生]寛永16(1639)年7月3日　[没]元禄11(1698)年6月9日)，コン改(板垣聊爾斎　いたがきりょうじさい)，コン4(板垣聊爾斎　いたがきりょうじさい)，新潮(板垣聊爾斎　いたがきりょうじさい　[没]元禄11(1698)年6月9日)，人名(板垣聊爾　いたがきりょうじ)，日人，藩臣2，和俳(板垣聊爾斎　いたがきりょうじさい)

板垣政参 いたがきまさみ
→板垣政参(いたがきまさみつ)

板垣政参 いたがきまさみつ
明治15(1882)年11月8日～昭和42(1967)年10月28日　[別]板垣政参《いたがきまさみ》
明治～昭和期の生理学者。九州帝国大学教授。内分泌、特に黄体ホルモンの生理学的研究。
¶岩手人，科学，近医，現情，人名7(いたがきまさみ)，世紀，日人，福岡百

板垣聊爾 いたがきりょうじ
→板垣宗憺(いたがきそうたん)

板垣聊爾斎 いたがきりょうじさい
→板垣宗憺(いたがきそうたん)

板倉克明 いたくらかつあき
昭和8(1933)年～昭和56(1981)年
昭和期の医師。専門は病理学、免疫学。
¶近医

板倉正伯 いたくらしょうはく
江戸時代中期の鍼医。
¶人名，日人(生没年不詳)

板倉茂吉 いたくらもきち
明治16(1883)年～昭和36(1961)年
明治～昭和期の医師。
¶島根歴

板倉雄碩 いたくらゆうせき
文化3(1806)年～明治2(1869)年
江戸時代末期の医師。
¶長崎遊，長野歴，幕末，幕末大

板坂惟順 いたざかいじゅん
室町時代の官医。
¶人名，日人(生没年不詳)

板坂鈎閑 いたさかこうかん
生没年不詳
安土桃山時代の医師。
¶国書

板坂宗慶 いたさかそうけい
生没年不詳
戦国時代の医師。
¶国書

板坂宗商 いたさかそうしょう
→板坂卜斎〔1代〕(いたざかぼくさい)

い

板坂宗徳 いたざかそうとく
生没年不詳
室町時代の医師。
¶鎌室，人名，日人

板坂卜斎（板阪卜斎） いたさかぼくさい，いたざかぼくさい
天正6（1578）年～明暦1（1655）年
安土桃山時代～江戸時代前期の侍医。徳川氏家臣。
¶江戸東，郷土和歌山（板阪卜斎），国書（[没]明暦1（1655）年11月12日），人名（いたざかぼくさい），姓氏山梨，戦人，戦補（いたざかぼくさい），日人（いたざかぼくさい），藩臣5，和歌山人

板坂卜斎〔1代〕 いたざかぼくさい，いたさかぼくさい
[別]板坂宗商《いたさかそうしょう》
戦国時代の医師。
¶新潮（――〔代数なし〕　いたさかぼくさい　生没年不詳），人名，武田（板坂宗商　いたさかそうしょう），日人（生没年不詳）

井田武雄 いだたけお
嘉永4（1851）年～昭和8（1933）年
明治～昭和期の医師。西南戦争に軍医として従軍。のち病院などの経営の傍ら、東亜問題に尽力。
¶近医，人名，世紀（[生]嘉永4（1851）年11月　[没]昭和8（1933）年5月23日），鳥取百，長崎遊，日人

井谷徹 いたにとおる
昭和22（1947）年8月30日～
昭和～平成期の衛生学者。専門は労働衛生学、労働問題。
¶現執3期

井谷善則 いたによしのり
昭和18（1943）年3月18日～
昭和～平成期の教育学者。大阪教育大学教授。専門は障害児教育、発達人間学。著書に「『障害児の発見』と現代教育」など。
¶現執3期

板橋英太郎 いたばしえいたろう
明治32（1899）年～昭和42（1967）年
大正～昭和期の岩沼町の眼科医。
¶姓氏宮城

板原克哉 いたはらかつや
大正5（1916）年～平成5（1993）年
昭和～平成期の医師。神経内科。
¶近医

板原寿 いたはらじゅ
生没年不詳
江戸時代の医師。紀州藩医官。
¶国書

井田昌胖 いだまさなお
江戸時代中期の植物学者、本草家。著書に「柑橘伝」。
¶植物，食文，人名，日人（生没年不詳）

伊丹繁 いたみしげる
明治13（1880）年8月19日～大正10（1921）年9月13日
明治～大正期の衛生学者。東京帝国大学講師、済生会附属病院副院長。自邸内に研究所を設けて衛生学の研究に従事した。
¶科学，近医，埼玉人，人名，世紀，渡航，日人

伊丹蕉陰 いたみしょういん
天保2（1831）年～明治14（1881）年
江戸時代後期～明治期の儒者・医師。
¶岡山歴（[没]明治14（1881）年12月4日），長崎遊

伊丹仁朗 いたみじんろう
昭和12（1937）年～
昭和～平成期の医師。専門は、心療内科、緩和医療科、精神腫瘍学（サイコオンコロジー）、森田療法。
¶現執4期

伊丹道甫 いたみどうほ
安土桃山時代の侍医。島津氏家臣。
¶戦人（生没年不詳），茶道

板山賢治 いたやまけんじ
大正15（1926）年～
昭和～平成期の福祉問題専門家。日本社会事業大学教授。国際障害者年特別委事務局長などを務める。著書に「障害者の福祉」など。
¶現執3期（[生]大正15（1926）年8月），視覚（[生]大正15（1926）年8月8日）

板屋鐐一 いたやりょういち
昭和17（1942）年6月3日～
昭和期の連合岐阜会長・岐阜県労働者福祉協議会長。
¶飛驒

板緑秀太郎 いたろくひでたろう
明治35（1902）年9月10日～昭和7（1932）年11月23日
大正・昭和期の歌人、医師。
¶石川文

市井ノリ子 いちいのりこ
昭和16（1941）年～平成2（1990）年
昭和～平成期の看護師（保健師）。
¶近医

一井正典 いちいまさつね
→一井正典（いちいまさのり）

一井正典 いちいまさのり
文久2（1862）年～昭和4（1929）年　[別]一井正典《いちいまさつね，いちのいまさつね》
明治～昭和期の人吉藩の士。歯科医。
¶近医（いちのいまさつね），熊本人（いちのいまさつね），世紀（[生]文久2（1862）年6月　[没]昭和4（1929）年6月5日），日人，幕末（いちいまさつね　[没]1929年6月5日）

壱演 いちえん
延暦22（803）年～貞観9（867）年
平安時代前期の真言宗の僧（権僧正）。太政大臣

藤原良房の病の看病・平癒に功があった。
¶朝日（[没]貞観9年7月12日（867年8月15日）），国史，国書（[没]貞観9（867）年7月12日），古史，古代，古中，コン改，コン4，史人，新潮（[没]貞観9（867）年7月12日），人名，日人，仏教（[没]貞観9（867）年7月12日），仏史，平史

一円光弥 いちえんみつや
昭和18（1943）年2月18日～
昭和～平成期の経済学者。関西大学教授。専門は社会保障論、年金、社会福祉。著書に「イギリス社会保障論」など。
¶現執2期，現執3期，現執4期

一謳軒 いちおうけん
安土桃山時代の医師・薬師。宗庸。京都の医師・薬師。豊臣秀吉の使者。
¶後北

一鷗軒宗虎 いちおうけんそうこ
生没年不詳
戦国時代の天正頃の医師。
¶戦辞

市岡智寛 いちおかともひろ
享保16（1731）年～文化5（1808）年
江戸時代中期の本草学、考古学者。
¶姓氏長野，長野歴

市岡正道 いちおかまさみち
大正5（1916）年～平成18（2006）年
昭和～平成期の医師。専門は生理学（感覚生理学）。
¶近医

一門恵子 いちかどけいこ
昭和13（1938）年11月30日～
昭和期の障害児教育専門家。
¶現執2期

市川アサ いちかわあさ
明治34（1901）年2月2日～平成4（1992）年6月17日
大正～平成期の婦人会指導者・社会福祉活動家。
¶埼玉人

市川意庵（市川意安） いちかわいあん
？ ～明治5（1872）年
江戸時代末期の医師。
¶人名（市川意安），日人

市川斎宮 いちかわいつき
→市川兼恭（いちかわかねのり）

市川一宏 いちかわかずひろ
昭和27（1952）年6月8日～
昭和～平成期の社会福祉研究者。ルーテル学院大学学長。
¶現執4期

市川兼恭 いちかわかねのり
文政1（1818）年～明治32（1899）年8月26日　[別]市川兼恭《いちかわかねやす》，市川斎宮《いちかわいつき，いちかわさいぐう》
江戸時代末期～明治期の医師、洋学者。東京学士会院会員。幕府の天文方和解御用、蕃書調書の教授手伝いとして活躍、維新後は大阪兵学寮教師。
¶朝日（[生]文政1年5月11日（1818年6月14日）），維新，大阪人（いちかわかねやす　[没]明治32（1899）年5月），科学（市川斎宮　いちかわさいぐう　[生]1818年（文政1）5月11日），近現（市川斎宮　いちかわさいぐう），国史（市川斎宮　いちかわさいぐう），史人（市川斎宮　いちかわさいぐう　[生]1818年5月11日），写家（市川斎宮　いちかわさいぐう　[生]文政1年5月11日），新潮（[生]文政1（1818）年5月11日），人名（いちかわかねやす），数学（いちかわかねやす　[没]明治32（1899）年5月26日），日人，幕末（[生]1818年7月16日　[没]1889年8月26日），福井百（市川斎宮　いちかわいつき），洋学，歴大

市川兼恭 いちかわかねやす
→市川兼恭（いちかわかねのり）

市川清 いちかわきよし
明治11（1878）年4月20日～昭和12（1937）年1月25日
明治～昭和期の眼科学者。京都帝国大学医学部教授、京都帝国大学医学部附属病院長。著書に「新撰眼科学」がある。
¶科学，近医，人名，渡航（[没]1937年1月），日人

市川玄伯 いちかわげんぱく
寛政8（1796）年～嘉永5（1852）年
江戸時代末期の儒者、医師。
¶人名，姓氏山口，日人，幕末（[没]1852年2月13日），藩臣6，洋学（[生]寛政6（1794）年）

市川厚一 いちかわこういち
明治21（1888）年～昭和23（1948）年9月4日
大正～昭和期の病理学者、畜産学者。北海道帝大農学部教授。家兎の耳にタール癌を発生させ、ラノリンタールによる乳癌発生に成功。学士院賞受賞。
¶茨城百，科学（[生]1888年（明治21）4月6日），郷土茨城，近医，現朝（[生]1888年4月6日），コン改，コン5，札幌（[生]明治21年4月4日），新潮（[生]明治21（1888）年4月），人名7，世紀（[生]明治21（1888）年4月6日），世百新，全書，大百，日人（[生]明治21（1888）年4月），百科，北海道百，北海道歴

市川斎宮 いちかわさいぐう
→市川兼恭（いちかわかねのり）

市川左近 いちかわさこん
？ ～明治23（1890）年
江戸時代末期～明治期の漢学者。貧困児童就学救済のための助金制度確立に貢献。高崎小学校近代校舎建築に大きく寄与。
¶群馬人，藩臣2

市川定吉 いちかわさだきち
明治12（1879）年2月20日～大正11（1922）年9月17日　[別]市川定吉《いちかわていきち》
明治～大正期の伝染病学者。大阪市立桃山病院長。伝染病の研究に従事。腸チフス病の研究中その犠牲となった。

¶大阪人（[没]大正11（1922）年9月），科学，近医（いちかわていきち），庄内（いちかわていきち），人名，渡航（いちかわていきち），日人

市川重平 いちかわじゅうへい
明治21（1888）年～昭和54（1979）年
大正～昭和期の耳鼻咽喉医。
¶千葉百

市川四郎 いちかわしろう
明治31（1898）年1月5日～昭和61（1986）年7月28日
大正～昭和期の鍼医。
¶視覚

市川宗憲 いちかわそうけん
～大正10（1921）年7月23日
明治～大正期の開業医。
¶庄内

市川泰朴 いちかわたいぼく
文化10（1813）年～*
江戸時代後期～明治期の島原藩医。
¶郷土長崎（[没]1884年），長崎百（[没]明治16（1883）年）

市川惇 いちかわつとむ
大正5（1916）年～
昭和期の医師。
¶群馬人

市川定吉 いちかわていきち
→市川定吉（いちかわさだきち）

市川道積 いちかわどうせき
生没年不詳
江戸時代後期の大住郡真田村の医師。
¶神奈川人

市川篤二 いちかわとくじ
明治35（1902）年10月9日～平成5（1993）年11月11日
昭和期の医学者。東京大学教授、東京大学付属病院長。結核や悪性腫瘍などに対する化学療法について研究。
¶科学，近医，現朝，現情，世紀，日人

市川宣恭 いちかわのぶやす
昭和2（1927）年12月25日～
昭和～平成期の整形外科学者。大阪体育大学教授。専門は腰痛、リハビリテーション、スポーツ医学。著書に「スポーツ医学」など。
¶現執3期

市川宏 いちかわひろし
大正11（1922）年～平成11（1999）年
昭和～平成期の医師。眼科。
¶近医

市川洋 いちかわひろし
大正15（1926）年1月19日～
昭和～平成期の経済学者。筑波大学教授。専門は年金財政、医療経済、財政学。
¶現執1期，現執2期，現執3期

市川平三郎 いちかわへいざぶろう
大正12（1923）年10月28日～
昭和～平成期の医師。国立がんセンター院長、日本癌治療学会長。専門は放射線医学、消化器病学。X線二重造影法を開発し、がんの早期発見に貢献。
¶現朝，現執3期，現執4期，現情，現日，新潮，世紀，日人

市川康夫 いちかわやすお
昭和2（1927）年9月4日～平成12（2000）年
昭和～平成期の細胞生物学者。京都大学教授。
¶近医，現情

市川保定 いちかわやすさだ
文化10（1813）年～明治16（1883）年4月7日
江戸時代後期～明治期の蘭方医。
¶科学，人名（[生]1814年），日人，幕末，幕末大，藩臣7

市川竜資 いちかわりゅうし
昭和3（1928）年3月9日～
昭和～平成期の放射線生物学者。原子力安全研究協会常任理事。放射線医学総合研究所で環境放射能について研究。著書に「チェルノブイリの放射線と日本」など。
¶現朝，現執3期，世紀，日人

市川魯庵 いちかわろあん
天明1（1781）年～天保8（1837）年
江戸時代中期～後期の医師。
¶姓氏神奈川

一木儀一 いちきぎいち
明治7（1874）年6月13日～昭和11（1936）年4月2日
明治～昭和期の陸軍軍人。中将、陸軍軍医学校長。各軍医部長、病院長を歴任。
¶人名，世紀，日人，宮崎百

市島岱海 いちしまたいかい，いちじまたいかい
宝暦7（1757）年～文化10（1813）年
江戸時代中期～後期の儒者。詩文・医学にも通じた。
¶国書（いちじまたいかい　[没]文化10（1813）年4月），新潟百，日人

一条智光 いちじょうちこう
明治40（1907）年10月23日～平成12（2000）年1月25日
昭和期の浄土宗尼僧。児童福祉施設の善光寺大本願乳児院を開設。全日本婦人連盟などの役職をつとめ女性の向上につくす。
¶郷土長野，現朝，現情，世紀，日人

一前久芳 いちぜんひさよし
昭和13（1938）年4月15日～平成15（2003）年4月11日
昭和・平成期の国立金沢病院病院長。名誉院長。
¶石川現九

一谷孝 いちたにたかし
昭和2（1927）年8月1日～
昭和期の教師。
¶視覚

市田文弘　いちだふみひろ
　　大正12(1923)年〜平成15(2003)年
　　昭和〜平成期の医師。内科（消化器）。
　　¶近医

市東刑部左衛門　いちとうぎょうぶざえもん
　→市東刑部左衛門（しとうぎょうぶざえもん）

一井正典　いちのいまさつね
　→一井正典（いちいまさのり）

一瀬序庵　いちのせじょあん
　　生没年不詳
　　江戸時代中期の医師。
　　¶国書

一之瀬政秋　いちのせまさあき
　　明治33(1900)年〜昭和55(1980)年
　　大正〜昭和期の医師。
　　¶大分歴

一迫正安　いちのはさましょうあん、いちのはざましょうあん
　　江戸時代中期〜後期の医師。
　　¶人名（いちのはざましょうあん　㋐1748年　㋑1834年）、日人（㋐1746年　㋑1832年）

一戸岳逸　いちのへがくいつ
　　明治6(1873)年〜昭和14(1939)年
　　明治〜昭和期の新聞記者・赤十字社の特別社員。美術団体の運営も行う。
　　¶青森美

一戸喜兵衛　いちのへきひょうえ
　　大正12(1923)年〜平成6(1994)年
　　昭和〜平成期の産婦人科学者。北海道大学医学部教授。
　　¶青森人

一戸凱里　いちのへよしのり
　　大正12(1923)年〜平成3(1991)年
　　昭和〜平成期の医師。
　　¶青森人

市橋正晴　いちはしまさはる
　　昭和21(1946)年8月4日〜平成9(1997)年4月23日
　　昭和〜平成期の出版人。大活字社社長。
　　¶視覚、出文

市橋正光　いちはしまさみつ
　　昭和14(1939)年4月21日〜
　　昭和〜平成期の皮膚科学研究者。サンクリニック院長、サンケア研究所長、神戸大学名誉教授。
　　¶現執4期

市橋保雄　いちはしやすお
　　大正8(1919)年5月8日〜平成17(2005)年
　　昭和期の小児科学者。国立小児病院病院長。
　　¶近医、現情

市原巖　いちはらいわお
　　昭和30(1955)年8月5日〜
　　昭和〜平成期のフリーライター。経営実務、住居・インテリア、家庭医学・健康などについて執筆。
　　¶現執3期

市原横歙　いちはらおうかん
　　安土桃山時代〜江戸時代前期の眼科医。
　　¶眼科

市原硬　いちはらかたし
　　明治29(1896)年5月2日〜昭和54(1979)年1月10日　㋕市原硬《いちはらこう》
　　明治〜昭和期の生理学者。
　　¶科学、近医、島根百（いちはらこう）、島根歴、世紀、日人

市原健一　いちはらけんいち
　　昭和26(1951)年8月19日〜
　　昭和〜平成期の医師、政治家。つくば市長。
　　¶現政

一原源之丞　いちはらげんのじょう
　　眼科医。
　　¶眼科

市原硬　いちはらこう
　→市原硬（いちはらかたし）

市原獷歙　いちはらこうかん
　　眼科医。
　　¶眼科

市原光蓮　いちはらこうれん
　　眼科医。
　　¶眼科

市原隼人　いちはらはやと
　　生没年不詳
　　江戸時代前期の医師。
　　¶高知人

市原弥惣左衛門　いちはらやそざえもん
　　江戸時代中期の眼科医。
　　¶眼科

一番ケ瀬康子（一番ヶ瀬康子）　いちばんがせやすこ
　　昭和2(1927)年1月5日〜
　　昭和〜平成期の社会福祉学者。長崎純心大学教授、日本女子大学教授。マスコミを通じて婦人問題、老人問題を提起し、日本の社会福祉学確立に尽力。
　　¶近女、現朝、現執1期、現執2期、現執3期、現執4期（一番ケ瀬康子）、現情、現人、世紀（一番ケ瀬康子）、日人、マ人89

一万田如水　いちまだじょすい
　　＊〜明治13(1880)年　㋕一万田如水《いちまんだじょすい》
　　江戸時代後期〜明治期の医師、漢学者。
　　¶国書（㋐文化7(1810)年）、姓氏群馬（いちまんだじょすい　㋐1808年）

一万田如水　いちまんだじょすい
　→一万田如水（いちまだじょすい）

市万田虎人　いちまんだとらと
　　慶応2(1866)年〜大正13(1924)年
　　明治〜大正期の医師。

¶大分歴

一幡良利 いちまんよしとし
昭和24(1949)年2月23日〜
昭和期の研究者、医学博士。
¶視覚

一宮俊一 いちみやしゅんいち
昭和5(1930)年5月19日〜
昭和〜平成期の教育学者。徳島大学教授。専門は障害児教育。著書に「現代障害児教育学」など。
¶現執3期

一無軒道冶 いちむけんどうや
生没年不詳
江戸時代前期の医師、地誌作者。
¶国書

市村長静 いちむらちょうせい
明治2(1869)年〜昭和23(1948)年
明治〜昭和期の医師・愛媛県会議員。
¶愛媛

五日市智滋 いつかいちのりしげ
昭和17(1942)年11月28日〜
昭和期の理療科教員。
¶視覚

斎静斎 いつきせいさい
享保14(1729)年1月1日〜安永7(1778)年1月8日
[別]斎宮静斎《いつきみやせいさい》,斎必簡《いつきひっかん,さいひっかん》
江戸時代中期の儒学者。医学、神道にも通じた斎子学を開拓。著作に「傷寒論特解」など。
¶愛媛百(斎必簡　いつきひっかん　[生]享保13(1728)年1月1日),近世([生]1728年),国史([生]1728年),国書,詩歌,新潮,人名,世人(斎宮静斎　いつきみやせいさい),日人,広島百([生]享保13(1728)年),和俳

斎必簡 いつきひっかん
→斎静斎(いつきせいさい)

斎木文礼(齋木文礼) いつきぶんれい
天保13(1842)年〜明治27(1894)年
江戸時代末期〜明治期の医学者。維新後は開業、外科の名医として知られた。
¶洋学,洋学(齋木文礼)

斎宮静斎 いつきみやせいさい
→斎静斎(いつきせいさい)

伊月了準 いつきりょうじゅん
宝暦7(1757)年〜天保7(1836)年3月6日
江戸時代中期〜後期の医師。
¶徳島歴

一之 いっし
延享4(1747)年〜文政12(1829)年7月7日
江戸時代中期〜後期の俳人・医師。
¶国書5

一色忠慈郎 いっしきちゅうじろう
明治19(1886)年4月14日〜昭和9(1934)年6月26日
明治〜大正期の売薬行商人。中国通。「長江研究」、週刊「中支那」を発行した。
¶人名,世紀,日人

一色嗣武 いっしきつぎたけ
明治30(1897)年〜昭和38(1963)年8月10日
明治〜昭和期の生命保険医師。朝日生命常務取締役、日本保険医学会会長。日本人の体格の統計的観察、血圧の統計的研究を行う。
¶科学,近医,現情,人名7,世紀,日人,和歌山人

一色直文 いっしきなおぶみ
明治36(1903)年9月26日〜昭和53(1978)年9月30日
明治〜昭和期の教育者。
¶視覚

一栢 いっぱく
生没年不詳
戦国時代の僧。医学、暦学、陰陽学に通じた。中国の医書「八十一難経」を出版。
¶朝日,国史,古中,新潮,日人

逸見さかえ いつみさかえ
明治29(1896)年〜
大正・昭和期の産婦人科医師、蒲郡町初の女性町会議員。
¶愛知女

出射一郎 いでいいちろう
明治14(1881)年12月30日〜?
明治〜大正期の陸軍軍医鑑。
¶岡山歴

出井淳三 いでいじゅんぞう
明治8(1875)年6月5日〜昭和46(1971)年2月25日
明治〜昭和期の陸軍軍医。
¶埼玉人

井出源四郎 いでげんしろう
大正9(1920)年9月7日〜平成20(2008)年
昭和〜平成期の病理学者。千葉大学教授。
¶近医,現情

井出三洋(井手三洋) いでさんよう
天保5(1834)年〜*
江戸時代末期の医師。
¶徳島歴([生]天保5(1834)年2月3日　[没]明治41(1908)年10月29日),長崎遊([没]明治40(1907)年),藩臣6([没]明治40(1907)年),洋学(井手三洋　[生]天保4(1833)年　[没]明治40(1908)年)

井手正一 いでしょういち
天保8(1837)年〜明治26(1893)年
江戸時代後期〜明治期の医師。
¶高知人

井出正一 いでしょういち
昭和14(1939)年6月20日〜
昭和〜平成期の政治家。衆議院議員、厚生相、長野県酒類販売社長、長野県酒販組合理事長。
¶現執4期,現政

井手宗順 いでそうじゅん
天正19(1591)年〜?
江戸時代前期の信濃高島藩医。
¶藩臣3

出田新 いでたあらた
明治3(1870)年〜昭和18(1943)年
明治〜昭和期の植物病理学者。
¶山口百

出田秀尚 いでたひでなお
昭和13(1938)年〜
昭和期の眼科医。
¶熊本人

井出彦四郎 いでひこしろう
明治12(1879)年12月9日〜昭和22(1947)年4月1日
明治〜昭和期の獣医。
¶伊豆，静岡歴，姓氏静岡

井出ひろ いでひろ
明治29(1896)年11月17日〜平成2(1990)年6月27日　[別]井出ひろ子《いでひろこ》
昭和期の産婦人科医。
¶近女，信州女(井出ひろ子　いでひろこ　[没]?)，世紀，日人

井出ひろ子 いでひろこ
→井出ひろ(いでひろ)

井手臨川 いでりんせん
延享1(1744)年7月30日〜文化10(1813)年2月13日
江戸時代中期〜後期の医師。
¶岡山人，岡山歴，国書([生]享保18(1733)年7月30日)

糸井素雄 いといもとお
明治34(1901)年〜昭和46(1971)年
大正〜昭和期の医師。眼科。
¶近医

伊藤章 いとうあきら
大正15(1926)年〜平成4(1992)年
昭和〜平成期の医師。専門は公衆衛生学。
¶近医

伊藤維恭 いとういきょう
寛延1(1748)年〜文化13(1816)年7月18日
江戸時代中期〜後期の町医。
¶庄内

伊藤和男 いとうかずお
昭和22(1947)年2月4日〜
昭和期の教育者。
¶視覚

伊藤賀祐 いとうかすけ
明治44(1911)年〜平成23(2011)年
大正〜平成期の医師。皮膚科。
¶近医

伊藤一隆 いとうかずたか
安政6(1859)年3月13日〜昭和4(1929)年1月5日
明治期の水産功労者。北水協会初代会頭。北海道漁業の改良、発達、アイヌ救済に貢献。石油開発事業でも活躍。
¶朝日([生]安政6(1859)年3月　[没]昭和4(1929)年1月)，海越新，キリ，札幌，世紀，渡航，日人，北海道百，北海道歴

伊藤数馬 いとうかずま
生没年不詳
江戸時代中期〜後期の医師。
¶国書

伊東貫斎(伊東貫斉) いとうかんさい
文政9(1826)年5月19日〜明治26(1893)年7月28日
江戸時代末期〜明治期の蘭方医。西洋医学所教授、大典医を歴任、訳著に「眼科新編」「遠西方彙」など。
¶維新，岡山人(伊東貫斉)，科学，眼科，近医，近現，近世，国史，国書，新潮，多摩，長崎遊，日人，幕末([生]1826年6月24日)，幕末大，洋学

伊藤貫宗 いとうかんそう
?　〜明治41(1908)年
大正期の僧侶。金閣寺の保存会を設立すると共に、療病館を建てて貧困者に施薬。
¶人名，日人

伊藤冠峯(伊藤冠峰) いとうかんぽう
享保2(1717)年〜天明2(1782)年
江戸時代中期の儒者。医術も修め各地を遊歴。
¶郷土岐阜(伊藤冠峰　[没]1787年)，国書(生没年不詳)，詩歌([生]?)，人書94(伊藤冠峰)，人名([生]?)，世人(生没年不詳)，日人(生没年不詳)，三重続(伊藤冠峰)，和俳

伊藤機一 いとうきいち
昭和16(1941)年〜平成23(2011)年
昭和〜平成期の医師。専門は臨床検査医学。
¶近医

伊藤幾久寿 いとうきくじゅ
嘉永6(1853)年2月17日〜昭和26(1951)年12月29日
明治〜昭和期の茶道家。瑞鳳寺境内に茶室瑞進軒を裏千家の援助で建てる。日本赤十字社幹部等を歴任。
¶女性，女性普

伊藤宜謙 いとうぎけん
生没年不詳
江戸時代中期の医師。
¶国書

伊藤君子 いとうきみこ
明治20(1887)年〜昭和48(1973)年
昭和期の医師。
¶静岡女

伊東杏益 いとうきょうえき
?　〜安永4(1775)年

い

江戸時代中期の医師。
¶青森人

伊藤恭太郎 いとうきょうたろう
明治3（1870）年5月5日～昭和4（1929）年11月28日
明治～昭和期の医師。
¶庄内

伊藤清房 いとうきよふさ
嘉永5（1852）年10月20日～明治32（1899）年1月22日
江戸時代末期・明治期の日枝神社社司・医師。
¶飛騨

伊藤国松 いとうくにまつ
明治15（1882）年～昭和47（1972）年
明治～昭和期の医師。師勝町鹿田にある済衆館病院の創立者。
¶姓氏愛知

伊藤圭介 いとうけいすけ
享和3（1803）年1月27日～明治34（1901）年
江戸時代末期～明治期の本草学者、植物学者。東京帝国大学教授。幕藩体制下の東洋型本草学を維新後の西洋型博物学へ発展させた功労者。
¶愛知，愛知百，朝日（[生]享和3年1月27日（1803年2月18日）　[没]明治34（1901）年1月20日），維新，岩史（[没]明治34（1901）年1月20日），江人，江文，科学（[没]明治34（1901）年1月20日），近医，近現，近世，考古（[没]明治34（1901）年1月20日），国際，国史，国書（[没]明治34（1901）年1月24日），コン改，コン4，コン5，史人（[没]1901年1月20日），思想史，植物（[没]明治34（1901）年1月20日），人書79，人書94，人情，新潮（[没]明治34（1901）年1月24日），人名，姓氏愛知，世人（[没]明治34（1901）年1月24日），世百，先駆（[没]明治34（1901）年1月20日），全書，対外，大百，徳川臣，長崎遊，日史（[没]明治34（1901）年1月20日），日人，日本，幕末（[没]1901年1月20日），幕末大（[没]明治34（1901）年1月20日），藩臣4，百科，民学，洋学，歴大

伊藤敬太郎 いとうけいたろう
生没年不詳
明治期の売薬商、平民社系社会主義者。
¶社史

伊藤健一 いとうけんいち
大正12（1923）年2月3日～
昭和～平成期の電子工学者。東京農工大工学部教授。専門は電子通信系統工学、情報工学。著書に「医用超音波診断」「アースのはなし」など。
¶現執3期

伊藤玄章 いとうげんしょう
文化8（1811）年9月15日～明治10（1877）年8月18日
江戸時代後期～明治期の医師。
¶国書

伊藤健蔵 いとうけんぞう
天保11（1840）年～明治40（1907）年
江戸時代後期～明治期の医師。
¶鳥取百，長崎遊

伊藤玄沢 いとうげんたく
*～安永8（1779）年
江戸時代中期の医師。
¶人名，姓氏愛知（[生]1629年），日人（[生]1710年）

伊東玄伯 いとうげんぱく，いどうげんぱく
→伊東方成（いとうほうせい）

伊藤玄白 いとうげんぱく
生没年不詳
江戸時代前期の医師。
¶飛騨

伊東玄朴（伊藤玄朴） いとうげんぼく，いどうげんぼく
寛政12（1800）年12月28日～明治4（1871）年1月2日
江戸時代後期～明治期の蘭方医。蘭学塾象先堂を開設。
¶朝日（[生]寛政12年12月28日（1801年2月11日）　[没]明治4年1月2日（1871年2月20日）），維新，岩史（いどうげんぼく），江人，江戸，江文，科学，角史（いどうげんぼく），神奈川人，近医，近現，近世，国史，国書，コン改，コン4，コン5，コン5（伊藤玄朴），佐賀百，史人（いどうげんぼく），思想史，重要，新潮，人名，世人，世百，全書，全幕，対外，大百，徳川臣，徳島百，徳島歴，長崎遊，日史，日人（いどうげんぼく　[生]1801年），日本，幕末（[生]1801年2月11日　[没]1871年2月20日），幕末大（[生]寛政12（1801）年12月28日），藩臣7，百科，町田歴，山川小，洋学，歴大（いどうげんぼく）

伊東元良 いとうげんりょう
天保4（1833）年～明治14（1881）年
明治期の医師。
¶神奈川人

伊東高雪 いとうこうせつ
～宝暦2（1752）年
江戸時代中期の幕府医官（奥医師）。
¶新潟百別

伊東国珍 いとうこくちん
生没年不詳
江戸時代後期の医師。
¶国書

伊東高麗夫 いとうこまお
明治43（1910）年～平成1（1989）年
大正～昭和期の医師。専門は精神科、病跡学。
¶近医

伊藤里之助 いとうさとのすけ
慶応3（1867）年～大正13（1924）年
明治～大正期の政治家。茅ヶ崎町長。別荘誘致や結核療養所南湖院の設立に努めた。
¶神奈川人（[生]1864年），世紀（[没]大正13（1924）年3月2日），姓氏神奈川，日人

伊藤シクメ いとうしくめ
明治36（1903）年4月17日～昭和55（1980）年1月23日

昭和期の保健婦。
¶岩手人，姓氏岩手

伊東重 いとうしげる
安政4（1857）年～大正15（1926）年 [別]伊東重《いとうじゅう》
明治～大正期の医師。養生主義を唱え、心身の修養を説いた。
¶青森人（いとうじゅう），青森百，近医，人名，世紀（いとうじゅう [生]安政4（1857）年9月 [没]大正15（1926）年8月5日），日人

伊藤滋 いとうしげる
昭和6（1931）年8月20日～
昭和～平成期の都市工学者。慶応義塾大学教授。住宅・社会病理・公害など都市問題を総合的に研究・調査。著書に「都市環境論」など。
¶現執1期，現執2期，現執3期，現執4期，現情，世紀，マス89

伊藤静枝 いとうしずえ
明治33（1900）年～昭和55（1980）年11月16日
大正～昭和期の出版事業家。両親教育協会記者として腕を振るう。著書に「赤十字救護看護婦採用案内」。
¶女性，女性普，世紀，日人

伊藤倭文満 いとうしづま
嘉永5（1852）年～大正5（1916）年6月25日
明治・大正期の医師。潮陽堂医院を経営した。多摩郡医師会副会長、日本赤十字社正会員。
¶町田歴

伊東重 いとうじゅう
→伊東重（いとうしげる）

伊藤洵治 いとうじゅんじ
明治20（1887）年～大正13（1924）年8月8日
大正期の歯科医学者。東京帝国大学教授。論文「歯牙硬組織の栄養」で医学博士となる。
¶科学，人名

伊東春昌 いとうしゅんしょう
生没年不詳
江戸時代後期の医師。
¶長崎遊

伊藤隼三 いとうじゅんぞう
→伊藤隼三（いとうはやぞう）

伊藤春琳 いとうしゅんりん
寛永18（1641）年～？
江戸時代前期の漢学者、医師。
¶国書，人名，日人

伊藤昌一 いとうしょういち
明治40（1907）年8月～昭和57（1982）年
大正～昭和期の医師。専門は解剖学。
¶近医，札幌

伊藤正作 いとうしょうさく
安永8（1779）年～元治1（1864）年 [別]伊藤正作《いとうまさなり》
江戸時代後期の農業指導者、医師。
¶郷土福井，国書（いとうまさなり [生]安永8（1779）年4月7日 [没]元治1（1864）年4月12日），人名，日人，福井百

伊東昇迪（伊東昇廸） いとうしょうてき
文化2（1804）年～明治21（1888）年
江戸時代末期～明治期の医師。米沢藩主の侍医をつとめ、種痘を施し多大な成果を得た。
¶眼科，長崎遊，山形百新（いとうしょうてき（すけなお）），洋学（伊東昇廸 [没]明治21（1886）年）

伊藤恕介 いとうじょすけ
明治33（1900）年～昭和54（1979）年
大正～昭和期の社会事業家。島根県社会福祉協議会会長。
¶島根歴

伊東如雷 いとうじょらい
？ ～安政4（1857）年閏5月3日
江戸時代後期～末期の医師。
¶国書

伊藤真愚 いとうしんぐ
昭和10（1935）年～
昭和～平成期の鍼灸師。漢方思之塾主宰。東洋医学を研究。著書に「東洋医学の知恵」「さて、死ぬか」など。
¶現執3期

伊藤真次 いとうしんじ
明治45（1912）年2月16日～平成15（2003）年
昭和～平成期の生理学者。北海道大学教授。
¶近医，現執2期

伊藤慎蔵 いとうしんぞう
文政8（1825）年～明治13（1880）年6月17日
江戸時代末期～明治期の洋学者。大野藩洋学館長。蘭学教育、翻訳著述、牛痘種痘法の普及など大きな功績をあげた。
¶近現，近世，国史，国書（[生]文政9（1826）年），史人，人名，数学（[生]文政9（1826）年 [没]明治13（1880）年6月13日），全書（[生]1826年），大百，日人（[生]1825年，（異説）1826年），幕末，幕末大，福井百（[生]文政9（1826）年），洋学（[生]文政9（1826）年）

伊東祐鐘 いとうすけあつ
安永1（1772）年～寛政10（1798）年
江戸時代中期～後期の大名。日向飫肥藩主。山林経営と農民救済に尽力。
¶諸系，日人，藩主4（[生]安永1（1772）年4月9日 [没]寛政10（1798）年2月14日）

伊藤祐胤 いとうすけたね
→伊藤千里（いとうせんり）

伊東祐彦 いとうすけひこ
慶応1（1865）年8月17日～昭和11（1936）年10月6日 [別]伊東祐彦《いとうゆうげん》
江戸時代末期～昭和期の医師。
¶科学，近医，渡航，福岡百，山形百新（いとうゆうげん）

伊東清基 いとうせいき
天保11(1840)年7月11日～明治28(1895)年10月3日
江戸時代後期～明治期の医師。
¶庄内

伊藤誠哉（伊藤誠3世）いとうせいや
明治16(1883)年8月7日～昭和37(1962)年11月10日
大正～昭和期の植物病理学者。北海道帝国大学総長。稲熱病の総合防除法等を研究。植物病理学の泰斗。イールズ事件で退官。
¶科学，科技，現朝，現情，現人，現日，札幌，植物，新潮，人名7，世紀，新潮百（伊藤誠也），日人，日本，北海道百，北海道文，北海道歴

伊藤漸 いとうぜん
昭和6(1931)年10月9日～
昭和期の外科学者。
¶群馬人

伊藤善太郎 いとうぜんたろう★
昭和12(1937)年8月28日～昭和57(1982)年4月15日
昭和期の脳神経外科医。
¶秋田人2

伊藤千里 いとうせんり
元文2(1737)年～享和2(1802)年　㉟伊藤祐胤《いとうすけたね》
江戸時代中期～後期の武士。因幡鳥取藩士。藩医伊藤道益の子。外科医療にすぐれた。
¶国書（伊藤祐胤　いとうすけたね）㉔享和2(1802)年1月），日人，藩臣5

伊藤損斎 いとうそんさい★
江戸時代の伊勢桑名藩の儒医。
¶三重続

伊藤泰一 いとうたいいち
明治32(1899)年1月8日～昭和49(1974)年1月22日
大正～昭和期の細菌学者。新潟医科大学学長，秋田赤十字病院長。ペニシリンの研究，恙虫病の研究などに貢献。
¶秋田人2，科学，近医，現情，人名7，世紀，新潟百，日人

伊藤隆文 いとうたかふみ
大正3(1914)年？～昭和20(1945)年8月？
昭和期の東京帝国大学セツルメント参加者。
¶社史

伊藤たき いとうたき
～昭和47(1972)年
昭和期の医師，名古屋市地域婦人団体連絡協議会初代委員長。
¶愛知女

伊藤武文 いとうたけふみ
明治18(1885)年～？
明治～大正期の名古屋大須の開業医。
¶姓氏愛知

伊藤忠厚 いとうただあつ
大正4(1915)年8月28日～平成2(1990)年
昭和期の整形外科学者。日本医科大学教授・付属病院院長。
¶近医，現情

伊藤忠〔伊藤流8世〕 いとうただし
大正期の茶人（遠州流伊藤派8世），医師。眼科。
¶茶道

伊藤辰治 いとうたつじ
明治37(1904)年2月18日～昭和60(1985)年1月17日
大正～昭和期の病理学者。新潟大学教授。
¶科学，近医，現情

伊藤達也 いとうたつや
昭和20(1945)年2月26日～
昭和～平成期の人口問題専門家。厚生省人口問題研究所に勤務。
¶現執1期，現執2期，現執3期

伊藤多羅 いとうたら
明和3(1766)年6月13日～文政5(1822)年7月19日
江戸時代後期の薬商，本草家，国学者。本居宣長の門人。
¶国書，神人，人名，日人

伊藤坦庵〔伊藤坦庵〕いとうたんあん
元和9(1623)年9月29日～宝永5(1708)年8月24日
江戸時代前期～中期の漢学者，越前福井藩儒。江村専斎，曲直瀬玄理に医術を学んだ。
¶朝日（㉟元和9年9月29日(1623年11月21日)㉔宝永5年8月24日(1708年10月7日)），郷土福井（伊藤坦庵），国書，コン改，コン4，詩歌，新潮，人名，姓氏京都，世人，藩臣3，福井百，和俳

伊藤淡翁 いとうたんおう
＊～天保12(1841)年
江戸時代後期の儒医。
¶大阪人（㉟安永7(1778)年　㉔天保12(1841)年6月），大阪墓（㉟安永2(1773)年　㉔天保12(1841)年6月10日）

伊藤滄斎 いとうたんさい
元禄12(1699)年～明和1(1764)年
江戸時代中期の医師，儒者。
¶江文，国書（㉟元禄12(1699)年3月21日　㉔明和1(1764)年9月21日），日人

伊藤単朴 いとうたんぼく
延宝8(1680)年～宝暦8(1758)年8月4日
江戸時代中期の医師，談義本作者。
¶朝日（㉔宝暦8年8月4日(1758年9月5日)），国書，コン改，コン4，新潮，多摩，日人，和俳

伊藤ちゑ いとうちえ
明治38(1905)年～？
昭和期のセツルメント母子寮寮母。
¶社史

井戸内平蔵 いどうちへいぞう
明治10(1877)年～昭和32(1957)年

明治～昭和期の出雲同志会会長、社会事業家、テニスラケット用ガット製造業。
¶島根歴

伊藤忠一 いとうちゅういち
昭和5(1930)年7月19日～
昭和期の教師、障害者体育研究者。
¶視覚

伊藤忠岱(伊藤忠袋) いとうちゅうたい
安永7(1778)年～天保9(1838)年
江戸時代後期の漢学者、漢蘭折衷医。
¶姓氏長野，長野歴(伊藤忠袋)

伊東千代二 いとうちよじ
明治3(1870)年～昭和16(1941)年
明治～昭和期の医師。
¶姓氏愛知

伊藤禎哉 いとうていさい
文化3(1806)年～嘉永5(1852)年
江戸時代後期の眼科医。
¶眼科

伊藤貞輔 いとうていすけ
～安政4(1857)年
江戸時代後期の医師。
¶長崎遊

伊藤鉄夫 いとうてつお
大正2(1913)年～平成14(2002)年
昭和～平成期の医師。整形外科。
¶近医

伊東徹太(伊藤徹太) いとうてつた
明治11(1878)年8月4日～大正8(1919)年8月5日
明治～大正期の医師。医学博士、千葉医学専門学校教授。皮膚病学、花柳病学を担当した。
¶岡山人，岡山歴，科学，近医，人名(伊藤徹太)，世紀，渡航([没]1919年8月3日)，日人

伊藤昭夫 いとうてるお
昭和2(1927)年6月20日～
昭和期の産科婦人科学者。
¶群馬人

伊藤照子 いとうてるこ
明治15(1882)年～昭和49(1974)年
明治～昭和期の医師。
¶愛知女

伊東道迪(1) いとうどうてき
延享3(1746)年～文化8(1811)年2月17日
江戸時代後期の儒者・吉田藩医。
¶東三河

伊東道迪(2) いとうどうてき
～安政4(1857)年閏5月3日
江戸時代後期の吉田藩医。
¶東三河

伊藤篤太郎 いとうとくたろう
慶応1(1865)年11月29日～昭和16(1941)年3月21日
明治～昭和期の植物学者。伝統的本草学を研究、宇田川榕庵「菩多尼訶経」の復刻・刊行に業績を残す。
¶海越新([生]慶応1(1866)年11月29日)，科学，近現，国史，史人，植物，新潮，世紀([生]慶応1(1866)年11月29日)，渡航，日人([生]1866年)，宮城百

伊藤俊明 いとうとしあき
生没年不詳
江戸時代の医師。
¶国書

伊東俊夫 いとうとしお
明治37(1904)年8月5日～平成3(1991)年7月6日
昭和期の解剖学者。群馬大学教授。慶応義塾大学医学部助教授、前橋医学専門学校・前橋医科大学各教授などを歴任。
¶科学，近医，群馬人，現情，世紀，日人

伊藤利根太郎 いとうとねたろう
大正14(1925)年～平成20(2008)年
昭和～平成期の医師。専門は病理学、ハンセン病医療。
¶近医

伊東長詮 いとうながとし
元文1(1736)年～安永7(1778)年
江戸時代中期の大名。備中岡田藩主。旱魃の折に窮民に救済米を施与。
¶岡山人，岡山歴([没]安永7(1778)年6月29日)，諸系，人名，日人，藩主4([生]元文1(1736)年5月19日　[没]安永7(1778)年6月23日)

伊藤南陽 いとうなんよう
江戸時代後期の幕府表御番医。
¶江戸

伊藤信民 いとうのぶたみ
江戸時代中期の国学者、医師。
¶国書(生没年不詳)，神人，人名，日人(生没年不詳)

伊東信行 いとうのぶゆき
昭和3(1928)年12月4日～平成22(2010)年10月6日
昭和～平成期の医師。専門は病理学(毒性病理学)。
¶科学，近医

伊藤莫乍 いとうばくじゃ
明治30(1897)年6月19日～昭和62(1987)年4月14日
明治～昭和期の俳人、薬剤師。
¶四国文

伊藤肇 いとうはじめ
明治25(1892)年～昭和49(1974)年
明治～昭和期の医師。外科、整形外科。
¶近医

伊藤蓮雄 いとうはすお
明治44(1911)年～平成3(1991)年
大正～平成期の官僚。専門は厚生行政。

¶近医

伊藤隼三 いとうはやぞう
元治1(1864)年～昭和4(1929)年5月14日　[別]伊藤隼三《いとうじゅんぞう》
明治～昭和期の医師。京都帝国大学教授。外科学研究のため、私費でドイツ、スイスに渡る。外科学界に寄与。
¶海越(いとうじゅんぞう　[生]元治1(1864)年5月)，海越新(いとうじゅんぞう　[生]元治1(1864)年5月)，科学([生]1864年(元治1)5月9日)，近医，人名(いとうじゅんぞう)，世紀([生]元治1(1864)年5月9日)，姓氏京都(いとうじゅんぞう)，渡航([生]1864年5月9日)，鳥取百([没]大正11(1922)年)，日人

伊東半次郎 いとうはんじろう
明治35(1902)年8月27日～昭和51(1976)年7月12日
大正～昭和期の薬学者、徳島大学名誉教授。
¶科学

伊藤久次 いとうひさじ
明治41(1908)年～平成22(2010)年
大正～平成期の医師。専門はリウマチ学、温泉医学。
¶近医

井藤英喜 いとうひでき
昭和19(1944)年8月20日～
昭和～平成期の医師。東京都多摩老人医療センター院長。
¶現執4期

伊藤斉 いとうひとし
大正14(1925)年～昭和60(1985)年
昭和期の医師。専門は薬理学(神経精神薬理学)。
¶近医

伊藤彪 いとうひょう
慶応1(1865)年～大正14(1925)年
明治～大正期の医師。
¶姓氏宮城

伊藤宏 いとうひろし
大正10(1921)年～昭和51(1976)年
昭和期の医師。専門は薬理学。
¶近医

伊藤広之助 いとうひろのすけ
慶応3(1867)年～昭和25(1950)年
明治～昭和期の教育者。農繁期託児所(のちの真愛保育園)を開設。
¶世紀([没]昭和25(1950)年6月10日)，千葉百，日人

伊藤弘 いとうひろむ
明治18(1885)年～昭和59(1984)年
明治～昭和期の医師。整形外科。
¶近医

伊藤博義 いとうひろよし
昭和9(1934)年7月25日～
昭和～平成期の法学者。東北文化学園大学医療福祉学部教授、宮城教育大学教授。専門は労働法学、社会保障法学。
¶現執1期，現執2期，現執4期

伊藤風国 いとうふうこく
？～元禄14(1701)年　[別]風国《ふうこく》
江戸時代中期の医師、俳人。芭蕉が大坂で病臥した折りに養生所を用意した。
¶国書(風国　ふうこく　[没]元禄14(1701)年7月3日)，人名，日人，俳諧(風国　ふうこく)，俳句(風国　ふうこく　[没]元禄14(1701)年7月3日)，和俳

伊藤不玉(伊東不玉) いとうふぎょく
*～元禄10(1697)年　[別]不玉《ふぎょく》
江戸時代前期の俳人。出羽酒田の医師。酒田俳壇の基礎を築いた。
¶国書(不玉　ふぎょく　[生]慶安1(1648)年　[没]元禄10(1697)年5月3日)，人名，日人(伊東不玉　[生]1648年)，俳諧(不玉　ふぎょく　[生]？)，俳句(不玉　ふぎょく　[没]元禄10(1697)年5月3日)，和俳([生]？)

伊藤福七 いとうふくしち
明治27(1894)年3月9日～昭和47(1972)年4月10日
大正～昭和期の鍼灸師、キリスト教徒。
¶視覚

伊藤文雄 いとうふみお
大正11(1922)年～昭和59(1984)年
昭和期の医師。専門は内科、保健学。
¶近医

伊東文叔 いとうぶんしゅく
寛政2(1790)年～万延1(1860)年
江戸時代後期～末期の医師。
¶姓氏宮城

伊藤鳳山 いとうほうざん
文化3(1806)年～明治3(1870)年
江戸時代後期～明治期の儒者。田原藩校成章館教授。医学、兵学にも通じた。
¶江文，国書([没]明治3(1870)年1月23日)，庄内([没]明治3(1870)年1月23日)，人名，姓氏愛知，日人，幕末([没]1870年2月23日)，藩臣4，山形百

伊東方成 いとうほうせい
天保3(1832)年9月15日～明治31(1898)年5月2日
[別]伊東玄伯《いとうげんぱく，いどうげんぱく》
江戸時代末期～明治期の医師。宮中顧問官、侍医。大正天皇生母の侍医。従三位勲一等。
¶維新，海越(伊東玄伯　いとうげんぱく)，海越新(伊東玄伯　いとうげんぱく)，江文，科学，神奈川人，神奈川百，眼科([生]天保2(1831)年)，近医(伊東玄伯　いとうげんぱく　[生]天保2(1831)年)，姓氏神奈川，渡航，長崎遊，日人(伊東玄伯　いどうげんぱく)，幕末([生]1832年10月9日)，幕末大，藩臣3(伊東玄伯　いとうげんぱく　生没年不詳)，洋学

伊藤正男 いとうまさお
昭和3(1928)年12月4日～

昭和～平成期の脳科学者。理化学研究所脳科学総合研究センター所長、東京大学教授。専門は脳神経生理学。小脳研究の第一人者。著書に「ニューロンの生理学」など。
¶現執2期，現執3期，現執4期，現情，世紀，日人

伊藤正作 いとうまさなり
→伊藤正作（いとうしょうさく）

伊藤正治 いとうまさはる
大正14（1925）年～
昭和～平成期の新聞記者、評論家。医学ジャーナリスト協会会長。
¶YA

伊藤正義 いとうまさよし
明治23（1890）年～昭和34（1959）年
明治～昭和期の医師。内科。
¶近医

伊藤松寿 いとうまつひさ
昭和23（1948）年10月1日～
昭和期の実業家。伊藤薬局社長。
¶飛騨

伊藤守 いとうまもる
昭和26（1951）年～
昭和～平成期のエッセイスト、教育家。医療法人社団好日会理事。
¶YA

伊藤道夫 いとうみちお
昭和31（1956）年～
昭和～平成期の教育者。
¶視覚

伊藤光二 いとうみつじ
明治20（1887）年～昭和11（1936）年5月30日
明治～昭和期の医師。
¶町田歴

伊藤光三 いとうみつぞう
明治43（1910）年～昭和56（1981）年
大正～昭和期の医師。専門は解剖学。
¶近医，鳥取百

伊藤緑 いとうみどり
明治期の医師。
¶渡航

伊藤実 いとうみのる
明治27（1894）年～昭和57（1982）年
大正～昭和期の皮膚科医。青森県立中央病院長、医学博士。
¶青森人

伊藤元順 いとうもとのぶ★
文政1（1818）年～
江戸時代後期の藩主の一代鍼医。
¶秋田人2

伊藤元春 いとうもとはる
大正期の医学者。
¶渡航

伊東盛雄 いとうもりお
安政1（1854）年～明治32（1899）年
江戸時代末期～明治期の医師。
¶国際

伊東弥恵治 いとうやえじ
明治24（1891）年10月～昭和33（1958）年6月27日
大正～昭和期の眼科医師。千葉医学専門学校教授。東洋医学研究会を創設。漢方の発展に尽くしたほか、インド医学を日本へ紹介。
¶科学（㊍1891年（明治24）10月2日），近医，現情，植物，人名7，世紀，日人（㊍明治24（1891）年10月2日）

伊東友賢 いとうゆうけん
天保14（1843）年7月9日～明治34（1901）年4月13日
江戸時代後期～明治時代の仙台藩医。
¶幕末大

伊東祐彦 いとうゆうげん
→伊東祐彦（いとうすけひこ）

伊東祐穀（伊藤祐穀）**いとうゆうこく**
＊～大正10（1921）年5月3日
明治～大正期の統計家、実業家。海軍大学教授、中外製薬社長。米国に留学し欧州各国の統計の学理、実務を研究。中外製薬会社などを設立。「世界年鑑」を作成。
¶コン改（伊藤祐穀　㊍1860年），コン5（伊藤祐穀　㊍万延1（1860）年），人名（㊍1860年），世紀（㊍文久1（1861）年9月5日），渡航（㊍1861年9月5日），日人（㊍1861年）

伊東祐順 いとうゆうじゅん
天保14（1843）年～大正13（1924）年
江戸時代末期～大正期の医師、謡曲家。
¶山形百

伊藤友信 いとうゆうしん
享保6（1721）年～天明2（1782）年
江戸時代中期の若狭小浜藩医。
¶藩臣3

伊藤猶白 いとうゆうはく
延享4（1747）年～明治4（1871）年
江戸時代後期～明治期の医師。
¶多摩

伊藤幸弘 いとうゆきひろ
昭和27（1952）年6月13日～
昭和～平成期の非行カウンセラー。
¶現執4期

伊東弓多果 いとうゆたか
？～昭和58（1983）年5月7日
昭和期の医師、市立釧路総合病院内科医長。専門はスモン病。
¶科学

伊藤洋平 いとうようへい
大正12（1923）年2月5日～昭和60（1985）年7月26日
昭和期の医学者、登山家。京都大学教授。腫瘍ウ

イルス学の権威。登山家としても知られる。山岳雑誌「岳人」を創刊。
¶科学，近医，現朝，世紀，日人

伊藤よし江 いとうよしえ
明治23(1890)年～昭和41(1966)年6月30日
昭和期の託児運動家、医療運動家。東京第一合同消費組合理事、関東消費組合連盟役員、医療生協鹿浜診療所理事長。
¶社史，女運([生]1890年9月15日)

伊藤良雄 いとうよしお
大正7(1918)年～平成7(1995)年
昭和～平成期の医師。内科(循環器)。
¶近医

位頭義仁 いとうよしひと
昭和10(1935)年3月13日～
昭和期の障害児教育学研究者。
¶現執2期

伊藤四十二 いとうよそじ
明治42(1909)年1月9日～昭和51(1976)年6月9日
昭和期の臓器薬品化学者。東京大学教授。唾液腺ホルモンの研究で日本薬学会学術賞を受賞。
¶科学，現情，人名7，世紀，日人

伊藤立斎 いとうりっさい
文政5(1822)年～明治18(1885)年12月21日
江戸時代末期の医師。
¶岡山人，岡山歴

伊藤隆太 いとうりゅうた
大正11(1922)年3月4日～平成19(2007)年12月19日
昭和～平成期の作曲家、指揮者、薬理学者。東邦大学教授。
¶音人，音人2，音人3，近医，現情，作曲

伊藤良啓 いとうりょうけい
文化3(1806)年～弘化2(1845)年11月24日
江戸時代後期の医師。
¶岡山歴

伊藤良蔵 いとうりょうぞう
嘉永3(1850)年～*
江戸時代後期の眼科医。
¶眼科([没]?)，長崎遊([没]大正14(1925)年)

伊藤良達 いとうりょうたつ
寛政5(1793)年～明治4(1871)年
江戸時代後期の医師。
¶長崎遊

伊藤鹿里 いとうろくり
安永7(1778)年～天保9(1838)年
江戸時代中期～後期の儒者、医師。
¶国書([没]天保9(1838)年2月27日)，日人

糸賀一雄 いとがかずお
大正3(1914)年3月29日～昭和43(1968)年9月18日
昭和期の児童福祉活動家。戦災孤児・知的障害児のための近江学園を創設。
¶郷土滋賀，キリ，近医，現朝，現情，現人，現日，コン4，コン5，滋賀百，滋賀文，史人，新潮，世紀，世百新，鳥取百，日史，日人，百科，民学

井戸玄昌 いどげんしょう
～延享3(1746)年6月18日
江戸時代中期の医師。高山の医家・加納家の祖。
¶飛騨

糸林保夫 いとばやしやすお
大正13(1924)年1月30日～
大正～昭和期の社会事業家。
¶視覚

井戸泰 いどやすし
→井戸泰(いどゆたか)

井戸泰 いどゆたか
明治14(1881)年9月8日～大正8(1919)年　[別]井戸泰《いどやすし》
明治～大正期の医学者。九州帝国大学医科大学教授。稲田龍吉とワイル病の病原体スピロヘータを発見、出血性黄疸もこの病原体で発病と証明。
¶岡山人，岡山百([没]大正8(1919)年5月4日)，岡山歴([没]大正8(1919)年5月4日)，科学([没]1919年(大正8)5月3日)，近医，新潮(いどやすし [没]大正8(1919)年5月3日)，世紀([没]大正8(1919)年5月3日)，全書(いどやすし)，大百(いどやすし)，日人([没]大正8(1919)年5月4日)，百科

稲岡秋平 いなおかあきひら
寛政10(1798)年～万延1(1860)年8月　[別]稲岡秋平《いなおかしゅうへい》
江戸時代末期の播磨山崎藩医。
¶藩臣5，兵庫人(いなおかしゅうへい)

稲岡秋平 いなおかしゅうへい
→稲岡秋平(いなおかあきひら)

稲生耕雲 いなおこううん
元禄12(1699)年～寛延4(1751)年　[別]稲生耕雲《いのうこううん》
江戸時代中期の医家。
¶大阪人([没]寛延4(1751)年4月)，大阪墓(いのうこううん [没]寛延4(1751)年4月25日)

稲生恒軒 いなおこうけん
→稲生恒軒(いのうこうけん)

稲生若水 いなおじゃくすい
→稲生若水(いのうじゃくすい)

稲垣和子 いながきかずこ
昭和2(1927)年2月16日～
昭和期の被服衛生学・染色工芸研究者。神戸大学教授。
¶現執2期

稲垣克彦 いながきかつひこ
明治44(1911)年11月10日～平成16(2004)年2月4日
昭和期の軍人。

¶科学，近医，陸海

稲垣宏斎 いながきこうさい
～明治8（1875）年
江戸時代後期～明治期の漢方医、新発田藩藩医。
¶新潟百別

稲垣寿恵子 いながきすえこ
万延元（1860）年5月5日～昭和6（1931）年7月28日
明治～大正期の社会事業家。横浜婦人慈善会会長。貧困者のため根岸慈善病院を設立したほか、失業者、娼妓救済等に尽力。
¶愛知女，神奈女，キリ，女性，女性普

稲垣清斎 いながきせいさい
江戸時代中期の医師。
¶人名，日人（生没年不詳）

稲垣喬 いながきたかし
昭和6（1931）年4月12日～
昭和～平成期の裁判官、弁護士。専門は医療過誤、医事訴訟。
¶現執2期，現執4期

稲垣長次郎 いながきちょうじろう
明治8（1875）年2月18日～昭和19（1944）年3月12日
明治～昭和期の医学者。
¶近医，渡航

稲垣長典 いながきちょうてん
大正1（1912）年9月26日～平成5（1993）年1月23日
昭和～平成期の栄養学者、お茶の水女子大学名誉教授。専門は食品化学。
¶科学

稲垣宏 いながきひろし
明治37（1904）年3月15日～
大正～昭和期の水兵。看護兵曹。
¶社史

稲垣弁蔵 いながきべんぞう
寛保3（1743）年～文化11（1814）年11月22日
江戸時代後期の医家・詩歌人。
¶東三河

稲垣義明 いながきよしあき
昭和2（1927）年～平成8（1996）年
昭和～平成期の医師。内科（循環器）。
¶近医

稲垣慶利 いながきよしとし
生没年不詳
金森家の医師・歌人。
¶飛騨

稲上正 いながみただし
昭和6（1931）年2月20日～
昭和～平成期の生化学者。バンダービルト大教授。レニン・アンギオテンシン系について研究。
¶世紀，日人

稲子宣子 いなこのぶこ
昭和6（1931）年～
昭和期の民法学者。日本福祉大学教授。
¶現執1期

稲坂謙吉 いなさかけんきち
嘉永4（1851）年～昭和3（1928）年
明治～昭和期の医師。金沢病院大聖寺分病院病院長。
¶姓氏石川

稲坂謙三 いなさかけんぞう
明治31（1898）年～昭和55（1980）年
大正～昭和期の医師。加賀市医師会長。
¶姓氏石川

稲沢宗庵 いなさわそうあん
寛政11（1799）年～明治3（1870）年
江戸時代末期～明治時代の医師。
¶長崎遊，幕末（[没]1870年11月11日），幕末大（[没]明治3（1870）年10月18日）

伊奈摂津守忠尊 いなせっつのかみただたか
→伊奈忠尊（いなただたか）

稲田亀次 いなだかめじ
？～
大正期の東京帝国大学セツルメント参加者。
¶社史

稲田元裕 いなだげんゆう
文政12（1829）年7月～明治38（1905）年
江戸時代末期・明治期の医師。
¶飛騨

稲田左膳 いなださぜん
慶応1（1865）年～昭和27（1952）年
江戸時代末期～昭和期の眼科医。
¶眼科（[生]慶応1（1865）年2月8日）

稲田進 いなだすすむ
明治18（1885）年2月11日～昭和26（1951）年8月25日
明治～昭和期の医師。内科。
¶岡山人，岡山百，岡山歴，近医

伊奈忠尊 いなただたか
明和1（1764）年～寛政6（1794）年　[別]伊奈摂津守忠尊《いなせっつのかみただたか》
江戸時代後期の関東郡代。天明の大飢饉の際に窮民の救済に尽力。
¶朝日（[没]寛政6年8月19日（1794年9月12日）），岩史（[没]寛政6（1794）年8月19日），角史（生没年不詳），近世，国史（生没年不詳），コン4，埼玉人（[没]寛政6（1794）年8月19日），埼玉百（伊奈摂津守忠尊　いなせっつのかみただたか　[生]？），史人（[没]1794年8月19日），諸系，新潮（生没年不詳），人名，日史（[没]寛政6（1794）年8月），日人

稲田努 いなだつとむ
明治36（1903）年～昭和57（1982）年
大正～昭和期の医師。泌尿器科。
¶近医

稲田秀爾 いなだひでじ
明治19 (1886) 年～昭和57 (1982) 年
明治～昭和期の医師。耳鼻咽喉科。
¶近医

稲田元浩 いなだもとひろ
明和6 (1769) 年～天保13 (1842) 年7月25日
江戸時代後期の医師。
¶飛騨

稲田ユキ いなだゆき
明治8 (1875) 年～昭和21 (1946) 年
明治～昭和期の看護師。
¶近医

稲田豊 いなだゆたか
大正15 (1926) 年～平成22 (2010) 年
昭和～平成期の医師。麻酔科。
¶近医

稲田竜吉 いなだりゅうきち
明治7 (1874) 年3月18日～昭和25 (1950) 年2月27日　[別]稲田竜吉《いなだりょうきち》
明治～昭和期の医学者。東京帝国大学教授。井戸泰とワイル病の病原体スピロヘータを発見、純粋培養に成功、文化勲章受章。
¶愛知百, 科学, 科技, 近医 (いなだりょうきち), 近現, 現朝 (いなだりょうきち), 現情 (いなだりょうきち), 国史, コン改, コン4, コン5, 史人, 新潮 ([生]明治7 (1874) 年3月19日), 人名7, 世紀, 姓氏愛知, 世百, 全書, 大百, 渡航 (稲田竜吉・稲田竜吉　いなだりゅうきち・いなだりゅうきち　[生]1874年5月19日), 日人, 日本, 百科 (いなだりょうきち), 福岡百, 履歴 (いなだりょうきち), 履歴2 (いなだりょうきち)

稲田竜吉 いなだりょうきち
→稲田竜吉 (いなだりゅうきち)

稲田瞭斎 いなだりょうさい
江戸時代末期の眼科医。
¶眼科

稲塚庄七郎 いなつかしょうしちろう
明治39 (1906) 年～昭和58 (1983) 年
昭和期の医師。稲塚医院院長。
¶島根歴

稲臣成一 いなとみせいいち
大正6 (1917) 年7月20日～平成21 (2009) 年6月18日
昭和～平成期の寄生虫学者。岡山大学教授。
¶科学, 近医, 現情

稲野権三郎 いなのごんざぶろう
安政6 (1859) 年4月5日～明治30 (1897) 年2月2日
江戸末期・明治期の医師。盛岡病院の創設者。
¶岩手人

稲野信濃 いなのしなの
生没年不詳
江戸時代前期の薬種商、本草家。幕府薬種目利役。江戸で薬品の鑑定にあたった。
¶国書, 新潮, 日人

稲野探玄 いなのたんげん
享保20 (1735) 年～文政5 (1822) 年9月20日
江戸時代後期の医家。
¶東三河

稲野成績 いなのなりつむ
宝暦11 (1761) 年～天保6 (1835) 年11月25日
江戸時代後期の医家。
¶東三河

稲野昌里 いなのまささと
天保3 (1832) 年～明治20 (1887) 年12月20日
江戸時代後期～明治期の歌人・医家。
¶東三河

稲葉愛子 いなばあいこ
明治27 (1894) 年～
明治～昭和期のクリスチャン。友愛会婦人部に所属しセツルメント活動に従事。
¶女運

稲葉逸好 いなばいつよし
明治12 (1879) 年4月19日～昭和18 (1943) 年4月6日
明治～昭和期の医学者。
¶近医, 渡航

稲葉嘉太郎 いなばかたろう
明治20 (1887) 年～昭和47 (1972) 年
昭和期の医師。新田方郡医師会初代会長。大仁町長。
¶伊豆

稲葉蚕水 いなばさんすい
宝暦7 (1757) 年～文政5 (1822) 年7月1日　[別]稲葉宗軒《いなばそうけん》
江戸時代中期～後期の常陸土浦藩医。
¶国書 (生没年不詳), 国書5, 藩臣2 (稲葉宗軒　いなばそうけん)

稲村三伯 いなばさんぱく
→稲村三伯 (いなむらさんぱく)

稲葉宗軒 いなばそうけん
→稲葉蚕水 (いなばさんすい)

稲葉たま いなばたま
明治23 (1890) 年～昭和61 (1986) 年
大正～昭和期の医師。青森市青柳の若葉乳児院院長。
¶青森人

稲葉通竜 いなばつうりゅう
元文1 (1736) 年～天明6 (1786) 年　[別]稲葉通竜《いなばみちたつ》
江戸時代中期の医師、出版販元、刀剣装飾研究家。
¶朝日 ([没]天明6年2月22日 (1786年3月21日)), 大阪人 (いなばみちたつ　[没]天明6 (1786) 年2月), 国書 ([没]天明6 (1786) 年2月22日), 新潮, 日人

稲葉俊雄 いなばとしお
明治41 (1908) 年～平成2 (1990) 年
大正～平成期の医師。専門はハンセン病医療。

¶近医

稲葉文礼 いなばふみのり
生没年不詳
江戸時代後期の医師。
¶国書

稲葉益巳 いなばますみ
大正14(1925)年4月5日～平成10(1998)年
昭和～平成期の医師。稲葉クリニック院長。専門は産婦人科、整形外科。体臭・発毛の研究も行う。著書に「多汗症・ワキガの治療」など。
¶近医, 現執3期

稲葉通邦 いなばみちくに
延享1(1744)年～享和1(1801)年
江戸時代中期～後期の有職故実家。国学・漢学・本草学にも通じた。
¶朝日(⑰享和1年4月25日(1801年6月6日)), 近世, 国史, 国書(⑰享和1(1801)年4月25日), 史人(⑰1801年4月25日), 神人, 新潮(⑰享和1(1801)年4月25日), 人名, ⓔ1659年 ⓓ1716年), 日人, 藩臣4, 歴大

稲葉通竜 いなばみちたつ
→稲葉通竜(いなばつうりゅう)

稲葉友賢 いなばゆうけん
＊～大正4(1915)年10月24日 ⓞ稲葉友賢《いなばゆうけん》
明治・大正期の村上藩侍医。越後における種痘治療の祖。
¶新潟人(ⓔ天保5(1834)年), 新潟百別(いなばゆうけん ⓓ1823年)

稲葉良太郎 いなばりょうたろう
明治10(1877)年1月4日～大正8(1919)年4月30日
明治～大正期の軍医、衛生学者。陸軍軍医学校教官として努めた。医学博士。
¶科学, 近医, 埼玉人, 人名, 世紀, 渡航, 日人

稲福盛輝 いなふくせいき
大正11(1922)年～平成14(2002)年
昭和～平成期の医史学者。専門は地域医療。
¶近医

稲福全志 いなふくぜんし
明治42(1909)年～平成13(2001)年
大正～平成期の医政家。
¶近医

稲益久登 いなますひさと
明治21(1888)年3月5日～昭和16(1941)年2月8日
昭和期の獣医師。福岡県議会議員。
¶社史

稲見升貞 いなみしょうてい
宝永6(1709)年～元文2(1737)年
江戸時代中期の藩医。
¶秋田人2(⑰元文2年4月22日), 長崎遊

稲見升有 いなみしょうゆう★
～宝暦7(1757)年5月
江戸時代中期の御側医。

¶秋田人2

稲見武種 いなみぶしゅ★
明和1(1764)年2月20日～
江戸時代中期の秋田藩医。
¶秋田人2

稲村三伯 いなむらさんぱく
宝暦8(1758)年～文化8(1811)年 ⓞ稲村三伯《いなばさんぱく》, 海上随欧《うなかみずいおう, うながみずいおう》, 海上随鴎《うなかみずいおう, うながみずいおう》
江戸時代後期の蘭学者。因幡鳥取藩医。最初の蘭日辞典「ハルマ和解」を完成。
¶朝日(⑰文化8年1月16日(1811年2月9日)), 岩史(⑰文化8(1811)年1月16日), 江人, 江文(⑰宝暦9(1759)年), 大阪人(海上随欧 うなかみずいおう ⑰宝暦9(1759)年), 科学(⑰文化8(1811)年1月16日), 角史, 京都, 京都大, 近世, 国史, 国書(海上随鴎 うながみずいおう ⑰文化8(1811)年1月16日), コン改, コン4, コン5, 史人(⑰1811年1月16日), 思想史, 重要(⑰宝暦8(1758)年？ ⓓ文化8(1811)年1月18日), 新潮(⑰宝暦9(1759)年 ⓓ文化8(1811)年1月16日), 人名(ⓔ1759年), 姓氏京都(いなばさんぱく), 世人(ⓓ文化8(1811)年1月18日), 世百(ⓔ1759年), 世百(⑰文化8(1811)年1月16日), 全書, 対外, 大百, 千葉百(海上随欧 うながみずいおう), 鳥取百, 長崎百, 長崎遊, 日史(ⓓ文化8(1811)年1月16日), 日人, 藩臣5, 百科, 山川小(ⓓ1811年1月16日), 洋学(ⓓ宝暦9(1759)年), 歴大(ⓔ1759年)

稲村獅山 いなむらしざん
寛延1(1748)年～文化7(1810)年
江戸時代中期～後期の上総飯野藩医、儒学者。
¶藩臣3

稲村博 いなむらひろし
昭和10(1935)年9月2日～平成8(1996)年5月14日
昭和～平成期の医師。専門は精神医学、精神衛生学。いのちの電話理事・面接室長なども務める。
¶近医, 現執2期, 現執3期, 心理

稲本晃 いなもとあきら
明治42(1909)年～平成13(2001)年
大正～平成期の医師。外科、麻酔科。
¶近医

稲本亀五郎 いなもとかめごろう
明治10(1877)年～昭和15(1940)年
明治～昭和期の病理学者、内科医。
¶近医

稲盛和夫(稲森和夫) いなもりかずお
昭和7(1932)年1月30日～
昭和～平成期の実業家。京セラ名誉会長、稲盛財団理事長、盛和福祉会理事長、稲盛福祉財団理事長。著書に「稲盛和夫の実学」。
¶鹿児島百, 現朝, 現執2期, 現執3期, 現執4期, 現情, 現人, 現日, 新潮, 世紀, 創業, 日人, 履歴(稲森和夫), 履歴2(稲森和夫)

い

稲荷山恂吾 いなりやまじゅんご
？ ～昭和18(1943)年
明治～昭和期の教育者。大分県中津町の小学校で聴覚障害児教育を創始。
¶大分百，日人

乾純水 いぬいきよみ
？ ～安政5(1858)年 [別]乾純水《いぬいじゅんすい》
江戸時代末期の阿波徳島藩医。
¶植物，徳島百(いぬいじゅんすい)，徳島歴，藩臣6

乾坤斉 いぬいこんさい
江戸時代中期の医師。
¶人名

乾十郎 いぬいじゅうろう
文政11(1828)年～元治1(1864)年 [別]楠本橙庵《くすもととうあん》
江戸時代末期の医師、儒学者。天誅組挙兵に参加。
¶朝日([没]元治1年7月20日(1864年8月21日))，維新，大阪人([没]元治1(1864)年7月)，郷土奈良([生]1827年)，近世([生]1827年)，国史([生]1827年)，コン5，新潮([没]元治1(1864)年7月20日)，人名，全幕，日人([生]1827年，(異説)1828年)，幕末([生]1827年 [没]1864年8月20日)，幕末大([没]元治1(1864)年7月20日)

乾純水 いぬいじゅんすい
→乾純水(いぬいきよみ)

乾桐谷 いぬいとうこく
？ ～安政5(1858)年1月24日
江戸時代後期～末期の本草家。
¶国書

乾百内 いぬいひゃくない
文化14(1817)年～明治24(1891)年
江戸時代末期～明治期の医師。
¶人名，日人

乾政明 いぬいまさあき
明治22(1889)年12月8日～昭和27(1952)年9月3日
明治～昭和期の医師、俳人。
¶高知人，四国文

犬塚皆春 いぬつかかいしゅん，いぬづかかいしゅん
明治24(1891)年～昭和50(1975)年
大正～昭和期の医師、俳人。
¶郷土長崎，長崎百(いぬづかかいしゅん)

犬塚竹次 いぬづかたけじ
明治29(1896)年8月22日～昭和35(1960)年5月3日
大正～昭和期の教育者。佐賀盲学院を設立。
¶視覚

犬伏九郎左衛門 いぬぶしくろうざえもん
生没年不詳
江戸時代後期の製薬業。
¶徳島歴

犬伏甚太郎 いぬぶしじんたろう
明治39(1906)年1月24日～昭和8(1933)年9月4日
昭和期の薬学者。
¶徳島歴

犬伏元貞 いぬぶしもとさだ
明治10(1877)年7月21日～昭和10(1935)年5月8日
明治～昭和期の製薬家。
¶徳島百，徳島歴

犬伏康夫 いぬぶしやすお
大正8(1919)年10月15日～平成14(2002)年1月25日
昭和～平成期の薬学者、京都大学名誉教授。専門は薬化学。
¶科学

稲若水 いねじゃくすい
寛文7(1667)年～正徳5(1715)年
江戸時代中期の本草学(博物学)者。
¶石川百，姓氏石川

井上章子 いのうえあきこ
大正3(1914)年？ ～
昭和期の帝国女子医学専門学校読書会メンバー。
¶社史

井上章 いのうえあきら
大正3(1914)年～平成19(2007)年
昭和～平成期の医師。専門は生理学。
¶近医

井上文雄 いのうえあやお
→井上文雄(いのうえふみお)

井上文郁 いのうえあやか
→井上文郁(いのうえふみいく)

井上勲 いのうえいさお
昭和4(1929)年3月6日～
昭和～平成期の福祉学者。就実女子大学教授。専門は社会・児童福祉学、社会教育学。著書に「社会福祉論」「児童福祉学」など。
¶現執3期

井上伊之助 いのうえいのすけ
明治15(1882)年9月2日～昭和41(1966)年6月20日
明治～昭和期のキリスト教伝道者。台湾で父が殺害され、台湾伝道を志す。医師として山地人に伝道。著書に「台湾山地伝道記」。
¶キリ，現情，高知人([没]1965年)，高知百([没]1965年)，新潮，人名7，世紀，日人

井上英二 いのうええいじ
大正8(1919)年12月15日～平成22(2010)年10月17日
昭和期の医師、遺伝学・精神医学者。東京大学教授、愛知コロニー発達障害研究所所長。
¶科学，現執2期

井上一男 いのうえかずお
明治43(1910)年～昭和46(1971)年

大正～昭和期の医師。専門は病理学。
¶近医、山口人

井上和子 いのうえかずこ
昭和1(1926)年11月28日～
昭和～平成期の宮内庁侍従職女官長。聖路加国際病院でボランティア活動に従事、平成2年女官長・松村淑子の後任として就任。
¶現朝、世紀

井上和彦 いのうえかずひこ
昭和21(1946)年～平成20(2008)年
昭和～平成期の医師。整形外科。
¶近医

井上硬 いのうえかたし
明治27(1894)年7月4日～昭和44(1969)年10月4日
大正～昭和期の医師。内科医。内科学、蛋白化学、病態生理学などを研究。京都大学医学部第一内科教授、付属病院長を歴任。
¶岡山人、岡山歴、科学(㊊1895年(明治28))、近医、現情、人名7(㊊1895年)、世紀(㊊明治28(1895)年)、日人

井上嘉都治 いのうえかつじ
明治9(1876)年～昭和19(1944)年3月15日
明治～昭和期の医化学者。医学博士。東北帝国大学の医学部初代医化学教授。主な研究テーマは鯨の生化学的研究。
¶科学(㊊1876年(明治9)5月)、近医、人名7、渡航(㊊1877年1月)、日人(㊊明治9(1876)年5月7日)、宮城百

井上佳代子 いのうえかよこ
昭和27(1952)年～平成19(2007)年
昭和～平成期の医師。専門は内科、遺伝学(遺伝疫学)。
¶近医

井上毅一 いのうえきいち
昭和12(1937)年～
昭和～平成期の医師。井上外科胃腸科病院院長。
¶現執4期

井上喜美雄 いのうえきみお
昭和7(1932)年～平成14(2002)年
昭和～平成期の医師。内科。
¶近医

井上杏安 いのうえきょうあん
＊～万延1(1860)年
江戸時代末期の小児科医。
¶人名(㊊1820年)、日人(㊊1816年)

井上恭安 いのうえきょうあん
寛政13(1801)年～明治5(1872)年
江戸時代後期～明治期の医師、漢詩人、洪愛義塾創設。
¶島根歴

井上恭一 いのうえきょういち
昭和11(1936)年～平成13(2001)年
昭和～平成期の医師。内科。

¶近医

井上玉成 いのうえぎょくせい
＊～享保19(1734)年
江戸時代中期の医師。
¶岡山人(㊊寛文12(1672)年)、岡山歴(㊊？)

井上潔 いのうえきよし
天保14(1843)年～明治34(1901)年
江戸時代末期～明治時代の医師。長崎で蘭方を学び静岡県で開業。
¶伊豆、静岡歴、姓氏静岡、幕末、幕末大

井上清 いのうえきよし
大正11(1922)年～
昭和期の医師。
¶群馬人

井上清恒 いのうえきよつね
明治37(1904)年11月7日～昭和63(1988)年
大正～昭和期の生理学者、生物学者。昭和大学教授。
¶近医、現情

井上見庵 いのうえけんあん
？～天明9(1789)年
江戸時代後期の眼科医。
¶眼科

井上権治 いのうえけんじ
大正7(1918)年～平成10(1998)年
昭和～平成期の医師。外科。
¶近医

井上元章 いのうえげんしょう
→井上元章(いのうえもとあき)

井上㐂蔵 いのうえけんぞう、いのうえげんぞう
天保1(1830)年～明治24(1891)年
明治期の医師。
¶岡山人、岡山歴(㊊？　㊊明治24(1891)年11月24日)、長崎遊(いのうえげんぞう)

井上源貞 いのうえげんてい
天保8(1837)年～明治21(1888)年
江戸時代末期～明治期の医師。徳島藩医学校二等教授、淡路洲本病院長。維新後、郷里で開業し徳島県医師会の重鎮として活躍。
¶洋学

井上玄徹 いのうえげんてつ
慶長7(1602)年～貞享3(1686)年4月19日
江戸時代前期の医師。徳川家光の侍医。
¶近世、国史、人名、姓氏京都、世人(㊊慶長7(1602)年6月)、日人、広島百(㊊慶長7(1602)年6月4日)

井上玄桐(井上玄洞) いのうえげんとう、いのうえげんどう
？～元禄15(1702)年　㊋井上把翠《いのうえゆうすい》、寺井玄東《てらいげんとう》
江戸時代前期～中期の水戸藩士、儒学者、医師。
¶国書、コン改(井上把翠　いのうえゆうすい)、コン4(井上把翠　いのうえゆうすい)、コン5

(井上挹翠　いのうえゆうすい), 人名(井上挹翠　いのうえゆうすい), 人名(井上玄洞　いのうえげんどう), 日人, 藩臣2

い

井上玄璘 いのうえげんりん
生没年不詳
江戸時代末期の医師。
¶飛騨

井上五郎 いのうえごろう
大正6(1917)年7月30日～平成8(1996)年1月7日
昭和～平成期の医師。専門は栄養学。
¶科学, 近医

井上静雄 いのうえしずお
大正11(1922)年4月16日～
昭和～平成期の健康コンサルタント。酸素健康協会会長。著書に「酸素パワーが健康をつくる」「酸素健康法」など。
¶現執3期

井上修吉 いのうえしゅうきち
明治36(1903)年？～昭和14(1939)年6月　[別]小松滋
昭和期の薬剤師。井上ひさしの父。
¶社史

井上修二 いのうえしゅうじ
昭和13(1938)年4月17日～
昭和～平成期の内科学者。横浜市立大学助教授。
¶現執3期, 現執4期

井上周次郎 いのうえしゅうじろう
文化14(1817)年2月16日～明治10(1877)年11月8日
江戸時代末期・明治期の医師、名主。
¶町田歴

井上淳 いのうえじゅん
天明1(1781)年～文政1(1818)年
江戸時代後期の近江水口藩医。
¶藩臣4

井上駿一 いのうえしゅんいち
昭和5(1930)年～昭和62(1987)年
昭和期の医師。整形外科。
¶近医

井上春清 いのうえしゅんせい
[別]春清《しゅんせい》
江戸時代前期の医師、俳人。
¶日人(生没年不詳), 俳文(春清　しゅんせい)

井上俊三 いのうえしゅんぞう
天保5(1834)年～明治40(1907)年9月28日
江戸時代末期～明治時代の医師。
¶高知人, 高知百, 写家([生]天保5年9月16日), 人名([生]1818年), 長崎遊, 日人, 幕末([生]1830年), 幕末大([生]天保5(1834)年9月16日)

井上春洋 いのうえしゅんよう
→井上不鳴(いのうえふめい)

井上俊良 いのうえしゅんりょう
→井上俊良(いのうえとしなが)

井上昌次郎 いのうえしょうじろう
昭和10(1935)年7月19日～
昭和～平成期の脳科学・睡眠学者。東京医科歯科大学教授。
¶現執3期, 現執4期, 世紀, YA

井上勝六 いのうえしょうろく
昭和16(1941)年9月25日～
昭和～平成期の医師。井上胃腸科医院長。
¶現執3期

井上士朗(井上士郎) いのうえしろう
寛保2(1742)年～文化9(1812)年5月16日　[別]士朗《しろう》
江戸時代中期～後期の産科医、俳人。久村曉台門の高弟。寛政三大家の一人。
¶愛知百, 朝日([没]文化9年5月16日(1812年6月24日)), 近世, 国史, 国書(士朗　しろう), コン改, コン4, 詩歌(士朗　しろう), 詩作, 史人(士朗　しろう), 新潮(士朗　しろう), 人名(井上士郎), 姓氏愛知, 世人, 全書(士朗　しろう), 大百(士朗　しろう), 長崎遊, 長野歴, 日人, 俳諧(士朗　しろう　[生]?), 俳句(士朗　しろう), 飛騨, 百科(士朗　しろう), 和俳(士朗　しろう)

井上治郎 いのうえじろう
昭和11(1936)年～平成20(2008)年
昭和～平成期の医師。眼科。
¶近医

井上澄恵 いのうえすみえ
？～昭和57(1982)年2月8日
大正～昭和期の看護婦。高松日赤病院婦長、日赤看護協会書記長。
¶女性, 女性普

井上誠一 いのうえせいいち
昭和16(1941)年2月16日～
昭和期のピアノ教師、福祉活動家。
¶視覚

井上節子 いのうえせつこ
大正4(1915)年頃～昭和59(1984)年12月7日
昭和期の社会事業家。
¶女性([生]大正4(1915)年頃), 女性普, 世紀([生]大正4(1915)年2月4日), 日人([生]大正4(1915)年2月4日)

井上善十郎 いのうえぜんじゅうろう
明治26(1893)年8月23日～昭和36(1961)年11月12日
大正～昭和期の衛生学者。北海道帝国大学教授。上海の同仁会華中防疫所長となりコレラ防疫、諸種ワクチンの製造。体質、空気イオン、絶縁環境などを研究。
¶科学, 近医, 現情, 埼玉人, 札幌, 人名7, 世紀, 日人, 北海道百, 北海道歴

井上善次郎(井上善治郎) **いのうえぜんじろう**
文久2(1862)年8月12日～昭和16(1941)年4月5日
明治～昭和期の医師。第三高等学校、第一高等学校の医学部教授を経て、千葉市内に井上病院を開業。
¶岡山歴，近医，千葉百([没]昭和5(1930)年)，渡航(井上善治郎・井上善次郎　いのうえぜんじろう・いのうえぜんじろう)

井上宗意 いのうえそうい
安永3(1774)年～天保5(1834)年
江戸時代後期の眼科医、茶人。
¶茶道

井上宗玄 いのうえそうげん
文政8(1825)年～明治25(1892)年2月
江戸時代末期～明治期の医師、茶人。
¶大阪人，茶道

井上宗端 いのうえそうたん
天明5(1785)年～文久1(1861)年
江戸時代末期の医師。
¶人名，日人，洋学

井上其子 いのうえそのこ
明治7(1874)年7月1日～昭和39(1964)年3月26日
明治～昭和期の女性、社会奉仕家。軍隊・戦災者等の慰問、遺族・孤児援護など、その生涯を社会奉仕に捧げた。
¶岡山人，岡山歴，女性，女性普，世紀，日人

井上孝昭 いのうえたかあき
昭和14(1939)年3月27日～
昭和期の教育者。
¶視覚

井上武子 いのうえたけこ
嘉永3(1850)年3月～大正9(1920)年3月21日
明治～大正期の女性。井上馨の妻。鹿鳴館社交の中心として活躍。慈善バザーなど社会奉仕活動も行った。
¶海越，海越新，女性，女性普，世紀，渡航，日人

井上剛 いのうえたけし
明治39(1906)年～昭和62(1987)年
大正～昭和期の医師。専門は法医学。
¶石川百，近医

井上武宏 いのうえたけひろ
昭和27(1952)年　平成22(2010)年
昭和～平成期の医師。放射線科。
¶近医

井上達一 いのうえたついち
明治12(1879)年7月23日～昭和17(1942)年1月18日
明治～昭和期の生理学者。
¶近医，渡航

井上達二 いのうえたつじ
明治14(1881)年2月6日～*
明治～昭和期の眼科医。
¶近医([没]昭和51(1976)年)，渡航([没]？)

井上達七郎 いのうえたつしちろう
明治2(1869)年11月～？
明治期の眼科医。
¶渡航

井上達也 いのうえたつや
嘉永1(1848)年～明治28(1895)年
江戸時代末期～明治時代の医師。眼科。我が国における西洋眼科医の始祖。著書に「眼科摂正篇」など。
¶科学([生]嘉永1(1848)年7月　[没]明治28(1895)年7月15日)，眼科，近医，人名，徳島百([没]明治28(1895)年7月10日)，徳島歴([生]嘉永2(1849)年　[没]明治28(1895)年7月15日)，渡航([没]1895年7月15日)，日人，幕末([没]1895年7月10日)，幕末大([没]明治28(1895)年7月10日)，洋学

井上稚川 いのうえちせん
江戸時代中期の医師。
¶人名

井上肇堂 いのうえちょうどう
文化1(1804)年～明治14(1881)年4月23日
江戸時代末期～明治期の医師。漢方専門の病院「済生医院」を設立。著作に「少微新説」。
¶人名，徳島百，徳島歴，日人，洋学

井上鶴美 いのうえつるみ
大正9(1920)年頃～昭和21(1946)年6月21日
昭和期の看護婦。
¶女性([生]大正9(1920)年頃)，女性普

井上桐庵 いのうえとうあん
生没年不詳
江戸時代中期の医師。
¶国書

井上東海 いのうえとうかい
文政1(1818)年～明治3(1870)年
江戸時代末期～明治期の播磨明石藩医。
¶長崎遊，藩臣5，兵庫人，兵庫百

井上道朔 いのうえどうさく
？～延宝6(1678)年
江戸時代前期の町医師。
¶青森人([没]延宝6(1678)年ころ)

井上東山 いのうえとうざん
文化7(1810)年
江戸時代後期の医師。
¶長崎遊

井上篤斎 いのうえとくさい
文化7(1810)年～文久2(1862)年
江戸時代後期～末期の高座郡上溝村の医師。
¶神奈川人

井上俊良 いのうえとしなが
[別]井上俊良《いのうえしゅんりょう》
江戸時代前期～中期の医師。
¶徳川臣(いのうえしゅんりょう)，日人(生没年不詳)

井上友一 いのうえともいち
明治4(1871)年4月10日〜大正8(1919)年6月12日
㊚井上友一《いのうえともかず》
明治〜大正期の金沢藩士、官吏。神社局長。地方行政と感化救済事業に取組んだが、東京府知事在任中に病死。著作に「救済制度要義」「自治要義」。
¶朝日（㊥明治4年4月10日(1871年5月28日)）, 岩史（いのうえともかず）, 角史（いのうえともかず）, 近現, 国史（いのうえともかず）, コン改, コン5, 新潮（いのうえともかず）, 人名, 世紀, 世百（いのうえともかず）, 全書, 渡航（いのうえともかず）, 日史, 日人（いのうえともかず）, 百科, ふる, 履歴（いのうえともかず）, 歴大

井上友一 いのうえともかず
→井上友一（いのうえともいち）

井上友子 いのうえともこ
明治3(1870)年〜昭和35(1960)年4月30日
明治〜昭和期の医師。
¶渡航

井上豊作 いのうえとよさく
安政4(1857)年〜大正5(1916)年
明治〜大正期の医師。
¶静岡百, 静岡歴, 姓氏静岡

井上豊太郎 いのうえとよたろう
文久1(1861)年4月28日〜*
明治〜昭和期の眼科医。
¶島根百（㊥昭和26(1951)年1月13日）, 島根歴（㊥昭和24(1949)年）, 渡航（㊥1862年5月㊚？）

井上不鳴 いのうえなかず
→井上不鳴（いのうえふめい）

井上なつゑ（井上なつえ）いのうえなつえ
明治31(1898)年7月25日〜昭和55(1980)年11月13日
大正〜昭和期の看護教育家、政治家。日本助産婦看護婦保健婦協会会長、参議院議員。初代看護協会長。生涯をかけて看護職の自立に貢献。日赤大阪支部病院看護婦長、日赤女子専門学校理事等を歴任。
¶近医, 現朝（井上なつえ）, 女性（㊥明治31(1898)年7月）, 女性普（㊥明治31(1898)年7月）, 世紀, 政治, 日人, 兵庫百

井上誠夫 いのうえのぶお
明治8(1875)年3月16日〜昭和46(1971)年8月29日
明治〜昭和期の眼科医。
¶岡山百, 岡山歴, 近医, 渡航

井上肇 いのうえはじめ
大正14(1925)年1月12日〜
昭和〜平成期の児童福祉学者。倉敷市立短期大学教授。
¶現執3期

井上久栄 いのうえひさえ
昭和9(1934)年8月9日〜
昭和〜平成期の音楽教育者、音楽療法士。
¶音人2, 音人3

井上英代 いのうえひでよ
生没年不詳
平成期の「障害者ホテル」女将。
¶紀南

井上浩 いのうえひろし
大正13(1924)年2月24日〜
昭和〜平成期の労働問題専門家。日本労災研究センター所長。
¶現執1期, 現執2期, 現執3期

井上房江 いのうえふさえ
明治42(1909)年4月25日〜平成4(1992)年4月29日
昭和・平成期の医師。
¶神奈女

井上文郁 いのうえふみいく
文政6(1823)年〜明治28(1895)年9月　㊚井上文郁《いのうえあやか》
江戸時代末期の医師、志士。
¶岡山人, 岡山歴（いのうえあやか）

井上文雄 いのうえふみお
寛政12(1800)年〜明治4(1871)年　㊚井上文雄《いのうえあやお》
江戸時代末期〜明治期の国学者、歌人、医師。岸本由豆流に国学を学ぶ。維新後「諏訪新聞」で筆禍を被る。歌論「伊勢の家づと」など。
¶朝日（㊥明治4年11月18日(1871年12月29日)）, 維新, 江文, 近文, 国書（㊥明治4(1871)年11月18日）, 詩歌, 詩作, 史人（㊥1871年11月18日）, 神人（㊥寛政12(1800)年4月19日　㊚文化4(1871)年11月18日）, 新潮（㊥明治4(1871)年10月18日）, 人名（いのうえあやお）, 全書, 日人, 幕末（㊥1871年12月29日）, 幕末大（㊥明治4(1871)年11月18日）, 百科, 歴大, 和俳

井上不鳴 いのうえふめい
文化9(1812)年〜明治25(1892)年1月4日　㊚井上春洋《いのうえしゅんよう》, 井上不鳴《いのうえなかず》
江戸時代末期〜明治時代の医師。
¶維新, 江文（井上春洋　いのうえしゅんよう）, 国書, 徳島百（井上不鳴　いのうえなかず）, 徳島歴（井上春洋　いのうえしゅんよう）㊥文化9(1812)年1月10日）, 徳島歴, 長崎遊, 幕末, 幕末大, 洋学（井上春洋　いのうえしゅんよう）

井上冬彦 いのうえふゆひこ
昭和29(1954)年12月18日〜
昭和〜平成期の写真家、医師。
¶写人

井上文郁 いのうえぶんいく
→植田有年（うえだありとし）

井上文卿 いのうえぶんきょう
？ ～文化2（1805）年
江戸時代中期～後期の播磨三日月藩医、儒学者。
¶藩臣5

井上真 いのうえまこと
昭和19（1944）年10月4日～
昭和～平成期の鍼灸師、医師。ニカラグア自然病院村鍼灸自然医学センター所長。
¶現執3期

井上正香 いのうえまさか
文政2（1819）年～明治33（1900）年
江戸時代末期～明治期の国学者、医師、神官。貫前神社権宮司、竜田神社禰宜なども務める。
¶郷土群馬，群馬人，姓氏群馬，日人，幕末（[没]1900年11月20日），幕末大（[没]明治33（1900）年11月20日），藩臣2

井上正澄 いのうえまさずみ
明治44（1911）年～平成16（2004）年
大正～平成期の医師。眼科。
¶近医

井上正之 いのうえまさゆき
？ ～
大正期の東京帝国大学セツルメント参加者。
¶社史

井上摩耶子 いのうえまやこ
昭和14（1939）年～
昭和～平成期のカウンセラー。ウイメンズカウンセリング京都代表。
¶現執4期

井上通夫 いのうえみちお
明治12（1879）年2月28日～昭和34（1959）年6月4日
明治～昭和期の解剖学者。日本歯科大学教授。口蓋の発生、兎唇、狼咽、顔面の形成についての研究で知られる。
¶科学，近医，人名7，渡航，日人

井上通泰 いのうえみちやす
慶応2（1866）年12月21日～昭和16（1941）年8月15日
明治～昭和期の歌人、国文学者。医学博士。宮中顧問官となり、国文学・日本史の研究に専念、著書に「万葉集親考」など。
¶岡山人，岡山百，岡山歴，眼科，近医，近現，近文，現詩，国史，コン改，コン5，詩歌，史研，史人，神人，新潮，新文，人名7，世紀（[生]慶応2（1867）年12月21日），世人，世百，全書，大百，短歌普，奈良文，日人（[生]1867年），日本，兵庫人，兵庫百，兵庫文（[没]昭和16（1941）年7月14日），文学，履歴

井上元章 いのうえもとあき
天保6（1835）年～明治11（1878）年6月22日　[別]井上元章《いのうえげんしょう》
江戸時代末期～明治時代の医師。戊辰戦争に参加し維新後は軍医。
¶高知人（いのうえげんしょう），幕末，幕末大

井上主人 いのうえもんど
文政7（1824）年～明治34（1901）年
江戸時代末期～明治期の医師。産科。伊勢で開業し産科を得意とした。
¶洋学

井上挹翠 いのうえゆうすい
→井上玄桐（いのうえげんとう）

井上由紀子 いのうえゆきこ
昭和18（1943）年～昭和53（1978）年6月3日
昭和期の彫刻家、教育者。鹿児島女流彫塑会を創立、重複障害児の情操教育に携わる。
¶女性（[生]昭和18（1943）年頃），女性普，世紀，日人，美建

井上裕 いのうえゆたか
昭和2（1927）年11月17日～
昭和～平成期の政治家。参議院議員、文部大臣、東京歯科大学理事長。千葉県議、衆議院議員を経て、参議院議員を4期。参院予算委員長、参院議長などを歴任。
¶現政，世紀，政治，日人

井上要庵 いのうえようあん
？ ～昭和7（1932）年
明治～昭和期の眼科医。
¶眼科

井上楊南 いのうえようなん
明治2（1869）年～昭和31（1956）年
明治～昭和期の医師、陶芸家。
¶姓氏愛知，陶工，美工

井上養白 いのうえようはく
生没年不詳
江戸時代前期の医師。
¶姓氏京都，日人

井上義弘 いのうえよしひろ
明治37（1904）年4月1日～昭和44（1969）年9月23日
昭和期の陸上自衛隊医官。陸上自衛隊衛生学校長。日本体育協会近代5種・バイアスロン連合会副理事長となり、専門の体力医学の分野で活躍。
¶近医，現情，人名7，世紀，日人

井上吉之 いのうえよしゆき
明治29（1896）年11月20日～昭和49（1974）年8月21日
昭和期の生化学者。京都大学教授。日本農芸化学学会会長などを歴任。含窒素糖に関する研究、脂質に関する化学・生化学的研究など。
¶科学，学校，現情，人名7，世紀，日人，和歌山人

井上頼正 いのうえよりまさ
文化6（1809）年～明治12（1879）年12月25日
江戸時代後期～明治期の医師。
¶国書

伊能景晴 いのうかげはる
文化5（1808）年～明治19（1886）年
江戸時代後期～明治期の公共事業家。天保の飢饉では窮民救済に尽力。

¶日人

稲生耕雲 いのうこううん
→稲生耕雲(いなおこううん)

稲生恒軒 いのうこうけん, いのうごうけん
慶長15(1610)年～延宝8(1680)年1月26日　㊟稲生恒軒《いなこうけん》
¶大阪人(いなおこうけん)　㉻延宝8(1680)年1月), 大阪墓(いのうごうけん), 国書(㊊慶長15(1610)年10月), 新潮, 人名, 日人

稲生若水 いのうじゃくすい
明暦1(1655)年～正徳5(1715)年　㊟稲若水《とうじゃくすい》, 稲生若水《いなおじゃくすい, いのおじゃくすい》
江戸時代中期の本草学者。「庶物類纂」を編纂。
¶朝日(稲若水　とうじゃくすい　㊊明暦1年7月27日(1655年8月28日)　㉻正徳5年7月6日(1715年8月4日)), 岩史(㊊明暦1(1655)年7月27日　㉻正徳5(1715)年7月6日), 江人, 江文, 大阪人(いなおじゃくすい　㉻正徳5(1715)年7月), 科学(㊊明暦1(1655)年7月27日　㉻正徳5(1715)年7月6日), 角史, 京都大, 近世, 考古(㉻正徳5年(1715年7月6日)), 国書, 国書(㉻正徳5(1715)年7月6日), コン改(稲若水　とうじゃくすい), コン4(稲若水　とうじゃくすい), コン5(稲若水　とうじゃくすい), 史人(㉻1715年7月6日), 思想史, 重要(㉻正徳5(1715)年7月6日), 植物(㊊明暦1年7月27日(1655年8月28日)　㉻正徳5年7月6日(1715年8月4日)), 新潮(㉻正徳5(1715)年7月6日), 人名, 姓氏京都, 世人(いのおじゃくすい　㉻正徳5(1715)年7月5日), 世百(㉻1667年), 全書, 大百(㊊1655年, (異説)1667年), 伝記, 富山百(㊊寛文(1667)年　㉻正徳5(1715)年7月6日), 日思, 日史(㉻正徳5(1715)年7月6日), 日人, 百科, ふる, 平日(㊊1655　㉻1715), 山川小(㉻1715年7月6日), 洋学, 歴大

稲生孝与 いのうたかとも
生没年不詳
江戸時代中期の本草学者。
¶国書

伊能秀記 いのうひでき
大正5(1916)年3月10日～平成3(1991)年5月1日
昭和期の歌人。
¶近医, 世紀, 日人

井岡桜仙 いのおかおうせん
安永7(1778)年～天保8(1837)年
江戸時代後期の本草学者。
¶岡山歴(㉻天保8(1837)年11月16日), 国書(㊊安永7(1778)年8月15日　㉻天保8(1837)年11月14日), 洋学

井ノ岡洌 いのおかきよし
安永3(1774)年～天保4(1833)年
江戸時代末期の本草学者。
¶岡山人

井岡公毅 いのおかこうき
生没年不詳
江戸時代末期の医師。
¶国書

稲生若水 いのおじゃくすい
→稲生若水(いのうじゃくすい)

稲生綱政(稲生綱正) いのおつなまさ
大正12(1923)年2月2日～
昭和～平成期の医師。外科、東京大学医学科学研究所教授、平和会平和病院長。人工腎臓を研究し腎臓移植に従事。日本腎臓移植ネットワーク副理事長。著書に「腎移植」など。
¶現朝, 現情(稲生綱正), 世紀, 日人

猪木久馬三 いのきくまぞう
明治2(1869)年10月19日～昭和22(1947)年
明治～昭和期の医師。
¶世紀, 日人

猪木正三 いのきしょうぞう
明治44(1911)年5月11日～昭和60(1985)年3月27日
大正～昭和期の医師。専門は寄生虫学。
¶科学, 近医

猪木陽賢 いのきょうけん
江戸時代後期の眼科医。
¶眼科

井口潔 いのくちきよし
大正10(1921)年10月21日～
昭和期の外科学者。九州大学教授。
¶現情

井口乗海 いのぐちじょうかい
→井口乗海(いぐちじょうかい)

井口常範 いのくちつねのり
→井口常範(いぐちつねのり)

井野幸吉 いのこうきち
明治7(1874)年～昭和25(1950)年
明治～昭和期の技術者。歯科医が使う研磨用ベルトの生産で知られた。
¶世紀, 多摩, 日人

猪子吉人 いのこきちんど
慶応2(1866)年～明治26(1893)年9月2日　㊟猪子吉人《いのこきちんど, いのこよしと》
明治期の薬物学者。論文提出による医学博士の最初の一人、関薬瓜蒂、毒キノコ、河豚中毒の研究で著名。
¶朝日(いのこよしと　㊊慶応2年2月12日(1866年3月28日)　㉻明治26(1893)年9月20日), 海越(㊊慶応2(1866)年2月12日), 海越新(㊊慶応2(1866)年2月12日), 科学(㊊1866年(慶応2)2月12日), 近医(いのこきちんど(よしと)), 新潮(㊊慶応2(1866)年2月12日), 人名, 渡航(㊊1866年3月12日), 日人, 兵庫人(㊊慶応2(1866)年2月　㉻明治26(1893)年9月)

猪子玄知　いのこげんち
生没年不詳
江戸時代中期の医師。
¶飛驒

猪子止戈之助　いのこしかのすけ
万延1（1860）年～昭和19（1944）年　[別]猪子止戈之助《いのことおのすけ》
明治～昭和期の外科学者。
¶科学（[没]1944年（昭和19）1月31日），京都大，近医，世紀（[没]昭和19（1944）年1月31日），姓氏京都，渡航（[生]1860年4月4日　[没]1944年1月12日），日人，兵庫人（いのことおのすけ　[没]？），兵庫百

猪子止戈之助　いのことおのすけ
→猪子止戈之助（いのこしかのすけ）

猪子陽賢　いのこようけん★
～明治28（1895）年
江戸時代末期～明治期の伊勢の医学者。
¶三重続

猪子吉人　いのこよしと
→猪子吉人（いのこきちんど）

猪瀬正　いのせただし
大正3（1914）年～平成7（1995）年
昭和～平成期の医師。精神科。
¶近医

猪初男　いのはつお
大正3（1914）年10月9日～平成11（1999）年
昭和期の耳鼻咽喉科学者。新潟大学教授。
¶近医，現情

井野春毅　いのはるき
嘉永5（1852）年～明治45（1912）年
江戸時代後期～明治期の歯科医師。
¶熊本人，熊本百（[生]嘉永5（1852）年9月24日　[没]大正1（1912）年11月26日）

猪平真理　いのひらまり
昭和22（1947）年5月28日～
昭和期の教育者。
¶視覚

猪俣功忠　いのまたかつてる
昭和9（1934）年5月29日～平成15（2003）年10月14日
昭和～平成期の教師、鍼灸師。
¶視覚

猪股堅治郎　いのまたけんじろう★
明治25（1892）年1月26日～昭和42（1967）年1月2日
大正・昭和期の医師。
¶秋田人2

猪股秀哉　いのまたしゅうさい
→猪股秀哉（いのまたしゅうや）

猪股秀哉　いのまたしゅうや
寛政6（1794）年～慶応3（1867）年　[別]猪股秀哉《いのまたしゅうさい》，猪股独幹《いのまたどくかん》
江戸時代末期の医師。
¶国書（猪股独幹　いのまたどくかん　[没]慶応3（1867）年2月5日），人名（いのまたしゅうさい），姓氏宮城，日人

猪俣伝兵衛　いのまたでんべえ
？　～寛文4（1664）年11月16日
江戸時代前期の通事・医師。
¶国書

猪股独幹　いのまたどくかん
→猪股秀哉（いのまたしゅうや）

井元正流　いのもとまさる
大正2（1913）年5月28日～
昭和～平成期の医師、政治家。西之表市長。
¶現政

井隼けい　いはやけい
明治42（1909）年4月30日～　[別]長島けい《ながしまけい》
昭和期の小学校教員、託児所保母。
¶社史

井林博　いばやしひろし
大正12（1923）年10月30日～平成10（1998）年8月10日
昭和～平成期の医師。内科（内分泌・代謝学）。
¶科学，近医

茨木春朔　いばらきしゅんさく，いばらぎしゅんさく
慶長19（1614）年～寛文11（1671）年　[別]地黄坊樽次《じおうぼうたるつぐ》
江戸時代前期の武士、医師、仮名草子作者。酒井忠清の侍医。
¶江戸（いばらぎしゅんさく），国書（[生]？　[没]寛文11（1671）年4月7日），人名，日人

井原協一　いばらきょういち
明治27（1894）年～昭和59（1984）年
大正～昭和期の歯科医。島根県歯科医師会会長、島根書道会会長。
¶島根歴

井原主信　いはらしゅしん
→井原道閲（いはらどうえつ）

井原道閲　いはらどうえつ
慶安2（1649）年～享保5（1720）年　[別]井原主信《いはらしゅしん》
江戸時代中期の医師。
¶国書（井原主信　いはらしゅしん　[没]享保5（1720）年10月23日），人名，姓氏京都（[没]1726年），日人

猪原ナツ　いはらなつ
明治期の女性。陸奥国新田村中村蔵治の妻。親族の反対を押し切り、ハンセン病の夫の看病を続けた。その後岩手県令により金一封を賜る。
¶女性（生没年不詳），女性普

井深八重 いぶかやえ
明治30(1897)年～平成1(1989)年
明治～昭和期の看護婦。
¶近医、近女、御殿場、静岡女、静岡歴、女史、世紀（㊳平成1(1989)年5月15日）、姓氏静岡、日人（㊤明治30(1897)年10月23日　㊦平成1(1989)年5月15日）

雪吹周 いぶきちかし
明治36(1903)年9月16日～昭和53(1978)年1月23日
大正・昭和期の医師。
¶岩手人

伊吹東恕 いぶきとうじょ
→東恕（とうじょ）

イブキ友也 いぶきともや
昭和38(1963)年～
昭和～平成期のライター、漫画家、東洋医学研究家。
¶漫人

雪吹竜保 いぶきりゅうほ
生没年不詳
江戸時代末期の歌人・茶人・医家。
¶東三河

伊福部敬子 いふくべとしこ
明治32(1899)年2月16日～昭和45(1970)年8月19日
昭和期の評論家。東京都児童福祉審議会委員、東京民事裁判所調停委員。母子問題に尽力。著書に「若き母に贈る」など。
¶アナ、近女、社史、女性、女性普、世紀、日人

伊部英男 いべひでお
大正10(1921)年7月21日～
昭和～平成期の社会評論家。社会保険庁長官、日本社会事業大学理事長。
¶現執1期、現執2期、現執3期

違星北斗 いぼしほくと
明治35(1902)年1月1日～昭和4(1929)年
大正～昭和期の歌人、売薬行商人。アイヌ民族の代表的歌人。民族復興運動家。
¶岩史（㊳1929年1月26日）、現朝（㊳1929年2月26日）、コン改（㊤1901年）、コン5（㊤明治34(1901)年）、詩作（㊳明治34(1901)年㊦昭和4(1929)年1月26日）、社史（㊳1929年2月26日）、世紀（㊳昭和4(1929)年2月26日）、全書、日人（㊳昭和4(1929)年2月26日）、北文（㊤明治34(1901)年）、北海道百、北海道文（㊤明治34(1901)年1月1日㊦昭和4(1929)年1月26日）、北海道歴、歴大

庵政三 いほりまさぞう
→庵政三（いおりまさぞう）

今井勇 いまいいさむ
大正8(1919)年7月21日～平成10(1998)年11月6日
昭和～平成期の政治家。衆議院議員、第2次中曽根改造内閣厚生大臣。
¶郷土愛媛、現情、現政、政治

今井兼文 いまいかねふみ
文政11(1828)年～明治34(1901)年
明治期の実業家。米子藩儒医を経て、出版業を創業。
¶日人

今井菊雄 いまいきくお
大正10(1921)年9月20日～
昭和期の歯科医。
¶飛騨

今井吉平 いまいきちべえ
明治1(1868)年8月28日～大正2(1913)年12月
江戸時代末期～大正期の獣医学者。
¶渡航

今井澄 いまいきよし
昭和14(1939)年11月17日～平成14(2002)年9月1日
昭和～平成期の医師、政治家。諏訪中央病院院長。東大闘争のリーダー。医師として地域医療や医療情報システム開発にも携わる。
¶革命（㊳1940年）、近医、現朝、現政、世紀、日人、平和

今井金床 いまいきんしょう
天明2(1782)年～天保13(1842)年
江戸時代後期の医師。
¶長野歴

今井玄秀 いまいげんしゅう
安政2(1855)年～昭和5(1930)年
明治～昭和期の洋方医。
¶新潟百別

今井源四郎 いまいげんしろう
明治18(1885)年～昭和15(1940)年
明治～昭和期の香料研究で知られる薬学者。
¶姓氏長野、長野歴

今井玄僊 いまいげんせん
天保3(1832)年～
江戸時代末期の医師。
¶飛騨

今井弘済（今井魯斎） いまいこうさい
承応1(1652)年～元禄2(1689)年　㊙今井魯斎《いまいろさい》
江戸時代前期の国学者、医師。
¶江文（今井魯斎　いまいろさい）、国書（今井魯斎　いまいろさい　㊤承応1(1652)年10月7日㊦元禄2(1689)年1月12日）、コン改、コン4、コン5、人名、長崎歴（今井弘済）、日人（今井魯斎　いまいろさい）

今井貞吉 いまいさだきち
天保2(1831)年～明治36(1903)年3月27日　㊙今井貞吉《いまいていきち》
江戸時代末期～明治期の医師、博物学者。土佐藩下級官吏、町方下横目。古銭に関心を持ち、趣味を兼ねた研究生活を送り「古泉大全」30巻を完成。

¶朝日，維新，高知人，高知百（いまいていきち），国書（㊥天保2（1831）年9月21日），写家（㊥天保2年9月21日），植物（㊥天保2（1831）年9月21日），人書94，日人，幕末，藩臣6

今井三子 いまいさんし
明治33（1900）年2月20日～昭和51（1976）年1月9日
大正～昭和期の植物病理学者、菌学者。北海道学芸大学教授、横浜国立大学教授。菌覃類の分類の研究に従事し、植物病理学、菌学の発展に貢献。
¶科学，現情，植物，人名7，世紀（㊥明治33（1900）年2月），日人

今井しげ いまいしげ
明治39（1906）年6月15日～
明治・大正期の助産婦。
¶飛騨

今井史山 いまいしざん
天保2（1831）年～明治18（1885）年
江戸時代後期～明治期の医師。
¶和歌山人

今井松庵 いまいしょうあん
生没年不詳
江戸時代中期の儒者、医師。
¶国書，日人

今井真吉 いまいしんきち
慶応2（1866）年12月8日～＊
明治期の医学者。
¶近医（㊥昭和23（1948）年），渡航（㊥？）

今井新太郎 いまいしんたろう
明治8（1875）年4月15日～？
明治～大正期の医学者。
¶渡航

今泉亀撤 いまいずみきてつ
明治40（1907）年～平成21（2009）年
大正～平成期の医師。眼科。
¶近医

今泉恭二郎 いまいずみきょうじろう
大正4（1915）年～平成5（1993）年
昭和～平成期の医師。精神科。
¶近医

今泉玄栄 いまいずみげんえい
？ ～明治19（1886）年
江戸時代後期～明治期の眼科医。
¶眼科

今泉玄祐 いまいずみげんゆう
寛政9（1797）年～明治7（1874）年2月8日
江戸時代後期～明治期の医師。
¶国書

今泉忠男 いまいずみただお
→御津磯雄（みといそお）

今泉洋子 いまいずみようこ
昭和13（1938）年4月13日～
昭和期の数理遺伝学専門家。厚生省人口問題研究所勤務。
¶現執2

今泉礼治 いまいずみれいじ
明治38（1905）年7月22日～昭和62（1987）年7月24日
大正～昭和期の医師。専門は薬理学。
¶科学，近医

今泉六郎 いまいずみろくろう
文久1（1861）年2月2日～？
明治期の獣医学者。
¶渡航

今井清吉 いまいせいきち
生没年不詳
江戸時代後期の医師。
¶飛騨

今井誠伍 いまいせいご
昭和4（1929）年～
昭和期の医師。
¶群馬人

今井政公 いまいせいこう
安政2（1855）年～明治42（1909）年
江戸時代末期～明治期の長野県医学界の功労者、初代長野県医師会長。
¶長野歴

今井節造 いまいせつぞう
～明治39（1906）年1月21日
明治期の医師・教育者。
¶飛騨

今井環 いまいたまき
明治41（1908）年2月24日～昭和56（1981）年10月13日
大正～昭和期の医師。専門は病理学。
¶大分百，大分歴，科学，近医，福岡百

今井多門 いまいたもん
江戸時代の眼科医。
¶眼科

今井貞吉 いまいていきち
→今井貞吉（いまいさだきち）

今井徳蔵 いまいとくぞう
明治4（1871）年4月9日 - 昭和34（1959）年11月28日
明治期の医師、平民社系社会主義者。西都市名誉市民。
¶社史

今井英孝 いまいひでたか
大正8（1919）年8月26日～
昭和期の医師。
¶飛騨

今井芳斎 いまいほうさい
文政11（1828）年～明治34（1901）年
江戸時代後期～明治期の医師。

い

¶鳥取百，長崎遊

今井正直 いまいまさなお
大正6 (1917) 年9月11日～
昭和期の開業医。
¶飛驒

今井真澄 いまいますみ
明治10 (1877) 年～昭和5 (1930) 年
明治～昭和期の僧侶・社会福祉家。
¶愛媛

今井通子 いまいみちこ
昭和17 (1942) 年2月1日～
昭和～平成期の登山家、医師。泌尿器科、東京女子医科大学医局長、ル・ベルソー代表取締役。女性で世界で初めてアルプス三大北壁を完登。著書に「私の北壁」「男は仕事女は冒険」など。
¶近女，現朝，現執2期，現執3期，現執4期，現情，現人，児人，新潮，世紀，日人，日本，マス89

今井百代 いまいももよ
大正9 (1920) 年～
昭和期の看護教育者。
¶兵庫百

今井靖親 いまいやすちか
昭和6 (1931) 年7月24日～
昭和期の発達・臨床心理学者。奈良教育大学教授。
¶現執1期，現執2期

今井陽 いまいよう
大正10 (1921) 年4月15日～平成11 (1999) 年9月7日
昭和～平成期の栄養学者、北海道大学名誉教授。専門は生化学、栄養生理学。
¶科学

今井魯斎 いまいろさい
→今井弘済(いまいこうさい)

今枝栄済 いまえだえいさい
生没年不詳
江戸時代中期の本草家。
¶国書

今枝保 いまえだたもつ
昭和3 (1928) 年～昭和63 (1988) 年
昭和期の医師。専門は皮膚科、細菌学(細菌遺伝学)。
¶近医

今枝夢梅 いまえだむばい
享和3 (1803) 年～嘉永5 (1852) 年
江戸時代末期の医師。
¶人名，日人

今大路玄鑑 いまおおじげんかん
天正5 (1577) 年～寛永3 (1626) 年
安土桃山時代～江戸時代前期の医師。
¶姓氏京都

今大路親顕 いまおおじちかあき
延宝3 (1675) 年～元文2 (1737) 年閏11月29日
江戸時代前期～中期の医師。
¶国書

今大路親昌 いまおおじちかまさ
慶長13 (1608) 年～寛永16 (1639) 年 [別]曲直瀬親昌《まなせちかまさ》
江戸時代前期の徳川幕府の侍医。
¶人名，徳川臣，日人

今大路道三(1) いまおおじどうさん
天正5 (1577) 年～寛永3 (1626) 年 [別]曲直瀬玄鑑《まなせげんかん》
安土桃山時代～江戸時代前期の医師。徳川秀忠に仕える。
¶朝日([没]寛永3年9月19日 (1626年11月7日))，近世，国史，国書(曲直瀬玄鑑 まなせげんかん [没]寛永3 (1626) 年9月19日)，人名，日人，歴大

今大路道三(2) いまおおじどうさん
世襲名 江戸時代前期の官医。
¶姓氏京都

今大路正庸 いまおおじまさつね
安永7 (1778) 年～天保12 (1841) 年1月1日
江戸時代中期～後期の医師。
¶国書

今大路方基 いまおおじまさもと
正徳4 (1714) 年～寛延2 (1749) 年7月19日
江戸時代中期の医師。
¶国書

今大路元勲 いまおおじもとのり
宝永7 (1710) 年～宝暦9 (1759) 年6月14日
江戸時代中期の医師。
¶国書

今大路暘谷 いまおおじようこく
宝暦1 (1751) 年～寛政5 (1793) 年7月27日
江戸時代中期～後期の医師。
¶国書

今岡健太郎 いまおかけんたろう
明治34 (1901) 年～平成1 (1989) 年
大正～昭和期の医師。
¶青森人

今尾祐迪 いまおゆうてき
寛政9 (1797) 年～安政3 (1856) 年
江戸時代末期の医師。
¶人名，日人

今川七郎 いまがわしちろう
明治23 (1890) 年2月23日～昭和61 (1986) 年1月21日 [別]今川七郎《いまがわひちろう》
大正・昭和期の医師・愛媛県医師会長。
¶愛媛(いまがわひちろう)，郷土愛媛，世紀，日人

今川七郎 いまがわひちろう
→今川七郎(いまがわしちろう)

今川与曹 いまがわよそう
明治35 (1902) 年～昭和59 (1984) 年

大正〜昭和期の医師。口腔外科。
¶近医

今城信貫 いまきのぶつら
明治24(1891)年6月5日〜昭和22(1947)年6月4日
明治〜昭和期の医学放射線技術者。新潟医学専門学校のレントゲン科技術員。技術刷新、技術者の育成に尽力。
¶科学，人名7，世紀，日人

今関秀雄 いまぜきひでお
明治22(1889)年〜昭和27(1952)年
大正〜昭和期の教育者。神戸県立盲学校校長、日本盲人会会長、日本鍼灸マッサージ師会会長。
¶視覚([生]明治22(1889)年7月10日　[没]1952年1月14日)，世紀，日人，兵庫百

今田以武夫 いまだいぶお
明治25(1892)年〜昭和42(1967)年
大正〜昭和期の軍医。
¶山口人，山口百

今田見信 いまだけんしん
明治35(1902)年5月25日〜昭和52(1977)年8月18日
大正〜昭和期の出版人、歯科医学者、医史学者。医歯薬出版創業者、自然科学書協会理事長。
¶近医([生]明治30(1897)年)，現情，出版([生]明治30(1897)年)，出文，人名7，世紀，日人([生]明治30(1897)年5月25日)

今田喬士 いまだたかし
大正13(1924)年1月1日〜平成11(1999)年11月24日
昭和〜平成期の出版人。医歯薬出版社長、ドメス出版社社長。
¶出文

今田束 いまだつかぬ
？〜明治22(1889)年
明治期の医師、解剖学者。東京大学助教授。解剖学に関する標本類を製作し、実験に供した。
¶科学([没]1889年(明治22)11月22日)，人名，日人

井街謙 いまちけん
明治36(1903)年〜昭和24(1949)年
大正〜昭和期の眼科医。
¶近医

井街譲 いまちじょう
明治42(1909)年11月23日〜平成21(2009)年1月15日
大正〜平成期の医師。眼科。
¶科学，近医

今富八郎 いまとみはちろう
安政5(1858)年10月19日〜昭和14(1939)年3月31日
明治〜昭和期の鍼灸師。下関博愛盲唖学校校長。
¶視覚

今永一 いまながはじめ
明治35(1902)年〜平成9(1997)年
大正〜平成期の医師。外科(消化器)。
¶近医

今西正立斎 いましたしょうりつさい
→今西正立斎(いまにししょうりゅうさい)

今西正立斎 いまにししょうりゅうさい
天和3(1683)年〜宝暦11(1761)年　[別]今西正立斎《いまにししょうりつさい》
江戸時代前期〜中期の医師、神職。
¶大阪人([没]宝暦11(1761)年7月)，大阪墓([没]宝暦11(1761)年7月29日)，国書(いまにししょうりつさい　[没]宝暦11(1761)年7月29日)，日人

今西正立 いまにしせいりゅう
江戸時代中期の医師。
¶人名

今西孝博 いまにしたかひろ
昭和7(1932)年〜
昭和〜平成期の歯科医師。
¶児人

今西ヨシ いまにしよし
明治17(1884)年〜？
明治〜昭和期の看護師(助産師)。
¶近医

今淵恒寿 いまぶちつねひさ
明治7(1874)年10月14日〜？
明治〜大正期の医学者。
¶渡航

今堀和友 いまほりかずとも
大正9(1920)年6月1日〜
昭和〜平成期の生化学者、実業家。東京大学教授、アイ・バイオ・コンサルティング社長。東京都老人総合研究所長などを歴任。痴呆症を発症させる酵素・TPKIを発見。
¶現朝，現情，現日，世紀，日人

今道万年 いまみちまんねん
天明1(1781)年〜安政3(1856)年
江戸時代後期の医師。
¶幕末([没]1856年6月27日)，幕末大([没]安政3(1856)年5月25日)，藩臣7

今道隆庵 いまみちりゅうあん
？〜安政6(1859)年
江戸時代末期の眼科医。
¶眼科

今村荒男 いまむらあらお
明治20(1887)年10月13日〜昭和42(1967)年6月13日
昭和期の内科医学者。大阪帝国大学学長。我国初のBCG人体実験を行い、肺結核の集団検診制度を確立させ、予防と治療に貢献。
¶大阪人([没]昭和42(1967)年6月)，科学，郷土奈良，近医，現情，新潮，人名7，世紀([生]明治20(1887)年10月)，日人

今村幾太 いまむらいくた
明治22(1889)年12月1日〜平成3(1991)年4月

10日
大正～昭和期の教育者。横浜訓盲院院長。
¶視覚

今村一鷗 いまむらいちおう
生没年不詳
江戸時代中期の小児科医。
¶国書，人名，日人

今村市兵衛 いまむらいちべえ
→今村英生(いまむらえいせい)

今村英生 いまむらえいせい
寛文11(1671)年～元文1(1736)年　[別]今村英生《いまむらひでしげ》，今村市兵衛《いまむらいちべえ》
江戸時代中期のオランダ通詞。
¶朝日([生]寛文11年11月5日(1671年12月6日)　[没]元文1年8月18日(1736年9月22日))，郷土長崎，近世，国史，国書(今村市兵衛　いまむらいちべえ　[生]寛文11(1671)年11月5日　[没]元文1(1736)年8月18日)，コン改，コン4，コン5，史人([生]1671年11月5日　[没]1736年8月18日)，新潮([生]寛文11(1671)年11月5日　[没]元文1(1736)年8月18日)，人名，対外，長崎百(いまむらひでしげ)，日史([生]寛文11(1671)年11月5日　[没]元文1(1736)年8月18日)，日人(今村市兵衛　いまむらいちべえ)，洋学，歴大

今村九一郎 いまむらきゅういちろう
安政6(1859)年～昭和14(1939)年
明治期の医師。内務省医術開業試験に合格。緒方病院医師を務めた後、郷里で開業。
¶洋学

今村光一 いまむらこういち
昭和10(1935)年2月14日～
昭和～平成期の著述家、翻訳家、医学ジャーナリスト。
¶現執3期，現執4期

今村貞男 いまむらさだお
明治38(1905)年～
大正～昭和期の記録映画製作者、指圧師。
¶映人

今村松倫 いまむらしょうりん
文政7(1824)年～慶応3(1867)年
江戸時代後期～末期の眼科医。
¶眼科

今村新吉 いまむらしんきち
明治7(1874)年11月15日～昭和21(1946)年
明治～昭和期の精神医学者。京都帝国大学教授。京都帝国大学に精神病学講座を創設、精神病理学研究の先駆者で、著書に「精神病理学論考」。
¶科学([没]1946年(昭和21)5月19日)，近医，現情([生]1874年11月)，新潮([没]昭和21(1946)年5月19日)，人名7，世紀([生]明治7(1874)年11月)，渡航，日人([没]昭和21(1946)年5月19日)

今村岨雲 いまむらそうん
宝暦13(1763)年～天保3(1832)年　[別]今村長順《いまむらちょうじゅん，いまむらながより》
江戸時代中期～後期の上野伊勢崎藩医。
¶群馬人(今村長順　いまむらちょうじゅん)，国書(今村長順　いまむらながより　[生]宝暦13(1763)年2月15日　[没]天保3(1832)年7月30日)，人名，姓氏群馬，日人，藩臣2

今村長順 いまむらちょうじゅん
→今村岨雲(いまむらそうん)

今村兎朔 いまむらとさく
？～明治21(1888)年
江戸時代末期～明治期の医師。石川県医師取締役。金沢堤町の種痘所設立に貢献。
¶洋学

今村長教 いまむらながのり
寛政10(1798)年～安政5(1858)年8月22日
江戸時代後期～末期の医師。
¶国書

今村長順 いまむらながより
→今村岨雲(いまむらそうん)

今村英生 いまむらひでしげ
→今村英生(いまむらえいせい)

今村文吾 いまむらぶんご
文化5(1808)年～元治1(1864)年
江戸時代末期の医師。
¶維新，コン改，コン4，コン5，新潮([生]文化5(1808)年2月5日　[没]元治1(1864)年1月4日)，人名，世人，日人，幕末([没]1864年2月11日)，幕末大([生]文化5(1808)年2月5日　[没]文久4(1864)年1月4日)

今村豊 いまむらゆたか
明治29(1896)年9月18日～昭和46(1971)年1月13日
大正～昭和期の解剖学者、人類学者。京城帝国大学教授。三重県立大学教授など。骨格人類学の研究で知られ、在鮮中の人骨収集は有名。
¶科学，近医，現情，人名7，世紀，新潟百別，日人

今村要道 いまむらようどう
昭和7(1932)年～
昭和～平成期のカウンセラー、性教育研究者。日本性教育学会理事。
¶YA

今村亮 いまむらりょう
→今村了庵(いまむらりょうあん)

今村了庵 いまむらりょうあん
文化11(1814)年～明治23(1890)年1月13日
[別]今村亮《いまむらりょう》
江戸時代末期～明治時代の医師。漢方医学、外科医術を修め、江戸で開業。著書に「医事啓源」など。
¶科学，郷土群馬，群新百，群馬人，群馬百([生]1813年)，国際，国書，人名，姓氏群馬([生]1813年)，全書，日人，幕末，幕末大，洋学(今村亮　いまむらりょう)

井丸コト　いまること
明治25 (1892) 年～平成3 (1991) 年
明治～平成期の看護師。
¶近医

井村宏次　いむらこうじ
？　～
昭和～平成期の東洋医学臨床家、超心理学研究家。生体エネルギー研究所主宰、日本伝統医学国際センター長、西天満鍼灸院長。
¶現執3期

井村重雄　いむらしげお
明治36 (1903) 年1月～昭和47 (1972) 年3月22日
大正～昭和期の内科医、政治家。初代公選金沢市長、衆議院議員。
¶石川百，世紀，政治，姓氏石川，日人 ([生]明治36 (1903) 年1月28日)

井村寿二　いむらじゅうじ
→井村寿二 (いむらじゅじ)

井村寿二　いむらじゅじ
大正12 (1923) 年10月27日～昭和63 (1988) 年1月24日　[別]井村寿二《いむらじゅうじ》
昭和期の出版経営者。大和社長、勁草書房社長。勁草書房を改組。羽仁五郎の「都市の論理」など硬派のアカデミズム書がベストセラーとなる。
¶石川文 (いむらじゅうじ)，近医，現朝，現情，出版 (いむらじゅうじ)，出文，世紀，日人

井村恒郎　いむらつねろう
明治39 (1906) 年9月17日～昭和56 (1981) 年8月22日
大正～昭和期の精神医学者。
¶科学，近医，現情，心理

井村裕夫　いむらひろお
昭和6 (1931) 年2月1日～
昭和～平成期の医師。内科、京都大学教授、神戸市立中央市民病院院長。ホルモンの世界的権威で、内分泌、代謝学、糖尿病学を研究。京都大学学長などを歴任。
¶世紀，日人

芋田藤松　いもたふじまつ
大正8 (1919) 年～平成3 (1991) 年
昭和～平成期の社会福祉功労者。
¶青森人

井本邦昭　いもとくにあき
昭和19 (1944) 年10月24日～
昭和～平成期の整体師。井本整体主宰、日独仏理療研究所主宰。
¶現執4期

井本文恭　いもとぶんきょう
寛政7 (1795) 年～慶応2 (1866) 年
江戸時代末期の医師 (種痘)。
¶姓氏山口，長崎遊，洋学

井本和平　いもとわへい
昭和期の社会事業家。
¶姓氏富山

井森隆平　いもりりゅうへい
？　～
大正期の東京帝国大学セツルメント参加者。
¶社史

弥富喜三　いやとみきさぶ
明治41 (1908) 年7月2日～昭和61 (1986) 年1月5日
昭和期の農薬学者、名古屋大学名誉教授。
¶科学

伊与木南海　いよきなんかい
明治27 (1894) 年6月4日～昭和32 (1957) 年11月10日
大正～昭和期の歌人・歯科医師。
¶愛媛百

弥政洋太郎　いよまさようたろう
大正9 (1920) 年～平成8 (1996) 年
昭和～平成期の医師。外科 (心臓外科)。
¶近医

伊良子光顕　いらここうけん
→伊良子光顕 (いらこみつあき)

伊良子山寿　いらこさんじゅ
？　～明治3 (1870) 年
江戸時代後期～明治期の眼科医。
¶眼科

伊良子清白　いらこすずしろ
→伊良子清白 (いらこせいはく)

伊良子清白　いらこせいはく
明治10 (1877) 年10月4日～昭和21 (1946) 年1月10日　[別]伊良子清白《いらこすずしろ》
明治期の詩人、医師。「少年文庫」に発表した詩から18編を厳選し詩集「孔雀船」を刊行。以後は医業に専念した。
¶神奈川人，紀伊文，京都文，近現，近文，幻作 (いらこすずしろ)，現詩，幻想 (いらこすずしろ)，国史，コン改，コン5，詩歌，史人，島根歴，新潮，新文，人名7，世紀，世人，世百，世百新 (いらこすずしろ)，全書，大百，鳥取百，日人，日本，百科 (いらこすずしろ)，兵庫文，文学，歴大

伊良子道牛　いらこどうぎゅう
寛文11 (1671) 年～享保19 (1734) 年1月12日
江戸時代中期の蘭方医。
¶朝日 ([没]享保19年1月12日 (1734年2月15日))，科学，京都大，国書 ([生]寛文11 (1671) 年12月30日)，新潮 ([生]寛文11 (1671) 年12月31日)，人名 ([没]1728年)，姓氏京都，長崎遊 ([没]享保13 (1728) 年)，日人 ([生]1672年)，洋学

伊良子光顕　いらこみつあき
元文2 (1737) 年6月2日～寛政11 (1799) 年　[別]伊良子光顕《いらここうけん》
江戸時代中期の外科医。
¶朝日 ([生]元文2年6月2日 (1737年6月29日) [没]寛政11年9月19日 (1799年10月17日))，岩史 (いらここうけん　[没]寛政11 (1799) 年9月19日)，科学，京都大 (いらここうけん)，近世

い

([没]1798年)，国史([没]1798年)，国書([没]寛政11(1799)年9月19日)，コン改(いらここうけん)，コン4(いらここうけん)，コン5(いらここうけん)，新潮(いらここうけん)，人名(いらここうけん)，姓氏京都(いらここうけん [没]1798年)，日人，洋学([没]寛政10(1798)年)，歴大

井利腆 いりあつし
明治17(1884)年6月26日～？
明治～大正期の耳鼻科医。
¶渡航

入江誠一郎 いりえせいいちろう
明治34(1901)年5月9日～昭和37(1962)年7月25日
大正～昭和期の官僚。人事院総裁。内務省に入り、内務省地方局長、厚生省健民局長、引揚援護院局長などを歴任。
¶現情，人名7，世紀，日人，履歴，履歴2

入江為福 いりえためさち
安政2(1855)年10月～明治7(1874)年12月
明治期の医師。子爵。農芸化学実習のためドイツに留学する。
¶海越，海越新，渡航

入江英雄 いりえひでお
明治39(1906)年7月29日～昭和63(1988)年12月29日
大正～昭和期の医師。放射線科。
¶科学，近医

入江英博 いりえひでひろ
大正2(1913)年～平成5(1993)年
昭和～平成期の医師。小児科。
¶近医

入江弘 いりえひろし
？ ～
大正期の東京帝国大学セツルメント参加者。
¶社史

入江文郎 いりえふみお
→入江文郎(いりえぶんろう)

入江文郎 いりえぶんろう
天保5(1834)年～明治11(1878)年1月30日 [別]入江文郎《いりえふみお》
江戸時代末期～明治期のフランス語学者。横浜でフランス語を学び、蕃書調所教授方、開成所教授を歴任。フランスに留学中客死。
¶朝日(いりえふみお [生]天保5年4月8日(1834年5月16日))，維新(いりえふみお)，海越([生]天保5(1834)年4月8日)，海越新([生]天保5(1834)年4月8日)，国際，コン改，コン5，島根人，島根歴，新潮(いりえふみお [生]天保5(1834)年4月8日)，人名，渡航，日人(いりえふみお)，幕末，洋学(いりえふみお)

入江頼明 いりえよりあき
生没年不詳 [別]入江頼明《いりえらいめい》
安土桃山時代の鍼術家。入江流鍼術の祖。
¶朝日，近世，国史，コン改(いりえらいめい)，コン4(いりえらいめい)，コン5(いりえらいめい)，人名(いりえらいめい)，姓氏京都(いりえらいめい)，戦人，日人

入江頼明 いりえらいめい
→入江頼明(いりえよりあき)

入沢彩 いりさわあや
大正8(1919)年～平成21(2009)年
昭和～平成期の医師。専門は生理学(循環生理学)。
¶近医

入沢恭平 いりさわきょうへい，いりざわきょうへい
天保2(1831)年～明治7(1874)年1月10日
江戸時代末期～明治期の洋方医教育者、陸軍軍医。陸軍一等軍医副。洋方医を志し、戸塚静海やポンペらに学び、今町で開業の傍ら門下生に西洋医学を教える。
¶朝日([生]天保2年6月10日(1831年7月18日))，維新，科学([生]天保2(1831)年6月7日)，近医，近現(いりざわきょうへい)，近世(いりざわきょうへい)，国史(いりざわきょうへい)，人名(いりざわきょうへい)，長崎遊(いりざわきょうへい)，新潟百別，日人，幕末，幕末大([生]天保2(1831)年6月10日)，洋学

入沢達吉 いりさわたつきち，いりざわたつきち
元治2(1865)年1月5日～昭和13(1938)年11月8日
明治～大正期の医学者。東京帝国大学教授、宮内省侍医頭。足尾鉱毒事件の調査にあたり、脚気や寄生虫病など幅広く研究、大正天皇の治療にあたる。
¶海越，海越新，科学，近医，近現(いりざわたつきち)，近文，国史(いりざわたつきち)，コン改，コン5([生]元治1(1864)年)，史人([没]1938年11月5日)，新潮，人名7，世紀，世百，全書，大百，渡航，新潟人([没]？)，新潟百別，日史，日人，百科，履歴

入沢宏 いりさわひろし
大正11(1922)年11月18日～平成3(1991)年11月19日
昭和～平成期の生理学者。広島大学教授。心臓生理学を研究。東京女子医科大学教授、岡崎国立共同研究機構教授などを歴任。
¶科学，近医，世紀，日人

入野田公穂 いりのだきみほ
明治44(1911)年～昭和62(1987)年
大正～昭和期の医師。眼科。
¶近医

入交道斎 いりまじりどうさい
明和3(1766)年～弘化4(1847)年
江戸時代中期～後期の医師。
¶高知人

入交直重 いりまじりなおしげ
明治20(1887)年～昭和35(1960)年
明治～昭和期の歯科医。
¶高知人

入鹿山且朗 いるかやまかつろう
明治39（1906）年3月10日～昭和52（1977）年9月27日
昭和期の公衆衛生学者。熊本大学教授。厚生省を経て、名古屋私立大学教授。水俣病の解明に尽力。
¶科学，近医，現情，薩摩，人名7，世紀，日人

入鹿山嵩 いるかやまたかし
明治23（1890）年～昭和29（1954）年
大正～昭和期の政治家。鹿児島県議会議員、鹿児島県福祉事業会初代会長、『医事週報』主幹。
¶薩摩，姓氏鹿児島

入間田悌佶 いるまだていきち
明治20（1887）年2月10日～昭和16（1941）年12月27日
明治～昭和期の医師、無教会信徒。
¶キリ

色川三郎兵衛 いろかわさぶろべい
→色川三郎兵衛（いろかわさぶろべえ）

色川三郎兵衛 いろかわさぶろべえ
天保12（1841）年～明治38（1905）年　⑲色川三郎兵衛《いろかわさぶろべい》
江戸時代末期～明治期の実業家、政治家。衆議院議員。土浦の町を水害からまもるための社会事業に尽力。
¶茨城百，茨城歴，日人（㊺1842年），幕末（いろかわさぶろべい　⑬1905年2月21日），幕末大（⑫明治38（1905）年2月21日）

色部義祐 いろべよしすけ
文化7（1810）年～明治21（1888）年
江戸時代後期～明治期の社会事業家。
¶姓氏長野，長野歴

岩井一成 いわいいっせい
大正5（1916）年4月6日～平成8（1996）年1月22日
昭和～平成期の薬学者、三共常務。専門は薬化学。
¶科学

岩井和彦 いわいかずひこ
昭和24（1949）年7月30日～
昭和期の社会事業家。
¶視覚

岩井尚賢 いわいしょうけん
天保10（1839）年2月28日～大正5（1916）年1月26日
江戸時代末期～大正期の医師。
¶岡山歴

岩井誠四郎 いわいせいしろう
明治19（1886）年～昭和38（1963）年
明治～昭和期の医師。内科。
¶近医

岩井誠三 いわいせいぞう
大正14（1925）年10月20日～平成7（1995）年3月5日
昭和～平成期の医師。麻酔科。
¶科学，近医

岩井孝義 いわいたかよし
明治27（1894）年5月3日～昭和44（1969）年1月6日
大正～昭和期の放射線医学者。京都帝国大学教授。結核研究所員を兼任。著書に「結核の発生・進展および治癒」ほか多数。
¶科学，近医，現情，人名7，世紀，日人

岩井禎三 いわいていぞう
安政5（1858）年～＊
明治～大正期の内科、皇室侍医。
¶愛媛（⑬大正2（1913）年），近医（⑬大正4（1915）年）

岩井信実 いわいのぶさね
明治26（1893）年3月4日～昭和2（1927）年8月12日
大正期の童話作家、医師。童話童謡集に「お月さま」「人形の黒子」、幼児詩集「つぶれたお馬」（長女執筆）など。
¶京都文，児文，日児

岩井弼次 いわいひつじ
明治27（1894）年1月27日～昭和44（1969）年1月11日
大正～昭和期の医師、社会運動家。全日本民主医療機関連合会会長。大阪無産者診療所支援などを通じ「医療の社会化」をめざす。
¶近医，現朝，社運，社史，世紀，日人

岩井弘融 いわいひろあき
大正8（1919）年3月12日～
昭和期の社会学者。犯罪社会学、社会病理学を専門とし、多角的で実証的な研究を行う。
¶郷土，現朝，現執1期，現執2期，現情，世紀，日人

岩井宏方 いわいひろかた
大正11（1922）年10月21日～平成17（2005）年
昭和～平成期の医師。耳鼻咽喉科、岩井総合病院院長・理事長。財）健康医学協会を設立後、企業の健康管理者の教育、訓練のため「メンタルヘルス研究会」を発足。
¶近医，現朝，世紀，日人

岩井寛 いわいひろし
昭和7（1932）年2月～
昭和期の精神病理・心理療法研究者。
¶現執1期，現執2期

岩井良平 いわいりょうへい
？　～昭和57（1982）年4月24日
昭和期のボクサー。早稲田大学拳闘部に所属していた際、全日本チャンピオンとして出場した試合で左目を負傷、網膜剥離で失明する。映画『大学の虎』のモデル。
¶視覚

岩内とみゑ いわうちとみえ
明治31（1898）年10月15日～昭和61（1986）年3月26日
大正～昭和期の社会運動家。製糸工女を経て看護婦となる。中間派無産婦人運動の指導者としても活躍。
¶近女，現朝，埼玉人，社運，社史，女運，女性，

女性普，世紀，日人

岩男浩然 いわおこうぜん
？ ～明治37（1904）年
江戸時代末期～明治期の医師。
¶大分歴

岩男干城 いわおたてき
明治20（1887）年～昭和16（1941）年
明治～昭和期の医師。
¶大分歴

岩男穎一 いわおひでかず
大正8（1919）年～昭和51（1976）年
昭和期の医師。
¶大分歴

岩尾裕之 いわおひろゆき
大正6（1917）年1月4日～
昭和期の栄養・食品衛生専門家。日本栄養士会栄養指導研究所所長。
¶現執2期

岩上義則 いわがみよしのり
昭和16（1941）年5月20日～
昭和期の点字図書館役員、歌手。
¶視覚

岩川克輝 いわかわかつてる
明治13（1880）年～昭和19（1944）年
明治～昭和期の小児科学者。新潟医科大学教授。
¶新潟百

岩城知綽 いわきともよし
～弘化3（1846）年11月7日
江戸時代後期の医師・歌人。
¶飛騨

岩城利一郎 いわきりいちろう
昭和2（1927）年12月22日～
昭和～平成期の薬剤師、薬学研究者、ヘルスアドバイザー。
¶現執3期

岩切孝哲 いわきりこうてつ
天明1（1781）年～文久3（1863）年
江戸時代後期の医師。
¶長崎遊

岩切芳哲 いわきりほうてつ
*～寛政12（1800）年
江戸時代中期～後期の医師。
¶長崎遊（[生]享保15（1730）年），宮崎百（[生]享保14（1729）年）

岩佐新 いわさあらた
慶応1（1865）年4月～昭和13（1938）年10月24日
[別]岩佐新《いわさしん》
明治～昭和期の医師。男爵、貴族院議員。医学研修のためにドイツへ留学。
¶海越，海越新，渡航（いわさしん [生]1868年4月）

岩崎環 いわさきかん
文政12（1829）年～明治9（1876）年
江戸時代末期の医師、徳山藩士。
¶長崎遊

岩崎灌園 いわさきかんえん
天明6（1786）年～天保13（1842）年1月29日
江戸時代後期の本草学者、博物学者、幕府御家人。
¶朝日（[生]天明6年6月26日（1786年7月21日） [没]天保13年1月29日（1842年3月10日）），江人，江文，科学（[生]天明6（1786）年6月26日），近世，国史，国書（[生]天明6（1786）年6月26日），コン改，コン4，コン5，史人（[生]1786年6月26日），植物（[生]天明6（1786）年6月26日），食文（[生]天明6年6月26日（1786年7月21日） [没]天保13年1月29日（1842年3月10日）），新潮（[生]天明6（1786）年6月26日），人名，世人，全書，大百，徳川臣，日史（[生]天明6（1786）年6月26日），日人，百科，洋学，歴大

岩崎憲 いわさきけん
明治24（1891）年7月11日～昭和53（1978）年1月19日
明治～昭和期の生化学者。金沢医科大学教授。特殊な微量ないしは超微量分析法の体系を創案、確立し、朝日文化賞、日本学士院賞受賞。
¶石川現十，石川百，科学，近医，現情，人名7，世紀，全書，大百，日人

岩崎光次 いわさきこうじ
？ ～
大正期の東京帝国大学セツルメント参加者。
¶社史

岩崎小四郎 いわさきこしろう
明治10（1877）年3月3日～？
明治～大正期の陸軍軍医。
¶渡航

岩崎佐一 いわさきさいち
明治9（1876）年～昭和37（1962）年
明治～昭和期の障害児教育者。
¶大分歴

岩崎栄 いわさきさかい
昭和8（1933）年1月30日～
昭和～平成期の医師、医療管理専門家。日本医科大学教授。
¶現執3期，現執4期

岩崎成夫 いわさきしげお
昭和11（1936）年6月21日～平成19（2007）年9月6日
昭和～平成期の薬学者、東京大学名誉教授。専門は天然物有機化学。
¶科学

岩崎周次郎 いわさきしゅうじろう
？ ～大正12（1923）年2月6日
明治～大正期の海軍軍医。
¶渡航

岩崎正蔵 いわさきしょうぞう
　文化10(1813)年〜?
　江戸時代後期の本草学者。
　¶国書

岩崎清作 いわさきせいさく
　大正6(1917)年2月25日〜昭和49(1974)年9月16日
　昭和期の労働運動家。全日本国立医療労働組合委員長、日本医療労働組合協議会議長。
　¶革命，現情，現人，世紀

岩崎宗茂助 いわさきそもすけ
　慶応1(1865)年〜昭和16(1941)年
　明治〜昭和期の医師、政治家。衆議院議員、志布志漁業組合長・鹿児島県産業組合理事。
　¶姓氏鹿児島

岩崎孝雄 いわさきたかお
　明治4(1871)年〜昭和3(1928)年
　明治〜昭和期の医師。
　¶姓氏神奈川

岩崎忠雄 いわさきただお
　*〜明治43(1910)年8月10日
　江戸時代末期〜明治時代の神官、医師。父の私塾東雲舎を継ぎ多くの人に教授。
　¶幕末(㊎1806年)，幕末大(㊎?)

岩崎竜郎 いわさきたつろう
　明治40(1907)年〜平成9(1997)年
　大正〜平成期の医師。専門は病理学(結核病学)。
　¶近医

岩崎徹也 いわさきてつや
　昭和10(1935)年〜
　昭和〜平成期の精神医学者。東海大学教授。
　¶現執3期

岩崎輝雄 いわさきてるお
　昭和8(1933)年3月23日〜
　昭和〜平成期の健康評論家。日本健康開発財団常務理事。専門は運動生理学、予防医学。
　¶現執3期，現執4期

岩崎ナヲ いわさきなお，いわさきなを
　慶応4(1868)年9月3日〜昭和25(1950)年1月16日
　明治〜大正期の助産婦。麴町で開業。宮内省御用掛に任命され、昭和天皇、秩父宮、高松宮、三笠宮らの助産を担当。著作に「女産のしるべ」。
　¶女性，女性普，世紀，新潟百，日人(いわさきなを)

岩崎英正 いわさきひでまさ
　大正15(1926)年12月8日〜平成18(2006)年1月4日
　大正〜平成期の教師。
　¶視覚

岩崎基 いわさきもとい
　明治43(1910)年〜平成9(1997)年
　昭和〜平成期の医師、医学博士。
　¶高知人

岩佐京子 いわさきょうこ
　昭和12(1937)年9月27日〜
　昭和〜平成期のカウンセラー。ルナ子ども相談所所長。
　¶現執3期

岩崎洋治 いわさきようじ
　昭和13(1928)年12月3日〜平成7(1995)年
　昭和〜平成期の消化器外科医。筑波大学教授。
　¶近医，現情

岩佐清 いわさきよし
　大正14(1925)年4月23日〜
　昭和期の産婦人科医師。
　¶飛騨

岩崎吉松 いわさきよしまつ
　安政5(1858)年〜
　江戸時代末期〜明治期の慈善家。
　¶大阪人

岩崎令子 いわさきれいこ
　明治44(1911)年〜平成3(1991)年
　昭和〜平成期の実業家、ホテル経営、社会事業家。
　¶高知人

岩佐純 いわさじゅん
　天保7(1836)年〜明治45(1912)年
　江戸時代末期〜明治時代の越前福井藩士、医師。
　¶朝日(㊐天保7年5月1日(1836年6月14日)　㊎明治45(1912)年1月5日)，維新，海越(㊐天保6(1835)年5月　㊎明治45(1912)年1月6日)，海越新(㊐天保6(1835)年5月　㊎明治45(1912)年1月6日)，科学(㊐天保7(1836)年5月1日　㊎明治45(1912)年1月5日)，郷土福井(㊐1835年)，近医，近現，国際(㊐天保6(1835)年)，国史，史人(㊐1836年5月1日　㊎1912年1月7日)，新潮(㊐天保7(1836)年5月1日　㊎明治45(1912)年1月5日)，人名，全幕，渡航(㊎1912年1月6日)，長藩遊，日人，幕末(㊐1835年　㊎1912年1月5日)，幕末大(㊐天保7(1836)年5月1日　㊎明治45(1912)年1月6日)，藩臣3(㊐天保6(1835)年)，福井百(㊐天保6(1835)年)，洋学

岩佐新 いわさしん
　→岩佐新(いわさあらた)

岩佐登弥太 いわさとやた
　万延1(1860)年1月27日〜明治28(1895)年8月3日
　江戸時代末期〜明治期の医師。
　¶渡航

岩佐利一 いわさりいち
　明治20(1887)年8月5日〜昭和54(1979)年12月19日
　大正・昭和期の内科医・産婦人科医。
　¶飛騨

岩下健三 いわしたけんぞう
　明治37(1904)年〜昭和57(1982)年
　大正〜昭和期の医師。皮膚科。
　¶近医

岩下壮一　いわしたそういち
明治22(1889)年9月18日～昭和15(1940)年12月3日
大正～昭和期の司祭、カトリック神学者。神山復生病院院長。カトリック思想を中央の知識層、思想界に広め、ハンセン氏患者の救済に尽力。
¶キリ、近現、現朝、国史、御殿場、コン改（㊅1887年）、コン5、史人、静岡百、静岡歴、思想、新潮、人名7、世紀、姓氏静岡、世百、全書、大百、哲学、日史、日人、百科、民学、履歴、歴大

岩下恭士　いわしたやすし
昭和37(1962)年5月28日～
昭和～平成期の新聞記者、教育者。
¶視覚

岩瀬敬介　いわせけいすけ
文化1(1804)年～嘉永3(1850)年
江戸時代後期の高須村出身の蘭方外科医。
¶姓氏愛知

磐瀬玄策　いわせげんさく
生没年不詳
江戸時代末期の医師。
¶国書

岩瀬秀平　いわせしゅうへい
明和5(1768)年～寛政12(1800)年5月13日
江戸時代後期の医家。
¶東三河

岩瀬鼎　いわせてい
明和5(1768)年～寛政12(1800)年5月3日
江戸時代中期～後期の医師。
¶国書

磐瀬雄一　いわせゆういち
明治8(1875)年10月15日～昭和21(1946)年11月16日
明治～昭和期の産婦人科医師。東京大学教授。著書「新撰産科学」「分娩の初生児に及ぼす影響」など。
¶科学、近医、人名7、渡航、日人

岩瀬良平　いわせりょうへい
寛保元(1741)年～文化2(1805)年8月3日
江戸時代後期の儒医。
¶東三河

岩瀬和市　いわせわいち
明治24(1891)年8月13日～昭和60(1985)年4月17日
明治～昭和期の農協運動家。安城更生病院を設立。
¶世紀、姓氏愛知、日人

岩田英子　いわたえいこ
明治6(1873)年5月5日～昭和7(1932)年9月22日
㊙岩田英子《いわたひでこ》
明治～大正期の教育者。篤志看護婦人会会長。大分裁縫伝習所を開く。大分婦人会評議員、大分県教育評議員を歴任。
¶大分百、大分歴、学校、近女、女性（いわたひでこ）、女性普（いわたひでこ）、世紀、日人

岩田和夫　いわたかずお
大正8(1919)年～平成17(2005)年
昭和～平成期の医師。専門は細菌学。
¶近医

岩田千虎　いわたかずとら
明治26(1893)年～昭和41(1966)年　㊙岩田千虎《いわたせんこ》
明治～昭和期の彫刻家、獣医師。
¶大阪人（いわたせんこ）、美建（㊅明治26(1893)年10月28日　㊁昭和41(1966)年10月6日）

岩田勝市　いわたかついち
明治17(1884)年～昭和30(1955)年
明治～昭和期の社会事業家、方言研究者。
¶鳥取百

岩田克夫　いわたかつお
大正9(1920)年11月2日～
昭和～平成期の団体役員。聖徳会理事長、全国老人福祉施設協議会会長。
¶現執3期

岩田きぬ　いわたきぬ
明治2(1869)年9月13日～昭和22(1947)年6月6日
明治～昭和期の社会事業家。大阪養老院を設立。後に旧秋野坊の太子殿に移設し大阪聖徳館と名づけ精神修養の場とする。
¶大阪人（㊁昭和22(1947)年6月）、女性、女性普、世紀、日人

岩田清二　いわたきよつぐ
大正4(1915)年1月4日～平成4(1992)年6月22日
昭和～平成期の動物生理学者。
¶岡山歴

岩田欣三　いわたきんぞう
＊～昭和61(1986)年6月5日
大正～昭和期の医師、翻訳家。法政大学教授。
¶児人（㊅1897年）、日児（㊅明治31(1898)年2月5日）

岩田三谷　いわたさんこく
生没年不詳
江戸時代後期の医家。
¶大阪人

岩田繁雄　いわたしげお
明治39(1906)年～平成9(1997)年
大正～平成期の医師。内科。
¶近医

岩田青湾　いわたせいわん
生没年不詳
明治期の医師。
¶大阪人

岩田千虎　いわたせんこ
→岩田千虎（いわたかずとら）

岩田隆信　いわたたかのぶ
昭和22(1947)年～平成10(1998)年

昭和～平成期の医師。外科（脳外科）。
¶近医

岩田仲 いわたちゅう
明治34（1901）年～平成5（1993）年
大正～平成期の政治家。仁多町長、島根県町村議会議長会長、島根県医師会理事。
¶島根歴

岩谷省達 いわたにしょうたつ
→岩谷省達（いわやせいたつ）

巖渓嵩台 いわたにすうだい
生没年不詳
江戸時代中期の医師、儒者。
¶国書，日人

岩田一 いわたはじめ
明治6（1873）年5月～昭和8（1933）年9月8日
明治～昭和期の陸軍軍医。中将、陸軍軍医総監。近衛師団軍医部長、関東軍軍医部長、軍医学校長等を歴任。
¶近医，人名，世紀，渡航（㋜1873年5月30日）㋘1936年9月8日），日人

岩田英子 いわたひでこ
→岩田英子（いわたえいこ）

岩田一二三 いわたひふみ
→岩田広彦（いわたひろひこ）

岩田広彦 いわたひろひこ
㋙岩田一二三《いわたひふみ》
江戸時代後期の医師。
¶眼科（岩田一二三　いわたひふみ），国書（生没年不詳）

岩田平太郎 いわたへいたろう
昭和2（1927）年～平成21（2009）年
昭和～平成期の医師。専門は薬理学（神経精神薬理学）。
¶近医

岩田誠 いわたまこと
昭和17（1942）年10月5日～
昭和～平成期の神経内科学研究者。東京大学助教授。
¶現執3期，現執4期

岩田正美 いわたまさみ
昭和22（1947）年1月8日～
昭和～平成期の社会福祉研究者。東京都立大学助教授。
¶現執2期，現執3期，現執4期

岩田正道 いわたまさみち
明治27（1894）年～昭和49（1974）年
明治～昭和期の医師。産婦人科。
¶近医

岩田美津子 いわたみつこ
昭和27（1952）年6月11日～
昭和～平成期の点字絵本作家。
¶視覚，兒人

岩田民次郎 いわたみんじろう
明治2（1869）年～昭和29（1954）年5月12日
明治～昭和期の社会事業家。大阪養老院を創立。日本の老人福祉発展に貢献。
¶現朝（㋐明治2年2月25日（1869年4月6日）），世紀（㋐明治2（1869）年2月25日）

岩垂亨 いわだれとおる
明治21（1888）年6月3日～昭和49（1974）年6月16日
明治～昭和期の実業家。万有製薬創業者。
¶創業

岩垂肇 いわだれはじめ
明治39（1906）年～
昭和期の民法・労働法・医事法学者。松本歯科大学教授。
¶現執1期

岩月謙司 いわつきけんじ
昭和30（1955）年2月～
昭和～平成期の研究者。香川大学教育学部教授。専門は、動物生理学、人間行動学。
¶現執4期

岩附修一郎 いわつきしゅういちろう
明治6（1873）年～昭和12（1937）年
明治～昭和期の医師、政治家。長野県議会議員。
¶姓氏長野

岩津俊衛 いわつとしえ
明治26（1893）年～昭和57（1982）年
明治～昭和期の医師。産婦人科。
¶近医

岩鶴竜三 いわつるりゅうぞう
明治27（1894）年～
大正～昭和期の医学者。
¶郷土和歌山

岩永藿斎 いわながかくさい
→岩永文禎（いわながぶんてい）

岩永宜徹 いわながぎてつ
明和8（1771）年～天保1（1830）年
江戸時代後期の肥前福江藩医。
¶藩臣7

岩永玄浩 いわながげんこう
生没年不詳
江戸時代末期の博物家。
¶国書，人名，日人

岩永玄昌 いわながげんしょう
元禄3（1690）年～享保19（1734）年
江戸時代中期の医師。
¶大阪人（㋘享保19（1734）年8月），大阪墓（㋘享保19（1734）年8月6日）

岩永宗故 いわながそうこ
寛永11（1634）年～宝永2（1705）年
江戸時代前期～中期の医師、茶人。
¶長崎遊，長崎歴

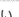

岩永仁雄 いわながひとお
明治23 (1890) 年2月12日～昭和39 (1964) 年11月3日
大正～昭和期の外科医師。大阪帝国大学教授。奈良県立医学専門学校長、奈良医科大学学長を兼任。著書に「胆石症の手術」など。
¶科学, 近医, 現情, 人名7, 世紀, 日人 (⊕明治23 (1890) 年2月15日)

岩永文恭 いわながぶんきょう
＊～文政4 (1821) 年10月
江戸時代後期の医師。
¶大阪人 (⊕安永4 (1775) 年), 洋学 (⊕安永2 (1773) 年)

岩永文禎 (岩永文禎) いわながぶんてい
享和2 (1802) 年～慶応2 (1866) 年6月15日　⑩岩永霍斎《いわながかくさい》
江戸時代後期の医師。
¶大阪人 (岩永文禎　⊕寛政13 (1801) 年), 国書 (岩永霍斎　いわながかくさい), 新潮 (岩永文禎), 茶道 (⊕1801年), 日人

岩永マキ いわながまき
嘉永2 (1849) 年～大正9 (1920) 年1月27日
明治～大正期のキリスト教信者、社会事業家。浦上修道院院長。ド・ロー神父の指導で民家を買い取り、浦上養育院設立、孤児の養育にあたる。
¶朝日 (⊕嘉永2年3月3日 (1849年3月26日)), 郷土長崎, キリ (⊕嘉永2 (1849) 年3月3日), 近現, 近女, 国史, 史人 (⊕1849年3月3日), 女性, 女性普, 新潮 (⊕嘉永2 (1849) 年3月3日), 先駆, 長崎百 (⊕嘉永1 (1848) 年), 長崎歴 (⊕嘉永1 (1848) 年), 日人, 歴大

岩永養庵 いわながようあん
文化8 (1811) 年～明治6 (1873) 年
江戸時代後期～明治期の眼科医。
¶眼科

岩根久夫 いわねひさお
昭和7 (1932) 年3月10日～平成8 (1996) 年
昭和～平成期のスポーツ医学者。東京医科大学教授、健康増進の為のスポーツ医学に関するWHO協力センター所長。
¶近医, 現執3期

岩野晃二郎 いわのこうじろう
？～
大正期の東京帝国大学セツルメント参加者。
¶社史

岩野俊治 いわのしゅんじ
明治11 (1878) 年8月21日～？
明治～大正期の医学者。
¶渡航

岩橋明子 いわはしあきこ
昭和4 (1929) 年5月2日～
昭和期の社会事業家。
¶視覚

岩橋きを いわはしきを
明治27 (1894) 年5月5日～昭和45 (1970) 年2月3日
大正～昭和期の女性、看護婦。岩橋武夫の妻。
¶視覚

岩橋武夫 いわはしたけお
明治31 (1898) 年3月16日～昭和29 (1954) 年10月28日
昭和期の社会福祉事業家。日本盲人会連合会会長。盲人協会、ライトハウスを設立、日本ヘレン・ケラー協会幹事長などを歴任。
¶大阪人, 教育 (⊕1955年), キリ, 近医, 現朝, 現情, 現且, コン改, コン4, コン5, 視覚, 社史, 新潮, 人名7, 世紀, 世百新, 日史, 日人, 百科, 民学

岩橋英行 いわはしひでゆき
大正14 (1925) 年5月4日～昭和59 (1984) 年1月16日
昭和期の社会事業家。日本ライトハウス理事長、世界盲人福祉協議会会長。
¶現情, 視覚, 世紀, マス89

岩原信九郎 いわはらしんくろう
大正12 (1923) 年1月2日～昭和53 (1978) 年2月3日
昭和期の実験心理学者。薬心理学を確立し、生理心理学の発展に寄与した。
¶現朝, 現執1期, 心理, 世紀, 日人

岩原拓 いわはらたく
明治21 (1888) 年3月16日～昭和34 (1959) 年5月15日
大正～昭和期の体育生理学者。
¶科学, 近医, 世紀, 体育, 日人

岩原寅猪 いわはらとらい
明治34 (1901) 年～昭和63 (1988) 年
大正～昭和期の医師。整形外科。
¶近医

岩淵勝好 いわぶちかつよし
昭和20 (1945) 年5月3日～
昭和～平成期の研究者。産経新聞東京本社論説委員、川崎医療福祉大客員教授、東北福祉大特任教授。
¶現執4期

岩淵謙一 いわぶちけんいち
明治29 (1896) 年10月22日～昭和34 (1959) 年11月11日
大正～昭和期の医師、社会運動家。車力小作組合メンバー。
¶青森人, 青森百, 社運, 社史, 世紀, 日人

岩淵白栄 いわぶちはくえい
正保2 (1645) 年～享保4 (1719) 年
江戸時代中期の医師。
¶長崎遊

岩堀荒之助 いわほりあらのすけ
安政5 (1858) 年9月～大正5 (1916) 年12月5日
明治～大正期の歯科医。
¶庄内

岩堀息庵 いわほりそくあん★
生没年不詳
江戸時代の秋田藩主初代義宣の侍医。
¶秋田人2

岩間大和子 いわまおわこ
昭和20(1945)年7月18日～
昭和～平成期の社会保障研究者、社会福祉研究者。国立国会図書館調査及び立法考査局総合調整室主任調査員。
¶現執3期

岩間吉也 いわまきちや
大正8(1919)年～平成22(2010)年
昭和～平成期の医師。専門は生理学、神経生理学。
¶近医

岩間審是 いわましんぜ
弘化4(1847)年6月27日～明治35(1902)年1月4日
江戸時代後期～明治期の実業家。山梨馬車鉄道会社、私立山梨病院などを創立。
¶山梨百

岩村昇 いわむらのぼる
昭和2(1927)年5月26日～＊
昭和～平成期の医師。神戸大学教授、国際人材開発機構理事長。ネパールで医療活動の後、アジア地域での農村開発指導者養成に尽力。著書に「ヒマラヤより祖国へ」。
¶キリ，近医([没]平成17(2005)年)，現朝，現情，現人，世紀，日人，平和([没]平成16(2004)年)

岩室紳也 いわむろしんや
昭和30(1955)年～
昭和～平成期の医師。地域医療振興協会ヘルスプロモーション研究センター長、厚木市立病院泌尿器科。
¶現執4期

岩元悦郎 いわもとえつろう
明治40(1907)年6月11日～平成10(1998)年12月4日
昭和期の教育者。帯広盲唖院設立者。
¶視覚

岩元信子 いわもとのぶこ
明治4(1871)年～昭和36(1961)年
明治～昭和期の赤十字看護婦。
¶姓氏鹿児島

岩本正樹 いわもとまさき
明治24(1891)年～昭和46(1971)年
大正～昭和期の医師、仙台ユネスコ協会長。
¶宮城百

巌谷一六 いわやいちろく
天保5(1834)年～明治38(1905)年
江戸時代末期～明治期の書家。もと近江水口藩医。
¶朝日([生]天保5年2月8日(1834年3月17日)　[没]明治38(1905)年7月12日)，郷土滋賀，近現，国史，コン改，コン5，詩歌，滋賀百，滋賀文([生]天保5(1834)年2月8日　[没]1905年7月21日)，詩作([生]天保5(1834)年2月8日　[没]明治38(1905)年7月12日)，史人([生]1834年2月8日　[没]1905年7月12日)，新潮([生]天保5(1834)年2月1日　[没]明治38(1905)年7月11日)，人名，世人([生]天保5(1834)年2月　[没]明治38(1905)年7月12日)，全書，大百，日人，日本，幕末([没]1905年7月15日)

岩谷省達 いわやせいたつ
文政3(1820)年～明治19(1886)年7月21日　[別]岩谷省達《いわたにしょうたつ》
江戸時代末期～明治時代の医師。外科医、秋田藩侍医長。秋田藩外科医として秋田に発生した疫病の治療に貢献。著書に「胡地養生考」。
¶秋田人2(岩谷清達　[生]文政3年8月)，幕末，幕末大，藩臣1，洋学(いわたにしょうたつ)

岩谷文淵 いわやぶんえん
？　～寛政3(1791)年5月
江戸時代中期～後期の医師、漢学者。
¶国書

岩山光男 いわやまみつお
昭和2(1927)年11月5日～平成18(2006)年1月16日
昭和～平成期の社会事業家。
¶視覚

胤及 いんきゅう，いんぎゅう
→岡本胤及(おかもといんきゅう)

印東玄得 いんどうげんとく，いんとうげんとく
嘉永3(1850)年～明治28(1895)年
明治期の医師。日本最初の保険医。
¶近医，国際(いんとうげんとく)，人名，日人

允能 いんのう
生没年不詳
室町時代の医師、僧。
¶鎌室，国書，人名，日人

忌部烏麻呂 いんべのからすまろ
平安時代前期の医師。
¶人名

忌部宿禰鳥麻呂 いんべのすくねとりまろ
→忌部鳥麻呂(いんべのとりまろ)

忌部鳥麻呂 いんべのとりまろ
生没年不詳　[別]忌部宿禰鳥麻呂《いんべのすくねとりまろ》
奈良時代の官吏。伊勢神宮奉幣使、典薬頭、木工助。
¶朝日，古代(忌部宿禰鳥麻呂　いんべのすくねとりまろ)，コン改，コン4，日人

【う】

宇井純 ういじゅん
昭和7(1932)年6月25日～＊
昭和～平成期の衛生工学者、社会評論家。沖縄大学教授、アジア環境協会会長。環境・公害問題を

う

研究、水俣病など多数の公害反対運動に携わる。著書に「公害原論」「検証・ふるさとの水」など。
¶科学([没]2006年(平成18)11月11日), 郷土栃木, 近医([没]平成19(2007)年), 現朝, 現執1期, 現執2期, 現執3期, 現執4期, 現情, 現人, 現日, 新潮, 世紀, 日人, 平和, マス89, YA

宇井格生 ういただお
大正8(1919)年11月15日～平成3(1991)年12月25日
昭和期の植物病理学者。
¶植物

宇井信生 ういのぶお
大正12(1923)年7月3日～昭和60(1985)年
昭和期の生化学者。
¶近医, 群馬人

宇井理生 ういみちお
昭和8(1933)年2月20日～
昭和～平成期の薬学者。東京大学教授、東京都臨床医学総合研究所所長。生物系薬学を研究。百日咳毒素の発見し、GTP結合たん白質の解明に成功。
¶世紀, 日人

外郎(1) ういろう
[別]陳外郎《ちんういろう》, 陳宗敬《ちんそうけい》
世襲名 南北朝時代の医師。明から日本に亡命した陳外郎(宗敬)の子孫。
¶コン5, 対外(陳外郎 ちんういろう)

外郎(2) ういろう
元亨2(1322)年～応永2(1395)年 [別]陳外郎《ちんういろう》, 陳宗敬《ちんそうけい》
世襲名 南北朝時代の医師。明から日本に帰化。
¶朝日, 鎌室(生没年不詳), 鎌室(陳宗敬 ちんそうけい), 京都大(陳外郎 ちんういろう), 国史(陳外郎 ちんういろう), 古中(陳外郎 ちんういろう), コン改, コン4, 食文(陳外郎 ちんういろう [没]応永2(1395)年7月2日), 新潮, 人名, 人名(陳宗敬 ちんそうけい), 姓氏神奈川(陳宗敬 ちんそうけい 生没年不詳), 世人(生没年不詳), 茶道, 日史(陳外郎 ちんういろう), 日人(陳宗敬 ちんそうけい)

鵜浦有磧 ううらゆうせき
寛政10(1798)年～明治4(1871)年
江戸時代末期の蘭方医。
¶人名

上岡一世 うえおかかずとし
昭和21(1946)年3月13日～
昭和～平成期の養護学校教諭。愛媛大学教育学部附属養護学校小学部主事。
¶現執3期, 現執4期

上尾庄次郎 うえおしょうじろう
明治42(1909)年9月20日～昭和63(1988)年6月26日
昭和期の薬学者。京都大学教授、県立静岡薬科大学長。ヒガンバナのアルカロイド・リコリンの化学構造の研究で薬学博士となる。
¶科学, 科技, 世紀, 全書, 日人

植木雨鼎 うえきうてい
天明6(1786)年～天保9(1838)年4月15日
江戸時代中期～後期の医師、漢学者。
¶国書

植木枝盛 うえきえもり
安政4(1857)年1月20日～明治25(1892)年1月23日
明治期の自由民権思想家。中江兆民らと共に民権思想家の代表で、著書に「民権自由論」「天賦人権論」など。
¶朝日([生]安政4年1月20日(1857年2月14日)), 岩史, 沖縄百([没]明治24(1891)年1月23日), 角史, 近現, 近文, 現詩, 高知人, 高知百, 国際, 国史, コン改, コン5, 詩歌, 四国文, 史人, 思想, 社史, 重要, 女史, 新潮, 新文, 人名, 世人([生]安政4(1857)年1月), 世百, 全書, 大百, 哲学, 伝記, 日思, 日史, 日人, 日本, 百科, 文学, 平日([生]1857 [没]1892), 平和([没]明治25(1992)年), 民学, 明治1, 履歴, 歴大

植木環山 うえきかんざん
文化5(1808)年～明治14(1881)年
江戸時代末期～明治期の医師。
¶国書([没]明治14(1881)年3月5日), 人名, 日人, 兵庫人([没]明治14(1881)年5月)

植木挙因 うえききょいん
*～安永3(1774)年 [別]植木悝斎《うえきせいさい》
江戸時代中期の儒学者、医学者。
¶高知人([生]1698年), 高知百([生]1686年), 国書(植木悝斎 うえきせいさい [生]元禄1(1688)年 [没]安永3(1774)年10月17日), コン改([生]貞享3(1686)年), コン4([生]貞享3(1686)年), コン5([生]貞享3(1686)年), 地理([生]1698年), 日人([生]1688年)

植木憲道 うえきけんどう
明治4(1871)年9月17日～昭和42(1967)年5月26日 [別]植木義雄《うえきよしお》
明治～昭和期の臨済宗僧侶。雲巌寺住職。雲巌寺診療所、簡易高等学園を設立。
¶郷土栃木(植木義雄 うえきよしお), 世紀, 栃木百(植木義雄 うえきよしお [生]明治11(1878)年), 栃木歴, 日人

植木幸明 うえきこうめい
大正3(1914)年11月3日～昭和61(1986)年11月24日
昭和期の脳神経外科学者。新潟大学教授。
¶近医, 現情

植木哲 うえきさとし
昭和19(1944)年6月9日～
昭和～平成期の民法学者。京都府立医科大学教授。
¶現執1期, 現執3期, 現執4期

植木俊助 うえきしゅんすけ
明治25(1892)年～昭和17(1942)年
大正～昭和期の教育者・社会事業家。
¶神奈川人, 姓氏神奈川

植木昭和　うえきしょうわ
昭和2(1927)年1月3日〜平成5(1993)年6月22日
昭和〜平成期の医師。専門は薬理学（神経精神薬理学）。
¶科学，近医

植木惺斎　うえきせいさい
→植木挙因（うえききょういん）

植木第三郎　うえきだいざぶろう
明治3(1870)年6月1日〜昭和30(1955)年2月8日
明治〜大正期の陸軍放射線医学教育者。陸軍一等軍医正。X線の操作法を学び、組立性能検査を行い、操作技術を教え後進の養成に尽力。
¶人名7，日人

植木義雄　うえきよしお
→植木憲道（うえきけんどう）

植木良佐　うえきりょうすけ
明治27(1894)年1月11日〜昭和11(1936)年10月15日
大正〜昭和期の医師、旧約聖書研究家、伝道者。
¶キリ

殖栗文夫　うえくりふみお
明治34(1901)年6月3日〜昭和60(1985)年5月18日
昭和期の出版人、広告人。日本リーダーズ・ダイジェスト社極東総支配人、日本キリスト教救癩協会理事長。
¶現情，出版（㊕明治35(1902)年），出文，世紀

上坂きさ　うえさかきさ
明治21(1888)年〜昭和49(1974)年
明治〜昭和期の看護師（助産師）。
¶近医

上坂忠七郎　うえさかちゅうしちろう
天保10(1839)年〜大正7(1918)年
江戸時代末期〜大正期の漆業者。県議会議員、村長。土木事業、農事改良、学校や病院の設置、出征軍人や留守家族への援護にも尽力。
¶朝日（㊕天保10年9月10日(1839年10月16日)）㊽大正7(1918)年5月26日），日人

上里忠勝　うえさとちゅうしょう
明治24(1891)年〜昭和21(1946)年
大正〜昭和期の医師、政治家。沖縄県議会議員。
¶姓氏沖縄

上里良温　うえさとりょうおん
？〜
大正期の医師。ハワイ沖縄県人同志会幹事。
¶社史

上杉寛二　うえすぎかんじ
嘉永1(1848)年〜昭和6(1931)年
江戸時代末期〜明治期の医師。大聖寺藩医。維新後は金沢、東京で開業医として活躍。
¶洋学

上杉四郎　うえすぎしろう
昭和5(1930)年〜
昭和期の生化学者。
¶群馬人

上杉竹市　うえすぎたけいち★
生没年不詳
江戸時代後期の医師。
¶秋田人2

上江洲智綸（上江洲智倫）　うえずちりん
明治16(1883)年2月8日〜大正13(1924)年
明治〜大正期の医師、ハワイ移民一世。
¶沖縄百，姓氏沖縄（上江洲智倫）

上江洲倫完　うえずりんかん
尚敬20(1732)年1月8日〜尚灝9(1812)年1月27日
江戸時代中期〜後期の医師。
¶沖縄百，姓氏沖縄

上田秋成　うえだあきなり
享保19(1734)年〜文化6(1809)年6月27日　㊹無腸《むちょう》，秋成《あきなり》，鶉居《うずらや》
江戸時代中期〜後期の医師、俳人、国学者、読本作者。作品に「雨月物語」など。
¶朝日（㊕享保19年6月25日(1734年7月25日)㊽文化6年6月27日(1809年8月8日)），岩史（㊕享保19(1734)年6月25日？），大阪人（㊕享保19(1734)年6月）、大阪墓、角史、京都、京都大、近世、国史、国書、コン改、コン4、詩歌、詩作（㊕享保19(1734)年6月25日）、史人（㊕1734年6月25日）、重要（㊕享保19(1734)年6月25日）、人書79、人書94、人情3、新潮（㊕享保19(1734)年6月25日）、新文（㊕享保19(1734)年6月25日）、人名、姓氏京都、世人、世百、全書、大百、千葉百、茶道、伝記、栃木歴、日思、日史（㊕享保19(1734)年6月25日）、日人、俳句（無腸　むちょう）、百科、文学、平史、平日（㊕1734　㊽1809）、歴大、和俳（㊕享保19(1734)年6月25日）

上田彰　うえだあきら
明治33(1900)年〜平成3(1991)年
大正〜平成期の医師。専門は医化学。
¶近医

植田有年　うえだありとし
文政6(1823)年〜明治28(1895)年　㊹井上文郁《いのうえぶんいく》
江戸時代末期〜明治期の医師、勤王家。
¶維新，人名（井上文郁　いのうえぶんいく），日人

上田蟻善　うえだありよし
明治25(1892)年〜昭和6(1931)年7月13日
大正〜昭和期の薬剤師、社会運動家。京都市議会議員。
¶アナ，社運，社史，姓氏京都

上田勝行　うえだかつゆき
安政4(1857)年〜明治36(1903)年
明治期の教育家。ドイツ語学校、私立京都医学校薬学校を創立。
¶学校（㊕安政4(1857)年9月16日　㊽明治36(1903)年1月2日），人名，日人

う

植田浣江　うえだかんこう
明和8(1771)年～万延1(1860)年9月
江戸時代中期～末期の医家。
¶大阪人

上田喜一　うえだきいち
明治43(1910)年2月27日～昭和55(1980)年6月17日
昭和期の衛生学者。昭和大学教授。
¶近医，世紀，日人

上田及淵　うえだきゅうえん
→上田及淵(うえだしきぶち)

上田敬治　うえだけいじ
明治16(1883)年8月15日～昭和7(1932)年4月8日
明治～昭和期の医師。
¶渡航

植田桂南　うえだけいなん，うえたけいなん
享保17(1732)年～天明8(1788)年
江戸時代中期の漢学者。土佐高知藩士。暦算、医術、兵法にも通じた。
¶高知人(うえたけいなん)，国書，人名，日人

植竹久雄　うえたけひさお
大正5(1916)年12月10日～平成7(1995)年10月22日
昭和期の微生物学者。京都大学教授、札幌医科大学教授。
¶科学，近医，現情

上田元冲(上田元沖)　うえだげんちゅう
文化10(1813)年～明治8(1875)年　[別]上田生々《うえだせいせい》
江戸時代末期～明治期の医師、儒者。聖護院宮の侍医。
¶国書(上田生々　うえだせいせい　[没]明治8(1875)年8月23日)，人名(上田元沖)，姓氏京都，日人

上田公鼎　うえだこうてい
享和2(1802)年～天保12(1841)年
江戸時代後期の蘭方医。
¶岡山人([生]享和1(1801)年　[没]天保11(1840)年)，岡山百([没]天保11(1840)年6月5日)，岡山歴([没]天保11(1840)年6月5日)，科学([没]天保12(1841)年6月5日)，眼科，国書([生]享和1(1801)年　[没]天保11(1840)年6月5日)，新潮([没]天保12(1841)年6月)，人名([生]1801年　[没]1840年)，長崎遊，日人，洋学

植田小太郎　うえだこたろう
嘉永4(1851)年～大正8(1919)年
明治～大正期の染料商。大日本織物協会理事。大日本織物協会の会計に貢献。社会貢献で「神田の慈善翁」として知られた。
¶人名，世紀([生]嘉永4(1851)年6月15日　[没]大正8(1919)年1月5日)，日人

上田古梅堂　うえだこばいどう
元文3(1738)年～文化3(1806)年1月13日
江戸時代中期～後期の医師、漢学者。
¶大阪墓，国書

上田敏　うえださとし
昭和7(1932)年1月3日～
昭和～平成期の医学者。東京大学教授、日本リハビリテーション医学会会長。東大病院リハビリテーション部の設立に尽力。著書に「目でみるリハビリテーション医学」など。
¶現朝，現執2期，現執3期，現執4期，世紀，日人

植田三郎　うえださぶろう
明治36(1903)年～平成10(1998)年
大正～平成期の医師。専門は細菌学。
¶近医

上田及淵　うえだしきのぶ
→上田及淵(うえだしきぶち)

上田及淵　うえだしきぶち
文政2(1819)年～明治12(1879)年6月12日　[別]上田及淵《うえだきゅうえん，うえだしきのぶ》
江戸時代末期～明治期の国学者、眼科医。平田門国学を学び、岡山藩儒員、維新後神祇官を務め、著書に「大道安神妙説約」。
¶岡山人(うえだきゅうえん)，岡山百(うえだきゅうえん)，岡山歴(うえだきゅうえん　[生]文政2(1819)年7月2日)，眼科(うえだきゅうえん)，熊本人，熊本百([生]文政2(1819)年7月2日)，国書([生]文政2(1819)年7月2日　[没]明治12(1879)年6月13日)，コン改(うえだしきのぶ)，コン4(うえだしきのぶ)，コン5(うえだしきのぶ)，新潮(うえだしきのぶ　[没]明治12(1879)年6月)，人名(うえだしきのぶ)，日人，幕末，幕末大

上田重郎　うえだじゅうろう
明治41(1908)年2月8日～昭和63(1988)年3月6日
昭和期の薬理学の国際的権威。
¶山梨百

上田俊吉　うえだしゅんきち
慶応1(1865)年～明治40(1907)年10月30日
明治期の医師。上田家11世。
¶飛驒

植田清一郎　うえだせいいちろう
*～明治30(1897)年
明治期の政治家。衆議院議員。私財を投じて、慈善事業、殖産興業に尽力。
¶人名([生]?)，日人([生]1848年)

上田生々　うえだせいせい
→上田元冲(うえだげんちゅう)

上田宗一　うえだそういち
明治23(1890)年～昭和57(1982)年
大正～昭和期の医師、政治家、実業家。
¶愛媛，愛媛百([生]明治23(1890)年12月12日　[没]昭和57(1982)年8月8日)

上田武雄　うえだたけお
明治41(1908)年11月17日～平成5(1993)年3月11日
昭和～平成期の薬学者、北里大学名誉教授。専門

上田タケヲ　うえたたけを
明治5(1872)年～昭和38(1963)年5月19日
明治～昭和期の産婆。
¶徳島百，徳島歴

上田多仲　うえだたちゅう
文化11(1814)年～明治19(1886)年
江戸時代後期～明治期の医師。
¶姓氏愛知

上田たま　うえだたま
文政12(1829)年3月～大正3(1914)年10月
江戸時代末期～大正期の女性。難病にかかった夫の看護に尽くす。その後開拓使から金一封を賜る。
¶女性，女性普

上田千秋　うえだちあき
昭和3(1928)年～
昭和～平成期の社会福祉学者。仏教大学教授。
¶現執1期

上田東園(1)　うえだとうえん
宝暦4(1754)年～文政9(1826)年3月17日
江戸時代後期の医師、歌人、俳人。上田家8世。
¶飛騨

上田東園(2)　うえだとうえん
天保10(1839)年12月～明治21(1888)年3月25日
江戸時代末期・明治期の医師。
¶飛騨

上田東園(3)　うえだとうえん
～慶応4(1868)年8月7日
江戸時代末期の医師。上田家9世。
¶飛騨

上田馬来　うえだばらい
？～寛政4(1792)年
江戸時代中期～後期の金沢の医師。
¶姓氏石川

上田英雄　うえだひでお
明治43(1910)年3月12日～平成5(1993)年10月19日
昭和期の内科学者、心臓病学者。東京大学教授。心臓病の診断に業績がある。肝臓病学の分野についても研究。
¶科学，科技，近医，現朝，現情，世紀，日人

上田政雄　うえだまさお
大正11(1922)年～平成19(2007)年
昭和～平成期の医師。専門は法医学。
¶近医

植田理彦　うえだみちひこ
昭和2(1927)年2月25日～
昭和～平成期の物理療法医。日本健康開発財団八重洲総合健診センター所長。
¶現執2期，現執4期

植田美津江　うえだみつえ
昭和33(1958)年10月10日～
昭和～平成期の医学ジャーナリスト、医学研究者。愛知診断技術振興財団理事・医療医科学研究所所長、愛知県肺癌対策協会理事。
¶現執4期

上田三四二　うえだみよじ
大正12(1923)年7月21日～昭和64(1989)年1月8日
昭和期の歌人、文芸評論家。宮中歌会始選者を務める。歌集「湧井」、評論集「眩暈を鎮めるもの」など。
¶岩歌，紀伊文，京都文，近医，近文，現朝，現執1期，現執2期，現情，現人，現日，現文（㊤大正12(1928)年），作家，滋賀文，詩作，新潮，新文，世紀，全書，短歌，日人，兵庫百，兵庫文，マス89，山梨百

植田安雄　うえだやすお
明治43(1910)年10月15日～昭和41(1966)年4月21日
昭和期の医学功労者。
¶兵庫人

上田泰　うえだやすし
大正2(1913)年9月20日～平成20(2008)年4月8日
昭和期の医師。内科医。腎盂腎炎における腎機能の病態生理と形態との関連などを研究。
¶科学，近医，現朝，世紀，日人

上田祐専　うえだゆうせん
？～天明2(1782)年
江戸時代中期の医師。安藤昌益の門弟。
¶青森人

上田雍洲　うえだようしゅう
寛政4(1792)年～安政5(1858)年8月21日
江戸時代後期～末期の医師。
¶大阪墓，国書

上田義高　うえだよしたか
安政3(1856)年～昭和1(1926)年
明治～大正期の医師。
¶姓氏鹿児島

植田亮哉　うえだりょうさい
文化12(1815)年～明治4(1871)年7月11日
江戸時代末期の医師。
¶岡山歴

上田礼子　うえだれいこ
昭和9(1934)年～
昭和～平成期の人間発達学研究者、生涯発達学研究者。茨城大学教授、沖縄県立看護大学学長。専門は人間発達学、生涯発達学、母子保健看護。
¶現執3期（㊤昭和9(1934)年4月），現執4期（㊤1934年4月1日）

植月秀子　うえつきひでこ
昭和20(1945)年6月1日～
昭和期の心理・福祉関係ジャーナリスト。
¶現執2期

上中啓三 うえなかけいぞう
明治9(1876)年6月29日～昭和35(1960)年1月11日
明治～昭和期の製薬化学者。三共監査役。世界で初めて副腎からアドレナリンの純結晶の抽出に成功。
¶大阪人（㊥昭和35(1960)年1月），科学，現情，人名7，世紀（㊥明治11(1878)年6月29日），日人

植西忠信 うえにしただのぶ
明治44(1911)年11月16日～平成8(1996)年12月2日
昭和期の随筆家、医師、労働衛生コンサルタント。
¶滋賀文

上野一恵 うえのかずえ
昭和4(1929)年～平成17(2005)年9月16日
昭和～平成期の医師。専門は細菌学。
¶近医，中濃続

上野勝輝 うえのかつき
昭和20(1945)年～
昭和～平成期の赤軍派活動家、医師。
¶革命

上野教道 うえのきょうどう
→上野教道尼（うえのきょうどうに）

上野教道尼 うえのきょうどうに
安政2(1855)年1月3日～昭和7(1932)年6月19日
㊥上野教道《うえのきょうどう》
明治～昭和期の曹洞宗尼僧。托鉢と質素倹約による浄財を元に幅広い慈善活動、社会事業に尽力。
¶朝日（上野教道　うえのきょうどう　㊥安政2年1月3日(1855年2月19日)），女性，女性普，世紀（上野教道　うえのきょうどう），日人，仏人

上野金太郎 うえのきんたろう
慶応2(1866)年10月9日～昭和11(1936)年6月4日
明治～昭和期の実業家、薬学者。内国製薬取締役、東京薬専校長。ドイツに渡りビール製造を学ぶ。大日本ビールの経営に参加。
¶海越，海越新，科学，人名，世紀，渡航（㊥1866年10月），日人

上野圭一 うえのけいいち
昭和16(1941)年4月23日～
昭和～平成期の東洋医学研究家、鍼灸師、映画監督。総合健康研究所主宰。
¶監督，現執4期

上野玄貞 うえのげんてい
寛文1(1661)年～正徳3(1713)年1月7日
江戸時代中期の医師。
¶黄檗，長崎歴

上野十蔵 うえのじゅうぞう
明治25(1892)年3月10日～昭和47(1972)年11月18日
明治～昭和期の実業家。中外製薬創業者。大衆肝臓薬時代を開く。
¶鹿児島百，現朝，薩摩，世紀，姓氏鹿児島，創業，日人

上野正吉 うえのしょうきち
明治41(1908)年1月30日～昭和52(1977)年6月2日
昭和期の法医学者。東京大学教授。主な研究にヘモグロビンとミオグロビンの問題など。著書に「法医学」など。
¶岩手人，科学，近医，現情，札幌，人名7，世紀，日人，北海道百，北海道歴

上野正 うえのただし
明治44(1911)年～平成7(1995)年
大正～平成期の医師。口腔外科。
¶近医

上野忠彦 うえのただひこ
昭和18(1943)年～平成15(2003)年
昭和～平成期の医師。小児科。
¶近医

上野千里 うえのちさと
明治41(1908)年～昭和24(1949)年
昭和期の海軍軍医、中佐。
¶栃木百

上野貞斎 うえのていさい
生没年不詳
明治期の洋方医。
¶新潟百別

上野道故 うえのどうこ
明治12(1879)年～昭和16(1941)年
昭和期の産婦人科学者。新潟医科大学教授。
¶近医，新潟百別

上野信四郎 うえののぶしろう
明治6(1873)年11月15日～昭和7(1932)年11月15日
明治～昭和期の医師。
¶渡航

上野博正 うえのひろまさ
昭和9(1934)年4月29日～平成14(2002)年
昭和～平成期の医師。精神科、上野めだか診療所所長。
¶近医，現執1期，現執2期，現執3期，平和

上野正彦 うえのまさひこ
昭和4(1929)年1月1日～
昭和～平成期の医師、医事評論家。法医学、東京都監察医務院院長。
¶現執3期，現執4期

上野元男 うえのもとお
大正1(1912)年～平成14(2002)年
昭和～平成期の医師。専門は保険医学。
¶近医

上野幸久 うえのゆきひさ
大正10(1921)年8月4日～平成15(2003)年
昭和～平成期の医師。内科、川崎中央病院院長。
¶近医，現執3期

上野美江 うえのよしえ
昭和20(1945)年5月18日〜
昭和期の国家公務員、視覚障害オペレーター。
¶視覚

上野由二郎 うえのよしじろう
明治34(1901)年1月3日〜昭和47(1972)年10月28日
明治〜昭和期の教育者。
¶視覚

上畑鉄之丞 うえはたてつのじょう
昭和15(1940)年10月2日〜
昭和〜平成期の医師。厚生省国立公衆衛生院疫学部成人病室長。
¶現執2期, 現執3期, 現執4期

上馬場和夫 うえばばかずお
昭和28(1953)年〜
昭和〜平成期の医師。国際伝統医学センター技術次長。
¶現執4期

上原明 うえはらあきら
昭和16(1941)年4月5日〜
昭和期の経営者。大正製薬社長。
¶現執2期

上原賢斎 うえはらけんさい
文政11(1828)年〜大正3(1914)年
江戸時代末期〜大正期の医家・教育家。
¶群馬人, 姓氏群馬

上原小枝 うえはらさえ
明治42(1909)年4月13日〜平成8(1996)年8月20日
昭和〜平成期の実業家・大正製薬名誉会長。
¶埼玉人

上原正吉 うえはらしょうきち
明治30(1897)年12月26日〜昭和58(1983)年3月12日
明治〜昭和期の実業家、政治家。科学技術庁長官、参議院議員。大正製薬のオーナー、社長、会長をつとめる。全国高額所得者番付第一位七回。
¶伊豆, 近医, 現朝, 現情, 現人, 現日, 埼玉人, 静岡歴, 実業, 新潮, 世紀, 政治, 日人

上原宗仙 うえはらそうせん
天保13(1842)年〜大正7(1918)年
江戸時代末期〜大正期の医師、教育者。
¶姓氏長野

上原信雄 うえはらのぶお
明治30(1897)年〜昭和62(1987)年2月7日
昭和期の救癩運動家、歯科医師。愛楽園で救癩と予防運動を展開。退園者の職業指導施設の建設にも尽力。
¶コン改, コン4, コン5, 世紀, 日人(㊅明治30(1897)年4月15日)

植松七九郎 うえまつしちくろう
明治21(1888)年11月3日〜昭和43(1968)年5月9日
大正〜昭和期の精神神経病学者。慶応義塾大学教授。昭和医学専門学校の精神科教室の創立に尽力。勲二等瑞宝章受章。著書に「精神医学」。
¶科学, 近医, 現情, 人名7, 世紀, 日人

裁松正子 うえまつまさこ
大正2(1913)年? 〜
昭和期の帝国女子医学専門学校読書会メンバー。
¶社史

上間徳二 うえまとくじ
明治7(1874)年〜昭和6(1931)年
明治〜昭和期の医師。
¶姓氏沖縄

上村明輔 うえむらあきすけ
宝暦10(1760)年〜天保10(1839)年
江戸時代中期〜後期の医師・茶人。
¶徳島百, 徳島歴

上村栄伯 うえむらえいはく
江戸時代後期の眼科医。
¶眼科

上村和夫 うえむらかずお
昭和9(1934)年〜平成16(2004)年
昭和〜平成期の医師。放射線科。
¶近医

植村くに うえむらくに
文政12(1829)年〜大正4(1915)年9月27日
江戸時代末期〜大正期の女性。不治の病となった夫の看護のかたわら4人の子供を育て、知事から表彰される。
¶女性, 女性普

上村春庵〔1代〕 うえむらしゅんあん
享保8(1723)年〜
江戸時代中期の医師。
¶長崎遊

植村定治郎 うえむらていじろう
明治41(1908)年5月11日〜昭和49(1974)年4月13日
昭和期の農芸化学者、応用微生物学者。岩手大学学長。わが国の微生物生態学の発展に貢献。著書に「酵素」「微生物生理学」など。
¶科学, 現情, 人名7, 世紀, 日人

植村敏彦 うえむらとしひこ
明治43(1910)年〜
昭和期の医師。
¶多摩

上村範之 うえむらのりゆき
生没年不詳
江戸時代後期の医師。
¶国書

植村尚清 うえむらひさきよ
明治14(1881)年〜昭和38(1963)年
明治〜昭和期の医師。内科。
¶近医

植村秀一 うえむらひでかず
明治20（1887）年～昭和21（1946）年
明治～昭和期の陸軍軍医（内科）、厚生行政（満州国）。
¶近医

植村政勝 うえむらまさかつ
元禄8（1695）年～安永6（1777）年1月8日
江戸時代中期の本草学者。
¶朝日（[没]安永6年1月8日（1777年2月15日）），江文，近世，国史，国書，史人，植物，新潮，人名，世人，徳川臣（[生]1690年），日人，飛騨，冨嶽，洋学，歴大，和歌山人

植村操 うえむらみさお
明治33（1900）年～平成9（1997）年
大正～平成期の医師。眼科。
¶近医

植村元覚 うえむらもとかく
大正5（1916）年1月1日～平成9（1997）年
昭和期の経済学者。富山大学教授。
¶近医，現情

植村恭夫 うえむらやすお
大正13（1924）年11月2日～平成8（1996）年8月30日
昭和～平成期の眼科学者。慶応義塾大学教授。
¶近医，現情，視覚

植村又玄 うえむらゆうげん
天明5（1785）年～嘉永2（1849）年
江戸時代中期～後期の犬山の成瀬家の御典医。
¶姓氏愛知

上村良一 うえむらりょういち
明治41（1908）年～昭和62（1987）年
大正～昭和期の医師。外科。
¶近医

上森坦斎 うえもりたんさい
→上森坦斎（うわもりたんさい）

植山つる うえやまつる
明治40（1907）年～
昭和期の厚生省役人、社会福祉学者。厚生省課長、淑徳大学教授。
¶郷土福井，近女，福井百

上山正英 うえやままさひで
明治11（1878）年9月1日～昭和15（1940）年12月30日
大正～昭和期の医学放射線技術教育者。クーリッジX線管球の発生理論と構造をわが国へ最初に紹介。
¶科学，人名7，世紀，日人

上与那原朝珍 うえよなばるちょうちん
明治22（1889）年8月7日～昭和10（1935）年8月1日
大正～昭和期の医学者。
¶沖縄百

魚住章子 うおずみあきこ
大正7（1918）年～平成18（2006）年2月2日
昭和・平成期の医師。
¶石川現十

魚住格 うおずみいたる
天保2（1831）年～明治27（1894）年
江戸時代後期～明治期の眼科医。
¶眼科

魚住順方 うおずみじゅんぽう
天保3（1832）年～明治27（1894）年
江戸時代末期～明治期の医師。
¶長崎遊

鵜飼貞二 うかいていじ
明治29（1896）年3月20日～昭和55（1980）年11月17日
大正～昭和期の薬学者、金沢大学名誉教授。専門は薬化学。
¶科学

浮田幸吉 うきたこうきち
？ ～嘉永4（1851）年　[別]備考斎幸吉《びこうさいこうきち》
江戸時代後期の医師、飛行家。
¶静岡百（備考斎幸吉　びこうさいこうきち），静岡歴，姓氏静岡

浮田忠之進 うきたちゅうのしん
大正4（1915）年3月～昭和47（1972）年4月25日
昭和期の生化学者、東京大学薬学部教授。専門は生物有機化学、衛生化学。
¶科学

宇喜多秀穂 うきたひでほ
生没年不詳
明治期の教育者。愛媛県立獣医学校創立。
¶愛媛

鵜崎多一 うざきたいち
明治38（1905）年3月4日～昭和46（1971）年9月11日
昭和期の政治家。福岡県知事。炭鉱離職者の救済など福祉対策に尽力。
¶現朝，世紀，政治，日人，福岡百

宇佐玄雄 うさげんゆう
明治19（1886）年～昭和32（1957）年
明治～昭和期の医師、僧。精神科医。
¶近医，民学

宇佐美桂一郎 うさみけいいちろう
明治7（1874）年3月4日～昭和2（1927）年7月27日
明治～昭和期の工学者。東京帝国大学教授、九州帝国大学教授。火薬学講座、応用化学を担当した。
¶科学，人名，世紀，渡航，日人

宇佐美謙 うさみけん
天保4（1833）年～
江戸時代末期の医師、漢学者。
¶町田歴

宇佐美主善 うさみしゅぜん
生没年不詳
江戸時代後期の医師。

¶国書

宇佐美樸仙 うさみぼくせん
生没年不詳
江戸時代後期の医師、漢学者。
¶国書

宇佐美鸞岱 うさみらんたい
元文2(1737)年～寛政13(1801)年閏4月4日
江戸時代中期～後期の医師。甲府医学所を設立。
¶山梨百

宇佐美良庵 うさみりょうあん
生没年不詳
江戸時代の医師。
¶国書

鵜沢是橘 うざわぜきつ
生没年不詳
江戸時代前期～中期の医師、俳人。
¶日人

氏家淳雄 うじいえあつお
大正13(1924)年10月1日～
昭和期の公衆衛生学者。
¶群馬人

氏家道察 うじいえどうさつ
？ ～天明2(1782)年
江戸時代中期の本草学者。
¶人名，日人

氏家信 うじいえまこと
明治15(1882)年3月31日～昭和24(1949)年3月23日
明治～昭和期の歌人、医師。東京医科大学教授。宇都野研と「朝の光」などを創刊。
¶近文，世紀，東北近，宮城百

潮田きよ うしおだきよ
明治28(1895)年～昭和56(1981)年
明治～昭和期の看護師(従軍看護婦)。
¶近医

牛尾養庵 うしおようあん
生没年不詳
江戸時代後期の医師、国学者。
¶国書

氏景(豊前) うじかげ
戦国時代の医師、武士。足利氏家臣、のち北条氏康・氏政の家臣。
¶後北(氏景)

牛窪多喜男 うしくぼたきお
昭和25(1950)年1月23日～
昭和～平成期の柔道家、政治家。
¶視覚

牛島定信 うしじまさだのぶ
昭和14(1939)年2月1日～
昭和～平成期の医学者。東京慈恵会医科大学教授。
¶現執3期

牛島宥 うしじまひろし
大正5(1916)年～平成4(1992)年
昭和～平成期の医師。専門は病理学。
¶近医

牛島養朴 うしじまようぼく
生没年不詳
江戸時代後期の筑後久留米藩医。
¶藩臣7

宇治田雲庵 うじたうんあん
元和4(1618)年～貞享3(1686)年
江戸時代中期の医師。
¶国書([没]貞享3(1686)年6月29日)，人名，日人，和歌山人

宇治田雲嶂 うじたうんしょう
享和2(1802)年～天保11(1840)年
江戸時代後期の筑後久留米藩医。
¶藩臣7

牛田善幸 うしだぜんこう
明治23(1890)年8月13日～昭和15(1940)年2月15日
大正～昭和期の歯科医。
¶徳島百

宇治達郎 うじたつお
大正8(1919)年11月25日～昭和55(1980)年11月27日　[別]宇治達郎《うじたつろう》
昭和期の医師。胃カメラの開発に着手。胃内撮影の資料をまとめ学位論文として提出、医学博士の称号を得る。
¶科学，近医(うじたつろう)，現朝，埼玉人(うじたつろう)，世紀(うじたつろう)，日人

宇治達郎 うじたつろう
→宇治達郎(うじたつお)

宇治田東畡 うじたとうがい
文政5(1822)年～？
江戸時代末期の筑後久留米藩医。
¶藩臣7

牛場大蔵 うしばだいぞう
大正2(1913)年4月1日～平成15(2003)年11月17日
昭和～平成期の微生物学者。慶應義塾大学教授。細菌学を専門とし、日本医学教育学会長、国際医学情報センター理事長などを歴任。
¶科学，近医，現朝，現情，世紀，日人

氏原佐蔵 うじはらさぞう
明治17(1884)年6月27日～昭和6(1931)年6月13日
明治～昭和期の公衆衛生学者、内務省衛生局防疫官技師。専門は細菌学。
¶科学，高知人

氏原正治郎(氏原正次郎) うじはらしょうじろう
大正9(1920)年8月2日～昭和62(1987)年8月21日
昭和期の経済学者。労働問題研究の先駆者。社会保障や高齢者雇用の政策立案にあたる。
¶現朝，現執1期，現執2期，現情，現人，新潮

（氏原正次郎），世紀，日人，マス89

氏原直喜 うじはらなおき
明治33（1900）年～昭和32（1957）年
大正～昭和期の社会福祉功労者。
¶高知人，高知百

氏原寛 うじはらひろし
昭和4（1929）年1月30日～
昭和～平成期の臨床心理学者。四天王寺国際仏教大学教授。
¶現執3期，児人，心理，世紀

牛丸冬 うしまるふゆ
？ ～明治28（1895）年
明治期の軍医。陸軍二等軍医。秋田県士族。
¶人名

牛丸亦十郎 うしまるまたじゅうろう
～明治37（1904）年12月7日
明治期の医師。
¶飛驒

牛丸義留 うしまるよしと
大正4（1915）年10月5日～
昭和期の厚生事務次官。
¶佐賀百

後沢長四郎 うしろざわちょうしろう
明治15（1882）年～？
明治～昭和期の看護師。ハンセン病医療に従事。
¶近医

臼井玄順 うすいげんじゅん
江戸時代後期の眼科医。
¶眼科

碓井元亮 うすいげんりょう
安永6（1777）年～嘉永2（1849）年
江戸時代中期～後期の医師。
¶長崎遊，宮崎百（碓井元亮・玄良父子　うすいげんりょうげんりょうふし）

碓井玄良 うすいげんりょう
天保1（1830）年～＊
江戸時代後期～明治期の医師。
¶長崎遊（[没]明治40（1907）年），宮崎百（碓井元亮・玄良父子　うすいげんりょうげんりょうふし　[生]1830年6月23日　[没]1909年）

臼井三折 うすいさんせつ★
生没年不詳
江戸時代中期の医師。
¶秋田人2

臼井春令 うすいしゅんれい★
天明6（1786）年～万延1（1860）年2月10日
江戸時代末期の藩医。
¶秋田人2

臼井省軒 うすいせいけん★
生没年不詳
江戸時代中期の医師。
¶秋田人2

臼井禎庵 うすいていあん
文化5（1808）年～万延1（1860）年閏3月23日
江戸時代末期の医師。
¶秋田人2，幕末（[没]1860年5月13日），幕末大，藩臣1

臼井鉄治 うすいてつじ
明治7（1874）年5月21日～？
明治～大正期の医師。
¶渡航

臼井教美 うすいのりよし
生没年不詳
江戸時代中期～後期の医師。
¶国書

臼井治堅 うすいはるかた
文化6（1809）年～嘉永6（1853）年12月16日
江戸時代末期の医師、国学者。因幡鳥取藩士、藩校尚徳館教授。
¶国書，人名，鳥取百，日人（[没]1854年），藩臣5

臼井宏 うすいひろし
文久2（1862）年10月1日～？
明治期の海軍軍医。
¶渡航

碓井隆次 うすいりゅうじ
明治42（1909）年～
昭和期の児童福祉学者。大阪社会事業短期大学教授。
¶現執1期

碓居竜太 うすいりゅうた
明治10（1877）年8月16日～＊
明治～大正期の医師。
¶近医（[没]昭和27（1952）年），渡航（[没]？）

臼杵才化（臼杵才花） うすきさいか
明治9（1876）年1月31日～大正6（1917）年12月13日
明治～大正期の医師。小児科。台湾総督府医長、台北医院小児科長などを歴任。
¶近医，人名（臼杵才花），渡航

宇津玄庵 うずげんあん
→宇津玄庵（うつげんあん）

薄田七郎 うすだしちろう
明治31（1898）年～昭和58（1983）年
大正～昭和期の医師。専門は病理学。
¶近医

臼淵勇 うすぶちいさむ
大正4（1915）年6月4日～
昭和期の病理学者。弘前大学教授。
¶現情

宇田川英一 うだがわえいいち
昭和6（1931）年1月30日～
昭和期の整形外科学者。
¶群馬人

医学・医療・福祉篇

宇田川玄真 (宇多川玄真) うだがわげんしん
明和6(1769)年～天保5(1834)年12月4日 ㊅宇田川玄随、玄真、榕庵《うだがわげんずいげんしんようあん》、宇田川榛斎《うだがわしんさい》、安岡玄真《やすおかげんしん》
江戸時代中期～後期の蘭方医。
¶朝日(㊋明和6年12月28日(1770年1月24日)㊡天保5年12月4日(1835年1月2日))、岩史(㊋明和6(1769)年12月28日)、江人(宇田川榛斎 うだがわしんさい)、江文、岡山(宇田川玄随、玄真、榕庵 うだがわげんずいげんしんようあん)、岡山人、岡山百、科学(㊋明和6(1769)年12月28日)、角史、近世、国史、国書(㊋明和6(1769)年12月28日)、コン改(宇田川榛斎 うだがわしんさい)、コン4(宇田川榛斎 うだがわしんさい)、コン5(宇田川榛斎 うだがわしんさい㊋1769年12月28日)、重要(㊋明和6(1769)年12月28日)、植物(㊋明和6年12月28日(1770年1月24日)㊡天保5年12月4日(1835年1月2日))、新潮(㊋明和6(1769)年12月28日)、人名(宇田川榛斎 うだがわしんさい)、世人(㊋明和5(1768)年)、世百(宇田川榛斎 うだがわしんさい)、全書(宇田川榛斎 うだがわしんさい)、全幕、対外、大百(宇田川榛斎 うだがわしんさい)、日史(㊋明和6(1769)年12月28日)、日人(㊋1770年㊡1835年)、藩臣6、百科、三重続(㊋明和6年11月)、洋学、歴大(宇多川玄真)

宇田川玄随 うだがわげんずい、うだがわげんすい
宝暦5(1755)年～寛政9(1797)年12月18日 ㊅宇田川玄随、玄真、榕庵《うだがわげんずいげんしんようあん》
江戸時代中期の蘭方医。宇多川家蘭学の祖。「西説内科撰要」を刊行。
¶朝日(㊋宝暦5年12月27日(1756年1月28日)㊡寛政9年12月18日(1798年2月3日))、岩史(㊋宝暦5(1755)年12月27日)、江人、江文、岡山(宇田川玄随、玄真、榕庵 うだがわげんずいげんしんようあん)、岡山人、岡山百(㊋宝暦5(1755)年12月26日)、岡山歴(㊋宝暦5(1755)年12月27日)、科学(㊋宝暦5(1755)年12月27日)、角史、近世、国史、国書(㊋宝暦5(1755)年12月27日)、コン改、コン4、コン5、史人(㊋1755年12月27日)、思想史、重要(㊋宝暦5(1755)年12月27日)、植物(㊋宝暦5年12月27日(1755年1月28日))㊡寛政9年12月18日(1798年2月3日))、新潮(㊋宝暦5(1755)年12月27日)、人名、世人、世百、全書(うだがわげんすい)、対外、大百、日史(㊋宝暦5(1755)年12月27日)、日人(㊋1756年㊡1798年)、藩臣6、百科、山川小(㊋1755年12月27日)、洋学、歴大

宇田川玄中 うだがわげんちゅう
？～宝永5(1708)年
江戸時代前期～中期の医師。
¶人名、日人

宇田川興斎 うだがわこうさい、うだかわこうさい
文政4(1821)年～明治20(1887)年5月3日
江戸時代末期～明治期の医師。津山藩医士。著書に「万宝新書」「和蘭律書」など。
¶江文、岡山人(㊋文政5(1822)年)、岡山百(㊋文政4(1821)年8月15日)、岡山歴(㊋文政4(1821)年8月15日)、科学(㊋文政4(1821)年8月15日)、国書、写家(㊋文政4年8月15日)、日人、幕末(うだかわこうさい)、幕末大(うだかわこうさい)、洋学

宇田川榛斎 うだがわしんさい
→宇田川玄真(うだがわげんしん)

宇田川次保 うだがわつぎやす
大正8(1919)年6月16日～
昭和期の医療労働運動家。日本医労協事務局長。
¶現執2期

宇田川道紀 うだがわどうき
→宇田川道紀(うだがわみちのり)

歌川伸 うたがわのぼる
明治28(1895)年3月5日～昭和19(1944)年12月25日
大正～昭和期の労働運動家。内務省に働きかけ失業救済事業実施を実現。
¶アナ、社史、日人

宇田川宏 うだがわひろし
昭和3(1928)年8月25日～
昭和～平成期の教育学者。日本福祉大学教授、中野区民連絡会会長。
¶現執1期、現執2期、現執3期

宇田川道紀 うだがわみちとし
→宇田川道紀(うだがわみちのり)

宇田川道紀 うだがわみちのり
宝永7(1710)年～宝暦10(1760)年 ㊅宇田川道紀《うだがわどうき、うだがわみちとし》
江戸時代中期の医師。
¶岡山人(うだがわみちとし)、岡山歴(うだがわどうき㊋宝暦10(1760)年6月10日)、国書、人名(うだがわどうき㊡1761年)、日人

宇田川榕庵 (宇田川榕菴) うだがわようあん、うたがわようあん
寛政10(1798)年～弘化3(1846)年6月22日
江戸時代後期の蘭学医。
¶朝日(㊋寛政10年3月9日(1798年4月24日)㊡弘化3年6月22日(1846年8月13日))、岩史(㊋寛政10(1798)年3月9日)、江人(宇田川榕菴)、江文(宇田川榕菴)、岡山人、岡山百(㊋寛政10(1798)年3月9日)、岡山歴(宇田川榕菴 ㊋寛政10(1798)年3月9日)、科学(㊋寛政10(1798)年3月9日)、角史、教育(㊡1847年)、郷土岐阜、近世、国史、国書(㊋寛政10(1798)年3月9日)、コン改、コン4、コン5、史人(㊋寛政10(1798)年3月9日、(異説)3月16日)、思想史(宇田川榕菴)、重要(㊋寛政10(1798)年3月9日)、植物(㊋寛政10年3月9日(1798年4月24日)㊡弘化3年6月22日(1846年8月13日))、人書94、新潮(宇田川榕菴)、人名、世人、世百(宇田川榕菴)、全書(宇田川榕菴)、対外、大百(宇田川榕菴)、伝記(うだが

う

わようあん)，徳川臣，日音，日史([生]寛政10(1798)年3月9日)，日人，藩臣6，百科(宇田川榕菴)，平日([生]1798 [没]1846)，山川小(うたがわようあん [生]1798年3月9日・16日)，洋学(宇田川榕菴)，歴大(宇田川榕菴)

宇田川楊軒 うだがわようけん
享保20(1735)年～寛政5(1793)年
江戸時代中期・後期の川之江儒医。
¶愛媛

右田紀久恵 うだきくえ
昭和6(1931)年2月11日～
昭和～平成期の社会福祉学者。大阪府立大学教授。
¶現執2期，現執3期，現執4期

宇多喜代子 うだきよこ
昭和10(1935)年10月15日～
昭和～平成期の俳人、歯科アシスタント。「草苑」編集長。
¶紀伊文，現執2期，現執3期，現執4期，現俳，俳文

宇田健斎(1) うだけんさい
→宇田栗園(うだりつえん)

宇田健斎(2) うだけんさい
文政2(1819)年～明治16(1883)年
江戸時代末期～明治期の医師、儒者。
¶京都府，人名，姓氏京都([生]1818年)，日人

宇多玄微 うだげんび,うたげんび
寛政12(1800)年～文久1(1861)年
江戸時代末期の蘭方医。
¶眼科(うたげんび)，幕末([没]1861年1月30日)，幕末大([没]万延1(1861)年12月20日)，洋学([生]寛政11(1799)年 [没]万延1(1860)年)

宇多潤造 うだじゅんぞう
? ～
大正期の東京帝国大学セツルメント参加者。
¶社史

宇田富晴 うだとみはる
昭和25(1950)年5月5日～
昭和期の飛騨養護学校教員。
¶飛騨

宇多友信 うだとものぶ
天保4(1833)年～明治37(1904)年4月2日
江戸時代末期～明治時代の蘭医。二本松医学校教授、須賀川医学校医官などを歴任。
¶幕末，幕末大

歌橋憲一 うたはしけんいち
明治22(1889)年5月1日～昭和59(1984)年10月10日
明治～昭和期の実業家。歌橋製薬所を設立し絆創膏などを製造。のちニチバンを創業。戦後「セロテープ」の商標で市場全国シェアを確立。
¶現朝，世紀，日人

宇田栗園 うだりつえん
文政10(1827)年～明治34(1901)年4月17日
[別]宇田健斎《うだけんさい》
江戸時代末期～明治時代の医師。
¶維新，国書(宇田健斎 うだけんさい)，幕末，幕末大，飛騨

内海武 うちうみたけし
昭和9(1934)年～平成12(2000)年
昭和～平成期の福祉施設経営者。
¶青森人

内島玄貞 うちしまげんてい
生没年不詳
江戸時代中期の医師。
¶国書

内薗耕二 うちぞのこうじ
大正5(1916)年10月9日～平成18(2006)年10月25日
昭和期の生理学者。新学説を発表、その功績により学士院賞を受賞。
¶科学，近医，現朝，現情，世紀，日人

内田昭夫 うちだあきお
昭和2(1927)年1月21日～
昭和期の公衆衛生学者。
¶群馬人

内田兼吉 うちだかねきち
明治6(1873)年～昭和28(1953)年
明治～昭和期の獣医。
¶姓氏岩手

内田乾隈 うちだかんわい
? ～明治32(1899)年
江戸時代末期～明治期の眼科医。
¶眼科

内田九山 うちだきゅうざん
～明治10(1877)年11月
江戸時代後期～明治期の医家。
¶大阪人

内田玄沢 うちだげんたく
天保9(1838)年5月10日～大正2(1913)年3月2日
明治～大正期の医師。
¶岡山歴

内田守一 うちだしゅいち
→内田守一(うちだもりいち)

内田集司 うちだしゅうじ
大正1(1912)年～平成3(1991)年
昭和～平成期の医師。
¶大分歴

内田準一 うちだじゅんいち
大正7(1918)年～昭和45(1970)年
昭和期の医師。外科(美容外科)。
¶近医

内田紹衛 うちだしょうえい
文久4(1864)年～大正13(1924)年4月14日
明治・大正期の医師。
¶岩手人

内田昇三 うちだしょうぞう
明治34(1901)年1月31日～平成6(1994)年7月11日
大正～昭和期の生物学者。東京女子医科大学教授。
¶社史

内田末吉 うちだすえまさ
明治27(1894)年～昭和48(1973)年
大正～昭和期の医師。
¶姓氏愛知

内田全一 うちだぜんいち
昭和5(1930)年3月6日～
昭和～平成期の医師、政治家。秩父市長。
¶現政

内田善太郎 うちだぜんたろう
天保14(1843)年～明治24(1891)年
江戸時代後期～明治期の社会事業家。
¶大分歴

内田忠順 うちだただのり
天明5(1785)年～天保11(1840)年
江戸時代中期～後期の医師。
¶群馬人

内田竜甫 うちだたつお
文化11(1814)年～明治27(1894)年
江戸時代後期～明治期の眼科医。
¶姓氏岩手

内田常雄 うちだつねお
明治40(1907)年6月30日～昭和52(1977)年12月29日
昭和期の政治家。衆議院議員。自民党に所属。厚生相、税制調査会長、幹事長などを歴任。
¶現朝，現情，人名7，世紀，政治，日人，山梨人，山梨百

内田驍 うちだつよし
昭和12(1937)年3月1日～平成1(1989)年5月3日
昭和～平成期の細菌学者、大阪大学細胞工学センター教授。専門は細胞工学。
¶科学

内田南山 うちだなんざん
享保14(1729)年～寛政12(1800)年6月6日
江戸時代中期～後期の医師、漢学者。
¶国書

内田ハチエ うちだはちえ
明治23(1890)年～昭和52(1977)年
大正～昭和期の愛育運動家、島根県連合婦人会厚生部長。
¶島根歴

内田久雄 うちだひさお
大正15(1926)年2月20日～平成19(2007)年7月2日
昭和期の微生物学者、分子生物学者。東京大学教授。
¶科学，現情

内田暮情 うちだぼじょう
明治14(1881)年8月11日～昭和21(1946)年10月11日
明治～昭和期の俳人、医師。新興俳句運動に加わる。松原地蔵尊との共著に「燈台」。
¶近文([没]1945年)，現俳，世紀([生]明治17(1884)年8月11日)，俳文

内田誉 うちだほまれ
明治43(1910)年～平成1(1989)年
大正～昭和期の医師。内科(結核病学)。
¶近医

内田槇男 うちだまきお
大正5(1916)年～平成20(2008)年
昭和～平成期の医師。専門は生化学。
¶近医

内田真寿太 うちだますた
明治21(1888)年～大正9(1920)年
大正期の陸軍軍医。
¶岡山人，岡山歴

内田万次 うちだまんじ
大正12(1923)年～
昭和期の診療所医師。
¶多摩

内田三千太郎 うちだみちたろう
明治24(1891)年～昭和46(1971)年
明治～昭和期の医師。専門は伝染病学。
¶近医

内田みつ うちだみつ
明治元(1868)年～昭和15(1940)年
明治～昭和期の医師。静岡県で初の女性の医師。浜松婦人運動の草分け。
¶静岡女

内田御年 うちだみとせ
天明8(1788)年～文化15(1818)年4月5日
江戸時代末期の医師。
¶岡山人，岡山歴

内田守一 うちだもりいち
安政2(1855)年12月22日～？　[別]内田守一《うちだしゅいち》
明治期の医学者。
¶徳島百，徳島歴(うちだしゅいち)，渡航

内田守人 うちだもりと
明治33(1900)年6月10日～昭和57(1982)年1月17日
昭和期の歌人、医師。医療のかたわら癩者の文芸活動を援助。自伝的回顧録「珠を掘りつつ」など。
¶近文，熊本人，熊本百，現情，世紀，短歌([生]1898年6月10日)

内田幸男 うちだゆきお
大正15(1926)年6月23日～平成9(1997)年12月22日
昭和～平成期の眼科学者。東京女子医科大学教授、日本眼科学会理事長などを歴任。

¶近医，世紀，日人

内田玲子 うちだれいこ
昭和11(1936)年7月1日～
昭和～平成期の家庭教育カウンセラー。日本マザーカウンセリング協会代表。
¶現執3期，現執4期

内田六郎 うちだろくろう
明治25(1892)年～昭和49(1974)年
大正～昭和期の医師、俳人、美術品収集家。
¶静岡歴，姓氏静岡

内沼幸雄 うちぬまゆきお
昭和10(1935)年3月7日～
昭和～平成期の精神神経科学研究者、医師。精神科、帝京大学教授。
¶現執3期

内野薫子 うちのかおるこ
？～
昭和期の医師。
¶社史

内野仙治 うちのせんじ
明治27(1894)年～昭和32(1957)年9月21日
明治～昭和期の医師。専門は生化学。
¶科学，近医

内野東庵 うちのとうあん
天保12(1841)年9月24日～大正15(1926)年8月29日
江戸時代後期～大正期の医師。
¶植物

内野治人 うちのはると
大正15(1926)年3月30日～平成22(2010)年1月29日
昭和～平成期の医師。内科(血液病学)。
¶科学，近医

内野禄太郎 うちのろくたろう
明治17(1884)年～昭和47(1972)年
明治～昭和期の医師、教育者、郷土史家、政治家。大和村長。
¶多摩

内宮義夫 うちみやよしお
明治30(1897)年～昭和51(1976)年
大正・昭和期の医師。
¶薩摩

内村鑑三 うちむらかんぞう
文久1(1861)年～昭和5(1930)年3月28日
明治～大正期のキリスト教伝道者、思想家。福音主義信仰に立ち、日露戦争で非戦論を唱える。
¶朝日(⊕文久1年2月13日(1861年3月23日))，石川文，岩史(⊕万延2(1861)年2月13日)，海越(⊕文久1(1861)年3月23日)，海越新(⊕文久1(1861)年3月23日)，角史，北墓，教育，郷土群馬，京都文(⊕万延2(1861)年2月13日(新暦3月23日))，キリ(⊕万延2年2月13日(1861年3月23日))，近現，近文，群新百，群馬人，群馬百，現朝(⊕万延2年2月13日(1861年3月23日))，現日(⊕1861年2月13日)，国史，コン改，コン5，札幌(⊕文久1年2月13日)，史人(⊕1861年2月13日)，思想(⊕万延2(1861)年2月13日)，社史(⊕文久1(1861)年3月27日)，重要(⊕文久1(1861)年3月23日)，小説(⊕文久1年2月13日(1861年3月23日))，新潮(⊕文久1(1861)年2月13日)，新文(⊕万延2(1861)年2月13日)，人名，世紀(⊕文久1(1861)年2月13日)，姓氏群馬，世人(⊕文久1(1861)年3月23日)，世百，先駆(⊕万延2(1861)年2月13日)，全書，大百，哲学，伝記，渡航(⊕1861年2月13日)，新潟百別，日思，日史(⊕万延2(1861)年2月13日)，日人，日本，百科，文学，平日(⊕1861　⊕1930)，平和，北文，北海道百，北海道文(⊕文久1(1861)年3月23日)，北海道歴，民学，明治2，履歴(⊕万延2(1861)年2月13日)，歴大

内村慶玄 うちむらけいげん
生没年不詳
江戸時代後期の医師。
¶長崎遊

内村兵蔵 うちむらひょうぞう
明治2(1869)年2月2日～昭和27(1952)年12月12日
明治～昭和期の陸軍獣医監。
¶科学

内村祐之(内村裕之) うちむらゆうし
明治30(1897)年11月12日～昭和55(1980)年9月17日
昭和期の精神医学者。東京帝国大学教授、プロ野球コミッショナー。双生児、狂犬病予防接種後脳炎などの研究。著書に「わが歩み 精神医学の道」。
¶科学，科技，近医，現朝，現情，現人，現日，コン改(内村裕之)，コン4(内村裕之)，コン5，コン5(内村裕之)，札幌，新潮，心理，精医，世紀，全書，大百，哲学，日人，履歴，履歴2

内村良二 うちむらりょうじ
明治25(1892)年12月7日～昭和42(1967)年3月15日
大正～昭和期の小児科医学者。昭和医科大学学長。細菌学、寄生虫学を研究。勲二等瑞宝章受章。著書に「新小児科学」など。
¶科学，近医，現情，人名7，世紀，日人

内山鋳之吉 うちやまいのきち
？～
大正期の東京帝国大学セツルメント参加者。
¶社史

内山覚順 うちやまかくじゅん
？～天明3(1783)年5月
江戸時代中期の本草学者。
¶国書

内山覚仲(内山覚中) うちやまかくちゅう
＊～寛保2(1742)年
江戸時代中期の医師。
¶国書(⊕延宝1(1673)年)，新潮(生没年不詳)，人名(内山覚中)，姓氏富山(内山覚中)，富山

百（⊕寛文12（1672）年），日人（⊕1673年），藩
臣3（⊕？），ふる（⊕1672年）

内山喜久代 うちやまきくよ
明治38（1905）年3月3日〜平成4（1992）年9月7日
昭和〜平成期の看護婦。
¶岡山歴

内山圭梧 うちやまけいご
明治26（1893）年〜昭和39（1964）年
明治〜昭和期の医師。伝染病学、内科。
¶近医

内山源 うちやまげん
昭和7（1932）年1月11日〜
昭和期の学校保健・健康教育専門家。茨城大学教授。
¶現執1期，現執2期

内山孝一 うちやまこういち
明治31（1898）年6月15日〜昭和53（1978）年6月20日
昭和期の生理学者、医史学者。日本大学教授、日本医史学会理事長。心臓生理を研究、戦時中は橋田邦彦文相の大臣秘書官として助力。
¶科学（⊕1898年（明治31）6月），近医，現情，新潮，人名7，世紀（⊕明治31（1898）年6月），日人

内山好十 うちやまこうじゅう
明治5（1872）年2月〜？
明治期の医師。
¶渡航

内山淳道斎 うちやまじゅんどうさい
生没年不詳
江戸時代後期の漢方医。
¶新潟百別

内山正剛 うちやませいごう
大正12（1923）年1月20日〜
昭和期の医師。
¶群馬人

内山卓 うちやまたかし
昭和21（1946）年〜平成22（2010）年
昭和〜平成期の医師。内科（血液学）。
¶近医

内山武志 うちやまたけし
大正6（1917）年1月2日〜平成13（2001）年2月6日
大正〜平成期の教師、社会運動家。
¶視覚

内山長司 うちやまちょうじ
昭和8（1933）年〜平成20（2008）年
昭和〜平成期の医師。歯科（口腔細菌学）。
¶近医

内山長八 うちやまちょうはち
文久1（1861）年5月9日〜昭和4（1929）年10月21日
明治期の医師。三才堂病院院長、静岡県議会議員、磐田郡医師会会長。
¶社史

内山登志子 うちやまとしこ
明治36（1903）年〜昭和43（1968）年
昭和期の社会事業家。
¶神奈川人

内山信愛 うちやまのぶよし
？〜
大正期の東京帝国大学セツルメント参加者。
¶社史

内山八郎 うちやまはちろう
明治40（1907）年〜平成7（1995）年
大正〜平成期の医師。外科。
¶近医

内山勇次 うちやまゆうじ
大正5（1916）年2月23日〜昭和58（1983）年2月15日
昭和期の出版人。金原出版社長、医学研修出版社社長。
¶出文

宇津木昆台 うつきこんだい，うつぎこんだい
安永8（1779）年〜嘉永1（1848）年
江戸時代後期の医師。
¶朝日，科学（⊕嘉永1（1848）年5月7日），京都大，国書（うつぎこんだい　⊕嘉永1（1848）年5月8日），コン改，コン4，コン5，新潮（⊕嘉永1（1848）年5月7日），人名（うつぎこんだい），姓氏京都，日人，和俳

宇都木伸 うつぎしん
昭和17（1942）年3月31日〜
昭和期の医事法・社会保障法学者。
¶現執2期，現執4期

宇津玄庵 うつげんあん
文政6（1823）年〜明治10（1877）年　㊞宇津玄庵《うずげんあん》
江戸時代後期〜明治の在村蘭方医。
¶徳島歴（うずげんあん　⊕明治10（1877）年3月25日），長崎遊

宇津権右衛門 うづごんうえもん
江戸時代後期の塩谷郡上高根沢村名主。家伝薬宇津救命丸の製造・販売元。
¶栃木歴

宇津進 うづすすむ
文政6（1823）年　明治10（1877）年
江戸時代末期〜明治期の医師。徳島板野郡高畑村の開業医。
¶洋学

宇都野研 うつのけん
明治10（1877）年11月14日〜昭和13（1938）年4月3日
大正〜昭和期の歌人、医師。小児科。佐佐木信綱、のちに窪田空穂に師事。歌集に「木群」など。
¶近医，近文，埼玉document，新文，人名，世紀，大百，短歌普，日人，文学，北海道文

宇都野碩遵 うつのせきじゅん
弘化3（1846）年〜大正5（1916）年

明治期の医師。
¶長崎遊

宇都宮音吉 うつのみやおときち
明治14(1881)年～昭和38(1963)年
明治～昭和期の医師。
¶愛媛

宇都宮達山 うつのみやきざん
文政5(1822)年～明治31(1898)年
江戸時代末期～明治期の医師。岡藩藩医。著書に「牛痘新論」。
¶長崎遊, 洋学

宇都宮俫 うつのみやきたる
天保10(1839)年～明治27(1894)年
明治期の医師。
¶大分百, 大分歴, 長崎遊, 日人

宇都宮慎吾 うつのみやしんご
～明治12(1879)年
江戸時代末期の薩摩藩士、医師。
¶薩摩, 幕末(生没年不詳), 幕末大

宇都宮徳馬 うつのみやとくま
明治39(1906)年9月24日～平成12(2000)年7月1日
大正～平成期の実業家、政治家。ミノファーゲン製薬社長、衆議院議員。衆議院議員当選10回、アジア・アフリカ諸国との交流、日中友好に尽力。
¶近現, 現朝, 現執1期, 現執2期, 現情, 現人, 現政, 現日, コン改, コン4, コン5, 社史, 新潮, 政治, 全書, 日人, 平和, マス89, 履歴, 履歴2, 歴大

宇都野竜山 うつのりゅうざん
＊～明治11(1878)年
江戸時代末期～明治期の医師。岡崎の開業医。
¶姓氏愛知(㊁1839年), 洋学(㊁天保13(1842)年)

宇都野竜碩 うつのりゅうせき
文政1(1818)年～明治9(1876)年
江戸時代末期～明治期の医師。三河の開業医。
¶長崎遊, 洋学

打保ちか うつぼちか
安政4(1857)年1月12日～
明治期の女性。高山で初めて種痘を受けた人。
¶飛騨

内海加寿子 うつみかずこ
大正8(1919)年3月～昭和27(1952)年6月30日
昭和期の画家。青竜社会友。作品に「植物病理学研究室」「二兎図」「聖女」など。
¶女性, 女性普, 美家

内海貞夫 うつみさだお
明治41(1908)年～平成3(1991)年
大正～平成期の医師。耳鼻咽喉科。
¶近医

内海道億 (内海道憶) うつみどうおく
江戸時代中期の医師。

¶人名(内海道憶), 日人(生没年不詳)

宇津宮清司 うつみやきよし
昭和10(1935)年4月7日～
昭和期の高山赤十字病院事務部長。
¶飛騨

内海康満 うつみやすみつ
昭和25(1950)年1月14日～
昭和～平成期の民間療法研究家。日本伝上法円天流道術・神武館主宰、MRT研究会主宰。
¶現執3期

内海蘭渓 うつみらんけい
元文4(1739)年～文政2(1819)年3月
江戸時代中期～後期の本草学者。
¶国書

宇都本市蔵 うつもといちぞう
明治9(1876)年8月8日～昭和22(1947)年2月9日
明治～昭和期の歯科医師。愛媛県歯科医師会長。
¶愛媛, 愛媛百, 世紀, 日人

台利夫 うてなとしお
昭和2(1927)年7月6日～
昭和～平成期の臨床心理学者。文教大学教授、筑波大学教授。
¶現執1期, 現執3期

台弘 うてなひろし
大正2(1913)年11月28日～
昭和期の医師。東京大学教授。精神医学が専門。著書に「精神医学の思想」「分裂病の治療覚書」など。
¶現朝, 現情, 現日, 世紀, 日人

有働正夫 うどうまさお
昭和13(1938)年～平成5(1993)年
昭和～平成期の医師。専門は生理学、神経生理学。
¶近医

海上随欧 (海上随鴎) うなかみずいおう, うながみずいおう
→稲村三伯(いなむらさんぱく)

海原典宗 うなはらののりむね
平安時代中期の典薬寮医師。
¶古人

鵜沼直雄 うぬまただお
昭和7(1932)年～
昭和～平成期の医師。内科、三井記念病院消化器センター内科部長。
¶現執3期

宇野昭彦 うのあきひこ
昭和2(1927)年2月5日～
昭和期の宇野医院長。
¶飛騨

宇野朗 うのあきら
嘉永3(1850)年10月5日～昭和3(1928)年11月20日　㊁字野朗《うのほがら》
明治～昭和期の医師。外科、東京大学教授、医科

大学附属医院長。外科学第一講座、皮膚病黴毒学講座を担当。
¶伊豆（㊳昭和2（1927）年11月20日），海越新，科学，近医（うのほがら），静岡歴，人名（うのほがら），世紀，姓氏静岡，渡航（うのほがら），日人

宇野英太郎 うのえいたろう
明治33（1900）年10月20日～昭和48（1973）年12月13日
大正・昭和期の医師。
¶飛騨

宇野和博 うのかずひろ
昭和45（1970）年6月13日～
昭和～平成期の教師。
¶視覚

宇野喜兵衛 うのきへい
江戸時代中期の眼科医。
¶眼科

宇野君道 うのくんどう
江戸時代後期の眼科医。
¶眼科

宇野東山 うのとうざん
享保20（1735）年～文化10（1813）年
江戸時代中期～後期の儒者。家業の医業を経て古学を学んだ。
¶江文，国書，人名，世人，日人

宇野朗 うのほがら
→宇野朗（うのあきら）

宇野正威 うのまさたけ
昭和11（1936）年2月7日～
昭和～平成期の医師（老年精神医学会専門医、精神保健指定医）。
¶現執4期

宇野蘭斎 うのらんさい
生没年不詳
江戸時代後期の医師。
¶国書，姓氏京都

宇野蘭泉 うのらんせん★
生没年不詳
江戸時代後期の蘭医。
¶秋田人2

宇野良造 うのりょうぞう
慶応2（1866）年～大正7（1918）年4月
明治～大正期の医家。
¶大阪人

生方璋 うぶかたしょう
昭和6（1931）年～
昭和期の医師。
¶群馬人

生方誠 うぶかたまこと
明治27（1894）年8月17日～昭和53（1978）年10月6日

大正～昭和期の薬剤師。国家公安委員、群馬県議会議員。
¶郷土群馬，群馬人，姓氏群馬

馬越元泉 うまこしげんせん
→馬越元泉（まごしげんせん）

馬田柳浪 うまたりゅうろう，うまだりゅうろう
生没年不詳
江戸時代後期の医師、戯作者。
¶大阪人（うまだりゅうろう），国書，日人

馬詰嘉吉 うまづめかきち
明治28（1895）年12月7日～昭和56（1981）年12月1日　㊳馬詰柿木《うまづめしき》
大正～昭和期の俳人・医師。
¶近医，四国文（馬詰柿木　うまづめしき），徳島歴（㊳昭和57（1982）年12月3日）

馬詰敬親 うまづめけいしん
江戸時代後期～末期の医師。
¶高知人（㊳1649年　㊳1729年），国書（㊶天保4（1833）年　㊳？）

馬詰柿木 うまづめしき
→馬詰嘉吉（うまづめかきち）

馬史夷麻呂 うまのひとなまろ
平安時代前期の医師。
¶人名

馬夷麻呂 うまのひなまろ
生没年不詳
奈良時代の官吏。典薬頭、南海道巡察使。渡来系氏族。
¶朝日，コン改，コン4，日人

海原純子 うみはらじゅんこ
昭和27（1952）年4月1日～
昭和～平成期の医師。心療内科、海原メディカルクリニック所長。
¶現執3期，現執4期，テレ

梅浦脩介 うめうらしゅうすけ
生没年不詳
江戸時代後期の漢蘭折衷医。
¶新潟百別

梅尾朱美 うめおあけみ
昭和25（1950）年9月2日～
昭和～平成期の社会運動家。
¶視覚

梅垣健三 うめがきけんぞう
大正10（1921）年9月22日～平成12（2000）年
昭和～平成期の血液学者。奈良県立医科大学教授。
¶近医，現情

梅垣正宏 うめがきまさひろ
昭和37（1962）年12月11日～
昭和～平成期の情報科学研究者、パソコンサポートボランティア。
¶視覚

う

梅垣洋一郎 うめがきよういちろう
大正11 (1922) 年～平成22 (2010) 年
昭和～平成期の医師。放射線科。
¶近医

梅川夏北(重高) うめかわかほく
江戸時代後期の銅版師。
¶眼科 (梅川夏北)

梅錦之丞 うめきんのじょう
安政5 (1858) 年4月20日～明治19 (1886) 年
明治期の医師。眼科医、医学士。眼科学研究のためドイツに渡る。検眼器を発明。
¶海越 ([没]明治19 (1886) 年4月20日), 海越新 ([没]明治19 (1886) 年4月20日), 科学 ([没]1886年 (明治19) 4月8日), 眼科, 近医, 島根歴, 人名 ([生]?　[没]1885年), 渡航 ([没]1886年4月8日), 日人

梅崎英雄 うめざきひでお
?　～
大正期の東京帝国大学セツルメント参加者。
¶社史

梅沢三育 うめざわさんいく★
元禄14 (1701) 年～元文1 (1736) 年
江戸時代中期の医師。
¶秋田人2

梅沢三伯 うめざわさんはく★
生没年不詳
江戸時代後期の医師。
¶秋田人2

梅沢信二 うめざわしんじ
昭和11 (1936) 年5月25日～平成9 (1997) 年6月26日
昭和～平成期の出版人。日本医事新報社社長。
¶出文

梅沢純夫 うめざわすみお
明治42 (1909) 年11月22日～平成12 (2000) 年3月30日
昭和期の天然物有機化学者。慶応義塾大学教授。カナマイシン、ストレプトマイシンの全合成を完成。
¶科学, 近医, 現朝, 現情, 世紀, 日人

梅沢浜夫 うめざわはまお, うめざわはまを
大正3 (1914) 年10月1日～昭和61 (1986) 年12月25日
昭和期の微生物学者。戦後、カナマイシン等の結核に有効な抗生物質を発見。
¶科学, 科技, 郷土福井, 近医, 現朝, 現執2期, 現情, 現人, 現日, コン改, コン4, コン5, 新潮, 世紀, 世百新, 全書, 大百, 日人, 日本, 百科, 福井百 (うめざわはまを), 履歴2, 歴大

梅沢彦太郎 うめざわひこたろう
明治26 (1893) 年5月23日～昭和44 (1969) 年8月23日
明治～昭和期の出版人、古陶器蒐集家。日本医事新報社創業者、日本出版協会会長・理事長。
¶近医, 現情, 出版, 出文, 人名7, 世紀, 日人

梅沢実 うめざわみのる
明治37 (1904) 年～平成6 (1994) 年5月13日
昭和期の産科婦人科学者。
¶科学 ([生]1904年 (明治37) 9月), 近医, 群馬人 ([生]明治37 (1904) 年9月11日)

梅津元昌 うめずもとよし
明治34 (1901) 年9月19日～昭和60 (1985) 年6月10日
大正～昭和期の獣医学者、東北大学名誉教授。専門は家畜生理化学。
¶科学

梅園太嶺 うめぞのたいれい
?　～文化6 (1809) 年
江戸時代中期～後期の安芸広島藩医。
¶藩臣6

梅田薫(1) うめだかおる
?　～
大正期の東京帝国大学セツルメント参加者。
¶社史

梅田薫(2) うめだかおる
明治36 (1903) 年～昭和20 (1945) 年
大正～昭和期の病理学者。
¶近医

埋忠洋一 うめただよういち
昭和17 (1942) 年～
昭和～平成期の医師。三和銀行東京健康管理センター所長。
¶現執3期

梅田ひろ子 うめだひろこ
昭和30 (1955) 年9月27日～
昭和～平成期の会社役員。
¶視覚

梅田幽斎 うめだゆうさい
*～明治3 (1870) 年
江戸時代後期～明治期の医師。
¶姓氏山口 ([生]1808年), 長崎遊 ([生]文化6 (1809) 年)

梅田悦生 うめだよしお
昭和17 (1942) 年～
昭和～平成期の医師、ワイン研究家、著述家。
¶現執4期

梅田芳次郎 うめだよしじろう
明治36 (1903) 年～昭和18 (1943) 年
大正～昭和期の細菌学者。
¶近医

梅津小次郎 うめつこじろう
明治15 (1882) 年～昭和32 (1957) 年
明治～昭和期の医師。泌尿器科。
¶近医

梅津八三 うめづはちぞう, うめつはちぞう
明治39 (1906) 年12月5日～平成3 (1991) 年1月5日

昭和期の心理学者。東京大学教授。ヒト一般の信号系活動に関する発生的・体系的な理論を樹立。
¶岩手人（うめつはちぞう），近医，現朝，現情，心理，世紀，日人

梅野信吉 うめのしんきち
＊～昭和5（1930）年3月12日
明治～昭和期の獣医学者、ワクチン学者。北里研究所部長。純牛痘苗の創製と量産化、犬体用狂犬病予防ワクチン、馬用腺疫予防ワクチン創製に業績。
¶科学（[生]1862年（文久2）11月13日），新潮（[生]文久2（1862）年11月13日），世紀（[生]文久2（1863）年11月13日），日人（[生]1863年）

梅林串中 うめばやしかんちゅう
生没年不詳
江戸時代後期の医家。
¶大阪人

梅原千治 うめはらせんじ
大正8（1919）年～昭和57（1982）年
昭和期の医師。内科。
¶近医

梅原稔 うめはらみのる
明治9（1876）年～昭和33（1958）年
明治～昭和期の歯科医。俳人。
¶青森人

梅原嘉介 うめはらよしすけ
昭和20（1945）年1月3日～
昭和～平成期の財政研究者。日本福祉大学教授。
¶現執3期，現執4期

梅村甘節 うめむらかんせつ
江戸時代中期の医師、物理学者。
¶科学，コン改（生没年不詳），コン4（生没年不詳），コン5，人名，日人（生没年不詳）

梅村治郎兵衛 うめむらじろべえ
明治23（1890）年～？
大正期の金襴商、社会事業家。
¶姓氏京都

梅村甚太郎 うめむらじんたろう
文久2（1862）年11月3日～昭和21（1946）年3月21日
明治期の博物学者、本草家。著書「昆虫植物採集指南」で昆虫と植物について採集・保存の方法を詳述。
¶愛媛百，科学，静岡百，静岡歴，植物，新潮，世紀，姓氏愛知，日人，山梨百

梅村六郎 うめむらろくろう
明治20（1887）年～昭和48（1973）年2月28日
明治～昭和期の医師。
¶宮崎百

梅本敏鎌 うめもととかま，うめもととがま
天保10（1839）年～明治10（1877）年
江戸時代末期～明治期の売薬商、歌人。吹笛にもすぐれていた。
¶江文（うめもととがま），コン改，コン4，コン5，人名，日人（うめもととがま），和俳

梅本芳夫 うめもとよしお
明治40（1907）年6月25日～昭和58（1983）年12月1日
大正～昭和期の医師。専門は歯科、細菌学。
¶科学，近医

梅本純正 うめもとよしまさ
大正8（1919）年5月27日～
昭和期の官僚。厚生事務次官。
¶現執2期

梅谷与七郎 うめやよしちろう
明治23（1890）年6月25日～昭和37（1962）年4月22日
大正～昭和期の蚕糸学者、蚕体生理学者。京畿道原蚕種製造所長。昆虫ホルモンに関する研究など。日本農学賞受賞。著書に「蚕種学」など。
¶科学，現情，人名7，世紀，日人，福井百

宇山俊三 うやましゅんぞう
明治10（1877）年～昭和36（1961）年
明治～昭和期の医師。外科。
¶近医

宇山道朔 うやまどうさく
天保7（1836）年～明治38（1905）年
江戸時代末期～明治期の医師。同愛社病院創立に参画。
¶人名，長崎遊，日人（[生]1837年），洋学

宇山白雨 うやまはくう
→宇山安夫（うやまやすお）

宇山昌延 うやままさのぶ
昭和7（1932）年～平成23（2011）年
昭和～平成期の医師。眼科。
¶近医

宇山安夫 うやまやすお
明治28（1895）年8月6日～昭和56（1981）年8月24日　[別]宇山白雨《うやまはくう》
明治～昭和期の俳人。
¶近医，四国文（宇山白雨　うやまはくう）

宇山老谷 うやまろうこく
明治20（1887）年6月25日～昭和43（1968）年8月12日
明治～昭和期の医家・俳人。
¶徳島百，徳島歴

浦井洋 うらいよう
昭和2（1927）年11月8日～
昭和～平成期の政治家、医師。衆議院議員、東神戸病院名誉院長、兵庫県民医連会長。
¶現政，政治

浦城二郎 うらきじろう
明治39（1906）年～平成11（1999）年
大正～平成期の医師。内科。
¶近医

う

浦口明徳 うらぐちあきのり
昭和22(1947)年5月27日～平成19(2007)年10月6日
昭和～平成期の社会事業家、点訳・音訳ボランティア。
¶視覚

浦口健二 うらぐちけんじ
明治39(1906)年2月3日～平成1(1989)年12月10日
昭和期の薬理学者。東京大学医学部の教授を務める。
¶科学，近医，社史([生]1905年2月3日)，世紀，日人

浦崎純 うらさきじゅん
明治35(1902)年12月～昭和50(1975)年4月4日
大正～昭和期の公務員。沖縄県社会事業主事、八重山振興会会長。
¶社史

宇良田唯(宇良田タダ) うらたただ
→宇良田唯子(うらたただこ)

宇良田唯子(宇良田タダ子) うらたただこ
明治6(1873)年5月3日～昭和10(1935)年6月18日 [別]宇良田唯《うらたただ》，宇良田タダ《うらたただ》
明治～昭和期の医師。眼科医。東京神田で宇良田眼科病院を開院。ドイツ帰りの女医ということで患者が殺到した。
¶科学，近医(宇良田唯　うらたただ)，熊本人(宇良田タダ　うらたただ　[没]1936年)，熊本百，女性(宇良田タダ子　[没]昭和11(1936)年6月18日)，女性普(宇良田タダ子　[没]昭和11(1936)年6月18日)，世紀，渡航，日人

浦野神村 うらのじんそん
→浦野知周(うらのともちか)

浦野恭 うらのたかし
昭和8(1933)年～
昭和期の医師。
¶群馬人

浦野多門治 うらのたもんじ
明治19(1886)年9月19日～昭和29(1954)年5月28日
明治～昭和期の放射線医学者。島津製作所顧問。放射線医学と技術の普及に貢献、放射線医学のパイオニア。
¶科学，近医，人名7，渡航，日人

浦野道英 うらのどうえい
正保3(1646)年～享保10(1725)年
江戸時代前期～中期の宮中医。
¶人名

浦野知周 うらのともちか
延享1(1744)年～文政6(1823)年　[別]浦野神村《うらのじんそん》
江戸時代中期～後期の上野伊勢崎藩士。浅間山の大噴火に際し被害領民の救済に尽力。
¶国書(浦野神村　うらのじんそん　[生]延享1(1744)年6月13日　[没]文政6(1823)年6月13日)，人名，日人，藩臣2

浦野文彦 うらのふみひこ
明治3(1870)年2月25日～？
明治期の医師。
¶渡航

浦野順文 うらのよしのり
昭和7(1932)年～昭和63(1988)年
昭和期の医師。専門は病理学(血液病理学、小児病理学)。
¶近医

占部薫 うらべかおる
明治39(1906)年～平成2(1990)年
大正～平成期の医師。専門は細菌学。
¶近医

浦辺竹代 うらべたけよ
明治43(1910)年～平成11(1999)年
昭和期の保育運動家。
¶愛知女，近女

卜部美代志 うらべみよし
明治41(1908)年1月15日～昭和61(1986)年9月13日
大正～昭和期の外科学者。日本外科学会会長、日本胸部外科学会会長。
¶近医，現情

浦本政三郎 うらもとせいざぶろう
明治24(1891)年5月21日～昭和40(1965)年10月8日　[別]浦本政三郎《うらもとまささぶろう》，浦本浙潮《うらもとせっちょう》
明治～昭和期の医師、尺八奏者。東京慈恵会医科大学名誉教授。日本体医学会の創立に尽力。
¶科学，科技([生]1891年5月)，近医(うらもとまささぶろう)，現情，庄内，新芸，人名7，世紀，日音(浦本浙潮　うらもとせっちょう)，日人，山形百

浦本浙潮 うらもとせっちょう
→浦本政三郎(うらもとせいざぶろう)

浦本政三郎 うらもとまささぶろう
→浦本政三郎(うらもとせいざぶろう)

浦山晃 うらやまあきら
大正7(1918)年1月27日～平成4(1992)年
昭和～平成期の眼科学者。秋田大学教授。
¶近医，現情

浦良治 うらりょうじ
明治36(1903)年～平成4(1992)年
大正～平成期の医師。専門は解剖学。
¶近医

雲林院玄祥 うりいんげんしょう
天保2(1831)年～明治38(1905)年10月
江戸時代後期～明治期の文人、医師。
¶大阪人

瓜生岩 うりういわ
→瓜生岩(うりゅういわ)

瓜生源太郎 うりうげんたろう
→瓜生源太郎(うりゅうげんたろう)

瓜生良介 うりうりょうすけ
→瓜生良介(うりゅうりょうすけ)

瓜谷郁三 うりたにいくぞう
大正8(1919)年3月21日～平成22(2010)年9月25日
昭和～平成期の生物化学者、名古屋大学名誉教授。専門は植物生化学、植物病理学、食品化学。
¶科学

瓜生岩(瓜生イワ) うりゅういわ
文政12(1829)年～明治30(1897)年4月19日
[別]瓜生岩《うりういわ》,瓜生岩子《うりゅういわこ》
江戸時代末期～明治期の女性、社会事業家。福島救育所設置、会津済生病院創設など、孤児、棄児、老病者、窮民の救護事業に尽力。女性として初の藍綬褒章受章。
¶会津(瓜生イワ), 朝日([生]文政12年2月15日(1829年3月19日)), 岩史([生]文政12(1829)年2月15日), 江表(岩(福島県)), 近医, 近現, 近女, 近世, 国史, コン改, コン4, コン5, 史人([生]1829年2月15日), 女史, 女性([生]文政12(1829)年2月15日), 女性普([生]文政12(1829)年2月15日), 人書94(瓜生岩子　うりゅういわこ), 新潮([生]文政12(1829)年2月15日), 人名, 世人([生]文政12(1829)年2月25日), 世百(うりういわ　[没]1896年), 先駆([生]文政12(1829)年2月15日), 全書, 全幕(瓜生岩子　うりゅういわこ), 日史([生]文政12(1829)年2月15日), 日人(瓜生イワ), 日本, 幕末(うりういわ), 幕末大, 福島百(瓜生岩子　うりゅういわこ), 民学, 歴大

瓜生源太郎 うりゅうげんたろう
嘉永7(1854)年2月21日～大正2(1913)年1月2日
[別]瓜生源太郎《うりうげんたろう》
明治～大正期の歯科医。
¶岡山百, 岡山歴(うりうげんたろう)

瓜生良介 うりゅうりょうすけ
昭和10(1935)年3月3日～　[別]瓜生良介《うりうりょうすけ》
昭和～平成期の針灸師、演出家、映画監督。
¶監督(うりうりょうすけ), 現執2期, 世紀

有隣徳 うりんとく
→有林(ゆうりん)

砂川清 うるかきよし
明治21(1888)年～昭和12(1937)年
大正～昭和期の医師。
¶姓氏沖縄

宇留野勝弥 うるのかつや
明治27(1894)年～昭和53(1978)年
明治～昭和期の医師、開拓医。専門は小児科、海外医療活動。
¶近医, 山形百

宇留野春庵 うるのしゅんあん
?　～宝暦10(1760)年
江戸時代中期の医師。
¶山形百

上森坦斎 うわもりたんさい
宝暦11(1761)年～天保13(1842)年7月19日
[別]上森坦斎《うえもりたんさい,かみもりたんさい》
江戸時代後期の医師、漢学者。
¶岡山人, 岡山歴(うえもりたんさい), 岡山歴, 国書, 人名(かみもりたんさい), 日人(うえもりたんさい)

海野金一郎 うんのきんいちろう
明治36(1903)年6月13日～昭和60(1985)年2月14日
大正・昭和期の医師。久美愛病院長。
¶飛驒

海野松琴 うんのしょうきん
文政2(1819)年6月23日～明治30(1897)年10月12日
江戸時代後期～明治期の鍼医。
¶岡山人, 岡山歴

【え】

栄西 えいさい
永治1(1141)年～建保3(1215)年　[別]栄西《ようさい》,明庵栄西《みょうあんえいさい,みょうあんようさい,みんなんえいさい》, 千光国師《せんこうこくし》,千光祖師《せんこうそし》,千光法師《せんこうほうし》,明菴栄西《みょうあんえいさい》,葉上房《ようじょうぼう》
平安時代後期～鎌倉時代前期の臨済宗の僧(開祖)。2度入宋して臨済宗を伝え、建仁寺を開く。また茶を初めて日本にもたらした。著作に「興禅護国論」「喫茶養生記」。
¶朝日(明庵栄西　みょうあんようさい　[生]永治1年4月20日(1141年5月27日)　[没]建保3年7月5日(1215年8月1日)), 岩史([生]保延7(1141)年4月20日　[没]建保3(1215)年7月5日), 岡山(えいさい(ようさい)), 岡山人, 岡山百, 岡山歴([生]保延7(1141)年4月20日　[没]建保3(1215)年7月5日), 角史(明庵栄西　みょうあんえいさい), 神奈川人(明庵栄西　みょうあんえいさい), 神奈川百(えい(よう)さい), 鎌倉(明庵栄西　みょうあんえいさい), 鎌倉新(ようさい　[没]建保3(1215)年7月5日), 鎌室(明庵栄西　みょうあんえいさい　[生]?), 京都(えいさい(ようさい)), 京都大, 郷土長崎(明庵栄西　みょうあんえいさい), 国史(明庵栄西　みょうあんえいさい), 国書(明庵栄西　みょうあんようさい　[生]保延7(1141)年4月20日　[没]建保3(1215)年7月5日), 古史, 古人(ようさい), 古中(明庵栄西　みょうあんえいさい),

コン改(明庵栄西　みょうあんようさい), コン4(明庵栄西　みょうあんようさい), コン5(明庵栄西　みょうあんようさい), 史人([生]1141年4月20日　[没]1215年6月5日, (異説)7月5日), 静岡百, 静岡歴, 思想史, 重要([没]建保3(1215)年7月5日), 植物([生]永治1年4月20日(1141年5月27日)　[没]建保3年7月5日(1215年8月1日)), 食文([生]保延7(1141)年4月20日　[没]建保3(1215)年6月5日, (異説)7月5日), 人書79, 人書94(明庵栄西　みょうあんようさい), 人情5, 神人, 新潮(明庵栄西　みょうあんようさい　[没]建保3(1215)年7月5日), 人名(明庵栄西　みょうあんえいさい), 姓氏神奈川(明庵栄西　みょうあんえいさい), 姓氏京都(明庵栄西　みょうあんえいさい), 姓氏山口, 世人(明庵栄西　みょうあんようさい　[没]建保3(1215)年7月5日), 世百, 全書, 対外(明庵栄西　みょうあんえいさい), 大百, 茶道, 中世, 伝記, 長崎百, 日思, 日史, 日人(明庵栄西　みょうあんえいさい), 美術, 百科, 福岡百, 仏教(明庵栄西　みょうあんえいさい　[生]保延7(1141)年4月20日　[没]建保3(1215)年7月5日), 仏史(明庵栄西　みんなんえいさい), 仏人, 平史(ようさい), 平日([生]1141　[没]1215), 宮崎百(えいさい(ようさい)), 名僧(明庵栄西　みんなんえいさい), 山川小([生]1141年4月20日　[没]1215年6月, 7月5日), 歴大

睿実　えいじつ
生没年不詳
平安時代中期の天台宗の僧。円融天皇の病気治療にあたった際、道端の病人を看護した。
¶人名, 日人, 仏教

永寿(福岡県)　えいじゅ★
江戸時代中期の女性。医者。筑前小伏村の医者井上恬山の妻。
¶江表(永寿(福岡県))

叡尊　えいそん, えいぞん
建仁1(1201)年5月～正応3(1290)年8月25日
[別]叡尊思円《えいそんしえん, えいぞんしえん》, 思円《しえん》
鎌倉時代後期の律宗の僧。西大寺中興開山。橋の修復、貧民救済などに尽力。
¶愛知百, 朝日([没]正応3年8月25日(1290年9月29日)), 岩史, 大阪人, 角史, 神奈川人, 鎌倉, 鎌倉新, 鎌古(えいぞん), 鎌室, 鎌室(思円　しえん), 京都大, 郷土奈良, 京都府, 国史(えいぞん), 国書(えいぞん), 古中(えいぞん), コン改(えいぞん), コン4(えいぞん), コン5(えいぞん), 史人(えいぞん), 思想史(えいぞん), 重要, 人書94, 神人(えいぞん), 新潮, 人名, 精医, 姓氏京都, 世人(叡尊思円　えいそんしえん), 世百, 全書(えいぞん), 大百, 茶道, 中世, 伝記, 日音, 日思(えいぞん), 日史(えいぞん), 日人, 百科, 兵庫百(叡尊思円　えいぞんしえん), 仏教, 仏史(えいぞん), 仏人, 平日(えいぞん　[生]1201　[没]1290), 名僧(えいぞん), 山川小(えいぞん), 歴大

叡尊思円　えいそんしえん, えいぞんしえん
→叡尊(えいそん)

叡美　えいび
生没年不詳
江戸時代後期の俳人・医師。
¶国書5

曳尾庵　えいびあん
江戸時代中期の医師。
¶人名

慧鶴　えかく
→白隠慧鶴(はくいんえかく)

江上信雄　えがみのぶお
大正14(1925)年1月5日～平成1(1989)年10月17日
昭和期の動物学者。東京大学教授、国立公害研究所所長。放射線の動物、環境への影響を研究。著書に「生きものと放射線」など。
¶科学, 近医, 現朝, 現情, 現日, 新潮, 世紀, 日人

江上不二夫(江上不二男)　えがみふじお
明治43(1910)年11月21日～昭和57(1982)年7月17日
昭和期の生化学者。東京大学教授、三菱化成生命科学研究所所長。タカジアスターゼ中に存在した二種のリボヌクレアーゼを分離発見、学士院賞受賞。
¶科学, 科技, 近医, 現朝, 現執2期, 現情, 現人, 現日, コン改, コン4, コン5, 新潮, 世紀, 全書(江上不二男), 大百, 日人, 日本, マス2, マス89

江川宇礼雄　えがわうれお
明治35(1902)年5月9日～昭和45(1970)年5月20日
大正～昭和期の映画監督、俳優。映画・テレビで活躍。混血児救済にも尽力。
¶映男, 神奈川百, 郷土神奈川, 芸能, 新芸, 世紀, 姓氏神奈川, 男優, 日人, 俳優

潁川入徳　えがわにっとく
→潁川入徳(えがわにゅうとく)

潁川入徳　えがわにゅうとく
明・万暦24(1596)年～延宝2(1674)年　[別]潁川入徳《えがわにっとく》
江戸時代前期の明国出身の医師。
¶黄檗(えがわにっとく　[没]延宝2(1674)年6月20日), 近世, 国史, 人名, 対外, 長崎百(えがわにっとく), 長崎歴(えがわにっとく　[生]万暦35/慶長12(1607)年), 日人

益蒲堂　えきほどう★
寛政10(1798)年～嘉永6(1853)年
江戸時代後期の医師。
¶三重続

江草安彦　えぐさやすひこ
昭和1(1926)年9月10日～
昭和～平成期の医師。小児科、川崎医療福祉大学

学長。心身障害児者の医療に従事。日本精神薄弱者愛護協会会長などを務める。
¶現朝，現執3期，現執4期，世紀，日人

江口篤寿 えぐちあつひさ
大正12(1923)年4月5日〜
昭和期の保健学者。筑波大学教授。
¶現執1期，現執2期

江口英一 えぐちえいいち
大正7(1918)年7月27日〜
昭和〜平成期の社会学者。中央大学教授、日本女子大学教授。社会福祉、社会保障、貧困・日雇い労働者の問題を研究。著書に「現代の『低所得層』—『貧困』研究の方法」など。
¶現朝，現執1期，現執2期，現執3期，現情，世紀，日人

江口省庵 えぐちしょうあん
天保10(1839)年〜大正1(1912)年2月10日
江戸時代末期〜明治時代の医師。疫痢大流行の際、不眠不休で防疫に努力。
¶幕末，幕末大

江口次郎人 えぐちじろひと
文久1(1861)年〜大正14(1925)年
明治〜大正期の社会事業家。
¶神奈川人，姓氏神奈川

江口昇勇 えぐちのりお
昭和24(1949)年11月5日〜
昭和〜平成期の臨床心理学者、臨床心理士。同朋大学助教授、生生会松蔭病院臨床心理士。
¶現執3期

江熊要一 えぐまよういち
大正13(1924)年7月29日〜昭和49(1974)年1月27日
昭和期の精神神経科学者。精神分裂病の権威。地域に開かれた精神医療を実践、地域精神医学会を主宰。
¶科学，近医，群馬人，現朝，現情([生]1924年7月)，人名7，世紀，日人

江崎幸和 えざきこうわ
？〜寛永21(1644)年　[別]幸和《こうわ，よしかず》，江崎幸和《えざきよしかず》
江戸時代前期の医師、俳人(貞徳系)。
¶国書(幸和　よしかず)，人名，日人(えざきよしかず)，俳諧(幸和　こうわ)，俳句(幸和　こうわ　[没]正保1(1644)年3月14日)，和俳

江崎哲雄 えざきてつお
昭和11(1936)年〜
昭和〜平成期の医師。形成外科、エザキ・クリニック院長。
¶現執3期

江崎幸和 えざきよしかず
→江崎幸和(えざきこうわ)

江左尚白 えさしょうはく
→尚白(しょうはく)

江沢潤一郎 えざわじゅんいちろう
嘉永5(1852)年〜昭和2(1927)年
明治期の社会事業家。
¶郷土千葉，世紀([生]嘉永5(1852)年3月　[没]昭和2(1927)年3月)，日人

江沢養樹 えざわようじゅ
安永2(1773)年〜天保9(1838)年4月17日
江戸時代後期の医師(美濃大垣藩医)。
¶国書([生]安永3(1774)年)，新潟百別，洋学

江下博彦 えしたひろひこ
大正7(1918)年〜平成14(2002)年
昭和・平成期の軍医。夏目漱石の研究家。
¶熊本人

恵春 えしゅん
安土桃山時代の南蛮流医僧。
¶人名

恵清 えしょう
生没年不詳　[別]恵清《えせい》
平安時代中期の医僧。
¶眼科(えせい)，日人，仏教

江尻尚子 えじりひさこ
昭和14(1939)年1月9日〜
昭和〜平成期の団体役員。日本国立医療労働組合委員長。
¶現執3期

江尻りう えじりりう
明治28(1895)年〜昭和55(1980)年
大正〜昭和期の医師。タイで風土病防疫に尽力。
¶愛知女

江塚咲太郎 えずかさくたろう
明治12(1879)年〜？　[別]三浦咲太郎
明治期の伝道師、教員、歯科医師。
¶社史

江角ヤス えずみやす，えすみやす
明治32(1899)年2月15日〜昭和55(1980)年11月30日
昭和期の社会事業家、教育家。純心女子学院校長。原爆孤児の福祉事業に尽力、長崎、鹿児島、川内、八王子に純心女子学園を設立。
¶学校，郷土長崎，島根百，島根歴，女性(えすみやす)，女性普(えすみやす)，世紀，長崎百(えすみやす)，日人(えすみやす)

恵清 えせい
→恵清(えしょう)

江副勉 えぞえつとむ
明治43(1910)年11月7日〜昭和46(1971)年7月9日
昭和期の医師。精神科。戦後の民主化の流れの中で、遊び治療の導入など病院の変革をめざす。
¶大阪人([没]昭和46(1971)年7月)，科学，近医，現朝，現情，人名7，世紀，日人

枝川健一 えだがわけんいち
[別]倉科信介《くらしなしんすけ》

昭和期の医事評論家。
¶現執2期，現執2期（倉科信介　くらしなしんすけ）

枝重夫 えだしげお
昭和7（1932）年～
昭和～平成期のトンボ研究家、歯科医。
¶児人

枝広 えだひろし
明治10（1877）年～昭和34（1959）年
明治～昭和期の校医37年、学校保健に尽力した医師。
¶栃木歴

江田守雄 えだもりお
生没年不詳
明治期の十全病院創始者。
¶姓氏岩手

越前翠村 えちぜんすいそん
明治18（1885）年～昭和3（1928）年
明治～大正期の歌人。牧水に信頼され一時「創作」の編集に加わった。画家になろうとしたが精神病で入院。
¶青森人，青森美，近文，世紀（[没]昭和3（1928）年8月4日），東北近

越膳百々子 えちぜんももこ
昭和28（1953）年～
昭和～平成期の栄養士、実業家。「食のスタジオ」代表取締役。
¶現執3期

江連隆 えづれたかし，えずれたかし
昭和10（1935）年12月19日～
昭和～平成期の文章表現研究者、国語漢文教育学者。弘前大学教授、弘前大学附属養護学校長。
¶現執3期（えずれたかし），現執4期

江藤貫山 えとうかんざん
文化4（1807）年～万延1（1860）年
江戸時代後期の医師。
¶長崎遊

衛藤晟一 えとうせいいち
昭和22（1947）年10月1日～
昭和～平成期の政治家。衆議院議員、厚生労働副大臣。
¶現政

江藤竹薩 えとうちくいん
文化10（1813）年～安政5（1858）年
江戸時代後期の医師。
¶長崎遊

江藤長俊 えとうちょうしゅん
文化11（1814）年～明治3（1870）年　[別]江藤長俊《えとうながとし》
江戸時代後期～明治期の医師。
¶人名（えとうながとし），長崎遊（えとうながとし），日人，幕末（[没]1870年5月29日），幕末大（[没]明治3（1870）年4月29日）

江藤長俊 えとうながとし
→江藤長俊（えとうちょうしゅん）

江藤南軒 えとうなんけん
宝暦6（1756）年～文政12（1829）年
江戸時代中期～後期の筑前秋月藩医。
¶藩臣7

江藤半山 えとうはんざん
天明5（1785）年～弘化2（1845）年
江戸時代後期の筑前秋月藩医。
¶藩臣7

江藤秀雄 えとうひでお
明治44（1911）年10月10日～昭和58（1983）年5月27日
昭和期の放射線医学者、日本原子力研究所理事。専門は放射線物理学。
¶科学

江藤守総 えとうもりふさ
昭和5（1930）年2月20日～平成23（2011）年6月5日
昭和～平成期の農芸化学者、九州大学名誉教授。専門は農薬化学。
¶科学

衛藤安馬 えとうやすま
明治6（1873）年～昭和18（1943）年
明治～昭和期の教育・社会事業家。
¶大分歴

江渡誠一 えとせいいち
大正9（1920）年～昭和63（1988）年
昭和期の政治家。青森県議会議員、十和田市社会福祉協議会長、青森県連合PTA会長。
¶青森人

江戸太夫藤十郎〔2代〕 えどたゆうとうじゅうろう
→十寸見藤十郎〔2代〕（ますみとうじゅうろう）

江渡哲哉 えとてつや
明治30（1897）年～平成1（1989）年
大正～昭和期の開業医。医学博士。
¶青森人

榎並玄泰 えなみげんたい
～明治4（1871）年
江戸時代後期～明治期の漢方医。
¶新潟百別

榎並舎羅 えなみしゃら
→舎羅（しゃら）

榎並泰輔 えなみたいすけ
天保12（1841）年～明治6（1873）年
江戸時代後期～明治期の蘭方医。
¶新潟百別

恵日 えにち
→薬師恵日（くすしのえにち）

江野喜代吉 えのきよきち
明治31（1898）年6月3日～平成1（1989）年1月16日
昭和期の高山社会事業協会常務理事。

¶飛騨

榎本美彦 えのもとうまひこ
明治18（1885）年9月1日～昭和45（1970）年12月10日
明治～昭和期の歯科医学者。日本矯正歯科学会会長、東京歯科大学教授。歯科医師国家試験部委員、東京歯科大学顧問を歴任。
¶科学，現情，人名7，世紀，日人

榎下玄通 えのもとげんつう
＊～延享1（1744）年
江戸時代中期の医師、寺子屋師匠。
¶姓氏長野（㊥1666年），長野歴（㊥？）

榎本スミ えのもとすみ
文化13（1816）年～明治26（1893）年
江戸時代後期～明治期の医師。
¶郷土奈良，日人

榎本千代乃 えのもとちよの
昭和16（1941）年2月16日～
昭和期の点字図書館職員。
¶視覚

榎本東順 えのもととうじゅん
→竹下東順（たけしたとうじゅん）

榎本与七郎 えのもとよしちろう
明治期の眼医。
¶渡航

榎本良甫 えのもとりょうほ★
生没年不詳
湯沢の医師、詩人。
¶秋田人2

江橋節郎 えばしせつろう
大正11（1922）年8月31日～平成18（2006）年7月17日
昭和～平成期の生理学者。東京大学教授、岡崎国立共同研究機構生理学研究所教授。薬理学、生物物理学を研究。国際生物物理学連合会会長などを務める。
¶科学，科人，近医，現朝，現情，コン5，新潮，世紀，日人，日本

江畑耕作 えはたこうさく
大正14（1925）年8月23日～
昭和期の医師、歌人。
¶短歌

江鶏春庵 えばしゅんあん
文化14（1817）年～嘉永2（1849）年9月20日
江戸時代後期の陸奥南部藩医。
¶国書，姓氏岩手（㊥1816年），藩臣1

江幡春庵 えばたしゅんあん
文化14（1817）年～嘉永2（1849）年9月20日
江戸時代後期の南部藩奥医師。
¶岩手人

江幡道春 えばたどうしゅん★
～嘉永2（1849）年

江戸時代後期の医師。南部藩主に仕えた。
¶秋田人2

江幡通理 えばたみちまさ★
嘉永2（1849）年2月2日～大正10（1921）年1月31日
明治・大正期の文人。教育家、医師。
¶秋田人2

江場秀志 えばひでし
昭和21（1946）年～
昭和～平成期の医師、小説家。
¶幻想

江原猪知郎 えばらいちろう
明治33（1900）年7月25日～昭和37（1962）年1月4日
大正～昭和期の医師。
¶岡山歴

穎原季善 えはらすえよし
天保8（1837）年～明治17（1884）年7月
江戸時代末期～明治時代の医師、教育家。私学校の博依学舎（凱風学舎）を設け、子弟の教育にあたる。
¶幕末，幕末大，藩臣7

穎原仲基 えはらちゅうき
宝暦11（1761）年～天保11（1840）年
江戸時代中期～後期の肥前福江藩医、儒学者。
¶藩臣7

江原勇吉 えばらゆうきち
明治43（1910）年～昭和20（1945）年
昭和期の眼科医。
¶近医

穎原雅伯 えはらようはく
文政11（1828）年～明治44（1911）年11月10日
江戸時代末期～明治時代の医師。
¶幕末，幕末大，藩臣7

江原淑夫 えはらよしお
昭和12（1937）年11月15日～平成18（2006）年4月21日
昭和～平成期の植物学者、東北大学名誉教授。専門は植物病理学、植物保護。
¶科学

穎原隆庵 えはらりゅうあん
宝永3（1706）年～天明5（1785）年
江戸時代中期の肥前福江藩医。
¶藩臣7

海老池正徳 えびいけまさのり
＊～明治11（1878）年
江戸時代末期～明治期の医師。
¶人名（㊥1790年），日人（㊥1791年）

蝦敬父 えびけいふ
宝暦6（1756）年～文化4（1807）年
江戸時代中期の藩医師。
¶和歌山人

蝦惟義　えびこれよし
宝暦6(1756)年～文化4(1807)年11月30日
江戸時代中期～後期の医師。
¶国書

海老沢峰章　えびさわほうしょう
嘉永4(1851)年～大正7(1918)年
明治～大正期の医師。
¶世紀([生]嘉永4(1851)年3月15日　[没]大正7(1918)年4月17日)，日人

海老沢峯章　えびさわみねあき
嘉永4(1851)年～大正7(1918)年
江戸時代末期～大正期の医師。
¶多摩

海老沢立的　えびさわりゅうてき
宝暦10(1760)年～文政9(1826)年
江戸時代中期～後期の眼科医。
¶眼科

海老塚博　えびずかひろし
昭和5(1930)年4月10日～
昭和～平成期の英語学者、医学英語学者。静岡理工科大学教授、慶応義塾大学教授。
¶現執3期

戎利光　えびすとしみつ
昭和25(1950)年8月8日～
昭和～平成期の健康科学研究者、学校保健学研究者。福井大学教授。
¶現執3期

海老名周甫　えびなしゅうほ
～安政5(1858)年
江戸時代後期～末期の蘭方医。
¶新潟百別

海老名正吾　えびなしょうご
明治43(1910)年1月1日～平成1(1989)年10月14日
昭和期の神奈川県庁職員。児童福祉に携わる。
¶視覚

海老名敏明　えびなとしあき
明治32(1899)年7月12日～平成2(1990)年12月29日
大正～平成期の医師。内科(結核病学)。
¶科学，近医，山形百新

海老原勇　えびはらいさむ
昭和18(1943)年11月30日～
昭和～平成期の医学者。労働科学研究所研究室長、千葉大学助教授。
¶現執2期，現執3期

海老原進一郎　えびはらしんいちろう
昭和7(1932)年～平成7(1995)年
昭和～平成期の医師。神経内科。
¶近医

江部康二　えべこうじ
昭和25(1950)年～
昭和～平成期の医師。高雄病院理事長。
¶現執4期

EPO　えぽ
昭和35(1960)年5月12日～
昭和～平成期のシンガー・ソングライター、セラピスト。
¶作曲，テレ

江馬活堂　えまかつどう
文化3(1806)年3月24日～明治24(1891)年1月24日　[別]江馬元益《えまげんえき》，江馬春齢〔4代〕《えましゅんれい》，江馬藤渠《えまとうきょ》
江戸時代末期～明治期の医師。大垣藩藩医。紅葉山文庫の医術列伝を刊行。著訳書に「藤渠江馬先生常用万彙」など。
¶科学(江馬元益　えまげんえき)，国書(江馬藤渠　えまとうきょ)，写家(江馬元益　えまげんえき)，植物(江馬元益　えまげんえき)，人書94，新潮(江馬春齢〔4代〕　えましゅんれい)，人名，日人，藩臣3，洋学(江馬元益　えまげんえき)

江馬元益　えまげんえき
→江馬活堂(えまかつどう)

江馬元恭　えまげんきょう
→江馬蘭斎(えまらんさい)

江馬元弘(1)　えまげんこう
？　～文政3(1820)年
江戸時代後期の蘭方医。
¶人名

江馬元弘(2)　えまげんこう★
～文久3(1863)年
江戸時代後期の蘭方医。
¶三重続

江馬元齢(1)　えまげんれい
？　～文政3(1820)年
江戸時代後期の医師。
¶人名，洋学

江馬元齢(2)　えまげんれい
文化9(1812)年～明治15(1882)年
江戸時代後期～明治期の医師。
¶国書([生]文化9(1812)年7月7日　[没]明治15(1882)年1月5日)，日人

江馬権之助　えまごんのすけ
文化1(1804)年～明治23(1890)年　[別]江馬修《えましゅう》
江戸時代末期～明治期の蘭方医。
¶京都大，姓氏京都(江馬修　えましゅう)

江馬修　えましゅう
→江馬権之助(えまごんのすけ)

江馬箏荘　えまじゅんそう
文政9(1826)年8月27日～明治7(1874)年6月25日
[別]江馬信成《えましんせい》
江戸時代末期～明治期の医師(美濃大垣藩医)。
¶国書5，洋学(江馬信成　えましんせい)

江馬春琢 えましゅんたく
天保9(1838)年～明治34(1901)年
江戸時代末期～明治期の医師。大垣の開業医。維新後は自宅内に医学研修所を設立し子弟を育成。
¶洋学

江馬春齢〔1代〕 えましゅんれい
? ～安永3(1774)年
江戸時代中期の漢方医。
¶新潮

江馬春齢〔2代〕(江馬春齢) えましゅんれい
→江馬蘭斎(えまらんさい)

江馬春齢〔3代〕 えましゅんれい
→江馬松斎(えましょうさい)

江馬春齢〔4代〕 えましゅんれい
→江馬活堂(えまかつどう)

江馬松斎 えましょうさい
安永8(1779)年～文政3(1820)年 [別]江馬春齢〔3代〕《えましゅんれい》
江戸時代後期の美濃大垣藩医。
¶国書([没]文政3(1820)年5月28日), 新潮(江馬春齢〔3代〕 えましゅんれい), 日人

江馬信成 えましんせい
→江馬箏荘(えまじゅんそう)

江馬聖欽 えませいきん
→江馬天江(えまてんこう)

江間調子 えまちょうこ
明治6(1873)年～
明治期の医師。
¶愛知女

江馬天江(江間天江) えまてんこう
文政8(1825)年11月3日～明治34(1901)年3月8日 [別]江馬聖欽《えませいきん》
江戸時代末期～明治期の医師。西園寺公望が自宅に設立した漢学塾の塾長を務める。
¶維新(江馬聖欽 えませいきん), 大阪人(江馬聖欽 えませいきん [没]明治34(1901)年3月), 眼科(江馬聖欽 えませいきん [没]明治35(1902)年), 郷土滋賀, 京都大, 京都文, 近文(江間天江), 国書, 詩歌, 滋賀百(江馬聖欽 えませいきん), 滋賀文, 詩作, 人名(江間天江), 姓氏京都, 日人, 幕末(江馬聖欽 えませいきん), 幕末大(江馬聖欽 えませいきん), 洋学(江馬聖欽 えませいきん), 和俳(江馬聖欽 えませいきん)

江馬藤渠 えまとうきょ
→江馬活堂(えまかつどう)

江間万里 えまばんり
天保11(1840)年～明治39(1906)年
江戸時代後期～明治期の加賀藩医。
¶姓氏石川

江馬蘭斎 えまらんさい
延享4(1747)年～天保9(1838)年 [別]江馬元恭《えまげんきょう》, 江馬春齢〔2代〕《えましゅんれい》, 江馬春齢《えましゅんれい》
江戸時代中期の蘭方医。大垣藩主戸田氏教の侍医。
¶朝日([生]延享4年9月27日(1747年10月30日) [没]天保9年7月8日(1838年8月27日)), 岩史([生]延享4(1747)年9月27日 [没]天保9(1838)年7月8日), 科学([生]延享4(1747)年9月27日 [没]天保9(1838)年7月8日), 角史, 眼科([生]延享3(1746)年?), 岐阜百, 郷土岐阜, 近世(江馬春齢 えましゅんれい), 国史(江馬春齢 えましゅんれい), 国書([生]延享4(1747)年9月27日 [没]天保9(1838)年7月8日), コン改([生]延享3(1746)年), コン4([生]延享3(1746)年), コン5([生]延享3(1746)年), 史人([生]1747年9月27日 [没]1838年7月8日), 人情5, 新潮(江馬春齢〔2代〕 えましゅんれい [生]延享4(1747)年9月27日 [没]天保9(1838)年7月8日), 人名, 世人, 日人, 濃飛([生]延享4年9月), 藩臣3, 洋学(江馬元恭 えまげんきょう)

江馬榴園 えまりゅうえん
文化1(1804)年～明治23(1890)年
江戸時代末期～明治期の蘭方医。御室門跡宮従医、府医業取締。京都で開業、種痘所有信堂、京都府立医学専門学校の創立に参画、著書に「室速篤内科書」。
¶国書([没]明治23(1890)年9月17日), 新潮, 日人, 洋学

江馬榴圃 えまりゅうほ
江戸時代中期の蘭方医。
¶人名

恵美玄覧 えみげんらん
宝暦12(1762)年～天保12(1841)年 [別]恵美三圭《えみさんけい》
江戸時代後期の医師。
¶国書(恵美三圭 えみさんけい [没]天保12(1841)年1月10日), 人名([生]?), 日人

江見康一 えみこういち
大正10(1921)年1月12日～
昭和～平成期の経済学者。一橋大学教授、帝京大学教授。財政学、社会保障理論、医療経済の構造分析などを研究。著書に「資本形成」「社会保障の構造分析」など。
¶現朝, 現執1期, 現執2期, 現執3期, 現執4期, 現情, 世紀, 日人, マス89

恵美三圭 えみさんけい
→恵美玄覧(えみげんらん)

恵美三白 えみさんぱく
宝永4(1707)年～天明1(1781)年
江戸時代中期の安芸広島藩医。
¶国書([没]天明1(1781)年10月8日), 人名, 日人, 藩臣6

恵美大笑 えみたいしょう
延享2(1745)年～文政3(1820)年
江戸時代中期の医師。
¶国書([没]文政3(1820)年6月8日), 人名, 日人

恵美三紀子 えみみきこ
昭和10(1935)年3月6日～
昭和期の放送経営者、音訳指導員。
¶視覚

恵美養健 えみようけん
文政10(1827)年～明治19(1886)年
江戸時代末期～明治期の医師。
¶長崎遊

江村剛斎 えむらごうさい
慶長13(1608)年～寛文1(1661)年
江戸時代前期の儒医、漢学者。摂津尼ケ崎藩に仕える。
¶朝日([生]慶長12(1607)年　[没]万治3年7月17日(1660年8月22日)), 国書([没]寛文1(1661)年7月17日), 人名, 姓氏京都(生没年不詳), 日人, 兵庫百

江村如圭 えむらじょけい
？　～享保17(1732)年
江戸時代中期の本草学者。
¶朝日, 新潮(生没年不詳)

江村如亭 えむらじょてい
？　～享保17(1732)年
江戸時代中期の儒者、本草学者。
¶人名, 日人

江村専斎 えむらせんさい
永禄8(1565)年～寛文4(1664)年9月26日　[別]江村宗具《えむらむねとも》
安土桃山時代～江戸時代前期の医師。
¶岩史, 岡山人(江村宗具　えむらむねとも), 岡山歴, 角史, 京都, 京都大, 国書, コン改, コン4, コン5, 詩歌, 新潮, 人名, 姓氏京都, 世人, 戦国([生]?), 戦人, 日史, 日人, 百科, 歴大, 和俳

江村宗具 えむらむねとも
→江村専斎(えむらせんさい)

江邨磊堂 えむららいどう
文政1(1818)年6月6日～明治10(1877)年11月27日
江戸時代後期～明治期の医師。
¶国書

江本修 えもとおさむ
→江本修(えもとおさめ)

江本修 えもとおさめ
明治19(1886)年5月3日～昭和20(1945)年9月29日　[別]江本修《えもとおさむ》
明治～昭和期の獣医学者。
¶科学(えもとおさむ　[没]1945年(昭和20)9月20日), 徳島百, 徳島歴

江山正美 えやままさみ
明治39(1906)年11月24日～昭和53(1978)年6月20日
昭和期の厚生省厚生技官。近代造園学の祖。
¶科学, 現情, 人名7, 世紀, 日人, 町田歴

遠迫克美 えんさこかつみ
大正7(1918)年1月28日～平成1(1989)年10月24日
昭和期の社会事業家・医師。
¶岡山歴

艶士 えんし
？　～正徳2(1712)年　[別]横田艶士《よこたえんし》
江戸時代前期～中期の医師、俳人。
¶国書, 日人(横田艶士　よこたえんし), 俳文

円城寺次郎 えんじょうじじろう
明治40(1907)年4月3日～平成6(1994)年3月14日
大正～平成期の新聞記者、実業家。日本経済新聞社社長。「日経流通新聞」「日経産業新聞」なども創刊。
¶郷土千葉, 近医, 現朝, 現執2期, 現情, 実業, 世紀, 日人

遠城寺宗知 えんじょうじむねとも
大正15(1926)年～平成22(2010)年
昭和～平成期の医師。専門は病理学。
¶近医

遠城寺宗徳 えんじょうじむねのり
明治33(1900)年1月14日～昭和53(1978)年8月9日
大正～昭和期の医科学者。
¶大分百, 大分歴, 科学, 近医, 現執1期, 世紀, 日人, 福岡百

炎天 えんてん
→岩動炎天(いするぎえんてん)

遠藤晃 えんどうあきら
昭和6(1931)年～
昭和～平成期の生活福祉学者、自治体行政研究者。立命館大学教授。
¶現執1期, 現執2期, 現執3期

遠藤箕園 えんどうきえん
文化9(1812)年～明治17(1884)年
江戸時代末期～明治期の越後南蒲原郡上条村の義人。凶作の折に富豪から金を借りて窮民を救済した。
¶人名, 日人

遠藤致 えんどうきわむ
天保5(1834)年～明治34(1901)年7月10日
江戸時代末期～明治時代の医師。初代福島県会議長。藩主安藤信正の典医。興風社を結成し県会議員になる。
¶幕末, 幕末大

遠藤元閑 えんどうげんかん
生没年不詳
江戸時代中期の茶人、医師。
¶朝日, 京都, 京都大, 国書, 新潮, 姓氏京都, 茶道, 日人

遠藤元理 えんどうげんり
生没年不詳
江戸時代前期の本草家。

¶科学，国書，日人

遠藤興一 えんどうこういち
昭和19（1944）年6月14日〜
昭和期の社会思想史・社会福祉学者。
¶現執2期

遠藤幸三 えんどうこうぞう
明治45（1912）年〜平成17（2005）年
昭和・平成期の産婦人科医。金沢赤十字病院名誉院長。
¶石川現十

遠藤貞男 えんどうさだお
大正11（1922）年6月29日〜
大正〜昭和期の社会運動家、朗読ボランティア。
¶視覚

遠藤繁清 えんどうしげきよ
明治17（1884）年〜昭和40（1965）年
明治〜昭和期の医師。内科（結核病学）。
¶近医

遠藤滋 えんどうしげし
→遠藤滋（えんどうしげる）

遠藤滋 えんどうしげる
明治3（1870）年〜昭和12（1937）年4月20日　㊅遠藤滋《えんどうしげし》
明治〜昭和期の細菌学者。遠藤寒天培養基を創製。チフス菌検出に有力な新法を案出し、世界的注目を浴びた。
¶科学，近医（えんどうしげし　㊅明治2（1869）年），人名，世紀，大百，日人

遠藤執庵 えんどうしゅうあん
文化13（1816）年〜明治8（1875）年
江戸時代末期〜明治期の医師。武州忍の開業医。河津省庵の「医則発揮」編纂に協力。
¶洋学

遠藤俊吉 えんどうしゅんきち
昭和12（1937）年〜平成20（2008）年
昭和〜平成期の医師。精神科。
¶近医

遠藤俊次 えんどうしゅんじ
明治26（1893）年〜昭和53（1978）年
大正〜昭和期の医師、政治家。
¶姓氏岩手

遠藤春岱 えんどうしゅんたい
生没年不詳
江戸時代後期の周防徳山藩医。
¶姓氏山口，長崎遊，藩臣6

遠藤俊平 えんどうしゅんぺい
寛政6（1794）年〜嘉永6（1853）年5月19日
江戸時代後期の医師。教育者。
¶岩手人

遠藤正伯 えんどうしょうはく
寛政7（1795）年〜万延1（1860）年
江戸時代末期の医師（美作津山藩、陸奥仙台藩）。

¶洋学

遠藤至六郎 えんどうしろくろう
明治18（1885）年2月〜昭和17（1942）年2月8日
明治〜昭和期の口腔外科学者。大日本歯科医学会会長、医学博士。口腔外科学の権威。著書に「口腔外科診断学」「日本耳鼻咽喉科学全書」など。
¶科学，人名7，日人

遠藤石村 えんどうせきそん
明治40（1907）年12月20日〜昭和52（1977）年4月30日
昭和期の俳人、医師。
¶沖縄百

遠藤大倉 えんどうだいそう
享保2（1717）年〜寛政1（1789）年12月20日
江戸時代中期〜後期の医師。
¶国書

遠藤董 えんどうただす
嘉永6（1853）年〜昭和20（1945）年
明治〜昭和期の教育者。盲唖学校を創始。
¶世紀（㊅嘉永6（1853）年1月22日　㊆昭和20（1945）年1月22日），鳥取百，日人

遠藤中節 えんどうちゅうせつ
明治22（1889）年9月19日〜昭和44（1969）年11月28日
大正〜昭和期の法医学者。京都帝国大学教授。「死体分解産物の化学的研究」「法医中毒学」の分野で業績を残す。
¶岡山百，岡山歴，科学（㊆1969年（昭和44）11月29日），近医，現情，人名7，世紀（㊆昭和44（1969）年11月29日），日人

遠藤亨 えんどうとおる
大正7（1918）年〜平成3（1991）年
昭和〜平成期の歯科医師。
¶山形百新

遠藤知見 えんどうともみ
昭和5（1930）年〜
昭和〜平成期の盲・ろう・養護学校教師、児童文学作家。
¶児人

遠藤英也 えんどうひでや
大正14（1925）年7月15日〜
昭和期の生化学者、分子生物学者。九州大学教授。
¶現情

遠藤征広 えんどうまさひろ
昭和30（1955）年7月15日〜
昭和〜平成期の社会事業家。遅筆堂文庫を設立。
¶現執4期

【 お 】

及川晃 おいかわあきら
明治7（1874）年〜昭和20（1945）年

明治～昭和期の医師。
¶姓氏岩手

及川淳 おいかわあつし
昭和4(1929)年～平成4(1992)年
昭和～平成期の医師。専門は薬理学。
¶近医

及川儀右衛門 おいかわぎえもん
明治25(1892)年～昭和49(1974)年
大正～昭和期の歴史学者。「吾妻鏡」を研究。被爆者救済運動にも尽力。
¶史研，日人([生]明治25(1892)年3月18日　[没]昭和49(1974)年11月14日)

及川邦治 おいかわくにじ
明治16(1883)年～?
明治～昭和期の医師。耳鼻咽喉科。
¶近医

及川栄 おいかわさかえ
安政4(1857)年10月22日～昭和7(1932)年2月3日
明治～昭和期の医師・社会奉仕家。
¶岩手人，姓氏岩手

及川正助 おいかわしょうすけ
明治33(1900)年4月26日～*
大正～昭和期の医師・政治家。
¶岩手人([没]1972年8月4日)，姓氏岩手([没]1971年)

及川直 おいかわなおし
明治19(1886)年～昭和31(1956)年
大正～昭和期の医師・社会奉仕家。
¶姓氏岩手

及川周 おいかわまこと
明治26(1893)年6月4日～昭和44(1969)年3月6日
明治～昭和期の衛生学者、俳人。新潟大学教授。
¶近医，現情，新潟百

及川巳佐男 おいかわみさお
昭和4(1929)年1月28日～
昭和期の教育者。
¶視覚

及川良寿 おいかわよしひさ
文政13(1830)年9月13日～明治40(1907)年1月27日　[別]及川良寿《おいかわりょうじゅ》
江戸時代末期～明治期の国学者、医師。著書に「出の森」「桃廼舎集」「桃亭薬撰」「桃亭医則」などがある。
¶岩手人(おいかわりょうじゅ)，国書，人名，日人

及川裸観 おいかわらかん
明治34(1901)年12月～昭和61(1986)年
昭和期の健康普及者。「ニコニコ裸運動」提唱者。裸で全国を行脚した。
¶現日，姓氏岩手

及川良寿 おいかわりょうじゅ
→及川良寿(おいかわよしひさ)

尾池享平 おいけきょうへい
→尾池松湾(おいけしょうわん)

尾池薫陵 おいけくんりょう
享保18(1733)年～天明4(1784)年閏1月10日
江戸時代中期の医師。
¶国書5

尾池松湾 おいけしょうわん
寛政2(1790)年～慶応3(1867)年　[別]尾池享平《おいけきょうへい》
江戸時代末期の医師、歌人、書家。丸亀藩医。
¶国書([没]慶応3(1867)年9月2日)，詩歌，人名(尾池享平　おいけきょうへい)，日人，幕末([没]1867年9月29日)，和俳

尾池桐陽 おいけとうよう
明和2(1765)年～天保5(1834)年
江戸時代中期～後期の讃岐丸亀藩医。
¶国書([没]天保5(1834)年7月22日)，詩歌，藩臣6，和俳

老田剛 おいたたけし
大正11(1922)年5月7日～平成8(1996)年3月11日
昭和～平成期の郷土史家、獣医。
¶郷土，飛騨

生沼曹六 おいぬまそうろく
明治9(1876)年8月18日～昭和19(1944)年9月30日
明治～昭和期の生理学者。岡山医科大学教授。感覚生理および航空医学の先駆者として有名。中国文化賞受賞。
¶岡山百，岡山歴，科学，近医，人名7，渡航([生]1876年8月　[没]1944年9月)，日人

老松克博 おいまつかつひろ
昭和34(1959)年～
昭和～平成期の精神科医。大阪大学大学院人間科学研究科助教授。
¶現執4期

扇太純 おうぎたいじゅん
文政1(1818)年～元治1(1864)年
江戸時代末期の対馬藩士、医師。
¶維新

逢坂佐馬之助 おうさかさまのすけ
*～昭和24(1949)年2月11日　[別]逢坂佐馬之助《おおさかさまのすけ》
明治～昭和期の医家・政治家。
¶徳島百([生]明治12(1879)年11月13日)，徳島歴(おおさかさまのすけ　[生]明治11(1878)年11月13日)

王瑞雲 おうずいうん
昭和15(1940)年6月5日～
昭和～平成期の医師。富士見台医院院長、レオニクス代表取締役会長。
¶現執4期

王丸勇 おうまるいさむ
明治34(1901)年～平成7(1995)年
大正～平成期の医師。専門は精神科、病跡学。

¶近医

近江湖雄三 おうみこおぞう★
明治16(1883)年7月27日〜昭和42(1967)年6月11日
明治〜昭和期の医師。
¶秋田人2

近江周達 おうみしゅうたつ★
生没年不詳
江戸時代末期の藩医。
¶秋田人2

淡海常那 おうみのつねな
平安時代前期の医師。
¶人名, 日人(生没年不詳)

近江屋長兵衛 おうみやちょうべえ
寛延3(1750)年〜文政4(1821)年　㊙武田長兵衛《たけだちょうべえ》
江戸時代中期〜後期の薬種商人。武田薬品工業の創始者。
¶朝日(㊙文政4年7月10日(1821年8月7日)), コン4, コン5, 新潮, 日人, 歴大

近江屋長兵衛〔5代〕 おうみやちょうべえ
→武田長兵衛〔5代〕(たけだちょうべえ)

近江屋長兵衛〔6代〕 おうみやちょうべえ
→武田長兵衛〔6代〕(たけだちょうべえ)

黄基雄 おうもとお
昭和2(1927)年〜平成22(2010)年
昭和〜平成期の医師。専門は解剖学、組織学。
¶近医

王有稜陀 おうゆうりょうだ
上代の医師。
¶古史(生没年不詳), 人名

大井閑斎 おおいかんさい
生没年不詳
江戸時代後期の医師。
¶国書

大井清 おおいきよし
明治33(1900)年10月19日〜昭和46(1971)年1月27日
昭和期の口腔外科学者。東京歯科大学副学長。日本口腔外科学会会長、東京歯科大学病院長を歴任。
¶科学, 科技, 現情, 人名7, 皿紀, 日人

大池弥三郎 おおいけやさぶろう
大正2(1913)年10月7日〜平成9(1997)年12月22日
昭和〜平成期の弘大学長。
¶青森人, 科学, 近医(㊙平成10(1998)年)

大井玄 おおいげん
昭和10(1935)年8月5日〜
昭和〜平成期の地域医療研究者、老人衛生研究者。東京大学教授。
¶現執3期

大井玄洞 おおいげんどう
嘉永7(1854)年〜昭和5(1930)年
明治〜昭和期の薬学者、政治家。
¶近医

大井光曙 おおいこうしょ★
寛政9(1797)年〜弘化2(1845)年
江戸時代後期の医業。
¶秋田人2

大石さき おおいしさき
大正5(1916)年〜
平成期の保健婦。劇団ほのお代表。
¶静岡女, テレ

大石三良 おおいしさぶろう
? 〜
大正期の東京帝国大学セツルメント参加者。
¶社史

大石繁吉 おおいししげきち
明治2(1869)年1月〜?
明治期の眼科医。
¶渡航

大石順教 おおいしじゅんきょう
明治21(1888)年3月14日〜昭和43(1968)年4月21日　㊙大石順教尼《おおいしじゅんきょうに》
明治〜昭和期の尼僧。身障者の福祉活動に専念。京都に仏光院を建立。日本人発の世界身体障害者芸術協会会員。
¶大阪人(大石順教尼　おおいしじゅんきょうに), 現朝, 現情, 女史, 女性, 女性普, 新潮, 人名7, 世紀, 日人, 仏教, 仏人

大石省三 おおいししょうぞう
明治42(1909)年〜平成13(2001)年
大正〜平成期の医師。眼科。
¶近医

大石スク おおいしすく
明治13(1880)年5月2日〜大正14(1925)年5月12日
明治〜大正期の社会事業家。
¶岩手人, 札幌, 世紀, 日人, 北海道百, 北海道歴

大石誠之助 おおいしせいのすけ
慶応3(1867)年11月4日〜明治44(1911)年1月24日
明治期の医師、社会主義者。「社会主義」に情歌、評論を寄稿。平民社の社会主義運動に参加。
¶朝日(㊙慶応3年11月4日(1867年11月29日)), アナ, 岩史, 海越, 海越新, 角史, 紀伊文, 郷土和歌山, キリ(㊙慶応3年11月4日(1867年11月29日)), 近医, 近現, 近文, 国史(㊙1869年), コン改, コン5, 史人, 社運, 社史(㊙慶応3年11月4日(1867年11月29日)), 新潮, 人名, 世紀, 渡航, 日史, 日人, 百科, 平和, 民学, 歴大, 和歌山人

大石平 おおいしたいら
弘化1(1844)年〜大正7(1918)年2月12日
明治〜大正期の地方政治家・社会事業家。

¶岡山歴

大石武一 おおいしぶいち
明治42(1909)年6月19日〜平成15(2003)年10月19日
昭和期の政治家。衆議院議員、農林大臣。初代環境庁長官。市民運動の第一線で活躍。著書に「尾瀬までの道」など。
¶近医，現朝，現執2期，現情，現日，コン改，コン4，コン5，新潮，世紀，政治，日人，平和，履歴，履歴2

大石良英 おおいしりょうえい
？〜慶応1(1865)年
江戸時代末期の肥前佐賀藩医。
¶維新，国書(生没年不詳)，佐賀百(生没年不詳)，洋学

大井清吉 おおいせいきち
昭和6(1931)年10月12日〜平成10(1998)年7月24日
昭和〜平成期の障害児教育学者。東京学芸大学教授。
¶現執1期，現執3期，世紀，YA

大礒敏雄 おおいそとしお
明治41(1908)年4月2日〜平成20(2008)年2月26日
昭和期の栄養学者、公衆衛生学者。食糧栄養調査会会長。
¶科学，近医，現情

大井帯刀 おおいたてわき
明和8(1771)年〜？
江戸時代中期の代官。天保の飢饉では領民の救済に尽力。
¶人名，日人

大井田正水 おおいだまさみ
弘化2(1845)年〜明治39(1906)年12月20日
江戸時代末期〜明治時代の医師。幡多古勤王党の有力者。
¶高知人，幕末，幕末大(㊧弘化2(1845)年9月26日)

大井長嘯 おおいちょうしょう
文政3(1820)年〜元治1(1864)年
江戸時代後期の医師。
¶長崎遊

大井敏雄 おおいとしお
明治33(1900)年〜昭和42(1967)年
大正〜昭和期の医学者。
¶姓氏富山

大井春房 おおいはるふさ
生没年不詳
江戸時代末期〜明治期の医師。
¶姓氏神奈川

大井卜新 おおいぼくしん
天保5(1834)年〜大正13(1924)年
江戸時代末期〜明治期の医師、実業家。
¶維新，大阪人(㊧大正13(1924)年5月)，人名，

世紀(㊧天保5(1834)年3月10日　㊨大正13(1924)年5月11日)，長崎遊，日人

大井実 おおいみのる
明治39(1906)年5月27日〜平成17(2005)年2月2日
大正〜平成期の医師。外科。
¶科学，近医

大岩主一 おおいわしゅいち
文化7(1810)年〜文久2(1862)年
江戸時代末期の医師。
¶人名，日人，幕末(㊧1862年9月1日)，幕末大(㊧文久2(1862)年8月8日)，藩臣3

大岩芳逸 おおいわほういつ★
明治期の医師。
¶三重続

大上馨 おおうえかおる
昭和5(1930)年9月5日〜
昭和期の教師、盲人バレーボールのルール考案者。
¶視覚

大内啓伍 おおうちけいご
昭和5(1930)年1月23日〜
昭和〜平成期の政治家。衆議院議員、民主党委員長。細川・羽田内閣の厚生大臣を歴任。自由連合を経て自民党へ入党。著書に「平和への道」など。
¶現朝，現執1期，現執2期，現政，現日，世紀，政治，日人，マス89

大内玄周 おおうちげんしゅう
？〜明治8(1875)年
江戸時代後期〜明治期の竹松村在住の医師。
¶姓氏神奈川

大内源太右衛門 おおうちげんだえもん
弘化4(1847)年〜明治42(1909)年
江戸時代後期〜明治期の富商、慈善家。
¶姓氏宮城，宮城百

大内五良 おおうちごろう
明治42(1909)年〜昭和59(1984)年
昭和期の医師。
¶平和

大内松岳 おおうちしょうがく
慶安3(1650)年〜元禄13(1700)年
江戸時代中期の医師。
¶人名

大内仁 おおうちじん
大正8(1919)年〜昭和60(1985)年
昭和期の医師。耳鼻咽喉科。
¶近医

大内進 おおうちすすむ
昭和24(1949)年7月25日〜
昭和期の教育者。
¶視覚

大内禎介 (大内槇介，大内貞介) おおうちていすけ
文政2(1819)年〜明治30(1897)年

江戸時代末期～明治期の医師。松山藩主の侍医。
¶愛媛，愛媛百（大内楨介），長崎遊，洋学（大内貞介）

大内桐斎　おおうちとうさい
江戸時代末期の医師、地誌学者。三河吉田藩の江戸詰め侍医。
¶人名，日人（生没年不詳）

大内通　おおうちとおる
元治元（1864）年～昭和10（1935）年
明治～昭和期の医師。
¶愛媛，愛媛百（[生]元治1（1864）年2月20日　[没]昭和10（1935）年6月5日）

大内余庵　おおうちよあん
江戸時代末期の医師。
¶維新，国書（生没年不詳），幕末（生没年不詳），幕末大

大江雲沢　おおえうんたく
文政5（1822）年～明治32（1899）年
江戸時代後期～明治時代の中津藩医。
¶幕末大

大江春塘　おおえしゅんとう
天明7（1787）年～天保15（1844）年
江戸時代後期の医師（中津藩医）、蘭学者。
¶江文，大分歴，国書（[没]天保15（1844）年6月20日），人名，長崎遊，日人，藩臣7，洋学

大江卓　おおえたく
弘化4（1847）年～大正10（1921）年9月12日
明治～大正期の政治家、社会事業家。衆議院議員。民部大輔に「穢多非人廃止建白書」を提出。東京株式取引所会頭。融和事業に尽力。
¶朝日（[生]弘化4年9月25日（1847年11月2日）），維新，岩史（[生]弘化4（1847）年9月25日），岩手人（[生]1847年9月25日），岩手百（[生]1843年），角史，神奈川人，神奈川百，近現，高知経，高知人，高知百，国際，国史，コン改，コン5，史人（[生]1847年9月21日），社史（[生]1847年11月2日），重要（[生]弘化4（1847）年9月21日），新潮（[生]弘化4（1847）年9月25日），人名，世紀（[生]弘化4（1847）年9月25日），姓氏岩手，姓氏神奈川，世人（[生]弘化4（1847）年9月25日），全書，大百，鉄道（[生]1847年11月2日　[没]1921年9月21日），伝記，長崎遊，日史（[生]弘化4（1847）年9月25日），日人，日本，幕末，百科，兵庫百，平日（[生]1847　[没]1921），町田歴（[生]弘化4（1847）年9月25日），明治1，履歴（[生]弘化4（1847）年9月25日），歴大

大条虎介　おおえだこすけ，おおえたこすけ
明治2（1869）年～大正10（1921）年5月23日
明治～大正期の医師。
¶アナ，岩手人（[生]1869年2月8日），岩手百，社史（おおえたこすけ），姓氏岩手

大江規玄　おおえただひろ
大正10（1921）年～平成4（1992）年
昭和～平成期の医師。専門は解剖学。
¶近医

大江安頼　おおえのやすより
平安時代後期の医師。
¶人名，日人（生没年不詳）

大岡越前守　おおおかえちぜんのかみ
→大岡忠相（おおおかただすけ）

大岡サト　おおおかさと
明治21（1888）年～昭和43（1968）年
大正～昭和期の助産婦。
¶神奈川人

大岡忠相　おおおかただすけ
延宝5（1677）年～宝暦1（1751）年12月19日　[別]大岡越前守《おおおかえちぜんのかみ》
江戸時代中期の大名、幕臣。江戸町奉行、越前守、三河西大平藩主。8代将軍吉宗に登用され、小石川養生所の設立などにあたった。
¶愛知百，朝日（[没]宝暦1年12月19日（1752年2月3日）），岩史，江戸（大岡越前守　おおおかえちぜんのかみ），角史，神奈川百，近世，国史，国書，コン改，コン4，埼玉人，史人，重要，諸系（[没]1752年），人書79，新潮，人名（[没]1753年），姓氏愛知，姓氏神奈川，世人，世百，全書，大百，多摩，伝記，日史，日人（[没]1752年），藩主2，百科，平日（[生]1677　[没]1751），歴大

大岡良子　おおおかよしこ
大正5（1916）年～平成5（1993）年
昭和～平成期の医師。眼科。
¶近医

大神活都　おおがいくと
貞享1（1684）年～享保11（1726）年
江戸時代中期の鍼医、儒者。
¶人名，日人

大家啓一　おおかけいいち
昭和10（1935）年3月22日～
昭和～平成期の医師、政治家。小矢部市長。
¶現政

大神沢一　おおがさわいち
貞享1（1684）年～享保10（1725）年12月1日
江戸時代中期の鍼医、篤学者。
¶国書，人名

大春日遠晴　おおかすがのとおはる
生没年不詳　[別]大春日遠晴長徳《おおかすがとおはるのながのり》，大春日遠春長徳《おおかすがとおはるのながのり》
平安時代中期の医家。典薬允。
¶人名（大春日遠春長徳　おおかすがとおはるのながのり），日人（大春日遠晴長徳　おおかすがとおはるのながのり　生没年不詳），飛驒

大金玄仙　おおがねげんせん
天保8（1837）年～大正5（1916）年
江戸時代末期～大正期の馬頭町の医師、私塾。
¶栃木歴

大神貞男　おおがみさだお
大正5（1916）年～
昭和期の読書療法研究者。

お

¶現執1期

大上正裕 おおがみまさひろ
昭和29(1954)年～平成12(2000)年
昭和～平成期の医師。外科(内視鏡外科)。
¶近医

大萱りう おおがやりう
明治45(1912)年5月22日～平成10(1998)年6月11日
昭和・平成期の助産婦。
¶飛騨

大川嗣雄 おおかわつぎお
昭和10(1935)年～平成4(1992)年
昭和～平成期の医師。リハビリテーション医学、整形外科。
¶近医

大川富雄 おおかわとみお
明治42(1909)年12月4日～昭和53(1978)年1月27日
昭和期の医学者。
¶広島百

大河平兵衛 おおかわへいべえ
安永2(1773)年～天保13(1842)年
江戸時代後期の矯風家、農夫。
¶人名，日人

大川原潔 おおかわらきよし
昭和2(1927)年3月7日～
昭和期の教育者。
¶視覚

大河原欽吾 おおかわらきんご
明治21(1888)年～*
大正～昭和期の盲教育者。東京盲人会館常務理事。師範学校勤務ののち、盲教育に専心。著書に「点字発達史」など。
¶教育，群馬人([没]?)，視覚([生]明治21(1888)年7月 [没]1976年8月24日)

大木一訓 おおきかずのり
昭和12(1937)年1月5日～
昭和期の労働政策専門家。日本福祉大学教授。
¶現執1期，現執2期

大木ぎん おおきぎん
明治35(1902)年～平成元(1989)年
昭和期の助産師。
¶静岡女

大木玄広 おおきげんこう
江戸時代末期～明治期の医師。
¶栃木歴

大木貞雄 おおきさだお
大正5(1916)年7月26日～平成11(1999)年12月20日
昭和～平成期の薬学者、東京薬科大学学長。専門は薬化学、有機合成化学。
¶科学

大岸鹿 おおぎししか
明治12(1879)年1月26日～昭和32(1957)年6月11日
明治～昭和期の医師。
¶石川百，世紀，姓氏石川，日人

大北威 おおきたたけし
大正14(1925)年～平成20(2008)年
昭和～平成期の医師、社会運動家。専門は内科(血液病学)。
¶近医，平和

大城戸宗男 おおきどむねお
昭和8(1933)年10月17日～
昭和～平成期の皮膚科学者。東海大学教授。
¶現情

大宜見朝計 おおぎみちょうけい
明治40(1907)年3月20日～昭和53(1978)年1月23日
大正～昭和期の医師。専門は公衆衛生学。
¶沖縄百，近医，姓氏沖縄

大串菊太郎 おおぐしきくたろう
明治13(1880)年9月16日～？
明治～大正期の医学者。
¶渡航

大口灌畦(大口灌畦) おおぐちかんけい
生没年不詳
江戸時代中期の本草家。
¶国書，人名(大口灌畦)，日人

大国明二郎 おおくにあきじろう
弘化2(1845)年～昭和5(1930)年
江戸時代末期～大正期の医師。宇治山田地方における西洋医の嚆矢。
¶洋学

大国岩太郎 おおくにいわたろう
明治30(1897)年～平成3(1991)年
明治～平成期の医療従事者(学会事務)。
¶近医

大国主神 おおくにぬしのかみ
[別]大己貴神《おおなむちのかみ》,大国主神《おおくにぬしのみこと》,大国主命《おおくにぬしのみこと》,大汝《おおなむち》,八千矛神《やちほこのかみ》,八千桙之神《やちほこのかみ》，オオクニヌシノカミ,葦原醜男《あしはらのしこお》,大穴牟遅神《おおなむちのかみ》,大物主神《おおものぬしのかみ》
神名。出雲系神話の主神。因幡の兎を救う話は日本で最も古い薬物療法の記述とされる。
¶朝日(大国主命 おおくにぬしのみこと)，角史(大国主 おおくにぬし)，国史，古史(大己貴神 おおなむちのかみ)，古史(大国主命 おおくにぬしのみこと)，古史(八千矛神 やちほこのかみ)，コン改(大国主命 おおくにぬしのみこと)，コン4(大国主命 おおくにぬしのみこと)，コン5(大国主命 おおくにぬしのみこと)，史人(大己貴神 おおなむちのかみ)，史人，思想史(オオクニヌシノカミ)，重

要(おおくにぬしのみこと), 神史, 新潮(大国主命 おおくにぬしのみこと), 世百, 全書(大国主命 おおくにぬしのみこと), 大百(大国主命 おおくにぬしのみこと), 日史, 日人, 百科, 百科(八千矛神 やちほこのかみ), 万葉(大汝 おおなむち), 万葉(八千桙之神 やちほこのかみ), 山川小

大国主神(大国主命) **おおくにぬしのみこと**
→大国主神(おおくにぬしのかみ)

大国真彦 おおくにまさひこ
昭和2(1927)年9月15日〜
昭和〜平成期の医師。小児科、日本大学教授、日本小児科学学会会長。専門は小児循環器病学、小児成人病、膠原病。著書に「子どもの成人病を治す本」など。
¶現朝, 現執3期, 現執4期, 世紀, 日人

大久保章言 おおくぼあきこと
→大久保章言(おおくぼしょうげん)

大久保格庵 おおくぼかくあん★
寛文9(1669)年9月28日〜享保10(1725)年6月28日
江戸時代中期の羽後町三輪の儒医。
¶秋田人2

大久保九平 おおくぼきゅうへい
明治23(1890)年1月3日〜昭和48(1973)年5月25日
大正〜昭和期の医師。
¶徳島百, 徳島歴

大久保元亨 おおくぼげんこう
嘉永1(1848)年〜?
江戸時代後期〜明治期の宇都宮藩典医、宇都宮商業銀行頭取。
¶栃木歴

大久保玄春 おおくぼげんしゅん★
宝永3(1706)年〜安永3(1774)年11月11日
江戸時代中期の羽後町三輪の儒医。
¶秋田人2

大久保黄斎 おおくぼこうさい
文化8(1811)年〜明治28(1895)年
江戸時代末期〜明治期の医師。坪井信道の日習堂塾頭。帰郷後、開業し名医として知られた。
¶洋学

大久保孝三郎 おおくぼこうさぶろう
明治8(1875)年11月10日〜昭和22(1947)年12月5日
明治〜昭和期の医師。沖縄メソジスト教会員。
¶沖縄百, 社史

大久保栄(1) おおくぼさかえ
? 〜明治43(1910)年6月11日
明治期の病理解剖学者。
¶渡航

大久保栄(2) おおくぼさかえ
明治12(1879)年3月30日〜昭和31(1956)年8月
明治〜昭和期の女性。母を護るの会顧問、日本赤十字社篤志看護婦人会幹事等を歴任。
¶女性, 女性普

大久保さわ子 おおくぼさわこ
昭和1(1926)年1月6日〜
昭和〜平成期の評論家、婦人運動家。労働省山口婦人少年室長、本田技研労組副委員長。独身婦人連盟を結成。女性だけの共同墓"女の碑"をつくったり、ミニ老人ホームなどを提唱。
¶近女, 現朝, 現情, 現人, 世紀, 日人, 平和

大久保忍 おおくぼしのぶ
昭和8(1933)年3月26日〜
昭和〜平成期の民間療法研究家、小説家。
¶現執3期

大久保修平 おおくぼしゅうへい
文政10(1827)年〜明治37(1904)年
江戸時代後期〜明治期の蘭方医。
¶新潟百

大久保俊水 おおくぼしゅんすい
? 〜文政4(1821)年
江戸時代後期の信濃高遠藩医。
¶藩臣3

大久保舜三 おおくぼしゅんぞう
昭和5(1930)年〜昭和53(1978)年
昭和期の医師。専門は遺伝学。
¶近医

大久保章言 おおくぼしょうげん
*〜天保6(1835)年 [別]大久保章言《おおくぼあきこと》
江戸時代後期の医師、国学者。
¶人名(おおくぼあきこと [生]?), 日人([生]1770年), 山梨百

大久保章言〔2代〕 おおくぼしょうげん
享和1(1801)年〜嘉永1(1848)年
江戸時代後期の医師。
¶長崎遊

大窪匠作 おおくぼしょうさく
寛政4(1792)年〜*
江戸時代末期の医師。
¶幕末([没]1855年1月4日), 幕末大([没]嘉永7(1854)年11月16日)

大久保潜竜 おおくぼせんりゅう
明治4(1871)年11月〜?
明治期の歯科医。
¶渡航

大窪池屋 おおくぼちおく
寛政4(1792)年5月18日〜嘉永7(1854)年11月16日
江戸時代後期〜末期の医師。
¶国書(生没年不詳), 国書5

大久保通次 おおくぼつうじ
明治28(1895)年5月13日〜昭和21(1946)年3月
大正〜昭和期の歯科医師・学校創設者。

¶埼玉人，埼玉百

大久保適斎 おおくぼてきさい
天保11(1840)年〜明治44(1911)年
江戸時代後期〜明治期の教育者。群馬県医学校初代校長。
¶群新百，群馬人，群馬百，姓氏群馬

大久保直穆 おおくぼなおむつ
明治11(1878)年〜昭和24(1949)年
明治〜昭和期の小児科医。
¶近医

大久保滉 おおくぼひろし
大正4(1915)年〜平成13(2001)年
昭和〜平成期の医師。内科。
¶近医

大窪昌章 おおくぼまさあき
享和2(1802)年〜天保12(1841)年10月8日
江戸時代末期〜明治期の本草学者、尾張藩士。
¶朝日(⊕天保12年10月8日(1841年11月20日))，国書，植物，新潮，日人，洋学

大久保正一 おおくぼまさかず
大正2(1913)年1月19日〜
昭和期の公衆衛生学者。日本大学教授。
¶現情，世紀，マス89

大久保義夫 おおくぼよしお
明治37(1904)年9月16日〜昭和56(1981)年12月27日
昭和期の獣医薬理学者。東京大学教授。
¶科学，現情

大熊益斎 おおくまえきさい
明和6(1769)年〜天保2(1831)年11月
江戸時代後期の医師。
¶岡山歴

大熊喜代松 おおくまきよまつ
昭和1(1926)年〜
昭和〜平成期の教育者。県立盲学校長。言語障害児の教育、治療に尽力。著書に「ことばを求めて」など。
¶現執1期，現執3期，世紀，日人(⊕大正15(1926)年1月5日)

大熊萩翁 おおくましゅくおう
→西山萩翁(にしやましゅくおう)

大熊泰川 おおくましんせん
文化3(1806)年〜?
江戸時代後期の医師、漢学者。
¶国書

大熊輝雄 おおくまてるお
大正15(1926)年10月6日〜平成22(2010)年
昭和〜平成期の精神神経科学研究者。国立精神・神経センター総長、東北大学教授。
¶近医，現執3期，現執4期

大熊篤二 おおくまとくじ
明治41(1908)年3月21日〜昭和56(1981)年9月10日
昭和期の眼科学者。
¶科学，近医，世紀，日人

大熊博雄 おおくまひろお
明治39(1906)年〜昭和58(1983)年
大正〜昭和期の医師。泌尿器科。
¶近医

大熊よし おおくまよし
明治16(1883)年1月1日〜明治38(1905)年8月19日
明治期の日露戦争殉職準備看護婦。
¶埼玉人

大倉卯一郎 おおくらういちろう
宝暦12(1762)年〜天保1(1830)年
江戸時代後期の慈善家。
¶人名

大倉興司 おおくらこうじ
大正13(1924)年〜平成9(1997)年
昭和〜平成期の医師。専門は遺伝学(人類遺伝学)。
¶近医

大倉道貞 おおくらみちさだ
宝暦12(1762)年〜天保2(1831)年
江戸時代中期〜後期の商人。文化の飢饉では私財を投じ窮民を救済。
¶日人

大倉元宏 おおくらもとひろ
昭和28(1953)年1月1日〜
昭和〜平成期の人間工学研究者。
¶視覚

大栗清実(大栗清美) おおぐりきよみ，おおくりきよみ
明治34(1901)年12月1日〜昭和55(1980)年3月17日
昭和期の医師、社会運動家。日本無産者医療同盟委員長。戦後は日本共産党の活動などに力を注ぐ。
¶岡山歴(大栗清美 ⊕明治35(1902)年1月1日)，現朝(おおくりきよみ)，社運，社史，世紀，徳島歴，日人，平和

大黒勇 おおぐろいさむ
大正2(1913)年〜平成22(2010)年
昭和〜平成期の医師。専門は細菌学。
¶近医

大黒泰然 おおぐろたいぜん
安永5(1776)年〜明治2(1869)年
江戸時代後期の医師。
¶高知人，幕末(⊕1869年9月17日)，幕末大(⊕明治2(1869)年8月12日)

大黒田竜 おおぐろでんりゅう
天保7(1836)年〜明治35(1902)年1月2日
江戸時代末期〜明治時代の医師。戊辰戦争で戦功があり、刀料を下賜。
¶高知人，幕末，幕末大

大黒安三郎　おおぐろやすさぶろう
明治3(1870)年9月18日～大正4(1915)年10月21日
明治期の内科医。佐賀県立病院好生館長。佐賀県下における地方病としてのワイルス氏病その他に関する研究論文で学位を受けた。
¶岡山人，岡山歴，科学，近医，人名，世紀，渡航，日人

大河内一郎　おおこうちいちろう
明治38(1905)年11月14日～昭和60(1985)年5月22日
大正～昭和期の医師、社会事業家。
¶近医，世紀，日人

大河内一男　おおこうちかずお
明治38(1905)年1月29日～昭和59(1984)年8月9日
昭和期の経済学者。東京帝国大学総長。社会政策の生産力説を主張。著書に「独逸社会政策思想史」など。
¶岩史，近現，現朝，現執1期，現執2期，現情，現人，現日，コン改，コン4，コン5，史人，新潮，世紀，世人，全書，大百，日史，日人，日本，平和，マス2，マス89，履歴，履歴2，歴大

大河内一雄　おおこうちかずお
昭和3(1928)年10月8日～平成19(2007)年10月10日
昭和～平成期の医師。専門は血液学(輸血学)、ウイルス学、血清学。
¶科学，近医

大河内存真　おおこうちそんしん，おおこうちぞんしん
寛政8(1796)年～明治16(1883)年5月23日　[別]大河内存真《おおこちぞんしん》
江戸時代後期～明治期の医師、本草家。
¶愛知百(おおこちぞんしん)，朝日(おおこうちぞんしん　[生]寛政8年8月12日(1796年9月13日))，科学(おおこうちぞんしん　[生]寛政8(1796)年8月12日)，国書(おおこうちぞんしん)，植物(おおこうちぞんしん　[生]寛政8(1796)年8月12日)，新潮，人名，姓氏愛知，日人，幕末，幕末大，洋学(おおこうちぞんしん)

大河内常一　おおこうちつねいち
明治11(1878)年～昭和19(1944)年
明治～昭和期の香川県に在住した初の医学博士。
¶香川人

大河内信敏　おおこうちのぶとし
明治38(1905)年5月3日～昭和52(1977)年6月1日
大正～昭和期の民主医療運動家、実業家。無産者診療所書記。
¶社運，社史

大越伸　おおこししん
明治41(1908)年1月23日～昭和55(1980)年8月13日
昭和期の獣医学者、東京大学名誉教授。専門は家畜寄生虫学。
¶科学

大河内存真　おおこちぞんしん
→大河内存真(おおこうちそんしん)

逢坂佐馬之助　おおさかさまのすけ
→逢坂佐馬之助(おうさかさまのすけ)

大坂鷹司　おおさかたかし
明治30(1897)年4月15日～昭和46(1971)年6月14日
明治～昭和期の牧師、社会事業。仙台基督教育児院長。
¶岩手人，世紀，日人，宮城百

逢坂藍水　おおさからんすい
明治12(1879)年1月1日～昭和24(1949)年2月11日
明治～昭和期の歌人・医師。
¶岡山歴

大崎純　おおさきじゅん
大正13(1924)年11月26日～昭和60(1985)年8月24日
昭和期の労働衛生学者。
¶現情

大里晃弘　おおさとあきひろ
昭和30(1955)年1月5日～
昭和～平成期の医師。
¶視覚

大里康永　おおざとこうえい
明治32(1899)年11月15日～平成3(1991)年10月6日
昭和期の社会運動家、社会事業家。
¶社史

大里広次郎　おおさとこうじろう
明治8(1875)年～昭和30(1955)年
明治～昭和期の医師。産婦人科。
¶近医

大里俊吾　おおさとしゅんご
明治21(1888)年7月25日～昭和49(1974)年2月27日
大正～昭和期の内科医学者。福島県立医科大学初代学長。秋田県立中央病院院長、福岡県飯塚学園理事長兼校長を歴任。勲二等旭日重光章受章。
¶科学，近医，現情，人名7，世紀，日人，福島百，宮城百

大里桃隣　おおさととうりん
文政1(1818)年～明治18(1885)年
江戸時代末期～明治期の鍼医。
¶人名，日人

大里外誉郎　おおさととよろう
昭和6(1931)年5月8日～平成14(2002)年4月18日
昭和～平成期のウイルス学者。北海道大学教授。
¶科学，近医，現情

大里兵蔵　おおさとへいぞう
慶応3(1867)年3月1日～昭和20(1945)年3月20日
明治～昭和期の慈善公益家。
¶埼玉人

お

大沢岳太郎 おおさわがくたらう
→大沢岳太郎（おおさわがくたろう）

大沢岳太郎 おおさわがくたろう
文久3（1863）年6月25日～大正9（1920）年12月5日 [別]大沢岳太郎《おおさわがくたらう》
明治～大正期の解剖学者。ドイツに留学し解剖学を学ぶ。比較解剖学の発展に寄与。
¶愛知百，海越，海越新，科学，近医（おおさわがくたらう），人名，世紀，渡航（[生]1863年6月），日人

大沢謙二 おおさわけんじ
嘉永5（1852）年7月3日～昭和2（1927）年1月10日
明治期の医学者。生理学者、東京帝国大学医科大学学長。東京大学医学部初の日本人教授。近代生理学の元祖。
¶愛知百，海越，海越新，科学，近医，近現，国際，国史，新潮，人名，世紀，姓氏愛知，渡航，日人，洋学

大沢玄竜 おおさわげんりゅう
文化13（1816）年～
江戸時代後期の医師。
¶長崎遊

大沢栄 おおさわさかえ
昭和31（1956）年1月17日～
昭和～平成期の詩人。専門は精神医学（アディクション）。
¶現執4期

大沢三郎 おおさわさぶろう
明治12（1879）年～昭和48（1973）年
明治～昭和期の医師、政治家。群馬県議会議員、伊勢崎市長。
¶群馬人，姓氏群馬

大沢三平 おおさわさんぺい
明治18（1885）年6月5日～昭和51（1976）年1月10日
昭和期の医師。町会議員。
¶町田歴

大沢省三 おおさわしょうぞう
昭和3（1928）年10月2日～
昭和～平成期の分子生物学者。広島大原爆放射能医学研究所教授、名古屋大学教授。ビデオ「DNAが画く新地図—進化の新しい原理を探る」で科学技術映画祭内閣総理大臣賞受賞。
¶現朝，世紀，日人

大沢瀬平 おおさわせへい
明治16（1883）年～昭和29（1954）年
明治～昭和期の医師。群馬県医師会長。
¶群馬人

大沢たけ おおさわたけ
明治38（1905）年6月1日～昭和60（1985）年12月3日
昭和期の歯科医。
¶埼玉人

大沢達 おおさわとおる
明治25（1892）年～昭和59（1984）年
明治～昭和期の医師。外科。
¶近医

大沢利昭 おおさわとしあき
昭和5（1930）年11月10日～平成22（2010）年4月1日
昭和～平成期の免疫学者、東京大学名誉教授。専門は生命科学、生化学、微生物学。
¶科学，群馬人，現情

大沢友信 おおさわとものぶ
安永2（1773）年～天保6（1835）年
江戸時代後期の医師、開拓家。
¶人名，日人

大沢虎雄 おおさわとらお
明治11（1878）年～昭和26（1951）年7月12日
明治～昭和期の歯科医師。
¶群馬人

大沢博 おおさわひろし
昭和3（1928）年9月15日～
昭和～平成期の教育心理学者、臨床心理学者。岩手大学教授。
¶現執2期，現執3期，現執4期

大沢文夫 おおさわふみお
大正11（1922）年12月10日～
昭和～平成期の生物物理学者。名古屋大学教授、大阪大学教授。日本の生物物理学、分子生物学分野で活躍。著訳書に「生命の物理」「生命の精密機械」など。
¶現朝，現情，現人，世紀，日人

大沢勝 おおさわまさる
昭和6（1931）年7月16日～
昭和～平成期の教育学者。日本福祉大学教授。
¶現執1期，現情

大沢済 おおさわわたる
大正5（1916）年7月3日～
昭和期の動物生理学者。
¶現情

大塩中斎 おおしおちゅうさい
→大塩平八郎（おおしおへいはちろう）

大塩平八郎 おおしおへいはちろう
寛政5（1793）年～天保8（1837）年3月27日 [別]大塩中斎《おおしおちゅうさい》
江戸時代後期の儒学者、大坂東町奉行所与力。窮民救済に尽力。奉行書への進言が入れられず挙兵したが失敗。
¶朝日（[生]寛政5年1月22日（1793年3月4日）[没]天保8年3月27日（1837年5月1日）），岩史（[生]寛政5（1793）年1月22日），江人，大阪人，大阪墓，角史，教育（大塩中斎 おおしおちゅうさい），近世，国史，国書（[生]寛政5（1793）年1月22日），コン改，コン4，コン5，詩歌（[生]1794年），詩作（[生]寛政5（1793）年1月22日），史人（[生]1793年1月22日），思想史，重要

(㊕寛政5(1793)年1月22日), 人書79, 人書94, 神人, 新潮(㊕寛政5(1793)年1月22日), 人名, 世人, 世百, 全書, 大百(㊕1792年), 伝記, 徳川臣, 徳島百(㊕天保8(1837)年3月36日), 徳島歴(㊕寛政6(1794)年), 日思, 日史(㊕寛政5(1793)年1月22日), 日人, 百科, 冨嶽, 平日(㊕1793 ㊥1837), 三重, 山川小(㊕1793年1月22日), 歴大

大島斐夫 おおしまあやお
? ～
大正期の東京帝国大学セツルメント参加者。
¶社史

大島清 おおしまきよし
昭和2(1927)年1月25日～昭和59(1984)年5月15日
昭和～平成期の大脳生理学研究者、産科婦人科学研究者。愛知工業大学教授、京都大学霊長類研究所教授。
¶現執3期, 現執4期, 世紀(㊕大正2(1913)年3月31日)

大島邦信 おおしまくにのぶ
享保3(1718)年～寛政11(1799)年
江戸時代中期～後期の難民救済者。
¶姓氏群馬

大島慶一郎 おおしまけいいちろう
明治41(1908)年6月13日～平成8(1996)年12月11日
昭和期の医師、反宗教運動家。埼玉県議会議員。
¶埼玉人, 社史

大島健甫 おおしまけんすけ
大正13(1924)年1月10日～
大正～昭和期の教師、テープ図書「しののめ」発行者。
¶視覚

大島研三 おおしまけんぞう
明治40(1907)年9月24日～平成20(2008)年4月1日
昭和期の内科学者。日本大学教授、国際動脈硬化学会会長、循環器病学、腎臓学などが専門で、日本腎臓学会を創設。著書に「完全さわやか育老法」など。
¶科学, 近医, 現朝, 現情, 世紀, 日人

大島周意 おおしましゅうい
享和2(1802)年～文久1(1861)年
江戸時代末期の蘭方医。
¶幕末(㊥1861年4月8日), 幕末大(㊥文久1(1861)年2月29日)

大島駿作 おおしましゅんさく
昭和2(1927)年～平成23(2011)年
昭和～平成期の医師。内科(結核病学)。
¶近医

大島信礼 おおしましんれい
明治10(1877)年～?
明治～大正期の医師。

¶姓氏鹿児島

大島武雄 おおしまたけお
明治45(1912)年～
昭和期の医師。
¶群馬人

大島為次郎 おおしまためじろう
? ～明治43(1910)年3月16日
明治期の医師。
¶渡航

大島忠斎 おおしまちゅうさい
? ～文化3(1806)年
江戸時代後期の眼科医。
¶眼科

大島恒義 おおしまつねよし
明治15(1882)年1月27日～?
明治～大正期の医師。
¶渡航

大島福造 おおしまふくぞう
明治27(1894)年8月4日～昭和52(1977)年1月31日
大正～昭和期の病理学者。名古屋帝国大学教授。病理学、腫瘍学の権威として有名。日本病理学会会長、日本癌学会会長を歴任。
¶科学, 近医, 現情, 人名7, 世紀, 姓氏愛知, 日人

大島正孝 おおしままさたか
明治29(1896)年～昭和44(1969)年
大正～昭和期の中新田生まれの医師。
¶姓氏神奈川

大島正武 おおしままさたけ
明治16(1883)年～昭和10(1935)年
明治～昭和期の中新田生まれの医師。
¶姓氏神奈川

大島正光 おおしままさみつ
大正4(1915)年1月7日～平成22(2010)年5月1日
昭和～平成期の生理学者、人間工学者。著書に「疲労の研究」「医療における情報処理」など多数。
¶科学, 近医, 群馬人(㊕大正4(1915)年1月), 現朝, 現執1期, 現執2期, 現情, 世紀, 日人

大島良雄 おおしまよしお
明治44(1911)年1月29日～平成17(2005)年1月11日
昭和期の医師。内科医。温泉効果、漢方薬に関心を持ち、埼玉医大に東洋医学外来などを開設。
¶科学, 近医, 現朝, 現情, 世紀, 日人

大島慶久 おおしまよしひさ
昭和15(1940)年3月30日～
昭和～平成期の歯科医師、政治家。参議院議員。
¶現政

大島詮幸 おおしまよしゆき
明治29(1896)年2月7日～昭和53(1978)年12月30日
明治～昭和期の福祉活動家。佐世保更生保護会主幹。

お

¶世紀，日人

大島櫟 おおしまれき
明治9(1876)年～明治43(1910)年4月
明治期の医師。
¶日人

大城幸伝 おおしろこうでん
明治39(1906)年～昭和47(1972)年
昭和期の医介補。
¶姓氏沖縄

大城幸之一 おおしろこうのいち
明治12(1879)年8月15日～昭和7(1932)年11月2日
明治～昭和期の医師、政治家。
¶沖縄百，姓氏沖縄

大城幸雄 おおしろさちお
明治37(1904)年～昭和20(1945)年
昭和期の医師。
¶姓氏沖縄

大城盛昌 おおしろせいしょう
明治15(1882)年～昭和48(1973)年
明治～昭和期の医師、政治家。豊見城村議会議員、県議会議員、豊見城村産業組合長。
¶姓氏沖縄

大城鼎齢 おおしろていれい
？ ～安政2(1855)年
江戸時代末期の医師(豊後岡藩医)。
¶洋学

大城道一 おおしろどういつ
文政9(1826)年～明治23(1890)年
江戸時代末期～明治期の医師。岡藩御番医。種痘医として活躍。
¶洋学

大城富美子 おおしろとみこ
大正3(1914)年？ ～
昭和期の帝国女子医学専門学校読書会メンバー。
¶社史

大須賀明 おおすがあきら
～明治25(1892)年3月25日
江戸時代末期・明治期の医師。
¶町田歴

大須賀克己 おおすがかつみ
昭和9(1934)年8月12日～
昭和～平成期のカウンセラー、心理学者。日本グロースセンター・カウンセリング・気功研究所長、成蹊大学非常勤講師。
¶現執3期

大須賀謙一 おおすかけんいち
明治43(1910)年～平成19(2007)年
大正～平成期の臨床検査医、俳人。
¶近医

大須賀さと子(大須賀里子) おおすがさとこ，おおすかさとこ
明治14(1881)年9月4日～大正2(1913)年5月27日
明治期の平民社関係者。青山学院、日本女医学校で学ぶ。女性エスペランティストの先駆。
¶アナ(大須賀里子)，近女，社史(大須賀里子)，女運，女史，女性，女性普，世紀，姓氏愛知(おおすかさとこ ㊤1883年)，日人

大菅俊明 おおすがとしあき
昭和5(1930)年～平成15(2003)年
昭和～平成期の医師。内科(消化器)。
¶近医

大須賀都美次 おおすがとみじ，おおすかとみじ
大正～昭和期の軍人。海軍軍医(中将)。
¶近医(㊤明治26(1893)年 ㉂昭和58(1983)年)，姓氏愛知(おおすかとみじ ㊤1894年 ㉂1938年)

大鈴弘文 おおすずひろぶみ
明治39(1906)年～平成1(1989)年
大正～昭和期の医師。内科(循環器)。
¶近医

大角真八 おおすみしんぱち
明治20(1887)年～昭和32(1957)年
大正～昭和期の医学者。黴菌学・内科学が専門。高輪病院副院長を経て、あそか病院長。
¶科学，神奈川人，世紀，大百，日人

大住誠 おおすみまこと
昭和27(1952)年1月31日～
昭和～平成期の僧侶、臨床心理士。法閑寺(浄土真宗大谷派)住職。
¶現執4期

大関和(大関ちか) おおぜきちか
安政5(1858)年～昭和7(1932)年 ㊙大関ちか子《おおぜきちかこ》，大関チカ子《おおぜきちかこ》
明治～昭和期の看護教育者。知命堂病院婦長、東京看護婦会会頭。近代看護婦の草分け。看護婦の社会的地位の確立と後進の指導に尽力。
¶朝日(㊤安政5年4月11日(1858年5月23日) ㉂昭和7(1932)年5月22日)，近医，近女(大関ちか)，コン5，埼玉人(㉂昭和7(1932)年5月22日)，女運(㊤1858年4月11日 ㉂1932年5月22日)，女史，女性，女性普，世紀(㊤安政5(1858)年4月11日 ㉂昭和7(1932)年5月22日)，先駆，全書，栃木歴(大関チカ子 おおぜきちかこ ㉂？)，日人，歴大(大関ちか子 おおぜきちかこ)

大関ちか子(大関チカ子) おおぜきちかこ
→大関和(おおぜきちか)

大関長善 おおぜきちょうぜん
生没年不詳
江戸時代末期の蘭方医。
¶新潟百別

大関豊明 おおぜきとよあき
明治36(1903)年3月2日～平成1(1989)年12月3日
昭和期の歯科医・社会教育家。

¶埼玉人

大関増業 おおぜきますなり
天明2(1782)年9月～弘化2(1845)年3月19日
江戸時代後期の大名。下野黒羽藩主。隠居後に科学、医学などの研究に努めた。
¶江文([生]天明1(1781)年)，郷土栃木，近世，国史，国書，コン改，コン4，史人，諸系，新潮，世人([生]天明1(1781)年　[没]弘化2(1845)年3月)，大百，栃木百([生]天明1(1781)年)，栃木歴([生]天明1(1781)年)，日人，藩主1([生]天明1(1781)年6月9日，(異説)天明2年8月15日)，洋学

大薗卓 おおぞのたかし，おおそのたかし
大正5(1916)年4月2日～平成4(1992)年8月3日
昭和期の細菌学者。抗生物質学術協議会監事。
¶科学，近医(おおそのたかし)，世紀，日人

太田意斎 おおたいさい
江戸時代前期の武士、鍼医。大坂の陣で籠城。
¶大坂

太田イソ(太田いそ) おおたいそ
明治22(1889)年～昭和56(1981)年4月22日
昭和期の栄養学者、帝塚山短期大学教授。戦後、栄養指導の権威者として活躍。
¶大阪人([没]昭和56(1981)年4月)，科学，近医(太田いそ)，女性([生]？)，女性普([生]？)，世紀，日人([生]明治22(1889)年8月3日)

太田岩吉 おおたいわきち
明治29(1896)年～昭和63(1988)年
大正～昭和期の歯科医師。
¶山形百新

大高桂洲 おおたかけいしゅう
明治2(1869)年～昭和21(1946)年
明治～昭和期の政治家。深浦町長、医師。
¶青森人

大高元哲 おおたかげんてつ
？　～天保9(1838)年
江戸時代末期の蘭学者。加賀金沢藩の江戸詰め医師。
¶国書，人名，日人

太田主計 おおたかずえ
生没年不詳
江戸時代後期の医師。
¶国書

太田和夫 おおたかずお
昭和6(1931)年7月18日～平成22(2010)年7月20日
昭和～平成期の外科学者。東京女子医科大学腎臓病総合医療センター所長、日本移植学会会長。人工腎、腎移植を研究し、腎臓移植、生体肝移植を手がける。
¶科学，近医，現朝，現執3期，現執4期，現情，世紀，日人

太田和雄 おおたかずお
大正13(1924)年～平成8(1996)年
昭和～平成期の医師。内科。
¶近医

大高征 おおたかすすむ
昭和19(1944)年5月2日～
昭和期の大高医院長。
¶飛騨

大高千円 おおたかせんえん
？　～明和6(1769)年
江戸時代中期の医師。
¶青森人

大高善兵衛 おおたかぜんべえ
文政5(1822)年～明治27(1894)年
江戸時代後期～明治期の社会事業家。
¶郷土千葉，千葉百([生]文政5(1822)年9月2日　[没]明治27(1894)年3月12日)，日人

大高宗粛 おおたかそうしゅく
生没年不詳
江戸時代後期の医師。
¶国書

大高裕一 おおたかゆういち
大正7(1918)年3月28日～平成10(1998)年1月4日
昭和～平成期の病理学者。東京医科大学教授。
¶科学，近医，現情

大滝頑作 おおたきがんさく
生没年不詳
江戸時代末期の蘭方医。
¶新潟百別

大滝潤家 おおたきじゅんや
→大滝潤家(おおたきますえ)

太田亀甲 おおたきっこう
明治30(1897)年～昭和63(1988)年
大正～昭和期の川柳人、島根県学校歯科医師会副会長。
¶島根歴

大滝昌之 おおたきまさゆき
昭和17(1942)年～
昭和～平成期の音楽療法士。
¶音人2，音人3

大滝潤家 おおたきますえ
明治9(1876)年7月2日～昭和23(1948)年5月17日
[別]大滝潤家《おおたきじゅんや》
明治～昭和期の医師。
¶近医，渡航(おおたきじゅんや)

大滝陽山 おおたきようざん，おおたきようさん
生没年不詳　[別]大滝陽山《おおたきようせん》
戦国時代の里見氏家臣。医師組下、医者頭。
¶戦人，戦東(おおたきようさん)，戦房総(おおたきようせん)

大滝陽山 おおたきようせん
→大滝陽山(おおたきようざん)

太田杏荘 おおたきょうそう
天保5(1834)年3月3日～明治30(1897)年3月3日

江戸時代後期～明治期の医師。
¶岡山人，岡山歴

太田玉庵 おおたぎょくあん
生没年不詳
江戸時代後期の町医。
¶庄内

太田邦夫 おおたくにお
大正2(1913)年2月23日～平成9(1997)年4月23日
昭和期の病理学者。がんの発生についての研究をはじめ、高安病、老化制御についても功績をあげる。
¶科学，近医，現朝，現孰2期，現情，世紀，日人

太田敬三 おおたけいぞう
明治35(1902)年～平成8(1996)年4月1日
大正～平成期の医師。小児科。
¶科学，近医

大竹松庵 おおたけしょうあん
～明治2(1869)年
江戸時代後期～明治期の蘭方医。
¶新潟百

大竹久 おおたけひさし
大正15(1926)年～平成12(2000)年
昭和～平成期の医師。放射線科。
¶近医

大竹元浩 おおたけもとひろ
生没年不詳
江戸時代後期の遠江掛川藩医。
¶藩臣4

大岳康子 おおたけやすこ，おおだけやすこ
大正4(1915)年～平成19(2007)年8月16日
昭和期の看護婦。戦時中のベストセラー『病院船』の著者。
¶近医，静岡女（おおだけやすこ），静岡歴，履歴2（㊥大正4(1915)年4月13日）

大武幸夫 おおたけゆきお
大正12(1923)年3月24日～平成6(1994)年1月28日
昭和期の医師、政治家。第13代福井市長。
¶郷土福井，現政，福井百

太田玄道 おおたげんどう
江戸時代後期の眼科医。
¶眼科

太田見竜 おおたけんりゅう
享保10(1725)年～文化9(1812)年2月　㊥太田見竜《おおたけんりょう》
江戸時代中期～後期の医師。
¶国書（おおたけんりょう），埼玉人，埼玉百，人名，日人（おおたけんりょう）

太田見竜 おおたけんりょう
→太田見竜（おおたけんりゅう）

太田見良 おおたけんりょう
生没年不詳

江戸時代中期の医師。
¶京都大，人名，姓氏京都，日人

太田孝之 おおたこうじ
明治12(1879)年5月30日～昭和28(1953)年12月7日　㊥太田孝之《おおたたかゆき》
明治～昭和期の医師。
¶近医，渡航（おおたたかゆき）

太田耕人 おおたこうじん
明治25(1892)年5月12日～昭和52(1977)年1月29日
明治～昭和期の外科医、俳人。佐賀同人俳句会主宰。
¶佐賀百，世紀，日人

太田三郎 おおたさぶろう
慶応2(1866)年～昭和24(1949)年
明治～昭和期の医師。郡山の太田病院の創設者。
¶近医，福島百

大田三郎 おおたさぶろう
明治14(1881)年～昭和41(1966)年
昭和期の俳人、医師。
¶山口人

太田秀 おおたしげる
昭和5(1930)年～
昭和～平成期の薬剤師。
¶YA

太田茂 おおたしげる
昭和17(1942)年～
昭和～平成期の福祉工学研究者、システム工学研究者。川崎医療福祉大学教授、福祉システム研究会代表。
¶現孰3期

太田紫水 おおたしすい
安永7(1778)年7月14日～嘉永4(1851)年2月3日
江戸時代中期～後期の医師。
¶国書

太田静馬 おおたしずま
文政8(1825)年～？
江戸時代後期～末期の蘭学者、藩医。
¶鳥取百

大田什安（太田什安）おおたじゅうあん
＊～元禄15(1702)年7月17日
江戸時代前期～中期の尾張藩主光友の藩医。
¶国書（㊥和3(1617)年），姓氏愛知（太田什安㊥？）

太田周作 おおたしゅうさく
文政1(1818)年～明治7(1874)年
江戸時代後期～明治期の上品野村の医師。
¶姓氏愛知

太田修平 おおたしゅうへい
昭和32(1957)年～
昭和～平成期の障害者問題運動家。
¶平和

大田晋庵　おおたしんあん
生没年不詳
江戸時代中期の医師。
¶国書

太田晋斎　おおたしんさい
生没年不詳
江戸時代後期の医師。
¶国書

太田すみ子　おおたすみこ
昭和13（1938）年〜平成23（2011）年
昭和〜平成期の看護師。
¶近医

太田誠一　おおたせいいち
昭和9（1934）年〜
昭和〜平成期の社会事業家。
¶平和

太田台周　おおたたいしゅう
江戸時代末期の医師。
¶人名

太田孝之　おおたたかゆき
→太田孝之（おおたこうじ）

太田武史　おおたたけし
昭和10（1935）年〜
昭和期の医師。
¶群馬人

太田雄寧　おおたたけやす
→太田雄寧（おおたゆうねい）

太田達男　おおたたつお
昭和7（1932）年9月22日〜
昭和〜平成期の社会事業家。公益法人協会理事長。
¶現執4期

大館高門　おおだちたかかど
明和3（1766）年〜天保10（1839）年12月13日
㊙大館高門《おおだてたかかど》
江戸時代後期の国学者。一条家の侍医。
¶国書（㊎明和3（1766）年2月17日），人名（おおだてたかかど），姓氏愛知（㊎1765年），日人（㊙1840年）

太田千鶴夫　おおたちづお
明治39（1906）年3月21日〜昭和43（1968）年5月19日　㊙肥後栄吉《ひごえいきち》
昭和期の小説家。警察医。作品に「警察医の日記」など。
¶近医（肥後栄吉　ひごえいきち），近文，出文（肥後栄吉　ひごえいきち），世紀

太田澄玄（太田澄元）　おおたちょうげん
享保6（1721）年〜寛政7（1795）年
江戸時代中期の本草学者、医師。
¶科学（㊙寛政7（1795）年10月12日），国書（太田澄元　㊙寛政7（1795）年10月12日），コン改，コン4，コン5，新潮（太田澄元　㊙寛政7（1795）年10月12日），人名，世人，日人（太田澄元），洋学（太田澄元）

太田貞司　おおたていじ
昭和22（1947）年〜
昭和〜平成期の老人福祉、地域福祉研究者。神奈川県立保健福祉大学保健福祉学部教授。
¶現執4期

大館高門　おおだてたかかど
→大館高門（おおだちたかかど）

太田典礼　おおたてんれい
明治33（1900）年10月7日〜昭和60（1985）年12月5日
昭和期の医師。太田病院院長。産児調節運動に共鳴し、避妊リングを発表。
¶科学，近医，現朝，現執1期，現執2期，現情，現人，現日，社運，社史，新潮，世紀，日人，マス89，民学，歴大

太田東海　おおたとうかい
文政12（1829）年〜明治8（1875）年
江戸時代後期〜明治期の医師。
¶姓氏神奈川

太田豊蔵　おおたとよぞう
生没年不詳
江戸時代末期の医師。
¶長崎遊

太田豊年（大田豊年）　おおたとよとし
明和4（1767）年〜天保5（1834）年2月4日
江戸時代中期〜後期の国学者、本草学者。
¶国書（大田豊年），徳島百，徳島歴，藩臣6

太田中彦　おおたなかひこ
安永1（1772）年〜文政9（1826）年
江戸時代後期の国学者、歌人、飯田藩医。
¶姓氏長野，長崎遊，長野歴，藩臣3

大谷克弥　おおたにかつや
昭和11（1936）年8月19日〜
昭和〜平成期の医療ジャーナリスト。読売新聞東京本社編集局総務。
¶現執4期

大谷玄周　おおたにげんしゅう
宝暦12（1762）年〜文政12（1829）年10月23日
江戸時代後期の医師・俳人・書家。
¶飛騨

大谷佐重郎　おおたにさじゅうろう
明治27（1894）年〜昭和62（1987）年
明治〜昭和期の医師。専門は衛生学。
¶近医

大谷節夫　おおたにさだお
明治25（1892）年〜昭和44（1969）年
明治〜昭和期の医師。専門は病理学。
¶近医

大谷周庵　おおたにしゅうあん
安政6（1859）年〜昭和9（1934）年7月24日
明治〜昭和期の医学者。ドイツ、オーストリアで内科学を学ぶ。コッホ氏コレラ菌・脳病を研究。
¶海越（㊎安政6（1859）年11月），海越新（㊎安政

おおたに

6（1859）年11月），科学（⊕1859年（安政6）11月24日），近医，人名，世紀（⊕安政6（1859）年11月24日），渡航（⊕1859年11月24日），新潟百別，日人

大谷準蔵 おおたにじゅんぞう
弘化2（1845）年〜慶応2（1866）年
江戸時代末期の因幡鳥取藩医。
¶維新，人名，日人

大谷祥太郎 おおたにしょうたろう
明治15（1882）年〜昭和31（1956）年
明治〜昭和期の政治家。群馬県議会議員、歯科医師。
¶群馬人

大谷象平 おおたにしょうへい
明治34（1901）年〜平成9（1997）年
大正〜平成期の医師。専門は生化学。
¶近医

大谷震也 おおたにしんや
大正12（1923）年〜
昭和期の医師。
¶群馬人

大谷杉士 おおたにすぎし
大正10（1921）年〜昭和61（1986）年
昭和期の医師。内科。
¶近医

大谷卓造 おおたにたくぞう
明治38（1905）年〜昭和37（1962）年2月7日
昭和期の生理学者。京都帝国大学教授。神経の興奮伝導に関する研究に従事。微小電極法を用いた研究で高い評価。
¶科学（⊕1905年（明治38）4月），近医，現情（⊕1905年4月1日），人名7，世紀（⊕明治38（1905）年4月），日人（⊕明治38（1905）年4月1日）

大谷強 おおたにつとむ
昭和18（1943）年8月14日〜　別大谷強《おおたにつよし》
昭和〜平成期の社会保障研究者、社会政策研究者。川崎医療福祉大学教授、労働調査研究所主任研究員。
¶現執1期（おおたにつよし），現執2期，現執3期，現執4期

大谷強 おおたにつよし
→大谷強（おおたにつとむ）

大谷敏夫 おおたにとしお
明治39（1906）年〜昭和55（1980）年
大正〜昭和期の医師。小児科。
¶近医

大谷武一 おおたにぶいち
明治20（1887）年5月14日〜昭和41（1966）年1月29日
大正〜昭和期の体育指導者。文部省体育研究所技師。ロサンゼルス五輪に総監督として参加。日本体操連盟の創立・ハンドボールの普及に尽力。

¶近医，現朝，現情，現日（⊕1887年5月），コン改（⊕1968年），コン4（⊕昭和43（1968）年），コン5（⊕昭和43（1968）年），新潮，人名7，世紀，体育，日人，兵庫百

大谷藤郎 おおたにふじお
大正13（1924）年3月27日〜平成22（2010）年12月7日
昭和〜平成期の官僚、医学者。
¶科学，近医，現朝，世紀，日人

大谷実 おおたにみのる
→大谷実（おおやみのる）

大谷彬亮 おおたにもりすけ
明治13（1880）年〜昭和14（1939）年
明治〜昭和期の内科医。
¶近医

大谷よし おおたによし
明治27（1894）年〜昭和62（1987）年
明治〜昭和期の看護師。
¶近医

大谷吉雄 おおたによしお
大正8（1919）年3月30日〜
昭和期の菌学者、植物病理学者。
¶現情

大谷嘉朗 おおたによしはる
大正10（1921）年〜
昭和期の児童福祉専門家。ルーテル神学大学教授。
¶現執1期

大谷六兵衛 おおたにろくべえ
？〜享保17（1732）年
江戸時代中期の社会事業家。享保17年の大飢饉に際し難儀者救済に尽くした。
¶姓氏山口

太田信義〔1代〕 おおたのぶよし
＊〜明治30（1897）年12月3日
明治期の出版人、製薬者。太田胃散創業者、橋南堂主人。
¶出文（⊕天保8（1837）年2月5日），栃木歴（――〔代数なし〕　⊕天保6（1835）年）

大田原一祥 おおたはらかずよし
＊〜昭和37（1962）年1月16日　別大田原一祥《おおたわらかずよし》
大正〜昭和期の医師。
¶岡山歴（おおたわらかずよし　⊕明治34（1901）年2月6日），近医（⊕明治35（1902）年）

太田原豊一（大田原豊一） おおたはらとよいち
→太田原豊一（おおたわらとよいち）

太田博 おおたひろし
明治23（1890）年〜昭和26（1951）年10月
大正〜昭和期の労働運動家。大阪地方評議会執行委員長、大阪無産者診療所事務長。
¶大阪人，社運

大田弘 おおたひろし
昭和12（1937）年10月21日～
昭和期の鍼灸マッサージ師、社会運動家。
¶視覚

太田博也 おおたひろや
大正6（1917）年8月22日～平成16（2004）年3月12日
昭和～平成期の児童文学作家、社会事業家。全国刑囚友の会を主宰。キリスト者として人権保護運動にも活躍。著書に「ポリコの町」「風ぐるま」など。
¶近文，現情，幻想，児作，児人，児文，小説，新文，世紀，日児，日人

太田武兵衛 おおたぶへえ
明治36（1903）年～昭和37（1962）年
昭和期の医師。
¶群馬人

太田蓬山 おおたほうざん
寛保2（1742）年～文化11（1814）年9月28日
江戸時代末期の医師、歌人。
¶岡山歴

太田正雄 おおたまさお
→木下杢太郎（きのしたもくたろう）

太田道一 おおたみちかず
寛政10（1798）年～明治8（1875）年
江戸時代後期の医師。
¶神奈川人，姓氏神奈川

太田美農里（大田美農里） おおたみのり
天保2（1831）年～明治42（1909）年10月　㊋大田良策《おおたりょうさく》
江戸時代末期～明治期の加賀藩医。緒方洪庵の適塾に入門、のちに塾頭。
¶石田百（大田美農里），人名，姓氏石川（㊐1841年），日人，幕末（㊐1841年），幕末大《天保12（1841）年》，洋学（大田良策　おおたりょうさく）

太田無声 おおたむせい
生没年不詳
江戸時代後期の医師。
¶飛騨

太田宗勝 おおたむねかつ
江戸時代前期の小児科医。
¶人名，日人（生没年不詳）

太田元次 おおたもとつぐ
大正2（1913）年～平成2（1990）年
昭和～平成期の医学教育者、外科医。
¶近医

太田裕祥 おおたやすよし
大正4（1915）年4月14日～平成3（1991）年8月12日
昭和期の医師。皮膚泌尿器科、中京病院院長。
¶近医，世紀，日人

太田雄寧 おおたゆうねい
嘉永4（1851）年1月～明治14（1881）年　㊋太田雄寧《おおたたけやす》
江戸時代末期～明治期の医師。愛媛県県立医学校長、東京医事新誌局長。医学教育に尽力し、「東京医事新誌」を創刊。
¶海越（おおたたけやす　㊐？　㊋明治14（1881）年7月18日），海越新（㊋明治14（1881）年7月18日），愛媛（おおたたけやす），近医，国際（おおたたけやす　㊐？），埼玉人（㊋明治14（1881）年7月14日），渡航（㊋1881年7月14日），洋学

太田幸雄 おおたゆきお
大正9（1920）年～昭和48（1973）年
昭和期の医師。精神科。
¶近医

太田用成 おおたようせい
弘化1（1844）年～大正1（1912）年
江戸時代末期～明治期の医師。浜松病院院長、浜松病院付属医学校校長。飯田の開業医。医業の傍ら師弟の育成に当たり、多くの俊英を育てた。
¶静岡百，静岡歴，姓氏静岡，長野百，長野歴，洋学

太田竜 おおたりゅう
昭和5（1930）年8月16日～
昭和～平成期の評論家、社会運動家。窮民革命論を主張したがエコロジスト的社会運動に転換。著書に「革命思想の扉を開く」など。
¶革命，現朝，現執1期，現執2期，現執3期，現情，現日，世紀，日人，マス89

大田遼一郎 おおたりょういちろう
明治38（1905）年～昭和43（1968）年
大正・昭和期の小児科医。
¶熊本人

大田良策 おおたりょうさく
→太田美農里（おおたみのり）

大多和四郎右衛門 おおたわしろうえもん
慶長1（1596）年～寛永20（1643）年
江戸時代前期の上総山辺郡東金の義民。名主。飢饉の折に村民の窮状を見て救済に尽力。
¶人名，日人

大田原一祥 おおたわらかずよし
→大田原一祥（おおたはらかずよし）

太田原豊一 おおたわらとよいち
明治22（1889）年～昭和23（1948）年6月18日
㊋太田原豊一《おおたはらとよいち》，大田原豊一《おおたはらとよいち》
大正～昭和期の医学者。熊本医科大学教授。黴菌学が専門。主に鼠咬症、痘毒の研究に従事。
¶岡山歴（大田原豊一　おおたはらといち），科学，近医，現情（おおたはらとよいち），人名7（おおたはらとよいち），世紀，大百，日人

大塚栄子 おおつかえいこ
昭和11（1936）年1月13日～
昭和～平成期の薬学者。北海道大学教授。核酸などを研究。池原森男教授とヒト成長ホルモンの遺

伝子合成に成功した。
¶世紀，日人

大塚かね おおつかかね
安政2（1855）年〜昭和21（1946）年4月11日
明治〜昭和期の社会事業家。好善社理事。ハンセン病院監督となった夫を助け、献身的な看護を行う。
¶女性，女性普，世紀，日人

大塚琴斉 おおつかきんさい
文政10（1827）年〜大正5（1916）年
江戸時代末期〜大正期の志太地区最後の漢方医。
¶静岡歴，姓氏静岡

大塚熊太郎 おおつかくまたろう
明治9（1876）年9月5日〜昭和44（1969）年7月9日
明治〜昭和期の歯科医師。
¶徳島百

大塚敬節 おおつかけいせつ
→大塚敬節（おおつかよしのり）

大塚滋 おおつかしげる
昭和3（1928）年2月1日〜
昭和〜平成期の作家、食品学者。武庫川女子大学生活環境学部食物栄養学科教授。食と文明の関係を総合的に研究。著書に「たべもの文明考」「食の文化史」など。
¶現執3期，現執4期，世紀，日人

大塚昌伯 おおつかしょうはく
生没年不詳
江戸時代後期の医師、漢詩人。
¶国書

大塚正八郎 おおつかしょうはちろう
大正8（1919）年1月10日〜
昭和期の健康管理学者。筑波大学教授。
¶現執1期，現情

大塚四郎右衛門 おおつかしろえもん
天保1（1830）年〜大正9（1920）年
江戸時代末期〜大正期の教育家・医師。
¶多摩

大塚任 おおつかじん
明治44（1911）年〜昭和61（1986）年
大正〜昭和期の医師。眼科。
¶近医

大塚すゑ おおつかすえ
明治8（1875）年〜昭和23（1948）年
明治〜昭和期の看護師（従軍看護婦）。
¶近医

大津一義 おおつかずよし
昭和20（1945）年4月25日〜
昭和期の健康教育学者。
¶現執2期

大塚達雄 おおつかたつお
大正13（1924）年〜
昭和期の社会福祉学者。同志社大学教授。
¶現執1期

大塚親哉 おおつかちかや
昭和6（1931）年〜平成21（2009）年
昭和〜平成期の医師。小児科。
¶近医

大塚禎 おおつかてい
大正3（1914）年〜昭和63（1988）年
昭和期の栃木県歯科医師会長、地域医療および学校保健の発展に尽力。
¶栃木歴

大塚同庵 おおつかどうあん
寛政7（1795）年〜安政2（1855）年
江戸時代末期の医師、砲術家。
¶江文，国書（[没]安政2（1855）年5月30日），長崎遊，洋学

大塚敏文 おおつかとしふみ
昭和6（1931）年〜平成13（2001）年
昭和〜平成期の医師。専門は救急医学。
¶近医

大塚豊美 おおつかとよみ
明治26（1893）年〜昭和53（1978）年
大正〜昭和期の歯科技工の権威。
¶姓氏群馬

大塚長康 おおつかながやす
昭和5（1930）年〜平成2（1990）年
昭和〜平成期の医師。専門は解剖学。
¶近医

大塚昇 おおつかのぼる
明治35（1902）年7月10日〜平成12（2000）年2月19日　[別]奥平賀，馬島辰男
昭和期の出版業者、社会福祉事業家。
¶アナ，社史

大塚熙 おおつかひろし
昭和7（1932）年3月4日〜
昭和期の点字図書館役員。
¶視覚

大塚武三郎 おおつかぶさぶろう
明治24（1891）年12月1日〜昭和45（1970）年9月30日
明治〜昭和期の実業家。大塚製薬創業者。昭和42年全国長者番付第1位。
¶近医，現朝，現情，新潮，人名7，世紀，創業，徳島百，徳島歴，日人

大塚正徳 おおつかまさのり
昭和4（1929）年3月10日〜
昭和〜平成期の薬理学者。東京大学医学部助手、助教授、教授を経て、名誉教授となる。
¶現朝，現情，世紀，日人

大塚正士 おおつかまさひと
大正5（1916）年10月24日〜平成12（2000）年4月17日
昭和〜平成期の実業家。大塚製薬社長、大塚国際美術館館長。大塚グループ総帥。「ボンカレー」

などがヒット、商品のネーミングも担当。
¶近医, 食文, 世紀, 日人

大塚恭男 おおつかやすお
昭和5(1930)年1月29日～平成21(2009)年
昭和～平成期の医師。内科、北里研究所附属東洋医学総合研究所所長。東洋医学を研究し、日本東洋医学会会長を務める。著書に「東洋医学入門」など。
¶近医, 世紀, 日人

大塚義孝 おおつかよしたか
昭和6(1931)年2月11日～
昭和～平成期の研究者。仏教大学教授・附属臨床心理学研究センター所長、日本臨床心理士資格認定協会専務理事、京都女子大学名誉教授。
¶現執4期

大塚敬節 おおつかよしのり
明治33(1900)年2月25日～昭和55(1980)年10月15日 [別]大塚敬節《おおつかけいせつ》
昭和期の医師、漢方医学者。北里研究所付属東洋医学総合研究所設立、初代所長。
¶科学, 近医, 現朝, 現情, 現人, 現日, 高知人(おおつかけいせつ), 四国文(おおつかけいせつ), 植物, 新潮, 世紀, 全書, 日人

大塚陸太郎 おおつかりくたろう
明治1(1868)年2月2日～?
明治期の陸軍軍医。
¶渡航

大槻彰 おおつきあきら
昭和3(1928)年10月22日～
昭和～平成期の実業家、自然療法研究家。ダイオー社長、日本医薬研究所社長。
¶現執3期, 現執4期

大槻宇吉 おおつきうきち
? ～明治34(1901)年11月7日
江戸時代末期～明治期の医師。
¶渡航

大月景秀 おおつきかげひで
? ～天正1(1573)年
戦国時代の武士、医師。妙薬「万金丹」の製法を習得。
¶人名, 戦西, 戦人, 戦補, 日人

大槻菊男 おおつききくお
明治20(1887)年10月15日～昭和52(1977)年1月25日
大正～昭和期の外科医学者。東京大学教授。日本臨床外科医会会長、日本医科器械学会会長を歴任。
¶科学, 科技, 近医, 現情, 人名7, 世紀, 姓氏宮城, 日人

大槻玄幹 おおつきげんかん
天明5(1785)年～天保8(1837)年12月13日 [別]大槻磐里《おおつきばんり》
江戸時代後期の蘭方医、陸奥仙台藩医。
¶朝日([生]天明5年9月9日(1785年10月11日) [没]天保8年12月13日(1838年1月8日)), 岩手人, 江文, 科学([生]天明5(1785)年9月9日), 近世, 国史, 国書(大槻磐里 おおつきばんり [生]天明5(1785)年9月9日), コン4, コン5, 史人([生]1785年9月9日), 新潮([生]天明5(1785)年9月9日), 人名(大槻磐里 おおつきばんり), 姓氏岩手, 世人, 大百([没]1832年), 長崎遊, 日人([没]1838年), 洋学, 歴大

大槻憲二 おおつきけんじ
明治24(1891)年11月2日～昭和52(1977)年2月23日
大正～昭和期の文芸評論家、心理学者。東京精神分析研究所長。農民文学論者の立場に立ってマルキシズム文学論批判の評論を発表。
¶アナ, 科学, 近文, 現情, 人名7, 心理, 世紀, 日児, 日人

大槻玄沢 おおつきげんたく
宝暦7(1757)年～文政10(1827)年 [別]大槻磐水《おおつきばんすい》, 磐水《ばんすい》
江戸時代後期の陸奥一関藩士、陸奥仙台藩士、蘭学者。学塾芝蘭堂を開設。
¶朝日([生]宝暦7年9月28日(1757年11月9日) [没]文政10年3月30日(1827年4月25日)), 岩史([生]宝暦7(1757)年9月28日 [没]文政10(1827)年3月30日), 岩手人([生]1757年9月28日 [没]1827年3月30日), 岩手百, 江人, 江文, 科学([生]宝暦7(1757)年9月28日 [没]文政10(1827)年3月30日), 角史, 教育, 近世, 国史, 国書([生]宝暦7(1757)年9月28日 [没]文政10(1827)年3月30日), コン改, コン4, コン5, 詩歌(大槻磐水 おおつきばんすい), 史人([生]1757年9月28日 [没]1827年3月30日), 思想史, 重要([生]宝暦7(1757)年9月28日 [没]文政10(1827)年3月30日), 人書79, 人書94, 新潮([生]宝暦7(1757)年9月28日 [没]文政10(1827)年3月30日), 人名, 姓氏岩手, 姓氏宮城, 世人([没]文政10(1827)年3月30日), 世百, 全書, 対外, 大百, 地理, 伝記, 徳川将, 徳川臣, 長崎百, 長崎遊, 長崎歴, 日思, 日史([生]宝暦7(1757)年9月28日 [没]文政10(1827)年3月30日), 日人, 藩臣1, 百科, 平日([生]1757 [没]1827), 宮城百([生]寛保3(1743)年 [没]文化10(1813)年), 山川小([生]1757年9月28日 [没]1827年3月30日), 洋学, 歴大

大槻玄東 おおつきげんとう
文化10(1813)年～天保13(1842)年
江戸時代後期の医師(陸奥仙台藩医)。
¶江文, 洋学

大槻俊斎(大槻俊斉) おおつきしゅんさい
文化3(1806)年～文久2(1862)年4月9日
江戸時代末期の蘭方医、西洋医学所頭取。
¶朝日([生]文化1(1804)年 [没]文久2年4月9日(1862年5月7日)), 維新, 岩手人(大槻俊斉), 江人, 江文([生]文化1(1804)年), 科学, 近世([生]1804年), 国史([生]1804年), 国書, コン改, コン4, コン5, 史人([生]1804年), 新潮([生]文化1(1804)年), 人名, 姓氏宮城, 世人, 全書, 大百([生]1804年), 徳川臣([生]1804年), 長崎遊([生]文化1(1804)年), 日人, 幕末, 幕末大, 藩

お

臣1，宮城百，洋学（[生]文化1（1804）年），歴大（[生]1804年）

大月靖庵（大月靖菴） **おおつきせいあん**
宝暦10（1760）年～文政12（1829）年
江戸時代末期の医師。
¶岡山人，岡山歴（大月靖菴）

大月素白 **おおつきそはく**
天明8（1788）年～天保7（1836）年
江戸時代後期の医師。
¶岡山歴

大槻弌 **おおつきはじめ**
慶応3（1867）年12月22日～？
明治期の薬学者。
¶渡航

大槻磐水 **おおつきばんすい**
→大槻玄沢（おおつきげんたく）

大槻磐里 **おおつきばんり**
→大槻玄幹（おおつきげんかん）

大築彦五郎 **おおつきひこごろう**
嘉永3（1850）年12月～明治17（1884）年8月26日
江戸時代末期～明治期の開拓使官吏。日本人初のロシア留学生としてロシアに留学、医学を学んだ。
¶海越，海越新，先駆，渡航（[生]？ [没]1884年8月），日人（[生]1851年）

大津正一 **おおつしょういち**
大正1（1912）年～昭和62（1987）年
昭和期の医師。専門は病理学。
¶近医

大坪五也 **おおつぼいつや**
明治23（1890）年～昭和40（1965）年
明治～昭和期の医師。専門は細菌学。
¶近医

大津正雄 **おおつまさお**
明治42（1909）年～平成2（1990）年
大正～平成期の医師。専門は矯正医学。
¶近医

大津山竜岳 **おおつやまりゅうがく**
明和3（1766）年～嘉永3（1850）年
江戸時代中期～後期の医師。
¶長崎歴

大鶴定香 **おおつるさだか**
宝暦4（1754）年～文政8（1825）年12月6日
江戸時代中期～後期の医師。
¶国書

大鶴正満 **おおつるまさみつ**
大正5（1916）年7月10日～平成20（2008）年10月21日
昭和～平成期の医師。専門は寄生虫学。
¶科学，近医

大戸喜志子 **おおどきしこ**
嘉永3（1850）年～昭和7（1932）年
明治～昭和期の助産婦。
¶群馬人

大戸甚太郎 **おおどじんたろう**
天保9（1838）年9月23日～明治44（1911）年11月22日
江戸時代後期～明治期の社会事業家。
¶群馬人，姓氏群馬

大戸直純 **おおどなおずみ**
寛延3（1750）年～文化3（1806）年
江戸時代後期の公益家。飢饉にそなえる福山義倉に出資。
¶人名，日人

大戸万海 **おおとばんかい**
生没年不詳
江戸時代後期の医師。
¶飛騨

大友英一 **おおともえいいち**
昭和3（1928）年10月14日～
昭和～平成期の医師。内科、浴風会病院院長。
¶現執3期，現執4期

大友玄圭 **おおともげんけい**
明和7（1770）年～文政10（1827）年9月17日 [別]大友吉徳《おおともよしのり》
江戸時代後期の医師（出羽秋田藩）。
¶秋田人2，国書（大友吉徳 おおともよしのり），人名，日人，洋学

大友玄宰 **おおともげんさい★**
生没年不詳
江戸時代後期の医師。文政年代の俳人。
¶秋田人2

大友直枝 **おおともなおえ**
天明5（1785）年～文政12（1829）年 [別]大友吉言《おおともよしこと，おおともよしとき》
江戸時代後期の出羽秋田藩士、国学者、眼科医。
¶秋田百，国書（大友吉言 おおともよしとき [生]天明5（1785）年1月25日 [没]文政12（1829）年6月12日），神人，人名（大友吉言 おおともよしこと [生]1770年），日人，藩臣1

大伴乎智人 **おおともおちひと**
[別]大伴乎智人《おおとものこちひと》
平安時代前期の医師。
¶古人（おおとものこちひと），人名，日人（生没年不詳）

大伴乎智人 **おおとものこちひと**
→大伴乎智人（おおとものおちひと）

大友信勝 **おおとものぶかつ**
昭和18（1943）年6月15日～
昭和期の社会福祉専門家。
¶現執2期

大友吉言 **おおともよしこと**
→大友直枝（おおともなおえ）

大友吉言 **おおともよしとき**
→大友直枝（おおともなおえ）

大友吉徳　おおともよしのり
　→大友玄圭（おおともげんけい）

大鳥圭介　おおとりけいすけ
　天保4（1833）年2月25日〜明治44（1911）年6月15日
　明治期の藩医、兵学者、外交家。学習院長。駐清国特命全権公司、枢密顧問官。著書に「南柯紀行」「獄中記」。
　¶朝日（㋐天保4年2月25日（1833年4月14日））、維新、岩ков、江文（㋐天保3（1832）年）、角史、現коら、近土（㋐1832年2月28日）、国際（㋐天保3（1832）年）、国史、国書、コン改（㋐1832年）、コン4、コン5、詩歌（㋐1832年）、史人、写家、人書94、新潮、人名（㋐1832年）、世人、世百（㋐1832年）、先駆（㋐天保4（1833）年2月28日）、全書、大百（㋐1832年）、千葉百、徳島百、徳島歴、渡航（㋐1832年2月28日）、栃木歴（㋐天保3（1832）年）、土木（㋐1832年2月28日）、日史、日人、幕末、百科、兵庫人、兵庫百（㋐天保3（1832）年）、平日（㋑1911）、北海道百（㋐天保3（1832）年）、北海道歴（㋐天保3（1832）年）、明治1、洋学（㋐天保3（1832）年）、履歴（㋐天保3（1832）年）2月28日）、歴大

大鳥次郎　おおとりじろう
　＊〜明治39（1906）年
　明治期の薬物学者。医学博士。台湾総督府医学専門学校教授を拝命。
　¶科学（㋐1872年（明治5）10月14日　㋺1906年（明治39）6月21日）、近医（㋐明治10（1877）年）、人名（㋐？）、渡航（㋐1872年10月㋺1906年6月3日）、日人（㋐？）

大鳥蘭三郎　おおとりらんざぶろう、おおとりらんさぶろう
　明治41（1908）年3月3日〜平成8（1996）年6月8日
　昭和期の医学者。慶応義塾大学教授。医学史を研究。
　¶科学、近医（おおとりらんさぶろう）、現情、史研、世紀

大中臣親頼　おおなかとみのちかより
　平安時代中期の医師。永承2年正六位上で右兵衛医師。
　¶古人

大中臣致忠　おおなかとみのむねただ
　生没年不詳
　平安時代中期の医師。
　¶日人

大汝　おおなむじ
　『馬医草紙』に描かれる日本人女性医師。
　¶女史

大汝　おおなむち
　→大国主神（おおくにぬしのかみ）

大己貴神　おおなむちのかみ
　→大国主神（おおくにぬしのかみ）

大成潔　おおなりきよし
　明治18（1885）年〜昭和14（1939）年
　明治〜昭和期の医師。新潟脳病院長。
　¶近医、新潟百別

大西賀寿恵　おおにしかずえ
　明治22（1889）年〜昭和51（1976）年
　大正〜昭和期の社会福祉活動家。
　¶高知人

大西鐘寿　おおにししょうじゅ
　昭和10（1935）年〜平成15（2003）年
　昭和〜平成期の医師。小児科。
　¶近医

大西祥平　おおにししょうへい
　昭和27（1952）年〜平成22（2010）年
　昭和〜平成期の医師。専門は内科、スポーツ医学。
　¶近医

大西鍛　おおにしたん
　文久1（1861）年4月〜？
　明治期の医師。
　¶渡航

大西伝左衛門　おおにしでんざえもん
　生没年不詳
　江戸時代後期の医師。
　¶飛騨

大西寿子　おおにしとしこ
　明治41（1908）年〜
　昭和期の小児科医。
　¶兵庫人

大西徳明　おおにしのりあき
　昭和15（1940）年5月11日〜
　昭和期の労働生理学者。
　¶現執2期

大西秀治　おおにしひではる
　文久2（1862）年〜？
　明治期の医師。陸軍軍医。医学研修のためドイツに留学。
　¶海越、海越新

大西政夫　おおにしまさお
　明治43（1910）年〜＊
　昭和期の鍼灸師。
　¶視覚（㋐明治43（1910）年3月12日　㋺1981年6月15日）、山口人（㋺1982年）

大西正雄　おおにしまさお
　天保11（1840）年〜大正8（1919）年
　明治〜大正期の実業家。横浜電線製造取締役。東洋護謨取締役、東洋製薬、横浜製鋼、大安生命保険の各社長であった。
　¶人名（㋐1838年）、世紀（㋐天保11（1840）年9月㋺大正8（1919）年10月17日）、日人

大西守　おおにしまもる
　昭和27（1952）年9月22日〜
　昭和〜平成期の精神科医。日本精神保健福祉連盟理事。

¶現執4期

お

大西主水 おおにしもんど
生没年不詳
江戸時代後期の医師。
¶姓氏京都

大西克知 おおにしよしあきら
元治2(1865)年～昭和7(1932)年9月17日
明治～昭和期の医学者。九州帝国大学教授。眼科学の権威。
¶海越新([生]元治2(1865)年1月6日), 愛媛, 愛媛百([生]慶応1(1865)年1月6日), 科学([生]1865年(元治2)2月2日), 近医, 人名, 世紀([生]元治2(1865)年1月6日), 渡航([生]1865年1月3日), 日人, 福岡百([生]元治2(1865)年2月2日)

大西良慶 おおにしりょうけい
明治8(1875)年12月21日～昭和58(1983)年2月15日
明治～昭和期の僧、宗教家。清水寺貫主、日本宗教者平和協議会会長。養老院同和園を設立。朝日社会福祉賞を受賞。
¶郷土奈良, 現朝, 現情, 現人, コン改, コン4, コン5, 新潮, 世紀, 世百新, 日人, 百科, 仏教, 仏人, 平和

大貫安三 おおぬきやすぞう
明治10(1877)年～昭和25(1950)年
大正～昭和期の軍人。海軍軍医中将。
¶栃木歴

大沼晶誉 おおぬまあきたか
大正15(1926)年～
昭和～平成期の医師。性病科、青少年性病予防協会理事長。
¶現執3期

大沼久一郎 おおぬまきゅういちろう
明治12(1879)年5月2日～昭和4(1929)年9月5日
明治～昭和期の医師。
¶飛騨

大沼俊和 おおぬまとしかず
昭和28(1953)年11月9日～
昭和期の久美愛病院消化器内科部長。
¶飛騨

大沼善春 おおぬまよしはる
大正7(1918)年5月18日～平成元(1989)年5月5日
昭和期の林産業者。根室管内中標津町社会福祉協議会長、中標津町議会議長、中標津町名誉町民。
¶根千

大根田玄寿 おおねだげんじゅ
*～平成12(2000)年
昭和～平成期の医師。専門は病理学。
¶近医([生]大正5(1916)年), 群馬人([生]大正4(1915)年12月3日)

大根田恒雄 おおねだつねお
明治44(1911)年2月12日～
昭和期の整形外科学者・整形外科医。
¶群馬人

大野悦子 おおのえつこ
明治23(1890)年～昭和41(1966)年1月31日
大正～昭和期の社会事業家。夫の遺言により明石楽生病院に勤務、ハンセン病患者の看護・救済活動を開始。
¶女性, 女性普, 兵庫百

大野加久二 おおのかくじ
明治30(1897)年9月7日～昭和58(1983)年6月13日
大正～昭和期の新聞記者。「点字大阪毎日」2代編集長。
¶視覚

大野公吉 おおのきみよし
大正6(1917)年～昭和63(1988)年
昭和期の医師。専門は生化学。
¶近医

大野玄鶴 おおのげんかく
文化11(1814)年5月17日～明治25(1892)年10月17日
江戸時代後期～明治期の医師。
¶国書

大野篁二 おおのこうじ
明治20(1887)年～昭和26(1951)年6月10日
大正～昭和期の社会事業家。聖隷保養農園理事、浜松市議会議員。
¶静岡歴, 社史([生]1890年8月20日), 姓氏静岡

大野斎寿 おおのさいじゅ
明治11(1878)年～昭和37(1962)年
大正～昭和期の医師。
¶栃木歴

大野洒竹(大野酒竹) おおのしゃちく
明治5(1872)年11月19日～大正2(1913)年10月12日 [別]大野豊太《おおのとよた》
明治期の性病科医、俳諧研究家。筑波開を結成。俳書の収集・研究に努めた。洒竹文庫として知られた。
¶近医(大野豊太 おおのとよた), 近文, 熊本人(大野酒竹), 現俳, コン改, コン5, 新潮, 新文, 人名, 全書, 大百, 日児([生]明治5(1872)年12月19日), 日人, 俳諧(洒竹 しゃちく), 俳句(洒竹 しゃちく), 俳文, 文学

大野淳五 おおのじゅんご
明治18(1885)年～昭和24(1949)年
明治～昭和期の医師。初代福井赤十字病院長。
¶福井百

大野松斎 おおのしょうさい
文政2(1819)年～明治21(1888)年
江戸時代末期～明治期の医師(種痘)。
¶秋田人2([没]明治21年7月17日), 長崎遊, 洋学

大野丞二 おおのじょうじ
大正8(1919)年～平成17(2005)年
昭和～平成期の医師。内科(腎臓病学)。
¶近医

大野章三　おおのしょうぞう
→大野章三（おおのゆきぞう）

大野乾　おおのすすむ
昭和3（1928）年2月1日～平成12（2000）年1月14日
昭和～平成期の生物学者。シティ・オブ・ホープ・ベックマン研究所（米国）終身特別研究員。専門は分子進化と性決定機構。遺伝子の世界的権威。著書に「生命の誕生と進化」など。
¶科学，近医，現朝，世紀，日人

大野純男　おおのすみお
明治36（1903）年5月10日～昭和32（1957）年2月27日
大正～昭和期の歯科医師。
¶群馬人

大野精七　おおのせいしち
明治18（1885）年8月17日～昭和57（1982）年
明治～昭和期の産婦人科学者、スキー功労者。北海道大学教授。
¶茨城歴，科学（[没]1982年（昭和57）12月30日），近医，現情（[没]1982年12月30日），札幌，北海道歴

大野武夫　おおのたけお
明治31（1898）年～昭和46（1971）年
大正～昭和期の社会事業家。
¶高知人，高知百

大野唯四郎　おおのただしろう
天保10（1839）年～明治17（1884）年1月1日
江戸時代後期～明治期の社会事業家。孤児収容施設の愛育社の創設者。
¶日人（[没]1883年），兵庫人（[生]？），兵庫百

大野竹瑞　おおのちくずい
生没年不詳
江戸時代中期の儒者、医師。
¶国書，日人

大野九十九　おおのつくも
生没年不詳
江戸時代末期～明治期の医師。
¶新潟百別

大野恒吉　おおのつねきち
明治7（1874）年11月19日～昭和5（1930）年7月17日
明治～昭和期の歯科医師。
¶群馬人

大野敏英　おおのとしひで
明治36（1903）年～
昭和期の歯科医学校講師。
¶社史

大野直枝　おおのなおえ
*～大正2（1913）年10月19日
明治～大正期の植物学者、東北帝国大学農科大学教授。専門は植物生理学。「向日的刺激過程の消失」などを発表した。
¶科学（[生]1875年（明治8）5月4日），植物（[生]明治8（1875）年5月4日），人名（[生]？），日人（[生]？）

大野治俊　おおのはるとし
昭和2（1927）年1月3日～
昭和期の外科医。
¶群馬人

大野弁吉　おおのべんきち
享和1（1801）年～明治3（1870）年5月19日　[別]中村屋弁吉《なかむらやべんきち》
江戸時代末期～明治期の科学技術者。西洋医学、理化学などを学び、金石の豪商銭屋五兵衛の技術顧問として才能を発揮。写真機、望遠鏡など遺品が現存。
¶石川百，科学，国書（中村屋弁吉　なかむらやべんきち），史人，写家，写真，姓氏石川，先駆（[生]享和1（1801）年10月），日史，日人，百科，洋学

大埜間岩之助　おおのまいわのすけ
明治8（1875）年9月16日～昭和29（1954）年12月17日
明治～昭和期の医師。
¶飛騨

大埜間城正　おおのましろまさ
明治42（1909）年1月5日～平成3（1991）年2月10日
昭和・平成期の歯科医師。
¶飛騨

大埜間霽江　おおのませいこう
明治32（1899）年4月5日～昭和57（1982）年6月29日
大正・昭和期の内科医・歌人。
¶飛騨

大埜間寿雄　おおのまとしお
大正3（1914）年12月10日～
昭和期の眼科医・観世流名誉師範。
¶飛騨

大埜間容寿　おおのまようじゅ
～大正5（1916）年1月5日
明治・大正期の医師。
¶飛騨

大野満穂　おおのまんすい
文化11（1814）年～明治25（1892）年10月17日
[別]大野満穂《おおのまんぽ》
江戸時代末期～明治期の大野原村の医師。
¶埼玉人，埼玉百（おおのまんぽ）

大野満穂　おおのまんぽ
→大野満穂（おおのまんすい）

大野有禎　おおのゆうてい
文政12（1829）年～明治35（1902）年
江戸時代末期～明治期の肥前蓮池藩医。
¶藩臣7

大野章三　おおのゆきぞう
明治18（1885）年8月29日～昭和53（1978）年3月2日　[別]大野章三《おおのしょうぞう》
明治～昭和期の医師。専門は病理学。
¶科学，近医（おおのしょうぞう）

お

大野豊 おおのゆたか
大正14（1925）年～昭和60（1985）年
昭和期の医師、歌人。
¶山口人

大野ヨリ おおのより
明治17（1884）年～昭和32（1957）年8月2日
明治～昭和期の看護婦。日露戦争中に戦時看護に尽力。戦後は看護婦養成に貢献し、ナイチンゲール記章を受章。
¶女性（㊥明治19（1886）年4月14日），女性普（㊥明治19（1886）年4月14日），姓氏富山（㊥1883年），富山人（㊥明治17（1884）年4月14日），富山百（㊥明治17（1884）年4月1日），日人（㊥明治17（1884）年4月1日），ふる

大野六郎 おおのろくろう
明治23（1890）年1月27日～昭和39（1964）年4月9日
大正～昭和期の医師・柔道家。
¶福岡百

大峡荒治 おおばあらじ
慶応3（1867）年～昭和26（1951）年
明治～昭和期の医師、須坂病院の創立者。
¶姓氏長野，長野歴

大庭市兵衛直貞 おおばいちびょうえなおさだ
江戸時代前期の医師。初め毛利家に仕え後に大坂で中島式部少輔に随身。落城後、慶間と改称し、外科医となる。
¶大坂

大場活刀 おおばかつとう，おおばかっとう
明治21（1888）年～昭和33（1958）年
大正～昭和期の「ホトトギス」同人、大阪女子医専講師。
¶島根人，島根歴（おおばかっとう）

大場亀吉 おおばかめきち
明治21（1888）年～昭和34（1959）年
大正～昭和期の医師。
¶大分歴

大場覚 おおばさとる
昭和11（1936）年～平成21（2009）年
昭和～平成期の医師。放射線科（放射線診断学）。
¶近医

大橋薫 おおはしかおる
大正11（1922）年4月29日～
昭和～平成期の社会病理学研究者。聖徳大学教授、日本社会病理学会会長。
¶現執1期，現執2期，現執3期

大橋五男 おおはしかずお
明治14（1881）年5月21日～*
明治～昭和期の盲人牧師、医療社会事業家。日本健康会無料診療所理事長。
¶キリ（㊥昭和39（1964）年11月23日），視覚（㊥1963年11月23日）

大橋和孝 おおはしかずたか
明治43（1910）年6月4日～昭和61（1986）年7月7日
大正～昭和期の医師、政治家。参議院議員、京都大橋総合病院長。
¶政治，姓氏京都

大橋和太郎 おおはしかずたろう
安政5（1858）年～明治27（1894）年
江戸時代末期～明治期の医師、宇都宮藩士大橋氏良の長子。
¶栃木百，栃木歴

大橋喜美 おおはしきみ
明治38（1905）年～平成11（1999）年6月1日
昭和期の政治家。衆議院議員、国民協同党政策調査会厚生部長。女性の参政権が認められた第22回総選挙で初の女性国会議員となる。
¶世紀（㊥明治38（1905）年1月），政治（㊥明治38年1月），日人（㊥明治38（1905）年1月28日），宮崎百（㊥明治38（1905）年1月28日）

大橋仰軒 おおはしぎょうけん
天明4（1784）年～文政11（1828）年
江戸時代中期～後期の儒医。
¶島根人，島根歴

大場茂俊 おおばしげとし
大正12（1923）年～平成10（1998）年4月25日
昭和～平成期の福祉活動家。精薄児施設おしまコロニーを創設。生活寮、作業所など生涯にわたる総合施設づくりに取り組む。
¶世紀，日人（㊥大正12（1923）年4月9日）

大庭茂 おおばしげる
明治43（1910）年～昭和52（1977）年
昭和期の教育者。健康教育を推進。
¶青森人

大橋元育 おおはしげんいく
寛政2（1790）年～安政1（1854）年
江戸時代末期の蘭方医。
¶京都大，姓氏京都

大橋謙策 おおはしけんさく
昭和18（1943）年10月26日～
昭和～平成期の教育福祉学者。日本社会事業大学教授。
¶現執1期，現執2期，現執3期，現執4期，YA

大橋玄春 おおはしげんしゅん★
天保1（1830）年11月11日～明治32（1899）年7月27日
江戸時代末期・明治期の医師。
¶秋田人2

大橋見竜 おおはしけんりゅう
文政10（1827）年5月～明治34（1901）年1月12日
江戸時代後期～明治期の医家・漢詩人・教育家。
¶東三河

大橋宏一 おおはしこういち
明治29（1896）年～昭和51（1976）年
明治～昭和期の医師。内科。
¶近医

大橋孝平 おおはしこうへい
明治39（1906）年〜昭和54（1979）年
大正〜昭和期の医師。眼科。
¶近医

大橋綽堂 おおはししゃくどう
文政3（1820）年〜明治11（1878）年6月19日
江戸時代後期〜明治期の医師、漢学者。
¶国書

大橋秋二 おおはししゅうじ
寛政7（1795）年〜安政4（1857）年
江戸時代末期の医師、陶工。
¶人名，姓氏愛知，茶道，日人，幕末（㊥1857年12月6日），幕末大（㊥安政4（1857）年10月20日），美工

大橋俊二 おおはししゅんじ
昭和11（1936）年12月23日〜
昭和〜平成期の医師、政治家。裾野市長。
¶現政

大橋春太郎 おおはししゅんたろう
明治14（1881）年〜
明治〜昭和期の田方郡会議員、静岡県会議員。三島産婆学校創設。
¶伊豆

大橋尚因 おおはししょういん
宝永4（1707）年〜？
江戸時代中期の医師。
¶国書

大橋如柳 おおはしじょりう
→大橋如柳（おおはしじょりゅう）

大橋如柳（大橋恕柳） おおはしじょりゅう
延享3（1746）年〜＊　㊧大橋如柳《おおはしじょりう》
江戸時代中期〜後期の俳人、医師。
¶島根人（おおはしじょりう　㊥文化文政頃），島根百（㊥文化14（1817）年），島根歴（大橋恕柳㊥文政6（1823）年）

大橋すゑ おおはしすえ
明治20（1887）年〜昭和47（1972）年
明治〜昭和期の助産婦。
¶青森人

大橋成一 おおはしせいいち
明治44（1911）年〜昭和59（1984）年
大正〜昭和期の医師。専門は病理学、臨床検査医学。
¶近医

大橋竹窓 おおはしちくそう
明和7（1770）年〜天保4（1833）年
江戸時代中期〜後期の商人。天保の飢饉では私財を投じ村民を救済。
¶岡山人，岡山歴（㊥明和7（1770）年9月18日　㊥天保4（1833）年4月12日），人名，日人

大橋珍太郎 おおはしちんたろう
慶応4（1868）年6月6日〜昭和26（1951）年2月24日
明治〜昭和期の医師。
¶岩手人

大橋直亮 おおはしなおすけ
？〜寛政12（1800）年
江戸時代中期〜後期の医師、国学者。
¶国書

大橋博司 おおはしひろし
大正12（1923）年9月26日〜昭和61（1986）年9月11日
昭和期の精神医学者。国立京都病院病院長、京都大学教授。
¶近医，現情，心理

大橋平蔵 おおはしへいぞう
文化7（1810）年〜明治20（1887）年2月11日
江戸時代末期の庄屋、社会事業家。
¶岡山人，岡山百，岡山歴（㊥文化7（1810）年1月3日）

大橋由昌 おおはしよしまさ
昭和25（1950）年〜
昭和〜平成期の社会運動家。
¶視覚

大橋六郎 おおはしろくろう
明治41（1908）年〜昭和46（1971）年
大正〜昭和期の官僚。専門は厚生行政。
¶近医

大庭雪斎 おおばせっさい
文化2（1805）年〜明治6（1873）年
江戸時代末期〜明治期の蘭学者、医師。佐賀藩士。佐賀藩蘭学寮初代教導、好生館（医学寮）教導方頭取。著書に「訳和蘭文語」など。
¶朝日，維新，科学（㊥1873年（明治6）3月28日），近現，近世，国史，国書（㊥文化3（1806）年㊥明治6（1873）年3月28日），コン4，コン5，佐賀百，新潮，日人，幕末，洋学

大庭忠夫 おおばただお
明治42（1909）年2月8日〜平成3（1991）年2月28日
昭和・平成期の医学博士。久美愛病院長。
¶飛騨

大庭忠弘 おおばただひろ
昭和30（1955）年2月22日〜
昭和期の大庭医院長・医学博士。
¶飛騨

大畑正昭 おおはたまさあき
昭和14（1929）年〜平成17（2005）年
昭和〜平成期の医師。外科（呼吸器）。
¶近医

大庭政世 おおばまさよ
明治15（1882）年2月14日〜昭和14（1939）年3月20日
明治〜昭和期の農民運動家。日本初の産業組合病院である青原組合病院を創設。
¶島根人，島根百，島根歴，世紀，日人

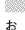

大浜信賢 おおはましんけん
明治37(1904)年8月21日〜昭和47(1972)年8月22日
昭和期の政治家、医師。石垣町議会議員、八重山郡議会議員。
¶沖縄百, 科学, 郷土, 社史, 世紀, 姓氏沖縄, 日人

大浜方栄 おおはまほうえい
昭和2(1927)年10月27日〜
昭和〜平成期の医師、政治家。参議院議員、おもと会理事長。
¶現政

大峡美代志 おおばみよし
大正11(1922)年〜平成20(2008)年
昭和・平成期の保健婦。
¶信州女

大場黙斎 おおばもくさい
宝永5(1708)年〜寛政10(1798)年
江戸時代中期〜後期の儒者・医師。
¶姓氏宮城

大林元春 おおばやしげんしゅん
生没年不詳
江戸時代後期の漢方医。
¶飛騨

大林賢四郎 おおばやしけんしろう
明治18(1885)年11月7日〜昭和10(1935)年3月31日
大正〜昭和期の経営者。大林組副社長、ブランチャード製作所取締役、玉置製薬代表取締役。
¶日人

大林森次郎 おおばやしもりじろう
慶応3(1867)年〜昭和5(1930)年
明治〜大正期の政治家、医師。
¶世紀(⊕慶応3(1867)年8月 ㊣昭和5(1930)年1月4日), 日人

大林容二 おおばやしようじ
明治39(1906)年〜昭和46(1971)年1月4日
大正〜昭和期の医師。内科(結核病学)。
¶科学, 近医

大原玄昌 おおはらげんしょう
江戸時代中期の医師。
¶人名, 日人(生没年不詳)

大原健士郎 おおはらけんしろう
昭和5(1930)年4月30日〜平成22(2010)年1月24日
昭和〜平成期の精神神経医学者。愛知淑徳大学教授、浜松医科大学教授。自殺研究の第一人者。日本社会精神医学会理事長などを歴任。著書に「不安」など。
¶科学, 近医, 現朝, 現執1期, 現執2期, 現執3期, 現執4期, 現情, 世紀, 日人, マス89

大原孝四郎 おおはらこうしろう
天保4(1833)年11月2日〜明治43(1910)年7月6日
明治期の実業家、社会事業家。

¶岡山人, 岡山百, 岡山歴, 史人(⊕1834年), 日人

大原貞四郎 おおはらさだしろう
享和1(1801)年〜慶応1(1865)年10月26日
江戸時代末期の医師。
¶幕末, 幕末大

大原嘗一郎 おおはらしょういちろう
大正4(1915)年11月14日〜昭和62(1987)年1月26日
昭和期の医師。外科。
¶科学, 近医

大原清之助 おおはらせいのすけ
明治18(1885)年8月9日〜昭和26(1951)年5月4日
大正〜昭和期の小児科医学者、伝染病学者(疫痢)、細菌学者。熊本医科大学教授。疫痢病原菌を発見「大原・箕田菌」と呼称された。
¶科学, 近医, 熊本人, 現情, 人名7, 世紀, 日人

大原先安 おおはらせんあん
生没年不詳
江戸時代中期の医師。
¶国書

大原達 おおはらとおる
大正5(1916)年〜平成15(2003)年
昭和〜平成期の医師。専門は細菌学。
¶近医

大原一 おおはらはじめ
文久3(1863)年〜昭和12(1937)年
明治〜昭和期の医師。福島市の大原病院初代院長。
¶福島百

大原八郎 おおはらはちろう
明治15(1882)年〜昭和18(1943)年6月25日
明治〜昭和期の医学者。大原病院院長。日本で初めて野兎病を報告、その病原菌パスツレラ・ツラレンシスを発見。
¶科学, 近医, 世紀, 全書, 日人, 福島百

大原博夫 おおはらひろお
明治27(1894)年3月15日〜*
昭和期の政治家。衆議院議員、広島県知事。
¶近医(㊣昭和46(1971)年), 現情(㊣1966年1月11日), 政治(㊣昭和41年1月11日), 広島百(㊣昭和46(1971)年3月20日)

大原孫三郎 おおはらまごさぶろう
明治13(1880)年7月28日〜昭和18(1943)年1月18日
大正〜昭和期の実業家。倉敷紡績社長。大原社会問題研究所を設立。倉敷中央病院、倉敷奨学金などを設立・運営。
¶岩史, 大阪人(㊣昭和18(1943)年1月), 岡山, 岡山人, 岡山百, 岡山歴, 角史, キリ(⊕明治13(1880)年7月18日), 近医, 近現, 現朝, 国史, コン改, コン5, 史人, 実業, 社史, 人名7, 世紀, 世人, 世百, 全書, 大百, 茶道, 伝記, 日史, 日本, 百科, 民学, 履歴, 歴大

太羊甲許母（大羊甲許母） **おおひつじのここも**
奈良時代の医師。
¶人名（大羊甲許母），日人（生没年不詳）

大平一郎 **おおひらいちろう**
明治43（1910）年～平成2（1990）年
大正～平成期の医師。内科。
¶近医

大平健 **おおひらけん**
昭和24（1949）年1月18日～
昭和～平成期の医師。精神科。
¶現執3期，現執4期

大平楨作 **おおひらていさく**
嘉永6（1853）年10月10日～大正10（1921）年11月
江戸時代末期～大正期の医師。
¶庄内

大平道悦 **おおひらどうえつ**
生没年不詳
江戸時代中期の佐渡相川の医師。
¶人名，新潟百別，日人

大平得三 **おおひらとくぞう**
明治15（1882）年10月12日～昭和37（1962）年1月15日
明治～昭和期の医師。専門は衛生学。
¶科学，近医，庄内（[没]昭和37（1962）年11月9日），人名7，日人，福岡百，山形百

大平彦市 **おおひらひこいち**
明治7（1874）年11月3日～昭和21（1946）年
明治～昭和期の海軍軍医。
¶渡航

大藤武彦 **おおふじたけひこ**
昭和12（1937）年11月21日～
昭和期の鍼灸師、身体障害者相談員。
¶視覚

大藤真 **おおふじただし**
大正7（1918）年6月17日～平成21（2009）年4月2日
昭和～平成期の臨床免疫学者。岡山大学教授。
¶科学，近医，現情

大淵重敬 **おおぶちしげよし**
明治40（1907）年～昭和62（1987）年
大正～昭和期の医師。内科。
¶近医

大淵清庵 **おおぶちせいあん**
明治6（1873）年～昭和3（1928）年12月
明治～昭和期の障害児教育者。
¶福岡百

大淵常範 **おおぶちつねのり**
→大淵棟庵（おおふちとうあん）

大淵棟庵 **おおふちとうあん**
文化13（1816）年～明治22（1889）年　[別]大淵常範《おおぶちつねのり》
江戸時代末期の医師。
¶国書（大淵常範　おおぶちつねのり　[没]明治22（1889）年5月22日），人名，日人

大保兼重 **おおほかねしげ**
明治33（1900）年～昭和54（1979）年
大正～昭和期の政治家、獣医。鹿児島県議会議員、畜産関係団体長。
¶薩摩

大保重智 **おおぼしげとも**
文化4（1807）年～明治25（1892）年
江戸時代後期～明治期の医師。『串良旧領擾乱記』の著者。
¶姓氏鹿児島

大星章一 **おおぼししょういち**
大正14（1925）年～昭和53（1978）年
昭和期の医師。専門は病理学。
¶近医

大星光史 **おおほしみつふみ**
昭和8（1933）年4月26日～
昭和～平成期の日本文学者。富山医科薬科大学助教授。
¶現執3期

大牧周西 **おおまきしゅうさい**
宝暦7（1757）年～＊
江戸時代中期～後期の医師。
¶郷土千葉（[没]1824年），千葉百（[没]文政3（1820）年）

大町真事 **おおまちしんじ**
明治18（1885）年～昭和44（1969）年
明治～昭和期の歯科医師、島根県学校歯科医師会会長。
¶島根歴

大町宗卜 **おおまちそうぼく**
生没年不詳
江戸時代中期の医師。
¶京都大，国書，姓氏京都

大間知千代 **おおまちちよ**
明治42（1909）年～
昭和期の社会福祉学者。同朋大学教授。
¶現執1期

大町敦素 **おおまちとんそ**
万治2（1659）年～享保14（1729）年
江戸時代前期～中期の儒者、医師。
¶姓氏京都，日人

大宮智栄 **おおみやちえい**
明治18（1885）年～昭和59（1984）年
大正～昭和期の尼僧。仏教婦人救護会総裁。半世紀にわたって善光寺尼上人として尊敬される。全日本仏教尼僧法団総裁などもつとめた。
¶女性，女性普，信州女，世紀（[生]明治18（1885）年6月1日　[没]昭和59（1984）年7月5日），姓氏長野，長野歴，日人（[生]明治18（1885）年6月1日　[没]昭和59（1984）年7月5日），仏人

近江雄三 **おおみゆうぞう**
明治16（1883）年7月27日～？

明治～大正期の医師。
¶渡航

大神朝臣虎主 おおみわのあそんとらぬし
→大神虎主（おおみわのとらぬし）

大神虎主 おおみわのとらぬし
延暦17（798）年～貞観2（860）年　[別]大神朝臣虎主《おおみわのあそんとらぬし》
平安時代前期の医師。
¶古人，古代（大神朝臣虎主　おおみわのあそんとらぬし　[生]800年），古代普（大神朝臣虎主　おおみわのあそんとらぬし　[生]800年），コン改，コン4，コン5，人名，日人（[没]861年），平史

大村栄之助 おおむらえいのすけ
大正6（1917）年8月1日～平成18（2006）年8月23日
昭和～平成期の薬学者、武田薬品工業専務。
¶科学

大村一男 おおむらかずお
明治14（1881）年～？
明治～大正期の歯科医。
¶渡航

大村加卜（大村賀卜） おおむらかぼく
？ ～宝永2（1705）年　[別]加卜《かぼく》
江戸時代前期の刀工、医師。水戸徳川家侍医。
¶国書（大村賀卜　生没年不詳），静岡歴（生没年不詳），人名，姓氏静岡，日人

大村智 おおむらさとし
昭和10（1935）年7月12日～
昭和～平成期の薬学者。北里研究所所長、女子美術大学理事長。抗生物質や天然物化学が専門。ヘキスト・ルセル賞受賞。著書に「微生物薬品化学」など。
¶科技，現朝，世紀，日人

大村重矩 おおむらしげのり
安永7（1778）年～天保14（1843）年
江戸時代中期～後期の医師。
¶国書

大村寿庵 おおむらじゅあん
生没年不詳
江戸時代前期の医師。
¶国書

大村純安 おおむらじゅんあん
嘉永3（1850）年～明治3（1870）年
江戸時代末期の阿波徳島藩儒医。
¶人名，徳島歴（[没]明治3（1870）年9月3日），日人

大村順一 おおむらじゅんいち
大正3（1914）年3月13日～昭和43（1968）年6月19日
昭和期の医学者。
¶岡山人，岡山歴

大村純道 おおむらじゅんどう
文政3（1820）年～明治23（1890）年
江戸時代後期～明治期の漢蘭折衷派の医師。
¶兵庫百

大村惣右衛門 おおむらそうえもん
宝暦3（1753）年～文政7（1824）年
江戸時代中期～後期の金銀両替商、慈善家。
¶静岡歴，姓氏静岡

大村達斎 おおむらたっさい
＊～明治22（1889）年
江戸時代後期～明治期の医師。
¶岡山人（[生]天保12（1841）年），岡山歴（[生]天保11（1840）年）

大村民蔵 おおむらたみぞう
明治2（1869）年～昭和44（1969）年
明治～昭和期の医師。
¶神奈川人，神奈川百

大村得三 おおむらとくぞう
明治28（1895）年～昭和63（1988）年
明治～昭和期の医師。専門は法医学。
¶近医

大村敏郎 おおむらとしろう
昭和11（1936）年～平成13（2001）年
昭和～平成期の医師。専門は外科、医史学。
¶近医

大村直福吉 おおむらのあたえふくきつ
→大村福吉（おおむらのふくよし）

大村福吉 おおむらのさきよし
→大村福吉（おおむらのふくよし）

大村福吉 おおむらのふくよし
生没年不詳　[別]紀宿禰福吉《きのすくねふくよし》，紀福吉《きのさきよし》，大村直福吉《おおむらのあたえふくきつ》，大村福吉《おおむらのさきよし，おおむらふくよし》
平安時代前期の医師。瘡の治療術に精通し「治瘡記」を著す。紀宿禰の氏姓をあたえられた。
¶朝日，国史，国書（おおむらふくよし），古人（紀福吉　きのさきよし），古人（おおむらのさきよし），古代（紀宿禰福吉　きのすくねふくよし），古代普（紀宿禰福吉　きのすくねふくよし），古中，史人，人名（大村直福吉　おおむらのあたえふくきつ），日人

大村徳敏 おおむらのりとし
明治9（1876）年4月5日～大正12（1923）年3月24日
明治～大正期の実業家、社会事業家。金田鉱業取締役。育英事業、社会事業にも尽力。
¶世紀，日人

大村ひさゑ おおむらひさえ
明治34（1901）年～平成1（1989）年
大正～昭和期の医師。産婦人科。
¶近医

大村寛 おおむらひろし
生没年不詳
江戸時代後期の医師。
¶国書

大村福吉 おおむらふくよし
→大村福吉（おおむらのふくよし）

大村益次郎　おおむらますじろう
文政7(1824)年～明治2(1869)年11月5日　㊅村田蔵六《むらたぞうろく》
江戸時代末期～明治期の兵学者、長州藩士。軍制改革のリーダー。戊辰戦争で天才的な軍事的手腕を発揮した。靖国神社を創建。
¶朝日(㊕文政7年5月3日(1824年5月30日)　㊣明治2(1869)年11月5日)，維新，岩史(㊕文政7(1824)年5月3日)，江人(㊕1825年)，愛媛百(村田蔵六　むらたぞうろく　㊕文政7(1824)年3月10日)，江文，大分百(㊕1825年)，大阪人，大阪墓，角史(㊕文政8(1825)年)，京都，郷土愛媛，京都大，郷土長崎，近現(㊕1825年)，近世(㊕1825年)，国際，国史(㊕1825年)，国書(㊕文政8(1825)年5月3日)，コン改，コン4，コン5，詩歌，史人(㊕1824年5月3日)，重要(㊕文政8(1825)年5月3日)，人書79，新潮(㊕文政7(1824)年5月3日)，人名，姓氏京都，姓氏山口(村田蔵六　むらたぞうろく　㊕1825年)，世人(㊕文政7(1824)年3月10日　㊣明治2(1869)年11月15日)，世百，先駆(㊕文政8(1825)年3月10日)，全書(㊕1825年)，全幕，大百，伝記，長崎遊，日史(㊕文政8(1825)年5月3日)，日人，日本，幕末(㊣1869年12月7日)，幕末大(㊕文政7(1824)年5月3日)，藩臣6，百科，平円(㊕1825　㊣1869)，明治1(㊕1825年)，山川小(㊕1824年5月3日)，山口百(㊕1825年)，洋学(㊕文政8(1825)年)，陸海(㊕文政7年3月10日)，歴大(㊕1825年)

大村泰男　おおむらやすお
明治37(1904)年～昭和60(1985)年
大正～昭和期の医師。外科。
¶近医

大村裕　おおむらゆたか
大正14(1925)年1月4日～
昭和～平成期の神経生理学者。九州大学教授、富山医科薬科大学教授。食欲制御神経機構研究の第一人者で、日本肥満学会長も務める。
¶現朝，現情，世紀，日人

大村善永　おおむらよしなが
明治37(1904)年1月7日～平成1(1989)年2月22日
昭和期の教育者。奉天盲人福祉協会を設立。
¶視覚

大牟羅良　おおむらりょう
明治42(1909)年7月20日～平成5(1993)年2月20日
昭和期の作家、農村問題研究家。岩手県国民健康保険団体連合会「岩手の保健」編集長。著書に「ものいわぬ農民」など。
¶岩手人，現朝，現執1期，現情，現人，世紀，姓氏岩手，東北史，日人，平和，マス2，マス89

大森安仁　おおもりあに
→大森安仁子(おおもりあにこ)

大森安仁子　おおもりあにこ
安政3(1856)年12月7日～昭和16(1941)年8月3日
㊅大森安仁《おおもりあに》
明治～昭和期の社会事業家。隣保事業を志し、児童福祉施設有隣園を創立。貧困児童の福祉に献身。
¶近女，女性(大森安仁　おおもりあに)，女性普(大森安仁　おおもりあに)，新宿女，新潮，世紀(㊕安政3(1857)年12月7日)，日人

大森英太郎　おおもりえいたろう
明治期の医師。
¶渡航

大森喜作　おおもりきさく
文久3(1863)年～昭和9(1934)年
明治～昭和期の社会事業家。
¶兵庫百

大森憲太　おおもりけんた
明治22(1889)年4月30日～昭和48(1973)年3月18日
大正～昭和期の医師、内科。慶応義塾大学病院長。患者給食を導入するなど、臨床栄養学の発展に尽力。著書に「臨床歴程」。
¶科学，近医，現情，新潮，人名7，世紀，日人

大森三益　おおもりさんえき
文化9(1812)年～明治14(1881)年
江戸時代後期～明治期の医師。
¶島根百(㊕文化9(1812)年2月25日　㊣明治14(1881)年11月13日)，島根歴，日人

大森薫雄　おおもりしげお
昭和8(1933)年7月21日～
昭和期の医学博士。神奈川県立厚木病院長。
¶飛騨

大森寿安　おおもりじゅあん
寛延2(1749)年～文化4(1807)年
江戸時代中期～後期の医師。陸奥仙台藩医。
¶江文，眼科(大森寿安(右武)　おおもりじゅあん(ともたけ))，洋学

大森寿庵(右直)〔2代〕　おおもりじゅあん(ともなお)
安永9(1780)年～安政5(1858)年
江戸時代中期～末期の眼科医。
¶眼科(大森寿庵〔2代〕)

大森寿庵(右長)〔3代〕　おおもりじゅあん(ともなが)
文化4(1807)年～慶応3(1867)年
江戸時代後期～末期の眼科医。
¶眼科(大森寿庵〔3代〕)

大森寿敬(右忠)　おおもりじゅけい(ともただ)
天保10(1839)年～?
江戸時代後期の眼科医。
¶眼科(大森寿敬)

大森次郎　おおもりじろう
明治23(1890)年10月22日～昭和53(1978)年1月9日
大正～昭和期の社会事業家。
¶岡山百，岡山歴

大森真一郎　おおもりしんいちろう
明治36(1903)年7月27日～?
昭和期の農民運動家。日本農民組合本部書記長、中国医学研究協会会長。

¶社運，社史

大森清一 おおもりせいいち
明治39（1906）年11月8日～平成1（1989）年3月3日
大正～昭和期の形成外科医。東京警察病院院長。
¶近医，世紀，日人

大森盛達 おおもりせいたつ
文政4（1821）年6月20日～文久3（1863）年2月
[別]大森盛達《おおもりもりたつ》
江戸時代末期の医師。出羽秋田藩内で種痘実施。
¶秋田人2，洋学（おおもりもりたつ）

大森宗晋 おおもりそうしん
生没年不詳
江戸時代後期の町医。
¶庄内

大森岱順（右景） おおもりたいじゅん（ともかげ）
江戸時代末期～明治時代の眼科医。
¶眼科（大森岱順）

大森泰輔 おおもりたいすけ
江戸時代中期～末期の江戸末の医師、洋医華岡青洲に学ぶ。
¶島根人（[生]文化　[没]明治初），島根歴（[生]明和8（1771）年　[没]安政4（1857）年）

大森大亮 おおもりだいすけ
明治19（1886）年11月8日～昭和33（1958）年12月6日
明治～昭和期の医師。
¶岡山百，岡山歴

大森治豊 おおもりはるとよ
嘉永5（1852）年11月10日～明治45（1912）年2月19日
明治期の医師。外科、福岡医科大学学長。福岡医科大学（九州帝国大学医学部の前身）の初代学長兼附属医院長。
¶科学，近医，人名，世紀，日人，福岡百，山形百

大森英雄 おおもりひでお
昭和13（1938）年～
昭和～平成期の福祉関連書編集者。大もり事務所主宰。
¶YA

大森秀雄 おおもりひでお
明治35（1902）年6月28日～昭和34（1959）年9月8日
大正・昭和期の産婦人科医師。
¶飛騨

大森文子 おおもりふみこ
大正1（1912）年～平成14（2002）年
昭和～平成期の看護師。
¶近医

大森盛達 おおもりもりたつ
→大森盛達（おおもりせいたつ）

大森安恵 おおもりやすえ
昭和7（1932）年3月25日～
昭和～平成期の医師。東日本循環器病院・糖尿病センター長、東京女子医科大学名誉教授。
¶現執4期

大森隆碩 おおもりりゅうせき
弘化3（1846）年～明治36（1903）年
江戸時代末期～明治期の医師、教育者。
¶新潟百，日人

大谷明 おおやあきら
大正14（1925）年5月10日～平成20（2008）年2月4日
昭和～平成期のウイルス学者。国立感染症研究所所長。WHO子供ワクチン構想作業部会委員などを歴任。主著に「遺伝子新時代」など。
¶科学，近医，現朝，現情，世紀，日人

大谷巌 おおやいわお
明治38（1905）年12月31日～昭和60（1985）年3月2日
大正・昭和期の久美愛病院長代理（兼内科医長）。
¶飛騨

大八木麗子 おおやぎれいこ
大正15（1926）年3月6日～
大正～昭和期の福祉施設職員、点訳・音訳指導員。
¶視覚

大矢尚斎〔1代〕 おおやしょうさい
享保11（1726）年～安永2（1773）年
江戸時代中期の医師。
¶大阪墓（――〔代数なし〕　[没]安永2（1773）年3月16日），人名（――〔代数なし〕），日人

大矢尚斎〔2代〕 おおやしょうさい
明和2（1765）年～文政9（1826）年
江戸時代中期～後期の医師。
¶大阪人（[没]文政9（1826）年10月），大阪墓（[没]文政9（1826）年10月5日），国書（――〔代数なし〕　[生]明和2（1765）年3月11日　[没]文政9（1826）年10月5日），日人

大屋精一 おおやせいいち
明治33（1900）年～昭和52（1977）年
大正～昭和期の医師。
¶群馬人

大矢全節 おおやぜんせつ
明治34（1901）年～昭和57（1982）年
大正～昭和期の医師。専門は皮膚科、医史学。
¶近医

大矢仁美 おおやひとみ
昭和4（1929）年3月22日～
昭和～平成期の生活・医事評論家。
¶現執3期

大家裕 おおやひろし
大正14（1925）年2月15日～平成3（1991）年7月31日
昭和～平成期の寄生虫学者。順天堂大学名誉教授をつとめる。
¶科学，近医，世紀，日人

大藪寿一 おおやぶじゅいち
大正13(1924)年2月26日～
昭和期の社会病理学・都市社会学者。大阪市立大学教授。
¶現執1期，現執2期

大藪真知子 おおやぶまちこ
昭和25(1950)年12月1日～
昭和～平成期の点字技能士、点字指導員、歌手。
¶視覚

大山愛熊 おおやまあいぐま
明治3(1870)年～昭和15(1940)年
明治～昭和期の医師。
¶姓氏鹿児島

大屋正夫 おおやまさお
明治32(1899)年～昭和55(1980)年
大正～昭和期の政治家。島根県議会議員、島根県医師会副会長。
¶島根歴

大山捨松 おおやますてまつ
安政7(1860)年1月23日～大正8(1919)年2月18日
[別]山川捨松《やまかわすてまつ》
明治～大正期の社会奉仕家。最初の女子留学生。赤十字社篤志看護婦会、愛国婦人会などで活躍。
¶会津(山川捨松　やまかわすてまつ)，朝日(㊐万延1年2月24日(1860年3月16日))，海越，海越新，江戸東，近医，近女，国際(山川捨松　やまかわすてまつ)，史人，女史，女性，女性普，新潮(㊐嘉永4(1851)年1月)，人名(㊐1851年)，世紀(㊐安政7(1860)年2月24日)，先駆，大百(㊐1851年)，渡航(大山捨松・山川捨松　おおやますてまつ・やまかわすてまつ　㊐1851年)，栃木歴，日史，日人，幕末(山川捨松　やまかわすてまつ　[没]1919年2月24日)，福島百，平日(㊐1860　[没]1919)，明治2，履歴(㊐万延1(1860)年2月24日)，歴大

大山信郎 おおやまのぶろう
明治44(1911)年11月1日～？
大正～昭和期の眼科学・特殊教育研究者。東京教育大学教授。
¶現執1期，視覚

大山恒 おおやまひさし
明治18(1885)年3月9日～昭和48(1973)年8月29日
明治～昭和期の医師・俳人。
¶岡山歴

大山操 おおやまみさお
明治33(1900)年4月21日～昭和12(1937)年12月25日
大正～昭和期の歌人・医師。
¶岡山歴

大山良徳 おおやまよしのり
昭和5(1930)年～
昭和期の体力医学者。大阪大学教授。
¶現執1期

大谷実 おおやみのる
昭和9(1934)年10月25日～　[別]大谷実《おおたにみのる》
昭和～平成期の弁護士、法学者。同志社大学総長、京都犯罪被害者支援センター会長。刑事法学、医事法学を研究。日本刑法学会理事。著書に「刑事責任の基礎」「精神科医療の法と人権」など。
¶現朝，現執1期，現執2期，現執3期，現執4期，現情，世紀，日人，マス89(おおたにみのる)

大屋ムメ おおやむめ
明治21(1888)年1月25日～昭和27(1952)年
明治～昭和期の社会事業家。大牟田市美井教会の伝道婦。東京少年審判所保護司等を歴任。
¶近女，女性，女性普

大屋吉重 おおやよししげ
明治24(1891)年～昭和7(1932)年
大正～昭和期の医学者。
¶姓氏静岡

大脇肇 おおわきはじめ
嘉永1(1848)年9月～
江戸時代末期の医師。
¶飛騨

大脇はる おおわきはる
明治45(1912)年3月2日～
昭和期の助産婦。
¶飛騨

大和田国夫 おおわだくにお
大正7(1918)年～平成1(1989)年
昭和期の医師。専門は衛生学。
¶近医

大和田外記 おおわだげき
天保11(1840)年～慶応1(1865)年
江戸時代末期の医師。
¶維新，新潮([没]慶応1(1865)年2月16日)，人名，日人，幕末([没]1865年3月13日)，幕末大([没]元治2(1865)年2月16日)

大和田建次郎 おおわだけんじろう
大正6(1917)年～
昭和期の耳鼻咽喉科医。
¶現執1期

大和田信道 おおわだのぶみち
？～
大正～昭和期の医師。大和田医院院長、医学博士。
¶社史

大渡順二 おおわたりじゅんじ
明治37(1904)年8月17日～平成1(1989)年6月4日
昭和期の医事評論家。広く医療問題に取り組んだ。保健同人社を創設。著書に「結核療養のコツ」など。
¶岡山歴(㊐明治37(1904)年8月16日)，近医，現朝，現執1期，現情，現日，出版，出文，新潮(㊐明治37(1904)年8月16日)，世紀，日人，マス2，マス89

大渡有隣 おおわたりゆうりん
寛延4(1751)年10月15日～文化11(1814)年6月15日
江戸時代末期の儒医。
¶岡山人，岡山歴

岡正 おかあきら
？ ～
大正～昭和期の医師。岡病院院長、医学博士。
¶社史

岡井一郎 おかいいちろう
明治44(1911)年～昭和49(1974)年
昭和期の医師。
¶姓氏長野

岡家重 おかいえしげ
安土桃山時代の医師。
¶人名，日人(生没年不詳)

都谷枝万次郎 おがいしまじろう
明治30(1897)年～昭和45(1970)年
昭和期の都谷病院院長、米子博愛病院長。
¶島根歴

岡井省二 おかいしょうじ
大正14(1925)年11月26日～平成13(2001)年9月23日
昭和～平成期の俳人、医師。
¶大阪文，現俳，詩作，奈良文，俳文

岡井隆 おかいたかし
昭和3(1928)年1月5日～
昭和～平成期の歌人、医師。内科、京都精華大学教授。前衛短歌運動を起こす。歌集「斉唱」「土地よ痛みを負え」評論集「正岡子規」など。
¶岩歌，京都文，近文，現朝，現執1期，現執2期，現執3期，現執4期，現情，現人，現日，作家，詩作，新潮，新文，世紀，全書，短歌，日人，北海道文，マス89

岡氏茂 おかうじしげ
→岡氏茂(おかうじもち)

岡氏茂 おかうじもち
明和1(1764)年～天保9(1838)年　[別]岡氏茂《おかうじしげ》
江戸時代後期の美作勝南郡池ケ原の義民。社倉講をもうけて貧農を救済。
¶岡山人(おかうじしげ)，岡山歴([生]宝暦14(1764)年3月2日　[没]天保9(1838)年2月2日)，人名(おかうじしげ)，日人

岡内章平 おかうちしょうへい
寛政6(1794)年～天保7(1836)年
江戸時代後期の医師。
¶長崎遊

岡内幸盛 おかうちゆきもり
天明4(1784)年～弘化2(1845)年
江戸時代後期の医師、郷土史家。
¶高知人，高知百

岡雲臥 おかうんが
正徳3(1713)年～安永2(1773)年
江戸時代中期の儒者、医師、本草学者。領民救済のための義倉を創設。
¶岡山人([生]宝永7(1710)年　[没]安永1(1772)年)，岡山百([没]安永2(1773)年3月26日)，岡山歴([没]安永2(1773)年閏3月26日)，人名([生]1711年　[没]1772年)，日人

岡嘉平治 おかかへいじ
→岡安定(おかやすさだ)

岡上和雄 おかがみかずお
昭和2(1927)年7月27日～
昭和～平成期の医師。精神科、聖マリアンナ会東横第三病院精神科医長。
¶現執3期

岡川正之 おかかわまさゆき
明治24(1891)年～昭和21(1946)年
大正～昭和期の医学者。
¶徳島歴

岡敬安 おかけいあん
生没年不詳
江戸時代後期の医師。
¶国書

岡敬逸 おかけいいつ
安政4(1857)年3月28日～昭和2(1927)年8月19日
明治～昭和期の教育者・社会事業家。
¶岡山歴

岡研介 おかけんかい
寛政11(1799)年～天保10(1839)年　[別]岡研介《おかけんすけ》
江戸時代後期の蘭方医。鳴滝塾長。
¶朝日([没]天保10年11月3日(1839年12月8日))，江人(おかけんすけ)，大阪人，科学([没]天保10(1839)年11月3日)，近世，国史，国書([没]天保10(1839)年11月3日)，コン改(おかけんすけ)，コン4，コン5，史人([没]1839年11月3日)，植物([没]天保10年11月3日(1839年12月8日))，新潮([没]天保10(1839)年11月3日)，人名，姓氏山口([生]1798年　[没]1838年)，世人([没]天保12(1841)年11月3日)，全書(おかけんすけ)，対外，大百，長崎遊，日史([没]天保10(1839)年11月3日)，日人，百科，山口百，洋学

岡玄卿(岡玄郷) おかげんきょう
嘉永5(1852)年～大正14(1925)年3月25日　[別]岡玄卿《おかげんけい》
明治～大正期の医師。男爵。明治天皇侍医頭、宮中顧問官兼侍医寮御用掛等を歴任。
¶海越新([生]嘉永5(1852)年7月)，岡山人(岡玄郷)，岡山歴([生]嘉永5(1852)年7月)，科学([生]嘉永5(1852)年7月18日)，近医，人名，世紀([生]嘉永5(1852)年7月)，渡航([生]1852年7月18日)，日人，洋学(おかげんけい)

岡玄卿 おかげんけい
→岡玄卿(おかげんきょう)

岡玄策 おかげんさく
明和6(1769)年〜？
江戸時代中期〜後期の医師。
¶栃木歴

岡玄章 おかげんしょう
？〜明治13(1880)年
江戸時代後期〜明治期の藩医。
¶徳島百，徳島歴

岡研介 おかけんすけ
→岡研介（おかけんかい）

岡考学 おかこうがく
文政10(1827)年〜明治20(1887)年
江戸時代後期〜明治期の医師。
¶姓氏群馬

岡弘毅 おかこうき
明治17(1884)年〜昭和14(1939)年
明治〜昭和期の社会事業家、地方自治功労者。
¶高知人

岡崎喜一郎 おかざききいちろう
明治6(1873)年12月1日〜昭和21(1946)年2月5日
明治〜昭和期の社会事業家。
¶島根人，島根百，島根歴

岡崎三郎 おかざきさぶろう
明治40(1907)年3月20日〜平成2(1990)年3月21日
昭和期の経済学者。北九州大学・日本福祉大学教授。
¶現情，社史，世紀

岡崎滄海 おかざきそうかい
元文3(1738)年〜寛政12(1800)年9月21日
江戸時代後期の医家。
¶大阪墓

岡崎哲夫 おかざきてつお
大正9(1920)年1月18日〜平成12(2000)年12月
昭和期の市民運動家。森永ヒ素ミルク中毒事件の被災者救済のためのひかり協会を創設。
¶近医，現朝，現人，世紀，日人，平和

岡崎秀民 おかざきひでたみ
江戸時代前期の医師。
¶岡山人

岡崎英彦 おかざきひでひこ
大正11(1922)年2月18日〜昭和62(1987)年6月11日
昭和期の医師、福祉活動家。びわこ学園理事長。全国で2番目の重症心身障害児施設びわこ学園を発足させる。
¶岡山歴，郷土滋賀，近医，世紀，日人

岡崎光子 おかざきみつこ
昭和17(1942)年6月1日〜
昭和〜平成期の栄養学者。女子栄養短期大学教授。
¶現執3期

岡崎衛生 おかざきもりお
〜昭和52(1977)年
昭和期の医師。
¶山口人

岡崎陽一 おかざきよういち
大正14(1925)年1月1日〜
昭和〜平成期の人口学者。日本大学教授、厚生省人口問題研究所所長。
¶現執1期，現執2期，現執3期

岡崎令治 おかざきれいじ
昭和5(1930)年10月8日〜昭和50(1975)年8月1日
昭和期の分子生物学者。名古屋大学教授。DNAを研究、"岡崎モデル"を完成するが、白血病にて早世。
¶科学，近医，現朝，現情，人名7，世紀，日人，広島百

岡作殷 おかさくいん
元文5(1740)年〜文政8(1825)年
江戸時代中期〜後期の藩医。
¶徳島百，徳島歴(㉔文政8(1825)年1月8日)

小笠原一夫 おがさわらかずお
明治43(1910)年〜昭和59(1984)年
大正〜昭和期の医師。専門は細菌学。
¶近医

小笠原勘十郎 おがさわらかんじゅうろう
明治31(1898)年〜昭和2(1927)年
大正〜昭和期の獣医。
¶姓氏岩手

小笠原慧 おがさわらけい
昭和35(1960)年〜
昭和〜平成期の精神科医、小説家。
¶幻想

小笠原玄安 おがさわらげんあん
生没年不詳
江戸時代後期の医師。
¶長崎遊

小笠原源八郎 おがさわらげんぱちろう
明治14(1881)年〜昭和27(1952)年
明治〜昭和期の医師。
¶青森人

小笠原貞子 おがさわらさだこ
明治20(1887)年2月〜昭和41(1966)年2月
明治〜昭和期の女性。日本赤十字社篤志看護婦人会副会長。東洋婦人教育会理事、愛国婦人会理事等を歴任。
¶女性，女性普

小笠原定嘉 おがさわらさだよし
明治36(1903)年〜昭和44(1969)年
昭和期の政治家。十和田市議会議員、議長。初代十和田市社会福祉協議会会長。
¶青森人

小笠原孟敬 おがさわらたけたか
明治8(1875)年〜昭和5(1930)年

明治〜大正期の医師、政治家。京都府議会議員。
¶姓氏京都

小笠原庸昌 おがさわらつねまさ
生没年不詳
江戸時代後期の医師。
¶国書

小笠原長淳 おがさわらながきよ
明治18（1885）年12月23日〜昭和32（1957）年8月10日
明治〜昭和期の陸軍獣医。
¶埼玉人

小笠原登 おがさわらのぼる
明治21（1888）年7月10日〜昭和45（1970）年12月12日
大正〜昭和期の医師、仏教者。ハンセン病体質病説を唱え絶対隔離主義と対立、外来治療を行う。
¶愛知、近医、現朝、世紀、日人、民学

小笠原道生 おがさわらみちなり
明治32（1899）年〜昭和30（1955）年
大正〜昭和期の体育行政家。文部省体育局長。
¶近医、体育

小笠原八十美 おがさわらやそみ
明治21（1888）年6月〜昭和31（1956）年12月27日
明治〜昭和期の政治家、実業家。衆議院議員、中央畜産会長。厚生政務次官、衆議院農林委員長を歴任。馬事、畜産界、運輸業で活躍。
¶青森人、青森百、現情、人名7、世紀、政治、日人（㊥明治21（1888）年6月2日）

小笠原祐次 おがさわらゆうじ
昭和期の老人福祉専門家。
¶現執2期

岡重孝 おかしげたか
弘化4（1847）年〜大正9（1920）年
江戸時代後期〜明治期の漢方医。
¶神奈川人

岡茂 おかしげる
昭和20（1945）年7月13日〜
昭和期の障害児教育研究者。
¶現執2期

丘思純 おかしじゅん
生没年不詳
江戸時代中期〜後期の医師、漢学者。
¶国書

岡島敬治（岡嶋敬治） **おかじまけいじ**
明治15（1882）年4月5日〜昭和11（1936）年4月9日
明治〜昭和期の医学者・小説家。
¶科学、近医、世紀、富山文（岡嶋敬治）、日人

丘修三 おかしゅうぞう
昭和16（1941）年4月5日〜
昭和〜平成期の児童文学作家。養護学校教諭を務める傍ら創作活動に励む。作品に「僕のお姉さん」など。
¶現執4期、幻想、児作、児人、世紀、日人

岡寿元 おかじゅげん
江戸時代前期の小児科医。
¶人名、日人（生没年不詳）

岡松節 おかしょうせつ
天保2（1831）年〜明治29（1896）年
江戸時代後期〜明治期の眼科医。
¶眼科、長崎遊

岡小天 おかしょうてん
明治40（1907）年12月3日〜平成2（1990）年10月20日
昭和期の物理学者。慶応義塾大学教授。日本の高分子物理学、生物物理学、生物レオロジーの創始者。
¶科学、近医、現朝、現情、世紀、日人

岡伸一 おかしんいち
昭和32（1957）年6月18日〜
昭和〜平成期の研究者。明治学院大学社会学部社会福祉学科教授。
¶現執4期

岡捨巳 おかすてみ
明治42（1909）年〜平成13（2001）年
大正〜平成期の医師。内科（結核病学）。
¶近医

岡惺治 おかせいじ
大正15（1926）年11月30日〜
昭和〜平成期の医師、健康管理コンサルタント。健康管理科、健康管理コンサルタントセンター幹事長。
¶現執2期、現執3期

岡節斎 おかせっさい
明和11（1764）年〜嘉永1（1848）年
江戸時代後期の幕府医師。
¶江戸東、人名、日人

緒方昭広 おがたあきひろ
昭和31（1956）年10月5日〜
昭和〜平成期の教育者、理療科教員。
¶視覚

岡田正 おかだあきら
昭和13（1938）年11月29日〜平成19（2007）年8月19日
昭和〜平成期の医師。外科（小児外科）。
¶科学、近医

緒方章 おがたあきら
明治20（1887）年10月26日〜昭和53（1978）年8月22日
大正〜昭和期の薬学者。東京大学教授。臓器薬品化学者。日本での内分泌化学の創始者。ウシの男性ホルモンなどを抽出。
¶大阪人（㊥昭和53（1978）年8月）、科学、近医、現朝、現情、人名7、世紀、全書、日人

岡泰安 おかたいあん
寛政8（1796）年〜安政5（1858）年
江戸時代末期の蘭方医、周防岩国藩主侍医。
¶朝日（㊥安政5年8月30日（1858年10月6日））、

お

眼科，新潮（[没]安政5（1858）年8月30日），人名，姓氏山口（[没]1845年），大百，長崎遊，日人，洋学

緒方郁蔵 おがたいくぞう
文化11（1814）年〜明治4（1871）年　[別]緒方研堂《おがたけんどう》
江戸時代末期〜明治時代の蘭方医。独笑軒塾を開設。ボードウィンの講義原稿を訳して「日講記聞」を出版。
¶朝日（[没]明治4年7月9日（1871年8月24日）），江人，大阪人（[生]文化13（1816）年　[没]明治4（1871）年7月），大阪墓（[没]明治4（1871）年7月9日），岡山人（緒方研堂　おがたけんどう　[生]文化13（1816）年），岡山百（[没]明治4（1871）年7月7日），岡山歴（[没]明治4（1871）年7月7日），科学（[没]明治4（1871）年7月9日），高知人，国書（緒方研堂　おがたけんどう　[生]文化13（1816）年　[没]明治4（1871）年7月9日），新潮（[没]明治4（1871）年7月9日），人名（緒方研堂　おがたけんどう　[生]1816年），全書，大百，長崎遊（[生]文化13（1816）年），日人（緒方研堂　おがたけんどう　[生]1816年），洋学

岡泰純 おかたいじゅん
延享3（1746）年〜文化4（1807）年
江戸時代中期〜後期の眼科医。
¶眼科，姓氏山口（[生]1749年），長崎遊，山口百

緒方惟準（緒方維準） おがたいじゅん
→緒方惟準（おがたこれよし）

岡田栄吉 おかだえいきち
明治5（1872）年3月27日〜大正5（1916）年10月3日
明治〜大正期の内科医師。特に神経系病学者。著書に「近世医学叢書」「医学大辞書」「日本内科全書」など。
¶人名，渡航

尾形悦郎 おがたえつろう
昭和7（1932）年〜平成21（2009）年
昭和〜平成期の医師。内科。
¶近医

岡田柯一 おかだかいち
文久2（1862）年〜大正6（1917）年1月9日
明治〜大正期の医師。
¶岡山人，岡山歴

岡田和芳 おかだかずよし
昭和21（1946）年5月14日〜
昭和〜平成期の販売支援コンサルタント、キャリアーカウンセラー、作家。H.&.S.コンサルタントシステムズ社長、営業ドットコムファーム代表。
¶現執4期

岡田花邨 おかだかそん
文化11（1814）年〜文久2（1862）年
江戸時代後期〜末期の医師。
¶国書

岡田華陽 おかだかよう
明和7（1770）年〜弘化5（1848）年2月25日
江戸時代中期〜後期の医師。
¶国書

岡孝賀 おかたかよし
？　〜承応1（1652）年
江戸時代前期の侍医。
¶人名，日人

緒方喜久昭 おがたきくあき
大正3（1914）年〜昭和41（1966）年
昭和期の医師。専門は病理学。
¶近医

緒方規矩雄 おがたきくお
大正11（1922）年2月6日〜平成13（2001）年4月8日
昭和〜平成期の医師。専門は生化学。
¶科学，近医

岡田義謙 おかだぎけん
文化11（1814）年〜文久2（1862）年
江戸時代後期〜末期の医師。
¶群馬人

岡田強 おかだきょう
明治28（1895）年〜昭和49（1974）年
明治〜昭和期の医師。精神科。
¶近医

岡田国太郎 おかだくにたろう
万延1（1861）年12月19日〜？
明治期の軍医。医学を学ぶためにドイツに留学。
¶海越，海越新，渡航（[生]1860年12月19日）

岡田啓 おかだけい
安永9（1780）年〜万延1（1860）年
江戸時代後期の国学者。尾張名古屋藩士。地理、医法、数学などにも通じた。
¶考古（[没]万延1年（1860年7月13日）），国書（[没]万延1（1860）年7月13日），人名（[生]1781年），姓氏愛知，日人，幕末

緒方銈次郎 おがたけいじろう
明治4（1871）年12月2日〜昭和20（1945）年10月
明治〜昭和期の医師。
¶渡航

岡田敬蔵 おかだけいぞう
大正4（1915）年〜平成11（1999）年
昭和〜平成期の医師。精神科。
¶近医

岡田憲一郎 おかだけんいちろう
明治44（1911）年10月18日〜平成4（1992）年5月12日
昭和〜平成期の政治家。埼玉県議会議員、福利厚生推進者。
¶埼玉人

緒方元斎 おがたげんさい，おがたけんさい
？　〜安永6（1777）年6月23日
江戸時代中期の医師。
¶考古（おがたけんさい），国書（生没年不詳）

岡田建治　おかだけんじ
?～
大正期の東京帝国大学セツルメント参加者。
¶社史

岡田憲介　おかだけんすけ
大正6(1917)年～
昭和期の医師。
¶郷土奈良

岡田謙道　おかだけんどう
天保7(1836)年～明治22(1889)年
江戸時代末期～明治期の医師、神職。
¶人名、日人

緒方研堂　おがたけんどう
→緒方郁蔵(おがたいくぞう)

緒方洪庵　おがたこうあん
文化7(1810)年～文久3(1863)年
江戸時代末期の医師、蘭学者。蘭学塾適々斎塾を開設。
¶朝日(⊕文化7年7月14日(1810年8月13日)、㊽文久3年6月10日(1863年7月25日))、維新、岩史(⊕文化7(1810)年7月14日 ㊽文久3(1863)年6月10日)、江人、江文、大阪人、大阪墓(㊽文久3(1863)年6月10日)、岡山、岡山人、岡山百(㊽文久3(1863)年6月10日)、岡山歴(⊕文化7(1810)年7月14日 ㊽文久3(1863)年6月10日)、科学(⊕文化7(1810)年7月14日 ㊽文久3(1863)年6月10日)、角史、教育、近世、国史、国書(⊕文化7(1810)年7月14日 ㊽文久3(1863)年6月10日)、コン改、コン4、コン5、史人(⊕1810年7月14日 ㊽1863年6月10日)、思想史、重要(⊕文化7(1810)年7月14日 ㊽文久3(1863)年6月10日)、人書79、人書94、人情、新潮(⊕文化7(1810)年7月14日 ㊽文久3(1863)年6月10日)、人名、世人(⊕文化7(1810)年7月14日 ㊽文久3(1863)年6月10日)、世百、全書、全幕、対外、大百、伝記、徳川臣、長崎百、長崎遊、長崎歴、日史(⊕文化7(1810)年7月14日 ㊽文久3(1863)年6月10日)、日人、幕末(㊽1863年7月25日)、幕末大(⊕文化7(1810)年7月14日 ㊽文久3(1863)年6月10日)、百科、平日(⊕1810 ㊽1863)、山川小(⊕1810年7月14日 ㊽1863年6月10日)、洋学、歴人

岡田篁所　おかだこうしょ
文政4(1821)年～明治36(1903)年
江戸時代末期～明治期の漢学者、医師。
¶人名、日人

緒方公介　おがたこうすけ
昭和21(1946)年～平成10(1998)年
昭和～平成期の医師。整形外科。
¶近医

緒方光太郎　おがたこうたろう
明治11(1878)年2月18日～?
明治～大正期の医師。
¶渡航

緒方洪平　おがたこうへい
明治26(1893)年～昭和56(1981)年
明治～昭和期の医師。専門は衛生学。
¶近医

緒方惟勝　おがたこれかつ
天明7(1787)年～?
江戸時代後期の医師(備前岡山藩医)。
¶岡山百、岡山歴、国書(生没年不詳)、洋学

緒方惟貞　おがたこれさだ
文政5(1822)年～明治16(1883)年3月20日
江戸時代末期～明治時代の医師。大阪仮病院の創設に尽力。
¶人名、幕末大

緒方維弘　おがたこれひろ
明治38(1905)年～昭和54(1979)年
大正～昭和期の医師。専門は生理学(運動生理学)。
¶近医

緒方惟準　おがたこれもり
→緒方惟準(おがたこれよし)

緒方惟準　おがたこれよし
天保14(1843)年8月1日～明治42(1909)年7月20日　㊙緒方惟準《おがたいじゅん、おがたこれもり、おがたこれより》、緒方維準《おがたいじゅん》
明治期の医師。陸軍軍医。緒方病院院長。緒方洪庵の子。
¶朝日(⊕天保14年8月1日(1843年8月25日))、維新、海越、海越新、江文(おがたこれより)、大阪人、㊽明治42(1909)年7月)、岡山人(緒方維準　おがたいじゅん)、岡山歴(㊽明治42(1909)年7月21日)、科学、眼科、近医、近現、国際、国史、コン改、コン5、新潮(㊽明治42(1909)年7月21日)、人名(おがたいじゅん)、全書、大百、渡航、長崎遊、日人、幕末、幕末大、洋学

緒方惟準　おがたこれより
→緒方惟準(おがたこれよし)

緒方鷺雄　おがたさぎお
明治13(1880)年2月26日～?
明治～大正期の医師。
¶渡航

岡田佐平治　おかださへいじ
文化9(1812)年～明治11(1878)年3月3日　㊙岡田左馬助《おかださまのすけ》
江戸時代末期～明治期の農政家。牛岡組報徳社・遠江報徳本社を設立。窮民救済に尽力。
¶朝日(⊕文化9年7月10日(1812年8月16日))、維新、織ład(岡田左馬助　おかださまのすけ生没年不詳)、近世、国史、コン改、コン4、コン5、史人(⊕1812年7月10日)、静岡百、静岡歴、新潮、人名、姓氏静岡、日人、幕末

岡田左馬助　おかださまのすけ
→岡田佐平治(おかださへいじ)

お

岡它山 おかたざん
宝暦7(1757)年～文政6(1823)年
江戸時代中期～後期の医師、儒者。
¶国書([没]文政6(1823)年1月6日)，日人

小片重男 おがたしげお
明治43(1910)年～平成2(1990)年4月29日
昭和期の法医学者。
¶科学([生]1910年(明治43)11月27日)，近医，群馬人

岡田重文 おかだしげふみ
大正14(1925)年～平成13(2001)年
昭和～平成期の医師。放射線科。
¶近医

緒方十右衛門 おがたじゅうえもん
明治8(1875)年10月30日～昭和11(1936)年11月16日
明治～昭和期の医師。
¶近医，渡航

緒方収二郎 おがたしゅうじろう
安政4(1857)年2月25日～昭和17(1942)年9月25日
江戸時代末期～昭和期の医師。
¶渡航

緒方準一 おがたじゅんいち
明治29(1896)年10月16日～昭和63(1988)年5月18日
大正～昭和期の医学者。
¶科学，郷土奈良，近医

緒方春朔 おがたしゅんさく
寛延1(1748)年～文化7(1810)年
江戸時代中期～後期の医学者。人痘接種に成功。
¶朝日([生]寛延1年8月18日(1748年9月10日) [没]文化7年1月21日(1810年2月24日))，科学，国書([生]寛延1(1748)年8月18日　[没]文化7(1810)年1月21日)，コン改，コン4，コン5，人名，世人，長崎遊，日人，藩臣7，福岡百([生]寛延1(1748)年8月18日　[没]文化7(1810)年1月21日)，洋学

岡田静安 おかだじょうあん
→岡田静安(おかだせいあん)

尾形昭逸 おがたしょういつ
昭和2(1927)年11月23日～平成15(2003)年12月11日
昭和～平成期の植物栄養生理学者、広島大学名誉教授。
¶植物

岡田嘯雲 おかだしょううん
天保1(1830)年～明治40(1907)年
明治期の医師、志士。勤王の志士。明治になると医事に専心した。
¶人名，日人

岡田省吾 おかだしょうご
天明7(1787)年～安政3(1856)年
江戸時代中期～末期の東分知家医師。
¶鳥取百

尾形松斎 おがたしょうさい
嘉永6(1853)年～明治38(1905)年
明治期の医師。
¶長崎遊

緒方城次郎 おがたじょうじろう
弘化1(1844)年～明治38(1905)年3月20日　[別]緒方惟孝《おがたこれたか》
江戸時代末期～明治期の緒方病院薬局長。ロシアに留学。和露辞典「魯語箋」の編者。
¶海越，海越新，渡航(緒方城次郎・緒方惟孝　おがたじょうじろう・おがたこれたか)，日人

岡田伸一 おかだしんいち
昭和21(1946)年5月1日～
昭和期の福祉施設職員、障害者の就労支援機器の開発者。
¶視覚

緒方祐将 おがたすけまさ
明治20(1887)年～昭和47(1972)年
明治～昭和期の産婦人科医。
¶鳥取百

岡田静安 おかだせいあん
明和7(1770)年～弘化5(1848)年2月25日　[別]岡田静安《おかだじょうあん》
江戸時代中期～後期の漢方医。
¶埼玉人，埼玉百(おかだじょうあん)

小県清庵 おがたせいあん
正徳4(1714)年～享和3(1803)年3月5日
江戸時代中期～後期の医師。
¶国書

緒方拙斎 おがたせっさい，おがたせつさい
天保5(1834)年～明治44(1911)年　[別]緒方拙蔵《おがたせつぞう》
明治期の医師。
¶維新，大阪人([没]明治44(1911)年12月)，近医，人名，日人，幕末(おがたせつさい　[没]1911年12月15日)，幕末大(おがたせつさい　[生]天保5(1834)年2月16日　[没]明治44(1911)年12月15日)，洋学(緒方拙蔵　おがたせつぞう)

緒方拙蔵 おがたせつぞう
→緒方拙斎(おがたせっさい)

尾形宗舜 おがたそうしゅん
明治期の医師、陶芸家。
¶日人

緒方大象 おがただいぞう
明治19(1886)年2月5日～昭和31(1956)年7月20日
明治～昭和期の医師。専門は生理学。
¶科学，近医，人名7，日人

緒方卓郎 おがたたくろう
昭和5(1930)年～平成20(2008)年
昭和～平成期の医師。外科。
¶近医

岡田忠彦 おかだただひこ
明治11(1878)年3月21日～昭和33(1958)年10月30日
明治～昭和期の内務官僚、政党政治家。衆議院議員。政友会、翼賛会などの総務を歴任。鈴木貫太郎内閣厚生相。
¶岡山人，岡山百，岡山歴，近現，現朝，現情，国史，コン改，コン4，コン5，埼玉人(㊤明治11(1878)年3月1日)，埼玉百，史人，人名7，世紀，政治，長野歴，日人，履歴，履歴2

小片保 おがたたもつ
大正5(1916)年1月15日～昭和55(1980)年1月26日
昭和期の考古学者。
¶近医，考古

緒方千重 おがたちえ
? ～大正3(1914)年9月14日
江戸時代末期～大正期の女性。婦人矯風会の「花の課長」として慈善病院の慰問を行った。
¶女性，女性普

岡田恒吉 おかだつねきち
明治28(1895)年4月28日～昭和53(1978)年6月17日
大正～昭和期の軍人。陸軍軍医少将。
¶庄内

岡田鶴也 おかだつるや
明治6(1873)年7月18日～?
明治～大正期の医師。
¶渡航

岡田藤太郎 おかだとうたろう
大正6(1917)年7月17日～
昭和期の社会福祉学者。龍谷大学教授。
¶現執1期，現執2期

緒方富雄 おがたとみお
明治34(1901)年11月3日～平成1(1989)年3月31日
大正～昭和期の血清学者、医史学者。東京大学教授。緒方医学化学研究所を設立。蘭学史料研究会会長。日本医史学会理事。著書に「理論血清学」。
¶大阪文，科学，近医，近現，近文，現実2期，現情，現人，コン改，コン4，コン5，史研，新潮，世紀，日人，日本，マス89，履歴，履歴2

緒方知三郎 おがたともさぶろう
明治16(1883)年1月31日～昭和48(1973)年8月25日
大正～昭和期の病理学者。東京帝国大学教授。東京医科大学初代学長。学士院恩賜賞受賞、文化勲章受章。著書に「病理学総論」。
¶科学，科技，近医，近現，現朝，現情，現人，現日，国史，コン改，コン4，コン5，史人，新潮，人名7，世紀，世百，世百新，全書，大百，渡航，日人，日本，百科，履歴，履歴2，歴大

岡田虎二郎 おかだとらじろう
明治5(1872)年6月13日～大正9(1920)年10月17日
明治～大正期の健康運動推進者、思想家。「岡田式正座法」がベストセラー。
¶愛知百，アナ，近文，近人，人名，世紀，姓氏愛知，日人，民学

緒方規雄 おがたのりお
明治20(1887)年1月28日～昭和45(1970)年2月6日
昭和期の細菌学者。千葉医科大学教授。ツツガムシ病病原研究で浅川賞、野口英世記念医学賞受賞。
¶科学，近医，現情，コン改，コン4，コン5，人名7，世紀，全書，千葉百，日人

岡田白駒 おかだはっく
→岡白駒(おかはっく)

岡田春吉 おかだはるきち
明治12(1879)年6月18日～?
明治～大正期の薬剤師。
¶渡航

岡田久男 おかだひさお
明治5(1872)年7月16日～?
明治期の医師。
¶渡航

岡田博 おかだひろし
大正1(1912)年3月21日～平成13(2001)年
昭和～平成期の疫学者。名古屋大学教授、愛知医科大学教授。
¶近医，現情

岡田甫説 おかだほせつ
生没年不詳
江戸時代後期の医師、蘭学者。石見浜田藩医。
¶島根百，島根歴，藩臣5

岡田正応 おかだまさかず
文化3(1806)年～明治5(1872)年
江戸時代末期の本草学者。
¶人名，日人

岡田正堅 おかだまさかた
文政13(1830)年～大正4(1915)年
明治期の本草学者。三重県の本草学を研究。著書に「員弁郡内山野草木図録」がある。
¶科学(㊦大正4(1915)年6月16日)，人名，日人

岡田雅勝 おかだまさかつ
昭和10(1935)年9月17日～
昭和～平成期の哲学者、医学倫理学者。旭川医科大学教授、日本医学哲学・倫理学会理事。
¶現執3期

岡田正勝 おかだまさかつ
昭和7(1932)年9月8日～
昭和期の精神神経科医。
¶現執2期

緒方正清 おがたまさきよ
元治1(1864)年～大正8(1919)年8月22日
明治～大正期の医師。婦人科。緒方婦人科病院長を創立。著書に「日本婦人科史」「助産婦学」

「婦人科手術学」など。
¶海越新（㊤元治1（1864）年7月21日），大阪人，科学（㊤1864年（元治1）7月21日），近医，人名，世紀（㊤元治1（1864）年7月21日），渡航（㊤1864年7月），日人

緒方正規（緒方正矩） おがたまさのり
嘉永6（1853）年〜大正8（1919）年7月30日
明治〜大正期の医師、細菌学者。東京大学教授。衛生学細菌学の創設者。東京帝国大学医科大学学長。
¶朝日（㊤嘉永6年11月5日（1853年12月5日）），海越（㊤嘉永6（1853）年11月5日　㊦大正8（1919）年8月1日），海越新（㊤嘉永6（1853）年11月5日　㊦大正8（1919）年8月1日），科学（㊤1853年（嘉永6）11月5日），近医，近現，熊本人，熊本百（㊤嘉永6（1853）年11月15日），国史，コン改，コン5，新潮（㊤嘉永6（1853）年11月5日），人名（㊤1854年），世紀（㊤嘉永6（1853）年11月5日），人人（緒方正矩　㊤安政1（1854）年），全書，大百（㊤1852年），渡航，日人，日本，百科，歴大

岡田昌春 おかだまさはる
生没年不詳
江戸時代末期〜明治期の本草学者。
¶国書

岡田正弘 おかだまさひろ
明治33（1900）年6月19日〜平成5（1993）年6月29日
昭和期の薬理学者。東京医科歯科大学学長。
¶科学，近医，現情，世紀，日人

緒方益雄 おがたますお
明治24（1891）年8月14日〜昭和51（1976）年8月6日
大正〜昭和期の衛生学者。岡山医科大学教授。岡山医科大学教授、ノートルダム清心女子大学教授を歴任。勲二等瑞宝章受章。
¶岡山人，岡山百，岡山歴，科学，近医，現情，人名7，世紀，日人

岡田松之助 おかだまつのすけ
安政6（1859）年〜昭和2（1927）年2月25日
明治〜大正期の植物学者。本草学を研究。三重博物学会を起こし地方博物界に尽力した。
¶植物，人名，世紀，日人

尾形学 おかたまなぶ
大正10（1921）年11月27日〜平成3（1991）年4月1日
昭和〜平成期の畜産学者、東京大学名誉教授。専門は獣医公衆衛生学、家畜伝染病学。
¶科学，現情

岡田希信 おかだまれのぶ
天保6（1835）年〜大正1（1912）年
江戸時代後期〜明治期の医師。
¶姓氏愛知

岡田道一 おかだみちかず
明治22（1889）年10月3日〜昭和55（1980）年7月12日
明治〜大正期の医師、歌人。歌集に「花ざくら」など。
¶紀伊文，近医，近文，世紀

緒方道彦 おがたみちひこ
大正15（1926）年〜平成20（2008）年
昭和〜平成期の医師。専門は生理学。
¶近医

尾形碧 おがたみどり
生没年不詳
明治〜大正期の医師。
¶北海道百，北海道歴

岡田靖雄 おかだやすお
昭和6（1931）年3月28日〜
昭和期の医師、精神科医療・医療史研究者。
¶現執2期

緒方安雄 おがたやすお
明治31（1898）年〜平成1（1989）年
大正〜昭和期の医師。小児科。
¶近医

岡田雄敬 おかだゆうけい
〜天保5（1834）年
江戸時代後期の医師。
¶長崎遊

岡田幸夫 おかだゆきお
大正13（1924）年〜昭和56（1981）年
昭和期の医師。専門は精神科、児童精神医学。
¶近医

岡田要 おかだよう
明治24（1891）年8月11日〜昭和48（1973）年12月26日
大正〜昭和期の動物学者。東京帝国大学教授。発生学、実験形態学の分野に貢献。文化功労者。「オスとメス」など論文多数。
¶科学，近医，現朝，現情，現人，コン改，コン4，コン5，新潮，人名7，世紀，全書，大百，日人，日本，兵庫百

岡田養平 おかだようへい
慶応1（1865）年〜昭和7（1932）年
明治〜昭和期の政治家。群馬県議会議員、医師。
¶群馬人

岡田善雄 おかだよしお
昭和3（1928）年3月10日〜平成20（2008）年1月16日
昭和〜平成期の細胞生物学者。千里ライフサイエンス振興財団理事長、大阪大学教授。世界で初の細胞融合に関する論文を発表し、世界的反響を呼ぶ。文化勲章受章。
¶科学，近医，現朝，現情，コン4，コン5，新潮，世紀，日人，日本

緒方蘭皐 おがたらんこう
享保2（1717）年〜宝暦10（1760）年
江戸時代中期の医師、儒者。著作に「蘭園薬断」など。

¶国書（[没]宝暦10（1760）年1月27日），人名，日人

岡田利左衛門 おかだりざえもん
江戸時代中期の小石川御薬園奉行。
¶植物

尾形利三郎 おがたりさぶろう
大正7（1918）年5月29日～平成11（1999）年1月30日
昭和・平成期のボランティア功労者。
¶飛驒

岡田栗園 おかだりつえん
天明6（1786）年～元治1（1864）年
江戸時代後期の儒学者、医師。家は代々越中富山藩医。
¶国書（[没]元治1（1864）年7月17日），人名，日人，幕末（[没]1864年8月18日）

緒方竜 おがたりゅう
明治28（1895）年～昭和30（1955）年
明治～昭和期の医師。専門は薬理学。
¶近医

岡田良庵 おかだりょうあん
寛政11（1799）年～明治14（1881）年
江戸時代後期～明治期の種痘医。
¶姓氏愛知

緒方六治 おがたろくじ
明治5（1872）年11月～昭和25（1950）年1月25日
明治～昭和期の歯科医学者。大阪歯科医学専門学校初代校長。関西の学会、業界で活躍。
¶大阪人，科学，近医，現情，人名7，世紀，日人

岡田和一郎 おかだわいちろう
文久4（1864）年1月3日～昭和13（1938）年5月30日
明治～昭和期の医学者。耳鼻咽喉学研究のためドイツ、オーストリアに留学。耳鼻咽喉学講座を開設。
¶海越，海越新，愛媛，科学，近医，世紀，渡航，日人

岡田和太郎 おかだわたろう
元治1（1864）年1月3日～昭和13（1938）年5月30日
明治～昭和期の医師。
¶愛媛百

岡澹斎 おかたんさい
→岡魯庵（おかろあん）

岡貞節 おかていせつ
？　～慶応3（1867）年9月14日
江戸時代後期～末期の医師、教育者。
¶岡山歴

岡道渓 おかどうけい
*～宝暦8（1758）年
江戸時代中期の医師。
¶人名（[生]1734年），日人（[生]1733年）

岡道恕 おかどうじょ
安永7（1778）年～天保2（1831）年8月25日
江戸時代中期～後期の医師。
¶国書

岡直友 おかなおとも
大正2（1913）年～平成5（1993）年
昭和～平成期の医師。泌尿器科。
¶近医

岡南洋 おかなんよう
寛政11（1799）年～明治17（1884）年
江戸時代末期～明治期の医師（水戸藩医、幕府医師）。
¶洋学

岡西雲林 おかにしうんりん
？　～弘化1（1844）年
江戸時代末期の医師。
¶岡山人，岡山歴

岡西亀太郎 おかにしかめたろう
文久3（1863）年～昭和5（1930）年
明治～昭和期の医師。
¶岡山人，岡山百（[没]昭和5（1930）年1月26日），岡山歴（[生]文久3（1863）年6月　[没]昭和5（1930）年1月16日）

岡西順二郎 おかにしじゅんじろう
明治38（1905）年9月9日～平成3（1991）年
大正～平成期の医師。専門は内科（結核病学）、医史学。
¶岡山百，近医

岡西為人 おかにしためと
明治31（1898）年8月3日～昭和48（1973）年5月5日
昭和期の薬物学者、本草学者。東亜医学研究所にて「宋以前医籍考」を編纂、「新修本草」の復元を行う。
¶科学，近医，現情，植物，新潮，人名7，世紀，日人

岡野井玄貞 おかのいげんてい
生没年不詳
江戸時代前期の医師、暦算家。
¶朝日，科学，近世，国史，コン改，コン4，コン5，新潮，人名，世人，日人

岡上菊栄 おかのうえきくえ
慶応3（1867）年～昭和22（1947）年12月14日
明治～昭和期の社会事業家。小学校教育に尽力。高知慈善協会の経営する孤児収容施設博愛園の園長をつとめた。
¶近女，高知人，高知百，女性，女性普，世紀（[生]慶応3（1867）年9月5日）

岡上樹庵 おかのうえじゅあん
文政11（1828）年～明治4（1871）年
江戸時代後期～明治時代の医師。
¶全幕

岡野貴美子 おかのきみこ
明治35（1902）年～昭和51（1976）年
昭和期の宗教家。孝道婦人会会長、国際仏教交流センター理事。孝道教団創立者。仏教による国際親善、社会福祉や布教に尽力。
¶女性，女性普，世紀（[生]明治35（1902）年10月27

日　[没]昭和51(1976)年12月21日), 日人([生]明治35(1902)年10月27日　[没]昭和51(1976)年12月21日), 仏人

岡野丈雄 おかのたけお
明治33(1900)年～昭和57(1982)年
大正～昭和期の医師。専門は衛生学。
¶近医

岡野正 おかのただし
昭和12(1937)年～
昭和期の眼科医、写真家。
¶写人

岡野豊四郎 おかのとよしろう
明治25(1892)年4月15日～昭和39(1964)年1月5日
明治～昭和期の教育者。第3回国際社会事業大会に日本代表として参加。
¶世紀, 日人

岡野松三郎 おかのまつさぶろう
天保4(1833)年～明治29(1896)年4月5日
江戸時代末期～明治期の岡山藩士、蘭学者。藩命で蘭学修業探索方。
¶維新, 岡山人, 岡山歴([生]天保3(1832)年ごろ), 科学, 人名, 日人, 幕末, 幕末大

岡野明徳 おかのめいとく
生没年不詳
江戸時代の医師。
¶国書

岡白駒 おかはっく
元禄5(1692)年～明和4(1767)年11月8日　[別]岡田白駒《おかだはっく》, 岡竜洲《おかりゅうしゅう》
江戸時代中期の医師、儒者。
¶朝日([生]元禄5(1692)年3月　[没]明和4年11月8日(1767年12月28日)), 近世, 国史, 国書, 佐賀百, 詩歌(岡竜洲　おかりゅうしゅう), 史人([生]1692年3月), 人書79, 新潮, 人名(岡田白駒　おかだはっく), 姓氏京都(岡竜洲　おかりゅうしゅう), 世人, 日人, 百科, 兵庫人, 兵庫百, 和俳(岡竜洲　おかりゅうしゅう)

岡林篤 おかばやしあつし
明治43(1910)年11月19日～平成7(1995)年2月28日
大正～平成期の医師。専門は病理学、アレルギー学。
¶科学, 近医

岡林秀一 おかばやししゅういち
→岡林秀一(おかばやしひでいち)

岡林春喜 おかばやしはるき
明治25(1892)年5月23日～昭和27(1952)年2月20日
大正・昭和期の医師。
¶高知先

岡林秀一 おかばやしひでいち
明治17(1884)年～昭和28(1953)年1月17日
[別]岡林秀一《おかばやししゅういち, おかばやしひでかず》
明治～昭和期の医師。産婦人科。
¶岡山百(おかばやしひでかず　[生]明治17(1884)年9月11日), 岡山歴(おかばやししゅういち　[生]明治17(1884)年9月10日), 近医

岡林秀一 おかばやしひでかず
→岡林秀一(おかばやしひでいち)

岡治道 おかはるみち
明治24(1891)年5月2日～昭和53(1978)年2月18日
大正～昭和期の結核・病理学者。東京大学教授。結核症の早期発見・予防の普及に貢献。塵肺対策にも関わる。
¶科学, 郷土群馬, 近医, 群新百, 群馬人, 群馬百, 現朝, 現情, 人名7, 世紀, 姓氏群馬, 日人

岡弘 おかひろし
大正6(1917)年8月18日～昭和54(1979)年6月30日
昭和期の洋画家。国鉄新橋管理部厚生課長。
¶社史

岡文弥 おかふみや★
文化4(1807)年11月24日～明治11(1878)年12月1日
江戸時代末期・明治期の医師。
¶秋田人2

岡部和彦 おかべかずひこ
昭和8(1933)年～平成8(1996)年
昭和～平成期の医師。内科(消化器)。
¶近医

岡部均平 おかべきんぺい
文化12(1815)年4月5日～明治28(1895)年11月3日
江戸時代末期～明治期の医師。
¶江文, 近医, 埼玉人, 洋学

岡部浩洋 おかべこうよう
明治41(1908)年～昭和49(1974)年
大正～昭和期の医師。専門は寄生虫学。
¶近医

岡部佐太郎 おかべさたろう
?　～
大正期の東京帝国大学セツルメント参加者。
¶社史

岡部七左衛門 おかべしちざえもん
江戸時代の十村。砂丘の植林奨励や窮民救済を行う。
¶姓氏石川

岡部俊一 おかべしゅんいち
昭和23(1948)年～
昭和～平成期の医師。皮膚科。
¶YA

岡部駿河守長常 おかべするがのかみながつね
→岡部長常(おかべながつね)

岡部長常 おかべながつね
文政8(1825)年～慶応2(1866)年12月1日　[別]岡部駿河守長常《おかべするがのかみながつね》
江戸時代末期の武士。幕臣、長崎奉行。病院の建設、英語伝習所の設立などに尽力。
¶朝日([没]慶応2年12月1日(1867年1月6日)), 維新, 国書, 新潮, 人名, 姓氏神奈川, 長崎歴(岡部駿河守長常　おかべするがのかみながつね), 日人([没]1867年), 幕末([没]1867年1月6日)

岡部梅林 おかべばいりん
生没年不詳
江戸時代中期の医師。
¶国書

岡部平太 おかべへいた
明治24(1891)年9月10日～昭和41(1966)年11月6日
大正～昭和期の柔道家、体育スポーツ指導者、医学博士。柔道家。満州体育協会理事長、ボストン・マラソン監督などを歴任。
¶現朝, 現情, コン改, コン4, コン5, 世紀([生]明治24(1891)年9月1日　[没]昭和41(1966)年11月7日), 体育, 日人, 福岡百([没]昭和41(1966)年11月7日), 履歴, 履歴2

岡部庸三郎 おかべようさぶろう
明治15(1882)年～昭和14(1939)年
明治～昭和期の内科医。
¶近医

岡部養竹 おかべようちく
文政12(1829)年～明治28(1895)年
江戸時代末期～明治期の医師。
¶人名, 日人

岡正典 おかまさのり
昭和13(1938)年～平成15(2003)年
昭和～平成期の医師。整形外科。
¶近医

岡益尚 おかますひさ
大正8(1919)年～平成17(2005)年
昭和～平成期の医師。外科。
¶近医

岡松三庵 おかまつさんあん
文化6(1809)年～慶応2(1866)年5月
江戸時代後期～末期の医家。
¶大阪人

岡見京子 おかみきょうこ
安政6(1859)年8月15日～昭和16(1941)年9月2日
[別]岡見京子《おかみけいこ》
明治期の医師。ペンシルベニア大学で学び、初の女子医科大生となり、M・Dの称号を得る。
¶海越新, 近医(おかみけいこ), 近女, 女史(おかみけいこ), 女性, 女性普, 新宿女(おかみけいこ), 世紀, 渡航([没]1941年9月), 日人

岡見京子 おかみけいこ
→岡見京子(おかみきょうこ)

岡通度 おかみちのり
文化元(1804)年～明治17(1884)年10月24日
江戸時代後期～明治期の歌人・医家・吉田藩士。
¶東三河

岡光序治 おかみつのぶはる
昭和14(1939)年2月1日～
昭和～平成期の厚生官僚。
¶履歴, 履歴2

岡宗夫 おかむねお
明治38(1905)年3月15日～平成9(1997)年
大正～平成期の外科学者。関西医科大学教授。
¶近医, 現情

岡宗純吉 おかむねじゅんきち
江戸時代末期の医師。
¶幕末([生]1791年　[没]1869年12月6日), 幕末大([生]?　[没]明治2(1870)年11月16日)

岡宗泰純 おかむねたいじゅん
明和5(1768)年～天保4(1833)年
江戸時代中期～後期の医師、国学者。土佐藩士。
¶高知人, 国書([没]天保4(1833)年3月25日), 人名, 日人, 藩臣6

岡村清子 おかむらきよこ
昭和25(1950)年3月22日～
昭和～平成期の研究者。東京女子大学文理学部社会学科助教授。専門は、福祉社会学、老年社会学、家族社会学、ジェンダー論。
¶現執4期

岡村景楼 おかむらけいろう
天保6(1835)年～明治23(1890)年
江戸時代末期～明治期の医師。コレラ治療に専念。
¶近医, 高知人, 人名, 長崎遊, 日人, 幕末([没]1890年2月7日), 幕末大([没]明治23(1890)年2月7日)

岡村重夫 おかむらしげお
明治39(1906)年10月21日～平成13(2001)年12月22日
昭和期の社会福祉学者。大阪市立大学教授。専門は社会福祉原論、老人福祉。社会福祉行政を理論面より指導。著書に「地域福祉論」など。
¶現朝, 現執1期, 現執2期, 世紀, 日人

岡村十兵衛 おかむらじゅうべい
→岡村十兵衛(おかむらじゅうべえ)

岡村十兵衛 おかむらじゅうべえ
寛永5(1628)年～貞享1(1684)年　[別]岡村十兵衛《おかむらじゅうべい》
江戸時代前期の武士。土佐高知藩士、税吏。困窮村民の救済に尽力。
¶朝日([没]貞享1年7月19日(1684年8月29日)), 近世(おかむらじゅうべい), 高知人, 高知百, 国史, コン改([生]?), コン4, 人名([生]?), 日人, 藩臣6([生]?), 歴大

岡村尚謙 おかむらしょうけん
?　～天保8(1837)年
江戸時代後期の医師、本草家。

¶朝日（[没]天保8年1月26日（1837年3月2日）），江文，科学（[没]天保8（1837）年1月26日），郷土千葉，国書（[没]天保8（1837）年1月26日），コン改（生没年不詳），コン4（生没年不詳），コン5，人書94（生没年不詳），千葉百，日人，洋学

岡村多仲　おかむらたちゅう
文政9（1826）年～明治18（1885）年
江戸時代の蘭方医。
¶兵庫百

岡村竜彦　おかむらたつひこ
明治3（1870）年7月14日～昭和22（1947）年1月22日　[別]適堂
明治～大正期の医学者。ドイツ、オーストリアに留学し皮膚病、尿道生殖器病学を研究。
¶海越（[没]？），海越新，渡航

岡村文雄　おかむらふみお
昭和10（1935）年4月25日～
昭和期の教育者。
¶視覚

岡村利平　おかむらりへい
元治1（1864）年7月29日～昭和8（1933）年7月16日
大正期の医師、地方史研究家。岐阜県史跡名勝天然記念物調査委員会委員。岐阜県史を研究。
¶郷土，近医，史研，世紀，日人，飛驒

岡本五十雄　おかもといそお
昭和18（1943）年12月8日～
昭和～平成期の医師。勤医協札幌丘珠病院院長、札幌医科大学臨床教授。
¶現執4期

岡本為竹　おかもといちく
延宝5（1677）年～宝暦12（1762）年8月
江戸時代前期～中期の医師。
¶大阪人

岡本一抱(1)　おかもといっぽう
？～正徳6（1716）年5月20日
江戸時代前期～中期の医師。
¶国書

岡本一抱(2)　おかもといっぽう
貞享3（1686）年～宝暦4（1754）年
江戸時代中期の医師。著作に「病因指南」「広益本草大成」「諺解書」など。
¶朝日，科学，近世，国史，コン改（生没年不詳），コン4（生没年不詳），コン5，新潮，人名，姓氏京都，世人（生没年不詳），日人

岡本胤及　おかもといんきゅう
元和1（1615）年～延宝4（1676）年　[別]胤及《いんきゅう，いんぎゅう》
江戸時代前期の医師、俳人（貞門）。
¶岡山人，岡山百，岡山歴，国書（胤及　いんぎゅう　[没]延宝4（1676）年9月11日），人名（[生]？），日人，俳諧（胤及　いんきゅう　[生]？），俳句（胤及　いんきゅう　[没]延宝4（1676）年9月11日），和俳（[生]？）

岡本栄一　おかもとえいいち
昭和6（1931）年7月22日～
昭和～平成期の社会福祉専門家。
¶現執2期，現執4期

岡元雄　おかもとお
天保2（1831）年～明治18（1885）年5月31日
江戸時代末期～明治時代の医師、教育者。海防の大義名分を唱え藩士を鼓舞。
¶維新，幕末（[生]1831年8月23日），幕末大（[生]天保2（1831）年7月16日），和歌山人

岡本老能　おかもとおいの
慶応2（1866）年～昭和45（1970）年
明治～昭和期の看護師。
¶近医，姓氏京都

岡本和　おかもとかのう
明治29（1896）年～平成1（1989）年
大正～昭和期の医師。
¶大分歴

岡本幹翁　おかもとかんおう
大正元（1912）年～
昭和期の慈善家。
¶中濃続

岡本公夫　おかもときみお
大正期の売薬業者。
¶アナ，社史（生没年不詳）

岡本錦吉郎　おかもときんきちろう
元治1（1864）年4月6日～昭和8（1933）年3月17日
明治～昭和期の医師。
¶岡山人，岡山歴

岡本倶伎羅　おかもとくきら
明治10（1877）年2月3日～明治40（1907）年2月10日
明治期の歌人、医師。歌のほかに青蛙と号して俳句も作った。
¶近文，兵庫文

岡本啓　おかもとけい
生没年不詳
昭和期の医学者。東京大学付属伝染病研究所所員。
¶社史

岡本慶三郎　おかもとけいざぶろう
慶応1（1865）年～大正8（1919）年
明治～大正期の医師。
¶高知百

岡本健次　おかもとけんじ
？～
大正期の東京帝国大学セツルメント参加者。
¶社史

岡本玄冶（岡本元冶，岡本玄治）　おかもとげんや
天正15（1587）年～正保2（1645）年
江戸時代前期の医師。徳川秀忠の侍医。
¶朝日（[没]正保2年4月20日（1645年5月15日）），江戸，京都大，近世，国史，国書（岡本玄冶　[没]正保2（1645）年4月20日），コン改，コン4，

コン5，史人（[没]1645年4月20日），新潮（[没]正保2（1645）年4月20日），人名，姓氏京都，世人（[没]正保2（1645）年4月20日），徳川臣（岡本元冶），日人，歴大

お

岡本玄琳 おかもとげんりん
＊～貞享1（1684）年
江戸時代前期の医師。
¶姓氏京都（[生]？），日人（[生]1617年）

岡本浩庵 おかもとこうあん
文政1（1818）年～明治1（1868）年
江戸時代後期～末期の洋医学者。
¶長野歴

岡本耕造 おかもとこうぞう
明治41（1908）年11月10日～平成5（1993）年2月24日
昭和期の病理学者。京都大学教授。糖尿病の病理実験学、高血圧および脳卒中のモデル動物の生成とその応用を研究。
¶科学，近医，現朝，現情，世紀，日人，履歴，履歴2

岡本栄 おかもとさかえ
昭和5（1930）年～
昭和期の医師。
¶群馬人

岡本繁 おかもとしげる
明治2（1869）年～昭和8（1933）年
明治～昭和期の医学者。
¶和歌山人

岡本秀哉 おかもとしゅうさい
慶応2（1866）年1月～？
江戸時代末期～明治期の医師。
¶岡山歴

岡本順一 おかもとじゅんいち
大正7（1918）年～
昭和期の憲法・政治学者。福岡歯科大学教授。
¶現執1期

岡本正一 おかもとしょういち
＊～昭和53（1978）年5月19日
明治～昭和期の出版人。恒星社厚生閣創業者。
¶出版（[生]明治20（1887）年），出文（[生]明治22（1889）年3月7日）

岡本尚卿 おかもとしょうけい
～天明8（1788）年
江戸時代中期～後期の医家。
¶大阪人

岡本尚古斎 おかもとしょうこさい
享保5（1720）年～安永3（1774）年11月2日
江戸時代中期の医家。
¶大阪墓

岡本彰祐 おかもとしょうすけ
大正6（1917）年～平成16（2004）年
昭和期の医学博士。神戸大学教授。
¶近医，児人

岡本正志 おかもとせいし
明治2（1869）年～昭和15（1940）年
明治～昭和期の広区域医療利用組合・東青病院設立者。
¶青森人

岡本宗受 おかもとそうじゅ
生没年不詳
江戸時代前期の医師。
¶姓氏京都

岡本民夫 おかもとたみお
昭和11（1936）年5月17日～
昭和～平成期の社会福祉学者、精神保健学者。同志社大学教授。
¶現執3期，現執4期

岡本竹庵 おかもとちくあん
天正14（1586）年～慶安3（1650）年
安土桃山時代～江戸時代前期の近習医。
¶姓氏宮城

岡本敏彦 おかもととしひこ
大正11（1922）年5月12日～平成8（1996）年11月28日
昭和～平成期の薬学者、東京大学名誉教授。専門は天然物有機化学。
¶科学

岡本敏行 おかもととしゆき
明治3（1870）年5月15日～？
明治期の医師。
¶渡航

岡本肇 おかもとはじめ
明治35（1902）年8月1日～平成6（1994）年4月8日
昭和期の薬理学者。金沢医科大学教授、金沢大学がん研究所所長。溶血性連鎖状球菌の溶血毒素の生産が、リボ核酸の添加によって増進されることを発見。
¶科学，近医，世紀，全書，大百，日人

岡本寛雄 おかもとひろお
明治24（1891）年～昭和47（1972）年
明治～昭和期の医師。産婦人科。
¶近医

岡本梁松 おかもとひろまつ
→岡本梁松（おかもとやなまつ）

岡本真古 おかもとまふる
安永9（1780）年～安政3（1856）年
江戸時代後期の武士。土佐高知藩士、浦廻定加役、医学方役。
¶高知人，高知百，国書（[没]安政3（1856）年3月6日），コン改，コン4，日人，幕末（[没]1856年4月10日），藩臣6

岡本道雄 おかもとみちお
大正2（1913）年11月25日～平成24（2012）年7月24日
昭和～平成期の脳神経解剖学者。日独文化研究所所長、京都大学総長。臨時教育審議会会長、医道審議会会長、国際高等研究所長などを歴任。共通

一次試験の産みの親。
¶科学，現朝，現執2期，現情，世紀，日人，マス89，履歴，履歴2

岡本保純 おかもとやすずみ
文化9(1812)年～？
江戸時代後期の地下・典薬寮医師。
¶維新，幕末([生]1812年5月25日)，幕末大([生]文化9(1812)年4月15日)

岡本梁松 おかもとやなまつ
文久3(1863)年5月18日～昭和20(1945)年1月9日 [別]岡本梁松《おかもとひろまつ，おかもとりょうしょう》
江戸時代末期～昭和期の法医学者。
¶近医，姓氏京都(おかもとりょうしょう)，渡航(おかもとひろまつ)

岡本祐三 おかもとゆうぞう
昭和18(1943)年11月25日～
昭和～平成期の医師。内科、老年科、阪南中央病院内科医長。
¶現執3期，現執4期

岡本蘭斎 おかもとらんさい
～宝暦12(1762)年8月2日
江戸時代中期の医家。
¶大阪墓

岡本隆一 おかもとりゅういち
明治39(1906)年12月16日～？
大正～昭和期の医師、政治家。衆議院議員、岡本病院院長。
¶政治，姓氏京都

岡本梁松 おかもとりょうしょう
→岡本梁松(おかもとやなまつ)

小鴨三室 おがもみむろ★
生没年不詳
江戸時代前期の藩医。
¶秋田人2

岡安定 おかやすさだ
文化7(1810)年～明治7(1874)年 [別]岡嘉平治《おかかへいじ》
江戸時代末期～明治期の本草学者。救荒食料の研究を行い、私塾勧善堂を設立。著書に「品物名彙」。
¶維新(岡嘉平治 おかかへいじ)，国書([没]明治7(1874)年1月24日)，人名([生]1816年)，日人，洋学

岡安寿々 おかやすすず
明治30(1897)年11月24日～昭和36(1961)年3月6日
大正～昭和期の実業家・社会事業家。
¶埼玉人

岡山巌 おかやまいわお
明治27(1894)年10月19日～昭和44(1969)年6月14日
大正～昭和期の歌人、評論家。医学博士。「歌と観照」を創刊。短歌の現代性をめぐり「短歌文学論」に結実。処女歌集「思想と感情」。
¶岩歌，岡山歴，近医，近文，現朝，現情，コン改，コン4，コン5，埼玉文，新潮，新文，人名7，世紀，全書，短歌，日人，広島百，広島文，文学

岡芳包 おかよしかね
大正4(1915)年1月12日～平成3(1991)年
昭和～平成期の生理学者。徳島大学教授。
¶近医，現情

岡竜洲 おかりゅうしゅう
→岡白駒(おかはっく)

岡良一 おかりょういち
明治38(1905)年2月14日～平成6(1994)年5月16日
昭和期の政治家、医師。衆議院議員、金沢市長。
¶石川百，近医，現情，社運，世紀，政治

岡了允 おかりょういん
寛政3(1791)年～文政13(1830)年
江戸時代末期の小児科医。
¶国書([没]文政13(1830)年7月29日)，人名，日人

岡良博 おかりょうはく
江戸時代の眼科医。
¶眼科

岡魯庵 おかろあん
元文2(1737)年～天明6(1786)年12月18日 [別]岡澹斎《おかたんさい》
江戸時代中期の儒学者、漢詩人、儒医。
¶朝日([没]天明6年12月18日(1787年2月5日))，大阪人([没]天明6(1786)年12月)，国書(岡澹斎 おかたんさい)，コン改，コン4，コン5，詩歌，新潮，人名，日人([没]1787年)，和俳

小川顕道 おがわあきみち
元文2(1737)年～文化13(1816)年 [別]小川顕道《おがわけんどう》
江戸時代中期～後期の医師。大衆向けに医療の啓蒙書を書いた。
¶朝日(おがわけんどう [生]元文2年閏11月1日(1737年12月22日))，神奈川人，国書([没]文化13(1816)年7月17日)，新潮(おがわけんどう [生]元文2(1737)年閏11月 [没]文化12(1815)年)，日人

小川勇 おがわいさむ
明治13(1880)年～昭和43(1968)年
明治～昭和期の医師。
¶愛媛

小川一方 おがわいっぽう
江戸時代の医師。
¶姓氏石川

小河迂巣 おがわうそう
安永2(1773)年～文政2(1819)年
江戸時代後期の医師。
¶長崎遊

小川栄一 おがわえいいち
大正13(1924)年～昭和56(1981)年
昭和期の薬理学者。

¶群馬人

小川栄得 おがわえいとく
生没年不詳
江戸時代後期の儒医。
¶和歌山人

小川かほる おがわかおる
昭和24(1949)年9月15日〜
昭和期の福祉施設職員、日常生活訓練担当者の情報交換会(筐の回)主催者。
¶視覚

小川霞山 おがわかざん
文化3(1806)年〜明治1(1868)年
江戸時代後期〜末期の医師。
¶新潟百別

小川可進 おがわかしん
天明6(1786)年〜安政2(1855)年
江戸時代後期の茶人、医師、煎茶小川流の祖。
¶朝日(㊥安政2年5月2日(1855年6月15日)),京都(㊥天明1(1781)年),京都大,国書(㊥安政2(1855)年5月11日),コン改(㊥天明1(1781)年),コン4(㊥天明1(1781)年),コン5,新潮,人名(㊥1781年),姓氏京都,世人(㊥天明1(1781)年),茶道,日人

小川和朗 おがわかずお
昭和3(1928)年〜平成9(1997)年
昭和〜平成期の医師。専門は解剖学、組織化学。
¶近医

小川勝士 おがわかつお
大正9(1920)年〜平成21(2009)年
昭和〜平成期の医師。専門は病理学。
¶近医

小河寛 おがわかん
正徳2(1712)年〜宝暦11(1761)年
江戸時代中期の医師。
¶日人

小川庫太 おがわくらた
文政3(1820)年〜慶応3(1867)年
江戸時代末期の医師。
¶高知人,幕末,幕末大

小川剣三郎 おがわけんざぶろう
明治4(1871)年8月21日〜昭和8(1933)年12月25日
明治〜昭和期の医学者。
¶近医,静岡百,静岡歴,姓氏静岡,渡航

小川顕道 おがわけんどう
→小川顕道(おがわあきみち)

小川紘一 おがわこういち
昭和16(1941)年10月12日〜
昭和〜平成期の医師、小説家。
¶四国文

小川光一郎 おがわこういちろう
大正13(1924)年5月13日〜

大正〜昭和期の教育者。
¶視覚

小川惟明 おがわこれあき
寛政5(1793)年〜天保7(1836)年
江戸時代後期の医師・文人。
¶埼玉人

小川朔庵 おがわさくあん
生没年不詳
江戸時代前期〜中期の医師。
¶姓氏京都,日人

小川瑳五郎 おがわさごろう
明治9(1876)年3月1日〜昭和26(1951)年5月30日
明治〜昭和期の内科医学者。京都府立医科大学学長。長崎医学専門学校教授、京都医学専門学校校長を歴任。
¶科学,近医,人名7,渡航,日人

小川幸男 おがわさちお
大正12(1923)年〜平成19(2007)年
昭和〜平成期の医師、漢方医。専門は内科、皮膚科。
¶近医

小川蕃 おがわしげし
→小川蕃(おがわしげる)

小河滋次郎(小河滋二郎) おがわしげじろう
文久3(1863)年12月3日〜大正14(1925)年4月2日
明治〜大正期の監獄学者、社会事業家。東京帝国大学法化監獄学授業嘱託。大阪府に方面委員制度を創立。
¶朝日(㊥文久3年12月3日(1864年1月11日)),岩史,大阪人,教育(小河滋二郎 ㊥?),郷土長野(㊥1862年),近現,国史,コン改(㊥1862年),コン5(㊥文久2(1862)年),史人,社史(㊥文久3年12月3日(1864年1月11日)),新潮,人名(㊥1862年),世紀(㊥文久3(1864)年12月3日),姓氏長野,世百,全書,大百,長野百,長野歴,日史,日人(㊥1864年),百科(㊥文久2(1862)年),履歴,歴大

小川蕃 おがわしげる
明治24(1891)年10月14日〜昭和14(1939)年9月1日 ㊥小川蕃《おがわしげし》
大正〜昭和期の京城帝国大学医学部教授、外科学者、朝鮮半島における近代外科学の開拓者。
¶科学,近医(おがわしげし),新潟百別

小川孜成 おがわせい
弘化1(1844)年〜明治40(1907)年
江戸時代末期〜明治期の医師。金沢卯辰山養生所棟頭等を歴任。
¶洋学

小川治兵衛 おがわじへい
→小川治兵衛(おがわじへえ)

小川治兵衛 おがわじへえ
万延1(1860)年4月5日〜昭和8(1933)年12月2日
㊥小川治兵衛《おがわじへい》
明治〜昭和期の医師、作庭家。代表作に「山県有

朋の無鄰庵」「西園寺公望の清風荘」「平安神宮の庭園」など。
¶京都（おがわじへい），京都大，京都府，新潮，世紀，姓氏京都，茶道，日人，歴大（おがわじへい）

小川秀岳 おがわしゅうがく
?　～明治37（1904）年
江戸時代末期～明治期の種痘医。
¶姓氏神奈川

小川俊一 おがわしゅんいち
昭和9（1934）年9月11日～
昭和～平成期の経営コンサルタント。小川ライフテクノ研究所代表。専門は高齢化社会と人生設計、成熟社会論。著書に「40歳・男の設計図」「自分史のすすめ」など。
¶現執2期，現執3期

小川笙船 おがわしょうせん
寛文12（1672）年～宝暦10（1760）年
江戸時代中期の医師。小石川養生所設立を建白。
¶朝日（[没]宝暦10年6月14日（1760年7月26日）），江戸，科学（[没]宝暦10（1760）年6月14日），神奈川人，近世，国史，コン改，コン4，コン5，人情5，新潮（[没]宝暦10（1760）年6月14日），人名，徳川将，日人，洋学，歴大（[生]1673年）

小川次郎 おがわじろう
大正1（1912）年～平成8（1996）年
昭和～平成期の医師。小児科。
¶近医

小川穟 おがわすい
弘化1（1844）年～明治41（1908）年5月8日
江戸時代末期～明治時代の医師。著書に「兼六公園誌」など。
¶姓氏石川，幕末，幕末大

小川清斎 おがわせいさい
天保8（1837）年～明治33（1900）年
江戸時代末期～明治時代の医師（静岡藩医）。
¶眼科，静岡歴，人名，姓氏静岡，日人，洋学（[没]明治32（1899）年）

小川政修 おがわせいしゅう
→小川政修（おがわまさなが）

小川清介 おがわせいすけ
天保9（1838）年～明治37（1904）年8月4日
江戸時代末期～明治時代の医師。著書に「老いのくり言」。
¶長崎遊（[没]明治38（1905）年），幕末，幕末大，藩臣6，洋学

小川宗貞〔1代〕 おがわそうてい
～文政5（1822）年
江戸時代後期の医師。
¶長崎遊

小川宗本 おがわそうほん
承応1（1652）年～元禄8（1695）年　[別]小川宗本《おがわむねもと》
江戸時代中期の水戸の医師。
¶国書，人名（おがわむねもと），日人

小川泰堂 おがわたいどう
文化11（1814）年～明治11（1878）年12月25日
[別]泰堂《たいどう》
江戸時代末期～明治期の医師、日蓮遺文校訂者。日蓮遺文の校訂作業を行い、日蓮研究の底本となる「高祖遺文録」を著す。
¶朝日（[生]文化11年13月21日（1814年5月10日）），神奈川人，神奈川百，郷土神奈川，国書（泰堂たいどう　[生]文化11（1814）年3月21日），人書79（[生]1815年），人書94（[生]1815年），姓氏神奈川，日人，仏教（[生]文化11（1814）年3月21日），仏人

小川孟 おがわたけし
昭和期の障害者雇用・福祉専門家。
¶現執2期

小川武満 おがわたけみつ
大正2（1913）年～平成15（2003）年
昭和期の医師・牧師。
¶平和

小川忠篤 おがわただあつ
天保7（1836）年～元治1（1864）年
江戸時代後期～末期の医師、儒者。
¶姓氏石川

小川忠子 おがわただこ
明治38（1905）年～平成8（1996）年
大正～平成期の看護師。
¶近医

小川辰次 おがわたつじ
明治39（1906）年～平成6（1994）年
大正～平成期の医師。内科。
¶近医

小川睦之輔 おがわちかのすけ
明治18（1885）年11月12日～昭和26（1951）年8月7日
大正～昭和期の解剖学者。京都大学教授。記載解剖学と実験発生学を研究。
¶科学，近医，現情，人名7，世紀，日人

小川潮一 おがわちょういち
生没年不詳
大正期の医師。桜宮公衆病院医師。
¶社史

小川長造 おがわちょうぞう
慶応2（1866）年～昭和27（1952）年
明治～昭和期の村医。
¶姓氏岩手

小川樫斎 おがわていさい
生没年不詳
江戸時代後期の医師。
¶国書

小川貞松 おがわていしょう
文政10（1827）年～明治33（1900）年
江戸時代末期～明治期の医師。

¶長崎遊

小川鼎三 おがわていぞう
明治34(1901)年4月14日～昭和59(1984)年4月29日
大正～昭和期の解剖学者、医史学者。東京大学教授。「錐体外路系に関する共同研究」で学士院賞受賞。鯨の研究でも著名。
¶大分百，大分歴，科学，科技，近医，現朝，現情，現人，現日，史研，新潮，世紀，日人

小川利夫 おがわとしお
昭和1(1926)年5月17日～
昭和～平成期の教育学者。名古屋大学教授。専門は社会教育学。著書に「社会教育と国民の学習権」「教育福祉の基本問題」など。
¶現朝，現執1期，現執2期，現執3期，現執4期，現情，世紀，日人，マス89

尾川成喜 おがわなりよし
享保5(1720)年～寛政7(1795)年
江戸時代中期～後期の医師。
¶高知人

小川南堵 おがわなんと
安永3(1774)年～天保7(1836)年
江戸時代後期～明治期の漢詩人。
¶新潟百

小川信記 おがわのぶき
？～
大正期の東京帝国大学セツルメント参加者。
¶社史

小川白堂 おがわはくどう
享保14(1729)年～文化1(1804)年11月22日
江戸時代中期～後期の医師。
¶国書

小川八樹 おがわはちじゅ
明治33(1900)年7月3日～昭和38(1963)年5月18日
大正～昭和期の医師、歌人、俳人。
¶徳島歴

小川汶庵 おがわぶんあん
天明2(1782)年～弘化4(1847)年
江戸時代後期の医師。
¶国書([生]天明2(1782)年10月5日　[没]弘化4(1847)年4月6日)，人名，日人

小川政亮 おがわまさあき
大正9(1920)年1月25日～
昭和期の法学者。生活保護法の歴史的展開と権利構造の解明をはかる。
¶現朝，現執1期，現執2期，現執3期，現執4期，現情，現人，世紀，日人，平和，マス2，マス89

小川正方 おがわまさかた
江戸時代後期の医師、歌人。
¶眼科(おがわせいほう　[生]文化4(1807)年　[没]嘉永3(1850)年)，国書([生]？　[没]弘化3(1846)年)

小川正子 おがわまさこ
明治35(1902)年3月26日～昭和18(1943)年4月29日
昭和期の医師。長島愛生園の活動記録「小島の春」の著者。救癩活動に生涯を捧げる。
¶岩史，岡山歴([没]昭和18(1943)年4月)，近医，近女，現朝，コン5，四国文，女性，女性普，女文，人名7([生]1903年)，世紀，日女，日人，山梨人，山梨百，山梨文

小川政修 おがわまさなが
明治8(1875)年9月5日～昭和27(1952)年5月16日
[別]小川政修《おがわせいしゅう》
明治～昭和期の医学者。
¶近医，渡航(おがわせいしゅう)

小川ミヤコ おがわみやこ
明治36(1903)年～昭和54(1979)年
昭和期の医師。園田女子大学教授。徳島県初の女性博士。開業医のかたわら、阪大に籍を置き研究を続けた。
¶大阪人，女性，女性普，世紀([生]明治36(1903)年9月20日　[没]昭和54(1979)年12月27日)，日人([生]明治36(1903)年9月20日　[没]昭和54(1979)年12月27日)

小川宗本 おがわむねもと
→小川宗本(おがわそうほん)

小川守中 おがわもりなか
宝暦13(1763)年～文政6(1823)年4月9日
江戸時代中期～後期の雅楽研究家、尾張藩医。
¶朝日([生]宝暦13年6月20日(1763年7月30日)　[没]文政6年4月9日(1823年5月19日))，近世([生]？)，国史([生]？)，国書([生]宝暦13(1763)年6月22日)，新潮，姓氏愛知，日音([生]宝暦13(1763)年6月20日)，日人，洋学

小川雄之亮 おがわゆうのすけ
昭和11(1936)年～平成14(2002)年
昭和～平成期の医師。小児科。
¶近医

小川義雄 おがわよしお
大正6(1917)年～昭和60(1985)年
昭和期の医師。専門は生理学、体育学。
¶近医

小川喜道 おがわよしみち
昭和23(1948)年7月19日～
昭和期の福祉施設職員、教育者。
¶視覚

小川リツ おがわりつ
明治45(1912)年～平成16(2004)年2月
昭和・平成期の豪雪地を支えた女医。
¶長岡

小河立所 おがわりっしょ
慶安2(1649)年～元禄9(1696)年
江戸時代前期の儒者、薬学者。
¶国書([没]元禄9(1696)年7月17日)，詩歌，人名，姓氏京都，日人，和俳

小川竜 おがわりゅう
→小川竜（おがわりょう）

小川柳谿 おがわりゅうけい★
元禄7（1694）年～宝暦6（1756）年11月28日
江戸時代中期の儒医。
¶秋田人2

小川竜 おがわりょう
明治11（1878）年4月～昭和7（1932）年2月22日
[別]小川竜《おがわりゅう》
明治～昭和期の海軍軍人。軍医中将、海軍省医務局長。佐世保海軍病院長兼同鎮守府医長、海軍軍医学校長等を歴任。
¶近医（おがわりゅう），人名，世紀，日人

小川良意 おがわりょうい★
寛政10（1798）年～安政6（1859）年8月
江戸時代後期の典薬。徳川家慶、家茂に仕えた。
¶秋田人2

荻生録造 おぎうろくぞう
→荻生録造（おぎゅうろくぞう）

荻島秀男 おぎしまひでお
昭和9（1934）年10月3日～
昭和期の整形外科医師、医事評論家。
¶現執2期

小木曽三禎 おぎそさんてい
文政4（1821）年～文久2（1862）年
江戸時代末期の医師。
¶幕末，幕末大

隠岐忠彦 おきただひこ
昭和2（1927）年12月16日～
昭和～平成期の障害児病理学者。兵庫教育大学教授。
¶現執2期，心理

沖田秀秋 おきたひであき
明治20（1887）年～昭和4（1929）年
明治～昭和期の薬剤師。
¶鳥取百

荻田政之助 おぎたまさのすけ
明治31（1898）年～昭和50（1975）年
大正～昭和期の歯科医。
¶姓氏神奈川

沖津くら おきつくら
明治40（1907）年3月29日～平成18（2006）年8月11日
昭和・平成期の医師・政治家。
¶神奈女2

興津春機 おきつしゅんき
天保14（1843）年～明治35（1902）年
江戸時代後期～明治期の藩医。
¶徳島百，徳島歴，長崎遊

興津春岱 おきつしゅんたい
元文4（1739）年～文化3（1806）年
江戸時代中期～後期の藩医。
¶徳島百，徳島歴（[没]文化3（1806）年5月10日）

沖津直 おきつただち
明治20（1887）年～昭和50（1975）年
大正～昭和期の医師・政治家。大野町長。
¶神奈川人

興津磐 おきつばん
明治8（1875）年7月～？
明治～大正期の医学者、医師。
¶徳島歴

沖利有 おきとしあり
江戸時代末期の与人、医師。
¶姓氏鹿児島

尾木直樹 おぎなおき
昭和22（1947）年1月3日～
昭和～平成期の教育評論家。臨床教育研究所・虹所長。専門は青年期教育論（中学生論）。著書に「いきいき中学生―自立へのらせん階段」など。
¶現執2期，現執3期，現執4期

冲中重雄（沖中重雄） おきなかしげお
明治35（1902）年10月8日～平成4（1992）年4月20日
昭和期の医学者、内科。東京帝国大学教授。神経内科を提唱。東大での最後の講義は有名。学士院恩賜賞、文化勲章受章。著書に「内科書」。
¶石川百，科学，近医，近現，現朝，現情，現人，現日（沖中重雄），コン改，コン4，コン5，新潮，世紀，日人，日本（沖中重雄），ふる，マス89，履歴，履歴2

沖永荘一 おきながしょういち
昭和8（1933）年6月29日～
昭和～平成期の産婦人科学者。
¶現情

翁久次郎 おきなきゅうじろう
大正10（1921）年～平成8（1996）年
昭和～平成期の官僚、政治家、厚生事務次官。
¶近医

翁源指 おきなげんし
文久3（1863）年～昭和4（1929）年
明治～昭和期の漢方医。
¶姓氏富山

荻野朝一 おぎのあさいち
明治28（1895）年～昭和56（1981）年
明治～昭和期の医師。耳鼻咽喉科。
¶近医

荻野衛門 おぎのえもん
～明治元（1868）年8月21日
江戸時代末期・明治期の医師。
¶町田歴

荻野久作 おぎのきゅうさく
明治15（1882）年3月25日～昭和50（1975）年1月1日
大正～昭和期の産婦人科医。月経周期に関する研究を行う。

¶愛知，愛知百，岩史，科学，近医，現朝，現情，現人，現日，コン改，コン4，コン5，史人，新潮，人名7，世紀，姓氏愛知，世人，世百新，全書，新潟百別，日人，百科，民学，履歴，履歴2

お

荻野恭杏 おぎのきょうあん
？ ～明治7(1874)年
江戸時代後期～明治期の眼科医。
¶眼科

荻野ぎん おぎのぎん
→荻野吟子(おぎのぎんこ)

荻野吟子 おぎのぎんこ
嘉永4(1851)年3月3日～大正2(1913)年6月23日
[別]荻野ぎん《おぎのぎん》
明治期の医師。日本初の女性医師。
¶朝日([生]嘉永4年3月3日(1851年4月4日))，江戸東(荻野ぎん　おぎのぎん)，北墓，近医，近現，近女，国史，コン改，コン5，埼玉人，埼玉百，史人，女史，女性，女性普，新潮，人名，世紀，先駆，全書，日史，日人，幕末，百科，北海道百，北海道歴，履歴，歴大

荻野元凱 おぎのげんがい
元文2(1737)年～文化3(1806)年
江戸時代中期～後期の医師。西洋の刺絡法を導入した御典医。
¶朝日([生]元文2年10月27日(1737年11月19日)　[没]文化3年4月20日(1806年6月6日))，江文，科学([没]文化3(1806)年4月20日)，眼科，京都大，近世，国史，国書([生]元文2(1737)年10月27日　[没]文化3(1806)年4月20日)，コン改，コン4，コン5，新潮([没]文化3(1806)年4月20日)，人名，姓氏石川([生]？)，姓氏京都，世人([生]元文1(1736)年　[没]文化3(1806)年4月10日)，日人，洋学

荻野恒一 おぎのこういち
大正10(1921)年6月19日～平成3(1991)年
昭和期の精神医学者。金沢大学教授。
¶近医，現執1期，現執2期

荻野松眠斎 おぎのしょうみんさい
江戸時代末期の商士、兵学者、医学者。
¶人名，日人(生没年不詳)

沖野節三 おきのせつぞう
明治37(1904)年6月1日～昭和51(1976)年2月24日
昭和期の歯科医学者。日本大学教授、アジア歯科医学会会長、日本歯科医学会会長。著書に「有床補綴学」など。
¶科学，近医，現情([生]1897年6月1日)，人名7，世紀，日人([生]明治30(1897)年6月1日)，和歌山人([生]1897年)

荻野隆亮 おぎのたかあき
寛永16(1639)年～宝永6(1709)年
江戸時代前期～中期の藩士・本草家。
¶国書

荻野徳輿 おぎのとくよ
明和9(1772)年8月12日～天保11(1840)年8月8日
江戸時代中期～後期の医師。
¶国書

荻野信道 おぎののぶみち
*～慶応2(1866)年
江戸時代末期の医師。
¶人名([生]？)，日人([生]1792年)

荻野梅軒 おぎのばいけん
元禄15(1702)年～安永6(1777)年7月7日
江戸時代中期の医師。
¶国書，姓氏京都

荻野博(1) おぎのひろし
明治29(1896)年2月27日～昭和21(1946)年2月
大正～昭和期の社会事業家・済世顧問。
¶岡山歴

荻野博(2) おぎのひろし
大正13(1924)年～平成5(1993)年
昭和～平成期の医師。産婦人科。
¶近医

沖野盛起 おきのもりおき
明治28(1895)年～昭和50(1975)年
大正～昭和期の医師。
¶姓氏鹿児島

荻野了 おぎのりょう
？ ～
大正期の東京帝国大学セツルメント参加者。
¶社史

荻原三圭 おぎはらさんけい
天保11(1840)年～明治27(1894)年
明治期の侍医。京都医学校創立に尽力、校長兼教授を務めた。
¶人名

沖藤典子 おきふじのりこ
昭和13(1938)年7月24日～
昭和～平成期のノンフィクション作家、評論家。神奈川県女性問題協議会会長。女性問題、老人問題、末期医療問題などについて執筆。著書に「銀の園・ちちははの群像」など。
¶現執2期，現執3期，現執4期，世紀，北海道文，マス89

尾木文之助 おぎぶんのすけ
大正12(1923)年～平成6(1994)年
昭和～平成期の医師(小児科)。
¶高知人

興道名継 おきみちのなつぐ
？ ～貞観18(876)年
平安時代前期の医師。
¶古人([生]？)，コン改，コン4，コン5，人名，日人，平史

小木美代子 おぎみよこ
昭和13(1938)年5月16日～
昭和～平成期の教育学者。日本福祉大学教授、東海子どもの文化研究所代表。専門は社会教育、家庭教育。著書に「映像文化時代の子供達」など。

¶現執2期，現執3期，現執4期

沖本幸 おきもとさち
明治5（1872）年～大正12（1923）年
明治～大正期の医師。
¶高知人

荻生規矩夫 おぎゅうきくお
明治28（1895）年9月11日～昭和56（1981）年11月27日
明治～昭和期の薬理学者。京都大学教授。
¶近医，現情

荻生玄甫 おぎゅうげんぽ
？～寛永14（1637）年
江戸時代前期の医師。
¶人名，日人

荻生方庵 おぎゅうほうあん
？～宝永3（1706）年
江戸時代前期～中期の医師。
¶人書94，人名，日人（[生]1626年）

荻生北渓 おぎゅうほくけい
→荻生北渓（おぎゅうほっけい）

荻生北渓 おぎゅうほっけい
延宝1（1673）年～宝暦4（1754）年1月20日　[別]荻生北渓《おぎゅうほくけい》
江戸時代中期の幕臣、儒者。徳川綱吉・吉宗に重用された。
¶朝日（[生]寛文10（1670）年　[没]宝暦4年1月20日（1754年2月11日）），江文（おぎゅうほくけい），近世，国史，国書，コン4，コン5，史人，新潮，人名，日史，日人，歴大

大給恒 おぎゅうゆずる
天保10（1839）年11月13日～明治43（1910）年1月6日　[別]大給恒《おぎゅうわたる》
江戸時代末期～明治期の家族。竜岡藩知事、伯爵。元老院議官、賞勲局総裁など歴任。日本赤十字社の基礎となる博愛社を創立。
¶朝日（[生]天保10年11月13日（1839年12月18日）），維新（おぎゅうわたる），江文，近現，近世，国史，コン改，コン4，コン5，史人，諸系，人書94，新潮，人名（おぎゅうわたる），姓氏長野，長野百（[没]1909年），長野歴（[没]明治42（1909）年），日人，幕末，洋学，履歴，履歴2

荻生録造 おぎゅうろくぞう
安政6（1859）年7月23日～大正3（1914）年　[別]荻生録造《おぎうろくぞう》
江戸時代末期～大正時代の医学者、眼科医。
¶科学（[没]大正3（1914）年12月10日），近医，人名（[生]1858年），世紀（[没]大正3（1914）年12月10日），千葉百（おぎうろくぞう），渡航（[没]1914年12月11日），日人

大給恒 おぎゅうわたる
→大給恒（おぎゅうゆずる）

沖隆平 おきりゅうへい
？～安政2（1855）年
江戸時代後期～末期の眼科医。
¶徳島歴

荻原栄次 おぎわらえいじ
生没年不詳
明治期の平民社シンパ。大阪府立病院職員。
¶社史

荻原治郎 おぎわらじろう
？～
大正期の東京帝国大学セツルメント参加者。
¶社史

荻原百平 おぎわらどどへい
安政3（1856）年～昭和3（1928）年11月12日
明治～昭和期の医師。
¶宮崎百

荻原広 おぎわらひろし
明治24（1891）年9月16日～昭和47（1972）年11月25日
明治～昭和期の実業家。杏林製薬創業者。
¶創業

奥アキ おくあき
明治31（1898）年～平成11（1999）年
大正～平成期の看護師。
¶近医

奥井一満 おくいかずみつ
昭和8（1933）年7月8日～平成16（2004）年2月11日
昭和～平成期の農学者、評論家。北里大学教授。専門は行動生物学、昆虫学。著書に「医療技術者のための生物学」など。
¶現執2期，現執3期，現執4期，現情，世紀

奥井正吉 おくいしょうきち
明治17（1884）年～昭和17（1942）年
明治～昭和期の医師。
¶島根歴

奥岩吉 おくいわきち
明治29（1896）年～昭和45（1970）年
大正～昭和期の日本学校医会副会長、京都府医師会内科医会長。
¶島根歴

億川摂蔵 おくかわせつぞう
？～嘉永4（1851）年
江戸時代末期の医学者。
¶洋学

億川百記 おくがわひゃっき
生没年不詳
江戸時代末期の蘭方医。
¶兵庫百

奥倉魚仙 おくぐらぎょせん
？～安政6（1859）年　[別]奥倉辰行《おくくらたつゆき》
江戸時代末期の画家、本草家。
¶江文（奥倉辰行　おくくらたつゆき），国書（奥倉辰行　おくくらたつゆき　[没]安政6（1859）年8月12日），コン改（生没年不詳），コン4（生没年不詳），日人

奥倉辰行 おくくらたつゆき
→奥倉魚仙(おくぐらぎょせん)

奥沢軒中 おくさわけんちゅう，おくざわけんちゅう
明和1(1764)年～*
江戸時代中期～後期の医師。
¶郷土千葉(おくざわけんちゅう　[没]?)，国書([没]天保12(1841)年10月8日)

小串清次 おぐしせいじ
大正12(1923)年9月19日～
昭和期の小串医院長。
¶飛騨

奥島愛次郎 おくじまあいじろう
明治14(1881)年～昭和28(1953)年
明治～昭和期の医師。
¶愛媛

奥島貫一郎 おくしまかんいちろう，おくじまかんいちろう
*～昭和20(1945)年12月1日
大正～昭和期の医学者。
¶岡山百([生]明治26(1893)年11月1日)，岡山歴(おくじまかんいちろう　[生]明治25(1892)年ごろ)

奥田いさよ おくだいさよ
昭和21(1946)年1月5日～
昭和～平成期の著述家。専門は社会福祉学、ソーシャルワーク、社会福祉職業論、医療福祉。著書に「社会福祉専門職性の研究」など。
¶現執3期

奥平弥太郎 おくだいらやたろう
明治19(1886)年～昭和36(1961)年
明治～昭和期の医師。
¶大分歴

奥田観士 おくだかんじ
明治43(1910)年～平成16(2004)年
大正～平成期の医師。眼科。
¶近医

奥田清 おくだきよし
昭和2(1927)年～平成14(2002)年
昭和～平成期の医師。専門は臨床検査医学。
¶近医

奥田邦雄 おくだくにお
大正10(1921)年～平成15(2003)年
昭和～平成期の医師。内科(消化器、肝臓病学)。
¶近医

奥田三郎 おくださぶろう
明治36(1903)年2月27日～昭和58(1983)年7月29日
大正～昭和期の心理学者。
¶近医，心理

奥田庄二 おくだしょうじ
明治19(1886)年～昭和37(1962)年
明治～昭和期の医師。
¶郷土奈良

奥田直行 おくだなおゆき
江戸時代後期の眼科医。『済明図鑑并附録』を著す。
¶眼科

奥田拓道 おくだひろみち
昭和11(1936)年～
昭和～平成期の医学者。愛媛大学教授。
¶YA

奥田房子 おくだふさこ
大正6(1917)年7月9日～
昭和期の医師。
¶飛騨

奥田鳳作 おくだほうさく
文化8(1811)年～明治27(1894)年
江戸時代後期の医師。
¶全書，日人

奥田又右衛門(1) おくだまたえもん
明治19(1886)年～*
明治～昭和期の接骨医。
¶飛騨([生]明治19(1886)年1月4日　[没]昭和23(1948)年3月10日)，飛騨([生]明治19(1886)年12月27日　[没]昭和20(1945)年3月12日)

奥田又右衛門(2) おくだまたえもん
大正5(1916)年11月13日～昭和47(1972)年9月13日
昭和期の接骨医。
¶飛騨

奥田宗信 おくだむねのぶ
昭和21(1946)年5月4日～平成15(2003)年2月5日
昭和・平成期の病院経営者。
¶石川現九

奥田有益 おくだゆうえき
江戸時代前期の奈良の医師、和算家。
¶国書(生没年不詳)，人名，数学，日人(生没年不詳)

奥田連馬 おくだれんば★
生没年不詳
昭和期の医師。
¶薩摩

小口賢三 おぐちけんぞう
大正9(1920)年9月16日～
昭和期の賃金・年金・医療保障専門家。繊維労連委員長。
¶現執1期，現執2期

小口忠太 おぐちちゅうた
明治8(1875)年1月6日～昭和20(1945)年
明治～昭和期の医師。眼科、名古屋医科大学教授。先天性停止性夜盲を発見「小口病」として世界的に有名。
¶愛知百([没]1945年7月23日)，科学([没]1945年(昭和20)7月22日)，眼科，近医，人名7，世紀([没]昭和20(1945)年7月23日)，姓氏愛知，全書，大百，渡航，長野歴([没]昭和17(1942)年)，

日人（㊙昭和20（1945）年7月22日）

奥恒行 おくつねゆき
昭和17（1942）年1月23日～
昭和～平成期の栄養学者、生化学者。長崎シーボルト大学教授。栄養学、生化学について執筆。
¶現執3期

奥寺八左衛門 おくでらはちざえもん
寛永5（1628）年～貞享3（1686）年1月7日
江戸時代前期の南部藩士。社会事業家。
¶岩手人

奥東江 おくとうこう
寛永17（1640）年～宝永1（1704）年
江戸時代前期～中期の肥前唐津藩医、儒学者。
¶藩臣7

奥富敬之 おくとみたかゆき
昭和11（1936）年9月2日～
昭和～平成期の日本史学者。日本医科大学教授。専門は日本中世史、日本医療行政史。著書に「鎌倉北条氏の基礎的研究」「上州新田一族」など。
¶現執3期、現執4期

奥貫一男 おくぬきかずお
明治40（1907）年1月25日～平成11（1999）年5月29日
昭和期の生化学者。大阪大学教授。チトクロムC1を発見。細胞呼吸および生体酸化還元について研究。
¶科学、近医、現朝、現情、植物、世紀、日人

奥貫五平次 おくぬきごへいじ
→奥貫友山（おくぬきゆうざん）

奥貫友山 おくぬきゆうざん
宝永5（1708）年～天明7（1787）年　㊙奥貫五平次《おくぬきごへいじ》
江戸時代中期の儒学者、慈善家。大水害の際に窮民を助け、川越藩主から賞された。
¶国書（㊙天明7（1787）年11月10日）、埼玉人（㊙天明7（1787）年11月10日）、埼玉百（㊙1705年）、人書94、新潮（㊙天明7（1787）年3月）、人名、世人（奥貫五平次　おくぬきごへいじ　㊙天明7（1787）年3月）、日人

奥野勘蔵 おくのかんぞう
文政12（1829）年～明治28（1895）年
江戸時代末期～明治期の郷士、社会事業家。庄屋、郡中総代。
¶人名、日人

奥野清六 おくのせいろく
明治31（1898）年～昭和49（1974）年7月
大正～昭和期の奥野製薬工業の創業者。
¶大阪人

奥宮松枝 おくのみやまつえ
明治15（1882）年～昭和23（1948）年
明治～昭和期の軍医。陸軍軍医少将。
¶高知人

奥野良臣 おくのよしおみ
大正4（1915）年3月15日～平成23（2011）年8月1日
昭和期の微生物学者。麻疹ウイルスの分離、ワクチン開発の成功は共に世界最初。
¶科学、近医、現朝、世紀、日人

小熊捍 おぐまかん
→小熊捍（おぐままもる）

奥間清盛 おくまきよもり
明治22（1889）年～昭和44（1969）年
大正～昭和期の金武村医。
¶姓氏沖縄

小熊均 おぐまひとし
昭和3（1928）年12月17日～
昭和～平成期の作家。専門は教育問題、老人問題。母の看護日記を「明日はわが身、ボケが勝ち」として出版。
¶現執3期

小熊捍 おぐままもる
明治18（1885）年8月24日～昭和46（1971）年9月10日　㊙小熊捍《おぐまかん》
昭和期の遺伝学者。東京帝国大学教授。性染色体の雌ヘテロ性を発見。国立遺伝学研究所創設者。
¶科学、科技、近医、近現、現朝、現情、現人、現日、国史、札幌、新潮、人名7、世紀、全書、大百、日人、北海道百（おぐまかん）、北海道文（おぐまかん）、北海道歴（おぐまかん）

奥宮銀三郎 おくみやぎんざぶろう
安政6（1859）年～明治14（1881）年4月
江戸時代末期～明治期の医学者、特志解剖の先駆者。
¶大阪人

奥むめお おくむめお
明治28（1895）年10月24日～平成9（1997）年7月7日
昭和・平成期の婦人運動家、政治家。
¶アナ、革命、角史、郷土福井、近現、近女、現朝、近女、現人、現日、国史、コン改、コン4、コン5、史人、社運、社史、重要、女運、食文、女史、女性普、新宿女、新潮、世紀、政治、世人（㊙明治27（1895）年10月24日）、世百新、全書、日史、日女、日人、日本、百科、福井百、平日、平和、マス89、履歴、履歴2、歴大

奥村五百子 おくむらいおこ
弘化2（1845）年5月3日～明治40（1907）年2月7日　㊙奥村五百子《おくむらいほこ》
明治期の社会運動家、社会事業家。尊王攘夷運動に奔走した。愛国婦人会の創立者。「愛国婦人」を創刊。
¶朝日（㊧弘化2年5月3日（1845年6月7日））㊙明治40（1907）年2月5日）、維新、岩史、角史、近現、近女、国史、コン改、コン5、佐賀百（おくむらいほこ）　㊙明治40（1907）年2月5日）、札幌、史人、女史、女性、女性普、真宗、新潮、人名、世人（㊙明治40（1907）年2月5日）、先駆、全書、大百、哲学、伝記、日史、日女、日人、日本、幕末、百科、仏教、仏人（おくむらいほ

こ），履歴（[没]明治40（1907）年2月5日），歴大

奥村五百子 おくむらいほこ
→奥村五百子（おくむらいおこ）

奥村玄安 おくむらげんあん
明和3（1766）年～天保5（1834）年
江戸時代後期の蘭方医。
¶人名，日人

奥村三策 おくむらさんさく
元治1（1864）年～明治45（1912）年
明治期の鍼医。東京盲学校教諭。按摩鍼治の奥義を究めた。
¶近医，視覚（[生]元治1（1864）年3月22日　[没]1912年1月2日），人名，日人

奥村春斎 おくむらしゅんさい
天保2（1831）年2月～明治19（1886）年3月31日
江戸時代末期・明治期の蘭学医。
¶飛驒

奥村多喜衛 おくむらたきえ
慶応1（1865）年～昭和26（1951）年
明治～昭和期のキリスト教伝道者。
¶高知人，高知百

奥村鶴吉 おくむらつるきち
明治14（1881）年12月10日～昭和34（1959）年2月4日
明治～昭和期の歯科医学者。東京歯科大学学長。日本歯科医師会理事長、日本連合学校歯科医会理事長を歴任。
¶科学，近医，現情，人名7，世紀，渡航（[生]1881年12月4日），日人

奥村栄発 おくむらてるのり
安永9（1780）年～文政4（1821）年4月16日
江戸時代中期～後期の医師。
¶国書

奥村二吉 おくむらにきち
明治38（1905）年～平成5（1993）年
大正～平成期の医師。精神科。
¶近医

奥村良竹（奥村良筑） おくむらりょうちく
貞享3（1686）年～宝暦10（1760）年
江戸時代前期～中期の医学者。
¶朝日（[没]宝暦10年9月3日（1760年10月11日）），近世（[生]1687年　[没]1761年），国史（[生]1687年　[没]1761年），コン改，コン4（[生]延宝4（1676）年），コン5（[生]延宝4（1676）年），新潮（奥村良筑　[没]宝暦10（1760）年9月3日），人名（[生]1687年　[没]1761年），世人，日人，藩臣3（奥村良筑），福井百（奥村良筑　[生]貞享1（1684）年），歴大

奥保男 おくやすお
明治43（1910）年～　[別]平山保男《ひらやまやすお》
昭和期の医学者。鬼子母神病院院長、群馬大学教授。
¶社史

奥山金陵 おくやまきんりょう
寛政7（1795）年～慶応2（1866）年
江戸時代末期の伊勢の医師。
¶国書（[生]文化4（1807）年　[没]慶応2（1866）年12月14日），人名，日人（[没]1867年），三重

奥山三次 おくやまさんじ
？　～
大正期の東京帝国大学セツルメント参加者。
¶社史

奥山周軒 おくやましゅうけん
天保11（1840）年～大正2（1913）年
江戸時代末期～明治期の医師、茶人。奈良医局世話係、三輪村会議員を務めた。
¶維新

奥山昌庵 おくやましょうあん
？　～文政4（1821）年
江戸時代中期～後期の医家。
¶群馬人

奥山静叔 おくやませいしく
→奥山静叔（おくやませいしゅく）

奥山静叔 おくやませいしゅく
文化14（1817）年～明治27（1894）年　[別]奥山静叔《おくやませいしく》
江戸時代末期～明治時代の熊本藩医師。西洋医学振興の基礎を構築。
¶熊本人，長崎遊，幕末（おくやませいしく　[没]1894年3月10日），幕末大（おくやませいしく　[没]明治27（1894）年3月10日）

奥山虎章 おくやまとらふみ
弘化4（1847）年～明治20（1887）年
明治期の海軍軍医。
¶近医

奥山虎炳 おくやまとらへい
天保11（1840）年～大正15（1926）年
明治～大正期の海軍軍医。
¶近医

奥山典雄 おくやまのりお
昭和3（1928）年2月1日～昭和53（1978）年4月6日
昭和期の障害児教育者。
¶岡山歴

奥山ミヲ おくやまみお
明治9（1876）年11月～昭和34（1959）年5月1日
明治～昭和期の助産婦。
¶秋田人2，女性，女性普

奥山雄介 おくやまゆうすけ
昭和11（1936）年～平成15（2003）年
昭和～平成期の医師。専門は細菌学。
¶近医

小倉王 おぐらおう
生没年不詳
奈良時代の王族。天武天皇の曽孫。少納言、典薬頭、内膳正などを務めた。
¶古代，諸系，日人

小倉温自 おぐらおんじ
明治42（1909）年～昭和30（1955）年2月20日
昭和期の救援運動家、医療運動家。日本労農救援会準備会大阪支部書記。
¶社史

小倉一春 おぐらかずはる
昭和5（1930）年7月3日～平成20（2008）年10月13日
昭和～平成期の出版人。メヂカルフレンド社社長、国際看護交流協会理事長。
¶出文

小倉源蔵 おぐらげんぞう
大正3（1914）年4月19日～平成2（1990）年12月11日
昭和・平成期の実業家。アルプス薬品工業社長。
¶飛騨

小倉鈩太郎 おぐらこうたろう
慶応1（1865）年8月～昭和24（1949）年2月12日
江戸時代末期～昭和期の獣医学者。
¶渡航

小倉襄二 おぐらじょうじ
大正15（1926）年10月1日～
昭和～平成期の社会学者。同志社大学教授。専門は社会保障、福祉政策、社会事業史。著書に「公的扶助」など。
¶現執1期、現執2期、現執3期

小倉宗爾 おぐらそうじ
延享1（1744）年～享和3（1803）年
江戸時代中期～後期の藩医。
¶人名、日人

小倉昌男 おぐらまさお
大正13（1924）年12月13日～
昭和～平成期の実業家。ヤマト福祉財団理事長、ヤマト運輸社長。一般消費者を対象とする"宅急便"を役員全員の反対を押し切って開始。
¶現朝、現執2期、現日、世紀、日人

小倉マチ おぐらまち
明治24（1891）年～昭和30（1955）年
大正～昭和期の助産婦、戦後初の女性町議会議員。
¶栃木歴

小倉霊現 おぐられいげん
明治10（1886）年～昭和57（1982）年3月5日
明治～昭和期の宗教家。天台宗金剛教会を設立。教義で病人、生活困窮者などの救済を約束。
¶現朝(㊥1886年9月9日)、現情(㊥1886年9月19日)、現人、世紀(㊥明治19（1886）年9月19日)、日人(㊥明治19（1886）年9月9日)、仏人

奥劣斎 おくれっさい、おくれつさい
安永9（1780）年～天保6（1835）年9月4日
江戸時代後期の産科医。漢蘭折衷派。
¶朝日(㊥安永9年5月28日（1780年6月30日）、㊥天保6年9月4日（1835年10月25日））、科学、京都大、近世、国史、国書(㊥安永9（1780）年1月28日)、コン改、コン4、コン5、新潮(㊥明和

8（1771）年）、人名(㊥1771年)、姓氏京都、世人(おくれっさい)、日人、洋学

小黒八七郎 おぐろやなお
昭和4（1929）年～平成9（1997）年
昭和～平成期の医師。内科。
¶近医

桶谷そとみ おけたにそとみ
大正2（1913）年～平成16（2004）年
昭和～平成期の看護師（助産師）。
¶近医

小越仲珉 おごしちゅうみん
天明6（1786）年～嘉永1（1848）年
江戸時代中期～後期の漢方医。
¶新潟百ребル

小此木間雅 おこのぎかんが、おこのきかんが
文化14（1817）年～明治5（1872）年
江戸時代末期～明治時代の医師。
¶維新（おこのぎかんが）、幕末（㊥1872年4月19日）、幕末大（㊥明治5（1872）年3月12日）、洋学

小此木啓吾 おこのぎけいご
昭和5（1930）年1月31日～平成15（2003）年9月21日
昭和～平成期の精神科医。慶応義塾大学教授。日本の家族精神医学の権威。"モラトリアム人間" "燃えつき症候群"などの語を広める。
¶科学、近医、現朝、現執1期、現執2期、現執3期、現執4期、現情、現日、心理、世紀、日人、マス89

小此木修三 おこのぎしゅうぞう
明治20（1887）年8月5日～昭和36（1961）年4月25日
大正～昭和期の耳鼻咽喉科医学者。慶応義塾大学教授。著書に「耳鼻咽喉科」。
¶科学、近医、現情、人名7、世紀、日人

小此木信六郎 おこのぎしんろくろう
万延1（1860）年3月～昭和3（1928）年1月5日
江戸時代末期～昭和期の耳鼻科医。
¶近医、渡航

小此木天然 おこのぎてんぜん
→小此木天然（おこのぎてんねん）

小此木天然 おこのぎてんねん
天明5（1785）年～天保11（1840）年　⑨小此木天然《おこのぎてんぜん、おごろぎてんねん》
江戸時代後期の医師（陸奥二本松藩医）。
¶国書(㊥天保11（1840）年11月11日)、長崎遊、藩臣5（おごろぎてんねん）、福島百、洋学（おこのぎてんぜん）

小此木天然 おごろぎてんねん
→小此木天然（おこのぎてんねん）

刑部忠和 おさかべただかず
昭和1（1926）年12月～
昭和～平成期の鍼灸師。刑部鍼灸治療院長。ツマ楊子針、タバコ灸、交会穴治療などを開発。主著

に、「三分間ひとり療法」など。
¶現執3期

刑部武並 おさかべのたけなみ
平安時代中期の医師。
¶古人, 日人(生没年不詳)

尾崎琴洞(尾崎琴堂) おざききんどう
天保8(1837)年～明治38(1905)年
江戸時代末期～明治期の公益家。戸長・県会議員等を務める。地域開発、村民救済に尽力。
¶維新, 郷土福井, 日人, 幕末(尾崎琴堂 㲱1905年12月21日)

尾崎宰 おざきさい
明治5(1872)年9月21日～？
明治期の眼科医。
¶渡航

尾崎剛通 おさきたけみち
生没年不詳
平成期の福祉事業家。被災地ボランティア「紀州梅の郷救助隊」隊長。
¶紀南

尾崎照吉 おさきてるきち
嘉永3(1850)年～大正13(1924)年
江戸時代末期～大正期の医師、村民融和に貢献。
¶高知人

尾崎俊行 おざきとしゆき
大正11(1922)年～昭和62(1987)年
昭和期の医師。専門は生理学。
¶近医

尾崎豊吉 おざきとよきち
生没年不詳
明治期の医師。
¶飛騨

尾崎信太郎 おさきのぶたろう
明治4(1871)年1月16日～昭和12(1937)年5月3日
明治～昭和期の宗教家、社会事業家。鳥取市に孤児院を設立。機関紙「鳥取慈善新報」を発行。
¶世紀, 鳥取百(㲱明治1(1868)年), 日人

尾崎斎 おさきひとし
明治12(1879)年3月～大正2(1913)年6月27日
明治・大正期の軍医。
¶飛騨

尾崎文五郎 おさきぶんごろう
文政8(1825)年～明治31(1898)年
江戸時代末期～明治期の豪農。大庄屋。「奨恵社」を創設。困窮農民の救済のために金融・救助米・薬品支給にあたった。
¶鳥取百, 日人, 幕末

尾崎平吉 おさきへいきち
明治8(1875)年11月20日～？
明治～大正期の医師、要視察人。
¶アナ, 社史

尾崎増太郎 おさきますたろう
明治33(1900)年7月1日～平成5(1993)年4月4日
昭和～平成期の社会事業家。村境部落創始者。
¶現情, 現人, 世紀

尾崎嘉篤 おざきよしあつ
大正2(1913)年～昭和42(1967)年
昭和期の公衆衛生学者。医療金融公庫理事・大阪支店長。内蒙で衛生問題を担当し、医学校の創設に尽力。大臣官房統計調査部長を歴任。
¶科学(㲱1913年(大正2)7月22日 㲲1967年(昭和42)10月22日), 近医, 人名7, 世紀, 日人

尾崎良胤 おざきよしたね
明治16(1883)年12月～大正8(1919)年3月31日
明治～大正期の外科医学者、医学博士。京都帝国大学教授。外科細菌病理学を研究。
¶大阪人(㲱明治15(1882)年 㲲大正4(1915)年3月), 科学, 近医, 人名(㲱1882年 㲲1915), 世紀, 姓氏京都, 日人

小笹洲一 おざさしゅういち
昭和6(1931)年10月15日～
昭和期の朗読ボランティア。
¶視覚

小篠御野(小篠敏) おざさみぬ
享保13(1728)年～享和1(1801)年 㲳小篠敏《ささみぬ、ささみね》
江戸時代中期～後期の儒学者、医師。石見浜田藩医、三河岡崎藩主侍医。
¶国書(小篠敏 㲲享和1(1801)年10月8日), 島根人, 島根歴, 神人(小篠敏 ささみね 㲲享和1(1801)年10月8日), 人名(小篠敏 ささみぬ), 長崎遊, 日人(小篠敏), 藩臣5

長田尚夫 おさだたかお
昭和6(1931)年3月18日～
昭和～平成期の医師。専門は産婦人科学。
¶現執4期

他田継道 おさだのつぐみち
平安時代前期の肥後国葦北郡の人。私物をもって飢民を救済。
¶古人

長田泰公 おさだやすたか
大正12(1923)年9月10日～
昭和～平成期の公衆衛生学者。共立女子短期大学教授、生活環境審議会会長。専門は公衆衛生学、環境生理学。著書に「環境と健康」など。
¶現執2期, 現執3期

長内岩七郎 おさないいわしちろう
明治28(1895)年～昭和46(1971)年
大正～昭和期の歯科医師。
¶青森人

長内国臣 おさないくにおみ
大正4(1915)年4月2日～昭和63(1988)年7月24日
昭和期の産婦人科学者。横浜警友病院産婦人科部長、北里大学教授。
¶科学, 近医, 世紀, 日人

小山内健（小山内建）**おさないけん**
→小山内玄洋（おさないげんよう）

小山内玄洋 **おさないげんよう**
弘化3（1846）年12月5日～明治18（1885）年　[別]小山内健《おさないけん》，小山内建《おさないけん，おさないたてし》
江戸時代後期～明治期の陸軍軍医。東京陸軍病院長、広島鎮台病院長。
¶青森百，近医（小山内建　おさないたてし），人名（小山内健　おさないけん），日人（[生]1848年），広島百（小山内建　おさないけん　[没]明治18（1885）年2月26日）

小山内建 **おさないたてし**
→小山内玄洋（おさないげんよう）

小山内博 **おさないひろし**
大正14（1925）年8月30日～
昭和期の医師。労働科学研究所所長。
¶現執2期

小山内美江子 **おさないみえこ**
昭和5（1930）年1月8日～
昭和～平成期のシナリオライター。NHKテレビ小説「マー姉ちゃん」、TBS「3年B組金八先生」などで人気を得る。ボランティアでも活躍。
¶近女，芸能，現執2期，現執3期，現執4期，現情，児人，女文，世紀，日女，日人，平和，マス89，YA

長義信 **おさのよしのぶ**
平安時代中期の医師。長徳1年正六位上で典薬寮の侍医。
¶古人

長洋 **おさひろし**
大正13（1924）年～
昭和期の外科医。
¶群馬人

長村重之 **おさむらしげゆき**
大正4（1915）年～平成6（1994）年
昭和～平成期の医師。内科。
¶近医

納村千代 **おさむらちよ**
明治20（1887）年～昭和39（1964）年
明治～昭和期の助産婦。保助看協会会長。衛生的で安全なお産の仕方の普及に尽力。保助看協会を創立。
¶郷土福井，近医，女性，女性普，世紀（[生]明治20（1887）年11月10日　[没]昭和39（1964）年1月16日），日人（[生]明治20（1887）年11月10日　[没]昭和39（1964）年1月16日），福井百

納富貞 **おさめとみさだ**
明治33（1900）年9月2日～昭和38（1963）年12月28日
明治期の大阪市電交通労働組合厚生部長。
¶社史

小沢勲 **おざわいさお**
昭和13（1938）年6月10日～平成20（2008）年
昭和～平成期の精神科医師。
¶近医，現執2期

小沢開作（小沢開策）**おざわかいさく**
明治31（1898）年～昭和45（1970）年11月21日
昭和期の歯科医、植民地活動家。満州青年絵連盟長春支部支部長。関東軍参謀軍。東亜連盟運動に挺身。
¶現朝（[生]1898年12月25日），新潮（[生]明治31（1898）年12月26日），世紀（[生]明治31（1898）年12月25日），日人（[生]明治31（1898）年12月25日），履歴（小沢開策　[生]明治31（1898）年12月26日　[没]昭和45（1970）年11月23日），履歴2（小沢開策　[生]明治31（1898）年12月26日　[没]昭和45（1970）年11月23日）

尾沢主一 **おざわかずいち**
安政5（1858）年～明治22（1889）年6月21日　[別]尾沢主一《おざわしゅいち》
明治期の医学者。医学を学ぶためドイツに留学。
¶海越，海越新，渡航（おざわしゅいち）

小沢かの **おざわかの**
万延1（1860）年5月27日～？
明治期の女性。精神病の夫にかわり一人で家計を支え夫の療養につとめる。山梨県知事から表彰。
¶女性

小沢侃二 **おざわかんじ**
→小沢侃二（こざわかんじ）

小沢清躬 **おざわきよみ**
明治18（1885）年2月18日～昭和23（1948）年9月4日
明治～昭和期の温泉研究家、レントゲン療法の草分け。
¶兵庫人

小沢繁之 **おざわしげゆき**
昭和25（1950）年7月17日～
昭和～平成期の鍼灸師。
¶視覚

尾沢主一 **おざわしゅいち**
→尾沢主一（おざわかずいち）

小沢修造 **おざわしゅうぞう**
明治13（1880）年～昭和19（1944）年
明治～昭和期の内科医。
¶近医

小沢仁庵 **おざわじんあん**
？　～慶応1（1865）年
江戸時代末期の医師。
¶静岡百，静岡歴，姓氏静岡，幕末，幕末大

小沢武雄 **おざわたけお**
弘化1（1844）年～昭和1（1926）年1月29日
明治～大正期の陸軍軍人。男爵、貴族院議員。陸軍中将、参謀本部長などを歴任。博愛社（日本赤十字社）の設立にもあたった。
¶維新，近現，国史，史人（[生]1844年11月10日），人名，世紀（[生]天保15（1844）年11月10日），先駆（[生]弘化1（1844）年11月10日），鉄道（[生]1844

年12月19日)，渡航([生]1844年11月)，日人，幕末，藩臣7，陸海([生]弘化1年11月10日)

お

小沢辰男 おざわたつお
大正5(1916)年12月7日～
昭和～平成期の政治家。衆議院議員、改革クラブ代表、厚生大臣。建設大臣、環境庁長官などを歴任。改革クラブを結成。
¶現朝，現情，現政，現日，世紀，政治，日人

小沢長次郎 おざわちょうじろう
天明5(1785)年～慶応1(1865)年
江戸時代末期の医師。
¶洋学

小沢通運 おざわつううん
寛政12(1800)年～天保8(1837)年
江戸時代後期の医師。
¶長野歴

小沢利治 おざわとしはる
昭和6(1931)年～平成5(1993)年
昭和～平成期の医師。専門はハンセン病医療。
¶近医

小沢直宏 おざわなおひろ
昭和21(1946)年1月1日～
昭和～平成期の医師。著書に「生命の進転―または本能の由来」「人類心理の起源―猿人段階」など。
¶現執3期

小沢光 おざわひかる
大正3(1914)年10月10日～平成15(2003)年7月27日
昭和～平成期の医師。専門は薬理学。
¶科学，近医

小沢凱夫 おざわよしお
明治28(1895)年6月13日～昭和53(1978)年5月5日
明治～昭和期の医師。外科(心臓外科)。
¶科学，近医，静岡歴，姓氏静岡

小沢竜 おざわりゅう
明治36(1903)年～昭和40(1965)年
大正～昭和期の官僚。専門は厚生行政。
¶近医，新潟百別

忍海原魚養 おしうみはらのうおかい
奈良時代の官人。播磨大掾、典薬頭。
¶古人

小塩五郎 おしおごろう
天保2(1831)年～明治27(1894)年
江戸時代末期～明治時代の本草家。動植物の研究、写生に熱中。
¶愛知百，姓氏愛知([生]1829年)，幕末，幕末大

押鐘篤 おしかねあつし
明治41(1908)年～平成2(1990)年
大正～平成期の医師。生化学、性科学、歯科。
¶近医

押川光俊 おしかわみつとし
明治33(1900)年6月3日～昭和35(1960)年3月31日
大正・昭和期の大地主の長男。全資産を投げ出して宿毛病院を創設。
¶高知先

押田徳郎 おしだとくろう
明治8(1875)年～昭和48(1973)年
昭和期のエスペランティスト。千葉医専教授、微生物研究所長。
¶社史([没]1973年9月15日)，千葉百，渡航([生]1875年3月24日　[没]?)

鴛海謙斎 おしのうみけんさい
文政5(1822)年～明治25(1892)年　[別]鴛海謙斎《おしみけんさい》
江戸時代末期～明治期の医師。
¶大分歴([生]文政4(1821)年)，人名(おしみけんさい)，日人

忍博次 おしひろつぐ
昭和5(1930)年3月23日～
昭和～平成期の社会福祉学者。北星学園大学教授。
¶現執2期，現執4期

鴛淵茂 おしぶちしげる
大正11(1922)年～平成18(2006)年
昭和～平成期の官僚。専門は厚生行政。
¶近医

生島旭島 おじまきょくとう
文化2(1805)年～明治9(1876)年
江戸時代後期～明治期の社会教化に尽くした医師。
¶長野歴

鴛海謙斎 おしみけんさい
→鴛海謙斎(おしのうみけんさい)

尾関育三 おぜきいくぞう
昭和4(1929)年11月4日～
昭和期の教師、点字数学記号改良者。
¶視覚

尾関才吉 おぜきさいきち
明治10(1877)年～大正5(1916)年
明治～大正期の耳鼻咽喉科医。
¶近医

小関三英 おぜきさんえい
→小関三英(こせきさんえい)

小関治男 おぜきはるお
大正14(1925)年11月20日～平成21(2009)年1月13日
昭和～平成期の遺伝学者、京都大学名誉教授。専門は分子遺伝学、分子生物学。
¶科学

小瀬復庵 おぜふくあん，おせふくあん
寛文9(1669)年～享保3(1718)年
江戸時代中期の医師。
¶国書([没]享保3(1718)年8月10日)，人名(おせふくあん　[生]1674年　[没]1723年)，日人

小瀬甫庵（小瀬甫菴）おぜほあん，おせほあん
永禄7(1564)年〜寛永17(1640)年　㋥道喜《どうき》
安土桃山時代〜江戸時代前期の儒学者。「太閤記」の著者。
¶朝日，石川百，岩史（㋳寛永17(1640)年8月21日），江人，岡山人（おせほあん），角史（㋳寛永17(1640)年？），京都，京都大，近世，国史，国書（寛永17(1640)年8月21日），コン改，コン4，コン5，史人，思想史，島根人（㋳天文23(1554)年　㋳寛永7(1630)年），島根歴（㋳永禄2(1559)年），新潮，人名（おせほあん），姓氏愛知（おせほあん）㋳？　㋳1630年），姓氏京都，世人，戦合（小瀬甫菴），全書，戦人，戦補（おせほあん），日思，日史（おせほあん）㋳？　㋳寛永7(1630)年，(異説)寛永17(1640)年），日人，藩臣3（㋳？），百科（おせほあん）㋳？　㋳寛永7(1630)年，(異説)寛永17(1640)年），山川小，歴大

小瀬洋喜　おせようき
昭和1(1926)年4月13日〜
昭和期の環境衛生学者、歌人。
¶短歌

尾添茂　おぞえしげる
大正10(1921)年12月5日〜
昭和期の植物病理学者。
¶島根百

尾曽越文亮　おそごえぶんすけ
大正2(1913)年〜平成3(1991)年
昭和〜平成期の医師。専門は解剖学。
¶近医

おそどまさこ
昭和24(1949)年〜
昭和〜平成期の旅行専門家、トラベルデザイナー。地球は狭いわよ代表。障害者に門戸を開いた海外ツアーを企画。著書に「アメリカに夢中旅ガイド」など。
¶現執3期

小曽根喜一郎　おぞねきいちろう
安政3(1856)年〜昭和12(1937)年3月31日
明治〜昭和期の実業家、社会事業家。
¶世紀，日人，兵庫人（㋳安政3(1856)年8月1日），兵庫百

尾台榕堂　おだいようどう
寛政11(1799)年〜明治3(1870)年12月29日
江戸時代末期〜明治期の漢方医。江戸で浅田宗伯と名声を二分。
¶朝日（㋳明治3年11月29日(1871年1月19日)），科学（㋳明治3(1871)年11月29日），国書，姓氏長野，全書，長野歴，新潟百別，日人（㋳1871年）

小高周仙　おだかしゅうせん
享保18(1733)年〜文化1(1804)年
江戸時代中期〜後期の那須郡和見村の医師。
¶栃木歴

小田完五　おだかんご
大正1(1912)年〜昭和50(1975)年
昭和期の医師。泌尿器科。
¶近医

小田切春洋　おたぎりしゅんよう
昭和19(1944)年4月1日〜
昭和期の神岡町病院長。
¶飛騨

小田玄蛙　おだげんあ
宝暦12(1762)年〜天保6(1835)年　㋥玄蛙《げんあ，げんな》
江戸時代中期〜後期の医師、俳人。
¶国書（玄蛙　げんあ），日人，俳文（玄蛙　げんな）

小田兼三　おだけんぞう
昭和15(1940)年11月13日〜
昭和〜平成期の社会学者。龍谷大学教授。専門は社会福祉学。著書に「社会福祉を学ぶ人のために」など。
¶現執3期，現執4期

小田済川　おださいせん
延享4(1747)年〜寛政13(1801)年　㋥小田済川《おだせいせん》
江戸時代中期〜後期の医師（長門長府藩医）、儒者。
¶国書（㋳寛政13(1801)年1月15日），人名，長崎遊，日人，洋学（おだせいせん）

小田島熊之助　おだしまくまのすけ
延享3(1746)年〜寛政4(1792)年
江戸時代中期〜後期の慈善家。
¶姓氏岩手

小田島権五郎　おだしまごんごろう
明治21(1888)年7月2日〜昭和57(1982)年5月13日
大正・昭和期の医師。
¶岩手人

小田嶋成和　おだしましげよし
昭和2(1927)年〜昭和55(1980)年2月7日
昭和期の医師。専門は病理学。
¶科学，近医

小田島祥吉　おだしましょうきち
明治30(1897)年〜昭和19(1944)年
大正〜昭和期の軍医少将。
¶姓氏岩手

小田島元仲　おだじまもとなか★
〜天明1(1781)年
江戸時代中期の藩医。
¶秋田人2

小田春斎　おだしゅんさい
→小田千里（おだちさと）

織田信卿　おだしんけい★
安政1(1854)年〜大正8(1919)年9月12日
明治・大正期の医師。

¶秋田人2

織田信福 おだしんぷく
→織田信福(おだのぶよし)

小田晋 おだすすむ
昭和8(1933)年7月28日～平成25(2013)年5月11日
昭和～平成期の精神医学者。筑波大学教授。日航機羽田沖墜落事故を起こした片桐機長の精神鑑定を担当。著書に「文化と精神医学」など。
¶科学，現朝，現執1期，現執2期，現執3期，現執4期，現情，現日，世紀，日人，マス89

小田清一 おだせいいち
昭和25(1950)年11月12日～
昭和～平成期の官僚。厚生省入省。保険医療、産業衛生などを担当。訳書に「アメリカ禁煙事情」。
¶現執3期

小田済川 おだせいせん
→小田済川(おださいせん)

小田千里 おだちさと
文化13(1816)年～明治5(1872)年5月3日　[別]小田春斎《おだしゅんさい》
江戸時代後期の医師。
¶岡山人，岡山歴(小田春斎　おだしゅんさい)

小田東壑 おだとうがく
寛政10(1798)年～明治2(1869)年
江戸時代後期～明治期の医師。
¶国書

小田俊郎 おだとしお
明治26(1893)年～平成1(1989)年
明治～昭和期の医師。内科。
¶近医

織田敏次 おだとしつぐ
大正11(1922)年3月16日～平成24(2012)年9月19日
昭和～平成期の内科学者。東京大学教授、日赤医療センター院長。専門は肝臓病学。東京大学附属病院長、国立病院医療センター院長などを歴任。
¶石川現終，科学，現朝，現執3期，現情，世紀，日人

織田敏郎 おだとしろう
大正14(1925)年～
昭和期の医師。
¶群馬人

小田直蔵 おだなおぞう
明治18(1885)年6月～昭和39(1964)年2月8日
明治～昭和期の社会事業の草分け。
¶兵庫人，兵庫百

小谷庄四郎 おだにしょうしろう
明治35(1902)年5月16日～昭和58(1983)年10月28日
大正～昭和期の精神医学者。
¶科学，心理

小谷伯駒 おたにはっく
→小谷伯駒(こたにはっく)

雄谷巳之助 おたにみのすけ
明治14(1881)年～昭和31(1956)年10月24日
明治～昭和期の生活救護運動家。
¶アナ，社史

小谷安次 おだにやすじ
天和3(1683)年～寛延3(1750)年
江戸時代前期～中期の医師。
¶高知人

小田野三立 おだのさんりゅう
→小田野三立(おだのみつたて)

織田信福 おだのぶよし
万延1(1860)年～昭和1(1926)年　[別]織田信福《おだしんぷく》
明治～大正期の民権家、歯科医。高知県・市議会議員。
¶高知人，高知百(おだしんぷく)

小田野三立 おだのみつたて
安永8(1779)年3月～天保8(1837)年9月2日
[別]小田野三立《おだのさんりゅう》
江戸時代後期の医師(佐竹藩医)。
¶秋田人2，洋学(おだのさんりゅう)

織田彦三郎 おだひこさぶろう
天保1(1830)年～明治32(1899)年
江戸時代末期～明治期の剣道家、整骨医。柳生心眼流道場荒木堂第10代を継いだ。
¶剣豪，人名，日人

小田博資 おだひろすけ
？～
大正期の東京帝国大学セツルメント参加者。
¶社史

小田部雄次 おたべゆうじ
昭和27(1952)年6月25日～
昭和～平成期の研究者。静岡福祉情報短期大学ビジネス情報学科教授。
¶現執4期

織田正敏 おだまさとし
明治24(1891)年～昭和46(1971)年
大正～昭和期の歯科医師。
¶高知人

織田稔 おだみのる
昭和7(1932)年3月6日～
昭和～平成期の英語学者。関西大学教授。主著に「存在の様態と確認―英語冠詞の研究」「英語科教育：基礎と臨床」など。
¶現執1期，現執3期

小田友伯 おだゆうはく
江戸時代前期～中期の眼科医。
¶眼科

小田魯庵 おだろあん
文化6(1809)年～明治3(1870)年

江戸時代後期～明治期の外科医。
¶大分歴

小田原瑞哿 おだわらずいか
？ ～明治21(1888)年
江戸時代末期～明治期の薩摩藩士、医師。西郷隆盛に酷似。
¶幕末

落合英二 おちあいえいじ
明治31(1898)年6月26日～昭和49(1974)年11月4日
大正～昭和期の薬学者、有機化学者。方向族複素環塩基について研究。発癌性物質を得た。学士院賞受賞、文化勲章受章。
¶科学，近医，現朝，現情，現日，コン改，コン4，コン5，埼玉人，植物，新潮，人名7，世紀，全書，日人，日本

落合京一郎 おちあいきょういちろう
明治40(1907)年4月24日～平成3(1991)年
大正～平成期の泌尿器科学者。埼玉医科大学教授。
¶科学([没]1991年(平成3)4月21日)，近医，現情，埼玉人([没]平成3(1991)年4月22日)

落合孝文 おちあいこうぶん
～天保5(1834)年6月26日
江戸時代後期の医家。
¶大阪墓

落合敏 おちあいとし
昭和8(1933)年2月3日～
昭和～平成期の栄養学者。茨城キリスト教大学教授。著書に「女性のための病気と食事療法」「老年期のための病気と食事療法」など。
¶現執3期

落合半閑 おちあいはんかん
文化8(1811)年～安政3(1856)年
江戸時代後期の医家。
¶大阪人([没]安政3(1856)年4月)，大阪墓([没]安政3(1856)年4月24日)

落合平兵衛 おちあいへいべえ
享保18(1733)年～？
江戸時代末期の大和国葛上郡東佐美村の農民。飢饉に困窮した人々を救済し、名字帯刀をゆるされた。
¶人名，日人

落合芳三郎 おちあいよしさぶろう
明治7(1874)年7月15日～昭和8(1933)年12月1日
明治～昭和期の眼科医。
¶埼玉人

越智雲夢 おちうんむ
貞享3(1686)年～延享3(1746)年
江戸時代中期の儒医。
¶江文，国書([生]貞享3(1686)年1月　[没]延享3(1746)年3月25日)，人名，日人

越知薫岱 おちくんたい
？ ～慶応1(1865)年
江戸時代後期の厚木村の医師。俳人。
¶姓氏神奈川

越智高崧 おちこうすう
文化5(1808)年～明治13(1880)年10月　[別]越智菘《おちたかし》，越智高崧《おちたかし》，越智崧《おちしゅう》
江戸時代後期～明治期の眼科医。
¶眼科(おちたかし)，国書(生没年不詳)，国書5，長崎遊(越智菘　おちたかし)，洋学(越智崧　おちしゅう)

遠近道印 おちこちどういん
寛永5(1628)年～？
江戸時代前期の測量家。
¶国書，人書79([生]1640年　[没]1696年頃)，人書94([生]1640年　[没]1696年頃)，姓氏富山，日史，藩臣3，歴大([没]1710年ころ)

越智貞見 おちさだみ
明治12(1879)年～昭和46(1971)年
明治～昭和期の医師。眼科。
¶愛媛，科学([生]1879年(明治12)8月20日　[没]1971年(昭和46)8月18日)，近医

越智崧 おちしゅう
→越智高崧(おちこうすう)

越智真逸 おちしんいつ
明治17(1884)年10月1日～昭和35(1960)年11月11日
明治～昭和期の生理学者。京都府立医科大学教授。
¶科学，近医，現情

越智太兵衛 おちたへえ
明治15(1882)年11月26日～昭和36(1961)年10月20日
明治～昭和期の社会事業家。
¶郷土奈良，世紀，日人

落野章一 おちのしょういち
昭和22(1947)年7月9日～
昭和期の点訳・録音ボランティア。
¶視覚

越智宏倫 おちひろとも
昭和9(1934)年7月1日～
昭和～平成期の会社役員。日研フード会長、篠崎製菓会長、日本老化制御研究所所長。美食小食を提唱し、健康食品の開発に力を注ぐ。著書に「ニキビが治る本」など。
¶現執3期，現執4期

越智平庵 おちへいあん
寛永19(1642)年～享保11(1726)年
江戸時代前期～中期の医師。
¶人名

越智勇一 おちゆういち
明治35(1902)年9月12日～平成4(1992)年2月13日
昭和期の家畜微生物学者、獣医学者。東京大学教授。「日和見感染症」という名で注目を集める考え方を提唱した。
¶科学，郷土愛媛，現朝，現情，現人，世紀，日人

お

小槻忠経 おつきのただつね
平安時代後期の官人。典薬大属。
¶古人

小槻為信 おつきのためのぶ
平安時代中期の官人。施薬院史生。
¶古人

尾辻秀久 おつじひでひさ
昭和15(1940)年10月2日～
昭和～平成期の政治家。参議院議員、厚生労働相。
¶現政

小手尼 おてのあま
生没年不詳 [別]小手《おて》
奈良時代の女性。百済からの渡来人。尼僧。医術にすぐれた。
¶女性(小手 おて), 日人

乙川利夫 おとがわとしお
昭和24(1949)年1月31日～
昭和期の理学療法士。
¶視覚

男沢半左衛門 おとこざわはんざえもん
生没年不詳
江戸時代中期の医師・町奉行。
¶姓氏岩手

乙武洋匡 おとたけひろただ
昭和51(1976)年4月6日～
平成期のスポーツライター、キャスター。先天性四肢切断という障害をもち、自伝「五体不満足」を出版。バリアフリー社会を目指して活動。
¶世紀, テレ, 日人, YA

小鳥輝男 おどりてるお
昭和20(1945)年6月8日～
昭和期の小串医院長。
¶飛驒

尾中守三 おなかもりぞう
明治8(1875)年～大正9(1920)年4月16日
明治～大正期の内科医、医学博士。長崎医学専門学校長兼教授。福島病院長、大津市立円山病院長を歴任。
¶科学, 近医, 人名, 渡航([生]1877年11月24日), 日人([生]明治10(1877)年11月24日)

小那覇全孝 おなはぜんこう
明治30(1897)年～昭和44(1969)年1月25日
[別]小那覇舞天《おなはぶーてん》
明治～昭和期の芸能家、歯科医。
¶新芸(小那覇舞天 おなはぶーてん), 世紀, 姓氏沖縄, 日人, 平和(小那覇舞天 おなはぶーてん)

小那覇舞天 おなはぶーてん
→小那覇全孝(おなはぜんこう)

鬼木市次郎 おにきいちじろう
大正1(1912)年12月7日～
昭和期の鍼灸マッサージ師。
¶視覚

鬼塚巌 おにづかいわお
昭和3(1928)年～平成10(1998)年
昭和・平成期の水俣病記録撮影者。
¶熊本人

鬼束益三 おにつかますぞう
文久2(1862)年4月5日～昭和20(1945)年1月12日
明治～昭和期の医師。
¶宮崎百

小野泉 おのいずみ
文政13(1830)年6月～明治17(1884)年9月23日
江戸時代末期～明治期の医師、文人。歴史地誌編輯主任を務めるほか、三同学舎を設立した。
¶維新, 山梨百

小野市兵衛 おのいちべえ
大正2(1913)年2月4日～平成1(1989)年2月22日
昭和期の実業家。小野薬品工業を設立、社長就任。生理活性物質プロスタグランジンの商品化に成功した。
¶現朝, 世紀, 日人

小野江為則 おのえためのり
大正6(1917)年9月～平成6(1994)年9月1日
昭和～平成期の医師。専門は病理学。
¶科学, 近医

小野馣 おのかおる
明治22(1889)年～昭和40(1965)年
大正・昭和期の医師、愛媛県会議員・新居浜市長。
¶愛媛, 愛媛百([没]昭和40(1965)年2月)

小野嘉四郎 おのかしろう
明治14(1881)年～昭和29(1954)年6月8日
明治～昭和期の地方政治家・社会事業家。
¶岡山歴

小野清美 おのきよみ
昭和19(1944)年7月13日～
昭和～平成期の医学者。岡山大学教授。専門は母性看護学。著書に「トイレの研究」など。
¶現執3期

小野倉蔵 おのくらぞう
明治41(1908)年2月24日～平成9(1997)年11月6日
昭和期の福祉活動家。戦災孤児救済の施設を設立。
¶世紀, 日人

小野蕙畝 おのけいび
→小野職孝(おのもとたか)

小野蕙畝 おのけいほ
→小野職孝(おのもとたか)

小野元秀 おのげんしゅう
文化14(1817)年～明治29(1896)年
江戸時代後期～明治期の弘前藩医。
¶青森人, 青森百

小野玄信 おのげんしん
天明7(1787)年～文政11(1828)年
江戸時代後期の医師。

医学・医療・福祉篇　　おのたと

¶人名，日人

小野玄忠　おのげんちゅう
弘化1(1844)年〜明治22(1889)年
江戸時代後期〜明治期の医師、寺子屋師匠。
¶姓氏岩手

小野元珉　おのげんみん
承応1(1652)年〜享保7(1722)年6月3日
江戸時代前期〜中期の出羽庄内藩医。
¶庄内，藩臣1

小野興作　おのこうさく
明治23(1890)年1月28日〜昭和43(1968)年4月16日
大正〜昭和期の病理学者。日本病理学会会長。リンパ胚中心に関する研究は世界的に高く評価される。九州帝国大学教授などを歴任。
¶科学，近医，現情，人名7，世紀，日人

小野康平　おのこうへい
明治37(1904)年〜平成1(1989)年
昭和期の医師。足利赤十字病院初代院長、日本病院会常務理事、日本赤十字医学会評議員。
¶栃木歴

小野権之丞　おのごんのじょう
文化15(1818)年〜明治22(1889)年　㊙小野義忠《おのよしただ》
江戸時代末期〜明治期の会津藩士。五稜郭に入り、傷病兵の看護に尽力。「小野権之丞日記」がある。
¶維新，国書(小野義忠　おのよしただ　㊤文化15(1818)年4月9日　㊥明治22(1889)年4月)，新潮(㊤文政1(1818)年4月9日　㊥明治22(1889)年4月)，全幕，日人，幕末(㊨1889年4月2日)，幕末(㊤文化15(1818)年4月7日　㊥明治22(1889)年4月2日)

小野崎尚甫　おのざきしょうほ
宝暦5(1755)年〜文化3(1806)年　㊙小野崎通賢《おのざきみちかた》
江戸時代中期〜後期の武士。出羽秋田藩士。天明の飢饉では人々を救済。
¶国書(㊤宝暦5(1755)年5月25日　㊥文化3(1806)年10月21日)，人名(小野崎通賢　おのざきみちかた)，日人，藩臣1

小野崎通賢　おのざきみちかた
→小野崎尚甫(おのざきしょうほ)

小野貞安　おのさだやす
生没年不詳
江戸時代後期の加美郡宮崎村の医師。
¶姓氏宮城

小野寿軒　おのじゅけん
享保4(1719)年〜寛政8(1796)年
江戸時代中期の医師。
¶人名，日人

小野春庵　おのしゅんあん
寛保1(1741)年〜天明3(1783)年3月20日
江戸時代中期の医師、書家。
¶国書

小野譲　おのじょう
明治31(1898)年〜昭和63(1988)年
大正〜昭和期の医師。耳鼻咽喉科。
¶近医

小野祥一郎　おのしょういちろう
昭和24(1949)年2月15日〜
昭和期の教師。
¶視覚

小野末吉　おのすえきち
明治36(1903)年6月14日〜昭和44(1969)年9月11日
昭和期の医師。無医村の宮城県唐桑に診療所を開設。
¶世紀，姓氏宮城(㊨1972年)，日人

小野すみ　おのすみ
明治24(1894)年〜
明治〜昭和期の社会事業家。
¶近女

小野善兵衛　おのぜんべい
→小野善兵衛(おのぜんべえ)

小野善兵衛　おのぜんべえ
天明2(1782)年〜文久1(1861)年　㊙小野善兵衛《おのぜんべい》
江戸時代後期の沼田藩の豪農商、慈善家。
¶朝日(生没年不詳)，維新，江人，群馬人，コン改，コン4，コン5，新潮㊨文久1(1861)年12月10日)，人名，姓氏群馬，全書，日人(㊨1862年)，幕末(おのぜんべい　㊨1862年1月9日)，幕末(おのぜんべい　㊤天明2(1782)年1月㊥文久1(1862)年12月10日)

小野高潔　おのたかきよ
延享4(1747)年〜文政12(1829)年
江戸時代中期〜後期の国学者。幕府小普請方。和歌や本草学にも通じた。
¶朝日(㊨文政12(1829)年10月9日(1829年11月5日))，江文(㊨文政3(1820)年)，近世，国史，国書(㊨文政12(1829)年10月9日)，コン改(㊨文化14(1817)年?)，コン4，神史，神人(㊨文政3(1820)年)，新潮㊨文政12(1829)年10月9日)，人名(㊨1817年?)，世人(㊨文化14(1817)年?)，日人，和俳

小野太三郎　おのたさぶろう
天保11(1840)年・明治45(1912)年
江戸時代末期〜明治期の慈善事業家。救済施設「小野慈善院」の創始者。生涯を慈善事業に捧げ、生活は質素を極める。
¶朝日(㊤天保11年1月15日(1840年2月17日)　㊥明治45(1912)年4月5日)，石川百，近現，国史，史人(㊤1840年1月15日　㊥1912年4月5日)，人書94，人名(㊨1846年)，世紀(㊤天保11(1840)年1月15日　㊥明治45(1912)年4月5日)，姓氏石川，世百，全書，日人，ふむ，北陸20

小野田敏郎　おのだとしろう
明治44(1911)年8月13日〜平成14(2002)年4月

お

25日
昭和期の医師。
¶郷土和歌山，陸海

小野タマ おのたま
明治30(1897)年～昭和55(1980)年4月2日
昭和期の社会事業家。更正施設梅光寮理事長。矯正事業に尽力。筑紫少女苑などを創設し、更正した女性たちから慕われた。
¶女性，女性普

小野通仙(1) おのつうせん
江戸時代後期～明治時代の眼科医。
¶眼科

小野通仙(2) おのつうせん
享和2(1802)年～明治21(1888)年11月9日
江戸時代後期～明治期の蘭方医。
¶山梨百

小野徹 おのてつ
明治8(1875)年9月18日～昭和46(1971)年3月16日
明治～昭和期の医師。私立洗心堂病院を設立。
¶山梨百

小野哲二 おのてつじ
明治30(1897)年1月23日～昭和46(1971)年4月24日
大正～昭和期の外科医。戦後の新制津山市医師会初代会長。
¶岡山歴

小野寺光通 おのでらあきみち
享保10(1725)年～寛政12(1800)年
江戸時代中期～後期の慈善家・文化人。
¶姓氏岩手

小野寺伊勢之助 おのでらいせのすけ
明治21(1888)年2月24日～昭和28(1953)年9月21日
明治～昭和期の農芸化学者、盛岡高等農業学校教授。専門は植物栄養学、土壌肥料学。
¶科学

小野寺広亮 おのでらこうすけ
明治11(1878)年～昭和20(1945)年 [別]小野寺広亮《おのでらひろすけ》
明治～昭和期の医師。
¶姓氏宮城，宮城百(おのでらひろすけ)

小野寺剛夫 おのでらごうふ
安永2(1773)年～文政11(1828)年
江戸時代中期～後期の医師。
¶姓氏岩手

小野寺丹元 おのでらたんげん
寛政12(1800)年～明治9(1876)年1月9日
江戸時代末期～明治期の蘭方医。仙台藩医。養賢堂蘭学局総裁、蕃書調所教授手伝を歴任。訳書にペスト論「済世一方」。
¶朝日，岩手人，岩手百，江文，科学，近医，国書，新潮，人名，姓氏岩手，姓氏宮城，長崎遊，日人，宮城百，洋学

小野寺東鷲 おのでらとうが
天明3(1783)年～天保9(1838)年
江戸時代中期～後期の書道家、画家、医師。
¶姓氏岩手

小野寺直助 おのでらなおすけ
明治16(1883)年5月31日～昭和43(1968)年11月3日
明治～昭和期の内科医学者。各地の病院長を歴任。消化器病診断に小野寺式圧診法を採用。文化功労者。
¶岩手人，岩手百，大分歴，科学，近医，現情，新潮，人名7，世紀，姓氏岩手，日人，日本，福岡百，履歴，履歴2

小野寺直好 おのでらなおよし
安永3(1774)年～天保12(1841)年
江戸時代中期の医師。
¶長崎遊

小野寺なる おのでらなる
明治22(1889)年～昭和46(1971)年
大正～昭和期の産婆。
¶姓氏岩手

小野寺広亮 おのでらひろすけ
→小野寺広亮(おのでらこうすけ)

小野寺万九郎 おのでらまんくろう
？ ～文政11(1828)年
江戸時代後期の馬医。
¶姓氏岩手

小野寺立安 おのでらりゅうあん
安永2(1773)年～文政11(1828)年
江戸時代中期の医師。
¶長崎遊

小野寺柳津 おのでらりゅうしん
安永3(1774)年～天保10(1839)年
江戸時代中期～後期の蘭方医。
¶姓氏岩手

小野東渓 おのとうけい
生没年不詳
江戸時代中期の医師。
¶国書，日人

小野俊己 おのとしみ
昭和28(1953)年1月7日～
昭和～平成期の点字図書館役員。
¶視覚

小野寅之助 おのとらのすけ
明治23(1890)年2月24日～昭和43(1968)年4月16日
明治～昭和期の歯科医学者。大阪歯科大学教授。大阪歯科医学専門学校教授、歯科医師試験審議会国家試験会委員などを歴任。
¶科学，近医，現情，人名7，世紀，日人

小野蔵根 おののくらね
平安時代前期の医師。
¶人名，日人(生没年不詳)

小野古道　おののふるみち
→小野古道（おのふるみち）

小野諸野　おののもろの
平安時代前期の官人。典薬助、大膳亮。
¶古人

小野瓢郎　おのひさごろう
慶応3（1867）年11月23日～大正10（1921）年10月19日　[別]小野瓢郎《おのひょうろう》
明治～大正期の薬学者。愛知薬学校長、富山薬学専門学校長。山紫蘇の揮発油中のチモル発見等の業績がある。
¶科学，人名，世紀，富山百（おのひょうろう），日人

小野ひさよ　おのひさよ
明治43（1910）年～昭和62（1987）年
昭和期の旅館業。地域の福祉向上にも貢献。
¶姓氏宮城

小野瓢郎　おのひょうろう
→小野瓢郎（おのひさごろう）

小野弘任　おのひろとう
宝暦6（1756）年～文政9（1826）年7月26日
江戸時代中期～後期の医師、文人。
¶岡山歴

小野博通　おのひろみち
昭和16（1941）年～
昭和～平成期の医師。専門は外科。著書に「サーロインステーキ症候群」など。
¶現執3期，ミス，YA

小野古道　おのふるみち
元禄10（1697）年～？　[別]小野古道《おののふるみち》
江戸時代中期の医師、歌人。県門十二大家の一人。失明した後、鍼術、按腹で知られた。
¶朝日（生没年不詳），江文，国史（生没年不詳），国書，静岡歴（おののふるみち　[没]天明2（1782）年），人名（おののふるみち），姓氏静岡（[没]1782年），日人，百科（[没]天明2（1782）年），和俳

小野文真　おのぶんしん
明治35（1902）年～昭和45（1970）年
昭和期の獣医。
¶姓氏岩手

小野道衛　おのみちえ
明治9（1876）年～昭和22（1947）年
明治～昭和期の耳鼻咽喉科医。
¶近医

小野三嗣　おのみつつぐ
大正10（1921）年4月19日～平成19（2007）年3月22日
昭和～平成期の運動生理学者。小野スポーツ体力研究財団理事長、東京学芸大学名誉教授。専門は運動生理学。日本ウエートリフティング協会トレーニングドクターを務め、東京五輪で三宅義信を金メダルに導く。
¶科学，現朝，現執1期，現執2期，現執3期，現情，世紀，日人

小野職孝　おのもとたか
？～嘉永5（1852）年10月3日　[別]小野蕙畝《おのけいび，おのけいほ》
江戸時代後期の本草学者。
¶江文（小野蕙畝　おのけいび），国書（小野蕙畝　おのけいほ），植物（[生]安永3（1774）年），新潮，日人

小野職実　おのもとみち
？～明治6（1873）年
江戸時代後期～明治期の本草家。
¶国書

小野職愨　おのもとよし
天保9（1838）年4月1日～明治23（1890）年10月27日
明治期の本草家、植物学者。文部省博物局。近代植物学の教育と啓蒙・普及に尽力。「植学浅解初編」「毒品便覧」など多くの業績を残す。
¶朝日（[生]天保9年4月1日（1838年4月24日）），科学，国書，植物，新潮（[生]天保4（1833）年），日人，洋学

小野元佳　おのもとよし★
天保7（1836）年11月30日～明治37（1904）年1月26日
江戸時代末期・明治期の医師。
¶秋田人2

小野庸　おのよう
大正10（1921）年～平成12（2000）年
昭和～平成期の医師。放射線科。
¶近医

小野義夫　おのよしお
明治38（1905）年～
昭和期の売薬行商人。
¶社史

小野芳甫　おのよしお
*～昭和23（1948）年11月25日
明治～昭和期の医師。小野蘇剤医院を開設。
¶青森人（[生]明治4（1871）年），青森百（[生]明治4（1871）年），世紀（[生]明治5（1872）年10月2日），日人（[生]明治5（1872）年10月21日）

小野義忠　おのよしただ
→小野権之丞（おのごんのじょう）

小野蘭山　おのらんざん
享保14（1729）年～文化7（1810）年1月27日
江戸時代中期～後期の本草博物学者。「本草綱目啓蒙」を出版。
¶朝日（[生]享保14年8月21日（1729年9月13日）[没]文化7年1月27日（1810年3月2日）），岩史（[生]享保14（1729）年8月21日），江人，江戸東，江文，科学（[生]享保14（1729）年8月21日），角史，京都大，近世，国史，国書（[生]享保14（1729）年8月21日），コン改，コン4，コン5，埼玉百，史人（[生]1729年8月21日），思想史，重

要（[生]享保14（1729）年8月21日），植物（[生]享保14年8月21日（1729年9月13日） [没]文化7年1月27日（1810年3月2日）），人書94，新潮（[生]享保14（1729）年8月21日），人名，姓氏京都，世人，世百，全書，大百，日思，日史（[生]享保14（1729）年8月21日），日人，百科，富嶽，山川小（[生]1729年8月21日），山梨百，洋学，歴大，和歌山人

小野隆庵 おのりゅうあん
正徳3（1713）年～＊
江戸時代中期の医師。
¶国書（[没]？），人書94（[没]1793年），長崎遊（[没]天明6（1786）年）

小野良策 おのりょうさく
寛政11（1799）年～嘉永6（1853）年
江戸時代後期の医師。
¶姓氏岩手

小野涼亭 おのりょうてい
文政12（1829）年～明治22（1889）年
江戸時代後期～明治期の種痘医。
¶姓氏岩手

小橋カツエ おばしかつえ
明治9（1876）年～昭和39（1964）年2月
明治～昭和期の社会福祉事業家。
¶大阪人

小畑あい おばたあい
？ ～昭和33（1958）年1月3日
明治～昭和期の看護婦。大阪日赤赤十字病院看護婦として活躍。傷痍軍人結婚相談所の開設など多くの功績を残す。
¶大阪人（[没]昭和33（1958）年1月），女性，女性普

小畠意雲 おばたいうん
生没年不詳
江戸時代中期の医師。
¶飛驒

小畑惟清 おばたいせい
→小畑惟清（おばたこれきよ）

小幡英之助 おばたえいのすけ
嘉永3（1850）年～明治42（1909）年4月26日
明治期の医師。西洋歯科医のさきがけ。
¶大分百，大分歴，近医，人名（[生]1848年），先駆（[生]嘉永3（1850）年8月），全書，日人，幕末，幕末大，藩臣7，洋学

小幡亀寿 おばたかめとし
明治7（1874）年1月2日～＊ [別]小幡亀寿《おばたかめひさ》
明治～大正期の医師。
¶近医（おばたかめひさ [没]昭和24（1949）年），高知人，渡航（[没]1945年5月10日）

小幡亀寿 おばたかめひさ
→小幡亀寿（おばたかめとし）

小幡邦彦 おばたくにひこ
昭和12（1937）年9月24日～
昭和期の薬理学者・神経生理学者。
¶群馬人

小畑惟清 おばたこれきよ
明治16（1883）年6月2日～昭和37（1962）年7月23日 [別]小畑惟清《おばたいせい》
明治～昭和期の産婦人科医学者。日本医師会会長。東京都特別区公安委員長、東京都医師会会長を歴任。藍綬褒章受章。
¶近医，熊本百（おばたいせい），現情，人名7，世紀，渡航，日人

小畑詩山 おばたしざん
寛政6（1794）年～明治8（1875）年
江戸時代末期～明治期の儒医。
¶江文，国書（[没]明治8（1875）年7月4日），詩歌，人名，姓氏宮城，長崎遊，日人，町田歴（[没]明治8（1875）年7月4日），宮城百，和俳

小畠正雲 おばたしょううん
生没年不詳
江戸時代中期の医師。
¶飛驒

小幡進一 おばたしんいち
＊～明治26（1893）年
江戸時代末期～明治期の庄屋、実業家。戸長・勧業世話係りなどを歴任。漁業牧畜の振興、窮民の救済など社会公共に尽くした。
¶愛媛百（[生]天保7（1836）年），幕末（[生]1837年）

小幡太室 おばたたいしつ
生没年不詳
江戸時代中期の儒医。
¶国書，人名，姓氏京都，日人

小圃仲達 おばたちゅうたつ
延享3（1746）年～文化3（1806）年
江戸時代中期の医師。
¶長崎遊

小畑雪江 おばたゆきえ
昭和13（1938）年9月15日～
昭和～平成期の企業教育コンサルタント。シード・コンサルティング社長。専門は行動科学、女性心理、カウンセリング。著書に「電話の受け方、かけ方」など。
¶現執3期

小原安喜子 おばらあきこ
昭和8（1933）年4月21日～平成16（2004）年2月26日
昭和～平成期の医師。専門はハンセン病医療。
¶近医，新宿女

小原喜重郎 おばらきじゅうろう
明治43（1910）年10月30日～昭和62（1987）年10月9日
昭和期の生化学者。岩手医科大学教授。
¶岩手人，科学，近医，現情，姓氏岩手（[没]1989年）

尾原杏陰 おばらきょういん
文政4（1821）年～明治4（1871）年

江戸時代後期～明治期の医師。尾原君山と牛痘を接種。
¶島根歴

尾原君山 おばらくんざん
天明5(1785)年2月15日～明治5(1872)年3月6日
江戸時代後期～明治期の開業医。
¶島根百，島根歴

小原春造(1) おはらしゅんぞう
宝暦12(1762)年～文政5(1822)年　[別]小原峒山《おはらとうざん》
江戸時代中期～後期の本草家。
¶朝日([没]文政5年11月14日(1822年12月26日))，国書(小原峒山　おはらとうざん　[没]文政5(1822)年11月14日)，コン改，コン4，コン5，植物(——〔1代〕)，人名([生]？　[没]1820年)，徳島百，徳島歴，日人，藩臣6，洋学

小原春造(2) おはらしゅんぞう
享和1(1801)年～明治10(1877)年11月21日
江戸時代後期～明治期の医師、本草家。
¶国書

小原西酉 おはらせいゆう
？～明和3(1766)年
江戸時代中期の医師。
¶人名，日人

小原辰三 おはらたつぞう
明治37(1904)年～昭和53(1978)年
大正～昭和期の医師。外科。
¶近医

小原忠蔵 おばらちゅうぞう
明治40(1907)年～
昭和期の警視庁健康保険課雇。
¶社史

小原峒山 おはらとうざん
→小原春造(1)(おはらしゅんぞう)

小原桃洞 おはらとうどう
延享3(1746)年～文政8(1825)年
江戸時代中期～後期の本草学者、紀伊和歌山藩医、本草方。
¶朝日([没]文政8年7月11日(1825年8月24日))，科学([没]文政8(1825)年7月11日)，郷土和歌山，国書([没]文政8(1825)年7月11日)，コン改，コン4，コン5，新潮([没]文政8(1825)年7月11日)，世人(生没年不詳)，日人，洋学，和歌山人

小原直哉 おばらなおや
昭和36(1961)年12月14日～
昭和～平成期の教育者。
¶視覚

小原二三夫 おはらふみお
昭和26(1951)年12月26日～
昭和～平成期の編集者、「触る研究会・触文化研究会」主宰者。
¶視覚

小原磨渓 おばらまけい
天保1(1830)年～大正6(1917)年
江戸時代末期～大正期の医師。
¶姓氏岩手

小原保之 おばらやすゆき
天保9(1838)年？～大正4(1915)年
江戸時代末期～大正期の仙台鎮台外科の軍医。
¶姓氏宮城

小原芳樹 おはらよしき
明治25(1892)年～昭和19(1944)年
明治～昭和期の小児科医。
¶近医

小原良直 おはらよしなお
→小原蘭峡(おはららんきょう)

小原蘭峡 おはららんきょう
寛政9(1797)年～嘉永7(1854)年　[別]小原良直《おはらよしなお》
江戸時代末期の本草学者。紀伊和歌山藩医。著作に「金剛山採薬記」「薬品通」など。
¶国書([没]嘉永7(1854)年7月19日)，新潮(小原良直　おはらよしなお　[没]安政1(1854)年7月19日)，人名(小原良直　おはらよしなお)，日人，幕末([没]1854年8月12日)，洋学(小原良直　おはらよしなお)，和歌山人

帯津良一 おびつりょういち
昭和11(1936)年2月17日～
昭和～平成期の医師。帯津三敬病院院長。専門はがん治療。著書に「がんになったとき真っ先に読む本」など。
¶現執3期，現執4期

小渕仙庵 おぶちせんあん
寛保1(1741)年～文政10(1827)年
江戸時代中期～後期の医師。
¶姓氏群馬

小渕湛水 おぶちたんすい
安永7(1778)年～嘉永5(1852)年
江戸時代中期～後期の医師、俳人。
¶群馬人，国書，姓氏群馬([生]1776年)

小船井良夫 おぶないよしお
昭和7(1932)年10月3日～
昭和～平成期の心臓外科学者。
¶現情

尾前照雄 おまえてるお
昭和1(1926)年11月26日～
昭和～平成期の循環器内科学者。国立循環企業センター病院院長。
¶現情

小俣和一郎 おまたわいちろう
昭和25(1950)年～
昭和～平成期の医師。上野メンタル・クリニック院長、東京保険医協会理事。
¶現執4期

お

お

尾見薫 おみかおる
明治7(1874)年8月20日～昭和2(1927)年4月30日
明治～大正期の外科医。大連医院院長、満州医科大学教授。欧米で医学教育の調査および研究をした。
¶科学，近医，人名，世紀，渡航，日人([没]昭和2(1927)年4月)

尾村偉久 おむらたけひさ
大正2(1913)年1月20日～平成2(1990)年
昭和～平成期の外科学者。国立小児病院院長。
¶近医，現情

小村茂重 おむらもじゅう
? ～天保4(1833)年
江戸時代後期の松江藩の薬用人参栽培創始者。
¶島根人，島根百，島根歴

沢瀉久敬 おもだかひさゆき
明治37(1904)年～平成7(1995)年2月26日
大正～平成期の哲学者。大阪大学教授。医学哲学の形成に貢献。医療行政にも参画。著書に「医学概論」など。
¶近医，現朝([生]1904年8月7日)，現執1期，現執2期([生]明治37(1904)年8月1日)，現情([生]1904年8月7日)，思想([生]明治37(1904)年8月1日)，世紀([生]明治37(1904)年8月1日)，日人([生]明治37(1904)年8月7日)

面高雅紀 おもだかまさのり
昭和26(1951)年12月14日～
昭和～平成期の障害者支援研究者、福祉施設役員。
¶視覚

尾持昌次 おもちしょうじ
明治41(1908)年3月16日～昭和62(1987)年10月19日
大正～昭和期の医師。専門は解剖学。
¶科学，近医，長野歴

尾本公同 おもとこうどう
文政3(1820)年～?
江戸時代後期の大村藩医。
¶幕末大

親泊康順 おやどまりやすのぶ
明治21(1888)年～昭和35(1960)年
明治～昭和期の医師。専門はハンセン病医療。
¶近医

小山憲佐 おやまけんさ
明治15(1882)年3月14日～?
明治～大正期の陸軍軍医。
¶埼玉人

小山春山 おやましゅんざん
文政10(1827)年～明治24(1891)年1月1日　[別]小山鼎吉《おやまていきち》
江戸時代末期～明治期の医師。坂下門事件に連座。
¶維新(小山鼎吉　おやまていきち)，郷土栃木([生]1826年)，国書，埼玉人(小山鼎吉　おやまていきち　[生]文政10(1827)年3月10日)，人名(小山鼎吉　おやまていきち)，栃木百，栃木歴([生]文政9(1826)年)，日人，幕末(小山鼎吉　おやまていきち)，幕末大(小山鼎吉　おやまていきち　[生]文政10(1827)年3月10日)

小山田庄左衛門 おやまだしょうざえもん
延宝5(1677)年～享保6(1721)年
江戸時代中期の武士、医師。播磨赤穂藩士。大石良雄と行動をともにしたが討ち入り直前に離反。
¶人名，日人

小山田靖斎 おやまだせいさい
～嘉永5(1852)年
江戸時代後期の医家、考古学者。
¶大阪人([没]嘉永5(1852)年8月)，大阪墓

小山田宗碩(小山田宗磧) おやまだそうせき
慶安1(1648)年～宝永7(1710)年
江戸時代中期の医師。
¶国書([生]慶安1(1648)年1月28日　[没]宝永7(1710)年1月29日)，人名(小山田宗磧)，日人

尾山力 おやまつとむ
大正12(1923)年6月9日～平成20(2008)年1月9日
昭和～平成期の麻酔学者。弘前大学教授、国際ペイン・クリニック学会会長。
¶科学，現情

小山鼎吉 おやまていきち
→小山春山(おやましゅんざん)

尾山始 おやまはじめ
明治30(1897)年5月26日～昭和41(1966)年10月14日
昭和期の鍼灸マッサージ師、歌人。
¶アナ，社史

尾山美和子 おやまみわこ
昭和17(1942)年4月13日～
昭和～平成期の栄養士。著書に「心臓病の四季別献立―家族といっしょに楽しく食べる」。
¶現執3期

親盛長明 おやもりちょうめい
大正5(1916)年～
昭和期の医師。八重山保健所出張所長。
¶世紀，日人([生]大正5(1916)年3月1日)

オランダおいね
→楠本イネ(くすもといね)

折尾夫佐子 おりおふさこ
昭和2(1927)年7月10日～
昭和期の朗読ボランティア、朗読講座講師。
¶視覚

折茂謙一 おりしげけんいち
昭和13(1938)年2月7日～
昭和期の折茂医院院長・老人保健施設「それいゆ」理事長。
¶飛騨

折田軍平 おりたぐんぺい
弘化4(1847)年～昭和10(1935)年
明治～昭和期の政治家。群馬県議会議員、社会事

業家。
¶群馬人

折田政雄 おりたまさお
明治31(1898)年～昭和28(1953)年
大正～昭和期の獣医、政治家。郡山村議会議員。
¶姓氏鹿児島

織畑秀夫 おりはたひでお
大正11(1922)年～平成16(2004)年
昭和～平成期の医師。外科。
¶近医

織部利雄 おりべとしお
明治42(1909)年～昭和57(1982)年
昭和期の医師。
¶大分歴

折茂肇 おりもはじめ
昭和11(1936)年1月11日～
昭和～平成期の医学者。専門は内科学、老年医学、内分泌代謝学。著書に「カルシウム代謝異常とその対策」など。
¶現執3期, 現執4期

おろく
寛政9(1797)年～明治24(1891)年
江戸時代後期～明治期の産婆。
¶飛騨

恩地裕 おんじゆたか
大正9(1920)年6月4日～昭和63(1988)年11月28日
昭和期の麻酔学者。大阪大学教授。
¶科学, 近医, 現情

恩田経介 おんだけいすけ
明治21(1888)年4月10日～昭和47(1972)年4月18日
明治～昭和期の植物生理学者。
¶科学, 植物, 長野歴

恩田重信 おんだしげのぶ
文久1(1861)年6月16日～昭和22(1947)年7月30日
明治～昭和期の薬学教育者。「独和医学大辞典」などを完成。また現明治薬大を創設。薬剤師養成に一身を捧げた。
¶科学, 学校, 近医, 現朝([生]文久1年6月16日(1861年7月23日)), 世紀, 姓氏長野, 長野歴, 日人

遠田標治 おんだひょうじ
明治28(1895)年1月28日～昭和38(1963)年11月11日
明治～昭和期の灸師。「大谷田の庄兵衛灸」の8代目。
¶世紀, 日人

【か】

河相洌 かあいきよし
→河相洌(かわいきよし)

甲斐有雄 かいありお
文政12(1829)年～明治42(1909)年
江戸時代後期～明治期の社会福祉事業家、石道標彫刻家。
¶熊本近, 熊本人, 熊本百([生]文政12(1829)年8月1日 [没]明治42(1909)年12月14日)

甲斐克則 かいかつのり
昭和29(1954)年10月6日～
昭和～平成期の法学者。広島大学教授。専門は刑法、医事法。訳書にアルトゥール・カウフマン「責任原理 刑法的・法哲学的研究」がある。
¶現執3期

甲斐士幹 かいしかん
天明5(1785)年～天保8(1837)年
江戸時代中期～後期の医師、漢学者。
¶国書([没]天保8(1837)年10月8日), 長崎遊, 宮崎百([生]天明4(1784)年 [没]天保9(1838)年10月8日)

海乗坊英安(寿愛) かいじょうぼうえいあん
延享4(1747)年～享和3(1803)年
江戸時代中期～後期の眼科医。
¶眼科(海乗坊英安)

海乗坊寿山 かいじょうぼうじゅさん
? ～享和3(1803)年
江戸時代後期の眼科医。
¶眼科

海津子亨 かいずしきょう
寛延1(1748)年～文化13(1816)年
江戸時代中期～後期の漢方医、椎谷藩藩医。
¶新潟百別

回生庵玄璞 かいせいあんげんぼく
生没年不詳
安土桃山時代～江戸時代前期の医師。
¶国書

開田華羽 かいだかう
明治31(1898)年7月24日～昭和51(1976)年7月1日
明治～昭和期の俳人、医師。
¶滋賀文

貝田勝美 かいたかつみ
明治44(1911)年～昭和36(1961)年
大正～昭和期の医師。内科(結核病学)。
¶近医

貝塚邦朗 かいづかくにろう
昭和4(1929)年～
昭和期の編集者、社会保障・社会福祉専門家。

¶現執1期

垣内晃 かいとうあきら
昭和27(1952)年4月30日～
昭和期の開業医。
¶飛騨

甲斐東郭 かいとうかく
天明4(1784)年～文政8(1825)年
江戸時代後期の豊後の医師。
¶人名

垣内漧 かいとうきよし
大正4(1915)年1月20日～
昭和期の開業医。
¶飛騨

海東謙 かいとうけん
嘉永6(1853)年～明治12(1879)年10月
明治期の留学生。アメリカに渡り医学を勉強。帰国の船中で病死。
¶海越，海越新，渡航

垣内昇 かいとうのぼる
明治7(1874)年5月16日～昭和8(1933)年12月11日
明治～昭和期の医師。
¶飛騨

貝沼きせ かいぬまきせ
安政2(1855)年～昭和6(1931)年1月14日
明治期の助産婦。仙台産婆組合組合長。宮城県で初めて内務省から産婆の免許を得る。弟子の養成にも尽力。
¶女性，女性普，世紀，日人

貝原益軒 かいばらえきけん
寛永7(1630)年～正徳4(1714)年　[別]貝原益軒《かいばらえっけん》
江戸時代前期～中期の儒学者、博物学者。医学、本草学に通じた。著作に「養生訓」「女大学」「慎思録」「大和本草」など。
¶朝日(かいばらえっけん　[生]寛永7年11月14日(1630年12月17日)　[没]正徳4年8月27日(1714年10月5日))，岩史([生]寛永7(1630)年11月14日　[没]正徳4(1714)年8月27日)，江人，江文，大分歴(かいばらえっけん)，科学([生]寛永7(1630)年11月14日　[没]正徳4(1714)年8月27日)，角史，眼科(かいばらえっけん)，教育(かいばらえっけん)，京都大，近世(かいばらえっけん)，考古([生]寛永7年(1630年11月14日)　[没]正徳4年(1714年8月27日))，国史(かいばらえっけん)，国書([生]寛永7(1630)年11月14日　[没]正徳4(1714)年8月27日)，コン改，コン4，コン5，詩歌，史人([生]1630年11月14日　[没]1714年8月27日)，思想史，重要([生]寛永7(1630)年11月14日　[没]正徳4(1714)年8月27日)，植物([生]寛永7年11月14日(1630年12月17日)　[没]正徳4年8月27日(1714年10月5日))，食文([生]寛永7年11月14日(1630年12月17日)　[没]正徳4年8月27日(1714年10月5日))，女史，神史(かいばらえっけん)，人書79，人書94，人情3，神人([生]寛永7(1630)年11月14日　[没]正徳4(1714)年8月27日)，新潮([生]寛永7(1630)年11月14日　[没]正徳4(1714)年8月27日)，新文([生]寛永7(1630)年11月14日　[没]正徳4(1714)年8月27日)，人名，姓氏京都，世人([生]寛永7(1630)年11月14日　[没]正徳4(1714)年8月27日)，世百，全書，体育，大百，太宰府，茶道，地理，伝記，徳川将，長崎遊，日思，日史([生]寛永7(1630)年11月14日　[没]正徳4(1714)年8月27日)，日人，藩臣7，百科，福岡百([生]寛永7(1630)年11月14日　[没]正徳4(1714)年12月26日)，文学，平日([生]1630　[没]1714)，山川小([生]1630年11月14日　[没]1714年8月27日)，歴大

貝原益軒 かいばらえっけん
→貝原益軒(かいばらえきけん)

開原成允 かいはらしげこと
昭和12(1937)年1月2日～平成23(2011)年
昭和～平成期の医師。東京大学教授、医療情報システム開発センター理事長。専門は医療情報学(医療システム論など人工知能の医学応用)。
¶近医，現執2期，現執3期，現執4期

甲斐原益太 かいばらますた
安政2(1855)年～明治32(1899)年
江戸時代末期～明治期の宇佐郡木裳村の山中病院の医師。
¶大分歴

貝原楽軒 かいばららくけん
寛永2(1625)年～元禄15(1702)年
江戸時代前期の本草学者。
¶国書([没]元禄15(1702)年3月)，新潮，人名，日人

海保漁村 かいほぎょそん，かいぼぎょそん
寛政10(1798)年～慶応2(1866)年
江戸時代末期の儒学者、幕府医学館直舎儒学教授。
¶朝日([生]寛政10年11月22日(1798年12月28日)　[没]慶応2年9月18日(1866年10月26日))，維新，江人，江文，角史，郷土千葉，近世(かいぼぎょそん)，国史(かいぼぎょそん)，国書(かいぼぎょそん　[生]寛政10(1798)年11月22日　[没]慶応2(1866)年9月18日)，コン改，コン4，コン5，詩歌，史人(かいぼぎょそん　[生]1798年11月22日　[没]1866年9月18日)，思想史，新潮([没]慶応2(1866)年9月18日)，人名，世百，全書，大百，千葉百([生]寛政10(1798)年11月22日　[没]慶応2(1866)年9月18日)，日史([生]寛政10(1798)年11月22日　[没]慶応2(1866)年9月18日)，日人(かいぼぎょそん)，幕末([没]1866年10月26日)，幕末大([生]寛政10(1798)年11月22日　[没]慶応2(1866)年9月18日)，百科，歴大

貝谷久宣 かいやひさのぶ
昭和18(1943)年12月8日～
昭和～平成期の医師。医療法人和楽会心療内科・神経科赤坂クリニック理事長。
¶現執4期

甲斐良一 かいりょういち
昭和6(1931)年12月15日～
昭和～平成期の医事ジャーナリスト。著書に「ゲ

ルマニウム療法」「マスコミ学校」など。
¶現執2期，現執3期

海輪利光 かいわとしみつ
明治36(1903)年～平成9(1997)年
大正～平成期の医師。小児科。
¶近医

可雲坊 かうんぼう
宝暦2(1752)年～天保6(1835)年 [別]武田可雲坊《たけだかうんぼう》
江戸時代中期～後期の俳人、医師。
¶島根人，島根百，島根歴(武田可雲坊 たけだかうんぼう)

加賀乙彦 かがおとひこ
昭和4(1929)年4月22日～ [別]小木貞孝《こぎさだたか》
昭和～平成期の小説家、医師。日本ペンクラブ副会長、上智大学教授。フランス留学、東京医科歯科大学助教授等を経て、初作「フランドルの冬」で芸術選奨新人賞。専門の精神医学を生かした作品が多い。
¶石川文，近文，現朝，現執1期，現執1期(小木貞孝 こぎさだたか)，現執2期，現執3期，現執4期，現情，現人(小木貞孝 こぎさだたか)，現日，現文，作家，四国文，小説，新潮，新文，世紀，全書，日人，マス89

加賀呉一 かがごいち
明治31(1898)年7月2日～昭和47(1972)年5月27日
大正～昭和期の医師。
¶岡山人，岡山百，岡山歴

加賀谷男舟 かがたにおしゅう★
～昭和5(1930)年11月30日
明治～昭和期の医学博士。
¶秋田人2

加賀中庵 かがちゅうあん
江戸時代中期の医師。
¶茶道

各務立益 かがみたてます
宝永6(1709)年～明和2(1765)年
江戸時代中期の儒医。
¶兵庫百

加賀見鉄驪 かがみてつり
江戸時代末期の武士。蘭方医、江戸幕府の臣。
¶人名

加賀美照太郎 かがみてるたろう
元治1(1864)年～大正10(1921)年
明治～大正期の海軍軍医。海軍軍医大監。海軍掖済会横浜病院長を歴任。正五位勲三等に叙された。
¶近医，人名，世紀([没]大正10(1921)年3月21日)，日人

鏡淵意伯 かがみふちいはく，かがみぶちいはく
文政10(1827)年～明治32(1899)年12月28日
江戸時代末期～明治時代の医師。医之隊に入り病院副役兼剣術師範。
¶維新，長崎遊，幕末(かがみぶちいはく)，幕末大(かがみぶちいはく)

各務文献 かがみぶんけん
*～文政2(1819)年10月14日
江戸時代中期～後期の整骨医。近代的整形外科の先駆者。「整骨新書」を刊行。
¶朝日([生]宝暦5(1755)年 [没]文政2年10月14日(1819年12月1日))，大阪人([生]明和2(1765)年 [没]文政12(1829)年10月)，大阪墓([生]宝暦5(1755)年)，科学([生]明和2(1765)年)，近世([生]1754年)，国史([生]1754年)，国書([生]宝暦5(1755)年)，コン改([生]明和2(1765)年 [没]文政12(1829)年)，コン4([生]明和2(1765)年 [没]文政12(1829)年)，コン5([生]明和2(1765)年 [没]文政12(1829)年)，史人([生]1754年)，新潮([生]宝暦5(1755)年)，人名([生]1765年 [没]1829年)，世人([生]明和2(1765)年 [没]文政12(1829)年10月14日)，日人([生]1755年)，洋学([生]宝暦4(1754)年)

各務文献の妻(大阪府) かがみぶんけんのつま★
～弘化2(1845)年
江戸時代後期の女性。医術。黒井氏。
¶江表(各務文献の妻(大阪府))

加賀美光賢 かがみみつかた
弘化3(1846)年～明治40(1907)年4月8日 [別]加賀美光賢《かがみみつたか》
明治期の軍医。海軍軍医学校長。海軍軍医総監、宮中顧問官を歴任。
¶科学([生]弘化3(1846)年2月24日)，近医，人名，日人，山梨百(かがみみつたか [生]弘化3(1846)年2月14日)

加賀美光賢 かがみみつたか
→加賀美光賢(かがみみつかた)

鏡光長 かがみみつなが
大正10(1921)年～
昭和期の公衆衛生学者。東海大学教授、大学保健体育協議会常任理事。
¶体育

加々美養仙 かがみようせん
寛政3(1791)年～文久3(1863)年6月5日
江戸時代後期～末期の医師。
¶群馬人

加賀谷淳了 かがやあつこ
昭和15(1940)年1月4日～
昭和～平成期の体育・運動生理学者。
¶現執2期

加賀山潜竜 かがやませんりゅう
→加賀山翼(かがやまたすく)

加賀山翼 かがやまたすく
文化8(1811)年～明治4(1871)年 [別]加賀山潜竜《かがやませんりゅう》，加賀山翼《かがやまよく》
江戸時代末期～明治時代の医師。
¶会津(かがやまよく)，国書5(加賀山潜竜 かがやませんりゅう [生]文化8(1811)年3月19日

[没]明治4(1871)年4月29日), 幕末([没]1871年6月29日), 幕末大([没]明治4(1871)年5月12日), 藩臣2, 洋学(かがやまよく)

加賀山翼 かがやまよく
→加賀山翼(かがやまたすく)

加賀谷勇之助 かがやゆうのすけ
明治28(1895)年〜昭和45(1970)年
明治〜昭和期の医師。専門は法医学。
¶秋田人2([生]明治28年1月5日　[没]昭和45年6月30日), 近医, 千葉百

香川綾 かがわあや
明治32(1899)年3月28日〜平成9(1997)年4月2日
大正〜昭和期の栄養学者。女子栄養大学学長。戦後の日本人の食生活改善と体格の向上を指導。
¶科学, 科技, 学校, 郷土和歌山, 近医, 近女, 現朝, 現情, 現人, 食文, 女史, 女性普, 世紀, 日人, マス89

香川僖丸 かがわきがん
文化13(1816)年〜明治19(1886)年
江戸時代後期〜明治期の俳人・漢方医。
¶群馬人

賀川玄悦 かがわげんえつ
元禄13(1700)年〜安永6(1777)年　[別]賀川子玄《かがわしげん》
江戸時代中期の産科医。賀川流産科の祖。著作に「子玄子産論」「産科図説」など。
¶朝日([没]安永6年9月14日(1777年10月14日)), 江人, 科学([没]安永6(1777)年9月14日), 眼科, 郷土滋賀, 京都大, 近世, 国史, 国書([没]安永6(1777)年9月14日), コン改, コン4, コン5, 史人([没]1777年9月14日), 人書94, 新潮([没]安永6(1777)年9月14日), 人名, 姓氏京都, 世人([没]安永6(1777)年9月14日), 世百, 全書, 大百, 徳島百(賀川子玄　かがわしげん), 徳島歴([没]安永6(1777)年9月14日), 徳島歴(賀川子玄　かがわしげん), 日史([没]安永6(1777)年9月14日), 日人, 藩臣6, 百科, 平日([生]1700　[没]1777), 洋学, 歴大

賀川玄吾 かがわげんご
享保18(1733)年〜寛政5(1793)年　[別]賀川有斎《かがわゆうさい》
江戸時代中期の医師。
¶国書(賀川有斎　かがわゆうさい　[没]寛政5(1793)年3月21日), 人名, 日人

賀川玄迪(賀川玄廸) かがわげんてき
元文4(1739)年〜安永8(1779)年　[別]賀川玄迪《かがわげんゆう》, 賀川子啓《かがわしけい》
江戸時代中期の産科医、阿波藩医。
¶朝日([没]安永8年10月8日(1779年11月15日)), 科学([没]安永8(1779)年10月8日), 京都大, 近世(賀川玄廸), 国史(賀川玄廸), 国書([没]安永8(1779)年10月8日), コン改, コン4, コン5, 史人([没]1779年10月8日), 人書94, 新潮([没]安永8(1779)年10月8日), 人名(かがわげんゆう), 姓氏京都, 世人(賀川玄廸　[没]安永8(1779)年10月), 徳島百(賀川子啓　かがわしけい　[没]安永8(1779)年10月), 徳島歴(賀川玄廸　[没]安永8(1779)年10月8日), 徳島歴(賀川子啓　かがわしけい　[没]安永8(1779)年10月), 日人

賀川玄迪 かがわげんゆう
→賀川玄迪(かがわげんてき)

賀川子啓 かがわこけい★
元文2(1737)年〜安永8(1779)年10月8日
江戸時代中期の産科医。
¶秋田人2

賀川子全 かがわこぜん★
宝暦12(1762)年〜文化1(1804)年11月
江戸時代後期の阿波藩の典医。
¶秋田人2

香川三郎 かがわさぶろう
大正12(1923)年〜平成23(2011)年
昭和〜平成期の医師。皮膚科。
¶近医

賀川子啓 かがわしけい
→賀川玄迪(かがわげんてき)

賀川子玄 かがわしげん
→賀川玄悦(かがわげんえつ)

香川修庵 かがわしゅうあん
→香川修徳(かがわしゅうとく)

賀川秀益(香川秀益) かがわしゅうえき
文化2(1805)年〜嘉永4(1851)年2月21日
江戸時代末期の産科医。
¶大阪人(香川秀益　[没]嘉永4(1851)年2月), 大阪墓, 岡山百, 岡山歴, 国書, 人名, 日人

賀川秀哲 かがわしゅうてつ
→賀川南竜(かがわなんりゅう)

香川修徳 かがわしゅうとく
天和3(1683)年〜宝暦5(1755)年2月13日　[別]香川修庵《かがわしゅうあん》
江戸時代中期の医師。儒医一本論を唱えた。著作に「一本堂薬選試功」「一本堂行余医言」。
¶朝日([生]天和3年7月1日(1683年8月22日)　[没]宝暦5年2月13日(1755年3月25日)), 科学([生]天和3(1683)年7月1日), 京都大(香川修庵　かがわしゅうあん), 近世(香川修庵　かがわしゅうあん), 国史(香川修庵　かがわしゅうあん), 国書(香川修庵　かがわしゅうあん　[生]天和3(1683)年7月1日), コン改([生]天和2(1682)年　[没]宝暦4(1754)年), コン4([生]天和2(1682)年　[没]宝暦5(1754)年), コン5([生]天和2(1682)年　[没]宝暦5(1754)年), 史人(香川修庵　かがわしゅうあん　[生]1683年7月1日), 思想史(香川修庵　かがわしゅうあん), 食文([生]天和3年7月1日(1683年9月23日)　[没]宝暦5年2月13日(1755年3月25日)), 新潮(香川修庵　かがわしゅうあん　[生]天和3(1683)年7月1日), 人名, 精医, 姓氏京都, 世人(香川修庵　かがわしゅうあん), 全書([生]1682年　[没]1754年), 大百([生]1684年), 日史([生]天和3(1683)年7月1

日)，日人(香川修庵　かがわしゅうあん)，百科

香川昇三 かがわしょうぞう
明治28(1895)年9月28日〜昭和20(1945)年7月17日
明治〜昭和期の栄養学者。東京帝大の医局でビタミンの研究にあたった。
¶科学，香川人，香川百，学校，食文，世紀，日人

香川卓二 かがわたくじ
明治25(1892)年12月15日〜昭和40(1965)年9月8日
明治〜昭和期の法医学者。
¶世紀，日人，広島百

賀川豊彦 かがわとよひこ
明治21(1888)年7月10日〜昭和35(1960)年4月23日
明治〜昭和期のキリスト教伝道者、社会事業家。日本基督教会牧師。日米開戦を避けるため非戦論を説いた。著書に「死線を越えて」「一粒の麦」など。
¶朝日，アナ，岩史，岡山歴，香川人([没]昭和34(1959)年)，香川百([没]昭和34(1959)年)，革命，角史，キリ，近現，近文，群新百，現朝，現詩，現情，現人，幻想，現日，国史，御殿場，コン改，コン4，コン5，埼玉人，滋賀文，四国文，史人，静岡歴，思想，児文，社運，社史，重要，小説，新潮，新文，人名7，心理，世紀，政治，姓氏静岡，世人([生]明治21(1888)年7月12日)，世百，世百新，全書，創業，大百，哲学，伝記，徳島百，徳島歴，日思，日史，日児([生]明治21(1888)年7月14日)，日人，日本，百科，兵庫人([生]明治21(1888)年7月12日)，兵庫百，兵庫文，広島文，文学，平日，平和，北海道文，町田歴，民学，履歴，履歴2，歴大

香川南洋 かがわなんよう
正徳4(1714)年〜安永6(1777)年
江戸時代中期の医師。
¶国書([生]正徳4(1714)年9月20日　[没]安永6(1777)年8月16日)，人名，姓氏京都，日人

賀川南竜 かがわなんりゅう
天明1(1781)年〜天保9(1838)年7月22日　[別]賀川秀哲《かがわしゅうてつ》
江戸時代後期の産科医。女性の解剖に基づき子宮解剖図を作成。
¶大阪人([生]安永9(1780)年)，大阪墓，岡山百(賀川秀哲　かがわしゅうてつ　[生]天明1(1781)年6月11日)，岡山歴(賀川秀哲　かがわしゅうてつ　[生]天明1(1781)年6月11日)，科学(賀川南竜)，国書([生]天明1(1781)年6月11日)，コン改，コン4，コン5，新潮，人名，日人，歴大

香川紀子 かがわのりこ
昭和44(1969)年12月16日〜
昭和〜平成期の福祉施設職員。
¶視覚

賀川ハル かがわはる
明治21(1888)年3月16日〜昭和57(1982)年5月5日　[別]賀川春子《かがわはるこ》
明治〜昭和期の社会事業家。雲柱社理事長、覚醒婦人協会会長。関東大震災の被災者救援など70余年にわたって社会福祉事業活動を行う。
¶神奈女2，近女，社史，女運(賀川春子　かがわはるこ)，女性，女性普，世紀，日人

賀川春子 かがわはるこ
→賀川ハル(かがわはる)

賀川文煥 かがわぶんかん
文化8(1811)年〜明治6(1873)年12月6日
江戸時代後期〜明治期の医師。
¶国書

香川雅人 かがわまさひと★
明治28(1895)年〜昭和51(1976)年
大正・昭和期の歯科医。
¶讃岐

賀川満郷 かがわまんきょう
享保19(1734)年〜寛政5(1793)年
江戸時代中期の産科医。
¶京都大，姓氏京都

香川ミドリ かがわみどり
明治4(1871)年頃〜昭和33(1958)年1月29日
明治〜昭和期の看護婦。日露戦争、第一次、第二次世界大戦に従軍。ナイチンゲール記章を受章。
¶女性([生]明治4(1871)年頃)，女性普，世紀，日人

香川靖雄 かがわやすお
昭和7(1932)年6月27日〜
昭和〜平成期の研究者。女子栄養大学教授・副学長、自治医科大学名誉教授。
¶現執4期

賀川有斎 かがわゆうさい
→賀川玄吾(かがわげんご)

香川芳子 かがわよしこ
昭和6(1931)年3月30日〜
昭和〜平成期の栄養学者。女子栄養大学学長、女子栄養大学短期大学部学長。著書に「市販食品成分表」など。
¶現執3期，現執4期

賀川蘭皐 かがわらんこう
天保1(1830)年〜明治24(1891)年
明治期の医家。整横紐を発明。少典医、権少侍医に挙げられ正七位に叙された。
¶人名，日人

賀川蘭斎 かがわらんさい
明和8(1771)年〜天保4(1833)年
江戸時代後期の産科医。
¶国書([生]明和8(1771)年11月23日　[没]天保4(1833)年10月19日)，人名，日人

賀川蘭台 かがわらんだい
寛政8(1796)年〜元治1(1864)年

か

江戸時代末期の産科医。
¶人名，日人

垣内己山 かきうちきざん
天明3(1783)年～天保8(1837)年6月11日
江戸時代中期～後期の医師、漢学者。
¶国書

垣内貞子 かきうちさだこ
大正1(1912)年？ ～
昭和期の帝国女子医学専門学校読書会メンバー。
¶社史

柿内三郎 かきうちさぶろう
明治15(1882)年8月14日～昭和42(1967)年12月24日　[別]柿内三郎《かきうちさむろう》
大正～昭和期の生化学者。東京帝国大学教授。日本生化学会の創立に主導的役割を果す。著書に「生化学提要」。幼稚園教育にも尽力。
¶科学，科技(かきうちさむろう)，近医，近現，現情，現人(かきうちさむろう)，現日，国史，史人，新潮，人名7，世紀，日人

柿内三郎 かきうちさむろう
→柿内三郎(かきうちさぶろう)

垣内史朗 かきうちしろう
昭和4(1929)年1月11日～昭和59(1984)年9月23日
昭和期の生化学者。大阪大学医学部教授、高次神経研究施設長。米国ケース・ウエスタン・リザーブ大学、英国ロンドン大学に留学。大阪府立中宮病院、大阪大学医学部教授。
¶科学，近医，現朝，現情，世紀，日人

垣内全庵 かきうちぜんあん
→垣内東皐(かきうちとうこう)

垣内東皐 かきうちとうこう
延宝8(1680)年～享保17(1732)年　[別]垣内全庵《かきうちぜんあん》
江戸時代中期の儒医。
¶国書([没]享保17(1732)年8月)，人名(垣内全庵　かきうちぜんあん)，日人，和歌山人

垣越春庭 かきごしはるにわ
～明治45(1912)年4月2日
明治期の医師。
¶飛騨

蠣崎要 かきざきかなめ
昭和5(1930)年6月22日～昭和55(1980)年3月20日
昭和期の産婦人科学者。がま産婦人科医院院長。
¶近医([生]昭和4(1929)年)，現情，世紀，マス89

蠣崎千晴 かきざきちはる
明治3(1870)年5月13日～昭和25(1950)年9月29日
明治～昭和期の獣医学者、朝鮮総督府獣疫血清製造所所長。専門は家畜伝染病学。
¶科学

柿崎勉 かきざきつとむ
明治45(1912)年～平成12(2000)年
昭和～平成期の医師。泌尿器科。
¶近医

柿沢敏文 かきざわとしぶみ
昭和37(1962)年9月30日～
昭和～平成期の心身障害研究者。
¶視覚

柿沢信義 かきざわのぶよし
明治6(1873)年6月29日～？
明治～大正期の衛生学・細菌学者。
¶渡航

柿下正道 かきしたまさみち
明治33(1900)年8月9日～昭和47(1972)年7月6日
大正～昭和期の医師。内科(結核病学)。
¶石川百，近医，飛騨

柿谷半月 かきたにはんげつ
明和7(1770)年～天保13(1842)年　[別]半月《はんげつ》
江戸時代後期の医師、狂歌師。
¶人名，日人，俳句(半月　はんげつ)，福井百([生]安永1(1772)年)，和俳

柿沼昊作 かきぬまこうさく
明治25(1892)年6月1日～昭和27(1952)年4月26日
昭和期の内科学者。東京大学教授・医学部長。没後剖検で、日本人脳重量の記録を破る。流行性脳炎の研究など。
¶岡山人，岡山百，岡山歴，科学，近医，現情，人名7，世紀，日人

柿沼肇 かきぬまはじめ
昭和17(1942)年6月28日～
昭和～平成期の教育学者。日本福祉大学教授。著書に「新興教育運動の研究」など。
¶現執3期

柿沼政雄 かきぬままさお
大正11(1922)年～？
大正～昭和期の鍼灸師、社会運動家。
¶視覚

垣見関西 かきみかんさい
生没年不詳
江戸時代前期の医師。
¶飛騨

垣見桃蹊 かきみとうけい
～寛政3(1791)年3月20日
江戸時代中期の医師。
¶飛騨

柿本庄六 かきもとしょうろく
明治10(1877)年5月16日～昭和13(1938)年1月24日
明治～昭和期の医師。
¶飛騨

医学・医療・福祉篇

垣本鍼源 かきもとしんげん
生没年不詳
江戸時代中期の鍼医。
¶国書5, 人名, 日人

垣本充 かきもとみつる
昭和20(1945)年2月17日～
昭和～平成期の栄養学者。大阪信愛女学院教授。専門は食品学、歯科栄養学。著書に「味覚教育」「ヘルシー・ベジタリアン入門」など。
¶現執3期

何欽吉 かきんきつ
？ ～万治1(1658)年9月29日
江戸時代前期の中国からの帰化人で都城島津氏の侍医。
¶宮崎百

郭延雪 かくえんせつ
元禄5(1692)年～明和2(1765)年
江戸時代中期の医師。
¶郷土和歌山, 和歌山人

郭延雪〔2代〕 かくえんせつ
寛保2(1742)年～寛政11(1799)年
江戸時代後期の藩医師。
¶和歌山人

賀来毅篤 かくきとく
→賀来佐一郎(かくさいちろう)

賀来佐一郎 かくさいちろう
寛政11(1799)年～安政4(1857)年 ㉕賀来毅篤《かくきとく》,賀来佐之《かくすけゆき》
江戸時代末期の医師。
¶郷土長崎, 国書(賀来佐之 かくすけゆき ㉕安政4(1857)年11月18日), コン改(賀来毅篤 かくきとく), コン4(賀来毅篤 かくきとく), コン5(賀来毅篤 かくきとく), 人名(賀来毅篤 かくきとく), 長崎百, 長崎遊, 日人(賀来毅篤 かくきとく ㉕1858年), 幕末, 幕末大, 藩臣7, 洋学(㊄寛政12(1800)年)

覚芝広本 かくしこうほん
貞享3(1686)年～延享3(1746)年5月14日 ㉕広本《こうほん》
江戸時代中期の黄檗宗の僧、医師、俳人。近江福寿寺住持。
¶黄檗, 国書, 人名(広本 こうほん), 日人, 仏教

加来春斎(賀来春斎) **かくしゅんさい**
文化5(1808)年～明治24(1891)年
江戸時代末期～明治期の蘭方医。
¶近医, 人名, 長崎遊(賀来春斎 ㊄文化6(1809)年), 日人

賀来章輔 かくしょうすけ
昭和5(1930)年3月10日～平成13(2001)年4月10日
昭和～平成期の植物生理学者、九州大学名誉教授。
¶植物

賀来佐之 かくすけゆき
→賀来佐一郎(かくさいちろう)

加来素六 かくそろく
明治24(1891)年3月3日～昭和39(1964)年2月23日
昭和期の歯科医学者。歯科専門標榜を許可。日本口腔科学会会長。
¶科学, 近医, 現情, 人名7, 世紀, 日人

角田き代 かくたきよ
明治15(1882)年～昭和13(1938)年
明治～昭和期の旅館経営者。巨体をもち、度胸があり義侠心に富む。社会事業に多額の寄付をした。
¶女性, 女性普

角田静子 かくたしずこ
明治36(1903)年～昭和60(1985)年1月8日
昭和期の消費者運動家。関西消費者連合会会長。合成洗剤、化粧品の苦情受付け、生活学校開設など、関西消費者運動の発展に貢献。医療・薬・歯の健康110番を開設。
¶女性, 女性普, 世紀, 日人

加来天民 かくてんみん
明治28(1895)年～昭和60(1985)年
明治～昭和期の医師。専門は生化学、薬理学。
¶近医

賀来道意 かくどうい
？ ～元禄8(1695)年
江戸時代前期～中期の医師。
¶国書

角永武夫 かくながたけお
昭和12(1937)年11月8日～昭和63(1988)年
昭和期の分子生物学者。大阪大学教授。
¶近医, 現情

学之玄孝 がくのげんこう
享和1(1801)年～万延1(1860)年
江戸時代末期の医師。
¶幕末(㉕1860年8月25日), 幕末大(㉕万延1(1860)年7月9日)

加来宣幸 かくのぶゆき
昭和16(1931)年1月3日～
昭和～平成期の児童文学者、小学校・中学校教師、劇作家、教育者。福岡県立養護学校長。
¶児作, 児人, 世紀(㊄昭和5(1930)年12月30日), 日児

賀来飛霞(加来飛霞) **かくひか**
文化13(1816)年1月30日～明治27(1894)年3月10日
江戸時代末期～明治期の本草学者、医師。島原藩藩医。東京植物学会創立の基礎作りに尽力。著書に「小石川植物園草木図説」など。
¶朝日(㊄文化13年1月30日(1816年2月27日)), 維新, 江文, 大分百, 大分歴, 科学, 国書, コン4(加来飛霞), コン5(加来飛霞), 植物, 人書94, 新潮(加来飛霞), 人名, 日人, 幕末, 幕末大, 民学, 洋学

か

岳間沢恭之助 がくまざわきょうのすけ
万延1(1860)年～昭和19(1944)年
明治～昭和期の医師。
¶姓氏岩手

岳間沢玄恭 がくまざわげんきょう
天保9(1838)年～明治29(1896)年10月
江戸時代末期～明治時代の蘭学医、教育者。杉田玄端の門弟で斬学を学ぶ。
¶幕末，幕末大

加来道隆 かくみちたか
明治37(1904)年～平成8(1996)年
大正～平成期の医師。産婦人科。
¶近医

角本永一 かくもとえいいち
明治36(1903)年～昭和63(1988)年
大正～昭和期の医師。内科。
¶近医

加倉井玄純 かくらいげんじゅん
文政11(1828)年～明治9(1876)年
江戸時代末期の高島藩外科医。
¶長野歴

加倉井駿一 かくらいしゅんいち
大正9(1920)年5月11日～昭和49(1974)年6月7日
昭和期の官僚。厚生省公衆衛生局長。厚生省に入り、公衆衛生局などを経て鳥取県厚生部長。大臣官房統計調査部長、公衆衛生局長などを歴任。
¶近医，現情，人名7，世紀，日人

加倉井久徴 かくらいひさよし
*～文化9(1812)年
江戸時代中期～後期の庄屋、水戸藩用達。天明の飢饉では困窮者を救済。
¶人名([生]1730年)，日人([生]1728年)

荷兮 かけい
慶安1(1648)年～享保1(1716)年8月25日　[別]山本荷兮《やまもとかけい》
江戸時代前期～中期の医師、俳人。芭蕉七部集「冬の日」「春の日」「阿羅野」の編者。
¶朝日(山本荷兮　やまもとかけい　[没]享保1年8月25日(1716年10月10日))，国書，コン改(山本荷兮　やまもとかけい)，コン4(山本荷兮　やまもとかけい)，史人，新潮，人名(山本荷兮　やまもとかけい)，大百，日人(山本荷兮　やまもとかけい)，俳諧，俳句，百科，和俳

筧栄一 かけいえいいち
昭和2(1927)年5月27日～
昭和～平成期の検事、弁護士。日本臓器移植ネットワーク理事長、最高検検事総長。検事としてリクルート事件や、共和事件に携わる。弁護士なり日本臓器移植ネットワーク理事長に就任。
¶世紀，日人

筧繁 かけいしげし
明治15(1882)年4月3日～*　[別]筧繁《かけいしげる》
明治～昭和期の医師。内科。
¶岡山歴(かけいしげる　[没]？)，近医([没]昭和29(1954)年)

筧繁 かけいしげる
→筧繁(かけいしげし)

筧弘毅 かけいひろたけ
明治43(1910)年～平成3(1991)年
大正～平成期の医師。放射線科。
¶近医

影浦尚視 かげうらなおみ
明治25(1892)年～昭和41(1966)年
明治～昭和期の医師。内科。
¶近医

懸田克躬 かけたかつみ
明治39(1906)年1月30日～平成8(1996)年3月1日
昭和期の精神科医師、医学教育者。順天堂大学学長。教育関連の審議会委員を歴任し医学教育行政も関わる。E.フロムなどの訳書多数。
¶科学，近医，現朝，現執1期，現情，心理，世紀，日人

香月啓益 かげつけいえき
→香月牛山(1)(かつきぎゅうざん)

筧雄平 かけひゆうへい
天保13(1842)年～大正5(1916)年
明治期の公共事業家。農家のための託児所を開設。
¶鳥取百，日人

掛札堅 かけふだつよし
昭和4(1929)年～平成18(2006)年6月16日
昭和～平成期の分子生物学者、米国国立がん研究所主任研究員。
¶科学

掛見喜一郎 かけみきいちろう
明治41(1908)年2月17日～昭和46(1971)年4月10日
大正～昭和期の医師。専門は薬学(薬剤学)。
¶科学，近医

影山儀之助 かげやまぎのすけ
明治32(1899)年11月9日～昭和57(1982)年7月15日
昭和期の教育者。
¶視覚

影山圭三 かげやまけいぞう
大正7(1918)年～平成14(2002)年
昭和～平成期の医師。専門は病理学(人体病理学)。
¶近医

影山謙斉 かげやまけんさい
天保8(1837)年～明治40(1907)年
明治期の教育者、医師、飛駒村長。
¶栃木歴

影山玄真 かげやまげんしん
？～明治28(1895)年2月9日
江戸時代末期～明治期の医師。

¶渡航

景山粛 かげやましゅく
安永3（1774）年～文久2（1862）年
江戸時代後期の儒者・医師。
¶国書，鳥取百，日人

影山四郎 かげやましろう
大正10（1921）年12月16日～昭和62（1987）年7月8日
昭和期の実業家。影山医科歯科器材創業者。東北歯科大学（現・奥羽大学）創立者、理事長。
¶学校

影山任佐 かげやまじんすけ
昭和23（1948）年2月3日～
昭和～平成期の医師。東京工業大学保健管理センター教授・大学院人間環境システム専攻教授。
¶現執4期

景山大徹 かげやまだいてつ
江戸時代末期の蘭方医。
¶人名，日人（生没年不詳）

景山直樹（影山直樹） かげやまなおき
大正13（1924）年4月1日～平成20（2008）年10月16日
昭和～平成期の外科学者、名古屋大学名誉教授。専門は脳神経外科学。
¶科学，近医（影山直樹）

掛谷令三 かけやれいぞう
明治13（1880）年9月6日～昭和31（1956）年11月11日
明治～昭和期の医師。耳鼻咽喉科。
¶岡山百，岡山歴，近医

加興 かこう
江戸時代中期の医師。
¶富山文

加古角洲 かこかくしゅう
生没年不詳
江戸時代後期の医師。
¶国書

加古川顧言 かこがわこげん
→加古川周蔵（かこがわしゅうぞう）

加古川周蔵 かこがわしゅうぞう
延享3（1746）年～文化14（1817）年9月11日　[別]加古川顧言《かこがわこげん》，加古川遜斎《かこがわそんさい》
江戸時代中期～後期の儒学者、医師。
¶江文（加古川顧言　かこがわこげん　[生]延享4（1747）年），国書（加古川遜斎　かこがわそんさい　[生]延享4（1747）年2月6日），コン改（[生]延享3（1746）年，（異説）1747年　[没]文化13（1816）年，（異説）1817年），コン4（[生]延享3（1746）年，（異説）1747年　[没]文化13（1816）年，（異説）1817年），新潮（[生]延享3（1746）年，（異説）延享4（1747）年），人名，日人（[生]1747年），兵庫人

加古川遜斎 かこがわそんさい
→加古川周蔵（かこがわしゅうぞう）

加古君齢 かこくんれい
生没年不詳
江戸時代後期の医家。
¶大阪人

賀古公斎（加古公斎） かここうさい，かごこうさい
文政2（1819）年～明治17（1884）年
江戸時代末期～明治期の医師。浜松井上藩で天然痘流行の際、種痘を実施し、「ホウソウ」医者と呼ばれる。
¶静岡歴（かごこうさい），姓氏静岡（かごこうさい），長崎遊（加古公斎　[没]明治22（1889）年），藩臣4（[没]明治22（1889）年），洋学

加古公山 かここうざん
生没年不詳
江戸時代後期の医家。
¶徳島百

鹿児島茂 かごしましげる
明治15（1882）年～昭和28（1953）年
明治～昭和期の医師。眼科。
¶近医

賀古鶴所 かこつるど，かこつると
安政2（1855）年1月2日～昭和6（1931）年1月1日
明治～大正期の医師。耳鼻咽喉科。日本における近世耳鼻咽喉科の創始者。恩賜財団済生界を創立。
¶海越新，科学，近医，近現，近文，国史，史人，新潮，人名（かこつると），世紀，渡航，日人

賀古桃次 かことうじ
→賀古桃次（かこももじ）

神代章斎 かこみしょうさい★
生没年不詳
江戸時代後期の医師。
¶秋田人2

賀古桃次 かこももじ
慶応3（1867）年3月2日～昭和6（1931）年7月25日
[別]賀古桃次《かことうじ》
江戸時代末期～昭和期の眼科医。
¶近医，渡航（かことうじ）

籠山京 かごやまたかし
明治43（1910）年11月15日～平成2（1990）年6月16日
昭和期の医師。北海道大学教授、上智大学教授。最低生活費の研究者。社会保障制度審議会委員等歴任。
¶近医，現朝，現執1期，現執2期，現情，現人，世紀，日人，北海道歴，マス2

加古良玄 かこりょうげん
生没年不詳
江戸時代後期の医家。
¶徳島百

葛西勇 かさいいさむ
明治32（1899）年～昭和15（1940）年

大正〜昭和期の慈善家、医師。
¶青森人

葛西勝弥 かさいかつや
明治18 (1885) 年1月31日〜昭和24 (1949) 年9月9日
明治〜昭和期の獣医学者。
¶科学, 北海道百, 北海道歴

笠井寛司 かさいかんじ
昭和8 (1933) 年11月2日〜
昭和〜平成期の医師。専門は産婦人科学。著書に「名器の科学」など。
¶現執3期

槇西享叔 かさいきょうしゅく
〜慶応3 (1867) 年
江戸時代後期〜末期の蘭方医。
¶新潟百別

河西健次 かさいけんじ
慶応4 (1868) 年2月24日〜昭和2 (1927) 年5月14日
⑩河西健次《かわにしけんじ》
明治〜大正期の医師。南満医学堂長。満鉄大連医院長などを歴任。武蔵野医院を設立。功四級金鵄勲章を賜る。
¶近医, 人名 (かわにしけんじ), 世紀, 姓氏長野, 渡航, 長野歴, 日人

葛西玄冲 (葛西玄冲, 葛西玄仲) かさいげんちゅう
天明4 (1784) 年〜天保9 (1838) 年
江戸時代後期の医師、漢学者。
¶群新百 (葛西玄冲), 群人, 人名 (葛西玄冲), 姓氏群馬, 日人

葛西鵲巣 かさいじゃくそう
＊〜嘉永2 (1849) 年
江戸時代中期〜後期の医師、俳人。
¶高知人 (⊕1769年), 高知百 (⊕1763年)

葛西周楨 かさいしゅうてい
弘化2 (1845) 年〜明治39 (1906) 年
江戸時代後期〜明治期の蘭方医、教育者。
¶新潟百別

槇西周徳 かさいしゅうとく
〜明治1 (1868) 年
江戸時代後期〜末期の漢方医。
¶新潟百別

笠井信一 かさいしんいち
文久4 (1864) 年〜昭和4 (1929) 年7月25日
明治〜大正期の内務官僚。社会事業家。貴族院勅選議員、岡山県知事などを歴任。済世顧問制度を創設。
¶岩手人 (⊕1864年6月19日), 岡山, 岡山百 (⊕元治1 (1864) 年6月19日), 岡山歴 (⊕元治1 (1864) 年6月19日), 近現, 現朝 (⊕元治1年6月 (1864年6月)), 国史, 史人 (⊕1864年6月19日), 人名, 世紀 (⊕元治1 (1864) 年6月), 姓氏静岡, 世紀, 日人, 北海道建, 履歴 (⊕元治1 (1864) 年6月19日)

葛西省斎 かさいせいさい
？ 〜明治17 (1884) 年
江戸時代末期〜明治期の医師。
¶人名

葛西靖斎 かさいせいさい
寛政2 (1790) 年〜嘉永5 (1852) 年8月26日
江戸時代後期の医師。
¶国書

槇西仲惇 かさいちゅうじゅん
生没年不詳
江戸時代末期〜明治期の蘭方医、緒方洪庵の門人。
¶新潟百別

葛西森夫 かさいもりお
大正11 (1922) 年9月19日〜平成20 (2008) 年12月8日
昭和〜平成期の医師。外科。
¶科学, 近医

葛西洋一 かさいよういち
大正13 (1924) 年〜昭和59 (1984) 年
昭和期の医師。外科。
¶青森人, 近医

葛西嘉資 かさいよしすけ
明治39 (1906) 年4月17日〜平成13 (2001) 年4月29日
昭和期の厚生官僚、社会福祉事業家。生活保護法、児童福祉法など社会福祉法制の基盤の形成に尽力。
¶近医, 現朝, 世紀, 日人, 履歴, 履歴2

笠井竜太郎 かさいりゅうたろう
昭和〜平成期のピアノ教師。楽譜点訳の貢献者。
¶音人2, 音人3

笠原雲仙〔2代〕 かさはらうんぜん
貞享3 (1686) 年〜寛保3 (1743) 年
江戸時代前期〜中期の医師。
¶高知人

笠原雲仙〔4代〕 かさはらうんぜん
宝暦5 (1755) 年〜天保2 (1831) 年
江戸時代中期〜後期の医師。
¶高知人

笠原恭雲 かさはらきょううん
宝暦4 (1754) 年〜天保2 (1831) 年
江戸時代後期の医師。
¶人名, 日人

笠原三安 かさはらさんあん
文政10 (1827) 年〜明治27 (1894) 年
江戸時代後期〜明治期の儒医。
¶人名, 日人

笠原重次 かさはらしげつぐ
江戸時代前期の医師。
¶眼科, 人名, 日人 (生没年不詳)

笠原耨庵 かさはらじょくあん
文化9 (1812) 年〜明治25 (1892) 年
江戸時代末期〜明治期の医師。

¶人名，日人

笠原親文 かさはらちかふみ
安政5(1858)年～大正11(1922)年
明治～大正期の宇都宮の民間総合病院長。依頼を受け「仁丹」を創製。
¶栃木歴

笠原忠節 かさはらちゅうせつ
安政2(1855)年～昭和2(1927)年
明治～昭和期の士族、医師。石陽社を創立して自由民権思想を普及。
¶幕末

笠原敏雄 かさはらとしお
昭和22(1947)年11月3日～
昭和～平成期の心理療法家。心の研究室。
¶現孰4期

笠原白翁 かさはらはくおう
文化6(1809)年～明治13(1880)年8月23日 別笠原良策《かさはらりょうさく》
江戸時代末期～明治期の医師。福井藩医。牛痘手法を導入した。京都・大坂に除痘館開設の機会を与える。
¶朝日（⊕文化6(1809)年5月），維新，岩史（⊕文化6(1809)年5月），江人，郷土福井，近現，近国，国史，国書（⊕文化6(1809)年5月10日），コン改，コン4，コン5，史人（⊕1809年5月），写家（⊕文化6年5月），新潮，人名，全書，大百，日人，幕末，幕末大（⊕文化6(1809)年5月10日），藩臣3，福井百，洋学（笠原良策　かさはらりょうさく）

笠原道夫 かさはらみちお
明治16(1883)年4月14日～昭和27(1952)年6月19日
大正～昭和期の小児科医学者。ビタミンなどの研究で名を馳せた。著書に「児科治療学」など。
¶科学，近医，現情，人名7，世紀，日人

笠原光興 かさはらみつおき
文久1(1861)年12月～大正2(1913)年1月27日
明治～大正期の医学者。京都帝国大学医科大学教授、医学博士。医学研修のためドイツに留学。
¶海越（⊕文久1(1862)年12月），海越新（⊕文久1(1862)年12月），科学（⊕1913年(大正2)1月28日），近医，人名，世紀，姓氏京都，渡航，日人

笠原養環 かさはらようかん
江戸時代の眼科医。
¶眼科

笠原養玄 かさはらようげん
江戸時代後期の眼科医。
¶眼科

笠原養仙 かさはらようせん
江戸時代前期～中期の眼科医。
¶眼科

笠原養琢 かさはらようたく
江戸時代前期～中期の眼科医。
¶眼科

笠原嘉 かさはらよみし
昭和3(1928)年1月26日～
昭和～平成期の精神医学者。藤田保健衛生大学教授、名古屋大学医学部教授。名古屋大学医学部附属病院院長、医療社会事業部長などを歴任。著書に「精神病と神経病」「不安の病理」など。
¶現朝，現孰1期，現孰2期，現孰3期，現孰4期，世紀，日人，マス89

笠原良策 かさはらりょうさく
→笠原白翁（かさはらはくおう）

風間一夫 かざまかずお
明治39(1906)年4月20日～平成2(1990)年3月18日
昭和期の農民運動家、政治家。葛塚医療同盟副委員長、豊栄市議会議員。
¶社運，社史

笠間玄仲 かさまげんちゅう
江戸時代後期の町医、狂歌師。
¶栃木歴

風間国鸞 かざまこくらん
～文化9(1812)年
江戸時代中期～後期の医師。
¶庄内

笠松章 かさまつあきら
明治43(1910)年～昭和62(1987)年
大正～昭和期の医師。精神科。
¶近医

笠松立斉 かさまつりゅうさい
？～大正5(1916)年
明治期の閉伊郡安家村医。
¶姓氏岩手

風間昶 かざまひさし
昭和22(1947)年5月6日～
昭和～平成期の医師、政治家。参議院議員。
¶現政

笠茂掃部 かさもかもん
明治14(1881)年8月13日～？
明治～大正期の耳鼻科医。
¶渡航

笠森周護 かさもりしゅうご
明治22(1889)年～昭和57(1982)年
明治～昭和期の医師。産婦人科。
¶近医

加地井高茂 かじいたかしげ
生没年不詳
江戸時代中期の薬学者。
¶国書

樫内文友 かしうちふみとも
生没年不詳
江戸時代の医師。
¶国書

梶浦捨松 かじうらすてまつ
　明治期の海軍軍医。
　¶渡航

梶浦睦雄 かじうらむつお
　大正2(1913)年12月6日～平成9(1997)年4月7日
　昭和～平成期の医師。眼科。
　¶科学，近医

梶川欽一郎 かじかわきんいちろう
　大正7(1918)年2月18日～平成10(1998)年3月25日
　昭和・平成期の金沢大学医学部教授。福井医科大学学長。
　¶石川現九，近医，現情，福井百

梶川荻水 かじかわてきすい★
　天保1(1830)年3月～明治23(1890)年
　江戸時代後期～明治期の医師、囲碁棋士。
　¶三重

梶川東岡 かじかわとうこう
　生没年不詳
　江戸時代中期の医師。
　¶国書

梶川昇 かじかわのぼる
　天保1(1830)年～明治23(1890)年
　江戸時代末期～明治期の西洋医学者、碁客。
　¶人名，日人

梶完次(梶完治) かじかんじ
　明治14(1881)年～昭和22(1947)年2月21日
　明治～昭和期の産婦人科医。
　¶徳島百，徳島歴，渡航(梶完治　⊕1881年6月22日)

鍛冶源一 かじげんいち
　明治42(1909)年6月26日～昭和56(1981)年8月12日
　大正・昭和期の日本国有鉄道職員。北海道中標津町の社会福祉に尽くした。
　¶根千

樫田亀一郎 かしだかめいちろう
　明治3(1870)年5月19日～大正4(1915)年10月21日
　明治～大正期の医師。神経系統の病理を研究。東宮の侍医。
　¶近医，人名，世紀，日人

樫田玄覚 かしだげんかく
　正徳5(1715)年～安永7(1778)年7月29日
　江戸時代中期の加賀大聖寺藩医。
　¶国書，姓氏石川，藩臣3

樫田五郎 かしだごろう
　明治16(1883)年～昭和13(1938)年
　明治～昭和期の精神科医。
　¶近医

樫田順格 かしだじゅんかく
　宝暦7(1757)年～寛政6(1794)年
　江戸時代中期の加賀大聖寺藩医。

　¶藩臣3

梶谷鐶 かじたにたまき
　明治42(1909)年2月16日～平成3(1991)年2月19日
　昭和期の外科学者。癌研究会附属病院院長。
　¶岡山歴，科学，近医(⊕明治41(1908)年)，現情

梶谷哲男 かじたにてつお
　昭和2(1927)年～
　昭和期の精神科医。
　¶現執1期

樫田北岸 かしだほくがん
　宝暦7(1757)年～寛政6(1794)年
　江戸時代中期の医師、儒者。加賀大聖寺藩医。
　¶国書(⊕宝暦7(1757)年1月25日　㊣寛政6(1794)年8月21日)，人名，日人

樫田良精 かしだりょうせい
　明治44(1911)年～昭和61(1986)年
　大正～昭和期の医師。専門は内科、臨床検査医学。
　¶近医

梶塚隆二 かじつかりゅうじ
　明治21(1888)年9月5日～昭和51(1976)年5月3日
　明治～昭和期の軍人。
　¶近医，陸海

加治時次郎 かじときじろう
　安政5(1858)年～昭和5(1930)年5月30日
　明治～昭和期の医師、社会事業家。平民病院、平民法律相談所、平民食堂などの民衆救済施設開設、維持に尽力。
　¶神奈川人，現朝(⊕安政6年2月3日(1859年2月3日))，社運，世紀(⊕安政6(1859)年1月1日)，姓氏神奈川

柏原謙益 かしはらかねます
　→柏原謙益(かしわらかねます)

梶原三郎 かじはらさぶろう
　明治28(1895)年～昭和61(1986)年
　明治～昭和期の医師。専門は衛生学。
　¶近医

梶弘和 かじひろかず
　明治31(1898)年～昭和53(1978)年4月24日
　大正～昭和期の歯科医師。エスペラント研究社社主。
　¶社史

加地正隆 かじまさたか
　大正2(1913)年～平成21(2009)年
　昭和～平成期の医師。耳鼻咽喉科。
　¶近医

加地正郎 かじまさろう
　大正13(1924)年9月11日～
　昭和～平成期の内科学者。久留米大学教授。
　¶現情

鹿島宗逸 かしまそういつ
　明治39(1906)年?～昭和9(1934)年

昭和期の医師、医学者。
¶社史

賀島近信 かしまちかのぶ
生没年不詳
江戸時代後期の本草家。
¶国書

賀島道円 かしまどうえん
＊〜寛文11(1671)年8月29日
江戸時代前期の医師(尾張藩医)。
¶国書(㊄天正13(1585)年)，洋学(㊄天正11(1583)年)

鹿島俊雄 かしまとしお
明治40(1907)年5月2日〜平成7(1995)年11月4日
昭和期の政治家、医師。参議院議員、第2次田中角栄改造内閣郵政大臣。
¶現情，政治

鹿島なほ かしまなお
明治29(1896)年〜昭和6(1931)年10月17日
大正〜昭和期の看護教育者。学校看護婦確立に尽力。女子経済専門学校、聖路加女子専門学校で教鞭を執った。
¶女性，女性普，世紀

鹿島直子 かしまなおこ
明治29(1896)年〜昭和6(1931)年10月17日
大正〜昭和期の教育者。聖路加病院に勤務。
¶日人

梶村治 かじむらおさむ
大正11(1922)年4月30日〜平成7(1995)年3月3日
昭和・平成期の宮川村国民健康保険林診療所長。
¶飛騨

樫村清徳 かしむらきよのり
嘉永1(1848)年11月〜明治35(1902)年 ㊀樫村清徳《かしむらせいとく》
明治期の医学者。在官洋行の最初、脊椎矯正器なども製作。
¶海越(かしむらせいとく ㊄明治35(1902)年7月6日)，海越新(かしむらせいとく ㊄明治35(1902)年7月6日)，科学(㊄明治35(1902)年7月11日)，近医，国際(かしむらせいとく)，新潮(㊄明治35(1902)年7月11日)，人名(かしむらせいとく)，渡航(かしむらせいとく ㊄1902年7月11日)，日人，幕末大(㊄明治35(1902)年7月7日)

樫村清徳 かしむらせいとく
→樫村清徳(かしむらきよのり)

柏村辰三 かしむらたつぞう
明治1(1868)年〜昭和3(1928)年
明治〜大正期の医師・政治家。
¶姓氏京都

柏村貞一 かしむらていいち
文久1(1861)年〜明治43(1910)年 ㊀柏村貞一《かしわむらさだいち，かしわむらていいち》
明治期の解剖学者、医学者。新潟県立新潟医学校一等教諭、長岡病院長、宮内省侍医。

¶渡航(かしわむらていいち ㊄1861年8月19日 ㊁1910年12月9日)，新潟百別(かしわむらさだいち)，日人

樫村晴香 かしむらはるか
昭和31(1956)年〜
昭和〜平成期の哲学者。専門はラカン派精神分析学。
¶現執3期

梶谷杏洲 かじやきょうしゅう
嘉永元(1848)年〜昭和3(1928)年
明治〜昭和期の医師・俳人。
¶愛媛

梶谷鉱之助 かじやこうのすけ
明治11(1878)年〜昭和13(1938)年
明治〜昭和期の医師・愛媛県医師会副会長。
¶愛媛，愛媛百(㊄明治11(1878)年2月10日 ㊁昭和13(1938)年6月8日)

梶谷平蔵兵衛 かじやへいぞうひょうえ
江戸時代の医師。
¶人名

上代晧三(上代皓三) かじろこうぞう
明治30(1897)年2月2日〜昭和59(1984)年5月22日
明治〜昭和期の医師。専門は生化学。
¶岡山歴，科学，近医，短歌(上代皓三 ㊁1948年5月22日)，兵庫文(㊁昭和60(1985)年5月22日)

上代淑人 かじろよしと
昭和14(1929)年4月18日〜平成23(2011)年6月29日
昭和〜平成期の生化学者。山陽学園大学副学長、東京大学教授。米国ニューヨーク大学医学部研究員、伝染病研究所(現・医科学研究所)助教授、教授を歴任。
¶科学，近医，世紀，日人

柏木幸助 かしわぎこうすけ
安政3(1856)年12月〜大正12(1923)年
明治〜大正期の発明家、実業家。柏木体温計は世界に知られた。安全マッチ、柏木ジアスターゼでも有名。巨額の富を築く。
¶朝日(㊁大正2(1913)年?)，科学(㊁1923年(大正12)2月7日)，近医，コン5(㊁大正2(1913)年)，新潮(生没年不詳)，世紀，姓氏山口，先駆(㊁?)，日人，山口百

柏木大治 かしわぎだいじ
大正2(1913)年〜平成14(2002)年
昭和〜平成期の医師。整形外科。
¶近医

柏木力 かしわぎつとむ
大正12(1923)年〜平成6(1994)年
昭和〜平成期の医師。専門は医療統計学。
¶近医

柏木哲夫 かしわぎてつお
昭和14(1939)年5月29日〜

昭和～平成期の医師。大阪大学教授、淀川キリスト教病院ホスピス長。精神医学者。ワシントン大学医学部精神科に留学。著書に「死にゆく人々のケア」「病める心の理解」など。
¶現朝，現執2期，現執4期，世紀，日人

柏木直平 かしわぎなおへい
明治2（1869）年9月17日～＊
明治～大正期の社会教育者、社会事業家。
¶徳島百（[没]大正12（1923）年10月28日），徳島歴（[没]大正11（1922）年10月28日）

柏倉忠粛 かしわくらちゅうしゅく
文化12（1815）年～明治12（1879）年
江戸時代後期～明治期の札幌の開業医第1号。
¶札幌，北海道歴

柏倉とく かしわくらとく
明治18（1885）年7月1日～＊
大正～昭和期の社会事業家。夫柏倉松蔵とともに日本初の肢体不自由児施設柏学園を設立。
¶女性（[没]？），女性普（[没]？），世紀（[没]昭和41（1966）年7月6日），日人（[没]昭和41（1966）年7月6日）

柏倉秀克 かしわくらひでかつ
昭和31（1956）年～
昭和～平成期の教育学研究者、拡大教科書編集者。
¶視覚

柏倉松蔵 かしわぐらまつぞう
明治15（1882）年～昭和39（1964）年
明治～昭和期の医療体操研究者。
¶山形百新

柏崎禎夫 かしわざきさだお
昭和10（1935）年～平成9（1997）年
昭和～平成期の医師。内科。
¶近医

柏崎浩 かしわざきひろし
昭和21（1946）年4月10日～
昭和～平成期の栄養学者。編著に「公衆栄養学」など。
¶現執3期

柏瀬宏隆 かしわせひろたか
昭和22（1947）年3月9日～
昭和～平成期の医師。碧水会長谷川病院院長。
¶現執4期

柏戸孝雄 かしわどたかお
明治40（1907）年5月7日～昭和38（1963）年11月
昭和期の医師。
¶千葉百

柏戸貞一 かしわどていいち
明治41（1908）年～昭和55（1980）年
大正～昭和期の医師。耳鼻咽喉科。
¶近医

柏戸貞蔵 かしわどていぞう★
明治16（1883）年3月～昭和22（1947）年5月5日
明治～昭和期の下都賀郡医師会長。
¶栃木人

柏戸留吉 かしわどとめきち
明治11（1878）年1月5日～昭和16（1941）年8月6日
明治～昭和期の内科医。日本にBCGワクチン導入。
¶近医，千葉房総（[生]明治11（1878）年1月5日　[没]昭和16（1941）年8月6日），渡航

柏原学而 かしわばらがくじ
天保6（1835）年～明治43（1910）年　[別]柏原孝章《かしわばらたかあき》
江戸時代末期～明治期の蘭方医。徳川慶喜の侍医。訳書に「祇布斬繃帯書」「耳科提綱」など。
¶朝日（[生]天保6（1835）年4月　[没]明治43（1910）年11月），江文，大阪人（柏原孝章　かしわばらたかあき　[没]明治43（1910）年11月），科学（[生]天保6（1835）年4月9日　[没]明治43（1910）年11月5日），近医，考古（[生]天保6（1835）年4月9日），国書（[生]天保6（1835）年4月　[没]明治43（1910）年11月），静岡百，静岡歴，新潮（[生]天保6（1835）年4月　[没]明治43（1910）年11月），人名（柏原孝章　かしわばらたかあき），姓氏静岡，日人，幕末大（[生]天保6（1835）年4月9日　[没]明治43（1910）年11月5日），洋学

柏原謙益 かしわばらけんえき
→柏原謙益（かしわらかねます）

柏原謙好 かしわばらけんこう
文化5（1808）年～明治6（1873）年
江戸時代末期～明治期の医師。高松病院種痘局長。讃岐ではじめて種痘を実施した。
¶コン改，コン4，コン5，人名，長崎遊，日人，洋学

柏原省私 かしわばらしょうし
明治～大正期の耳鼻科医。
¶渡航

柏原省三 かしわばらしょうぞう
天保6（1835）年～元治1（1864）年　[別]柏原省三《かしわばらせいぞう》，柏原信郷《かしわばらしんきょう，かしわばらのぶさと》
江戸時代末期の医師。
¶維新，高知人（かしわばらせいぞう），コン改，コン4，コン5，新潮（[生]天保6（1835）年3月5日　[没]元治1（1864）年9月5日），人名（柏原信郷　かしわばらしんきょう），長崎遊（柏原信郷　かしわばらのぶさと），日人，幕末（柏原信郷　かしわばらのぶさと　[没]1864年10月5日），幕末大（柏原信郷　かしわばらのぶさと　[生]天保6（1835）年3月5日　[没]元治1（1864）年9月5日）

柏原信郷 かしわばらしんきょう
→柏原省三（かしわばらしょうぞう）

柏原省三 かしわばらせいぞう
→柏原省三（かしわばらしょうぞう）

柏原孝章 かしわばらたかあき
→柏原学而（かしわばらがくじ）

柏原長弘 かしわばらながひろ
明治20(1887)年～昭和39(1964)年
明治～昭和期の医師。産婦人科。
¶近医

柏原信郷 かしわばらのぶさと
→柏原省三(かしわばらしょうぞう)

柏原光太郎 かしわばらみつたろう
明治10(1877)年8月13日～?
明治～大正期の医師。
¶渡航

柏村貞一 かしわむらさだいち
→柏村貞一(かしむらていいち)

柏村貞一 かしわむらていいち
→柏村貞一(かしむらていいち)

柏女霊峰 かしわめれいほう
昭和27(1952)年6月16日～
昭和～平成期の児童福祉研究者。淑徳大学社会学部社会福祉学科教授、日本子ども家庭総合研究所子ども家庭政策研究担当部長。
¶現執4期

柏原謙益 かしわらかねます
文政10(1827)年～明治29(1896)年5月23日
[別]柏原謙益《かしはらかねます,かしわばらけんえき》
江戸時代末期～明治時代の医師。讃岐地方で初の動物解剖を手がける。「明七義塾」設立し、医学生の育成に尽力。
¶香川人, 香川百, 郷土香川(かしはらかねます [生]1826年), 幕末, 幕末大, 藩臣6(かしはらかねます), 洋学(かしわばらけんえき)

梶原性全(梶原性善) かじわらしょうぜん
文永3(1266)年～建武4(1337)年1月22日 [別]梶原性全《かじわらせいぜん》,性全《しょうぜん》
鎌倉時代後期～南北朝時代の僧医。「万安方」「頓医抄」の著者。
¶朝日([没]建武4/延元2年1月22日(1337年2月23日)), 神奈川人, 鎌倉, 鎌倉新, 鎌室, 国史, 国書, 古中, コン改(梶原性善 [生]?), コン4(梶原性善 [生]?), コン5(梶原性善 [生]?), 史人, 新潮, 人名(かじわらせいぜん), 人名(性全 しょうぜん), 精医([生]文永2(3?)年), 姓氏神奈川, 世人(かじわらせいぜん 生没年不詳), 世百, 全書(生没年不詳), 人百, 日史, 日人, 百科, 歴大

梶原性全 かじわらせいぜん
→梶原性全(かじわらしょうぜん)

梶原日出男 かじわらひでお
明治44(1911)年1月1日～昭和50(1975)年7月14日
昭和期の福祉教育者。
¶福岡百

糟尾衛次 かすおえいじ
生没年不詳
江戸時代の児玉郡金屋村の医師。
¶埼玉人

糟尾左衛門尉 かすおさえもんのじょう
→養信斎(糟尾)(ようしんさい)

糟尾法眼 かすおほうげん
→寿信斎(糟尾)(じゅしんさい)

糟尾養信斎 かすおようしんさい
→養信斎(糟尾)(ようしんさい)

春日井英夫 かすがいふさお
明治33(1900)年～昭和50(1975)年
大正～昭和期の地域医療に貢献した医師。
¶青森人

春日寛平 かすがかんぺい
→春日載陽(かすがさいよう)

春日勘兵衛 かすがかんべえ
文政8(1825)年～明治32(1899)年
江戸時代後期～明治期の医師。
¶岡山人

春日キスヨ かすがきすよ
昭和18(1943)年12月9日～
昭和～平成期の社会福祉、社会学研究者。安田女子大学文学部人間科学科教授。
¶現執4期

春日蕙山 かすがけいざん
天明1(1781)年～天保14(1843)年
江戸時代後期の医家。
¶大阪人([没]天保14(1843)年1月), 大阪墓([没]天保14(1843)年11月2日)

春日載陽 かすがさいよう
文化9(1812)年～明治19(1886)年11月2日 [別]春日寛平《かすがかんぺい》
江戸時代末期～明治期の漢方医。
¶大阪人([没]明治19(1886)年11月), 大阪墓, 岡山歴(春日寛平 かすがかんぺい [生]文化9(1812)年11月22日)

春日武雄 かすがたけお
大正12(1923)年～平成1(1989)年
昭和期の島根県共済農協連専務、島根県厚生農協連専務。
¶島根歴

春日武彦 かすがたけひこ
昭和26(1951)年9月25日～
昭和～平成期の医師。東京都立松沢病院診療部長。
¶現執4期

春日忠善 かすがただよし
明治39(1906)年11月27日～平成1(1989)年8月13日
大正～昭和期の医師。専門は細菌学。
¶科学, 近医

春日豊和 かすがとよかず
大正8(1919)年～昭和51(1976)年
昭和期の医師。内科、小児科。
¶近医

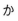

か

春日満治 かすがみつはる
昭和8 (1933) 年3月2日～
昭和期の教師。
¶視覚

糟谷昇 かすやしょう
→糟谷容斎 (かすやようさい)

粕谷豊 かすやゆたか
大正14 (1925) 年10月16日～
昭和～平成期の薬理学者。東京大学教授。
¶現情

糟谷容斎 (糟屋容斎) かすやようさい
? ～文化11 (1814) 年 [別]糟谷昇《かすやしょう》
江戸時代後期の医師、国学者。
¶江文 (糟谷昇 かすやしょう), 人名 (糟屋容斎), 日人 ([没]1815年)

加瀬泰輔 かせたいすけ
嘉永5 (1852) 年～明治41 (1908) 年
江戸時代後期～明治期の医師。
¶千葉百

加瀬正夫 かせまさお
大正3 (1914) 年～昭和63 (1988) 年
昭和期の医師。内科。
¶近医

風本真吾 かぜもとしんご
昭和38 (1963) 年9月20日～
昭和～平成期の医師。日本健康管理学研究所社長、四谷メディカルサロン主宰。
¶現執4期

加瀬佳年 かせよしとし
大正6 (1917) 年～平成15 (2003) 年
昭和～平成期の医師。専門は薬理学。
¶近医

片岡久一郎 かたおかきゅういちろう
→片岡久一郎 (かたおかひさいちろう)

片岡慶有 かたおかけいゆう
明治31 (1898) 年8月24日～昭和60 (1985) 年4月13日
明治～昭和期の俳人、医師。
¶滋賀文

片岡繁男 かたおかしげお
大正4 (1915) 年5月13日～
昭和期の医学者。
¶佐賀百

片岡忠 かたおかただし
昭和19 (1944) 年5月30日～
昭和期の鍼灸師、エスペラント講師、社会運動家。
¶視覚

片岡竹亭 かたおかちくてい
寛保2 (1742) 年～寛政1 (1789) 年2月
江戸時代中期～後期の漢学者・医師。
¶国書, 三重

片岡久一郎 かたおかひさいちろう
嘉永6 (1853) 年～明治39 (1906) 年 [別]片岡久一郎《かたおかきゅういちろう》
明治期の医師、民権家。衆議院議員。
¶郷土滋賀, 滋賀百 (かたおかきゅういちろう)

片岡光吉 かたおかみつよし
生没年不詳
江戸時代中期の医師。
¶国書, 人名, 日人

片岡美遊 かたおかみゆ
弘化2 (1845) 年4月18日～明治42 (1909) 年1月1日
江戸時代末期～明治期の女性。高知市婦人会幹部。高知救族婦人会幹部などを務めたほか、高知県における慈善事業にも尽力。
¶高知人, 女性, 女性普

片岡八束 かたおかやつか
明治24 (1891) 年～昭和52 (1977) 年
明治～昭和期の医師。皮膚科、泌尿器科。
¶近医

片岡好亀 かたおかよしき
明治36 (1903) 年10月24日～平成8 (1996) 年1月28日
昭和期の教育者。
¶視覚

片岡和吉 かたおかわきち
生没年不詳
明治期の医師、平民社系社会主義者。
¶社史

片方信也 かたがたしんや
昭和18 (1943) 年5月8日～
昭和～平成期の建築学者。日本福祉大学情報社会科学部教授。
¶現執4期

片桐格 かたぎりかく
大正1 (1912) 年10月12日～平成9 (1997) 年9月6日
昭和期の教育者。アメリカの言語障害研究所に学び、言語障害児や自閉症児のためのことばの教室を開設。
¶世紀, 日人

片桐鎮夫 かたぎりしずお
大正9 (1920) 年～平成18 (2006) 年
昭和～平成期の医師。内科。
¶近医

片桐知従 かたぎりともより
明治24 (1891) 年～昭和47 (1972) 年
大正～昭和期の長野県議会議長、「野沢の骨接ぎ」で知られる接骨医。
¶長野歴

片倉鶴陵 かたくらかくりょう
宝暦1 (1751) 年～文政5 (1822) 年9月11日 [別]片倉元周《かたくらげんしゅう》
江戸時代後期の産科医。世界初の係蹄方による鼻茸離断法を実施。

¶朝日（[没]文政5年9月11日（1822年10月25日）），江人（片倉元周　かたくらげんしゅう），科学（[生]宝暦1（1751）年1月17日），神奈川人，神奈川百（片倉元周　かたくらげんしゅう　[生]1749年），郷土神奈川（片倉元周　かたくらげんしゅう　[生]1749年），近世，国史，国書，コン改，コン4，コン5，史人（[生]1751年1月17日），人書94，新潮（[生]宝暦1（1751）年1月17日），人名（片倉元周　かたくらげんしゅう），姓氏神奈川，世人，全書（片倉元周　かたくらげんしゅう），対外，大百（片倉元周　かたくらげんしゅう　[生]1750年），日史（片倉元周　かたくらげんしゅう），日人，百科（片倉元周　かたくらげんしゅう），洋学（[生]寛延3（1750）年）

片倉元周 かたくらげんしゅう
→片倉鶴陵（かたくらかくりょう）

片倉寿繁 かたくらじゅはん
生没年不詳
江戸時代末期の蘭方医。
¶人名，長崎遊，日人

片倉孝 かたくらたかし
明治33（1900）年～昭和33（1958）年
大正～昭和期の医師。内科。
¶近医

加太こうじ かたこうじ
大正7（1918）年1月11日～平成10（1998）年3月13日　[別]加太一松《かぶとかずまつ》
昭和期の評論家、大衆芸能。日本福祉大学教授。「黄金バット」の作・画・配給に従事。著書に「落語」「紙芝居昭和史」。
¶近現，近文，現朝，現執1期，現執2期，現執3期，現情，現人，現日，児作（[生]大正7（1918）年1月17日），児人，児文，社史，新潮，世紀，日児，日人，マス2，マス89

片瀬淡 かたせあわし
明治17（1884）年7月7日～昭和23（1948）年1月4日
大正～昭和期の病理学者。医学博士、大阪帝国大学教授。栄養病理学や母体環境医学への先導的役割を果した。
¶大阪人（[没]昭和23（1948）年1月），科学，人名7，日人

堅田絨造 かただじゅうぞう
延享3（1746）年～文化9（1812）年1月28日
江戸時代中期～後期の医師。
¶国書

方波見雅夫 かたなみまさお
大正8（1919）年2月23日～　[別]方波見雅夫《かたばみまさお》
昭和期の健康科学・老人福祉学者。札幌学院大学教授。
¶現執1期，現執2期（かたばみまさお）

片羽道味 かたばねどうみ
安土桃山時代の医師。
¶人名

方波見雅夫 かたばみまさお
→方波見雅夫（かたなみまさお）

片平洌彦 かたひらきよひこ
昭和19（1944）年9月17日～
昭和～平成期の保健学、社会薬学、社会医学、医療福祉論研究者。東洋大学社会学部教授。
¶現執4期

片町紘夫 かたまちひろお
昭和17（1942）年3月18日～
昭和期の医師。
¶飛驒

片峰大助 かたみねだいすけ
大正4（1915）年～平成3（1991）年
昭和～平成期の医師。専門は寄生虫学。
¶近医

方山円治 かたやまえんじ
？　～文久3（1863）年
江戸時代末期の本草家。
¶人名，日人

片山勝蔵 かたやまかつぞう
明治5（1872）年6月28日～？
明治期の医師。
¶渡航

片山久寿頼 かたやまくすより
明治13（1880）年～
明治～大正期の医師。
¶高知人

片山国嘉 かたやまくにか
安政2（1855）年7月7日～昭和6（1931）年11月3日
[別]片山国嘉《かたやまくによし》
明治～大正期の医学者。東京帝国大学助教授。法医学創始の功労者。
¶海越，海越新，科学，近医，近現，国史，コン改，コン5，史人，静岡百（かたやまくによし），静岡歴（かたやまくによし），新潮，人名，世紀，姓氏静岡（かたやまくによし），先駆，渡航，日人，百科（かたやまくによし），履歴

片山国幸 かたやまくにゆき
明治17（1884）年9月18日～昭和37（1962）年2月16日
明治～昭和期の医師。整形外科。
¶科学，近医，人名7，日人

片山国嘉 かたやまくによし
→片山国嘉（かたやまくにか）

片山源右衛門 かたやまげんうえもん
文政8（1825）年～明治44（1911）年
江戸時代後期～明治期の医師、俳諧の指導者。
¶姓氏富山

片山春楠 かたやましゅんなん
享保5（1720）年7月～寛政1（1789）年8月9日
江戸時代中期の医師。
¶飛驒

か

片山寸長 かたやますんちょう
正徳3(1713)年～宝暦11(1761)年　[別]寸長《すんちょう》
江戸時代中期の医師、俳人。駿河小島藩医。
¶国書(寸長　すんちょう　[没]宝暦11(1761)年6月27日)，人名，日人

片山潜 かたやません
安政6(1859)年～昭和8(1933)年11月5日
明治～昭和期の社会主義者、社会運動家。万国社会党大会日本代表。コミンテルン執行委員会幹部。「我社会主義」などを著す。
¶朝日([生]安政6年12月3日(1859年12月26日))，岩史([生]安政6(1859)年12月3日)，海越([生]安政6(1860)年12月)，海越新([生]安政6(1860)年12月)，岡山，岡山人，岡山百([生]安政6(1859)年12月7日)，岡山歴([生]安政6(1859)年12月7日)，角史，教育，キリ([生]安政6年12月3日(1859年12月26日))，近現，近文，現朝([生]安政6年12月3日(1859年12月26日))，現日([生]1859年12月3日　[没]1934年11月5日)，国史，コン改，コン5，史人([生]1859年12月3日)，思想([生]安政6(1859)年12月3日)，社運，社史([生]安政6年12月3日(1859年12月26日))，重要([生]安政6(1859)年12月3日)，新潮([生]安政6(1859)年12月3日)，新文([生]安政6(1859)年12月3日)，人名，世紀([生]安政6(1859)年12月3日)，世人([生]安政6(1859)年12月)，世百，先駆([生]安政6(1859)年12月3日)，全書，大百，哲学，伝記，渡航([生]1859年12月)，日思，日史([生]安政6(1859)年12月3日)，日人，日本，百科，文学，平日([生]1859　[没]1933)，平和，北海道百，北海道歴，民学，明治2，履歴([生]安政6(1859)年12月3日)，歴大

片山宗哲 かたやまそうてつ
天正1(1573)年～元和8(1622)年
安土桃山時代～江戸時代前期の医師。徳川家康の侍医。
¶人情5，人名，徳川臣，日人(生没年不詳)

片山徳治 かたやまとくじ
安政4(1857)年～昭和10(1935)年
明治～昭和期の医師。
¶高知人，高知百

片山ハルエ かたやまはるえ
明治35(1902)年頃～昭和57(1982)年3月20日
大正～昭和期の社会事業家。社会福祉法人大洋社理事長。働く婦人を対象にした福祉活動に従事。母子寮、幼稚園、保育園等の施設造りに尽力。
¶群馬人([生]明治34(1901)年11月　[没]昭和57(1982)年3月)，女性([生]明治35(1902)年頃)，女性普

片山仁 かたやまひとし
昭和8(1933)年～平成20(2008)年
昭和～平成期の医師。放射線科(放射線診断学)。
¶近医

片山文彦 かたやまふみひこ
昭和11(1936)年～
昭和～平成期の神官、医師。花園神社宮司。著書に「神社神道と日本人のこころ」など。公衆衛生学の著作もある。
¶現執3期，現執4期([生]1936年9月18日)

片山文哲 かたやまぶんてつ
文政7(1824)年～明治21(1888)年
江戸時代末期～明治期の医師。金沢病院高岡出張所副直医、石川県射水郡医取締役等を歴任。
¶洋学

片山鳳翩(片山鳳翻)　かたやまほうへん，かたやまほうべん
元文5(1740)年～文化5(1808)年
江戸時代中期～後期の儒者。剣術・医術にも通じた。
¶国書([没]文化5(1808)年9月14日)，人名，姓氏山口(片山鳳翻　かたやまほうべん)，日人，山口百(かたやまほうべん)

片山芳林 かたやまほうりん
安政2(1855)年1月14日～大正10(1921)年10月16日
江戸時代末期～大正期の医師。
¶渡航，長野歴

片山良庵 かたやまりょうあん
慶長6(1601)年～寛文8(1668)年
江戸時代前期の軍学者。
¶国書([没]寛文8(1668)年9月7日)，コン改，コン4，コン5，新潮([没]寛文8(1668)年9月7日)，人名，世人，日人，藩臣3

片山良亮 かたやまりょうすけ
明治34(1901)年～昭和57(1982)年
大正～昭和期の医師。整形外科。
¶近医

勝井元節 かついげんせつ
？　～天保5(1834)年
江戸時代後期の下総古河藩医。
¶藩臣3

勝井信勝 かついのぶかつ
大正13(1924)年9月1日～平成11(1999)年9月3日
大正～平成期の化学者。北海道大学名誉教授。専門は天然物有機化学・植物病理学。
¶植物

勝川武 かつかわたけし
大正9(1920)年9月15日～平成5(1993)年5月7日
大正～平成期の教師、社会運動家。
¶視覚

香月牛山(1) かつきぎゅうざん
明暦2(1656)年～元文5(1740)年3月16日　[別]香月牛山《かつきござん，かづきござん》，香月啓益《かげつけいえき，かつきけいえき》
江戸時代中期の医師。後世派医家の代表と目された。
¶朝日([没]元文5年3月16日(1740年4月12日))，岩史，科学([生]明暦2(1656)年10月7日)，京都大(かつきござん)，近世，国史，国書，コン改

(香月啓益　かげつけいえき)，コン4(香月啓
益　かげつけいえき)，コン5(香月啓益　かげ
つけいえき)，史人(㊤1656年10月7日)，女史
(香月啓益　かげつけいえき)，新潮(㊤明暦2
(1656)年10月7日)，人名(㊤1652年　㊥1736
年)，姓氏京都，世人(香月啓益　かげつけいえ
き)，全書，大百(かづきござん)，日史，日人，
藩臣7，百科，歴大

香月牛山(2)　かつきぎゅうさん
元文5(1740)年～文政8(1825)年
江戸時代中期の医師。京都，のち筑前小倉で開業。
¶福岡百

香月啓益　かつきけいえき
→香月牛山(1)(かつきぎゅうざん)

香月牛山　かつきござん，かつきござん
→香月牛山(1)(かつきぎゅうざん)

勝木司馬之助　かつきしばのすけ
明治40(1907)年6月30日～平成5(1993)年4月
20日
昭和期の内科学者。九州大学教授。
¶科学，近医，現情，宮崎百

香月恕経　かつきじょけい
→香月恕経(かつきゆきつね)

勝木新次　かつきしんじ
明治36(1903)年～昭和61(1986)年
大正～昭和期の医師。専門は衛生学(産業衛生)。
¶石川百，近医，社史(生没年不詳)

香月秀雄　かつきひでお
大正5(1916)年10月13日～平成4(1992)年8月
14日
昭和期の外科学者。千葉大学教授。
¶科学，郷土千葉，近医，現情，世紀，マス89

勝木保次　かつきやすじ
明治38(1905)年11月28日～平成6(1994)年3月6
日
昭和期の生理学者、聴覚生理学者。東京医科歯科
大学学長。全日本神経科学協会会長，東京医科歯
科大名誉教授。文化勲章受章。
¶石川百，科学，科技，近医，現朝，現情，現人，
現日，新潮，世紀，日人，日本，ふる

香月恕経　かつきゆきつね
天保13(1842)年～明治27(1894)年　㊛香月恕経
《かつきじょけい》
江戸時代末期～明治期の地方名士。衆議院議員を
二期つとめ、条約改正反対の論陣をはる。
¶社史(㊤1842年6月)，人書94，人名，日人，藩
臣7(かつきじょけい)，福岡百，人名，日人，藩
い　㊤天保13(1842)年6月14日　㊥明治27
(1894)年5月18日)

勝精　かつくわし
慶応2(1866)年5月27日～大正7(1918)年1月2日
明治期の医師、新聞発行人。自由党党員。
¶アナ，社史

勝沢一順　かつざわいちじゅん
寛政12(1800)年～？
江戸時代後期の医師。
¶国書

葛子琴　かつしきん
→葛蘆菴(かつとあん)

勝島仙之助　かつしませんのすけ
安政5(1858)年～昭和6(1931)年12月27日
明治～昭和期の獣医師。東京帝国大学教授。わが
国獣医学の権威。獣医学界のために尽力。中央獣
医会会長などを歴任。
¶科学(㊤1858年(安政5)10月11日)，人名，世
紀(㊤安政5(1858)年10月)，渡航(㊤1858年10
月11日)，日人

勝田安石　かつたあんせき
文化2(1805)年～安政5(1858)年
江戸時代後期の医師。
¶長崎遊

勝田季鳳　かつたきほう，かつだきほう
寛政7(1795)年～文政5(1822)年
江戸時代後期の医師(日出藩医)。
¶大分百(かつだきほう)，大分歴(かつだきほう)，国書(㊨文政5(1822)年6月27日)，人名，日人，洋学

勝田啓庵　かつたけいあん
江戸時代後期の眼科医。
¶眼科

勝田元英　かつたげんえい
嘉永1(1848)年～明治35(1902)年
江戸時代後期～明治期の医師。
¶姓氏岩手

勝田五岳　かつたごがく
→勝田精兵衛(かつたせいべえ)

勝田三折　かつたさんせつ
元文3(1738)年～享和3(1803)年
江戸時代中期～後期の鍼医。
¶人名，日人

勝田寿閑　かつたじゅかん
明暦1(1655)年～享保13(1728)年
江戸時代中期の医師。
¶人名，日人

勝田寿軒　かつたじゅけん
宝暦4(1754)年～天明3(1783)年
江戸時代中期の蘭方医。
¶人名，長崎遊

勝田精兵衛　かつたせいべえ
享保2(1717)年～天明4(1784)年　㊛勝田五岳
《かつたごがく》
江戸時代中期の医師、儒者。讃岐丸亀藩士。著作
に「五岳集」「傷寒論古義解」。
¶国書(勝田五岳　かつたごがく　㊥天明4
(1784)年1月7日)，人名，日人

勝田長昌 かつたながまさ, かつだながまさ
元禄4（1691）年～＊
江戸時代中期の医師。
¶人名（かつだながまさ　[没]1760年），日人（[没]1761年）

勝田甫 かつたはじむ
大正7（1918）年～昭和56（1981）年
昭和期の医師。専門は組織培養学。
¶近医，御殿場

勝田博 かつたひろし
明治21（1888）年～昭和40（1965）年
大正・昭和期の医師。政治家。
¶御殿場

勝田正泰 かつたまさやす
大正14（1925）年5月24日～
昭和～平成期の医師。勝田医院院長。専門は東洋医学。著書に「中国傷寒論解説」「漢方の秘密」など。
¶現執3期

勝田理閑 かつたりかん
寛永18（1641）年～享保6（1721）年閏7月4日
江戸時代前期～中期の医師。
¶国書

葛蠹菴（葛蠹庵） かつとあん
元文4（1739）年～天明4（1784）年　[別]葛子琴《かつしきん》
江戸時代中期の医師、漢詩人。大坂で医業を営む。詩文にすぐれ混沌社に参加。
¶朝日（葛子琴　かつしきん　[没]天明4年5月7日（1784年6月24日）），大阪人（葛子琴　かつしきん　[没]天明4（1784）年5月），大阪墓（葛子琴　かつしきん　[没]天明4（1784）年5月7日），国書（葛子琴　かつしきん　[没]天明4（1784）年5月7日），詩歌（[生]1738年），人名，日人（葛蠹庵），和俳

勝沼精蔵 かつぬませいぞう
明治19（1886）年8月28日～昭和38（1963）年11月10日
大正～昭和期の内科医、血液学者。名古屋帝国大学教授。名古屋大学学長。「オキシダーゼの組織学的研究」で学士院賞受賞。文化勲章受章。
¶愛知百，科学（[生]1886年（明治19）8月25日），科技（[生]1886年8月25日），近医，近現，現朝，現情（[生]1886年8月25日），現日，国史，コン改，コン4，コン5，史人，静岡百，静岡歴，新潮（[生]明治19（1886）年8月25日），人名7，世紀，姓氏愛知，世百新，全書，大百，日史（[生]明治19（1886）年8月25日），日人（[生]明治19（1886）年8月25日），日本，百科，履歴，履歴2

勝沼信彦 かつぬまのぶひこ
大正15（1926）年7月7日～平成25（2013）年11月10日
昭和～平成期の生化学者、徳島大学名誉教授。専門は酵素化学。
¶科学

勝沼晴雄 かつぬまはるお
大正5（1916）年3月27日～昭和60（1985）年3月17日
昭和期の公衆衛生学者。包括医療、地域医療という概念をアメリカから導入。
¶科学，近医，現情，現人，世紀，日人

勝沼六郎 かつぬまろくろう
明治31（1898）年～平成1（1989）年
大正～昭和期の医師。内科。
¶近医

甲把瑞繹（甲把瑞益） がっぱずいえき, かっぱずいえき
元文2（1737）年～享保3（1803）年
江戸時代中期～後期の蘭方医。
¶朝日（かっぱずいえき　[生]？），科学（かっぱずいえき），高知人（かっぱずいえき），高知百，国書（甲把瑞益　[没]享和3（1803）年10月4日），コン改（[生]？），コン4（[生]？），コン5（[生]？），日人，藩臣6（かっぱずいえき）

勝原裕美子 かつはらゆみこ
昭和37（1962）年～
昭和～平成期の看護士。
¶YA

勝文平 かつぶんぺい
明治14（1881）年3月18日～？
明治～大正期の医師。
¶渡航

勝部修 かつべおさむ
天保8（1837）年～明治41（1908）年
江戸時代後期～明治期の新聞人。山陰新聞初代社長。教育振興、貧民・孤児救済にも尽力。
¶島根人，島根百（[生]天保8（1837）年2月30日　[没]明治41（1908）年4月21日），島根歴，日人

勝部景浜 かつべかげはま
文政6（1823）年～明治14（1881）年
江戸時代末期～明治期の出雲の豪農。出雲郡坂田村の大庄屋。病人のための救貧院や私塾尽誠軒を設立。
¶人名，日人

勝部鎮雄 かつべしずお
明治38（1905）年～昭和56（1981）年
昭和期の医師。西淀病院副院長。
¶社史

勝部青魚 かつべせいぎょ
→青魚（せいぎょ）

勝正孝 かつまさたか
大正11（1922）年～平成18（2006）年
昭和～平成期の医師。内科。
¶近医

勝俣英吉郎 かつまたえいきちろう
慶応1（1865）年～昭和5（1930）年
明治～昭和期の医師、政治家。上田市長。
¶姓氏長野，長野百，長野歴

勝又正　かつまたただし
明治35(1902)年～昭和57(1982)年11月21日
大正～昭和期の医師。専門は解剖学。
¶科学，近医

勝俣秀安　かつまたひでやす
文政3(1820)年～明治14(1881)年
江戸時代後期～明治期の医師。
¶姓氏長野

勝俣稔　かつまたみのる
明治24(1891)年9月5日～昭和44(1969)年3月9日
大正～昭和期の厚生官僚、政治家。衆議院議員、参議院議員。公衆衛生学者。戦前から戦後にわたり公衆衛生行政に貢献。
¶科学，近医，現朝，現情，現人，人名7，世紀，政治，長野歴，日人，履歴，履歴2

勝又和三郎　かつまたわさぶろう
生没年不詳
明治～昭和期の医師。
¶御殿場

勝村久司　かつむらひさし
昭和36(1961)年6月1日～
昭和～平成期の理科教師。医療情報の公開・開示を求める市民の会事務局長、全国薬害被害者団体連絡協議会副代表世話人。
¶現執4期

勝目梓　かつめあずさ
昭和7(1932)年6月20日～
昭和～平成期の小説家。結核療養中に小説家を志す。「寝台の方舟」で小説現代新人賞受賞。作品に「血の裁き」など。
¶石川文，幻作，現執2期，現執3期，現情，幻想，現日，小説，新文，世紀，日人，マス89，ミス

勝義孝　かつよしたか
明治30(1897)年10月18日～平成4(1992)年7月20日
明治～平成期の生物物理化学者。京都府立医科大学教授。
¶科学，近医，現情

勝慶徳　かつよしのり
明治35(1902)年～昭和58(1983)年
昭和期の医学者。
¶郷土和歌山，和歌山人

葛井温　かつらいおん
→葛井文哉(かつらいぶんさい)

桂井在高　かつらいざいこう
？～明和2(1765)年
江戸時代中期の医師、漢詩人。
¶国書([没]明和2(1765)年5月15日)，日人

葛井文哉　かつらいぶんさい
文化8(1811)年～嘉永2(1849)年　[別]葛井温《かつらいおん》
江戸時代後期の博学者、医学者。著作に「彗星略説」「傷寒論摘説」など。
¶国書([没]嘉永2(1849)年7月8日)，人名(葛井温　かつらいおん)，日人

桂英輔　かつらえいすけ
明治45(1912)年1月2日～平成13(2001)年6月15日
昭和～平成期の医師。内科。
¶科学，近医

桂川国瑞　かつらがわくにあきら
→桂川甫周(1)(かつらがわほしゅう)

桂川国興　かつらがわくにおき
→桂川甫周(2)(かつらがわほしゅう)

桂川国華　かつらがわくにてる
→桂川甫筑(2)(かつらがわほちく)

桂川国宝　かつらがわくにとみ
→桂川甫筑(3)(かつらがわほちく)

桂川国訓　かつらがわくにのり
→桂川甫三(1)(かつらがわほさん)

桂川邦教　かつらがわくにみち
→桂川甫筑〔1代〕(かつらがわほちく)

桂川国幹　かつらがわくにもと
→桂川甫策(かつらがわほさく)

桂川国寧　かつらがわくにやす
→桂川甫賢(かつらがわほけん)

桂川月池　かつらがわげっち
文政9(1826)年～明治14(1881)年
江戸時代後期～明治期の医師。
¶国際

桂川忠良　かつらかわちゅうりょう
→桂川甫粲(かつらがわほさん)

桂川甫賢　かつらがわほけん
寛政9(1797)年～弘化1(1844)年12月6日　[別]桂川国寧《かつらがわくにやす》
江戸時代後期の蘭方医。江戸幕府将軍家侍医桂川家第6代。
¶朝日([没]弘化1年12月6日(1845年1月13日))，江文，科学，国書(桂川国寧　かつらがわくにやす)，コン改，コン4，コン5，植物，新潮，人名，日人([没]1845年)，洋学

桂川甫策　かつらがわほさく
天保3(1832)年～明治22(1889)年10月19日
[別]桂川国幹《かつらがわくにもと》
江戸時代末期～明治期の化学者。大学南校化学教授。著書に「化学入門」「化学記事」「法朗西文典学類」。
¶朝日，江文([没]明治23(1890)年)，科学，国書(桂川国幹　かつらがわくにもと　[生]天保10(1839)年　[没]明治23(1890)年5月25日)，コン5，新潮，徳川臣，日人([生]1839年　[没]1890年)，幕末大([生]天保4(1833)年)，洋学([没]明治23(1890)年)

桂川甫三(1)　かつらがわほさん
享保15(1730)年5月26日～天明3(1783)年　[別]桂

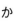

川国訓《かつらがわくにのり》，桂川甫筑〔3代〕《かつらがわほちく》，桂川甫筑《かつらがわほちく》
江戸時代中期の蘭方医。幕府奥医師、方眼。国華の子。蘭方外科に通じた。
¶朝日（㊤享保13(1728)年　㊦天明3年8月2日(1783年8月29日)），科学（㊤享保13(1728)年　㊦天明3(1783)年8月2日)，国書（桂川国訓　かつらがわくにのり　㊤享保13(1728)年7月30日)，コン改（㊤享保13(1728)年），コン4，コン5，史人㊦1783年8月2日)，新潮（㊤天明3(1783)年8月2日)，人名㊤1728年)，世人（㊤享保13(1728)年　㊦天明3(1783)年8月2日)，全書（桂川甫筑〔3代〕　かつらがわほちく)，日人（桂川甫筑　かつらがわほちく)

桂川甫三₍₂₎　かつらがわほさん
元禄8(1695)年～天明1(1781)年
江戸時代中期の蘭方医。幕府奥医師、方眼。名は国華。
¶人名

桂川甫粲　かつらがわほさん
宝暦4(1754)年～＊　㊥桂川忠良《かつらかわちゅうりょう》，森島中良《もりしまちゅうりょう，もりしまなかよし，もりしまなから》，森羅万象〔2世〕《しんらばんしょう，しんらまんぞう》，森羅万象亭《まんぞうてい》，源平藤橘《げんぺいとうきつ》，森島万蔵《もりしままんぞう》
江戸時代中期～後期の蘭学者、戯作者、蘭方医。「桂林漫録」などの著者。
¶朝日（㊤宝暦6(1756)年？　㊦文化7年12月4日(1810年12月29日)），岩史（森島中良　もりしまちゅうりょう　㊤宝暦4(1754)年？　㊦文化7(1810)年12月4日？)，江人（万象亭　まんぞうてい　㊤1756年　㊦1810年)，江文（森島中良　もりしまちゅうりょう　㊦文化7(1810)年)，科学（㊦文化5(1808)年)，近世（森羅万象　しんらばんしょう　㊦1808年)，考古（桂川忠良　かつらかわちゅうりょう　㊦文化5年(1808年12月4日)），国史（森羅万象　しんらばんしょう　㊦1808年)，国書（森島中良　もりしまちゅうりょう　㊦文化7(1810)年12月4日)，コン改（㊦文化7(1810)年)，コン4（㊦文化7(1810)年)，コン5（㊦文化7(1810)年)，史人（森島中良　もりしまちゅうりょう　㊤1754年？　㊦1810年？)，思想史（森島中良　もりしまちゅうりょう　㊤宝暦6(1756)年？　㊦文化7(1810)年)，新潮（㊤宝暦6(1756)年　㊦文化6(1809)年)，人名（㊦1808年)，世人（㊦文化5(1808)年)，世百（森羅万象〔2世〕　しんらばんしょう　㊦文化5(1808)年)，全書（万象亭　まんぞうてい　㊤1756年　㊦1810年)，対外（森島中良　もりしまちゅうりょう　㊦1808年)，大百（森島中良　もりしまなから　㊤1756年　㊦1808年？)，大百（森羅万象〔2世〕　しんらばんしょう　㊦1808年)，地理（森島中良　もりしまちゅうりょう（なかよし）　㊦1810年)，日史（森島中良　もりしまちゅうりょう　㊤宝暦6(1756)年　㊦文化6(1809)年)，日人

（㊦1809年)，百科（森羅万象　しんらまんぞう　㊦文化7(1810)年)，洋学（森島中良　もりしまなかよし　㊦文化7(1810)年)，歴大（森島中良　もりしまちゅうりょう　㊦1810年)

桂川甫周₍₁₎　かつらがわほしゅう
寛延4(1751)年～文化6(1809)年　㊥桂川国瑞《かつらがわくにあきら》
江戸時代中期～後期の蘭方医、地理学者。官医桂川家の第4代。
¶朝日（㊤宝暦4(1754)年　㊦文化6年6月21日(1809年8月2日)），岩史（㊤宝暦4(1754)年　㊦文化6(1809)年6月21日)，江戸東，江文，科学（㊦文化6(1809)年6月21日)，角史（㊤宝暦4(1754)年，㊦文化6(1809)年6月21日)，近世（㊦文化6(1809)年)，国書（桂川国瑞　かつらがわくにあきら　㊤宝暦4(1754)年　㊦文化6(1809)年6月21日)，コン改，コン4（㊤宝暦4(1754)年)，コン5（㊤宝暦4(1754)年，㊦1809年6月21日)，重要（㊦文化6(1809)年6月21日)，植物（㊦文化6年6月21日(1809年8月2日)），人書94，新潮（㊤宝暦1(1751)年，(異説)宝暦4(1754)年　㊦文化6(1809)年6月21日)，人名，世人，世百，全書（㊦文化6(1809)年6月21日)，対外（㊤1754年)，大百，地理，徳川臣，日史（㊦文化6(1809)年6月21日)，日人（㊤1754年)，百科，山川小（㊦1809年6月21日)，洋学，歴大

桂川甫周₍₂₎　かつらがわほしゅう
文政9(1826)年～明治14(1881)年9月25日　㊥桂川国興《かつらがわくにおき》
江戸時代末～明治時代の蘭方医。江戸幕府将軍家侍医桂川家第7代、西洋医学所教授。著作に「顕微鏡用法」。
¶朝日，江文，科学，角史，国書（桂川国興　かつらがわくにおき)，コン改，コン4，コン5，新潮，人名（㊤1822年)，全書（㊦明治14(1881)年9月2日)，日人，平日（㊤1754　㊦1809)，洋学

桂川甫筑₍₁₎　かつらがわほちく
世襲名　江戸時代の医家。桂川家初代～3代と5代の通称。
¶江人

桂川甫筑₍₂₎　かつらがわほちく
元禄10(1697)年～安永10(1781)年　㊥桂川国華《かつらがわくにてる》
江戸時代中期の医師。桂川家2代。1代桂川甫筑（邦教）の長男。
¶国書（桂川国華　かつらがわくにてる　㊦安永10(1781)年3月30日)，全書，日人

桂川甫筑₍₃₎　かつらがわほちく
明和4(1767)年～文政10(1827)年　㊥桂川国宝《かつらがわくにとみ》
江戸時代後期の医師。幕府奥医師。桂川家の養子となり5代を襲名。幕命により洋薬を製造。
¶江文（桂川国宝　かつらがわくにとみ)，全書，日人

桂川甫筑〔1代〕 かつらがわほちく
寛文1(1661)年～延享4(1747)年　[別]桂川邦教《かつらがわくにみち》
江戸時代中期の医師。医家桂川家の祖。
¶朝日(――〔代数なし〕　[没]延享4年10月9日(1747年11月11日)), 江文(――〔代数なし〕), 科学(――〔代数なし〕　[没]延享4(1747)年10月9日), 近世(――〔代数なし〕), 国史(――〔代数なし〕), 国書(桂川邦教　かつらがわくにみち　[没]延享4(1747)年10月9日), コン改(――〔代数なし〕), コン4(――〔代数なし〕), コン5(――〔代数なし〕), 史人(――〔代数なし〕　[没]1747年10月9日), 新潮(――〔代数なし〕　[没]延享4(1747)年10月9日), 人名(――〔代数なし〕), 姓氏京都(――〔代数なし〕), 世人(――〔代数なし〕), 全書([没]延享4(1747)年10月9日), 対外(――〔代数なし〕), 大百(――〔代数なし〕), 徳川臣(――〔代数なし〕), 長崎遊(――〔代数なし〕), 日人(――〔代数なし〕), 洋学(――〔代数なし〕), 歴大(――〔代数なし〕)

桂川甫筑〔3代〕(桂川甫筑) かつらがわほちく
→桂川甫三(1)(かつらがわほさん)

桂木健次 かつらぎけんじ
昭和13(1938)年6月17日～
昭和～平成期の経済学者。富山大学教授。専門は環境経済学、社会環境論。著書に「環境福祉経済学」など。
¶現執3期

葛木高宗 かつらぎのたかむね
平安時代前期の医師。元慶6年侍医兼針博士長門権介。
¶古人

葛城一 かつらぎはじめ
明治13(1880)年～昭和50(1975)年
明治～昭和期の医師。
¶大分歴

桂木頼千代 かつらぎよりちよ
明治11(1878)年3月～明治38(1905)年10月3日
[別]ペートル(日本ハリストス正教会信徒), 伴水
明治期の慈善事業家。東京孤児院幹事。
¶社史

桂三友 かつらさんゆう
明治10(1877)年12月23日～昭和17(1942)年10月13日
明治～昭和期の医師。
¶渡航

桂重次 かつらしげつぐ
明治32(1899)年12月6日～昭和45(1970)年7月6日　[別]桂重次《かつらじゅうじ》
大正～昭和期の外科医学者。岩手県立中央病院長。金沢医科大学教授、東北大学教授。外科学を担任。
¶岩手人(かつらじゅうじ), 科学, 近医, 現情, 人名7, 世紀, 新潟百別, 日人, 宮城百

桂重鴻 かつらしげひろ
明治28(1895)年～平成1(1989)年
明治～昭和期の医師。内科。
¶近医

桂重次 かつらじゅうじ
→桂重次(かつらしげつぐ)

桂樟蹊子 かつらしょうけいし
明治42(1909)年4月28日～平成5(1993)年10月24日
昭和～平成期の俳人、植物病理学者。「霜林」主宰、京都府立大学教授。
¶京都文, 現情, 現俳, 植物, 俳文

桂戴作 かつらたいさく
大正8(1919)年3月23日～平成19(2007)年
昭和～平成期の医師。専門は心身医学、心療内科。著書に「心身症患者学入門」など。
¶近医, 現執3期, 現執4期

桂田淳一 かつらだじゅんいち
大正14(1925)年4月9日～平成8(1996)年8月13日
大正～平成期の治療家。
¶視覚

桂田富士郎 かつらだふじお
→桂田富士郎(かつらだふじろう)

桂田富士郎 かつらだふじろう
慶応3(1867)年5月5日～昭和21(1946)年4月5日
[別]桂田富士郎《かつらだふじお》
明治～昭和期の医師、寄生虫病理学者。寄生虫学の開祖。熱病船員病研究所を設立、同所長。学士院賞受賞。
¶朝日([生]慶応3年5月5日(1867年6月7日)), 石川百, 岡山百, 岡山歴([没]昭和21(1946)年10月10日), 科学, 科技(かつらだふじお), 近医, 近現, 現情([生]慶応3(1867)年5月), 国史, コン改, コン4, コン5, 史人, 新潮, 人名7, 世紀, 姓氏石川, 世百, 先駆, 全書, 大百, 渡航, 日人, 百科, 兵庫人(かつらだふじお), ふる

桂田竜山 かつらだりゅうざん
寛延2(1749)年～文化7(1810)年
江戸時代後期の儒者、医師。世の中の救済を志し、質素な生活を送った。
¶大阪人([没]文化7(1810)年2月), 大阪墓([没]文化7(1810)年2月10日), 国書([生]寛延2(1749)年7月　[没]文化7(1810)年2月10日), 人名, 日人

桂徳次郎 かつらとくじろう
明治19(1886)年～昭和37(1962)年
明治～昭和期の医師、教育者。宮崎県延岡市市議会議員。
¶姓氏鹿児島

縵家継(蘰家継) かつらのいえつぐ
平安時代前期の医師。
¶人名(蘰家継), 日人(生没年不詳)

桂久春 かつらひさはる
明治36(1903)年～昭和50(1975)年
昭和期の霧島町教育委員、同町社会福祉協議会会

長・鹿児島県公安委員長。
¶姓氏鹿児島

桂秀馬 かつらひでま
万延2(1861)年～明治44(1911)年
明治期の医師。
¶近医，渡航(㊤1861年2月 ㊦1911年11月6日)，新潟百別，日人

桂秀正 かつらひでまさ
文久1(1861)年2月～明治44(1911)年11月6日
明治期の医師。外科、侍医寮主事。学識技倆ともに卓越。第一高等学校教授を歴任。著書に「外科総論」など。
¶科学，人名

桂報三 かつらほうさん
天保13(1842)年～明治7(1874)年
江戸時代後期～明治期の眼科医。
¶眼科

葛山竹志 かつらやまたけし
昭和5(1930)年3月13日～
昭和期の鍼科学研究者。
¶視覚

葛山ひろし かつらやまひろし
明治22(1889)年12月18日～昭和21(1946)年2月12日
大正～昭和期の教育者、キリスト教徒。日本盲教育同志倶楽部理事長。
¶視覚

門石長秋 かどいしおさあき
明治10(1877)年～大正15(1926)年
明治～大正期の歯科医師。
¶大分歴

加藤晃 かとうあきら
大正8(1919)年1月10日～
大正～昭和期の鍼灸師、文筆家。
¶視覚

加藤功 かといさお
昭和6(1931)年6月13日～
昭和期の医師・老人保健施設「香蘭荘」理事長。
¶飛騨

加藤為仙 かとういせん
生没年不詳
江戸時代中期の医師。
¶飛騨

加藤一郎 かといちろう
明治38(1905)年5月31日～昭和59(1984)年1月24日
昭和期の教育者。
¶視覚

加藤禹門 かとううもん
貞享4(1687)年～寛延4(1751)年
江戸時代中期の儒医。
¶大阪人(㊦寛延4(1751)年6月)，大阪墓(㊦宝暦1(1751)年閏6月24日)

加藤暎一 かとうえいいち
大正13(1924)年5月3日～平成18(2006)年5月29日
昭和～平成期の医師。内科(内分泌・代謝学)。
¶科学，近医

加藤曳尾庵 かとうえいびあん
→加藤曳尾庵(かとうえびあん)

加藤曳尾庵 かとうえびあん
宝暦13(1763)年～？ ㊨加藤曳尾庵《かとうえいびあん》
江戸時代中期の医師、俳諧宗匠。
¶朝日，国書(かとうえいびあん)，コン改，コン4，コン5，新潮(かとうえいびあん)，日人(かとうえいびあん)，和俳

加藤和昭 かとうかずあき
昭和16(1941)年12月7日～
昭和～平成期のマネジメント・コンサルタント、産業カウンセラー。企業内の実践指導や教育研修を担当。著書に「ほめ方・叱り方・教え方」など。
¶現執3期

加藤万治 かとうかずはる
安政2(1855)年～昭和7(1932)年7月9日
明治～昭和期のフレンド派伝道者、平和運動家。農村医療伝道を志し、伝道と社会実践に生涯を捧げた。「日本平和会」の創設に尽力。
¶朝日(㊤安政2年6月14日(1855年7月27日))，キリ(㊤安政2(1855)年7月14日)，世紀(㊤安政2(1855)年6月14日)，日人，平和

加藤霞石 かとうかせき
享和2(1802)年～明治6(1873)年
江戸時代末期～明治期の医師。郷里で開業後、伊勢長島藩に招かれて藩医となる。
¶江文(㊤寛政11(1799)年)，国書(㊦明治6(1873)年4月1日)，人名，千葉百，長崎遊，日人，洋学，和俳

加藤勝治 かとうかつじ
明治18(1885)年12月29日～昭和36(1961)年8月27日
明治～昭和期の血液学者。
¶近医，現情

加藤勝野 かとうかつの
明治21(1888)年～昭和40(1965)年
大正～昭和期の社会福祉事業に尽力。
¶姓氏愛知

加藤寛 かとうかん
明治12(1879)年1月17日～？
明治～大正期の医師。
¶渡航

加藤寛二郎 かとうかんじろう
明治16(1883)年～昭和35(1960)年
明治～昭和期の医師。専門は衛生学、法医学。
¶近医

加藤九皐 かとうきゅうこう
寛文4(1664)年～享保13(1728)年

江戸時代前期〜中期の医師。
¶国書

加藤澄 かとうきよし
慶応4(1868)年4月5日〜明治42(1909)年5月18日
江戸末期・明治期の医師。
¶岩手人

加藤きん かとうきん
明治23(1890)年8月12日〜昭和55(1980)年1月12日
明治〜昭和期の看護婦。ナイチンゲール記章を受章。
¶世紀, 日人

加藤金吉 かとうきんきち
明治44(1911)年〜昭和62(1987)年
大正〜昭和期の医師。眼科。
¶近医

加藤倉三 かとうくらぞう
大正2(1913)年9月15日〜
昭和期の歯科放射線学者。松本歯科大学教授。
¶現情

加藤慶元 かとうけいげん
*〜寛政1(1789)年
江戸時代後期の本草学者。
¶人名(㊤1773年 ㊦1798年), 日人(㊤1764年), 洋学(㊤宝暦13(1763)年)

加藤健 かとうけん
明治41(1908)年2月5日〜昭和20(1945)年1月10日
昭和期の医師、詩人。
¶岩手人, 東北近

加藤謙 かとうけん
大正3(1914)年〜昭和59(1984)年
昭和期の医師。眼科。
¶近医

加藤元 かとうげん
昭和7(1932)年9月8日〜
昭和〜平成期の獣医。エンジェルメモリアル広尾セントラル病院院長。著書に「犬の飼い方」「猫の飼い方」など。
¶現執3期

加藤元一 かとうげんいち
明治23(1890)年2月11日〜昭和54(1979)年5月1日
明治〜昭和期の生理学者。神経の興奮現象に関し従来の減衰学説に対し不減衰学説を提出。以後論争が続く。
¶岡山百, 岡山歴, 科学, 近医, 現朝, 現情, 新潮, 世紀, 全書, 大百, 日人

加藤肩吾 かとうけんご
宝暦12(1762)年〜文政5(1822)年4月4日
江戸時代中期〜後期の蝦夷松前藩医。
¶国書, 根千, 藩臣1

加藤謙斎 かとうけんさい
寛文9(1669)年〜享保9(1724)年1月7日
江戸時代中期の医師。
¶愛知百(㊤1669年9月12日 ㊦1750年11月9日), 国書(㊤寛文9(1669)年12月12日), 人名, 日人(㊤1670年), 東三河

加藤玄順 かとうげんじゅん
元禄12(1699)年〜天明5(1785)年7月21日
江戸時代中期の医師。
¶国書, 東三河

加藤幸次郎 かとうこうじろう
明治6(1873)年〜昭和21(1946)年
明治〜昭和期の医師。
¶姓氏富山

加藤三郎 かとうさぶろう
明治19(1886)年〜昭和46(1971)年
明治〜昭和期の内科医、牧師。
¶近医

加藤静雄 かとうしずお
大正13(1924)年8月〜
昭和〜平成期の医師、作家。著書に「手術—外科医の惑い」「ムチ打ちと頭のケガ」など。
¶現執3期

加藤七三 かとうしちぞう
明治24(1891)年2月24日〜昭和22(1947)年9月15日
大正〜昭和期の医師・歌人。
¶福岡百

加藤寿一 かとうじゅいち
大正9(1920)年〜昭和51(1976)年
昭和期の医師。小児科。
¶近医

加藤周一 かとうしゅういち
大正8(1919)年9月19日〜平成20(2008)年12月5日
昭和〜平成期の文芸評論家、作家。エール大学教授、上智大学教授。フランスでヨーロッパの文化を研究。文学・文化で幅広く活躍し、著書に「日本文化の雑種性」「文学と現実」など。
¶京都文, 近医, 近文, 現朝, 幻作, 現詩, 現執1期, 現執2期, 現執3期, 現執4期, 現情, 現人, 幻想, 現, 現沢, 現文, コン4, コン5, 作家, 小説, 耕潮, 新文, 世紀, 全書, 奈良文, 日人, 日本, 文学, 平和, マス89, 履歴, 履歴2

加藤順庵 かとうじゅんあん
生没年不詳
江戸時代中期の医師。
¶国書

加藤俊丈 かとうしゅんじょう
生没年不詳
江戸時代中期の医師。
¶国書

加藤四郎 かとうしろう
大正14(1925)年11月4日〜

昭和期のウイルス学者。大阪大学教授。
¶現情

加藤信一 かとうしんいち
明治40(1907)年～平成1(1989)年
大正～昭和期の医師。専門は解剖学。
¶郷土福井，近医

加藤甚七 かとうじんしち
明治20(1887)年9月29日～昭和27(1952)年3月15日
明治～昭和期の医師。痔の名医。
¶岩手人

加藤助蔵 かとうすけぞう
生没年不詳
江戸時代末期の医師。
¶飛騨

加藤享 かとうすすむ
→加藤亨(かとうとおる)

加藤正庵 かとうせいあん
延享2(1745)年～？
江戸時代の医師。
¶国書，人名，日人

加藤静一 かとうせいいち
明治43(1910)年1月29日～昭和62(1987)年12月5日
大正～昭和期の眼科学者。信州大学教授。
¶科学，近医，現情，長野歴

加藤清治 かとうせいじ
明治8(1875)年11月17日～昭和32(1957)年5月28日
大正～昭和期の歯科医学者、日本歯科医師会会長。日本歯科医学専門学校教授、口腔外科担当。同付属病院院長就任。
¶科学，近医，現情，人名7，世紀，日人

加藤善庵 かとうぜんあん
？～文久2(1862)年
江戸時代中期の医師、戯作者。
¶国書(㊕文久2(1862)年8月5日)，人名，日人

加藤専一 かとうせんいち
明治27(1894)年3月13日～昭和56(1981)年7月27日
明治～昭和期の医師。高山市医師会会長。
¶世紀，日人，飛騨

加藤宗竜(1) かとうそうりゅう
？～明和4(1767)年
江戸時代中期の医師。三河国の旗本諏訪氏の陣屋代官。代々宗竜として医師を務めた。
¶姓氏愛知

加藤宗竜(2) かとうそうりゅう
天保12(1841)年～明治6(1873)年
江戸時代末期～明治期の医師。三河国の開業医。
¶洋学

加藤泰次郎 かとうたいじろう
嘉永5(1852)年～大正1(1912)年
明治期の医師、政治家。三崎町長、神奈川県議会議員。
¶神奈川人，姓氏神奈川，日人(㊕1853年)

加藤敬徳 かとうたかのり
昭和～平成期の尺八奏者、医師。
¶音人2，音人3

加藤忠男 かとうただお
明治34(1901)年5月26日～昭和57(1982)年4月3日
大正～昭和期の社会事業家。
¶世紀，日人

加藤正 かとうただし
大正9(1920)年6月6日～平成3(1991)年4月21日
昭和・平成期の医師・俳人。
¶飛騨

河東田博 かとうだひろし
昭和23(1948)年10月13日～
昭和～平成期の社会福祉学者。立教大学コミュニティ福祉学部教授。
¶現執4期

河東田ヨシ かとうだよし
明治30(1897)年1月5日～昭和51(1976)年10月28日
大正～昭和期の社会事業家・教育者。
¶埼玉人

加藤仲実 かとうちゅうじつ
生没年不詳
江戸時代中期の医師。
¶国書

加藤忠造 かとうちゅうぞう
明治33(1900)年～昭和43(1968)年
大正～昭和期の医師、政治家。加藤病院理事長、川本町長。
¶島根歴

加藤暢庵 かとうちょうあん
→加藤信成(かとうのぶなり)

加藤照業 かとうてるあき
文政5(1822)年～明治39(1906)年
江戸時代末期～明治期の精神科医。日本最初の私立精神病院となる加藤瘋癲病院を設立。
¶精医

加藤照麿 かとうてるまろ
文久3(1863)年～大正14(1925)年9月29日
明治～大正期の小児科医。宮内省侍医極侍医、男爵。小児科種痘研修のためドイツに渡る。
¶海越(㊕文久3(1863)年9月8日)，海越新(㊕文久3(1863)年9月8日)，近医，渡航(㊕1863年9月)，日人

加藤伝三郎 かとうでんさぶろう
明治24(1891)年～昭和49(1974)年
明治～昭和期の医師。内科。

¶近医

加藤洞庭 かとうどうてい
元禄15(1702)年～宝暦10(1760)年
江戸時代中期の医師。
¶国書

加藤亨(加藤享) かとうとおる
明治8(1875)年8月14日～昭和11(1936)年12月19日 ㊙加藤享《かとうすすむ》
明治～昭和期の医師。医学博士、大阪府立聾口語学校長。耳鼻咽喉領域に関する生理学を研究。
¶大阪人(㊥昭和11(1936)年12月)、科学、近医(加藤享)、人名(加藤享　かとうすすむ)、世紀、渡航、日人

加藤時次郎(加治時治郎) かとうときじろう
安政5(1858)年～昭和5(1930)年5月30日
明治～大正期の医師、社会運動家。社会改良主義者。機関紙「直言」を刊行。平民病院を開設。
¶朝日(㊥安政5年1月1日(1858年2月14日))、アナ(㊥安政5(1858)年2月15日)、岩史(㊥安政5(1858)年1月1日)、海越新(㊥安政5(1858)年1月1日)、角史、近医、近現(㊥1859年)、近文、国史(㊥1859年)、コン改(㊥1859年)、コン5(㊥安政5(1859)年)、史人(㊥1858年1月1日)、社史(㊥安政5(1858)年2月15日)、食文(㊥安政5年1月1日(1858年2月14日))、新潮(㊥安政5(1858)年1月1日)、世紀(㊥安政5(1858)年1月1日)、渡航(加藤時次郎・加治時治郎　かとうときじろう・かじときじろう　㊥1859年2月14日)、日人、福岡文(㊥安政5(1858)年1月1日)、平和(㊥安政6(1859)年)、歴大

加藤寿雄 かとうとしお
慶応3(1867)年～昭和2(1927)年
明治～昭和期の医師。
¶姓氏神奈川

加藤利雄 かとうとしお
明治34(1901)年6月1日～昭和54(1979)年3月3日
大正・昭和期の医師。戦中戦後の根室医療に尽力。
¶根千

加藤俊和 かとうとしかず
昭和20(1945)年3月25日～
昭和期の社会運動家、点訳者指導員。
¶視覚

加藤豊蔵 かとうとよくら★
明治38(1905)年11月17日～昭和57(1982)年1月12日
大正・昭和期の全国厚生農業協同組合連合会(全厚連)会長。
¶秋田人2

加藤豊治郎 かとうとよじろう
明治15(1882)年～昭和42(1967)年7月4日
明治～昭和期の内科医学者。医学教育の進展と医療、地域社会の発展に貢献。正三位勲三等。
¶科学(㊥昭和11(1882)年7月3日)、近医、現情(㊥1882年7月1日)、人名7、世紀(㊥明治15(1882)年7月3日)、日人(㊥明治15(1882)年7

月1日)、宮城百

加藤虎之助 かとうとらのすけ
明治38(1905)年～昭和9(1934)年
昭和期の医師。三島無産者診療所所長。
¶伊豆、近医、静岡歴、社史(㊥1903年5月1日 ㊙1934年1月9日)、姓氏静岡

加藤直樹 かとうなおき
昭和16(1941)年3月25日～
昭和～平成期の社会学者。立命館大学教授。専門は人間発達論、障害者福祉論。著書に「少年期の壁をこえる」など。
¶現執3期

加藤仁三郎 かとうにさぶろう
明治6(1873)年11月28日～？
明治～大正期の医師。
¶渡航

加藤信成 かとうのぶなり
貞享4(1687)年～寛延4(1751)年　㊙加藤暢庵《かとうちょうあん》
江戸時代中期の大坂の医師、歌人。
¶国書(加藤暢庵　かとうちょうあん　貞享4(1687)年12月1日 ㊙寛延4(1751)年閏6月4日)、人名、日人(㊥1688年)、和俳

加藤則夫 かとうのりお
昭和24(1949)年12月24日～
昭和期の福祉施設職員、柔道選手。
¶視覚

加藤秀明 かとうひであき
昭和19(1944)年5月16日～
昭和期の須田病院長。
¶飛騨

加藤英夫 かとうひでお
大正8(1919)年～平成7(1995)年
昭和～平成期の医師。小児科。
¶近医

加藤普佐次郎 かとうふさじろう
明治20(1887)年11月11日～昭和43(1968)年9月15日
昭和期の精神科医学者。精神病患者の立場や精神衛生面での発言。中野組合病院を設立。
¶科学、近医、現情、人名7、世紀、日人

加藤平助 かとうへいすけ
明治17(1884)年3月11日～昭和37(1962)年7月8日
明治～昭和期の医師。
¶岩手人

加藤宝鶏 かとうほうけい
～天保2(1831)年
江戸時代後期の医家・画人。
¶東三河

加藤正明 かとうまさあき
大正2(1913)年1月1日～平成15(2003)年3月11日
昭和期の精神医学者。著書に「正常と異常の間」

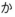

「社会と精神病理」など。
¶科学，近医，現朝，現執1期，現執2期，現情，心理，世紀，日人

加藤政勝 かとうまさかつ
明治44(1911)年〜昭和63(1988)年
昭和期の医師。
¶姓氏宮城

加藤満裕美 かとうまゆみ
昭和43(1968)年7月6日〜
昭和〜平成期のピアノ教師、点字楽譜指導者。
¶視覚

加藤三保子 かとうみおこ
昭和24(1949)年7月28日〜
昭和期の点訳ボランティア。
¶視覚

加藤行虎 かとうみちたけ
文化10(1813)年〜安政7(1860)年2月23日
江戸時代末期の医師、国学者。尾張から江戸に出て開業。
¶国書，新潮，人名，日人

加藤稔 かとうみのる
昭和7(1932)年10月5日〜
昭和期の精神科医・洋画家。
¶飛騨

加藤ミヤ かとうみや
明治5(1872)年11月15日〜昭和31(1956)年3月14日
明治〜大正期の助産婦。お産の神様といわれ、周辺部落のほとんどの出産を取りあげる。
¶秋田人2，女性，女性普

加藤元秀 かとうもとひで
文政5(1822)年〜明治6(1873)年
江戸時代末期〜明治期の医師。
¶人名，日人

加藤靖一 かとうやすいち
明治22(1890)年8月6日〜昭和38(1963)年6月4日
大正・昭和期の政治家。医師。
¶町田歴

加藤安雄 かとうやすお
昭和3(1928)年〜
昭和期の心身障害児教育専門家。横浜国立大学教授。
¶現執1期

加藤雄司 かとうゆうじ
昭和2(1927)年10月22日〜
昭和〜平成期の医学者。明治学院大学教授。専門は精神保健、精神医学、神経病理学など。著書に「薬物依存」など。
¶現執3期

加藤楊渚 かとうようしょ★
弘化2(1845)年〜？
江戸時代後期〜明治期の医家。
¶三重

加藤義夫 かとうよしお
明治17(1884)年11月19日〜昭和39(1964)年7月12日
大正〜昭和期の内科医学者。日本内科理事。慈恵会医科大学教授、付属病院長などを歴任。日本循環器学会評議員を兼務。
¶科学，近医，現情，人名7，世紀，日人

加藤嘉太郎 かとうよしたろう
明治38(1905)年4月17日〜平成8(1996)年9月8日
大正〜昭和期の獣医学者、九州大学名誉教授。専門は家畜解剖学、家畜発生学。
¶科学，現情

加藤善徳 かとうよしのり
明治40(1907)年1月31日〜昭和62(1987)年11月21日
昭和期の編集者。社会教育雑誌の編集に従事。
¶視覚

加藤鐐五郎 かとうりょうごろう
明治16(1883)年3月11日〜昭和45(1970)年12月20日
大正〜昭和期の政治家。医学博士、衆議院議員。米内商工政務次官など歴任。
¶愛知百(⊕1863年3月11日)，近医，近現，現朝，現情，国史，コン改，コン4，コン5，新潮，人名7，世紀，政治，日人

門倉玄春 かどくらげんしゅん
天保5(1834)年〜明治3(1870)年
江戸時代末期の医師。
¶長崎遊

門倉好文 かどくらよしぶみ
大正3(1914)年3月7日〜昭和61(1986)年1月2日
昭和期の医師。
¶埼玉人

鹿渡茂 かどしげる
昭和4(1929)年4月24日〜平成15(2003)年11月5日
昭和・平成期の学校歯科医。
¶石川現九

門真一郎 かどしんいちろう
昭和23(1948)年〜
昭和〜平成期の精神科医。京都市児童福祉センター副院長。
¶現執4期

門野城平 かどのじょうへい
嘉永5(1852)年〜明治30(1897)年
明治期の医師。
¶長崎遊

門野典礼 かどのてんれい
寛永12(1800)年〜明治19(1886)年
江戸時代後期〜明治期の医師。
¶長崎遊

門山周智 かどやましゅうち
嘉永2(1849)年3月25日〜明治43(1910)年5月7日
江戸時代後期〜明治期の医師。

¶庄内

門屋養安 かどやようあん
寛政4(1792)年1月8日～明治6(1873)年2月7日
江戸時代後期～明治期の医師。
¶秋田人2, コン4, コン5

門脇真枝 かどわきさかえ
明治5(1872)年～大正14(1925)年
明治～大正期の精神科。
¶近医, 精医

門脇章甫 かどわきしょうほ
明治期の医師。
¶渡航

門脇竹亭 かどわきちくてい★
生没年不詳
江戸時代末期の医師、書家、秋田藩士。
¶秋田人2

門脇洞庵 かどわきどうあん★
～寛文10(1670)年4月15日
江戸時代前期の医師。
¶秋田人2

門脇稔 かどわきみのる
昭和6(1931)年6月13日～
昭和～平成期の民事法学者。神奈川歯科大学教授。
¶現執2期

門脇余所雄 かどわきよそお
明治19(1886)年～昭和41(1966)年
明治～昭和期の歯科医師。
¶高知人

金井泉 かないいずみ
明治29(1896)年～平成4(1992)年
明治～平成期の海軍軍医(内科)。
¶近医

金井章次 かないしょうじ
明治19(1886)年12月1日～昭和42(1967)年12月3日
大正～昭和期の医学者、官僚。慶応義塾大学教授。満州青年連盟理事長代理、奉天省総務庁長、間島省長などを歴任。著書に「満蒙行政瑣談」。
¶近医, 現朝, 現情([生]1885年), 新潮([生]明治18(1885)年), 人名7([生]1885年), 世紀, 長野百, 長野歴, 日人, 履歴, 履歴2

金井為一郎 かないためいちろう
明治20(1887)年3月10日～昭和38(1963)年5月22日
明治～昭和期の牧師。教育、社会事業の分野で活躍。日本聖書神学校を創立。
¶キリ, 現情([生]1887年3月30日), 世紀, 哲学, 長野歴

金井鳳台 かないほうだい
明和3(1766)年～文政12(1829)年
江戸時代中期～後期の医師、音韻学者。
¶国書([没]文政12(1829)年2月16日), 人名, 日人

金井万造 かないまんぞう
文政6(1823)年～明治33(1900)年
江戸時代後期～明治期の医師・教育者。
¶姓氏群馬

金井美津 かないみつ
昭和2(1927)年2月1日～
昭和～平成期の医師。金井医院院長。専門は循環器内科。身障者医療にも力を注ぐ。
¶現執3期

金井良太郎 かないりょうたろう
明治28(1895)年～昭和45(1970)年
大正～昭和期の医学者。
¶栃木百

金岡幸二 かなおかこうじ
大正14(1925)年9月20日～平成5(1993)年7月30日
昭和～平成期の実業家。インテック社長・会長、第一薬品社長、チューリップテレビ社長。富山計算センター(インテックと改称)を創立。コンピュータと通信を結合し高度通信ネットワークを構築。
¶現朝, 世紀, 創業, 富山百, 日人, ふる

金岡好造 かなおかこうぞう
明治36(1903)年～昭和56(1981)年
昭和期の薬学者。
¶姓氏富山

金城紀光 かなぐすくきこう
明治8(1875)年11月4日～昭和42(1967)年8月10日
明治～昭和期の医師、政治家。那覇市長。
¶沖縄百, 世紀, 姓氏沖縄, 日人

金城元順 かなぐすくげんじゅん
尚敬4(1716)年12月3日～尚穆31(1782)年5月20日
江戸時代中期の医師。
¶沖縄百, 姓氏沖縄

金沢明二 かなざわあきじ
昭和8(1933)年11月1日～平成16(2004)年6月24日
昭和～平成期の理療科教員。
¶視覚

金沢富三郎 かなざわとみさぶろう
文久2(1862)年～昭和31(1956)年
明治～昭和期の政治家。群馬県議会議員、医師。
¶群新百, 群馬人, 群馬百

金杉英五郎 かなすぎえいごろう
慶応1(1865)年7月13日～昭和17(1942)年1月26日
明治～昭和期の医師。ドイツに留学。耳鼻咽喉科学の開祖。
¶海越, 海越新, 科学, 近医, 考古, 人名7, 世紀, 渡航, 日人

か

金関丈夫 かなせきたけお, かなぜきたけお
明治30(1897)年2月18日〜昭和58(1983)年2月27日
昭和期の人類学者、解剖学者、民族学者。台北帝国大学・九州大学教授。弥生時代の人骨を発掘し、「日本人は混血民族」と発表。朝日賞受賞。
¶科学, 郷土香川, 近医(かなぜきたけお), 現朝, 現執1期, 現執2期, 現情, 現日(かなぜきたけお), 考古, 史研, 史人, 島根歴(かなぜきたけお), 新潮(かなぜきたけお), 世紀, 日人, 民学

金光庸夫 かなみつつねお
→金光庸夫(かねみつつねお)

金盛浦子 かなもりうらこ
昭和12(1937)年2月8日〜
昭和〜平成期のセラピスト(心理療法士)、絵画療法士。東京心理教育研究所所長。著書に「困ったときの子育て救急箱」「子供は親の鏡」。
¶現執3期, 現執4期, 世紀, YA

金森高山 かなもりこうざん
明治22(1889)年7月29日〜昭和53(1978)年5月28日 ㊙金森義雄《かなもりよしお》
明治〜昭和期の医師、尺八家。
¶音人, 近医(金森義雄 かなもりよしお), 新芸, 人名7, 世紀, 日音, 日人, 和歌山人(金森義雄 かなもりよしお)

金森辰次郎 かなもりたつじろう
明治1(1868)年12月3日〜大正1(1912)年12月23日
明治期の医師。医学博士、東京帝国大学助教授。卵巣腫物の移転についての論文で学位をうけた。
¶科学, 近医, 人名

金森虎男 かなもりとらお
明治23(1890)年9月26日〜昭和32(1957)年11月27日
大正〜昭和期の歯科医学者。東京大学医学部付属病院医院長。東京帝国大学教授、歯科学担当。厚生省専門委員。
¶科学, 近医, 現情, 人名7, 世紀, 日人

金森義雄 かなもりよしお
→金森高山(かなもりこうざん)

金谷年展 かなやとしのぶ
昭和37(1962)年〜
昭和〜平成期の環境問題、健康問題、エネルギー問題研究者。
¶現執4期

金山永爾 かなやまえいじ
安永4(1775)年〜嘉永4(1851)年
江戸時代中期〜後期の医師。
¶日人

金山璋達 かなやましょうたつ
文政11(1828)年〜明治10(1877)年
江戸時代後期〜明治期の医師。
¶姓氏愛知

金山政五郎 かなやままさごろう
嘉永6(1853)年〜昭和6(1931)年
明治期の医師。自宅に医塾「愛生舎」を設立し、多くの子弟を育成。
¶洋学

金成甚五郎 かなりじんごろう
明治32(1899)年8月7日〜昭和49(1974)年3月7日
大正〜昭和期の教育者。和歌山県立盲唖学校校長。
¶視覚

蟹江誠三 かにえせいぞう
明治37(1904)年〜昭和22(1947)年6月13日
昭和期の医師。日本赤十字病院小児科医。
¶社史

可児永通 かにながみち
享保6(1721)年〜文化3(1806)年
江戸時代中期の漢法医、歌人。
¶姓氏長野, 長野歴

掃王 かにもりおう
→掃守王(かにもりのおう)

掃守王 かにもりのおう
㊙掃守王《かにもりのおおきみ》, 掃部王《かにもりおう》
奈良時代の医師。
¶古人(掃部王 かにもりおう), 人名(かにもりのおおきみ), 日人(生没年不詳)

掃守王 かにもりのおおきみ
→掃守王(かにもりのおう)

金木智恵子 かねきちえこ
？〜
昭和期の看護婦。日本共産党党員。
¶社史

兼久仁也 がねくにーや
生没年不詳
江戸時代末期の鳩間島の篤志家。困窮者救済に尽力。
¶姓氏沖縄

金子伊昔紅 かねこいせきこう
明治22(1889)年1月1日〜昭和52(1977)年9月30日
大正〜昭和期の俳人・医師。
¶埼玉人, 埼玉文, 俳文

金子丑之助 かねこうしのすけ
明治36(1903)年〜昭和58(1983)年
大正〜昭和期の医師。専門は解剖学。
¶近医

金子馬治 かねこうまじ
→金子筑水(かねこちくすい)

金子修 かねこおさむ
昭和22(1947)年1月13日〜
昭和期の教師、社会運動家。
¶視覚

金子おなじ　かねこおなじ
明治5(1872)年～昭和39(1964)年5月17日
明治～昭和期の社会事業家。北海道に開拓農場を開き、前橋幼児園を設立するなど上毛愛隣社の基礎を築く。
¶女性，女性普，世紀，日人

金子魁一　かねこかいいち
明治16(1883)年2月5日～昭和28(1953)年8月19日
大正～昭和期の整形外科学者。医学博士、東京女子医学専門学校教授。肢体不自由の養護学校の運営。著書に「整形外科マッサージ療法」。
¶科学，近医，人名7([没]1948年)，日人

金子楓　かねこかえで
昭和14(1939)年10月23日～
昭和期の社会事業家。
¶視覚

金子杏庵　かねこきょうあん
安永6(1777)年～安政4(1857)年
江戸時代後期の医師。
¶国書(生没年不詳)，新潟百

金子清俊　かねこきよとし
昭和3(1928)年～平成6(1994)年
昭和～平成期の医師。専門は寄生虫学。
¶近医

金子今朝夫　かねこけさお
昭和3(1928)年～
昭和～平成期の薬学者。国際健康研究所所長。専門は臨床薬学。著書に「自然操体法」など。
¶現執3期

金子貞子　かねこさだこ
明治13(1880)年6月18日～？
明治期の社会事業家。愛国婦人会東京支部幹部、愛生産院院長。愛生産婆看護会を組織するなど貧困者を対象とした施療活動に尽力。
¶女性，女性普，日人

兼子三折　かねこさんせつ
享和3(1803)年～明治1(1868)年9月10日
江戸時代後期～末期の町医。
¶庄内

金子シズ　かねこしず
明治40(1907)年3月21日～
昭和期の看護婦。
¶群馬人

金子寿活　かねこじゅかつ
文政3(1820)年～＊
江戸時代末期の医師。
¶幕末([没]1855年12月6日)，幕末大([没]安政2(1856)年12月6日)

金子寿仙　かねこじゅせん
享和3(1803)年～明治6(1873)年8月15日
江戸時代末期～明治時代の志筑藩医。晩産の法、種痘、痘瘡の理などを習得。
¶幕末，幕末大

金子準二(金子凖二)　**かねこじゅんじ**
明治23(1890)年1月21日～昭和54(1979)年8月7日
明治～昭和期の精神医学者。
¶近医，心理(金子凖二)

金子聖海　かねこしょうかい
明治43(1910)年～昭和62(1987)年
昭和期の児童養護施設美光院設立者。
¶青森人

金子治郎　かねこじろう
安政5(1858)年6月4日～昭和12(1937)年12月29日
江戸時代末期～昭和期の解剖学者。
¶近医，渡航

金子仁郎　かねこじろう
大正4(1915)年2月12日～平成9(1997)年
昭和～平成期の精神神経科学者。大阪大学教授、関西労災病院院長。
¶近医，現情

金子武治　かねこたけはる
昭和14(1939)年4月19日～
昭和期の人口問題研究者。厚生省人口問題研究所勤務。
¶現執1期，現執2期

金子太郎　かねこたろう
明治44(1911)年3月11日～平成15(2003)年6月6日
昭和～平成期の薬学者、神戸薬科大学学長。専門は衛生化学。
¶科学，現情

金子筑水　かねこちくすい
明治3(1870)年1月10日～昭和12(1937)年6月1日
[別]金子馬治《かねこうまじ》
明治～昭和期の文芸評論家、哲学者。早稲田大学教授。ベルグソン、ニーチェなどの紹介、文芸批評に活躍。演劇博物館初代館長。
¶近文，現朝(金子馬治　かねこうまじ　[生]明治3年1月10日(1870年2月10日))，現詩，コン改(金子馬治　かねこうまじ)，コン5(金子馬治　かねこうまじ)，社史，新潮(金子馬治　かねこうまじ)，新文，人名(金子馬治　かねこうまじ)，心理(金子馬治　かねこうまじ)，世紀(金子馬治　かねこうまじ)，姓氏長野，世百，全書，大百，哲学(金子馬治　かねこうまじ)，渡航(金子馬治・金子筑水　かねこうまじ・かねこちくすい)，長野歴，日人(金子馬治　かねこうまじ)，文学

金子嗣郎　かねこつぐお
昭和5(1930)年5月13日～平成9(1997)年1月22日
昭和～平成期の精神科医。東京都立松沢病院院長。精神医学史を専攻。都立松沢病院で診療部長、副院長などを歴任。
¶近医，現執1期，現執2期，現情，現人，世紀，日人

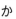

兼子俊男 かねことしお
昭和6(1931)年〜平成10(1998)年
昭和〜平成期の医師。内科(内分泌・代謝学、糖尿病学)。
¶近医

金子敏輔 かねことしすけ
明治31(1898)年〜昭和43(1968)年
大正〜昭和期の医師。内科、外科。
¶近医

金子なお かねこなお
明治9(1876)年〜昭和46(1971)年
明治〜昭和期の看護師。
¶近医

金子なおじ かねこなおじ
明治6(1873)年〜昭和39(1964)年
明治〜昭和期の児童福祉事業家。
¶近女

金子直躬 かねこなおみ
安政4(1857)年〜昭和18(1943)年
明治〜昭和期の医師。上田地方の医師会功労者。
¶長野歴

金子八郎 かねこはちろう
大正11(1922)年12月18日〜
大正〜昭和期の実業家。
¶視覚

金子尚雄 かねこひさお
慶応4(1868)年〜昭和16(1941)年
江戸時代末期〜昭和期の社会事業家。上毛孤児院を設立。
¶群新百、群馬人、群馬百、世紀(㊥慶応4(1868)年1月25日 ㊥昭和16(1941)年9月4日)、日人(㊥慶応4(1868)年1月25日 ㊥昭和16(1941)年9月4日)

金子政吉 かねこまさきち
安政4(1857)年〜昭和9(1934)年
明治〜昭和期の東京佃島の侠客。「魚河岸の政」と呼ばれた。住民の福祉に尽力。
¶世紀(㊥昭和9(1934)年3月8日)、日人

金子仁 かねこまさし
大正12(1923)年2月7日〜昭和62(1987)年3月27日
昭和期の病理学者。
¶近医、現情

金子みつ (金子光) かねこみつ
大正3(1914)年4月30日〜平成17(2005)年
昭和〜平成期の政治家。日本看護協会会長、衆議院議員当選6回。社会党党副委員長を務める。著書に「保健婦助産婦看護婦法の解説」。
¶近医(金子光)、近女(金子光)、現朝、現情、現政、世紀、政治、日人、マス89

金子満雄 かねこみつお
昭和19(1934)年10月24日〜
昭和〜平成期の医師。浜松医療センター顧問。
¶現執4期

金子行徳 かねこゆきのり
明治11(1878)年〜昭和40(1965)年
明治〜昭和期の製糸家、社会事業家。
¶姓氏長野、長野歴

金子義晁 かねこよしあき
明治27(1894)年〜昭和41(1966)年
明治〜昭和期の医師。内科。
¶近医

金子義徳 かねこよしのり
大正6(1917)年〜平成13(2001)年
昭和〜平成期の医師。専門は衛生学。
¶近医

我如古楽一郎 がねこらくいちろう
明治5(1872)年2月5日〜昭和16(1941)年7月18日
明治〜大正期の医師。衆議院議員。
¶沖縄百、社史、姓氏沖縄

金子楽山 かねこらくさん
享保4(1719)年〜文化2(1805)年
江戸時代中期〜後期の儒学者、医師。安芸広島藩士。藩の儒医組を務めた。
¶人名、日人、藩臣6、広島百(㊥文化2(1805)年5月5日)

金子廉次郎 かねこれんじろう
明治19(1886)年〜昭和20(1945)年
明治〜昭和期の内科医。
¶近医

金坂直仁 かねさかなおひと
昭和19(1934)年4月11日〜
昭和期の社会福祉事業家、コミュニティワーカー。わらしべの里理事長。
¶現執2期

兼重好太郎 かねしげこうたろう
明治16(1883)年〜昭和35(1960)年
明治〜昭和期の医師。
¶姓氏山口

金高善庵 かねたかぜんあん
?〜慶応2(1866)年
江戸時代末期の医師、学者。
¶伊豆(㊥寛政年間(1700年代末))、静岡歴、姓氏静岡

金高ますゑ かねたかますえ
明治41(1908)年10月11日〜
昭和期の医師、社会運動家。無産者医療運動展開の中で診療活動に従事した。
¶近女、現朝、社運、社史、女運、世紀、日人、平和

金田熊五郎 かねだくまごろう
〜昭和21(1946)年
昭和期の社会事業家。
¶山口人

医学・医療・福祉篇

金武良哲 かねたけりょうてつ
→山村良哲（やまむらりょうてつ）

金田博夫 かねだひろお
昭和10（1935）年2月25日～
昭和～平成期の経営者。サンスター社長。サンスター歯磨専務、副社長などを歴任。サンスターと改称。化粧品、歯周炎治療薬などの分野にも進出。
¶現朝，世紀，日人

金田弘 かねだひろむ
明治39（1906）年～昭和49（1974）年
大正～昭和期の医師。放射線科。
¶近医

兼頭吉市 かねとうよしいち
大正14（1925）年5月2日～
昭和～平成期の社会病理学者。青森大学教授。
¶現執1期，現執2期

金原一郎 かねはらいちろう
明治27（1894）年8月30日～昭和61（1986）年7月22日
明治～昭和期の出版人。医学書院創業者。
¶近医，出版，出文，創業

金原作輔 かねはらさくすけ
明治25（1892）年6月27日～昭和40（1965）年1月15日
明治～昭和期の出版人。金原出版社長、東京出版販売監査役。
¶近医，現情，出版，出文，人名7，世紀，日人

金原四郎 かねはらしろう
明治33（1900）年5月19日～平成4（1992）年1月19日
大正～昭和期の出版人。金原出版社長、社団法人医学文化保存会理事長。
¶近医，出版，出文

金原種光 かねはらたねみつ
？　～
大正～昭和期の精神科医師。三恵会西ケ原病院長、医学博士。
¶社史

金原寅作 かねはらとらさく
天保14（1843）年5月10日～明治41（1908）年4月3日
江戸時代後期～明治時代の金原匡籍店創業者。
¶近医，出版，出文

金原元 かねはらはじめ
大正13（1924）年1月1日～昭和53（1978）年9月9日
昭和期の医書出版人。
¶近医，出文

金久卓也 かねひさたくや
大正3（1914）年6月7日～平成20（2008）年6月26日
昭和～平成期の医師。内科。
¶科学，近医

兼松顕 かねまつけん
昭和7（1932）年10月27日～平成24（2012）年1月20日
昭和～平成期の薬学者、九州大学名誉教授。専門は薬化学、有機合成化学、生物有機化学。
¶科学

兼松左知子 かねまつさちこ
大正14（1925）年6月8日～
昭和～平成期の女性問題専門家。新宿区女性情報センター女性総合相談員。母子・婦人福祉・買売春問題などをテーマに活動。著書に「閉じられた履歴書」など。
¶現執3期

兼間道子 かねまみちこ
昭和22（1947）年1月14日～
昭和～平成期の福祉評論家。サマリヤ理事長。
¶現執4期

金光克己 かねみつかつみ
大正3（1914）年～平成18（2006）年
昭和～平成期の官僚。専門は厚生行政。
¶近医

金光庸夫 かねみつつねお
明治10（1877）年3月13日～昭和30（1955）年3月5日　㊙金光庸夫《かなみつつねお，かねみつやすお》
昭和期の実業家、政党政治家。大正保険社長、衆議院議員。東京商工会議所副頭取。近衛内閣厚生相に就任。
¶大分百，大分歴，近現（かなみつつねお），現朝，現情（㊙1877年3月），国史（かなみつつねお），コン改（かねみつやすお　㊙1880年），コン4（かなみつやすお　㊙1880年），コン5（かなみつやすお　㊙明治13（1880）年），新潮（㊙明治10（1877）年3月3日），人名7，世紀，政治，日人，履歴（かなみつつねお），履歴2（かなみつつねお）

金光正次 かねみつまさつぐ
明治43（1910）年～昭和60（1985）年
大正～昭和期の医師。専門は衛生学。
¶近医

金光庸夫 かねみつやすお
→金光庸夫（かねみつつねお）

兼康祐元 かねやすゆうげん
生没年不詳
江戸時代前期の口中医。流行品の歯磨粉を処方。
¶朝日，新潮，日人

加納魁一郎 かのうかいいちろう
明治36（1903）年～昭和62（1987）年
大正～昭和期の医師。皮膚科。
¶近医

狩野舟川 かのうしゅうせん
生没年不詳
江戸時代中期の画家。幕命で薬草図を作成。
¶日人

狩野寿平 かのうじゅへい
明治8（1875）年～昭和16（1941）年

狩野宗知 かのうそうち
生没年不詳
江戸時代前期の医師、画家。狩野種信の子。
¶日人

加納泰元 かのうたいげん
天保11(1840)年12月21日～明治45(1912)年5月2日
江戸時代末期・明治期の医師。
¶飛騨

加納通元(1) かのうつうげん
享保14(1729)年～寛政3(1791)年7月8日
江戸時代中期の高山御役所の御出入医師。
¶飛騨

加納通元(2) かのうつうげん
～文政9(1826)年12月18日
江戸時代後期の高山御役所の御出入医師・俳人。
¶飛騨

加納通元(3) かのうつうげん
寛政3(1791)年～天保9(1838)年5月2日
江戸時代後期の高山御役所の御出入医師。
¶飛騨

加納通元(4) かのうつうげん
文化4(1807)年～明治5(1872)年2月20日
江戸時代末期・明治期の高山御役所の御出入医師。
¶飛騨

加納禎吉 かのうていきち
明治4(1871)年6月16日～昭和15(1940)年1月30日
明治～昭和期の医師。
¶飛騨

加納東阿 かのうとうあ
生没年不詳
江戸時代後期の医師、俳人。
¶国書5

嘉納宏 かのうひろし
明治32(1899)年5月24日～昭和46(1971)年7月18日
大正～昭和期の歯科医師。
¶沖縄百

加納文桂 かのうぶんけい
嘉永2(1849)年～明治14(1881)年2月22日
江戸時代末期・明治期の高山で初めて種痘を実施した医師。
¶飛騨

狩野陽 かのうみなみ
昭和2(1927)年5月19日～
昭和～平成期の臨床心理学者。北海道大学教授。
¶現情

加納諸平 かのうもろひら
文化3(1806)年～安政4(1857)年6月24日
江戸時代後期の医師、国学者、歌人。紀伊和歌山藩国学所総裁。
¶朝日(㊙安政4年6月24日(1857年8月13日))、維新、岩史(㊙文化3(1806)年9月)、江人、角史、郷土和歌山、近世、考古、国史、国書(㊙文化3(1806)年9月)、コン改、コン4、コン5、詩歌、詩作、史人(㊙1806年9月)、静岡百、静岡歴、思想史、神人(㊙文化3(1806)年9月)、新潮(㊙文化3(1806)年9月)、新文、人名、姓氏静岡、世人(㊙文化3(1806)年9月)、世百、全書、大百、日史、日人、百科、兵庫百、平史、歴大、和歌山人、和俳

加納保之 かのうやすゆき
明治43(1910)年～平成4(1992)年
大正～平成期の医師。外科(胸部外科)。
¶近医

狩野雄斎 かのうゆうさい
寛政8(1796)年～文久1(1861)年11月
江戸時代末期の医師。
¶大阪人、人名

加納喜光 かのうよしみつ
昭和15(1940)年6月15日～
昭和～平成期の中国文学者。専門は中国思想、中国医学史。著書に「詩経」(上下)「中国医学の誕生」など。
¶現執3期、現執4期

加納六郎 かのうろくろう
大正9(1920)年7月12日～平成12(2000)年
昭和～平成期の医動物学研究者。東京医科歯科大学教授。
¶近医、現情

鹿子木敏範 かのこぎとしのり
大正10(1921)年～平成14(2002)年
昭和～平成期の医師。専門は精神科、精神病理学。
¶近医、熊本人

加野太郎 かのたろう
明治31(1898)年～昭和54(1979)年
大正～昭和期の医師。専門は内科、衛生学。
¶近医

鹿久吉 かのひさきち
明治30(1897)年～昭和35(1960)年
大正～昭和期の獣医。
¶大分歴

鹿野武一 かのぶいち
大正7(1918)年1月26日～昭和30(1955)年3月2日
昭和期の薬剤師、エスペランティスト。
¶社史

蒲長兵衛 かばちょうべえ
生没年不詳
江戸時代末期の医師。
¶飛騨

蒲寅三 かばとらぞう
明治15(1882)年3月～昭和24(1949)年2月9日
明治～昭和期の歯科医。

(left margin)
かのうそ
明治～昭和期の医師。
¶群馬人

¶飛騨

華表宏有 かひょうひろあき
昭和8(1933)年4月8日～
昭和～平成期の医師。専門は、衛生学、公衆衛生学、予防医学。
¶現執4期

芥木玄達 かぶらぎげんたち
寛政4(1792)年～明治1(1868)年
江戸時代後期～末期の医師。
¶姓氏岩手

鏑木仙安 かぶらぎせんあん
享和3(1803)年～明治20(1887)年
江戸時代後期～明治期の医師。
¶長崎遊

加峰柳軒 かぶりゅうけん
安永1(1772)年～天保5(1834)年
江戸時代後期の筑前秋月藩医。
¶長崎遊，藩臣7

可部赤邇 かべあかに
天保15(1844)年～明治14(1881)年
江戸時代末期～明治期の医師、神官。大神神社主典などを歴任。著書に「官社祭神記」「大和国大神神社調書」「皇国名医略伝」など。
¶国書([生]天保15(1844)年10月27日　[没]明治14(1881)年12月5日)，人名，日人，藩臣5

可部安都志 かべあつし
文化3(1806)年～明治6(1873)年5月8日
江戸時代後期～明治期の医師、国学者。
¶国書([生]文化3(1806)年4月29日)，人名，長崎遊，日人，幕末，幕末大，藩臣5

加部一彦 かべかずひこ
昭和34(1959)年～
昭和～平成期の医師。愛育病院新生児科部長。
¶現執4期

加部誠斎 かべせいさい
天明4(1784)年～天保13(1842)年2月21日
江戸時代中期～後期の医師、漢学者。
¶国書

花圃見斎 かほけんさい
→花圃見斎(はなほけんさい)

蒲池五郎 かまいけごろう
？～
昭和期の医師。社会民衆党診療所医師。
¶社史

鎌井松石 かまいしょうせき
文化12(1815)年～明治24(1891)年11月
江戸時代末期～明治期の医師、本草学者。著書に「本草正譌」「千種発蒙」「伊勢風土記」など。
¶国書，新潮，人名，日人

鎌江真伍 かまえしんご
昭和18(1943)年～
昭和～平成期の東洋医療研究家。ハーブアート代表取締役。
¶YA

鎌倉永之助 かまくらえいのすけ
明治3(1870)年7月6日～昭和19(1944)年12月
明治～昭和期の医師。
¶飛騨

鎌倉富士夫 かまくらふじお
明治44(1911)年1月8日～
昭和期の開業医。
¶飛騨

鎌倉正雄(1) かまくらまさお
明治42(1909)年～昭和63(1988)年
大正～昭和期の医師。専門は生理学。
¶近医

鎌倉正雄(2) かまくらまさお
明治31(1898)年8月～昭和34(1959)年10月30日
昭和期の法医学者。昭和医科大学法医学教授。台北帝国大学助教授、中国国立台湾大学大学院教授、昭和医科大学教授等歴任。
¶科学，近医，現情，人名7，世紀，日人，飛騨([生]明治31(1898)年8月18日)

鎌倉正巍 かまくらまさぎ
明治38(1905)年8月18日～昭和33(1958)年12月16日
大正・昭和期の医師。
¶飛騨

鎌倉道雄 かまくらみちお
明治35(1902)年8月1日～昭和33(1958)年8月23日
大正・昭和期の医師。
¶飛騨

鎌田一窓 かまたいっそう，かまだいっそう
享保6(1721)年～文化1(1804)年6月5日
江戸時代中期～後期の医師、心学者。
¶近世，国史，国書，コン改(かまだいっそう)，コン4(かまだいっそう)，新潮(かまだいっそう)，人名，日人，和歌山人

鎌田ケイ子 かまたけいこ
？～
昭和～平成期の研究員。東京都老人総合研究所看護学研究室主査。
¶現執3期

鎌田桂洲 かまたけいしゅう
→鎌田玄台(かまだげんだい)

鎌田玄台(鎌田元台) かまだげんだい，かまたげんだい，かまだげんたい
寛政6(1794)年～嘉永7(1854)年7月16日　[別]鎌田桂洲《かまたけいしゅう》
江戸時代末期の医師(大洲藩医)。
¶愛媛百(かまだげんたい)，郷土愛媛(鎌田元台)，国書(鎌田桂洲　かまたけいしゅう)，藩臣6，洋学，和歌山人(かまたげんだい)

か

鎌田昌琢 かまたしょうたく
文政8 (1825) 年～明治13 (1880) 年
江戸時代末期～明治時代初期の医師。
¶国書(生没年不詳), 長崎遊

鎌田新澄 かまだしんちょう
文政8 (1825) 年～明治30 (1897) 年
江戸時代末期～明治時代の伊予大洲藩医。長崎で蘭学などを学び外科の上手。
¶愛媛, 幕末, 幕末大

鎌田正澄 かまだせいちょう
寛政6 (1794) 年～嘉永7 (1854) 年
江戸時代後期の大洲藩医、外科。
¶愛媛

鎌田碩庵 かまたせきあん
明和5 (1768) 年～天保10 (1839) 年7月12日　[別]鎌田昌長《かまたまさなが》
江戸時代後期の医師、歌人。
¶国書, 人名(鎌田昌長　かまたまさなが)

鎌田隆一 かまだたかかず
弘化3 (1846) 年～大正13 (1924) 年
明治・大正期の医師、特設愛媛県会議員。
¶愛媛

鎌田武雄 かまだたけお, かまたたけお
明治34 (1901) 年～昭和21 (1946) 年
昭和期の動物生理学者。東京帝国大学教授。日本における一般生理学、細胞生理学分野の本格的研究の創始者。
¶科学([没]1946年(昭和21) 11月6日), 世紀, 全書(かまたたけお), 日人

鎌田竹次郎 かまたたけじろう
明治32 (1899) 年～昭和45 (1970) 年
大正～昭和期の医師。外科。
¶青森人, 近医

鎌田常佐 かまだつねすけ
明治16 (1883) 年～昭和22 (1947) 年
昭和期の遠田郡涌谷町の医師。
¶姓氏宮城

鎌田道鉄 かまたどうてつ★
～元禄14 (1701) 年7月8日
江戸時代中期の秋田藩医。
¶秋田人2

鎌田とし子 かまだとしこ
昭和4 (1929) 年12月20日～
昭和～平成期の社会学者。東京女子大学教授。専門は労働社会学、福祉社会学。著書に「社会諸階層と現代家族」など。
¶現執3期, 現執4期

鎌田昌長 かまたまさなが
→鎌田碩庵(かまたせきあん)

鎌田昌言 かまたまさのぶ
寛政10 (1798) 年～安政6 (1859) 年7月10日
江戸時代後期～末期の医師、歌人。
¶国書

鎌田調 かまだみつぎ
明治23 (1890) 年～昭和45 (1970) 年
大正～昭和期の軍医・政治家。
¶香川人

鎌田実(1) かまたみのる
明治24 (1891) 年～
昭和期の薬種業者。日本無産党関係者。
¶社史

鎌田実(2) かまたみのる
昭和23 (1948) 年6月28日～
昭和～平成期の医師。諏訪中央病院保健医療福祉管理者、日本チェルノブイリ連帯基金理事長。
¶現執4期

鎌田明澄 かまだめいちょう
宝暦7 (1757) 年～文政2 (1819) 年
江戸時代中期～後期の医師(大洲藩医)。
¶愛媛, 洋学

鎌田元芳 かまたもとよし
大正5 (1916) 年2月12日～？
昭和期の教育者。KMT式点訳技法を開発。
¶視覚

鎌田柳泓 かまたりゅうおう, かまだりゅうおう
宝暦4 (1754) 年～文政4 (1821) 年　[別]鎌田柳泓《かまたりゅうこう》
江戸時代後期の心学者。
¶岩史([生]宝暦4 (1754) 年1月1日　[没]文政4 (1821) 年3月11日), 江人(かまだりゅうおう), 京都大(かまだりゅうおう), 近世, 国史, 国書([没]文政4 (1821) 年3月11日), コン改(かまだりゅうおう), コン4(かまだりゅうおう), コン5(かまだりゅうおう), 史人([生]1754年1月1日　[没]1821年3月11日), 思想史, 新潮(かまだりゅうおう　[生]宝暦4 (1754) 年1月1日　[没]文政4 (1821) 年3月11日), 人名, 姓氏京都, 世人(かまだりゅうおう　[没]？), 世百(かまだりゅうおう), 全書(かまだりゅうおう), 大百(かまたりゅうこう　[没]1810年？), 日思(かまだりゅうおう), 日人, 洋学(かまだりゅうおう), 歴大, 和歌山人

鎌田柳泓 かまたりゅうこう
→鎌田柳泓(かまたりゅうおう)

釜洞醇太郎 かまほらじゅんたろう
明治44 (1911) 年2月23日～昭和52 (1977) 年4月13日
昭和期のウイルス学者、大阪大学総長。
¶科学

釜谷南陵 かまやなんりょう
寛延2 (1749) 年～文化9 (1812) 年　[別]荒木田南陵《あらきだなんりょう》
江戸時代中期～後期の本草学者。
¶国書(荒木田南陵　あらきだなんりょう　[没]文化9 (1812) 年2月23日), 人名, 三重続

神浦耕山 かみうらこうざん
文政5 (1822) 年～明治35 (1902) 年

江戸時代後期〜明治期の眼科医。
¶眼科

神浦貞見 かみうらていけん
弘化2(1854)年〜明治15(1874)年
江戸時代末期〜明治期の眼科医。
¶眼科

神翁金松 かみおうかねまつ
生没年不詳
明治期の歯科医。歯科医術のパイオニア。
¶先駆

上岡胆治 かみおかたんじ
文政6(1823)年〜元治1(1864)年
江戸時代末期の医師。
¶維新，高知人，コン改（㊣文政5(1822)年），コン4（㊣文政5(1822)年），コン5（㊣文政5(1822)年），新潮（㊣文政6(1823)年10月16日 ㊤元治1(1864)年7月19日），人名（㊤1822年），全幕，日人，幕末（㊤1864年8月20日），幕末大（㊤文政6(1823)年10月16日 ㊤元治1(1864)年7月19日），藩臣6（㊣文政5(1822)年）

神岡竹嶼 かみおかちくしょ
＊〜明治16(1883)年
江戸時代後期〜明治期の医師、漢詩人。
¶国書（㊣寛政9(1797)年），埼玉人（寛政12(1800)年 ㊤明治16(1883)年11月9日）

神岡浪子 かみおかなみこ
大正3(1914)年〜
昭和期の公害・住民運動研究者。日本福祉大学教授。
¶現執1期

神尾三伯 かみおさんばく
明治10(1877)年7月15日〜？
明治〜大正期の医師。
¶渡航

神尾晨省(1) かみおしんしょう★
〜明和3(1766)年4月5日
江戸時代中期の藩医。
¶秋田人2

神尾晨省(2) かみおしんしょう★
享保10(1725)年〜寛政5(1793)年9月14日
江戸時代中期・後期の秋田藩外科医。詩人。2代目。
¶秋田人2

神尾友和 かみおともかず
昭和12(1937)年〜平成21(2009)年
昭和〜平成期の医師。耳鼻咽喉科。
¶近医

神尾友修 かみおともよし
明治17(1884)年〜昭和34(1959)年
明治〜昭和期の医師。耳鼻咽喉科。
¶近医

神河渭南 かみかわいなん
享和1(1801)年〜元治1(1864)年8月24日 ㊥神

河渭南《かんがわいなん》
江戸時代後期〜末期の医師。
¶国書，徳島歴（かんがわいなん）

神河眉山 かみかわびざん
延享3(1746)年〜文政5(1822)年1月2日
江戸時代中期〜後期の医師。
¶国書

上坂栄一 かみさかえいいち
？〜
大正期の東京帝国大学セツルメント参加者。
¶社史

上島国利 かみじまくにとし
昭和15(1940)年8月31日〜
昭和〜平成期の医学者。昭和大学医学部教授。専門は、精神神経科学。
¶現執4期

神島清庵 かみじませいあん，かみしませいあん
文化7(1810)年4月24日〜安政5(1858)年8月12日
江戸時代末期の医師。備中岡田藩士。
¶岡山歴（かみしませいあん），藩臣6

上条一也 かみじょうかずや
大正11(1922)年2月1日〜昭和57(1982)年12月1日
昭和期の医師。専門は薬理学。
¶科学，近医

上条清明 かみじょうきよあき
大正14(1925)年〜昭和57(1982)年
昭和期の医師。専門は細菌学。
¶近医

上条秀介 かみじょうしゅうすけ
明治26(1893)年12月22日〜昭和31(1956)年5月19日 ㊥上条秀介《かみじょうひですけ》
大正〜昭和期の内科医学者。昭和医科大学長。医育及び医政面で活躍。
¶科学，近医，現情，人名7，世紀，長野歴（かみじょうひですけ），日人

上条俊昭 かみじょうとしあき
昭和5(1930)年12月20日〜
昭和〜平成期の経済問題専門家。医療経済研究機構専務理事。著書に「歩のない経済」「日本と環太平洋経済」など。
¶現執2期，現執3期，現執4期

上条秀介 かみじょうひですけ
→上条秀介（かみじょうしゅうすけ）

上条癸 かみじょうみずのと
明治28(1895)年〜昭和49(1974)年
大正〜昭和期の医師。岡谷病院長、塩筑医師会長。
¶姓氏長野

神代名臣 かみしろあきおみ
生没年不詳
江戸時代後期〜末期の医師、国学者。
¶国書

か

神津幸太郎 かみつこうたろう
→神津孝太郎(こうづこうたろう)

上辻木海 かみつじぼっかい
寛政12(1800)年～明治8(1875)年
江戸時代末期～明治時代の町医師。柑橘類92種を精査し「柑橘図譜」を作成。
¶幕末，幕末大，和歌山人

上手初太郎 かみではつたろう
安政5(1858)年3月5日～大正14(1925)年10月29日
明治・大正期の獣医。
¶飛騨

上出弘之 かみでひろゆき
大正13(1924)年～
昭和期の児童精神医学専門家。
¶現執1期

上遠章 かみとおあきら
明治32(1899)年3月3日～平成5(1993)年11月23日
大正～昭和期の昆虫学者、農林省農薬検査所所長。専門は応用昆虫学、農薬学、植物防疫。
¶科学，現情

上遠恵子 かみとおけいこ
昭和4(1929)年7月17日～
昭和～平成期のフリーライター、視力障害者教育者。レイチェル・カーソン日本協会代表理事。
¶現執4期，児人(生没年不詳)

上西喜三郎 かみにしきさぶろう
文化6(1809)年～明治15(1882)年
江戸時代末期～明治期の志士、公益家。凶作に際し共有地の雑木を売り村民を救済。
¶人名，日人

神沼二真 かみぬまつぐちか
昭和15(1940)年11月～
昭和～平成期の工学者。専門は生命情報工学。著書に「医療革新とコンピュータ」など。
¶現執3期

神奴貞述 かみのみやつこさだのぶ
平安時代中期の医師。
¶人名，日人(生没年不詳)

紙野柳蔵 かみのりゅうぞう
大正1(1912)年8月1日～平成13(2001)年2月22日
昭和～平成期のカネミ油症患者。カネミライスオイル被害者の会全国連絡協議会会長。筆頭原告として損害賠償請求訴訟を起こしたが、のち離脱し、誠意ある謝罪を求めて座り込みを続けた。
¶現朝，現人，世紀

上林了斎 かみばやしりょうさい
江戸時代中期の医師。
¶人名

神村吉助 かみむらきちすけ
明治14(1881)年～昭和33(1958)年
明治～昭和期の医師。
¶姓氏沖縄

上村聖恵 かみむらさとえ
大正9(1920)年～昭和62(1987)年7月20日
昭和期の保健指導者。保健婦専門学院院長、琉球大学助教授。高知県保健婦第1号。全国に先駆けて全県下に保健婦駐在制実現に尽力。
¶近医，高知人，女性，女性普，世紀([生]大正9(1920)年1月8日)，日人

上村親一郎 かみむらしんいちろう
明治23(1890)年～昭和25(1950)年
大正～昭和期の医学者。
¶近医，高知人

上村泉三 かみむらせんぞう
弘安3(1846)年～大正7(1918)年
明治・大正期の外科医。
¶薩摩

上村忠雄 かみむらただお
明治35(1902)年～昭和51(1976)年
大正～昭和期の医師。精神科。
¶近医

上村直親 かみむらなおちか
明治17(1884)年～昭和4(1929)年
明治～昭和期の医師。
¶高知人

上村一 かみむらはじめ
大正14(1925)年7月16日～
昭和～平成期の官僚。環境庁事務次官、社会福祉事業振興会会長。
¶現情

上森捨次郎 かみもりすてじろう
安政6(1859)年～大正8(1919)年
明治～大正期の慈善事業家、教育者。
¶石川百

上森坦斎 かみもりたんさい
→上森坦斎(うわもりたんさい)

神谷雲沢 かみやうんたく
安永2(1773)年～文政3(1820)年
江戸時代中期の医師。
¶人名，長崎遊，日人，藩臣3

紙屋克子 かみやかつこ
昭和21(1946)年11月21日～
昭和～平成期の看護婦。筑波大学大学院教授。臨床看護婦を経て北里学園福祉学科に学ぶ。札幌麻生脳神経外科病院で看護部長、副院長を歴任。
¶世紀，日人

神谷克楨 かみやかつさだ
天明8(1788)年～明治4(1871)年 [別]神谷三園《かみやさんえん》
江戸時代末期の本草学者。
¶国書([没]明治4(1871)年6月23日)，人名，日人，藩臣4(神谷三園 かみやさんえん)，洋学(神谷三園 かみやさんえん [生]天明7(1787)年)

神谷玄武坊 かみやげんぶぼう
→玄武坊（げんぶぼう）

神谷三園 かみやさんえん
→神谷克楨（かみやかつさだ）

神谷潤亭 かみやじゅんてい
天明3（1783）年～？
江戸時代後期の医師、尺八奏者。一節切尺八の復興・普及に尽力。
¶朝日（[没]天保年間（1830～1844年）頃），芸能（生没年不詳），国書（[生]天明3（1783）年頃），日音（[生]天明3（1783）年頃），日人

神谷松見 かみやしょうけん
享保7（1722）年～享和3（1803）年
江戸時代中期～後期の医師、茶人。
¶国書5（[没]享和3（1803）年1月20日），人名，茶道，日人

神谷仁清 かみやじんせい
明治27（1894）年5月27日～昭和39（1964）年5月24日
大正～昭和期の医師。
¶沖縄百，姓氏沖縄

神谷敏郎 かみやとしろう
昭和5（1930）年3月2日～平成16（2004）年
昭和～平成期の医師。専門は解剖学。
¶近医，現執4期

神谷宣郎 かみやのぶろう
大正2（1913）年7月23日～平成11（1999）年1月10日
昭和期の細胞生理学者。「植物細胞の原形質流動及び水分生理の研究」で学士院賞を受賞。
¶科学，現朝，現情，現日，植物，世紀，日人

神谷斉 かみやひとし
昭和14（1939）年～平成23（2011）年
昭和～平成期の医師。小児科。
¶近医

神山雲濤 かみやまうんとう
文化10（1813）年～？
江戸時代後期の八戸藩医。
¶青森人

神山仙庵 かみやませんあん
享保8（1723）年～天明3（1783）年
江戸時代中期の八戸藩医。
¶青森人

神谷美恵子 かみやみえこ
大正3（1914）年1月12日～昭和54（1979）年10月22日
昭和期の精神科医師。著書に「こころの旅」「生きがいについて」など。
¶科学，キリ，近医，近女，現朝，現執1期，現執2期，現情，現人，現日，女史，女性（[生]大正3（1914）年1月3日），女性普（[生]大正3（1914）年1月3日），女文，心理，世紀，哲学，日女，日人，民学，履歴，履歴2，歴大

神谷隆庵 かみやりゅうあん
？～慶応2（1866）年
江戸時代後期～末期の医師。
¶姓氏愛知

神吉東郭 かみよしとうかく
→神吉東郭（かんきとうかく）

亀井協従 かめいきょうじゅう
生没年不詳
江戸時代中期の本草家。
¶国書

亀井慶五郎 かめいけいごろう
明治22（1889）年～昭和14（1939）年
大正～昭和期の獣医、政治家。村長。
¶姓氏岩手

亀井茲満 かめいこれみち
→亀井茲満（かめいこれみつ）

亀井茲満（亀井玆満） かめいこれみつ
正徳3（1713）年7月18日～享保21（1736）年　[別]亀井茲満《かめいこれみち》
江戸時代中期の大名。石見津和野藩主。飢饉に際し幕府からの借入金で米を買い領民を救済。
¶島根人（かめいこれみち），島根百（亀井玆満　[没]享保21（1736）年4月8日），島根歴，諸系，人名（[生]1710年），日人，藩主4（[没]元文1（1736）年4月9日）

亀井昇 かめいしょう
江戸時代末期の儒医。
¶人名

亀井大年 かめいたいねん
安永6（1777）年～文化9（1812）年
江戸時代後期の医師、漢学者。
¶国書（[没]文化9（1812）年5月20日），人名，日人

亀井道怡 かめいどうたい
生没年不詳
江戸時代後期の大住郡下糟屋村の医師。
¶神奈川人，姓氏神奈川

亀井南冥（亀井南溟） かめいなんめい
寛保3（1743）年～文化11（1814）年
江戸時代中期の筑前福岡藩の儒医。
¶朝日（[生]寛保3年8月25日（1743年10月12日）[没]文化11年3月2日（1814年4月21日）），岩史（[生]寛保3（1743）年8月25日　[没]文化11（1814）年3月2日），江人，角史，近世，熊本人（亀井南溟），考古（[生]寛保3年（1743年8月25日）），国史，国書（[生]寛保3（1743）年8月25日　[没]文化11（1814）年3月2日），コン改（[生]寛保1（1741）年），コン4（[生]寛保1（1741）年），コン5（[生]寛保1（1741）年），詩歌，詩作（[生]寛保3（1743）年8月25日　[没]文化11（1814）年3月2日），史人（[生]1743年8月25日　[没]1814年3月2日），思想史，人書94，新潮（[生]寛保3（1743）年8月25日　[没]文化11（1814）年3月2日），人名，世人（亀井南溟　[没]文化11（1814）年3月2日），世百，全書，太宰府，日思，日史（[生]寛保3（1743）年8月

か

25日 [没]文化11(1814)年3月2日)，日人，藩臣7，百科，福岡百([生]寛保3(1743)年8月25日 [没]文化11(1814)年3月3日)，歴大，和俳([没]文化11(1814)年3月2日)

亀井益雄 かめいますお
明治期の医師。陸軍一等軍医。公立登米病院長を歴任。著書に詩稿「為開楼存稿」3巻。
¶人名，日人

亀井雷首 かめいらいしゅ
寛政1(1789)年～嘉永5(1852)年
江戸時代後期の医師、漢学者。
¶国書([没]嘉永5(1852)年8月23日)，人名，日人

亀尾正憲 かめおまさのり
明治32(1899)年～
昭和期の按摩。日本戦闘的無神論者同盟大阪支部準書記長。
¶社史

亀谷了 かめがいさとる
明治42(1909)年7月12日～平成14(2002)年7月24日
大正～平成期の医師。専門は寄生虫学。
¶科学，近医

亀谷静観 かめがいじょうかん
天明5(1785)年～嘉永2(1849)年
江戸時代中期～後期の医師兼漢学者。
¶姓氏富山

亀谷竜二 かめがいりゅうじ
嘉永6(1853)年～昭和15(1940)年
明治～昭和期の漢学者兼医師。
¶姓氏富山

亀谷良山 かめがいりょうざん
文化12(1815)年～明治14(1881)年
江戸時代後期～明治期の医師兼漢学者。
¶姓氏富山

亀川恵信 かめがわけいしん
明治30(1897)年10月18日～昭和35(1960)年7月11日
大正～昭和期の医学者。
¶沖縄百，姓氏沖縄

亀口憲治 かめぐちけんじ
昭和23(1948)年2月6日～
昭和～平成期の臨床心理学者。東京大学大学院教育学研究科教授。
¶現執4期

亀田豊治朗 かめだとよじろう
明治18(1885)年1月～昭和19(1944)年10月1日
大正～昭和期の数学者。厚生省保険院数理課長県統計課長。統計業務、保険界の発展をなした。著書に「保険数学」など。
¶科学，人名7，数学，日人

亀谷哲治(亀谷哲二) かめたにてつじ
大正6(1917)年8月1日～昭和63(1988)年10月11日
昭和期の東北大学教授、星薬科大学学長。有用医薬品創製目的の天然物の有機合成化学研究に従事。
¶科学，現朝，現情，世紀，全書(亀谷哲二)，日人，マス89

亀田治男 かめだはるお
大正14(1925)年～平成22(2010)年
昭和～平成期の医師。内科(消化器)。
¶近医

亀屋周蔵 かめやしゅうぞう
生没年不詳
江戸時代後期の本草家。
¶国書5

亀山益翁 かめやまえきおう
寛政3(1791)年～弘化3(1846)年2月
江戸時代後期の医家。
¶大阪人

亀山九淵 かめやまきゅうえん
天明2(1782)年～天保3(1832)年11月6日
江戸時代末期の倉敷の医師。
¶岡山歴

亀山弘応 かめやまこうおう
明治25(1892)年1月10日～昭和51(1976)年2月3日
大正～昭和期の真言宗僧侶、社会福祉事業家。高野山真言宗管長、老人ホーム嵐山寮設立者。
¶弓道([生]明治24(1891)年1月10日)，現情，人名7，世紀，日人，仏教，仏人

亀山貞介 かめやまさだすけ
～弘化3(1846)年2月27日
江戸時代後期の医家。
¶大阪墓

亀山直幸 かめやまなおゆき
昭和15(1940)年6月6日～
昭和～平成期の労働問題専門家。日本労働研究機構研究所研究主幹。著書に「サービス産業」「高齢化社会の労働生産」など。
¶現執2期，現執3期，現執4期

亀山正邦 かめやままさくに
大正13(1924)年1月6日～平成25(2013)年4月24日
昭和～平成期の医師。専門は神経内科学、老年医学。著書に「老年神経学」など。
¶科学，現執3期，現情

亀山美知子 かめやまみちこ
昭和20(1945)年9月29日～
昭和～平成期のジャーナリスト、看護婦。京都大学医療技術短期大学教授。看護婦の社会的地位の形成を「近代日本看護史」としてまとめる。
¶現執3期

鴨井久一 かもいきゅういち
昭和10(1935)年2月8日～
昭和～平成期の医学者。日本歯科大学教授、日本歯科人間ドック学会会長。専門は歯周病学。著書に「標準歯周病学」など。

¶現執3期

蒲生逸夫 がもういつお
明治34(1901)年～平成6(1994)年
大正～平成期の医師。小児科。
¶近医

蒲生永吉 がもうえいきち
文化5(1808)年～明治12(1879)年
江戸時代後期～明治期の眼科医。
¶眼科([没]明治12(1879)年12月12日)

蒲生褧亭 がもうけいてい
天保4(1833)年～明治34(1901)年 [別]蒲生精庵《がもうせいあん》
江戸時代末期～明治期の漢学者、詩人、医師。
¶維新，江文，国書(蒲生精庵　がもうせいあん [没]明治34(1901)年3月8日)，詩歌，人名，新潟百，日人，和俳

蒲生精庵 がもうせいあん
→蒲生褧亭(がもうけいてい)

蒲生伝治 がもうでんじ
明治36(1903)年～昭和46(1971)年
昭和期の医師、政治家。大社町長、島根県町村会会長。
¶島根歴

蒲生東泉 がもうとうせん
延宝8(1680)年～宝暦2(1752)年7月
江戸時代前期～中期の医家。
¶大阪人

鴨下一郎 かもしたいちろう
昭和24(1949)年1月16日～
昭和～平成期の医師、衆議院議員。厚生労働副大臣、鴨下学園理事長。専門は心身医学。著書に「女性がストレスとつきあう本」など。
¶現執3期，現執4期，現政

鴨下重彦 かもしたしげひこ
昭和9(1934)年～平成23(2011)年
昭和～平成期の医師。小児科。
¶近医

加茂甫 かもはじめ
大正11(1922)年～平成10(1998)年
昭和～平成期の医師。専門は寄生虫学。
¶近医

蒲原聖可 かもはらせいか
昭和39(1964)年9月15日～
昭和～平成期の医師。東京医科大学病院総合健診センター医師、DHC研究顧問。
¶現執4期

加門篤 かもんあつし
江戸時代末期の医師。
¶岡山歴

加門恭輔 かもんきょうすけ
生没年不詳
江戸時代後期の医師。
¶国書

加門桂太郎 かもんけいたろう
元治1(1864)年12月～昭和10(1935)年4月15日
明治～昭和期の医家。京都大学教授。解剖学の権威。京都府立医学校校長を歴任。
¶岡山人，岡山百，岡山歴([生]文久3(1863)年1月2日)，科学，近医，人名，世紀，渡航，日人

加門隆徳 かもんたかのり
→加門隆徳(かもんりゅうとく)

嘉門長蔵 かもんちょうぞう
嘉永5(1852)年～昭和10(1935)年7月
明治～昭和期の慈善家。永年蓄財した金百万円を寄付し、済生会病院を改築した。
¶大阪人

加門隆徳 かもんりゅうとく
? ～安政2(1855)年 [別]加門隆徳《かもんたかのり》
江戸時代後期の医師。
¶岡山百(生没年不詳)，岡山歴，眼科，国書(かもんたかのり　生没年不詳)

萱生玄淳 かやおげんじゅん
安永1(1772)年～天保8(1837)年
江戸時代中期～後期の田原藩医。
¶姓氏愛知

賀屋鎌子 かやかねこ
文久1(1861)年2月3日～大正4(1915)年4月27日
明治～大正期の慈善家。平和会、広島慈善会を創立し、慈善教化に尽力。
¶女性，女性普

賀屋恭安 かやきょうあん
安永8(1779)年～天保13(1842)年 [別]賀屋澹園《かやたんえん》
江戸時代後期の長州(萩)藩医。
¶国書(賀屋澹園　かやたんえん [生]安永8(1779)年11月3日 [没]天保13(1842)年10月14日)，人名([生]1780年)，姓氏山口，日人，藩臣6

賀屋玄中 かやげんちゅう
文化13(1816)年～明治2(1869)年
江戸時代末期の医師。
¶幕末([没]1869年4月30日)，幕末大([生]文化13(1816)年7月7日 [没]明治2(1869)年3月19日)

萱嶋東庵 かやしまとうあん
江戸時代後期の眼科医。
¶眼科

賀屋澹園 かやたんえん
→賀屋恭安(かやきょうあん)

賀陽恒憲 かやつねのり
明治33(1900)年1月27日～昭和53(1978)年1月3日 [別]賀陽宮恒憲王《かやのみやつねのりおう》
昭和期の陸軍軍人。陸軍大学校長。貴族院議員。皇族。戦後、皇室掌典長兼御歌所長、社会福祉法人敬老園理事長、日大顧問などを歴任。
¶現情，諸系，新潮，人名7，世紀，日人，陸海

（賀陽宮恒憲王　かやのみやつねのりおう）

茅野アサ　(茅野あさ)　かやのあさ
大正4(1915)年〜昭和17(1942)年5月22日
昭和期の看護婦、労働運動家。日本労働組合全国協議会メンバー。日本労働組合全国協議会に加盟し、支部オルグとして活動。
¶社史(茅野あさ),女性,女性普

茅野タヅ子　かやのたづこ
昭和18(1943)年〜平成18(2006)年
昭和〜平成期の看護師。ハンセン病医療に従事。
¶近医

賀陽宮恒憲王　かやのみやつねのりおう
→賀陽恒憲(かやつねのり)

茅原定　かやはらさだむ
→茅原虚斎(ちはらきょさい)

香山明　かやまあきら
明治16(1883)年7月3日〜昭和44(1969)年6月11日
明治〜昭和期の歯科医。
¶岡山百,岡山歴

香山晋次郎　かやましんじろう
文久3(1863)年〜明治38(1905)年12月28日
江戸時代末期〜明治期の医師、教育者。
¶学校

香山リカ　かやまりか
昭和35(1960)年7月1日〜
昭和〜平成期の医師。精神科。
¶現執3期,現執4期,世紀,テレ,平和,YA

賀屋隆吉　かやりゅうきち
明治4(1871)年2月5日〜昭和19(1944)年7月15日
明治〜昭和期の医学者。
¶近医,渡航

賀陽済　かやわたる
*〜明治28(1895)年　㊞賀陽済《かようわたる》
明治期の医師・書家。
¶多摩(かようわたる)　㊉安政5(1858)年),日人(㊉1822年)

加友　かゆう
?〜延宝1(1673)年　㊞荒木加友《あらきかゆう》
江戸時代前期の医師、俳人(貞門五哲の一人)。
¶国書,人名(荒木加友　あらきかゆう),日人(荒木加友　あらきかゆう),俳諧,俳句(㊞?),俳文,和俳(荒木加友　あらきかゆう)

萱生郁蔵　かよういくぞう
文政2(1819)年〜明治1(1868)年
江戸時代末期の医師。
¶幕末,幕末大,藩臣4,東三河(㊂明治1(1868)年7月23日)

萱生玄順　かようげんじゅん
安永1(1772)年〜天保8(1837)年6月10日
江戸時代後期の三河田原藩医。

¶国書,人名,日人,藩臣4,東三河

萱生玄長　かようげんちょう
生没年不詳
江戸時代中期の俳人・田原の町医。
¶東三河

加用信憲　かようのぶのり
明治17(1884)年〜昭和48(1973)年
明治〜昭和期の医師。内科。
¶近医

萱生奉三　かようほうぞう
嘉永6(1853)年9月22日〜明治15(1882)年4月22日
江戸時代後期〜明治期の医師、英学者。
¶東三河

賀陽済　かようわたる
→賀陽済(かやわたる)

唐木保蔵　からきやすぞう
明治5(1872)年9月21日〜?
明治期の産婦人科医。
¶渡航

韓国広足　からくにのひろたり
→韓国連広足(からくにのむらじひろたり)

韓国連広足　からくにのむらじひろたり
生没年不詳　㊞韓国広足《からくにのひろたり》
奈良時代の宮廷の呪術師、典薬頭。
¶朝日(韓国広足　からくにのひろたり),古史,古代,古代普,日人(韓国広足　からくにのひろたり),仏教(韓国広足　からくにのひろたり),歴大

柄沢昭秀　からさわあきひで
昭和5(1930)年4月9日〜
昭和〜平成期の医師。聖徳大学人文学部教授。
¶現執4期

柄沢英作　からさわえいさく
大正15(1926)年〜
昭和期の医師。
¶群馬人

唐沢光徳　からさわみつのり
明治11(1878)年10月20日〜昭和24(1949)年3月30日
大正〜昭和期の小児科医学者。慶応義塾大学教授。小児保健活動、ジフテリアについて研究。日本小児学会を発足。
¶科学,近医,現情,人名7,世紀,渡航,日人

辛島篤　からしまあつし
明治14(1881)年〜大正14(1925)年
明治〜大正期の女医。
¶大分歴

辛島詢士　からしまじゅんし
明治33(1900)年〜昭和62(1987)年
大正〜昭和期の医師。
¶大分歴

辛島正庵 からしましょうあん
安永8(1779)年～安政4(1857)年
江戸時代末期の医師(中津藩医)。
¶洋学

辛島東渓 からしまとうけい
安永6(1777)年～安政4(1857)年
江戸時代中期～末期の中津藩の侍医。
¶大分歴

烏田圭三 からすだけいぞう
天保1(1830)年～明治16(1883)年11月30日
江戸時代末期～明治期の医師。好生館教授、病院総督などを歴任。
¶姓氏山口(⊕1829年)，幕末，幕末大(⊕文政13(1830)年11月3日)

烏田智庵 からすだちあん
元禄2(1689)年～明和5(1768)年
江戸時代中期の医師、本草学者。
¶国書(⊗明和5(1768)年5月14日)，長崎遊，日人(⊕1690年)，山口百

烏田良岱 からすだりょうたい
文化1(1804)年～明治10(1877)年8月17日
江戸時代～明治時代の医師。西洋医学を学び帰郷して外科医。
¶幕末，幕末大(⊕文化1(1804)年5月12日)

唐橋君山 からはしくんざん
元文1(1736)年～寛政12(1800)年　㊞唐橋世済《からはしせいさい》
江戸時代中期～後期の漢学者、医師。豊後岡藩侍医。
¶朝日(⊗寛政12年11月8日(1800年12月23日))，大分百(唐橋世済　からはしせいさい　⊕1735年)，大分歴，国書(唐橋世済　からはしせいさい　⊗寛政12(1800)年12月)，新潮(唐橋世済　からはしせいさい)，人名，藩臣7(唐橋世済　からはしせいさい)

唐橋世済 からはしせいさい
→唐橋君山(からはしくんざん)

狩野芳市 かりのよしいち
昭和2(1927)年1月15日～
昭和期のKMT式点訳技法開発者。
¶視覚

刈米達夫 かりよねたつお
明治26(1893)年8月19日～昭和52(1977)年6月20日
昭和期の生薬学者。京都大学教授。国立衛生試験所所長、日本薬学会会頭、中央薬事審議会会長。著書に「最新生薬学」など。
¶科学，科技，近医，現朝，現情，植物，新潮，人名7，世紀，全書，日人

軽部烏頭子 かるべうとうし
明治24(1891)年3月7日～昭和38(1963)年9月20日
大正～昭和期の俳人、医師。「馬酔木」筆頭同人。句集に「灯虫」など。
¶近文，現情，現俳，世紀，日人

軽部修白 かるべしゅうはく
明治12(1879)年4月26日～？
明治～大正期の医師。
¶渡航

唐牛昌運 かろうじしょううん
生没年不詳
江戸時代末期の陸奥弘前藩医。
¶青森人(⊕幕末)，青森百，藩臣1

唐牛昌考 かろうじしょうこう
？～
江戸時代末期の津軽の医師。
¶青森人，青森百(生没年不詳)

河合篤叙 かわいあつのぶ
慶応3(1867)年～昭和21(1946)年
明治～昭和期の教育者、実業家、社会事業家。
¶北海道百，北海道歴

河合伊六 かわいいろく
昭和3(1928)年3月13日～
昭和～平成期の教育心理学者。広島大学学部教授、大分大学附属養護学校長。
¶現執1期，現執3期，心理

河合和美 かわいかずみ
昭和23(1948)年2月10日～平成15(2003)年6月24日
昭和～平成期の福祉施設職員、音訳指導員。
¶視覚

河合亀太郎 かわいかめたろう
明治9(1876)年6月8日～昭和34(1959)年7月19日
明治～昭和期の実業家。日本薬剤師会会長。肝油ドロップを創製。河合研究所(河合製薬)を設立。
¶静岡歴，世紀，姓氏静岡，日人

河合杏庵 かわいきあん
？～明治25(1892)年
江戸時代末期～明治期の丹波篠山藩医、漢学者。
¶藩臣5

河相洌 かわいきよし
昭和2(1927)年10月22日～　㊞河相洌《かあいきよし》
昭和～平成期の児童文学作家、盲学校教諭。
¶視覚，児人(かあいきよし)

河合清之 かわいきよゆき
大正11(1922)年～昭和57(1982)年
昭和期の医師。専門は病理学。
¶近医

河合元碩 かわいげんせき
生没年不詳
江戸時代後期の医師。
¶国書

河合五郎兵衛 かわいごろべえ
宝永7(1710)年～安永3(1774)年
江戸時代中期の医師。

¶人名，長崎遊

河井貞明 かわいさだあき
昭和15(1940)年2月24日～平成2(1990)年8月3日
昭和～平成期のウイルス学者。東京大学医科学研究所教授。東京大学医科学研究所助教授、教授、癌ウイルス研究部長を歴任。
¶科学，近医，世紀，日人

川合貞郎 かわいさだお
明治43(1910)年11月12日～
昭和期の病理学者。
¶群馬人

河合三郎 かわいさぶろう
*～
昭和期の翻訳家、小説家。青島医科大学教授。
¶児人(㊥1923年)，日児(㊥明治42(1909)年9月22日)

河石九二夫 かわいしくにお
明治28(1895)年1月17日～昭和48(1973)年1月28日
明治～昭和期の外科学者。広島大学教授、河石病院院長。
¶近医，現情

河相周兵衛 かわいしゅうべえ
明和1(1764)年～天保4(1833)年
江戸時代中期～後期の公共事業家。困窮者救済のための「福府義倉」を創設。
¶日人

河合春一郎 かわいしゅんいちろう
大正10(1921)年2月～平成14(2002)年4月1日
昭和・平成期の歯科医。河合歯科医院院長・石川県歯科技工士専門学校長。
¶石川現九

河合正阿 かわいしょうあ
安永8(1779)年～天保9(1838)年
江戸時代後期の医師、俳人。
¶姓氏長野，長野歴

河合鷹 かわいたか
明治6(1873)年7月19日～？
明治～大正期の医師。
¶渡航

河合直次 かわいなおじ
明治27(1894)年～昭和50(1975)年
明治～昭和期の医師。外科。
¶近医，千葉百

河合尚久 かわいなおひさ
生没年不詳
江戸時代中期の医師。
¶国書

川合述史 かわいのぶふみ
昭和9(1934)年11月13日～
昭和～平成期の神経科学者。自治医科大学教授。神経作用物質を研究。クモ毒の成分の一つを発見し、化学的に人工合成に成功。

¶世紀，日人

河合隼雄 かわいはやお
昭和3(1928)年6月23日～平成19(2007)年7月19日
昭和～平成期の臨床心理学者。京都大学教授、国際日本文化研究センター教授、文化庁長官。わが国のユング派分析の第一人者で、著書に「ユング心理学入門」など。
¶科学，京都文，近医，現朝，現執1期，現執2期，現執3期，現執4期，現情，現日，児作，児人，児文，新潮，心理，世紀，日児，日人，兵庫文，マス89，履歴2

河合繁平 かわいはんぺい
明治39(1906)年～昭和58(1983)年
昭和期の医師。
¶姓氏岩手

河合洋 かわいひろし
昭和9(1934)年10月25日～
昭和～平成期の医師。小児精神科、国立小児病院精神科医長。
¶現執3期

川井浩 かわいひろし
昭和8(1933)年～平成18(2006)年
昭和～平成期の医師。専門は生理学(運動生理学)。
¶近医

河合正泰 かわいまさやす
昭和4(1929)年4月22日～
昭和～平成期の福祉活動家。刑余者の更生保護施設「宝珠園」を運営。
¶日人

河合良成 かわいよしなり
明治19(1886)年5月10日～昭和45(1970)年5月14日
明治～昭和期の実業家、政治家。小松製作所社長、厚生相。東京株式取引所常務理事、東京市助役、運輸通信省船舶局長などを歴任。
¶石川百，近現，現朝，現執1期，現情，現人，現日，国史，コン改，コン4，コン5，史人，実業，新潮，人名，世紀，政治，姓氏石川，姓氏富山，全書，大百，富山百，日史，日人，履歴，履歴2，歴大

河合良温 かわいよしはる
江戸時代後期の医師、漢学者。
¶国書(生没年不詳)，姓氏石川

川井立斎 かわいりっさい
生没年不詳
江戸時代中期～後期の医師、歌人。
¶国書

川井立節 かわいりっせつ
？　～享保15(1730)年
江戸時代中期の医師、歌人。
¶国書

川井立牧（河合立牧）かわいりゅうぼく
宝永5(1708)年～明和3(1766)年
江戸時代中期の医師、歌人。
¶国書（㊙明和3(1766)年7月20日），人名（河合立牧），日人，和俳（河合立牧）

河合魯斎 かわいろさい★
天保12(1841)年2月15日～大正1(1912)年
江戸時代後期～明治期の医業従事家。
¶三重続

川合渉 かわいわたる
明治18(1885)年11月10日～昭和34(1959)年10月20日
明治～昭和期の歯科医学者。東洋歯科医学専門学校教授、日本大学歯科医学校長などを歴任。
¶科学，近医，現情，人名7，世紀，渡航，日人（㊙昭和34(1959)年1月20日）

河内公明 かわうちきみあき
安永8(1779)年～安政2(1855)年　㊙河内公明《かわちきみあき》
江戸時代後期の医師、歌人。
¶国書（㊙安政2(1855)年11月），人名（かわちきみあき），日人，和俳（かわちきみあき）

河内清彦 かわうちきよひこ
昭和22(1947)年5月16日～
昭和期の教育学者。
¶視覚

河内利庵 かわうちりあん
？　～天保2(1831)年1月27日
江戸時代後期の医師、製薬家。
¶徳島歴

川生実 かわおいみのる
明治37(1904)年6月26日～
昭和期の医師。
¶群馬人

川上あい かわかみあい
明治32(1899)年9月15日～昭和62(1987)年2月15日
大正～昭和期の医師。眼科。
¶社史，女運

川上貫一 かわかみかんいち
明治21(1888)年1月28日～昭和43(1968)年9月12日
昭和期の社会運動家。衆議院議員。日本共産党の指導者、党中央委員。
¶大阪人（㊙昭和43(1968)年9月），岡山人，岡山歴，革命，現朝，現情，現人，コン改，コン4，コン5，社運，社史，新潮，人名7，世紀，政治，世人，日人，平和

川上儀三郎 かわかみぎさぶろう
明治42(1909)年1月10日～平成9(1997)年
昭和～平成期の医師、島根県医師会長。
¶島根百，島根歴

川上清辰 かわかみきよとき
明治3(1870)年～明治35(1902)年4月11日
明治期の医師・歌人。
¶飛騨

川上清平 かわかみきよへい
文政9(1826)年4月～明治29(1896)年9月1日
江戸時代末期・明治期の医師。
¶飛騨

川上元治郎 かわかみげんじろう
元治1(1864)年～大正4(1915)年
明治～大正期の眼科医、日本眼科学会創立者の一人、日本医事周報社長。
¶新潟百別

川上幸三 かわかみこうぞう
昭和12(1937)年10月12日～
昭和期の養護教育研究家。
¶現執2期

川上行蔵 かわかみこうぞう
明治31(1898)年9月7日～平成6(1994)年10月26日
昭和期の栄養学者、食物史家。共立女子短期大学教授。
¶食文，世紀，日人

川上倭香 かわかみしずか
元治1(1864)年2月13日～大正5(1916)年7月11日
明治・大正期の眼科医。
¶飛騨

川上秀一郎 かわかみしゅういちろう
明治25(1892)年8月9日～*
大正・昭和期の医師。
¶岩手人（㊙1981年6月18日），姓氏岩手（㊙1967年）

川上熹碩 かわかみじゅせき
生没年不詳
江戸時代後期～末期の蘭方医。
¶新潟百別

川上漸 かわかみすすむ
明治16(1883)年～昭和19(1944)年
明治～昭和期の病理学者。
¶近医

川上清一郎 かわかみせいいちろう
生没年不詳
明治期の医師。
¶飛騨

川上清哉 かわかみせいさい
→川上清哉（かわかみせいや）

河上征治 かわかみせいじ
昭和14(1939)年～平成11(1999)年
昭和～平成期の医師。産婦人科（不妊症学）。
¶近医

川上清哉 かわかみせいや
安政1(1854)年～明治28(1895)年　㊙川上清哉《かわかみせいさい》
江戸時代末期～明治期の医師、恙虫病研究者。

¶近医，新潟百別（かわかみせいさい）

川上泰一 かわかみたいいち
大正6（1917）年8月30日～平成6（1994）年8月30日
大正～平成期の漢点字研究者。
¶視覚

川上武 かわかみたけし
大正14（1925）年11月20日～平成21（2009）年7月2日
昭和～平成期の医師、医事評論家。杉並組合病院院長。日雇労働者の集団検診、九州炭鉱労働組合医療班などに参加。著書に「技術進歩と医療費」など。
¶科学，近医，現朝，現執1期，現執2期，現執3期，現情，現人，世紀，日人，マス89

川上長見 かわかみちょうけん
～弘化4（1847）年2月27日
江戸時代後期の俳人・医師。
¶飛騨

川上東巌 かわかみとうがん
文政9（1826）年～明治31（1898）年8月21日
江戸時代後期～明治期の医師。
¶国書

河上肇 かわかみはじめ
明治12（1879）年10月20日～昭和21（1946）年1月30日
明治～昭和期の経済学者、社会主義者。京都帝国大学教授。マルクス主義の研究と紹介に尽力。共産党入党。自叙伝の執筆に専念。
¶朝日，アナ，岩歌，岩史，沖縄百，角史，京都，京都大，京都文，キリ，近現，近文，現朝（[生]1879年12月20日），現人，現日，国史，コン改，コン5，史人，思想，社運，社史，重要，小説，新潮，新文，人名7，世紀，政治，姓氏沖縄，姓氏京都，姓氏山口，世人，世百，世百新，全書，大百，哲学，伝記，日思，日史，日人，日本，百科，仏教，文学，平日（[生]1879 [没]1946），平和，民学，山口人，山口百，山口文，履歴，履歴2，歴大

川上博 かわかみひろし
明治37（1904）年～平成1（1989）年
大正～昭和期の医師。産婦人科。
¶近医

川上文興 かわかみぶんこう
～明治8（1875）年
江戸時代後期の医師。
¶長崎遊

川上文和 かわかみぶんわ
*～文化9（1812）年
江戸時代中期～後期の医師。
¶国書（[生]？　[没]文化9（1812）年6月14日），長崎遊（[生]宝暦9（1759）年）

川上平太郎 かわかみへいたろう
明治42（1909）年～昭和50（1975）年
昭和期の歌人・医学博士。
¶福島百

川上正澄 かわかみまさずみ
大正10（1921）年9月11日～昭和57（1982）年12月6日
昭和期の医師。専門は生理学。
¶岡山歴，近医

川上六馬 かわかみむつま
明治35（1902）年～昭和61（1986）年
大正～昭和期の官僚。専門は厚生行政。
¶近医

川上理一 かわかみりいち
明治28（1895）年11月7日～昭和57（1982）年4月25日
明治～昭和期の人類遺伝学者。慶応義塾大学教授。
¶科学，近医，現情

川上隆三 かわかみりゅうぞう
大正7（1918）年7月30日～昭和51（1976）年12月27日
昭和期の高山保健所長。
¶飛騨

川北篤 かわきたあつし
昭和5（1930）年7月23日～平成22（2010）年3月16日
昭和・平成期の整形外科医。
¶石川現終，音人3

川北元立 かわきたげんりゅう
天保7（1836）年～明治41（1908）年
江戸時代末期～明治期の医師。戊辰戦争の際には傷病兵の治療に当たる。維新後は郷里の津で開業。
¶長崎遊，洋学

川北祐幸 かわきたすけゆき
大正15（1926）年～平成12（2000）年
昭和～平成期の医師。専門は病院管理学。
¶近医

川喜田政明（川喜多政明） かわきたまさあき
文政5（1822）年～明治12（1879）年
江戸時代末期～明治期の本草学者。
¶国書（[没]明治12（1879）年6月22日），人名（川喜多政明　[生]1813年），日人

川喜多雄二 かわきたゆうじ
大正12（1923）年2月9日～
昭和～平成期の俳優、医師。歯科。
¶映男，芸能，世紀，男優

川喜田愛郎 かわきたよしお
明治42（1909）年1月29日～平成8（1996）年12月6日
昭和期の微生物学者、医学史家。千葉大学医学部教授。日本脳炎の研究などに業績。著書「近代医学の史的基盤」で学士院賞受賞。
¶科学，科技，近医，現朝，現情（[生]1901年1月29日），現人，新潮，世紀，日人，マス89

河北恵文 かわきたよしふみ
大正8（1919）年～昭和48（1973）年

昭和期の医師。内科。
¶近医

河口愛子 かわぐちあいこ
明治4(1871)年10月6日〜昭和34(1959)年9月26日
明治〜昭和期の教育者、婦人運動家。小石川高等女学校校長、婦人参政権同盟会理事長。教育社会事業に貢献。著書に「趣味の廃物利用」。
¶学校、近女、熊本人、熊本百、女運(㊅1873年10月6日)、女性、女性普、世紀、日人

川口元仲 かわぐちげんちゅう
〜享保6(1721)年
江戸時代中期のオランダ流外科医。
¶伊豆

川口鹿蔵 かわぐちしかぞう
嘉永2(1849)年11月16日〜大正15(1926)年12月17日
江戸時代末期〜大正期の社会事業家。
¶岡山歴

河口信順 かわぐちしんじゅん
→河口信順(かわぐちのぶより)

河口信任 かわぐちしんにん
元文1(1736)年〜文化8(1811)年　㊅河口信任
《かわぐちのぶただ、かわぐちのぶとう》
江戸時代中期〜後期の蘭方医。下総古河藩医。人体解剖書「解屍編」を刊行。
¶朝日(㊅元文1年5月9日(1736年6月17日))　㊁文化8年4月26日(1811年6月16日))、茨城百、茨城歴、江人、科学(㊅元文1(1736)年5月9日　㊁文化8(1811)年4月26日)、郷土茨城(かわぐちのぶとう)、近世、国史、国書(かわぐちのぶただ　㊅元文1(1736)年5月9日　㊁文化8(1811)年4月26日)、史人(㊅1736年5月9日　㊁1811年4月26日)、新潮(㊅元文1(1736)年5月9日　㊁文化8(1811)年4月26日)、世人(㊅元文1(1736)年5月9日　㊁文化8(1811)年4月26日)、全書、大百、長崎百、長崎遊、日人、藩臣3、洋学(かわぐちのぶただ)

川口頼母 かわぐちたのも
元禄7(1694)年〜明和8(1771)年　㊅川口信友
《かわぐちのぶとも》
江戸時代中期の本草家、書物奉行。
¶国書(川口信友　かわぐちのぶとも　㊁明和8(1771)年10月12日)、人名、徳川臣(川口信友　かわぐちのぶとも)、日人

川口ちあき かわぐちちあき
昭和14(1939)年〜平成16(2004)年
昭和・平成期の地域女性史研究者、共同保育運動家。
¶愛知女

川口長孺 かわぐちちょうじゅ
安永2(1773)年〜天保5(1834)年
江戸時代後期の史家、医師。
¶人名

川口枕河 かわぐちちんが、かわぐちちんか
文政12(1829)年〜明治39(1906)年
江戸時代末期〜明治期の医師、漢詩人。
¶人名、日人(かわぐちちんか)、和俳

川口道斎 かわぐちどうさい
生没年不詳
江戸時代末期の医師。
¶国書

河口信任 かわぐちのぶただ
→河口信任(かわぐちしんにん)

河口信任 かわぐちのぶとう
→河口信任(かわぐちしんにん)

川口信友 かわぐちのぶとも
→川口頼母(かわぐちたのも)

河口信寛 かわぐちのぶひろ
文政12(1829)年〜明治39(1906)年
江戸時代後期〜明治期の蘭方医。
¶江文

河口信順 かわぐちのぶより
寛政5(1793)年〜明治2(1869)年　㊅河口信順
《かわぐちしんじゅん》
江戸時代末期の医師。
¶江文、幕末、幕末大、藩臣3(かわぐちしんじゅん)

川口政祐 かわぐちまさすけ
？〜
大正期の東京帝国大学セツルメント参加者。
¶社史

川口陽一郎 かわぐちよういちろう
大正11(1922)年〜平成9(1997)年
昭和〜平成期の医師。専門はハンセン病医療。
¶近医

川口与四郎 かわぐちよしろう
明治20(1887)年？〜？
明治〜昭和期の軍医。
¶姓氏岩手

河口良庵 かわぐちりょうあん
寛文10(1670)年〜延享3(1746)年
江戸時代前期〜中期の医師。
¶国書

川久保典一 かわくぼのりかず
昭和9(1934)年9月6日〜平成8(1996)年4月23日
昭和〜平成期の外科医・スポーツドクター。
¶埼玉人

川久保義典 かわくぼよしのり
明治32(1899)年4月4日〜昭和41(1966)年4月21日
大正〜昭和期の医師、政治家。浦和市長。
¶埼玉人

川越有邦 かわごえありくに
寛政2(1790)年〜文政10(1827)年6月18日

かわこえ

江戸時代後期の医師。
¶国書

川越厚 かわごえこう
昭和22(1947)年5月11日〜
昭和〜平成期の医師。ホームケアクリニック川越院長。
¶現執4期

川越衡山 かわごえこうざん
宝暦8(1758)年1月1日〜文政11(1828)年8月9日
江戸時代中期〜後期の医師。
¶国書, 姓氏京都(生没年不詳)

川崎和雄 かわさきかずお
大正10(1921)年〜昭和19(1944)年
大正〜昭和期の海軍軍医。
¶近医

川崎君平 かわさきくんぺい
生没年不詳
江戸時代後期の蘭方医。
¶新潟百

川崎順二 かわさきじゅんじ
明治31(1898)年3月14日〜昭和46(1971)年11月11日
大正〜昭和期の医師。全日本舞謡連盟理事長。
¶近医, 世紀, 姓氏富山, 富山人, 富山百, 日人, ふる

川崎祐宣 かわさきすけのぶ
明治37(1904)年2月22日〜平成8(1996)年6月2日
昭和期の医師。
¶岡山百, 学校, 近医

川崎大治 かわさきだいじ,かわさきたいじ
明治35(1902)年3月29日〜昭和55(1980)年8月8日
昭和期の児童文学作家。日本児童文学者協会会長。無産者託児所運動などに尽力。童話に「ピリピリ電車」など。
¶近文, 現情, コン改, コン4, コン5, 児作, 児人, 児文, 社史, 小説, 新潮, 世紀(かわさきたいじ), 日児, 日人, 平和, 北海道文(かわさきたいじ)

川崎タミ かわさきたみ
明治15(1882)年〜昭和48(1973)年
明治〜昭和期の女性、実業家。紬織の技術者、黒糖焼酎の醸造業者。社会事業にも終生尽くした。
¶薩摩

川崎近太郎 かわさきちかたろう
明治39(1906)年9月7日〜昭和63(1988)年5月13日
大正〜昭和期の薬学者。大阪大学教授、神戸学院大学教授。
¶科学, 近医, 現情

川崎典民 かわさきてんみん
生没年不詳
明治期の医師。
¶新潟百

川崎道民 かわさきどうみん
→川崎道民(かわさきみちたみ)

川崎敏男 かわさきとしお
大正9(1920)年10月31日〜平成16(2004)年2月23日
昭和〜平成期の薬学者。九州大学名誉教授。専門は植物薬品化学。
¶科学, 植物

川崎富作 かわさきとみさく
大正14(1925)年2月7日〜
昭和〜平成期の医師。日本川崎病研究センター所長、日赤医療センター小児科部長。「川崎病」(急性熱性皮膚粘膜リンパ節症候群=MCLS)を発見、著書に「赤ちゃんの病気と健康相談」など。
¶現朝, 現情, 世紀, 日人, マス89

河崎延貞 かわさきのぶさだ
寛永11(1634)年8月1日〜宝永6(1709)年
江戸時代前期の国学者、伊勢の祠官、神宮医。
¶国書(㊲宝永6(1709)年10月23日), 神人(㊲宝永6(1709)年10月23日), 人名(㊲?), 日人, 三重続

河崎一 かわさきはじめ
明治28(1895)年3月19日〜昭和58(1983)年1月16日
大正〜昭和期の社会事業家・地方政治家。
¶岡山歴

川崎秀二 かわさきひでじ
明治44(1911)年9月14日〜昭和53(1978)年2月22日
昭和期の政治家。衆議院議員(自民党)、厚生大臣。
¶大阪人(㊲昭和53(1978)年2月), 現朝, 現執1期, 現情, 現人, コン4, コン5, 新潮, 人名7, 世紀, 政治, 日人, 平和

河崎標也 かわさきひょうや
明治19(1886)年1月4日〜昭和39(1964)年10月25日
明治〜昭和期の軍医・医師。
¶岡山歴

川崎二三彦 かわさきふみひこ
昭和26(1951)年8月19日〜
昭和〜平成期の児童福祉司。京都府宇治児童相談所相談判定課長。
¶現執4期

川崎道民 かわさきみちたみ
*〜明治14(1881)年　㊲川崎道民《かわさきどうみん》
江戸時代末期〜明治期の肥前佐賀藩医師。1860年遣米使節。1862年遣欧使節に同行。
¶海越(かわさきどうみん　㊥天保2(1831)年), 海越新(かわさきどうみん　㊥天保2(1831)年), 国書(かわさきどうみん　㊥天保1(1830)年), 佐賀百(㊥天保2年), 写家(㊥天保2年), 長崎遊(㊥?), 日人(かわさきどうみん　㊥1831年), 幕末(㊥?), 幕末大(㊥?)

河崎可成　かわさきよししげ
　大正6(1917)年〜昭和54(1979)年
　昭和期の医師。
　¶山口人

川地三郎　かわじさぶろう
　明治1(1868)年1月15日〜?
　明治期の医師。
　¶渡航

河島右一　かわしまういち
　明治8(1875)年1月6日〜昭和7(1932)年3月
　明治〜昭和期の医師。
　¶渡航

川島億次郎　かわしまおくじろう
　→三島億二郎(みしまおくじろう)

川島慶治　かわしまけいじ
　明治2(1869)年7月26日〜昭和26(1951)年9月8日
　明治〜昭和期の医学博士・陸軍軍医監。
　¶近医，渡航，栃木人(㊳昭和33(1958)年)

川島健吉　かわしまけんきち
　明治36(1903)年〜平成2(1990)年
　大正〜平成期の医師。外科。
　¶近医

川嶋貞子　かわしまさだこ
　明治22(1889)年5月5日〜昭和41(1966)年4月10日
　明治〜昭和期の社会事業家。
　¶世紀，日人

川島三郎　かわしまさぶろう
　?〜
　大正期の東京帝国大学セツルメント参加者。
　¶社史

川島四郎(川嶋四郎)　かわしましろう
　明治28(1895)年2月8日〜昭和61(1986)年12月3日
　明治〜昭和期の栄養食糧研究家。専門は栄養学、食品化学。
　¶科学，科技，現執2期，現情(㊤1895年2月3日)，食文，世紀，日人，マス89，陸海(川嶋四郎)

川島震一　かわしましんいち
　明治30(1897)年〜昭和62(1987)年
　明治〜昭和期の医師。内科。
　¶近医

川島尚　かわしまひさし
　大正15(1926)年〜
　昭和期の医師。
　¶群馬人

川島みどり　かわしまみどり
　昭和6(1931)年5月18日〜
　昭和〜平成期の看護師。健和会臨床看護学研究所所長。自主研究グループ東京看護学セミナーを創設。著書に「看護の自立」「看護学生のための在宅看護論」など。
　¶現朝，現執3期，現情，現人，世紀，日人，YA

河島元成　かわしまもとなり
　文政10(1827)年〜明治6(1873)年6月27日
　江戸時代末期〜明治期の医師。
　¶国書，洋学

河島聞達　かわしまもんたつ
　文化1(1804)年〜元治1(1864)年
　江戸時代末期の儒医。
　¶人名，日人

河島養林　かわしまようりん
　文政7(1824)年〜明治9(1876)年
　江戸時代末期〜明治期の医師、漢学者。
　¶人名，日人

川島好兼　かわしまよしかね
　明治19(1886)年〜昭和48(1973)年
　明治〜昭和期の医師。内科。
　¶近医

川島吉良　かわしまよしろう
　昭和13(1928)年〜平成9(1997)年
　昭和〜平成期の医師。産婦人科。
　¶近医

川島弥　かわしまわたる
　大正3(1914)年〜平成9(1997)年
　昭和〜平成期の医師。整形外科。
　¶近医

川尻徹　かわじりとおる
　昭和6(1931)年6月7日〜
　昭和〜平成期の医師。神経科、老人性精神医学。
　¶現執3期

河津省庵　かわずしょうあん
　→河津省庵(かわづせいあん)

河津省庵　かわずせいあん
　→河津省庵(かわづせいあん)

河瀬収　かわせおさむ
　明治42(1909)年〜昭和58(1983)年
　大正〜昭和期の医師。専門は病理学。
　¶近医

川瀬清　かわせきよし
　大正14(1925)年〜
　昭和〜平成期の薬学者。東京薬科大学教授。
　¶YA

川瀬元九郎　かわせげんくろう
　→川瀬元九郎(かわせもとくろう)

川瀬玄探　かわせげんたん
　天保1(1830)年5月1日〜明治36(1903)年7月30日
　江戸時代後期〜明治期の医師。
　¶秋田人2，国書

川瀬元九郎　かわせもとくろう
　明治4(1871)年12月〜昭和20(1945)年6月4日
　㊙川瀬元九郎《かわせげんくろう》
　明治期の医学者、スウェーデン体操研究家。
　¶教育，近医，体育，渡航(かわせげんくろう)

か

河添邦俊 かわぞえくにとし
昭和4(1929)年1月27日〜
昭和〜平成期の障害児教育学者、乳幼児保育研究者。河添育児学研究所長、高知大学教授。
¶現執2期，現執3期

川副慶順 かわぞえけいじゅん
？ 〜安永9(1780)年
江戸時代中期の播磨三日月藩医。
¶藩臣5

川添正道 かわぞえまさみち
明治4(1871)年8月11日〜＊
明治期の医師。
¶近医([没]昭和32(1957)年)，渡航([没]？)

川田悦子 かわだえつこ
昭和24(1949)年2月13日〜
昭和〜平成期の社会運動家。「血友病の子供を守る親の会」代表。専門は医療、司法制度。
¶現執4期，現政，児人，世紀，YA

川田鴻斎 かわだこうさい
文化7(1810)年〜明治6(1873)年
江戸時代末期〜明治時代の医師。遠州地方ではじめて牛痘苗による種痘を実行。
¶静岡百，静岡歴，姓氏静岡，幕末，幕末大

河田茂 かわたしげる
明治23(1890)年〜昭和34(1959)年
明治〜昭和期の医師。産婦人科。
¶近医

川田信一郎 かわたしんいちろう
大正7(1918)年4月17日〜昭和59(1984)年8月14日
昭和期の農学者。栽培学、作物生理学の面で業績がある。
¶科学，現情，現人，世紀，日人

川田末市 かわだすえいち
明治42(1909)年2月20日〜
昭和期の医師。
¶群馬人

河田政一 かわたせいいち
明治39(1906)年〜平成4(1992)年
大正〜平成期の医師。耳鼻咽喉科。
¶近医

川田貞次郎(川田貞治郎) かわだていじろう，かわたていじろう
明治12(1879)年4月3日〜昭和34(1959)年6月27日
大正〜昭和期の特殊教育研究者。藤倉学園常任理事園長。知的障害児に対する教育事業に携わる。論文に「教育的治療学」など。
¶教育，近医(川田貞治郎　かわたていじろう)，心理(川田貞治郎)

川田十三夫 かわたとみお
大正13(1924)年11月13日〜平成10(1998)年7月11日
昭和〜平成期の細菌学者、徳島大学名誉教授。
¶科学

川田稔 かわだみのる
昭和22(1947)年6月21日〜
昭和〜平成期の政治思想史学者。日本福祉大学教授。
¶現執3期，現執4期

川田弥一郎 かわだやいちろう，かわたやいちろう
昭和23(1948)年10月2日〜
昭和〜平成期の作家、医師。推理小説作品に「白く長い廊下」「炎天のランナー」など。
¶小説(かわたやいちろう)，世紀，日人，ミス

河田雄禎 かわたゆうてい
文政5(1822)年〜明治20(1887)年2月26日
江戸時代末期〜明治時代の医師。
¶幕末，幕末大，藩臣6

川田洋一 かわだよういち
昭和12(1937)年〜
昭和〜平成期の東洋哲学者。創価学会文化本部総主事、東洋哲学研究所所長。専門は生命倫理、仏教医学。
¶現執4期

川田隆一 かわだりゅういち
昭和35(1960)年12月10日〜
昭和〜平成期の講演家、文筆家、視覚障害者向け情報提供事業者。
¶視覚

川田竜平 かわだりゅうへい
昭和51(1976)年1月12日〜
平成期のHIV訴訟原告。血友病治療のために投与された輸入血液製剤からHIVに感染。東京HIV訴訟に加わる。
¶世紀，日人，YA

河内公明 かわちきみあき
→河内公明(かわうちきみあき)

河内全節 かわちぜんせつ
天保5(1834)年8月3日〜明治41(1908)年6月24日
[別]河内全節《こうちぜんせつ》
明治期の漢方医。江戸医学館に学び麴町に開業。浅田宗伯、今村了庵とならぶ大家。
¶朝日([生]天保5年8月3日(1834年9月5日))，科学，史研，新潮(こうちぜんせつ)，人名(こうちぜんせつ)，新潟百別，日人(こうちぜんせつ)

河内卓 かわちたかし
昭和4(1929)年5月8日〜
昭和〜平成期の医師、団体役員。がん、埼玉県戸田・蕨保健所所長。
¶現執3期

河内博遠 かわちのひろとお
平安時代中期の医師。
¶人名，日人(生没年不詳)

河内良三郎 かわちりょうざぶろう
大正14(1925)年9月19日～平成19(2007)年6月27日
昭和～平成期の実業家。カワチ薬品創業者。
¶創業，栃木人

河津省庵 かわづしょうあん
→河津省庵(かわづせいあん)

河津省庵 かわづせいあん，かわずせいあん
寛政12(1800)年～嘉永5(1852)年　[別]河津省庵《かわずしょうあん，かわずせいあん，かわづしょうあん》
江戸時代後期の漢蘭折衷医。
¶朝日([没]嘉永5年8月18日(1852年10月1日))，科学(かわずせいあん)，神奈川人(かわづしょうあん)，神奈川百(かわずしょうあん)，眼科(かわずせいあん)，郷土神奈川(かわづしょうあん)，国書([没]嘉永5(1852)年8月18日)，コン改，コン4，コン5，埼玉人([没]嘉永5(1852)年8月16日)，埼玉百(かわずしょうあん)，人名([没]1853年)，姓氏神奈川(かわづしょうあん)，世人(かわずせいあん)，長崎遊(かわづしょうあん)，日人，藩臣3(かわづしょうあん)，町田歴(かわづしょうあん　[没]嘉永5(1852)年8月18日)，洋学

川出由己 かわでよしみ
大正13(1924)年5月9日～
昭和期のウイルス学者。京都大学教授。
¶現情

川戸飛佐治 かわとひさじ★
嘉永4(1851)年3月～昭和4(1929)年
江戸時代後期～昭和期の医学者。
¶三重続

川名玄栄 かわなげんえい
文化5(1808)年～明治25(1892)年
江戸時代後期～明治期の医学者。
¶千葉百

川名博夫 かわなひろお
元治1(1864)年～昭和22(1947)年
明治～昭和期の医師。千葉県館山に病院を開設、結核の治療にあたる。
¶世紀([生]元治1(1864)年6月14日　[没]昭和22(1947)年8月24日)，千葉百([没]昭和23(1948)年)，日人

川那辺願了 かわなべがんりょう
享和1(1801)年～明治7(1874)年
江戸時代後期～明治時代の僧侶。医術をまなび医師として活躍。
¶維新，幕末，幕末大([生]寛政13(1801)年1月)

川名正義 かわなまさよし
明治36(1903)年～
昭和期の医師。
¶郷土千葉

河浪自安 かわなみじあん
寛永12(1635)年1月6日～享保4(1719)年3月13日
江戸時代前期～中期の儒者、医師。
¶国書，佐賀百，人名，日人

河西健次 かわにしけんじ
→河西健次(かさいけんじ)

川西顕良 かわにしけんりょう★
天保14(1843)年～明治20(1887)年
明治期の医師。
¶讃岐

川西実三 かわにしじつぞう
明治22(1889)年1月2日～昭和53(1978)年3月3日
大正～昭和期の内務官僚。日本赤十字社社長、東京府知事。国民保険法を立案。大日本婦人会理事長、大日本育英会理事長などを歴任。
¶京都大，京都府，キリ，現朝，現情([生]1888年1月2日)，埼玉人，新潮，人名7([生]1888年)，世紀，政治，姓氏京都([没]?)，日人，履歴，履歴2

河野貴美子 かわのきみこ
昭和19(1944)年7月5日～
昭和～平成期の大脳生理学者。
¶現執4期

河野貴代美 かわのきよみ
昭和14(1939)年4月17日～
昭和～平成期の心理カウンセラー。フェミニストセラピー「なかま」主宰。
¶現執2期，現執3期

河野金太郎 かわのきんたろう
明治28(1895)年4月15日～昭和48(1973)年7月23日
明治～昭和期の洋食屋店主。洋食の河金創業者。"カツカレー"の元祖として知られる洋食屋のあるじ。
¶現日，世紀

河野静子 かわのしずこ
明治41(1908)年?～
昭和期の九州帝国大学病院婦人科事務員。
¶社史

河野真一郎 かわのしんいちろう
昭和24(1949)年～平成21(2009)年
昭和～平成期の医師。眼科。
¶近医

河野太郎 かわのたろう
明治33(1900)年12月1日～昭和54(1979)年10月7日
大正・昭和期の歯科医。
¶飛騨

河野竹堂 かわのちくどう
生没年不詳
明治期の医師。
¶大阪人

河野禎造 かわのていぞう
→河野禎造(こうのていぞう)

か

河野呈甫 かわのていほ
江戸時代末期の医師。
¶岡山人

河野友信 かわのとものぶ
昭和12(1937)年～平成17(2005)年
昭和～平成期の医師。心療内科、パブリックヘルスリサーチセンターストレス研究所副所長。
¶近医，現執3期，現執4期

河野博臣 かわのひろおみ
昭和3(1928)年5月20日～平成15(2003)年
昭和～平成期の医師、サイコオンコロジスト。河野胃腸科外科医院院長、日本サイコオンコロジー学会会長。
¶近医，現執3期

川野辺静 かわのべせい
明治40(1907)年～平成15(2003)年
昭和・平成期の医師・政治家。婦人団体会長として女性の活動に尽力した。
¶静岡女

河野正博 かわのまさひろ
昭和10(1935)年～
昭和期の企業・社会・医療問題ジャーナリスト。
¶現執1期

河野三千代 かわのみちよ
明治13(1880)年4月～？
明治～大正期の医師。
¶渡航

河野養哲 かわのようてつ
→河野養哲(こうのようてつ)

河野善男 かわのよしお
昭和11(1936)年5月23日～
昭和期の歯科医。
¶飛驒

河野亘 かわのわたる
明治31(1898)年～昭和46(1971)年
大正～昭和期の歯科医。
¶大分歴

川畑愛義 かわはたあいよし，かわばたあいよし
明治38(1905)年5月8日～平成17(2005)年
大正～平成期の公衆衛生専門家。日本生活医学研究所所長。
¶近医(かわばたあいよし)，現執1期，現執2期

川端玄洞 かわばたげんどう
生没年不詳
江戸時代後期の医師。
¶国書

川畑是辰 かわはたこれとき
明治43(1910)年9月3日～昭和22(1947)年3月11日
昭和期の産業医。
¶福岡百

河端貞次 かわばたていじ
明治7(1874)年1月26日～昭和7(1932)年4月30日
明治～昭和期の医師。上海居留民団行政委員会長。上海に医院を開く。邦人福祉のため奔走。上海事件の功労者。
¶近医，人名，日人

河端俊治 かわばたとしはる
大正7(1918)年6月30日～平成11(1999)年1月4日
昭和～平成期の食品衛生学者。専門は水産食品衛生。
¶科学

川端利彦 かわばたとしひこ
昭和3(1928)年12月6日～
昭和期の児童青年精神医学者。
¶現執2期

川端昌秀 かわばたまさひで
？ ～
大正期の東京帝国大学セツルメント参加者。
¶社史

河原大用 かわはらだいよう
享保9(1724)年～天明3(1783)年
江戸時代中期の医家。
¶大阪人([没]天明3(1783)年12月)，大阪墓([没]天明3(1783)年12月27日)

川淵孝一 かわぶちこういち
昭和24(1949)年8月24日～
昭和～平成期の経営学者、経済学者。東京医科歯科大学大学院医歯学総合研究科医療経済学分野教授。
¶現執4期

川淵純一 かわふちじゅんいち
大正12(1923)年～昭和57(1982)年2月8日
昭和期の脳神経外科学者。
¶群馬人

川辺時三 かわべときぞう
文久2(1862)年～昭和8(1933)年
江戸時代末期～昭和期の眼科医。
¶眼科

河辺豊子 かわべとよこ
昭和20(1945)年8月22日～
昭和期の女性、福祉施設職員。
¶視覚

川俣玄玠(川俣玄价) かわまたげんかい
天保1(1830)年～明治37(1904)年
江戸時代末期～明治期の医師。下野烏山で開業し、種痘所を設立。
¶郷土栃木，栃木歴，洋学(川俣玄价)

川俣順一 かわまたじゅんいち
大正7(1918)年1月16日～平成10(1998)年
昭和期の微生物学者、実験動物学者。大阪大学教授。
¶近医，現情

川俣英夫 かわまたひでお
安政3（1856）年4月8日〜大正13（1924）年1月23日
明治〜大正期の医師、教育者。
¶学校，郷土栃木，世紀，栃木歴，日人

河幹夫 かわみきお
昭和26（1951）年9月21日〜
昭和〜平成期の官僚。厚生省大臣官房調査室長。
¶現執3期

川村明義 かわむらあきよし
大正8（1919）年9月2日〜平成18（2006）年6月9日
昭和〜平成期の医師。専門は免疫学。
¶科学，近医

河村郁 かわむらいく
明治35（1902）年〜平成2（1990）年
大正〜平成期の看護師（保健師）。
¶近医

河村悦子 かわむらえつこ
元治2（1865）年〜昭和11（1936）年
明治〜昭和期の女性、小児科医。
¶愛知女，姓氏愛知

川村矯一郎 かわむらきょういちろう
嘉永5（1852）年〜明治24（1891）年
明治期の静岡監獄署典獄。出獄者更生に金原明善とともに尽くした。
¶大分歴，静岡歴

河村敬吉 かわむらけいきち
明治31（1898）年2月1日〜昭和48（1973）年4月28日
昭和期の評論家、医師。医者の立場から文学を分析批評し、鷗外研究で業績を残す。著書に「若き鷗外の悩み」など。
¶近文，現情，世紀

河村謙二 かわむらけんじ
明治35（1902）年〜昭和46（1971）年
大正〜昭和期の医師。外科。
¶近医

川村耕造 かわむらこうぞう
昭和7（1932）年〜平成5（1993）年
昭和〜平成期の医師。専門は内科、老年医学。
¶近医

川村佐和子 かわむらさわこ
昭和13（1938）年9月4日〜
昭和〜平成期の保健婦。東京都立保健科学大学教授。在宅医療の指導、スモン病の究明に尽力。著書に「難病に取り組む女性たち―在宅ケアの創造」など。
¶現朝，現情，現人，世紀，日人

川村寿庵 かわむらじゅあん
江戸時代後期の医師、奇人。
¶江戸，国書（生没年不詳），人名，日人（生没年不詳）

川村信一郎 かわむらしんいちろう
明治45（1912）年6月6日〜平成4（1992）年1月22日

昭和〜平成期の農芸化学者、香川大学名誉教授。専門は生物化学、栄養学。
¶科学，科技

河村静庵 かわむらせいあん
文化3（1806）年〜
江戸時代後期の医師。
¶高知人

川村健 かわむらたけし
明治11（1878）年12月16日〜？
明治〜大正期の医師。
¶渡航

川村太郎 かわむらたろう
明治45（1912）年〜平成9（1997）年
昭和〜平成期の医師。皮膚科。
¶近医

河村竹渓 かわむらちくけい
天保1（1830）年〜大正3（1914）年11月26日
江戸時代末期〜明治時代の医師。
¶国書，幕末，幕末大

河村虎太郎 かわむらとらたろう
大正3（1914）年〜昭和62（1987）年
昭和期の医師。
¶近医，平和

河村春恒 かわむらはるつね
生没年不詳
江戸時代中期の医師。
¶国書

川村秀忠 かわむらひでただ
昭和14（1939）年1月21日〜
昭和〜平成期の障害児教育学者。秋田大学教授、殊教育総合研究所研究室長。
¶現執3期

河村文夫 かわむらふみお
大正11（1922）年〜平成16（2004）年
昭和〜平成期の医師。放射線科。
¶近医

河村文庵 かわむらぶんあん
寛政7（1795）年〜慶応2（1866）年
江戸時代末期の医師。
¶維新，人名，日人，幕末（㉒1866年7月22日），幕末大（㉒慶応2（1866）年6月11日）

河邨文一郎 かわむらぶんいちろう
大正6（1917）年4月15日〜平成16（2004）年3月30日
昭和〜平成期の詩人、医師。整形外科、札幌医科大学教授。日本整形外科学会長などを務める。詩誌「核」を主宰、詩集「天地交響」など。
¶科学，北墓，近医，近文，現朝，現詩，現執2期，現情，世紀，日人，北文，北海道文

河村豊洲（河村豊州） かわむらほうしゅう
嘉永2（1849）年〜昭和8（1933）年
江戸時代末期〜明治期の海軍軍医。横須賀鎮守府軍医長、横須賀海軍病院長等を歴任。

¶大分百，大分歴（河村豊州），人名，日人，洋学（河村豊州）

川村正寿 かわむらまさじゅ
文化3（1806）年～明治9（1876）年11月4日
江戸時代末期～明治時代の土佐藩士、医師。家薬と華岡青洲直伝の麻酔効用を適切に応用。
¶幕末，幕末大

河村政任 かわむらまさとう
明治20（1887）年7月21日～昭和51（1976）年4月3日
明治～昭和期の医療伝道者。広島信徒会長、国際ギデオン協会広島支部長。
¶キリ

河村正之 かわむらまさゆき
明治11（1878）年5月1日～昭和8（1933）年7月27日
明治～昭和期の医師。
¶世紀，日人

川村匡由 かわむらまさよし
昭和21（1946）年1月8日～
昭和～平成期の社会保障研究者、社会福祉研究者。日本福祉大学講師、中央総合福祉専門学校講師。
¶現執3期，現執4期

川村良碩 かわむらりょうせき
延享4（1747）年～文政5（1822）年
江戸時代後期の紀伊和歌山藩の侍医、平家琵琶演奏者。
¶人名，日人

川村麟也 かわむらりんや
明治12（1879）年9月11日～昭和22（1947）年10月31日
大正～昭和期の病理学者。医学博士、慶応義塾大学教授。類脂肪体の研究で学士院賞受賞。浅川賞受賞。著書に「病理学総論」など。
¶科学，近医，近現，国史，史人，新潮，人名7，世紀，世百，渡航，新潟百別（[没]1948年），日人，百科（[没]昭和23（1948）年），山梨百（[生]明治12（1879）年9月10日）

川室道一 かわむろどういち
→川室道一（かわむろどういつ）

川室道一 かわむろどういつ
天保13（1842）年～大正1（1912）年　[別]川室道一《かわむろどういち》
江戸時代後期～明治期の眼科医。
¶眼科，新潟百別（かわむろどういち）

川本宇之介 かわもとうのすけ
明治21（1888）年7月13日～昭和35（1960）年3月15日
明治～昭和期の障害児教育者。東京聾唖学校長。文部省に入り欧米調査に派遣され、帰国後日本聾口話普及会を設立。
¶教育，現情（[生]1888年7月3日），視覚，史人，人名7，世紀，世百新，日史，日人，百科

川本幸民 かわもとこうみん
文化7（1810）年～明治4（1871）年6月1日
江戸時代後期～明治期の蘭学者。
¶朝日（[没]明治4年6月1日（1871年7月18日）），維新（[没]1874年），岩史，江人，江戸，江文，科学，角史，近医，近現，近世，国史，国書，コン改，コン4，コン5，史人，思想史，写家，食文（[没]明治4年6月1日（1871年7月18日）），人書79（[没]1874年），新潮，人名（[生]1809年），世人（[生]文化6（1809）年），世百（[生]1809年），全書，全幕，対外，大百（[没]1874年），鉄道（[没]1871年7月18日），徳川臣，日史，日人，日本，幕末，幕末大，藩臣5，百科，兵庫人，兵庫百，洋学，歴大

河本重次郎 かわもとじゅうじろう
→河本重次郎（こうもとじゅうじろう）

川本恂蔵 かわもとじゅんぞう
慶応1（1865）年12月～？
明治期の医師。
¶渡航

川本輝夫 かわもとてるお
昭和6（1931）年8月1日～平成11（1999）年2月18日
昭和期の市民運動家。水俣市議会議員、チッソ水俣病患者連盟委員長。水俣病患者連合を組織。行政による認定制度は患者を切り捨てだと批判を続ける。
¶革命，近医，熊本百，現朝，現人，世紀，日人

河本英明 かわもとひであき
昭和2（1927）年3月19日～
昭和期の健康教育専門家。鳥取県教育センター保健研究室研究主事。
¶現執2期

河盛勇造 かわもりゆうぞう
明治44（1911）年10月13日～平成11（1999）年4月1日
大正～平成期の医師。内科。
¶科学，近医

菅修 かんおさむ
明治34（1901）年4月10日～昭和53（1978）年12月15日
昭和期の医師。知的障害児の治療教育家。治療施設の開設、運営に尽力。
¶近医，現朝，世紀，日人

神河渭南 かんがわいなん
→神河渭南（かみかわいなん）

神河庚蔵 かんがわこうぞう
＊～大正15（1926）年
江戸時代末期～大正期の医師。
¶徳島百（[生]嘉永4（1851）年），徳島歴（[生]嘉永3（1850）年5月23日　[没]大正15（1926）年9月27日）

寒川孝久 かんがわたかひさ
大正14（1925）年1月8日～
大正～昭和期の点字図形作成器考案者。
¶視覚

神河多文 かんがわたぶん
→神河多文（かんがわたもん）

神河多文 かんがわたもん
延享3（1746）年～文政5（1822）年 [別]神河多文《かんがわたぶん》
江戸時代中期～後期の医師。
¶徳島百，徳島歴（かんがわたぶん [没]文政5（1822）年1月2日）

神河斗南 かんがわとなん
寛政1（1789）年～天保8（1837）年8月17日
江戸時代後期の医家。
¶徳島歴

神吉東郭 かんきとうかく
宝暦6（1756）年～天保12（1841）年 [別]神吉東郭《かみよしとうかく》
江戸時代中期～後期の播磨赤穂藩医、儒学者。
¶国書，人名（かみよしとうかく），日人，藩臣5

神吉幽全 かんきゆうぜん★
生没年不詳
江戸時代前期の医師。
¶秋田人2

菅玄同 かんげんどう
→菅原玄同（すがわらげんどう）

貫古 かんこ
生没年不詳
江戸時代中期の俳人・医師。
¶国書

閑歳雄吉 かんさいゆうきち
明治38（1905）年～昭和61（1986）年
大正～昭和期の医師。内科。
¶近医

神崎三益 かんざきさんえき
明治30（1897）年10月19日～昭和61（1986）年7月27日
大正～昭和期の医師。日本赤十字社常任理事。日本病院協会実力者。
¶近医，現情，現人，世紀，日人

神崎屋源造 かんざきやげんぞう
生没年不詳
江戸時代末期の薬種商、高野長英の後援者。江戸日本橋で開業。
¶国書，人名，日人

神崎保正 かんざきやすまさ
明治39（1906）年7月28日～昭和45（1970）年4月19日
昭和期の医師。
¶岡山人，岡山歴

神沢文庵 かんざわぶんあん
貞享2（1685）年～宝暦8（1758）年
江戸時代前期～中期の儒医。
¶兵庫百

元三大師 がんざんだいし
延喜12（912）年～永観3（985）年
平安時代中期の僧侶、第18代天台座主慈恵大師良源。
¶群新百

雁子 がんし
明治23（1890）年～昭和33（1958）年10月12日
大正～昭和期の俳人、医師。雑誌「野火」を主催し、句集に「八ツ手の花」がある。
¶俳諧，俳句

菅支那 かんしな
明治32（1899）年7月25日～昭和57（1982）年10月7日
昭和期の女性。哲学者、社会福祉学者、婦人運動家。日本女子大学教授。日本で最初の女性哲学者。桜楓会理事などの要職につき活躍。著書に「哲人群像」。
¶近女，現情，女性，女性普，世紀，日人

菅周庵（菅周安） かんしゅうあん
文化6（1809）年～明治26（1893）年8月26日
江戸時代末期～明治時代の医師。
¶維新，愛媛，愛媛百（[生]文化6（1809）年6月6日），長崎遊，幕末，幕末大（[生]文化6（1809）年6月6日），藩臣6，洋学（菅周安）

鑑真 がんじん
唐・垂拱4（688）年～天平宝字7（763）年5月6日
[別]鑑真和上《がんじんわじょう》，過海大師《かかいだいし》
奈良時代の唐の僧、日本律宗の開祖。失敗をのりこえ日本に戒律を伝え唐招提寺を開く。看病僧として医薬にも通じた。
¶朝日（[没]天平宝字7年5月6日（763年6月21日）），岩史，角史，郷土奈良，国史，古史（[生]688年？），古人（[生]688年），古代，古代普（[生]688年），古中，コン改（[生]持統3（689）年），コン4（[生]持統3（689）年），コン5（[生]持統3（689）年），薩摩（[生]700年代頃 [没]？），詩歌，史人（[生]688年？），思想史，重要，食文，人書79，人書94，人情（[生]689年），新潮，人名，世人，世百，全書（[生]687年），対外（[生]688年），大百，太宰府（鑑真和上 がんじんわじょう），伝記，日思，日史，日人，美術，百科（[没]769年），福岡百，仏教，仏史，仏人（[生]687年），平日（[生]688 [没]763），名僧，山川小（[生]688年？），歴大

鑑真和上 がんじんわじょう
→鑑真（がんじん）

神田吉右衛門 かんだきちえもん
明治期の公益家。大火の際に窮民の救済に奔走、コレラ病予防、郷党教育などに尽力。藍綬褒章受章。
¶人名，日人

神田圭斎（神田圭斉） かんだけいさい
寛政6（1794）年～？
江戸時代後期の蘭方医。
¶姓氏長野（神田圭斉），長崎遊（[没]？），長野歴

神田玄仙（神田玄泉）　かんだげんせん
生没年不詳
江戸時代中期の町医師。「日東魚譜」の著者。
¶朝日（神田玄泉），眼科，国書（神田玄泉），人名，日人

神立誠　かんだつまこと
明治42（1909）年10月1日～平成10（1998）年12月27日
昭和期の栄養化学者。東京大学教授。
¶科学，近医，現情，世紀，日人

神田兵右衛門　かんだひょうえもん
→神田兵右衛門（こうだひょうえもん）

神田博　かんだひろし
明治36（1903）年12月25日～昭和52（1977）年6月30日
昭和期の政治家。内閣厚生大臣。内務省，静岡県に勤務。戦後衆議院に8回当選。
¶現情，静岡百，静岡歴，人名7，世紀，政治，姓氏静岡，日人

神田瑞穂　かんだみずほ
大正13（1924）年～昭和61（1986）年
昭和期の法医学者。
¶岡山歴（㊤大正13（1924）年12月24日　㊦昭和61（1986）年4月30日），熊本人

神田柳渓　かんだりゅうけい
寛政8（1796）年～嘉永4（1851）年
江戸時代後期の医師。
¶国書（㊦嘉永4（1851）年4月11日），詩歌，人名，日人，洋学（㊤寛政5（1793）年），和俳

菅桃斎　かんとうさい
文政2（1819）年～弘化1（1844）年
江戸時代後期の医師・洋方医。
¶新潟百

菅得庵　かんとくあん
→菅原玄同（すがわらげんどう）

菅朝照　かんともてる
昭和3（1928）年9月24日～平成12（2000）年1月13日
昭和～平成期の歯科医，政治家。北条市長。
¶現政

神鳥文雄　かんどりふみお
明治37（1904）年～昭和56（1981）年
大正～昭和期の医師。眼科。
¶近医，鳥取百

菅直人　かんなおと
昭和21（1946）年10月10日～
昭和～平成期の政治家。首相，民主党代表，衆議院議員。厚生大臣としてエイズ薬害訴訟原告団に公式に謝罪。
¶現朝，現執2期，現執3期，現執4期，現情，現日，世紀，政治，日人，マス89，履歴，履歴2

神波船樹　かんなみせんじゅ
→神波方努（かんなみほうど）

神波挺庵　かんなみていあん
生没年不詳
江戸時代後期の本草学者。
¶国書

甘味神宝　かんなみのしんほう
→甘味神宝（かんみのしんほう）

神波方努　かんなみほうど
宝暦9（1759）年～文政12（1829）年12月19日
㊙神波船樹《かんなみせんじゅ》
江戸時代後期の医師。
¶国書（神波船樹　かんなみせんじゅ），人名，日人（㊦1830年）

菅野耕毅　かんのこうき
昭和13（1938）年2月28日～
昭和～平成期の法学者。岩手医科大学名誉教授。
¶現執4期

神野三郎　かんのさぶろう
明治34（1901）年～昭和59（1984）年
大正～昭和期の医師。専門は細菌学。
¶近医

菅野淡水　かんのたんすい
文化2（1805）年～明治1（1868）年
江戸時代末期の医師。
¶人名，日人

菅野道格　かんのどうかく
生没年不詳
江戸時代後期の医師。
¶国書

菅野東水　かんのとうすい
文化12（1815）年～文久1（1861）年
江戸時代末期の蘭方医。
¶人名，日人

菅野一　かんのはじめ
明治39（1906）年～昭和61（1986）年
昭和期の松江青葉病院理事長，日本大学顧問。
¶島根歴

菅野道助　かんのみちすけ
弘化1（1844）年～昭和5（1930）年
明治～昭和期の医師。
¶姓氏宮城

神庭重信　かんばしげのぶ
昭和29（1954）年1月20日～
昭和～平成期の精神科医。山梨大学大学院教授。
¶現執4期

上林明　かんばやしあきら
昭和19（1944）年6月30日～
昭和期の鍼灸マッサージ師、吟詠家、ラジオパーソナリティ。
¶視覚

上林茂暢　かんばやししげのぶ
昭和17（1942）年3月28日～
昭和～平成期の医師。みさと健和病院臨床疫学研

究所長。
¶現執1期，現執3期，現執4期

上林豊明 かんばやしとよあき
明治21(1888)年～昭和14(1939)年
明治～昭和期の皮膚科医。
¶近医

神林浩 かんばやしひろし
明治23(1890)年7月14日～昭和41(1966)年4月12日
大正～昭和期の陸軍軍医。支那総軍軍医部長。厚生省設立の功労者。
¶近医，人名7，日人，陸海

神林美治 かんばやしよしはる
明治23(1890)年～昭和54(1979)年
明治～昭和期の海軍軍医(内科)。
¶近医，長野歴

神部梅五郎 かんべうめごろう
明治16(1883)年～昭和37(1962)年
明治～昭和期の医師。
¶姓氏群馬

神辺茂信 かんべしげのぶ
大正7(1918)年～
昭和期の医師。
¶群馬人

神戸子祥 かんべししょう
生没年不詳
江戸時代中期の医師。
¶国書

神戸習悦 かんべしゅうえつ
生没年不詳
江戸時代中期の医師。
¶国書，人名，日人

神戸周敬 かんべしゅうけい
生没年不詳
江戸時代の医師。
¶姓氏愛知

神戸文哉 かんべぶんさい
嘉永1(1848)年～明治32(1899)年 ㋺神戸文哉《かんべぶんや》
明治期の医師。「精神病の説」3冊を刊行し日本で最初の西洋精神医学書の翻訳となる。
¶大阪人(かんべぶんや) ㋲明治32(1899)年7月)，近医，精医，日人，百科

神戸文哉 かんべぶんや
→神戸文哉(かんべぶんさい)

神戸美和 かんべみわ
明治25(1892)年～昭和61(1986)年
大正・昭和期の女医。
¶宮崎百一

神戸義二 かんべよしつぐ
大正12(1923)年1月8日～
昭和期の歯科医師。

¶群馬人

菅政友 かんまさすけ
→菅政友(かんまさとも)

菅政友 かんまさとも
文政7(1824)年～明治30(1897)年10月22日
㋺菅政友《かんまさすけ，すがまさとも》
江戸時代末期～明治期の医師、歴史学者。大和石上神社大宮司。会沢正志斎の門下、彰考館館員となる。修史館、修史局などで修史事業に従事。
¶朝日(㋐文政7年1月14日(1824年2月13日))，維新，茨城百，郷土茨城，近現，近世，考古(すがまさとも) ㋐文政7(1824)年1月 ㋲明治30(1897)年10月20日)，国史，国書(㋐文政7(1824)年1月14日)，古史，コン改(すがまさとも)，コン4(すがまさとも)，コン5(すがまさとも)，史研(㋐文政7(1824)年1月14日)，史人(㋐1824年1月14日)，神史，神人，新潮(すがまさとも) ㋐文政7(1824)年1月 ㋲明治30(1897)年10月20日)，人名(すがまさとも)，日人，幕末(かんまさすけ)，藩臣2(かんまさすけ)

甘味神宝 かんみのしんほう
㋺甘味神宝《かんなみのしんほう》
奈良時代の医師。
¶人名(かんなみのしんほう)，日人(生没年不詳)

【き】

城井尚義 きいなおよし
明治10(1877)年～昭和21(1946)年
明治～昭和期の陸軍獣医(微生物学)。
¶近医

木内幹 きうちかん
→木内幹(きうちみき)

木内玄節 きうちげんせつ
明和6(1769)年～天保4(1833)年 ㋺木内玄節《きのうちげんせつ》
江戸時代後期の本草学者。
¶茨城歴(きのうちげんせつ)，人名，藩臣2，洋学

木内政章 きうちせいしょう
→木内政章(きうちまさあき)

木内政章 きうちまさあき
明和6(1769)年～天保4(1833)年 ㋺木内政章《きうちせいしょう》
江戸時代後期の本草学者。
¶国書，新潮(きうちせいしょう 生没年不詳)，日人

木内松代子 きうちまつよこ
大正9(1920)年～平成22(2010)年
昭和・平成期の医師。女性保健所長。
¶信州女

木内幹　きうちみき
明治12(1879)年～昭和48(1973)年　㊞木内幹
《きうちかん》
明治～昭和期の産婦人科医。
¶近医，渡航(きうちかん)

木内豊　きうちゆたか
明治13(1880)年1月～大正4(1915)年
明治～大正期の医師。
¶渡航

喜雲　きうん
寛永13(1636)年～宝永2(1705)年　㊞中川喜雲
《なかがわきうん》
江戸時代前期の俳人、仮名草子作者。京都で医学、俳諧を学ぶ。
¶岩史(中川喜雲　なかがわきうん　生没年不詳)，国書(中川喜雲　なかがわきうん　生没年不詳)，コン改，コン4，コン4(中川喜雲　なかがわきうん　生没年不詳)，新潮(生没年不詳)，人名，人名(中川喜雲　なかがわきうん　㊤1555年，㊦1625年)，世人，日人(中川喜雲　なかがわきうん　生没年不詳)，俳句，百科(中川喜雲　なかがわきうん　㊤寛永13(1636)年?)，歴大

貴家寛而　きかかんじ
大正2(1913)年～平成9(1997)年
昭和～平成期の医師。産婦人科。
¶近医

鬼川貫一　きかわかんいち★
明治23(1890)年12月10日～昭和41(1966)年1月14日
大正・昭和期の医師。
¶秋田人2

僖丸　きがん
文化13(1816)年～明治19(1886)年
江戸時代後期～明治期の俳人・医師。
¶国書

木々高太郎　きぎたかろう
明治30(1897)年5月6日～昭和44(1969)年10月31日　㊞林髞《はやしたかし》
大正・昭和期の大脳生理学者、探偵小説作家。医学博士、慶応義塾大学教授。
¶科学(林髞　はやしたかし)，科技(林髞　はやしたかし)，京都文，近医(林髞　はやしたかし)，近文，現朝(林髞　はやしたかし)，幻作，現執1期(林髞　はやしたかし)，現情(林髞　はやしたかし)，現人(林髞　はやしたかし)，幻想，現日(林髞　はやしたかし)，コン改，コン4，コン4(林髞　はやしたかし)，作家，小説，新潮，新文，人名7(林髞　はやしたかし)，心理(林髞　はやしたかし)，世紀(林髞　はやしたかし)，全書，大百，探偵，日児(㊦昭和44(1969)年1月31日)，日本(林髞　はやしたかし)，文学，ミス，山梨人(㊤1970年)，山梨百(林髞　はやしたかし)，山梨文(㊤1970年)

菊島和子　きくしまかずこ
昭和16(1941)年10月10日～
昭和期のジャーナリスト、エスペラント講師。
¶視覚

菊女(三重県)　きくじょ★
江戸時代後期の女性。福祉。鈴鹿川と安楽川の合流する辺りを汲川原といい、そこに「女人堤防碑」がある。
¶江表(菊女(三重県))

菊田昇　きくたのぼる
昭和1(1926)年5月31日～平成3(1991)年8月21日
昭和期の産婦人科医。菊田産婦人科肛門科医院長。生命尊重から堕胎を予定された新生児を違法に実子として斡旋、社会問題となる。
¶近医，現朝，世紀，日人

菊池篤忠　きくちあつただ
弘化2(1845)年～大正13(1924)年
明治～大正期の医師、陸軍軍医。大阪第四師団軍医部長を歴任。大阪回生病院を創立、診療・経営にあたる。
¶大阪人(㊦大正13(1924)年9月)，近医，人名，世紀(㊦大正13(1924)年9月22日)，日人

菊池岩雄　きくちいわお
明治41(1908)年～昭和39(1964)年
昭和期の津軽病院長から開業医。
¶青森人

菊池園太郎　きくちえんたろう
慶応3(1868)年～昭和17(1942)年
明治～昭和期の獣医師。
¶愛媛

菊池海荘　きくちかいそう
寛政11(1799)年～明治14(1881)年1月16日　㊞菊池渓琴《きくちけいきん》
江戸時代末期～明治期の商人、漢詩人。紀伊由良港の修築工事の失業者対策事業、窮民救済に尽力。海防論を唱える。有田郡民政局副知事。
¶維新，郷土和歌山，国書(㊤寛政11(1799)年9月25日)，コン改(㊤寛政11(1799)年，(異説)1798年)，コン4(㊤寛政11(1799)年，(異説)1798年)，詩歌(菊池渓琴　きくちけいきん)，史人(㊤1799年9月25日)，新潮(㊤寛政11(1799)年9月25日)，人名(菊池渓琴　きくちけいきん　㊤1798年)，世人(菊池渓琴　きくちけいきん)，日史(㊤寛政11(1799)年9月25日)，日人，幕末，百科，和歌山人，和俳

菊池和男　きくちかずお
昭和9(1934)年～平成3(1991)年
昭和～平成期の医師。
¶北海道歴

菊地一美　きくちかずよし
?～
大正期の東京帝国大学セツルメント参加者。
¶社史

木口九峰 きぐちきゅうほう
明治28(1895)年9月1日～昭和44(1969)年11月26日
明治～昭和期の彫刻家。烏城彫考案者。障害者の自立更生のために技術指導を行った。
¶岡山百，岡山歴，世紀，日人，美建

菊地邦雄 きくちくにお
昭和11(1936)年～平成10(1998)年
昭和～平成期の医師。専門は体育学、運動生理学。
¶近医

菊池久満子 きくちくまこ
嘉永1(1848)年～大正8(1919)年
江戸時代末期～大正期の社会事業家。愛国婦人会弘前支部長。弘前地方の婦人代表として社会事業に貢献。
¶女性，女性普

菊池渓琴 きくちけいきん
→菊池海荘（きくちかいそう）

菊池景福 きくちけいふく
→菊池正因（きくちしょういん）

菊池健治 きくちけんじ
明治40(1907)年10月26日～昭和46(1971)年3月17日
大正・昭和期の医師。
¶岩手人

菊池賢次郎 きくちけんじろう
明治21(1888)年～昭和33(1958)年
大正～昭和期の獣医学博士。
¶岩手人，姓氏岩手

菊池鯉之助 きくちこいのすけ
安政7(1860)年7月16日～昭和7(1932)年1月17日
明治～昭和期の医師。
¶岩手人

菊地康庵 きくちこうあん★
正保2(1645)年～
江戸時代前期の佐竹東家の側医。
¶秋田人2

菊池耕斎 きくちこうさい
元和4(1618)年～天和2(1682)年12月8日
江戸時代前期の医師、儒学者。
¶国書（㊞元和4(1618)年8月6日），コン改，コン4，詩歌，新潮（㊞元和4(1618)年8月6日），人名，姓氏京都（㊞1683年），日人（㊞1683年），和俳

菊地吾郎 きくちごろう
大正9(1920)年1月14日～
昭和～平成期の生化学者。東北大学教授、日本医科大学学長。生化学を専攻し、米国への研究留学を経て東北大学、日本医科大学などで教鞭をとる。
¶世紀，日人

菊池栄 きくちさかえ
明治5(1872)年～昭和14(1939)年
明治～昭和期の医師。

¶姓氏岩手

菊池循一 きくちじゅんいち
明治8(1875)年8月11日～昭和35(1960)年2月26日
明治～昭和期の耳鼻咽喉科医学者。「臨床耳鼻咽喉診療書」を刊行。ドイツ、ベルリン大学で学位を受けた。
¶近医，人名7，世紀，渡航，日人，宮崎百（㊞昭和36(1961)年2月26日）

菊池惇信 きくちじゅんしん
天保6(1835)年～？
江戸時代末期の医師。
¶幕末，幕末大

菊池俊諦 きくちしゅんたい
明治8(1875)年5月12日～昭和47(1972)年7月11日
明治～昭和期の教育学者。
¶心理

菊池正因 きくちしょういん
寛延1(1748)年～文化10(1813)年　㊞菊池景福《きくちけいふく》、菊池好直《きくちよしなお》、菊池正因《きくちまさより》
江戸時代中期の蘭方医。
¶岡山人，岡山歴（㊞文化10(1813)年11月27日），岡山歴（㊞文化10(1813)年11月28日），国書（菊池景福　きくちけいふく），人名（きくちまさより），長崎遊，日人（きくちまさより），兵庫人（菊池好直　きくちよしなお ㊞文化10(1813)年11月27日）

菊地真一郎 きくちしんいちろう
明治40(1907)年～平成2(1990)年
大正～平成期の医師。外科。
¶近医

菊地臣平 きくちしんぺい
大正3(1914)年～
昭和期の東京帝国大学セツルメント読書会参加者。
¶社史

菊池清治 きくちせいじ
明治19(1886)年1月17日～昭和57(1982)年10月23日
明治～昭和期の教育者、政治家。松山商科大学教授、八幡浜市長。教育・福祉行政に尽くした。
¶愛媛百，弓道，郷土愛媛，世紀，政治，日人

菊池西水 きくちせいすい
生没年不詳
江戸時代中期の医師。
¶国書

菊池大叔 きくちたいしゅく
？～
江戸時代後期の八戸の儒医。
¶青森人

菊池武揚 きくちたけあき
天保5(1834)年～明治45(1912)年
江戸時代後期～明治期の米良領主侍医。

¶宮崎百

菊池武彦（菊地武彦）　**きくちたけひこ**
明治26（1893）年9月1日～昭和60（1985）年5月4日
大正～昭和期の内科学者、京都大学名誉教授。専門は血液学、被爆病理学。
¶岡山歴，科学（菊地武彦），近医

菊池淡雅（菊地淡雅）　**きくちたんが**
天明8（1788）年～嘉永6（1853）年　[別]佐野屋幸兵衛《さのやこうべえ》
江戸時代後期の商人。天保の飢饉では難民救済に尽くす。
¶郷土栃木（[生]1789年），国書（[生]寛政1（1789）年7月28日　[没]嘉永6（1853）年5月17日），コン改，コン4，人名，栃木百，栃木歴（菊地淡雅），日史，日人（[生]1789年），百科

菊池九十九　**きくちつくも**
文久2（1862）年11月3日～昭和18（1943）年4月16日
明治～昭和期の医師。政界、実業界にも活躍。
¶豊前

菊池常三郎　**きくちつねさぶろう**
安政2（1855）年～大正10（1921）年5月4日
明治～大正期の医師。陸軍軍医総監。軍事医学研究のためドイツに留学、外科学を専攻。臨床医として活躍。
¶海越（[生]安政2（1855）年8月15日），海越新（[生]安政2（1855）年8月15日），大阪人（[没]大正10（1921）年5月），近医，人名，世紀（[生]安政2（1855）年8月15日），渡航，日人

菊池東水　**きくちとうすい**
生没年不詳
江戸時代後期の馬医（太子流）。
¶朝日，科学，国書，日人

菊地智明　**きくちともあき**
昭和31（1956）年～
昭和～平成期の教育者。
¶視覚

菊地虎太郎（菊池虎太郎）　**きくちとらたろう**
天保8（1837）年～明治33（1900）年2月5日
江戸時代末期～明治時代の医師。
¶維新（菊池虎太郎），社史，新潮，人名（菊池虎太郎　[生]1838年），姓氏宮城（菊池虎太郎），日人（菊池虎太郎），幕末（[生]1837年1月10日），幕末大，宮城百

菊地半四郎　**きくちはんしろう**
天保14（1843）年～大正11（1922）年
江戸時代末期～大正期の社会事業家。
¶姓氏宮城

菊池正一　**きくちまさかず**
大正12（1923）年1月1日～
昭和期の公衆衛生学者。順天堂大学教授。
¶現情

菊池正因　**きくちまさより**
→菊池正因（きくちしょういん）

菊地貢　**きくちみつぎ**
明治15（1882）年～昭和35（1960）年
明治～昭和期の医学者。
¶姓氏岩手

菊池貢　**きくちみつぐ**
明治15（1882）年9月17日～昭和25（1950）年7月1日
明治～昭和期の医師。
¶岩手人

菊池盛文　**きくちもりふみ**
嘉永3（1850）年～明治32（1899）年
明治期の陸軍軍医試補。
¶姓氏岩手

菊池佑　**きくちゆう**
昭和17（1942）年12月4日～
昭和～平成期の図書館学者、図書館司書。成城大学経済学部資料室司書、日本病院患者図書館協会会長。
¶現執3期，現執4期

菊池祐寛　**きくちゆうかん★**
明治17（1884）年5月10日～昭和52（1977）年3月10日
明治～昭和期の社会福祉事業家。秋田県社会福祉協議会会長など多くの役職を務めた。
¶秋田人2

菊池幸雄　**きくちゆきお**
大正14（1925）年11月26日～
昭和期の整形外科医。
¶群馬人

菊池由夫　**きくちよしお**
昭和6（1931）年1月7日～
昭和～平成期の医師。内科、水野病院院長。
¶現執3期

菊地叔三　**きくちよしぞう**
生没年不詳
明治期の売薬商、平民社系社会主義者。
¶社史

菊池好直　**きくちよしなお**
→菊池正因（きくちしょういん）

菊池喜充（菊地喜充）　**きくちよしみつ**
明治43（1910）年8月19日～昭和59（1984）年10月31日
昭和期の電気工学者。東北大学教授。「超音波によるがんの早期診断」の研究など超音波応用についての研究に従事。
¶科学，近医（菊地喜充），現朝，世紀，日人

菊池与太郎　**きくちよたろう**
明治8（1875）年～昭和10（1935）年
明治～昭和期の森林、社会事業に尽力した実業家。
¶青森人

菊池立賢　**きくちりゅうけん**
天保5（1834）年～明治16（1883）年
江戸時代後期～明治期の医師。

¶青森人

菊池立達 きくちりゅうたつ
文化2(1805)年～明治3(1870)年
江戸時代後期～明治期の医師。
¶青森人

菊地良仙(菊池良仙) きくちりょうせん
文政8(1825)年～文久3(1863)年
江戸時代後期～末期の一関藩の医学館館長。
¶国書([没]文久3(1863)年6月2日), 人名, 姓氏岩手(菊池良仙 [生]1824年), 日人

菊池蕗亭 きくちろてい
天保8(1837)年～明治33(1900)年2月5日
江戸時代後期～明治期の藩士・医師。
¶国書

菊野正隆 きくのまさたか
大正1(1912)年10月26日～平成4(1992)年12月30日
昭和～平成期の生化学者。上智大学教授。専門は神経生化学。著書に「生化学序説」「蛍光測定の生化学研究への応用」など。
¶科学, 科技, 世紀, 日人

菊山嘯一郎(菊山嘯一郎) きくやましょういちろう
明治9(1876)年～昭和43(1968)年
明治～昭和期の医師。
¶愛媛, 愛媛百(菊山嘯一郎 [生]明治9(1876)年9月6日 [没]昭和43(1968)年4月2日)

亀卦川英吾 きけがわえいご
明治3(1870)年4月1日～昭和37(1962)年3月27日
明治～昭和期の医学者。
¶岩手人, 岩手百, 宮城百

亀卦川子貫 きけがわしかん
明和6(1769)年～文化6(1809)年
江戸時代中期～後期の医師。
¶姓氏岩手

亀卦川秀伯 きけがわしゅうはく
寛政8(1796)年～安政5(1858)年
江戸時代後期の医師。
¶長崎遊

鬼谷子 きこくし
生没年不詳
江戸時代中期の医師、卜占家。江戸浅草馬道で鍼治療を業とした。
¶日人

喜左衛門 きざえもん
生没年不詳
江戸時代後期の慈善家。
¶姓氏岩手

木崎国嘉 きざきくによし, きさきくによし
明治40(1907)年2月15日～昭和59(1984)年
昭和期の医師、評論家。大手前女子大学教授。内科が専門。著書に「女の浮気」「体育の医学」など。
¶近医(きさきくによし), 現執2期, 現情([没]1984年6月18日), 世紀([没]昭和59(1984)年6月17日), マス2, マス89

木沢敏 きざわびん
文久2(1862)年～大正3(1914)年
明治～大正期の医師。木沢医院を設立。
¶人名, 世紀([生]文久2(1862)年11月8日 [没]大正3(1914)年5月30日), 日人

岸井キミコ きしいきみこ
大正3(1914)年～平成17(2005)年
昭和～平成期の看護師(従軍看護婦)。
¶近医

岸江憲一 きしえけんいち
明治40(1907)年～
昭和期の日本共産党シンパ。大阪府社会事業主事補。
¶社史

岸鶴汀 きしかくてい
?　～明治13(1880)年
明治期の医師。奇行が多いが、医名も高かった。
¶人名, 日人

岸一太 きしかずた
明治7(1874)年～昭和12(1937)年5月8日
明治～昭和期の医学者。
¶科学([生]1874年(明治7)10月24日), 近医, 渡航([生]1874年10月28日)

岸川基明 きしかわもとあき
明治43(1910)年～昭和60(1985)年
大正～昭和期の医師。内科。
¶近医

岸三二 きしさんじ
明治32(1899)年7月12日～平成3(1991)年9月26日
昭和期の生化学者。昭和大学学長。
¶科学, 近医, 世紀, 日人

岸祐雄 きしすけお
明治28(1895)年～昭和36(1961)年
大正～昭和期の医師。
¶群馬人

岸赤十 きしせきじゅう
文政12(1829)年～大正4(1915)年
江戸時代末期～大正期の赤十字運動の先覚者。
¶山形百新

岸田冠堂 きしだかんどう
文政6(1823)年～明治11(1878)年5月13日
江戸時代末期～明治期の医師。
¶岡山歴

貴志武彦 きしたけひこ
大正7(1918)年8月29日～昭和36(1961)年12月16日
昭和期の医師、詩人、小説家。
¶紀伊文

岸田茂篤 きしだしげあつ
安永6(1777)年～嘉永6(1853)年　[別]岸田竹潭

《きしだちくたん》
江戸時代後期の医師。
¶国書([没]嘉永6(1853)年7月), 人名(岸田竹潭 きしだちくたん), 日人

き

木下重躬 きしたしげみ
文政6(1823)年11月15日～明治38(1905)年9月12日
江戸時代末期・明治期の医師。
¶飛驒

岸田秀 きしだしゅう
昭和8(1933)年12月25日～
昭和～平成期の心理学者、評論家。和光大学教授。専門は精神分析。著書に「二十世紀を精神分析する」「官僚病の起源」など。
¶現朝, 現執1期, 現執2期, 現執3期, 現執4期, 現情, 現日, 四国文, 心理, 世紀, 日人, マス89

岸田隆 きしだたかし
大正3(1914)年～平成6(1994)年
昭和～平成期の内科医、歌人。
¶近医

岸田竹潭 きしだちくたん
→岸田茂篤(きしだしげあつ)

岸田綱太郎 きしだつなたろう
大正9(1920)年～平成18(2006)年
昭和～平成期の医師。専門は微生物学。
¶近医

岸田典子 きしだのりこ
昭和1(1926)年4月27日～
昭和～平成期の歯科衛生士、歌人。
¶現情, 世紀, 短歌

岸玉樹 きしたまき
天保8(1837)年～大正2(1913)年
江戸時代末期～大正期の医師。伊予国岩城の開業医。
¶洋学

岸千尋 きしちひろ
安政4(1857)年1月28日～大正12(1923)年7月23日
明治～大正期の医師。
¶岡山歴

鬼室集信 きしつしゅうしん
生没年不詳
飛鳥時代の百済人。医薬に精通。大山下の位を賜った。
¶朝日, 古代, 古中, 史人, 新潮, 日人

魏士哲 ぎしてつ
尚質6(1653)年～尚敬26(1738)年
江戸時代前期～中期の補唇(兎唇治療)の技術導入者。
¶沖縄百([生]尚質6(1653)年2月15日 [没]尚敬26(1738)年1月15日), 姓氏沖縄, 琉沖

岸トキ きしとき
元治1(1864)年4月10日～?
明治～大正期の女性。精神を病んだ夫の看護によく尽くし、節婦として群馬県知事から表彰された。
¶女性, 女性普

岸直枝 きしなおえ
明治42(1909)年11月14日～
昭和期の医師。
¶群馬人

岸浪敬司 きしなみけいじ
嘉永2(1849)年～明治44(1911)年
江戸時代後期～明治期の医師。
¶姓氏長野

岸昇 きしのぼる
文政7(1824)年～明治18(1885)年
江戸時代後期～明治期の藩医。
¶鳥取百

岸洋人 きしひろと
昭和25(1950)年1月15日～
昭和～平成期の新聞記者。読売新聞論説委員兼解説部長。専門は、社会保障(年金、医療、介護など)問題。
¶現執4期

岸博実 きしひろみ
昭和24(1949)年6月1日～
昭和期の教師。
¶視覚

貴志孫太夫 きしまごだゆう
天明5(1785)年～安政4(1857)年
江戸時代末期の駿府奉行、本草学者。
¶洋学

木島太右衛門 きじまたうえもん
→木島太右衛門(きじまたえもん)

木島太右衛門 きじまたえもん
? ～寛政12(1800)年 [別]木島太右衛門《きじまたうえもん》
江戸時代中期の救済家。
¶姓氏長野, 長野歴(きじまたうえもん)

木嶋光仁 きじまみつじ
昭和3(1928)年～平成17(2005)年
昭和～平成期の医師。整形外科。
¶近医

木島鄰 きじまりん
*～昭和35(1960)年
昭和期の政治家。寒川町長、医師。
¶神奈川人([生]1880年), 姓氏神奈川([生]1879年)

岸木寿軒 きしもくじゅけん
生没年不詳
江戸時代前期の儒医。
¶姓氏京都

岸本雲丈 きしもとうんじょう
寛延2(1749)年～文化4(1807)年
江戸時代後期の医師。
¶長崎遊

岸本駒太郎 きしもとこまたろう
明治24 (1891) 年～？
大正～昭和期の鍼灸師。
¶社史

岸本雪洞 きしもとせつどう
江戸時代中期の眼科医。
¶眼科

岸本忠三 きしもとただみつ
昭和14 (1939) 年5月7日～
昭和～平成期の免疫学者。大阪大学学長、国際免疫薬理学会会長。がん細胞抑制の遺伝子SSI1を発見。バイオテクノロジー戦略会議座長を務める。著書に「免疫科学」など。
¶新潮，世紀，日人，日本

岸本東民 きしもととうみん
文政3 (1820) 年～明治5 (1872) 年3月1日
江戸時代末期～明治期の村医師。
¶岡山歴

岸本英夫 きしもとひでお
明治36 (1903) 年6月27日～昭和39 (1964) 年1月25日
大正～昭和期の宗教学者。東京帝国大学教授。連合軍民間情報教育局の宗教行政顧問。国学院大学日本文化研究所創設に関与。
¶岡山人，キリ，現朝，現情，現人，コン改，コン5，新潮，人名7，心理，世紀，全書，哲学，日人，兵庫百，山形百，履歴，履歴2

岸本正雄 きしもとまさお
明治44 (1911) 年～平成3 (1991) 年
大正～平成期の医師。眼科。
¶近医

岸裕司 きしゆうじ
昭和27 (1952) 年9月11日～
昭和～平成期の社会事業家。
¶現執4期

岸芳男 きしよしお
明治30 (1897) 年～昭和43 (1968) 年
大正～昭和期の医師。
¶群馬人

北一輝 きたいっき
明治16 (1883) 年4月3日～昭和12 (1937) 年8月19日
大正～昭和期の社会活動家、思想家。「日本改造法案大綱」を刊行し福祉政策を提起した。クーデターによる国家改造を主張し、二・二六事件の黒幕として刑死。
¶岩史，角史，近現，近文，現朝，現日，国史，コン改，コン5，史人，思想，社運，社史，重要([生]明治16 (1883) 年4月15日)，新潮，新文([生]明治16 (1883) 年4月15日　[没]昭和11 (1936) 年8月19日)，人名，世紀，世人，世百，全書，大百，哲学，伝記，新潟人([没]？)，新潟百，日思，日史，日人，日本，百科，仏教，文学([没]1936年)，民学，履歴，歴大

北岡太淳 きたおかたいじゅん
寛政11 (1799) 年～明治11 (1878) 年
江戸時代末期～明治期の医師。
¶青森人，人名，日人

北岡太本（北岡大本） きたおかたいほん
？ ～文化4 (1807) 年
江戸時代末期の医師。
¶青森人，人名（北岡大本），日人

き

北岡正見 きたおかまさみ
明治36 (1903) 年～昭和54 (1979) 年1月13日
大正～昭和期の医師。専門は病理学、ウイルス学。
¶科学，近医

北尾春圃 きたおしゅんぽ
？ ～安永8 (1779) 年7月21日
江戸時代中期の医師。
¶国書

北尾次郎 きたおじろう
嘉永6 (1853) 年～明治40 (1907) 年
江戸時代後期～明治時代の物理学者、気象学者。松江藩医の北尾家の養子。理学博士。
¶科学([生]嘉永6 (1853) 年7月4日　[没]明治40 (1907) 年9月7日)，数学([生]嘉永6 (1853) 年7月　[没]明治40 (1907) 年9月)

北尾漸一郎 きたおぜんいちろう
？ ～昭和3 (1928) 年
昭和期の藩医。
¶島根百([没]昭和3 (1928) 年2月10日)，島根歴，長崎遊([生]？)

北尾徳庵 きたおとくあん
＊～明治6 (1873) 年
江戸時代後期～明治期の藩医。
¶島根百([生]文化4 (1807) 年)，島根歴([生]文化9 (1812) 年)

北尾芳安 きたおほうあん
寛永6 (1629) 年～元禄11 (1698) 年
江戸時代前期の医師。
¶姓氏京都

北垣一柿 きたがきいっし
明治42 (1909) 年4月10日～昭和57 (1982) 年1月25日
昭和期の俳人、医師。三井鉱山田川鉱業所病院長。句集に「藻」「雲」など。
¶近文，現情，現俳，島根歴，世紀，俳文

北川乙治郎 きたがわおつじろう
→北川乙治郎（きたがわおとじろう）

北川乙治郎 きたがわおとじろう
元治1 (1864) 年6月17日～大正11 (1922) 年10月29日　[別]北川乙治郎《きたがわおつじろう》
明治～大正期の医師。和歌山県立病院長。ドイツに留学し、外科学を学ぶ。
¶愛知百，海越，海越新，近医（きたがわおつじろう），世紀，渡航([生]1864年6月10日　[没]1923年10月)，日人

北川和彦 きたがわかずひこ
昭和4(1929)年5月19日～
昭和期の図書館職員。
¶視覚

北川淏 きたがわきよし
明治31(1898)年5月21日～昭和45(1970)年1月18日
大正～昭和期の泌尿器科学・皮膚・性病科学者。日本大学医学部教授。腎結核の発生病理、注意臓器組織との関連的病変など。
¶科学,近医,現情,人名7,世紀,日人

北川玄伯(北川玄白) きたがわげんぱく
寛延2(1749)年～文化14(1817)年
江戸時代中期の高知藩の儒医。
¶高知人(北川玄白),人名,日人(生没年不詳)

北川順 きたがわじゅん
明治20(1887)年～昭和11(1936)年
明治～昭和期の薬剤官。陸軍軍医学校附薬剤官、薬学博士。岡山、久留米、宇都宮の各衛戍病院を歴勤。一等薬剤正に累進。
¶高知人,人名

北川舜治 きたがわしゅんじ
天保12(1841)年～明治35(1902)年10月15日
明治期の医師、史学者。私塾修文館を開設。国史、藩史、郷土地誌などの編纂著述に努めた。
¶郷土(㊥天保12(1841)年5月),郷土滋賀,滋賀百,滋賀文(㊥天保12(1841)年5月8日),人名,日人

北川正惇 きたがわせいじゅん
明治18(1885)年3月20日～昭和23(1948)年3月1日　㊙北川正惇《きたがわまさあつ》
大正～昭和期の泌尿器科学者。慶応義塾大学教授。泌尿器科学講座の初代教授。性的神経衰弱などを研究。
¶科学,近医(きたがわまさあつ),現情,人名7,世紀,日人

北川忠四郎 きたがわちゅうしろう
文化2(1805)年～明治15(1882)年
江戸時代後期～明治期の社会事業家。
¶滋賀百,日人

北川波津 きたがわはつ
安政5(1858)年1月9日～昭和13(1938)年3月3日　㊙北川波津子《きたがわはつこ》
明治～昭和期の社会事業家。三陸大津波の罹災児の育児に専念。のち東京育成園を発足、園の慈母として生涯をおくる。
¶近女,女性(北川波津子 きたがわはつこ),女性普(北川波津子 きたがわはつこ),新宿女,世紀,日人

北川波津子 きたがわはつこ
→北川波津(きたがわはつ)

北川晴雄 きたがわはるお
大正13(1924)年7月18日～昭和62(1987)年4月6日

昭和期の薬理学者。千葉大学教授。
¶群馬人,現情

北川文男 きたがわふみお
明治5(1872)年11月15日～昭和5(1930)年7月18日
明治～昭和期の医師。
¶渡航

北川正惇 きたがわまさあつ
→北川正惇(きたがわせいじゅん)

北川養元(1) きたがわようげん
寛延1(1748)年～文政5(1822)年12月16日
江戸時代後期の医師・俳人。
¶飛騨

北川養元(2) きたがわようげん
寛政3(1791)年～嘉永3(1850)年5月11日
江戸時代後期の医師。
¶飛騨

北川養元(3) きたがわようげん
天保10(1839)年11月～明治31(1898)年9月11日
江戸時代末期・明治期の医師。
¶飛騨

北川養元(4) きたがわようげん
～元治1(1864)年6月18日
江戸時代末期の医師。
¶飛騨

北岸確三 きたぎしかくぞう
大正8(1919)年11月4日～平成24(2012)年12月21日
昭和～平成期の農芸化学者、三重大学名誉教授。専門は土壌肥料学、植物栄養学。
¶科学

北君養 きたきみのぶ
文政4(1821)年～万延1(1860)年　㊙北君養《きたくんよう》
江戸時代末期の眼科医。
¶人名,新潟百別(きたくんよう),日人(㊥1861)

北君養 きたくんよう
→北君養(きたきみのぶ)

喜多玄麟 きたげんりん
文政3(1820)年～慶応3(1867)年2月22日
江戸時代末期の備中足守藩(木下家)の御典医。
¶岡山歴

北里柴三郎 きたざとしばさぶろう、きたさとしばさぶろう
嘉永5(1852)年12月20日～昭和6(1931)年6月13日
明治～昭和期の細菌学者。慶応義塾大学医学部長。血清療法の創始者。ジフテリア血清療法などの業績をあげる。北里研究所を興した。男爵。
¶朝日(㊥嘉永5年12月20日(1853年1月29日)),伊豆,岩史,海越(㊥嘉永5(1853)年12月20日),海越新(㊥嘉永5(1853)年12月20日),科

学（きたさとしばさぶろう），科人，角史，鎌倉，近医，近現（きたさとしばさぶろう），熊本人，熊本百，現朝（[生]嘉永5年12月20日（1853年1月29日）），現日（[生]1856年12月20日），国史（きたさとしばさぶろう），コン改，コン5（きたさとしばさぶろう），史人（きたさとしばさぶろう），重要（きたさとしばさぶろう），新潮，人名，世紀（きたさとしばさぶろう　[生]嘉永5（1853）年12月20日），世人，世百，先駆（きたざとしばざぶろう），全書（きたさとしばさぶろう），大百，伝記，渡航，日史，日人（[生]1853年），日本，百科，平日（[生]1852　[没]1931），民学，明治2（[生]1853年），履歴（きたさとしばさぶろう），歴大（きたさとしばさぶろう）

北里善次郎　**きたざとぜんじろう**
明治30（1897）年12月26日～昭和53（1978）年10月19日
明治～昭和期の化学者。北里研究所所長。
¶科学，近医，現情，世紀，日人

北里虎熊　**きたざととらくま**
明治15（1882）年8月10日～
大正～昭和期の友愛会顧問医師。
¶社史

北沢伊与吉　**きたざわいよきち**
天保9（1838）年～大正4（1915）年
江戸時代末期～大正期の医師。
¶姓氏長野

北沢たつみ　**きたざわたつみ**
明治36（1903）年～平成2（1990）年
昭和～平成期の大町市堀六日町の助産婦。
¶姓氏長野

北沢量平　**きたざわりょうへい**
安政2（1855）年～昭和5（1930）年
明治～昭和期の医師、考古学者。
¶長野歴

喜多治伯　**きたじはく**
江戸時代中期の測量家、医師。
¶人名，数学，日人（生没年不詳）

北島三郎　**きたじまさぶろう**
昭和11（1936）年10月4日～
昭和～平成期の歌手、俳優。北島音楽事務所代表。主なヒット曲に「函館の女」「兄弟仁義」など。海外公演も数多く、慈善活動も行う。
¶映男，芸能，現朝，現情，現人（[生]1939年），現日（[生]1936年10月21日），世紀，男優，テレ，日人

北島雪山　**きたじませつざん，きたじませっさん，きたじませつさん**
寛永13（1636）年～元禄10（1697）年
江戸時代前期の書家、儒学者。近世唐様の祖。
¶朝日（[没]元禄10年閏2月14日（1697年4月5日）），江人（[生]1637年　[没]1698年），江戸，黄檗（[没]元禄10（1697）年閏2月14日），教育，近世，熊本人，熊本百（きたじませっさん　[没]元禄10（1697）年2月14日），国史，国書（[没]元禄10（1697）年閏2月14日），コン改，コン4，コン5，史人（[没]1697年閏2月24日），人書79，新潮（[没]元禄10（1697）年閏2月14日，（異説）11月21日），人名，世人（[没]元禄10（1697）年11月21日），世百，全書（[生]1637年　[没]1698年），大百，長崎百（きたじませつさん），長崎遊，日人，藩臣7（きたじませつさん），美術，百科（[生]寛永14（1637）年　[没]元禄11（1698）年）

喜多島宗甫　**きたじまそうほ**
宝永6（1709）年～寛政2（1790）年
江戸時代中期～後期の甲州の町方蘭方医の始祖。
¶山梨百

北島多一　**きたじまたいち**
明治3（1870）年6月21日～昭和31（1956）年10月11日
明治～昭和期の細菌学者。北里研究所所長。抗ハブ毒血清を創生。日本医師会長、文化功労者。
¶科学，近医，現情，新潮，人名7，世紀，全書，渡航，日人，日本

北島良吉　**きたじまりょうきち**
明治4（1872）年12月～大正12（1923）年8月11日
明治～大正期の司法官。刑務協会常務理事。免囚保護、不良少年保護など社会事業に尽力、貢献。著書に「法窓随筆」。
¶人名（[生]1871年），世紀，日人

喜多順庵　**きたじゅんあん**
明和2（1765）年～天保10（1839）年
江戸時代中期～後期の医師。
¶兵庫百

貴田丈夫　**きだたけお**
明治40（1907）年10月～昭和59（1984）年2月25日
大正～昭和期の医師。小児科。
¶科学，近医

北谷玄安　**きたたにげんあん**
江戸時代後期の眼科医。
¶眼科

木田徹郎　**きだてつろう**
*～昭和46（1971）年
昭和期の社会福祉学者。日本社会事業大学教授。
¶現執1期（[生]1902年），社史（[生]？）

木谷健一　**きたにけんいち**
昭和10（1935）年～平成20（2008）年
昭和～平成期の医師。専門は生理学（老年生理学）。
¶近医

木谷茂吉　**きたにしげきち**
明治6（1873）年11月3日～？
明治～大正期の歯科医。
¶渡航

北西憲二　**きたにしけんじ**
昭和21（1946）年1月9日～
昭和～平成期の医師（精神科医）。日本女子大学人間社会学部教授、森田療法研究所所長。
¶現執4期

木谷威男　きたにたけお
明治38（1905）年～昭和37（1962）年
大正～昭和期の医師。内科。
¶近医

北野鞠塢　きたのきくう
宝暦12（1762）年～天保2（1831）年　[別]鞠塢《きくう》，佐原菊塢《さわらきくう》
江戸時代中期～後期の文人、本草家。向島百花園の創始者。
¶朝日（[没]天保2年8月29日（1831年10月4日）），近世（佐原菊塢　さわらきくう），国史（佐原菊塢　さわらきくう），国書（鞠塢　きくう　[没]天保2（1831）年8月29日），コン改，コン4，コン5，新潮（[没]天保2（1831）年8月29日），人名，世人，日人，俳文（鞠塢　きくう　[没]天保2（1831）年8月29日）

北野早苗　きたのさなえ
大正14（1925）年～
昭和期の病院経営者。富士見産婦人科病院理事長。
¶現日

北野周作　きたのしゅうさく
大正14（1925）年～平成22（2010）年
昭和～平成期の医師。眼科。
¶近医

北野道春　きたのどうしゅん
文政5（1822）年～明治38（1905）年8月3日　[別]北野道春《きたのみちはる》
江戸時代末期～明治期の医師。
¶維新，人名（きたのみちはる　[没]1893年），日人（[生]1823年），幕末，幕末大（[生]文政5（1823）年11月27日）

北野豊治郎　きたのとよじろう
明治6（1873）年12月17日～*
明治～大正期の陸軍軍医、検疫官。
¶近医（[没]昭和27（1952）年），渡航（[没]？）

北野政次　きたのまさじ
明治27（1894）年7月14日～昭和61（1986）年5月18日
明治～昭和期の軍人。
¶近医，陸海

北野道春　きたのみちはる
→北野道春（きたのどうしゅん）

北畠栄太郎　きたはたえいたろう
明治38（1905）年～昭和39（1964）年
昭和期の中国東北部で活躍した医師。
¶青森人

北畠隆　きたばたけたかし
昭和3（1928）年～昭和52（1977）年
昭和期の医師。放射線科。
¶近医

北畠正義　きたばたけまさよし
昭和19（1944）年～平成16（2004）年
昭和～平成期の医師。専門は衛生学（環境衛生）。
¶近医

北林貞道　きたばやしさだみち
明治5（1872）年～昭和23（1948）年11月12日
大正～昭和期の精神医学者。愛知医学大学教授。脳病理解剖学、脳脈絡叢の研究者。北林病院を設立。
¶科学（[生]1872年（明治5）1月22日），近医，現情（[生]1872年1月），人名7，世紀（[生]明治5（1872）年1月），日人（[生]明治5（1872）年1月22日）

北原覚雄　きたはらかくお
明治39（1906）年1月15日～昭和52（1977）年1月23日
昭和期の応用微生物学者。東京帝国大学教授。「共同研究/乳酸菌、特にそのラセイアーゼの研究」で学士院賞受賞。
¶科学，近医，現情，新潮，人名7，世紀，長野歴，日人

北原キヨ　きたはらきよ
大正14（1925）年4月24日～平成1（1989）年1月14日
昭和期の教育者。武蔵野東学園長。現場教育で自閉児に独自の生活療法を実践。海外でも自閉児教育に貢献。
¶女性，女性普，世紀，日人

北原健二　きたはらけんじ
昭和16（1941）年～平成20（2008）年
昭和～平成期の医師。眼科。
¶近医

北原怜子　きたはらさとこ
昭和4（1929）年8月22日～昭和33（1958）年1月23日　[別]蟻の街のマリア《ありのまちのまりあ》
昭和期の福祉活動家。戦後墨田公園のバタヤ部落にて活動。著書に「蟻の街の子供達」。映画「蟻の街のマリア」のモデル。
¶キリ（[生]昭和4（1929）年8月20日），近女，現朝，現情，現人，現日，女史（蟻の街のマリア　ありのまちのまりあ），女性（[生]昭和4（1929）年8月20日），女性普（[生]昭和4（1929）年8月20日），新潮，人名7，世紀，日人，マス89，歴大

北原次一郎　きたはらつぎいちろう
大正12（1923）年4月25日～
昭和期の内科医。
¶群馬人

北原哲夫　きたはらてつお
大正3（1914）年～平成7（1995）年
昭和～平成期の医師。外科。
¶近医

北博正　きたひろまさ
明治43（1910）年3月31日～平成11（1999）年7月19日
昭和期の衛生学者。東京医科歯科大学教授、日本体育大学学長。
¶科学，科技，近医

木田文夫 きだふみお
明治41(1908)年12月2日～昭和45(1970)年2月12日
昭和期の小児科医学者。日本医科大学教授。体質医学の研究に専念。著書に「体質医学」「小児体質学」など。
¶岡山人, 岡山歴, 科学, 近医, 現情, 人名7, 世紀, 日人

喜多章明 きたまさあき
明治30(1897)年5月26日～昭和61(1986)年5月31日
大正～昭和期の地方・国家公務員。十勝旭明社社長、厚生省函館地方引揚援護官、北海道アイヌ協会理事。
¶社史

北見星月 きたみせいげつ
生没年不詳 [別]北見衛《きたみまもる》, 阿都摩勇《あづまいさむ》
江戸時代中期の医師、算家。佐渡金山の役人も務めた。
¶国書, 人名, 数学, 日人

北村一郎 きたむらいちろう
明治17(1884)年1月12日～昭和43(1968)年9月18日
大正～昭和期の歯科医学者。名古屋帝国大学医学部講師。愛知県歯科医師会会長。戦後、名古屋大学医学部教授。
¶科学, 近医, 現情, 人名7, 世紀

北村英吾 きたむらえいご
大正1(1912)年～
昭和期の医師。
¶群馬人

北村栄光 きたむらえいこう
文政8(1825)年～明治26(1893)年
江戸時代後期～明治期の医師・文人。
¶姓氏群馬

喜多村槐園 きたむらかいえん
明和6(1769)年～?
江戸時代中期～後期の医師。
¶国書

北村和夫 きたむらかずお
大正8(1919)年～平成14(2002)年8月23日
昭和期の循環器内科学者。順天堂大学教授。
¶近医, 現情([生]1919年3月11日), 世紀([生]大正8(1919)年9月7日), マス89

北村勝蔵 きたむらかつぞう
明治10(1877)年～昭和27(1952)年
明治～昭和期の医師。
¶静岡百, 静岡歴, 姓氏静岡([没]1953年)

北村勝俊 きたむらかつとし
大正12(1923)年～平成16(2004)年
昭和～平成期の医師。外科(脳外科)。
¶近医

喜多村鼎 きたむらかなえ
生没年不詳
江戸時代後期の医師。
¶国書

北村包彦 きたむらかねひこ
明治32(1899)年3月21日～平成1(1989)年9月26日
昭和期の皮膚科学者。東京医科大学教授。
¶科学, 近医, 現情

北村邦夫 きたむらくにお
昭和26(1951)年2月23日～
昭和～平成期の医師。産婦人科、日本家族計画協会市谷クリニック所長。
¶現執3期, 現執4期, YA

北村玄快 きたむらげんかい
文化12(1815)年～明治17(1884)年
江戸時代末期の小田原藩医。
¶神奈川人

喜多村孝一 きたむらこういち
大正11(1922)年～平成7(1995)年
昭和～平成期の医師。外科(脳外科)。
¶近医

喜多村栲窓(喜多村挍窓) きたむらこうそう, きたむらごうそう
文化1(1804)年～明治9(1876)年
江戸時代末期～明治時代の医師。
¶国書([没]明治9(1876)年12月9日), 人名(喜多村挍窓), 徳川臣(きたむらごうそう), 日人([生]1805年)

喜田村朔治 きたむらさくじ
明治9(1876)年4月26日～*
明治～大正期の眼科医。
¶近医([没]昭和25(1950)年), 渡航([没]?)

喜田村正次(喜多村正次) きたむらしょうじ
大正4(1915)年8月21日～平成15(2003)年1月3日
昭和～平成期の公衆衛生学者。熊本大学教授、神戸大学教授。水俣病の原因究明に取りくむ。新潟水俣病研究も手がける。著書に「水銀」など。
¶科学, 近医, 現朝(喜多村正次), 現情, 世紀, 日人

北村省三 きたむらしょうぞう
明治44(1911)年10月19日～昭和51(1976)年8月15日
大正・昭和期の医師。
¶飛騨

北村庄太郎 きたむらしょうたろう
*～昭和20(1945)年1月13日
大正～昭和期の社会事業家。三重県水平社初代委員長。
¶アナ([生]明治22(1889)年3月5日), 社史([生]1893年3月5日)

北村徐雲 きたむらじょうん
? ～明治44(1911)年12月18日

明治期の陸軍軍医。
¶渡航

北村四郎(1) きたむらしろう
＊〜平成2（1990）年10月3日
大正〜平成期の医師、病理学者。新潟大学学長。専門は病理学。
¶科学（⊕1912年（明治45）3月23日），近医（⊕明治44（1911）年）

北村四郎(2) きたむらしろう
大正12（1923）年〜平成15（2003）年
昭和期の医師。三重大学教授。専門は医動物学。
¶近医

北村精一 きたむらせいいち
明治31（1898）年7月9日〜昭和55（1980）年4月17日
大正〜昭和期の医学者。長崎大学教授。
¶科学，近医，長崎百（⊛昭和50（1975）年）

北村精造 きたむらせいぞう
慶応2（1866）年9月〜？
明治期の陸軍軍医。
¶渡航

北村敬 きたむらたかし
昭和8（1933）年8月11日〜
昭和〜平成期の医師、ウイルス学者。国立予防衛生研究所ウイルス第一部長。
¶現執3期，現執4期

北村武 きたむらたけし
明治44（1911）年5月9日〜平成8（1996）年
大正〜平成期の耳鼻咽喉科学者。千葉大学教授。
¶近医，現情

北村直躬 きたむらなおみ
明治25（1892）年1月18日〜昭和47（1972）年1月24日
明治〜昭和期の医学者、教育者。熊本女子大学学長。
¶科学，近医，熊本人，熊本百，世紀，日人

北村博則 きたむらひろのり
大正9（1920）年〜平成18（2006）年
昭和〜平成期の医師。歯科（口腔解剖学）。
¶近医

北村文周 きたむらぶんしゅう
享和1（1801）年〜文久2（1862）年
江戸時代末期の筑後久留米藩医。
¶藩臣7

北村弥七郎 きたむらやしちろう
生没年不詳
江戸時代末期の医師。
¶飛騨

北村義男 きたむらよしお
明治38（1905）年2月21日〜昭和54（1979）年12月1日
大正〜昭和期の医師。小児科。
¶科学，近医

北村義洋 きたむらよしひろ
平成期の医師。専門は、美容外科学。
¶現執4期

喜多村利旦 きたむらりたん
生没年不詳
江戸時代前期の医師。
¶国書

北本治 きたもとおさむ
明治44（1911）年9月17日〜平成10（1998）年4月26日
昭和期の内科学者。東京大学教授、日本伝染病学会会長。
¶科学，科技，近医，現情，世紀，日人

北杜夫 きたもりお
昭和2（1927）年5月1日〜平成23（2011）年
昭和〜平成期の小説家、医師。神経科。作品は「夜と霧の隅で」「どくとるマンボウ航海記」など多数。父は歌人斎藤茂吉。
¶近医，近文，現朝，幻作，現執1期，現執2期，現執3期，現執4期，現情，現人，幻想，現日，現文，コン4，コン5，作家，児人，小説，新潮，新文，世紀，全書，大百，日人，日本，文学，平和，北海道文，マス89

北山郁子 きたやまいくこ
昭和1（1926）年7月25日〜
昭和〜平成期の医師、反公害運動家。産婦人科。反火力運動全国連絡会議、汐川干潟を守る会などの結成などに尽力。著書に「女医の診察室から」など。
¶愛知女，現朝，現人，世紀，日人

北山修 きたやまおさむ
昭和21（1946）年6月19日〜
昭和〜平成期の医師、歌手。九州大学教授、北山医院院長。医業の専門は精神分析学。「帰って来たヨッパライ」などを歌い活躍。著書に「錯覚と脱錯覚」など。
¶京都文，現朝，幻作，現執3期，現執4期，現情，現人，幻想，現日，作曲，世紀，テレ，日人，兵庫文，平和，和モ

北山加一郎 きたやまかいちろう
明治29（1896）年8月25日〜昭和27（1952）年10月31日
大正〜昭和期の医学者。
¶岡山百（⊛昭和31（1956）年7月24日），岡山歴，近医

北山橘庵 きたやまきつあん
享保16（1731）年〜寛政3（1791）年11月15日
江戸時代中期〜後期の医師、漢詩人。
¶大阪墓，国書，日人

北山七僧 きたやましちそう
享保6（1721）年〜文化3（1806）年
江戸時代中期〜後期の儒医。
¶大阪人（⊛文化3（1806）年5月），大阪墓（⊛文化3（1806）年5月11日），国書（⊛文化3（1806）年5月11日），人名，日人

北山寿安 きたやまじゅあん
？ ～元禄14(1701)年3月15日　[別]北山道長《きたやまどうちょう》,北山友松《きたやまゆうしょう》,北山友松子《きたやまゆうしょうし》
江戸時代前期～中期の医師。
¶朝日(北山友松子　きたやまゆうしょうし　[生]寛永17(1640)年頃　[没]元禄14年3月15日(1701年4月22日)), 黄檗(北山道長　きたやまどうちょう), 大阪人, 大阪墓, 科学([生]寛永17(1640)年), 国書, コン改(北山友松　きたやまゆうしょう), コン4(北山友松　きたやまゆうしょう), コン5(北山友松　きたやまゆうしょう), 新潮, 人名, 長崎歴, 日人

北山寿庵 きたやまじゅあん
生没年不詳
江戸時代中期の医師。
¶国書

北山桃庵 きたやまとうあん
生没年不詳
江戸時代の医師。
¶国書

北山道脩 きたやまどうしゅう
生没年不詳
江戸時代中期の医師。
¶日人

北山道長 きたやまどうちょう
→北山寿安(きたやまじゅあん)

北山正鑑 きたやままさかた
生没年不詳
江戸時代後期の医師。
¶国書

北山友松 きたやまゆうしょう
→北山寿安(きたやまじゅあん)

北山友松子 きたやまゆうしょうし
→北山寿安(きたやまじゅあん)

北山李庵 きたやまりあん
慶安6(1653)年～享保14(1729)年
江戸時代中期の医師。
¶大阪人([没]享保14(1729)年9月), 大阪墓([没]享保14(1729)年閏9月25日), 国書([没]享保14(1729)年閏9月25日), 人名, 日人

北錬平 きたれんぺい
明治43(1910)年～平成9(1997)年
大正～平成期の医師。内科(結核病学)。
¶近医, 社史(生没年不詳)

吉少尚 きちしょうじょう
飛鳥時代の医師。百済から兄の大尚らとともに亡命。代々医術を伝えた。
¶古代, 古代普, 日人(生没年不詳)

吉瀬才市郎 きちせさいいちろう
生没年不詳
明治期の歯科医師。
¶社史

吉大尚(吉太尚) きちだいじょう
飛鳥時代の百済系の渡来人。医術と文芸で朝廷に仕えた。
¶朝日(生没年不詳), 古人(吉太尚), 古代, 古代普, 日人(生没年不詳)

吉田古麻呂 きちだのこまろ
→吉田連古麻呂(きちたのむらじこまろ)

吉田斐太麻呂 きちだのひだまろ
→吉田連斐太麻呂(きちたのむらじひだまろ)

吉田連兄人 きちたのむらじえひと
奈良時代の医師。
¶古代, 古代普

吉田連古麻呂 きちたのむらじこまろ
[別]吉田古麻呂《きちだのこまろ, きったのこまろ》
奈良時代の医師、官吏。侍医兼内薬正。
¶古人(吉田古麻呂　きちだのこまろ), 古代, 古代普, 日人(吉田古麻呂　きったのこまろ　生没年不詳)

吉田連斐太麻呂 きちたのむらじひだまろ
[別]吉田斐太麻呂《きちだのひだまろ, きったのひだまろ》
奈良時代の医師、官吏。内薬正、侍医。
¶古人(吉田斐太麻呂　きちだのひだまろ), 古代, 古代普, 日人(吉田斐太麻呂　きったのひだまろ　生没年不詳)

吉田宜 きちたのよろし, きちだのよろし
→吉田宜(きったのよろし)

吉宜 きちのよろし
→吉田宜(きったのよろし)

木塚泰弘 きづかやすひろ
昭和10(1935)年5月14日～
昭和期の教育者。
¶視覚

吉川武彦 きっかわたけひこ
昭和10(1935)年10月30日～
昭和～平成期の医師。精神科、琉球大学教授。
¶現執3期, 現執4期

吉川仲 きっかわなか
明治21(1888)年～昭和43(1968)年
明治～昭和期の医師。産婦人科。
¶近医

吉川秀男 きっかわひでお
明治41(1908)年3月11日～平成2(1990)年10月3日
昭和期の遺伝生化学者。大阪大学教授。蚕の変異体を用いて、遺伝子とそれが支配する形質との関係について研究。
¶科学, 近医, 現朝, 現情, 現人, 世紀, 日人

吉川文雄 きっかわふみお
昭和3(1928)年～昭和61(1986)年
昭和期の医師。専門は解剖学。
¶近医

木津勘助 きづかんすけ
天正15(1587)年～寛文1(1661)年
安土桃山時代～江戸時代前期の開拓者。窮民救済のために法を犯したため処刑された。
¶日人

亀甲孝一 きっこうこういち
昭和28(1953)年1月23日～
昭和～平成期の実業家。
¶視覚

吉光寺錫 きっこうじしゃく
明治11(1878)年4月2日～昭和6(1931)年5月30日
明治～昭和期の医師。
¶渡航

吉田兄人 きったのえひと
生没年不詳
奈良時代の官吏、医師。
¶日人

吉田古麻呂 きったのこまろ
→吉田連古麻呂（きちたのむらじこまろ）

吉田斐太麻呂 きったのひだまろ
→吉田連斐太麻呂（きちたのむらじひだまろ）

吉田宜（吉宜）きったのよろし
生没年不詳　㊙吉宜《きちのよろし、きのよろし》、吉田宜《きちたのよろし、きちだのよろし、きのたのよろし》、吉田連宜《よしだのむらじよろし》
奈良時代の医師。百済系の帰化渡来人。
¶朝日、古人（きちのよろし）、古代（吉宜　きのよろし）、古代普（吉宜　きちのよろし）、古中、コン改、コン4、コン5、史人、新潮、人名（きのたのよろし）、世人、対外、日史、日人（きちたのよろし）、百科（吉田宜）、万葉（吉田連宜　よしだのむらじよろし）、歴大

木津富佐 きづふさ
明治44(1911)年10月7日～昭和63(1988)年11月10日
昭和期の教育・社会ボランティア活動家。
¶姓氏富山、富山百

橘山仙之助 きつやませんのすけ
天保4(1833)年～明治41(1908)年
江戸時代後期～明治期の馬医。
¶姓氏岩手

鬼頭佐太郎 きとうさたろう
？　～明治7(1874)年12月28日
明治期の名古屋藩留学生。医学研修のためドイツに渡る。
¶海越（生没年不詳）、海越新、国際、渡航

紀藤毅 きとうつよし
昭和10(1935)年～平成11(1999)年
昭和～平成期の医師。外科。
¶近医

城戸勝康 きどかつやす
昭和12(1937)年9月10日～
昭和期の社会事業家。

¶視覚

亀徳しづ きとくしづ、きとくしず
明治11(1878)年～昭和41(1966)年10月12日
明治～昭和期の助産婦。西洋産婆のニックネームで知られ、八戸産婆会を設立。産婆教育、衛生思想の普及などに尽力。
¶青森人、青森百、女性（きとくしず）、女性普（きとくしず）、世紀（㊍明治11(1878)年8月28日）、日人（㊍明治11(1878)年8月28日）

木戸邦一郎 きどくにいちろう
明治32(1899)年9月15日～昭和52(1977)年1月20日
明治～昭和期の実業家、福祉事業家。
¶キリ

城戸謙次 きどけんじ
大正12(1923)年～平成9(1997)年
昭和～平成期の官僚。専門は厚生行政。
¶近医

木戸幸一 きどこういち
明治22(1889)年7月18日～昭和52(1977)年4月6日
昭和期の政治家。厚生相、文相、内大臣。侯爵木戸孝允の孫。天皇側近の重臣。著書に極東軍事裁判資料となった「木戸幸一日記」。
¶岩史、角史、近現、朝現、現情、現人、重要（㊍昭和52(1977)年4月5日）、新潮、人名7、世紀、政治、姓氏京都、世人（㊍明治2(1889)年7月18日）、世百、世百新、全書、大百、日史、日人、日本、百科、履歴、履歴2、歴大

城所順庵 きどころじゅんあん
天保5(1834)年～明治30(1897)年
江戸時代末期～明治期の開業医。
¶姓氏神奈川

城所信五郎 きどころしんごろう
明治35(1902)年～昭和55(1980)年
大正～昭和期の医師。耳鼻咽喉科。
¶近医

城戸正諫 きどせいしょう
文化3(1806)年～明治2(1869)年11月17日
江戸時代後期～明治期の浮穴郡総津村の庄屋・医師。
¶愛媛百

木戸哲二 きどてつじ
明治41(1908)年～昭和63(1988)年
大正～昭和期の医師。専門は発生学。
¶近医

木梨玄宅 きなしげんたく
？　～安永5(1776)年
江戸時代中期の医師。
¶国書

木梨玄貞 きなしげんてい
？　～延宝4(1676)年1月24日
江戸時代前期の医師。

¶国書

衣笠明親 きぬがさあきちか
→衣笠梅居（きぬがさばいきょ）

衣笠梅居 きぬがさばいきょ
享保2（1717）年～天明6（1786）年12月5日　[別]衣笠明親《きぬがさあきちか》
江戸時代中期の播磨竜野藩医。
¶国書（衣笠明親　きぬがさあきちか　[生]享保3（1718）年4月5日），人名（[生]1718年），日人（[没]1787年），藩臣5，兵庫人

絹川善作 きぬかわぜんさく
大正3（1914）年9月22日～平成16（2004）年7月7日
昭和・平成期の鍼灸師，不動産業。株式会社絹川商事を設立。
¶石川現九

衣関敬仲 きぬどめけいちゅう
享保5（1720）年～？
江戸時代中期の眼科医。
¶眼科

衣関子貫〔2代順庵〕 きぬどめしかん
→衣関順庵（きぬどめじゅんあん）

衣関順庵 きぬどめじゅんあん，きぬとめじゅんあん
？～文化4（1807）年　[別]衣関子貫〔2代順庵〕《きぬどめしかん》，衣関順庵《いせきじゅんあん》
江戸時代中期～後期の眼科医。
¶朝日（きぬとめじゅんあん），岩手人（[生]1764年　[没]1813年11月15日），眼科（衣関子貫〔2代順庵〕　きぬどめしかん），国書（生没年不詳），コン改（きぬとめじゅんあん），コン4（きぬとめじゅんあん），コン5（きぬとめじゅんあん），新潮（きぬとめじゅんあん），人名，日人（生没年不詳），洋学（生没年不詳）

衣関道碩 きぬどめどうせき
生没年不詳
江戸時代の漢方医，蘭方医。
¶姓氏岩手

衣関甫軒 きぬどめほけん
寛延1（1748）年～文化4（1807）年
江戸時代中期～後期の医師（一関藩医）。
¶科学（[没]文化4（1807）年11月15日），眼科（[生]？　[没]文化10（1813）年），国書（[生]？），姓氏岩手，日人，洋学

木根淵善吉 きねぶちぜんきち
明治38（1905）年7月9日～昭和58（1983）年6月6日
昭和期の医師。
¶庄内

紀東人 きのあざまひと
→紀東人（きのあずまひと）

紀東人 きのあずまひと
[別]紀東人《きのあざまひと》
平安時代前期の官吏。典薬頭。
¶古人（きのあざまひと），日人（生没年不詳）

紀朝臣夏井 きのあそんなつい
→紀夏井（きのなつい）

喜納勇 きのういさむ
昭和7（1932）年～平成7（1995）年
昭和～平成期の医師。専門は病理学。
¶近医

木内玄節 きのうちげんせつ
→木内玄節（きうちげんせつ）

木使主望足 きのおみもちたり
生没年不詳
奈良時代の官吏。典薬寮に属し悪気をはらう呪禁師を業とした。
¶日人

紀幾男麿 きのきおまろ
上代の医師。新羅で鍼術を学び，日本初の鍼博士となった。
¶人名，日人（生没年不詳）

紀国守 きのくにもり
生没年不詳
平安時代の医師。
¶古人，諸系，人名，日人，平史

紀慊治 きのけんじ
慶応2（1866）年～昭和8（1933）年
明治～昭和期の医師。
¶姓氏神奈川

紀福吉 きのさきよし
→大村福吉（おおむらのふくよし）

木下和子 きのしたかずこ
→ドクトルチエコ

木下菊所 きのしたきくしょ
寛永10（1633）年～享保1（1716）年12月27日
江戸時代前期～中期の医師，漢学者。
¶江文，国書

木下健治 きのしたけんじ
昭和14（1939）年～
昭和～平成期の弁護士。東京都医療技術短期大学非常勤講師。
¶現執3期

木下賢治 きのしたけんじ
生没年不詳
昭和期の理学療法士。
¶紀南

木下定栄 きのしたさだえ
明治12（1879）年9月26日～昭和19（1944）年4月11日
明治～昭和期の穂北病院長，医学士。
¶宮崎百

木下繁太朗 きのしたしげたろう
大正14（1925）年9月18日～
昭和～平成期の医師。内科，東京中央医療生協理事長。
¶現執3期

き

木下茂徳 きのしたしげのり
大正13（1924）年3月17日～平成11（1999）年4月25日
昭和～平成期の建築学者。日本大学総長。専門は建築経済学。高齢者や障害者を持つ人間のための建築計画を研究し、その環境の向上に貢献。
¶科学，現執2期，世紀，日人

木下秀一郎 きのしたしゅういちろう
明治29（1896）年～平成3（1991）年
大正期の洋画家、医師。三科造形美術協会を設立。「決行せるアナキストの心理像」を出展。
¶アナ，近美，新潮，世紀，日人，美家，福井百，洋画

木下修吉 きのしたしゅうきち
生没年不詳
江戸時代後期の医師。
¶飛驒

木下周謹 きのしたしゅうきん
天保12（1841）年10月～明治36（1903）年8月26日
江戸時代末期・明治期の医師。
¶飛驒

木下周輔 きのしたしゅうすけ
寛政12（1800）年～文久2（1862）年8月17日
江戸時代末期の医師。
¶飛驒

木下順斎 きのしたじゅんさい
慶長4（1599）年～正保4（1647）年8月6日
安土桃山時代～江戸時代前期の医師。
¶国書

木下正一 きのしたせいいつ
明治34（1901）年～昭和62（1987）年
大正～昭和期の医師。産婦人科。
¶近医

木下正中 きのしたせいちゅう
明治2（1869）年8月19日～昭和27（1952）年1月1日
明治～昭和期の産婦人科医学者。東京大学産婦人科教授。財団法人賛育会を設立。著書に「産婆学講義」など。
¶科学，近医，人名7，渡航，日人

木下清兵衛 きのしたせいべえ
弘化4（1847）年8月10日～大正6（1917）年3月14日
明治・大正期の医師。
¶飛驒

木下太仲 きのしたたちゅう
生没年不詳
明治期の医師。
¶飛驒

木下照一 きのしたてるいち
明治10（1877）年～昭和30（1955）年
明治～昭和期の組合製糸家、医療組合運動家。
¶長野百，長野歴

木下伝次郎 きのしたでんじろう
明治9（1876）年～昭和14（1939）年
明治～昭和期の社会事業家。
¶愛媛

木下道円 きのしたどうえん
江戸時代前期～中期の儒者、医師。
¶植物（[生]寛永11（1634）年　[没]正徳6（享保1？）（1716）年），日人（[生]1633年　[没]1717年）

木下東作 きのしたとうさく
明治11（1878）年6月～昭和27（1952）年6月19日
明治～昭和期の生理学者、スポーツ評論家。大阪医科大学教授。大阪毎日新聞運動部長。スポーツの世界への運動生理学の導入などに尽力。
¶大阪人（[没]昭和27（1952）年6月），近医，現情，コン改，コン4，コン5，新潮，人名7，世紀，体育（[生]1879年），渡航（[生]1878年6月26日），日人

木下俊程 きのしたとしのり
天保4（1833）年～慶応3（1867）年
江戸時代末期の大名。豊後日出藩主。西洋医学、洋式兵制の導入の導入を進めた。
¶維新，大分百，諸系，新潮（[生]天保4（1833）年2月6日　[没]慶応3（1867）年8月27日），人名，日人，幕末（[没]1867年9月24日），藩主4（[生]天保4（1833）年2月6日　[没]慶応3（1867）年8月20日）

木下梅庵 きのしたばいあん
生没年不詳
江戸時代後期の医師、狂詩作者。
¶国書，日人

木下治雄 きのしたはるお
明治45（1912）年3月4日～平成11（1999）年2月23日
昭和～平成期の動物学者、東京大学名誉教授。専門は動物生理学。
¶科学

木下福麿 きのしたふくまろ
明治18（1885）年～昭和16（1941）年
明治～昭和期の陸軍軍医（耳鼻咽喉科）。
¶近医

木下操子 きのしたみさこ
明治7（1874）年9月16日～昭和11（1936）年8月1日
明治期の鉱毒地救済婦人会メンバー。
¶アナ，社史

木下杢太郎 きのしたもくたろう
明治18（1885）年8月1日～昭和20（1945）年10月15日　[別]太田正雄《おおたまさお》
明治～昭和期の詩人、医学者。東京帝国大学医学部教授。パンの会創設。耽美派の代表的存在。キリシタン史研究家。
¶愛知百（太田正雄　おおたまさお），アナ，伊豆，岩史，科学（太田正雄　おおたまさお），角史，歌舞大，京都文，キリ，近医（太田正雄　おおたまさお），近現，近文，現朝，幻作，現詩，現情，幻想，国史，コン改，コン4，コン5，詩歌，滋賀文，史研（太田正雄　おおたまさお），史人，静岡百，静岡歴，児文，社史，植物，新潮，新文，人名7，世紀，姓氏静岡，世人（[生]明治18（1885）年8月），世百，全書，大百，

短歌, 哲学, 日史, 日児, 日人, 日本, 俳文, 美術, 百科, 兵庫文, 文学, 宮城百 (太田正雄 おおたまさお), 民学, 履歴, 履歴2, 歴大

木下安子 きのしたやすこ
昭和2 (1927) 年4月28日～
昭和～平成期の看護学者。新潟青陵大学学長、日野市地域ケア研究所所長。保健婦の会・土曜会を結成。看護制度などに提言。著書に「現代介護論」など。
¶現朝, 現執1期, 現執3期, 現執4期, 現情, 現人, 世紀, 日人

木下康民 きのしたやすたみ
大正3 (1914) 年～昭和57 (1982) 年
昭和期の医師。内科。
¶近医

木下友敬 きのしたゆうけい
明治28 (1895) 年10月24日～昭和43 (1968) 年11月14日
明治～昭和期の医師・俳人。
¶政治, 俳文, 山口人

木下夕爾 きのしたゆうじ
大正3 (1914) 年10月27日～昭和40 (1965) 年8月4日
昭和期の詩人、俳人。家業の薬局を営む一方、詩人として活動。詩集に「田舎の食卓」「生れた家」など。
¶近文, 現朝, 現詩, 現情, 現人, 現俳, 児人, 新潮, 新文, 世紀, 全書, 日人, 俳文, 広島百, 文学

木下良順 きのしたりょうじゅん
明治26 (1893) 年9月17日～昭和52 (1977) 年9月7日
昭和期の病理学者。大阪帝国大学教授。シティ・オブ・ホープ医学研究所創設、所長。実験腫瘍学の開拓者の一人。
¶科学, 科技 (㊗1894年), 近医, 現朝, 現情, 新潮, 人名7, 世紀, 日人, 和歌山人

木下良造 きのしたりょうぞう
文政6 (1823) 年11月15日～明治38 (1905) 年9月13日
江戸時代末期・明治期の医師。
¶飛騨

紀春生 きのしゅんせい
→紀春生 (きのはるお)

紀宿禰福吉 きのすくねふくよし
→大村福吉 (おおむらのふくよし)

吉田宜 きのたのよろし
→吉田宜 (きったのよろし)

紀夏井 きのなつい
生没年不詳　㊗紀朝臣夏井《きのあそんなつい》
平安時代前期の官人、国司。讚岐守、肥後守。医薬にも通じた。
¶朝日, 岩史, 香川人, 角史, 郷土香川, 熊本百, 高知人, 高知百, 国史, 古史, 古代 (紀朝臣夏井 きのあそんなつい), 古中, コン改, コン4, 史人, 諸系, 新潮, 人名, 世人, 全書, 大百, 日史, 日人, 百科, 平史 (㊗822年ごろ), 歴大

紀春生 きのはるお
㊗紀春生《きのしゅんせい》
平安時代前期の医師。
¶古人, 人名 (きのしゅんせい)

紀当仁 きのまさひと
平安時代前期の医師。貞観10年侍医。
¶古人

紀村松 きのむらまつ
平安時代中期の右馬医師。
¶古人

木芽田楽 (椒芽田楽) きのめでんがく
→椒芽田楽 (きのめのでんがく)

椒芽田楽 きのめのでんがく
生没年不詳　㊗木芽田楽《きのめでんがく》, 椒田楽《きのめでんがく》
江戸時代中期の医師、草双紙作者。
¶国書, 人名 (木芽田楽　きのめでんがく), 姓氏愛知 (きのめのでんがく), 日人

吉宜 きのよろし
→吉田宜 (きったのよろし)

木脇祐智 きのわきすけとも
安政3 (1856) 年～大正1 (1912) 年
明治期の産科医、政治家。上東郷村村議会議員、薩摩郡会議員。
¶姓氏鹿児島

季羽倭文子 きばしずこ
昭和5 (1930) 年6月～
昭和～平成期の看護師。ホスピス・ケア研究会代表、日本看護協会常任理事。
¶現執3期, 現執4期

木幡いす きはたいす
大正8 (1919) 年～平成11 (1999) 年
昭和～平成期の助産婦。
¶青森人

木畑定直 きばたさだなお
→定直 (さだなお)

木畑隆敬 きばたたかよし
＊～明治7 (1874) 年11月16日
江戸時代末期の医師。
¶岡山人 (㊗寛政12 (1800) 年), 岡山歴 (㊗享和1 (1801) 年)

木畑坦斎 きばたたんさい, きはたたんさい
文政7 (1824) 年4月10日～明治37 (1904) 年1月8日
㊗木畑道夫《きばたみちお》
江戸時代末期～明治期の医師、儒者。備前岡山藩医。
¶岡山人, 岡山百 (木畑道夫　きばたみちお), 岡山歴, 人名 (きはたたんさい　㊗1823年), 日人

木畑道夫 きばたみちお
→木畑坦斎（きばたたんさい）

木原岩太郎 きはらいわたろう
慶応3（1867）年～明治33（1900）年
明治期の外科医。
¶近医

木原勝彬 きはらかつあきら
昭和20（1945）年10月28日～
昭和～平成期の社会事業家。特定非営利活動法人NPO政策研究所理事長。
¶現執4期

木原玉汝 きはらぎょくじょ
明治27（1894）年10月10日～昭和21（1946）年7月29日
明治～昭和期の薬理学者。
¶科学，近医，世紀，新潟百別，日人

木原幸雄 きはらさちお
明治32（1899）年～昭和62（1987）年
大正～昭和期の眼科医、知覧町長。
¶姓氏鹿児島

木原桑宅 きはらそうたく
文化13（1816）年～明治14（1881）年
江戸時代後期～明治期の儒者。広島藩藩校学問所教授、儒医組。
¶維新，人名（⊕1814年），日人，幕末（⊗1881年8月23日），藩臣6

木原草遊 きはらそうゆう
大正4（1915）年3月～
大正～昭和期の教師、鍼灸マッサージ師。
¶視覚

木原孝久 きはらたかひさ
昭和16（1941）年～
昭和～平成期の社会事業家。住民流福祉総合研究所主宰。
¶現執4期

木原卓三郎 きはらたくさぶろう
明治25（1892）年2月18日～昭和44（1969）年10月21日
大正～昭和期の解剖学者。京都帝国大学教授。リンパ管系の研究で有名。「脈管外通液路系の研究」で朝日学術文化賞受賞。
¶科学，近医，現情，人名7，世紀，日人

木原弘二 きはらひろじ
昭和4（1929）年2月5日～
昭和～平成期の医化学者、細胞生理学者。慶応義塾大学教授。
¶現執2期，現執3期

貴宝院秋雄 きほういんあきお
明治41（1908）年～平成14（2002）年
大正～平成期の医師。専門は微生物学。
¶近医

宜保成晴 ぎぼせいせい
明治12（1879）年6月20日～昭和28（1953）年9月30日
明治～昭和期の代議士、医師。
¶沖縄百，姓氏沖縄

木全心一 きまたしんいち
昭和8（1933）年8月4日～
昭和～平成期の医師。東京厚生年金病院院長。
¶現執4期

君島桂三 きみしまけいぞう，きみじまけいぞう
明治・大正期の医師。
¶栃木人，栃木百（きみじまけいぞう）

君健男 きみたけお
明治44（1911）年12月22日～平成1（1989）年4月19日
大正～昭和期の内科医、政治家。
¶近医，現政，政治

君塚晈 きみづかあきら
明治39（1906）年4月23日～昭和50（1975）年6月27日
昭和期の歯科医師・社会教育家。
¶埼玉人

金竜成 きむよんそん
大正7（1918）年3月20日～
昭和～平成期の韓国の福祉活動家。日本で福祉施設を開設。
¶日人

木村愛子 きむらあいこ
昭和18（1943）年12月10日～
昭和期の鍼灸手技科教員、日本あんま普及者。
¶視覚

木村育子 きむらいくこ
安政2（1855）年～昭和13（1938）年
明治～昭和期の社会事業家。会津初の保育所である子守学校を創設し、幼児保育を開始。のち、会津婦人会隣保館を設立。
¶女性，女性普

木村郁郎 きむらいくろう
昭和4（1929）年～平成22（2010）年
昭和～平成期の医師。内科。
¶近医

木村伊勢男 きむらいせお
？　～
大正期の東京帝国大学セツルメント参加者。
¶社史

木村委磧 きむらいせき
生没年不詳
江戸時代中期の医師。
¶飛騨

木村栄一 きむらえいいち
大正4（1915）年12月12日～昭和57（1982）年2月11日
昭和期の医師。内科（循環器）。
¶科学，近医

木村英一　きむらえいいち
大正5（1916）年4月7日～平成13（2001）年1月4日
昭和～平成期の生理学者。大阪市立大学教授。
¶科学，近医，現情

木村男也　きむらおなり
明治16（1883）年2月～昭和29（1954）年6月29日
明治～昭和期の病理学者。東北帝国大学病理学講座教授。末梢、中枢神経の病理や結核、梅毒などの研究は「小病理学総論」に集成された。
¶科学（[生]1883年（明治16）2月10日），近医，現情，人名7，世紀，渡航（[生]1883年2月10日），日人，宮城百

木村万年　きむらかずとし
→木村八甲（きむらはっこう）

木村杏斎　きむらきょうさい
生没年不詳
江戸時代後期の高山の医師。
¶飛驒

木村潔　きむらきよし
明治33（1900）年～平成5（1993）年
大正～平成期の医師。精神科。
¶近医

木村禧代二　きむらきよじ
大正8（1919）年～平成7（1995）年
昭和～平成期の医師。内科（血液病学）。
¶近医

木村健一　きむらけんいち
明治44（1911）年～平成5（1993）年
大正～平成期の老人問題研究家。「老壮の友」編集長、日本老壮福祉協会常務理事。
¶青森人，出文

木村玄可　きむらげんか★
生没年不詳
禁裏の御用医。
¶秋田人2

木村蒹葭堂（木村兼葭堂）　きむらけんかどう
元文1（1736）年～享和2（1802）年　[別]木村孔恭《きむらこうきょう》，木村巽斎《きむらそんさい》，蒹葭堂《けんかどう》
江戸時代中期～後期の本草学者、文人、商人、好事家。
¶朝日（[生]元文1年11月28日（1736年12月20日）[没]享和2年1月25日（1802年2月27日）），岩史（[生]元文1（1736）年11月28日　[没]享和2（1802）年1月25日），大阪人（[没]享和2（1802）年正月），大阪墓（木村兼葭堂　[没]享和2（1802）年1月25日），近世，考古（[没]享和2年（1802年1月25日）），国史，国書（[生]元文1（1736）年11月28日　[没]享和2（1802）年1月25日），コン改，コン4，詩歌（木村巽斎　きむらそんさい），史人（[生]1736年11月28日　[没]1802年1月25日），人書94，新潮（木村孔恭　きむらこうきょう　[生]元文1（1736）年11月28日　[没]享和2（1802）年1月25日），人名，世人（木村兼葭堂），世百，全書，茶道，長崎遊，日史（[生]元文1（1736）年11月28日　[没]享和2（1802）年1月25日），日人，百科，三重（木村巽斎　[生]元文1年11月28日），名画，洋学，歴大（木村兼葭堂），和歌山人，和俳

木村謙哉　きむらけんさい
天保8（1837）年～明治23（1890）年
江戸時代末期～明治期の医師。新潟県関原地方の医療文化に貢献。
¶新潟百，洋学

木村謙斎　きむらけんさい
文化11（1814）年～明治16（1883）年2月21日
江戸時代末期～明治時代の医師。函館、大館の開業医。私立大館病院の設立に奔走。
¶秋田人2，幕末大，藩臣1，洋学

木村謙次　きむらけんじ
宝暦2（1752）年～文化8（1811）年7月6日　[別]木村礼斎《きむられいさい》
江戸時代後期の医師、儒者、探検家。蝦夷地や国後・択捉島の探検調査にしたがった。
¶朝日（[没]文化8年7月6日（1811年8月24日）），茨城歴，郷土茨城（[生]1732年），近世，国史，国書（木村礼斎　きむられいさい），コン改（[生]享保17（1732）年），コン4（[生]享保17（1732）年），史人，人書94（[生]1732年），新潮，人名（[生]1732年），世人（[生]享保17（1732）年），日史，日人，根千，百科，洋学，歴大

木村元春　きむらげんしゅん
～慶安3（1650）年9月15日
江戸時代前期の医師。肥後藩の藩医。
¶飛驒

木村健二郎　きむらけんじろう
明治29（1896）年5月12日～昭和63（1988）年10月12日
昭和期の化学者。東京帝国大学教授。広島、長崎への原爆投下物、ビキニの死の灰を分析。
¶青森人，科学，科技，近医，現朝，現情，現人，現日，新潮，世紀，全書，大百，日人，平和

木村玄的　きむらげんてき
～正徳5（1715）年8月19日
江戸時代中期の医師。
¶飛驒

木村康一　きむらこういち
明治34（1901）年5月27日～平成1（1989）年10月2日
昭和期の薬学者。京都大学・東日本学園大学教授、富山大和漢薬研究施設長。
¶科学，近医，現情，社史，植物，世紀

木村公幹　きむらこうかん
安永4（1775）年～天保12（1841）年
江戸時代後期の医師（久居藩医）。
¶洋学

木村孔恭　きむらこうきょう
→木村蒹葭堂（きむらけんかどう）

木村孝蔵　きむらこうぞう
万延1（1860）年～昭和6（1931）年9月2日

明治～昭和期の外科学者。
¶世紀（㊥万延1(1860)年11月1日），渡航（㊥1860年11月），日人

木村定　きむらさだむ
大正15(1926)年5月25日～
昭和～平成期の医師。精神科、龍谷大学教授。
¶現執3期

木村志ゲ（木村志げ）　きむらしげ
＊～昭和57(1982)年4月6日
昭和期の川崎公害病認定患者。川崎公害訴訟原告団のひとりとして「公害病友の会」相談役となる。
¶女性（木村志ゲ　㊥？），女性普（木村志げ　㊥？），世紀（㊥大正6(1917)年），日人（㊥大正6(1917)年）

木村繁　きむらしげる
昭和12(1937)年～平成18(2006)年
昭和～平成期の薬剤師。医薬制度研究会副代表。
¶近医，現執3期，現執4期

木村秀　きむらしゅう
明治1(1868)年12月～明治20(1887)年10月
明治期の教育家。東亜医学校で医学を修め、医術開業試験を受けるが失敗。その後東京女子専門学校を設立。
¶朝日

木村周悦　きむらしゅうえつ
生没年不詳
江戸時代後期の医師。
¶飛騨

木村修治　きむらしゅうじ
大正10(1921)年～平成23(2011)年
昭和～平成期の医師。放射線科。
¶近医

木村秋亭　きむらしゅうてい
～天保3(1832)年
江戸時代後期の国学者・医師。
¶長崎遊

木村周民　きむらしゅうみん
文政4(1821)年～
江戸時代後期の医師。
¶飛騨

木村秀民　きむらしゅうみん
生没年不詳
江戸時代後期の医師。
¶飛騨

木村寿禎　きむらじゅてい
安永3(1774)年～天保5(1834)年
江戸時代後期の蘭方医。
¶人名，長崎遊，日人

木村淳　きむらじゅん
昭和10(1935)年2月25日～
昭和期の医学者。米国アイオワ州立大学医学部神経科教授。
¶飛騨

木村俊士　きむらしゅんじ
昭和20(1945)年～
昭和～平成期のCMディレクター。CMをポップ表現にまで高めた。大塚製薬「ポカリスウェット」キューピーマヨネーズなど。
¶マス89

木村順成　きむらじゅんせい
承応1(1652)年～享保12(1727)年
江戸時代中期の儒者、医学者。
¶人名，日人

木村俊岱　きむらしゅんたい
文政12(1829)年～明治29(1896)年
江戸時代末期～明治期の医師。
¶長崎遊

木村正一　きむらしょういち
明治32(1899)年～昭和19(1944)年
大正～昭和期の医学者。京城帝国大学医学部教授。結核予防協会を設立。
¶青森人

木村尚栄　きむらしょうえい
安永2(1773)年～嘉永2(1849)年　㊥木村蘭皐《きむららんこう》
江戸時代中期～後期の医師。
¶徳島百，徳島歴，徳島歴（木村蘭皐　きむららんこう　㊥嘉永2(1849)年11月22日）

木村昌悦　きむらしょうえつ
～天和2(1682)年7月1日
江戸時代前期の医師。
¶飛騨

木村松石　きむらしょうせき
安永5(1776)年～天保12(1841)年
江戸時代後期の伊勢久居藩医。
¶国書（㊥天保12(1841)年11月26日），藩臣4，三重（㊥安永8年）

木村せき　きむらせき
明治26(1893)年～昭和40(1965)年4月
明治～昭和期の実業家。日本赤十字社利根委員長。夫とともに大旅館の建設と経営の基礎を築く。水上婦人会会長、利根郡婦人会会長として活躍。
¶女性，女性普，姓氏群馬

木村渫庵　きむらせつあん
寛政3(1791)年～天保8(1837)年6月23日
江戸時代後期の医師、漢学者。
¶国書

木村惣九郎　きむらそうくろう
生没年不詳
江戸時代中期の農民。越後宝地村庄屋。窮民に対し私財を投じて救済した。
¶国書，人名，日人

木村宋俊　きむらそうしゅん
生没年不詳
江戸時代末期の医師。1860年咸臨丸の医師としてアメリカに渡る。

¶海越新

木村巽斎 きむらそんさい
→木村蒹葭堂（きむらけんかどう）

木村敬義 きむらたかよし
明治14（1881）年10月8日〜昭和19（1944）年12月20日　㊙木村敬義《きむらのりよし》
明治〜昭和期の医師。
¶近医，渡航（きむらのりよし）

木村武 きむらたけし
明治44（1911）年1月4日〜平成5（1993）年3月17日
昭和・平成期の医学者。
¶岩手人

木村斌任 きむらたけとう
＊〜？
明治期の病院助手、要視察人。
¶アナ（㊄慶応2（1866）年12月8日），社史（㊄慶応2年12月8日（1867年1月13日））

木村達 きむらたつ
弘化4（1847）年〜大正14（1925）年
江戸時代末期〜大正期の医師。
¶姓氏宮城，宮城百

木村忠二郎 きむらちゅうじろう
明治40（1907）年〜昭和53（1978）年
大正〜昭和期の官僚。専門は厚生行政。
¶近医

木村哲二 きむらてつじ
明治17（1884）年12月22日〜昭和44（1969）年2月25日
大正〜昭和期の病理学者。日本医科大学教授。ウィルヒョウ・山極賞を授賞。戦後外科病理学の基礎を築く。
¶岡山歴，科学，近医，現情，人名7，世紀，日人

木村東仙 きむらとうせん
明和7（1770）年〜嘉永1（1848）年
江戸時代後期の医師。
¶人名，日人

木村東眠 きむらとうみん
天保2（1831）年〜明治38（1905）年
江戸時代後期〜明治期の医師。
¶新潟百

木村徳衛 きむらじくえい
明治4（1871）年9月25日〜昭和21（1946）年10月7日　㊙木村徳衛《きむらとくえい》
明治〜昭和期の医師。
¶渡航，新潟百別（きむらとくえい）

木村徳衛 きむらとくえい
→木村徳衛（きむらとくえ）

木村美彦 きむらとみひこ
明治34（1901）年1月13日〜昭和52（1977）年2月1日
大正・昭和期の医師。高山赤十字病院長。
¶飛騨

木村豊平 きむらとよひら
？　〜天保3（1832）年9月13日
江戸時代後期の国学者・医師。
¶国書

木村長安 きむらながやす
生没年不詳
江戸時代後期の医師。
¶国書

木村南嶺 きむらなんれい
生没年不詳
江戸時代後期の医家。
¶大阪人

木村登 きむらのぼる
明治44（1911）年8月4日〜昭和58（1983）年9月26日
大正〜昭和期の医師。内科（循環器）。
¶科学，近医

木村敬義 きむらのりよし
→木村敬義（きむらたかよし）

木村八甲 きむらはっこう
宝暦12（1762）年〜文化10（1813）年　㊙木村万年《きむらかずとし》
江戸時代後期の医師、学者。陸奥弘前藩士。
¶国書（㊄文化10（1813）年6月），人名（木村万年きむらかずとし），日人

木村半水 きむらはんすい
天保2（1831）年〜明治42（1909）年10月24日
江戸時代後期〜明治期の医師、俳人。
¶岩手人

木村彦右衛門 きむらひこえもん
明治12（1879）年2月5日〜昭和8（1933）年5月31日
明治〜昭和期の薬学者。大阪薬剤師会会長。大阪私立薬学専門学校教授、私立歯科医学専門学校教授を歴任。
¶大阪人（㊄昭和8（1933）年5月），科学，社史（㊄？），植物，人名，世紀，渡航，日人

木村秀子 きむらひでこ
明治2（1869）年〜明治20（1887）年10月
明治期の女性。教育者。医術開業試験の初の女性受験者。東京女子専門学校を創立。男女交際会を興して風俗の改良を主張。
¶学校，近女（㊄明治21（1888）年），コン改，コン5，女性，女性普，新潮，人名（㊄？），先駆，日人

木村秀蔵 きむらひでぞう
明治3（1870）年4月1日〜昭和20（1945）年2月8日
明治〜昭和期の実業家。アース製薬創業者。
¶世紀，日人，兵庫百

木村秀茂 きむらひでもち
生没年不詳
江戸時代中期〜後期の本草家。
¶国書

木村敏 きむらびん
昭和6(1931)年2月15日～
昭和～平成期の精神病理学者、音楽評論家。京都大学教授、龍谷大学教授。著書に「異常の構造」「時間と自己」など。河合文化教育研究所の主任研究員も務める。
¶音人2, 音人3, 現執1期, 現執2期, 現執3期, 現執4期, 現情, 現日, 新潮, 世紀, 日人, マス89

木村北海 きむらほっかい
生没年不詳
江戸時代中期の高田在住の医師。
¶新潟百

木村正史 きむらまさし
昭和7(1932)年8月27日～
昭和期の英語学者。神戸大学医療短期大学部教授、神戸国際大学教授。
¶現執2期

木村正康 きむらまさやす
昭和5(1930)年5月19日～平成24(2012)年4月18日
昭和～平成期の薬学者、富山医科薬科大学名誉教授。専門は薬理学、生薬学。
¶科学, 群馬人

木村資生 きむらもとお
大正13(1924)年11月13日～平成6(1994)年11月13日
昭和～平成期の集団遺伝学者。国立遺伝学研究所教授、日本遺伝学会会長。「分子進化の中立説」を提唱、「中立説対淘汰説論争」を起こす。
¶科学, 科人, 近医, 現朝, 現情, 現人, 現日, コン4, コン5, 静岡歴, 植物, 新潮, 世紀, 日人, 日本, マス89

木村守江 きむらもりえ
明治33(1900)年4月6日～平成8(1996)年11月3日
昭和期の政治家。参議院議員、福島県知事。郷里福島県で医院を開業。のち政治家に転じた。
¶現朝, 世紀, 政治, 日人

木村雄四郎 きむらゆうしろう
明治31(1898)年4月3日～平成9(1997)年1月1日
昭和期の生薬学者。日本薬史学会会長。
¶科学, 現情, 植物

木村嘉一 きむらよしかず
明治27(1894)年～昭和54(1979)年
明治～昭和期の医師。産婦人科。
¶近医

木村嘉孝 きむらよしたか
大正14(1925)年～
昭和期の医師。
¶群馬人

木村義民 きむらよしたみ
大正8(1919)年～平成15(2003)年
昭和～平成期の医師。専門は細菌学、免疫学。
¶近医

木村蘭皐 きむららんこう
→木村尚栄(きむらしょうえい)

木村竜平 きむらりゅうへい
→木村竜平(きむらりょうへい)

木村良伯 きむらりょうはく
江戸時代後期の眼科医。
¶眼科

木村竜平 きむらりょうへい
大正9(1920)年7月7日～平成5(1993)年9月14日
㊙木村竜平《きむらりゅうへい》
大正～平成期の鍼灸マッサージ師、俳人。
¶郷土和歌山(きむらりゅうへい), 視覚

木村緑平 きむらりょくへい
明治21(1888)年10月22日～昭和43(1968)年1月14日
大正～昭和期の俳人、医師。すずめを愛し、「雀の言葉」などの句集がある。
¶近文, 現俳, 世紀, 俳文

木村礼斎 きむられいさい
→木村謙次(きむらけんじ)

木村廉 きむられん
明治26(1893)年7月17日～昭和58(1983)年5月28日
明治～昭和期の細菌学者。京都大学教授、日本WHO協会副会頭。
¶科学, 近医, 現情, 世紀, 日人, 履歴, 履歴2

木目田宗五郎 きめだそうごろう
明治6(1873)年2月13日～昭和34(1959)年5月14日
大正・昭和期の医師。伊豆七島島医。
¶町田歴

木目田与兵衛 きめだよへい
生没年不詳
江戸時代末期の医師。
¶町田歴

木本誠二 きもとせいじ
明治40(1907)年9月26日～平成7(1995)年3月29日
昭和期の外科学者。東京大学教授、東京大学付属病院長。血管外科の権威。新しい手術法を創案し、日本の心臓血管外科を飛躍的に発展させた。
¶科学, 近医, 現朝, 現情, 世紀, 日人

木本浩 きもとひろし
大正13(1924)年～平成17(2005)年
昭和～平成期の医師。小児科。
¶近医

木本凡人 きもとぼんじん
明治21(1888)年～昭和22(1947)年5月4日
大正期の社会運動家。製薬販売業。青十字社を結成し、部落解放運動をおこした。
¶アナ(㊙明治21(1888)年12月11日), 大阪人(㊙?), コン改, コン5, 社史, 世紀, 日人

却蟹窩 きゃくいか
生没年不詳
江戸時代中期の本草家。
¶国書

久阿弥 きゅうあみ
生没年不詳
室町時代の医師。
¶日人

牛庵〔1代〕 ぎゅうあん
→畠山桂花(1)（はたけやまけいか）

急西 きゅうさい
？ ～正保4（1647）年
江戸時代前期の浄土宗の僧。病人の救済に尽くした。
¶人名，日人，仏教（[没]正保4（1647）年3月23日）

久蔵 きゅうぞう
寛政1（1789）年～安政1（1854）年
江戸時代後期の漂流民。1811年歓亀丸が漂流しロシアに渡る。種痘苗を初めてもたらした。
¶海越，海越新，日人（[生]1787年　[没]1853年）

久徳重盛 きゅうとくしげもり
大正13（1924）年6月14日～平成14（2002）年8月11日
昭和～平成期の医師（小児科）、医事評論家。愛知医科大学教授、久徳クリニック院長。
¶近医，現執2期，現執3期，現情，世紀，マス89

及能謙一 きゅうのうけんいち
→及能謙一（きゅうのけんいち）

及能謙一 きゅうのけんいち
*～昭和28（1953）年　[別]及能謙一《きゅうのうけんいち》
明治～昭和期の医師。内科。
¶神奈川人（きゅうのうけんいち　[生]1883年），近医（[生]明治15（1882）年）

杏一洞 きょういちどう
？ ～元禄14（1701）年
江戸時代前期～中期の越中富山藩医。
¶国書（[没]元禄14（1701）年8月），人名，姓氏富山，日人，藩臣3

杏雨 きょうう
貞享4（1687）年～明和1（1764）年閏12月13日
江戸時代前期～中期の医師、俳人。
¶国書（生没年不詳），国書5

行基 ぎょうき，ぎょうぎ
天智天皇7（668）年～天平21（749）年2月2日
奈良時代の僧。民間布教や土木事業、社会福祉施設の設置などを行った。
¶朝日（[没]天平勝宝1年2月2日（749年2月23日）），岩史，大阪人，香川人，香川百，角史，神奈川百，教育，京都大，郷土奈良，京都府，高知人，高知百，国史，国書，古史，古代，古中，コン改，コン4，埼玉人，詩作（[生]？），史人，重要，神史，人書79，人書94，新潮，人名，姓氏京都，世人，世百，全書，大百，多摩，伝記，新潟百，日思，日史，日人，百科，兵庫百，仏教，仏史，仏人（ぎょうぎ），平日（[生]668　[没]749），名僧，山形百（[生]天智天皇6（667）年），山梨百，歴大

僥倖軒宗慶 ぎょうこうけんそうけい
戦国時代の甲斐武田信玄・勝頼の家臣。信玄の侍医。
¶武田

京極高宣 きょうごくたかのぶ
昭和17（1942）年3月7日～
昭和～平成期の社会福祉学者。日本社会事業大学教授。
¶現執2期，現執3期，現執4期

京極好正 きょうごくよしまさ
昭和10（1935）年5月1日～平成15（2003）年2月27日
昭和～平成期の生化学者、大阪大学名誉教授。
¶科学

杏三折 きょうさんせつ
天和1（1681）年～元文5（1740）年
江戸時代中期の医学者、儒者。
¶人名，日人

行徳玉江 ぎょうとくぎょくこう
→行徳玉江（ぎょうとくぎょっこう）

行徳玉江 ぎょうとくぎょっこう
文政11（1828）年～明治34（1901）年6月22日
[別]行徳玉江《ぎょうとくぎょくこう》
江戸時代末期～明治期の画家、眼科医。儒学、詩文、書にも通じ、山陰、山陽を遊歴。
¶大阪人（ぎょうとくぎょくこう　[没]明治34（1901）年6月），大阪墓（ぎょうとくぎょくこう），眼科（[生]文政10（1827）年），国書（[生]文政11（1828）年5月），幕末，幕末大，美家

行徳元格 ぎょうとくげんかく
江戸時代後期の眼科医。
¶眼科

行徳健助 ぎょうとくけんすけ
明治22（1889）年10月16日～昭和39（1964）年2月14日
大正～昭和期の内科医学者。日本医科大学付属病院長。
¶科学，近医，現情，人名7，世紀，日人

行徳元穆 ぎょうとくげんぼく
江戸時代後期の眼科医。
¶眼科，人名，日人（生没年不詳）

行徳周文 ぎょうとくしゅうぶん
天明7（1787）年～文久1（1861）年
江戸時代中期～末期の医師。
¶眼科，国書

行徳松育 ぎょうとくしょういく
？ ～寛政6（1794）年
江戸時代後期の眼科医。
¶眼科

行徳拙軒　ぎょうとくせっけん
天保4(1833)年～明治40(1907)年
江戸時代末期～明治期の医師。眼科。医学を再春館で修め、大学東校で西洋医学を学び、共立学舎の教師となる。
¶熊本人, 人名, 日人

行徳健男　ぎょうとくたけお
文久2(1862)年6月22日～?
明治期の医師。
¶渡航

行徳鄰　ぎょうとくちかし
文久1(1861)年2月10日～昭和7(1932)年5月29日
江戸時代末期～昭和期の医師。
¶渡航

行徳友山　ぎょうとくゆうざん
江戸時代後期の眼科医。
¶眼科

杏扉　きょうひ
→山崎普山(やまざきふざん)

清浦雷作　きようららいさく
明治44(1911)年12月5日～平成10(1998)年
大正～平成期の応用化学者、公害問題評論家。東京工業大学教授。
¶近医, 現執2期, 現情

杏林庵医生　きょうりんあんいせい
生没年不詳
江戸時代中期の医師。
¶国書

行蓮　ぎょうれん
生没年不詳
鎌倉時代の僧医。北条政子の治療にあたった。
¶国書, 日人

清岡覚子　きよおかかくこ
安政2(1855)年1月3日～*
明治～大正期の歌人。歌集に「竹のうらの葉」。日本赤十字社篤志看護婦人会会員としても活躍。
¶女性([没]大正9(1910)年1月2日), 女性普([没]大正9(1910)年1月2日), 世紀([没]大正9(1920)年1月2日), 日人([没]1920年)

清岡象先　きよおかしょうせん
明和7(1770)年～文政8(1825)年
江戸時代中期～後期の医師、国学者。
¶高知人

清岡騂太郎　きよおかせいたろう
文久2(1862)年～昭和18(1943)年
明治～昭和期の医師。
¶高知人

浄岡広嶋　きよおかのひろしま
[別]浄岡連広嶋《きよおかのむらじひろしま》
奈良時代の医師。
¶古人, 古代(浄岡連広嶋　きよおかのむらじひろしま), 古代普(浄岡連広嶋　きよおかのむらじひろしま), 日人(生没年不詳)

浄岡連広嶋　きよおかのむらじひろしま
→浄岡広嶋(きよおかのひろしま)

清川謹三　きよかわきんぞう
大正3(1914)年～平成11(1999)年
昭和～平成期の医師。内科。
¶近医

清川玄道　きよかわげんどう
天保9(1838)年～明治19(1886)年
明治期の漢方医。宮内省御用掛。滋宮韶子内親王を拝診。
¶科学([生]天保9(1838)年5月19日　[没]明治19(1886)年10月4日), 人名, 日人

清川幸斎　きよかわこうさい
天保12(1841)年～大正1(1912)年
明治期の医師。兵庫県病院、堺病院勤務を経て、のち堺に医院を建設。堺市政に貢献。
¶人名, 世紀([生]天保12(1841)年2月　[没]大正1(1912)年9月20日), 日人

清川来吉　きよかわらいきち
元治1(1864)年～昭和32(1957)年
昭和期の医師、政治家。鎌倉市長。
¶神奈川人, 姓氏神奈川

許儀後　きょぎご
生没年不詳
安土桃山時代の中国の医師。
¶戦人

清十郎(安良)　きよじゅうろう(やすよし)
江戸時代前期の眼科医。
¶眼科(清十郎)

清田寂栄　きよたじゃくえい
明治9(1876)年6月7日～昭和22(1947)年3月20日
明治～昭和期の社会事業家、僧侶。
¶岡山百, 岡山歴

清田寂坦　きよたじゃくたん
明治24(1891)年1月18日～昭和42(1967)年7月13日
大正～昭和期の僧、社会福祉事業家。
¶岡山人, 岡山歴

許田舒厚　きょだじょこう
尚灝18(1821)年12月1日～尚泰20(1867)年4月11日
江戸時代後期～末期の医師。
¶沖縄百, 姓氏沖縄

清地以立　きよちいりつ
寛文3(1663)年7月5日～享保14(1729)年8月18日
江戸時代前期～中期の医師、漢学者。
¶国書

清野勇　きよのいさむ
嘉永元(1848)年～大正15(1926)年11月1日
[別]清野勇《せいのいさむ》
江戸時代後期～大正時代の眼科医。
¶伊豆, 岡山人(せいのいさむ　[生]嘉永5(1852)年), 岡山百([生]嘉永5(1852)年8月), 岡山歴

（[生]嘉永4（1851）年8月），眼科（[生]嘉永4（1851）年），近医，静岡百，静岡歴，姓氏静岡

清野一学 きよのいちがく
文政10（1827）年～明治32（1899）年
江戸時代後期～明治期の眼科医。
¶眼科

清野謙次（清野謙二） きよのけんじ
明治18（1885）年8月14日～昭和30（1955）年12月27日
明治～昭和期の病理学者、人類学者。京都帝国大学教授。京都神護寺寺宝窃取事件を起こす。生体染色法について研究。
¶岩史，大阪人（[没]昭和30（1955）年12月），岡山人（清野謙二），岡山百，岡山歴（[没]昭和30（1955）年12月7日），科学，科技，鹿児島百，近医，近現，現朝，現情，現人，現日，考古，国史，コン改，コン4，コン5，史研，史人，新潮，人名7，世紀，姓氏京都，世百，世百新，全書，渡航，新潟百，日史，日人，日本，根千，百科，履歴，履歴2，歴大

清原雄風 きよはらおかぜ
延享4（1747）年～文化7（1810）年　[別]清原雄風《きよはらゆうふう》
江戸時代中期～後期の医師、歌人。豊後岡藩儒医となるが、脱藩し諸国を放浪。「類題怜野集」を編刊。
¶朝日（[没]文化7年8月20日（1810年9月18日）），江文，大分百（きよはらゆうふう　[生]1744年），大分歴（きよはらゆうふう　[生]寛保3（1743）年），近世，国史，国書（[没]文化7（1810）年8月20日），詩歌（[生]1743年），史人（[没]1810年8月20日），人名（[生]1743年），日人，百科，和俳

清原昌庵 きよはらしょうあん
文化8（1811）年～明治11（1878）年
江戸時代後期～明治期の医師。
¶青森人

清原市清 きよはらのいちきよ
平安時代後期の官人、典薬史生。
¶古人

清原貞致 きよはらのさだむね
平安時代後期の官人、典薬大属。
¶古人

清原滋秀 きよはらのしげひで
生没年不詳
平安時代中期の医師。
¶日人

清原為時 きよはらのためとき
平安時代中期の医師。
¶古人，人名，日人（生没年不詳）

清原致貞 きよはらのむねさだ
平安時代後期の官人。元医師で典薬少属に補任。
¶古人

清原雄風 きよはらゆうふう
→清原雄風（きよはらおかぜ）

清峯門継 きよみねのかどつぐ
延暦1（782）年～斉衡2（855）年
奈良時代～平安時代前期の官吏。左衛門少尉、典薬頭、縫殿頭などを歴任。
¶古人，日人，平史

清宮寛 きよみやひろし
大正10（1921）年～
昭和期の医師。
¶群馬人

吉良蘇月 きらそげつ
明治41（1908）年～平成4（1992）年
昭和・平成期の歯科医・俳人。
¶熊本人

切替一郎 きりかえいちろう
明治42（1909）年2月5日～*
昭和～平成期の耳鼻咽喉科学者、東京大学名誉教授。
¶科学（[没]1989年（平成1）12月17日），近医（[没]平成2（1990）年）

切替辰哉 きりかえたつや
大正9（1920）年～平成10（1998）年
昭和～平成期の医師。精神科、神経内科。
¶近医

桐沢長徳 きりさわながのり
明治40（1907）年～昭和55（1980）年
大正～昭和期の医師。眼科。
¶近医

桐木逸朗 きりのきいつろう
昭和5（1930）年5月17日～
昭和～平成期の福利厚生コンサルタント、企業福祉研究者。中央学院大学教授。
¶現執1期，現執2期，現執3期，現執4期

桐原真一 きりはらしんいち
明治22（1889）年～昭和24（1949）年
明治～昭和期の外科医。
¶近医

桐淵鏡次 きりぶちきょうじ
明治3（1870）年6月15日～昭和6（1931）年3月5日
明治～昭和期の眼科医。
¶渡航

桐淵光斉 きりふちこうさい
天保7（1836）年～明治28（1895）年
江戸時代後期～明治期の眼科医。
¶眼科

桐淵道斎 きりふちどうさい
天保5（1834）年～大正9（1920）年
江戸時代後期～大正期の眼科医。
¶眼科

桐本弘 きりもとひろし
明治43（1910）年7月7日～昭和28（1953）年8月24日
大正・昭和期の歯科医。
¶飛騨

桐山イソ きりやまいそ
明治23(1890)年8月18日〜昭和25(1950)年11月21日
大正・昭和期の助産師。
¶神奈女

桐山修八 きりやましゅうはち
昭和5(1930)年5月17日〜平成23(2011)年10月8日
昭和〜平成期の栄養学者、北海道大学名誉教授。専門は食品栄養化学。
¶科学

桐山正哲 きりやましょうてつ
？〜文化12(1815)年　[別]桐山正哲《きりやませいてつ》
江戸時代中期〜後期の本草家、蘭方医。「解体新書」翻訳者の一人。
¶青森人，朝日([没]文化12年7月10日(1815年8月14日))，江文(きりやませいてつ)，科学([生]宝暦4(1754)年　[没]文化12(1815)年7月10日)，近世，新潮(きりやませいてつ　生没年不詳)，日人([生]1754年)，藩臣1，洋学([生]宝暦4(1754)年)

桐山正哲 きりやませいてつ
→桐山正哲(きりやましょうてつ)

桐山靖雄 きりやませいゆう
大正10(1921)年1月5日〜　[別]桐山靖雄《きりやまやすお》
昭和〜平成期の宗教家。阿含宗管長、平河出版会長。観音慈恵会を設立し阿含宗を立宗。著書に「密教・超能力の秘密」など。
¶現朝，現執2期，現執3期，現情，現日(きりやまやすお　[生]1921年4月20日)，世紀，日人

桐山知義 きりやまともよし
生没年不詳
江戸時代後期の医師、書家。
¶国書

桐山靖雄 きりやまやすお
→桐山靖雄(きりやませいゆう)

桐生清次 きりゅうせいじ
昭和8(1933)年12月23日〜
昭和〜平成期の中学校教師、障害児童教育者。新潟県特殊教育学会理事、新発田市立本丸中学校教諭。
¶現執3期

義亮 ぎりょう
寛政12(1800)年〜慶応1(1865)年
江戸時代後期〜末期の画僧。本草家内藤尚賢の「古方薬品考」の挿画を描いた。
¶日人

木脇啓四郎 きわきけいしろう
文化14(1817)年〜明治32(1899)年
江戸時代末期〜明治期の本草学者。「薩摩煙草録」などの挿し絵を画き、薩摩藩博物学史上に多大の貢献を果たす。
¶洋学

木脇文節 きわきぶんせつ
文政6(1823)年〜明治17(1884)年
江戸時代末期〜明治期の医師。
¶長崎遊

木脇良 きわきりょう
嘉永2(1849)年9月3日〜大正7(1918)年3月19日
江戸時代末期〜大正期の医師。
¶宮崎百

木脇良太郎 きわきりょうたろう
明治期の東校留学生。医学研修のためドイツに渡る。
¶海越(生没年不詳)，海越新，渡航

金雞 きんけい
〜文化6(1809)年
江戸時代中期〜後期の医師・俳人。
¶俳句

近郷源治 きんごうげんじ
？〜大正12(1923)年
明治期の細入村片掛の医師。
¶姓氏富山

岑少翁 きんしょうおう
→峯少翁(みねしょうおう)

金城キク きんじょうきく
明治42(1909)年3月21日〜昭和41(1966)年3月20日
大正〜昭和期の実業家、社会福祉活動家。金城キク商会を設立。保育園・女子学生寮の設立など社会福祉事業に尽くした。
¶沖縄百，世紀，姓氏沖縄，日人

金城清松 きんじょうきよまつ
明治13(1880)年8月20日〜昭和49(1974)年
[別]金城清松《きんじょうせいしょう》
大正〜昭和期の医師、結核予防運動家。結核療養所白山病院を創立。結核予防会を設立。
¶沖縄百([没]昭和49(1974)年9月9日)，近医，コン改(きんじょうせいしょう)，コン4，コン5，社史([没]1974年9月8日)，世紀([没]昭和49(1974)年9月8日)，姓氏沖縄，先駆(きんじょうせいしょう)，日人([没]昭和49(1974)年9月9日)

金城清松 きんじょうせいしょう
→金城清松(きんじょうきよまつ)

金城善助 きんじょうぜんすけ
明治24(1891)年〜昭和48(1973)年
大正〜昭和期のハワイ移民、歯科医。
¶姓氏沖縄

金城山戸 きんじょうやまと
明治26(1893)年〜昭和63(1988)年
大正〜昭和期の第1回ブラジル移民。歯科医師。
¶姓氏沖縄

金城芳子　きんじょうよしこ
　＊～平成3（1991）年12月3日
　昭和期の社会事業家。「ふるさとの家」を主宰。著書に「なはをんな一代記」がある。
　¶女運（㊅1901年5月），世紀（㊅明治35（1902）年3月28日），姓氏沖縄（㊅1902年），日人（㊅明治34（1901）年5月）

金城和信　きんじょうわしん
　明治31（1898）年3月1日～昭和53（1978）年11月17日
　明治～昭和期の教育者、社会事業家。沖縄真和志村長。
　¶沖縄百，世紀，姓氏沖縄，日人

経東　きんとく
　→経東（きんとん）

経東　きんとん
　生没年不詳　㊕経東《きんとく》
　安土桃山時代の医師。
　¶高知人，人名（きんとく），日人

銀林綱男　ぎんばやしつなお
　弘化1（1844）年～明治38（1905）年
　江戸時代末期～明治期の医学者、志士、官僚。居之隊を組織。維新後は大書記官、埼玉県知事、北越鉄道社長。
　¶維新，埼玉人（㊅弘化1（1844）年3月19日）　㊣明治38（1905）年9月20日），新潮（㊅弘化1（1844）年3月19日　㊣明治38（1905）年9月20日），新潟百，日人，幕末（㊣1905年9月）

金原節三　きんばらせつぞう
　明治34（1901）年～昭和51（1976）年10月29日
　昭和期の陸上自衛隊医官。防衛衛生協会名誉会長。著書に「大東亜戦争陸軍衛生史」。
　¶近医，人名7，世紀，日人，陸海（㊅明治34年11月3日）

金原多可　きんばらたか
　明治19（1886）年～昭和53（1978）年
　明治～昭和期の社会福祉活動家。
　¶姓氏長野

金原明善　きんばらめいぜん、きんばらめいぜん
　天保3（1832）年6月7日～大正12（1923）年1月14日
　明治～大正期の実業家、社会事業家。天竜川の治水・治山に貢献。金原銀行、金原治山治水財団を設立。出獄者更生保護にもあたった。
　¶朝日（㊅天保3年6月7日（1832年7月4日）），岩史（きんばらめいぜん），角史，岐阜百，近現（きんばらめいぜん），近土（きんばらめいぜん），国史（きんばらめいぜん），コン改，コン5，史人（きんばらめいぜん），静岡百，静岡歴（きんばらめいぜん），実業，新潮，人名，姓氏静岡（きんばらめいぜん），世人（㊅天保3（1832）年6月），世百，先駆，全書，土木（きんばらめいぜん），日史（きんばらめいぜん）㊣大正12（1923）年1月4日），日人（きんばらめいぜん），日本，百科，広島百，履歴，歴大

近路行者　きんろぎょうじゃ
　→都賀庭鐘（つがていしょう）

【く】

空花　くうげ
　生没年不詳
　江戸時代中期の漢詩人、按摩。
　¶人名，日人，和俳

空体房　くうたいぼう
　生没年不詳
　鎌倉時代の医僧。
　¶日人

久我哲斎　くがてっさい
　嘉永2（1849）年～大正9（1920）年
　江戸時代末期～大正期の千葉大医学部の前身である共立千葉病院の創立に尽くした医師。
　¶千葉百

久我篤立　くがとくりゅう
　明治～昭和期の曹洞宗僧侶、社会教育家。曹洞宗竜拈寺管長、大僧正、永平寺貫主。豊橋育児院の開設など社会事業にも尽くした。
　¶人名7（㊅1863年　㊣1944年），世紀（㊅文久3（1863）年　㊣昭和19（1944）年3月），日人（㊅1861年　㊣1943年），仏教（㊅文久1（1861）年8月1日　㊣昭和18（1943）年3月19日）

久賀政雄　くがまさお
　明治20（1887）年3月2日～昭和30（1955）年4月18日
　明治～昭和期の民間社会事業家。
　¶佐賀百

陸可彦　くがよしひこ
　生没年不詳
　江戸時代後期の医師。
　¶国書

九鬼左馬之助　くきさまのすけ
　明治25（1892）年～昭和42（1967）年
　明治～昭和期の医師。内科。
　¶近医

久木元喜七郎　くきもとときしちろう
　明治10（1877）年～昭和7（1932）年
　明治～昭和期の医師、政治家。鹿児島県議会議員、内之浦村9代村長。
　¶姓氏鹿児島

久郷晴彦　くごうはるひこ
　大正15（1926）年11月23日～
　昭和・平成期のヘルスコンサルタント。IHSヘルスサイエンスドクター。
　¶現執3期，飛騨

久坂玄機　くさかげんき
　文政3（1820）年～安政1（1854）年
　江戸時代後期の医師。

¶朝日（[没]安政1年2月27日（1854年3月25日）），維新，国書（[没]嘉永7（1854）年2月27日），コン改，コン4，コン5，人名，世人，長崎遊，日人，幕末（[没]1854年3月25日），幕末大（[没]嘉永7（1854）年2月27日），藩臣6，洋学，和俳

久坂玄瑞　くさかげんずい，くさかげんすい
天保11（1840）年～元治1（1864）年7月19日
江戸時代末期の尊攘派志士。萩藩医の家に生まれ医学を学んだ。
¶朝日（[没]元治1年7月19日（1864年8月20日）），維新，岩史（[生]天保11（1840）年5月），角史，京都大，近世，国史，国書，コン改，コン4，詩歌，詩作，史人（[生]1840年5月），重要（[生]天保11（1840）年5月），人書79，人書94，新潮（[生]天保11（1840）年5月），人名，姓氏京都，姓氏山口，世人，世百，全書，大百，日史（[生]天保11（1840）年5月），日人，幕末（[没]1864年8月20日），藩臣6，百科（くさかげんすい），平日（[生]1840　[没]1864），歴大

草鹿玄泰　くさかげんたい
宝暦4（1754）年～文化7（1810）年1月2日
江戸時代中期～後期の加賀大聖寺藩医。
¶国書，藩臣3

草鹿玄仲　くさかげんちゅう
正保3（1646）年～正徳5（1715）年6月19日
江戸時代前期～中期の医師。
¶国書

草鹿玄竜　くさかげんりゅう
寛政3（1791）年～明治2（1869）年9月16日
江戸時代末期の医師。
¶国書，幕末（[没]1869年10月20日），幕末大，藩臣3

草鹿外吉　くさかそときち
昭和3（1928）年8月28日～平成5（1993）年7月25日
昭和～平成期の翻訳家、評論家。日本福祉大学教授。現代ソビエト文学に精通。著書に「ソルジェニーツィンの文学と自由」、訳書に「現代ロシア詩集」など。
¶近文，現詩，現執1期，現執2期，現執3期，現情，世紀，日人，平和，マス89

草鹿泰仲　くさかたいちゅう
天保5（1834）年～慶応3（1867）年7月18日
江戸時代末期の加賀大聖寺藩医。
¶国書，藩臣3

日下毅　くさかたけし
明治1（1868）年～昭和20（1945）年
明治～昭和期の医師。
¶会津

日下部暘　くさかべあきら
昭和4（1929）年～
昭和～平成期の医師、交通評論家。胸部外科、麻酔科、県立長浜療養所外科医長。
¶現執3期

日下部篤彦　くさかべあつひこ
昭和18（1943）年7月9日～
昭和期の医師。名古屋第1赤十字病院消化器内科部長。
¶飛驒

日下部禧代子　くさかべきよこ
昭和10（1935）年11月2日～
昭和～平成期の福祉問題研究家、政治家。参議院議員。
¶現政

日下部宗伯　くさかべそうはく
天保3（1832）年～慶応3（1867）年9月11日
江戸時代後期～末期の町医。
¶庄内

日下部久夫（日下部久男）　**くさかべひさお**
明治42（1909）年1月15日～昭和42（1967）年4月15日
昭和期の実業家。日下部汽船社長、兵庫県身体障害者連盟代表。
¶視覚，兵庫百（日下部久男）

日下部真迮　くさかべまさき
天保5（1834）年～
江戸時代後期～明治期の歌人・医家。
¶東三河

久坂部羊　くさかべよう
昭和30（1955）年～
昭和～平成期の医師、小説家。
¶兵庫文

日下連　くさかむらじ
明治35（1902）年9月26日～平成4（1992）年12月31日
昭和～平成期の医師。国立岡山病院名誉院長。
¶岡山歴

草鹿蓮浦　くさかれんぽ
天保5（1834）年～慶応3（1867）年
江戸時代後期～末期の加賀大聖寺藩医。同藩医草鹿玄竜の長男。
¶姓氏石川

草川三治　くさかわさんじ
大正12（1923）年～平成6（1994）年
昭和～平成期の医師。小児科。
¶近医

草津幾生　くさついくお
大正11（1922）年～昭和60（1985）年
昭和期の医師、大分県教育委員長。
¶大分歴

草野勝彦　くさのかつひこ
昭和17（1942）年2月3日～
昭和期の障害児教育学者。宮崎大学教授、生涯学習教育研究センター長。
¶現執2期

草野熊吉　くさのくまきち
明治37（1904）年～平成11（1999）年

大正〜平成期の社会事業家（障害児福祉）。
¶近医

草野玄深　くさのげんしん
〜嘉永3（1850）年
江戸時代後期の医師。
¶長崎遊

草野節斎　くさのせっさい
生没年不詳
江戸時代中期の医師。
¶国書

草野恬斎　くさのてんさい
文政4（1821）年〜明治36（1903）年
江戸時代後期〜明治の医師。
¶長崎遊

草野信男　くさののぶお
明治43（1910）年1月11日〜平成14（2002）年5月14日
昭和〜平成期の病理学者、平和運動家。原水爆禁止日本協議会理事長、東京大学教授。「原爆症」を出版し、原爆被害の実態を報告。核兵器禁止、被爆者救援に尽力。
¶科学、近医、現朝、現情、現人、世紀、日人、平和

草野養準　くさのようじゅん
生没年不詳
江戸時代後期の天文家・医師。
¶国書

草場見節　くさばけんせつ
明治期の医師。茶事を好み、唐津焼の歴史を研究、復興を図る。
¶人名（㊥？　㊦1907年）、日人（㊥1844年㊦1906年）

草葉隆円　くさばりゅうえん
明治28（1895）年3月13日〜昭和41（1966）年9月20日
昭和期の政治家。参議院議員、厚生相。政務次官。
¶現情、コン改、コン4、コン5、真宗、人名7、世紀、政治、日人

草間悟　くさまさとる
大正10（1921）年〜平成13（2001）年
昭和〜平成期の医師。外科。
¶近医

草間滋（草間玆）　くさましげる
明治12（1879）年2月25日〜昭和11（1936）年10月8日
明治〜昭和期の医師。医学博士、慶応義塾大学教授。わが国病理細菌学の権威。北里研究所部長などを歴任。
¶科学、近医、人名（草間玆）、世紀、渡航（㊥1879年2月）、日人

草間碩　くさませき
嘉永7（1854）年〜昭和20（1945）年
明治〜昭和期の牧師。後年は郷里茨城県で教育、社会事業に尽くした。

¶世紀（㊥嘉永7（1854）年6月16日　㊦昭和20（1945）年1月18日）、日人

草間宗仙　くさまそうせん
生没年不詳
江戸時代後期の医師。
¶国書

草間敏夫　くさまとしお
大正8（1919）年〜平成20（2008）年
昭和〜平成期の医師。専門は解剖学。
¶近医

草間良男　くさまよしお
明治21（1888）年4月3日〜昭和43（1968）年2月18日
大正〜昭和期の衛生学者。慶応義塾大学医学部長。医療制度の改革に参画。勲三等旭日中綬章受章。
¶科学、近医、現情、人名7、世紀、渡航、日人

具志堅清　ぐしけんきよし
明治17（1884）年〜昭和15（1940）年
明治〜昭和期の医師、沖縄県議会議員。
¶姓氏沖縄

具志堅宗精　ぐしけんそうせい
明治29（1896）年8月22日〜昭和54（1979）年12月29日
明治〜昭和期の実業家。琉球工業連合会会長として地場産業の育成に率先する。社会福祉事業にも尽力。
¶沖縄百、現情、現人、食文、世紀、政治、姓氏沖縄、日人

久慈千治　くじせんじ
安政2（1855）年1月29日〜大正2（1913）年6月14日
明治〜大正期の政治家、実業家、社会事業家。
¶岩手人

久慈直太郎　くじなおたろう
明治14（1881）年12月29日〜昭和43（1968）年6月26日
明治〜昭和期の産婦人科学者。朝鮮総督府医院副医官。東京女子医科大学の隆盛に寄与。勲二等瑞宝章受章。著書『産婦人科臨床のために』。
¶岩手人（㊥1968年6月29日）、岩手百、科学、近医、現情、人名7、世紀、姓氏岩手、渡航、日人

櫛引しげ　くしびきしげ
明治26（1893）年〜昭和38（1963）年3月
大正〜昭和期の看護婦、助産婦。青森県助産婦会中弘支部長。中国大陸の野戦病院において看護婦長として傷病者の看護を指揮。
¶女性、女性普

九嶋勝司　くしまかつじ、くしまかつし
明治44（1911）年2月〜平成17（2005）年8月31日
大正〜平成期の医師。産婦人科。
¶科学、近医（くしまかつし）

久志本常尹　くしもとじょういん★
江戸時代の徳川に仕えた医師。
¶三重続

久志本常芬　くしもとじょうふん
生没年不詳
江戸時代中期の医師。
¶国書

久志本常顕　くしもとつねあき
？〜天正18(1590)年
安土桃山時代〜江戸時代前期の医師。
¶国書(㊥天正18(1590)年10月14日)，諸系，人名，日人

久志本常興　くしもとつねおき
天文1(1532)年〜慶長3(1598)年
戦国時代〜安土桃山時代の医師。
¶諸系，日人

久志本常勝　くしもとつねかつ
正保4(1647)年〜享保4(1719)年
江戸時代中期の旗本。幕府奥医師。
¶神奈川人，姓氏神奈川

久志本常真　くしもとつねさね
生没年不詳　㊙久志本常真《くしもとつねまさ》
江戸時代前期の医師。
¶諸系，人名(くしもとつねまさ)，日人

久志本常武　くしもとつねたけ
＊〜明和8(1771)年
江戸時代中期の神官，本草学者。
¶人名(㊥1709年)，日人(㊥1707年)

久志本常任　くしもとつねとう
寛弘4(1007)年〜寛治5(1091)年
平安時代後期の祠官，医師。
¶国書(生没年不詳)，諸系，神人，人名，日人，三重続

久志本常辰(久志本常晨)　くしもとつねとき
永正6(1509)年〜天正18(1590)年
戦国時代〜安土桃山時代の神官，医師。伊勢神宮医。久志本流医術を確立。
¶国書(㊥天正18(1590)年10月17日)，諸系，人名，人名(久志本常晨　㊤1582年，㊙1662年)，日人，三重続

久志本常範　くしもとつねのり
？〜元和7(1621)年
安土桃山時代〜江戸時代前期の医師。
¶神奈川人，諸系，人名，日人

久志本常真　くしもとつねまさ
→久志本常真(くしもとつねさね)

久志本常光　くしもとつねみつ
＊〜天文11(1542)年11月6日
戦国時代の医師。
¶京都大(㊥文明3(1471)年)，国書(㊥文明3(1471)年)，諸系(㊥1470年　㊙1541年)，人名(㊥1470年)，姓氏京都(㊥1471年)，日人(㊥1470年　㊙1541年)，三重続

久城春台　くじょうしゅんだい
寛永17(1640)年〜正徳5(1715)年10月4日
江戸時代前期〜中期の出雲松江藩医。
¶国書，島根人，島根百(㊥寛永16(1639)年)，島根歴(㊥寛永16(1639)年)，人名(㊥？)，日人，藩臣5

久城台麓　くじょうだいろく
江戸時代後期〜明治時代の眼科医。
¶眼科

九条武子　くじょうたけこ
明治20(1887)年10月20日〜昭和3(1928)年2月7日
大正期の女性。歌人。仏教婦人会連合本部長を務め社会事業に尽力。歌集に「金鈴」がある。
¶朝日，岩歌，岩手人，京都大，京都女，近現，近女，近文，現朝，国史，コン改，コン5，詩歌，滋賀文，史人，女史，女性，女性普，女文，真宗，新宿，新宿女，新潮，新文，人名，世紀，姓氏京都，世人，世百，全書，大百，短歌普，茶道，奈良文，日史，日女，日人，日本，百科，兵庫文，仏教，仏人，文学，北海道文(㊙昭和3(1928)年3月7日)，歴大

久代登喜男　くしろときお
大正7(1918)年4月8日〜昭和42(1967)年4月15日
昭和期の内科学者。
¶世紀，日人

楠井賢造　くすいけんぞう
明治36(1903)年〜昭和57(1982)年
大正〜昭和期の医師。内科。
¶近医

葛岡菊園　くずおかきくえん
文化5(1808)年〜元治1(1864)年7月17日
江戸時代後期〜末期の医師。
¶大阪人(㊙元治1(1864)年7月)，大阪墓，国書

楠岡奇骨　くすおかきこつ
明治2(1869)年〜大正14(1925)年
明治・大正期の医師。
¶愛媛

楠音次郎　くすおんじろう
→楠音次郎(くすのきおとじろう)

薬師恵日　くすしえにち
→薬師恵日(くすしのえにち)

薬師恵日　くすしのえにち
生没年不詳　㊙恵日《えにち》，薬師恵日《くすしえにち，くすのえにち》
奈良時代の渡来人，遣唐使。唐で医学を学び薬師姓を称した。
¶朝日，岩史，国史，古史(くすしえにち)，古人(恵日　えにち)，古人(くすしえにち)，古代，古代普，古中，古物(くすしえにち)，コン改(恵日　えにち)，コン改，コン4，コン5，史人(くすしえにち)，重要，新潮(くすしえにち)，人名，世人，世百，全書(恵日　えにち)，対外，日人，百科(くすしえにち)，山川小(くすしえにち)，歴大(恵日　えにち)

葛谷一嘉　くずたにかずよし
大正15(1926)年11月7日〜

昭和期の医師。葛谷医院長。
¶飛騨

葛谷貞之 くずたにさだゆき
明治16（1883）年11月22日～昭和17（1942）年3月14日
明治～昭和期の小児科医。
¶渡航

楠音次郎 くすのきおとじろう
文政9（1826）年～元治1（1864）年 [別]楠音次郎《くすおんじろう》
江戸時代末期の尊攘派志士。真忠組首領。鎖港攘夷、貧民救済などの世直し運動を行った。
¶朝日（[没]元治1年1月17日（1864年2月24日）），維新，コン改（くすおんじろう），コン4（くすおんじろう），千葉百，日人，幕末（[没]1864年1月17日）

楠五郎雄 くすのきごろお
明治29（1896）年～昭和43（1968）年
明治～昭和期の医師。内科。
¶近医

楠隆光 くすのきたかみつ
明治39（1906）年12月27日～昭和42（1967）年8月4日
昭和期の泌尿器科学者。大阪大学医学部教授。腎移植術に先鞭をつけた。著書に「小泌尿器科学」。
¶大阪人（[没]昭和42（1967）年8月），科学，近医，現情，人名7，世紀，新潟百，日人

楠敏雄 くすのきとしお
昭和19（1944）年～
昭和～平成期の障害者福祉研究家。ノーマライゼーション研究会事務局長、障害者の自立と完全参加を目指す大阪連絡会議事務局長。
¶現執2期（[生]昭和19（1944）年11月15日），視覚

楠豊和 くすのきとよかず
昭和6（1931）年～平成11（1999）年
昭和～平成期の医師。専門は解剖学（神経解剖）。
¶近医

楠信男 くすのきのぶお
明治42（1909）年2月7日～昭和53（1978）年11月5日
大正～昭和期の医師。内科。
¶科学，近医，福島百

楠太 くすのきふとし
明治9（1876）年10月29日～？
明治～大正期の皮膚科医。
¶渡航

楠正興 くすのきまさおき
文政12（1829）年～明治20（1887）年5月17日
江戸時代末期～明治期の医師。漢方、蘭学、西洋式産科内科を学び城下で開業。
¶高知人，人名，日人，幕末，幕末大（[生]文政12（1829）年9月23日）

楠正任 くすのきまさとう
万延1（1860）年～大正7（1918）年
明治～大正期の医師。
¶高知人，高知百

楠正信 くすのきまさのぶ
明治15（1882）年1月16日～大正7（1918）年4月21日
明治～大正期の医師。高知市立楠病院長。病理学を修め、佐賀県立病院副院長内科部長などを歴任。
¶近医，高知人，人名，渡航

くく

薬師恵日 くすのしえにち
→薬師恵日（くすしのえにち）

楠瀬烏峰 くすのせうほう
天保9（1838）年～明治28（1895）年
江戸時代後期～明治期の医師。
¶高知人

楠瀬熊治 くすのせくまじ
慶応1（1865）年～昭和8（1933）年6月17日
明治～昭和期の海軍軍人。造兵中将。火薬学研究のためフランスに渡る。帰国後火薬の研究・改良に貢献。
¶海越（[生]慶応1（1865）年5月），海越新（[生]慶応1（1865）年5月），科学（[生]1865年（慶応1）5月15日），高知人，人名，世紀（[生]慶応1（1865）年5月15日），渡航，日人

楠瀬交斎 くすのせこうさい
寛政6（1794）年～慶応3（1867）年
江戸時代後期～末期の医師、儒者。
¶高知人

楠瀬小枝 くすのせさえ
天明8（1788）年～安政2（1855）年
江戸時代後期～末期の医師。
¶高知人

楠瀬致和 くすのせむねちか
天保9（1838）年～明治28（1895）年4月15日
江戸時代末期～明治時代の医師。維新後、軍医の辞令をことわり郷里（土佐国安芸郡）を離れなかった。
¶幕末，幕末大

葛野経良 くずのつねよし
天保10（1839）年～万延1（1860）年
江戸時代後期～末期の医師。
¶姓氏愛知

葛野文碩 くずのぶんせき
弘化4（1847）年～明治3（1870）年
江戸時代後期～明治期の医師。
¶姓氏愛知

葛原黄道 くずはらおうどう
？ ～
昭和～平成期の鍼灸師。ケイライン研究所主宰、東洋気功塾塾長。
¶現執3期

久須見宣尹 くすみのぶただ
宝永1（1704）年9月21日～宝暦6（1756）年3月5日
江戸時代中期の医師、神道家。

楠目兼雄 くずめかねお
明治20(1887)年6月5日～昭和52(1977)年1月24日
大正・昭和期の助産婦。
¶高知先

楠本イネ(楠本いね，楠本稲) くすもといね
文政10(1827)年～明治36(1903)年8月26日
㊄オランダおいね
江戸時代末期～明治期の医師。産婦人科、宮内庁御用掛。シーボルトの娘。長崎で開業後、東京築地に移り、のち宮内庁御用掛となる。
¶朝日，維新(楠本いね ㊄文政10(1827)年5月6日)，江戸(オランダおいね)，愛媛，愛媛人，愛媛百(㊄文政10(1827)年5月6日)，江表(イネ(長崎県))，岡山百(㊄文政10(1827)年5月5日)，岡山歴(㊄文政10(1827)年5月5日)，科学(㊄文政10(1827)年5月6日)，郷土長崎(楠本稲)，近医，近女，コン改(楠本いね)，コン5(楠本いね)，史人(楠本いね ㊄1827年5月6日)，女史，女性(楠本いね ㊄文政10(1827)年5月6日)，女性普(楠本いね ㊄文政10(1827)年5月6日)，人事94(楠本いね)，新潮(㊄文政10(1827)年5月6日)，先駆(楠本いね ㊄文政10(1827)年5月6日)，全幕(楠本いね ㊄文政10(1827)年5月6日)，長崎百，長崎歴，日史(楠本いね ㊄文政10(1827)年5月6日)，日人(楠本いね)，幕末(楠本稲)，幕末大(楠本稲 ㊄文政10(1827)年5月6日)，洋学，歴大

楠元慶蔵 くすもとけいぞう
明治8(1875)年～昭和17(1942)年
明治～昭和期の医師。篤志家。
¶姓氏鹿児島

楠本五郎 くすもとごろう
大正8(1919)年～昭和59(1984)年
昭和期の医師。放射線科。
¶近医

楠本長三郎 くすもとちょうざぶろう，くすもとちょうさぶろう
明治4(1871)年1月20日～昭和21(1946)年12月6日
明治～昭和期の医師。大阪帝国大学学長。大阪帝国大学の創立に尽力。
¶大阪人(くすもとちょうざぶろう ㊄昭和21(1946)年12月)，科学，近医，コン改，コン5，人名7，世紀，渡航，長崎百，日人

久須本文雄 くすもとぶんゆう
明治41(1908)年～
昭和期の中国哲学・中国文学者。日本福祉大学教授。
¶現執1期

楠本ミサノ くすもとみさの
明治32(1899)年～昭和54(1979)年
大正～昭和期の看護師(助産師)。
¶近医

葛谷信貞 くずやのぶさだ
明治45(1912)年～平成11(1999)年
昭和～平成期の医師。内科(糖尿病学)。
¶近医

葛谷文男 くずやふみお
昭和3(1928)年～平成11(1999)年
昭和～平成期の医師。専門は内科、老年医学。
¶近医

久世敦行 くぜあつゆき
生没年不詳
江戸時代後期の本草家。
¶国書，日人

公壮聡 くそうさとし
？～
大正期の東京帝国大学セツルメント参加者。
¶社史

久高将旺 くだかしょうおう
明治19(1886)年10月14日～昭和46(1971)年
明治期の歯科医師、新聞社社長。
¶社史

桑田立斎 くたわりゅうさい
→桑田立斎(くわたりゅうさい)

沓掛周甫 くつかけしゅうほ
～安政1(1854)年
江戸時代後期～末期の村上藩蘭方医3代周甫。
¶新潟百別

沓掛夢岳 くつかけむがく
享和3(1803)年～嘉永7(1854)年7月
江戸時代後期～末期の医師。
¶国書

沓掛諒 くつかけりょう
明治29(1896)年～昭和49(1974)年
明治～昭和期の海軍軍医(病理学)。
¶近医

忽那将愛 くつなまさちか
明治37(1904)年10月7日～平成7(1995)年2月10日
大正～平成期の医師。専門は解剖学。
¶科学，近医

沓脱タケ子 くつぬきたけこ
大正11(1922)年7月7日～
昭和～平成期の政治家。参議院議員、西淀病院名誉院長。
¶現政，政治

工藤一郎 くどういちろう
昭和24(1949)年1月7日～平成20(2008)年4月27日
昭和～平成期の生化学者、昭和大学薬学部教授。
¶科学

工藤学而 くどうがくじ
昭和14(1939)年7月21日～
昭和期の医師。工藤医院長。

¶飛騨

工藤儀助 くどうぎすけ
安政5(1858)年～昭和6(1931)年
明治～昭和期の獣医。
¶青森人

工藤球卿 くどうきゅうけい
→工藤平助(くどうへいすけ)

工藤鞏卿 くどうきょうけい
安永1(1772)年～文化4(1807)年12月6日
江戸時代中期～後期の医師。
¶国書

工藤喬三 くどうきょうぞう
明治21(1888)年～昭和33(1958)年
明治～昭和期の医師。専門は解剖学。
¶近医

工藤謙同 くどうけんどう
享和1(1801)年～文久1(1861)年
江戸時代末期の医師。
¶人名，長崎遊，日人，藩臣7，福岡百([生]享和1(1801)年6月　[没]文久1(1861)年6月7日)，洋学

工藤周庵 くどうしゅうあん
生没年不詳
江戸時代後期の医師。
¶国書

工藤外三郎 くどうそとさぶろう
→工藤外三郎(くどうとさぶろう)

工藤大助 くどうだいすけ
明治4(1871)年2月10日～昭和24(1949)年11月23日
明治～昭和期の医師。
¶岩手人，姓氏岩手

工藤達之 くどうたつゆき
明治44(1911)年～平成3(1991)年
大正～平成期の医師。外科(脳外科)。
¶近医

工藤勉 くどうつとむ
明治29(1896)年～昭和58(1983)年
明治～昭和期の理療教育者。
¶視覚

工藤恒男 くどうつねお
明治17(1884)年～昭和38(1963)年
明治～昭和期の医師。
¶大分歴

工藤得安 くどうとくやす
明治21(1888)年12月3日～昭和30(1955)年3月15日
大正～昭和期の解剖学者、人類学者。新潟医学専門学校教授。オオサンショウウオの発生に関する知見で有名。著書に「蛍光顕微鏡学」など。
¶科学，近医，現情，人名7，世紀，新潟百，日人

工藤外三郎 くどうとさぶろう
明治5(1872)年3月14日～昭和7(1932)年12月28日　[別]工藤外三郎《くどうそとさぶろう》
明治～昭和期の医師。京都府立医学校長。岐阜県立病院長、京都市立日吉病院長などを歴任。
¶人名(くどうそとさぶろう)，世紀，渡航([没]？)，日人

工藤直次郎 くどうなおじろう
明治20(1887)年3月28日～昭和47(1972)年10月26日
大正・昭和期の医師。
¶岩手人

工藤尚義 くどうなおよし
大正10(1921)年～平成1(1989)年
昭和期の医師。内科。
¶青森人，近医

工藤文恭 くどうぶんきょう
寛政12(1800)年～明治20(1887)年
江戸時代後期～明治期の内科医。
¶姓氏岩手

工藤平助 くどうへいすけ
享保19(1734)年～寛政12(1800)年　[別]工藤球卿《くどうきゅうけい》
江戸時代中期～後期の経世家、医師。「赤蝦夷風説考」の著者。
¶朝日([没]寛政12年12月10日(1801年1月24日))，岩史([没]寛政12(1800)年12月10日)，江人([生]1732年？)，角史，近世，国史，国書(工藤球卿　くどうきゅうけい　[没]寛政12(1800)年12月10日)，コン改，コン4，コン5，史人([没]1800年12月10日)，思想史，重要([生]享保19(1734)年？　[没]寛政12(1800)年12月10日)，新潮([没]寛政12(1800)年12月10日)，人名([生]1732年)，姓氏宮城(工藤球卿　くどうきゅうけい)，世人，世百([生]1732年)，全書([生]1732年？)，対外，大百([生]1734年？)，地理，徳川将，日史([没]寛政12(1800)年12月10日)，日人([没]1801年)，百科，平日([生]1734　[没]1800)，北海道百，北海道歴([生]享保19(1734)年ころ)，山川小([没]1800年12月10日)，洋学，歴大

工藤正四郎 くどうまさしろう
明治39(1906)年～平成10(1998)年
大正～平成期の医師。専門は細菌学。
¶近医

工藤祐三 くどうゆうぞう
明治31(1898)年3月22日～昭和56(1981)年10月18日
大正～昭和期の医師。内科。
¶岩手人，近医

国井国長 くにいくになが
明治40(1907)年11月22日～
昭和期の社会保障研究家、著述家。国鉄傷痍者団体連合会常任理事、厚生省社会保障審査会参与。
¶現執1期，現執2期

く

く

国井長次郎 くにいちょうじろう
大正5(1916)年～平成8(1996)年
昭和～平成期の医師。専門は寄生虫学。
¶近医

国香七郎 くにかしちろう
明治9(1876)年～*
明治～大正期の医師。
¶渡航(生1876年8月6日 没?),山口人(没1950年)

国香彦介 くにかひこすけ
嘉永4(1851)年～昭和1(1926)年
江戸時代末期～大正期の医師・考古学者。
¶姓氏岩手

国崎定洞 くにさきていどう,くにざきていどう
明治27(1894)年10月5日～昭和12(1937)年12月10日
大正～昭和期の社会医学者、社会運動家。東京大学助教授。社会衛生学研究のためドイツに留学。ドイツ共産党入党、「32年テーゼ」を日本に送る。
¶岩史(くにざきていどう),科学,近医,熊本人,現朝,コン改,コン5,社運,社史(生1894年10月4日),新潮,世紀,全書,日史,日人,百科,平和,民学,履歴,歴大(くにざきていどう)

国重嘉吉 くにしげよしきち
明治10(1877)年～昭和24(1949)年
昭和期の医師。
¶山口人

国島半研 くにじまはんけん
文化11(1814)年8月26日～明治21(1888)年12月26日
江戸時代後期～明治期の津山松平藩士、医師、画人。
¶岡山歴

国友鼎 くにともかなえ
明治10(1877)年～昭和32(1957)年1月14日
明治～昭和期の解剖学者。長崎大学教授。
¶大分歴,科学(生1877年(明治10)1月23日),近医,現情,長崎百

国友昇 くにとものぼる
明治40(1907)年～平成2(1990)年
大正～平成期の医師。眼科。
¶近医

国中明 くになかあきら
昭和3(1928)年1月16日～平成25(2013)年4月2日
昭和～平成期の農芸化学者、ヤマサ醤油常務。専門は発酵学、免疫学。
¶科学

国仲寛長 くになかかんちょう
明治36(1903)年～昭和55(1980)年
昭和期の医師。
¶姓氏沖縄

国永正臣 くにながまさおみ
明治9(1876)年11月13日～昭和42(1967)年8月30日
明治～昭和期の歯科医。
¶渡航,福岡百

国造塵隠 くにのみやつこじんいん
寛文1(1661)年～正徳3(1713)年
江戸時代前期～中期の儒学者。
¶国書(生寛文1(1661)年5月 没正徳3(1713)年1月7日),コン改,コン4,コン5,新潮(没正徳3(1713)年1月7日),人名,日人

国房二三 くにふさふみ
明治34(1901)年～昭和20(1945)年
大正～昭和期の法医学者。
¶近医

国部ヤスエ くにべやすえ
明治23(1890)年～昭和54(1979)年
明治～昭和期の看護師。
¶近医,和歌山人

国光勉造 くにみつべんぞう
明治13(1880)年1月1日～大正11(1922)年5月14日
明治～大正期の医師。医学博士、山龍堂病院長。熊本医学専門学校教授、熊本県立病院副院長などを歴任。
¶人名,日人

国屋元立 くにやげんりゅう
安永3(1774)年～天保6(1835)年
江戸時代中期～後期の外科医。
¶長崎遊,兵庫人

国屋松軒 くにやしょうけん
文化14(1817)年～明治11(1878)年6月8日
江戸時代末期～明治時代の但馬国養父郡の医師。但馬農兵組立に参画、生野義挙に際し斡旋に努める。
¶維新,長崎遊,幕末,幕末大

国谷誠朗 くにやのぶあき
昭和3(1928)年7月15日～
昭和～平成期の臨床心理学者。日本女子大学教授。
¶現執3期

国吉真方 くによししんぽう
? ～
大正期の医師。沖縄青年同盟シンパ。
¶社史

久野敬二郎 くのけいじろう
大正8(1919)年～平成8(1996)年
昭和～平成期の医師。外科(乳腺外科)。
¶近医

久野恒一 くのこういち
昭和11(1936)年11月2日～平成14(2002)年10月17日
昭和～平成期の医師、政治家。参議院議員。
¶現政

久野繁山 くのはんざん
文化6(1809)年～明治3(1870)年5月24日

江戸時代後期〜明治期の医師。
¶国書

久野宗 くのもとい
昭和3(1928)年〜平成21(2009)年
昭和〜平成期の医師。専門は生理学、神経生理学。
¶近医

久野寧 くのやす
明治15(1882)年3月30日〜昭和52(1977)年12月30日　㋰久野寧《くのやすし》
明治〜昭和期の生理学者。京都府立医科大学教授、満州医科大学教授、名古屋医科大学教授などを歴任。体温調節の生理を研究。
¶科学，近医，現朝，現情，コン改(くのやすし)，コン4(くのやすし)，コン5(くのやすし)，新潮，人名7，世紀，全書，大百，日人，日本(くのやすし)

久野寧 くのやすし
→久野寧(くのやす)

久野翼 くのよく
天明7(1787)年〜弘化3(1846)年
江戸時代中期〜後期の医師。
¶姓氏愛知

久場政盛 くばせいせい
明治9(1876)年11月16日〜昭和43(1968)年9月12日
明治〜昭和期の官吏、社会事業家。ハンセン病患者救済活動に従事。
¶沖縄百，世紀，日人

久原洪哉 くはらこうさい
文政8(1825)年8月3日〜明治29(1896)年11月6日
江戸時代後期〜明治期の津山松平藩医。
¶岡山歴

久原茂良 くはらもりょう
安政5(1858)年6月8日〜昭和2(1927)年5月6日
明治〜昭和期の医師。
¶岡山歴

久原良賢 くはらよしかた
寛永16(1639)年〜享保5(1720)年6月9日
江戸時代中期の外科医。
¶岡山歴

久保明 くぼあきら
昭和29(1954)年〜
昭和〜平成期の医師。高輪メディカルクリニック院長。
¶現執4期

久保猪之吉(久保ゐの吉)　くぼいのきち
明治7(1874)年12月26日〜昭和14(1939)年11月12日
明治〜昭和期の歌人。福岡医科大学教授。落合直文のあさ香社結成に参加。いかづち会を結成、新派和歌の普及に努めた。
¶近医，近文，新潮，新文，人名7，世紀，短歌普，東北近，渡航，日人，俳文(久保ゐの吉)，福岡百，福岡文，文学

窪川忠吉 くぼかわちゅうきち
明治4(1871)年8月18日〜明治39(1906)年7月16日
明治期の公害対策の先覚医。
¶山梨百

久保木ノブ くぼきのぶ
明治38(1905)年〜
昭和期の昭島民生委員。
¶多摩

久保木保寿 くぼきやすとし
明治16(1883)年〜昭和39(1964)年
明治〜昭和期の青森県病副院長。眼科。医学博士。
¶青森人

久保喜代二 くぼきよじ
明治28(1895)年〜昭和52(1977)年
明治〜昭和期の医師。精神科。
¶近医

久保敬徳 くぼけいとく
天保7(1836)年〜明治24(1891)年
江戸時代後期〜明治期の医師。
¶大分歴

久保玄静 くぼげんせい
生没年不詳
戦国時代〜安土桃山時代の医師。
¶国書

久保耕庵 くぼこうあん
文化12(1815)年〜明治5(1872)年
江戸時代末期〜明治期の医師。奈良の開業医。弟良平とともに種痘の普及に尽力。
¶人名，日人，洋学

窪島務 くぼしまつとむ
昭和23(1948)年6月10日〜
昭和〜平成期の障害児教育学者。滋賀大学教授。
¶現執3期，現執4期

久保寿獲 くぼじゅかく
明治12(1879)年〜昭和28(1953)年
明治〜昭和期の医師。
¶大分歴

久保季茲(久保季茲)　くぼすえじ
→久保季茲(くぼすえしげ)

久保季茲(久保季茲，久保季滋)　くぼすえしげ
天保1(1830)年〜明治19(1886)年3月5日　㋰久保季茲《くぼすえじ》，久保季茲《くぼすえじ》
江戸時代末期〜明治期の医師、国学者。幕府医官、大神神社大宮司、皇典講究所文学部教授。神祇官書記、宮内省御用掛などを歴任。
¶維新，江文(久保季滋)，国書(㋺文政13(1830)年5月12日)，コン改(久保季茲)，コン改，コン4，コン5(久保季茲)，神史，神人，新潮(㋺天保1(1830)年5月12日)，人名(久保季茲)，日人，日本，人名，日人，人名(久保季茲　くぼすえじ　㋺1830年7月2日)，幕末(くぼすえじ　㋺1830年7月2日)，歴大

久保政次 くぼせいじ
大正1(1912)年～平成12(2000)年
昭和～平成期の医師。小児科。
¶近医

久保盛徳 くぼせいとく
明治26(1893)年～昭和43(1968)年
明治～昭和期の医師。専門は生理学。
¶近医

久保桑閑 くぼそうかん
宝永7(1710)年～天明2(1782)年
江戸時代中期の医師。
¶長崎遊

久保田競 くぼたきそう
昭和7(1932)年6月19日～
昭和～平成期の神経生理学、神経科学者。京都大学霊長類研究所教授、京都大学霊長類研究所所長。
¶現執2期、現執3期、現執4期、現情、世紀

久保田政周 くぼたまさちか
明治4(1871)年5月2日～大正14(1925)年1月22日
明治～大正期の官吏。東洋拓殖会社総裁。南満州鉄道理事となり市街造営、病院・学校建設などの社会事業を進めた。のち東京府知事、横浜市長などを歴任。
¶神奈川人、人名、世紀、栃木歴、日人、三重続(㊥明治4年5月)

窪田金次郎 くぼたきんじろう
大正12(1923)年2月6日～平成18(2006)年
昭和～平成期の歯科学者。東京医科歯科大学教授。
¶近医、現情

久保田くら くぼたくら
大正4(1915)年～平成17(2005)年
昭和～平成期の医師。専門は解剖学。
¶近医

久保武 くぼたけし
明治12(1879)年6月20日～大正10(1921)年8月23日
明治～大正期の医師。京城医学専門学校教授。金沢医学専門学校教授、朝鮮総督府医院教授などを歴任。
¶科学、近医(㊥大正11(1922)年)、人名、世紀、日人

久保田見達 くぼたけんだち
～文化9(1812)年
江戸時代後期の択捉島在勤の医師。
¶根千

窪田孤萍 くぼたこびょう
明治11(1878)年12月26日～大正5(1916)年2月17日
明治～大正期の青年文士・医師。
¶岡山歴

久保田権四郎 くぼたごんしろう
明治3(1870)年10月3日～昭和34(1959)年11月11日
明治～昭和期の実業家。久保田鉄工所社長。機械鋳物類の製造、販売を行った。後年は社会福祉にも尽力。
¶大阪人(㊥昭和34(1959)年11月)、科学、現朝(㊥明治3年10月3日(1870年10月27日))、現情、実業、新潮、人名7、世紀、先駆、創業、日人、広島百

久保田重孝 くぼたしげたか
明治41(1908)年12月7日～昭和58(1983)年4月9日
昭和期の労働衛生学者。
¶近医、世紀、日人

窪田繁 くぼたしげる
明治27(1894)年～昭和46(1971)年
大正～昭和期の産婦人科医、奄美群島政府衛生部長、名瀬市教育委員長。
¶姓氏鹿児島

久保田詢 くぼたじゅん
明治5(1872)年7月15日～？
明治期の眼科医。
¶渡航

窪田次郎 くぼたじろう
天保6(1835)年～明治35(1902)年4月18日
江戸時代末期～明治期の医師。福山藩藩校誠之館医学所教授。医生研究所を設立して片山病の研究に専念。
¶岡山歴(㊥天保6(1835)年4月24日)、社史(㊥天保6年(1835年4月24日))、人名、日人、幕末、幕末大、広島百(㊥天保6(1835)年4月24日)、洋学

久保田晴光 くぼたせいこう
明治17(1884)年～？
明治～昭和期の医師。専門は薬理学。
¶近医

久保田宗仙 くぼたそうせん
天保12(1841)年～明治39(1906)年
江戸時代後期～明治期の眼科医。
¶眼科

久保田宗民 くぼたそうみん
江戸時代後期の眼科医。
¶眼科

久保田種太郎 くぼたたねたろう
明治17(1884)年2月8日～大正3(1914)年8月10日
明治期の獣医師。
¶アナ、郷土栃木、社史、栃木人(㊥明治17(1884)年2月28日)、栃木歴

久保田長朝 くぼたながとも
江戸時代後期の大和北窪村の農民。凶作の年の租税軽減を願い出るなど村民の救済に尽力。
¶人名、日人(生没年不詳)

久保田治臣 くぼたはるおみ
文政10(1827)年～元治1(1864)年
江戸時代末期の医師。
¶維新、人名(㊥1828年)、日人(㊥1828年)、幕末、幕末大(㊥元治1(1864)年7月)

久保田浩也 くぼたひろや
昭和11(1936)年7月4日〜
昭和〜平成期のメンタルヘルス研究者。日本生産性本部メンタル・ヘルス研究所長。
¶現執2期，現執3期，現執4期

久保保 くぼたもつ
？ 〜
大正期の東京帝国大学セツルメント参加者。
¶社史

久保田芳男 くぼたよしお
昭和2(1927)年〜
昭和期の医師。
¶群馬人

窪田亮貞 くぼたりょうてい
享和1(1801)年〜明治10(1877)年
江戸時代後期〜明治時代初期の医師。
¶長崎遊

久保田礼斎(久保田礼斉) くぼたれいさい
生没年不詳
江戸時代後期の盛岡藩主の御役医。
¶人名，姓氏岩手(久保田礼斉)，日人

久保千春 くぼちはる
昭和23(1948)年3月9日〜
昭和〜平成期の研究者。九州大学大学院医学研究院教授。
¶現執4期

窪津貞庵 くぼつていあん
生没年不詳
江戸時代中期の医師。
¶国書

久保つる くぼつる
明治20(1887)年8月15日〜昭和46(1971)年8月11日
明治〜昭和期の社会事業家。
¶女運

久保徳太郎 くぼとくたろう
明治7(1874)年3月19日〜昭和16(1941)年8月15日
明治〜昭和期の産婦人科医。
¶渡航

久保長秋 くぼながあき
天明6(1786)年〜万延1(1860)年
江戸時代後期の医師、国学者。
¶国書(生没年不詳)，静岡歴，姓氏静岡

久保仲三郎 くぼなかさぶろう
文政4(1821)年〜明治16(1883)年
江戸時代後期〜明治期の医師。
¶長崎遊

久保仲輔 くぼなかすけ
宝暦3(1753)年〜文政6？(1823？)年
江戸時代後期の医師。
¶長崎遊

久保仲造 くぼなかぞう
寛政11(1799)年〜嘉永3(1850)年
江戸時代後期の医師。
¶長崎遊

久保信之 くぼのぶゆき
*〜昭和14(1939)年11月14日
明治〜昭和期の病理学者。
¶近医([生]明治18(1885)年)，渡航([生]1877年9月26日)

久保久雄 くぼひさお
明治27(1894)年〜昭和54(1979)年
明治〜昭和期の医師。専門は病理学。
¶近医

久保久安方雲 くぼひさやすほううん
文化13(1816)年〜明治12(1879)年
江戸時代後期〜明治時代初期の医師。
¶長崎遊

久保久安方卿 くぼひさやすほうぎょう
〜天保5(1834)年
江戸時代後期の医師。
¶長崎遊

久保久安方堅 くぼひさやすほうけん
元文4(1739)年〜寛政7(1795)年
江戸時代中期の医師。
¶長崎遊

久保秀雄 くぼひでお
明治35(1902)年〜昭和60(1985)年
大正〜昭和期の医師。専門は生理学。
¶近医

久保紘章 くぼひろあき
昭和14(1939)年11月1日〜
昭和〜平成期の社会福祉学者。東京都立大学教授、法政大学教授。
¶現執2期，現執4期

久保文苗 くぼふみなえ
明治44(1911)年〜平成10(1998)年
大正〜平成期の医師。専門は薬学。
¶近医

久保全雄 くぼまさお
明治44(1911)年10月1日〜平成1(1989)年5月16日
昭和期の医師、医療運動家。原水爆禁止と平和を求める医師の組織活動を国際的に行う。
¶近医，現朝，現執1期，現情，現人，世紀，日人，平和

久保道徳 くぼみちのり
昭和16(1941)年9月5日〜
昭和〜平成期の薬学者。近畿大学教授。
¶現執3期

窪美昌保 くぼみまさやす
嘉永6(1853)年〜大正7(1918)年
明治〜大正期の医師、史学者。医業の傍ら博物、郷土史、地理を究めた。著書に「大宝令新釈」。

¶人名，世紀（[没]大正7（1918）年4月22日），姓氏富山，富山考，富山文，日人

久保護躬 くぼもりみ
明治18（1885）年～昭和37（1962）年
明治～昭和期の耳鼻咽喉科学者、千葉大学名誉教授。
¶科学（[生]1885年（明治18）1月1日　[没]1952年（昭和37）），近医，千葉百

久保弥生 くぼやよい
明治35（1902）年5月15日～平成5（1993）年5月16日
昭和・平成期の社会事業家。教育者。
¶岩手人

久保良平 くぼりょうへい
文政9（1826）年～明治30（1897）年
江戸時代末期～明治期の医師。奈良の開業医。兄耕庵とともに種痘の普及に尽力。
¶洋学

熊岡路矢 くまおかみちや
昭和22（1947）年2月1日～
昭和～平成期の社会活動家。日本国際ボランティアセンター（JVC）ベトナム代表。
¶現執3期，現執4期，平和

熊谷朗 くまがいあきら
大正9（1920）年～平成9（1997）年
昭和～平成期の医師。内科。
¶近医

熊谷蔵之允 くまがいくらのじょう
明治30（1897）年～昭和33（1958）年
昭和期の医師。
¶山口人

熊谷謙斎 くまがいけんさい
天保2（1831）年～明治12（1879）年
江戸時代後期～明治期の松本平の種痘普及に努めた蘭法内科医。
¶姓氏長野，長野歴

熊谷謙三郎 くまがいけんざぶろう
明治21（1888）年～昭和56（1981）年
明治～昭和期の医師。伝染病学、内科。
¶近医，山形百

熊谷玄随 くまがいげんずい
生没年不詳
江戸時代中期の本草家。
¶国書，日人

熊谷玄旦 くまがいげんたん
嘉永5（1852）年12月26日～大正12（1923）年10月2日
明治～大正期の医師。医学博士、京都帝国大学教授。福岡医科大学教授などを歴任、のち福岡市で開業。
¶科学，近医，人名，世紀（[生]嘉永5（1853）年12月26日），渡航，日人（[生]1853年）

熊谷幸之輔 くまがいこうのすけ
安政4（1857）年～大正12（1923）年4月28日
明治～大正期の医師。外科、愛知医学専門学校長兼病院長。愛知医科大学の基礎を作った。
¶愛知百，秋田人2（[生]安政4年3月23日），近医，人名（[生]？），世紀，渡航（[生]1857年3月23日），日人

熊谷秋雨 くまがいしゅうう
？　～文久3（1863）年
江戸時代後期～末期の医師。
¶国書

熊谷省三 くまがいしょうぞう
嘉永4（1851）年～明治44（1911）年11月7日
江戸時代後期～明治期の産婦人科医。
¶岡山百，岡山歴（[生]嘉永4（1851）年2月）

熊谷岱蔵 くまがいたいぞう
明治13（1880）年7月19日～昭和37（1962）年2月19日
大正～昭和期の内科医師。東北帝国大学教授。インシュリンを研究、のち結核、特にBCG・化学療法の普及に貢献。
¶岩手人，科学，科技，近医，近現，現朝，現情，現日，国史，コン改，コン4，コン5，史人，信州人，新潮，人名7，世紀，姓氏長野，姓氏宮城，世百新，全書，大百，渡航（[生]1880年7月），長野百，長野歴，日人，日本，百科，宮城百，歴大

熊谷直夫 くまがいただお
天保10（1839）年～大正7（1918）年
明治期の医師。水沢県登米病院長となり、その名声遠近に聞こえた。晩年歌道に専念。
¶人名，日人

熊谷直心 くまがいちょくしん
寛永16（1639）年～享保16（1731）年
江戸時代前期～中期の医師、商人、儒者。鳩居堂の祖。薬種店「鳩居堂」を開設。
¶人名，日人

熊谷直恭 くまがいちょっきょう
→熊谷蓮心（くまがいれんしん）

熊谷直行 くまがいちょっこう
→熊谷直行（くまがいなおゆき）

熊谷直樹 くまがいなおき
明治18（1885）年～昭和48（1973）年
明治～昭和期の医師。眼科。
¶近医，新潟百

熊谷直孝 くまがいなおたか
文化14（1817）年～明治8（1875）年2月3日
江戸時代末期～明治期の実業家。京都の香商鳩居堂の7代。種痘普及、小学校野設立などの社会事業に尽力。
¶朝日（[生]文化14年6月15日（1817年7月28日）），維新，京都大，国際，国書（[生]文化14（1817）年6月15日），コン5，新潮（[生]文化14（1817）年6月15日），人名（[生]1846年），姓氏京都，日人，幕末

熊谷直恭　くまがいなおやす
　→熊谷蓮心（くまがいれんしん）

熊谷直行　くまがいなおゆき
　天保14（1843）年〜明治40（1907）年3月17日
　㊟熊谷直行《くまがいちょっこう》
　明治期の実業家、社会事業家。明治時代の商人、京都鳩居堂主人。
　¶朝日（㊌天保14年6月4日（1843年7月1日））、コン改、コン5、新潮（くまがいちょっこう　㊌天保14（1843）年6月4日）、人名、先駆（㊌天保14（1843）年6月4日）、日人

熊谷洋　くまがいひろし
　明治37（1904）年10月17日〜平成4（1992）年11月11日
　昭和期の薬理学者。東京大学教授、医学博士。筋収縮の薬理学的研究などを行う。日本医学会長。
　¶科学、近医、現朝、現情、世紀、日人

熊谷美津子　くまがいみつこ
　→熊谷優利枝（くまたにゆりえ）

熊谷安治　くまがいやすじ
　天保10（1839）年〜明治39（1906）年
　江戸時代後期〜明治期の医師。
　¶姓氏岩手

熊谷雄二　くまがいゆうじ
　明治44（1911）年〜昭和58（1983）年
　昭和期の医師。日原共存病院長。
　¶島根歴

熊谷優利枝　くまがいゆりえ
　→熊谷優利枝（くまたにゆりえ）

熊谷蓮心　くまがいれんしん
　天明3（1783）年〜安政6（1859）年　㊟熊谷直恭
　《くまがいちょっきょう、くまがいなおやす》
　江戸時代後期の商人、社会事業家。天保の飢饉で施米や窮民医療に尽力。
　¶朝日（熊谷直恭　くまがいちょっきょう　㊌天明3年11月10日（1783年12月3日）　㊣安政6年9月6日（1859年10月1日））、江人、国書（熊谷直恭　くまがいなおやす　㊌安政6年（1859）年9月6日）、コン改、コン5、新潮（熊谷直恭　くまがいちょっきょう　㊌天明3（1783）年11月10日　㊣安政6（1859）年9月6日）、姓氏京都（熊谷直恭　くまがいなおやす）、全書、日人

隈川宗悦　くまがわそうえつ、くまかわそうえつ
　天保9（1838）年〜明治35（1902）年10月30日
　江戸時代末期〜明治期の医師。幕府海軍医。維新後、東京共立病院を創立し現在の東京慈恵会医科大学へと発展。
　¶科学（㊌天保9（1838）年11月）、近医、国際、国書（くまがわそうえつ）、人名、日人、幕末（くまかわそうえつ）、幕大（くまかわそうえつ）、洋学

隈川宗雄　くまがわむねお
　安政5（1858）年10月13日〜大正7（1918）年
　明治〜大正期の医学者。東京帝国大学医科大学長。ウイルヒョウ研究所で医化学を研究。駒込病院医長、東京帝国大学医科大学教授を歴任。
　¶朝日（㊌安政5年10月13日（1858年11月18日）㊣大正7（1918）年4月6日）、海越（㊣大正7（1918）年4月7日）、海越新（㊣大正7（1918）年4月7日）、科学（㊣1918年（大正7）4月6日）、近医、コン改、コン5、人名、世紀（㊣大正7（1918）年4月6日）、渡航（㊌1858年10月㊣1918年4月7日）、日人

隈川基　くまがわもとい
　明治7（1874）年8月17日〜昭和14（1939）年
　明治〜昭和期の衛生学者。
　¶渡航

熊倉賢二　くまくらけんじ
　大正15（1926）年1月10日〜平成18（2006）年2月7日
　昭和〜平成期の医師。放射線科（放射線診断学）。
　¶科学、近医

熊坂台洲（熊坂台州、熊阪台州）　くまさかたいしゅう
　元文4（1739）年〜享和3（1803）年
　江戸時代中期〜後期の儒者、豪農。学校創設、窮民救済、開墾などに尽くした。
　¶国書（熊坂台州　㊌元文4（1739）年4月23日　㊣享和3（1803）年3月21日）、詩歌、人書94（熊阪台州）、人名、日人（熊坂台州）、和俳

熊坂長庵　くまさかちょうあん
　〜明治19（1886）年4月29日
　江戸時代末期・明治期の医師兼画工。
　¶北墓

熊坂盤谷　くまさかばんこく
　明和4（1767）年〜文政13（1830）年
　江戸時代中期〜後期の儒者・救貧事業家。
　¶福島百

熊坂義裕　くまさかよしひろ
　昭和27（1952）年1月10日〜
　昭和〜平成期の医師、政治家。宮古市長。
　¶現政

熊坂蘭斎　くまさからんさい
　寛政11（1799）年〜明治8（1875）年
　江戸時代後期〜明治期の医師、蘭学者。
　¶国書（㊣明治8（1875）年11月14日）、長崎遊、日人、幕末（㊣1867年）、藩臣1、福島百（くまさからんさい（けん）　㊣慶応3（1867）年）

熊崎七三　くまざきしちぞう
　明治40（1907）年6月17日〜昭和37（1962）年1月20日
　大正・昭和期の歯科医。萩原町議。
　¶飛騨

熊崎正夫　くまざきまさお
　大正5（1916）年11月4日〜
　昭和期の厚生事務次官。
　¶飛騨

熊崎操　くまざきみさお
　大正15（1926）年7月23日〜

昭和期の保健婦。
¶飛騨

熊沢喜久雄（熊沢喜久男）　くまざわきくお
昭和3（1928）年11月14日〜
昭和〜平成期の植物栄養学者。肥料科学研究所理事長、東京大学教授。肥料科学などを専門とし、東京大学農学部助教授、教授を歴任。日本学術会議会員。
¶現情（熊沢喜久男），世紀，日人

熊沢鳥酔　くまざわちょうすい
享保15（1730）年〜文化5（1808）年
江戸時代中期〜後期の医師、俳人。
¶日人

隈鎮雄　くましずお
明治23（1890）年〜昭和40（1965）年
明治〜昭和期の医師。外科（甲状腺外科）。
¶近医

隈田嘉七　くまだかしち
天保6（1835）年〜明治34（1901）年
江戸時代末期〜明治期の検校。大和最後の検校職。維新後は盲人福祉、地域殖産に努めた。
¶日人

熊田嘉膳　くまだかぜん
→熊田淑軒（くまだしゅくけん）

熊田淑軒　くまだしゅくけん
文化14（1817）年〜明治20（1887）年　㉑熊田嘉膳《くまだかぜん》
江戸時代末期〜明治期の医師、反射炉製造者。
¶維新（㊤？　㊦1889年），長崎遊，幕末（㊤1887年1月），幕末大（㊤？　㊦明治22（1889）年1月），藩臣2（熊田嘉膳　くまだかぜん），福島百，洋学（㊤？　㊦明治22（1889）年）

熊田貞庵　くまだていあん
天保5（1834）年〜明治27（1894）年11月14日
江戸時代末期〜明治時代の奥州郡山の医師。医業のかたわら寺子屋を開き子弟を教授。
¶幕末，幕末大

熊谷優利枝　くまたにゆりえ
＊〜平成7（1995）年10月16日　㉑熊谷美津子《くまがいみつこ》，熊谷優利枝《くまがいゆりえ》
明治〜昭和期の歌人。
¶石川文（㊤？），近医（熊谷美津子　くまがいみつこ　㊦明治44（1911）年）

熊田衛　くまだまもる
昭和12（1937）年〜平成14（2002）年
昭和〜平成期の医師。専門は生理学。
¶近医

熊田良得　くまだりょうとく
文政12（1829）年〜明治28（1895）年10月13日
江戸時代末期〜明治期の藩鍼医。幼時に痘瘡のため失明。二本松に救世軍支部をつくる。
¶長崎遊，幕末，幕末大

熊兆　くまちょう
生没年不詳
江戸時代末期の漢方医。
¶飛騨

隈徳三　くまとくぞう
文久2（1862）年1月24日〜大正12（1923）年11月18日
江戸時代末期〜大正期の陸軍軍医。
¶渡航

熊取敏之　くまとりとしゆき
大正10（1921）年6月18日〜平成16（2004）年12月11日
昭和〜平成期の放射線医学者。
¶科学，近医，現朝，現情，世紀，日人，平和

熊野玄碩　くまのげんせき
生没年不詳
江戸時代中期の医師。
¶国書

熊野隆治　くまのたかはる
明治15（1882）年〜昭和50（1975）年
明治〜昭和期の教育者、社会事業家。
¶姓氏山口，山口人，山口百

熊埜御堂進　くまのみどうすすむ
明治25（1892）年〜昭和34（1959）年
明治〜昭和期の医師。外科。
¶近医

隈部道栄　くまべどうえい
江戸時代中期の医師。
¶人名（㊤1749年，㊦1779年），日人（㊤1752年，㊦1780年）

隈部英雄　くまべひでお
明治38（1905）年10月11日〜昭和39（1964）年12月17日
昭和期の結核病医師。結核予防会結核研究所所長。肺結核のエックス線診断書を出しその診断の確立に寄与。
¶科学，科技，近医，現朝，現情，現人，現日，新潮，世紀，日人

汲田克夫　くみたかつお
昭和6（1931）年12月26日〜
昭和期の看護学者。大阪教育大学教授、宮崎県立看護大学教授。
¶現執1期，現執2期

汲田松之助　くみたまつのすけ
明治17（1884）年〜昭和44（1969）年
明治〜昭和期の国民健康保険普及功労者。
¶高知人

久米井克郎　くめいかつろう
明治24（1891）年1月5日〜昭和40（1965）年12月27日
大正〜昭和期の開業医。
¶庄内

久米益庵 くめえきあん
　貞享1(1684)年～明和3(1766)年4月15日
　江戸時代中期の出羽庄内藩医。
　¶庄野，藩臣1

久米清治 くめせいじ
　大正4(1915)年3月20日～
　昭和期の獣医学者。東京農工大学教授。
　¶現情

久米田賀朝 くめだがちょう
　生没年不詳
　江戸時代中期の医師、俳人。
　¶日人

久米田杉尋 くめださんじん
　？　～享保14(1729)年
　江戸時代中期の医師、俳人。
　¶人名，日人(㊤1730年)，三重続

久山祥哉 くやましょうさい
　？　～明治13(1880)年7月
　江戸時代末期の医師。
　¶岡山歴

久山勉 くやまつとむ
　天明3(1783)年～天保8(1837)年6月14日
　江戸時代末期の医師。
　¶岡山人，岡山歴

久山禎輔 くやまていすけ
　寛政6(1794)年9月～嘉永6(1853)年3月
　江戸時代末期の医師。
　¶岡山人，岡山歴

久山牧村 くやまぼくそん
　？　～明治32(1899)年
　江戸時代末期～明治期の医師、漢学者。
　¶岡山歴(㊤明治32(1899)年2月15日)，人名，日人

倉石晋 くらいしすすむ
　昭和6(1931)年9月3日～平成5(1993)年2月2日
　昭和～平成期の植物生理学者、広島大学総合科学部教授。
　¶植物

倉内直 くらうちちょく
　生没年不詳
　江戸時代後期の医師。
　¶国書

倉岡小夜 くらおかさよ
　昭和2(1927)年6月30日～
　昭和期の児童福祉学者。聖徳学園短期大学教授、保育研究所研究員。
　¶現執2期

倉岡彦助 くらおかひこすけ
　明治9(1876)年～昭和16(1941)年
　明治～昭和期の細菌学者。
　¶近医

倉木潜 くらきひそむ
　文政10(1827)年11月10日～明治45(1912)年1月
　江戸時代末～明治期の岩見津和野藩士、教育家。江戸で南八郎の変名で志士の間を奔走。幕府の追及を避け、医師に扮して各地を巡歴。
　¶新潮

蔵月明 くらげつめい
　明治13(1880)年2月9日～昭和43(1968)年11月18日
　明治～昭和期の俳人、医師。
　¶石川百，石川文，姓氏石川，富山文

蔵貞野 くらさだの
　生没年不詳
　平安時代前期の医師。
　¶日人

倉繁隆信 くらしげたかのぶ
　昭和14(1939)年～平成12(2000)年
　昭和～平成期の医師。小児科。
　¶近医

倉繁房吉 くらしげふさきち
　明治30(1897)年～昭和55(1980)年
　大正～昭和期の歯科医師。
　¶鳥取百

倉繁良逸 くらしげりょういつ
　明治21(1888)年12月6日～昭和40(1965)年1月29日
　明治～昭和期の農協役員。全国購買販売組合専務理事。製糸組合、総合病院などの設立、運営に尽くした。
　¶世紀，鳥取百，日人

倉重鈴夢 くらしげれいむ
　明治42(1909)年～昭和59(1984)年
　昭和期の俳人、医師。
　¶山口人

倉科信介 くらしなしんすけ
　→枝川健一(えだがわけんいち)

倉田敬二郎 くらたけいじろう
　明治32(1899)年～昭和63(1988)年
　大正～昭和期の歯科医。
　¶姓氏富山

倉田丹宮 くらたたんぐう
　文政9(1826)年～明治9(1876)年
　江戸時代末期～明治期の医師。外科医。久留米地方の各郡を巡回し、種痘を奉仕する。
　¶長崎遊，藩臣7

倉谷友亨 くらたにともゆき
　寛政3(1791)年～？
　江戸時代後期の医師、歌人。
　¶国書

倉田正一 くらたまさかず
　大正8(1919)年11月14日～
　昭和～平成期の病院管理学者。慶応義塾大学教授。医学部長などを歴任。病院管理学を学際的に

問とし、地域医療計画に尽力。著書に「病院の科学的管理技術」など。
¶現情，現人，世紀，日人

倉智敬一　くらちけいいち
大正9（1920）年～平成12（2000）年
昭和～平成期の医師。産婦人科。
¶近医

倉知与志　くらちよし
明治38（1905）年～昭和57（1982）年
大正～昭和期の医師。眼科。
¶近医

倉次元意　くらつぎもとのり
生没年不詳
江戸時代末期の蘭学者・医師。
¶国書

倉ツタ　くらつた
元治1（1864）年2月～大正1（1912）年8月
明治～大正期の女性。病床に臥した夫、舅らの看護のかたわら農業に励み一家を支えた。緑綬褒章を受章。
¶女性，女性普

倉橋部広人　くらはしべのひろと
→倉橋部広人（くらはしべのひろひと）

倉橋部広人　くらはしべのひろひと
生没年不詳　[別]倉橋部広人《くらはしべのひろと》
奈良時代の篤志家。力田者の一人。私有の稲6万束を提供し窮民の負債の稲に充てた。
¶郷土長野（くらはしべのひろと），古代，姓氏長野，長野歴，日人

倉光修　くらみつおさむ
昭和26（1951）年～
昭和～平成期の臨床心理士。大阪大学教授。
¶YA

蔵光長次郎　くらみつちょうじろう
明治14（1881）年～昭和46（1971）年
明治～昭和期の松江赤十字病院初代院長、松江市立病院長。
¶島根歴

倉持秀峰　くらもちしゅうほう
明治24（1891）年8月～昭和47（1972）年3月2日
大正～昭和期の真言宗智山派の僧侶、社会事業家。真言宗智山派管長、全日本仏教会副会長、智山中学校長。
¶埼玉人，埼玉百，世紀，日人，仏人

倉持彦馬　くらもちひこま
明治期の内科医。
¶近医

栗秋要　くりあきかなめ
明治44（1911）年～昭和37（1962）年
大正～昭和期の医師。専門は薬理学。
¶近医

栗岩英春　くりいわえいしゅん
文化12（1815）年～明治33（1900）年
江戸時代後期～明治期の医師。
¶姓氏長野

栗崎道意　くりさきどうい
享保9（1724）年～寛政5（1793）年11月24日
江戸時代中期～後期の医師。
¶国書

栗崎道有　くりさきどうう
万治3（1660）年～享保11（1726）年　[別]栗崎正羽《くりさきまさゆき》，栗崎道有《くりさきどうゆう》，栗崎道有〔2代〕《くりさきどうう》
江戸時代前期～中期の幕府の医官。
¶朝日（[没]享保11年10月20日（1726年11月13日）），科学（[没]享保11（1726）年10月20日），近世（栗崎正羽　くりさきまさゆき），熊本人，国史（栗崎正羽　くりさきまさゆき），国書（くりさきどうゆう　[没]享保11（1726）年10月20日），コン改（[生]寛文4（1664）年？），コン4（[生]寛文4（1664）年？），コン5（[生]寛文4（1664）年？），新潮（[生]万治3（1660）年，（異説）寛文4（1664）年　[没]享保11（1726）年10月20日），人名（くりさきどうゆう），徳川臣（くりさきどうゆう），長崎百（くりさきどうゆう），日人（くりさきどうゆう），洋学（栗崎正羽　くりさきまさゆき）

栗崎道喜　くりさきどうき
＊～慶安4（1651）年
江戸時代前期の外科医。南蛮外科栗崎流の開祖。
¶朝日（[生]天正10（1582）年？　[没]慶安4年12月30日（1652年2月9日）），江人（[生]1582年），科学（[生]天正10（1582）年　[没]慶安4（1651）年12月30日），近世（生没年不詳），熊本百（[生]天正10（1582）年？　[没]慶安4（1651）年12月30日），国史（生没年不詳），国書（[生]永禄11（1568）年　[没]慶安4（1651）年12月30日），コン改（[生]永禄11（1568）年），コン4（[生]永禄11（1568）年），コン5（[生]永禄11（1568）年），史人（[生]1582年　[没]1651年12月），新潮（[生]天正10（1582）年？　[没]寛文5（1665）年），人名（[生]1566年），世人（生没年不詳），全書（[生]1582年），対外，大百（[生]1582年　[没]1665年），長崎百（生没年不詳），長崎百（[生]？），長崎遊（生没年不詳），長崎歴（[生]永禄9（1566）年），日史（[生]天正10（1582）年　[没]慶安4（1651）年12月），日人（[生]1568年　[没]1652年），百科（[生]天正10（1582）年），洋学（[生]天正10（1582）年　[没]寛文5（1665）年），歴大（[生]1582年　[没]1665年）

栗崎道喜〔2代〕　くりさきどうき
元和8（1622）年～元禄11（1698）年　[別]栗崎正勝《くりさきまさかつ》
江戸時代前期の越前福井藩医。初代栗崎道喜の長男。
¶世人（[生]？　[没]慶安4（1651）年），日人，藩臣3（栗崎正勝　くりさきまさかつ）

栗崎道有　くりさきどうゆう
→栗崎道有（くりさきどうう）

栗崎正勝　くりさきまさかつ
→栗崎道喜〔2代〕(くりさきどうき)

栗崎正羽　くりさきまさゆき
→栗崎道有(くりさきどうう)

栗栖繁　くりすしげる
明治41(1908)年～
昭和期の医大研究室助手、日本共産青年同盟メンバー。
¶社史

栗田昌裕　くりたまさひろ
昭和26(1951)年8月30日～
昭和～平成期の医師。内科、SRS協会代表。
¶現執3期，現執4期

栗原永之助　くりはらえいのすけ
元治1(1864)年～昭和16(1941)年
江戸時代末期～昭和期の医学者。
¶埼玉人([生]元治1(1864)年7月27日　[没]昭和16(1941)年1月26日)，渡航

栗原和子　くりはらかずこ
明治23(1890)年10月25日～？
大正～昭和期の医師。各地の病院勤務の後、郷里茨城で開業。
¶女性，女性普

栗原順庵　くりはらじゅんあん，くりばらじゅんあん
文化6(1809)年～明治15(1882)年
江戸時代末期～明治期の医師。
¶群新百，群馬人，群馬百(くりばらじゅんあん)，人名，姓氏群馬，日人

栗原操寿　くりはらそうじゅ
大正11(1922)年～平成19(2007)年
昭和～平成期の医師。産婦人科。
¶近医

栗原藤三郎　くりはらとうざぶろう
明治45(1912)年～平成4(1992)年2月9日
昭和～平成期の薬学者、東北薬科大学学長。専門は薬化学。
¶科学([生]1912年(明治45)3月8日)，群馬人([生]明治45(1912)年3月)

栗原知女　くりはらともじょ
昭和34(1959)年～
昭和～平成期のフリーライター、キャリアカウンセラー。栗原知女事務所。
¶現執3期

栗原雅直　くりはらまさなお
昭和5(1930)年2月17日～
昭和～平成期の医師。精神科、虎の門病院精神科部長。
¶現執3期，現執4期

栗本鋤雲　くりもとじょううん
→栗本鋤雲(くりもとじょうん)

栗本鋤雲　くりもとじょうん
文政5(1822)年～明治30(1897)年3月6日　[別]栗本鋤雲《くりもとじょううん》
江戸時代末期～明治期の幕臣、新聞人。外国奉行兼函館奉行。パリ万国博などで親善外交に努めた。
¶朝日([生]文政5年3月10日(1822年5月1日))，維新，岩史([生]文政5(1822)年3月)，海越([生]文政5(1822)年3月)，海越新([生]文政5(1822)年3月)，江人，江戸東，角史，神奈川人，北墓，近医，近現，近世，近文，国際，国史，国書([生]文政5(1822)年3月10日)，コン改，コン4，コン5，詩歌，詩作([生]文政5(1822)年3月10日)，史人([生]1822年3月)，思想史，植物([生]文政5(1822)年3月10日)，人書79，新潮([生]文政5(1822)年3月10日)，新文([生]文政5(1822)年3月？日)，人名，世人([生]文政5(1822)年3月)，世百，先駆([生]文政5(1822)年3月10日)，全書，全幕，大百，徳川将，徳川臣(くりもとじょううん)，日史([生]文政5(1822)年3月)，日人，日本，幕末([生]1822年5月1日)，幕末大([生]文政5(1822)年3月10日)，百科，冨嶽，文学，平日([生]1822　[没]1897)，北海道百，北海道文([生]文政5(1822)年3月10日)，北海道歴，民学，洋学，履歴([生]文政5(1822)年3月10日)，歴大

栗本瑞見　くりもとずいけん
宝暦6(1756)年～天保5(1834)年　[別]栗本瑞仙院《くりもとずいせんいん》，栗本丹洲《くりもとたんしゅう》
江戸時代中期～後期の本草学者、医師。幕府医官栗本家第4代。
¶朝日(栗本丹洲　くりもとたんしゅう　[生]宝暦6年7月27日(1756年8月22日)　[没]天保5年3月25日(1834年5月3日))，江人，江文，科学(栗本丹洲　くりもとたんしゅう　[生]宝暦6(1756)年7月27日　[没]天保5(1834)年3月25日)，近世(栗本瑞仙院　くりもとずいせんいん)，国史(栗本瑞仙院　くりもとずいせんいん)，国書(栗本丹洲　くりもとたんしゅう　[生]宝暦9(1759)年7月27日　[没]天保5(1834)年3月25日)，コン改(栗本瑞仙院　くりもとずいせんいん)，コン4(栗本瑞仙院　くりもとずいせんいん)，コン5(栗本瑞仙院　くりもとずいせんいん)，植物([生]宝暦6年7月27日(1756年8月22日)　[没]天保5年3月25日(1834年5月3日))，新潮([生]宝暦6(1756)年7月27日　[没]天保5(1834)年3月25日)，人名([生]1757年)，人名(栗本瑞仙院　くりもとずいせんいん)，世人(栗本瑞仙院　くりもとずいせんいん)，全書，大百([生]1757年)，徳川臣(栗本瑞仙院　くりもとずいせんいん)，日人(栗本丹洲　くりもとたんしゅう)，洋学

栗本瑞仙院　くりもとずいせんいん
→栗本瑞見(くりもとずいけん)

栗本節安　くりもとせつあん
天保11(1840)年11月～明治43(1910)年10月
江戸時代後期～明治期の医師。
¶庄内

栗本丹洲　くりもとたんしゅう
→栗本瑞見(くりもとずいけん)

く

栗本道察(1) くりもとどうさつ
延宝7(1679)年6月19日～宝暦8(1758)年9月4日
江戸時代前期～中期の医師。
¶庄内

栗本道察(2) くりもとどうさつ
～文化7(1810)年12月8日
江戸時代中期～後期の医師。
¶庄内

栗本東明 くりもととうめい
嘉永6(1853)年10月8日～大正11(1922)年11月1日
江戸時代末期～大正期の医学者。狂犬病予防ワクチンを発見した。
¶庄内，渡航([生]1855年10月8日 [没]?)，山形百

栗本直方 くりもとなおかた
慶安2(1649)年～享保14(1729)年
江戸時代前期～中期の医師。
¶日人，和歌山人

栗本春吉 くりもとはるきち
明治20(1887)年4月15日～昭和52(1977)年8月25日
明治～昭和期の医師。
¶庄内

栗本庸勝 くりもとようしょう
慶応1(1865)年～昭和8(1933)年
明治～昭和期の厚生官僚。
¶近医

栗本良意 くりもとりょうい
文政4(1821)年～明治9(1876)年7月23日
江戸時代後期～明治期の医師。
¶庄内

栗山孝庵(栗山幸庵) くりやまこうあん
享保13(1728)年～寛政3(1791)年
江戸時代中期の医師。長州(萩)藩主毛利重就・治親父子の侍医。
¶朝日([没]寛政3年11月15日(1791年12月10日))，江人，科学([没]寛政3(1791)年11月15日)，近世([生]1731年 [没]1792年)，国史([生]1731年 [没]1792年)，国書([没]寛政3(1791)年11月15日)，コン改(栗山幸庵)，コン4(栗山幸庵)，コン5(栗山幸庵)，史人([没]1791年11月15日)，新潮([没]寛政3(1791)年11月15日)，姓氏山口([生]1731年)，全書，大百(栗山幸庵 [生]1731年 [没]1792年)，長崎遊，日人，藩臣6，百科([生]享保16(1731)年 [没]寛政5(1793)年)，山口百([生]1731年)，洋学，歴大

栗山重信 くりやましげのぶ
明治18(1885)年12月7日～昭和52(1977)年12月21日
大正～昭和期の小児科医学者。東京大学教授。小児科学の全分野で功績を残す。勲二等旭日重光章を受章。
¶科学，近医，現情，人名7，世紀，日人

栗山節郎 くりやませつろう
昭和26(1951)年5月5日～
昭和～平成期の医師。整形外科、日本体育大学非常勤講師。
¶現執3期

栗山煕 くりやまひろし
昭和3(1928)年11月23日～平成15(2003)年12月27日
昭和～平成期の医師。専門は薬理学。
¶科学，近医

久留春三 くるしゅんぞう
→久留品山(くるひんざん)

久留春三 くるはるぞう
→久留品山(くるひんざん)

久留品山 くるひんざん
明治9(1876)年3月5日～昭和5(1930)年5月1日
[別]久留春三《くるしゅんぞう，くるはるぞう》
明治～昭和期の外科。
¶科学(久留春三 くるはるぞう)，近医(久留春三 くるはるぞう)，世紀，渡航(久留春三 くるしゅんぞう [生]1876年2月5日)，日人，三重([没]昭和6年5月1日)

久留勝 くるまさる
明治35(1902)年11月28日～昭和45(1970)年9月8日
大正～昭和期の癌学者、神経学者。国立がんセンター病院長。前癌状態についての研究と、癌の自己発育促進物質の研究に集中。学士院賞受賞。
¶石川百，科学，近医，現情，人名7，世紀，全書，大百，日人

久留裕 くるゆたか
昭和3(1928)年～平成13(2001)年
昭和～平成期の医師。放射線科。
¶近医

呉建 くれけん
明治16(1883)年10月27日～昭和15(1940)年6月27日 [別]呉建《くれたけし》
明治～昭和期の内科医師。九州大学医学部・東京大学医学部教授。自律神経についての研究、進行性筋ジストロフィーについての新知見など、循環器病学の発展に寄与。
¶科学，近医，世紀，渡航(くれたけし)，日人，百科，広島百，福岡百([没]昭和15(1940)年6月26日)

呉黄石 くれこうせき
文化8(1811)年～明治12(1879)年
江戸時代末期～明治期の医師。外科。江戸で開業、山の手御三家と称される。医学の他、兵学にも通ずる。
¶江文，人名，日人，幕末([没]1879年11月27日)，幕末大([没]明治12(1879)年11月27日)，藩臣6，広島百([生]文化8(1811)年9月2日 [没]明治12(1879)年12月24日)，洋学

呉秀三　くれしゅうぞう
元治2(1865)年2月17日〜昭和7(1932)年3月26日
明治〜昭和期の精神病医師、医史学者。東京帝国大学教授。クレペリン学派の新しい精神病学を普及させて精神病患者の看護法を改めた。
¶岩史，岡山歴(㊙昭和7(1932)年3月27日)，科学，近医，近現，現朝(㊺元治2年2月17日(1865年3月14日))，国史，コン改，コン5，史研，史人，新潮，人名，心理，精医，世紀，先駆，全書，大百，渡航，日史，日人，百科，履歴

呉竹英一　くれたけえいいち
昭和15(1940)年〜
昭和〜平成期の音楽教育者(音楽療法)。
¶音人2, 音人3

呉建　くれたけし
→呉建(くれけん)

榑松武男　くれまつたけお
昭和22(1947)年9月24日〜
昭和期の実業家。
¶視覚

黒岩賢三　くろいわけんぞう
明治15(1882)年〜昭和39(1964)年
明治〜昭和期の軍医。
¶群馬人

黒岩卓夫　くろいわたくお
昭和12(1937)年4月2日〜
昭和〜平成期の医師。内科、ゆきぐに大和総合病院院長。青梅市立総合病院などで診療。その後地域医療に取り組み、萌気会理事長に就任。
¶現朝，現執3期，現執4期，世紀，日人，平和，YA

黒岩武次　くろいわたけじ
明治31(1898)年3月30日〜昭和53(1978)年6月7日
大正〜昭和期の法医学者。京都大学医学部名誉教授。戦後滋賀県法医解剖鑑定を担当。正四位勲二等瑞宝章。
¶科学，近医，現情，人名7，世紀，日人

黒岩福三郎　くろいわふくさぶろう
明治5(1872)年〜昭和13(1938)年
明治〜昭和期の新潟医学専門学校教授、耳鼻咽喉科学専攻。
¶近医，新潟百

黒岩祐治　くろいわゆうじ
昭和29(1954)年9月26日〜
昭和〜平成期のニュースキャスター。フジテレビ報道局解説委員、国際医療福祉大学客員教授。
¶現執4期，テレ

黒岩義五郎　くろいわよしごろう
大正11(1922)年6月23日〜昭和63(1988)年
昭和期の医師。神経内科。
¶近医，群馬人

黒梅恭芳　くろうめたかよし
昭和3(1928)年9月29日〜
昭和期の小児科学者。
¶群馬人

黒江太郎　くろえたろう
明治43(1910)年〜昭和54(1979)年
昭和期の歯科医、歌人、郷土史家。
¶山形百

黒江浩道　くろえひろみち
生没年不詳
江戸時代後期の医師。
¶長崎遊

黒川昭登　くろかわあきと
昭和3(1928)年11月10日〜
昭和〜平成期の社会福祉専門家。桃山学院大学教授。
¶現執1期，現執4期

黒川義太郎　くろかわぎたろう
→黒川義太郎(くろかわよしたろう)

黒川清之　くろかわきよゆき
明治31(1898)年〜平成4(1992)年
大正〜平成期の医師。内科。
¶近医

黒川恵寛　くろかわけいかん
明治19(1886)年〜?
大正〜昭和期の医学者。
¶姓氏京都

黒川健士　くろかわけんし
明治13(1880)年〜昭和21(1946)年
明治〜昭和期の医師。
¶大分歴

黒川玄竜　くろかわげんたつ
寛政2(1790)年〜安政5(1858)年
江戸時代後期の医師。
¶長崎遊

黒川三益　くろかわさんえき
天保11(1840)年〜明治34(1901)年
江戸時代末期の医師。教育家。
¶長崎遊

黒川周怡　くろかわしゅうい
?〜文化6(1809)年
江戸時代中期〜後期の岡藩医学校博済館の学頭。
¶人分歴

黒川寿閑　くろかわじゅかん
?〜万治3(1660)年
江戸時代前期の儒医。
¶人名，日人

黒川漱石　くろかわそうせき
嘉永6(1853)年〜昭和3(1928)年
明治〜昭和期の医師・俳人。
¶熊本人

黒川泰一　くろかわたいいち
明治41(1908)年4月24日〜昭和60(1985)年9月12日　㊺大谷徹

昭和期の消費組合運動家。医療組合と共済に生涯を賭けた協同組合運動家。
¶現朝，社史（[生]1902年4月24日），世紀，日人

黒川高秀 くろかわたかひで
昭和13（1938）年～平成21（2009）年
昭和～平成期の医師。整形外科。
¶近医

黒川武雄 くろかわたけお
明治26（1893）年3月5日～昭和50（1975）年3月8日
大正～昭和期の実業家、政治家。虎屋会長。戦後は、参議院議員を3期務める。参院予算委員長、吉田茂内閣の厚生相に就任。
¶熊本百（[生]明治25（1892）年3月5日），現情，コン改，コン4，コン5，食文，新潮，人名7，世紀，政治，日人

黒川道祐 くろかわどうゆう
？ ～元禄4（1691）年11月4日
江戸時代前期～中期の史家、医師、安芸広島藩医。著作に「本朝医考」など。
¶朝日（[没]元禄4年11月4日（1691年12月23日）），岩史，江人（[生]？），科学（[生]元和9（1623）年），角史，京都（[生]元和9（1623）年），京都大（[生]元和9（1623）年），近世，考古，国史，国書，コン改，コン4，コン5，史人（[生]1623年），思想史，人書94，新潮，人名，姓氏京都（[生]1623年），世人，全書，大百，日人，藩臣6（[生]元和9（1623）年？），広島百（[没]元禄2（1689）年11月4日），平史，歴大

黒川利雄 くろかわとしお
明治30（1897）年1月15日～昭和63（1988）年2月21日
大正～昭和期の内科学者、東北大学学長、日本学士院院長。専門は消化器内科学。
¶科学（[生]1896年（明治29）12月25日），科技，近医，現朝，現情，現人，現日，コン改，コン4，コン5，札幌，新潮，世紀（[生]明治29（1896）年12月25日），姓氏宮城，日人，日本，北海道歴

黒川久 くろかわひさし
明治44（1911）年1月6日～平成2（1990）年1月12日
大正～平成期の実業家。三菱油化薬品社長。三菱銀行支店長などを歴任し、"金融界の三羽烏"と呼ばれる。
¶現朝，世紀，日人

黒川広重 くろかわひろしげ
明治31（1898）年3月23日～昭和60（1985）年8月28日
大正・昭和期の医学者。
¶岩手人

黒川フシ（黒川フジ） くろかわふし，くろかわふじ
明治21（1888）年～昭和38（1963）年12月8日
大正～昭和期の社会事業家。社会福祉法人乳児保護教会会長。乳幼児、低所得層の乳児問題など社会事業に献身。
¶神奈川人，神奈川百（[生]1881年），神奈女（黒川フジ　くろかわふじ　[生]明治21（1888）年6月13日），近女（黒川フジ　くろかわふじ），女性（黒川フジ　くろかわふじ），女性普（黒川フジ　くろかわふじ），世紀（[生]明治21（1888）年6月13日），世紀（黒川フジ　くろかわふじ），姓氏神奈川，日人（[生]明治21（1888）年6月13日）

黒川文哲 くろかわぶんてつ
嘉永1（1848）年～大正5（1916）年
江戸時代末期～大正期の医師。
¶大分歴

黒川正則 くろかわまさのり
昭和2（1927）年～平成18（2006）年
昭和～平成期の医師。専門は生化学（神経生化学）。
¶近医

黒川正身 くろかわまさみ
明治43（1910）年～平成11（1999）年
大正～平成期の医師。専門は細菌学。
¶近医

黒川良安 くろかわまさやす
→黒川良安（くろかわりょうあん）

黒川泰男 くろかわやすお
昭和2（1927）年5月8日～
昭和～平成期の英語学者、英語教育学者。大阪電気通信大学教授、日本福祉大学教授。
¶現執1期，現執3期

黒川義太郎 くろかわよしたろう
慶応2（1866）年～昭和10（1935）年　[別]黒川義太郎《くろかわぎたろう》
大正～昭和期の獣医師、官吏。上野動物園長。上野動物園に41年間勤続。著書に「動物と暮らして四十年」など。
¶人名（くろかわぎたろう），世紀（[生]慶応2（1866）年8月16日　[没]昭和10（1935）年9月20日），日人

黒川良安 くろかわよしやす
→黒川良安（くろかわりょうあん）

黒川良安 くろかわりょうあん
文化14（1817）年～明治23（1890）年9月28日
[別]黒川良安《くろかわまさやす，くろかわよしやす》
江戸時代末期～明治期の蘭学者、医師。金沢藩医。壮猶館翻訳方、蕃書調所教授手伝、金沢藩医学館総督医を歴任。
¶朝日（[生]文化14年2月4日（1817年3月21日）），石川百（くろかわまさやす），維新，江人，江文，科学（[生]文化14（1817）年2月4日），近医（くろかわまさやす），近現，近世，国史，国書（[生]文化14（1817）年2月），コン改，コン4，コン5，史人（[生]1817年2月4日），新潮（[生]文化14（1817）年2月6日），人名，姓氏石川（くろかわまさやす），姓氏富山，先駆（くろかわまさやす　[生]文化14（1817）年2月4日），全書，全幕（くろかわまさやす），対外，大百，富山百（くろかわよしやす　[生]文化14（1817）年2月6日），長崎遊，日人，幕末（[生]1817年3月），幕末大（[生]文化14（1817）年2月4日），ふる（くろかわまさや

す），洋学（くろかわまさやす）

黒木可亭　くろきかてい
明和6（1769）年～文政3（1820）年
江戸時代中期～後期の眼科医。
¶大阪人（[没]文政3（1820）年8月），大阪墓（[没]文政3（1820）年8月23日），眼科（[生]明和5（1768）年）

黒木寛弥　くろきかんや
大正6（1917）年4月12日～
昭和期の医師。黒木医院長。
¶飛驒

黒木五郎　くろきごろう
大正9（1920）年3月24日～平成6（1994）年3月6日
昭和・平成期の国立療養所高山病院名誉院長。
¶飛驒

黒木シツ　くろきしつ
明治38（1905）年6月1日～平成4（1992）年12月20日
昭和期の政治家・社会福祉活動家。
¶埼玉人

黒木千之　くろきちゆき
明和6（1769）年～文政3（1820）年8月23日
江戸時代中期～後期の医師。
¶国書

黒木登志夫　くろきとしお
昭和11（1936）年1月10日～
昭和～平成期の細胞生物学者。東京大学医科学研究所教授。
¶現執3期

黒木利克　くろきとしかつ
大正2（1913）年～昭和53（1978）年
昭和期の官僚、政治家。専門は厚生行政。
¶近医

黒木弥一　くろきやいち
明治25（1892）年9月23日～昭和32（1957）年11月7日
大正・昭和期の開業医。
¶飛驒

黒木保博　くろきやすひろ
昭和23（1948）年10月7日～
昭和～平成期の社会福祉学者。同志社大学教授。
¶現執3期，現執4期

黒木美之　くろきよしゆき
？　～
大正期の東京帝国大学セツルメント参加者。
¶社史

黒坂潤一　くろさかじゅんいち
昭和5（1930）年5月14日～
昭和期の開業医。
¶飛驒

黒崎博　くろさきひろし
明治20（1887）年～昭和45（1970）年
明治～昭和期の歯科医、川柳作家。宇都宮市・栃木県歯科医師会会長。
¶栃木歴

黒沢格三郎　くろさわかくさぶろう
元治1（1864）年～大正9（1920）年
明治～大正期の医師。
¶姓氏群馬

黒沢和夫　くろさわかずお
大正8（1919）年10月19日～
昭和期の健康管理研究者。北海道教員保養所長、藤女子短期大学教授。
¶現執1期，現執2期

黒沢謙三　くろさわけんぞう
生没年不詳
江戸時代末期～明治期の教育者・医師。
¶姓氏群馬

黒沢潤三　くろさわじゅんぞう
明治27（1894）年7月27日～昭和41（1966）年9月10日
大正～昭和期の眼科医。小川眼科病院長。医政に携わる。日本医師会会長など。
¶近医，現情，埼玉人，人名7，世紀，日人

黒沢章貞　くろさわしょうてい
寛政6（1794）年～文久3（1863）年
江戸時代末期の医師。
¶洋学

黒沢深谷　くろさわしんこく
宝暦13（1763）年～文政7（1824）年8月2日
江戸時代中期～後期の医師。
¶国書

黒沢長吉　くろさわちょうきち
明治4（1871）年～昭和41（1966）年
明治～昭和期の地方功労者。甘楽社小幡組合長、小幡町会議員、群馬県民生委員。甘楽教会の設立に尽力。
¶姓氏群馬

黒沢東蒙　くろさわとうもう
享保14（1729）年～寛政6（1794）年
江戸時代中期の儒医。
¶国書（[没]寛政6（1794）年11月25日），人名，日人

黒沢成実　くろさわなるみ
明治27（1894）年～昭和38（1963）年
大正～昭和期の政治家。群馬県議会議員、薬剤師。
¶群馬人

黒沢尚　くろさわひさし
昭和15（1940）年6月19日～
昭和～平成期の医学者。精神神経科、日本総合病院精神医学会事務局長。
¶現執3期

黒沢武鉱　くろさわぶこう
明治9（1876）年～昭和36（1961）年
明治～昭和期の医師。群馬県医師会長。
¶群馬人

黒沢元康 くろさわもとやす
明治34（1901）年10月15日〜昭和16（1941）年6月1日
大正・昭和期の医師。
¶飛騨

黒沢良臣 くろさわよしたみ
明治15（1882）年5月14日〜昭和41（1966）年9月10日
大正〜昭和期の精神医学者。熊本医科大学学長。精神医学を研究。非定型内因精神病の研究で有名。
¶科学，近医，現情，人名7，世紀，日人

黒沢亮助 くろさわりょうすけ
明治24（1891）年4月29日〜昭和48（1973）年12月3日
昭和期の獣医学者。北海道大学教授。
¶科学，現情

黒須周作 くろすしゅうさく
明治25（1892）年〜昭和46（1971）年
大正〜昭和期の警察医。
¶栃木百，栃木歴

黒住格 くろずみいたる
昭和9（1934）年12月6日〜平成14（2002）年3月7日
昭和〜平成期の医師、児童文学作家。
¶視覚，児人

黒住一昌 くろすみかずまさ
昭和2（1927）年1月5日〜平成17（2005）年
昭和期の解剖学者。
¶近医，群馬人

黒住静之 くろずみしずゆき
大正5（1916）年〜昭和59（1984）年
昭和期の医師。耳鼻咽喉科。
¶近医

黒須巳之吉 くろすみのきち
明治18（1885）年〜昭和47（1972）年
明治〜昭和期の医師。耳鼻咽喉科。
¶近医

黒住宗和 くろずみむねかず
明治38（1905）年11月1日〜昭和48（1973）年5月13日
昭和期の神道家。黒住教第5代管長、教主。社会福祉活動を積極的に行い、天心寮、旭川児童院を設立。
¶岡山人，現情，新潮，人名7，世紀，日人

黒須靖 くろすやすし
昭和4（1929）年〜平成12（2000）年
昭和〜平成期の外科医、警察医。
¶近医

黒須吉夫 くろすよしお
大正14（1925）年〜平成13（2001）年
昭和〜平成期の医師。外科、麻酔科。
¶近医

黒瀬貞次（黒瀬貞治） くろせていじ
安政3（1856）年6月〜？
明治期の獣医。陸軍省出仕としてフランスに留学、獣医学を修める。
¶海越，海越新，渡航（黒瀬貞治 ㊤？　㊦1922年1月15日

黒田勲 くろだいさお
昭和2（1927）年8月31日〜平成21（2009）年
昭和〜平成期の航空医学者、宇宙医学者。
¶近医，現執2期，現情，世紀

黒田嘉一郎 くろだかいちろう
明治38（1905）年8月13日〜昭和63（1988）年5月13日
昭和期の生化学者、栄養学者。徳島大学教授。
¶科学，近医，現情，四国人

黒田一秀 くろだかずひで
大正9（1920）年8月2日〜
昭和期の泌尿器科学者。旭川医科大学教授。
¶現情

黒滝きよ子 くろたききよこ
明治43（1910）年10月10日〜昭和54（1979）年6月13日
昭和期の教育運動家、無産託児所保母、農民運動家。日本労働組合全国協議会メンバー、日本赤色救援会活動茨城県責任者。
¶社史

黒田恭一 くろだきょういち
大正5（1916）年6月27日〜昭和62（1987）年1月26日
昭和期の泌尿器科学者。福井県立病院院長、金沢大学教授。
¶現情

黒田玄鶴 くろだげんかく
安永8（1779）年〜天保6（1835）年11月26日
江戸時代後期の医師、本草学者。
¶国書，新潟百，日人（㊦1836年），洋学

黒田源次 くろだげんじ
明治19（1886）年〜昭和32（1957）年1月13日
大正・昭和期の生理学者、美術史家。満州医科大学教授。満州の古文化調査と保存に尽力。奈良国立博物館初代館長。
¶科学（㊤1886年（明治19）12月9日），近医，熊本人，熊本百（㊤明治19（1886）年12月4日），現情（㊤1886年12月9日），考古（㊤明治19（1886）年12月4日），史研，新潮（㊤明治19（1886）年12月9日），人名7，心理（㊤明治19（1886）年12月4日），世紀（㊤明治19（1886）年12月9日），日人（㊤明治19（1886）年12月4日）

黒田孝蔵 くろだこうぞう
慶応2（1866）年〜大正4（1915）年
明治〜大正期の医師、政治家。群馬県議会議員。
¶群馬人，姓氏群馬

黒田此太郎 くろだこれたろう
明治3（1870）年〜昭和3（1928）年
明治〜昭和期の薬剤師・愛媛県会議員。
¶愛媛

黒田桜の園 くろださくらのその
明治36(1903)年7月20日～平成10(1998)年7月4日
昭和・平成期の俳人、歯科医。
¶石川文，現俳，俳文

黒田繁樹 くろだしげき
大正9(1920)年8月12日～平成6(1994)年5月7日
昭和～平成期の柔道整復師。
¶埼玉人

黒田静 くろだしずか
明治14(1881)年10月3日～昭和35(1960)年7月15日
明治～昭和期の産業医。
¶福岡百

畔田翠山 くろだすいざん
寛政4(1792)年～安政6(1859)年　[別]畔田伴存《くろだともあり》
江戸時代末期の本草学者、紀伊和歌山藩医。
¶朝日([生]寛政4(1792)年3月　[没]安政6年6月18日(1859年7月17日))，科学([生]寛政4(1792)年3月　[没]安政6(1859)年6月18日)，郷土和歌山，近世，国史，国書(畔田伴存　くろだともあり　[生]寛政4(1792)年3月　[没]安政6(1859)年6月18日)，コン改，コン4，コン5，史人([生]1792年3月　[没]1859年6月18日)，植物([生]寛政4(1792)年3月　[没]安政6年6月18日(1859年7月17日))，人書94，新潮([生]寛政4(1792)年3月　[没]安政6(1859)年6月18日)，人名，世人，日人，幕末([没]1859年10月9日)，幕末大([没]安政6(1859)年9月14日)，洋学，和歌山人，和俳

黒田綱彦 くろだつなひこ
嘉永3(1850)年～大正2(1913)年5月14日
明治期の法律学者、政治家。衆議院議員。日本赤十字社救護班理事。著書に「仏国法律要略」。
¶岡山人，岡山歴([生]嘉永3(1850)年1月)，コン改，コン5，人名，世紀，日人

黒田程造 くろだていぞう
天保10(1839)年～明治32(1899)年
江戸時代末期～明治期の医師。
¶長崎遊

黒田桃民 くろだとうみん
天保9(1838)年～明治28(1895)年12月9日
江戸時代末期～明治期の医師、尊攘派志士。家業の医師を継ぐが、尊攘論者となり、新徴組に加わる。
¶朝日([生]天保9年6月11日(1838年7月31日))，維新，群馬人，人名，姓氏群馬，日人，幕末，幕末大([生]天保9(1838)年6月11日)

畔田伴存 くろだともあり
→畔田翠山(くろだすいざん)

黒田虎太郎 くろだとらたろう
安政1(1854)年～
明治期の歯科医師。
¶神奈川人

黒田斉清(黒田斎清) くろだなりきよ
寛政7(1795)年～嘉永4(1851)年
江戸時代末期の大名、本草学者。筑前福岡藩主。
¶朝日([生]寛政7年2月6日(1795年3月26日)　[没]嘉永4年1月26日(1851年2月26日))，江文，近世，国史，国書([生]寛政7(1795)年2月6日　[没]嘉永4(1851)年1月26日)，コン改([没]嘉永2(1849)年)，コン4([没]嘉永2(1849)年)，史人([生]1795年2月6日　[没]1851年1月26日)，諸系，新潮([生]寛政7(1795)年2月6日　[没]嘉永4(1851)年1月26日)，人名，世人(黒田斎清　[生]安永4(1775)年　[没]嘉永2(1849)年)，太宰府，長崎遊，日人，藩主4([生]寛政7(1795)年2月6日　[没]嘉永4(1851)年1月26日)

黒田政之進 くろだまさのしん
明治32(1899)年～昭和63(1988)年
大正～昭和期の政治家、歯科医師。
¶青森人

黒田洋一郎 くろだよういちろう
昭和18(1943)年2月6日～
昭和～平成期の神経科学者。東京都神経科学総合研究所客員研究員。
¶現執4期

黒田善雄 くろだよしお
大正14(1925)年2月16日～
昭和～平成期のスポーツ医学者。日本女子体育大学客員教授、東京大学教授。OCA医事委員長などを兼務。ドーピング問題の権威で、広島アジア大会で中国選手の違反を摘発。
¶現朝，現執1期，現執2期，世紀，日人

黒田芳夫 くろだよしお
大正1(1912)年11月22日～
昭和期の衛生学・保健教育研究者。東京家政学院大学教授。
¶群馬人，現執1期

黒津敏行 くろつとしゆき
明治31(1898)年11月12日～平成4(1992)年11月16日
大正～平成期の解剖学者。大阪大学教授。
¶科学，近医，現情

黒野田宿泰順 くろのたじゅくたいじゅん，くろのだじゅくたいじゅん
文化1(1804)年？～文久2(1862)年
江戸時代末期の医師。甲州一揆の指導者。
¶全書，日人，歴大(くろのだじゅくたいじゅん　[生]1810年)

黒羽武 くろばねたけし
明治42(1909)年～平成1(1989)年
大正～昭和期の医師。専門は病理学。
¶近医

黒丸五郎 くろまるごろう
明治30(1897)年11月13日～昭和53(1978)年7月28日
大正～昭和期の医師。秋田県結核対策の草分け。
¶秋田人2，秋田百

く

黒丸正四郎 くろまるしょうしろう
大正4(1915)年4月6日〜
昭和期の精神医学者。神戸大学教授。
¶現執1期, 現情

黒屋政彦 くろやまさひこ
明治30(1897)年1月16日〜昭和42(1967)年8月18日
昭和期の細菌学者、ウイルス学者。東北帝国大学教授。センダイウィルスを発見。
¶科学, 近医, 現情, 人名7, 世紀, 日人

桑島実清 くわじまさねきよ
江戸時代前期の馬医。
¶人名, 日人(生没年不詳)

桑島治三郎 くわじまじさぶろう
大正2(1913)年〜平成21(2009)年
昭和〜平成期の医師。眼科(神経眼科学)。
¶近医

桑島尚謙 くわじましょうけん
?〜明治31(1898)年
明治期の医師。医業の傍ら、村治、教育に尽力。
¶人名

桑島道蝸斎 くわしまどうかさい
生没年不詳
安土桃山時代の馬医。
¶姓氏宮城

桑島直樹 くわしまなおき,くわじまなおき
明治39(1906)年8月20日〜昭和59(1984)年9月18日
大正〜昭和期の医師。専門は法医学。
¶科学, 近医(くわじまなおき)

桑島仲綱 くわしまなかつな
生没年不詳
戦国時代の馬医。
¶姓氏宮城

桑島信実 くわじまのぶざね
安土桃山時代の馬医。
¶人名, 日人(生没年不詳)

桑島房由 くわじまふさよし
生没年不詳
江戸時代中期の陸奥三春藩馬医。
¶藩臣2

桑島道豊 くわじまみちとよ
生没年不詳
江戸時代前期の陸奥仙台藩医。
¶人名, 日人, 藩臣1

桑島謙四 くわじまよしお
明治39(1906)年〜昭和62(1987)年
大正〜昭和期の医師。専門は細菌学。
¶近医

桑田玄真 くわたげんしん
生没年不詳
江戸時代後期の医師。

¶国書

桑田衡平 くわたこうへい
天保7(1836)年〜明治38(1905)年
江戸時代末期〜明治期の医師。英米医学を研究。軍医、軍医正を歴任。著書に「内科摘要」。
¶科学(⊕天保7(1836)年6月 ⊗明治38(1905)年10月24日), 近医, 国際(⊗?), 人名, 日人, 洋学

桑田智 くわださとる
明治31(1898)年1月22日〜昭和39(1964)年4月30日
大正〜昭和期の薬学者。武田薬品研究所所長。ビタミンB1新合成法、サントニン・カイニン酸の全合成を研究。
¶科学, 現情, 新潮, 人名7, 世紀, 日人, 広島百

桑田省庵 くわたせいあん
天保5(1834)年〜明治38(1905)年10月21日
江戸時代後期〜明治期の医師。
¶国書

桑田立斎 くわたりっさい
→桑田立斎(くわたりゅうさい)

桑田立斎 くわたりゅうさい
文化8(1811)年〜明治1(1868)年 ⊗桑田立斎
《くたわりゅうさい,くわたりっさい》
江戸時代末期の蘭方医。牛痘接種の普及に貢献。
¶朝日(⊕文化8年7月10日(1811年8月28日) ⊗明治1(1868)年7月21日), 維新, 江人, 科学(⊕文化8(1811)年7月10日), 近医, 近世(くわたりっさい), 国史(くわたりっさい), 国書(⊕文化8(1811)年7月10日 ⊗慶応4(1868)年7月27日), コン改, コン4, コン5, 史人(⊕1811年7月10日 ⊗1868年7月27日), 人書94, 新潮(⊗慶応4(1868)年7月27日), 人名, 全書, 大百, 長野県, 新潟百別, 日人, 根千(⊕文化8(1811)年7月10日 ⊗慶応4(1868)年7月25日), 幕末大(⊕文化8(1811)年7月10日 ⊗慶応4(1868)年7月27日), 北海道百, 北海道歴, 洋学

桑名古庵 くわなこあん
慶長12(1607)年〜元禄2(1689)年
江戸時代前期の医師、キリシタン。
¶高知人, 高知百, 人名, 日人(⊗1690年)

桑野喜斎 くわのきさい
?〜安政6(1859)年6月3日
江戸時代後期〜末期の医師。
¶国書

桑野仁 くわのひろし
明治41(1908)年〜
昭和期の金融学者。日本福祉大学教授。
¶現執1期

桑波田嘉吉 くわはたかきち
明治9(1876)年〜昭和28(1953)年
明治〜昭和期の医師。肝付郡医師会長・鹿児島県医師会副会長。

¶姓氏鹿児島

桑畑美沙子　くわはたみさこ
昭和18(1943)年5月5日～
昭和～平成期の家政学者、食物栄養学者。熊本大学助教授。
¶現執3期

桑原乙吉　くわばらおつきち
慶応3(1867)年～昭和24(1949)年
明治～昭和期の歯科医師、真珠養殖技術者。御木本幸吉に評され真円真珠養殖法を研究。
¶世紀([生]慶応3(1867)年6月3日　[没]昭和24(1949)年9月28日)，日人

桑原訶都　くわばらかつ
→桑原連訶都(くわばらのむらじかつ)

桑原慶太郎　くわばらけいたろう, くわはらけいたろう
～昭和4(1929)年
昭和期の外科医。
¶渡航，根千(くわはらけいたろう)

桑原元淑　くわばらげんしゅく
享保3(1718)年～寛政5(1793)年5月
江戸時代中期・後期の側医。
¶秋田人2([生]?)，国書

桑原玄達　くわばらげんたつ
文化7(1810)年～明治34(1901)年
江戸時代後期～明治期の医師。
¶山梨百

桑原惟親　くわばらこれちか
安永5(1776)年～嘉永1(1848)年
江戸時代中期～後期の藩医。
¶宮崎百

桑原寿安　くわばらじゅあん
安永5(1776)年～?
江戸時代中期～後期の医師。
¶国書

桑原寿庵　くわばらじゅあん
生没年不詳
江戸時代の医家、国学者。
¶大阪人

桑原春随　くわばらしゅんずい
嘉永3(1850)年～昭和10(1935)年
明治・昭和期の医師。
¶新潟百別

桑原承庵　くわばらしょうあん
生没年不詳
江戸時代末期の医師。
¶国書

桒原章吾　くわはらしょうご
大正10(1921)年～平成20(2008)年
昭和～平成期の医師。専門は細菌学。
¶近医

桑原如璋　くわばらじょしょう
?　～安永4(1775)年
江戸時代中期の医師。
¶国書

桑原如宣　くわばらじょせん
生没年不詳
江戸時代後期の医師。
¶国書

桑原如則　くわばらじょそく
生没年不詳
江戸時代後期の医師。
¶国書

桑原女媒　くわばらじょばい
享保18(1733)年～寛政1(1789)年　[別]桑原女媒《くわばらにょばい》, 女媒《じょばい》
江戸時代中期～後期の医師、俳人。
¶大阪人(くわばらにょばい　[没]寛政1(1789)年2月)，国書(女媒　じょばい　[没]寛政1(1789)年2月22日)，日人

桑原新造　くわばらしんぞう
生没年不詳
江戸時代後期の医師。
¶飛騨

桑原宗庵　くわばらそうあん
生没年不詳
江戸時代前期の医師。
¶国書

桑原鼎美　くわばらていみ
文化14(1817)年～明治30(1897)年
江戸時代後期～明治期の医師。
¶姓氏群馬

桑原登一郎　くわばらといちろう
大正9(1920)年～平成3(1991)年
昭和～平成期の医師。専門は病理学(眼病理学)。
¶近医

桑原利馬　くわばらとしま
?　～大正1(1912)年3月10日
明治期の眼科医。
¶渡航

桑原俊郎　くわばらとしろう
明治6(1873)年4月20日～明治39(1906)年3月9日
明治期の宗教家、霊術家。催眠術を治療術・精神療法へ転換。精神哲学を提唱。
¶朝日

桑原女媒　くわばらにょばい
→桑原女媒(くわばらじょばい)

桑原訶都　くわばらのかつ
→桑原連訶都(くわばらのむらじかつ)

桑原連訶都　くわばらのむらじかつ
[別]桑原訶都《くわばらかつ, くわばらのかつ》
上代の医師。
¶古代，古代普，人名(桑原訶都　くわばらか

つ)，日人(桑原訶都　くわばらのかつ　生没年不詳)

桑原婆束 くわばらばそく
享保13(1728)年～明和2(1765)年
江戸時代中期の医師、俳人。
¶大阪人

桑原政栄 くわばらまさえ
明治14(1881)年～昭和27(1952)年
明治～昭和期の医師・初代(戦後)県体協会長。
¶群馬人，群馬百，姓氏群馬

桑原万寿太郎 くわばらますたろう
明治42(1909)年10月15日～平成10(1998)年2月17日
昭和期の動物生理学者。九州大学教授。国立共同研究機構長、日本動物学会会長などを歴任。ミツバチなど昆虫の感覚と行動を研究する。
¶科学，科技，現朝，現情，現日，新潮，世紀，日人

桑原康則 くわばらやすのり
明治38(1905)年10月5日～昭和57(1982)年10月19日
昭和期の耳鼻咽喉科医師、社会運動家。無産者診療所運動に参加。民主医療機関設立にも関わる。全国保険医団体連合会副会長。
¶近医，現朝，社運，社史，世紀，日人

桑原安治 くわはらやすはる
明治41(1908)年2月15日～昭和60(1985)年12月26日
大正～昭和期の眼科学者。桑原眼科クリニック院長。
¶近医，現情，埼玉人

桑原勇七郎 くわばらゆうしちろう
慶応1(1865)年1月10日～大正13(1924)年2月7日
江戸時代末期～大正期の眼科医。
¶渡航，新潟百別

桑原洋子 くわはらようこ
昭和6(1931)年1月6日～
昭和～平成期の社会福祉法学者。龍谷大学教授、皇学館大学教授。
¶現執2期，現執4期

桑原羊次郎(桑原洋次郎) くわばらようじろう
慶応4(1868)年4月18日～昭和31(1956)年7月21日
明治～昭和期の実業家、政治家、社会事業家。松江電灯の創立、松江銀行の運営などにかかわる。日本美術の研究にもとりくむ。著書に「不昧公遺墨集」など。
¶島根人([没]昭和30(1955)年)，島根百，島根歴，世紀，渡航(桑原洋次郎　[没]1955年7月21日)，日人

桑原麟児 くわはらりんじ
大正2(1913)年～昭和42(1967)年
昭和期の医師。専門は衛生学。
¶近医

桑原老父 くわばらろうふ
*～宝暦6(1756)年　[別]桑原老父《くわばらろうほ》
江戸時代中期の医師、俳人。
¶大阪人(くわばらろうほ　[生]元禄3(1690)年　[没]宝暦6(1756)年2月)，日人([生]1691年)

桑原老父 くわばらろうほ
→桑原老父(くわばらろうふ)

桑山甚右衛門重正 くわやまじんえもんしげまさ
江戸時代前期の武士、薬師。
¶大坂

桑山紀彦 くわやまのりひこ
昭和38(1963)年～
昭和期の医師。上山病院診療科長・山形大学医学部精神神経科医師。
¶現執4期，飛騨([生]昭和38(1963)年2月11日)

郡家真一 ぐんけしんいち
大正1(1912)年～
昭和期の医師。
¶郷土長崎

群馬良三 ぐんまりょうぞう
文政9(1826)年～明治31(1898)年
江戸時代後期～明治期の医師。適塾に学ぶ。
¶群新百，群馬人

【け】

慶安 けいあん
安土桃山時代の医師、キリシタン。
¶人名，日人(生没年不詳)

景賛 けいさん
生没年不詳
戦国時代の医師、僧。
¶日人

敬常 けいじょう
元文1(1736)年～文化6(1809)年9月22日　[別]原敬常《はらけいじょう》
江戸時代中期～後期の医師、妙好人(真宗の篤信者)。
¶島根百，島根歴(原敬常　はらけいじょう)

慶松勝左衛門 けいまつかつざえもん
→慶松勝左衛門(けいまつしょうざえもん)

慶松勝左衛門 けいまつしょうざえもん
明治9(1876)年9月21日～昭和29(1954)年1月28日　[別]慶松勝左衛門《けいまつかつざえもん》
明治～昭和期の薬学者。日本薬剤師協会会長、参議院議員。大豆製油試験工場を建設。溶媒製油工業、液体燃料工業を開拓。
¶科学，近医，現朝，現情(けいまつかつざえもん)，人名7(けいまつかつざえもん)，世紀，政治，全書，創業，日人

慶友 けいゆう
安土桃山時代の医師。
¶人名，日人（生没年不詳）

景庸 けいよう
→庸山景庸(1)（ようざんけいよう）

下戸前常政 げこぜんつねまさ★
寛永1（1624）年～寛文12（1672）年6月17日
江戸時代前期の医師。
¶秋田人2

月湖 げっこ
生没年不詳
室町時代の医僧。
¶国書，日人，仏教

月僊（月僲） げっせん，げつせん
寛保1（1741）年～文化6（1809）年1月12日
江戸時代中期～後期の画僧。伊勢寂照寺住職。社会事業に尽くした。
¶朝日（[没]文化6年1月12日（1809年2月25日）），近世，国史，国書（月僲　[生]元文6（1741）年1月1日），コン改（[生]享保5（1720）年），コン4（[生]享保5（1720）年），史人，新潮（[生]享保5（1720）年），人名，姓氏愛知（げつせん），姓氏京都，世人（[生]享保5（1720）年），世百（[生]1721年），全書（[生]1721年），茶道（[生]1721年），日史，日人，俳句，美術，百科，福島百（[生]享保6（1721）年），仏教，三重，名画（[生]1721年），歴大

煙山八重 けむやまやえ
明治14（1881）年4月30日～昭和30（1955）年8月17日
昭和期の社会事業家。「愛の家」を設立、扶養者のない母子の収容、授産及び職業指導などを行う。
¶社史，女性，女性普

家里伊賀守 けりいがのかみ
江戸時代前期の眼科医。
¶眼科

顕円房 けんえんぼう
室町時代の眼科医。
¶眼科

賢虎 けんこ
生没年不詳
戦国時代の遠江国懸川の医師。
¶戦辞

玄札 げんさつ
[別]高島玄札《たかしまげんさつ》
江戸時代前期の医師、俳人。伊勢俳壇の古老高島利清の子。江戸で商家に勤めた後、医師を開業。貞門五俳哲の一人。
¶朝日（高島玄札　たかしまげんさつ　[生]文禄3（1594）年　[没]延宝4（1676）年），国書（[生]文禄3（1594）年　[没]延宝4（1676）年），新潮（[生]文禄3（1594）年　[没]延宝4（1676）年），人名（高島玄札　たかしまげんさつ　[生]1607年　[没]1689年），日人（高島玄札　たかしまげんさつ　[生]1594年　[没]1676年），俳諧（[生]？　[没]1689年），俳句（[没]元禄2（1689）年12月14日），百科（[生]文禄2（1593）年　[没]？），和俳（[生]慶長12（1607）年　[没]元禄2（1689）年）

県山道正 けんざんどうしょう
→道正庵隆英（どうしょうあんりゅうえい）

元貞 げんてい
寛政1（1789）年～安政5（1858）年　[別]小室元貞《こむろげんてい》
江戸時代末期の医師。
¶国書，洋学（小室元貞　こむろげんてい）

剣木元亨 けんのきげんこう
明治4（1871）年～昭和21（1946）年
明治～昭和期の医師。
¶大分歴

玄場義明 げんばよしあき
昭和16（1941）年1月1日～
昭和期の眼科学者。
¶視覚

玄武坊 げんぶぼう
＊～寛政10（1798）年　[別]神谷玄武坊《かみやげんぶぼう》
江戸時代中期の医師、俳人。
¶国書（[生]正徳3（1713）年　[没]寛政10（1798）年1月19日），庄内（[生]元文4（1739）年　[没]寛政10（1798）年1月19日），日人（神谷玄武坊　かみやげんぶぼう　[生]1713年），俳諧（[生]？），俳句（[没]寛政10（1798）年1月19日），和俳（[生]？），和俳（神谷玄武坊　かみやげんぶぼう　[生]正徳3（1713）年）

見坊和雄 けんぼうかずお
大正8（1919）年12月7日～
昭和期の団体役員。全国老人クラブ連合会副会長、全国社会福祉協議会理事。
¶現執2期

見目静 けんもくしずか
明治20（1887）年10月20日～昭和40（1965）年11月4日
明治～昭和期の医師、政治家。町長。
¶埼玉人

玄路統玄 げんろとうげん
生没年不詳
南北朝時代の曹洞宗の医僧。加賀永安寺を開山。師の明峰の病を看病した。
¶日人，仏教

【こ】

恋川ゆき町（恋川行町） こいかわゆきまち
？～＊
江戸時代後期の戯作者、浮世絵師。江戸の町医師ともいわれる。
¶国書（恋川行町　[没]天保2（1831）年頃？），日人

（㊳1831年頃）

小池一庵 こいけいちあん
寛政4（1792）年～安政3（1856）年12月15日
江戸時代後期の歌人・詩歌人・吉田藩侍医。
¶東三河

小池厳雄（小池巌雄）　こいけいつお
明治16（1883）年8月25日～大正4（1915）年12月15日
明治～大正期の生理学者。長崎医学専門学校教授。電気生理学の研究に従事。台湾総督府医学校教授などを歴任。
¶科学，人名，世紀，渡航（小池厳雄），日人

小池勝明 こいけかつあき
昭和17（1942）年～
昭和～平成期の理学療法士。日本理学療法士協会理事。
¶YA

小池克郎 こいけかつろう
昭和14（1939）年9月4日～
昭和～平成期の分子生物学者。
¶現情

小池上春芳 こいけがみはるよし
明治40（1907）年～平成9（1997）年
大正～平成期の医師。専門は解剖学（神経解剖）。
¶近医

小池九一 こいけきゅういち
明治11（1878）年1月24日～昭和30（1955）年12月5日　㊚小池九一《こいけくいち》
明治～昭和期の社会事業家。
¶札幌，世紀（こいけくいち），日人（こいけくいち），北海道百，北海道歴

小池求古 こいけきゅうこ
生没年不詳
江戸時代後期の医師。
¶国書

小池九一 こいけくいち
→小池九一（こいけきゅういち）

小池敬事 こいけけいじ
明治22（1889）年3月4日～昭和34（1959）年8月6日
大正～昭和期の解剖学者、人類学者。千葉医科大学学長。内耳の比較発生学、指紋の形態学的研究・新分類法で著名。
¶科学，近医，現情，埼玉人，人名7，世紀，千葉百（㊍明治32（1899）年），新潟百別，日人

小池五郎 こいけごろう
大正8（1919）年7月12日～平成21（2009）年6月11日
昭和～平成期の栄養学者、女子栄養大学名誉教授。専門は栄養生理学。
¶科学，現執1期，現情

小池作之助 こいけさくのすけ
寛政1（1789）年～嘉永5（1852）年
江戸時代後期の慈善家。

¶長野歴

小池重夫 こいけしげお
大正4（1915）年～平成22（2010）年
昭和～平成期の医師。専門は衛生学（労働生理）。
¶近医

小池重 こいけしげる
明治7（1874）年3月5日～＊　㊚小池重《こいけじゅう》
明治～大正期の医師。
¶近医（㊳昭和34（1959）年），渡航（こいけじゅう　㊳？）

小池重 こいけじゅう
→小池重（こいけしげる）

小池昌四郎 こいけしょうしろう
明治41（1908）年～昭和59（1984）年
大正～昭和期の医師。内科（結核病学）。
¶近医

小池親鑑 こいけしんかん
明治21（1888）年～昭和46（1971）年
大正～昭和期の医師。
¶大分歴

小池すみこ こいけすみこ
昭和32（1957）年1月9日～
昭和～平成期の管理栄養士。カナ・食べもの塾代表。
¶現執4期

小池仲郁 こいけちゅういく
享和3（1803）年～明治16（1883）年
江戸時代末期～明治期の医師。鶴岡で初めて種痘を実施。
¶庄内（㊚享和3（1803）年10月15日　㊳明治16（1883）年7月26日），長崎遊，藩臣1

小池俊雄 こいけとしお
？～
大正期の東京帝国大学セツルメント参加者。
¶社史

小池文英 こいけふみひで
大正2（1913）年～昭和58（1983）年
昭和期の医師。整形外科。
¶近医

小池文七郎 こいけぶんしちろう
文政11（1828）年～明治28（1895）年
江戸時代後期～明治期の医師。
¶姓氏群馬

小池正晃（小池正晁）　こいけまさあき
明治17（1884）年2月～昭和16（1941）年6月18日
昭和期の医学者、陸軍軍医中将。男爵、貴族院議員。陸軍軍医学校教官、軍医部長などを歴任。
¶近医（小池正晁），新潮（小池正晁），人名7，世紀，日人（㊍明治17（1884）年2月23日）

小池正朝 こいけまさとも
明治25（1892）年1月25日～昭和47（1972）年5月

29日
明治〜昭和期の泌尿器科学者。順天堂大学教授。
¶科学，近医，世紀，日人

小池正直　こいけまさなお
嘉永7（1854）年11月4日〜大正2（1913）年12月31日
明治〜大正期の陸軍軍医。男爵。軍医総監、陸軍軍医学校長などを歴任。著書に「衛生新編」など。
¶海越新，科学，近医，庄内（[没]大正3（1914）年1月1日），人名，世紀，渡航（[没]1913年1月5日），日人，山形百（[没]大正3（1914）年），陸海

小池政行　こいけまさゆき
昭和26（1951）年11月8日〜
昭和〜平成期の研究者。日本赤十字看護大学教授。
¶現執4期

小池正之　こいけまさゆき
明治28（1895）年〜昭和51（1976）年
大正〜昭和期の島根県医師会副会長、浜田市医師会長。
¶島根歴

小池盛明　こいけもりあき
昭和25（1950）年〜
昭和〜平成期の薬剤師。外苑企画商事代表。
¶YA

小池裕斎　こいけゆうさい
天保3（1832）年〜明治44（1911）年
江戸時代後期〜明治期の医師儒者。
¶姓氏宮城

小池立敬　こいけりっけい
生没年不詳
江戸時代後期の詩歌人・吉田藩医。
¶東三河

小石季白　こいしきはく
？　〜明和1（1764）年
江戸時代中期の医師、武士。小浜藩士。
¶人名，日人

小石元俊　こいしげんしゅん
寛保3（1743）年〜文化5（1808）年12月25日
江戸時代中期〜後期の医師、解剖家。関西への蘭学導入者。
¶朝日（[生]寛保3年9月16日（1743年11月1日）[没]文化5年12月25日（1800年2月0日）），江人，大阪人（[生]寛保2（1742）年），科学（[生]寛保3（1743）年9月16日），京都，京都大，近世，国史，国書（[生]寛保3（1743）年9月16日），コン改，コン4，コン5，史人（[生]1743年9月16日），思想史，人書79，人書94，新潮（[生]寛保3（1743）年9月16日），人名，姓氏京都，世人（[生]寛保3（1743）年9月16日），全書，大百，長崎遊，日思，日人（[没]1809年），福井百，洋学，歴大

小石元瑞　こいしげんずい
天明4（1784）年〜嘉永2（1849）年　[別]小石元瑞《こししげんずい》
江戸時代後期の蘭方医。小石元俊の長男。
¶朝日（[生]天明4年11月20日（1784年12月31日）[没]嘉永2年2月10日（1849年3月4日）），岩史（[生]天明4（1784）年11月20日　[没]嘉永2（1849）年2月10日），江人，科学（[生]天明4（1784）年11月20日　[没]嘉永2（1849）年2月16日），京都，京都大，近世，国史，国書（[生]天明4（1784）年11月20日　[没]嘉永2（1849）年2月10日），コン改，コン4，コン5，史人（[生]1784年11月20日[没]1849年2月16日），新潮（[生]天明4（1784）年11月20日　[没]嘉永2（1849）年2月16日），人名，姓氏京都（こししげんずい），世人（[生]天明4（1784）年11月　[没]嘉永2（1849）年2月10日），全書，大百，日人，洋学，歴大

小石第二郎　こいしだいじろう
嘉永1（1848）年〜明治37（1904）年
江戸時代後期〜明治期の新潟県立新潟医学校医学教師。
¶新潟百

小石中蔵　こいしちゅうぞう
文化14（1817）年7月23日〜明治27（1894）年12月26日
江戸時代末期〜明治期の蘭方医。鳩居堂の援助を得て種痘所有信堂（京都府立医大に発展）を興した。
¶科学，国書，新潮，姓氏京都，日人，洋学

小石秀夫　こいしひでお
大正14（1925）年1月5日〜平成21（2009）年3月22日
昭和〜平成期の医師。専門は栄養学。
¶科学，近医

小石李伯　こいしりはく
〜宝暦14（1764）年1月
江戸時代中期の医家。
¶大阪人

小泉明　こいずみあきら
大正15（1926）年12月22日〜
昭和〜平成期の公衆衛生学者。東京大学教授、環境研究所長。
¶現執1期，現執2期

小泉意安　こいずみいあん
寛文2（1662）年〜享保9（1724）年
江戸時代中期の医師。
¶国書（[没]享保9（1724）年9月20日），人名，日人

小泉英二　こいずみえいじ
大正13（1924）年〜
昭和期の教育相談・臨床心理学専門家。
¶現執1期

小泉益　こいずみえき
江戸時代中期の眼科医。
¶眼科

小泉垣斎　こいずみえんさい
生没年不詳
江戸時代中期の医師、漢学者。
¶国書

こ

小泉杏陰 こいずみきょういん
寛政6（1794）年～安政3（1856）年10月23日
江戸時代後期～末期の医師。
¶国書，姓氏山口

小泉久仁雄 こいずみくにお
大正11（1922）年3月15日～平成7（1995）年5月1日
昭和・平成期の医師。
¶岩手人

小泉玄硯 こいずみげんせき
生没年不詳
江戸時代の萩藩御雇上関常駐医師。
¶姓氏山口

小泉五林 こいずみごりん
生没年不詳
江戸時代中期の医師、漢学者。
¶国書

小泉三郎 こいずみさぶろう
明治21（1888）年8月21日～昭和37（1962）年9月9日
大正～昭和期の細菌学者。東京大学教授、日本医科大学教授。
¶科技

小泉次郎 こいずみじろう
明治38（1905）年～
昭和期の医師。
¶群馬人

小泉棲真窩 こいずみせいしんか
寛文11（1671）年～寛保3（1743）年12月13日
江戸時代前期～中期の医師、漢学者。
¶国書

小泉たね こいずみたね
明治5（1872）年～昭和35（1960）年11月26日
明治～昭和期の婦人運動家。藤岡幼稚園園長、小野村社会福祉協議会会長。婦人解放運動・廃娼運動のほか、農村部の託児所・保育所設立にも尽力。
¶郷土群馬，近女，群新百，群馬人，女運，女性，女性普，姓氏群馬

小泉親彦 こいずみちかひこ
明治17（1884）年9月9日～昭和20（1945）年9月13日
大正～昭和期の陸軍軍医、政治家。陸軍医学校校長、軍医総監等を経て、厚相。結核予防を初め衛生行政を推進。
¶科学，近医，現朝，現人，コン改，コン5，新潮，人名7，世紀，政治，世百新，日史，日人，百科，福井百，陸海

小泉長善 こいずみちょうぜん
天保7（1836）年～明治29（1896）年
江戸時代末期～明治期の漢方医、陸奥仙台藩医員。
¶人名，日人

小泉固成 こいずみつねなり
嘉永6（1853）年11月11日～明治31（1898）年9月11日
江戸時代後期～明治期の医師。
¶庄内

小泉桃園 こいずみとうえん
天保12（1841）年～明治15（1882）年
江戸時代後期～明治期の医師。
¶姓氏神奈川

小泉友賢 こいずみともかた
→小泉友賢（こいずみゆうけん）

小泉丹 こいずみまこと
明治15（1882）年11月23日～昭和27（1952）年10月21日
大正～昭和期の寄生虫学者、評論家。慶応義塾大学教授。「蛔虫の研究」のほか進化論や科学史の著書がある。
¶科学，科技，近医，現朝，現情，コン改，コン4，コン5，史人，社史，新潮，人名7，世紀，世百新，全書，大百，日人，百科

小泉雄一郎 こいずみゆういちろう
昭和5（1930）年～
昭和期の医師・蝶の研究家。
¶郷土茨城

小泉友賢 こいずみゆうけん
元和8（1622）年～元禄4（1691）年　[別]小泉友賢《こいずみともかた》
江戸時代前期の医師、漢学者。
¶岡山人，国書（こいずみともかた　[没]元禄4（1691）年1月19日），人名，鳥取百，日人

小泉利左衛門 こいずみりざえもん
明和2（1765）年～嘉永2（1849）年
江戸時代後期の橘樹郡登戸村の社会事業家。
¶神奈川人

小出君徳 こいできみのり
→小出君徳（こいでくんとく）

小出君徳 こいでくんとく
生没年不詳　[別]小出君徳《こいできみのり》，小出竜《こいでりゅう》
江戸時代後期の医師、解剖学者。
¶大阪人（こいできみのり），科学，国書，コン改（小出竜　こいでりゅう），コン4（小出竜　こいでりゅう），コン5（小出竜　こいでりゅう），人名，世人（小出竜　こいでりゅう），日人

小出玄也 こいでげんや
寛政12（1800）年～安政6（1859）年
江戸時代後期～末期の医師。
¶姓氏長野

小出浩之 こいでひろゆき
昭和18（1943）年3月6日～
昭和～平成期の精神医学者、精神病理学者。岐阜大学助教授。
¶現執3期

小出竜 こいでりゅう
→小出君徳（こいでくんとく）

鯉沼茆吾 こいぬまぼうご
 明治24(1891)年～昭和55(1980)年
 大正～昭和期の医学者。
 ¶郷土栃木，近医

篁雨 こうう
 享保18(1733)年～文化6(1809)年
 江戸時代中期～後期の俳人・医師。
 ¶国書

甲賀敬元 こうがけいげん
 生没年不詳
 江戸時代中期の医師，本草家。
 ¶国書

甲賀通玄(甲賀通元) こうがつうげん
 生没年不詳
 江戸時代中期の京都の医師。
 ¶国書(甲賀通元)，人名，日人

甲賀祐賢 こうがゆうけん
 生没年不詳
 江戸時代中期の医師。
 ¶国書

甲許母 こうきょも
 ㊚甲許母《こうのこも》
 奈良時代の医師。
 ¶古人(こうのこも)，古代，古代普，日人(生没年不詳)

高錦国 こうきんこく
 安永2(1773)年～安政6(1859)年
 江戸時代中期～末期の眼科医。
 ¶眼科

郷家和子 ごうけかずこ
 昭和21(1946)年2月25日～
 昭和期の教育学者。
 ¶視覚

纐纈理一郎 こうけつりいちろう
 明治19(1886)年7月8日～昭和56(1981)年1月20日
 明治～昭和期の植物生理学者。
 ¶科学，現情，植物，福岡百

郷健重郎 ごうけんじゅうろう
 慶応2(1866)年4月10日～明治40(1907)年11月3日
 江戸時代末期～明治期の眼科医。
 ¶渡航

高玄岱 こうげんたい
 →深見玄岱(ふかみげんたい)

高玄竜 こうげんりゅう
 生没年不詳
 江戸時代後期の医師。
 ¶国書

皇后美智子 こうごうみちこ
 昭和9(1934)年10月20日～　㊚皇太子妃美智子《こうたいしひみちこ》，美智子《みちこ》，美智子皇后《みちこここうごう》，美智子妃殿下《みちこひでんか》
 昭和～平成期の皇族。皇后，日本赤十字社名誉総裁。明仁皇太子とご結婚，のち皇后。歌集，童話絵本，児童詩などが出版される。
 ¶郷土群馬(皇太子妃美智子　こうたいしひみちこ)，群馬人(美智子妃殿下　みちこひでんか)，現朝，現情(美智子　みちこ)，現人(皇太子妃美智子　こうたいしひみちこ)，現日(皇太子妃美智子　こうたいしひみちこ　㊚1934年10月10日)，児人(美智子　みちこ)，新潮，世紀，全書(美智子　みちこ)，大百(美智子　みちこ)，日人，履歴(美智子皇后　みちこここうごう)，履歴2(美智子皇后　みちこここうごう)

光後玉江 こうごたまえ
 文政13(1830)年3月11日～明治38(1905)年
 江戸時代末期～明治期の女性蘭方医。
 ¶岡山歴

上坂熊勝 こうさかくまかつ
 慶応3(1867)年～昭和9(1934)年7月27日
 明治～昭和期の解剖学者。
 ¶岡山人，岡山百(㊚慶応3(1867)年11月1日)，岡山歴(㊚慶応3(1867)年12月16日)，科学(㊚1867年(慶応3)11月16日)，近医，世紀(㊚慶応3(1868)年12月16日)，日人

高坂東竜 こうさかとうりゅう
 享和1(1801)年～明治11(1878)年12月30日
 江戸時代末期・明治期の医師・画家。
 ¶飛驒

高坂柳軒 こうさかりゅうけん
 弘化1(1844)年～大正8(1919)年
 明治期の医師。
 ¶長崎遊

神前武和 こうさきたけかず
 明治41(1908)年～昭和51(1976)年
 大正～昭和期の医師。専門は生化学。
 ¶近医

江左尚白 こうさしょうはく
 →尚白(しょうはく)

嵩地白孝 こうじはっこう
 生没年不詳
 明治期の医師。カマツカの大野川水系への導入者。
 ¶人分歴

高充国 こうじゅうこく
 明和8(1771)年～天保5(1834)年　㊚高充国《こうみつくに》
 江戸時代後期の播磨明石藩医。
 ¶大阪人(㊚文政5(1822)年5月)，国書(こうみつくに)，藩臣5

高寿覚 こうじゅかく
 生没年不詳
 江戸時代前期の薩摩の渡来唐人。中国福建省の儒医。
 ¶近世，歴大

こ

高順麟 こうじゅんりん
江戸時代中期の儒医。
¶人名，日人（生没年不詳）

高定 こうじょう
生没年不詳
室町時代の医僧。
¶鎌室，人名，日人

国府彰哉 こうしょうさい
天保4（1833）年～明治42（1909）年12月30日
江戸時代末期～明治期の医師。
¶岡山歴

孝女じゅん こうじょじゅん
天保12（1841）年～
江戸時代後期の女性。農民。日夜父の看護に力を尽くし褒美を賞与された。
¶御殿場

興心 こうしん
生没年不詳
鎌倉時代の医僧。
¶日人

神津孝太郎 こうずこうたろう
→神津孝太郎（こうづこうたろう）

興膳昌蔵 こうぜんしょうぞう
文政9（1826）年～文久3（1863）年
江戸時代末期の医師。
¶幕末（[没]1863年7月27日），幕末大（[生]文政9（1826）年10月　[没]文久3（1863）年8月12日）

郷仙太郎 ごうせんたろう
昭和18（1943）年10月5日～
昭和～平成期の東京都職員。東京都城北福祉センター所長。
¶現執3期

香宗我部寿 こうそがべひさし
明治15（1882）年～昭和16（1941）年12月14日
大正期の耳鼻咽喉科医学者。北海道帝国大学教授、医学博士。日本赤十字社和歌山支部病院医長、札幌病院医長などを歴任。
¶科学（[生]1882年（明治15）10月31日），近医，高知人，人名7，日人（[生]明治15（1882）年10月29日）

江田昭英 こうだあきひで
昭和4（1929）年～平成14（2002）年
昭和～平成期の医師。専門は薬理学。
¶近医

皇太子徳仁 こうたいしなるひと
昭和35（1960）年2月23日～　[別]浩宮徳仁《ひろのみやなるひと》，皇太子《こうたいし》，皇太子徳仁親王《こうたいしなるひとしんのう》，徳仁《なるひと》，徳仁親王《なるひとしんのう》
昭和～平成期の皇族。皇太子。皇位継承順第1位。日本赤十字社名誉副総裁も務める。
¶現朝，現情（徳仁　なるひと），現日（浩宮徳仁　ひろのみやなるひと　[生]1958年2月23日），諸系（皇太子徳仁親王　こうたいしなるひとしんのう），新潮，世紀，世百新（徳仁　なるひと），全書（徳仁　なるひと），大百（徳仁親王　なるひとしんのう），日人（皇太子徳仁親王　こうたいしなるひとしんのう），日本（浩宮徳仁　ひろのみやなるひと　[生]昭和31（1956）年），履歴（皇太子　こうたいし），履歴2（皇太子　こうたいし）

皇太子妃雅子 こうたいしひまさこ
昭和38（1963）年12月9日～　[別]皇太子妃雅子《まさこ》
昭和～平成期の皇族。皇太子妃、日本赤十字社名誉副総裁。外務省北米局北米二課に勤務後、皇太子殿下とご結婚。内親王をご出産される。
¶世紀，日人，履歴（まさこ），履歴2（まさこ）

郷隆 ごうたかし
明治28（1895）年10月26日～昭和19（1944）年4月18日
大正～昭和期の体育指導者。医学博士。ボート選手・監督として活躍し、スポーツの発展に努力。
¶近医，人名7，日人

甲田喜条 こうだきじょう
～文政6（1823）年
江戸時代後期の医師。
¶岡山人

合田求吾 ごうだきゅうご
享保8（1723）年～安永2（1773）年　[別]会田求吾《あいだきゅうご》，合田強《ごうだつよし》
江戸時代中期の医学者。合田又玄、高橋柳哲の弟子。
¶朝日（[生]享保8（1723）年11月　[没]安永2年4月12日（1773年6月1日）），科学（[没]安永2（1773）年4月12日），香川人，郷土香川，国書（合田強　ごうだつよし），コン改（会田求吾　あいだきゅうご），コン4（会田求吾　あいだきゅうご），コン5（会田求吾　あいだきゅうご），新潮（[生]享保8（1723）年11月14日　[没]安永2（1773）年4月12日），長崎遊，日人，洋学

甲田行喜 こうだぎょうき
→甲田行喜（こうだゆきよし）

合田国治 ごうだくにはる
明治23（1890）年～昭和62（1987）年
大正・昭和期の獣医。
¶愛媛

合田春悦 ごうだしゅんえつ
天保3（1832）年～明治43（1910）年
江戸時代末期～明治期の鍼医。
¶近医，人名，日人

合田大介 ごうだだいすけ
元文3（1738）年～寛政7（1795）年
江戸時代中期の医師。
¶長崎遊

合田平 ごうだたいら
→合田平（ごうだひとし）

合田強　ごうだつよし
　→合田求吾（ごうだきゅうご）

古宇田知常　こうだともつね
　生没年不詳
　江戸時代後期の医師。
　¶国書

甲谷道庵　こうたにどうあん
　→甲谷道庵（こうやどうあん）

合田平　ごうだひとし
　明治9（1876）年7月～昭和9（1934）年10月24日
　㊹合田平《あいだたいら，ごうだたいら》
　明治～昭和期の陸軍軍医。陸軍軍医総監、陸軍省医務局長などを歴任。
　¶近医，人名（あいだたいら　㊹1874年），世紀，新潟百別（ごうだたいら），日人

神田兵右衛門　こうだひょうえもん
　天保12（1841）年2月18日～大正10（1921）年1月13日　㊹神田兵右衛門《かんだひょうえもん》
　明治期の実業家、社会事業家。兵庫商法会議所頭取、神戸市議会長などを歴任。明親館設立、兵庫開港に貢献。
　¶維新，コン改（かんだひょうえもん），コン4（かんだひょうえもん），コン5（かんだひょうえもん），新潮（かんだひょうえもん），人名（かんだひょうえもん），先駆（かんだひょうえもん），日人，幕末，幕末大，藩臣5，兵庫人，兵庫百

甲田行喜（甲田行善）　こうだゆきよし
　？～文化9（1812）年6月9日　㊹甲田行喜《こうだぎょうき》
　江戸時代後期の公益家、医師。貧民の救済に尽力。
　¶岡山人（こうだぎょうき），岡山歴，国書，人名（甲田行善），日人

甲田義真　こうだよしざね
　生没年不詳
　江戸時代後期の公益社会事業家。
　¶長野歴

幸地新政　こうちしんせい
　明治22（1889）年2月27日～昭和55（1980）年12月20日
　大正～昭和期の被圧迫民族解放運動家。南加ガーディナー連盟機関紙編集者、南加日系社会福祉権擁護会初代会長。
　¶沖縄日，社史，姓氏沖縄

幸地新松　こうちしんまつ
　明治31（1898）年1月7日～昭和54（1979）年7月3日
　大正～昭和期の医師。
　¶沖縄百，姓氏沖縄

河内全節　こうちぜんせつ
　→河内全節（かわちぜんせつ）

上月専庵　こうづきせんあん
　宝永1（1704）年～宝暦2（1752）年2月6日
　江戸時代中期の医師、神道家。
　¶大阪墓，国書（㊹宝永1（1704）年8月8日），日人

上月信勝　こうづきのぶかつ
　生没年不詳
　江戸時代中期の医師。
　¶国書

上月良夫　こうづきよしお，こうつきよしお
　明治19（1886）年11月7日～昭和46（1971）年4月3日
　大正～昭和期の陸軍軍人。中将。朝鮮軍区司令官として終戦を迎え、その後厚生省で戦後処理にあたる。
　¶現朝（こうつきよしお），現情，人名7，世紀（こうつきよしお），日人，陸海

神津孝太郎（神津幸太郎）　こうづこうたろう，こうずこうたろう
　文政3（1820）年～弘化4（1847）年　㊹神津幸太郎《かみつこうたろう》
　江戸時代後期の農民。信濃志賀村での薬用ニンジンの栽培の創始者。
　¶郷土長野（こうずこうたろう），人名（神津幸太郎　かみつこうたろう），姓氏長野，長野百，長野歴，日人（神津幸太郎）

神津照雄　こうづてるお
　昭和19（1944）年～平成20（2008）年
　昭和～平成期の医師。専門は外科（消化器）、内視鏡学。
　¶近医

高津よね　こうづよね
　明治2（1869）年～昭和41（1966）年4月
　明治～昭和期の社会福祉事業家。「高津成和会」を結成。
　¶大阪人

神徳達也　こうとくたつや
　明治32（1899）年～昭和57（1982）年
　昭和期の医師。
　¶山口人

河野稲太郎　こうのいなたろう
　明治8（1875）年7月12日～昭和14（1939）年5月28日
　明治～昭和期の医師。津山市医師会初代会長。
　¶岡山歴

河野勝行　こうのかつゆき
　昭和19（1944）年～
　昭和～平成期の団体役員。全国障害者問題研究会大阪支部長。
　¶現執2期，現執3期

河野杏庵　こうのきょうあん
　寛政6（1794）年～嘉永2（1849）年
　江戸時代後期の医師。
　¶国書（㊹嘉永2（1849）年2月29日），人名，日人

河野国光　こうのくにみつ
　大正9（1920）年9月9日～
　昭和～平成期のバイオリニスト、医師。
　¶音人3

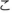

河野元育 こうのげんいく
天保12(1841)年8月23日～明治28(1895)年10月4日
江戸時代末期～明治期の医師・実業家。
¶岡山歴

河野剛 こうのごう
→河野禎造(こうのていぞう)

甲許母 こうのこも
→甲許母(こうきょも)

巷野悟郎 こうのごろう
大正10(1921)年2月12日～
昭和～平成期の医師。小児科、こどもの城小児保健部長、日本小児保健協会長。
¶現執2期，現執3期，現執4期

河野権兵衛 こうのごんべえ
江戸時代後期の慈善家。
¶埼玉百

河野左宙 こうのさちゅう
明治43(1910)年～平成9(1997)年
大正～平成期の医師。整形外科。
¶近医

河野稠果 こうのしげみ
昭和5(1930)年10月29日～
昭和～平成期の人口学者。厚生省人口問題研究所所長。
¶現執2期，現執3期，現執4期

河野静夫 こうのしずお
文政6(1823)年～明治35(1902)年
江戸時代末期～明治期の医師。
¶人名，日人

河野純孝 こうのじゅんこう
文久2(1862)年9月22日～昭和4(1929)年3月26日
江戸時代末期～昭和期の宗教家、教戒師、免囚保護社会事業家。
¶高知人，高知百，真宗

河野勝斎 こうのしょうさい
明治24(1891)年～昭和37(1962)年
明治～昭和期の医師。外科。
¶近医

甲野棐 こうのすけ
→甲野棐(こうのたすく)

河野進 こうのすすむ
明治37(1904)年9月1日～平成2(1990)年11月2日
昭和～平成期の宗教家・社会事業家。
¶岡山歴

甲野泰造 こうのたいぞう
？　～明治41(1908)年4月4日
江戸時代末期～明治期の医師。
¶渡航

甲野棐 こうのたすく
安政2(1855)年4月5日～昭和7(1932)年10月14日　[別]甲野棐《こうのすけ，こうのたすく》
明治～昭和期の医師。東京大学教授、宮内省侍医等を歴任。退職後は東京で眼科病院を開業。
¶科学，近医(こうのたすく(すけ))，人名，世紀，渡航，新潟百別，日人，洋学(こうのすけ)

河野衢 こうのちまた
安政3(1856)年～昭和5(1930)年
明治期の医師。
¶福井百

河野庸雄 こうのつねお
明治33(1900)年～昭和57(1982)年
大正～昭和期の医師。口腔外科。
¶近医

河野貞 こうのてい
～昭和15(1940)年
明治～昭和期の新潟県立新潟医学校初代産婆教師。
¶新潟百

河野貞斎 こうのていさい
文化13(1816)年～明治10(1877)年
江戸時代後期～明治期の医師。
¶姓氏岩手

河野禎造(河野禎蔵)　こうのていぞう
文化14(1817)年～明治4(1871)年　[別]河野禎造《かわのていぞう》，河野剛《こうのごう》
江戸時代末期～明治時代の蘭方医、化学・農学者。「農家備要」前編5巻を出版。
¶朝日(かわのていぞう　[生]文化14年12月1日(1818年1月7日)　[没]明治4(1871)年2月10日)，維新，科学([生]文化14(1817)年12月1日　[没]明治4(1871)年2月10日)，眼科(かわのていぞう)，国書([生]文化14(1817)年12月1日　[没]明治4(1871)年2月10日)，コン改，コン4，コン5，植物([生]文化14(1818)年12月1日　[没]明治4(1871)年2月10日)，新潮(河野剛　こうのごう　[生]文化11(1814)年)，人名(河野禎蔵)，先駆([生]文化10(1817)年)，長崎遊，日人(かわのていぞう　[生]1818年)，幕末([没]1871年3月30日)，幕末大([生]文化14(1817)年12月1日　[没]明治4(1871)年2月10日)，藩臣7，福岡百(かわのていぞう　[生]文化14(1817)年1月7日　[没]明治4(1871)年3月30日)，洋学

河野徹志 こうのてつし
慶応1(1865)年1月4日～？
明治期の産婦人科医。
¶渡航

河野鉄兜 こうのてっと，こうのてつと
→河野鉄兜(こうのてっとう)

河野鉄兜 こうのてっとう，こうのてつとう
文政8(1825)年～慶応3(1867)年2月6日　[別]河野鉄兜《こうのてっと，こうのてつと》
江戸時代末期の医師、漢詩人。号は鉄兜、秀野。
¶朝日([没]慶応3年2月6日(1867年3月11日))，維新(こうのてつと)，国書([生]文政8(1825)年12月17日)，コン改(こうのてっと)，コン4，詩歌(こうのてつと)，詩作，新潮(こうのてっと　[生]文政8(1825)年12月17日)，人名(こうのてつ

と），世百，日人（㊐1826年），幕末（こうのて
つとう），藩臣5（こうのてつとう），百科，兵庫
人（㊐文政8（1825）年2月17日），兵庫百，和俳

向野利夫 こうのとしお
→向野楠葉（こうのなんよう）

河野友美 こうのともみ
昭和4（1929）年2月1日～平成11（1999）年2月23日
昭和～平成期の食品研究家，フードコンサルタン
ト。大阪薫英女子短期大学教授。専門は嗜好学，
栄養学。著書に「台所の理学」「新・食品事典」
など。
¶現執1期，現執2期，現執3期，食文，世紀，日人

河野並枝 こうのなみえ
文化10（1813）年～明治23（1890）年
江戸時代後期～明治期の医師。
¶長崎遊

向野楠葉 こうのなんよう
明治44（1911）年5月21日～平成6（1994）年2月5日
㊐向野利夫《こうのとしお》
大正～平成期の眼科，俳人。
¶近医（向野利夫　こうのとしお），俳文

河野憲利 こうののりとし
明治33（1900）年6月15日～平成6（1994）年6月
昭和期の教育者。宮崎県立盲学校校長。
¶視覚

河野寿 こうのひさし
明治40（1907）年～昭和11（1936）年3月6日
昭和期の陸軍軍人。航空兵大尉。二・二六事件の
首魁の一人。牧野伸顕伯爵を殺害できず，病院で
自殺を図る。
¶社史，人名，世紀，日人（㊐明治40（1907）年3
月27日），陸海（㊐明治40年3月27日）

河野裕明 こうのひろあき
昭和2（1927）年5月9日～
昭和～平成期の医師。河野クリニック院長、国立
療養所久里浜病院院長。精神医学を研究。アル
コール依存症患者治療に貢献。
¶現朝，世紀，日人

河野鳳渚 こうのほうしょ
宝暦12（1762）年～文化9（1812）年
江戸時代後期の儒医。
¶人名　日人

河野松之助 こうのまつのすけ
文化2（1805）年～安政5（1858）年
江戸時代後期の医師、村役人。
¶神奈川人（生没年不詳），姓氏神奈川

河野通縄 こうのみちなわ
安土桃山時代の医師。
¶人名，日人（生没年不詳）

河野通之 こうのみちゆき
天保13（1842）年～大正5（1916）年
明治期の医師、漢学者。陸奥仙台藩医学館助教。
儒学に造詣深く，清新暢達の詩文を以て名声が

あった。著書に「英国志」など。
¶人名，日人

河野三通士 こうのみつし
明治18（1885）年11月15日～昭和50（1975）年4月
23日
大正期の大阪毎日新聞記者。
¶視覚

河野稔 こうのみのる
大正5（1916）年～平成19（2007）年
昭和～平成期の医師。整形外科。
¶近医

河野美代子 こうのみよこ
昭和22（1947）年～
昭和～平成期の医師。産婦人科。
¶YA

河野楊庵 こうのようあん
文化11（1814）年～文久3（1863）年
江戸時代末期の医師。
¶人名，日人

河野養哲 こうのようてつ
寛文1（1661）年～享保12（1727）年　㊐河野養哲
《かわのようてつ》
江戸時代中期の医師，儒者。
¶人名，姓氏山口（かわのようてつ），日人，山口
百（かわのようてつ）

河野良和 こうのよしかず
昭和9（1934）年5月30日～
昭和～平成期の心理臨床家。河野心理教育研究所
所長。
¶現執1期，現執3期

河野林 こうのりん
大正4（1915）年～昭和54（1979）年
昭和期の医師。専門は法医学。
¶近医

甲野礼作 こうのれいさく
大正4（1915）年10月4日～昭和60（1985）年1月
23日
昭和期のウイルス学者。国立予防衛生研究所ウイ
ルス中央検査部長、京大教授。
¶科学，近医，現執2期，現情，世紀，日人，マス
89

李橋止一 こうししょういち
大正1（1912）年10月24日～
昭和～平成期の社会福祉学者。東洋大学教授。龍
谷大学，仏教大学各教授などを歴任。著書に「現
代資本主義と社会事業」など。
¶現朝，現執1期，世紀，日人

甲原玄寿 こうはらげんじゅ
寛政4（1792）年～明治8（1875）年
江戸時代後期～明治期の医師。
¶大分歴

高範国 こうはんこく
江戸時代後期の眼科医。

¶眼科

高充国　こうみつくに
→高充国(こうじゅうこく)

高明　こうみょう
生没年不詳
平安時代中期の天台宗の僧、社会事業家。
¶人名，日人，仏教

光明皇后　こうみょうこうごう
大宝1(701)年～天平宝字4(760)年6月7日　[別]安宿媛《あすかべひめ》,藤原安宿媛《ふじわらのあすかべひめ,ふじわらのやすかべひめ》,藤原光明子《ふじわらのこうみょうし》
奈良時代の女性。聖武天皇の皇后。施薬院、悲田院を設置するなど、慈善事業に尽力。また国分寺、国分尼寺、東大寺の創建にも関わった。
¶朝日([没]天平宝字4年6月7日(760年7月23日)),岩史，角史，教育，郷土奈良，国史，国書，古史，古人，古代，古代普，古中，コン改，コン4，コン5，詩歌，史人，思想史，重要，諸系，女史，女性，新潮，人名，世人，世百，全書，大百，伝記，天皇(藤原安宿媛　ふじわらのあすかべひめ・こうみょうこうごう)，日史，日人，百科，仏教，仏史，平日([生]701　[没]760)，万葉，山川小，歴大

河本乙五郎　こうもとおとごろう
明治2(1869)年2月～昭和19(1944)年2月9日
明治～昭和期の社会事業家。
¶岡山歴

河本重次郎　こうもとじゅうじろう
安政6(1859)年8月16日～昭和13(1938)年4月4日
[別]河本重次郎《かわもとじゅうじろう》
明治～昭和期の眼科学者。眼科学の研究のためドイツ、オーストリアに留学。我が国眼科学者第1号。
¶海越，海越新，科学，近医，世紀，渡航，日人，兵庫人(かわもとじゅうじろう　[生]安政6(1859)年8月15日)

河本正一　こうもとしょういち
明治40(1907)年～平成12(2000)年
大正～平成期の医師。眼科。
¶近医

河本禎助　こうもとていすけ
明治15(1882)年～昭和11(1936)年
明治～昭和期の生化学者。
¶近医

甲谷道庵　こうやどうあん
明和1(1764)年～天保8(1837)年　[別]甲谷道庵《こうたにどうあん》
江戸時代中期～後期の大和芝村藩医。
¶人名，日人，藩臣4(こうたにどうあん)

合屋長英　ごうやながひで
大正8(1919)年～平成13(2001)年
昭和～平成期の医師。小児科。
¶近医

神山貞子　こうやまさだこ
昭和15(1940)年3月21日～
昭和期の点訳ソフトウェア開発者。
¶視覚

郷芳男　ごうよしお
明治13(1880)年11月2日～昭和7(1932)年3月5日
明治～昭和期の医師。日華生命保険医長。
¶近医，人名，世紀，日人

高良武久　こうらたけひさ
明治32(1899)年1月18日～平成8(1996)年5月20日
昭和期の精神医学・神経症学者。東京慈恵会医科大学教授。
¶科学，近医，現執1期，心理

高良斎　こうりょうさい
寛政11(1799)年～弘化3(1846)年
江戸時代後期の播磨明石藩士、医師。
¶朝日([生]寛政11年5月19日(1799年6月22日)　[没]弘化3年9月13日(1846年11月1日))，江人，大阪人([没]弘化3(1846)年9月)，科学([生]寛政11(1799)年5月19日　[没]弘化3(1846)年9月13日)，角史，眼科，近世，国史，国書([生]寛政11(1799)年5月19日　[没]弘化3(1846)年9月13日)，コン改，コン4，コン5，史人([生]1799年5月19日　[没]1846年9月13日)，植物([生]寛政11年5月19日(1799年6月22日)　[没]弘化3年9月13日(1846年11月1日))，新潮([生]寛政11(1799)年5月19日　[没]弘化3(1846)年9月13日)，人名，世人([生]寛政11(1799)年5月　[没]弘化3(1846)年9月13日)，全書，対外，大百，徳島百([没]弘化3(1846)年9月13日)，徳島歴([生]寛政11(1799)年5月19日　[没]弘化3(1846)年9月13日)，長崎遊，日人，藩臣5，藩臣6，兵庫人([生]寛政11(1799)年5月19日　[没]弘化3(1846)年9月13日)，兵庫百，洋学，歴大

紅露昭　こうろあきら
明治20(1887)年10月20日～昭和42(1967)年6月15日
昭和期の政治家、弁護士。日本住宅福祉協会理事長。立憲政友会、日本進歩党などに属し、党幹部を歴任。
¶現情，人名7，世紀，政治，徳島百，徳島歴([没]昭和42(1967)年16月15日)，日人

上郎ヤス　こうろうやす
明治7(1874)年～昭和16(1941)年
大正～昭和期の社会福祉事業家。
¶神奈川人

五雲子　ごうんし★
生没年不詳
江戸時代後期の医師。
¶秋田人2

肥垣津登　こえがいつのぼる
昭和9(1934)年9月14日～
昭和期の樹木医。
¶飛騨

肥沼信次 こえぬまのぶつぐ
明治41(1908)年～昭和21(1946)年
大正～昭和期の放射線科医。
¶近医

呉燕時 ごえんじ
生没年不詳
江戸時代前期の医師。
¶沖縄百

郡寿元 こおりじゅげん
宝暦3(1753)年～文政11(1828)年5月1日
江戸時代中期～後期の医師。
¶岡山歴

郡山勇 こおりやまたけし
明治24(1891)年～昭和55(1980)年
大正～昭和期の医師。
¶姓氏鹿児島

郡山吉江 こおりやまよしえ
明治40(1907)年～昭和58(1983)年9月13日
昭和期の社会活動家。共産党入党後婦人民主クラブ仙台支部長。党除名後は婦人民主クラブ、三里塚野戦病院などで活動。
¶近女, 現朝, 現執2期, 世紀, 日人

郡山竜仙 こおりやまりゅうせん
文政12(1829)年～明治22(1889)年
江戸時代後期～明治期の西洋医。
¶姓氏鹿児島

古賀昭典 こがあきのり
昭和3(1928)年～
昭和～平成期の社会保障学者。佐賀医科大学教授。
¶現執1期

古賀梅子 こがうめこ
昭和23(1948)年～昭和41(1966)年
昭和期の女学生。心臓疾患で亡くなる。
¶熊本人

古賀元才 こがげんさい
天保5(1834)年～明治35(1902)年
江戸時代末期～明治期の医師。戊辰戦争の際、奥州軍討伐軍に参加し傷病兵の治療にあたった。
¶洋学

古賀玄三郎 こがげんざぶろう
明治12(1879)年10月30日～大正9(1920)年
明治～大正期の医師。医学博士、北里研究所部長。結核治療法の研究に専念、新剤「チアノクプロール」を創製して有名になった。
¶科学(㊇1920年(大正9)10月21日), 近医, 人名, 日人

古賀憲司 こがけんじ
昭和13(1938)年2月11日～平成16(2004)年7月25日
昭和～平成期の有機化学者。奈良先端科学技術大学院大学物質科学教育研究センター教授、東京大学教授。専門は化学系薬学、有機合成化学。日本学術会議会員。

¶科学, 世紀, 日人

古賀康八郎 こがこうはちろう
明治37(1904)年～昭和55(1980)年
大正～昭和期の医師。産婦人科。
¶近医

古賀十二郎 こがじゅうじろう
明治12(1879)年5月16日～昭和29(1954)年9月6日
大正～昭和期の地方史研究家。長崎市史編纂主任。長崎史談会を創設。著書に「西洋医術伝来史」など。
¶郷土, 郷土長崎, 史研, 世紀, 長崎百, 長崎歴, 日人, 民学

久我俊斎 こがしゅんさい
生没年不詳
江戸時代末期～明治期の医師。
¶国書

古賀孝 こがたかし
大正2(1913)年～昭和62(1987)年
昭和期の医師。内科。
¶近医

古賀忠道 こがただみち
明治36(1903)年12月4日～昭和61(1986)年4月25日
昭和期の獣医師。世界野生生物基金日本委員会会長、上野動物園長。野生動物保護に尽力。著書に「私の見た動物の生活」「野生動物と自然保護」など。
¶科学, 現朝, 現執2期, 現情, 現日, 世紀, 日児, 日人, 履歴(㊇昭和62(1987)年4月25日), 履歴2(㊇昭和62(1987)年4月25日)

古賀長庵 こがちょうあん
江戸時代末期の眼科医。
¶眼科

古賀朝陽 こがちょうよう
安永2(1773)年～天保8(1837)年11月
江戸時代中期～後期の医師、漢学者。
¶国書

小勝 こかつ
明治期の芸妓。陸軍少将種田政明に落籍される。西南戦争では傷病兵の看護にあたった。
¶女性(生没年不詳), 女性普, 人名, 日人

久河道伯 こがどうはく
文政9(1826)年～明治1(1868)年
江戸時代後期～末期の忍藩の御典医。
¶埼玉百, 幕埼

小金井良精 こがねいよしきよ
安政5(1858)年～昭和19(1944)年10月16日
明治～昭和期の解剖学者、病理学者、人類学者。医学博士、帝国大学医科大学教授。解剖学担当。骨格を研究、石器時代の人骨、人種差など形態人類学に業績を上げた。
¶海越(㊇安政5(1859)年12月), 海越新(㊇安政5(1859)年12月), 科学(㊇1858年(安政5)12

月14日），近医（⊕安政5（1859）年），近現，現朝（⊕安政5年12月14日（1859年1月17日）），考古（⊕安政5（1858）年12月14日），国史，コン改，コン5，史研（⊕安政5（1858）年1月17日），史人（⊕1858年12月14日），新潮（⊕安政5（1858）年1月6日），人名7，世紀（⊕安政5（1859）年12月14日），世人（⊕安政5（1858）年5月），世百（⊕1859年），先駆（⊕安政5（1858）年12月），全書，大百，渡航（⊕1858年12月），新潟百，日史（⊕安政5（1858）年12月14日），日人（⊕1859年），日本，百科（⊕安政6（1859）年），民学（⊕安政6（1859）年），履歴（⊕安政5（1858）年12月14日），歴大

小金井良一 こがねいりょういち
明治23（1890）年8月6日～昭和45（1970）年12月9日
明治～昭和期の内科学者。国士舘大学教授。
¶科学，近医，世紀，日人

古賀ミホ こがみほ
明治17（1884）年～昭和59（1984）年11月23日
昭和期の社会事業家。福岡拘置所の死刑囚の慰問を続け，死刑囚の母として心の支えとなる。
¶女性，女性普

古賀行義 こがゆきよし
明治24（1891）年11月26日～昭和54（1979）年3月28日
大正～昭和期の心理学者。広島大学教授。心理学の数量的研究。因子分析法が専門。
¶熊本人，現執1期，現情，心理，世紀，全書，日人

古賀良彦 こがよしひこ
明治34（1901）年7月24日～昭和42（1967）年6月29日
昭和期の放射線医師。東北帝国大学教授，診療放射線技師学校校長。間接撮影法を創始，胸部の集団エックス線診断を可能とした。
¶科学，近医，現情，新潮，人名7，世紀，日人，福岡百

古閑義之 こがよしゆき
明治35（1902）年11月10日～昭和54（1979）年11月3日
大正～昭和期の医師。神経内科。
¶科学，近医

古川市次郎 こかわいちじろう
文久3（1863）年12月27日～昭和4（1929）年4月21日
江戸時代末期～昭和期の医師。
¶徳島百，徳島歴，渡航

小木貞孝 こぎさだたか
→加賀乙彦（かがおとひこ）

国司院常照 こくしいんじょうしょう
昭和20（1945）年～
昭和～平成期の占い師，カウンセラー。ヒューマンライフ研究所主宰。
¶現執3期

国分元杏 こくぶげんきょう
→国分元杏（こくぶんげんきょう）

国分西忍 こくぶさいにん
生没年不詳
江戸時代の医師。
¶国書

国府達郎 こくぶたつお
大正15（1926）年～平成7（1995）年
昭和～平成期の医師。内科（循環器）。
¶近医

国分康孝 こくぶやすたか
昭和5（1930）年11月10日～
昭和～平成期のカウンセリング心理学者。筑波大学教授，東京理科大学教授。
¶現執2期，現執3期，現執4期，心理

国分義胤 こくぶよしたね
天保3（1832）年3月13日～明治41（1908）年　⑪国分東野《こっくぶとうや》
江戸時代末期～明治時代の豪農，県議会議員，医師。藩農兵隊を組織訓練。学塾を開く。
¶維新，郷土栃木，国書（国分東野　こっくぶとうや），栃木人，⑩明治41（1908）年12月25日），栃木歴，幕末，幕末大

国分元杏 こくぶんげんきょう
文政3（1820）年～明治8（1875）年　⑪国分元杏《こくぶげんきょう》
江戸時代末期～明治期の儒医。
¶人名（こくぶげんきょう），日人

国分寛 こくぶんひろし
大正14（1925）年11月27日～平成14（2002）年3月17日
大正～平成期の植物生理学者，香川大学名誉教授，アツケシソウ研究の第一人者。
¶植物

小久保恵作 こくぼけいさく
慶応2（1866）年11月5日～昭和4（1929）年7月5日
江戸時代末期～昭和期の医師。
¶渡航

小久保清光 こくぼせいこう
明治25（1892）年～昭和35（1960）年
大正～昭和期の眼科医。
¶姓氏鹿児島

小久保妙哲尼 こくぼみょうてつに
明治26（1893）年7月8日～昭和56（1981）年1月10日
明治～昭和期の社会事業家、尼僧。愛国婦人会会長。農繁託児所を開設し，農村婦人会結成などに尽力。「中条氏と常光院」を刊行。
¶埼玉人，女性，女性普

小暮賢樹 こぐれかたき
天明8（1788）年～文久1（1861）年8月
江戸時代後期～末期の国学者・医師。
¶国書

小暮薫三 こぐれくんぞう
？ ～
大正期の東京帝国大学セツルメント参加者。
¶社史

木暮足翁 こぐれそくおう
江戸時代後期の医師。
¶群新百([生]1789年　[没]1862年)，群馬人([生]寛政1(1789)年　[没]文久2(1862)年)，群馬百([生]1788年　[没]1861年)，人名([生]1788年　[没]1861年)，姓氏群馬([生]1789年　[没]1862年)，日人([生]1788年　[没]1861年)

小暮孝男 こぐれたかお
大正11(1922)年～
昭和期の医師。
¶群馬人

木暮敬 こぐれたかし
昭和4(1929)年2月23日～
昭和期の医師・旅館経営者。
¶群馬人

小暮文雄 こぐれふみお
昭和5(1930)年～平成17(2005)年
昭和～平成期の医師。眼科。
¶近医

狐筆 こけい
元禄10(1697)年～宝暦11(1761)年12月9日
江戸時代中期の俳人。医師。
¶福井俳

呉継志 ごけいし
江戸時代中期の医師。
¶国書(生没年不詳)，植物

小坂井桂次郎 こざかいけいじろう，こさかいけいじろう
明治14(1881)年7月13日～昭和41(1966)年9月13日
明治～昭和期の教育者。岐阜県立盲学校校長。岐阜訓盲協会を設立。著書に「家庭衛生マッサージ」。
¶岐阜百([没]1965年)，郷土岐阜，視覚(こさかいけいじろう)，世紀，日人

小酒井望 こさかいのぞむ
大正7(1918)年～平成1(1989)年
昭和期の医師。専門は臨床検査医学。
¶近医

小酒井不木 こざかいふぼく，こさかいふぼく
明治23(1890)年10月8日～昭和4(1929)年4月1日　[別]小酒井光次《こざかいみつじ，こさかいみつじ》
大正～昭和期の探偵小説家、医師。東北帝国大学教授。病気のため作家生活にはいる。犯罪研究や随筆・翻訳も多い。代表作「疑問の黒枠」。
¶愛知百，科学(小酒井光次　こざかいみつじ)，近医(小酒井光次　こさかいみつじ)，近文，幻作，幻想，コン改(こさかいふぼく)，コン5(こさかいふぼく)，小説(こさかいふぼく)，新潮，新文，人名，世紀，姓氏愛知，世百，全書，大百，探偵，東海，日人，俳文，文学，ミス(こさかいふぼく)，民学(こさかいふぼく)，履歴(こさかいふぼく)

小坂樹徳 こさかきのり
大正10(1921)年～平成22(2010)年
昭和～平成期の医師。内科(糖尿病学)。
¶近医

小坂淳夫 こさかきよお
大正4(1915)年8月26日～平成17(2005)年7月17日
昭和～平成期の医師。内科。
¶科学，近医

小坂隆雄 こさかたかお
明治34(1901)年～昭和54(1979)年
大正～昭和期の医師。専門は衛生学。
¶近医

小坂友次郎 こさかともじろう
明治5(1872)年～昭和19(1944)年
明治～昭和期の獣医。
¶姓氏岩手

小坂富美子 こさかふみこ
昭和22(1947)年9月16日～
昭和～平成期の薬剤師、医療問題研究者。
¶現執3期

小坂政一 こさかまさかず
明治36(1903)年～
昭和～平成期の医師。
¶福井百

小佐々祖伝尼 こささそでんに
明治5(1872)年8月28日～昭和23(1948)年2月9日
明治～昭和期の臨済宗光桂寺住職で養護老人ホーム・養護施設済昭園の創設者。
¶佐賀百

小沢侃二 こざわかんじ
慶応2(1866)年～昭和31(1956)年　[別]小沢侃二《おざわかんじ》
明治～昭和期の医師、児童保養功労者。
¶姓氏長野，長野百(おざわかんじ)，長野歴

小沢錦水 こざわきんすい
寛政8(1796)年？ ～慶応1(1865)年
江戸時代後期～末期の幡豆郡北方村の医師。
¶姓氏愛知

古沢平作 こざわへいさく，こさわへいさく
明治30(1897)年7月16日～昭和43(1968)年10月5日
昭和期の医師。医学博士、精神分析学者。独自の「阿闍世コンプレクス」の理論を唱えた。唯一の精神分析医として開業。
¶科学，神奈川百，近医，現情，コン改([没]昭和44(1969)年)，コン4([没]昭和44(1969)年)，コン5([没]昭和44(1969)年)，人名7，心理(こさわへいさく)，精医，世紀，世百新([没]昭和44(1969)年)，日人

こ

越岡ふみ こしおかふみ
明治32(1899)年8月19日～昭和42(1967)年8月18日
昭和期の鍼灸師。関西盲婦人ホーム主事。
¶視覚

小塩孫八 こしおまごはち
明治17(1884)年～昭和51(1976)年
明治～昭和期の事業家、社会福祉貢献者。
¶静岡歴，姓氏静岡

越賀一雄 こしかかずお
大正12(1923)年～平成11(1999)年
昭和～平成期の医師。精神科。
¶近医

小石元瑞 こししげんずい
→小石元瑞(こいしげんずい)

越惣太郎(越荘太郎) こしそうたろう
*～元治1(1864)年　[別]井坂行蔵《いさかこうぞう》
江戸時代末期の医師。
¶維新([生]1821年)，茨城百([生]1823年)，茨城歴([生]文政6(1823)年)，国書([生]文政4(1821)年 [没]元治1(1864)年9月20日)，コン改([生]文政7(1824)年)，コン4([生]文政7(1824)年)，コン5([生]文政7(1824)年)，新潮([生]文政7(1824)年? [没]元治1(1864)年9月20日)，人名(越荘太郎 [生]1824年)，長崎遊([生]文政4(1821)年)，日人([生]1824年)，幕末([生]1821年 [没]1864年10月20日)，幕末大([生]文政4(1821)年 [没]元治1(1864)年9月20日)

腰塚市蔵 こしつかいちぞう★
明治17(1884)年～昭和51(1976)年12月
明治～昭和期の藤岡町医師会病院初代院長。
¶栃木人

小嶋昭 こじまあきら
大正15(1926)年12月20日～平成7(1995)年3月20日
昭和～平成期の福祉活動家。国立視力障害センター進路指導委員長として、障害者の社会復帰につくす。
¶世紀，日人

児島頤斎 こじまいさい
?～文化12(1815)年
江戸時代後期の医師、茶人。
¶国書(生没年不詳)，茶道

児島一郎 こじまいちろう
明治1(1868)年～明治39(1906)年10月13日
明治期の歯科医。
¶岡山歴

児島一吹 こじまいっすい
昭和～平成期の尺八奏者(普化明暗尺八)、医師。
¶音人2

児島雲琳 こじまうんりん
生没年不詳
江戸時代後期の医師。
¶国書

小島居逸 こじまきょいつ
嘉永4(1851)年～?
明治期の眼科医。
¶眼科

小島杏栄 こじまきょうえい
?～
江戸時代の弘前藩医。
¶青森人

五島キヨミ ごしまきよみ
明治34(1901)年～昭和38(1963)年
大正・昭和期の社会福祉・社会教育家。
¶愛媛

小島健司 こじまけんじ
大正10(1921)年2月23日～
昭和～平成期の賃金問題専門家。日本福祉大学教授。
¶現執1期，現執2期，現情，現人，世紀

小嶋謙四郎 こじまけんしろう
大正14(1925)年3月28日～
昭和～平成期の発達臨床心理学者。早稲田大学教授。
¶現執1期，現執2期，心理

小島克 こじまこく
明治38(1905)年～昭和56(1981)年
大正～昭和期の医師。眼科。
¶近医

小島三郎 こじまさぶろう
明治21(1888)年8月21日～昭和37(1962)年9月9日
大正～昭和期の医学者。スポーツ団体役員。
¶科学，近医，現情，人名7，世紀，体育，日人

小島鹿之助 こじましかのすけ
天保1(1830)年～明治33(1900)年
江戸時代後期～明治時代の新撰組の後援者。武蔵国多摩郡小野路組合村の寄場名主。天然理心流門人。
¶全幕，幕末大([生]文政13(1830)年2月1日 [没]明治33(1900)年3月9日)

小島蕉園 こじましょうえん
明和8(1771)年～文政9(1826)年1月19日
江戸時代後期の良吏。
¶国書，静岡歴，人名，姓氏静岡，日人，山梨百

小島乗真 こじまじょうしん
明治11(1878)年12月1日～昭和6(1931)年
明治～昭和期の孤児院創設者。
¶埼玉人

児島尚善 こじましょうぜん
延享1(1744)年～文化12(1815)年4月17日
江戸時代中期～後期の医家。
¶兵庫人

小島瑞 こじまずい
生没年不詳
江戸時代中期の医師。
¶国書

小島純郎 こじますみろう
昭和3(1928)年10月11日～平成16(2004)年10月10日
昭和～平成期の研究者。全国盲ろう者協会理事長、千葉大学名誉教授。
¶現執4期，視覚

小島宗市郎 こじまそういちろう
大正5(1916)年1月10日～昭和61(1986)年6月20日
昭和期の武蔵多摩郡小野路村の豪農。寄場名主で地域文化の中心を担った。
¶郷土，世紀，日人

児島宗説 こじまそうせつ
元文5(1740)年～文化8(1811)年8月29日
江戸時代中期～後期の医師。
¶国書

小島たか こじまたか
明治31(1898)年～昭和59(1984)年
大正～昭和期の酒造家。和泉家13代目当主。薬用酒の忍冬酒(薬草のスイカズラを漬け込んだ酒)を製造。
¶愛知女

小島高明 こじまたかあきら
→小島有卿(こじまゆうけい)

小島貞斎 こじまていさい
天保6(1835)年～？
江戸時代末期～明治期の産科医。勤王の志があり、奥羽各地を転戦した。
¶幕末，幕末大

小島鉄広 こじまてつひろ
明治38(1905)年～
昭和期の売薬請売業者。日本無産党関係者。
¶社史

小島尚質 こじまなおかた
→小島宝素(こじまほうそ)

小島尚真 こじまなおざね
文政12(1829)年9月29日～安政4(1857)年閏5月8日
江戸時代後期～末期の幕臣・医師。
¶国書

小島原泰民 こじまばらたいみん
安政5(1858)年～大正6(1917)年
明治～大正期の日本歯科医学の創始者。
¶福島百

小島彦造 こじまひこぞう
明治1(1868)年～昭和36(1961)年
昭和期の眼科医、高田盲学校長(4代)。
¶新潟百

小島宝素 こじまほうそ
寛政9(1797)年～嘉永1(1849)年　[別]小島尚質《こじまなおかた》
江戸時代後期の幕府医師。
¶朝日([没]嘉永1年12月7日(1849年1月1日))，江文([没]嘉永1(1848)年)，国書(小島尚質　こじまなおかた　[没]嘉永1(1848)年12月7日)，コン4，コン5，日人

小島正興 こじままさおき
大正13(1924)年8月8日～
昭和～平成期の経済評論家。セコム副会長、民間病院問題研究所理事長。
¶現執1期，現執2期，現執3期

小島政則 こじままさのり
享和2(1802)年～慶応3(1865)年5月5日
江戸時代後期の小野路村名主のち寄場名主となる。
¶町田歴

小島瑞 こじまみず
大正10(1921)年～平成7(1995)年
昭和～平成期の医師。専門は病理学。
¶近医

児島美都子 こじまみつこ
大正13(1924)年3月3日～
昭和～平成期の医療福祉学者。龍谷大学教授。
¶愛知女，現執1期，現執2期，現執3期，現執4期

小島有卿 こじまゆうけい
寛政3(1791)年～天保9(1838)年4月12日　[別]小島高明《こじまたかあきら》
江戸時代後期の石見浜田藩医。
¶国書，藩臣5(小島高明　こじまたかあきら)

小島譲 こじまゆずる
明治23(1890)年5月9日～昭和24(1949)年10月10日
明治～昭和期の医師。
¶町田歴

小島蓉子 こじまようこ
昭和8(1933)年7月23日～平成5(1993)年3月16日
昭和～平成期の比較社会福祉学者。日本女子大学教授、労働省身体障害者雇用審議会委員。
¶現執1期，現執2期，現執3期，女性普

越村甚兵衛 こしむらじんべえ
生没年不詳
江戸時代中期の本草家。
¶国書

越村徳基(越邑徳基) こしむらとくき
天明4(1784)年1月23日～文政9(1826)年12月16日
江戸時代後期の医師(藤堂藩医)。
¶国書(生没年不詳)，国書5，洋学(越邑徳基)

越村図南 こしむらとなん
宝暦9(1759)年～文化11(1814)年
江戸時代中期～後期の医師。
¶国書([没]文化11(1814)年1月16日)，三重続

越村図南〔2代〕 こしむらとなん
天明4 (1784) 年〜文政9 (1826) 年
江戸時代後期の医師。
¶長崎遊，三重続（⑧天明4年1月23日）

越村図南〔3代〕 こしむらとなん★
江戸時代の医師。
¶三重続

越村図南〔4代〕 こしむらとなん★
天保3 (1832) 年4月〜慶応2 (1866) 年
江戸時代後期〜末期の医師。
¶三重続

呉粛胡明 ごしゅくこみょう
→御立呉明（みたてのごめい）

呉粛胡明 ごしゅくこめい
→御立呉明（みたてのごめい）

古城管堂（古城菅堂）こじょうかんどう
安政4 (1857) 年〜昭和9 (1934) 年11月1日　⑲古城管堂《こぎかんどう，ふるしろかんどう》
明治〜昭和期の医師、実業家。京城医師会長。朝鮮実業銀行頭取を務めるなど京城経済界の元老的存在。
¶大分歴（古城菅堂　⑧安政5 (1858) 年），眼科（こぎ（ふるしろ）かんどう），近医，現朝（古城菅堂　⑧安政4年7月25日 (1857年9月13日)），コン改，コン5，人名，世紀（⑧安政4 (1857) 年7月25日），日人

古城九州男 こじょうくすお
明治31 (1898) 年〜平成1 (1989) 年
大正〜昭和期の耳鼻科医、高知交響楽団創立者で同楽団名誉会長。
¶高知人

古城憲治 こじょうけんじ
明治12 (1879) 年9月19日〜昭和38 (1963) 年
明治〜昭和期の医師。
¶渡航

古城玄洲 こじょうげんしゅう
文政9 (1826) 年〜大正4 (1915) 年
江戸時代末期〜大正期の東国東郡国見町岐部の医師。
¶大分百，大分歴

古城昌治 こじょうしょうじ
明治17 (1884) 年4月1日〜昭和18 (1943) 年11月6日
明治〜昭和期の医師・政治家。
¶岡山歴

小菅孝蔵 こすがこうぞう
文政12 (1829) 年〜大正2 (1913) 年
江戸時代後期〜明治期の医師。
¶日人

小杉あさ こすぎあさ
明治14 (1881) 年4月29日〜昭和44 (1969) 年1月16日
明治〜昭和期の教育者。静岡県盲人連合会会長。盲聾分離教育を確立。晩年は幅広く視覚障害教育事業に貢献。
¶視覚，静岡歴，女性，女性普，姓氏静岡

小杉玄適 こすぎげんてき
享保15 (1730) 年〜寛政3 (1791) 年
江戸時代中期の漢方医。日本初の公許による解剖を実現。
¶朝日（⑧寛政3年1月7日 (1791年2月9日)），江人，科学（⑧寛政3 (1791) 年1月7日），コン改（⑧享保19 (1734) 年），コン4（⑧享保19 (1734) 年），コン5（⑧享保19 (1734) 年），新潮（⑧寛政3 (1791) 年1月7日），人名，姓氏京都（生没年不詳），世人（⑧寛政3 (1791) 年1月7日），全書，大百，日人，藩臣3，洋学

小杉虎一 こすぎとらいち
明治24 (1891) 年〜？
明治〜昭和期の医師。専門は病理学。
¶近医

小杉山礼子 こすぎやまれいこ
平成期の社会福祉家。ヒューマンライフプラン研究所代表。
¶現執4期

小菅英夫 こすげひでお
？〜
大正期の東京帝国大学セツルメント参加者。
¶社史

小菅朴二 こすげぼくじ
明治28 (1895) 年10月13日〜昭和54 (1979) 年月7・29日
昭和期の小菅吉蔵の女婿。歯科医。PTA会長、教育委員。
¶町田歴

小菅正夫 こすげまさお
昭和23 (1948) 年〜
昭和〜平成期の獣医。
¶児人

小菅正雄 こすげまさお
明治45 (1912) 年〜
昭和期の医師。
¶群馬人

五姓田芳柳 ごせいだほうりゅう
→五姓田芳柳（ごせだほうりゅう）

小関三英 こせきさんえい，こぜきさんえい
天明7 (1787) 年〜天保10 (1839) 年　⑲小関三英《おぜきさんえい》
江戸時代後期の蘭学者。
¶朝日（⑧天明7年6月11日 (1787年7月25日)　⑧天保10年5月17日 (1839年6月27日)），岩史（⑧天明7 (1787) 年6月11日　⑧天保10 (1839) 年5月17日），江人，江戸（おぜきさんえい），江文，科学（⑧天明7 (1787) 年6月11日　⑧天保10 (1839) 年5月17日），角史，近世，国史，国書（⑧天明7 (1787) 年6月11日　⑧天保10 (1839) 年5月23日），コン改（おぜきさんえ

い），コン4（おぜきさんえい），コン5（おぜきさんえい），史人（㊅1787年6月11日　㊣1839年5月17日），思想史，重要（㊣天保10（1839）年5月17日），庄内（㊣天保10（1839）年5月23日），人書79（こぜきさんえい），人書94（おぜきさんえい），新潮（㊅天明7（1787）年6月11日　㊣天保10（1839）年5月17日），人名（おぜきさんえい），世人（おぜきさんえい），世百（こぜきさんえい），全書，対外，大百（おぜきさんえい），徳川臣，長崎遊，日史（㊅天明7（1787）年6月11日　㊣天保10（1839）年5月17日），日人，幕末（㊅1839年7月3日），藩臣5（おぜきさんえい），百科，平日（㊅1787㊣1839），宮城百，山形百，山川小（㊅1787年6月11日　㊣1839年5月17日），洋学，歴大

小関康之 こせきやすゆき
昭和10（1935）年11月4日〜
昭和〜平成期の臨床ソーシャルワーク研究者、発達小児科学者。武庫川女子大学教授。
¶現執3期，YA

五姓田芳柳 ごせだほうりゅう
文政10（1827）年2月1日〜明治25（1892）年2月1日
㊊五姓田芳柳《ごせいだほうりゅう》
江戸時代末期〜明治期の洋画家。独自の陰影表現をあみ出し、明治天皇像を描く。「西南役大阪陸軍病院施術図」を第2回内国勧業博に出品。
¶朝日（㊅文政10年2月1日（1827年2月26日）），維新，岩史，浮絵，海越，海越新，角史，神奈川人，神奈川百，近現，近美，近文，国際，国史，コン改，コン5，史人，新潮，人名7，人書，世人，世百，全書，大百，日人，日本，幕末，美家，名画（ごせいだほうりゅう），洋学

五代五兵衛 ごだいごへえ
＊〜大正2（1913）年
明治期の社会事業家。大阪盲唖院を創設。
¶大阪人（㊅嘉永1（1848）年　㊣大正2（1913）年9月），視覚（㊅嘉永1（1848）年12月7日　㊣1913年9月12日），世紀（㊅嘉永1（1849）年12月7日　㊣大正2（1913）年9月12日），日人（㊅1849年）

小平宗伯 こだいらそうはく
〜嘉永2（1849）年
江戸時代後期の医師・画家。
¶多摩

小滝芳輝 こだきよしてる
昭和2（1927）年〜平成5（1993）年
昭和〜平成期の歌人、獣医師、島根県短歌連盟事務局長。
¶島根歴

古武弥正 こたけやしょう
大正1（1912）年9月19日〜平成9（1997）年11月13日
昭和期の心理学者。兵庫医科大学理事長、関西学院大学学長。
¶科学，近医，現情，心理，世紀，日人

古武弥四郎 こたけやしろう
明治12（1879）年7月2日〜昭和43（1968）年5月30日
明治〜昭和期の生化学者。大阪医科大学教授。大阪帝国大学教授、和歌山県立医大学長を歴任。アミノ酸の中間代謝について研究。
¶大阪人（㊣昭和43（1968）年5月），岡山人，岡山百，岡山歴，科学，科技，郷土和歌山，近医，近現，現朝，現情，国史，史人（㊅1879年7月12日），新潮，人名7，世紀，渡航，日人，日本，和歌山人

古武弥人 こたけやひと
明治39（1906）年8月1日〜昭和63（1988）年7月30日
大正〜昭和期の医師。専門は生化学。
¶科学，近医

小立鉦四郎 こだちしょうしろう
安政3（1856）年〜明治42（1909）年
明治期の出版人。南江堂創業者。医学・薬学・看護学分野の専門書を出版。
¶近医，出版

小立鉦四郎〔2代〕 こだちしょうしろう
明治15（1882）年11月18日〜昭和46（1971）年9月28日
明治〜昭和期の出版人。南江堂社長。医学書・薬学書を出版。
¶出文

小辰英安 こたつえいあん
生没年不詳
江戸時代後期の漢方医。
¶飛騨

小辰友賢 こたつゆうけん
文化4（1807）年〜明治11（1878）年6月3日
江戸時代末期・明治期の医師。
¶飛騨

小辰雄斉 こたつゆうさい
生没年不詳
江戸時代後期の医師。
¶飛騨

小谷尚三 こたにしょうぞう
大正11（1922）年11月29日〜平成16（2004）年5月2日
昭和〜平成期の医師。専門は細菌学。
¶科学，近医

小谷新太郎 こたにしんたろう
明治43（1910）年〜昭和61（1986）年
大正〜昭和期の官僚。専門は厚生行政。
¶近医

小谷勉 こたにつとむ
大正7（1918）年9月12日〜昭和51（1976）年8月1日
昭和期の整形外科学者、画家。神経損傷、股関節症などの研究に優れた業績を残した。
¶大阪人（㊣昭和51（1976）年8月），科学，近医，現情，人名7，世紀，日人

小谷剛 こたにつよし
大正13（1924）年9月11日〜平成3（1991）年8月

29日
昭和～平成期の小説家、医師。「作家」主宰。「確証」で芥川賞受賞。作品に「医師と女」「不断煩悩」など。
¶京都文，近医，近文，現執2期，現情，作家，小説，新潮，新文，世紀，日人，文学，平和

小谷伯駒 こたにはっく
*～文化11（1814）年　[別]小谷伯駒《おたにはっく》
江戸時代後期の医師。
¶長崎遊（[生]明和1（1764）年），洋学（おたにはっく　[生]宝暦13（1763）年）

小谷豪冶郎 こたにひでじろう
大正9（1920）年8月19日～
昭和～平成期の評論家。近畿福祉大学学長・理事長。
¶現執4期，世紀

小谷英文 こたにひでふみ
昭和23（1948）年1月21日～
昭和～平成期の臨床心理学者。国際基督教大学準教授。
¶現執3期

小玉愛 こだまあい
明治35（1902）年～昭和52（1977）年
昭和期の薬剤師、島根県公安委員長。
¶島根歴

児玉昌 こだまあきら
生没年不詳
明治期の精神科医師、平民社シンパ。愛知県立病院院長。
¶社史

児玉英一郎 こだまえいいちろう
？～
大正期の東京帝国大学セツルメント参加者。
¶社史

児玉巌鉄 こだまがんてつ
*～？
大正～昭和期の歯科技工士。
¶アナ（[生]明治36（1903）年頃），社史（[生]？）

児玉桂三 こだまけいぞう
明治24（1891）年6月17日～昭和47（1972）年10月1日
昭和期の生化学者。東京帝国大学教授。酵素学、免疫化学などを研究。東京帝国大学医学部長、徳島大学学長などを歴任。
¶科学，近医，現情，人名7，世紀，徳島百，徳島歴，日人

児玉小秋 こだまこあき★
明治30（1897）年1月28日～昭和50（1975）年10月13日
大正・昭和期の俳人。医師。
¶秋田人2

児玉琴枝 こだまことえ
明治30（1897）年～昭和55（1980）年7月2日
大正～昭和期の医師、婦人運動家。児玉眼科医院院長、新日本婦人同盟杉並支部長。浅草寺病院勤務を経て東中野眼科病院を開設。日本女医会、至誠会評議員などを歴任。
¶女性，女性普

児玉昌 こだまさかえ
明治25（1892）年～昭和28（1953）年
明治～昭和期の医師。精神科。
¶近医

児玉作左衛門（児玉作佐衛門） こだまさくざえもん
明治28（1895）年12月3日～昭和45（1970）年12月26日
昭和期の解剖学者、人類学者。北海道帝国大学教授。大脳規底核とその周辺部についての研究、およびアイヌの人類学的研究が有名。
¶科学，科技，郷土，近医，現情，考古，札幌（児玉作佐衛門），新潮，人名7，世紀，日人，根千，北海道百，北海道歴

児玉定子 こだまさだこ
大正2（1913）年9月11日～平成3（1991）年10月2日
昭和期の栄養学者、食物史家。帝京短期大学教授、日本料理四条真流師範。
¶世紀，日人，マス89

児玉春斎 こだましゅんさい
江戸時代末期の医師、篆刻家。
¶人名

児玉俊造 こだましゅんぞう
～明治19（1886）年
江戸時代後期～明治期の医師。
¶長崎遊

児玉順蔵 こだまじゅんぞう
文化2（1805）年～文久1（1861）年
江戸時代末期の蘭方医。
¶朝日（[没]文久1年9月2日（1861年10月5日）），維新（[生]1806年），大阪人（[生]文化3（1806）年　[没]文久1（1861）年9月），大阪墓（[生]文化3（1806）年　[没]文久1（1861）年9月2日），岡山人（[生]文化3（1806）年），岡山百（[没]文久1（1861）年9月2日），岡山歴（[没]文久1（1861）年9月2日），近世，国史，国書（[没]文久1（1861）年9月2日），人名（[生]1806年），大百（[生]1806年），長崎遊（[生]文化3（1806）年），日人，幕末（[没]1861年10月5日），幕末大（[生]文化3（1806）年　[没]文久1（1861）年9月2日），洋学

児玉常謙 こだまじょうけん
慶長17（1612）年～延宝8（1680）年
江戸時代前期の医師。
¶人名

児玉俊夫 こだまとしお
大正1（1912）年9月28日～昭和53（1978）年5月20日
昭和期の整形外科学者。身体障害者福祉法制定に尽力。リューマチ性関節炎について研究。
¶岡山歴，科学，近医，現情，人名7，世紀，日人

児玉止 こだまとどむ
明治10(1877)年7月～？
明治～大正期の医師。
¶渡航

児玉豊治郎 こだまとよじろう
明治9(1876)年3月24日～昭和35(1960)年9月18日
明治～昭和期の衛生学者。
¶近医，渡航

児玉梅嶺 こだまばいれい
？～明和3(1766)年
江戸時代中期の医師、画家。
¶人名，日人

小玉博 こだまはく
→小玉博(こだまひろし)

小玉博 こだまひろし
明治44(1911)年1月10日～昭和54(1979)年9月15日　[別]小玉博《こだまはく》
昭和期の開業医。
¶島根百，島根歴(こだまはく)

児玉浩憲 こだまひろのり
昭和9(1934)年8月9日～
昭和～平成期の医科学ジャーナリスト、仏教解説家。朝日新聞社東京本社編集委員、「モダンメディシン」編集長。
¶現執3期，現執4期

児玉誠 こだままこと
*～昭和12(1937)年
昭和～平成期の法学者。明星大学教授。
¶近医([生]明治27(1894)年)，現執3期([生]昭和23(1948)年1月6日)

児玉政介 こだままさすけ
明治24(1891)年7月6日～昭和53(1978)年4月14日
昭和期の社会保障専門家。厚生事務次官。
¶秋田人2，秋田百，現執1期

児玉来三 こだまらいぞう
明治36(1903)年3月21日～昭和54(1979)年12月26日
昭和期の医師。
¶佐賀百

児玉涼庵 こだまりょうあん
文化1(1804)年～明治11(1878)年
江戸時代末期の医師。
¶長崎遊，広島百([没]明治11(1878)年4月8日)

五竹坊 ごちくぼう
元禄13(1700)年～安永9(1780)年　[別]田中五竹坊《たなかごちくぼう》
江戸時代中期の医師、俳人。
¶国書([没]安永9(1780)年7月26日)，日人(田中五竹坊　たなかごちくぼう)，俳諧([生]？)，俳句([没]安永9(1780)年7月26日)，和俳([生]？)，和俳(田中五竹坊　たなかごちくぼう)

壺中隠者 こちゅういんじゃ
生没年不詳　[別]壺中隠者《こちゅうおんじゃ》
江戸時代中期の医師、算数家。
¶大阪人(こちゅうおんじゃ)，人名，日人

壺中隠者 こちゅうおんじゃ
→壺中隠者(こちゅういんじゃ)

小番光宣 こつがいみつのぶ★
明治1(1868)年5月～
明治期の眼科医。
¶秋田人2

狐塚寛 こづかひろし
昭和4(1929)年～平成13(2001)年
昭和～平成期の医師。専門は薬学(毒性学、裁判化学)。
¶近医

小机弘之 こづくえひろゆき
大正10(1921)年～昭和58(1983)年
昭和期の医師。専門は衛生学。
¶近医

国分東野 こっくぶとうや
→国分義胤(こくぶよしたね)

小寺勇 こでらいさむ
大正12(1923)年～
昭和期の福祉政策専門家。全日本労働総同盟福祉局長。
¶現執1期

小寺太純 こでらたいじゅん
文政4(1821)年～明治14(1881)年5月8日
江戸時代後期～明治期の医師。
¶岡山歴

古寺宏 こでらひろし
大正14(1925)年5月10日～平成1(1989)年7月26日
昭和期の医師、政治家。衆議院議員。
¶青森人，政治

こと(三重県) こと
明和7(1770)年～文久1(1861)年
江戸時代中期～末期の女性。福祉・教育。伊勢山田の清水氏。
¶江表(こと(三重県))

古道 ことう
天和1(1681)年～寛延2(1749)年10月14日　[別]村井古道《むらいことう》
江戸時代前期～中期の外科医、俳人、地誌家。
¶国書，日人(村井古道　むらいことう)，俳文

五棟 ごとう
宝暦8(1758)年～文政11(1828)年
江戸時代中期～後期の俳人・医師。
¶国書

後藤昭 ごとうあきら
昭和2(1927)年～平成10(1998)年
昭和～平成期の医師。つくしが丘病院初代院長。

こ

¶青森人

後藤市郎 ごとういちろう
昭和7(1932)年1月17日～
昭和期の鍼灸マッサージ師。
¶視覚

後藤伊兵衛 ごとういへえ
文化5(1808)年～慶応1(1865)年
江戸時代後期～末期の慈善家。
¶姓氏愛知

後藤巌 ごとういわお
明治42(1909)年10月18日～昭和60(1985)年7月30日
大正・昭和期の医師。
¶飛騨

後藤栄子 ごとうえいこ
昭和10(1935)年8月15日～
昭和～平成期の看護専門家。日本在宅看護普及会代表。
¶現執3期, 現執4期

後藤格次 ごとうかくじ
明治22(1889)年3月4日～昭和44(1969)年11月29日
大正～昭和期の有機化学者、生化学者。東京帝国大学、北里大学教授。アルカロイドの化学的研究を行う。「シノメニンに関する研究」で学士院賞。
¶科学, 科技, 現朝, 現情, 新潮, 人名7, 世紀, 日人

後藤鹿島 ごとうかしま
大正13(1924)年9月27日～
昭和期の生理学者。
¶群馬人

後藤己巳造 ごとうきみぞう
明治2(1869)年8月7日～昭和16(1941)年
明治～昭和期の医師・雲橋社の俳人。
¶飛騨

後藤健市 ごとうけんいち
昭和34(1959)年7月8日～
昭和～平成期の点字図書館職員、オリジナルのカラー点字プレート作成者。
¶視覚

五頭玄仲 ごとうげんちゅう
文化3(1806)年～文久2(1862)年
江戸時代末期の常陸土浦藩医。
¶藩臣2

後藤呉山 ごとうござん
天明3(1783)年～嘉永4(1851)年
江戸時代後期の医師。
¶人名, 日人

後藤梧桐庵 ごとうごどうあん
→後藤梨春(ごとうりしゅん)

後藤古漁 ごとうこりょう
生没年不詳
江戸時代後期の医師。
¶国書

後藤五郎 ごとうごろう
明治27(1894)年～平成1(1989)年
明治～昭和期の医師。放射線科。
¶近医

後藤艮山 ごとうこんざん, ごとうごんざん
万治2(1659)年7月23日～享保18(1733)年9月18日
江戸時代前期～中期の医師。一気留滞説を提唱。古方派の祖。
¶朝(⊕万治2年7月23日(1659年9月9日))
⊗享保18年9月18日(1733年10月25日)), 江人, 江文(ごとうごんざん), 科学, 京都大, 近世, 国史, 国書, コン改, コン4, コン5, 史人, 思想史, 新潮, 人名, 姓氏京都, 世人, 世百, 全書, 大百(⊕1660年), 日史, 日人, 百科, 歴大

五島シズ ごとうしず
昭和3(1928)年～
昭和～平成期の看護婦。全国老人ケア研究会理事。専門は老人介護、痴呆性老人のケア。
¶現執4期

後藤静夫(1) ごとうしずお
天保4(1833)年～明治35(1902)年12月22日
江戸時代末期～明治時代の医師。広島県病院、医学校の開設を主唱するなど医育、医政、医術の振興に尽くす。
¶幕末, 幕末大, 藩臣6

後藤静夫(2) ごとうしずお
明治12(1879)年～昭和31(1956)年
明治～昭和期の陸軍獣医、中将。
¶大分歴

後藤静香 ごとうしずか
→後藤静香(ごとうせいこう)

後藤七郎 ごとうしちろう
明治14(1881)年9月7日～昭和37(1962)年12月7日
大正～昭和期の外科医学者。陸軍軍医少将。胃、十二指腸潰瘍外科の権威。日本で最初に輸血を行う。
¶科学, 近医, 現情, 人名7, 世紀, 日人, 福岡百

後藤春栄 ごとうしゅんえい
文政8(1825)年～明治16(1883)年
江戸時代末期～明治期の医師。
¶人名, 日人

後藤順英 ごとうじゅんえい
天保7(1836)年11月30日～明治28(1895)年7月23日
江戸時代末期・明治期の蘭方外科医。
¶飛騨

後藤正治 ごとうしょうじ
→後藤正治(ごとうまさはる)

後藤昌文　ごとうしょうぶん
＊～明治28（1895）年
明治期のハンセン病専門医。治療に独特の手腕を有し、起廃病院を経営。
¶近医（[生]文政9（1826）年），国際（[生]文政9（1826）年），人名（[生]1824年），日人（[生]1824年）

後藤松眠　ごとうしょうみん
＊～文政11（1828）年
江戸時代後期の医師、本草学者。
¶国書（[生]？），長崎遊（[生]宝暦5（1755）年）

後藤新平　ごとうしんぺい
安政4（1857）年6月4日～昭和4（1929）年4月13日
明治～大正期の医師、政治家。貴族院議員、南満州鉄道初代総裁。福祉思想「国家衛生原理」を唱えた。第2次・3次桂内閣逓信相、寺内内閣外相などを歴任。
¶愛知百，朝日（[生]安政4年6月4日（1857年7月24日）），岩史，岩手人，岩手百，海越新，大分歴，角史，近医，近現，近土，熊本人，現朝（[生]安政4年6月4日（1857年7月24日）），現日（[生]1857年6月5日），国史，コン改，コン5，史人，重要（[生]安政4（1857）年6月5日），新潮，人名，世紀，姓氏愛知，姓氏岩手，姓氏長野，世人（[生]安政4（1857）年6月5日），世百，全書，大百，鉄道（[生]1857年7月24日），伝記，渡航，土木，長野歴，日史，日人，日本，百科，福島百，平日（[生]1857　[没]1929），宮城百，明治1，履歴，歴大

後藤助吉　ごとうすけきち
明治26（1893）年～昭和51（1976）年2月11日
昭和期の医師。
¶中濃続

後藤前　ごとうすすむ
明治15（1882）年～昭和28（1953）年
明治～昭和期の医師。
¶大分歴

後藤静香　ごとうせいこう
明治17（1884）年～昭和44（1969）年　[別]後藤静香《ごとうしずか》
昭和期の希望社主宰者。
¶大分百（ごとうしずか），大分歴（ごとうしずか），視覚（[生]明治17（1884）年8月19日　[没]1969年5月15日），社史

五島清太郎　ごとうせいたろう
慶応3（1867）年8月18日～昭和10（1935）年7月20日
明治～昭和期の動物学者。東京帝国大学教授。寄生虫、クラゲ、ヒトデ、線虫類の分類学を研究。著書に「実験動物学」。
¶海越新，科学，近医，近現，現朝（[生]慶応3年8月18日（1867年9月15日）），国史，新潮，人名，世紀，全書，大百，渡航，日人，山口百

五島赤水　ごとうせきすい
宝暦2（1752）年～文化7（1810）年7月15日
江戸時代中期～後期の漢学者・医師。
¶大阪人（[没]文化7（1810）年7月），大阪墓，国書（[生]宝暦2（1752）年5月24日）

古藤高良　ことうたかよし
昭和6（1931）年3月16日～
昭和～平成期の体育学者、運動生理学者。筑波大学教授、日本タートル協会会長。
¶現執3期

伍堂卓爾（後堂卓爾）　ごどうたくじ，ごとうたくじ
弘化1（1844）年～大正7（1918）年8月5日　[別]伍堂卓爾《ごどうたくや》
明治期の陸軍軍医。普通学、医学の研修のためオランダに渡る。
¶石川百（[没]？），海越（生没年不詳），海越新（[生]天保15（1844）年4月），姓氏石川（後堂卓爾　ごとうたくじ），渡航（ごどうたくや　[生]1844年4月），長崎遊，幕末（後堂卓爾　[生]1844年5月），洋学（ごとうたくじ）

伍堂卓爾　ごどうたくや
→伍堂卓爾（ごどうたくじ）

後藤武一郎　ごとうたけいちろう
昭和1（1926）年8月10日～
昭和～平成期の医師、新聞人。茨城新聞社社長。
¶郷土茨城，現情

古藤田博克　ことうだひろよし
昭和22（1947）年9月11日～
昭和～平成期の獣医師。
¶現執3期

後藤椿庵　ごとうちんあん
元禄9（1696）年～元文3（1738）年
江戸時代中期の医師。
¶国書（[生]元禄10（1697）年　[没]元文3（1738）年11月17日），人名，日人

後藤紀男　ごとうとしお
大正4（1915）年6月19日～
昭和期の医師。
¶群馬人

後藤敏夫　ごとうとしお
明治40（1907）年～平成2（1990）年
大正～平成期の医師。皮膚科、泌尿器科。
¶近医

後藤敏郎　ごとうとしろう
明治39（1906）年～平成5（1993）年
大正～平成期の医師。耳鼻咽喉科。
¶近医

後藤寅市　ごとうとらいち
明治35（1902）年9月27日～昭和46（1971）年9月16日
昭和期の鍼灸師。
¶視覚

後藤昇　ごとうのぼる
昭和15（1940）年1月4日～
昭和期の医師・大学教授。
¶飛驒

こ

五藤はつ ごとうはつ
明治16 (1883) 年～
明治期の歯科医師。
¶愛知女

後藤秀雄 ごとうひでお
明治19 (1886) 年～昭和41 (1966) 年
明治～昭和期の医師。
¶大分歴

後藤武蔵 ごとうぶぞう
明治5 (1872) 年3月20日～昭和5 (1930) 年9月6日
明治～昭和期の医師。
¶飛騨

後藤文助 ごとうぶんすけ
嘉永1 (1848) 年～大正8 (1919) 年
明治～大正期の医師、政治家。
¶姓氏宮城

後藤文徳 ごとうぶんとく
文政11 (1828) 年～明治35 (1902) 年
江戸時代末期～明治期の医師。安芸藩藩医。維新後、広島県病院及び医学校設立に尽力。
¶洋学

後藤慕庵 ごとうぼあん
元文1 (1736) 年～天明8 (1788) 年12月23日
江戸時代中期～後期の医師。
¶国書

五島正規 ごとうまさのり
昭和14 (1939) 年3月5日～
昭和～平成期の医師、政治家。衆議院議員。
¶現政

後藤正治 ごとうまさはる
昭和21 (1946) 年12月13日～＊　[別]後藤正治《ごとうしょうじ》
昭和～平成期のノンフィクション作家。医療やスポーツの分野で執筆。著書に「はたらく若者たちの記録」「人工心臓に挑む」など。
¶京都文，現執2期，現執3期，現執4期，島根歴（ごとうしょうじ　[生]明治30 (1897) 年　[没]昭和60 (1985) 年)，世紀，渡航（ごとうしょうじ　[生]1877年9月2日　[没]1938年5月2日)，日人

後藤昌義 ごとうまさよし
大正10 (1921) 年～平成13 (2001) 年
昭和～平成期の医師。専門は生理学（循環生理学）。
¶近医

後藤光治 ごとうみつはる
明治33 (1900) 年～昭和57 (1982) 年
大正～昭和期の医師。耳鼻咽喉科。
¶近医

後藤峰之助 ごとうみねのすけ
明治1 (1868) 年9月28日～
明治期の医師。
¶飛騨

後藤元之助 ごとうもとのすけ
慶応3 (1867) 年6月11日～昭和21 (1946) 年10月
江戸時代末期～昭和期の生理学者。
¶近医，渡航

後藤基幸 ごとうもとゆき
明治20 (1887) 年6月26日～昭和36 (1961) 年9月10日
明治～昭和期の医師。専門は生化学。
¶科学，近医

後藤桃子 ごとうももこ
昭和26 (1951) 年3月1日～平成17 (2005) 年3月22日
昭和～平成期の医療ソーシャルワーカー。
¶視覚

五島雄一郎 ごとうゆういちろう
大正11 (1922) 年10月6日～平成15 (2003) 年5月28日
昭和～平成期の内科学者。東海大学教授、東海大学病院病院長。専門は老人病学、循環器内科学。著書に「脂質代謝異常の臨床」「長生きの食事学」など。
¶科学，近医，現朝，現執2期，現執3期，現執4期，現情，世紀，日人

後藤養伯 ごとうようはく
文政7 (1824) 年～明治13 (1880) 年
江戸時代末期の医師。
¶長崎遊

後藤芳一 ごとうよしかず
昭和30 (1955) 年10月30日～
昭和～平成期の研究者。日本福祉大学客員教授、経済産業省産業技術環境局標準課長、共用品推進機構運営委員。
¶現執4期

後藤梨春 ごとうりしゅん
元禄9 (1696) 年～明和8 (1771) 年　[別]後藤梧桐庵《ごとうごどうあん》
江戸時代中期の本草・博物学者、蘭学者。
¶朝日（[没]明和8年4月8日 (1771年5月21日))，江文，科学（[没]明和8 (1771) 年4月8日)，近世，国史，国書（[生]元禄10 (1697) 年　[没]明和8 (1771) 年7月25日)，コン改，コン4，コン5，史人（[没]1771年4月8日)，植物（[没]明和8年4月8日 (1771年5月21日))，新潮（[没]明和8 (1771) 年4月8日)，人名（後藤梧桐庵　ごとうごどうあん)，世人（[没]明和8 (1771) 年4月8日)，大百，日人，洋学，歴大

後藤良一 ごとうりょういち
昭和3 (1928) 年3月30日～
昭和期の触地図研究者、点訳ボランティア。
¶視覚

後藤鐐枝 ごとうりょうえ
明治24 (1891) 年～昭和53 (1978) 年
大正～昭和期の医学者。
¶姓氏愛知

古東領左衛門 ことうりょうざえもん
　文政2(1819)年〜元治1(1864)年7月20日
　江戸時代末期の志士、庄屋。窮民の救済に尽くす。天誅組の大和挙兵に参加し処刑された。
　¶維新，近世，国史，コン改，コン4，新潮，人名，日人，幕末，兵庫人（⊕文政2(1819)年4月18日），兵庫百

小西賢一 こにしけんいち
　大正4(1915)年1月13日〜平成16(2004)年2月3日
　昭和・平成期の薬剤師。七尾鹿島薬剤師会長、七尾市音楽文化協会創立会長など歴任。
　¶石川現九

小西源蔵 こにしげんぞう
　生没年不詳
　江戸時代後期の売薬業者。
　¶岡山百

小西定吉 こにしさだきち
　安政3(1856)年〜大正元(1912)年
　明治期の獣医。
　¶愛媛

小西繁一 こにししげかず
　明治33(1900)年〜?
　昭和期の歯科医師、政治家。京都府議会議員。
　¶姓氏京都

小西俊造 こにししゅんぞう
　大正7(1918)年11月3日〜
　昭和期の小児科学者。山口大学教授。
　¶現情

小西信八 こにししんぱち
　安政1(1854)年〜昭和13(1938)年7月5日　別小西信パ《こにしのぶはち》
　江戸時代末期〜昭和期の教育者。
　¶学校，視覚（こにしのぶはち　⊕嘉永7(1854)年1月24日），史人（こにしのぶはち　⊕1854年1月24日），渡航（⊕1854年1月）

小西新兵衛 こにししんべい
　明治40(1907)年8月3日〜平成7(1995)年1月18日
　大正・平成期の武田薬品工業社長・会長。
　¶実業

小西聖子 こにしたかこ
　昭和29(1954)年12月28日〜
　昭和・平成期の精神医学者。武蔵野大学人間関係学部教授。
　¶現執4期

小西長左衛門 こにしちょうざえもん
　生没年不詳
　江戸時代中期の本草家。
　¶国書

小西輝夫 こにしてるお
　昭和2(1927)年6月7日〜
　昭和〜平成期の精神医学者、病跡学者。仏教大学教授。
　¶現執3期

小西信八 こにしのぶはち
　→小西信八（こにししんぱち）

小西宏 こにしひろし
　大正6(1917)年〜平成19(2007)年
　昭和〜平成期の官僚。専門は厚生行政。
　¶近医

小西正一 こにしまさかず
　昭和8(1933)年2月17日〜
　昭和〜平成期の行動生物学者。カリフォルニア工科大学教授、国際ニューロエソロジー学会会長。神経動物行動学（フクロウ）と大脳生理学を結合させる。
　¶現朝，世紀，日人

小西正光 こにしまさみつ
　昭和17(1942)年〜平成21(2009)年
　昭和〜平成期の医師。専門は公衆衛生学。
　¶近医

小西行長 こにしゆきなが
　?〜慶長5(1600)年　洗アウグスティヌス，アグスチン
　安土桃山時代の大名。肥後宇土藩主。ハンセン病院を設置した。関ヶ原の戦いでは西軍に加担し、石田三成らとともに六条河原で刑死。
　¶朝日（⊗慶長5年10月1日(1600年11月6日)），岩史（⊕永禄1(1558)年頃　⊗慶長5(1600)年10月1日），大阪墓（⊗慶長5(1600)年10月1日），岡山人（⊕弘治3(1557)年　慶長5(1600)年10月1日），岡山歴（⊗慶長5(1600)年10月1日），角史，京都大，キリ，近世，熊本人（⊕1555年），熊本百（⊕弘治1(1555)年　⊗慶長5(1600)年10月1日），国史，古中，コン改，コン4，コン5，史人（⊕1558年⊗1600年10月1日），重要（⊗慶長5(1600)年10月1日），人書94，人情，新潮（⊗慶長5(1600)年10月1日），人名，姓氏京都，世人（⊗慶長5(1600)年10月1日），世百，戦合，戦国，全書，戦人，全戦（⊕弘治1(1555)年），戦武（⊕弘治1(1555)年?），対外（⊕），大百，茶道，中世（⊕?），伝記，内乱，なにわ（⊕1558年），日史（⊗慶長5(1600)年10月1日），藩主4（⊕弘治1(1555)年?　⊗慶長5(1600)年10月1日），百科，兵庫百，平日（⊗1600），山川小（⊕1558年　⊗1600年10月1日），歴大

小曹邦義 こぬきくによし
　安政6(1859)年〜?
　江戸時代末期の眼科医師。
　¶眼科

小沼玄竜 こぬまげんりゅう
　生没年不詳
　江戸時代後期の本草家。
　¶国書

小沼直吉 こぬまなおきち
　慶応2(1866)年12月4日〜昭和16(1941)年10月17日
　明治〜昭和期の柔道整復師。
　¶埼玉人

小沼正哉　こぬままさや
昭和2(1927)年7月19日～
昭和～平成期の健康管理学者、労働生理学者。淑徳短期大学教授。
¶現執2期，現執3期

小沼十寸穂　こぬまますほ
明治39(1906)年8月28日～平成13(2001)年
大正～平成期の労働精神医学者。広島大学教授。
¶近医，現執1期，現執2期

木島正夫　このしままさお
大正2(1913)年11月11日～平成8(1996)年3月27日
昭和期の薬学者。
¶植物

木庭市蔵　こばいちぞう
明治13(1880)年～大正15(1926)年
明治・大正期の医師・歌人。
¶熊本人

古波倉正栄　こはぐらせいえい
明治21(1888)年12月1日～昭和41(1966)年6月8日　[別]古波倉正栄《こはくらまさえ》
明治～昭和期の医師。内科。
¶沖縄百，近医(こはくらまさえ)，姓氏沖縄

古波倉正栄　こはくらまさえ
→古波倉正栄(こはぐらせいえい)

小橋かつえ　こばしかつえ
明治9(1876)年2月8日～昭和39(1964)年2月19日
明治～昭和期の社会事業家。博愛社社長。孤児救済事業に尽力したほか、出征軍人遺族の救済、戦災孤児に取り組む。
¶女性，女性普，世紀，日人

小橋勝之助　こばしかつのすけ
文久3(1863)年～明治26(1893)年3月12日
江戸時代末期～明治期の社会福祉家。わが国の最も古い児童施設の一つ、博愛社の創設者。
¶朝日([生]文久3年2月25日(1863年4月12日))，キリ([生]文久3年1月25日(1863年3月14日))，近現，国史，日人，兵庫百

小橋香水　こばしこうすい
→小橋安蔵(こばしやすぞう)

小橋実之助　こばしじつのすけ
明治6(1873)年1月14日～昭和8(1933)年6月19日
明治～昭和期の社会事業家。博愛者社長。
¶キリ

小橋新治　こはししんじ
明治期の医師。
¶渡航

小橋静学　こばしせいがく
安永8(1779)年～文政8(1825)年5月
江戸時代中期～後期の医師、漢学者。
¶国書

小橋安蔵　こばしやすぞう，こはしやすぞう
文化5(1808)年～明治5(1872)年　[別]小橋香水《こばしこうすい》
江戸時代後期～明治期の武士。讃岐高松藩士。海防や貧民救済の上申書を藩に提出した。
¶維新，香川人，香川百，国書(小橋香水　こばしこうすい　[生]文化5(1808)年11月1日　[没]明治5(1872)年6月)，コン改，コン4，コン5，新潮(こはしやすぞう　[生]文化5(1808)年11月1日　[没]明治5(1872)年6月)，人名，全書，日人，幕末(こはしやすぞう　[没]1872年7月29日)，藩臣6(こはしやすぞう)

木幡陽　こばたあきら
昭和8(1933)年3月17日～
昭和～平成期の生化学者。東京都老人総合研究所所長、東京大学教授。神戸大学、東京大学医科学研究所長などを歴任。
¶世紀，日人

木畑定直　こばたさだなお
→定直(さだなお)

木幡中清　こはたなかきよ
生没年不詳
江戸時代前期の医師、俳人。加美郡孫沢村邑主8代目。
¶姓氏宮城

小波津幸秀　こはつこうしゅう
明治20(1887)年11月20日～昭和42(1967)年7月28日
大正～昭和期の耳鼻咽喉科医師。布哇産業重役。
¶沖縄百，社史，姓氏沖縄

小花盛雄　こばなもりお
明治44(1911)年5月8日～昭和51(1976)年9月28日
昭和期の医師。
¶庄内

小華和忠士　こばなわただし
→小華和忠士(こはなわちゅうし)

小華和忠士　こはなわちゅうし
明治22(1889)年2月5日～昭和42(1967)年1月23日　[別]小華和忠士《こばなわただし》
昭和期の家畜病理学者。北海道帝国大学教授。帯広畜産大学学長、北海道獣医師会会長などを歴任。家畜病理を研究。
¶科学，現情，札幌，庄内(こばなわただし)，人名7，世紀，日人，北海道百，北海道歴

小浜伊次郎　こはまいじろう
明治21(1888)年11月23日～昭和57(1982)年7月30日
大正～昭和期の教育者。盲学校における普通教育の必要性を提唱し「中学講義録」全63巻全科目の点訳を完成させた。
¶視覚

小浜基次　こはまもとつぐ
明治37(1904)年～昭和45(1970)年

大正～昭和期の医師。専門は解剖学、形質人類学。
¶近医

小林昭夫 こばやしあきお
昭和2(1927)年1月2日～平成25(2013)年11月5日
昭和～平成期の寄生虫学者、東京慈恵会医科大学名誉教授。
¶科学

小林彰 こばやしあきら
明治36(1903)年～昭和51(1976)年
大正～昭和期の医師。専門は小児科、厚生行政。
¶近医

小林アグリ こばやしあぐり
明治24(1891)年～昭和56(1981)年
大正～昭和期の助産婦。
¶姓氏岩手

小林朝治 こばやしあさじ
明治31(1898)年～昭和14(1939)年
昭和期の洋画家、眼科医。
¶青森美，愛媛百，姓氏長野，長野歴，美家([生]明治31(1898)年1月11日　[没]昭和14(1939)年8月5日)，洋画([生]明治31(1898)年1月11日　[没]昭和14(1939)年8月5日)

小林安石 こばやしあんせき
寛政6(1794)年～安政1(1854)年
江戸時代末期の医師。
¶国書，人名，日人

小林一郎 こばやしいちろう
？～
大正期の東京帝国大学セツルメント参加者。
¶社史

小林卯三郎 こばやしうさぶろう
明治20(1887)年9月6日～昭和56(1981)年11月21日
昭和期の教育者。私立奈良盲唖学校を設立。
¶視覚

小林英三 こばやしえいぞう
明治25(1892)年11月9日～昭和47(1972)年11月7日
明治～昭和期の実業家、政治家。日本鋳物工業会会長、参議院議員。埼玉県議、埼玉県工場経営者協会会長などを経て、第3次鳩山内閣厚生相。
¶現情，埼玉人，埼玉百，新潮，人名7，世紀，政治，日人，広島百

小林永太郎 こばやしえいたろう
明治20(1887)年2月14日～昭和31(1956)年12月18日
明治～昭和期の福祉活動家。兵庫県民生委員連合会会長。
¶世紀，日人，兵庫人，兵庫百

小林大茂 こばやしおおしげ
寛政8(1796)年～明治3(1870)年
江戸時代後期～明治期の武士。因幡鳥取藩士。儒学、国学、医術、天文などに通じた。
¶人名，鳥取百，日人，藩臣5

小林脩 こばやしおさむ
生没年不詳
江戸時代後期の医師。
¶国書

小林和夫 こばやしかずお
大正9(1920)年～
昭和期の保健衛生学者。東京教育大学教授。
¶現執1期

小林和正 こばやしかずまさ
大正8(1919)年2月1日～
昭和期の厚生官僚、人口問題研究者。日本大学人口研究所教授。
¶現執2期

小林寛治郎 こばやしかんじろう
大正1(1912)年～昭和58(1983)年
昭和期の社会福祉事業家。双樹学院理事長兼院長。
¶島根歴

小林金市 こばやしきんいち
明治40(1907)年～
昭和期の医師。千葉県医師会長。
¶郷土千葉

小林慶一郎 こばやしけいいちろう
明治11(1878)年～昭和41(1966)年
明治～昭和期の社会事業家。『小林知足財団』を運営。小林平兵衛の孫。
¶御殿場

小林袈裟夫 こばやしけさお
生没年不詳
大正～昭和期の医師。古河足尾銅山付属病院院長。
¶社史

小林玄章 こばやしげんしょう
生没年不詳
江戸時代中期の医師、郷土史家。
¶国書，人名，日人

小林倹造 こばやしけんぞう
文化5(1808)年～万延1(1860)年
江戸時代後期～末期の医師、宗教家。黒住教信者。
¶岡山百(生没年不詳)，岡山歴

小林元貞 こばやしげんてい
享和1(1801)年～明治5(1872)年
江戸時代後期～明治期の医師。
¶姓氏石川

小林幸一郎 こばやしこういちろう
昭和43(1968)年2月11日～
昭和～平成期の社会事業家、フリークライマー。
¶視覚

小林香雪 こばやしこうせつ
宝暦5(1755)年10月14日～文政3(1820)年
江戸時代中期～後期の医師。
¶考古

小林固太郎 こばやしこたろう
慶応3(1867)年4月19日～昭和13(1938)年6月

23日
江戸時代末期〜昭和期の海軍軍医。
¶渡航

小林貞次 こばやしさだつぐ
大正13(1924)年6月13日〜
昭和期の社会福祉研究者。厚生省社会保険審査会参与、埼玉県立衛生短期大学教授。
¶現執2期

小林佐兵衛 こばやしさへえ
文政12(1829)年〜大正6(1917)年8月20日
江戸時代末期〜明治期の俠客、社会事業家。禁門の変で敗れた長州藩士の逃亡を助ける。浪速俠客の典型として小説「俄」のモデルとなった。
¶朝日，大阪人(⊕天保1(1830)年)，世紀，日人

小林三剛 こばやしさんごう
昭和6(1931)年4月2日〜
昭和期の易占学研究者。関東鍼灸専門学校理事長、東京易占学校会長。
¶現執2期

小林参三郎 こばやしさんざぶろう
文久3(1863)年〜大正15(1926)年
明治〜大正期の外科医。
¶近医

小林重雄 こばやししげお
昭和10(1935)年10月27日〜
昭和〜平成期の心理学者、情緒障害治療学者。筑波大学教授。
¶現執1期，現執3期，現執4期

小林茂雄 こばやししげお
明治19(1886)年6月1日〜昭和27(1952)年8月3日
明治〜昭和期の医学者。
¶岩手人，岩手百，姓氏岩手

小林重賢 こばやししげかた
? 〜明治30(1897)年7月24日
江戸時代末期〜明治時代の陸軍軍医。
¶幕末大

小林茂樹 こばやししげき
明治11(1878)年〜昭和33(1958)年
明治〜昭和期の軍医。
¶姓氏長野

小林茂太 こばやししげたか
大正2(1913)年〜平成10(1998)年
昭和〜平成期の教育者。養護学校校長。
¶青森人

小林静雄 こばやししずお
明治22(1899)年〜昭和20(1945)年
明治〜昭和期の耳鼻咽喉科医。
¶近医

小林修平 こばやししゅうへい
昭和9(1934)年9月8日〜
昭和〜平成期の医化学者、栄養生理学者。国立健康栄養研究所所長。
¶現執3期，現執4期

小林粛翁 こばやししゅくおう
生没年不詳
江戸時代中期の医師。
¶国書，人名，日人

小林寿伯 こばやしじゅはく
嘉永6(1853)年〜昭和10(1935)年
明治〜昭和期の産科医。府馬に日新堂小林医院を開業。
¶女性，女性普

小林純 こばやしじゅん
明治42(1909)年11月1日〜平成13(2001)年7月2日
昭和期の農学者、水質学者。岡山大学教授。イタイイタイ病をはじめ公害の原因を明らかにし、被害者をバックアップした。
¶科学，現朝，現情，現人，世紀，日人

小林順堂 こばやしじゅんどう
宝暦5(1755)年〜文政9(1826)年
江戸時代後期の医師。
¶国書(⊕宝暦5(1755)年4月4日 ⊗文政9(1826)年3月4日)，人名，日人

小林順道 こばやしじゅんどう
嘉永2(1849)年〜
江戸時代後期〜明治期の洋方医、初代柏崎病院長。
¶新潟百

小林庄一 こばやししょういち
大正8(1919)年〜昭和58(1983)年
昭和期の医師。専門は生理学(呼吸生理学)。
¶近医

小林松順 こばやししょうじゅん
? 〜文化8(1811)年
江戸時代中期〜後期の医師、算学者。
¶姓氏長野

小林節雄 こばやしせつお
大正15(1926)年〜
昭和期の内科学者。
¶群馬人

小林曽介 こばやしそうすけ
文政11(1828)年〜明治23(1890)年10月5日
江戸時代末期〜明治期の医師・教育者。
¶岡山歴

小林隆 こばやしたかし
明治42(1909)年4月26日〜平成4(1992)年3月12日
昭和〜平成期の産婦人科学者。東京大学教授。
¶科学，近医，現情

小林隆美 こばやしたかみ
明治27(1894)年〜昭和57(1982)年
明治〜昭和期の医師。外科。
¶近医

小林武治 こばやしたけじ
明治32(1899)年8月28日〜昭和63(1988)年10月12日

明治～昭和期の官僚、政治家。参議院議員、法務相、厚生相。
¶現情，コン4，コン5，静岡歴，世紀，政治，長野歴，日人，履歴，履歴2

小林忠義 こばやしただよし
明治39（1906）年～平成5（1993）年
大正～平成期の医師。専門は病理学。
¶近医

小林太刀夫 こばやしたちお
明治45（1912）年～平成16（2004）年
昭和～平成期の医師。内科（循環器）。
¶近医

小林辰 こばやしたつ
生没年不詳
江戸時代後期の医師。
¶国書

小林竜男 こばやしたつお
明治38（1905）年～平成6（1994）年
大正～平成期の医師。専門は薬理学（神経精神薬理学）。
¶近医

小林為邦 こばやしためくに
生没年不詳
江戸時代末期の医師、歌人。
¶人名，姓氏長野，日人，和俳

小林長九郎 こばやしちょうくろう
明治23（1890）年9月19日～昭和38（1963）年6月28日
大正～昭和期の医師、蛇毒研究家。
¶岡山人，岡山歴

小林司 こばやしつかさ
昭和4（1929）年3月21日～平成22（2010）年
昭和～平成期の医師。精神科、メンタル・ヘルス国際情報センター所長、日本シャーロック・ホームズ・クラブ主宰。
¶近医，現執2期，現執3期，現執4期，児人，世紀，マス89，ミス

小林恒治 こばやしつねじ
明治32（1899）年～昭和47（1972）年
大正～昭和期の新潟県種畜場長、新潟県獣医師会長。
¶新潟百

小林提樹 こばやしていじゅ
明治41（1908）年3月23日～平成5（1993）年3月7日
昭和期の医師、医学者。小児科。施設の開設、家族指導を進めるなどして重症心身障害児問題に取り組む。
¶科学，近医，現朝，現執1期，現執2期，現情，現人，世紀，日人

小林貞随 こばやしていずい
文化4（1807）年～明治2（1869）年
江戸時代後期～明治期の医師。
¶姓氏岩手

小林東鴻 こばやしとうこう
安永4（1775）年～安政2（1855）年1月26日
江戸時代中期～末期の医師、本草家。
¶国書

小林敏明 こばやしとしあき
昭和23（1948）年11月29日～
昭和～平成期の現象学者、精神病理学者。ハイデルベルク大学精神科付属病院共同研究員。
¶現執3期

小林敏夫 こばやしとしお
大正4（1915）年～平成1（1989）年
昭和期の医師。皮膚科。
¶近医

小林敏雄 こばやしとしお
大正7（1918）年～平成8（1996）年
昭和～平成期の医師。放射線科。
¶近医

小林トミ こばやしとみ
明治28（1895）年～昭和43（1968）年
昭和期の私立北越産婆学校開設者。
¶新潟百

小林富美子 こばやしとみこ
大正3（1914）年？～
昭和期の帝国女子医学専門学校読書会メンバー。
¶社史

小林具訓 こばやしとものり
享和3（1803）年～嘉永4（1851）年
江戸時代末期の医師。
¶人名，日人

小林登 こばやしのぼる
昭和2（1927）年11月23日～
昭和～平成期の小児科学者。東京大学教授、国立小児病院長。専門は小児免疫アレルギー学、乳児行動科学。臨教審委員、国際小児科学会長も務める。
¶現朝，現執2期，現執3期，現執4期，現情，紀，日人，マス89

小林晴治郎（小林晴次郎） こばやしはるじろう
明治17（1884）年3月3日～昭和44（1969）年10月6日
大正～昭和期の寄生虫学者。肺吸虫の研究で著名。肝吸虫第2中間宿主として12種の鯉科淡水魚を発見。
¶岡山百（小林晴次郎），岡山歴（⑱昭和44（1969）年10月10日），科学，近医，現情，人名7，世紀，日人

小林久雄 こばやしひさお
明治28（1895）年～昭和36（1961）年8月26日
明治～昭和期の考古学研究家、医師。
¶鹿児島百，郷土（⑲明治28（1895）年6月4日），近医，熊本人，熊本百（⑲明治28（1895）年5月8日），現情（⑲1895年5月8日），考古（⑲明治28（1895）年5月28日），世紀（⑲明治28（1895）年6月4日），日人（⑲明治28（1895）年6月4日）

小林秀三郎 こばやしひでさぶろう
嘉永3（1850）年〜大正4（1915）年
明治・大正期の社会事業家。『小林知足財団』を運営。小林平兵衛の子。
¶御殿場

小林宏志 こばやしひろし
大正4（1915）年1月17日〜平成17（2005）年8月7日
昭和〜平成期の医師。専門は法医学。
¶科学，近医

小林博 こばやしひろし
昭和2（1927）年5月17日〜
昭和〜平成期の腫瘍病理学者。北海道大学教授。
¶現情

小林宏行 こばやしひろゆき
昭和9（1934）年〜平成23（2011）年
昭和〜平成期の医師。内科。
¶近医

小林福一 こばやしふくいち
大正15（1926）年2月9日〜
昭和期の鍼灸師・歌手。
¶飛騨

小林富美栄（小林富美栄） こばやしふみえ
大正10（1921）年1月8日〜平成19（2007）年
昭和〜平成期の看護学者。日本看護協会会長、千葉大学教授。医師から自立した専門職能団体としての日本看護協会をめざした。
¶郷土福井，近医，現情，現人，世紀（小林富美栄），日人

小林文慶 こばやしぶんけい
寛政7（1795）年〜万延2（1861）年
江戸時代後期〜末期の医院「耕霊堂」主宰。
¶島根歴

小林方秀 こばやしほうしゅう
享保11（1726）年〜寛政4（1792）年
江戸時代中期の医師。
¶人名，日人

小林蒲渓 こばやしほけい
安永4（1775）年1月1日〜天保2（1831）年10月16日
江戸時代中期〜後期の医師。
¶国書

小林正夫 こばやしまさお
？〜
昭和〜平成期の団体役員。薬用植物栽培研究会主宰、漢法科学財団理事。
¶現執3期

小林政太郎 こばやしまさたろう
明治5（1872）年11月22日〜昭和22（1947）年12月6日
明治〜昭和期の医師、発明家。
¶科学，近医，世紀，日人

小林マツエ こばやしまつえ
明治40（1907）年〜昭和48（1973）年
大正〜昭和期の看護師（従軍看護婦）。

¶近医

小林光恵 こばやしみつえ
昭和35（1960）年12月8日〜
昭和〜平成期の作家、看護婦。
¶現執4期

小林基 こばやしもとい
明治10（1877）年4月2日〜？
明治〜大正期の医師。
¶渡航

小林康子 こばやしやすこ
昭和13（1938）年4月14日〜
昭和期の点訳者。
¶視覚

小林安左衛門 こばやしやすざえもん
文化11（1814）年〜明治16（1883）年8月8日
江戸時代末期〜明治時代の実業家。大年寄。小倉の酒造業「岩田屋」主人。医学校兼病院の建設に尽くす。
¶維新，幕末，幕末大（⊕文化11（1814）年9月3日）

小林康彦 こばやしやすひこ
昭和12（1937）年3月9日〜
昭和〜平成期の官僚。厚生省生活衛生局水道環境部長。
¶現執2期，現執4期

小林又玄 こばやしゆうげん
天明1（1781）年9月17日〜嘉永3（1850）年7月14日
江戸時代中期〜後期の医師。
¶国書5

小林芳人 こばやしよしと
明治31（1898）年10月31日〜昭和58（1983）年12月8日
明治〜昭和期の薬理学者。杏林学園顧問、東京大学教授。
¶科学，近医，現情，世紀，日人

小林義直 こばやしよしなお
天保15（1844）年〜明治38（1905）年8月6日
明治期の医師。福山藩より抜擢され、遊学。病気のため著述に専念。「内科必携学診断法」「歯科提要」など著訳。
¶科学（⊕1844年（天保15）8月8日），新潮（⊕弘化1（1844）年8月8日），人名，日人，広島百（⊕天保15（1844）年8月），洋学

小林隆児 こばやしりゅうじ
昭和24（1949）年10月23日〜
昭和〜平成期の研究者。東海大学健康科学部社会福祉学科教授。
¶現執4期

小林良桂 こばやしりょうけい
生没年不詳
江戸時代末期の医師。
¶長崎遊

小林良二 こばやしりょうじ
昭和21(1946)年～
昭和期の社会福祉研究者。東京都立大学教授。
¶現執2期

小林令助 こばやしれいすけ
明和6(1769)年～嘉永4(1851)年5月17日
江戸時代後期の医師。
¶岡山人，岡山百，岡山歴，洋学

小林歓企(小林敵企) こばやしれんき
明治18(1885)年～昭和30(1955)年
大正～昭和期の医師、政治家。神奈川県議会議員。
¶神奈川人，姓氏神奈川(小林敵企)

小林六造 こばやしろくぞう
明治20(1887)年3月25日～昭和44(1969)年1月29日
昭和期の細菌学者。国立予防衛生研究所所長。連鎖球菌の溶血性及び分類に関する業績で浅川賞受賞。
¶科学，近医，現情，人名7，世紀，日人

小比賀時胤 こひがときたね
江戸時代後期の本草家・和算家。
¶国書(生没年不詳)，数学

古曳盤谷 こびくばんこく，こひくばんこく
文化4(1807)年～明治18(1885)年
江戸時代末期～明治期の医師、書家、画家。維新後、松本に住み家塾で漢学と絵画を教え、門人を多く育てた。
¶人名，姓氏長野，鳥取百(㊥文化1(1804)年)，長野百(こひくばんこく ㊥1806年)，長野歴，日人，藩臣5(㊥文化1(1804)年)，美家

呉服屋安右衛門 ごふくややすえもん
？～天正16(1588)年
安土桃山時代のキリシタン、外科医、殉教者。
¶人名，日人

五宝翁太郎 ごほうおうたろう
文久3(1863)年12月1日～昭和4(1929)年9月30日
明治～昭和期の教育者、徳島県障害者教育の創始者。
¶徳島歴

孤蓬万里 こほうばんり
大正15(1926)年4月1日～平成10(1998)年12月15日
昭和～平成期の歌人、医師。
¶世紀，日人

小堀治作 こぼりじさく
文久2(1862)年～昭和4(1929)年
明治～昭和期の喜連川町の医師、突抜井戸の創始者。
¶栃木歴

小堀保行 こぼりやすゆき
？～
大正期の東京帝国大学セツルメント参加者。
¶社史

駒井蹐庵 こまいせいあん
文化7(1810)年～慶応2(1866)年 ㊥柴田定勝
《しばたさだかつ》、柴田蹐庵《しばたせいあん》
江戸時代末期の医師。
¶維新，人名，姓氏石川(㊥？)，日人，幕末(㊥1866年9月17日)，幕末大(㊳慶応2(1866)年8月9日)

駒ケ嶺正義 こまがみねまさよし
明治43(1910)年～平成8(1996)年
昭和～平成期の学校医、嘱託医。
¶青森人

高麗高演 こまたかのぶ
？～享保6(1721)年
江戸時代中期の旗本。幕府医官。
¶神奈川人，姓氏神奈川

小松為仁 こまついじん
文化6(1809)年～文久1(1861)年
江戸時代後期の医師。
¶長崎遊

小松丑治 こまつうしじ
明治9(1876)年4月15日～昭和20(1945)年10月4日
大正期の病院事務員、社会運動家。
¶アナ，高知人，社運，社史，日人

小松邦太郎 こまつくにたろう
明治27(1894)年～昭和45(1970)年
大正～昭和期の学校医。
¶鳥取百

小松源助 こまつげんすけ
昭和2(1927)年12月3日～
昭和～平成期の社会福祉研究者。大正大学教授。
¶現執1期，現執2期，現執4期

小松三郎 こまつさぶろう
明治33(1900)年5月15日～昭和62(1987)年12月19日
昭和期の医師、歌人。
¶短歌

小松三哲 こまつさんてつ★
文久1(1861)年4月9日～昭和20(1945)年1月19日
明治～昭和期の漢方医家。7代目下郷村長。
¶秋田人2

小松周輔 こまつしゅうすけ
寛政10(1798)年～明治7(1874)年4月4日
江戸時代後期～明治期の町医。
¶庄内

小松修道 こまつしゅうどう
天保5(1834)年～明治42(1909)年
江戸時代後期～明治期の医師。
¶高知人

小松代融一 こまつしろゆういち
明治39(1906)年～
昭和期の言語学者。岩手医科大学教授。
¶現執1期

小松大陵 こまつたいりょう
生没年不詳
江戸時代中期の医師。
¶高知人，国書，人名，日人

小松田三千子 こまつだみちこ
明治30（1897）年～昭和49（1974）年
大正～昭和期の社会事業家。高瀬茶の普及と拡充に尽力。
¶山口人

小松寿子 こまつとしこ
大正1（1912）年～平成8（1996）年
昭和～平成期の医学博士、学校保健に寄与。
¶高知人

小松朝勝 こまつともかつ
？ ～
昭和期の医師。国立田辺病院整形外科医長。
¶社史

小松宮頼子 こまつのみやよりこ
嘉永5（1852）年6月18日～大正3（1914）年6月26日
[別]小松宮妃頼子《こまつのみやひよりこ》，彰仁親王妃頼子《あきひとしんのうひよりこ》
江戸時代末期～大正期の皇族。篤志看護婦人会総裁。小松宮彰仁親王の妃。
¶女性，女性普，人名（彰仁親王妃頼子　あきひとしんのうひよりこ），世紀，日人（小松宮妃頼子　こまつのみやひよりこ）

小松大 こまつはじめ
嘉永1（1848）年～明治28（1895）年
明治期の医師。
¶姓氏長野，長野歴，日人

小松原義則 こまつはらよしのり
明治37（1904）年～
昭和期の養護教育家・画家。
¶郷土奈良

小松フク こまつふく
明治34（1901）年～昭和63（1988）年3月
昭和期の医師。
¶町田歴

小松富三男 こまつふみお
明治41（1908）年～昭和51（1976）年
昭和期の医学者。信州大学教授。
¶長野歴

小松みよ こまつみよ
大正7（1918）年11月23日～昭和60（1985）年3月27日
昭和期のイタイイタイ病患者。
¶富山百

小松義久 こまつよしひさ
大正14（1925）年1月2日～
昭和～平成期の農業家。婦中町（富山県）町議会議員、イタイイタイ病対策協議会会長。イタイイタイ病公害訴訟に携わり、勝訴。富山県公害被害者連絡会議代表幹事。
¶現朝，現人，世紀，日人

小松隆二 こまつりゅうじ
昭和13（1938）年12月18日～
昭和～平成期の社会政策論研究者。慶応義塾大学教授。社会政策論・社会福祉論を研究。
¶現執1期，現執2期，現執3期，現執4期

駒留陋斎 こまどめろうさい
生没年不詳
江戸時代後期の駿河沼津藩医、儒学者。
¶藩臣4

狛人野宮成 こまひとのみやなり
平安時代前期の侍医。
¶人名，日人（生没年不詳）

五味玄鶴 ごみげんかく
文政9（1826）年～明治31（1898）年
江戸時代後期～明治期の蘭方医。
¶眼科，姓氏岩手，長崎遊（生没年不詳）

五味重春 ごみしげはる
大正5（1916）年1月24日～平成18（2006）年12月19日
昭和～平成期の医師。専門はリハビリテーション医学。
¶科学，近医

五味二郎 ごみじろう
明治41（1908）年～昭和57（1982）年
大正～昭和期の医師。内科（結核病学）。
¶近医

五味貞蔵 ごみていぞう
→五味釜川（ごみふせん）

湖南拙庵 こみなみせつあん
儒医。
¶東三河

小南又一郎（小南叉一郎） こみなみまたいちろう
明治16（1883）年7月27日～昭和29（1954）年11月6日
大正～昭和期の法医学者。京都帝国大学教授。中毒学、性格異常や飲酒と犯罪などについて研究。
¶岡山百（小南叉一郎），岡山歴，科学，近医，現情，新潮，人名7，世紀，日人

小南吉男 こみなみよしお
明治42（1909）年～昭和56（1981）年
大正～昭和期の医師。産婦人科。
¶近医

五味釜川 ごみふせん
享保3（1718）年～宝暦4（1754）年　[別]五味貞蔵《ごみていぞう》
江戸時代中期の医師、私塾経営者。
¶国書（[没]宝暦4（1754）年3月12日），詩歌，新潮（五味貞蔵　ごみていぞう　[没]宝暦4（1754）年3月12日），人名（[生]1717年），世人（五味貞蔵　ごみていぞう），日人，山梨人，山梨百（[没]宝暦4（1754）年3月12日），和俳（五味貞蔵　ごみていぞう）

小宮悦造　こみやえつぞう
明治19(1886)年12月1日～昭和48(1973)年1月21日
大正～昭和期の内科医師。東京医科大学教授。血液学、特に血球の神経性調節の研究で有名。
¶科学, 近医, 現情, 新潮, 人名7, 世紀, 日人

小宮喬介　こみやきょうすけ
明治29(1896)年12月6日～昭和26(1951)年9月26日
大正～昭和期の法医学者。名古屋大学教授。鑑識科学、特に指紋を研究。詐欺隠匿物資等緊急措置法および食糧管理法違反容疑で起訴され、有罪。
¶科学, 近医, 現情, 新潮, 人名7, 世紀, 日人

小宮山権六　こみやまごんろく
慶応1(1865)年5月14日～?
明治期の医師。
¶渡航

小宮山新一　こみやましんいち
明治38(1905)年～昭和42(1967)年
昭和期の医師。
¶神奈川人

小見山宗法　こみやまそうほう
享保10(1725)年～安永5(1776)年
江戸時代中期の名古屋の町医。
¶姓氏愛知

小見山天老　こみやまてんろう
→天老(てんろう)

小宮山桃源　こみやまとうげん
?～寛政6(1794)年
江戸時代中期～後期の漢方医。
¶姓氏長野

小宮山楓軒　こみやまふうけん
→小宮山昌秀(こみやままさひで)

小宮山昌秀　こみやままさひで
明和1(1764)年～天保11(1840)年3月2日　㊞小宮山楓軒《こみやまふうけん》
江戸時代中期～後期の武士、農政家。水戸藩士。農村の窮民救済に尽力。
¶朝日(㊞天保11年3月2日(1840年4月4日)), 岩史(小宮山楓軒　こみやまふうけん), 角史, 近世(小宮山楓軒　こみやまふうけん), 考古(小宮山楓軒　こみやまふうけん), ㊞明和3(1766)年), 国史(小宮山楓軒　こみやまふうけん), 国書(小宮山楓軒　こみやまふうけん), コン改, コン4, 史人(小宮山楓軒　こみやまふうけん), 新潮, 人名(㊞1766年), 世人, 全書, 日史, 日人(小宮山楓軒　こみやまふうけん), 藩臣2(小宮山楓軒　こみやまふうけん), 百科, 歴大(小宮山楓軒　こみやまふうけん)

込山光広　こみやまみつひろ
昭和21(1946)年8月23日～
昭和期の社会運動家。
¶視覚

小宮山弥太郎　こみやまやたろう
文政11(1828)年～大正9(1920)年5月8日
江戸時代末期～明治期の大工。山梨県庁舎、県立病院など主要建築の棟梁を務めた。
¶朝日, 日人, 山梨百(㊞文政11(1828)年10月20日)

小宮山倭　こみやまやまと
明治37(1904)年～昭和62(1987)年
昭和期の養護教育の推進者。
¶長野歴

小宮義孝　こみやよしたか
明治33(1900)年2月18日～昭和51(1976)年2月4日
明治～大正期の寄生虫学者。前橋医科大学教授、国立予防衛生研究所長。中国で環境衛生や寄生虫の研究をした。戦後、二世吸虫類の研究など。
¶科学, 近医, 現情, 現日, 埼玉人, 社運, 社史, 新潮, 人名7, 世紀, 日人, 平和

五味百合子　ごみゆりこ
大正2(1913)年～
昭和期の社会事業教育者。
¶近女

小村英庵　こむらえいあん
明和3(1766)年～天保8(1837)年
江戸時代後期の医師。
¶国書(㊞天保8(1837)年6月8日), 長崎遊, 新潟百別, 洋学

小村梡斎　こむらかんさい
生没年不詳
江戸時代後期～末期の蘭方医。
¶新潟百別

小室要　こむろかなめ
明治14(1881)年3月～昭和10(1935)年5月18日
大正～昭和期の医師。耳鼻咽喉科。長崎医科大学教授、長崎医科大学長などを歴任。
¶科学, 近医, 人名, 世紀, 徳島百, 徳島歴(㊞明治14(1881)年3月10日), 日人

小室元長(1)　こむろげんちょう
明和1(1764)年3月12日～安政1(1854)年7月12日
江戸時代末期の医師。
¶埼玉人, 洋学

小室元長(2)　こむろげんちょう
文政5(1822)年11月30日～明治18(1885)年12月10日
江戸時代末期の医師。
¶埼玉人

小室元貞　こむろげんてい
→元貞(げんてい)

小森愚堂　こもりぐどう
→小森宗二(こもりそうじ)

小森辰伯　こもりしんはく
生没年不詳
江戸時代後期の本草家。

古森善五郎 こもりぜんごろう
明治34（1901）年～昭和34（1959）年
大正～昭和期の医師。外科。
¶近医

小森宗二 こもりそうじ
文化2（1805）年～文久2（1862）年　㋺小森愚堂
《こもりぐどう》
江戸時代後期の蘭法医。
¶京都大，国書（小森愚堂　こもりぐどう　㋱文化1（1804）年　㋸文久2（1862）年1月20日），新潮，姓氏京都，日人（㋱1804年）

小森桃塢 こもりとうう
天明2（1782）年4月3日～天保14（1843）年3月23日
㋺小森義啓《こもりよしひろ》，小森桃塢《こもりとうお》
江戸時代後期の蘭方医。
¶朝日（㋱天明2年4月3日（1782年5月14日），㋸天保14年3月23日（1843年4月22日）），科学，郷土岐阜（こもりとうお），京都大（小森義啓　こもりよしひろ），近世，国史，国書，コン改，コン4，コン5，史人，新潮，人名，姓氏京都（小森義啓　こもりよしひろ），世人，長崎遊，洋学

小森桃塢 こもりとうお
→小森桃塢（こもりとうう）

小森桃郭 こもりとうかく
享和3（1803）年～文政7（1824）年　㋺小森義真
《こもりよしざね》
江戸時代後期の医師。
¶国書（小森義真　こもりよしざね　㋱享和3（1803）年2月6日　㋸文政7（1824）年7月6日），人名，日人

古守豊甫 こもりとよすけ
大正9（1920）年～平成20（2008）年
昭和～平成期の医師。内科。
¶近医

小森義真 こもりよしざね
→小森桃郭（こもりとうかく）

小森義啓 こもりよしひろ
→小森桃塢（こもりとうう）

小森頼方 こもりよりかた
元禄6（1693）年～享保11（1726）年11月16日
江戸時代中期の公家・医師。
¶国書

小屋延庵 こやえんあん
安永2（1773）年～文政13（1830）年
江戸時代後期の伊勢久居藩医。
¶藩臣4

小屋忠子 こやちゅうし
明治21（1888）年7月21日～昭和24（1949）年11月4日
大正～昭和期の歯科医、政治家。山岳開発を志し白鳳会を創立して初代会長。
¶山梨百

小柳美三 こやなぎよしぞう
明治13（1880）年12月～昭和29（1954）年2月25日
大正～昭和期の眼科医学者。東北帝国大学教授。眼病理学の権威。フォクト・小柳型特発性葡萄膜を発見。
¶科学，眼科，近医，人名7，日人

古屋野意春 こやのいしゅん
宝暦6（1756）年～文化9（1812）年5月24日　㋺古屋野意春《こやのよしはる》
江戸時代後期の医師、地理学者。
¶岡山人（こやのよしはる），岡山歴，国書，人名（こやのよしはる），日人

古屋野宏平 こやのこうへい
明治19（1886）年9月2日～昭和51（1976）年1月20日
明治～昭和期の医師。
¶岡山人，岡山歴，科学，近医，長崎百，平和

古屋野晴山 こやのせいざん
天明6（1786）年～？
江戸時代中期～後期の医師。
¶岡山歴

古屋野意春 こやのよしはる
→古屋野意春（こやのいしゅん）

小山雨譚 こやまうたん
生没年不詳
江戸時代中期の医師、川柳作者。
¶日人

小山内元洋 こやまうちげんよう
弘化3（1846）年～明治18（1885）年
江戸時代後期～明治期の眼科医。
¶眼科

小山玄敬 こやまげんけい
安永9（1780）年～安政4（1857）年
江戸時代中期～末期の眼科医。
¶眼科

小山研二 こやまけんじ
昭和12（1937）年～平成15（2003）年
昭和～平成期の医師。外科（消化器）。
¶近医

小山元純 こやまげんじゅん
文化9（1812）年～弘化2（1845）年1月24日
江戸時代後期の医師。
¶国書

小山玄信 こやまげんしん
生没年不詳
江戸時代末期～明治期の田辺領の医師。
¶和歌山人

小山肆成 こやましせい
→小山蓬州（こやまほうしゅう）

小山松濤 こやましょうとう
？ ～明治30（1897）年？
明治期の医師、茶人。宗徧流教授。
¶茶道

小山進次郎 こやましんじろう
大正4（1915）年4月26日～昭和47（1972）年9月5日
昭和期の厚生官僚。生活保護や国民年金制度の創設に尽力。
¶近医，現朝，世紀，日人

小山晋太郎 こやましんたろう
大正8（1919）年～平成15（2003）年
昭和～平成期の医師。内科（循環器）。
¶近医

小山善 こやまぜん
万延1（1860）年～昭和8（1933）年
明治～昭和期の医師。宮内省侍医寮御用掛。伊藤博文の主治医、李王世子附典医長などをつとめた。
¶近医，人名，世紀（[生]万延1（1860）年8月　[没]昭和8（1933）年5月6日），日人

小山嵩夫 こやまたかお
昭和19（1944）年2月2日～
昭和～平成期の医師。小山嵩夫クリニック院長。
¶現執4期

小山武夫 こやまたけお
明治23（1890）年3月15日～昭和56（1981）年11月7日
明治～昭和期の医師。小児科。
¶岡山歴，近医

小山鉄児 こやまてつじ
天保14（1843）年～？
江戸時代後期～明治期の自由民権運動家、医師。
¶長野歴

小山白楢（小山白猷） こやまはくゆう
明治28（1895）年12月3日～昭和56（1981）年1月11日
明治～昭和期の医師、俳人。
¶現俳，四国文，四国文（小山白猷），徳島歴

小山寿 こやまひさし
昭和3（1928）年1月2日～
昭和期の医事評論家、会社役員。保健同人社取締役。
¶現執2期

小山秀夫 こやまひでお
昭和26（1951）年～
昭和～平成期の保健医療福祉研究者。国立保健医療科学院経営科学部部長。
¶現執4期

小山蓬州（小山蓬洲） こやまほうしゅう
文化4（1807）年～文久2（1862）年　[別]小山肆成《こやましせい》
江戸時代後期～末期の医師。
¶郷土和歌山（小山肆成　こやましせい），国書（小山肆成　こやましせい　生没年不詳），幕末（[没]1862年10月28日），幕末大（[没]文久2（1862）年9月6日），和歌山人（小山蓬洲）

小山善之 こやまよしゆき
明治43（1910）年～平成15（2003）年
大正～平成期の医師。内科。
¶近医

小山竜徳 こやまりゅうとく
万延1（1860）年3月28日～昭和8（1933）年3月22日
明治～昭和期の医師。福岡医科大学教授。わが国解剖学の権威として有名。
¶科学，近医，人名，世紀，渡航，日人

小山良運 こやまりょううん
？ ～明治2（1869）年
江戸時代末期の医師。
¶長崎遊（生没年不詳），新潟百別（生没年不詳），幕末，幕末大

小山良修 こやまりょうしゅう
明治31（1898）年7月24日～平成3（1991）年1月31日
大正～昭和期の水彩画家、洋画家。東京女子医大学教授。作品に「静物」「秋」「憩ふ」など。
¶科学，近医，近美，現情，世紀（[没]？），美家，洋画

小山良岱 こやまりょうたい
～明治5（1872）年
江戸時代後期～明治期の長岡藩医、江戸小山の分家の2代目。
¶新潟百

古屋芳雄 こやよしお
明治23（1890）年8月27日～昭和49（1974）年2月22日
大正～昭和期の小説家、劇作家。金沢医専教授。小説に「地を嗣ぐ者」、著書に「医学統計法」など。
¶大分百，大分歴，科学，近医，近文，現情，人名7，世紀，日人

午有 ごゆう
？ ～寛延4（1751）年2月22日
江戸時代中期の俳人・医師。
¶国書5

呉来安 ごらいあん
文政5（1822）年～明治29（1896）年
江戸時代末期～明治期の医師，清語学校教師。
¶人名，日人

是枝孝太郎 これえだこうたろう
安政3（1856）年～大正8（1919）年
明治～大正期の医師。
¶姓氏鹿児島

是枝誠介 これえだせいすけ
安政3（1856）年～大正8（1919）年
明治～大正期の医師。
¶姓氏鹿児島

是川宗慎 これかわそうしん
文政5（1822）年～明治27（1894）年

江戸時代後期～明治期の蘭方医。
¶姓氏岩手

惟宗時俊 これむねときとし
生没年不詳
鎌倉時代後期の医師、歌人。
¶国書

惟宗俊通 これむねとしみち
→惟宗俊通（これむねのとしみち）

惟宗具俊 これむねともとし
生没年不詳
鎌倉時代後期の医師。
¶国書

惟宗清則 これむねのきよのり
平安時代後期の医師。承徳3年典薬医師。
¶古人

惟宗季友 これむねのすえとも
平安時代後期の官人、侍医。
¶古人

惟宗季政 これむねのすえまさ
平安時代後期の医師。康和4年左兵衛医師。
¶古人

惟宗助言 これむねのすけとき
平安時代後期の官人。典薬少允。
¶古人

惟宗俊忠 これむねのとしただ
平安時代後期の女医博士。応徳4年従五位下。
¶古人

惟宗俊永 これむねのとしなが
平安時代後期の医師。延久1年典薬医師に任ず。
¶古人

惟宗俊則 これむねのとしのり
平安時代後期の官人。典薬大属。
¶古人

惟宗俊弘 これむねのとしひろ
平安時代後期の官人。典薬少允。
¶古人

惟宗俊通 これむねのとしみち
㊙惟宗俊通《これむねとしみち》
平安時代中期～後期の医師。
¶人名（これむねとしみち），日人（生没年不詳）

惟宗永保 これむねのながやす
平安時代中期の医師。永承2年左近衛医師。
¶古人

惟宗信元 これむねののぶもと
平安時代後期の官人。典薬大属。
¶古人

惟宗光吉 これむねのみつよし
→惟宗光吉（これむねみつよし）

惟宗盛忠 これむねのもりただ
平安時代後期の官人。典薬大属。

¶古人

惟宗嘉成 これむねのよしなり
平安時代後期の医師。天喜3年左兵衛医師。
¶古人

惟宗頼助 これむねのよりすけ
平安時代中期の医師。永承2年侍医。康平4年因幡権介を兼任。
¶古人

惟宗光庭 これむねみつにわ
生没年不詳
南北朝時代の医師、歌人。
¶国書

惟宗光之 これむねみつゆき
生没年不詳
南北朝時代の医師、歌人。
¶国書

惟宗光吉 これむねみつよし
文永11（1274）年～正平7/文和1（1352）年　㊙惟宗光吉《これむねのみつよし》
鎌倉時代の官吏、歌人。典薬権助、右京権大夫。
¶鎌室（生没年不詳），国書㊃文和1（1352）年9月29日），人名，日人（これむねのみつよし），和俳（生没年不詳）

是安末四郎 これやすすえしろう
明治42（1909）年4月30日～昭和53（1978）年
昭和期の医師。札幌市医師会長。
¶札幌

古和崞堂 こわこうどう
寛保2（1742）年～文化3（1806）年
江戸時代中期～後期の医師、朱子学者。
¶島根歴

木幡久右衛門〔13代〕 こわたきゅうえもん
慶応3（1867）年～明治42（1909）年
明治期の社会事業家。
¶島根人（――〔代数なし〕），島根百（㊃慶応3（1867）年3月18日　㊁明治42（1909）年11月12日），島根歴，日人

古和流水 こわりゅうすい
文化14（1817）年～明治22（1889）年
江戸時代末期～明治時代の医師、漢学者。医業のかたわら経書を講じ、門人数100人。
¶島根人，島根歴，幕末，幕末大

今幹斎 こんかんさい
天保4（1833）年～明治25（1892）年
江戸時代末期の弘前藩医。
¶青森人

昆九郎左衛門 こんくろうざえもん
生没年不詳
江戸時代中期の素封家。窮民救済や土木事業などに尽力。
¶人名，姓氏岩手，日人

今周伯 こんしゅうはく
文政11(1828)年～明治42(1909)年
江戸時代後期～明治期の尾上町八幡崎の開業医。
¶青森人

渾大防益三郎 こんだいぼうますさぶろう
天保13(1842)年～大正3(1914)年
明治期の実業家。岡山県児島郡の産業・教育・福祉の振興に尽くした。
¶岡山百，岡山歴([生]天保13(1842)年5月17日 [没]大正3(1914)年2月17日)，世紀([生]天保13(1842)年5月17日 [没]大正3(1914)年2月17日)，日人

紺田健太郎 こんだけんたろう
大正7(1918)年9月23日～平成5(1993)年10月25日
昭和・平成期の古川病院理事長。
¶飛驒

紺田進 こんだすすむ
大正14(1925)年8月10日～
昭和期の金沢医科大学名誉教授。
¶飛驒

権田直助 ごんだなおすけ
文化6(1809)年1月13日～明治20(1887)年6月8日
江戸時代末期～明治期の医師、国学者。眼科と産科で名声を得た。古医道のために尽力。53歳で廃業後、薩摩藩邸浪士隊の幹部など国事に奔走。
¶朝日([生]文化6年1月13日(1809年2月26日))，維新，岩史，江文，神奈川人，眼科([生]?)，郷土神奈川，近現，近世，国史，国書，コン改，コン4，コン5，埼玉人，埼玉百([没]1886年)，史人，思想史，神史，人書94，神人，新潮，人名，姓氏神奈川，全書，日史，日人，幕埼，幕末，幕末大，百科，歴大

紺田孫助 こんだまごすけ
明治27(1894)年12月2日～昭和53(1978)年7月19日
大正・昭和期の古川町名誉町民・古川病院理事長。
¶飛驒

権東明 ごんどうあきら
昭和24(1949)年8月16日～
昭和～平成期の医師。皮膚科、東京アレルギー研究所所長、代々木クリニック院長。
¶現執3期

近藤安中 こんどうあんちゅう
文化7(1810)年～明治25(1892)年
江戸時代末期～明治期の医師。三河国碧南の開業医。医業のかたわら近傍の子弟の教育にあたった。
¶洋学

近藤乾郎 こんどういぬろう
明治12(1879)年5月13日～?
明治～大正期の医師。
¶渡航

近藤えい子 こんどうえいこ
明治43(1910)年3月20日～昭和56(1981)年4月23日 [別]近藤エイ，近藤ヱイ《こんどうえい》
昭和期の福祉活動家。重症知的障害児施設のぎく学園で子供たちの世話につとめる。
¶郷土長崎，女性(近藤エイ こんどうえい [生]明治43(1910)年頃)，女性普(近藤エイ こんどうえい)，世紀(近藤ヱイ こんどうえい [生]明治43(1910)年3月20日)，日人

近藤栄蔵 こんどうえいぞう
明治16(1883)年2月5日～昭和40(1965)年7月3日
大正～昭和期の社会運動家。共産党創立に参加、ソ連に亡命。国家主義に転向し、戦後は社会福祉事業に専念。
¶アナ，岩史，近現，近文，現朝，現情，現人，国史，コン改，コン4，コン5，史人，社運，社史，新潮，世紀，世人，世百新，全書，渡航，日史，日人，日本，百科，平和，履歴，履歴2，歴大

近藤益雄 こんどうえきお
明治40(1907)年3月19日～昭和39(1964)年5月17日
昭和期の教育者。生活教育を実践、紙芝居協会など設立。戦後、知的障害児施設「のぎく寮」など開設したが、自殺。
¶近文，現朝，現情，現人，コン改，コン4，コン5，児文，社史，新潮，人名7，世紀，長崎百，日児，日人，俳文，民学

権藤延陵 ごんどうえんりょう,こんどうえんりょう
天明2(1782)年～天保13(1842)年
江戸時代後期の筑後久留米藩医。
¶国書(こんどうえんりょう [没]天保13(1842)年4月10日)，長崎遊，藩臣7

近藤華渓 こんどうかけい
? ～寛政9(1797)年
江戸時代中期の医師。
¶国書([没]寛政9(1797)年2月)，人名，日人

近藤和雄 こんどうかずお
昭和24(1949)年～
昭和～平成期の医学者。お茶の水女子大学生活環境研究センター教授・センター長。専門は消化器内科学。
¶現執4期

近藤喜代太郎 こんどうきよたろう
昭和8(1933)年～平成20(2008)年
昭和～平成期の医師。専門は内科、公衆衛生学。
¶近医

近藤庫 こんどうくら
明治9(1876)年7月～?
明治～大正期の医師。
¶渡航

近藤桂安 こんどうけいあん
生没年不詳
江戸時代前期の小児科医。
¶人名，姓氏京都，日人

近藤謙哉 こんどうけんさい
天保14(1843)年4月～明治34(1901)年

江戸時代末期～明治期の医師。
¶岡山歴

近藤謙山（近藤兼山）　**こんどうけんざん**
文化11（1814）年～文久1（1861）年
江戸時代末期の小浜酒井家の侍医。
¶国書，人名（近藤兼山），日人

近藤玄瑞　**こんどうげんずい**
寛延2（1749）年～文化4（1807）年
江戸時代後期の医師。
¶国書（[生]寛延2（1749）年6月27日　[没]文化4（1807）年9月24日），人名，日人

近藤見長　**こんどうけんちょう**
天明5（1785）年～安政2（1855）年
江戸時代末期の医師。
¶岡山人

近藤玄洋　**こんどうげんよう**
～明治17（1884）年
江戸時代後期～明治期の蘭方医。
¶新潟百別

近藤原理　**こんどうげんり**
昭和6（1931）年12月22日～
昭和～平成期の障害児教育学者。純心女子短期大学教授。
¶現執1期，現執2期，現執3期，現執4期

近藤宏二　**こんどうこうじ**
明治43（1910）年9月9日～平成2（1990）年3月19日
昭和期の医師。近藤内科クリニック所長。
¶郷土群馬，近医，群馬人，現執2期，現情，世紀

近藤薫樹　**こんどうしげき**
大正9（1920）年3月28日～
昭和期の生物学者。日本福祉大学教授。
¶現執1期，現執2期

近藤師家治　**こんどうしげじ**
大正6（1917）年～平成1（1989）年
昭和期の医師。専門は細菌学。
¶近医

近藤寿一郎　**こんどうじゅいちろう**
明治13（1880）年12月8日～昭和33（1958）年11月7日
明治～昭和期の実業家。近藤製薬工場を創設。合成酢酸製造をすすめた。
¶世紀，鳥取百，日人

近藤駿四郎　**こんどうしゅんしろう**
明治36（1903）年～昭和62（1987）年
大正～昭和期の医師。外科（脳神経外科）。
¶近医

近藤正二　**こんどうしょうじ**
明治26（1893）年2月5日～昭和52（1977）年1月22日
昭和期の衛生学者。東北帝国大学教授。全国の長寿村を歴訪し、食習慣等を調査。
¶科学，近医，現情，食文（[没]1977年1月2日），人名7，世紀，日人，宮城百

権藤松門　**ごんどうしょうもん**
天保2（1831）年4月24日～明治39（1906）年3月23日
江戸時代末期～明治期の筑後久留米藩医。
¶国書，藩臣7

近藤如水　**こんどうじょすい**
文化1（1804）年～文久2（1862）年
江戸時代後期の医師、画家。
¶神奈川人，姓氏神奈川

近藤節蔵　**こんどうせつぞう**
万延1（1860）年～昭和20（1945）年
明治～昭和期の医学者。
¶郷土和歌山，近医，和歌山人

近藤宗平　**こんどうそうへい**
大正11（1922）年5月7日～
昭和～平成期の放射線遺伝学者。近畿大学原子力研究所教授。専門は放射線生物学。大阪大学放射線医学の初代教授。
¶現朝，世紀，日人

近藤台五郎　**こんどうだいごろう**
明治40（1907）年～平成3（1991）年
大正～平成期の医師。内科。
¶近医

近藤倬司　**こんどうたくじ**
昭和9（1934）年8月6日～
昭和期の団体役員。埼玉県社会福祉事業団あげお次長。
¶現執2期

近藤竹三郎　**こんどうたけさぶろう**
明治15（1882）年11月5日～明治38（1905）年
明治期の軍人。日露役に従軍、清河城附近の戦闘で重傷、加療中歿す。桜井忠温著「肉弾」中の人物。
¶高知人，人名（[生]？），日人

近藤忠徳　**こんどうただのり**
昭和8（1933）年～
昭和期の内科医。
¶群馬人

近藤坦平　**こんどうたんぺい**
弘化1（1844）年～昭和4（1929）年1月27日　[別]近藤但平《こんどうたんべえ》
江戸時代末期～昭和期の医師、政治家。愛知県県議会議員。私立医学校蜜峰義塾を創立。その後政界に転じ、県議会議員に当選。
¶愛知百（[生]1844年3月12日），近医，世紀（[生]天保15（1844）年3月12日），姓氏愛知（近藤但平　こんどうたんべえ），長崎遊（[没]昭和7（1932）年），日人，幕末，幕末大（[生]天保15（1844）年3月12日　[没]昭和4（1929）年1月29日），洋学

近藤但平　**こんどうたんべえ**
→近藤坦平（こんどうたんぺい）

近藤次繁　**こんどうつぎしげ**
慶応1（1865）年12月1日～昭和19（1944）年3月4日
[別]近藤次繁《こんどうつぐしげ》，鶴見

明治〜昭和期の医師。医学博士。外科学の研究のためドイツ、オーストリアに渡る。外科学の発展に貢献。
¶海越（㊥慶応1（1866）年12月1日）、海越新（㊥慶応1（1866）年12月1日）、科学、近医、人名7、世紀（㊥慶応1（1866）年12月1日）、姓氏長野（こんどうつぐしげ）、渡航、長野歴（こんどうつぐしげ）、日人（㊥1866年）

近藤次繁　こんどうつぐしげ
→近藤次繁（こんどうつぎしげ）

近藤恒子　こんどうつねこ
明治26（1893）年〜昭和38（1963）年1月26日
昭和期の看護婦。ユーゴへ移住、赤十字の看護婦長、宣伝部長。日本文化の講演を300回も行った。
¶近医、近女、現情、現人、女性、女性普、新潮、世紀、日人

近藤常次郎　こんどうつねじろう
元治1（1864）年〜明治37（1904）年9月2日
明治期の医師。軍夫救護病院長。日本生命保険診査医長などを歴任。随想録に「仰臥三年」。
¶科学、近医、人名、渡航、日人

近藤亨　こんどうとおる
大正10（1921）年〜
昭和〜平成期の農業技術者。ネパール王国ムスタンで、教育・医療の援助活動に尽くす。
¶世紀、日人（㊥大正10（1921）年6月18日）

近藤とし子　こんどうとしこ
大正2（1913）年1月7日〜平成20（2008）年
昭和〜平成期の栄養士。栄養改善普及会会長、食物学教育研究会専理事。草の根の栄養指導活動で全国行脚。著書に「子どもの食事のアドバイス」など。
¶近医、近女、現情、社史（㊥1912年）、世紀、日人、福井百

近藤敏郎　こんどうとしろう
昭和7（1932）年1月24日〜
昭和期の点字楽譜指導員。
¶視覚

近藤富重　こんどうとみしげ
慶応2（1866）年〜大正13（1924）年
明治〜大正期の慈善家。免囚保護の必要を感じ、米沢商会を起して、免囚、孤児、軍人遺族などの授産に貢献。
¶人名、世紀（㊥大正13（1924）年8月22日）、日人

近藤とよ　こんどうとよ
明治32（1899）年〜昭和53（1978）年
大正〜昭和期の看護婦。名古屋第一赤十字病院初代看護部長。
¶愛知女、姓氏愛知（生没年不詳）

近藤信良　こんどうのぶよし
明治34（1901）年〜昭和50（1975）年
大正〜昭和期の医師。
¶姓氏愛知

近藤裕子　こんどうひろこ
昭和28（1953）年1月21日〜
昭和〜平成期の日本近現代文学、教育学・臨床心理学研究者。
¶現執4期

近藤弘　こんどうひろし
大正13（1924）年7月15日〜平成4（1992）年5月3日
昭和〜平成期の食物民族学者。金城学院大教授、日本の味を守る会理事長。栄養学、食物民族学などを研究。著書に「日本人の求めたうま味」「すし風土記」など。
¶現執1期、現執2期、食文、世紀、日人

近藤裕　こんどうひろし
昭和3（1928）年8月9日〜
昭和〜平成期の精神衛生コンサルタント、サイコセラピスト。ライフマネジメント研究所所長。専門は医療心理学、結婚・家族病理学。
¶現執2期、現執3期、現執4期

近藤文里　こんどうふみさと
昭和25（1950）年9月18日〜
昭和〜平成期の児童心理学者、障害児心理学者。滋賀大学助教授。
¶現執2期、現執3期

近藤文渓　こんどうぶんけい
安永1（1772）年〜文政7（1824）年
江戸時代後期の医師。
¶国書（㊥文政7（1824）年5月11日）、人名、日人

近藤文泰　こんどうぶんたい
世襲名　江戸時代〜大正時代の眼科医。
¶眼科

近藤平三郎　こんどうへいざぶろう、こんどうへいさぶろう
明治10（1877）年12月11日〜昭和38（1963）年11月17日
大正〜昭和期の薬学者。東京帝国大学教授。乙卯研究所を設立。陸軍薬剤監（少将）に進む。日本産植物アルカロイドを研究。
¶伊豆、科学、科技、近医、現朝、現情、コン改、コン4、コン5（こんどうへいさぶろう）、静岡歴（こんどうへいさぶろう）、新潮、人名7、世紀、姓氏静岡（こんどうへいさぶろう）、全書、大百、渡航（㊥1963年1月17日）、日人、日本（こんどうへいさぶろう）

近藤平八郎　こんどうへいはちろう
安政5（1858）年〜昭和19（1944）年
明治〜昭和期の薬剤師。
¶伊豆、静岡歴、姓氏静岡

近藤誠　こんどうまこと
昭和23（1948）年10月24日〜
昭和〜平成期の医師。放射線科、慶応大学医学部講師。
¶現執3期、現執4期

近藤正秋　こんどうまさあき
大正2（1913）年12月14日〜平成9（1997）年2月

20日
昭和期の教育者。
¶視覚

近藤正臣 こんどうまさおみ
昭和17(1942)年4月29日～
昭和～平成期の福祉団体役員。名古屋ライトハウス理事長。
¶視覚

近藤真鋤 こんどうますき
天保11(1840)年4月1日～明治25(1892)年11月1日
江戸時代末期～明治期の医師、外交官。
¶日人, 履歴, 履歴2

近藤黙斎 こんどうもくさい
? ～寛政8(1796)年
江戸時代中期の医師。
¶人名, 日人

近藤元治 こんどうもとはる
昭和11(1936)年11月26日～
昭和～平成期の医学者、医師。内科、京都府立医科大学第一内科教授・附属図書館長。
¶現執3期

近藤弥市 こんどうやいち
寛政5(1793)年～安政1(1854)年
江戸時代末期の武士。武蔵川越藩代官。天保の凶作では困窮民の救済に尽力。
¶群馬人(㊥寛政5(1793)年7月15日 ㊦安政1(1854)年11月6日), 人名, 姓氏群馬, 日人, 藩臣3

近藤良薫 こんどうよしのぶ
嘉永1(1848)年～明治35(1902)年
明治期の医師。
¶神奈川人(生没年不詳), 姓氏神奈川

近藤与十 こんどうよじゅう
? ～明治36(1903)年3月13日
江戸時代末期～明治期の医師。
¶渡航

近藤魯渓 こんどうろけい
寛政6(1794)年～文政10(1827)年
江戸時代後期の医師。
¶人名, 日人

金野巌 こんのいわを
明治36(1903)年10月5日～昭和40(1965)年3月29日
昭和期の医学者。
¶岩手人, 姓氏岩手

紺野邦夫 こんのくにお
大正14(1925)年～平成5(1993)年
昭和～平成期の医師。専門は生化学。
¶近医

今野草二 こんのそうじ
昭和7(1932)年～昭和51(1976)年
昭和期の医師。外科(心臓外科)。

¶近医

金野惣平 こんのそうへい
大正2(1913)年～昭和43(1968)年
昭和期の医師。
¶群馬人

今野鳳作 こんのほうさく
文化6(1809)年～明治11(1878)年
江戸時代後期～明治期の医師、教育者。
¶姓氏宮城

今野道勝 こんのみちかつ
昭和20(1945)年4月6日～
昭和期の生理人類学者。九州大学助教授、健康観測協会常務理事。
¶現執2期

今野八重 こんのやえ
明治33(1900)年～昭和55(1980)年
大正～昭和期の看護婦。
¶姓氏岩手

今裕 こんゆたか
明治11(1878)年10月1日～昭和29(1954)年2月5日
大正～昭和期の病理学者。北海道帝国大学第4代総長。「ヒポクラテス全集」などを著す。
¶青森人(㊥明治29(1896)年), 青森百, 科学, 科技, 近医, 現情, 札幌, 人名7, 世紀, 渡航(㊥1878年2月7日), 日人(㊥明治11(1878)年2月7日), 北海道百, 北海道歴

【さ】

西園寺正幸 さいおんじまさゆき
昭和18(1943)年～
昭和～平成期の医学者。国際予防医学実践研究所所長。
¶現執3期

雑賀武夫 さいかたけお
明治43(1910)年4月26日～
昭和期のジャーナリスト、児童文学作家。社会福祉法人みのり園理事長。
¶日児

西海枝東雄 さいかちはるお
明治41(1908)年8月31日～昭和55(1980)年2月23日
昭和期の薬学者、九州大学名誉教授。専門は薬化学。
¶科学

犀川一夫 さいかわかずお
大正7(1918)年～平成19(2007)年
昭和～平成期の医師。専門はハンセン病医療。
¶近医

佐伯矩 さいきただす
明治9(1876)年9月1日～昭和34(1959)年11月29

日　[別]佐伯矩《さえきただす》
明治～昭和期の栄養学者。国立栄養研究所所長。佐伯栄養学校を開校、栄養士養成の先駆者となる。
¶愛媛，愛媛人，愛媛百，岡山歴，科学，郷土愛媛，近医（さえきただす），現情（さえきただす），食文，新潮（さえきただす），人名7（さえきただす），世紀（さえきただす），渡航，日人（さえきただす）

佐伯輝子 さいきてるこ
昭和4（1929）年～
昭和～平成期の医師。横浜市寿町勤労者福祉協会診療所所長。診療の傍ら、ドヤ街に住む人々の人生相談などに携わる。著書に「女赤ひげドヤ街に純情す」など。
¶世紀，日人（[生]昭和4（1929）年4月21日）

斎木敏生 さいきとしお
大正6（1917）年～
昭和期の公衆衛生学者。順天堂大学教授。
¶体育

三枝峻徳 さいぐさしゅんとく
文政6（1823）年～明治32（1899）年　[別]三枝俊徳《さえぐさしゅんとく》
江戸時代末期～明治期の上総佐貫藩医。
¶国書，藩臣3（三枝俊徳　さえぐさしゅんとく）

三枝正裕 さいぐさまさひろ
大正10（1921）年3月4日～平成13（2001）年
昭和期の胸部外科学者。東京大学教授、国立中野病院院長。
¶近医，現情

西光義敞 さいこうぎしょう
大正14（1925）年～
昭和～平成期の仏教社会事業家、浄土真宗僧侶。
¶現執1期

西郷吉義 さいごうきちぎ
→西郷吉義（さいごうよしみち）

西郷吉弥 さいごうきちや
明治5（1872）年1月5日～昭和20（1945）年1月18日
明治～昭和期の医師。
¶渡航

西郷吾涼 さいごうごりょう
宝暦11（1761）年～文化5（1808）年
江戸時代後期の針医。
¶人名，日人

西郷吉義 さいごうよしみち
安政2（1855）年11月7日～昭和2（1927）年9月3日
[別]西郷吉義《さいごうきちぎ》
明治期の医家。宮中顧問官。陸軍軍医監、侍医などを務める。
¶科学，近医（さいごうきちぎ），人名，世紀，渡航，日人

税所弘 さいしょひろし
昭和26（1951）年～
昭和～平成期の精神医学者。早起き心身医学研究所長。
¶現執3期，現執4期

最仙 さいせん
生没年不詳
平安時代前期の天台宗の僧。架橋、病人救護などの社会事業に尽くした。
¶茨城百，人名，日人，仏教，平史

財前イト ざいぜんいと
明治17（1884）年～昭和57（1982）年
明治～昭和期の大分県下初の女医。
¶大分歴

財前克己 ざいぜんかつみ
明治19（1886）年～昭和37（1962）年
明治～昭和期の医師。
¶大分歴

左逸 さいつ
寛延1（1748）年～文化9（1812）年9月23日
江戸時代中期～後期の俳人・医師。
¶国書5

財津晃 ざいつあきら
大正10（1921）年4月13日～平成18（2006）年7月5日
昭和～平成期の医師、随筆家。
¶滋賀文

財津又三郎 ざいつまたさぶろう
慶応3（1867）年～昭和7（1932）年
明治～昭和期の歯科医師。
¶群馬人

斎藤章 さいとうあきら
昭和22（1947）年4月30日～
昭和期の斎藤耳鼻咽喉科医院長。
¶飛騨

斉藤アサ子 さいとうあさこ
大正10（1921）年7月3日～
昭和～平成期の保健婦。脳卒中リハビリテーションのプログラムを考案、大きな成果をあげる。
¶日人

斎藤有記 さいとうありき
→斎藤有記（さいとうゆうき）

斉藤英治 さいとうえいじ
昭和15（1940）年1月22日～
昭和～平成期の健康医事評論家。ビッグワンセト研究部部長。
¶現執3期

斎藤一男 さいとうかずお
明治34（1901）年10月10日～昭和28（1953）年6月1日
昭和期の医学者。東京教育大学教授。
¶科学，近医，現情，人名7，世紀，体育，日人

斎藤和久 さいとうかずひさ
大正11（1922）年～平成19（2007）年
昭和～平成期の医師。専門は微生物学、免疫学。
¶近医

斎藤勝明 さいとうかつあき
文化10（1813）年〜明治27（1894）年
江戸時代末期〜明治期の国学者、本草家。
¶国書（@明治27（1894）年5月7日），人名，日人

斎藤勝寿 さいとうかつとし
元治1（1864）年〜昭和19（1944）年
明治〜昭和期の解剖学者。
¶近医

斎藤賢貞 さいとうかねさだ
生没年不詳
江戸時代の箱館の幕府医師、弘前藩医。
¶青森人

斎藤干城 さいとうかんじょう
明治18（1885）年〜昭和23（1948）年
明治〜昭和期の医師。
¶近医，鳥取百

斎藤紀一 さいとうきいち
＊〜紀元3（1928）年11月17日
明治〜大正期の医師。青山脳病院長。帝国脳病院を開設、院長となる。
¶近医（@文久3（1863）年），人名（@1863年），世紀（@文久1（1861）年8月1日），渡航（@1863年8月1日），日人（@1861年），山形百（@文久1（1861）年）

斎藤陜山 さいとうきょうざん
天明3（1783）年〜天保8（1837）年
江戸時代中期〜後期の医師・教育者。
¶多摩

斎藤潔 さいとうきよし
明治26（1893）年7月6日〜昭和46（1971）年2月21日
昭和期の公衆衛生学者、小児科医学者。国立公衆衛生院長。国際的視野で公衆衛生事業を推進。
¶科学，近医，現情，人名7，世紀，日人

斉藤溟 さいとうきよし
明治37（1904）年〜平成8（1996）年
大正〜平成期の医師。外科。
¶近医

斎藤邦吉 さいとうくにきち
明治42（1909）年6月26日〜平成4（1992）年6月18日
昭和期の政治家。国会議員、田中・鈴木両内閣厚生相。森永ミルクヒ素中毒事件の患者救済、サリドマイド訴訟の和解などに尽力。
¶現朝，現情，現政，現日，世紀，政治，日人，履歴，履歴2

斎藤元益 さいとうげんえき
文政4（1821）年2月9日〜明治1（1868）年10月4日
江戸時代末期〜明治期の医師。秋田藩藩医。仙北郡を巡回して種痘を実施。
¶秋田人2，洋学

斎藤玄弘 さいとうげんこう★
生没年不詳
江戸時代後期の羽後町の医師。

¶秋田人2

斉藤堅治 さいとうけんじ
明治32（1899）年〜昭和57（1982）年
大正〜昭和期の青森県病の初代院長。外科。医学博士。
¶青森人

斎藤健順 さいとうけんじゅん
文政9（1826）年〜明治23（1890）年
江戸時代後期〜明治期の漢方医、教育家。
¶新潟百別

斎藤元昌 さいとうげんしょう
文政11（1828）年〜大正2（1913）年
江戸時代末期の壬生藩医。斎藤家3代、小山検疫所詰一等級検疫医。
¶栃木歴

斎藤玄昌 さいとうげんしょう
文化6（1809）年〜明治5（1872）年
江戸時代後期〜末期の壬生藩医。斎藤家2代。種痘を実施した。
¶栃木歴

斎藤玄正 さいとうげんしょう
？ 〜文政3（1820）年
江戸時代中期〜後期の壬生藩医。斎藤家初代。
¶栃木歴

斎藤玄哲 さいとうげんてつ
延享3（1746）年〜文化8（1811）年
江戸時代中期〜後期の加賀大聖寺藩医。
¶藩臣3

斎藤謙郎 さいとうけんろう
明治7（1874）年6月2日〜明治41（1908）年
明治期の医師。狂犬病研究に従事、パスツール予防注射の実験に成功。
¶科学（@1908年（明治41）6月12日），近医，人名

斎藤幸庵 さいとうこうあん
生没年不詳
江戸時代中期の医師。
¶国書

斎藤策順 さいとうさくじゅん
文政4（1821）年〜安政4（1857）年
江戸時代後期〜末期の眼科医。
¶眼科

斉藤貞利 さいとうさだとし
天保14（1843）年3月14日〜昭和3（1928）年2月8日
明治〜昭和期の医師。
¶宮崎百

斎藤学 さいとうさとる
昭和16（1941）年2月23日〜
昭和〜平成期の精神医学者、医師。精神科、東京都精神医学総合研究所社会病理研究室主任。
¶現執3期，現執4期

西東三鬼 さいとうさんき
明治33(1900)年5月15日～昭和37(1962)年4月1日 [別]三鬼《さんき》
昭和期の俳人。現代俳句協会を設立、「天狼」を創刊し同人。句集「旗」「夜の桃」など。
¶大阪人，大阪文，岡山人，岡山百，岡山歴，神奈川人，京都文，近医，近現，近文，現朝，幻作，現情，現人，幻想，現日，現俳，国史，コン改，コン4，コン5，作家，滋賀文，詩作，史人，社史，新潮，新文，人名7，世紀，世百新，全書，大百，日人，俳句(三鬼　さんき)，俳文，百科，兵庫百，兵庫文，文学，平和，履歴，履歴2，歴大

斎藤紫英 さいとうしえい
文政4(1821)年～明治19(1886)年2月20日
江戸時代末期～明治時代の医師。医師の傍ら俳諧・茶道をする。
¶幕末，幕末大

斉藤成司 さいとうしげじ
大正11(1922)年～昭和63(1988)年
昭和期の医師。耳鼻咽喉科。
¶近医

斎藤茂太 さいとうしげた
大正5(1916)年3月21日～平成18(2006)年
昭和～平成期の医師、小説家。精神科、日本ペンクラブ副会長。斎藤茂吉の子。幅広い趣味人としても知られ、著書に「長男の本」「快妻物語」など。
¶近医，近文，現朝，現執1期，現執2期，現執3期，現執4期，現情，現日，新潮，世紀，日人，マス89

斎藤十朗 さいとうじゅうろう
昭和15(1940)年2月5日～
昭和～平成期の政治家。厚生大臣。参議院議員を6期つとめ、大蔵政務次官、参院議長などを歴任。
¶現情，現政，世紀，政治，日人

斎藤順作 さいとうじゅんさく
明治22(1889)年～昭和57(1982)年
明治～昭和期の陸軍軍医(皮膚科、泌尿器科)。
¶近医

斎藤章庵 さいとうしょうあん
文政12(1829)年～明治25(1892)年
江戸時代後期～明治期の漢蘭折衷医、教育家。
¶新潟百別

斎藤章二 さいとうしょうじ
大正3(1914)年～平成13(2001)年
昭和～平成期の医師。専門は薬理学(神経精神薬理学)。
¶近医

斎藤昭三 さいとうしょうぞう
昭和4(1929)年11月23日～
昭和期の内科学者。
¶群馬人

斉藤丈太郎 さいとうじょうたろう
明治7(1874)年～昭和21(1946)年3月9日
明治～昭和期の医師。
¶岩手人

斎藤恕堂 さいとうじょどう★
～明治21(1888)年10月7日
明治期の医師。
¶秋田人2

斎藤末吉 さいとうすえきち
明治18(1885)年～昭和31(1956)年
明治～昭和期の慈善公益家。
¶埼玉百

斎藤進 さいとうすすむ
～昭和56(1981)年
昭和期の医師。
¶山口人

斉藤達 さいとうすすむ
生没年不詳
明治期の大野郡立病院長。
¶飛驒

斎藤精一郎 さいとうせいいちろう
明治6(1873)年5月14日～昭和35(1960)年8月1日
明治～大正期の医学者。
¶岡山百，岡山歴，渡航([没]?)

斎藤静三 さいとうせいぞう
明治40(1907)年6月13日～
昭和期の歯科医師。
¶群馬人

斎藤拙堂 さいとうせつどう
寛政9(1797)年～慶応1(1865)年
江戸時代末期の儒学者。伊勢津藩校有造館学職。種痘館の設置に努めた。
¶朝日([没]慶応1年7月15日(1865年9月4日))，維新，江文，教育，近世，国史，国書([没]慶応1(1865)年7月15日)，コン改，コン4，詩歌，詩作([没]慶応1(1865)年7月15日)，史人([没]1865年7月15日)，人書94，新潮([没]慶応1(1865)年7月15日)，人名，世人([没]慶応1(1865)年6月15日)，世百，全書，大百，日史([没]慶応1(1865)年7月15日)，日人，幕末([没]1865年9月7日)，藩臣5，百科，三重([没]安政6年7月15日)，洋学，歴大，和俳

斎藤ぜん子 さいとうぜんこ
弘化3(1846)年2月13日～大正10(1921)年8月27日
明治～大正期の社会事業家。公益事業に尽力。
¶埼玉人，女性，女性普

斎藤十六 さいとうそろく
明治38(1905)年～昭和62(1987)年
大正～昭和期の医師。内科。
¶近医

斉藤隆 さいとうたかし
昭和16(1941)年7月16日～
昭和～平成期の医師、医学者。皮膚科、斎藤医院院長。
¶現執3期

斎藤武 さいとうたけし
大正14(1925)年～
昭和期の医師。
¶群馬人

斎藤多須久 さいとうたすく
天保6(1835)年～明治26(1893)年8月16日
江戸時代末期～明治期の神道家。医学・国学を修め、神仏分離に努める。大成教創立。
¶維新、郷土群馬、群馬人、神人(⊕天保1(1835)年8月17日)、人名、姓氏群馬、日人、幕末、幕末大(⊕天保6(1835)年8月17日)

斉藤竜雄(斎藤竜雄) さいとうたつお
*～昭和36(1961)年
昭和期の医師。日本共産党岩手県委員長。
¶岩手人(⊕1906年2月26日 ⊗1961年1月13日)、社史(斎藤竜雄 ⊕1907年 ⊗1961年1月14日)

斎藤玉男 さいとうたまお
明治13(1880)年4月14日～昭和47(1972)年10月13日
大正～昭和期の精神科医学者。日本医学専門学校教授、東京府立松沢病院副院長などを歴任。
¶科学、近医、群新百、群馬人、現情、人名7、世紀、日人

斎藤環 さいとうたまき
昭和36(1961)年～
昭和期の精神科医・評論家。
¶東北近、YA

斎藤太郎 さいとうたろう
大正7(1918)年4月21日～
昭和期の生物薬剤学者、臨床薬学者。日本大学教授、三和化学研究所顧問。
¶現執2期

斎藤親盛 さいとうちかもり
→如儡子(にょらいし)

斎藤千里 さいとうちさと
安政2(1855)年9月19日～*
江戸時代末期～明治期の社会事業家。
¶庄内(⊗明治28(1895)年12月1日)、山形百(⊕明治34(1901)年)

斎藤通玄 さいとうつうげん
?～享和2(1802)年
江戸時代中期～後期の藩医。
¶徳島百、徳島歴

斎藤津守 さいとうつもり
安永9(1780)年～安政1(1854)年
江戸時代後期の医師。
¶人名、日人、三重続

斎藤照一 さいとうてるいち
昭和13(1928)年～平成1(1989)年
昭和期の日原町農協組合長、鹿足郡厚生農協連会長。
¶島根歴

斎藤東渓 さいとうとうけい
生没年不詳
江戸時代中期の本草家。
¶国書

斎藤東仙 さいとうとうせん★
～享保18(1733)年9月
江戸時代中期の鍼科医。
¶秋田人2

斎藤稔正 さいとうとしまさ
昭和15(1940)年3月30日～
昭和～平成期の人格心理学者、異常心理学者。立命館大学教授。
¶現執3期

斎藤信彦 さいとうのぶひこ
大正14(1925)年～
昭和～平成期の医師。産婦人科、東京心身医療研究所理事長。
¶現執3期

斎藤昇 さいとうのぼる
明治36(1903)年1月28日～昭和47(1972)年9月8日
昭和期の官僚、政治家。参議院議員、運輸相、厚生相。内務省に入り、内務次官など経て初代国家地方警察本部長官。初代警察庁長官。
¶現朝、現情、現人、現日、コン改(⊕1912年)、コン4(⊕明治45(1912)年)、コン5(⊕明治45(1912)年)、新潮、世紀、政治、日人、山梨百2、履歴、履歴

斎藤兼光 さいとうひかり
文化8(1811)年～明治26(1893)年
江戸時代末期～明治期の本草学者。小石川に一白園を開設。掛川農学社設立の際、資料整備に貢献。
¶江文、国書(⊕文化8(1811)年6月6日 ⊗明治26(1893)年3月21日)、日人、洋学

斎藤寿雄 さいとうひさお
弘化4(1847)年～昭和13(1938)年
江戸時代末期～昭和期の医師、政治家。
¶郷土群馬、群新百、群馬人、群馬百、世紀(⊕弘化4(1847)年2月10日 ⊗昭和13(1938)年2月17日)、姓氏群馬、日人

斎藤英雄 さいとうひでお
大正3(1914)年～昭和59(1984)年
昭和期の医師。耳鼻咽喉科。
¶近医

斎藤文雄 さいとうふみお
明治29(1896)年8月～昭和39(1964)年4月8日
昭和期の小児科医学者。愛育研究所長、聖路加国際病院小児科長などを歴任。小児保健の向上に尽力。
¶近医、現情、人名7、世紀、日人

斎藤方策 さいとうほうさく
明和8(1771)年～嘉永2(1849)年
江戸時代後期の蘭方医。
¶朝日(⊗嘉永2年10月8日(1849年11月22日))、

大阪人（[生]明和7（1770）年　[没]嘉永2（1849）年10月），大阪墓（[没]嘉永2（1849）年10月8日），近世，国史，国書（[没]嘉永2（1849）年10月8日），新潮（[没]嘉永2（1849）年10月8日），人名，長崎遊，日人，洋学

斎藤真　さいとうまこと
明治22（1889）年6月14日～昭和25（1950）年1月2日
明治～昭和期の脳外科学者。愛知医科大学教授。
¶愛知百，科学，近医，世紀，姓氏宮城，日人

斎藤匡　さいとうまさ
大正3（1914）年？　～
昭和期の帝国女子医学専門学校読書会メンバー。
¶社史

斎藤正夫(1)　さいとうまさお
昭和23（1948）年7月18日～
昭和期の実業家、視覚障害者用ソフトウェア開発者。
¶視覚

斎藤正夫(2)　さいとうまさお
明治37（1904）年12月16日～昭和34（1959）年7月6日
大正・昭和期の医師。
¶飛騨

斎藤正己　さいとうまさみ
昭和4（1929）年～平成11（1999）年
昭和～平成期の医師。精神科。
¶近医

斎藤又蔵　さいとうまたぞう
明治39（1906）年～昭和51（1976）年
昭和期の川崎公害病友の会初代会長。
¶姓氏神奈川

斎藤茂吉（斉藤茂吉）　さいとうもきち
明治15（1882）年5月14日～昭和28（1953）年2月25日
大正～昭和期の歌人。長崎医科専門学校教授。「アララギ」の創刊に参加、編集を担当。歌集「赤光」「あらたま」など。
¶朝日，伊豆，岩歌，岩史，大分歴，角史，紀伊文，郷土長崎，近医，近現，近文，熊本人，群馬人，群馬百，現朝，幻作，現情，現人，幻想，現日，国史，コン改，コン4，コン5，埼玉文，佐賀百，作家，詩歌，滋賀文，詩作，史人，静岡百，静岡歴，思想，島根文，島根歴，重要，新宿，新潮，新文，人名7，精医，世紀，世人（[生]明治15（1882）年7月27日），世百，世百新，全書，大百，短歌，哲学，伝記，東北近，栃木歴，長崎百，長野歴，奈良文，日思，日史，日人，日本，百科，兵庫文，広島文，文学，平日，北海道文，山形百，山梨人，山梨百（斉藤茂吉），履歴，履歴2，歴大

斎藤元秋　さいとうもとあき★
～安永2（1773）年
江戸時代中期の藩医。
¶秋田人2

斎藤基道　さいとうもとみち
文政8（1825）年～明治42（1909）年11月9日
江戸時代末期～明治時代の医師。治療代が安く村民に慕われる。数学も研究。
¶高知人，幕末，幕末大

斎藤有記　さいとうゆうき
安政4（1857）年～大正7（1918）年　[別]斎藤有記《さいとうありき》
明治～大正期の海軍軍医。軍医総監。旅順海軍病院長などを務めた。
¶近医（さいとうありき），人名，世紀（[没]大正7（1918）年1月2日），日人

斎藤百合　さいとうゆり
明治24（1891）年3月31日～昭和22（1947）年1月17日
明治～昭和期の盲学校教師、社会福祉活動家。
¶愛知，愛知女，近女，視覚，女運，女史，女性，女性普，新潮，世紀，日人

斎藤与一郎　さいとうよいちろう
明治6（1873）年10月26日～昭和36（1961）年1月5日
明治～昭和期の医師。
¶渡航，北海道百，北海道歴

斎藤養元　さいとうようげん
享和3（1803）年～明治20（1887）年7月14日
江戸時代末期～明治期の医師。産子方。医業の傍ら自宅に漢学塾を開く。
¶会津（[生]文化3（1806）年），幕末，幕末大

斎藤養節　さいとうようせつ
文政3（1820）年～明治24（1891）年
江戸時代末期～明治期の大内川村の医師。
¶栃木歴

斎藤洋三　さいとうようぞう
昭和7（1932）年10月2日～
昭和～平成期の医師。耳鼻咽喉科、神尾記念病院顧問。スギ花粉症の専門家。著書に「アレルギー」など。
¶現執4期，世紀，日人

斎藤養達　さいとうようたつ
寛政5（1793）年1月23日～安政5（1858）年7月5日
江戸時代末期の医師（出羽秋田藩医）。
¶秋田人2，江文，国書，藩臣1，洋学

斎藤利世　さいとうりせい
大正8（1919）年～平成2（1990）年
昭和～平成期の歯科医。俳人・エッセイスト。
¶山形百新

斎藤竜安　さいとうりゅうあん
？　～大正3（1914）年
明治～大正期の札幌最初の医師。
¶札幌

斎藤良益　さいとうりょうえき
安永1（1772）年～天保11（1840）年
江戸時代後期の儒医。

¶人名，長崎遊，日人

斎藤良象 さいとうりょうぞう
明治22(1889)年10月27日～？
明治～昭和期の小児科医師。
¶心理

斉藤陸郎 さいとうろくろう
昭和3(1928)年～昭和63(1988)年
昭和期の医学者。
¶姓氏岩手

道祖土幸造 さいどこうぞう
元治1(1864)年2月29日～昭和9(1934)年2月28日
明治～昭和期の医師、政治家。埼玉県議会議員。
¶埼玉人，埼玉百

斎必簡 さいひっかん
→斎静斎（いつきせいさい）

佐井聞庵 さいぶんあん
生没年不詳
江戸時代後期の医師。
¶国書

西法 さいほう
天喜2(1054)年～大治1(1126)年
平安時代後期の天台宗の僧。貧者や病人の救済などに尽くした。
¶人名，日人，仏教（⑱大治1(1126)年9月23日）

西来居末仏 さいらいきょぶつ
？ ～天保2(1831)年
江戸時代の狂歌師、尾張藩の典医。
¶国書（⑱天保2(1831)年4月16日），人名，日人，和俳（生没年不詳）

最里公済 さいりこうさい
宝暦2(1752)年4月18日～文政2(1819)年10月8日
江戸時代中期～後期の医師。
¶国書

佐井立策 さいりっさく
生没年不詳
江戸時代中期の医師。
¶国書

サエキけんぞう
昭和33(1958)年7月28日～
昭和期の歯科医、ミュージシャン、俳優。
¶映男，テレ

佐伯重甫 さえきじゅうほ
生没年不詳
江戸時代後期の医師、狂歌師。
¶大阪人

佐伯矩 さえきただす
→佐伯矩（さいきただす）

佐伯道淵 さえきどうえん
文政4(1821)年～明治23(1890)年
江戸時代末期～明治期の医師。
¶人名，日人

佐伯藤之助 さえきとうのすけ
明治21(1888)年～昭和43(1968)年
昭和期の社会福祉事業家。
¶神奈川人

佐伯皎 さえきひさし
大正8(1919)年3月17日～
昭和期の宇宙医学者、重力生理学者。
¶現情

佐伯道明 さえきみちあき
延享4(1747)年～文化9(1812)年
江戸時代中期・後期の医師。
¶熊本人

佐伯義門 さえきよしかど
生没年不詳
江戸時代末期～明治期の本草家。
¶国書

佐伯理一郎 さえきりいちろう
文久2(1862)年3月5日～昭和28(1953)年5月30日
明治～昭和期の産婦人科医師、医史学者。横浜海軍病院を経て、京都同志社病院勤務、のち院長。京都看護婦学校校長となり、看護婦の教育に貢献。
¶海越新，科学，京都大，近医，現情，新潮，人名7，世紀，姓氏京都，渡航，日人

三枝勇雄 さえぐさいさお
大正10(1921)年7月16日～
昭和～平成期の医師、政治家。山梨市長、山梨県議会議員。
¶現政

三枝俊徳 さえぐさしゅんとく
→三枝峻徳（さいぐさしゅんとく）

三枝博 さえぐさひろし
明治41(1908)年～昭和58(1983)年
大正～昭和期の医師。専門は解剖学。
¶近医

早乙女紀代美 さおとめきよみ
平成期のカウンセラー。
¶YA

酒井昭 さかいあきら
大正9(1920)年1月22日～平成24(2012)年10月5日
昭和～平成期の植物学者、北海道大学名誉教授。専門は植物生理学。
¶科学

酒井栄蔵 さかいえいぞう
昭和26(1951)年1月16日～
昭和～平成期の社会運動家、公務員。
¶視覚

坂家富子 さかいえとみこ
昭和7(1982)年3月13日～
昭和期の高山市コスモス福祉作業所創設者。
¶飛騨

阪井亀定 さかいかめさだ
明治7(1874)年～昭和17(1942)年
明治～昭和期の医学者。
¶和歌山人

酒井其明 さかいきめい
文化5(1808)年～明治8(1875)年
江戸時代後期～明治期の芳賀郡下高根沢村の医師、私塾経営。
¶栃木歴

阪井清 さかいきよし
明治7(1874)年8月5日～？
明治～大正期の医師。
¶渡航

酒井潔 さかいきよし
明治27(1894)年～昭和50(1975)年
明治～昭和期の医師。小児科。
¶近医

酒井玄悦 さかいげんえつ
文政6(1823)年～明治21(1888)年
江戸時代末期～明治期の医師。
¶人名,日人

酒井玄秀 さかいげんしゅう
文政10(1827)年～明治36(1903)年
江戸時代後期～明治期の医師。
¶姓氏長野

坂井玄柏 さかいげんぱく
？～元禄1(1688)年8月14日
江戸時代前期の医師。
¶黄檗

酒井甲太郎 さかいこうたろう
明治1(1868)年8月5日～大正9(1920)年9月4日
明治～大正期の薬学者。九州帝国大学病院初代薬局長、福岡県薬剤師会長。
¶科学,福岡百

境沢栄美子 さかいざわえみこ
昭和3(1928)年12月1日～
昭和期の朗読ボランティア。
¶視覚

酒井三伯 さかいさんぱく
？～元和9(1623)年
江戸時代前期の藩医師。
¶和歌山人

酒井繁 さかいしげる
明治18(1885)年2月13日～昭和4(1929)年12月17日
大正期の医師。愛知医科大学教授を務めた。
¶科学,近医,人名,世紀,日人

酒井シヅ さかいしづ
昭和10(1935)年6月22日～
昭和～平成期の医学者。順天堂大学教授、野間医学科資料館常任理事。専門は医史学。著書に「江戸時代の西洋医学の受容」「医学の歴史」など。
¶現朝,現執4期,世紀,日人

酒井勝貫 さかいしょうかん
嘉永6(1853)年8月15日～大正13(1924)年7月26日
江戸時代末期～大正期の医師、社会福祉事業家。
¶庄内,山形百

酒井澄 さかいすみ
明治42(1909)年～
昭和期の医師、政治家。五泉診療所所長、五泉市議会議員。
¶社運

坂井精一 さかいせいいち
明治8(1875)年10月11日～昭和8(1933)年4月28日
明治～昭和期の医師。
¶渡航

坂井聖二 さかいせいじ
昭和25(1950)年～平成21(2009)年
昭和～平成期の医師。専門は精神科、児童精神医学。
¶近医

酒井卓造 さかいたくぞう
明治12(1879)年10月～昭和15(1940)年6月5日
明治～昭和期の医師。
¶渡航

酒井武 さかいたけし
昭和18(1943)年9月24日～
昭和～平成期の病院職員、病院経営研究者。日本病院経営研究所参与、全国病院労務管理学会事務局次長。
¶現執3期

坂井建雄 さかいたつお
昭和28(1953)年5月12日～
昭和～平成期の医学者、医学書執筆者。順天堂大学教授。
¶現執4期,YA

酒井谷平 さかいたにへい
明治11(1878)年～昭和37(1962)年
明治～昭和期の医師。専門は内科、温泉医学。
¶近医

堺哲郎 さかいてつろう
明治44(1911)年～昭和44(1969)年
大正～昭和期の医師。外科(消化器)。
¶近医,新潟百

坂惟天 さかいてん
*～慶長3(1598)年 ㊙民部卿法印《みんぶきょうほういん》
戦国時代～安土桃山時代の医師。
¶戦国(㊐1534年),戦人(㊐天文2(1533)年)

酒井融 さかいとおる
天保11(1840)年～大正9(1920)年8月30日
江戸時代末期～大正時代の医師、主計将校。陸軍に入り、西南の役に主計主任として熊本籠城を成功させる。

¶高知人，幕末，幕末大（[生]天保11（1840）年8月22日）

酒井篤礼 さかいとくれい
*〜明治14（1881）年3月14日
明治期の日本ハリストス正教会司祭。
¶キリ（[生]？），姓氏宮城（[生]1835年）

酒井利貞 さかいとしさだ
安土桃山時代の眼科医。
¶眼科

さ

酒井利泰 さかいとしやす
嘉永6（1853）年〜大正10（1921）年
江戸時代後期〜大正期の眼科医。
¶眼科

酒井ハル さかいはる
明治35（1902）年〜昭和60（1985）年
大正・昭和期の助産婦。母子健康センター建設。
¶宮崎百一

酒井彦一 さかいひこいち
昭和6（1931）年12月27日〜平成19（2007）年3月5日
昭和〜平成期の生化学者、東京大学名誉教授。専門は細胞生理学。
¶科学

酒井久江 さかいひさえ
昭和17（1942）年2月7日〜
昭和期の福祉施設役員員。
¶視覚

酒井恒 さかいひさし
昭和3（1928）年〜平成20（2008）年
昭和〜平成期の医師。専門は解剖学（神経解剖）、医史学。
¶近医

酒井文徳 さかいふみのり
大正10（1921）年〜平成7（1995）年
昭和〜平成期の医師。専門は薬理学。
¶近医

坂井豊作 さかいほうさく
生没年不詳
江戸時代末期の医師。
¶国書

酒井黙禅 さかいもくぜん
明治16（1883）年3月15日〜昭和47（1972）年1月8日
明治〜昭和期の医師、俳人。
¶愛媛百，現俳，俳文，福岡百（[没]昭和47（1972）年1月7日）

酒井悌 さかいやすし
大正2（1913）年9月1日〜平成4（1992）年2月28日
昭和期の教育者。中華民国国立北平大学教授。
¶視覚

酒井勇策 さかいゆうさく
文政13（1830）年1月15日〜
江戸時代末期の医師。
¶飛騨

酒井義篤 さかいよしあつ
宝暦9（1759）年〜天保10（1839）年
江戸時代中期〜後期の筑後久留米藩医。
¶国書，藩臣7，福岡百（[没]天保10（1839）年5月30日）

酒井理一郎 さかいりいちろう
弘化1（1844）年〜大正11（1922）年
江戸時代後期〜明治期の実業家。毛織物の国産化に努めた。また慈善事業などにも尽くした。
¶世紀（[生]弘化1（1845）年 [没]大正11（1922）年11月），姓氏愛知，日人

酒井隆吉 さかいりゅうきち
明治22（1889）年9月〜昭和9（1934）年12月30日
大正〜昭和期の薬学者。北海道帝国大学教授。北海道帝国大学医学部付属病院薬剤局長などを務めた。
¶科学，人名（[生]1883年 [没]1928年），世紀，日人

酒井和太郎 さかいわたろう
明治16（1883）年〜昭和47（1972）年
明治〜昭和期の医師・俳人。
¶愛媛

坂上英 さかうええい
大正11（1922）年12月24日〜
昭和期の眼科学者。愛媛大学教授。
¶現情

阪上玄道 さかうえはるみち
〜天保8（1837）年9月27日
江戸時代後期の医師。
¶飛騨

栄木三浦 さかえきみほ
明治36（1903）年1月〜昭和12（1937）年11月13日
昭和期の社会事業家教育者。女性社会事業家の養成とその組織化、強力化に尽力。
¶女性，女性普

栄陽子 さかえようこ
昭和22（1947）年4月6日〜
昭和〜平成期の留学カウンセラー、国際教育評論家。栄陽子留学研究所主宰。
¶現執3期，現執4期

坂上玄長 さかがみげんちょう
生没年不詳
江戸時代後期の医師。
¶国書

坂上昌栄 さかがみしょうえい
江戸時代後期の眼科医。
¶眼科

坂上利夫 さかがみとしお
大正9（1920）年〜平成10（1998）年
昭和〜平成期の医師。専門は生化学。
¶近医

榊順次郎　さかきじゅんじろう
安政6（1859）年頃～昭和14（1939）年11月16日
明治～昭和期の医師。産科婦人科学を研究するためにドイツに留学。日本産婆看護学校を創立。
¶海越（[生]安政6（1859）年頃），海越新，科学（[生]1859年（安政6）6月13日），静岡歴，渡航（[生]1859年6月13日）

榊忠三　さかきちゅうぞう
明治11（1878）年2月～大正4（1915）年
明治期の婦人科医。医学博士。子宮筋肉癌の化学的研究など多数の論文を著す。
¶科学（[没]1915年（大正4）2月11日），人名，日人

榊俶　さかきはじめ
安政4（1857）年8月28日～明治30（1897）年2月6日
明治期の医学者。巣鴨病院医長。神経系統の病理をふまえた近代の精神病学の祖。精神病患者の権利向上に寄与。
¶朝日（[生]安政4年8月28日（1857年10月15日）），海越，海越新，科学，近医，コン改，コン5，静岡歴，人名，精医，渡航，日人

榊原仟　さかきばらしげる
明治43（1910）年10月13日～昭和54（1979）年9月28日
昭和期の外科医師。東京女子医専教授。東京女子医大に日本心臓血圧研究所を設置、所長。心臓外科を開拓。
¶科学，郷土福井，近医，現朝，現情，現人，現日，コン改，コン4，コン5，新潮，世紀，全書，日人，日本，福井百，マス89，履歴，履歴2

榊原達夫　さかきばらたつお
？　～平成13（2001）年3月25日
昭和～平成期の箏曲家。日本赤十字社三重県支部点訳奉仕団委員長。
¶新芸

榊原ツギ　さかきばらつぎ
明治23（1890）年～？
明治～昭和期の看護師。
¶近医

榊原亨　さかきばらとおる
明治32（1899）年11月3日～平成4（1992）年1月27日
大正～平成期の医師、政治家。専門は外科（心臓外科）。
¶岡山百（[生]明治32（1899）年11月6日），岡山歴，近医，政治

榊原洋一　さかきはらよういち
昭和26（1951）年12月15日～
昭和～平成期の医師。専門は、小児科学、発達神経学、神経生化学。
¶現執4期

榊保三郎　さかきやすさぶろう
明治3（1870）年4月24日～昭和4（1929）年3月19日
明治～昭和期の医師。国際的な精神病学者。児童心理学、若返り法研究の大立者。
¶科学，近医，人名，心理，渡航，日人，福岡百

榊佳之　さかきよしゆき
昭和17（1942）年9月9日～
昭和～平成期の研究者。東京大学医科学研究所教授、理化学研究所ゲノム科学総合研究センター・プロジェクトディレクター、ヒトゲノム国際機構（HUGO）会長。
¶現執4期

坂口勇　さかぐちいさむ
明治13（1880）年～昭和33（1958）年
大正期の泌尿器科学者。日本泌尿器病学会会長。日本泌尿器病学会の創立に尽力。日本での膀胱鏡の自主作製に成功。
¶科学，近医，現情，人名7，世紀，渡航（[生]1880年2月11日），日人（[没]昭和33（1958）年12月26日）

阪口涯子　さかぐちがいし
明治34（1901）年11月11日～平成1（1989）年9月20日　[別]阪口秀二郎《さかぐちしゅうじろう》
昭和期の俳人。
¶近医（阪口秀二郎　さかぐちしゅうじろう），近文，現情，現俳，世紀，俳文

阪口玄二　さかぐちげんじ
昭和2（1927）年9月17日～平成23（2011）年10月18日
昭和～平成期の獣医学者、大阪府立大学名誉教授。専門は応用獣医学、獣医公衆衛生学。
¶科学

坂口康蔵　さかぐちこうぞう
明治18（1885）年12月2日～昭和36（1961）年7月28日
大正～昭和期の内科医学者。東京大学教授。東京警察病院初代院長。糖尿病研究の権威者として著名。
¶科学，近医，現情，人名7，世紀，日人

坂口しな　さかぐちしな
大正3（1914）年～
昭和期の看護婦。日本共産党関係者。
¶社史

阪口秀二郎　さかぐちしゅうじろう
→阪口涯子（さかぐちがいし）

坂口晋一郎　さかぐちしんいちろう
明治32（1899）年～昭和55（1980）年
大正～昭和期の歯科医師。
¶鳥取百

坂口清一　さかぐちせいいち
明治32（1899）年7月20日～平成5（1993）年7月30日
昭和期の教育者、生物学者。香川薬草会会長。
¶世紀，日人

坂口力　さかぐちちから
昭和9（1934）年4月1日～
昭和～平成期の政治家。衆議院議員、厚生労働相。
¶現政，政治

坂口登　さかぐちのぼる
明治32（1899）年～昭和54（1979）年

さかくち

大正～昭和期の政治家。更埴市長、医師。
¶長野歴

坂口弘 さかぐちひろし
大正13(1924)年～平成10(1998)年
昭和～平成期の医師。専門は病理学。
¶近医

坂口文仲 さかぐちぶんちゅう
安永9(1780)年～弘化3(1846)年
江戸時代中期～後期の医家。
¶新潟百

坂口平兵衛 さかぐちへいべい
→坂口平兵衛(さかぐちへいべえ)

坂口平兵衛 さかぐちへいべえ
安政1(1854)年～昭和8(1933)年　⑲坂口平兵衛《さかぐちへいべい》
明治～昭和期の実業家。米子の産業育成、学校創立を進めたほか、博愛病院を設立。
¶鳥取百(さかぐちへいべい)、日人

坂九仏 さかくぶつ
鎌倉時代の京都の医師。名声を得、治療をねがう者が門前市をなした。
¶人名、日人(生没年不詳)

阪倉中甫 さかくらちゅうほ
～嘉永6(1853)年12月26日
江戸時代後期の医師・俳人。
¶飛騨

坂元慎 さかげんしん
宝暦2(1752)年～文政4(1821)年
江戸時代中期の加州の本草家。
¶国書(㊥文政4(1821)年4月15日)、人名、姓氏石川(㊥?)、日人

坂崎利一 さかざきりいち
大正9(1920)年8月21日～平成14(2002)年1月11日
昭和～平成期の獣医。専門は微生物学。
¶科学、近医

坂士仏 さかしぶつ
？～応永22(1415)年3月3日
南北朝時代～室町時代の医師。
¶朝日(㊥応永22年3月3日(1415年4月12日))、鎌室(生没年不詳)、国史、国書(㊥嘉暦2(1327)年)、古中、コン改(生没年不詳)、コン4(生没年不詳)、コン5、史人(㊥1327年、(異説)1328年)、思想史、新潮、人名、姓氏京都、日史(㊥嘉暦2(1327)年)、日人(㊥1327年)、歴大

坂十仏 さかじゅうぶつ
生没年不詳　⑲十仏《じゅうぶつ》
南北朝時代の連歌僧。
¶朝日、鎌室、国書、コン改、コン4、コン5、新潮、人名、姓氏京都、世人、日人、俳文(十仏じゅうぶつ)、和俳

佐賀純一 さがじゅんいち
昭和16(1941)年～
昭和～平成期の医師、環境保護活動家。耳鼻科、佐賀医院副院長。
¶現執3期

坂浄運 さかじょううん
生没年不詳
室町時代の医師。坂士仏の子浄快の玄孫。
¶朝日、鎌室、国書、古中、コン改、コン4、コン5、史人、新潮、人名、姓氏京都、世人、対外、日人、歴大

坂浄快 さかじょうかい
生没年不詳
室町時代の医師。
¶京都大、国書、人名、日人

坂浄喜 さかじょうき
生没年不詳
室町時代の医師。
¶国書、人名、日人

坂浄慶 さかじょうけい
天文23(1554)年～慶長19(1614)年
安土桃山時代の医師。
¶人名、日人

坂浄見 さかじょうけん
生没年不詳
室町時代の医師。
¶国書、人名、日人

坂浄孝 さかじょうこう
生没年不詳
室町時代の医師。
¶国書、人名、日人

坂浄秀 さかじょうしゅう
生没年不詳
室町時代の医師。
¶国書、人名、日人

坂浄勝 さかじょうしょう
＊～天正12(1584)年
室町時代の医師。
¶人名、姓氏京都(㊥?)、日人(㊥1550年)

坂浄忠 さかじょうちゅう
永正8(1511)年～永禄8(1565)年
室町時代の医師。
¶国書(生没年不詳)、人名、日人

坂田明 さかたあき
明治7(1874)年3月17日～昭和30(1955)年12月21日
明治～昭和期の助産婦。
¶岡山歴

坂田快太郎 さかたかいたろう
慶応1(1865)年10月28日～昭和6(1931)年
明治～昭和期の医家。岡山県病院外科医長などを務めた。
¶岡山人、岡山百(㊥慶応2(1866)年　㊦昭和6

(1931)年6月1日)，岡山歴([没]昭和6(1931)年1月20日)，科学([没]1931年(昭和6)1月20日)，近医，人名，世紀([没]昭和6(1931)年1月20日)，渡航([生]1865年10月15日　[没]1931年1月22日)，日人

酒田元竜(坂田元竜)　さかたげんりゅう
明和8(1771)年～天保6(1835)年
江戸時代後期の江戸の眼科医。
¶大阪人([没]天保6(1835)年2月)，大阪墓([没]天保6(1835)年2月9日)，眼科(坂田元竜)

阪田作右衛門　さかたさくえもん
生没年不詳
明治期の医師。
¶飛驒

坂田周一　さかたしゅういち
昭和25(1950)年～
昭和～平成期の社会福祉研究者。立教大学教授。
¶現執2期

坂田待園　さかたたいえん
天保6(1835)年～明治23(1890)年7月7日
明治期の医師。
¶岡山人，岡山百，岡山歴([生]天保6(1835)年7月15日)

坂田隆　さかたたかし
昭和26(1951)年3月22日～
昭和～平成期の大腸生理学者。石巻専修大学助教授。
¶現執3期

坂田道太　さかたみちた
大正5(1916)年7月18日～平成16(2004)年1月13日
昭和期の政治家。衆議院議長、法務大臣。厚生相、文部相、防衛庁長官などを歴任。著書に「大学―混迷から再建へ」など。
¶熊本百，現朝，現執1期，現執2期，現情，現人，現政，現日，コン4，コン5，新潮，世紀，政治，日人，履歴，履歴2

坂田滝尾　さかたろうび
江戸時代後期の眼科医。
¶眼科

酒戸弥二郎　さかとやじろう
明治39(1906)年1月24日～昭和51(1976)年10月5日
昭和期の生化学者。静岡大学教授。京都府茶業研究所所長。玉露に含まれるうまみ成分テアニンの発見。
¶科学，現情，新潮，人名7，世紀，日人

坂猶興　さかなおおき
明治35(1902)年～昭和32(1957)年2月26日
昭和期の政治家、医師。塩釜市議会議員。
¶社運，社史

坂ノ上時子　さかのうえときこ
大正15(1926)年1月4日～
昭和期の保健婦。
¶飛驒

坂上正道　さかのうえまさみち
大正15(1926)年5月30日～平成18(2006)年
昭和～平成期の医師。小児科、北里大学教授、日本小児科学会会長。
¶近医，現執3期

坂野元秀　さかのげんしゅう
生没年不詳
江戸時代末期の医師。
¶長崎遊

坂野雄二　さかのゆうじ
昭和26(1951)年3月23日～
昭和～平成期の臨床心理学者。早稲田大学教授。
¶現執3期，現執4期

坂部孝　さかべたかし
大正12(1923)年～平成9(1997)年
昭和～平成期の医師。外科(消化器)。
¶近医

坂部弘之　さかべひろゆき
大正4(1915)年～平成9(1997)年
昭和～平成期の医師。専門は産業医学、公衆衛生学。
¶近医

坂巻煕　さかまきひろむ
昭和10(1935)年5月25日～
昭和～平成期の社会福祉学者。淑徳大学教授。
¶現執3期

坂村徹　さかむらてつ
明治21(1888)年10月13日～昭和55(1980)年10月18日
大正～昭和期の植物生理学者。コムギの染色体の解明、カビ類の生理学的研究で知られる。
¶科学，現朝([生]1888年10月12日)，現情，札幌([生]明治21年10月12日)，植物，新潮，世紀，日人，日本，広島百，北海道百，北海道歴

坂本昭　さかもとあきら
大正2(1913)年～昭和53(1978)年
昭和期の内科医、政治家。
¶近医，高知人

坂本輯　さかもとあつむ
明治21(1888)年9月7日～昭和49(1974)年9月30日
大正～昭和期の内科医。
¶宮崎百

坂本渭川　さかもといせん
文化2(1805)年～明治11(1878)年6月7日
江戸時代末期～明治時代の岩国藩士、藩医。養老館教授。吉川家譜を編集。
¶幕末，幕末大

坂本皆山　さかもとかいざん
生没年不詳
江戸時代後期の医師。
¶国書

坂本和夫 さかもとかずお
昭和2(1927)年6月14日～
昭和～平成期の医師。外科、長野県厚生連小諸厚生総合病院長。
¶現執3期

坂本邦樹 さかもとくにき
大正13(1924)年～平成13(2001)年
昭和～平成期の医師。皮膚科。
¶近医

坂元敬止 さかもとけいし
文化10(1813)年～嘉永5(1852)年
江戸時代後期の医師。
¶長崎遊

坂本浩雪(阪本浩雪) さかもとこうせつ
寛政12(1800)年～嘉永6(1853)年 [別]坂本浩然《さかもとこうぜん,さかもとこうねん》,坂本純沢《さかもとじゅんたく》
江戸時代末期の医師、本草家。「菌譜」「百花図纂」などを作成。
¶朝日(坂本浩然 さかもとこうねん [没]嘉永6年8月26日(1853年9月28日)),国書(坂本浩然 さかもとこうねん [没]嘉永6(1853)年8月26日),新潮(坂本純沢 さかもとじゅんたく),人名,日人,洋学(坂本浩然 さかもとこうぜん),和歌山人(阪本浩雪)

坂本浩然 さかもとこうぜん
→坂本浩雪(さかもとこうせつ)

坂本浩然 さかもとこうねん
→坂本浩雪(さかもとこうせつ)

坂本重弘 さかもとしげひろ
明治22(1889)年4月1日～昭和20(1945)年11月22日
大正・昭和期の医師。
¶飛騨

坂本静男 さかもとしずお
昭和25(1950)年～
昭和～平成期のスポーツ医学者、内科学者。国際武道大学教授。
¶現執3期,現執4期([生]1950年8月13日)

坂本嶋嶺 さかもとしまね
明治24(1891)年6月26日～昭和41(1966)年11月12日
昭和期の生理学者。東京大学教授。順天堂大学、新潟大学教授などを歴任。生理学者の育成に尽力。
¶科学,科技([生]1891年6月),近医,現情([生]1891年6月 [没]1966年6月26日),人名7,世紀,日人

坂本秀岱 さかもとしゅうたい
天保11(1840)年～明治26(1893)年
江戸時代後期～明治期の医学者。
¶和歌山人

坂本朱拙 さかもとしゅせつ
*～享保18(1733)年 [別]朱拙《しゅせつ》
江戸時代中期の医師、俳人。九州蕉門の先駆者。
¶大分歴([生]明暦2(1656)年),大阪人([生]明暦2(1656)年),国書(朱拙 しゅせつ [生]承応2(1653)年 [没]享保18(1733)年6月4日),人名,日人([生]1653年),俳諧(朱拙 しゅせつ [生]?),俳句(朱拙 しゅせつ [没]享保18(1733)年6月4日),俳文(朱拙 しゅせつ [生]承応2(1653)年 [没]享保18(1733)年6月4日),和俳([生]?)

坂本純庵 さかもとじゅんあん
生没年不詳
江戸時代後期の医師、本草家。
¶国書

坂本純沢 さかもとじゅんたく
→坂本浩雪(さかもとこうせつ)

坂元正一 さかもとしょういち
大正13(1924)年1月20日～平成18(2006)年12月28日
昭和～平成期の産婦人科学者。
¶科学,近医,現朝,世紀,日人

阪本千太郎 さかもとせんたろう
明治20(1887)年～昭和44(1969)年
明治～昭和期の医師。
¶群馬人

坂本堯 さかもとたかし
昭和2(1927)年～
昭和期の宗教学・医学的心理学者。聖マリアンナ医科大学教授。
¶現執1期

坂本恒雄 さかもとつねお
明治21(1888)年～昭和47(1972)年
明治～昭和期の医師。内科。
¶近医

坂本鶴子 さかもとつるこ
明治2(1869)年12月12日～昭和26(1951)年12月27日
明治～昭和期の婦人運動家、教育者。岡山博愛会理事、岡山高等女子職業学校校長。廃娼問題、婦人解放運動などに活躍するほか、社会事業にも携わる。
¶岡山人,岡山歴,女性,女性普([生]明治2(1869)年頃12月12日)

坂本時雄 さかもとときお
明治36(1903)年2月19日～昭和27(1952)年7月21日
昭和期の児童福祉家。
¶岡山歴

阪本捷房 さかもととしふさ
明治39(1906)年7月16日～昭和61(1986)年4月2日
昭和期の電気工学者。東京大学教授、国際医用電子・生体工学連合会会頭。医用電子工学の草分け。心電計や脳波記録装置などの開発に尽力。
¶科学,現情

坂本信夫 さかもとのぶお
昭和6(1931)年～平成19(2007)年

昭和～平成期の医師。内科(糖尿病学)。
¶近医

坂本則美 さかもとのりみ
→坂本則美(さかもとのりよし)

坂本哲康 さかもとのりやす
？～
昭和～平成期の医師。日本ソフトカイロプラクティック協会長、坂本健康回復センター院長。
¶現執3期

坂本則美 さかもとのりよし
*～大正2(1913)年　[別]坂本則美《さかもとのりみ》
明治期の実業家。高知慈善協会を設立、貧児救育事業に尽力。
¶京都大([生]弘化4(1847)年)，高知人([生]1847年)，人名(さかもとのりみ　[生]1850年)，姓氏京都([生]1847年)，鉄道(さかもとのりみ　[生]1850/1847年　[没]1913年10月15日)，日人([生]1848年)

坂本秀夫 さかもとひでお
明治32(1899)年～昭和42(1967)年
大正～昭和期の医師。内科。
¶近医

坂本弘 さかもとひろし
昭和3(1928)年11月2日～平成19(2007)年
昭和～平成期の衛生学者。三重大学教授。
¶近医，現執3期

阪本蘋園 さかもとひんえん
安政4(1857)年6月24日～昭和11(1936)年1月23日
明治～昭和期の漢詩人、役人。日本赤十字副社長、枢密院顧問官。作品に「台島詩程」など。
¶近文，世紀

坂本フジヱ さかもとふじえ
生没年不詳
昭和・平成期の助産師。
¶紀南

坂本藤良 さかもとふじよし
昭和1(1926)年11月5日～昭和61(1986)年9月15日
昭和期の経営評論家。日本ビジネススクール学長。家業は製薬会社。"経営学ブーム"をまき起す。日本マンパワー社長、東急百貨店の役員などを歴任。
¶現朝，現執1期，現執2期，現情，現人，現日，新潮，世紀，日人

坂本正幸 さかもとまさゆき
明治41(1908)年1月15日～昭和56(1981)年5月4日
昭和期の植物病理学者。東北大学教授。
¶科学，世紀，日人，宮城百

坂本玄子 さかもとみちこ
昭和2(1927)年5月11日～
昭和～平成期の保健婦、養護教諭。看護教育に従事する傍ら、子どもの身体と教育について研究。著書に「性を教える」。
¶現朝，現執2期，世紀，日人

坂本宗文 さかもとむねふみ
生没年不詳
江戸時代後期の医師。
¶国書

坂本弥兵衛 さかもとやへえ
生没年不詳
江戸時代中期の幕府の駒場薬園同心。
¶国書

坂本養安 さかもとようあん
生没年不詳
江戸時代中期の医師。
¶国書

坂本要斎 さかもとようさい
天明4(1784)年～弘化4(1847)年10月29日
江戸時代中期～後期の漢方医・寺子屋師匠。
¶埼玉人

坂本義夫 さかもとよしお
明治2(1869)年～昭和16(1941)年2月20日
明治～昭和期の政治家、新聞人、社会事業家。
¶岡山人，岡山歴

坂本頼蔵 さかもとらいぞう
明治3(1870)年～昭和19(1944)年
明治～昭和期の社会事業家。
¶鳥取百

阪本隆哉 さかもとりゅうさい
嘉永5(1852)年～明治41(1908)年
明治期の医師。電音計の発明者。
¶科学([没]明治41(1908)年5月4日)，近医，人名，日人

相良元貞 さがらげんてい
→相良元貞(さがらもとさだ)

相良蜻州 さがらせいしゅう
生没年不詳
江戸時代末期の医師。
¶長崎遊

相良知安 さがらちあん
→相良知安(さがらともやす)

相良知安 さがらともやす
天保7(1836)年2月16日～明治39(1906)年6月10日　[別]相良知安《さがらちあん》
明治期の医師。鍋島直正の侍医として上京。医学取調御用掛となり医学教育の西洋化に尽力。
¶朝日(さがらちあん　[生]天保7年2月16日(1836年4月1日))，江文，科学，近医，近現，国史，佐賀百(さがらちあん)，史人，新潮，人名(さがらちあん)，長崎遊，日史，日人，幕末(さがらちあん　[没]1906年6月14日)，幕末大(さがらちあん(ともやす)　[没]明治39(1906)年6月14日)，藩臣7(さがらちあん)，百科，洋学

さ

相良元貞 さがらもとさだ
天保12（1841）年～明治8（1875）年10月16日
[別]相良元貞《さがらげんてい》
江戸時代末期～明治期の医学者。医学研究のためドイツに留学。
¶海越，海越新，近医（さがらげんてい），国際，渡航

相良丰光 さがらよしみつ
昭和2（1927）年12月12日～
昭和～平成期の市民運動家。「全国スモンの会」会長。国、製薬会社などを相手取って東京地裁にスモン訴訟をおこし、勝訴。
¶世紀

佐川晃 さがわあきら
嘉永2（1849）年12月17日～明治29（1896）年11月6日
明治期の海軍軍医監。
¶庄内

佐川一郎 さがわいちろう
明治40（1907）年～平成12（2000）年
大正～平成期の医師。小児科。
¶近医

佐川喜一 さがわきいち
大正15（1926）年12月10日～平成1（1989）年8月22日
昭和期の生理学者。ジョンズ・ホプキンス大学教授。循環生理学の世界的権威。アメリカにおいて循環生理学の研究と教育に従事。
¶科学，近医，世紀，日人

坂輪以直 さかわもちなお
安永5（1776）年～文化7（1810）年4月6日
江戸時代後期の儒医。
¶東三河

佐川弥之助 さがわやのすけ
大正11（1922）年～平成9（1997）年
昭和～平成期の医師。専門は外科（結核外科）、呼吸生理学。
¶近医

佐木理人 さきあやと
昭和48（1973）年10月30日～
昭和～平成期の社会運動家、編集者。
¶視覚

崎田隆夫 さきたたかお
大正9（1920）年4月22日～平成14（2002）年8月19日
昭和～平成期の内科学者。筑波大学教授、日本消化器内視鏡学会理事長。専門は消化器内科。消化器内視鏡のパイオニアとして知られ、胃腸がんの早期発見診断学を確立。
¶近医，新潮，世紀，日人

佐喜間 さきま
慶安3（1650）年～？
江戸時代前期～中期の医師、思納の与人役。
¶姓氏鹿児島

崎山寛好 さきやまかんこう
尚泰17（1864）年7月20日～明治42（1909）年6月29日
江戸時代末期～明治期の医師。
¶沖縄百，姓氏沖縄

向山周慶 さきやましゅうけい
延享3（1746）年～文政2（1819）年　[別]向山周慶《むかいやましゅうけい，むこうやましゅうけい》
江戸時代中期～後期の讃岐国大内郡湊村の医師。讃岐糖業の祖。
¶朝日（[生]延享3年9月16日（1746年10月30日）[没]文政2年9月26日（1819年11月13日）），香川人，香川百，郷土香川，近世，国史，讃岐，史人（[生]1746年9月16日　[没]1819年9月26日），食文（むこうやま〈むかいやま，さきやま〉しゅうけい　[生]延享3年9月16日（1746年10月30日）[没]文政2年9月26日（1819年11月13日）），新潮（[生]延享3（1746）年9月16日　[没]文政2（1819）年9月26日），人名（むこうやましゅうけい），世人，日人，藩臣6

崎山毅 さきやまたけし
明治33（1900）年～昭和44（1969）年
大正～昭和期の医学博士。郷土史家。
¶姓氏沖縄

作庵 さくあん
生没年不詳
安土桃山時代の医師。
¶京都

作田明 さくたあきら
昭和25（1950）年6月29日～
昭和～平成期の精神科医、コメンテーター。
¶現執4期

作田勉 さくたつとむ
昭和18（1943）年1月25日～
昭和～平成期の医師、精神医学者。精神神経科、国際文化交流事業団理事長。
¶現執3期

作田つね さくだつね
明治37（1904）年11月18日～昭和11（1936）年
大正～昭和期の看護婦。岡山市の長島愛生園でハンセン病患者を献身的に看護。
¶近女，女性，女性普

佐口栄 さぐちさかえ
明治18（1885）年6月3日～昭和30（1955）年6月15日
明治～昭和期の医師。専門は解剖学。
¶近医，飛騨

佐口卓 さぐちたかし
大正12（1923）年1月2日～平成12（2000）年
昭和～平成期の社会保障研究者、医療保障研究者。早稲田大学教授。
¶近医，現執1期，現執2期，現執3期

佐久間昭 さくまあきら
昭和5（1930）年5月5日～

昭和〜平成期の臨床薬理学者。東京医科歯科大学教授。
¶現情

佐久間兼信 さくまけんしん
明治13(1880)年〜昭和40(1965)年
明治〜昭和期の医師。産婦人科。
¶近医

佐久間礼三郎 さくまれいざぶろう
大正4(1915)年9月22日〜
昭和期の生化学者。岐阜薬科大学教授。
¶現情

桜井郁二郎 さくらいいくじろう
嘉永5(1852)年〜大正4(1915)年
明治期の医師。産婦人科。日本初の近代医学による桜井病院を開設。著書に「産科論」。
¶科学([生]1852年(嘉永5)9月6日　[没]1915年(大正4)2月10日), 近医, 群馬人, 群馬百, 先駆, 日人

桜井功 さくらいいさお
明治10(1877)年2月15日〜?
明治〜大正期の産婦人科医。
¶渡航

桜井勘六 さくらいかんろく
元治2(1865)年1月14日〜大正7(1918)年9月18日
明治〜大正期の薬剤師。
¶富山百

桜井喜吉 さくらいききち
文久2(1862)年〜大正5(1916)年
明治〜大正期の医師。
¶姓氏宮城

桜井慶山 さくらいけいざん
嘉永2(1849)年〜大正14(1925)年
江戸時代末期〜大正期の上今泉の医師。
¶姓氏神奈川

桜井小膳 さくらいこぜん
明和2(1765)年〜天保9(1838)年
江戸時代中期〜後期の蝦夷松前藩医。
¶藩臣1

桜井三折 さくらいさんせつ
享保15(1730)年〜寛政8(1796)年10月
江戸時代中期〜後期の町医。
¶庄内

桜井忠興 さくらいただおき
嘉永1(1848)年〜明治28(1895)年4月29日　[別]松平忠和《まつだいらただかず》,松平忠興《まつだいらただおき,まつだいらだおき》
江戸時代末期〜明治期の尼崎藩主。尼崎藩知事、貴族院議員。日本赤十字社の前身博愛社の創立に尽力。
¶維新([生]1847年), 維新(松平忠和　まつだいらただかず　[生]1851年　[没]1917年), 諸系, 神人([生]嘉永1(1848)年1月8日), 人名([生]1847年), 徳川松(松平忠興　まつだいらただおき), 日人, 幕末, 幕末大([生]弘化5(1848)年1月8日), 藩主3(松平忠興　まつだいらただおき　[生]嘉永1(1848)年1月　[没]明治28(1895)年7月), 兵庫人([生]弘化4(1847)年), 兵庫百([生]弘化4(1847)年)

桜井恒次郎 さくらいつねじろう
明治5(1872)年3月17日〜昭和3(1928)年
大正期の医学者、体操研究家。九州大学教授。
¶科学([没]1928年(昭和3)8月21日), 近医, 人名, 世紀([没]昭和3(1928)年8月25日), 体育, 渡航([没]1928年8月25日), 日人([没]昭和3(1928)年8月25日), 兵庫人([没]昭和3(1928)年8月29日), 兵庫百([生]慶応1(1865)年　[没]大正13(1924)年), 福岡百([没]昭和3(1928)年8月21日)

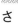

桜井東門 さくらいとうもん
江戸時代中期の医師。
¶人名

桜井図南男 さくらいとなお
明治40(1907)年〜昭和63(1988)年
大正〜昭和期の医師。精神科。
¶近医

桜井英徳 さくらいひでのり
明治39(1906)年〜昭和52(1977)年
大正〜昭和期の医師。内科。
¶近医

桜井弘 さくらいひろし
明治23(1890)年2月10日〜昭和36(1961)年8月13日
大正・昭和期の医師。地方政治家。
¶岩手人

桜井兵三郎 さくらいへいざぶろう
明治〜大正期の医師。
¶多摩(桜井兵三郎、その子桜井三男　さくらいへいざぶろう、さくらいみつお)

桜井方策 さくらいほうさく
明治27(1894)年〜昭和50(1975)年
明治〜昭和期の医師。専門はハンセン病医療。
¶近医

桜井政太郎 さくらいまさたろう
昭和12(1937)年1月7日〜
昭和期の教師、「手で見る博物館」開設者。
¶視覚

桜井三男 さくらいみつお
明治38(1905)年〜昭和42(1967)年　[別]桜井兵三郎、その子桜井三男《さくらいへいざぶろう、さくらいみつお》
昭和期の医師、政治家。立川市長。
¶多摩, 多摩(桜井兵三郎、その子桜井三男　さくらいへいざぶろう、さくらいみつお)

桜井充 さくらいみつる
昭和31(1956)年5月12日〜
昭和〜平成期の医師、政治家。参議院議員。
¶現政

桜井靖久　さくらいやすひさ
昭和9（1934）年1月13日～平成23（2011）年
昭和～平成期の医用工学研究者。東京女子医科大学教授。
¶近医，現執2期

桜井養益　さくらいようえき
元文3（1738）年2月18日～寛政11（1799）年9月21日
江戸時代中期～後期の医師。
¶国書

桜井欽夫　さくらいよしお
明治45（1912）年4月27日～平成17（2005）年12月15日
昭和～平成期の薬学者。
¶科学，近医，現情

桜井芳人　さくらいよしと
明治38（1905）年11月27日～昭和49（1974）年2月13日
昭和期の食糧化学者。日本農芸化学会会長。ビタミン、アミノ酸栄養など食品栄養学を研究。
¶科学，現執1期，現情，人名7，世紀，日人

桜岡源次衛門　さくらがおかげんじえもん
→桜岡真方（さくらがおかまさかた）

桜岡真方　さくらがおかまさかた
文化1（1804）年～慶応1（1865）年　[別]桜岡源次衛門《さくらがおかげんじえもん》
江戸時代末期の武士。水戸藩郷士。天保の飢饉では私財を投じて窮民を救済。
¶維新，新潮（桜岡源次衛門　さくらがおかげんじえもん　[没]慶応1（1865）年閏5月6日），日人，幕末（[没]1865年6月28日）

桜木四郎　さくらぎしろう
明治44（1911）年～平成10（1998）年
大正～平成期の医師。放射線科。
¶近医

桜木成一　さくらぎふさみち
明治42（1909）年1月1日～
昭和～平成期の歌人、歯科医師。
¶富山文

桜木勇吉　さくらぎゆうきち
明治9（1876）年4月4日～昭和26（1951）年3月8日
明治～昭和期の医師。
¶渡航

桜沢富士雄　さくらざわふじお
明治30（1897）年～昭和25（1950）年
大正～昭和期の内科医。
¶近医

桜田臥央　さくらだがおう
？　～文化7（1810）年　[別]臥央《がおう》
江戸時代後期の尾張名古屋の医師、俳人。
¶国書（臥央　がおう　[没]文化7（1810）年6月4日），人名，日人，俳諧（臥央　がおう），俳句（臥央　がおう　[没]文化7（1810）年6月4日），和俳

桜田角郎　さくらだかくろう
明治38（1905）年1月24日～昭和29（1954）年9月26日
大正・昭和期のアララギ派歌人、根室管内最初の児童福祉司。
¶根千

桜田儀兵衛　さくらだぎへえ
天保3（1832）年～明治26（1893）年
明治期の社会事業家。柳原庄戸長、柳原町町長。窮民救済、コレラ防疫に努めた。
¶京都大，社史（[生]天保3年（1832年8月）　[没]1893年11月7日），姓氏京都（[生]1892年），日人

桜田穆　さくらだきよし
明治15（1882）年～昭和37（1962）年
明治～昭和期の医師。伝染病学、内科。
¶近医

桜田貞蔵　さくらだていぞう
文化7（1810）年～明治13（1880）年
江戸時代後期～明治期の儒医。
¶姓氏宮城

桜根孝之進　さくらねこうのしん
明治3（1870）年9月5日～昭和25（1950）年10月11日　[別]桜根孝之進《さくらねたかのしん》
明治～昭和期の医学者。
¶近医，渡航，和歌山人（さくらねたかのしん）

桜根孝之進　さくらねたかのしん
→桜根孝之進（さくらねこうのしん）

桜根太郎　さくらねたろう
明治36（1903）年～昭和57（1982）年
大正～昭和期の医師。皮膚科。
¶近医

佐倉信武　さくらのぶたけ
嘉永2（1849）年～明治27（1894）年
明治期の教育家、社会事業家。私立英和女学校を創設。小学校の建築に尽力。
¶静岡歴，人名（[生]1848年），姓氏静岡，日人

桜林保格　さくらばやしほかく
慶応3（1867）年～昭和11（1936）年
明治～昭和期の医学者。日本住血吸虫病撲滅に尽力。
¶山梨百

座光寺為祥　ざこうじためよし
→座光寺南屏（ざこうじなんぺい）

座光寺南屏　ざこうじなんぺい
享保20（1735）年～文政1（1818）年　[別]座光寺為祥《ざこうじためよし》
江戸時代中期～後期の甲斐の儒医。
¶国書（[没]文政1（1818）年6月27日），人名（座光寺為祥　ざこうじためよし），日人

佐郷谷恕伯　さごうやじょはく
生没年不詳
江戸時代末期の西洋医。
¶姓氏岩手，長崎遊

医学・医療・福祉篇

左近允孝之進 さこんじょうこうのしん
→左近允孝之進（さこんのじょうこうのしん）

左近允孝之進 さこんのじょうこうのしん
明治3（1870）年5月2日～明治42（1909）年11月11日　㊙左近允孝之進《さこんじょうこうのしん》
明治期の鍼灸師、教育者。神戸盲唖院院長。二面刷り点字活版機を完成させ、日本初の点字新聞「あけぼの」を刊行した。
¶視覚（さこんじょうこうのしん）、日人、兵庫百

佐々井信太郎 ささいしんたろう
明治7（1874）年5月22日～昭和46（1971）年8月9日
明治～昭和期の歴史学者、社会事業家。大日本報徳社副社長。二宮尊徳の研究に従事。報徳運動の指導者として活躍。
¶神奈川人，神奈川百，史研，世紀，姓氏神奈川，日人

佐々井茂庵 ささいもあん
生没年不詳
江戸時代中期～後期の医師。
¶国書

佐々井裕庵 ささいゆうあん
宝暦4（1754）年～寛政6（1794）年11月
江戸時代中期～後期の医家。
¶大阪人

佐々一雄 ささかずお
明治21（1888）年～昭和45（1970）年
明治～昭和期の医師。専門は病理学。
¶近医

笹川久吾 ささがわきゅうご
明治27（1894）年9月5日～昭和43（1968）年5月16日
昭和期の生理学者。京都大学教授。超音波を生理学的に研究。鍼灸を近代医学に導入。
¶科学，科技（㊅1894年9月），近医，現情，人名7，世紀，日人

笹川自謙 ささがわじけん
天保2（1831）年～明治24（1891）年11月29日
江戸時代末期～明治期の医師。
¶岡山歴

笹川スミ ささがわすみ
安政2（1855）年～大正7（1918）年
明治～大正期の助産婦。新潟県西洋産婆第1号。
¶新潟百

笹川ミス ささがわみす
安政2（1855）年～大正7（1918）年
明治～大正期の助産婦。新潟私立産婆養成所所長。西洋助産婦第一号。著書に「産婆十三戒」。
¶女性，女性普（㊅大正7（1918）年7月），世紀（㊅安政2（1855）年5月5日　㊙大正7（1918）年1月25日），日人

笹川三男三 ささがわみなぞう
元治1（1864）年4月11日～昭和10（1935）年7月28日
江戸時代末期～昭和期の医師。

¶渡航

佐々木陽綱 ささきあきつな
？　～明治4（1871）年10月21日
江戸時代後期～明治期の医師、篆刻家。
¶国書

佐々木市兵衛 ささきいちべえ★
天保7（1836）年～明治15（1882）年5月19日
江戸時代末期・明治期の篤志家。窮民救済の浅舞感恩講を創設。
¶秋田人2

佐々木一夫 ささきいっぷ
大正1（1912）年～昭和56（1981）年
昭和期の医師、政治家。
¶姓氏岩手

佐々木一夫 ささきかずお
明治32（1899）年～昭和51（1976）年
昭和期の医師。
¶群馬人

佐々木和夫 ささきかずお
昭和4（1929）年11月10日～
昭和～平成期の生理学者。岡崎国立共同研究機構教授。専門は脳生理学。京都大学教授、岡崎国立共同研究機構所長などを歴任。
¶世紀，日人

佐々木一之 ささきかずゆき
昭和10（1935）年7月18日～平成28（2016）年3月4日
昭和・平成期の眼科医。
¶石川最終

佐々木喜右衛門 ささききえもん
明治6（1873）年～大正1（1912）年
明治期の海軍軍医少監。
¶姓氏岩手

佐々木宜朴 ささきぎぼく
享保5（1720）年～享和1（1801）年
江戸時代中期～後期の医師。
¶姓氏岩手

佐々木賢一 ささきけんいち
明治34（1901）年～昭和56（1981）年
大正・昭和期の獣医師・畜産功労者。
¶愛媛

佐々木元亨 ささきげんきょう
生没年不詳
江戸時代末期の医師。
¶長崎遊

佐々木元俊 ささきげんしゅん
文化1（1818）年11月8日～明治7（1874）年12月16日
江戸時代末期～明治期の医師、蘭学者。弘前藩藩医、蘭学堂教授。著書に「厚生舎密」「練鉄訓象」など。
¶青森人，青森百，維新，江文，科学，国書，人名，日人，幕末，幕末大，藩臣2，洋学

さ

佐々木元昌 ささきげんしょう
享保7(1722)年～享和1(1801)年
江戸時代中期～後期の医師。
¶姓氏岩手

佐々木元梯 ささきげんてい
天保7(1836)年～大正6(1917)年
江戸時代末期～大正期の蘭学医。
¶青森人

佐々木五三郎 ささきごさぶろう
慶応4(1868)年6月10日～昭和20(1945)年4月27日
江戸時代末期～昭和期の社会事業家。孤児・貧児救済に尽力。
¶青森人，青森百，世紀，日人

佐々木惟朝 ささきこれとも
慶応2(1866)年10月～昭和25(1950)年12月3日
江戸時代末期～昭和期の医師。
¶渡航

佐々木左京 ささきさきょう
生没年不詳
江戸時代後期の医師。
¶長崎遊

佐々木智也 ささきさとし
大正11(1922)年～平成19(2007)年
昭和～平成期の医師。専門はリウマチ学、リハビリテーション医学。
¶近医

佐々木重臣 ささきしげおみ
→佐々木妙二(ささきたえじ)

佐々木治三郎 ささきじさぶろう
明治23(1890)年12月12日～？
明治期の獣医師、要視察人。
¶社史

佐々木静子 ささきしずこ
昭和14(1939)年～
昭和～平成期の医師。産婦人科、賛育会病院産婦人科医長。
¶現執3期

佐々木しも ささきしも
嘉永2(1849)年～大正9(1920)年2月6日
江戸時代末期～大正期の女性。難病にかかった夫を献身的に看護し、県から3回表彰をうけた。
¶女性，女性普

佐々木寿山 ささきじゅざん
天明4(1784)年～安政3(1856)年4月23日
江戸時代中期～末期の医師、漢学者。
¶国書

佐々木春作 ささきしゅんさく
明治5(1872)年～昭和17(1942)年
明治～昭和期の医師。
¶山形百

佐々木純二 ささきじゅんじ
明治35(1902)年～昭和56(1981)年
昭和期の医師。
¶姓氏岩手

佐々木春寿 ささきしゅんじゅ
天保1(1830)年～明治40(1907)年
江戸時代後期～明治期の蘭方医。
¶姓氏愛知

佐々木正五 ささきしょうご
大正5(1916)年6月18日～
昭和～平成期の微生物学者。慶応義塾大学教授、東海大学教授。日本細菌学会理事長、国際無菌生物学会初代会長、国際微生物学会連合(IUMS)会長などを歴任。
¶現朝，現情，世紀，日人

佐々木次郎三郎 ささきじろうさぶろう
→佐々木次郎三郎(ささきじろさぶろう)

佐々木次郎三郎 ささきじろさぶろう
明治2(1869)年3月11日～昭和20(1945)年
[別]佐々木次郎三郎《ささきじろうさぶろう》
明治～昭和期の医師。
¶静岡百，静岡歴，姓氏岩手(ささきじろうさぶろう　[没]1946年)，姓氏静岡(ささきじろうさぶろう)，渡航([没]1946年3月13日)

佐々木仁一 ささきじんいち
大正2(1913)年～昭和56(1981)年
昭和期の医師、茶道家、随筆家。
¶山形百

佐々木雪 ささきすすぐ
明治2(1869)年～明治35(1902)年7月18日
明治期の医師。
¶飛驒

佐々木泉明 ささきせんめい
享保1(1716)年～寛政5(1793)年　[別]泉明《せんめい》
江戸時代中期の薬酒販売業、俳人。
¶大阪人，国書(泉明　せんめい　[没]寛政5(1793)年6月3日)，人名，日人，俳諧(泉明　せんめい)，俳句(泉明　せんめい　[没]寛政5(1793)年6月3日)，和俳

佐々木宗一 ささきそういち
明治26(1893)年3月5日～昭和61(1986)年7月20日
明治～昭和期の解剖学者。熊本大学教授。
¶科学，近医，現情

佐々木宗寿 ささきそうじゅ
生没年不詳
江戸時代中期の医師。
¶長崎遊

佐々木妙二 ささきたえじ
明治36(1903)年3月15日～平成9(1997)年2月14日　[別]佐々木重臣《ささきしげおみ》
大正～平成期の産婦人科医、歌人。
¶近医(佐々木重臣　ささきしげおみ)，近文，現

情，社史，世紀，短歌，東北近

佐々木隆興 ささきたかおき
明治11(1878)年5月5日～昭和41(1966)年10月31日
明治～昭和期の内科医師。京都帝国大学教授、癌研究会癌研究所長。タンパク質・アミノ酸の研究およびアゾ色素肝癌を研究。人工的肝癌の発生に世界で初めて成功した。
¶科学，科技，神奈川人，近医，近現，現朝，現情，現人，現日，国史，コン改，コン4，コン5，史人，新潮，人名7，世紀，世百，世百新，全書(㊅1876年)，大百，渡航，日史，日人，日本，百科，履歴，履歴2

佐々木隆 ささきたかし
大正13(1924)年3月14日～
昭和期の生理学者。熊本大学教授。
¶現執2版

佐々木崇寿 ささきたかひさ
昭和27(1952)年～平成19(2007)年
昭和～平成期の医師。専門は解剖学、組織学。
¶近医

佐々木武一 ささきたけいち
？～
大正期の東京帝国大学セツルメント参加者。
¶社史

佐々木中沢(佐々木仲沢，佐々木忠沢) ささきちゅうたく
寛政2(1790)年～弘化3(1846)年
江戸時代後期の蘭方医。号は蘭嶼。
¶朝日(㊁弘化3年4月1日(1846年4月26日))，岩手百(佐々木仲沢 ㊁1788年)，江人，江文，近世(佐々木仲沢)，国史(佐々木仲沢)，国書(㊁弘化3(1846)年4月1日)，コン改，コン4，コン5，史人(佐々木仲沢 ㊁1846年4月1日)，新潮(㊁弘化3(1846)年4月1日)，人名，姓氏岩手，姓氏宮城，世人(佐々木仲沢 ㊁弘化3(1846)年4月1日)，全書，大百(佐々木仲沢)，日人，宮城百，洋学

佐々木忠郎 ささきちゅうろう★
明治31(1898)年7月28日～平成7(1995)年3月6日
昭和・平成期の医師。俳人。
¶秋田人2

佐々木潮水 ささきちょうすい
文政3(1820)年～明治29(1896)年
江戸時代後期～明治期の羽前山形五日町の開業医。
¶山形百

佐々木哲丸 ささきてつまる
明治30(1897)年～昭和59(1984)年
明治～昭和期の医師。小児科。
¶近医

佐々木東洋 ささきとうよう
天保10(1839)年～大正7(1918)年10月9日
江戸時代末期～明治期の蘭方医。東京医会会長。幕府軍艦蟠竜の軍医、医学校付属病院病院長を経て開業。杏雲堂医院を設立。
¶朝日(㊅天保10年6月22日(1839年8月1日))，江文，科学(㊅天保10(1839)年6月22日)，近医，近現，国際，国史，コン改，コン4，コン5，史人(㊅1839年6月22日)，新潮(㊅天保10(1839)年6月22日)，人名，全書，大百，長崎遊，日人，洋学

佐々木俊夫 ささきとしお
？～
大正期の東京帝国大学セツルメント参加者。
¶社史

佐々木利綱 ささきとしつな
寛保1(1741)年～享和2(1802)年
江戸時代中期～後期の医師、歌人。
¶国書(㊅？ ㊁享和2(1802)年5月27日)，人名，日人，和俳

佐々木友賢 ささきともかた
享和2(1802)年～明治10(1877)年
江戸時代末期～明治期の医師。
¶人名，日人

佐々木直亮 ささきなおすけ
大正10(1921)年1月17日～
昭和～平成期の衛生学者。りんご健康科学研究所長、弘前大学教授。りんご研究に携わる。著書に「食塩と栄養」「りんごと健康」など。
¶現朝，世紀，日人

佐々木徳綱 ささきのりつな
？～天保5(1834)年5月17日
江戸時代後期の医師、歌人。
¶国書

佐々木晴子 ささきはるこ
？～
大正期の医師。
¶近女，社史，女運

佐々木半一 ささきはんいち
明治1(1868)年～昭和10(1935)年
明治～昭和期の医師。
¶鳥取百

佐々木秀明 ささきひであき
昭和23(1948)年～
昭和期の編集者。
¶祝覚

佐々木寛 ささきひろし
文久3(1863)年～大正1(1912)年
明治期の医師。2代目鹿児島県医師会長。
¶鹿児島百，薩摩，姓氏鹿児島

佐々木文蔚 ささきぶんい
嘉永5(1852)年6月～明治25(1892)年11月30日
㊅佐々木文蔚《ささきぶんじょう》
江戸時代後期～明治期の東大医学部出身の軍医。
¶青森人，近医，島根百(ささきぶんじょう)，島根歴(ささきぶんじょう)

佐々木文郷 ささきぶんごう
文政3(1820)年～明治30(1897)年
江戸時代後期～明治期の一関藩御典医。
¶姓氏岩手

佐々木文蔚 ささきぶんじょう
→佐々木文蔚(ささきぶんい)

雀部兄子 さざきべのあにこ, さささきべのあにこ
[別]雀部兄子《ささきべのえこ》
奈良時代の医師。
¶古人(ささきべのえこ), 人名(ささきべのあにこ), 日人(生没年不詳)

雀部兄子 ささきべのえこ
→雀部兄子(さざきべのあにこ)

雀部茂世 さざきべのしげよ, ささきべのしげよ
平安時代の医師。
¶人名(ささきべのしげよ), 日人(生没年不詳)

佐々城朴安(佐々城朴庵) ささきぼくあん
天明5(1785)年～文久1(1861)年
江戸時代中期の婦人科医。
¶国書(生没年不詳), 食文, 人名(佐々城朴庵), 姓氏宮城, 日人, 宮城百

佐々木政吉 ささきまさきち
安政2(1855)年～昭和14(1939)年7月11日
明治～昭和期の医師。内科。内科学、結核治療剤の研究のためドイツに渡り、結核治療の導入に貢献。
¶海越([生]安政2(1855)年11月11日), 海越新([生]安政2(1855)年11月11日), 科学([生]1856年(安政3)11月11日), 神奈川人, 近医, 国際, 人名7, 世紀([生]安政2(1855)年11月), 渡航([生]1855年11月), 日人

佐々木正美 ささきまさみ
昭和10(1935)年8月25日～
昭和～平成期の医師。小児科、神奈川県小児療育相談センター長、横浜市南部地域療育センター長。
¶現執1期, 現執2期, 現執3期, 現執4期, 現情, 世紀

佐々木達 ささきみち
文久1(1861)年4月～?
明治期の医師。
¶渡航

佐々木三男 ささきみつお
昭和8(1933)年8月20日～
昭和～平成期の医師。精神神経科、東京慈恵会医科大学教授。
¶現執3期

笹木実 ささきみのる
明治30(1897)年～昭和32(1957)年
明治～昭和期の医師。耳鼻咽喉科。
¶近医

佐々木ミヨ ささきみよ
明治37(1904)年～昭和55(1980)年7月19日
大正～昭和期の実業家。札幌商工会議所婦人会会長、札幌市赤十字奉仕団参与。北海道結核予防会副会長、日本赤十字社道ブロック委員長などを歴任。勲五等宝冠章受章。
¶女性, 女性普

佐々木雄斎 ささきゆうさい
生没年不詳
江戸時代後期の医師。
¶国書

佐々木雄二 ささきゆうじ
昭和11(1936)年9月6日～
昭和～平成期の心理学者。筑波大学教授。
¶現執3期, 現執4期

佐々木善住 ささきよしずみ
鎌倉時代の医師。
¶人名, 日人(生没年不詳)

佐々木頼子 ささきよりこ
明治期の社会事業家。本郷真砂座を経営のかたわら、貧民救済に務める。
¶女性(生没年不詳), 女性普

佐々木竜蔵 ささきりゅうぞう
大正4(1915)年1月7日～昭和60(1985)年2月12日
昭和期の医師、弓道家。弓道範士。
¶青森人, 弓道

佐々木令山 ささきれいざん, ささきれいさん
明治32(1899)年11月3日～昭和41(1966)年12月18日
明治～昭和期の医師、俳人。
¶香川人, 香川百, 四国文(ささきれいさん)

佐々木魯庵 ささきろあん
享保18(1733)年～天明2(1782)年
江戸時代中期の医師、漢詩人。肥前蓮池藩主侍医。
¶国書, 姓氏京都([生]?　[没]1801年), 日人

佐々耕庵 ささこうあん
文政5(1822)年～慶応3(1867)年　[別]佐々耕庵《さっさこうあん》
江戸時代末期の医師、志士。越後村松藩医。
¶維新(さっさこうあん), 人名(さっさこうあん), 日人, 幕末([没]1867年6月21日)

笹子三津留 ささこみつる
昭和25(1950)年～
昭和～平成期の医師。国立がんセンター中央病院外科部長。
¶現執4期

篠野一方(笹野一方) ささのいっぽう
寛政10(1798)年～元治1(1864)年3月23日　[別]篠野春泉, 笹野春泉《ささのしゅんせん》, 笹野鬚長《ささのひげなが》
江戸時代後期～末期の医師、狂歌作者。岡山藩家老周匝池田家の家臣。
¶岡山人(笹野一方), 岡山百(笹野鬚長　ささのひげなが), 岡山歴(笹野鬚長　ささのひげなが), 国書, 人名(笹野春泉　ささのしゅんせん), 日人(篠野春泉　ささのしゅんせん)

佐々野竜夫 ささのたつお
明治8(1875)年〜大正8(1919)年
明治〜大正期の医師。
¶高知人

笹野竹里 ささのちくり
文政3(1820)年〜嘉永3(1850)年　[別]笹野隆泉《ささのりゅうせん》
江戸時代末期の医師。
¶岡山人, 岡山歴(笹野隆泉　ささのりゅうせん)

笹野鬚長 ささのひげなが
→篠野一方(ささのいっぽう)

笹野隆泉 ささのりゅうせん
→笹野竹里(ささのちくり)

笹原二郎 ささはらじろう
大正4(1915)年5月18日〜平成6(1994)年9月24日
昭和〜平成期の獣医学者、北里大学獣医畜産学部教授。専門は獣医微生物学。
¶科学

雀部猛利 ささべたけとし
大正9(1920)年5月2日〜
昭和期の社会福祉学者。関西大学教授。
¶現執1期, 現執2期

小篠敏 ささみぬ
→小篠御野(おざさみぬ)

小篠敏 ささみね
→小篠御野(おざさみぬ)

笹村良昌 ささむらよしまさ
天保3(1832)年〜明治42(1909)年
江戸時代末期〜明治期の高知藩医。万葉・本草学に通じ子弟を教授。
¶高知人, 人名, 日人

篠本亀松 ささもとかめまつ
天保10(1839)年〜明治1(1868)年
江戸時代末期の医師。
¶維新, 幕末([没]1868年3月2日), 幕末大([没]慶応4(1868)年2月9日)

笹本浩 ささもとひろし
明治45(1912)年〜昭和54(1979)年
昭和期の医師。内科。
¶近医

笹本光雄 ささもとみつお
大正14(1925)年3月16日〜
昭和〜平成期の薬学者。尚美学園短期大学教授。
¶現執3期

佐々廉平 さされんぺい
→佐々廉平(さっされんぺい)

佐沢鶴洲 さざわかくしゅう
〜明治6(1873)年
江戸時代後期〜明治期の医師。
¶長崎遊

指田忠司 さしだちゅうじ
昭和28(1953)年4月1日〜
昭和〜平成期の障害者雇用研究者。
¶視覚

佐治職 さじつかさ
嘉永6(1853)年〜昭和12(1937)年
明治期の医師。歯科医。歯科開業医のパイオニアの一人。
¶海越新, 先駆, 渡航([生]1853年6月10日　[没]1937年5月13日)

佐治守夫 さじもりお
大正13(1924)年2月8日〜平成8(1996)年11月9日
昭和〜平成期の心理学者。専門は臨床心理学。東京大学教授、日本精神技術研究所心理臨床センター所長などを歴任。
¶現朝, 現執1期, 心理, 世紀, 日人

佐治郎 さじろう
江戸時代中期の鍼医。
¶人名, 日人(生没年不詳)

佐瀬熊鉄 させくまてつ, さぜくまてつ
慶応1(1866)年〜昭和4(1929)年
明治〜大正期の朝鮮問題功労者。朝鮮における産業開発、対露利権問題などに尽力。
¶会津(さぜくまてつ　[生]慶応1(1865)年), 近医, 人名([生]1865年), 世紀([生]慶応1(1866)年12月10日　[没]昭和4(1929)年9月5日), 日人

佐善修蔵 さぜんしゅうぞう
→佐善元立(さぜんもとたつ)

佐善元立 さぜんもとたつ
文政11(1828)年〜明治19(1886)年　[別]佐善修蔵《さぜんしゅうぞう》
江戸時代末期〜明治期の武士、儒者。
¶維新(佐善修蔵　さぜんしゅうぞう), 人名, 鳥取百, 日人, 藩臣5

さだ(大阪府) さだ
〜嘉永2(1849)年
江戸時代後期の女性。医術。蘭方医稲村三伯の娘。
¶江表(さだ(大阪府))

佐多愛彦 さたあいひこ
明治4(1871)年9月17日〜昭和25(1950)年3月4日
[別]佐多愛彦《さたなるひこ, さたよしひこ》
明治・昭和期の病理学者。大阪府立医学校校長。のちの大阪大学の基礎を築く。肺癆科を担当、結核の研究に努めた。
¶大阪人(さたなるひこ), 科学, 鹿児島百, 近医, 現情(さたよしひこ), 薩摩, 新潮, 人名7(さたよしひこ), 世紀, 姓氏鹿児島, 渡航(さたよしひこ　[生]1871年9月), 日人

定家陽子 さだいえようこ
昭和46(1971)年7月20日〜
昭和〜平成期の教師。
¶視覚

佐竹音次郎 さたけおとじろう
元治1(1864)年〜昭和15(1940)年8月16日

さ

明治～昭和期の教育者、医師。鎌倉小児保育園創設者。未婚の母なども引き取り、母子一体の保護を行った。
¶朝日（㊥元治1年5月10日（1864年6月13日）），神奈川人，高知人，高知先，世紀（㊥元治1(1864)年5月10日，先駆（㊥元治1(1864)年5月10日　㊥昭和15(1946)年8月16日），日人

佐竹清隆 さたけきよたか
大正3(1914)年1月25日～平成14(2002)年7月31日
昭和・平成期の医師。国立療養所金沢若松病院名誉院長。
¶石川現九

佐武才庵 さたけさいあん
生没年不詳
江戸時代前期の藩医師。
¶和歌山人

佐竹秀一 さたけしゅういち
明治19(1886)年～昭和19(1944)年
明治～昭和期の眼科医。
¶近医

佐武松洞 さたけしょうどう
天保3(1832)年～明治36(1903)年
江戸時代末期～明治期の医師。
¶和歌山人

佐竹直郎 さたけただお
？～
大正期の東京帝国大学セツルメント参加者。
¶社史

佐竹昇 さたけのぼる
明治32(1899)年～昭和48(1973)年
昭和期の社会事業家。
¶神奈川人

佐竹文敬 さたけぶんけい
江戸時代末期の肥後相良藩医。
¶人名

佐武安太郎 さたけやすたろう
明治17(1884)年9月19日～昭和34(1959)年2月14日
大正～昭和期の生理学者。東北大学教授。副腎髄質ホルモンの分泌とその生理作用の研究に従事。
¶科学，近医，現朝，現情，人名7，世紀，渡航（㊥1884年9月），日人，宮城百，和歌山人

佐田尚平 さたしょうへい
生没年不詳
江戸時代末期の伊都郡大谷村医師。
¶和歌山人

定直 さだなお
？～正徳2(1712)年　㊥木畑定直《きばたさだなお，こばたさだなお》
江戸時代中期の医師、俳人。備前岡山藩医。
¶国書（㊥正徳2(1712)年9月1日），人名（木畑定直　こばたさだなお），日人（木畑定直　きばたさだなお），俳諧，俳句（㊥正徳2(1712)年9月1日），和俳（木畑定直　こばたさだなお）

佐多愛彦 さたなるひこ
→佐多愛彦（さたあいひこ）

佐谷有吉 さたにゆうきち
明治17(1884)年～昭和32(1957)年9月23日
昭和期の皮膚科学・泌尿器科学者。大阪医科大学教授。医学教育、付属病院の水準向上に尽力。
¶大阪人（㊥昭和32(1957)年9月9日），科学（㊥1884年(明治17)8月6日），近医，現情（㊥1884年8月），人名7，世紀（㊥明治17(1884)年8月），日人（㊥明治17(1884)年8月6日）

定幹〔芹沢(1)〕 さだもと
戦国時代～安土桃山時代の古河公方の家臣、医師。
¶後北

貞康 さだやす
生没年不詳
鎌倉時代の医師。女医博士。
¶日人

定康 さだやす
平安時代の医師。
¶人名

佐多愛彦 さたよしひこ
→佐多愛彦（さたあいひこ）

佐多芳久 さたよしひさ
明治19(1886)年～昭和14(1939)年
明治～昭和期の医学博士。神経科の権威。秩父宮主治医。
¶姓氏鹿児島

佐々貫之 さっさかんし
明治23(1890)年5月24日～昭和59(1984)年3月23日
明治～昭和期の内科臨床医学者。
¶岡山歴，科学，近医，現情

佐々耕庵 さっさこうあん
→佐々耕庵（ささこうあん）

佐々学 さっさまなぶ
大正5(1916)年3月14日～平成18(2006)年4月10日
昭和～平成期の寄生虫学者。東京大学教授、国立公害研究所所長。ツツガムシ病の権威で、寄生虫病学、熱帯病学などを研究。主著に「衛生害虫」など。
¶科学，近医，現朝，現情，現日，新潮，世紀，日人，履歴，履歴2

佐々廉平 さっされんぺい
明治15(1882)年10月15日～昭和54(1979)年3月28日　㊥佐々廉平《さされんぺい》
明治～昭和期の医師。
¶岡山百（さされんぺい），岡山歴，近医，現情，渡航（さされんぺい）

颯田琴次 さったことじ
明治19(1886)年7月24日～昭和50(1975)年10月2

日
昭和期の音声言語医学者、耳鼻咽喉科医学者。東京大学教授。音声研究、聴覚研究などで業績がある。音楽・文化評論にも活躍。
¶音楽，音人，科学，科技，近医，現朝，現執1期，現情，現人，人名7(㊌1885年)，世紀，日人

颯田本真 さったほんしん
弘化2(1845)年～昭和3(1928)年8月8日
江戸時代末期～大正期の尼僧。慈教庵住職。三河を襲った津波を機に難民救済に生涯を捧げる決意をし、慈善事業に尽力。
¶朝日(㊌弘化2年11月28日(1845年12月26日))，神奈川人，神奈女(㊌弘化2(1845)年11月28日)，近女，庄内，女性(㊌弘化2(1845)年11月)，女性普(㊌弘化2(1845)年11月)，世紀(㊌弘化2(1845)年11月28日)，日人，仏教(㊌弘化2(1845)年11月28日)，仏人

佐藤アキノ さとうあきの
明治41(1908)年～
昭和期の看護婦。日本共産党関係者。
¶社史

佐藤昭彦 さとうあきひこ
昭和3(1928)年2月11日～
昭和～平成期の漢方医学研究家、実業家。大阪漢方医学研究所代表取締役所長。
¶現執3期

佐藤彰(1) さとうあきら
明治19(1886)年6月～昭和40(1965)年11月2日
大正～昭和期の小児科医学者。東北帝国大学初代教授。血液学の権威で「佐藤・関谷反応」として世界的に有名。
¶科学(㊌1886年(明治19)6月29日)，近医，現情，人名7，世紀，日人，宮城百

佐藤彰(2) さとうあきら
明治23(1890)年6月15日～昭和49(1974)年9月13日
大正・昭和期の赤十字社斐太療院長。
¶飛騨

佐藤章 さとうあきら
昭和19(1944)年～平成22(2010)年
昭和～平成期の医師。産婦人科。
¶近医

佐藤智 さとうあさら
大正3(1914)年2月5日～
昭和～平成期の医師。老人専門科、ライフケアシステム代表幹事。
¶現執3期，現執4期

佐藤篤 さとうあつし
明治40(1907)年～昭和19(1944)年
昭和期の海軍軍医。
¶近医

佐藤有道 さとうありみち
大正15(1926)年～
昭和期の医師。

¶群馬人

佐藤伊吉 さとういきち
明治34(1901)年～昭和59(1984)年
大正～昭和期の医師。歯科、口腔外科。
¶近医

佐藤一見 さとういっけん
生没年不詳
江戸時代後期の本草家。
¶国書

佐藤栄 さとうえい
明治13(1880)年～昭和45(1970)年
明治～昭和期の看護師(従軍看護婦)。
¶近医

佐藤英一 さとうえいいち
昭和10(1935)年～平成18(2006)年
昭和～平成期の医師。内科。
¶近医

佐藤栄七 さとうえいしち
明治20(1887)年～昭和42(1967)年
大正～昭和期の医師。
¶神奈川人

佐藤栄秀 さとうえいしゅう
明治13(1880)年～昭和34(1959)年
昭和期の政治家、医師。川崎市議会議員。
¶神奈川人

佐藤応渠 さとうおうきょ
→佐藤元萇(さとうげんちょう)

佐藤修(1) さとうおさむ
昭和8(1933)年～昭和58(1983)年
昭和期の札幌医科大学教授。
¶青森人

佐藤修(2) さとうおさむ
昭和5(1930)年4月21日～
昭和～平成期の脳神経外科学者。
¶現情

佐藤鶴城 さとうかくじょう
生没年不詳
江戸時代後期～末期の医師、漢学者。
¶国書

佐藤運雄 さとうかずお
明治12(1879)年11月18日～昭和39(1964)年1月1日
明治～昭和期の歯科医学者。日本歯科医師会会長。日本大学専門部歯科創設歯科長、日本大学理事長などを歴任。
¶科学，近医，現情，人名7，世紀，日人

佐藤和則 さとうかずのり
昭和25(1950)年10月5日～
昭和～平成期の歯科医、政治家。唐桑町(宮城県)町長。
¶現政

さ

佐藤歓庵 さとうかんあん★
元和7(1621)年～元禄15(1702)年4月9日
江戸時代中期の医業。
¶秋田人2

佐藤寛造 さとうかんぞう
明治12(1879)年～昭和45(1970)年
明治～昭和期の医師。
¶姓氏山口，山口人

佐藤義一郎 さとうぎいちろう
天保2(1831)年～明治37(1904)年
江戸時代後期～明治期の武士、社会事業家。
¶日人，三重続

佐藤喜作 さとうきさく
昭和2(1927)年7月3日～
昭和～平成期の獣医、農業家。農協組合長、秋田いのちと農を考える会会長。デンマークで農業を実習。町役場吏員を経て農業経営。著書に「村と農を考える」「手づくりの幸せ」など。
¶現朝，現執3期，世紀，日人

佐藤杏雨 さとうきょうう
明治9(1876)年～昭和37(1962)年6月26日
明治～昭和期の医師、俳人。
¶京都府，世紀，日人

佐藤恭次 さとうきょうじ
明治21(1888)年～昭和35(1960)年
昭和期の社会福祉家。
¶神奈川人

佐藤清 さとうきよし
明治16(1883)年10月3日～昭和43(1968)年9月1日
大正～昭和期の病理学者。東京女子医学専門学校教授。恙虫病の研究で著名。血液学の分野で活躍。
¶科学，近医，現情，人名7，世紀，日人

佐藤清美 さとうきよみ
昭和6(1931)年～平成4(1992)年
昭和～平成期の生化学者。
¶青森人

佐藤勤也 さとうきんや
元治1(1864)年8月6日～大正9(1920)年5月24日
明治期の婦人科医。日露戦争に篤志医員となり活躍。
¶愛知百，近医，人名，世紀，日人

佐藤邦雄 さとうくにお
明治19(1886)年6月1日～昭和23(1948)年12月10日
大正～昭和期の皮膚・性病科学者。皮膚科における放射線療法、種痘免疫などを研究。
¶科学，近医，現情，人名7，世紀，千葉百，日人

佐藤国蔵 さとうくにぞう
慶応3(1867)年8月8日～明治42(1909)年6月20日
明治期の医師。日本初の点字楽譜「国民唱歌集」を完成させる。
¶近医，視覚，庄内，山形百

佐藤圭陰 さとうけいいん
生没年不詳
江戸時代後期の医師、詩人。
¶国書，日人

佐藤慶雲 さとうけいうん
江戸時代後期の眼科医。
¶眼科

佐藤月窓 さとうげっそう
? ～文政1(1818)年
江戸時代中期～後期の医師、歌人。
¶国書([没]文政1(1818)年4月23日)，富山文

佐藤健 さとうけん
明治34(1901)年～昭和16(1941)年
大正～昭和期の衛生学者。海外医療活動に従事。
¶近医

佐藤玄孝 さとうげんこう
文政6(1823)年～明治33(1900)年5月16日
江戸時代末期～明治時代の医師、村長。私塾を開設、儒学を講じ、自由民権説を唱導。
¶会津，幕末，幕末大

佐藤元貢 さとうげんこう★
生没年不詳
江戸時代後期の眼科医。
¶秋田人2

佐藤玄雪 さとうげんせつ
? ～*
江戸時代末期の医師。
¶人名([没]1867年)，日人([没]1870年)

佐藤元仙 さとうげんせん★
生没年不詳
江戸時代の医師。
¶秋田人2

佐藤元萇 さとうげんちょう
文政1(1818)年～明治30(1897)年8月7日　[別]佐藤応渠《さとうおうきょ》
江戸時代末期～明治期の医師。医学館教授。種痘法を研究、その術を広める。
¶会津([生]?)，国書(佐藤応渠　さとうおうきょ　[生]文政1(1818)年12月15日)，人名，日人，幕末，幕末大

佐藤蒿庵 さとうこうあん
寛政3(1791)年～慶応2(1866)年1月1日
江戸時代後期～末期の医師。
¶庄内

佐藤公一(1) さとうこういち
明治22(1889)年6月20日～昭和36(1961)年8月21日
明治～昭和期の医療組合運動指導者。岩手県農協中央会会長、岩手県医療産業組合連合会専務理事。
¶岩手人，岩手百，世紀([生]明治22(1889)年6月[没]昭和36(1961)年8月)，姓氏岩手，日人

佐藤公一(2) さとうこういち
大正2(1913)年～平成3(1991)年

昭和期の医療組合運動指導者。岩手県農協中央会会長、岩手県医療産業組合連合会専務理事。農民の医療と健康を守る運動に尽力。岩手県県国民健康保険団体連合会理事長など歴任。
¶静岡歴

佐藤弘一 さとうこういち
大正5（1916）年3月13日〜昭和55（1980）年4月12日
昭和期の生物化学者。東京女子医科大学教授。
¶科学，科技（㊤1916年3月18日），現情，世紀

佐藤光永 さとうこうえい
明治43（1910）年〜昭和61（1986）年
大正〜昭和期の医師。専門は病理学。
¶近医

佐藤恒久 さとうこうきゅう
文久2（1862）年〜明治40（1907）年
明治期の医家。順天堂医院副院長。陰嚢水腫治療法を発明。
¶近医，人名，渡航（㊤1862年7月　㊦1907年2月26日），日人

佐藤恒二 さとうこうじ
→佐藤恒二（さとうつねじ）

佐藤孝三 さとうこうぞう
大正2（1913）年〜平成5（1993）年
昭和〜平成期の医師。整形外科。
¶近医

佐藤幸三 さとうこうぞう
明治22（1889）年3月11日〜昭和34（1959）年6月13日
明治〜昭和期の医師、教育者。宮城県医師会長。
¶世紀，日人，宮城百

佐藤剛蔵 さとうごうぞう
明治13（1880）年〜昭和35（1960）年
明治〜昭和期の医師。専門は医学教育、生化学。
¶近医

佐藤孝道 さとうこうどう
昭和20（1945）年7月20日〜
昭和〜平成期の医師。聖路加国際病院産婦人科部長・生殖医療センター所長。
¶現執4期

佐藤小滝 さとうこたき
安政2（1855）年10月15日〜昭和13（1938）年8月16日
明治〜昭和期の社会事業家。80歳を記念して財団法人佐藤竜水会を設立し、県下の民間社会事業を補助。
¶岡山人、岡山歴、女性、女性普、世紀、日人

佐藤怜 さとうさとる
昭和4（1929）年7月14日〜
昭和期の心理学者。秋田いのちの電話理事長、秋田大学教授。
¶現執1期，現執2期

佐藤三郎 さとうさぶろう
明治38（1905）年〜昭和61（1986）年
大正〜昭和期の医師。皮膚科。
¶近医

佐藤佐平治 さとうさへいじ
正徳3（1713）年〜文化6（1809）年
江戸時代中期〜後期の酒造業者、篤行家。天明の飢饉では窮民に食糧をあたえ救済した。
¶人名，日人

佐藤沢 さとうさわ
＊〜昭和23（1948）年7月25日
明治〜昭和期の医師、市長。福島市長。阿武隈川護岸改修工事や道路舗装にとりくむ。
¶近医（㊤明治1（1868）年），世紀（㊤明治1（1869）年12月13日），日人（㊤明治1（1869）年12月13日），福島百（㊤明治1（1868）年）

佐藤三吉 さとうさんきち
安政4（1857）年11月15日〜昭和18（1943）年6月18日
明治〜昭和期の医師。外科、貴族院議員。外科学研究のためドイツに留学。外科医学の移植。
¶海越，海越新，科学，岐阜百，郷土岐阜，近医，人名7，世紀，渡航（㊦1943年6月17日），日人，履歴（㊦昭和18（1943）年6月17日）

佐藤茂夫 さとうしげお
明治16（1883）年〜昭和36（1961）年
明治〜昭和期の医師。
¶大分歴

佐藤重一 さとうしげかず
明治26（1893）年10月3日〜昭和62（1987）年11月5日
明治〜昭和期の耳鼻咽喉科学者。東京慈恵会医科大学教授、東京歯科大学教授。
¶科学，近医，現情

佐藤秀 さとうしげる
昭和3（1928）年〜
昭和期の医師。
¶群馬人

佐藤神符満（佐藤神符麿）**さとうしのぶまろ**
江戸時代中期〜後期の皇医、国学者。
¶人名（佐藤神符麿），日人（生没年不詳）

佐藤修策 さとうしゅうさく
昭和3（1928）年3月12日〜
昭和〜平成期の臨床心理士、心理学者。兵庫教育大学教授。
¶現執2期，現執3期，現執4期，心理

佐藤秀三 さとうしゅうぞう
明治22（1889）年〜昭和21（1946）年
明治〜昭和期の細菌学者。
¶近医

佐藤重平 さとうじゅうへい
明治44（1911）年2月11日〜
昭和期の植物学者、遺伝学者。東京大学教授、自治医科大学教授。

¶現情

佐藤順庵父子 さとうじゅんあんふし★
～宝暦4(1754)年,〔3代目〕? ～安永8年8月
江戸時代中期の藩医。
¶秋田人2

佐藤舜海(1) さとうしゅんかい
→佐藤尚中(さとうしょうちゅう)

佐藤舜海(2) さとうしゅんかい
嘉永1(1848)年～明治44(1911)年
明治期の軍医。佐倉順天堂を経営。のち開業し民間疾病の治療に専念。
¶近医,人名,日人

佐藤俊二 さとうしゅんじ
明治29(1896)年～昭和52(1977)年
明治～昭和期の陸軍軍医。
¶近医

佐藤順伯 さとうじゅんはく★
～享保10(1725)年
江戸時代中期の儒医。
¶秋田人2

佐藤潤平 さとうじゅんぺい
明治29(1896)年4月14日～昭和45(1970)年2月6日
明治～昭和期の薬用植物学者、植物分類学者。
¶秋田人2,植物,多摩

佐藤庄左衛門 さとうしょうざえもん
生没年不詳
農民救済者。
¶姓氏岩手

佐藤正二 さとうしょうじ
大正2(1913)年～平成10(1998)年
昭和・平成期の医師、社会運動家。
¶群新百

佐藤小雪 さとうしょうせつ
～明治3(1870)年
江戸時代後期～明治期の医家。
¶新潟百

佐藤松坨(佐藤松坨) さとうしょうだ
寛政7(1795)年～慶応2(1866)年
江戸時代末期の医師。
¶人名(佐藤松坨),日人

佐藤尚中 さとうしょうちゅう
文政10(1827)年～明治15(1882)年7月23日
⑩佐藤尚中《さとうたかなか,さとうなおなか》,佐藤舜海《さとうしゅんかい》
江戸時代末期～明治期の医師。佐倉藩医を務め、大学東校主宰者、大典医、大学丞を歴任。東京下谷に私立病院順天堂を開設。
¶朝日(㊥文政10年4月4日(1827年4月29日)),維新,江人,江文,科学(㊥文政10(1827)年4月8日),眼科,郷土千葉,近医(さとうたかなか),近現,近世,国際,国史,国書(さとうたかなか)㊥文政10(1827)年4月8日),コン改,コン4,コン5,史人(㊥1827年4月8日),人書94,新潮(㊥文政10(1827)年4月8日),人名,世百,先駆(さとうなおなか),全書,大百,千葉百(佐藤舜海 さとうしゅんかい),千葉百追(さとうたかなか),長崎遊,日史㊥文政10(1827)年4月8日),日人,幕末,幕末大(㊥文政10(1827)年4月8日),百科,山川小(㊥1827年4月8日),洋学

佐藤信一 さとうしんいち
大正8(1919)年3月4日～
昭和期の教育学者。東北福祉大学教授。
¶現執2期

佐藤信淵 さとうしんえん
→佐藤信淵(さとうのぶひろ)

佐藤助雄 さとうすけお
大正8(1919)年4月22日～昭和62(1987)年10月19日
昭和期の彫刻家。「従軍看護婦」で新文展特選ほか。戦後は日展理事や日本彫刻会委員長などもつとめた。
¶近美,現情,世紀,日人,美建,山形百新

佐藤進 さとうすすむ
弘化2(1845)年11月25日～大正10(1921)年
明治～大正期の外科医師。3代順天堂堂主、日本人初のベルリン大学卒業生。李鴻章狙撃事件ではその治療にあたった。
¶茨城百,茨城歴,海越(㊥大正10(1921)年7月26日),海越新(㊥大正10(1921)年7月26日),科学(㊥大正10(1921)年7月26日),郷土茨城,郷土千葉,近医,近現,国際,国史,史人(㊥1921年7月25日),新潮(㊥大正10(1921)年7月25日),人名,世紀(㊥大正10(1921)年7月26日),先駆(㊥大正10(1921)年7月26日),千葉百,渡航(㊥1921年7月26日),日人,幕末(㊥1921年7月26日),洋学

佐藤清一 さとうせいいち
明治29(1896)年～平成3(1991)年
明治～平成期の医師。内科。
¶伊豆,近医,静岡歴,姓氏静岡

佐藤精一郎(佐藤清一郎) さとうせいいちろう
明治～昭和期の医師。
¶近医(㊤嘉永6(1853)年,㊦昭和5(1930)年),渡航(佐藤清一郎)㊤1883年1月,㊦1965年5月17日)

佐藤静斎 さとうせいさい
天明6(1786)年～慶応2(1866)年
江戸時代後期の儒者、医学者。
¶人名,日人

佐藤清治 さとうせいじ
～昭和26(1951)年9月
明治～昭和期の眼科医。
¶庄内

佐藤仙吾 さとうせんご
文化13(1816)年～明治26(1893)年8月3日
江戸時代後期～明治期の産婦人科医。

¶宮崎百

佐藤然僕 さとうぜんぼく
→佐藤然僕（さとうねんぼく）

佐藤宗興 さとうそうこう
～元文3（1738）年
江戸時代中期の医師。
¶長崎遊

佐藤泰然 さとうたいぜん
文化1（1804）年～明治5（1872）年4月10日
江戸時代末期～明治期の外科医師。下総佐倉に移住し、わが国最初の私立病院佐倉順天堂を開設して医学教育と治療を行った。
¶朝日（[没]明治5年4月10日（1872年5月16日）），維新，岩史，江人，江文，科学，学校，神奈川人，眼科，眼科，近医，近現，近世，国際，国史，国書，コン改，コン4，コン5，史人，思想史，庄内（[没]明治5（1872）年4月），新潮，人名，世百，全書，対外，大百，千葉百追，千葉房総，長崎遊，日史，日人，幕末，幕末大，藩臣3，百科，平日（[生]1804　[没]1872），山形百，山川小，洋学，歴大

佐藤泰三 さとうたいぞう
大正13（1924）年4月15日～
昭和～平成期の医師、政治家。参議院議員、佐藤産婦人科病院長。
¶現政

佐藤尚中 さとうたかなか
→佐藤尚中（さとうしょうちゅう）

佐藤隆房 さとうたかふさ
明治23（1890）年10月15日～昭和56（1981）年5月21日
大正～昭和期の医師。
¶岩手人，姓氏岩手

佐藤武雄 さとうたけお
明治28（1895）年10月17日～昭和33（1958）年7月1日　[別]佐藤眉峰《さとうびほう》
昭和期の法医学者。
¶科学，近医，現情（[生]1895年10月），現俳（佐藤眉峰　さとうびほう），姓氏長野，長野歴，俳文（佐藤眉峰　さとうびほう）

佐藤猛夫 さとうたけお
明治43（1910）年12月8日～平成16（2004）年
昭和期の医師。中国で八路軍の医務活動に従事。戦後日本共産党診療所を開設。
¶近医，現朝，世紀（[生]明治43（1910）年12月28日），日人，平和

佐藤佐 さとうたすく
安政4（1857）年2月11日～大正8（1919）年3月3日
江戸時代末期～大正期の医師。
¶近医，渡航

佐藤忠雄 さとうただお
明治6（1873）年～昭和14（1939）年
明治～昭和期の医師。
¶青森人，渡航

佐藤正 さとうただし
明治24（1891）年～昭和26（1951）年
明治～昭和期の官僚。専門は厚生行政。
¶近医

佐藤達玄 さとうたつげん★
寛保1（1741）年～寛政8（1796）年2月
江戸時代中期・後期の医師。
¶秋田人2

佐藤達次郎 さとうたつじろう
明治1（1868）年11月7日～昭和34（1959）年7月20日
大正～昭和期の外科医学者、教育者。東京医学専門学校初代校長。順天堂医学専門学校理事長などを歴任。
¶科学，近医，現情，人名7，世紀，渡航，日人，福井百

佐藤周子 さとうちかこ
昭和13（1938）年2月13日～昭和63（1988）年6月23日
昭和期の放射線医学者。細胞増殖の制御が専門。愛知県がんセンター研究所放射線部長を務める。猿橋賞を受賞。
¶愛知女，秋田人2，科学，近医，女性，女性普，世紀（[生]昭和13（1938）年2月），日人

佐藤邇 さとうちかし
大正3（1914）年～平成16（2004）年
昭和～平成期の医師。眼科。
¶近医

佐藤力 さとうちから
大正13（1924）年～
昭和期の医師。
¶群馬人

佐藤中陵 さとうちゅうりょう
宝暦12（1762）年～嘉永1（1848）年
江戸時代中期～後期の本草学者。
¶朝日（[生]宝暦12年2月11日（1762年3月6日）[没]嘉永1年6月6日（1848年7月6日）），茨城百，茨城歴，江文，近世，国史，国書（[生]宝暦12（1762）年2月11日　[没]嘉永1（1848）年6月6日），新潮（[生]宝暦12（1762）年2月11日　[没]嘉永1（1848）年6月6日），人名，日人，幕末，幕末大（[没]嘉永1（1848）年6月6日），藩臣2，山形百新（佐藤平三郎　さとうへいざぶろう（しげひろ）），洋学

佐藤椿山 さとうちんざん
生没年不詳
江戸時代後期の医師。
¶国書

佐藤恒二 さとうつねじ
明治11（1878）年9月10日～昭和27（1952）年5月18日　[別]佐藤恒二《さとうこうじ》
明治～昭和期の医師。
¶近医，渡航（さとうこうじ）

さ

佐藤恒丸　さとうつねまる
明治5(1872)年8月28日～昭和29(1954)年4月16日
明治～大正期の陸軍軍医、内科医学者。陸軍軍医総監。陸軍軍医学校教官、日本赤十字病院長などを歴任。内科学の権威。
¶科学，近医，人名7，渡航，日人

佐藤鉄太郎　さとうてつたろう
大正9(1920)年～昭和51(1976)年
昭和期の医師。歯科、長崎三菱病院歯科長。
¶人名7

佐藤陶崖　さとうとうがい
天明7(1787)年～天保14(1843)年4月10日
江戸時代後期の医師。
¶岡山人，岡山歴，国書，人名，日人

佐藤道碩　さとうどうせき
江戸時代後期～末期の奥医師。
¶徳川臣

佐藤亨　さとうとおる
明治19(1886)年～昭和42(1967)年
明治～昭和期の医師。内科。
¶近医

佐藤利明　さとうとしあき
大正14(1925)年～昭和55(1980)年
昭和期の医師。
¶大分歴

佐藤敏夫　さとうとしお
明治8(1875)年10月15日～昭和9(1934)年7月30日
明治～大正期の医家。佐藤耳鼻咽喉科を設立。慈恵会医学専門学校教授を務めた。
¶近医，人名，渡航，日人([生]明治9(1876)年10月15日)

佐藤敏彦　さとうとしひこ
昭和8(1933)年6月30日～平成4(1992)年4月23日
昭和～平成期の歯科医、郷土史家。
¶郷土

佐藤富雄　さとうとみお
昭和7(1932)年1月6日～
昭和～平成期の医事・健康ジャーナリスト。ハワイアンカレッジ学長、パテント・ユニバーシティ・オブ・アメリカ学長。
¶現執4期

佐藤尚中　さとうなおなか
→佐藤尚中(さとうしょうちゅう)

佐藤尚寿　さとうなおひさ
生没年不詳
江戸時代末期の医師。
¶国書

佐藤魚淵　さとうなぶち
宝暦5(1755)年～天保5(1834)年6月11日　[別]魚淵《なぶち》
江戸時代後期の医師、俳人。
¶国書(魚淵　なぶち)，人名，姓氏長野，長野歴，日人，俳諧(魚淵　なぶち　[生]？)，俳句(魚淵　なぶち)，俳文(魚淵　なぶち)，和俳

佐藤然僕　さとうねんぼく
？～安政5(1858)年9月18日　[別]佐藤然僕《さとうぜんぼく》
江戸時代末期の医師(庄内藩医)。
¶庄内(さとうぜんぼく)，洋学

佐藤信雄　さとうのぶお
明治20(1887)年～昭和42(1967)年
明治～昭和期の医師、政治家。松江市医師会会長、松江市議会議員。
¶島根歴

佐藤信郎　さとうのぶお
明治2(1869)年～昭和9(1934)年
明治～昭和期の耳鼻咽喉科医。
¶近医

佐藤信景　さとうのぶかげ
延宝2(1674)年～享保17(1732)年
江戸時代中期の医師、農学者、博物学者。蝦夷地稲作の先唱者。
¶朝日，国書([没]享保17(1732)年7月29日)，コン改，コン4，新潮([没]享保17(1732)年7月25日)，人名，世人，日人，北海道百([没]享保16(1731)年)，北海道歴([没]享保16(1731)年)，歴大

佐藤信季　さとうのぶすえ
享保9(1724)年～天明4(1784)年　[別]佐藤玄明窩《さとうげんめいか》
江戸時代中期の医師、農政学者。農学者信景の子，経世家信淵の父。
¶朝日，国書([生]享保9(1724)年11月15日　[没]天明4(1784)年8月3日)，コン改，コン4，新潮([没]天明4(1784)年8月3日)，人名，日人

佐藤信直　さとうのぶなお★
明治4(1871)年2月10日～昭和12(1937)年3月12日
明治～昭和期の医師。仙北郡角館町町会議員。
¶秋田人2

佐藤信淵　さとうのぶひろ
明和6(1769)年？～嘉永3(1850)年　[別]佐藤信淵《さとうしんえん》，佐藤元海《さとうげんかい》
江戸時代中期～後期の経世家。著作に「農政本論」「経済要録」など。
¶秋田人2([没]嘉永3年1月6日)，秋田百(さとうしんえん　[生]明和9(1772)年)，朝日([没]嘉永3年1月6日(1850年2月17日))，岩史([没]嘉永3(1850)年1月6日)，江人，江戸東，角史，教育，郷土千葉，京都府，近世，国史，国書([生]明和6(1769)年6月15日　[没]嘉永3(1850)年1月6日)，コン改([生]明和6(1769)年，(異説)1767年)，コン4([生]明和6(1769)年，(異説)1767年)，コン5([生]明和6(1769年，1767)年)，埼玉人([没]嘉永3(1850)年1月6日)，埼玉百，史人([没]1850年1月6日)，思想史，重要([生]明和6(1769)年6月15日？　[没]嘉永3(1850)年1月6日)，植物([生]明和6(1769)年6

月15日　[没]嘉永3年1月6日(1850年2月17日))，神史，人書79([生]1769年，(異説)1767年)，人書94，人情，神人，新潮([生]明和6(1769)年6月15日　[没]嘉永3(1850)年1月6日)，人名，世人([生]明和6(1769)年6月15日　[没]嘉永3(1850)年1月6日)，世百([生]1767年)，全書，大百，千葉百，千葉房総，地理(さとうのぶひろ(しんえん))，伝記，徳島百([生]明和6(1769)年6月15日　[没]嘉永3(1850)年1月6日)，徳島歴([生]明和6(1769)年6月　[没]嘉永3(1850)年1月)，日思([生]明和6？(1769？)年)，日史([没]嘉永3(1850)年1月6日)，日人，百科，平日([生]1769 [没]1850)，北海道百，北海道歴，山川小([没]1850年1月6日)，洋学(さとうしんえん)，歴大

佐藤信義　さとうのぶよし
昭和期の漢方カウンセラー。
¶現執2期

佐藤登　さとうのぼる
明治21(1888)年～昭和22(1947)年
大正～昭和期の医師。
¶群馬人

佐藤基　さとうはしめ
明治27(1894)年～昭和43(1968)年
大正～昭和期の医師、医学博士。
¶宮城百

佐藤八郎　さとうはちろう
明治43(1910)年～平成5(1993)年
大正～平成期の医師。内科。
¶近医

佐藤春郎　さとうはるお
大正9(1920)年～平成14(2002)年
昭和～平成期の医師。専門は病理学。
¶近医

佐藤彦次郎　さとうひこじろう
明治43(1910)年～昭和56(1981)年
大正～昭和期の医師。内科(結核病学)。
¶近医

佐藤久夫　さとうひさお
昭和23(1948)年3月16日～
昭和～平成期の障害者福祉論研究者。日本社会事業大学助教授。
¶現執2期，現執3期，現執4期

佐藤寿雄　さとうひさお
明治44(1911)年～昭和46(1971)年
昭和期の医師。
¶群馬人

佐藤久　さとうひさし
明治29(1896)年～昭和41(1966)年
明治～昭和期の医師。小児科。
¶近医

佐藤秀紀　さとうひでき
昭和30(1955)年～
昭和～平成期の研究者。青森県立保健大学健康科学部理学療法学科教授、同大学院教授。
¶現執4期

佐藤英太郎　さとうひでたろう
慶応3(1867)年2月28日～昭和21(1946)年
明治～昭和期の医師。
¶社史

佐藤斉　さとうひとし
明治40(1907)年～昭和56(1981)年
昭和期の産婦人科医。
¶山形百新

佐藤眉峰　さとうびほう
→佐藤武雄(さとうたけお)

佐藤宏　さとうひろし
明治40(1907)年8月16日～昭和55(1980)年5月25日
昭和期の医師。兵庫県肢体不自由児協会会長。専門はスポーツ医学。パラリンピック東京大会の開催に尽力した。
¶日人，兵庫百

佐藤博　さとうひろし
昭和22(1947)年3月31日～
昭和～平成期の環境問題研究者。武田薬品工業環境安全管理室長。
¶現執4期

佐藤洋　さとうひろし
？～
大正期の東京帝国大学セツルメント参加者。
¶社史

佐藤熙　さとうひろし
明治32(1899)年1月5日～昭和50(1975)年5月11日
昭和期の生理学者。弘前大学学長。アドレナリンの研究で業績を残す。弘前大学の基礎を固め、発展に尽力。
¶青森人，岩手人，科学，近医，現情，人名7，世紀，日人

佐藤汶栖　さとうぶんせい
寛政5(1793)年～慶応3(1867)年
江戸時代後期の町医師。
¶神奈川人

佐藤平右衛門　さとうへいえもん
文政10(1827)年～明治35(1902)年9月15日
江戸時代末期～明治時代の豪商。村内窮民救済、教会建築などする。
¶幕末，幕末大

佐藤信　さとうまこと
大正4(1915)年～
昭和期の医師。
¶群馬人

佐藤正昭　さとうまさあき
生没年不詳
江戸時代後期の医師。
¶国書

さ

佐藤政夫 さとうまさお
明治26(1893)年3月5日〜昭和33(1958)年11月26日
大正〜昭和期の医師。
¶岡山人，岡山歴

佐藤正敏 さとうまさとし
昭和4(1929)年7月13日〜平成11(1999)年7月7日
昭和・平成期の佐藤獣医科病院長。
¶飛騨

佐藤昌康 さとうまさやす
大正8(1919)年11月7日〜平成9(1997)年8月11日
昭和〜平成期の生理学者。熊本大教授、ブレインサイエンス振興財団理事長。
¶科学，科技，近医，現執3期，現情，世紀

佐藤賢 さとうまさる
明治21(1888)年〜昭和36(1961)年
大正〜昭和期の医師。
¶群馬人

佐藤三樹夫 さとうみきお
大正7(1918)年〜
昭和期の医師。
¶群馬人

佐藤三千三郎 さとうみちさぶろう
明治24(1891)年〜昭和50(1975)年
大正〜昭和期の医師・スポーツ団体役員。
¶岩手人，神奈川人

佐藤光男 さとうみつお
大正13(1924)年〜昭和53(1978)年
昭和期の医師。麻酔科。
¶近医

佐藤堅 さとうみつる
大正2(1913)年〜平成19(2007)年
昭和〜平成期の医師。専門は解剖学。
¶近医

佐藤黙童 さとうもくどう
大正13(1924)年〜
昭和期の福祉事業家。
¶多摩

佐藤守男 さとうもりお
昭和5(1930)年7月19日〜
昭和〜平成期の教育評論家。福島県立いわき養護学校長。
¶現執3期

佐藤やい(佐藤ヤイ) さとうやい
明治31(1898)年5月26日〜昭和39(1964)年2月27日
大正〜昭和期の医学者。東京女子医専教授。国際女医会理事、日本女医会会長などを歴任し、女医のリーダー的存在となる。
¶科学，近医，近女，女性，女性普，世紀，姓氏，富山人，富山百(佐藤ヤイ)，日人(佐藤ヤイ)

佐藤大和 さとうやまと
昭和6(1931)年〜
昭和期のキリスト教徒。
¶視覚

佐藤悠次郎 さとうゆうじろう
文久2(1862)年8月15日〜大正7(1918)年9月27日
明治期の獣医。
¶岡山人，岡山歴(⊕文久1(1861)年)，渡航

佐藤祐造 さとうゆうぞう
昭和15(1940)年7月8日〜
昭和〜平成期の医師。内分泌科、名古屋大学教授。
¶現執3期

佐藤漾人 さとうようじん
明治18(1885)年12月19日〜昭和41(1966)年1月29日
明治〜昭和期の俳人・医師。
¶東北近

佐藤敬明 さとうよしあき
大正11(1922)年〜平成3(1991)年
昭和〜平成期の医師。放射線科(消化器内視鏡)。
¶近医

佐藤良夫 さとうよしお
大正14(1925)年〜平成13(2001)年
昭和〜平成期の医師。皮膚科。
¶近医

佐藤ヨシミ さとうよしみ
明治44(1911)年〜
昭和期の看護婦。日本労働組合全国協議会福島地区協委員。
¶社史

佐藤倚男 さとうよりお
大正12(1923)年〜平成17(2005)年
昭和〜平成期の医師。精神科。
¶近医

佐藤理珊 さとうりさん
文化4(1807)年〜慶応2(1866)年11月9日
江戸時代後期〜末期の医師。
¶国書

佐藤隆岷 さとうりゅうみん
江戸時代の医師。
¶人名

佐藤了 さとうりょう
大正12(1923)年9月11日〜平成8(1996)年1月12日
昭和〜平成期の生化学者。大阪大学教授。編著書に「細胞分画法」「薬物代謝」。
¶科学，近医，現朝，現情(⊕1937年9月11日)，世紀，日人

佐藤廉 さとうれん★
安政4(1854)年〜大正4(1915)年
明治・大正期の医師。
¶栃木人

佐藤和喜雄　さとうわきお
昭和13(1938)年3月7日〜
昭和期の医師、臨床心理学者。精神科。
¶現執2期

佐渡賢隆　さどけんりゅう
文政13(1830)年〜明治19(1886)年
江戸時代末期〜明治期の医師。
¶江文，洋学

佐渡三良　さどさんりょう
文政3(1820)年〜＊
江戸時代末期〜明治期の医師。
¶国書([没]明治11(1878)年10月3日)，洋学([没]明治12(1879)年)

里見亥三郎　さとみいさぶろう
文化12(1815)年〜明治17(1884)年
江戸時代末期〜明治期の加賀藩医。銃隊馬廻組頭。政局転変と加賀藩の対応に尽力。
¶姓氏石川([生]？)，幕末，幕末大

里見栄吉　さとみえいきち
天保7(1836)年〜
江戸時代末期・明治期の医師。
¶長崎遊

里見賢治　さとみけんじ
昭和18(1943)年1月19日〜
昭和〜平成期の福祉政策学者。大阪市立大学教授。
¶現執2期，現執3期，現執4期

里美三男　さとみみつお
明治12(1879)年〜昭和42(1967)年
明治〜昭和期の陸軍軍医(微生物学)。
¶近医

郷宮徳峰　さとみやとくほう
大正8(1919)年〜
昭和〜平成期の姓名学研究家、医事評論家。
¶現執3期

里村茂夫　さとむらしげお
大正8(1919)年〜昭和35(1960)年
昭和期の医師。専門は物理学。
¶近医

佐渡養順　さどようじゅん
文政3(1820)年〜明治11(1878)年
江戸時代後期〜明治期の医師。
¶姓氏富山

里吉栄二郎　さとよしえいじろう
大正13(1924)年〜平成23(2011)年
昭和〜平成期の医師。神経内科。
¶近医

真田錦里　さなだきんり
生没年不詳
江戸時代後期の本草家。
¶国書

真田祐太郎　さなだゆうたろう
明治19(1886)年12月9日〜昭和45(1970)年8月4日
明治〜昭和期の医師。
¶庄内

左奈田幸夫　さなだゆきお
明治42(1909)年〜平成10(1998)年
大正〜平成期の医師。整形外科。
¶近医

讃井勝毅　さぬいしょうき
慶応3(1867)年〜明治41(1908)年
明治期の医家、獣医学者。牛疫血清注射、鶏のコレラ病の血清注射などの研究に貢献。
¶科学([没]1908年(明治41)4月17日)，近医，人名，日人

実吉純一　さねよしじゅんいち
明治40(1907)年11月18日〜平成15(2003)年3月16日
大正〜平成期の医師。専門は電気工学(超音波工学)。
¶科学，近医

実吉純郎　さねよしじゅんろう
明治12(1879)年6月9日〜昭和23(1948)年11月8日
明治〜昭和期の医師。
¶渡航

実吉安純　さねよしやすずみ
嘉永1(1848)年3月20日〜昭和7(1932)年3月1日
江戸時代末期〜昭和期の海軍軍医、政治家。子爵。海軍軍医総監、海軍軍医医学校校長などを歴任。日清・日露戦争で功績を残す。
¶海越新，科学，近医，人名，世紀，姓氏鹿児島，渡航，日人，洋学，陸海

佐野勇　さのいさむ
大正13(1924)年〜昭和50(1975)年
昭和期の医師。精神科。
¶近医

佐野うめ　さのうめ
慶応4(1868)年〜昭和34(1959)年
明治〜昭和期の看護師(海外医療活動)。
¶岡山歴，近医

佐野鶴渓　さのかくけい
享和1(1801)年〜明治10(1877)年
江戸時代後期〜明治期の医師。
¶長崎遊

佐野貴美子　さのきみこ
明治41(1908)年〜昭和63(1988)年3月21日
昭和期の歌人。助産婦として活躍するかたわら短歌に精進。女人短歌会、ポトナム短歌会に参加。
¶女性，女性普

佐野恭平　さのきょうへい
大正8(1919)年11月11日〜昭和51(1976)年1月30日
昭和期の歯科医。
¶岡山人，岡山歴

佐野圭司 さのけいじ
大正9(1920)年6月30日〜平成23(2011)年1月6日
昭和〜平成期の脳神経外科学者。
¶科学，近医，現朝，現情，世紀，日人

佐野元悦 さのげんえつ
享保6(1721)年〜寛政5(1793)年5月10日
江戸時代中期の儒者・医師。
¶岡山歴

佐野健吾 さのけんご
昭和8(1933)年6月27日〜
昭和期の社会福祉学者。九州保健福祉大学教授。
¶現執2期

佐野敷山 さのしきざん
明治32(1899)年9月10日〜昭和53(1978)年2月26日
大正〜昭和期の尺八演奏家・薬剤師。
¶岡山歴

佐野春庵 さのしゅんあん
文政11(1828)年〜明治31(1898)年
江戸時代後期〜明治期の医師、儒学者。
¶姓氏石川

佐野雋達 さのしゅんたつ
天保12(1841)年〜大正2(1913)年
江戸時代末期〜大正期の大分における西洋医学の先駆者。
¶大分百([生]1855年)，大分歴，長崎遊

佐野辰雄 さのたつお
大正5(1916)年3月22日〜平成4(1992)年5月11日
昭和期の医師、労働衛生学者。著書に「日本のじん肺と粉じん公害」「クロム禍の労働医学的研究」など。
¶科学，現朝，世紀，日人

佐野保 さのたもつ
明治29(1896)年〜平成3(1991)年
明治〜平成期の医師。小児科。
¶近医

佐野聴松 さのちょうしょう
文化8(1811)年〜明治1(1868)年
江戸時代後期の医師。
¶長崎遊

佐野常民 さのつねたみ
文政5(1822)年12月28日〜明治35(1902)年12月7日
江戸時代末期〜明治期の佐賀藩士、政治家。伯爵、初代日本赤十字社社長、農商務相。わが国最初の蒸気船と蒸気車の模型を制作、のち凌風丸を作った。新政府では海軍を創設。
¶朝日([生]文政5年12月28日(1823年2月8日))，維新，岩史，海越([生]文政5(1823)年12月28日)，海越新([生]文政5(1823)年12月28日)，科学，角史，教育，近医([生]文政5(1823)年)，近現，近世，国際，国史，コン改，コン4，コン5，佐賀百，史人，重要，新潮，人名，姓氏京都，世人，世百([生]1823年)，先駆([生]文政5(1823)年12月28日　[没]明治35(1902)年12月8日)，全書，全幕，大百，渡航，長崎百，長崎遊，日史，日人([生]1823年)，日本，幕末([生]1823年2月8日)，幕末大([生]文政5(1823)年12月28日)，百科，平日([生]1822　[没]1902)，明治1([生]1823年)，山川小，洋学，履歴，歴大

佐野経彦 さのつねひこ
天保5(1834)年2月16日〜明治39(1906)年10月16日
明治期の宗教家、医学者。九州北部、中国地方を歴遊。教導職試補、小倉に神理協会を設立。皇国医道を唱えた。
¶朝日([生]天保5年2月16日(1834年3月25日))，維新，近現，国史，国書，コン改，コン4，コン5，史人，神史，神人，新潮，人名，世百，全書，大百，日史，日人，幕末，百科，福岡百，歴大

佐野幹 さのつよし
明治31(1898)年〜昭和42(1967)年
大正〜昭和期の医師。専門は解剖学。
¶近医

佐野敏雄 さのとしお
生没年不詳
昭和期の理学療法士。
¶視覚

佐野豊美 さのとよみ
大正7(1918)年〜昭和54(1979)年7月24日
昭和期の医師。内科(循環器)。
¶科学，近医

佐野彪太 さのひょうた
明治7(1874)年1月10日〜？
明治〜大正期の医師。
¶渡航

佐野宏(1) さのひろし
寛政7(1795)年〜安政5(1858)年
江戸時代後期〜末期の筑前の医師、漢詩人。
¶国書([没]安政5(1858)年9月)，日人

佐野宏(2) さのひろし
天保4(1833)年〜明治2(1869)年
江戸時代末期の医師。
¶人名

佐野潤郷 さのますさと
明治24(1891)年〜昭和34(1959)年
大正〜昭和期の医学博士、肺センカタル(肺結核)の名称創案。
¶栃木歴

佐野元常 さのもとつね
元禄9(1696)年〜宝暦6(1756)年6月21日
江戸時代中期の儒者・医師。
¶岡山歴

佐野安貞 さのやすさだ
生没年不詳
江戸時代中期の医師。
¶国書

佐野豊　さのゆたか
昭和1(1926)年4月18日～
昭和期の神経解剖学者。京都府立医大教授。脳の神経伝達物質の形態的研究を行う。著作に「神経解剖学」など。
¶現朝，現情，世紀，日人

鯖田豊之　さばたとよゆき
大正15(1926)年3月12日～平成13(2001)年10月25日
昭和～平成期の西洋史学者、医学史学者。京都府立医科大学教授。
¶現執1期，現執2期，現執3期，現情，世紀

佐分利輝彦　さぶりてるひこ
大正12(1923)年～平成10(1998)年
昭和～平成期の官僚。専門は厚生行政。
¶近医

佐分利六郎　さぶりろくろう
明治44(1911)年～昭和63(1988)年
大正～昭和期の医師。外科。
¶近医

寒川猫持　さむかわねこもち
昭和28(1953)年4月11日～
昭和～平成期の歌人、随筆家、眼科医。本名は淳。
¶大阪文，現執4期，兵庫文

鮫島愛子　さめじまあいこ
天保5(1834)年～大正3(1914)年
江戸時代末期～大正期の職業婦人の先覚者、社会事業家。
¶姓氏鹿児島

鮫島交魚子　さめじまこうぎょし
明治21(1888)年4月26日～昭和55(1980)年
大正～昭和期の俳人、医学博士。
¶札幌，北海道百，北海道文([没]昭和55(1980)年10月19日)，北海道歴

鮫島宗弘　さめじまむねひろ
昭和12(1937)年～平成12(2000)年
昭和～平成期の心理学者、障害者教育者。
¶近医

佐守信男　さもりのぶお
大正5(1916)年～
昭和期の教育衛生学者。神戸大学教授。
¶現執1期

左門米造　さもんよねぞう
明治6(1873)年～昭和19(1944)年9月
明治～昭和期の歯科医、発明家。動力消防ポンプなどを考案。
¶郷土奈良，世紀，日人

さよ
生没年不詳
江戸時代中期の常陸国吉沼村の農家の女性。病夫の治療のために田を売り、陸奥岩城(福島県)の温泉で療養し、藩主から報奨を得た。
¶女性，日人

皿井旭川　さらいきょくせん
明治3(1870)年10月11日～昭和20(1945)年12月18日　[別]皿井立三郎《さらいたつさぶろう》
明治～昭和期の俳人、医師。
¶岡山人([生]明治4(1871)年　[没]昭和22(1947)年)，岡山歴([生]明治4(1871)年10月11日)，京都文，現俳，渡航(皿井立三郎　さらいたつさぶろう　[没]?)，奈良文([生]明治4年10月11日)，俳文

更井啓介　さらいけいすけ
昭和4(1929)年～平成10(1998)年
昭和～平成期の医師。精神科。
¶近医

皿井武利　さらいたけとし
大正10(1921)年3月25日～平成3(1991)年8月27日
昭和～平成期の社会事業家。
¶岡山歴

皿井立三郎　さらいたつさぶろう
→皿井旭川(さらいきょくせん)

猿田雄彦　さるたかつひこ
文政1(1818)年～元治1(1864)年
江戸時代末期の医師。
¶幕末([没]1864年10月27日)，幕末大([没]元治1(1864)年9月27日)

猿田南海雄　さるたなみお
明治39(1906)年～昭和63(1988)年
大正～昭和期の医師。専門は衛生学。
¶近医

猿橋ユリ　さるはしゆり
明治39(1906)年8月19日～平成3(1991)年6月6日
昭和～平成期の女性運動家。福井県議会初の女性議員。内職斡旋所の拡充、保育所の増設などにつくした。
¶郷土福井，世紀，日人，福井百

沢井鶴汀　さわいかくてい
文化9(1812)年～文久1(1861)年
江戸時代末期の医師。
¶国書，静岡歴，人名，姓氏静岡，長崎遊，日人，幕末，幕末大，洋学

沢井繁男　さわいしげお
昭和29(1954)年1月13日～
昭和～平成期の小説家、医事・教育評論家。本名は茂夫。
¶大阪文，現執4期，北海道文

沢井七郎　さわいしちろう
大正5(1916)年～平成11(1999)年
昭和～平成期の医師。
¶青森人

沢井順一郎　さわいじゅんいちろう
明治14(1881)年～昭和32(1957)年
昭和期の医師。
¶山口人

沢井俊二 さわいしゅんじ
明治10 (1877) 年～大正14 (1925) 年
明治～大正期の医家。医学博士。中国天津日本共立医院長を務めた。
¶近医, 人名

沢井仁 さわいひとし
昭和18 (1943) 年～
昭和～平成期の著述家、編集者。「日経メディカル」編集長。
¶現執3期

沢井余志郎 さわいよしろう
昭和3 (1928) 年8月3日～
昭和～平成期の反公害運動家。四日市公害を記録する会創設者。龍谷大学非常勤講師を務める。著書に「四日市公害記録写真集」。
¶現朝, 現人, 世紀, 日人

沢木伊重 さわきいじゅう
明治5 (1872) 年2月18日～？
明治期の医師。
¶渡航

沢木修二 さわきしゅうじ
大正15 (1926) 年～平成18 (2006) 年
昭和～平成期の医師。耳鼻咽喉科。
¶近医

沢口俊之 さわぐちとしゆき
昭和34 (1959) 年～
昭和～平成期の心理システム科学研究者。北海道大学医学部教授。
¶現執4期, YA

沢犀子 さわさいこ
天保4 (1833) 年～明治35 (1902) 年10月10日
[別]沢犀子《さわせいこ》
江戸時代末期～明治期の女性。共愛婦人会を組織して、婦人の教化にあたるとともに慈善事業に貢献。
¶大阪人 (さわせいこ　[没]明治35 (1902) 年10月), 女性, 女性普

沢崎寛制 さわざきかんせい
明治11 (1878) 年～大正7 (1918) 年
明治～大正期の伝染病学者。医学博士。臨床細菌学、急性病の研究に従事。
¶近医, 人名

沢崎達夫 さわざきたつお
昭和27 (1952) 年9月15日～
昭和～平成期の心理学者。目白大学人間社会学部心理カウンセリング学科教授。専門はカウンセリング、臨床心理学。
¶現執4期

沢崎千秋 さわさきちあき
明治40 (1907) 年～昭和60 (1985) 年
大正～昭和期の医師。産婦人科。
¶近医

沢崎坦 さわざきひろし
大正14 (1925) 年7月4日～平成15 (2003) 年10月22日
昭和～平成期の畜産学者、東京大学農学部教授。専門は家畜生理学。
¶科学

沢犀子 さわせいこ
→沢犀子 (さわさいこ)

沢田一雄 さわだかずお
？ ～
大正期の東京帝国大学セツルメント参加者。
¶社史

沢田和博 さわだかずひろ
大正4 (1915) 年～
昭和期の帝国大学セツルメント読書会メンバー。
¶社史

沢田兼吉 さわだかねよし
明治16 (1883) 年12月26日～昭和25 (1950) 年
明治～昭和期の植物病理学者。
¶岩手人, 科学, 植物, 姓氏岩手

沢田淳 さわだきよし
大正12 (1923) 年～昭和47 (1972) 年
昭和期の医師。
¶高知人, 高知百

沢田敬義 さわだけいぎ
明治6 (1873) 年12月3日～昭和27 (1952) 年2月7日
明治～昭和期の医師。
¶科学, 近医, 渡航, 新潟百別

沢田慶治 さわだけいじ
明治34 (1901) 年5月12日～昭和52 (1977) 年3月
昭和期の教育者。英語の点字教科書を作成。
¶視覚

沢田玄良 さわだげんりょう
江戸時代中期の医師。
¶人名, 日人 (生没年不詳)

沢田藤一郎 さわだとういちろう
明治28 (1895) 年1月30日～昭和57 (1982) 年5月11日
明治～昭和期の内科臨床医学者。九州大学教授。
¶岩手人, 科学, 近医, 現情

沢田利貞 さわだとしさだ
明治44 (1911) 年～昭和61 (1986) 年11月29日
昭和期の寄生虫学者、群馬大学名誉教授。専門は寄生虫免疫学。
¶科学 ([生]1911年 (明治44) 1月19日), 群馬人

沢田平十郎 さわだへいじゅうろう
明治28 (1895) 年～昭和57 (1982) 年
明治～昭和期の医師。外科 (消化器)。
¶近医

沢田穂国 さわだほくに
文政10 (1827) 年～明治35 (1902) 年
江戸時代後期～明治期の医師、国学者、歌人。
¶岩手百, 姓氏岩手

沢田正好 さわだまさよし
明治27(1894)年4月20日～昭和40(1965)年12月4日
大正～昭和期の鍼灸師。私立足利盲学校校長。
¶視覚，栃木歴

沢田美喜 さわだみき
明治34(1901)年9月19日～昭和55(1980)年5月12日
昭和期の社会事業家。混血孤児の養育施設「エリザベス・サンダース・ホーム」の創設者。
¶岩史，神奈川百，神奈女，キリ，近現，近女，現朝，現情，現人，現日，国史，コン改，コン4，コン5，史人，女史，女性，女性普，新潮，世紀，姓氏神奈川，世百新，全書，大百，鳥取百，日史，日人，日本，百科，マス89，民学，歴大

沢田操 さわだみさお
明治37(1904)年～昭和45(1970)年
昭和期の畜産業の振興に努めた獣医師。
¶青森人

沢田祐子 さわだゆうこ
昭和11(1936)年2月12日～
昭和期の点訳ボランティア、点字子ども図書室代表者。
¶視覚

猿渡研斎（沢渡研斎） さわたりけんさい
文政7(1824)年～明治41(1908)年
江戸時代後期～明治期の医師、養生舎院長。
¶科学（沢渡研斎 ㊀文政7(1824)年11月 ㊁明治41(1908)年3月7日），人名，多摩，日人

猿渡重達 さわたりしげさと
昭和24(1949)年1月1日～
昭和期の文学者。聖マリアンナ医科大学助教授。
¶現執2期

猿渡二郎 さわたりじろう
明治31(1898)年～昭和31(1956)年
大正～昭和期の医師。耳鼻咽喉科。
¶近医

沢田良敬 さわだりょうけい
？ ～明治4(1871)年
江戸時代後期～明治期の医師。
¶国書

沢野糸子 さわのいとこ
元治1(1864)年～？
明治期の洋裁店経営者。日本初の婦人服デザイナー。日清戦争後の遺家族救済と生業扶助に努めた。
¶女性，女性普，先駆，兵庫人，兵庫百

沢辺雲夢 さわべうんむ
生没年不詳
江戸時代中期の歌人、松本藩医。
¶長野歴

沢辺東谷 さわべとうこく
享保13(1728)年～天明4(1784)年2月2日
江戸時代中期の漢学者・医師。

¶国書

沢辺北溟 さわべほくめい
明和1(1764)年～嘉永5(1852)年
江戸時代後期の宮津藩儒者。宮津藩侍医利信の子。
¶京都府

沢辺保雄 さわべやすお
？ ～明治34(1901)年1月4日
江戸時代末期～明治期の医師。
¶渡航

沢村親重 さわむらちかしげ
江戸時代前期の鍼医。
¶人名（㊀1623年 ㊁1682年），日人（㊀1622年 ㊁1681年）

沢村道朔 さわむらどうさく
文化12(1815)年～明治23(1890)年
江戸時代後期～明治期の医師。
¶高知人

沢村栄美 さわむらひでみ
明治14(1881)年7月18日～？
明治～大正期の医師。
¶渡航

沢村真 さわむらまこと
慶応1(1865)年6月10日～昭和6(1931)年1月4日
明治～昭和期の農芸化学者。専門は栄養学、食品化学。東京帝国大学農科大学教授、文部省督学官などを務めた。
¶科学，食文（㊀慶応1年6月10日(1865年8月1日)），人名，世紀，渡航，日人

沢村芳翠 さわむらみどり
大正3(1914)年～平成15(2003)年 ㊁沢村良高
《さわむらよしたか》
昭和～平成期の眼科、俳人。
¶近医（沢村良高 さわむらよしたか）

沢村良高 さわむらよしたか
→沢村芳翠（さわむらみどり）

沢本幸正 さわもとゆきまさ
？ ～
大正期の東京帝国大学セツルメント参加者。
¶社史

佐原菊塢 さわらきくう
→北野鞠塢（きたのきくう）

佐原史哉 さわらふみや
明治43(1910)年～昭和55(1980)年
昭和期の医師。
¶会津

桟敷よし子（桟敷芳子） さんじきよしこ
明治35(1902)年8月2日～平成4(1992)年
昭和期の保健婦。紡績工場寮監時代は社会運動家として女エストを指導。中国での医療活動の後、民医連活動に従事。
¶岡山歴（㊀平成5(1993)年2月10日），近女，現朝，社運（桟敷芳子），社史（㊁1992年1月10

日），女運（[没]1992年1月10日），女史，女性（[没]平成4（1992）年2月10日），女性普（[没]平成4（1992）年2月10日），世紀（[没]平成4（1992）年1月10日），日人（栈敷芳子　[没]平成4（1992）年2月10日），平和

三条左近将監　さんじょうさこんしょうげん
鎌倉時代前期の医師。
¶人名

三田谷啓　さんだやひらく
明治14（1881）年9月1日～昭和37（1962）年5月12日
明治～昭和期の教育者。
¶心理，世紀，渡航（[没]1961年），日人，兵庫人（[没]昭和37（1962）年5月13日），兵庫百

杉長　さんちょう
明和7（1770）年～文政11（1828）年2月15日
江戸時代中期～後期の医師、俳人。
¶国書

三内多喜治　さんないたきじ
明治20（1887）年9月27日～昭和30（1955）年4月25日
明治～昭和期の陸軍軍医（口腔外科）。
¶科学，近医，人名7，日人

【し】

椎野鋕太郎　しいのこうたろう
明治12（1879）年～昭和15（1940）年
明治～昭和期の解剖学者。
¶近医

椎葉芳弥　しいばよしや
明治24（1891）年～昭和17（1942）年
大正～昭和期の微生物学者。
¶近医

慈雲　じうん
？　～明治1（1868）年
江戸時代後期～末期の僧。托鉢で近郷村民の窮状を救済。
¶栃木歴

而慍斎　じうんさい
→山岡元隣（やまおかげんりん）

思円　しえん
→叡尊（えいそん）

塩入円祐　しおいりえんゆう
明治39（1906）年11月1日～平成7（1995）年1月18日
昭和期の精神医学者。
¶近医，心理

塩川優一　しおかわゆういち
大正7（1918）年6月27日～
昭和期の内科学者、臨床免疫学者。リューマチなどの膠原病が専門。国のエイズ対策の責任者も務める。
¶現朝，現執3期，世紀，日人

塩沢正一郎　しおざわしょういちろう★
明治24（1891）年5月～
明治・大正期の社会事業智徳会理事長。智徳会を設立。
¶栃木人

塩沢総一　しおざわそういち
明治27（1894）年～昭和42（1967）年
明治～昭和期の医師。内科。
¶近医

塩沢富美子　しおざわとみこ
→塩沢富美子（しおざわふみこ）

塩沢富美子　しおざわふみこ
明治42（1909）年～平成2（1991）年　[別]塩沢富美子《しおざわとみこ》，下田富美子
昭和期の社会主義者、細菌研究者。伝染病研究所研究員。
¶近女（[没]平成2（1991）年），社史（しおざわとみこ）

塩沢正俊　しおざわまさとし
大正2（1913）年～昭和54（1979）年
昭和期の医師。外科（結核外科）。
¶近医

塩路英吉　しおじえいきち
明治17（1884）年12月28日～？
明治～大正期の産婦人科医。
¶渡航

塩路貢　しおじみつぐ
天明8（1788）年～文政12（1829）年8月
江戸時代後期の国学者・医師。
¶国書

塩田憲三　しおだけんぞう
大正5（1916）年～平成19（2007）年
昭和～平成期の医師。内科（呼吸器、感染症学）。
¶近医

塩田順庵　しおだじゅんあん，しおたじゅんあん
文化2（1805）年～明治4（1871）年
江戸時代末期～明治期の外交官。海防の必要性を説き「海防彙議」を著す。函館に病院・学校を設立。
¶江文，国書（[没]明治4（1871）年2月7日），人名，日人，北海道百，北海道歴，洋学（しおたじゅんあん）

塩田寅雄　しおたとらお
明治41（1908）年1月25日～昭和48（1973）年9月16日
昭和期の労働運動家。共産党岡山地区委員長、岡山市医療生活協同組合理事長。
¶岡山歴，社運，社史

塩谷一雄　しおたにかずお
大正14（1925）年8月15日～
昭和～平成期の医師、政治家。羽咋市長、塩谷医

院院長。
¶現政

潮谷総一郎 しおたにそういちろう
大正2(1913)年～平成13(2001)年
昭和・平成期の社会福祉家。
¶熊本人

塩田広重 しおたひろしげ，しおだひろしげ
明治6(1873)年10月14日～昭和40(1965)年5月11日
明治～昭和期の外科医師。東京帝国大学教授、日本がん研究会会頭。狙撃された浜口雄幸首相を治療。輸血手技・イレウスの研究をし、成人病研究を提唱。
¶科学，科技，近医(しおだひろしげ)，現朝(しおだひろしげ)，現情，現人，現日，コン改，コン4，コン5，新潮，人名7，世紀，全書，大百，渡航(㊤1873年10月)，日人，日本，履歴，履歴2

塩田浩政 しおたひろまさ
大正2(1913)年～平成9(1997)年
昭和～平成期の医師。専門は小児科、アレルギー学。
¶近医

塩田文起 しおだぶんき
天保2(1831)年～明治27(1894)年9月17日
江戸時代末期～明治時代の富商、俳人。須賀川病院の設立・経営に専心。
¶幕末，幕末大

塩田光成 しおだみつなり
寛延2(1749)年～天保2(1831)年
江戸時代中期～後期の国学者・医師。
¶国書

塩田良珉 しおだりょうみん
？～文政8(1825)年12月26日
江戸時代中期～後期の医師。
¶国書

塩月正雄 しおつきまさお
大正9(1920)年～昭和53(1978)年
昭和期の医師。専門は精神科、外科(脳外科)。
¶近医，平和

塩沼英之助 しおぬまえいのすけ
明治36(1903)年1月15日～昭和54(1979)年6月19日
大正～昭和期の医師。専門は眼科、ハンセン病医療。
¶沖縄百，近医

塩野義三郎 しおのぎさぶろう
明治14(1881)年11月15日～昭和28(1953)年10月3日
明治～昭和期の実業家、薬品業者。2代塩野義商店社長。近藤平三郎を迎え、乙卯研究所を設立。経営の近代化に努めた。
¶近医，近現，現朝，現情，国史，コン改，コン4，コン5，史人，実業，新潮，(㊤昭和28(1953)年10月21日)，人名7，世紀，日人

塩野義三郎〔1代〕 しおのぎさぶろう
安政1(1854)年3月17日～昭和6(1931)年12月29日
明治～大正期の実業家、薬品業者。塩野義商店社長。薬種問屋塩野義三郎商店を創立、大日本製薬の製品を販売する。
¶近現，国史，新潮，世紀，日人

塩野寛 しおのひろし
昭和17(1942)年9月27日～
昭和期の法医学者。旭川医科大学教授。
¶現執2期

塩谷治 しおのやおさむ
昭和18(1943)年10月29日～
昭和期の点訳運動家、教師。
¶視覚

塩谷覚三郎 しおのやかくさぶろう
明治19(1886)年6月25日～昭和42(1967)年11月1日
明治～昭和期の眼科医・博物館創立者。
¶埼玉人

塩谷簀山 しおのやきざん
文化9(1812)年～明治7(1874)年
江戸時代末期～明治期の医学者、漢学者。幕府儒官。水野忠邦に仕え、ペリー来航時に上書。
¶維新，江文，国書(㊤文化9(1812)年5月10日 ㊦明治7(1874)年9月10日)，詩歌，人名，日人，幕末(㊤1812年6月18日 ㊦1874年9月10日)，和俳

塩谷卓爾 しおのやたくじ
明治24(1891)年～昭和58(1983)年
明治～昭和期の医師。内科。
¶近医

塩谷不二雄 しおのやふじお
明治15(1882)年7月26日～昭和38(1963)年5月31日
大正～昭和期の内科医学者。医科大学系病院長など多数歴任。
¶科学，近医，現情，人名7，世紀，日人

塩谷鳳州 しおのやほうしゅう
元禄16(1703)年～明和1(1764)年
江戸時代中期の儒医。
¶人名，日人

塩野谷祐一 しおのやゆういち
昭和7(1932)年1月2日～
昭和～平成期の経済学者。一橋大学学長、国際医療福祉総合研究所副所長。経済学の倫理的側面を研究。厚生省社会保障研究所長、医療保険審議会会長などを歴任。
¶現執1期，現執2期，現執4期，現情，世紀，日人

塩原恒文 しおはらつねふみ
昭和5(1930)年7月15日～
昭和期の都市問題研究者。武蔵野市福祉保健部長。
¶現執2期

塩原又策 しおばらまたさく
明治10(1877)年1月10日～昭和30(1955)年1月7日
明治～昭和期の実業家、薬品業者。三共社長。三共商店を設立し輸入・販売。パークデービス社の日本総代理店となり、塩化アドレナリンを販売。
¶近医，近現，現朝，現情（㊛1887年1月10日），国史，コン改，コン4，コン5，実業，新潮，人名7，世紀，先駆，創業，日人

塩見俊二 しおみしゅんじ
明治40(1907)年5月17日～昭和55(1980)年11月22日
大正～昭和期の財務官僚、政治家。参議院議員、自治相、厚生相。
¶現情，高知人，政治，履歴，履歴2

塩屋賢一 しおやけんいち
大正10(1921)年12月1日～平成22(2010)年
昭和～平成期の福祉活動家。
¶近医，現執2期，世紀，日人

塩谷退蔵 しおやたいぞう
生没年不詳
明治期の医学者。
¶福島百

塩屋隆男 しおやたかお
昭和29(1954)年12月16日～
昭和～平成期の盲導犬・盲人歩行指導員。
¶視覚

塩谷道博 しおやどうはく
天保14(1843)年～明治32(1899)年
江戸時代後期～明治期の那須郡田野倉村の医師、栃木県議会議員。
¶栃木歴

塩谷信男(1) しおやのぶお
？～
大正期の東京帝国大学セツルメント参加者。
¶社史

塩谷信男(2) しおやのぶお
明治35(1902)年～平成20(2008)年
大正～平成期の医師。内科。
¶近医

志賀亮 しがあきら
明治22(1889)年9月2日～昭和28(1953)年
明治～昭和期の医師。皮膚科、泌尿器科、性病科。
¶科学（㊛1953年(昭和28)5月18日），近医，人名7，日人（㊛昭和28(1953)年5月17日）

志賀新 しがあらた
明治8(1875)年6月26日～？
明治～大正期の耳鼻科医。
¶渡航

志賀一親 しがかずちか
明治40(1907)年～昭和51(1976)年
大正～昭和期の医師。専門は精神科、ハンセン病医療。

¶近医

志賀潔 しがきよし
明治3(1870)年12月18日～昭和32(1957)年1月25日
明治～昭和期の細菌学者。慶応義塾大学教授、京城帝国大学総長。北里柴三郎に師事、赤痢菌を発見。渡独し、化学療法を研究した。
¶朝日（㊛明治3年12月18日(1871年2月7日)），岩史，科学，角史，国史（㊛明治3(1871)年），近現，現朝（㊛明治3年12月18日(1871年2月7日)），現人，現日，国史，コン改，コン5，史人，重要，新潮，人名7，世紀（㊛明治3(1871)年12月18日），姓氏宮城，世人，世百，世百新，先駆，全書，大百，伝記，渡航，日人（㊛明治3(1871)年12月18日），日本，百科，平日（㊛1871年），宮城百，履歴，履歴2，歴大

志賀志那人（志賀支那人） しがしなと
明治25(1892)年9月7日～昭和13(1938)年4月8日
大正～昭和期の社会運動家。市民館開設の事業にかかわり、独自なセツルメント活動を展開。大阪市社会部長。
¶現朝，社史（志賀支那人），世紀，日人，民学

四ケ所ヨシ しかしょよし
明治43(1910)年～平成22(2010)年
大正～平成期の看護師（従軍看護婦）、事業家（介護）。
¶近医

四方一郎 しかたいちろう
大正13(1924)年～平成3(1991)年
昭和～平成期の医師。専門は法医学。
¶近医

四方英四郎 しかたえいしろう
大正15(1926)年9月25日～
昭和～平成期の植物病理学者。北海道大学教授。ウイルス病学を研究し病原体ウイロイドを発見。日本植物病理学会会長を務める。
¶世紀，日人

志潟吉兵衛 しがたきちべえ
文政11(1828)年～明治19(1886)年
明治期の農民、看護師。
¶長崎百，日人

志方玄求 しかたげんきゅう
正保4(1647)年～正徳2(1712)年
江戸時代中期の肥後熊本藩医。
¶人名，日人

志賀直 しがただし
明治34(1901)年～昭和19(1944)年
大正～昭和期の生化学者。
¶近医

志方俊夫 しかたとしお
昭和3(1928)年12月25日～
昭和期の病理学者、肝臓病学者。
¶現情

四方文吉　しかたぶんきち
明治1(1868)年～昭和32(1957)年
明治～昭和期の歯科医師。島根県歯科医師会初代会長。
¶島根歴

鹿田文平　しかだぶんぺい
文化12(1815)年～明治4(1871)年　[別]鹿田正明《しかたまさあき》
江戸時代末期～明治期の医学者、洋学者。加賀金沢藩士。加賀藩壮猶館で西洋兵書の翻訳講義に従事。
¶朝日([没]明治4年1月6日(1871年2月24日))，国書(鹿田正明　しかたまさあき　[没]明治4(1871)年1月6日)，人名，姓氏石川([生]1814年)，日人，幕末(鹿田正明　しかたまさあき　[没]1871年2月24日)，洋学

鹿田正明　しかたまさあき
→鹿田文平(しかだぶんぺい)

志賀天民　しがてんみん
文政7(1824)年～明治9(1876)年4月5日
江戸時代末期～明治時代の医師。信州上田病院院長。宇和島において種痘を実施。
¶維新，愛媛，愛媛百，国書，長崎遊，幕末，幕末大，藩臣6([生]文政5(1822)年)，洋学([生]文政5(1822)年)

鹿野信一　しかのしんいち
明治44(1911)年～平成16(2004)年
大正～平成期の医師。眼科。
¶近医

信ケ原良文(信ヶ原良文)　しがはらりょうぶん
大正3(1914)年3月7日～平成10(1998)年1月1日
昭和期の僧侶。檀王法林寺(浄土宗)住職、全国夜間保育園連盟名誉会長。
¶世紀，日人，日人(信ヶ原良文)

滋賀秀俊　しがひでとし
明治35(1902)年6月4日～*
昭和期の医師、社会運動家。眼科。民医連医師。セツルメント、無産者診療所などで医療活動に従事。
¶近医([没]平成16(2004)年)，現朝，社運，社史([生]1905年6月4日)，世紀，日人，平和([没]？)

志賀ミヱ(志賀ミエ)　しがみえ
明治13(1880)年10月29日～昭和48(1973)年5月31日
明治～昭和期の宇都宮市の女医第1号。
¶岩手人，姓氏岩手(志賀ミエ)，栃木歴

志賀貢　しがみつぐ
昭和10(1935)年6月10日～
昭和～平成期の著述家、医師。昭和大学評議員、清里病院(北海道)院長。
¶現執2期，現執3期，現執4期

四日谷敬子　しかやたかこ
昭和19(1944)年6月18日～
昭和～平成期の哲学者。福井医科大学助教授s。
¶現執3期，現執4期

敷島妙子　しきしまたえこ
大正11(1922)年6月15日～
昭和期の女性。痴呆老人問題に取り組む。
¶飛騨

敷波重治郎　しきなみじゅうじろう
明治5(1872)年2月12日～昭和40(1965)年7月24日
大正～昭和期の解剖学者。東北帝大医学専門部教授、岡山医大教授。立体模型作成による器官系初期発生を研究。
¶岡山人，岡山百，岡山歴，科学，人名7，渡航，日人

敷波義雄　しきなみよしお
明治31(1898)年9月25日～昭和34(1959)年6月9日
大正・昭和期の医師。
¶岩手人

式場隆三郎　しきばりゅうざぶろう，しきばりゅうさぶろう
明治31(1898)年7月2日～昭和40(1965)年11月21日
大正～昭和期の精神科医師、美術評論家。静岡脳病院院長等を経て、式場病院を開設。戦後はロマンス社社長になり娯楽雑誌を出版。ゴッホの研究家、画家山下清を後援。
¶科学，郷土千葉，近医，近文，現朝，現情，現日，視覚，社史，新潮，人名7，世紀，千葉百(しきばりゅうさぶろう)，新潟百，日人，北海道百，北海道歴，履歴，履歴2

鴫谷亮一　しぎやりょういち
大正3(1914)年～平成1(1989)年
昭和期の医師。内科。
¶近医

志熊清記　しぐませいき
天保10(1839)年～昭和3(1928)年11月7日
江戸時代末期～大正時代の医師。戦傷者を診る。医務の傍ら寺子屋を開く。
¶幕末，幕末大

四熊宗庵　しぐまそうあん，しくまそうあん
天保4(1833)年～明治41(1908)年1月9日
江戸時代末期～明治時代の徳山藩医。徳山病院長。藩主侍医。戊辰の役に院長として従軍。
¶姓氏山口(しくまそうあん)，幕末，幕末大([生]天保4(1833)年9月)，山口百(しくまそうあん)

重田清子　しげだきよこ
昭和14(1939)年12月6日～
昭和期の飛騨寿楽苑福祉第1係長。
¶飛騨

重田定正　しげたさだまさ
明治34(1901)年1月6日～昭和64(1989)年1月1日
大正～昭和期の医学者。医学博士。
¶科学，近医，現執1期，世紀，体育，日人

重田七三郎　しげたしちさぶろう
　？　～宝暦13（1763）年
　江戸時代中期の国分生まれの社会事業家。
　¶姓氏神奈川

重田信一　しげたしんいち
　明治43（1910）年～
　昭和期の社会福祉専門家。大正大学教授。
　¶現執1期

重田精一　しげたせいいち
　大正11（1922）年2月1日～
　昭和期の医師。
　¶群馬人

重田道樹　しげたどうじゅ
　宝暦2（1752）年～文化8（1811）年1月7日
　江戸時代中期～後期の出羽庄内藩医。
　¶庄内，藩臣1，山形百（⊕宝暦1（1751）年）

重田道達　しげたどうたつ
　享保2（1717）年～寛政3（1791）年7月11日
　江戸時代中期～後期の庄内藩医。
　¶庄内

重藤文夫　しげとうふみお
　明治36（1903）年4月13日～昭和57（1982）年10月18日
　昭和期の医師。原爆病院長。被爆者で埋まった病院で原爆症の治療に従事。
　¶近医，現朝，現情，現人，世紀，日人，平和

重野哲寛　しげのてっかん
　昭和7（1932）年～
　昭和～平成期の医師。重野哲寛診療所長、重野体質医学研究所長。
　¶現執3期，現執4期

滋野哲太郎　しげのてつたろう
　明治19（1886）年～昭和33（1958）年
　明治～昭和期の西砺波郡石動町福町の医師。
　¶姓氏富山

重延久太郎　しげのぶきゅうたろう
　弘化2（1845）年～大正7（1918）年
　明治・大正期の北海道開拓の篤農、慈善家。
　¶愛媛

重野泰夫　しげのやすお
　明治17（1884）年～昭和26（1951）年
　昭和期の医師。
　¶山口人

茂野録良　しげのろくろう
　大正15（1926）年7月1日～昭和60（1985）年11月24日
　昭和期の医師。専門は法医学。
　¶科学，近医

重松逸造　しげまついつぞう
　大正6（1917）年11月25日～平成24（2012）年2月6日
　昭和～平成期の疫学者。金沢大学教授、放射線影響研究所理事長。専門は放射線影響学。イタイイタイ病やスモン病の原因究明を研究。川崎病原因究明委員長、放射線審議会会長も務めた。
　¶科学，現朝，現情，世紀，日人

重松恵祐　しげまつけいすけ
　明治22（1889）年～昭和40（1965）年
　大正・昭和期の医師。
　¶愛媛

重松俊　しげまつしゅん
　明治39（1906）年～平成10（1998）年
　大正～平成期の医師。泌尿器科。
　¶近医

重松峻夫　しげまつたかお
　大正15（1926）年～平成16（2004）年
　昭和～平成期の医師。専門は公衆衛生学。
　¶近医

重松初音　しげまつはつね
　明治42（1909）年～
　昭和期の保母。東京帝国大学セツルメント読書会参加者。
　¶社史

重松康　しげまつやすし
　大正14（1925）年～昭和59（1984）年
　昭和期の医師。放射線科（放射線治療学）。
　¶近医

繁山作太郎　しげやまさくたろう
　明治35（1902）年～
　昭和期の医療機関事務功労者。
　¶群馬人

宍戸亮　ししどあきら
　大正7（1918）年6月28日～
　昭和期のウイルス学者。
　¶現情

宍戸紫山　ししどしざん
　天明5（1785）年～天保6（1835）年
　江戸時代後期の医師。
　¶長崎遊

宍戸俊治　ししどしゅんじ
　慶応2（1866）年～大正14（1925）年
　明治～大正期の医師、地方政治家。
　¶姓氏愛知

宍戸仙太郎　ししどせんたろう
　明治45（1912）年～昭和60（1985）年
　昭和期の医師。泌尿器科。
　¶近医

宍戸春美　ししどはるみ
　昭和21（1946）年～平成17（2005）年
　昭和～平成期の医師。内科（呼吸器、感染症学）。
　¶近医

宍戸方鼎　ししどほうてい
　安永1（1772）年～天保3（1832）年12月20日
　江戸時代中期～後期の医師。
　¶国書

宍戸芳男 ししどよしお
明治36(1903)年～平成11(1999)年
大正～平成期の医師。内科。
¶近医

四条金吾 しじょうきんご
→四条頼基(しじょうよりもと)

四条頼基 しじょうよりもと
[別]四条金吾《しじょうきんご》
鎌倉時代後期の武士、医師。四条頼員の子。日蓮に帰依。医術にすぐれ江馬光時に仕え、晩年の日蓮を看護した。
¶朝日(生没年不詳), 神奈川人([没]1296年?), 鎌倉(生没年不詳), 鎌室(生没年不詳), 国史(生没年不詳), 古中(生没年不詳), コン改(生没年不詳), コン4(生没年不詳), 史人([生]? [没]1296年?), 新潮(生没年不詳), 人名, 世人([生]寛喜2(1230)年 [没]正安2(1300)年), 長野百(四条金吾 しじょうきんご [生]? [没]1300年), 長野歴(四条金吾 しじょうきんご [生]? [没]正安2(1300)年), 日人([生]1229年 [没]1296年), 仏教([生]寛喜1(1229)年 [没]永仁4(1296)年3月15日), 北条(生没年不詳), 山梨百(四条金吾 しじょうきんご [生]寛喜2(1230)年 [没]正安2(1300)年3月15日)

鎮目和夫 しずめかずお
大正13(1924)年1月28日～
昭和～平成期の内分泌学者。東京女子医科大学教授、鎮目記念クリニック院長。日本内分泌学会会長、成長科学協会理事長などを歴任。著書に「鎮目和夫教授の甲状腺の病気」。
¶現朝, 現情, 世紀, 日人

鎮目専之助 しずめせんのすけ
明治24(1891)年～昭和43(1968)年
明治～昭和期の医師。小児科。
¶近医

信太格二郎 しだかくじろう
明治30(1897)年～昭和60(1985)年
大正～昭和期の医師。信太内科医院院長。
¶島根歴

紫田金右衛門 しだきんえもん
→柴田金右衛門(しばたきんえもん)

志田芝太 しだしばた
大正2(1913)年7月25日～平成8(1996)年3月1日
昭和期の鍼灸師、文筆家。
¶視覚

志田周子 しだちかこ
明治43(1910)年～昭和37(1962)年
大正～昭和期の地域医療。
¶近医, 山形百

志立富松 しだちとみまつ
明治6(1873)年11月13日～明治43(1910)年11月1日 [別]志立富松《しだてとみまつ》
明治期の医師。花柳病専門医。吉原病院長などを務めた。
¶近医, 人名, 渡航(しだてとみまつ)

志立富松 しだてとみまつ
→志立富松(しだちとみまつ)

信太益三郎 しだますさぶろう
安政4(1857)年～大正8(1919)年
明治～大正期の医師、鳥取県医師会長。
¶鳥取百

下森知 したもりさとる
明治34(1901)年～昭和44(1969)年
大正～昭和期の社会事業家。日原共存病院初代組合長。
¶島根歴

設楽貞丈 しだらさだとも
天明5(1785)年～? [別]設楽甚左衛門《しだらじんざえもん》
江戸時代中期～後期の本草家。幕臣。
¶江文(設楽甚左衛門 しだらじんざえもん), 国書

設楽甚左衛門 しだらじんざえもん
→設楽貞丈(しだらさだとも)

設楽滴水 しだらてきすい
享保9(1724)年～文化5(1808)年9月15日
江戸時代中期～後期の医師。
¶国書

設楽天僕(震動雷天僕) したらてんぼく,しだらてんぼく
天保12(1841)年～明治16(1883)年
江戸時代末期～明治期の医師。伊勢崎で「日精堂」医院を開業。
¶群新百, 群馬人, 姓氏群馬, 長崎遊, 洋学(震動雷天僕 しだらてんぼく)

七才子 しちさいし
享保5(1720)年～?
江戸時代中期の医師、浄瑠璃作者。大坂豊竹座の合作者の一人。
¶大阪人(生没年不詳), 国書, 人名, 日人

七条小次郎 しちじょうこじろう
明治39(1906)年9月12日～昭和62(1987)年
昭和期の内科学者。
¶近医, 群馬人

七条寿庵 しちじょうじゅあん
生没年不詳
江戸時代中期の医師。徳島藩医。
¶国書, 徳島歴

七条文堂 しちじょうぶんどう
天明2(1782)年～安政1(1854)年
江戸時代末期の本草学者。
¶国書([没]安政1(1854)年12月6日), 人名, 徳島百, 徳島歴, 長崎遊, 日人([没]1855年), 洋学

七戸綏人 しちのへやすと
明治18(1885)年4月3日～昭和43(1968)年7月18日

明治〜昭和期の歯科医。郷土史研究家。
¶岩手人

十千亭 じっせんてい
生没年不詳
江戸時代中期〜後期の本草家。
¶国書

実本博次 じつもとひろつぐ
大正6(1917)年9月12日〜平成8(1996)年8月24日
大正〜平成期の官僚。
¶視覚

市東刑部左衛門 しとうぎょうぶざえもん
？ 〜慶長10(1605)年？　⑩市東刑部左衛門《いちとうぎょうぶざえもん》
江戸時代前期の上総山武郡の義人。租税軽減の哀訴が聞き入れられず、幕府役人を殺し米倉をやぶって窮民を救済。
¶人名（いちとうぎょうぶざえもん）、日人

紫藤貞美 しどうさだよし
大正12(1923)年6月4日〜平成7(1995)年4月26日
昭和〜平成期の医師、エッセイスト。
¶高知人、四国文

紫藤貞一郎 しどうていいちろう、しとうていいちろう
明治28(1895)年〜昭和39(1964)年
大正〜昭和期の医学者。
¶高知人、高知百（しとうていいちろう）

後部薬億仁 しとりべのくすしおくじ
奈良時代の侍医。
¶人名

品川玄湖 しながわげんこ
明和7(1770)年〜嘉永6(1853)年
江戸時代後期の医師・狂歌師。
¶和歌山人

品川博 しながわひろし
大正5(1916)年〜平成11(1999)年7月8日
昭和〜平成期の福祉活動家。鐘の鳴る丘愛誠会園長。戦災孤児、寝たきり老人のための施設を建設。日本親子心中絶滅防止協会を設立。
¶群馬人、世紀、日人（㊄大正5(1916)年5月21日）

品川嘉也 しながわよしや
昭和7(1932)年9月15日〜平成4(1992)年10月24日　⑩品川良夜《しながわりょうや》
昭和〜平成期の俳人、大脳生理学者。日本医科大学教授。
¶科学、現執2期、現執3期、現情、四国文（品川良夜　しながわりょうや）、世紀、マス89

品川良夜 しながわりょうや
→品川嘉也（しながわよしや）

品田俊平 しなだしゅんぺい
明治6(1873)年6月7日〜昭和10(1935)年4月14日
明治〜昭和期の医師、心教教祖。北越心理療院を開院。のち静岡県富士郡に心教総本山を創設。
¶人名、世紀、日人

階戸義雄 しなとよしお
明治41(1908)年3月10日〜昭和56(1981)年6月19日
昭和期の共産主義運動家、救援運動家、医療運動家。労農救援会準備会大阪支部書記長、日本共産党石川県委員長。
¶社史

信濃屋喜兵衛 しなのやきへえ
享和2(1802)年〜明治14(1881)年
江戸時代後期〜明治期の医師、薬旅商人。
¶姓氏愛知

篠井金吾 しのいきんご
明治38(1905)年10月10日〜昭和41(1966)年9月3日
昭和期の外科医学者。胸部外科の権威。日本胸部外科学会会長、麻酔学会会長を歴任。
¶科学、近医、現情、人名7、世紀、日人

篠尾明済 しのおめいさい
明治3(1870)年〜大正14(1929)年2月2日
明治〜大正期の陸軍軍医。軍医監。広島衛戍病院長、のち師団軍医部長などを歴任。
¶人名、世紀、日人

篠木玄意 しのぎげんい★
生没年不詳
羽後町の医師。
¶秋田人2

篠木満 しのぎみつる
昭和29(1954)年11月〜
昭和〜平成期の心理療法家。日本心理療法研究所所長。
¶現執3期、世紀、YA

篠木立庵 しのぎりつあん★
享保5(1720)年〜寛政4(1792)年9月11日
江戸時代中期・後期の羽後町杉宮の医。
¶秋田人2

篠崎東海 しのざきとうかい
貞享4(1687)年2月8日〜元文5(1740)年7月1日
江戸時代の医学者、儒者。
¶江文、国書、史人（㊄1739年7月1日）、人名（㊄1686年　㊄1739年）、世人、日人

篠崎信男 しのざきのぶお
大正3(1914)年6月21日〜平成10(1998)年4月16日
昭和期の厚生官僚、人口問題研究家。厚生省人口問題研究所長。
¶近医、現執1期、現執2期、現情、世紀

篠崎ハル しのざきはる
明治35(1902)年〜昭和58(1983)年
昭和期の看護婦。足利赤十字病院看護部長。フローレンス・ナイチンゲール記章を受章。
¶栃木歴

篠島永一 しのじまえいいち
昭和11(1936)年8月1日〜
昭和期の視覚障害研究者。

¶視覚

篠島秀雄 しのじまひでお
明治43（1910）年1月21日～昭和50（1975）年2月11日
大正～昭和期の実業家。三菱化成社長、日本サッカー協会副会長。極東五輪にサッカー選手として出場。三菱鉱業、田辺製薬専務などを経て三菱化成に転じる。
¶現朝，現執1期，現情，現人，実業，新潮，人名7，世紀，日人

篠田勝郎 しのだかつろう
昭和5（1930）年～
昭和期の心理療法専門家。法務総合研究所勤務。
¶現執1期

篠田淳三 しのだじゅんぞう
明治22（1889）年2月21日～昭和50（1975）年6月9日
大正～昭和期の製薬化学者。製薬事業の揺籃期から医薬品業界の発展に寄与。
¶科学，現情，人名7，世紀，日人

篠田甚吉 しのだじんきち
明治18（1885）年～昭和40（1965）年
明治～昭和期の医師。専門は産婦人科、地域医療。
¶近医，山形百

篠田勢以子 しのだせいこ
明治期の医師。産科婦人科。本郷教育会の慈善学校森川小学校校医として、貧しい子供たちの衛生を監督。
¶女性（生没年不詳），女性普

篠田糺 しのだただす
明治25（1892）年7月12日～昭和62（1987）年12月19日
大正・昭和期の医学者。
¶岩手人，科学，近医，現情

篠田達明 しのだたつあき
昭和12（1937）年10月7日～
昭和～平成期の医師、小説家。愛知県心身障害者コロニー名誉総長。
¶現執4期

篠田恒太郎 しのだつねたろう
慶応1（1865）年～？
明治期の医師。静岡女子薬学校校長。
¶社史

篠田知璋 しのだともあき
昭和9（1934）年2月28日～平成15（2003）年4月27日
昭和～平成期の医師。内科、立教大学一般教育部教授・診療所長。
¶近医，現執3期，現執4期

篠田秀男 しのだひでお
明治34（1901）年～昭和60（1985）年
大正～昭和期の産婦人科医。
¶山形百新

篠田倫三 しのだりんぞう
？～
大正期の東京帝国大学セツルメント参加者。
¶社史

篠塚睿 しのづかあきら
大正2（1913）年～
昭和期の心理学者。東京医科歯科大学教授。
¶体育

篠塚好生 しのづかよしお
文政6（1823）年～明治21（1888）年8月20日
江戸時代末期～明治時代の医師。子弟の教導も行う。著に「松窓文集」など。
¶幕末，幕末大

篠遠喜人 しのとうよしと
→篠遠喜人（しのとおよしと）

篠遠喜人 しのとおよしと
明治28（1895）年2月20日～平成1（1989）年9月16日　[別]篠遠喜人《しのとうよしと》
昭和期の遺伝学者。東京大学教授。植物の雄ヘテロ型確認や獲得形質遺伝論にかかわる実験などを行う。
¶科学，科技（しのとうよしと），郷土長野，近医，現朝，現情，植物，世紀，姓氏長野，日人

篠井積庵 しののいせきあん
宝永6（1709）年～明和6（1769）年
江戸時代中期の医師。
¶人名

篠原和夫 しのはらかずお
？～
昭和期の大阪無産診療所主任。
¶社史

篠原亀之輔 しのはらかめのすけ
明治31（1898）年～昭和58（1983）年
昭和期の医学・薬学博士。シノテスト創業者。
¶伊豆

篠原幹一 しのはらかんいち
大正4（1915）年～昭和50（1975）年
昭和期の開業医。重度障害児のための芦北学園を開園。
¶熊本人

篠原級長 しのはらしななが
→篠原笠山（しのはらりゅうざん）

篠原昌治 しのはらまさじ
明治11（1878）年7月7日～昭和6（1931）年5月11日
明治～昭和期の医家。医学博士。衛生学・細菌学を研究し、日露戦争軍医として従軍。
¶近医，人名，日人

篠原無然 しのはらむぜん
明治22（1889）年3月7日～大正13（1924）年
明治～大正期の社会事業家。
¶世紀（[没]大正13（1924）年11月14日），日人

し

篠原笠山 しのはらりゅうざん
明和6(1769)年〜文政6(1823)年　[別]篠原級長《しのはらしなが》
江戸時代後期〜末期の儒者。本草学、兵学に通じた。
¶国書([生]文化2(1805)年　[没]安政6(1859)年4月), 人名, 大百, 日人([生]1805年　[没]1859年), 藩臣7(篠原級長　しのはらしなが)

篠原良元 しのはらりょうげん
文化7(1810)年〜文久3(1863)年
江戸時代後期〜末期の漢方医。
¶姓氏群馬

信夫恕軒 しのぶじょけん
天保6(1835)年5月5日〜明治43(1910)年12月11日
江戸時代末期〜明治期の漢学者。俚諺諧謔を駆使した才気溢れる漢文の書き手。赤穂義士の顕彰者。著書に「恕軒文鈔」。
¶朝日([生]天保6年5月5日(1835年5月31日)), 維新, 江戸, 近現, 近文, 国史, コン4, コン5, 詩作, 人名, 鳥取百, 日人, 三重, 履歴, 履歴2

四戸昇 しのへのぼる
明治13(1880)年9月18日〜?
明治〜大正期の医師。
¶渡航

四宮敬史 しのみやたかし
昭和52(1977)年8月15日〜
平成期の歯科医師。
¶写人

四宮学 しのみやまなぶ
→宮林太郎(みやりんたろう)

斯波至 しばいたる
明治5(1872)年9月18日〜大正2(1913)年11月5日
明治〜大正期の歯科医師。
¶埼玉人

柴岡孝徳 しばおかこうとく
天保4(1833)年2月7日〜明治19(1886)年9月16日
江戸時代後期〜明治期の蘭方医・陸軍軍医。
¶岡山歴

柴岡文太郎 しばおかぶんたろう
文久1(1861)年6月〜大正2(1913)年10月16日
明治期の陸軍軍医。軍医監。日清・日露戦争に従軍し、のち朝鮮統監府附となる。
¶岡山人, 岡山歴, 近医, 人名, 世紀, 日人

柴崎晋 しばさきすすむ
昭和4(1929)年〜
昭和期の解剖学者。
¶群馬人

斯波園女 しばそのじょ
→園女(そのめ)

斯波園女 しばそのめ
→園女(そのめ)

柴田厚二郎 しばたあつじろう★
元治1(1864)年7月18日〜昭和7(1932)年
江戸時代末期〜昭和期の医師、薬学者。
¶三重続

柴田一郎 しばたいちろう
大正10(1921)年〜平成5(1993)年
昭和〜平成期の医師。
¶平和

柴田芸庵 しばたうんあん
生没年不詳
江戸時代後期の医師。
¶国書

柴田芸庵〔2代〕 しばたうんあん
安永2(1773)年〜天保1(1830)年
江戸時代中期〜後期の漢方医、長岡藩藩医(江戸詰)。
¶新潟百別

柴田芸庵〔3代〕 しばたうんあん
〜安政1(1854)年
江戸時代後期〜末期の漢方医、長岡藩藩医。
¶新潟百別

柴田勝博 しばたかつひろ
明治42(1909)年12月14日〜
昭和期の薬理学者。
¶群馬人

柴田久太 しばたきゅうた★
明治23(1890)年12月22日〜昭和31(1956)年5月8日
大正・昭和期の慈善家。
¶秋田人2

柴田清人 しばたきよひと
大正3(1914)年10月20日〜
昭和期の外科学者。名古屋市立大学教授、多治見市民病院院長。
¶現情

柴田金右衛門 しばたきんえもん
安永8(1779)年〜安政4(1857)年　[別]柴田金右衛門《しだきんえもん》, 柴田紫秋《しばたししゅう》
江戸時代後期の兵学者、高田藩士。天保の飢饉では領民救済に尽くした。
¶剣豪, 国書(柴田紫秋　しばたししゅう　[没]安政4(1857)年3月), 人名(柴田金右衛門　しだきんえもん), 日人

柴琢治 しばたくじ
元治2(1865)年1月16日〜*
明治〜昭和期の医師・政治家。
¶岩手人([没]1947年8月22日), 姓氏岩手([没]1948年)

柴田郡平 しばたぐんぺい
文政8(1825)年〜?
江戸時代後期〜末期の医師。
¶姓氏愛知

柴田経一郎 しばたけいいちろう
明治27(1894)年10月23日～昭和23(1948)年9月2日　[別]柴田経一郎《しばたつねいちろう》
大正～昭和期の内科医学者。医学博士。結核、ことに化学療法の研究に寄与。
¶科学，近医，現情，人名7，世紀，新潟百別(しばたつねいちろう　[没]1947年)，日人

柴田桂太 しばたけいた
明治10(1877)年9月20日～昭和24(1949)年11月19日
明治～昭和期の植物生理学者、生化学者。東京帝国大学教授。植物界におけるフラボン体を研究。東京岩田植物生理化学研究所を主宰。
¶科学，科技，近現，現朝，現情，現日，国史，史人，植物，新潮，人名7，世紀，世百，全書，大百，渡航，日人，百科，歴大

柴田元泰 しばたげんたい
元文2(1737)年～文化6(1809)年
江戸時代中期～後期の医師。
¶国書([生]元文3(1738)年　[没]文化6(1809)年11月24日)，人名，日人

柴田元徳 しばたげんとく
?　～文化5(1808)年
江戸時代後期の眼科医。
¶眼科

柴田元養 しばたげんよう
生没年不詳
江戸時代中期の医師。
¶国書

柴田重孝 しばたしげたか
大正6(1917)年5月17日～
昭和期の獣医学者。麻布大学教授。
¶現情

柴田紫秋 しばたししゅう
→柴田金右衛門(しばたきんえもん)

新発田収蔵(柴田収蔵) しばたしゅうぞう
文政3(1820)年～安政6(1859)年
江戸時代末期の蘭方医、篆刻家。
¶朝日([生]文政3年6月26日(1820年8月4日)　[没]安政6年4月10日(1859年5月12日))，維新，江文(柴田収蔵)，近世(柴田収蔵)，国史(柴田収蔵)，コン改，コン4，コン5，史人(柴田収蔵　[生]1820年6月26日　[没]1859年4月10日)，新潮([没]安政6(1859)年4月10日)，人名，世人，徳川臣(柴田収蔵)，新潟百別，日人(柴田収蔵)，幕末大(柴田収蔵　[生]文政3(1820)年6月26日　[没]安政6(1859)年4月10日)，洋学(柴田収蔵)

柴田承桂 しばたしょうけい
嘉永3(1850)年5月12日～明治43(1910)年8月2日
明治期の薬学者、官僚。東京開成学校の製薬教授などから内務省衛生局に移り衛生行政に参画。
¶朝日([生]嘉永2年5月12日(1849年7月1日))，海越，海越新，科学([生]1849年(嘉永2)5月12日)，近医，近現([生]1849年)，国史([生]1849年)，コン改，コン5，新潮([生]嘉永2(1849)年5月12日)，人名，先駆([生]嘉永2(1849)年5月12日)，全書([生]1849年)，渡航，日人，洋学

柴田承二 しばたしょうじ
大正4(1915)年10月23日～
昭和期の薬学者。地衣成分や菌類代謝産物の研究、漢薬・植物成分生合成の研究を発展させる。
¶科技，現朝，現情，世紀，全書，日人

柴田二郎 しばたじろう
昭和3(1928)年10月5日～
昭和～平成期の医師。中央クリニック柴田医院院長。
¶現執4期

柴田進 しばたすすむ
大正3(1914)年2月14日～平成9(1997)年9月11日
昭和～平成期の医師。専門は内科、臨床検査医学。
¶科学，近医

柴田整一 しばたせいいち
大正12(1923)年7月13日～平成1(1989)年9月25日
昭和期の医師。内科(腎臓病学)。
¶科学，近医

柴田善三郎 しばたぜんざぶろう
昭和1(1926)年～昭和57(1982)年
昭和期の医師。
¶姓氏岩手

柴田隆秀 しばたたかひで
昭和32(1957)年9月11日～
昭和～平成期のパソコンボランティア、OS開発者。
¶視覚

柴田経一郎 しばたつねいちろう
→柴田経一郎(しばたけいいちろう)

柴立鉄蔵 しばだててつぞう
明治8(1875)年～昭和8(1933)年
明治～昭和期の医師、田代村議会議員、田代産業組合長。
¶姓氏鹿児島

柴田洞元 しばたどうげん
明和4(1767)年～弘化2(1845)年
江戸時代後期の本草学者。
¶国書([没]弘化2(1845)年9月4日)，人名，日人，洋学

柴谷篤弘 しばたにあつひろ
大正9(1920)年8月1日～平成23(2011)年3月25日
昭和～平成期の生物学者。京都精華大学教授。分子生物学の草分け。関西医科大学教養部教授など歴任。著書に「反科学論」など。
¶科学，近医，現朝，現執2期，現執3期，現情，現人，現日，新潮，世紀，日人，マス89

柴田農武夫 しばたのぶお
明治41(1908)年～平成14(2002)年
大正～平成期の医師。精神科。
¶近医

芝田英昭 しばたひであき
昭和33（1958）年3月26日～
昭和～平成期の社会保障、福祉政策論研究者。立命館大学産業社会学部教授、NPO法人どんぐりの家理事長。
¶現執4期

柴田博陽 しばたひろあき★
明治7（1874）年10月～昭和22（1947）年3月
明治～昭和期の社会事業家。
¶栃木人

芝田裕一 しばたひろかず
昭和25（1950）年4月24日～
昭和～平成期の視覚障害研究者。
¶視覚

柴田博 しばたひろし
昭和12（1937）年～
昭和～平成期の医師。東京都老人総合研究所地域保健研究部長。
¶現執3期，現執4期（[生]1937年7月26日）

柴田福男 しばたふくお
明治14（1881）年～昭和4（1929）年
明治～大正期の医師。北満黒河の居留民会長となり在留邦人のために尽力。
¶人名

柴田方庵（柴田方菴） しばたほうあん
寛政12（1800）年～安政3（1856）年
江戸時代末期の蘭方医。
¶朝日（[没]安政3年10月8日（1856年11月5日）），茨城歴，江文，国書（[没]安政3（1856）年10月8日），コン改，コン4，コン5，食文（[没]安政3年10月8日（1856年11月5日）），新潮（[没]安政3（1856）年10月8日），人名，世人，長崎遊，日人，幕末（柴田方菴　[没]1856年11月5日），幕末大（柴田方菴　[没]安政3（1856）年10月8日），洋学

柴田政義 しばたまさよし
昭和1（1926）年～
昭和期の経済学者。日本福祉大学教授。
¶現執1期

柴田ムメ しばたむめ
明治23（1890）年5月5日～昭和48（1973）年5月23日
昭和期の穀物肥料商。保護司、民生委員。
¶町田歴

柴田養寿 しばたようじゅ
江戸時代後期の眼科医。
¶眼科

柴田嘉彦 しばたよしひこ
昭和5（1930）年6月2日～
昭和～平成期の社会保障論学者。日本福祉大学教授。
¶現執1期，現執2期，現執3期

柴田善守 しばたよしもり
大正11（1922）年～
昭和期の社会福祉・社会事業研究者。大阪市立大学教授。
¶現執1期

柴田立斎 しばたりっさい
江戸時代後期の眼科医。
¶眼科

斯波千秋 しばちあき
昭和24（1949）年10月24日～
昭和期の社会事業家。
¶視覚

柴内魁三 しばないかいぞう
明治12（1879）年9月10日～昭和41（1966）年3月9日
大正～昭和期の教育者。私立岩手盲唖学校校長。
¶岩手人，岩手百，視覚，世紀，姓氏岩手，日人

柴野貞穀 しばのさだよし
→柴野貞穀（しばのていこく）

柴野貞穀 しばのていこく
生没年不詳　[別]柴野貞穀《しばのさだよし》
江戸時代中期の医師、儒者。柴野栗山の弟。
¶国書（しばのさだよし），日人

柴原浦子 しばはらうらこ
明治20（1887）年5月27日～昭和30（1955）年10月31日
明治～昭和期の産婆・産児調節運動家。
¶近女，女運，女史

柴昌範 しばまさのり
明治24（1891）年～昭和53（1978）年
大正～昭和期の実業家。恵命堂（製薬工場）設立者。
¶姓氏鹿児島

司馬盈之 しばみつゆき
天保10（1839）年2月28日～明治12（1879）年3月11日
江戸時代後期～明治期の医師。
¶愛知百

斯波穏 しばやすし
明治36（1903）年4月23日～昭和51（1976）年4月11日
大正～昭和期の技術者。アート商会を経て本田技研工業の経営に携わる。戦後、盲人用の「折りたたみ式杖」を考案。
¶視覚

柴山群平 しばやまぐんぺい
＊～昭和45（1970）年6月30日
昭和期の精神薄弱者厚生施設職員、人形・版画製作者。東海黒連メンバー。
¶アナ（[生]明治40（1907）年6月30日），社史（[生]1904年）

柴山五郎作 しばやまごろさく
明治4（1871）年8月11日～大正2（1913）年3月5日
明治期の伝染病学者。海港検疫医官などを務めた。著書に「社会教育肺結核養生法」など。

¶科学，近医，人名，世紀，日人

柴山寅次郎　しばやまとらじろう
明治14（1881）年～昭和11（1936）年
明治～昭和期の軍医、校医、青森盲唖学校設立者の1人。
¶青森人

司馬凌海　しばりょうかい
天保10（1839）年～明治12（1879）年3月11日
江戸時代末期～明治期の蘭方医。医学校3等教授、愛知県病院医学教師。郷里佐渡で開業、維新後上京文部・宮内省5等出仕を歴任。ドイツ語塾春風社を創設。
¶朝日（[生]天保10年2月28日（1839年4月11日）），維新，江文，科学（[生]天保10（1839）年2月28日），近医，近現，近世，国史，国書（[生]天保10（1839）年2月28日），コン改，コン4，コン5，史人（[生]1839年2月28日），新潮（[生]天保10（1839）年2月28日），人名，長崎遊，新潟人（[没]？），新潟百別，日人，民学，洋学，履歴（[生]天保10（1839）年11月28日），履歴2（[生]天保10（1839）年11月28日）

渋江太亮　しぶえたいりょう
生没年不詳
江戸時代後期の医師。
¶国書

渋江孝夫　しぶえたかお
昭和16（1941）年～
昭和～平成期の養護学校教諭、児童文学作家。
¶YA

渋江抽斎　しぶえちゅうさい
文化2（1805）年～安政5（1858）年
江戸時代末期の儒医、考証学者。
¶青森人，青森百，朝日（[生]文化2年11月8日（1805年12月28日）　[没]安政5年8月29日（1858年10月5日）），維新，岩史（[生]文化2（1805）年11月8日　[没]安政5（1858）年8月29日），江人，江文，角史，近世，国史，国書（[生]文化2（1805）年11月8日　[没]安政5（1858）年8月29日），コン改，コン4，コン5，詩歌，史人（[生]1805年11月8日　[没]1858年8月29日），人書94，新潮（[生]文化2（1805）年11月8日　[没]安政5（1858）年8月29日），人名，世人（[生]文化2（1805）年11月8日　[没]安政5（1858）年8月29日），世百，全書，大百，徳川臣，日人，幕末（[没]1858年10月1日），幕末大（[生]文化2（1805）年11月8日　[没]安政5（1858）年8月29日），歴大，和俳（[生]文化2（1805）年11月8日　[没]安政5（1858）年8月29日）

渋江長伯　しぶえちょうはく
宝暦10（1760）年～天保1（1830）年
江戸時代中期～後期の本草学者。太田元達の4男。
¶朝日（[没]天保1年4月19日（1830年6月9日）），江文，科学，近世，国史，国書（[没]文政13（1830）年4月19日），コン改（[没]？），コン4（[没]？），コン5（[没]？），史人，植物，新潮，人名（[没]？），世人（[没]？），徳川臣，日人，北海道百（[没]？），北海道歴（[没]？），洋学

渋江道陸　しぶえどうりく
宝暦14（1764）年5月12日～天保8（1837）年10月26日
江戸時代中期～後期の医師。
¶国書

渋江直治　しぶえなおはる
慶安4（1651）年～享保20（1735）年
江戸時代中期の幕医。
¶人名，日人

渋川周斎　しぶかわしゅうさい
享保3（1718）年～天明3（1783）年
江戸時代中期の医家。
¶大阪人（[没]天明3（1783）年11月），大阪墓（[没]天明3（1783）年11月22日）

渋川宗寿　しぶかわそうじゅ
生没年不詳
江戸時代後期の医師。
¶長崎遊

渋沢えい　しぶさわえい
文化8（1811）年～明治7（1874）年1月7日
江戸時代後期～明治期の社会救恤家。渋沢栄一の母。
¶埼玉人

渋沢栄一　しぶさわえいいち
天保11（1840）年2月13日～昭和6（1931）年11月11日
明治～大正期の実業家、社会事業家。子爵。大蔵省、大蔵大丞を経て国立銀行を設立。ほかに王子製紙、東京瓦斯など多数の会社を設立。後年は社会事業に尽くした。
¶青森人，朝日（[生]天保11年2月13日（1840年3月16日）），維新，岩史，海越，海越新，学校，角史，近現，群新百，群馬人，群馬百，芸能，現朝（[生]天保11年2月13日（1840年3月16日）），現日，国際，国史，国書，コン改，コン4，コン5，埼玉人，埼玉百，埼玉文，詩歌，史人，静岡百，静岡歴，思想史，実業，重要，人書79，人書94，人情2，新潮，人名，世紀，姓氏京都，姓氏群馬，姓氏静岡，世人，世百，先駆，全書，全幕，創業，大百，多摩，哲学，鉄道，伝記，徳川将，徳川臣，渡航，日史，日人，日本，幕埼（[没]昭和6（1930）年），幕末，幕末大，百科，平日（[生]1840　[没]1931），宮城百，民学，明治2，山川小，履歴，歴大

渋沢喜守雄　しぶさわきしゅお
大正2（1913）年～平成12（2000）年
昭和～平成期の外科医、歌人。
¶近医

渋沢多歌子　しぶさわたかこ
明治43（1910）年10月26日～平成1（1989）年9月14日
昭和期の社会事業家。
¶埼玉人

渋谷久　しぶたにひさし
明治28（1895）年～昭和44（1969）年

大正〜昭和期の医師。島根県医師会顧問、日本学校医会副会長。
¶島根歴

渋谷安斎 しぶやあんさい
嘉永4(1851)年〜明治44(1911)年
江戸時代後期〜明治期の医師。
¶多摩

渋谷杞柳 しぶやきゆう
宝暦9(1759)年〜寛政8(1796)年
江戸時代中期〜後期の医師。
¶姓氏神奈川

渋谷敬三 しぶやけいぞう
大正9(1920)年〜平成14(2002)年
昭和〜平成期の体育行政家(学校保健)。
¶近医

渋谷三郎兵衛 しぶやさぶろうべえ
天保2(1831)年〜明治25(1892)年12月17日
江戸時代末期〜明治時代の紙商人。謡曲・茶の湯に長け、漢方薬に通じていた。
¶幕末, 幕末大

渋谷秀軒 しぶやしゅうけん
寛政3(1791)年〜明治3(1870)年
江戸時代後期〜明治期の松代藩典医、漢学者。
¶長野歴

渋谷惇逸 しぶやそういつ
？〜嘉永1(1848)年3月11日
江戸時代後期の医師。
¶国書

渋谷健 しぶやたけし
昭和2(1927)年〜平成18(2006)年
昭和〜平成期の医師。専門は薬理学。
¶近医

渋谷正信 しぶやまさのぶ
生没年不詳
明治期の医学者。
¶福島人

渋山寿 しぶやまひさし
天保14(1843)年〜明治39(1906)年
江戸時代末期〜明治期の医師。
¶長崎遊

渋谷道 しぶやみち
大正15(1926)年11月1日〜
昭和〜平成期の医師、俳人。
¶京都文, 現俳, 俳文

渋谷道夫 しぶやみちお
昭和11(1936)年〜
昭和期の民俗学者、民間療法研究者。
¶現執1期

渋谷実 しぶやみのる
大正14(1925)年〜平成20(2008)年
昭和〜平成期の医師。内科(循環器)。
¶近医

島浦益一 しまうらますいち
生没年不詳
江戸時代中期の鍼医。
¶日人

島浦和田一 しまうらわだいち
江戸時代中期の鍼医。
¶人名

島花隠 しまかいん
安永9(1780)年〜？
江戸時代中期〜後期の幕臣・本草家。
¶国書

島霞谷 しまかこく
文政10(1827)年〜明治3(1870)年
江戸時代末期〜明治期の画家。大学東校で医書に使用される活版活字の製作に専念。
¶群新百, 群馬人, 写家, 写真, 出文(⑱明治3(1870)年10月31日), 徳川臣, 栃木人, 栃木歴, 日人, 幕末大(⑱明治3(1870)年10月31日), 美家, 洋学

島川検校 しまかわけんぎょう
享保9(1724)年〜天明7(1787)年
江戸時代中期の藩医師。
¶和歌山人

島川近富 しまかわちかとみ
享保9(1724)年〜天明7(1787)年
江戸時代中期の鍼医。
¶人名, 日人

島啓吾 しまけいご
明治44(1911)年1月25日〜昭和49(1974)年3月7日
昭和期の整形外科学者。北海道地方の整形外科の体系化に尽力。
¶科学, 近医, 現情, 人名7, 世紀, 日人

嶋好運 しまこううん
〜寛政7(1795)年3月19日
江戸時代中期〜後期の医家。
¶大阪墓

島好節〔1代〕(嶋好節)しまこうせつ
宝暦12(1762)年〜*
江戸時代後期の医家。
¶大阪人(⑱文政13(1830)年), 大阪墓(嶋好節〔1世〕) (⑱文政3(1820)年3月20日)

島好節〔2代〕 しまこうせつ
寛政5(1793)年〜文政11(1828)年5月
江戸時代後期の医家。
¶大阪人

島好節〔3代〕 しまこうせつ
文化3(1806)年〜元治1(1864)年12月
江戸時代後期〜末期の医家。
¶大阪人

島五郎 しまごろう
明治39(1906)年11月〜昭和58(1983)年1月3日
大正〜昭和期の考古学者。

医学・医療・福祉篇　　　　　　　　　　　　しまたき

¶近医，考古

嶋崎玄弥　しまざきげんや
寛政7（1795）年～明治4（1871）年
江戸時代後期～明治期の医師。
　¶日人，町田歴（㊙明治4（1871）年3月14日）

島崎敏樹　しまざきとしき
大正1（1912）年11月8日～昭和50（1975）年3月17日
昭和期の精神医学者。精神病理学を哲学、社会心理学などと結びつける仕事をした。
　¶科学，科技，近医，現朝，現執1期，現情，現人，人名7，心理，世紀，長野歴，日人

島悟　しまさとる
昭和26（1951）年～
昭和～平成期の医師。東京経済大学経営学部教授。
　¶現執4期

島成郎　しましげお
昭和6（1931）年3月3日～平成12（2000）年10月17日
昭和～平成期の医師、学生運動家。精神科。安保闘争の三派系全学連を指導。鶴居養生邑病院名誉院長など歴任。著書に「精神医療のひとつの試み」など。
　¶革命，近医，現朝，現情，現人，現日，世紀，日人，平和，履歴，履歴2

島地黙雷　しまじもくらい，しまちもくらい
天保9（1838）年2月15日～明治44（1911）年2月3日
㊙島地黙雷《しまちもくらい，しまぢもくらい》
明治期の僧侶。政府の神仏習合案を批判。教育・社会事業にも尽くした。
　¶朝日（しまぢもくらい　⊕天保9年2月15日（1838年3月10日）），維新（しまぢもくらい），岩史，岩手百，海越，江戸東，学校，角史，京都文，近医，近文（しまぢもくらい），国際，国史，コン改（しまぢもくらい），コン5（しまぢもくらい），史人，思想，重要，真宗，神人，新潮，新文（しまぢもくらい），人名，姓氏岩手，姓氏山口，世人，世百（しまぢもくらい），先駆，全書，大百（しまぢもくらい），哲学（しまぢもくらい），伝記（しまぢもくらい），渡航，日思，日史，日人，日本，幕末，百科，仏教，仏人，文学（しまぢもくらい），平日（⊕1838　㊙1911），民学，山口百，履歴（しまぢもくらい），歴大

島正吾　しましょうご
昭和4（1929）年～平成15（2003）年
昭和～平成期の医師。専門は公衆衛生学（産業衛生）。
　¶近医

島津圭斎　しまずけいさい
～安政1（1854）年
江戸時代後期～末期の蘭方医。
　¶新潟百別

島津源蔵　しまずげんぞう
→島津源蔵（しまづげんぞう）

島津重豪　しまずしげひで
→島津重豪（しまづしげひで）

島津恂堂　しまずじゅんどう
→島津恂堂（しまづじゅんどう）

島津草子　しまずそうこ
明治35（1902）年～昭和57（1982）年2月16日
大正～昭和期の華族。男爵島津貴暢の妻。わが国で初めて医学と文学の二つの博士号を得た。
　¶女性，女性普

島津琢斎　しまずたくさい
→島津琢斎（しまづたくさい）

島津フミヨ　しまずふみよ
→島津フミヨ（しまづふみよ）

島清一郎　しませいいちろう
明治27（1894）年1月2日～昭和57（1982）年3月12日
大正～昭和期の医師。
　¶埼玉人

島清斎　しませいさい
宝永5（1708）年～天明1（1781）年
江戸時代中期の医師。
　¶人名，日人

島薗順次郎　しまぞのじゅんじろう
明治10（1877）年3月12日～昭和12（1937）年4月27日
大正～昭和期の内科医師。京都帝国大学・東京帝国大学教授。日露戦争に従軍。脚気、ビタミンB1を中心とする神経病理学、栄養学を研究。
　¶岡山百（⊕明治10（1877）年3月　㊙昭和12（1937）年4月），岡山歴（⊕明治10（1877）年3月　㊙昭和12（1937）年4月），科学，郷土和歌山，近医，コン改，コン5，新潮，人名，世紀，全書，大百，渡航，日人，百科，和歌山人

島薗順雄　しまぞののりお
明治39（1906）年3月16日～平成4（1992）年12月5日
昭和期の生化学者。東京大学教授。
　¶科学，近医，世紀，日人

島薗安雄　しまぞのやすお
大正9（1920）年7月30日～平成9（1997）年4月9日
昭和～平成期の精神医学者。金沢大学教授、東京医科歯科大学教授。国立武蔵療養所長、国立精神・神経センター初代総長、神経研究所理事長・など歴任。
　¶石川現十，科学，近医，現執3期，世紀，日人

島田彰夫　しまだあきお
昭和13（1938）年2月4日～
昭和～平成期の栄養学者、衛生学者。秋田大学講師、リオ・グランデ・ド・スール・カトリック大学（ブラジル）客員教授。
　¶現執3期，現執4期

島田淇竹　しまだきちく
江戸時代の医師。

しまたき

¶大阪人（生没年不詳），人名

島田吉三郎 しまだきちさぶろう
明治9（1876）年5月19日～昭和38（1963）年4月22日
明治～昭和期の医師。専門は解剖学。
¶科学，近医，新潟百別

島田久兵衛 しまだきゅうべえ
元治1（1865）年～昭和7（1932）年
明治～昭和期の実業家。欧米諸国の新薬類の輸入・紹介に尽力，医薬学界に貢献。
¶人名（⊕1864年），世紀（⊕元治1（1865）年12月9日 ⊗昭和7（1932）年10月2日），日人

嶋田啓一郎 しまだけいいちろう
明治42（1909）年12月5日～
昭和期の社会福祉・協同組合論研究者。同志社大学教授。著書「社会福祉体系論」など。独自の「嶋田理論」を築く。灘生活協同組合理事。
¶現朝，現執1期，現執2期，社史，世紀，日人

島健 しまたけし
昭和15（1940）年～平成16（2004）年
昭和～平成期の医師。外科（脳神経外科）。
¶近医

島田耕一 しまだこういち
嘉永7（1854）年2月1日～大正6（1917）年5月8日
明治～大正期の薬学者。衛生試験所技師，長崎医学専門学校教授などを歴任。
¶科学，人名，世紀，日人

島田清庵 しまだせいあん
？～天正16（1588）年
戦国時代～安土桃山時代の医師。
¶日人

島田忠臣 しまだただおみ
→島田忠臣（しまだのただおみ）

島忠之 しまただゆき
文政7（1824）年～明治34（1901）年12月9日
江戸時代末期～明治の医師，志士。盛岡城開城の時城中御用掛を務める。
¶維新，岩手人（⊕1824年1月10日），姓氏岩手，幕末

島田太郎 しまだたろう
明治15（1882）年1月18日～？
明治～大正期の耳鼻科医。
¶渡航

島田智菴 しまだちあん
江戸時代中期の長州（萩）藩医。
¶人名

嶋田智哉子 しまだちやこ
昭和37（1962）年9月27日～
昭和～平成期の歯科医，政治家。参議院議員。
¶現政

嶋田津矢子 しまだつやこ
大正5（1916）年5月30日～

昭和期の社会福祉学者。関西学院大学教授。
¶現執1期，現執2期

嶋谷達 しまたにたつ
明治20（1887）年～昭和31（1956）年
明治～昭和期の社会福祉事業家。
¶姓氏山口

嶋田朝臣忠臣 しまだのあそんただおみ
→島田忠臣（しまだのただおみ）

島田忠臣（嶋田忠臣）しまだのただおみ
天長5（828）年～寛平4（892）年　⑩島田忠臣《しまだただおみ》，嶋田朝臣忠臣《しまだのあそんただおみ》，田達音《でんたつおん》
平安時代前期の文人。少外記，大宰少弐，典薬頭。清田の孫。
¶人名，岩史，角史，国史，国書（しまだただおみ），古史，古代（嶋田朝臣忠臣　しまだのあそんただおみ），古中，コン改（⊗寛平3（891）年），コン4（⊗寛平3（891）年），詩歌（しまだただおみ　⊗891年？），史人⊗891年，（異説）892年？），新潮（⊗寛平4（892）年頃），人名（しまだただおみ），姓氏京都，世人（嶋田忠臣），日史（⊗寛平3（891）年？），日人，百科（しまだただおみ　⊗寛平3（891）年？），平史，歴大（嶋田忠臣），和俳

島田信勝 しまだのぶかつ
明治39（1906）年～平成8（1996）年
大正～平成期の医師。外科。
¶近医

島田博道 しまだひろみち
明治29（1896）年～昭和49（1974）年
大正～昭和期の政治家。第12代福井市長，医師。
¶郷土福井，福井百

島田充房 しまだみつふさ
江戸時代中期の本草学者。
¶国書（生没年不詳），植物，人名，日人（生没年不詳），美家

島田泰夫 しまだやすお
文政9（1826）年6月～明治23（1890）年1月16日
江戸時代末期～明治時代の守藩士，医師。
¶維新，岡山百（⊗文政11（1828）年），岡山歴（⊕文政11（1828）年　⊗明治23（1890）年1月23日），国書，幕末，幕末大

島地黙雷（島地黙雷）しまちもくらい，しまちもくらい
→島地黙雷（しまじもくらい）

島津源蔵 しまづげんぞう，しまずげんぞう
明治2（1869）年6月17日～昭和26（1951）年10月3日
明治～昭和期の発明家，実業家。島津製作所社長。理科器械の製造業者，X線装置の商品化を達成。日本電池を創立，島津製作所を改組し発展。
¶科学（しまずげんぞう），京都大，近医，近現，現朝（⊕明治2年6月17日（1869年7月25日）），国史，コン改，コン5，史人，実業，新潮，人名7，世紀，姓氏京都，世百，世百新，先駆，全

医学・医療・福祉篇　　　　　　　　　　　　*401*　　　　　　　　　　　　しまみね

書，大百，日史，日人，百科，歴大

島津重豪　しまづしげひで，しまずしげひで
延享2(1745)年〜天保4(1833)年　⑩島津久方
《しまづひさかた》
江戸時代中期〜後期の大名。薩摩藩主。蘭学・本草学を重んじ，藩校造士館，医学院などを創設。
¶朝日（㊤延享2年11月7日(1745年11月29日)　㊥天保4年1月15日(1833年3月6日)），岩史（㊤延享2(1745)年11月7日　㊥天保4(1833)年1月15日），江人，黄檗（しまずしげひで　㊤延享2(1745)年11月7日　㊥天保4(1833)年1月29日），沖縄百（しまずしげひで　㊤延享2(1745)年11月7日　㊥天保4(1833)年1月15日），鹿児島百（しまずしげひで　㊤延享2(1745)年11月7日　㊥天保4(1833)年1月15日），角生，鎌倉，近世，国史，国書（㊤延享2(1745)年11月7日　㊥天保4(1833)年1月15日），コン改，コン4，コン5，薩摩（しまずしげひで），史人（㊤1745年11月7日　㊥1833年1月15日），植物（しまずしげひで　㊤延享2年11月7日(1745年11月29日)　㊥天保4年1月15日(1833年3月6日)），諸系，人書94（しまずしげひで），新潮（㊤延享2(1745)年11月7日　㊥天保4(1833)年1月15日），人名，姓氏沖縄，姓氏鹿児島（島津久方　しまずひさかた），姓氏鹿児島，姓氏神奈川（㊤1832年），世人（㊤延享2(1745)年11月　㊥天保4(1833)年2月3日），世百，全書，対外，大百，日史（㊤延享2(1745)年11月7日　㊥天保4(1833)年1月15日），日人，藩主4（㊤延享2(1745)年11月7日　㊥天保4(1833)年1月15日），百科，冨嶽，平日（㊤1745　㊥1833），宮崎百（しまずしげひで），山川小（㊤1745年11月7日　㊥1833年1月15日），洋学，歴大

島津恂堂　しまづじゅんどう，しまずじゅんどう
文化1(1804)年〜明治5(1872)年
江戸時代末期〜明治時代の医師。医業の傍ら藩校矜式館の儒学教授。
¶静岡歴（しまずじゅんどう），姓氏静岡，幕末，幕末大

島津退翁　しまづたいおう
？〜文政1(1818)年
江戸時代中期〜後期の駿河国駿東郡沼津宿の医師。
¶姓氏静岡

島津琢斎　しまづたくさい，しまずたくさい
文化12(1815)年〜明治24(1891)年
江戸時代末期〜明治期の医師。越後五十公野村の開業医。新潟県下で最初に発見されたハルマ辞書の完本を筆写。
¶長崎遊，新潟百別（しまずたくさい），洋学

島津忠承　しまづただつぐ
明治36(1903)年5月19日〜平成2(1990)年8月26日
昭和期の公共事業家。公爵，日本赤十字社社長。
¶近医，現情，世紀，日人

島津久明　しまづひさあき
昭和9(1934)年〜平成5(1993)年
昭和〜平成期の医師。外科(消化器)。
¶近医

島津久方　しまづひさかた
→島津重豪（しまづしげひで）

島津フミヨ　しまづふみよ，しまずふみよ
明治35(1902)年11月9日〜昭和42(1967)年12月31日
昭和期の医師。東京女子医科大学教授。わが国血管心臓像影法の先駆者。著書に「血管心臓像影法」。
¶科学（しまずふみよ），近医，現情，女性（しまずふみよ），女性普（しまずふみよ），人名7，世紀，日人

島とみよ　しまとみよ
江戸時代末期〜明治期の女性。陸奥国志田郡大柿の農家の嫁。ハンセン病の夫への献身で知られる。
¶女性（生没年不詳），女性普

島野武　しまのたけし
明治38(1905)年9月20日〜昭和59(1984)年11月6日
昭和期の弁護士，政治家。仙台市長。「健康都市宣言」を出す。環境保護や社会福祉に尽力。
¶現朝，現情，現人，世紀，政治，姓氏宮城，日人，平和

島袋憲紀　しまぶくろけんき
尚敬26(1738)年〜尚瀬5(1808)年
江戸時代中期〜後期の医師。琉球尚穆・尚温王代の典медика。
¶沖縄百，姓氏沖縄

島袋憲亮　しまぶくろけんりょう
尚貞32(1700)年〜尚穆18(1769)年
江戸時代中期の医師。
¶沖縄百，姓氏沖縄

島マス　しままず
明治33(1900)年〜昭和63(1988)年7月8日
昭和期の社会事業家。コザ市中部地区社会福祉協議会会長。コザ児童保護所，コザ女子ホームを設立。
¶近女，女性，女性普，世紀，日人（㊤明治33(1900)年3月13日　㊥昭和63(1988)年7月9日）

嶋通虎　しまみちとら
延享3(1746)年〜文化14(1817)年4月23日
江戸時代中期〜後期の医師。
¶国書

島峰徹郎　しまみねてつろう
大正12(1923)年〜平成8(1996)年
昭和〜平成期の医師。専門は病理学。
¶近医

島峰徹（島峯徹）　しまみねとおる
明治10(1877)年4月3日〜昭和20(1945)年2月10日
明治〜昭和期の歯科医学者。東京高等歯科医学校を創立し校長，付属病院長などを歴任。
¶科学，近医，人名7，渡航，新潟百別（島峯徹），日人

し

島村育人 しまむらいくと
明治13(1880)年～昭和6(1931)年
明治～昭和期の社会事業家。
¶高知人

島村喜久治 しまむらきくじ
大正2(1913)年8月11日～平成9(1997)年
昭和期の結核病学者。国立療養所東京病院院長。
¶近医，現情，多摩

島村鼎甫 しまむらけんぽ
→島村鼎甫(しまむらていほ)

島村策吾 しまむらさくご
文化14(1817)年～明治11(1878)年
江戸時代後期～明治期の漢方医師。
¶高知人

島村俊一 しまむらしゅんいち
文久1(1861)年12月25日～大正12(1923)年3月
江戸時代末期～大正期の医学者。
¶近医，渡航

島村信司 しまむらしんじ
元治1(1864)年～昭和8(1933)年
明治～昭和期の医師。新発田衛戍病院長。
¶新潟百別

島村鼎甫 しまむらていほ
天保1(1830)年～明治14(1881)年2月25日　[別]島村鼎甫《しまむらけんぽ》
江戸時代末期～明治期の洋学者。医学校中等教授。儒学、のちに適塾で蘭学を学び京都の赤沢寛輔塾の塾頭になる。
¶江文，岡山人，岡山百([生]天保2(1831)年)，岡山歴([生]天保2(1831)年)，科学，近医，近現，国史，国書，新潮，人名，徳島百(しまむらけんぽ　[生]天保10(1839)年)，徳島歴([没]明治14(1881)年2月)，日人，藩臣6，洋学

島村虎猪 しまむらとらい
明治15(1882)年7月22日～昭和40(1965)年2月8日
大正～昭和期の家畜生理学者。農学博士。血液生理に関して多くの業績を残し、家畜生理学の端緒を開く。
¶科学，高知人，人名7，日人

島本多喜雄 しまもとたきお
明治42(1909)年1月20日～昭和52(1977)年8月25日
昭和期の内科医学者。東京医科歯科大学名誉教授、動脈硬化研究所所長。
¶科学，近医，現情，高知人，人名7，世紀，日人

島本誠 しまもとまこと
→島本良順(しまもとりょうじゅん)

嶋本マサコ しまもとまさこ
→吉屋真砂(よしやまさご)

島本竜嘯 しまもとりゅうしょう
→島本良順(しまもとりょうじゅん)

島本良順 しまもとりょうじゅん
？～嘉永1(1848)年　[別]島本誠《しまもとまこと》，島本竜嘯《しまもとりゅうしょう》
江戸時代後期の医師。
¶国書(島本誠　しまもとまこと　[没]嘉永1(1848)年11月13日)，佐賀百，長崎遊([生]？)，藩臣7，洋学(島本竜嘯　しまもとりゅうしょう)

島柳二 しまりゅうじ
明治7(1874)年7月5日～明治43(1910)年6月24日
明治期の医家。精神病、内科学を研究。
¶人名，渡航，日人

島立甫(嶋立甫) しまりゅうほ
文化4(1807)年～明治6(1873)年5月17日
江戸時代末期～明治期の医師、化学者。日本で初めて昆布の焼灰からヨードの抽出に成功。
¶岩手人，江文，科学，国書(嶋立甫)，姓氏岩手，幕末([生]1808年)，洋学

清水章 しみずあきら
昭和12(1937)年～平成20(2008)年
昭和～平成期の医師。専門は臨床検査医学。
¶近医

清水郁太郎 しみずいくたろう
安政4(1857)年10月13日～明治18(1885)年2月26日
江戸時代末期～明治期の医学者。東京大学教授。我が国初の産婦人科担当の教授。
¶海越，海越新，近医，渡航，日人，幕末，広島百

清水卯三郎 しみずうさぶろう
文政12(1829)年3月4日～明治43(1910)年1月20日
明治期の出版・輸入業者。パリ万国博覧会に多数出品。活版・石版印刷機械を輸入し、「六合新聞」や歯科関係の本を出版。
¶維新，海越，海越新，江文，科学，国際，国史，国書，埼玉人，埼玉百，出文，人書94，人名，先駆，渡航，長崎遊，日人，幕埼，幕末，洋学

清水宇多子 しみずうたこ
明治25(1892)年9月17日～昭和33(1958)年7月2日
大正・昭和期の飛騨初の女医。
¶飛騨

清水羽長 しみずうちょう
生没年不詳
江戸時代末期の医師。
¶国書

清水英一 しみずえいいち
？～
大正期の東京帝国大学セツルメント参加者。
¶社史

清水和行 しみずかずゆき
昭和36(1961)年4月13日～
昭和～平成期の社会運動家、広島県内第1号盲導犬使用者。

¶視覚

清水貴久彦 しみずきくひこ
昭和22(1947)年7月17日～
昭和～平成期の俳人、医師。
¶京都文

清水京子 しみずきょうこ
大正6(1917)年？ ～
昭和期の東京帝国大学セツルメント読書会参加者。
¶社史

志水清 しみずきよし
明治39(1906)年10月25日～
昭和期の衛生学者。原爆被爆者援護事業団理事長。
¶現情

清水清通 しみずきよみち
明治23(1890)年～昭和33(1958)年
大正～昭和期の歯科医師。
¶姓氏富山

清水敬長 しみずけいちょう
宝永5(1708)年～宝暦1(1751)年
江戸時代中期の医師。
¶人名，姓氏京都，日人(生没年不詳)

清水玄 しみずげん
明治25(1892)年～昭和49(1974)年
明治～昭和期の官僚。専門は厚生行政。
¶近医

清水源一郎 しみずげんいちろう
明治31(1898)年9月16日～昭和39(1964)年7月16日
大正～昭和期の整形外科学者。スポーツ外傷の研究分野に開拓的業績を残す。
¶大阪人([没]昭和39(1964)年7月)，科学，近医，現情，人名7，世紀，日人

清水謙山 しみずけんざん
享保15(1730)年～寛政6(1794)年
江戸時代中期～後期の医師。
¶国書

清水堅次郎 しみずけんじろう
大正11(1922)年7月1日～昭和61(1986)年10月13日
昭和期の埼玉県議会副議長・医師。
¶埼玉人

清水健太郎 しみずけんたろう
明治36(1903)年3月18日～昭和62(1987)年7月8日
大正～昭和期の外科医師。
¶科学，近医，現情，履歴，履歴2

清水玄道 しみずげんどう
明治20(1887)年3月7日～昭和28(1953)年1月7日
明治～昭和期の真宗大谷派僧侶、社会事業家。
¶世紀，姓氏愛知，日人

清水賢林 しみずけんりん
江戸時代中期～後期の漢方医師。
¶国書(生没年不詳)，新潟百別

清水弘一 しみずこういち
昭和8(1933)年2月12日～
昭和期の眼科学者。
¶群馬人

清水耕一 しみずこういち
明治6(1873)年～昭和10(1935)年
明治～昭和期の看護師(従軍看護人)。
¶近医

清水茂松 しみずしげまつ
明治16(1883)年5月6日～昭和46(1971)年8月31日
大正～昭和期の小児科医学者。順天堂大学名誉教授。小児栄養に関する研究で有名。
¶科学，近医，現情，人名7，世紀，日人

清水周竹 しみずしゅうちく
[別]周竹〔1世〕《しゅうちく》,周竹《しゅうちく》
江戸時代中期の医師、俳人(嵐雪門)。
¶人名，日人(生没年不詳)，俳諧(周竹　しゅうちく)，俳句(周竹　しゅうちく　生没年不詳)，俳文(周竹〔1世〕　しゅうちく)，和俳(生没年不詳)

清水順蔵 しみずじゅんぞう
生没年不詳
江戸時代後期の本草家。
¶国書

清水春道 しみずしゅんどう
文化6(1809)年～明治8(1875)年
江戸時代末期～明治期の医師。
¶国書([没]明治8(1875)年4月16日)，埼玉百，人名，日人

清水新二 しみずしんじ
昭和22(1947)年3月29日～
昭和～平成期の社会病理学者。奈良女子大学教授、国立精神・神経センター精神保健研究所成人精神保健部部長。
¶現執2期，現執4期

清水慎三 しみずしんぞう
大正2(1913)年10月1日～平成8(1996)年10月18日
昭和期の評論家、労働運動家。日本鉄鋼産業労働組合連合会書記長、日本福祉大学教授。
¶革命，現朝，現執1期，現執2期，現情，現人，世紀，日人，平和，マス89

清水瑞室 しみずずいしつ
？ ～万治1(1658)年
江戸時代前期の幕府医師。
¶人名，徳川臣([生]？)，日人

清水多栄 しみずたえ
→清水多栄(しみずとみひで)

清水多栄 しみずたえい
→清水多栄(しみずとみひで)

し

清水武夫 しみずたけお
＊〜平成23(2011)年2月14日
昭和〜平成期の応用化学者、興亜化工取締役研究部長。専門は火薬学。
¶科学(㊤1912年(大正1))，科技(㊤1911年)

清水保 しみずたもつ
大正7(1918)年7月1日〜昭和55(1980)年6月18日
昭和期の内科学者。専門はベーチェット病。帝京大学医学部附属病院で院長補佐、第二内科主任教授を務める。
¶科学，近医，日人

清水珍一 しみずちんいち
寛政5(1793)年〜文久1(1861)年
江戸時代末期の鍼医。
¶国書(㊤文久1(1861)年3月16日)，人名，日人，三重続

清水照男 しみずてるお
？〜
大正〜昭和期の東京帝国大学セツルメント参加者、東京都住宅協会専務理事。
¶社史

清水藤吉 しみずとうきち
天保3(1832)年3月〜明治19(1886)年11月3日
江戸時代末期・明治期の医師。
¶飛騨

清水東軒 しみずとうけん
生没年不詳
江戸時代中期の医師。
¶京都府

清水藤太郎 しみずとうたろう
明治19(1886)年3月30日〜昭和51(1976)年3月1日
昭和期の薬学者。横浜の清水薬局の養子、帝国女子医専薬学科教授。雑誌「薬局」を創刊。
¶科学，科技，近医，現朝，現情，植物，新潮，人名7，世紀，姓氏神奈川，全書，日人

清水トシ しみずとし
大正3(1914)年3月3日〜
昭和期の食物学者・社会福祉事業家。
¶群馬人

清水多栄 しみずとみひで
明治22(1889)年5月1日〜昭和33(1958)年1月30日　㊙清水多栄《しみずたえい、しみずたえ》
大正〜昭和期の生化学者。岡山医科大学生化学教室を主宰し、胆汁酸の科学的研究を発展させる。
¶岡山人(しみずたえ)，岡山百，岡山歴，科学，近医，現情，人名7，世紀，多摩(しみずたえい)，日人

清水信夫 しみずのぶお
大正2(1913)年〜平成16(2004)年
昭和〜平成期の医師。専門は解剖学。
¶近医

清水浜臣 しみずはまおみ
安永5(1776)年〜文政7(1824)年
江戸時代後期の医師、国学者、歌人。
¶朝日(㊤文政7年(1824年10月9日))，江戸東，江文，角史，近世，群馬人，考古(㊤文政7(1824)年閏8月17日)，国史，国書(㊤文政7(1824)年閏8月17日)，コン改，コン4，埼玉人，埼玉百，詩歌，詩作(㊤文政7(1824)年閏8月17日)，史人(㊤1824年閏8月17日)，新潮(㊤文政7(1824)年閏8月17日)，新文(㊤文政7(1824)年閏8月17日)，人名，世人(㊤文政7(1824)年閏8月17日)，世百，全書，大百，日史(㊤文政7(1824)年閏8月17日)，日人，百科，文学，平史，歴大，和俳(㊤文政7(1824)年閏8月17日)

清水仁 しみずひさし
明治35(1902)年〜昭和47(1972)年
大正〜昭和期の医師。胆石摘出に成功した。
¶青森人

清水浩昭 しみずひろあき
昭和18(1943)年6月29日〜
昭和〜平成期の社会学者。流通経済大学教授、厚生省人口問題研究所人口移動部移動科長。
¶現執2期，現執3期，現執4期

清水寛(1) しみずひろし
明治42(1909)年〜平成10(1998)年
大正〜平成期の官僚。専門は厚生行政。
¶近医

清水寛(2) しみずひろし
昭和11(1936)年7月29日〜
昭和〜平成期の障害児教育学者。埼玉大学名誉教授。専門は、障害児教育、障害者・病者問題史。
¶現執1期，現執2期，現執3期，現執4期

清水博 しみずひろし
昭和7(1932)年11月12日〜
昭和〜平成期の薬学者、生物物理学者。金沢工業大学の研究所所長、東京大学教授。専門は生体物性学。脳細胞が分化する過程を世界で初めて観察。著書に「生命を捉えなおす」など。
¶現朝，現執3期，現執4期，現日，新潮，世紀，日人

清水昊幸 しみずひろゆき
昭和7(1932)年〜平成10(1998)年
昭和〜平成期の医師。眼科。
¶近医

清水文彦 しみずふみひこ
明治41(1908)年3月7日〜平成4(1992)年4月28日
大正〜平成期の医師。専門は細菌学。
¶科学，近医

清水夫萊 しみずふらい
享保6(1721)年〜寛政2(1790)年　㊙夫萊《ふらい》
江戸時代中期の医師、俳人。
¶人名，日人，俳諧(夫萊 ふらい ㊤?)，俳句(夫萊 ふらい ㊤寛政2(1790)年7月18日)，

和俳

清水文左エ門 しみずぶんざえもん
大正12(1923)年8月19日～
昭和期の獣医師。
¶飛騨

清水政直 しみずまさなお
昭和11(1936)年9月24日～
昭和期の社会事業家。
¶視覚

清水将之 しみずまさゆき
昭和9(1934)年3月31日～
昭和～平成期の児童・青年精神医学者。名古屋市立大学医学部助教授。
¶現執2期, 現執3期, 現執4期

清水真澄 しみずますみ
昭和6(1931)年～
昭和期の医師。
¶群馬人

清水美知子 しみずみちこ
昭和21(1946)年2月1日～
昭和期の視覚障害研究者。
¶視覚

清水盈行 しみずみちゆき
大正6(1917)年～平成16(2004)年
昭和～平成期の医師。内科。
¶近医

清水光雄 しみずみつお
昭和23(1948)年10月10日～
昭和～平成期の新聞記者。毎日新聞中部本社編集局長。専門は医療問題、都市問題、家族論、環境問題。
¶現執4期

清水宗男 しみずむねお
昭和10(1935)年8月30日～
昭和期の医師。
¶飛騨

清水安三 しみずやすぞう
明治24(1891)年6月1日～昭和63(1988)年1月17日
大正～昭和期の教育者。桜美林大学学長。日本人としてはじめて中国に学校を設立。北京で社会事業施設も運営。
¶学校, 郷土滋賀, キリ, 現朝, 現情, 現人, 滋賀文, 世紀, 日人

清水由斎 しみずゆうさい
文政11(1828)年～明治39(1906)年
江戸時代後期～明治期の医師。
¶国書, 新潟百別

清水由隆 しみずよしたか
明治13(1880)年～昭和29(1954)年
明治～昭和期の医師。産婦人科。
¶近医

清水佳之助 しみずよしのすけ
嘉永7(1854)年～大正9(1920)年
明治～大正期の社会事業家。和敬孤児院を創設。
¶世紀(㊤嘉永7(1854)年10月22日 ㊦大正9(1920)年5月2日), 日人

志水義房 しみずよしふさ
昭和4(1929)年～平成7(1995)年
昭和～平成期の医師。専門は解剖学。
¶近医

清水隆作 しみずりゅうさく
昭和3(1928)年3月31日～平成16(2004)年6月1日
昭和・平成期の医学者。金沢大学医学部助教授。人権擁護委員。
¶石川現九

清水竜造 しみずりゅうぞう
大正15(1926)年3月31日～
昭和期の「清水医院」理事長。
¶飛騨

志村正三 しむらしょうぞう
明治31(1898)年1月24日～昭和57(1982)年7月23日
明治～昭和期の医師。
¶履歴, 履歴2

志村洋 しむらひろし
昭和17(1942)年4月21日～
昭和期の視覚障害研究者。
¶視覚

志村令郎 しむらよしろう
昭和7(1932)年10月27日～
昭和～平成期の分子生物学者。京都大学教授、岡崎国立共同研究機構基礎生物学研究所教授。生物分子工学研究所長などを務める。訳書にフライフェルダー「分子生物学」など。
¶世紀, 日人

しも(三重県) しも
天保9(1838)年～明治19(1886)年
江戸時代後期～明治時代の女性。和歌・福祉。伊勢大湊の関大吉の娘。
¶江表(しも(三重県))

下垣義光 しもがきよしてる
大正11(1922)年1月15日～平成9(1997)年2月13日
昭和・平成期の下呂町立中原診療所長。
¶飛騨

下方卦庵 しもかたけあん
生没年不詳
安土桃山時代の白川郷の帰雲城主・内島為氏の抱え医師。
¶飛騨

下方荘四郎 しもかたそうしろう
天保1(1830)年4月5日～大正5(1916)年3月31日
明治・大正期の医師。
¶飛騨

下郷伝平〔2代〕 しもごうでんぺい
明治5(1872)年3月16日～昭和21(1946)年1月15日
明治～昭和期の実業家、社会事業家。近江製糸社長。福祉目的の下郷共済会の設立、図書館・美術館の開設などに尽くした。
¶世紀，日人

下河辺俊斎 しもこうべしゅんさい
弘化3(1846)年～大正3(1914)年
江戸時代末期～大正期の医家。
¶大阪人([没]大正3(1914)年9月)，長崎遊

下郡山正巳 しもこおりやままさみ
大正6(1917)年1月7日～平成9(1997)年9月20日
昭和～平成期の植物生理学者、東京大学名誉教授。
¶植物

下坂幸三 しもさかこうぞう
昭和4(1929)年2月14日～
昭和～平成期の医師。精神科、下坂クリニック院長、新潟大学医学部講師。
¶現執3期，現執4期

下郷亀章 しもさときしょう
？ ～寛政1(1789)年10月30日
江戸時代中期の医師。
¶国書

下沢仁 しもざわまさし
大正6(1917)年9月18日～平成11(1999)年7月31日
昭和期の教育者。
¶視覚

下島空谷 しもじまくうこく
明治3(1870)年8月25日～昭和22(1947)年5月30日　[別]下島勲《しもじまいさお》
明治～大正期の医師、俳人、随筆家。芥川龍之介の主治医。著書に「芥川龍之介の回想」、句集に「薇」など。
¶近医(下島勲　しもじまいさお　[生]明治3(1870)年)，近文，信州人(下島勲　しもじまいさお)，世紀，姓氏長野([生]1869年)，長野歴(下島勲　しもじまいさお)，日人

下島亮二 しもじまりょうじ
明治32(1899)年～平成2(1990)年
大正～平成期の医師。
¶姓氏長野

下条久馬一 しもじょうくまいち
明治24(1891)年～昭和29(1954)年
明治～昭和期の医師。専門は細菌学。
¶近医

下条秋水 しもじょうしゅうすい
→下条通春(しもじょうみちはる)

下条進一郎 しもじょうしんいちろう
大正9(1920)年3月16日～
昭和～平成期の政治家。参議院議員、厚生相。
¶現政，政治

下条敬義 しもじょうたかよし
生没年不詳
江戸時代後期の医師。
¶国書

下条竹塢 しもじょうちくう
文化1(1804)年～明治13(1880)年
江戸時代後期～明治期の医師、国学者。
¶国書

下条寛人 しもじょうひろと
大正11(1922)年～平成12(2000)年
昭和～平成期の医師。専門はウイルス学(腫瘍ウイルス学)。
¶近医

下条通春 しもじょうみちはる
文政10(1827)年～明治18(1885)年　[別]下条秋水《しもじょうしゅうすい》
江戸時代末期～明治期の医師。江戸日本橋に外科の医業を開き、私資をもって勤王の志士たちを援助する。
¶維新，国書(下条秋水　しもじょうしゅうすい　[没]明治18(1885)年5月5日)，コン改，コン4，コン5，新潮([没]明治18(1885)年5月5日)，人名，長野歴，日人，和俳

下瀬謙太郎 しもせけんたろう
明治1(1868)年～昭和19(1944)年
明治～昭和期の軍医。
¶大分歴，近医

下瀬文蔵 しもせぶんぞう
天保10(1839)年～明治26(1893)年
江戸時代後期～明治期の漢方医、医師。
¶大分百，大分歴

下園彦二 しもぞのひこじ
明治43(1910)年3月20日～
明治～昭和期の点訳ボランティア、教師。
¶視覚

下平用彩 しもだいらようさい
文久3(1863)年5月16日～大正12(1923)年2月23日
明治～大正期の医師。外科。細菌学、免疫学を研究。金沢病院長を務めた。
¶科学，近医([没]大正13(1924)年)，人名，世紀，渡航，日人

下田信要 しもだしんよう★
享保1(1716)年～寛政3(1791)年1月28日
江戸時代中期・後期の医師。
¶秋田人2

下田その しもだその
弘化4(1847)年4月10日～大正5(1916)年1月17日
江戸時代末期～大正期の女性。失明した夫を看護するかたわら、一家の生計を支える。北海道開拓使はその貞節を讃えた。
¶女性，女性普

下田知江 しもだともえ
昭和3(1928)年8月3日～平成18(2006)年12月

18日
昭和～平成期の教師。
¶視覚

下田治美 しもだはるみ
昭和22(1947)年7月25日～
昭和～平成期のエッセイスト。カウンセリングルーム主宰。
¶現執3期

下田光造 しもだみつぞう
明治18(1885)年3月14日～昭和53(1978)年8月25日
明治～昭和期の精神医師。慶応義塾大学・九州大学教授。癲癇、精神分裂病、症状精神病などの脳病理学を研究。
¶科学，近医，現情，人名7，精医，世紀，世百新，鳥取百，日人，百科

下田吉人 しもだよしと
明治30(1897)年12月2日～昭和54(1979)年12月4日
昭和期の栄養学者、教育者。
¶科学，現情

下毛野御安 しもつけぬのみやす
→下毛野御安(しもつけののみやす)

下毛野御安 しもつけののみやす
[別]下毛野御安《しもつけぬのみやす》
平安時代前期の医師、武将。
¶人名(しもつけぬのみやす)，日人(生没年不詳)

下津元知 しもつげんち
生没年不詳
江戸時代前期の本草家。
¶国書

下津寿泉 しもつじゅせん
生没年不詳
江戸時代中期の医師。
¶国書

下間良弼 しもつまりょうひつ
？ ～文久2(1862)年
江戸時代後期の蘭学者。広島藩医師格。緒方洪庵の適々斎塾に学んだ。
¶新潮，日人

下道門継 しもつみちのかどつぐ
弘仁1(810)年～貞観16(874)年
平安時代前期の医師。
¶人名，日人

下村健 しもむらたけし
昭和5(1930)年8月20日～平成18(2006)年
昭和～平成期の官僚。専門は厚生行政(医療保険)。
¶近医，現執4期

下村次男 しもむらつぎお
明治24(1891)年～昭和61(1986)年
大正～昭和期の内科医、病院長。
¶高知人

下村孟 しもむらつとむ
大正3(1914)年10月6日～
昭和期の厚生官僚。
¶現情

下村昇 しもむらのぼる
明治11(1878)年～？
明治期の医師。
¶姓氏京都

下山玄仲 しもやまげんちゅう
享和3(1803)年～明治4(1871)年
江戸時代後期～明治期の金井島村の医師で寺子屋師匠。
¶姓氏神奈川

下山順一郎 しもやまじゅんいちろう
嘉永6(1853)年～大正1(1912)年
明治期の薬学者。日本薬剤師会初代会長、東京薬学会副会頭。私立薬学校初代校長などを歴任。著訳書「生薬学」「薬用植物学」は全国の薬学校の教科書。
¶愛知百([没]1912年2月14日)，朝日([生]嘉永6年2月18日(1853年3月27日)　[没]明治45(1912)年2月12日)，海越([生]嘉永6(1853)年2月　[没]明治45(1912)年2月25日)，海越新([生]嘉永6(1853)年2月　[没]明治45(1912)年2月25日)，科学([生]1853年(嘉永6)2月18日　[没]1912年(明治45)2月12日)，近医，近現，国史，植物([生]嘉永6(1853)年2月18日　[没]明治45(1912)年2月12日)，人名，姓氏愛知，先駆([生]嘉永6(1853)年2月18日　[没]明治45(1912)年2月12日)，全書，渡航([生]1853年2月　[没]1912年2月14日)，日人，幕末([没]1912年2月14日)

下山孝 しもやまたかし
昭和9(1934)年～平成15(2003)年
昭和～平成期の医師。内科(消化器)。
¶近医

霜山徳爾 しもやまとくじ
大正8(1919)年7月5日～
昭和期の心理療法家。東洋英和女学院大学教授。
¶現執1期，現執3期，現情，心理，世紀

鵲巣 じゃくそう
＊～嘉永2(1849)年
江戸時代中期～後期の俳人・医師。
¶国書([生]宝暦13(1763)年)，俳文([生]？)

釈日研 しゃくにっけん
安政6(1859)年～昭和2(1927)年10月24日
明治～昭和期の僧侶・社会事業家。
¶岡山歴

謝国権 しゃこくけん
大正14(1925)年6月28日～平成15(2003)年11月12日
昭和～平成期の医師。謝国権診療所所長。専門は産婦人科、性問題一般。精神予防性無痛分娩法の普及に尽力。著書に「性生活の知恵」など。
¶近医，現執2期，現人，現日，世紀，日人，マス89

舎羅 しゃら
生没年不詳 ㊅榎並舎羅《えなみしゃら》
江戸時代前期～中期の俳人。松尾芭蕉が之道の家で発病したとき看病にあたった。
¶国書，新潮，人名(榎並舎羅 えなみしゃら)，日人(榎並舎羅 えなみしゃら)，俳諧，俳句，和俳

寿阿弥 じゅあみ
生没年不詳
室町時代の医僧。後小松上皇の病、称光天皇の急病を快癒させた。
¶人名，戦辞，日人

就安斎玄幽 しゅうあんさいげんゆう
天正8(1580)年～慶安3(1650)年
安土桃山時代～江戸時代前期の真言宗の僧医。
¶国書

重賀しげを じゅうがしげを
大正1(1912)年～昭和62(1987)年
昭和期の児童福祉司。
¶近女

重賀よしを じゅうがよしを
明治35(1902)年～昭和62(1987)年
大正～昭和期の児童福祉司。みどり野会(金城学院同窓会)会長。
¶愛知女

周休 しゅうきゅう
生没年不詳
江戸時代中期～後期の僧。上野群馬郡渋川遍照寺住職。医術・卜術にも通じた。
¶国書，人名，日人

秋叢園 しゅうそうえん
生没年不詳
江戸時代後期の本草家。
¶国書

周竹〔1代〕(周竹) しゅうちく
→清水周竹(しみずしゅうちく)

SHUYA しゅうや
昭和45(1970)年～
昭和～平成期の写真家、内科医師、撮影会・写真教室講師。
¶写人

十楽貞造 じゅうらくていぞう
嘉永7(1854)年9月5日～昭和13(1938)年10月13日
明治～昭和期の医師。
¶飛騨

宿谷富太郎 しゅくやとみたろう
明治3(1870)年～昭和33(1958)年
大正・昭和期の医師。
¶町田歴

寿信斎(糟尾) じゅしんさい
㊅糟尾法眼《かすおほうげん》
戦国時代～安土桃山時代の医師。もと武田勝頼の医者。天正8年ごろから北条氏邦の医者。
¶後北(寿信斎)，武田(糟尾法眼 かすおほうげん)

首藤悦爾 しゅどうえつじ
昭和3(1928)年5月13日～
昭和期の口演童話家、養護学校教師。
¶日児

寿徳庵玄由 じゅとくあんげんゆう
生没年不詳
安土桃山時代～江戸時代前期の医師、連歌作者。
¶国書

前川凖 じゅん
→前川凖(まえかわなろう)

正阿 しょうあ
？～天保9(1838)年12月23日
江戸時代後期の医師、俳人。
¶国書(㊅安永8(1779)年)，俳諧，俳句，和俳

性侒 しょうあん
→千呆性侒(せんがいしょうあん)

正意 しょうい
安土桃山時代～江戸時代前期の眼科医師、茶人。
¶人名，茶道，徳島歴(生没年不詳)，日人(生没年不詳)

松因 しょういん
生没年不詳
江戸時代中期の俳人。医師。
¶福井俳

性易 しょうえき
→戴曼公(たいまんこう)

静観房好阿 じょうかんぼうこうあ
生没年不詳 ㊅摩志田好阿《ましだこうあ》、摩志田好話《ましだこうあ，ましだこうわ》
江戸時代中～後期の戯作者。談義本の開祖。大坂の医師積慶堂徳孤子ともいわれる。
¶朝日，国書(㊆元禄11(1698)年 ㊇明和6(1769)年4月2日)，コン改(摩志田好阿 ましだこうあ)，コン4(摩志田好阿 ましだこうあ)，人名(摩志田好話 ましだこうわ)，日人

城鞠洲 じょうきくしゅう
寛政12(1800)年～明治3(1870)年
江戸時代末期～明治期の医師。
¶国書(㊆寛政12(1800)年5月25日 ㊇明治3(1870)年7月18日)，人名，日人

昭憲皇太后 しょうけんこうたいごう，しょうけんこうたいこう
嘉永3(1850)年4月17日～大正3(1914)年4月11日
昭和期の皇族。明治天皇の皇后。和歌、書道等に秀でる。博愛社(のち日本赤十字社)などの社会事業や女子教育の発展に努めた。
¶朝日(㊆嘉永2年4月17日(1849年5月9日))，維新，角女(㊆嘉永2(1849)年)，近現，近女(㊇1849年)，現任(㊇1914年3月26日)，国際，国史，コン改，コン4，コン5，詩歌，史人

(㊓1849年4月17日), 諸系(㊓1849年), 女史(㊓1849年), 女性, 女性普(㊓嘉永2(1849)年4月17日), 新潮(㊓嘉永2(1849)年4月17日), 新文(㊓嘉永2(1849)年4月17日), 人名(しょうけんこうたいこう), 世紀(㊓嘉永2(1849)年4月17日), 姓氏京都, 全書(㊓1849年), 大百, 奈良文(㊓嘉永2年4月17日), 日史, 日女(㊓嘉永2(1849)年4月17日), 日人(㊓1849年), 日本, 幕末, 百科, 文学(㊓1849年), 履歴, 歴大

松江 しょうこう
? ～元禄9(1696)年
江戸時代前期の医師、俳人(蕉門)。
¶俳諧, 俳句(㊜元禄10(1697)年7月5日), 和俳

上甲廉 じょうこうきよし
文久2(1862)年～大正9(1920)年
明治・大正期の医師、八幡浜町長・愛媛県会議員。
¶愛媛

生西(1) しょうさい
生没年不詳 ㊝生西《せいざい》
鎌倉時代後期～南北朝時代の医師。著書に「五体身分集」。
¶国書(せいざい), 日人

生西(2) しょうさい
江戸時代の医僧。
¶人名

嘯山 しょうざん
→三宅嘯山(みやけしょうざん)

荘司健斎 しょうじけんさい
生没年不詳
江戸時代後期の漢学者・医師。
¶国書

庄司しず子 しょうじしずこ
大正3(1914)年～
昭和期の松屋呉服店員。帝国大学セツルメント読書会参加者。
¶社史

東海林順泰 しょうじじゅんたい
宝暦5(1755)年～文化13(1816)年4月26日
江戸時代中期～後期の医師。
¶秋田人2, 国書

昌子武司 しょうじたけし
大正14(1925)年8月31日～
昭和～平成期の臨床心理学者。大妻女子大学教授、大妻女子大学附属児童臨床研究センター所長。
¶現執1期, 現執3期

庄司唯雄 しょうじただお
明治35(1902)年～昭和57(1982)年
昭和期の司法保護司、民生委員。
¶姓氏宮城

東海林董園 しょうじとうえん★
生没年不詳
江戸時代後期の医師。
¶秋田人2

正子内親王 しょうしないしんのう
→正子内親王(まさこないしんのう)

庄司肇 しょうじはじめ
大正13(1924)年11月20日～
昭和～平成期の小説家、医師。眼科、「きゃらばん」主宰。
¶近文, 幻作, 現執3期, 現執4期, 現情, 幻想, 世紀

庄司光 しょうじひかる
明治38(1905)年8月29日～平成6(1994)年11月23日
昭和期の環境衛生学者。京都大学教授。「恐るべき公害」など多くの啓蒙書を出版し、環境保全の世論形成と運動に貢献。
¶科学, 近医, 現朝, 現執1期, 現情, 現人, 世紀, 日人

庄司本元 しょうじほんげん
眼科医。
¶眼科

荘司雅子 しょうじまさこ
明治42(1909)年10月6日～平成10(1998)年2月22日
昭和期の教育学者。広島大学教授。日本保育学会などの会長を務める。著書に「フレーベル研究」など。
¶現朝, 現執1期, 現情, 世紀, 日人

上島三郎 じょうしまさぶろう
明治39(1906)年6月27日～平成6(1994)年8月3日
昭和・平成期の医師。
¶飛騨

小松 しょうしょう
南北朝時代の医僧。
¶人名, 日人(生没年不詳)

庄司義治 しょうじよしはる
明治22(1889)年8月20日～昭和56(1981)年2月4日
明治～昭和期の眼科学者。九州大学教授。
¶科学, 科技, 近医, 現情

正路倫之助 しょうじりんのすけ
明治19(1886)年10月1日～昭和37(1962)年4月1日
大正～昭和期の生理学者。血液ガスの分析や水素イオン濃度の測定法に功績を残す。
¶科学, 近医, 現情, 人名7, 世紀, 日人(㊓明治19(1886)年10月), 履歴, 履歴2

正田玄寿 しょうだげんじゅ
? ～文化7(1810)年
江戸時代後期の眼科医。
¶眼科

昇田栄 しょうださかえ
明治22(1889)年～昭和36(1961)年
大正～昭和期の医師。
¶愛媛, 愛媛百(㊓明治22(1889)年10月5日 ㊜昭和36(1961)年7月6日)

し

庄田順一 しょうだじゅんいち
？ ～
大正期の東京帝国大学セツルメント参加者。
¶社史

庄田万里 しょうだまさと
明治3(1870)年～昭和39(1964)年
明治～昭和期の医師、北海道屯田村の仁医、へき地医療の功労者。
¶新潟百

荘田良泰 しょうだよしやす
享保17(1732)年～寛政12(1800)年12月3日
江戸時代後期の漢詩人・華人・医家。
¶東三河

庄田録四郎 しょうだろくしろう
慶応3(1867)年～大正11(1922)年
明治～大正期の教育家。細民教育に従事。
¶人名，世紀([生]慶応3(1867)年5月　[没]大正11(1922)年11月13日)，日人

丈竹 じょうちく
→霽月堂丈竹(せいげつどうじょうちく)

昇地三郎 しょうちさぶろう
明治39(1906)年8月16日～
昭和～平成期の教育者。福岡学芸大学(のち福岡教育大学)教授。心身障害児の早期発見、早期教育をめざす「しいのみ学園」を設立。
¶現執1期，心理，世紀，日人

城長洲 じょうちょうしゅう
享和3(1803)年～慶応2(1866)年9月1日
江戸時代後期～末期の漢詩人・医師。
¶愛媛，愛媛百，国書([生]文化1(1804)年)

正津晃 しょうつあきら
昭和2(1927)年～平成16(2004)年
昭和～平成期の医師。外科(胸部外科)。
¶近医

城哲男 じょうてつお
大正4(1915)年～平成9(1997)年
昭和～平成期の医師。専門は精神科、法医学。
¶近医

聖徳太子 しょうとくたいし
敏達天皇3(574)年～推古天皇30(622)年　[別]厩戸皇子《うまやどのおうじ,うまやどのみこ》,豊聡耳皇子《とよとみみのおうじ》
飛鳥時代の王族。推古天皇の摂政。用明天皇の子。蘇我馬子と協力して政治にあたる。冠位十二階・十七条憲法の制定、遣隋使を派遣した。また施薬院、療病院、悲田院、敬田院を設置した。
¶朝日([没]推古30年2月22日(622年4月8日))，岩史([没]推古30(622)年2月22日)，愛媛，大阪人([没]推古天皇30(622)年2月22日)，角史，教育，郷土奈良([生]573年)，国史，国書([没]推古30(622)年2月22日)，古史，古人([生]574年　[没]622年)，古代，古代普([生]574年　[没]622年)，古中，古物([生]574年　[没]622年)，コン改([没]推古30(622)年,(異説)621年)，コン4([没]推古30(622)年,(異説)621年)，コン5([没]推古30(622年，621)年)，詩歌，詩作([生]敏達天皇3(574)年1月1日　[没]推古天皇30(622)年2月22日)，史人([没]622年2月22日)，思想史([生]敏達3(574)年　[没]推古30(622)年)，重要([没]推古30(622)年？)，諸系，人書79，人書94，人情，新潮([没]推古30(622)年2月22日)，人名([生]？)，姓氏京都，世人，世百，全書，対外([生]574年　[没]622年)，大百，伝記([生]574年？)，天皇([生]敏達天皇3(574)年？，敏達天皇4年？　[没]推古天皇30(622)年2月22日)，日思，日史([生]574年？　[没]推古30(622)年2月22日)，日人，美術([生]？)，百科([生]？)，富嶽，仏教([没]推古30(622)年2月22日)，仏史，仏人，平家，平日([生]574？　[没]622)，万葉，名僧，山川小([生]574年　[没]622年2月22日)，山梨人，歴大，和俳([没]推古30(622)年2月22日)

城富次 じょうとみじ
明治37(1904)年2月21日～平成12(2000)年1月20日
昭和期の司法官。東京帝国大学セツルメント参加者。
¶社史([生]？)，履歴，履歴2

城智彦 じょうともひこ
昭和3(1928)年～平成12(2000)年
昭和～平成期の医師。専門は内科、アレルギー学。
¶近医

正野玄三 しょうのげんぞう
万治2(1659)年～享保18(1733)年　[別]正野玄三《まさのげんぞう》
江戸時代前期～中期の医師。
¶京近江，郷土滋賀，国書(まさのげんぞう　[没]享保18(1733)年6月)，滋賀百

尚白 しょうはく
慶安3(1650)年～享保7(1722)年　[別]江左尚白《えさしょうはく,こうさしょうはく》
江戸時代中期の俳人(蕉門)。
¶郷土滋賀(江左尚白　えさしょうはく)，国書([没]享保7(1722)年7月1日)，滋賀百(江左尚白　えさしょうはく　[生]1654年)，人名(江左尚白　こうさしょうはく)，日人(江左尚白　こうさしょうはく)，俳諧([生]？)，俳句([没]享保7(1722)年7月19日)，俳文([没]享保7(1722)年7月19日)，和俳(江左尚白　こうさしょうはく)

浄法軒 じょうほうけん
→養方軒パウロ(ようほうけんぱうろ)

松籟軒南甫 しょうらいけんなんぽ
生没年不詳
江戸時代中期の本草家。
¶国書

正力喜之助 しょうりきのすけ
明治39(1906)年9月13日～昭和55(1980)年2月6日
大正・昭和期の弁護士。イタイイタイ病裁判の弁護団長。
¶富山人

徐易三　じょえきぞう
安政5(1858)年～大正7(1918)年
明治～大正期の医学者。
¶和歌山人

徐之遴　じょしりん
慶長4(1599)年～延宝6(1678)年1月4日
安土桃山時代～江戸時代前期の飫肥藩医。
¶宮崎百

如璞　じょぼく★
元禄2(1689)年～安永3(1774)年2月25日
江戸時代中期の医師。
¶秋田人2

如儡子　じょらいし
→如儡子(にょらいし)

白井伊三郎　しらいいさぶろう
＊～昭和53(1978)年
大正～昭和期の医師。関東労災病院検査部長、医学博士。
¶近医(㊙明治42(1909)年)，社史(㊙?)

白井惟徳　しらいいとく
宝暦12(1762)年～＊
江戸時代後期の医師。
¶人名(㊙1838年)，日人(㊙1839年)

白井和雄　しらいかずお
大正12(1923)年8月30日～平成1(1989)年2月10日
昭和～平成期の農芸化学者、日本大学農獣医学部教授。専門は物質生物化学。
¶科学

白井剛策　しらいごうさく
天保12(1841)年～明治40(1907)年
江戸時代後期～明治期の私立新潟病院院長、洋方医。
¶新潟百

白井光太郎　しらいこうたろう
→白井光太郎(しらいみつたろう)

白井此三郎　しらいこのさぶろう
天保6(1835)年～安政6(1859)年
江戸時代後期の医師。
¶長崎遊

白井幸子　しらいさちこ
昭和15(1940)年7月9日～
昭和～平成期の臨床心理士。ルーテル学院大学文学部教授。
¶現執4期

白石謙作　しらいしけんさく
明治30(1897)年～昭和39(1964)年
明治～昭和期の医師。専門は内科、スポーツ医学。
¶近医

白石四郎　しらいししろう
？～
大正期の東京帝国大学セツルメント参加者。

¶社史

白石大介　しらいしだいすけ
昭和18(1943)年9月15日～
昭和～平成期のソーシャルワーク、カウンセリング。聖和大学教授、聖和大学学生相談室室長。
¶現執3期，現執4期

白石ハル　しらいしはる
明治32(1899)年～昭和56(1981)年1月20日
昭和期の社会事業家。福岡市内外の刑務所などへの慰問活動を続け、「死刑囚の母」と慕われた。
¶女性，女性普，世紀，日人

白井俊造　しらいしゅんぞう
安政1(1854)年～
明治期の眼科医。
¶眼科

白井正介〔1代〕　しらいしょうすけ
江戸時代後期の美濃屋薬房(エスエス製薬の前身)創業者。
¶創業(㊙?)

白石慶子　しらいしよしこ
大正14(1925)年～昭和58(1983)年2月3日
昭和期の薬学者。食品中の発がん物質の定量法を確立するなど食品分析の一線で業績を残した。
¶科学，女性，女性普

白石立敬　しらいしりっけい
文化1(1804)年～明治16(1883)年7月26日
江戸時代末期～明治時代の医儒者。侍医。名士と交わり文運を高める。
¶幕末，幕末大

白井赤水　しらいせきすい
宝暦12(1762)年～天保9(1838)年
江戸時代後期の医師、書家、漢詩人。
¶姓氏京都

白井宗因　しらいそういん　㊙白井宗因《しらいむねよし》
生没年不詳
江戸時代中期の医師、国学者。
¶大阪人，国書，神史，神人(しらいむねよし)，人名，姓氏京都，日人

白井泰仲　しらいたいちゅう
寛政8(1796)年～文久3(1863)年
江戸時代後期の医師。
¶長崎遊

白井種喬　しらいたねたか
生没年不詳
江戸時代後期の医師。
¶国書

白井貞次郎　しらいていじろう
明治25(1892)年～昭和49(1974)年
明治～昭和期の医師。産婦人科。
¶近医

白井道順　しらいどうじゅん
慶安3(1650)年～正徳2(1712)年4月

江戸時代前期～中期の医家。
¶大阪人

白井弘 しらいひろし
？ ～
大正期の東京帝国大学セツルメント参加者。
¶社史

白井平馬 しらいへいま
文政8(1825)年～明治27(1894)年
江戸時代末期～明治期の医師。
¶長崎遊

し

白井光太郎 しらいみつたろう
文久3(1863)年6月2日～昭和7(1932)年5月30日
[別]白井光太郎《しらいこうたろう》
明治～昭和期の植物病理学者、本草学者。東京帝国大学教授。天然記念物保護にも努めた。著作に「本草学論攷」「日本博物学年表」など。
¶科学，近現，現朝(㊐文久3年6月2日(1863年7月17日))，考古，国史，コン改(しらいこうたろう　㊐1861年)，コン5，史人，植物，新潮(しらいこうたろう)，人名(しらいこうたろう)，世紀，先駆(しらいこうたろう)，全書，大百，渡航，日人，百科，民学，歴大

白井宗因 しらいむねよし
→白井宗因(しらいそういん)

白井養全 しらいようぜん
江戸時代前期の眼科医。
¶眼科

白岩俊雄 しらいわとしお
明治39(1906)年5月11日～昭和58(1983)年3月7日　[別]白岩俊雄《しろいわとしお》
大正～昭和期の耳鼻咽喉科学者。東京医科大学教授。
¶科学，近医(しろいわとしお)，世紀，日人

白壁彦夫 しらかべひこお
大正10(1921)年10月12日～平成6(1994)年12月29日
昭和期の内科学者。消化管ガンの診断と治療を研究。
¶科学，科技，近医，現朝，現情，現人，世紀，日人

白川氏恵将 しらかわうじけいしょう
享保7(1722)年～宝暦13(1763)年
江戸時代中期の宮古の医師。
¶姓氏沖縄

白川氏恵真 しらかわうじけいしん
元禄3(1690)年～延享3(1746)年
江戸時代中期の宮古の医師。
¶姓氏沖縄

白川初太郎 しらかわはつたろう
明治34(1901)年8月14日～昭和58(1983)年6月23日
大正・昭和期の医師・俳人。
¶飛驒

白川松太郎 しらかわまつたろう
～昭和12(1937)年2月11日
昭和期の社会事業の功労者。
¶飛驒

白川充 しらかわみつる
大正7(1918)年～平成22(2010)年
昭和～平成期の医師。専門は衛生学。
¶近医

白河楽翁 しらかわらくおう
→松平定信(まつだいらさだのぶ)

白川利助 しらかわりすけ★
文政9(1826)年1月19日～明治32(1899)年4月29日
江戸時代末期・明治期の医師。
¶秋田人2

白木啓 しらきけい
慶応1(1865)年～昭和7(1932)年
明治～昭和期の伊勢原市の洋医第1号。
¶姓氏神奈川

白木博次 しらきひろつぐ
大正6(1917)年10月22日～平成16(2004)年2月19日
昭和～平成期の神経病理学者。白木神経病理学研究所長。東京スモン訴訟で患者側の証人として出廷。著書に「アルツハイマーの夜明け」など。
¶科学，近医，現朝，現執1期，現情，現人，世紀，日人

白木正博 しらきまさひろ
明治18(1885)年11月3日～昭和35(1960)年11月2日
大正～昭和期の産婦人科医学者。子宮癌治療に初めて放射線を取り入れ、ホルモン研究に貢献。
¶科学，近医，現情，人名7，世紀，長野歴，日人

白久せん しらくせん
*～　[別]白久セン《しらひさせん》
昭和期の看護婦。日本共産党党員。
¶社史(㊐1911年)，社史(白久セン　しらひさせん　㊐？)

白倉卓夫 しらくらたくお
昭和5(1930)年2月15日～
昭和期の内科学者。
¶群馬人

白崎昭一郎 しらさきしょういちろう
昭和2(1927)年1月17日～
昭和～平成期の医師、作家。福井工業大学工学部教授。
¶現執4期

白沢久一 しらさわきゅういち
昭和10(1935)年3月4日～
昭和～平成期の社会福祉学者。北星学園大学教授。
¶現執1期，現執2期，現執3期

白数美輝雄 しらすみきお
明治37(1904)年6月10日～昭和60(1985)年5月4

日
昭和期の口腔解剖学者。大阪歯科大学教授。
¶科学，近医，現情

白瀬永年 しらせえいねん
安永4(1775)年～享和3(1803)年
江戸時代中期～後期の医師。
¶国書([没]享和3(1803)年9月7日)，宮崎百([没]享和3(1803)年9月)

白瀬道順 しらせどうじゅん
宝永3(1706)年～安永5(1776)年
江戸時代中期の内藤延岡藩儒医。
¶宮崎百

白土双儀 しらつちそうぎ
江戸時代中期の医師。
¶人名，日人(生没年不詳)

白戸三郎 しらとさぶろう
大正4(1915)年～
昭和期の学校保健・公衆衛生学者。神奈川県立衛生短期大学教授。
¶現執1期

白鳥雄蔵 しらとりゆうぞう
？　～嘉永5(1852)年
江戸時代後期の医師。
¶北海道百，北海道歴

白浜仁吉 しらはまにきち
明治41(1908)年8月1日～昭和60(1985)年1月4日
大正～昭和期の政治家。衆議院議員、第1次大平内閣郵政大臣。
¶近医，現情，現政，政治

白浜雅司 しらはままさし
昭和32(1957)年～平成20(2008)年
昭和～平成期の地域医療家。
¶近医

白久セン しらひさせん
→白久せん(しらくせん)

調来助 しらべらいすけ
明治32(1899)年～平成1(1989)年
大正～昭和期の医学者。長崎大学教授、長崎医科大学教授・第1外科主任。
¶郷土長崎，近医，長崎百，平和

白石清春 しろいしきよはる
昭和25(1950)年～
昭和～平成期の障害者福祉事務所経営者。
¶児人

白岩俊雄 しろいわとしお
→白岩俊雄(しらいわとしお)

白水養禎 しろうずようてい
天明1(1781)年～嘉永2(1849)年2月5日
江戸時代後期の筑前福岡藩士、医師。
¶藩臣7，福岡百

白水箏山 しろずそうざん
→白水田良(しろずでんりょう)

白水田良 しろずでんりょう
正徳3(1713)年～天明4(1784)年　[別]白水箏山《しろずそうざん》
江戸時代中期の医師。
¶国書(白水箏山　しろずそうざん　[没]天明4(1784)年4月25日)，人名，日人

代田稔 しろたみのる
明治32(1899)年4月23日～昭和57(1982)年3月10日
明治～昭和期の微生物学者。ヤクルト創業者。
¶科学，近医，食文，姓氏長野，創業，長野歴

白鳥良作 しろとりりょうさく
元禄8(1695)年～宝暦10(1760)年
江戸時代中期の儒者、医師。
¶姓氏宮城

新海元孝 しんかいげんこう
→新海元孝(しんかいもとたか)

新開長英 しんかいながふさ
明治36(1903)年～
昭和期の倫理学・社会福祉学者、能楽研究者。
¶現執1期

新海元孝 しんかいもとたか
*～明治28(1895)年3月29日　[別]新海元孝《しんかいげんこう》
江戸時代末期～明治期の医師。
¶岡山人([生]文政1(1818)年)，岡山歴(しんかいげんこう　[生]文政12(1829)年)

新宮一成 しんぐうかずしげ
昭和25(1950)年4月17日～
昭和～平成期の精神医学者。京都大学助教授。
¶現執3期，現執4期

神宮良一 じんぐうりょういち
明治25(1892)年5月30日～昭和32(1957)年8月10日
明治～昭和期の医師。専門は内科、ハンセン病医療。
¶岡山人，岡山歴，近医

新宮涼介 しんぐうりょうかい
文政5(1822)年～明治8(1875)年11月7日　[別]新宮涼助《しんぐうりょうすけ》
江戸時代末期～明治期の医師。
¶国書，洋学(新宮涼助　しんぐうりょうすけ)

新宮涼閣(新宮涼閣)　しんぐうりょうかく
文政11(1828)年5月14日～明治18(1885)年12月4日
江戸時代末期～明治期の蘭方医。新宮凉庭に入門し、養子となり第一分家を立てた。京都医学研究会、京都療病院、順正医会設立に尽力。
¶科学，国書，新潮(新宮涼閣)，日人

新宮涼助 しんぐうりょうすけ
→新宮凉介(しんぐうりょうかい)

新宮涼亭 しんぐうりょうてい
嘉永6(1853)年～大正11(1922)年

江戸時代後期～大正期の眼科医。
¶眼科（[没]大正11（1922）年3月10日）

新宮涼庭（新宮涼庭）　しんぐうりょうてい
天明7（1787）年～安政1（1854）年
江戸時代後期の蘭方医。丹後国由良の新宮道庵の長子。
¶朝日（[生]天明7年3月13日（1787年4月30日）　[没]安政1年1月9日（1854年2月6日）），維新（新宮涼庭　[没]1855年），岩手人（新宮涼庭　[生]1787年3月12日　[没]1854年1月9日），岩手百，江人，科学（[生]天明7（1787）年3月13日　[没]安政1（1854）年1月9日），角史（新宮涼庭），眼科，京都，京都府，近世，国史，国書（[生]天明7（1787）年3月13日　[没]嘉永7（1854）年1月9日），コン改，コン4，コン5，史人（新宮涼庭　[生]1787年3月13日　[没]1854年1月9日），思想史，人書79（新宮涼庭），新潮（[生]天明7（1787）年3月13日　[没]安政1（1854）年1月9日），人名（新宮涼庭），姓氏岩手，姓氏京都，世人（新宮涼庭　[没]安政1（1854）年1月9日），全書，対外，大百（新宮涼庭），長崎遊，日史（[生]天明7（1787）年3月13日　[没]安政1（1854）年1月9日），日人，幕末（新宮涼庭　[没]1855年6月12日），幕末大（新宮涼庭　[生]天明7（1787）年3月13日　[没]安政2（1855）年4月28日），藩臣5（新宮涼庭），洋学，歴大

新宮涼哲　しんぐうりょうてつ
天保3（1832）年～文久2（1862）年1月12日
江戸時代後期～末期の医師。
¶国書

新宮涼民　しんぐうりょうみん
文政3（1820）年～明治8（1875）年3月24日
江戸時代末期～明治期の蘭方医。新宮涼庭に入門し、養子となり本家を継ぐ。京都医学研究会、京都療病院設立など京都医学界の興隆に大きく貢献。
¶岡山歴，科学，国書，新潮，日人，洋学

神宮林吾　しんぐうりんご
明治3（1870）年～昭和10（1935）年
明治～昭和期の医師。
¶大分歴

心月　しんげつ
→松浦詮（まつらあきら）

心寂　しんじゃく
？　～寛喜3（1231）年
鎌倉時代前期の医僧。
¶人名，日人

神晋斎　じんしんさい
寛政12（1800）年12月25日～慶応2（1866）年11月13日
江戸時代後期～末期の医師、漢学者。
¶岡山歴，国書

神竹之助　じんたけのすけ
明治11（1878）年12月1日～昭和6（1931）年11月1日
明治～昭和期の医師。
¶青森人，渡航

新谷庄吉　しんたにしょうきち
明治12（1879）年1月14日～？
明治～大正期の医師。
¶渡航

新谷守　しんたにまもる
昭和12（1937）年5月1日～
昭和期の視覚障害研究者。
¶視覚

新藤安精　しんどうあんせい
～寛政7（1795）年6月19日
江戸時代後期の儒医・吉田藩士。
¶東三河

進藤虚籟　しんどうきょらい
大正15（1926）年12月15日～　[別]由比晋《ゆひしん》
昭和～平成期の漢詩作家、医師。眼科、古筆学研究所客員教授。
¶現執3期，現情（由比晋　ゆひしん），詩歌，世紀

新藤玄常　しんどうげんじょう
明和7（1770）年～寛政7（1795）年11月30日
江戸時代後期の漢詩人・吉田藩医。
¶東三河

進藤秀策　しんどうしゅうさく★
生没年不詳
江戸時代後期の角館の医師。
¶秋田人2

進藤周人　しんどうしゅうじん
享和3（1803）年～文久4（1864）年2月4日
江戸時代後期～末期の医師。
¶国書，庄内

進藤周貞　しんどうしゅうてい
寛延2（1749）年10月～文化4（1807）年4月10日
江戸時代中期～後期の庄内藩医。
¶庄内

神藤庄太郎　じんどうしょうたろう
明治8（1875）年～昭和23（1948）年
明治～昭和期の社会事業家。
¶多摩

新藤二郎　しんどうじろう
安政4（1857）年11月22日～昭和3（1928）年3月25日
明治期の留学生。官費留学生として医学を学ぶためドイツに留学。
¶海越（生没年不詳），海越新，渡航

進藤為雄　しんどうためお
？　～
大正期の東京帝国大学セツルメント参加者。
¶社史

進藤宙二　しんどうちゅうじ
明治40（1907）年5月20日～平成1（1989）年8月9日
昭和期の細菌学者、アレルギー学者。東京大学

教授。
¶科学，近医，現情

新藤東斎 しんどうとうさい
～安政元(1854)年5月2日
江戸時代後期の吉田藩医。
¶東三河

進藤篤一 しんどうとくいち
明治17(1884)年6月15日～*
明治～大正期の解剖学者。
¶近医([没]昭和41(1966)年)，渡航([没]？)

進藤直作 しんどうなおさく
明治34(1901)年1月10日～昭和56(1981)年11月22日
大正～昭和期の郷土史家、医師。
¶愛媛，愛媛百，郷土

進藤悠哉 しんどうゆうさい
～明治29(1896)年12月5日
江戸時代末期～明治期の医師。
¶庄内

進藤世咲 しんどうよさく
文政8(1825)年～明治11(1878)年10月4日
江戸時代末期～明治時代の医師。
¶幕末，幕末大，藩臣5

進藤来安 しんどうらいあん
江戸時代後期の眼科医。
¶眼科

新藤立揮 しんどうりっき
吉田藩医新藤家の医名。初代新藤立揮玄恭が宝永4年(1707)10月7日に吉田藩へ仕え初めた。
¶東三河

進藤良策 しんどうりょうさく
文政8(1825)年～明治11(1878)年8月13日
江戸時代後期～明治期の津和野藩医。
¶島根百

神内謙 じんないけん
生没年不詳
江戸時代末期～明治期の医師。
¶国書

陣内伝之助 じんないでんのすけ
大正1(1912)年11月8日～昭和62(1987)年8月30日
昭和期の医学者。消化器外科。胃がん拡大根治手術を提唱した消化器外科の権威。
¶岡山歴，科学，近医，現朝，現情，世紀，日人

神中正一 じんなかしょういち
→神中正一(じんなかせいいち)

神中正一 じんなかせいいち
明治23(1890)年1月30日～昭和28(1953)年7月6日　[別]神中正一《じんなかしょういち》
大正～昭和期の整形外科学者。日本整形外科学会の重鎮。傷病兵の職業補導の先駆者。
¶科学，科技，近医，現情(じんなかしょういち)，人名7(じんなかしょういち)，世紀，日人，兵庫人([没]昭和28(1953)年7月)，福岡百

神中寛 じんなかゆたか
昭和2(1927)年～昭和63(1988)年
昭和期の医師。専門は微生物学。
¶近医

神野菊叢 じんのきくそう
明和5(1768)年～天保11(1840)年
江戸時代後期の儒者。兵法、書画、詩歌、医術などにも通じた。
¶国書([没]天保11(1840)年7月25日)，人名，日人

神野太郎 じんのたろう
大正2(1913)年～昭和51(1976)年
昭和期の教育者、薬草研究家。
¶愛媛

尋風 じんぷう
生没年不詳
江戸時代後期の俳人・医師。
¶国書

新福知子 しんぷくともこ
平成期のカウンセリング研究者。CPI危機予防研究所ワールドグループジャパン代表。
¶現執4期

新福尚武 しんふくなおたけ
大正3(1914)年3月2日～
昭和期の精神医学者。うつ病、老年精神医学を研究。
¶現朝，現執1期，現執2期，現情，世紀，日人

神保荷月 じんぼかげつ★
生没年不詳
江戸時代中期の秋田藩医。
¶秋田人2

新保幸太郎 しんぼこうたろう
明治39(1906)年9月～平成17(2005)年4月26日
大正～平成期の医師。専門は病理学。
¶科学，近医

神保勝一 じんぼしょういち
昭和16(1941)年11月～
昭和～平成期の医師。神保消化器内科医院院長。
¶現執4期

真保利雄 しんほとしお
明治期の眼科医。
¶渡航

新堀ミヨ子 しんほりみよこ
明治期の医師。
¶姓氏富山

神保良粛 じんぼりょうしゅく
文政5(1822)年～明治21(1888)年
江戸時代末期～明治期の医師(佐倉藩医)。
¶江文，洋学

新名タミ しんみょうたみ
明治1(1868)年～昭和21(1946)年

明治～昭和期の香川県初の女性医師。
¶香川人，香川百

新名正由 しんめいまさゆき
昭和16(1941)年～平成7(1995)年
昭和～平成期の医師。整形外科。
¶近医

慎英弘 しんよんほん
昭和22(1947)年3月21日～
昭和期の社会事業史研究者。
¶視覚

す

森羅万象〔2代〕(森羅万象) しんらばんしょう
→桂川甫粲(かつらがわほさん)

森羅万象〔2代〕(森羅万象) しんらまんぞう
→桂川甫粲(かつらがわほさん)

【す】

翠岩 すいがん
～延享2(1745)年3月24日
江戸時代中期の黄檗宗の僧、社会事業家。
¶大阪墓，国書(生没年不詳)

水津信治 すいづのぶじ
明治15(1882)年～昭和39(1964)年
明治～昭和期の防府病院(精神科)創設者。
¶島根歴

瑞伯の娘(島根県) ずいはくのむすめ★
江戸時代後期の女性。医学。出雲秋鹿郡の外科医瑞伯の娘で、自身も医療に従事する。文政6年序、出雲古志の比布智神社神官春日花叔著「雲陽人物誌」に載る。
¶江表(瑞伯の娘(島根県))

末田元慶 すえだげんけい
生没年不詳
江戸時代末期の蘭方医。
¶コン改，コン4，コン5，人名，長崎遊，日人

末次逸馬 すえつぐいつま
明治32(1899)年1月6日～昭和25(1950)年2月25日
昭和期の放射線医学者。放射線学を研究、後に京都帝国大学教授となる。
¶科学，近医，現情，人名7，世紀，日人

末永一男 すえながかずお
明治41(1908)年～平成22(2010)年
大正～平成期の医師。専門は生理学。
¶近医

陶半窓 すえはんそう
寛政11(1799)年～明治6(1873)年9月18日
江戸時代後期～明治期の医師、漢学者。
¶愛媛，愛媛百(㊐寛政11(1799)年8月28日)，国書

末広生安 すえひろいくやす
[別]末広生安《すえひろせいあん》
江戸時代前期の医師、漢学者。
¶岡山人，岡山歴(すえひろせいあん)

末弘厳太郎(末広厳太郎，末弘巌太郎) すえひろいずたろう
明治21(1888)年11月30日～昭和26(1951)年9月11日
大正～昭和期の民法学者、労働法学者。東京帝国大学教授。労働問題に関心を向け労働法学を開拓し、セツルメントを組織する。戦後労働三法の立案に参画。
¶岩史，大分百，大分歴，角史，近現，現朝，現情(末広厳太郎)，現人，現日，国史，コン改，コン4，コン5(末弘巌太郎)，コン5，史人，社史，新潮，人名7，世紀，世人，世百，世百新，全書，体育，大百，日史，日人，日本(末弘巌太郎)，百科，山口人，山口百，履歴，履歴2，歴大

末広生安 すえひろせいあん
→末広生安(すえひろいくやす)

末松茂保 すえまつしげやす
大正5(1916)年～
昭和期の帝国大学セツルメント読書会参加者。
¶社史

末松淳 すえまつじゅん
嘉永6(1853)年～？
明治期の眼科医。
¶眼科

末松弘行 すえまつひろゆき
昭和10(1935)年7月12日～
昭和～平成期の医師、心身医学者。心療内科、東京大学教授。
¶現執3期

陶山南濤 すえやまなんとう
→陶山南濤(すやまなんとう)

末吉栄治 すえよしえいじ
？ ～
大正期の東京帝国大学セツルメント参加者。
¶社史

末吉利三 すえよしとしぞう
明治39(1906)年～平成17(2005)年
大正～平成期の医師。眼科。
¶近医

周防正季 すおうまさすえ
明治18(1885)年～昭和17(1942)年
明治～昭和期の医学者。ハンセン病医療に従事。
¶近医

菅井昇平 すがいしょうへい
明治14(1881)年～昭和20(1945)年
明治～昭和期の医師、愛媛県会議員。
¶愛媛

菅井倉常 すがいそうじょう
生没年不詳

江戸時代中期の医師。
¶国書

菅江真澄 すがえますみ
宝暦4(1754)年～文政12(1829)年7月19日 [別]白井秀雄《しらいひでお》
江戸時代中期～後期の国学者、本草学者、紀行家。日記、地誌、随筆を残した。
¶愛知，愛知百，青森人，秋田人2，秋田百，朝日([没]文政12年7月19日(1829年8月18日))，岩史，岩手人，岩手百，角史，近世，考古，国史，国書，コン改([生]宝暦4(1754)年？)，コン4([生]宝暦4(1754)年？)，史人，重要([生]宝暦4(1754)年？)，神史，人書94，人情，人情3，新潮([生]宝暦4(1754)年？)，新文，人名，姓氏愛知，姓氏岩手，姓氏長野([生]1754年？)，世人，世百，全書，大百，伝記，長野歴，日史，日人，東三河，百科，文学，平日([生]1754 [没]1829)，北海道文，北海道歴，山形百新，歴大

須賀潔 すがきよし
明治38(1905)年～昭和57(1982)年
昭和期の医師。
¶群馬人

菅邦夫 すがくにお
大正3(1914)年～昭和62(1987)年
昭和期の医師。内科。
¶近医

菅沢重彦 すがさわしげひこ
明治31(1898)年4月2日～平成3(1991)年3月3日
昭和期の薬学者。東京大学教授。日本の有機化学全盛時代を築き多くの人材を育成。
¶科学，科技([生]1898年4月22日)，現朝，現情，世紀，全書，日人([没]平成3(1991)年3月1日)

菅之芳 すがしほう
→菅之芳(すがゆきよし)

菅順益 すがじゅんえき
文政1(1818)年～慶応1(1865)年
江戸時代後期の医師。
¶長崎遊

菅清璣 すがせいき
生没年不詳
江戸時代中期の医師。
¶国書

菅利信 すがとしのぶ
昭和4(1929)年1月26日～
昭和～平成期の図書館学者。東京医科大学附属図書館副館長。
¶現執3期

須賀直入 すがなおり
？ ～文化9(1812)年7月29日
江戸時代中期～後期の医師、国学者。
¶国書

菅波茂 すがなみしげる
昭和21(1946)年12月29日～
昭和～平成期の医師。特定非営利活動法人アムダ理事長、アスカ国際クリニック院長。
¶現執4期

菅沼惇 すがぬまあつし
大正2(1913)年～平成19(2007)年
昭和～平成期の医師。専門は微生物学。
¶近医

菅沼定男 すがぬまさだお
明治12(1879)年3月～昭和21(1946)年
明治～昭和期の眼科医学者。医学博士。初代慶応義塾大学医学部眼科教授。眼結核に心血を注ぐ。
¶科学，近医，人名7，日人([没]昭和21(1946)年2月27日)

菅沼周桂 すがぬましゅうけい
生没年不詳
江戸時代中期の鍼科医。
¶大阪人，国書，人名，日人

菅沼昌平 すがぬましょうへい
生没年不詳
江戸時代後期の中設楽村の医師。
¶姓氏愛知

菅沼黙郎 すがぬまもくろう
文久2(1862)年～明治29(1896)年
江戸時代末期～明治期の中設楽の医家。
¶姓氏愛知

菅野彊斎 すがのきょうさい
明和3(1766)年～文政13(1830)年 [別]菅野彊斎《すげのきょうさい》
江戸時代中期～後期の医師、儒者。播磨竜野藩士。著作に「経説文論」「私定傷寒論」など。
¶国書(すげのきょうさい [生]明和3(1766)年8月13日 [没]文政13(1830)年3月4日)，人名，日人，藩臣5

菅野静子 すがのしずこ
昭和1(1926)年4月1日～
昭和期の陸軍看護婦。昭和19年サイパン島で自決をはかったが助けられた。当時の記録を「サイパン島の最期」にまとめて出版。
¶現朝，現人，児人，世紀，平和

菅野第二 すがのだいじ
？ ～
大正期の東京帝国大学セツルメント参加者。
¶社史

菅野泰蔵 すがのたいぞう
昭和28(1953)年1月1日～
昭和～平成期のカウンセラー(臨床心理士)。東京カウンセリングセンター所長。
¶現執4期

菅野白華 すがのはくか
文政3(1820)年～明治3(1870)年
江戸時代末期～明治期の姫路藩医。江戸藩邸学舎教授。安政の大獄で藩牢に投じられ、後藩校の督学。
¶日人，兵庫人([生]文政3(1820)年2月6日 [没]明治3(1870)年3月8日)，兵庫百

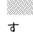

菅野晴夫 すがのはるお
大正14(1925)年9月13日～
昭和～平成期の腫瘍学者。癌研究所所長に就任。のち名誉所長兼癌化学療法センター所長。
¶現朝, 現情, 世紀, 日人

菅野弘一 すがのひろかず
元治1(1864)年～?
明治期の医師。
¶姓氏京都

菅原恵子 すがはらけいこ
昭和6(1931)年～
昭和～平成期の看護婦。ゆうの会むさしの共立診療所理事。
¶現執3期

菅原玄同 すがはらげんどう
→菅原玄同(すがわらげんどう)

菅原竜幸 すがはらたつゆき
昭和6(1931)年4月1日～
昭和～平成期の化学者。聖徳大学人文学部生活文化学科教授、女子栄養大学名誉教授。専門は応用生物化学、栄養化学、食品栄養学。
¶現執4期

菅原努 すがはらつとむ
大正10(1921)年2月5日～平成22(2010)年10月1日 ㉟菅原努《すがわらつとむ》
昭和～平成期の放射線生物学者。国立京都病院院長、京都大学教授。体質研究会理事長などを務め、著書に「放射線基礎医学」など。
¶科学, 近医, 現朝, 現情(すがわらつとむ), 世紀, 日人

菅寿子 すがひさこ
明治42(1909)年5月20日～
昭和～平成期の福祉活動家。紅梅学園を開設。女子知的障害者の生活指導、職業訓練につくした。
¶日人

菅政友 すがまさとも
→菅政友(かんまさとも)

菅村芳弘 すがむらよしひろ
明治16(1883)年～昭和20(1945)年
明治～昭和期の医師。
¶姓氏鹿児島

菅谷彪 すがやたけし★
大正15(1926)年10月13日～平成2(1990)年9月16日
昭和・平成期の秋田県農村医学研究所長。
¶秋田人2

菅谷秀徳 すがやひでのり
?～
大正期の東京帝国大学セツルメント参加者。
¶社史

菅谷正俊 すがやまさとし
嘉永6(1853)年～明治41(1908)年
江戸時代後期～明治期の医師。

¶姓氏愛知

菅雄山 すがゆうざん
→菅雄山(すげゆうざん)

菅之芳 すがゆきよし
嘉永7(1854)年8月16日～大正3(1914)年12月23日 ㉟菅之芳《すがしほう》
明治～大正期の医師。岡山医学専門学校校長。内科学研究のためドイツに留学。
¶海越, 海越新, 岡山人(すがしほう) ㉛安政6(1859)年), 岡山百(㉟嘉永7(1854)年8月18日), 岡山歴(すがしほう ㉛嘉永7(1854)年8月18日), 科学, 近医, 人名, 世紀, 渡航(㉛1914年12月22日), 日人

菅隆珀 すがりゅうはく
元禄12(1699)年～明和9(1772)年10月14日
江戸時代中期の医師。
¶国書

須川信行 すがわのぶゆき
天保10(1839)年～大正6(1917)年
明治・大正期の医師、国学者、歌人。
¶滋賀文(㉟1919年), 人名, 世紀(㉛天保10(1839)年10月25日 ㉛大正6(1917)年11月13日), 姓氏京都(㉛1838年?), 日人

須川豊 すがわゆたか
明治45(1912)年3月21日～平成7(1995)年3月13日
昭和～平成期の公衆衛生学者、神奈川県立栄養短期大学名誉学長。
¶科学, 現情

菅原栄海 すがわらえいかい
明治21(1888)年2月16日～昭和50(1975)年11月14日
大正～昭和期の僧。日光山輪王寺門跡、天台座主。栃木県社会福祉協議会会長をつとめるなど福祉事業にもつくした。
¶郷土栃木(㉛1887年), 世紀, 栃木歴, 日人

菅原喜一 すがわらきいち
明治29(1896)年～昭和45(1970)年
大正～昭和期の獣医学者、政治家。衣川村長。
¶姓氏岩手

菅原玄同 すがわらげんどう
天正9(1581)年～寛永5(1628)年6月14日 ㉟菅原玄同《すがはらげんどう》, 菅玄同《かんげんどう》, 菅得庵《かんとくあん》
江戸時代前期の儒学者。医学を曲直瀬玄朔に、儒学を藤原惺窩に学ぶ。
¶朝日(菅得庵 かんとくあん ㉛寛永5年6月14日(1628年7月15日)), 国書(菅得庵 かんとくあん), 人名, 姓氏京都, 姓氏京都(菅玄同 かんげんどう), 日史, 日人(菅得庵 かんとくあん), 百科, 兵庫人(すがはらげんどう), 歴大(菅玄同 かんげんどう)

菅原幸助 すがわらこうすけ
大正13(1924)年～

昭和〜平成期のジャーナリスト。神奈川中国帰国者福祉援護会理事長、横浜中国帰国者自立センター所長。
¶現執3期

菅原佐平　すがわらさへい
明治18(1885)年3月17日〜昭和44(1969)年7月17日
明治〜昭和期の海軍軍医、政治家。軍医中将。呉海軍病院長兼鎮守府軍医長などを歴任。戦後は一関市長。
¶岩手人，岩手百，近医，現情，人名7，世紀，政治，姓氏岩手，日人

菅原孟　すがわらたけし
生没年不詳
江戸時代後期の医師。
¶国書

菅原努　すがわらつとむ
→菅原努(すがはらつとむ)

菅原朝臣梶成　すがわらのあそんかじなり
→菅原梶成(すがわらのかじなり)

菅原朝臣峯嗣　すがわらのあそんみねつぐ
→菅原岑嗣(すがわらのみねつぐ)

菅原梶成　すがわらのかじなり
？〜仁寿3(853)年　[別]菅原朝臣梶成《すがわらのあそんかじなり》
平安時代前期の医師。
¶古人([生]？)，古代(菅原朝臣梶成　すがわらのあそんかじなり)，古代普(菅原朝臣梶成　すがわらのあそんかじなり　[生]？)，人名，日人，平史

菅原広貞　すがわらのひろさだ
→出雲広貞(いずものひろさだ)

菅原雅行　すがわらのまさゆき
平安時代中期の医師。永承2年左兵衛医師。
¶古人

菅原岑嗣(菅原峯嗣)　すがわらのみねつぐ
延暦12(793)年〜貞観12(870)年　[別]出雲岑嗣《いずものみねつぐ，いずもみねつぐ》，菅原朝臣峯嗣《すがわらのあそんみねつぐ》，菅原岑嗣《すがわらみねつぐ》
平安時代前期の医師。父の出雲広貞は「大同類聚方」の編者。
¶朝日([没]貞観12年3月30日(870年5月4日))，国史，国書(すがわらみねつぐ　[没]貞観12(870)年3月30日)，古人(出雲岑嗣　いずものみねつぐ)，古人(菅原峯嗣)，古代(菅原朝臣峯嗣　すがわらのあそんみねつぐ)，古代普(菅原朝臣峯嗣　すがわらのあそんみねつぐ)，古中，コン改，コン4，コン5，史人([没]870年3月30日)，新潮([没]貞観12(870)年3月30日)，人名，世人，日人，平史(菅原峯嗣)

菅原善綱　すがわらのよしつな
平安時代前期の医師。宇多天皇の侍臣。
¶古人

菅原岑嗣　すがわらみねつぐ
→菅原岑嗣(すがわらのみねつぐ)

杉生革斎　すぎうかくさい
寛政10(1798)年7月24日〜嘉永5(1852)年11月8日
江戸時代後期の医師。
¶岡山歴

杉生方策　すぎうほうさく
天保2(1831)年〜明治25(1892)年4月22日
江戸時代末期〜明治期の医師(蒔田藩医)。
¶岡山歴，国書，洋学

杉浦昭　すぎうらあきら
昭和4(1929)年11月1日〜平成3(1991)年9月14日
昭和〜平成期の医師。専門はウイルス学。
¶科学，近医

杉浦いと子　すぎうらいとこ
安政6(1859)年5月5日〜？
明治期の助産婦。産婆養成所を設立し、わが国看護会のさきがけである看護婦会を作る。
¶女性，先駆

杉浦兼松　すぎうらかねまつ
明治22(1889)年〜昭和54(1979)年
明治〜昭和期の医師。専門は病理学。
¶近医

杉浦邦紀　すぎうらくにとし
大正4(1915)年12月5日〜昭和61(1986)年8月28日
昭和期の家畜内科学者。麻布大学教授。
¶科学，現情

杉浦健造(杉浦建造)　すぎうらけんぞう
慶応2(1866)年〜昭和8(1933)年
明治〜昭和期の医師。地方病解明の先覚者。
¶世紀([生]慶応2(1866)年8月10日　[没]昭和8(1933)年8月15日)，日人，山梨人(杉浦建造)，山梨百([生]慶応2(1866)年8月10日　[没]昭和8(1933)年8月15日)

杉浦公平　すぎうらこうへい
文化4(1807)年〜安政4(1857)年
江戸時代末期の医師。
¶姓氏愛知，洋学

杉浦三郎　すぎうらさぶろう
明治28(1895)年10月12日〜昭和52(1977)年10月16日
大正〜昭和期の医学者。日本住血吸虫病を研究。
¶山梨百

杉浦四郎　すぎうらしろう
明治26(1893)年1月2日〜昭和39(1964)年10月10日
大正〜昭和期の教育者、鍼灸師。徳島県盲人会を組織。
¶視覚，徳島百，徳島歴

杉浦治郎右衛門　すぎうらじろうえもん
文政3(1820)年〜明治28(1895)年

明治期の実業家。祇園の茶屋一力の主人。日本初の検黴治療所、婦女職工引立会社を設立。
¶日人

杉浦衛 すぎうらまもる
昭和4(1929)年12月1日～平成22(2010)年5月7日
昭和～平成期の薬学者、岐阜薬科大学学長。専門は薬剤学。
¶科学

杉浦道輔 すぎうらみちすけ
文化7(1810)年～慶応3(1867)年
江戸時代末期の本草家。
¶人名，長崎遊，日人(生没年不詳)

杉浦光雄 すぎうらみつお
大正15(1926)年～昭和63(1988)年
昭和期の医師。外科(消化器)。
¶近医

杉浦睦夫 すぎうらむつお
大正7(1918)年3月13日～昭和61(1986)年8月26日
昭和期のカメラ技術者。杉浦研究所社長。
¶科学，近医，静岡歴，世紀，姓氏静岡，日人

杉浦元司 すぎうらもとし
明治8(1875)年～昭和28(1953)年
明治～昭和期の医師。
¶姓氏愛知

杉浦守邦 すぎうらもりくに
大正10(1921)年～
昭和期の学校保健・養護教育専門家。山形大学教授。
¶現執1期

杉浦良三 すぎうらりょうぞう
昭和7(1932)年3月16日～平成14(2002)年1月
昭和～平成期のパイプ奏者、実業家。戸塚中央病院事務長。
¶ジヤ，新芸

杉江三郎 すぎえさぶろう
大正5(1916)年5月5日～平成5(1993)年
昭和期の外科学者。北海道大学教授。
¶近医，現情，札幌，北海道歴

杉江常翁 すぎえじょうおう
～寛保3(1743)年6月8日
江戸時代前期の漢学者、医師。
¶国書(生没年不詳)，東三河

杉枝真一 すぎえださないち
延宝2(1674)年～延享4(1747)年9月23日
江戸時代前期～中期の医師。
¶国書

杉岡直人 すぎおかなおと
昭和24(1949)年4月～
昭和～平成期の社会学者。北星学園大学社会福祉学部教授。
¶現執4期

杉岡洋一 すぎおかよういち
昭和7(1932)年11月6日～平成21(2009)年11月27日
昭和～平成期の医師。整形外科。
¶科学，近医

杉生真一 すぎおしんいち
？～延享4(1747)年　㊺杉生真一《すぎゅうしんいち》
江戸時代中期の鍼医。
¶人名(すぎゅうしんいち)，日人

杉寛一郎 すぎかんいちろう
明治8(1875)年9月29日～大正12(1923)年2月19日
明治～大正期の医家。青森県立病院長、愛知医学専門学校教授等を歴任。
¶科学，近医，人名，世紀，渡航(㊺1875年9月26日)，日人

杉下知子 すぎしたちえこ
昭和18(1943)年1月17日～平成19(2007)年3月29日
昭和～平成期の看護師。
¶科学，近医

杉下延郎 すぎしたのぶろう
明治35(1902)年9月28日～昭和34(1959)年6月20日
大正・昭和期の小児科医・高山市教育委員長。
¶飛騨

杉下守弘 すぎしたもりひろ
昭和18(1943)年3月6日～
昭和～平成期の神経心理学研究者。東京都神経科学総合研究所リハビリテーション研究部門副参事研究員。
¶現執3期，現執4期

杉下靖郎 すぎしたやすろう
昭和19(1934)年9月18日～
昭和期の筑波記念病院名誉院長。
¶飛騨

杉田兼安 すぎたかねやす
大正6(1917)年8月25日～平成3(1991)年7月16日
昭和～平成期の社会事業功労者。
¶岡山歴

杉田恭卿 すぎたきょうけい
寛政6(1794)年～文化11(1814)年
江戸時代後期の蘭学者、医師。訳書に「瘍医方範」。
¶江文，国書(㊺文化11(1814)年8月14日)，人名，日人，洋学

杉田虔一郎 すぎたけんいちろう
昭和7(1932)年～平成6(1994)年
昭和～平成期の医師。外科(脳外科)。
¶近医

杉田玄瑞 すぎたげんずい
→杉田玄端(すぎたげんたん)

杉田玄端 すぎたげんたん
文政1(1818)年～明治22(1889)年7月19日　[別]杉田玄瑞《すぎたげんずい》
江戸時代末期～明治期の蘭方医。若狭小浜藩医になり蕃書調所・洋書調所教授、外国奉行支配翻訳御用頭取などを歴任。東京神田に共立病院を創立。
¶朝日([生]文政1年9月20日(1818年10月19日)), 維新, 江文, 科学([生]文政1(1818)年9月20日), 近現, 近世, 国際, 国史, 国書([生]文政1(1818)年9月20日), コン改, コン4, コン5, 史人([生]1818年9月20日), 静岡百, 静岡歴, 新潮([生]文政1(1818)年9月20日), 人名(杉田玄瑞　すぎたげんずい), 全書, 大百, 徳川臣, 日人, 幕末([生]1818年6月23日), 幕末大([生]文政1(1818)年5月20日), 洋学

杉田玄白 すぎたげんぱく
享保18(1733)年9月13日～文化14(1817)年4月17日
江戸時代中期～後期の蘭方医、外科医。若狭小浜藩医。「解体新書」を翻訳・刊行した。
¶朝日([生]享保18年9月13日(1733年10月20日) [没]文化14年4月17日(1817年6月1日)), 岩史, 江人, 江文, 科学, 科人, 角史, 教育, 郷土福井, 近世, 国史, 国書, コン改, コン4, コン5, 史人, 思想史, 重要, 人書79, 人書94, 人情3, 新潮, 人名, 姓氏岩手, 世人, 世百, 全書, 対外, 大百, 伝記, 徳川将, 長崎百, 日思, 日史, 日人, 藩臣3, 百科, 福井百, 平日([生]1733 [没]1817), 山川小, 洋学, 歴大

杉田作郎 すぎたさくろう
明治2(1869)年1月2日～昭和35(1960)年12月7日
明治～昭和期の医師、俳人。
¶世紀, 日人, 俳文, 宮崎百([生]明治2(1869)年1月4日)

杉田成卿 すぎたせいけい
文化14(1817)年11月11日～安政6(1859)年2月19日
江戸時代末期の蘭学者、医師。若狭小浜藩医、幕府蕃書調所教授。杉田立卿の長男。訳書に「医戒」「済生三方」など。
¶朝日([生]文化14年11月11日(1817年12月18日) [没]安政6年2月19日(1859年3月23日)), 維新, 江文, 科学, 神奈川人, 近世, 国史, 国書, コン改, コン4, 史人, 新潮, 人名, 世人, 世百, 全書, 大百, 日史, 日人, 幕末([没]1859年3月5日), 百科, 洋学, 歴大

杉田保 すぎたたもつ
明治39(1906)年～昭和54(1979)年
大正～昭和期の海軍軍医(内科)。
¶近医

杉立義郎 すぎたちよしろう
慶応4(1868)年8月1日～昭和8(1933)年7月1日
明治～昭和期の医師。
¶岩手人

杉立義一 すぎたつよしかず
大正12(1923)年～平成17(2005)年
昭和～平成期の医師。専門は産婦人科、医史学。
¶近医

杉田つる すぎたつる
→杉田鶴子(すぎたつるこ)

杉田鶴子 すぎたつるこ
明治15(1882)年12月6日～昭和32(1957)年4月20日　[別]杉田つる《すぎたつる》
大正～昭和期の歌人、医師。「勁草」同人。小児科医として東京本郷で開業。著書に歌集「杉田鶴子歌集」。
¶神奈女, 近医(杉田つる　すぎたつる), 近女, 近文, 現情, 女性, 女性普, 世紀, 日人, 兵庫百

杉田直 すぎたなお
明治2(1869)年～昭和35(1960)年
明治～昭和期の眼科医。俳人。
¶宮崎百一

杉田直樹 すぎたなおき
明治20(1887)年9月3日～昭和24(1949)年8月29日
大正～昭和期の精神科医。名古屋医科大学教授。精神医学を研究。松沢病院副院長。
¶愛知百, 科学([生]1887年(明治20)9月1日), 近医, 人名7, 心理, 世紀([生]明治20(1887)年9月1日), 哲学, 日人

杉田伯元 すぎたはくげん
宝暦13(1763)年～天保4(1833)年
江戸時代中期～後期の蘭方医。
¶朝日([生]宝暦13年8月7日(1763年9月14日) [没]天保4年5月21日(1833年7月8日)), 江人, 江文, 科学([生]宝暦13(1763)年8月7日　[没]天保4(1833)年5月21日), 国書([没]天保4(1833)年5月21日), コン改, コン4, コン5, 新潮([生]宝暦13(1763)年8月7日　[没]天保4(1833)年5月21日), 人名, 姓氏岩手, 世人([没]天保4(1833)年5月21日), 全書, 大百, 日人, 洋学, 歴大

杉田浩 すぎたひろし
？～
大正期の東京帝国大学セツルメント参加者。
¶社史

杉田甫仙 すぎたほせん
～享保2(1717)年
江戸時代前期～中期の新発田藩医。
¶新潟百別

杉田正幸 すぎたまさゆき
昭和46(1971)年～
昭和～平成期の情報処理研究者、図書館職員。
¶視覚

杉田峰康 すぎたみねやす
昭和8(1933)年3月24日～
昭和～平成期の医療ソーシャルワーカー。活水女子大学教授。
¶現執3期, 現執4期

杉田立卿 すぎたりっけい
→杉田立卿(すぎたりゅうけい)

杉田立卿 すぎたりゅうけい
天明6 (1786) 年～弘化2 (1845) 年　[別]杉田立卿《すぎたりっけい》
江戸時代後期の蘭方医。若狭小浜藩医。訳書に「眼科新書」「瘍科新選」など。
¶朝日 ([生]天明6年11月15日 (1787年1月4日) [没]弘化2年11月2日 (1845年11月30日)), 江人, 江文 (すぎたりっけい), 科学 ([生]天明6 (1786) 年11月15日　[没]弘化2 (1845) 年11月2日), 眼科, 近世, 国史, 国書 ([生]天明6 (1786) 年11月15日　[没]弘化2 (1845) 年11月2日), コン改 (すぎたりっけい), コン4 (すぎたりっけい), コン5 (すぎたりっけい), 史人 ([生]1786年11月15日　[没]1845年11月2日), 新潮 ([生]天明6 (1786) 年11月15日　[没]弘化2 (1845) 年11月2日), 人名 (すぎたりっけい　[生]1787年　[没]1846年), 世人 (すぎたりっけい　[没]弘化2 (1845) 年11月2日), 全書, 大百 (すぎたりっけい), 徳川臣, 日人 ([生]1787年), 洋学, 歴大

杉野権兵衛 すぎのごんべえ
江戸時代後期の医師。「名飯部類」の著者。
¶食文

杉野精一 すぎのせいいち
文政10 (1827) 年～明治3 (1870) 年
江戸時代末期の医師、志士。
¶長崎遊

杉野草兵 すぎのそうへい
昭和7 (1932) 年6月28日～平成19 (2007) 年7月12日
昭和・平成期の川柳作家・薬剤師。
¶東北近

杉野留子 すぎのとめこ
明治39 (1906) 年7月15日～平成7 (1995) 年1月20日
昭和・平成期の社会福祉家。私設「洛北幼児園」園長。
¶飛驒

杉野昇 すぎののぼる
大正13 (1924) 年～昭和54 (1979) 年
昭和期の政治家。群馬県議会議員、医師。
¶群馬人

杉野駁華 すぎのはくか
生没年不詳
江戸時代後期の医師。
¶国書

杉野目晴貞 すぎのめはるさだ
明治25 (1892) 年10月27日～昭和47 (1972) 年4月14日
昭和期の有機化学者。北海道帝国大学教授。専門は薬化学。有機化学、トリカプト属アルカロイドの研究を行う。
¶科学, 科技, 現情, 札幌, 新潮, 人名7, 世紀, 日人, 北海道百 ([生]明治5 (1872) 年), 北海道歴, 宮城百

杉一 すぎはじめ
明治9 (1876) 年～昭和14 (1939) 年
明治～昭和期の医師。
¶高知人

杉原寛一郎 すぎはらかんいちろう
大正4 (1915) 年～平成7 (1995) 年
昭和～平成期の政治家。安来市長、医療法人昌林会理事長。
¶島根歴

杉原錦江 すぎはらきんえ
明治21 (1888) 年12月11日～昭和59 (1984) 年2月11日
明治～昭和期のキリスト教活動指導者。東京神学大学理事。銀座教会の教会幹事を経て、日本基督教団常議員、東京都民生委員などを歴任。
¶女性, 女性普

杉原惇 すぎはらじゅん
生没年不詳
江戸時代中期の医師。
¶国書

杉原外之助 すぎはらそとのすけ
文化3 (1806) 年～明治4 (1871) 年
江戸時代後期～明治期の儒者、医学者。陸奥会津藩士、藩校医学寮師範補助、本草科教授。
¶日人

杉原徳行 すぎはらとくゆき
明治25 (1892) 年～昭和51 (1976) 年
明治～昭和期の医師。専門は薬理学。
¶近医

杉原仁彦 すぎはらひとひこ
明治33 (1900) 年～昭和61 (1986) 年
大正～昭和期の医師。専門は内科 (呼吸器)、喘息研究。
¶近医

杉原素子 すぎはらもとこ
昭和18 (1943) 年～
昭和～平成期の作業療法士。
¶YA

杉原養倫 すぎはらようりん
生没年不詳
江戸時代中期の医師。
¶国書

杉原礼斎 すぎはられいさい
天保6 (1835) 年～明治30 (1897) 年
明治期の医師。
¶日人

杉村公美 すぎむらきみよし
大正9 (1920) 年～平成20 (2008) 年
昭和～平成期の医師。専門は耳鼻咽喉科、音声学。
¶近医

杉村顕道 すぎむらけんどう
明治37 (1904) 年～平成11 (1999) 年
昭和期の教員。怪談集のほか句集や「近代名医

伝」なども発表。
¶幻作，幻想

杉村七太郎 すぎむらしちたろう
明治12(1879)年12月19日～昭和35(1960)年11月25日
明治～昭和期の外科・泌尿器科学者。日本外科学会名誉会長。腎結核の研究で有名。
¶科学，近医，現情([生]1879年12月)，人名7，世紀([生]明治12(1879)年12月)，渡航，新潟百別，日人，宮城百

杉村春三 すぎむらしゅんぞう
明治43(1910)年3月11日～平成6(1994)年2月8日 [別]杉村春三《すぎむらはるぞう》
昭和期の老年臨床心理学者。老人福祉法制定に貢献。慈愛園老人ホーム園長などを務める。
¶現朝(すぎむらはるぞう)，世紀，日人

杉村隆 すぎむらたかし
昭和1(1926)年4月20日～
昭和～平成期の医学者。東邦大学学長、国立がんセンター総長。専門はがん生化学。著書に「胃癌発見に関する実験的研究」など。
¶科技，現朝，現情，現日，コン4，コン5，新潮，世紀，日人，日本，マス89，履歴2

杉村津留子 すぎむらつるこ
大正10(1921)年～昭和62(1987)年12月20日
昭和期の医師。著書に「天皇さま御異常不奉拝」がある。
¶女性，女性普

杉村春三 すぎむらはるぞう
→杉村春三(すぎむらしゅんぞう)

杉村昌雄 すぎむらまさお
明治42(1909)年4月19日～昭和58(1983)年8月6日
大正～昭和期の医師。内臓外科、宮内庁両陛下付侍医、帝国女子医専教授。
¶近医，現執2期

杉村廉 すぎむられん
医師。
¶姓氏富山

杉本修 すぎもとおさむ
大正15(1926)年～平成17(2005)年
昭和～平成期の医師。産婦人科。
¶近医

杉本一義 すぎもとかずよし
昭和6(1931)年5月1日～
昭和期の福祉学者、教育学者。立正大学教授、宇治福祉園理事長。
¶現執2期

杉本かね(杉本カ子) すぎもとかね
→杉本兼子(すぎもとかねこ)

杉本兼子 すぎもとかねこ
天保9(1838)年～大正4(1915)年11月25日 [別]杉本かね《すぎもとかね》，杉本カ子《すぎもとかね》
明治期の看護婦。順天堂医院看護婦取締。わが国最初の専門職の看護婦とされている。
¶朝日(杉本かね　すぎもとかね)，近医(杉本かね　すぎもとかね)，近女，女性，女性普，新宿女(杉本カ子　すぎもとかね　[生]1838年11月20日)，新潮，人名，先駆，日人

杉本貴代栄 すぎもときよえ
昭和21(1946)年9月23日～
昭和～平成期の社会福祉、ジェンダー論研究者。金城学院大学現代文化学部福祉社会学科教授。
¶現執4期

杉本元亜 すぎもとげんあ
明治11(1878)年～大正14(1925)年
明治～大正期の医師。
¶姓氏岩手

杉本好一 すぎもとこういち
明治28(1895)年4月14日～昭和45(1970)年12月30日
大正～昭和期の栄養学者。厚生化学研究所国民栄養部長、米の精白度と消化吸収の関係を研究。
¶科学，近医([没]昭和46(1971)年)，現情，人名7，世紀，日人

杉本剛斎 すぎもとごうさい
？　～享保6(1721)年3月27日
江戸時代中期の丹後田辺藩医、儒学者。
¶国書，藩臣5

杉本孔碩 すぎもとこうせき
生没年不詳
江戸時代後期の医師。
¶国書

杉本正甫 すぎもとしょうほう
天保9(1838)年～明治27(1894)年
江戸時代後期～明治期の蘭方医。
¶静岡歴，姓氏静岡

杉本瑞源 すぎもとずいげん
生没年不詳
江戸時代中期の医師。
¶国書

杉本退蔵 すぎもとたいぞう
生没年不詳
江戸時代末期の摂津高槻藩医。
¶藩臣5

杉本卓洲 すぎもとたくしゅう
昭和10(1935)年～
昭和期のインド宗教文化研究者。東北福祉大学教授。
¶現執1期

杉本忠恵 すぎもとちゅうけい
元和4(1618)年～元禄2(1689)年
江戸時代前期の医師。南蛮流外科医。
¶朝日([没]元禄2年10月6日(1689年11月17日))，江文([生]慶長13(1608)年)，科学，国書([没]元禄2(1689)年10月6日)，コン改，コン4，コン5，人名，世人，長崎百，長崎歴，日人，洋学

す

([生]慶長13(1608)年)

杉本樗園 すぎもとちょえん
江戸時代中期～後期の医師。
¶国書([生]明和7(1770)年5月26日　[没]天保7(1836)年8月8日)，徳川臣([生]1762年　[没]1847年)

杉本東造 すぎもととうぞう
明治6(1873)年10月16日～昭和16(1941)年1月20日
明治～昭和期の医師。
¶近医，渡航

杉本直形 すぎもとなおかた
天保10(1839)年～大正13(1924)年
江戸時代末期～大正期の眼科医、高田盲学校長(2代)。
¶新潟百

杉本隼人 すぎもとはやと
天保4(1833)年～明治20(1887)年
江戸時代後期～明治期の眼科医。
¶眼科

杉本義篤 すぎもとよしあつ
安永9(1780)年～文政9(1826)年11月1日
江戸時代中期～後期の医師。
¶国書

杉本良一 すぎもとりょういち
明治34(1901)年4月～昭和39(1964)年8月22日
大正～昭和期の生理学者。
¶科学，近医，現情，人名7，世紀，体育，日人([生]明治34(1901)年4月1日)

杉靖三郎 すぎやすさぶろう
明治39(1906)年1月6日～平成14(2002)年5月29日
昭和～平成期の医学評論家。東京教育大学教授。専門は運動生理学、ストレス学、電気生理学。著書に「現代養生訓」など。
¶科学，科技，近医，現朝，現執1期，現執2期，現情，現人，現日，コン改，コン4，コン5，新潮，世紀，日人，マス2，マス89，履歴，履歴2

杉山篤信 すぎやまあつのぶ
寛政6(1794)年9月19日～弘化4(1847)年10月12日
江戸時代後期の医師。
¶国書

杉山市五郎 すぎやまいちごろう
明治39(1906)年5月24日～昭和53(1978)年7月4日
昭和期の詩人。静岡市社会福祉課長。
¶アナ，現詩，静岡歴，社史，姓氏静岡

杉山帰一 すぎやまきいち
寛政10(1798)年～万延2(1861)年
江戸時代末期の医師。
¶国書([没]万延2(1861)年2月2日)，静岡百，静岡歴，人名，姓氏静岡([生]1837年　[没]1906年)，長崎遊，日人，洋学

杉山九一 すぎやまくいち
明治16(1883)年～昭和43(1968)年
明治～昭和期の医師。専門は解剖学。
¶近医

杉山邦博 すぎやまくにひろ
昭和5(1930)年10月19日～
昭和～平成期のアナウンサー。日本福祉大学客員教授・生涯学習センター長。
¶現執4期

杉山熊蔵 すぎやまくまぞう
明治36(1903)年～？
昭和期の薬局経営者。日本労働組合全国協議会関係者。
¶社史

杉山検校 すぎやまけんぎょう
江戸時代中期の鍼灸師。
¶江戸

杉山維敬 すぎやまこれたか
生没年不詳
江戸時代中期の本草家。
¶国書，人名，日人

杉山繁輝 すぎやましげてる
明治27(1894)年～昭和20(1945)年
大正～昭和期の病理学者。
¶近医

杉山繁 すぎやましげる
明治27(1894)年11月26日～昭和47(1972)年3月2日
明治～昭和期の政治家。茨城県静村長、大宮町長。老人医療費無料化を国にさきがけて実施。
¶世紀，日人

杉山茂 すぎやましげる
明治39(1906)年12月4日～
昭和期の京都洛北診療所所員。
¶社史

杉山周二 すぎやましゅうじ
安政1(1854)年7月22日～明治33(1900)年4月
江戸時代末期・明治期の医師。
¶飛騨

杉山四郎 すぎやましろう
大正7(1918)年～平成17(2005)年
昭和～平成期の医師。産婦人科。
¶近医

杉山信作 すぎやましんさく
？～
昭和～平成期の医師。児童精神科、広島市児童総合相談センター広島市愛育園長。
¶現執3期

杉山宗立 すぎやまそうりつ
→杉山宗立(すぎやまそうりゅう)

杉山宗立 すぎやまそうりゅう
安永5(1776)年～＊　[別]杉山宗立《すぎやまそうり

つ》
江戸時代後期の蘭方医。
¶朝日（[没]安政5年2月29日（1858年4月12日）），長崎遊（すぎやまそうりつ　[没]安政5（1858）年），日人（[没]1859年），洋学（[没]安政6（1859）年）

杉山泰助　すぎやまたいすけ
天保11（1840）年～明治38（1905）年3月2日
江戸時代末期～明治時代の蘭方医、薬種商。砂糖・石油の貿易。江陽銀行を開行。
¶神奈川人，姓氏神奈川（[生]1841年），幕末，幕末大

杉山尚　すぎやまたかし
大正4（1915）年～平成16（2004）年
昭和～平成期の医師。専門は内科、温泉医学。
¶近医

杉山竜丸　すぎやまたつまる
大正8（1919）年5月26日～昭和62（1987）年
昭和期の砂漠緑化研究者。国際文化福祉協会総事務局長。
¶現執2期，平和

杉山千佐子　すぎやまちさこ
大正4（1915）年～
昭和期の全国戦災障害者連絡会会長。
¶愛知女

杉山なか　すぎやまなか
？　～明治29（1896）年
江戸時代末期～明治期の女性。日本住血吸虫病患者として献体を申し出、山梨県最初の人体解剖の事例となった。
¶山梨百

杉山なつ　すぎやまなつ
文政7（1824）年9月11日～明治40（1907）年2月6日
江戸時代末期～明治期の女性。病床にあった夫の看護のかたわら、貧しい婚家のために昼夜働き家計を支えた。
¶女性，女性普

杉山文祐　すぎやまぶんゆう
明治24（1891）年～昭和13（1938）年
大正～昭和期の医学者。
¶千葉百

杉山万喜蔵　すぎやままきぞう★
明治39（1906）年～昭和32（1957）年
大正・昭和期の医師。弘前医大付属病院院長。
¶秋田人2

椙山正雄　すぎやままさお
明治41（1908）年11月11日～平成5（1993）年9月14日
昭和期の発生学者。名古屋大学教授。受精研究に貢献。主著に「受精生理学」「受精より発生へ」など。
¶科学，現朝，現情，世紀，日人

杉山正気　すぎやままさき
昭和17（1942）年8月9日～
昭和期の医師。杉山皮膚科院長。
¶飛騨

杉山政太　すぎやままさた
文政4（1821）年～明治20（1887）年
江戸時代末期～明治期の医師。周防国三田尻の開業医。
¶洋学

杉山昌隆　すぎやままさたか
文化8（1811）年～明治21（1888）年
江戸時代後期～明治期の医師、歌人。
¶国書（[没]明治21（1888）年3月14日），日人

杉山正仲　すぎやままさなか
享保10（1725）年5月～寛政5（1793）年7月23日
江戸時代中期の武士、医学者。筑後久留米藩士。医術、書画、挿花、点茶などにすぐれた。
¶国書，人名，日人，藩臣7，福岡百

杉山ミヤコ　すぎやまみやこ
明治43（1910）年～昭和48（1973）年
昭和期の女性教育者、教師。婦人会長、民生委員、茂木町ホームヘルパー第1号。
¶栃木歴

杉山陽一　すぎやまよういち
？　～
平成期の医師。
¶石川文

杉山養元　すぎやまようげん
安政元（1854）年～
江戸時代末期の大場村の医師。
¶伊豆

杉山りつ　すぎやまりつ
明治26（1893）年～平成11（1999）年
明治～平成期の看護師（従軍看護婦）、歌人。
¶近医

杉山良庵　すぎやまりょうあん
文政4（1821）年～明治20（1887）年
江戸時代後期～明治期の医師。
¶長崎遊

杉山和一　すぎやまわいち
慶長15（1610）年～元禄7（1694）年
江戸時代前期の鍼医。検校。
¶朝日（[没]元禄7年5月18日（1694年6月10日）），岩史（[没]元禄7（1694）年6月26日），江人（[生]？），鎌倉新（[没]元禄7（1694）年5月18日），近世，国史，国書（[没]元禄7（1694）年5月18日），コン改（[生]慶長18（1613）年？），コン4（[生]慶長18（1613）年？），コン5（[生]慶長18（1613）年？），史人（[没]1694年6月26日），人書94，新潮（[没]元禄7（1694）年5月18日），人名，世人（[没]元禄7（1694）年5月18日），全書（[生]？），大百，日史（[生]慶長18（1613）年？[没]元禄7（1694）年6月26日），日人，百科（[生]慶長18（1613）年？），三重，歴大

杉生真一　すぎゅうしんいち
→杉生真一（すぎおしんいち）

杉良太郎 すぎりょうたろう
昭和19(1944)年8月14日〜
昭和〜平成期の俳優、歌手。テレビ時代劇で人気を得る。国際交流や福祉活動にも力を入れる。「すきま風」などヒット曲多数。
¶映男，芸能，現朝，現情，現日，世紀，男優，テレ，日人，和モ

少彦名(少名毗古那) すくなひこな，すくなびこな
→少彦名神(すくなひこなのかみ)

少彦名神(少名毘古那神) すくなひこなのかみ，すくなびこなのかみ
㊱少彦名《すくなひこな，すくなびこな》，少彦名命《すくなひこなのみこと，すくなびこなのみこと》，少名毗古那《すくなひこな，すくなびこな》，少名彦名命《すくなひこなのみこと，すくなびこなのみこと》
記紀神話の神。酒造りの神、医薬の神、温泉の神とされる。
¶朝日，岩史(少名毘古那神 すくなびこなのかみ)，角史(少名毗古那 すくなびこな)，国史，古史，コン改，コン4，史人(少彦名命 すくなひこなのみこと)，神史，新潮，世百(少彦名命 すくなひこなのみこと)，全書(少彦名命 すくなひこなのみこと)，大百(少名彦名命 すくなひこなのみこと)，日史(少名彦名命 すくなひこなのみこと)，日人(少彦名命 すくなひこなのみこと)，百科(少彦名命 すくなひこなのみこと)，万葉(少名彦名 すくなひこな)，歴大

少名彦名命(少名彦名命) すくなひこなのみこと，すくなびこなのみこと
→少彦名神(すくなひこなのかみ)

勝呂安 すぐろやすし
大正13(1924)年〜
昭和期の医師。勝呂医院院長、沼津医師会病院院長。
¶伊豆

助川喜四郎 すけがわきしろう
明治16(1883)年8月7日〜昭和38(1963)年12月11日
明治〜昭和期のウイルス学者。狂犬病を研究。天然痘病原体の鶏卵内培養にも成功。
¶茨城歴，科学，世紀，日人

助川貞利 すけがわさだとし
明治24(1891)年12月27日〜昭和47(1972)年
大正〜昭和期の札幌市電のササラ除雪機発明者、社会事業家。
¶札幌(㊱昭和27年6月24日)，北海道百，北海道歴

助川浩 すけがわひろし
明治13(1880)年〜昭和48(1973)年
明治〜昭和期の医師、防疫医。専門は衛生学(労働衛生)。
¶近医

助川弘之 すけがわひろゆき
昭和3(1928)年3月22日〜
昭和〜平成期の医師、政治家。土浦市長、助川医院院長、筑波メディカルセンター理事長。
¶現政

助川義寛 すけがわよしひろ
大正13(1924)年〜平成21(2009)年
昭和〜平成期の医師。専門は法医学。
¶近医

菅野彊斎 すげのきょうさい
→菅野彊斎(すがのきょうさい)

菅谷昭 すげのやあきら
昭和18(1943)年11月22日〜
昭和〜平成期の医師、政治家。松本市長。
¶現執4期，現政

祐森長右衛門 すけもりちょうえもん
安政3(1856)年〜大正10(1921)年
明治期の社会事業家。
¶姓氏京都

菅雄山 すげゆうざん
？〜文政10(1827)年 ㊱菅雄山《すがゆうざん》
江戸時代中期〜後期の医師。徳島藩医。
¶徳島百(すがゆうざん ㊲文政6(1823)年)，徳島歴(㊲文政10(1827)年9月16日)，長崎遊(㊲？)

須古都 すこみやこ
明治29(1896)年〜平成7(1995)年
明治〜平成期の看護師、薬剤師。
¶近医

鈴江懐 すずえきたす
明治33(1900)年5月1日〜昭和63(1988)年11月4日
大正〜昭和期の医師。専門は病理学。
¶科学，近医

鈴江重三郎 すずえしげさぶろう
明治4(1871)年2月〜大正7(1918)年9月
明治〜大正期の医師、鈴江病院の創設者。
¶徳島歴

鈴江純浄 すずえじゅんじょう
安政1(1854)年〜大正7(1918)年
明治〜大正期の真言宗の僧。日露戦争に率先して国債の募集に応じた。慈善事業や社会教育にも尽力。
¶高知人，高知百，人名，世紀(㊲嘉永7(1854)年9月8日 ㊲大正7(1918)年12月27日)，日人

鈴江瑞策 すずえずいさく
天保13(1842)年9月7日〜明治38(1905)年5月7日
江戸時代後期〜明治期の藍商、地主、医師。
¶徳島歴

鈴江緑衣郎 すずえりょくえろう
大正14(1925)年4月1日〜平成20(2008)年6月24日
昭和〜平成期の医師。専門は生化学、栄養学。

¶科学，近医

鈴木愛之助 すずきあいのすけ
文久1(1861)年6月17日～？
明治期の医師。
¶渡航

鈴木章夫 すずきあきお
昭和4(1929)年11月7日～平成22(2010)年10月28日
昭和～平成期の医師。外科(心臓血管外科)。
¶科学，近医

鈴木明 すずきあきら
昭和2(1927)年～平成11(1999)年
昭和～平成期の医師。内科(呼吸器)。
¶近医

鈴木昶 すずきあきら
昭和7(1932)年～
昭和～平成期の医療ジャーナリスト。薬事日報編集局長、メディカル・フォーラム主宰。
¶現執3期，現執4期

鈴木勇 すずきいさむ
明治19(1886)年12月1日～昭和44(1969)年12月28日
明治～昭和期の医師。
¶岩手人

鈴木倚象 すずきいぞう
生没年不詳
明治期の海軍軍医、医大監。
¶姓氏宮城

鈴木一庵 すずきいちあん★
天明7(1787)年～
江戸時代後期の医師。
¶秋田人2

鈴木一貫 すずきいっかん
宝暦9(1759)年～文政7(1824)年7月25日
江戸時代中期～後期の眼科医。
¶埼玉人

鈴木逸太 すずきいった
明治15(1882)年～昭和55(1980)年
明治～昭和期の医師。
¶青森人

鈴木今右衛門 すずきいまえもん
享保16(1731)年～寛政13(1801)年
江戸時代中期～後期の武士。出羽庄内藩士。天明の飢饉では私財を投じて窮民救済に努めた。
¶庄内([没]寛政13(1801)年1月14日)，人名([生]？)，日人，藩臣1

鈴木雨香 すずきうこう
嘉永6(1853)年2月26日～昭和14(1939)年1月28日
江戸時代末期～昭和期の医師、郷土史家。
¶郷土

鈴木梅四郎 すずきうめしろう
文久2(1862)年4月26日～昭和15(1940)年4月15日
明治～大正期の実業家、政治家。衆議院議員、立憲国民党幹事長、実費診療所理事長。時事新報社などを経て王子製紙専務。育英・厚生事業団を体設立。著作に「医業国営論」など。
¶神奈川人，近医，近現，国史，史人，実業，社史([生]文久2年4月26日(1862年5月24日))，新潮，人名7，世紀([生]文久2(1862)年4月)，姓氏京都，姓氏長野，長野歴，日史，日人，百科，歴大

鈴木梅太郎 すずきうめたろう
明治7(1874)年4月7日～昭和18(1943)年9月20日
明治～昭和期の農芸化学者、栄養化学者。東京帝国大学教授。脚気の予防につながる米糠からのオリザニン抽出に成功。米を使わない合成酒を発明。
¶岩史，岩手人，科学，角史，近医，近現，現朝，現日，国史，コン改，コン5，史人，静岡百，静岡歴，重要，植物，食文，新潮，人名7，世紀，姓氏静岡，世人，世百，先駆，全書，大百，伝記，渡航，日史，日人，日本，百科，平日([生]1874　[没]1943)，履歴，歴大

鈴木栄太郎 すずきえいたろう
明治27(1894)年～昭和52(1977)年
大正～昭和期の医師。草雲美術館など寄付、文化財保護。
¶栃木歴

鈴木恵照 すずきえしょう
明治2(1869)年～昭和3(1928)年12月25日　[別]鈴木恵照《すずきけいしょう》
明治～昭和期の僧。大和信貴山成福院主となり社会事業に貢献。
¶人名，世紀，徳島歴(すずきけいしょう　[没]昭和3(1928)年5月25日)，日人

鈴木快輔 すずきかいすけ
昭和3(1928)年～平成2(1990)年
昭和～平成期の医師。外科(消化器)。
¶近医

鈴木主計 すずきかずえ
元治1(1864)年6月27日～？
江戸時代後期の医師。
¶眼科，国書(生没年不詳)，渡航

鈴木和男 すずきかずお
昭和2(1927)年3月1日～平成15(2003)年8月28日
昭和～平成期の法歯学者。東京歯科大学教授。
¶科学，近医，現情

鈴木一保 すずきかずやす
延享1(1744)年～文化9(1812)年
江戸時代中期～後期の国学者、本草学者。越後高田藩江戸詰家老。
¶国書([没]文化9(1812)年3月)，人名，日人

鈴木鑑 すずきかん
大正5(1916)年～平成6(1994)年
昭和～平成期の医師。専門は血清学、免疫学。
¶近医

鈴木甘井　すずきかんせい
延享1(1744)年～文化9(1812)年
江戸時代中期～後期の博物医薬研究家、高田藩家老。
¶新潟百別

鈴木寛之助　すずきかんのすけ
明治8(1875)年2月6日～大正14(1925)年4月23日
明治～大正期の海軍軍医。少将。舞鶴海軍病院長、海軍軍医学校長などを歴任。
¶近医，人名，世紀，姓氏長野，長野歴，日人

鈴木キク　すずききく
元治1(1864)年～昭和21(1946)年
明治～昭和期の看護師。
¶近医

鈴木宜山　すずきぎざん
安永1(1772)年～天保5(1834)年
江戸時代後期の儒学者。備後福山藩士、儒医。
¶江文，国書([没]天保5(1834)年9月26日)，人名，日人，藩臣6

鈴木久之進　すずききゅうのしん
明治10(1877)年～昭和15(1940)年
明治～昭和期の軍医監。
¶姓氏宮城

鈴木休林　すずききゅうりん
生没年不詳
江戸時代の鍼灸医。
¶姓氏岩手

鈴木享子　すずききょうこ
昭和26(1951)年～
昭和～平成期の看護学校講師。
¶YA

鈴木旭山　すずききょくざん
宝暦4(1754)年～天明8(1788)年2月
江戸時代中期～後期の医家。
¶大阪人

鈴木清　すずききよし
明治31(1898)年4月17日～昭和42(1967)年1月16日
昭和期の解剖学者、医学者。大阪医科大学教授。神経組織の染色法として鈴木氏鍍銀法が有名。
¶大阪人([没]昭和42(1967)年1月)，科学，近医，現情，人名7，世紀，日人

鈴木邦治　すずきくにじ
明治32(1899)年1月14日～平成10(1998)年3月9日
大正～平成期の福祉活動家。図書の点訳作業に取り組むとともに多くの人に点訳技術を伝えた。山形点訳赤十字奉仕団を結成。
¶視覚，世紀，日人

鈴木クラ　すずきくら
生没年不詳
明治期の看護婦。
¶埼玉人

鈴木恵照　すずきけいしょう
→鈴木恵照(すずきえしょう)

鈴木圭輔　すずきけいすけ
明和8(1771)年～天保5(1834)年
江戸時代中期～後期の眼科医。
¶眼科

鈴木玄淳　すずきげんじゅん
元禄16(1703)年～天明4(1784)年
江戸時代中期の「松岡七友」の一人。
¶茨城歴

鈴木玄清　すずきげんせい
～文化10(1813)年
江戸時代後期の保土ヶ谷宿外科医。
¶神奈川人

鈴木謙三　すずきけんぞう
明治39(1906)年2月24日～昭和50(1975)年4月2日
大正～昭和期の実業家。鈴木謙三商店(現スズケン)を設立。病院・医院卸し専門に医薬品を卸し、国内一の売上高を記録。
¶愛知百，世紀，姓氏愛知，日人

鈴木玄仲　すずきげんちゅう
文政12(1829)年～明治24(1891)年11月23日
江戸時代後期～明治期の吉田藩医・漢詩人。
¶東三河

鈴木玄通　すずきげんつう
安永元(1772)年～天保9(1838)年11月14日
江戸時代後期の医家・俳人。
¶東三河

鈴木玄道(1)　すずきげんどう
明和1(1764)年～天保7(1836)年
江戸時代中期～後期の尾張犬山藩医。
¶藩臣4

鈴木玄道(2)　すずきげんどう
文政7(1824)年～明治11(1878)年
江戸時代末期～明治期の尾張犬山藩医。
¶国書([没]明治11(1878)年11月)，姓氏愛知，長崎遊，藩臣4

鈴木見竜　すずきけんりゅう
～文久3(1863)年
江戸時代後期～末期の蘭方医。
¶新潟百別

鈴木元亮　すずきげんりょう
享保3(1718)年～宝暦13(1763)年9月
江戸時代中期の鍼医、歌人。
¶大阪人

鈴木紘一　すずきこういち
昭和14(1939)年～平成22(2010)年
昭和～平成期の医師。専門は生化学。
¶近医

鈴木弘造　すずきこうぞう
大正5(1916)年11月25日～

昭和期の内科学者。東京歯科大学教授。
¶科技

鈴木甲蔵 すずきこうぞう
生没年不詳
江戸時代末期〜明治期の医師。名古屋藩医学書教官。
¶姓氏愛知

鈴木孝之助 すずきこうのすけ
嘉永7(1854)年7月12日〜昭和20(1945)年
明治〜昭和期の海軍軍医(呼吸器科)。
¶近医(㊤安政2(1855)年)，世紀(㊤昭和20(1945)年8月20日)，姓氏愛知，渡航(㊤？)，日人

鈴木貢父 すずきこうふ
享保7(1722)年〜文化5(1808)年
江戸時代中期〜後期の儒者・医師。
¶姓氏岩手

鈴木五郎 すずきごろう
＊〜平成2(1990)年
昭和期の医師、社会福祉学者。国際医療福祉大学教授、日本ルーテル神学大学講師。
¶郷土千葉(㊤1898年)，近医(㊤明治31(1898)年)，現執1期(㊤1939年)，現執2期(㊤昭和14(1939)年1月25日)

鈴木定寛 すずきさだひろ
宝暦4(1754)年〜天明8(1788)年2月6日
江戸時代中期〜後期の医師。
¶国書

鈴木三蔵 すずきさんぞう
天保3(1832)年〜大正4(1915)年6月25日
明治期の篤農家、社会事業家。美濃苗木藩の勧農掛。牛耕、馬耕の普及に努めた。
¶朝日(㊤天保3年5月18日(1832年6月16日))，岐阜百，近現，国史，新潮(㊤天保3(1832)年5月18日)，日人

鈴木三伯 すずきさんぱく
明治13(1880)年〜昭和9(1934)年
明治〜昭和期の青森県立青森病院長。内科。医学博士。
¶青森人

鈴木重雄 すずきしげお
明治26(1893)年5月29日〜昭和46(1971)年7月1日
昭和期の生化学者。岩手大学名誉教授。蛋白質研究において多くの業績を残す。
¶岩手人，岩手百，科学，現情，人名7，世紀，姓氏岩手，日人

鈴木重武 すずきしげたけ
明治31(1898)年6月8日〜昭和30(1955)年7月17日
昭和期の解剖学者。千葉大学教授。両棲類の発生能力を研究。
¶科学，近医，現情，人名7，世紀，日人

鈴木重文 すずきしげふみ
文久3(1863)年〜明治37(1904)年
江戸時代末期〜明治期の名古屋の医師。
¶姓氏愛知

鈴木重宣 すずきしげよし
明治13(1880)年〜昭和24(1949)年
江戸時代中期〜後期の医学者。水戸藩士。
¶和歌山人

鈴木茂 すずきしげる
昭和23(1948)年〜
昭和〜平成期の医師。精神科、県西部浜松医療センター精神科長。
¶現執3期

鈴木石橋 すずきしゃっきょう
→鈴木石橋(すずきせっきょう)

鈴木周一 すずきしゅういち
寛政11(1799)年〜天保9(1838)年
江戸時代後期の蘭方医。
¶人名，長崎遊，日人

鈴木秀英 すずきしゅうえい
安政5(1858)年〜昭和8(1933)年
明治〜昭和期の医師。
¶姓氏石川

鈴木修学 すずきしゅうがく
明治35(1902)年〜昭和37(1962)年
昭和期の仏教者、社会事業家。
¶姓氏愛知

鈴木俊安 すずきしゅんあん
天保2(1831)年〜明治45(1912)年
江戸時代末期・明治期の医師、自由民権運動家。
¶長崎遊

鈴木春山(1) すずきしゅんさん，すずきしゅんざん
享和1(1801)年〜弘化3(1846)年
江戸時代後期の蘭方医、兵学者。
¶朝日(㊥弘化3年5月10日(1846年6月3日))，維新，江人，江文(すずきしゅんざん)，科学(㊤弘化3(1846)年閏5月10日)，国書(㊤弘化3(1846)年閏5月10日)，コン改(すずきしゅんざん)，コン4(すずきしゅんざん)，コン5(すずきしゅんざん)，史人(㊥1846年5月10日)，思想史，新潮(㊤弘化3(1846)年5月10日)，人名(すずきしゅんざん)，姓氏愛知，世人(すずきしゅんざん) ㊤弘化3(1846)年閏5月10日)，全書，大百(すずきしゅんざん)，長崎遊，日史(㊤弘化3(1846)年5月10日)，日人，幕末(㊥1846年5月10日)，幕末大(㊤弘化3(1846)年5月10日)，藩臣4，東三河(㊤弘化3年(1846)閏5月10日)，百科，洋学(すずきしゅんざん)

鈴木春山(2) すずきしゅんざん
元文3(1738)年〜文化11(1814)年
江戸時代中期〜後期の上野伊勢崎藩士、画家。
¶人名，日人，藩臣2，美家(㊤文化11(1814)年8月26日)

鈴木春山(3)　すずきしゅんざん
文政3(1820)年～明治29(1896)年
江戸時代末期～明治期の医師、漢詩人。
¶人名，姓氏宮城([生]1819年)，日人，宮城百，和俳

鈴木順丈　すずきじゅんじょう
～明治35(1902)年
江戸時代末期～明治期の医師、南魚沼郡塩沢病院長。
¶新潟百別

鈴木俊民　すずきしゅんみん
生没年不詳
江戸時代中期の医師。
¶大阪人

薄恕一　すすきじょいち
慶応2(1866)年12月19日～昭和39(1964)年11月7日
江戸時代末期～昭和期の医師。
¶写家

鈴木正一　すずきしょういち
明治24(1891)年～昭和41(1966)年
大正～昭和期の政治家、地域開発功労者。静岡県富岡村産業組合長。全国に先駆けて国民健康保険を実施。
¶静岡歴，姓氏静岡

鈴木祥一郎　すずきしょういちろう
大正7(1918)年～平成20(2008)年
昭和～平成期の医師。専門は微生物学。
¶近医

鈴木松江　すずきしょうこう
宝永1(1704)年～天明4(1784)年
江戸時代中期の医師、漢学者。
¶国書，国書(生没年不詳)，人名，日人

鈴木昇斎　すずきしょうさい
文政11(1828)年～慶応3(1867)年
江戸時代末期の医師。
¶長崎遊

鈴木庄亮　すずきしょうすけ
昭和12(1937)年11月8日～
昭和期の公衆衛生学者。
¶群馬人

鈴木省三　すずきしょうぞう
嘉永6(1853)年2月26日～昭和14(1939)年1月28日
明治～大正期の医師、地方史研究家。仙台叢書刊行会編集主任。宮城県史を研究。
¶史研，姓氏宮城

鈴木松達　すずきしょうたつ
生没年不詳
江戸時代中期の医師。
¶国書

鈴木昌平　すずきしょうへい
文久3(1863)年～昭和4(1929)年
明治～昭和期の医家。花柳病の権威。
¶岡山人，岡山歴([生]文久3(1863)年5月5日 [没]昭和4(1929)年12月)，人名，日人

鈴木司郎　すずきしろう
昭和4(1929)年～
昭和期の医師。三重大学医学部教授。
¶伊豆

鈴木史郎　すずきしろう
昭和3(1928)年4月19日～
昭和期の薬理学者。
¶群馬人

鈴木次郎　すずきじろう
明治44(1911)年7月16日～昭和43(1968)年1月11日
昭和期の整形外科学者。脊椎外科で経腹膜的椎体前方固定術を主とした新分野を開拓。
¶科学，近医，現情，人名7，世紀，千葉百，日人

鈴木二郎　すずきじろう
大正13(1924)年10月2日～平成2(1990)年6月9日
昭和～平成期の脳神経外科学者。東北大学教授。人工血液を使った脳卒中治療法を開発。著書に「脳卒中の外科」「もやもや病」など。
¶科学，近医，現朝，世紀

鈴木四郎兵衛　すずきしろべえ
→鈴木石橋(すずきせっきょう)

鈴木紳　すずきしん
昭和22(1947)年～平成11(1999)年
昭和～平成期の医師。内科(循環器)。
¶近医

鈴木信教　すずきしんきょう
天保14(1843)年～明治25(1892)年
江戸時代末期～明治期の僧、社会事業家。如宝寺住職。貧困児育成事業に尽力した。
¶維新，日人，福島百，山形百新

鈴木慎次郎　すずきしんじろう
大正2(1913)年3月27日～昭和56(1981)年1月13日
昭和期の医師。専門は栄養学。
¶科学，近医

鈴木新蔵　すずきしんぞう
享保17(1732)年8月6日～文化5(1808)年8月22日
江戸時代中期～後期の医師、漢学者。
¶国書

鈴木セイ　すずきせい
明治45(1912)年3月30日～
昭和～平成期の福祉活動家。榛名荘保養所を開設、結核患者の介護につくした。のち重症心身障害者施設はんなさわらび学園を創設。
¶群馬人，日人

鈴木精庵　すずきせいあん
天保2(1831)年～明治40(1907)年
江戸時代末期～明治期の医家。華岡流の外科を学んだ。

¶人名

鈴木清蔵 すずきせいぞう
明治10（1877）年1月1日～昭和15（1940）年4月13日
明治～昭和期の医師。
¶渡航

鈴木正竜斎 すずきせいりゅうさい
江戸時代後期の眼科医。
¶眼科

鈴木せき すずきせき
天保13（1842）年2月9日～？
江戸時代末期～明治期の女性。精農の鑑として県知事らから表彰。私財を投じて窮民を救い、公共事業にも尽力。
¶女性

鈴木石橋 すずきせっきょう
宝暦4（1754）年～文化12（1815）年2月25日 [別]鈴木四郎兵衛《すずきしろべえ》，鈴木石橋《すずきしゃっきょう》
江戸時代中期～後期の儒学者。天明の飢饉では窮民救済に努めた。
¶郷土栃木（すずきしゃっきょう），国書，コン改，コン4，新潮，人名（鈴木四郎兵衛　すずきしろべえ），栃木百，栃木歴，日人

鈴木善幸 すずきぜんこう
明治44（1911）年1月11日～平成16（2004）年7月19日
昭和～平成期の政治家。自民党最高顧問、総理大臣、衆議院議員。社会革新党を経て民主自由党に移り、池田派で活躍。郵政、厚生、農林各相を歴任。
¶近現，現朝，現執2期，現情，現人，現政，現日，コン4，コン5，史人（[生]1911年11月11日），重要，新潮，世紀，政治，世人，全書，日人，日本，平和，履歴，履歴2

鈴木仙八 すずきせんぱち
明治32（1899）年8月19日～昭和42（1967）年5月15日
昭和期の政治家。衆議院議員。吉田内閣で商工参与官などを歴任。日本身体障害者団体連合会会長として活躍。
¶現情，人名7，世紀，政治，日人

鈴木千里 すずきせんり
文化4（1807）年～安政6（1859）年 [別]鈴木千里《すずきちさと》
江戸時代末期の志士、蘭学医。足利藩医。
¶郷土栃木（すずきちさと），近世，国史，コン改，コン4，コン5，新潮（[没]安政6（1859）年7月5日），人名，栃木歴，日人，山形百新，洋学

鈴木宗観 すずきそうかん
宝暦9（1759）年～文政7（1824）年7月
江戸時代後期の眼科医。
¶眼科，国書，新潮，人名，世人，日人

鈴木宗言 すずきそうげん
文久3（1863）年2月6日～昭和2（1927）年
明治～大正期の司法官、実業家。名古屋裁判所長、大審院検事などを歴任。退官後に旭薬品工業を創業。
¶人名，世紀（[没]昭和2（1927）年2月24日），渡航（[没]1927年2月），日人

鈴木宗春 すずきそうしゅん
生没年不詳
江戸時代中期の医師。
¶国書

鈴木大助 すずきだいすけ
文政10（1827）年～明治19（1886）年
江戸時代後期～明治期の医師。
¶姓氏石川

鈴木大拙 すずきだいせつ
明治3（1870）年10月18日～昭和41（1966）年7月12日
明治～昭和期の仏教哲学者、禅思想家、宗教家。円覚寺に参禅。米国で仏教書の著訳をする。著書に「禅と日本文化」など。
¶石川百，岩史，角史，神奈川人，神奈川百，鎌倉，近現，近文，現朝（[生]明治3年10月18日（1870年11月11日）），現執1期，現情，現人，現日，国史，コン改，コン4，コン5，史人，思想，真宗，新潮，新文，人名7，精医，世紀，姓氏石川，世人，世百，世百新，全書，大百，哲学，伝記，渡航（鈴木大拙・鈴木貞太郎　すずきだいせつ・すずきさだたろう），日思，日史，日人，日本，俳文，百科，仏教，仏人，文学，民学，履歴，履歴2，歴大

鈴木敬哉 すずきたかや
天保8（1837）年～明治8（1875）年
江戸時代後期～明治期の足利藩の蘭方医、勤王志士。
¶栃木歴

鈴木武夫(1) すずきたけお
明治44（1911）年～昭和47（1972）年
大正～昭和期の医師。専門は細菌学。
¶近医

鈴木武夫(2) すずきたけお
大正1（1912）年11月12日～平成19（2007）年10月25日
昭和～平成期の公衆衛生学者。労働衛生、環境衛生、公害問題の分野を開拓。
¶科学，近医，現朝，現執1期，現執2期，世紀，日人

鈴木侃 すずきただし
明治26（1893）年～昭和54（1979）年
大正～昭和期の医師。
¶姓氏宮城

鈴木忠彦 すずきただひこ
大正4（1915）年～昭和47（1972）年
昭和期の医師。外科。
¶近医

す

鈴木立男 すずきたつお
明治4(1871)年5月22日〜？
明治期の病理学者。
¶渡航

鈴木達司 すずきたつじ
大正7(1918)年3月25日〜
昭和期の教育者、鍼灸師。
¶視覚

鈴木千賀志 すずきちかし,すずきちがし
明治43(1910)年〜昭和54(1979)年
大正〜昭和期の医師。外科(呼吸器)。
¶近医、宮城百(すずきちがし)

鈴木千里 すずきちさと
→鈴木千里(すずきせんり)

鈴木長蔵 すずきちょうぞう
弘化3(1846)年〜明治42(1909)年
明治期の政治家。新潟県議会議員、新潟市長、衆議院議員、新潟町私立病院取締役。
¶新潟百

鈴木継美 すずきつぐよし
昭和7(1932)年2月26日〜平成20(2008)年5月25日
昭和〜平成期の医師。専門は公衆衛生学、人類生態学。
¶科学、近医

鈴木常明 すずきつねあき
→鈴木容蔵(すずきようぞう)

鈴木道運 すずきどううん
眼科医。
¶眼科

鈴木東海 すずきとうかい
文政4(1821)年〜万延2(1861)年1月23日
江戸時代後期〜末期の医師、漢学者。
¶国書

鈴木桐軒 すずきとうけん
〜嘉永4(1851)年
江戸時代後期の医師。
¶新潟百

鈴木道順 すずきどうじゅん
寛政7(1795)年〜明治2(1869)年7月18日
江戸時代後期〜明治期の眼科医。
¶眼科、国書

鈴木遂 すずきとおる
明治27(1894)年〜昭和20(1945)年
大正〜昭和期の病理学者。
¶近医

鈴木督 すずきとく
明治10(1877)年4月26日〜？
明治〜大正期の耳鼻科医。
¶渡航

鈴木徳男 すずきとくお
文久3(1863)年11月28日〜？
明治期の医師。
¶渡航

鈴木俊子 すずきとしこ
明治39(1906)年〜平成7(1995)年
昭和期の保育運動家。無産者託児所主任保母。無産者託児所設立。
¶近女(⊕明治40(1907)年)、コン改、コン5、女運(⊕1906年9月14日)、世紀

鈴木利広 すずきとしひろ
昭和22(1947)年1月2日〜
昭和〜平成期の弁護士。鈴木利廣法律事務所、明治大学法学部客員教授。専門は医療事故、患者の権利、医事法。
¶現執4期

鈴木敏之 すずきとしゆき
大正8(1919)年7月20日〜
大正〜昭和期の鍼灸師、俳人、画家。
¶視覚

鈴木友二 すずきともじ
明治45(1912)年3月22日〜平成9(1997)年1月4日
昭和期の薬学者。分子生物学、たんぱく質研究の分野に進出。
¶科学、近医、現朝、現情、世紀、全書、日人

鈴木とよ すずきとよ
明治27(1894)年〜昭和44(1969)年
大正・昭和期の助産婦。
¶静岡女

鈴木豊明 すずきとよあき
大正10(1921)年3月11日〜
昭和〜平成期の医師。内科、東京警察病院顧問、日本人間ドック学会副理事長。
¶現執3期

鈴木直樹 すずきなおき
昭和28(1953)年8月14日〜
昭和〜平成期の電子工学者。東京慈恵会医科大学医用エンジニアリング研究室講師。生物進化の機能発達の定量的解析を行う。生きた化石魚シーラカンスの研究に取り組みぬ。
¶現朝、世紀、日人

鈴木直吉 すずきなおきち
明治28(1895)年〜昭和61(1986)年
明治〜昭和期の医師。専門は解剖学(比較神経学)。
¶近医

鈴木直人 すずきなおと
明治18(1885)年〜昭和49(1974)年
明治〜昭和期の医師。
¶静岡歴、姓氏静岡

鈴木直義 すずきなおよし
昭和6(1931)年5月23日〜平成21(2009)年2月11日
昭和〜平成期の獣医学者、帯広畜産大学学長。専

門は獣医生理学、原虫病免疫学。
¶科学

鈴木甫　すずきはじめ
文化7(1810)年〜明治29(1896)年
江戸時代末期〜明治期の蘭方医。
¶人名，長崎遊，日人（㊌1811年）

鈴木春吉　すずきはるきち
明治22(1889)年11月11日〜昭和42(1967)年11月7日
明治〜昭和期の医師、社会事業家。
¶世紀，日人

鈴木尚　すずきひさし
明治45(1912)年3月24日〜平成16(2004)年10月1日
昭和期の人類学者。東京大学教授。ネアンデルタール人の一種、アムッド人を発見。日本学術会議会員、日本人類学会会長を歴任。
¶科学，近医，現朝，現執1期，現情，現人，現日，考古，新潮，世紀，日人

鈴木英夫　すずきひでお
大正1(1912)年2月9日〜平成22(2010)年
昭和期の歌人、随筆家、医師。鈴木内科小児科医院院長。「コスモス」短歌会会員。著書に「趙君瑛の日記」「国境のブランコ」「絹の街道」など。
¶近医，近文，現情，世紀，短歌，日人

鈴木ひでる　すずきひでる
明治21(1888)年11月6日〜昭和19(1944)年12月27日
大正〜昭和期の化学者。東京帝国大学教授。日本初の女性薬学博士。
¶愛知女，科学，近女，女性，女性普，日人

鈴木秀郎　すずきひでろう
大正11(1922)年〜平成12(2000)年
昭和〜平成期の医師。内科。
¶近医

鈴木平光　すずきひらみつ
昭和24(1949)年3月30日〜
昭和〜平成期の食品栄養学、衛生学、水産食品学研究者。食品総合研究所機能生理研究室長。
¶現執4期

鈴木弘文　すずきひろふみ
昭和10(1935)年2月17日〜
昭和〜平成期の医師、血液学者。内科、北里大学教授、関東医学研究所長。
¶現執2期，現執3期

鈴木文子　すずきふみこ
大正15(1926)年3月3日〜
大正〜昭和期の教育者。
¶視覚

鈴木文助　すずきふみすけ
→鈴木文助（すずきぶんすけ）

鈴木文助　すずきぶんすけ
明治20(1887)年1月〜昭和24(1949)年11月8日

㊗鈴木文助《すずきふみすけ》
大正〜昭和期の生化学者。農学博士。油脂に関する生化学的研究で多くの業績を残す。
¶科学，近医，人名7（すずきふみすけ　㊌1888年），世紀（㊌明治21(1888)年1月），日人，福島百

鈴木文太郎　すずきぶんたろう
元治1(1864)年〜大正10(1921)年
明治〜大正期の解剖学者。京都帝国大学医科大学教授。京都帝国大学における解剖学創始者。
¶朝日（㊌元治1年12月3日(1864年12月31日)　㊥大正10(1921)年1月9日），海越（㊌元治1(1865)年12月　㊥大正10(1921)年1月7日），海越新（㊌元治1(1865)年12月　㊥大正10(1921)年1月7日），科学（㊌1864年(元治1)12月3日　㊥1921年(大正10)1月9日），近医，近現，国史，コン5，新潮（㊌元治1(1864)年12月3日　㊥大正10(1921)年1月9日），人名，世紀（㊌元治1(1864)年12月3日　㊥大正10(1921)年1月9日），姓氏京都，世百，全書（㊌1865年），大百（1865年），渡航（㊌1864年12月　㊥1921年1月7日），日人，百科

鈴木平三郎　すずきへいざぶろう，すずきへいさぶろう
明治39(1906)年5月26日〜昭和59(1984)年2月2日
大正〜昭和期の政治家。西白河病院長、三鷹市長。
¶近医（すずきへいざぶろう），現執2期（すずきへいさぶろう），世紀，政治，日人

鈴木抱山　すずきほうざん
天保4(1833)年〜明治31(1898)年5月26日
江戸時代後期〜明治期の医師、漢学者。
¶国書

鈴木誠　すずきまこと
大正3(1914)年4月25日〜昭和48(1973)年4月22日
昭和期の考古学者。
¶近医，考古，長野歴

鈴木まさ　すずきまさ
安政4(1857)年〜昭和15(1940)年
明治〜昭和期の看護師。
¶近医

鈴木雅夫　すずきまさお
昭和10(1935)年1月19日〜
昭和期の理療科教員。
¶視覚

鈴木政夫　すずきまさお
昭和期の児童福祉司。
¶現執2期

鈴木正夫　すずきまさお
明治32(1899)年〜昭和56(1981)年
大正〜昭和期の生理学者。千葉大学教授。
¶郷土千葉，近医，現情（㊌1899年9月8日　㊥1981年8月13日），千葉百

す

鈴木昌樹 すずきまさき
昭和7(1932)年1月1日～昭和53(1978)年7月29日
昭和期の小児科学者。東大付属病院分院小児科長。言語障害児の治療にとりくんだ。
¶科学, 近医, 世紀, 日人

鈴木雅洲 すずきまさくに
大正10(1921)年5月21日～
昭和～平成期の医師。スズキ病院理事長・院長・附属助産婦学校長、難治周産期異常対策普及協会理事長。日本初の体外受精卵の着床に成功。国内初の顕微授精児誕生に成功。著書に「鈴木雅洲教授の不妊症と体外受精」。
¶現朝, 現情, 世紀, 日人

鈴木雅子(1) すずきまさこ
安政4(1857)年～昭和15(1940)年
明治～昭和期の看護婦。わが国最初の派出看護婦会である慈恵看病婦人会を設立。「婦人衛生雑誌」を刊行。
¶近女, 女性, 女性普, 先駆

鈴木雅子(2) すずきまさこ
昭和14(1939)年12月25日～
昭和～平成期の環境生理学者。福山市立女子短期大学教授。
¶現執3期

鈴木正成 すずきまさしげ
昭和15(1940)年1月13日～平成23(2011)年12月10日
昭和～平成期の栄養学者。筑波大学教授。専門は栄養学、運動・栄養生化学。
¶科学, 現執3期, 現執4期

鈴木政次郎 すずきまさじろう
昭和5(1930)年7月19日～
昭和～平成期の児童福祉学者。聖徳大学短期大学部教授。
¶現執3期

鈴木正恒 すずきまさつね
生没年不詳
江戸時代後期の医師。
¶国書

鈴木勝 すずきまさる
明治36(1903)年3月10日～昭和62(1987)年8月5日
昭和期の歯科放射線学者。日本大学教授。
¶科学, 現情

鈴木真洲雄 すずきますお★
明治29(1896)年6月15日～昭和39(1964)年10月10日
大正・昭和期の初期労働福祉運動家。
¶秋田人2

鈴木亦人 すずきまたんど
弘化4(1847)年～明治30(1897)年
江戸時代末期～明治期の医家。英医術を学び、種痘術に長じた。
¶人名, 日人

鈴木万次郎 すずきまんじろう
万延1(1860)年～昭和5(1930)年
明治～昭和期の医師、実業家。愛国生命保険会社社長、都ホテル取締役等を歴任。
¶人名, 日人

鈴木万平 すずきまんぺい
明治36(1903)年7月20日～昭和50(1975)年12月3日
大正～昭和期の実業家、政治家。三共製薬社長、参議院議員。東洋紡社長、富士製粉社長、日本製薬団体連合会会長などを歴任。
¶現朝, 現情, 現日, コン改, コン4, コン5, 実業, 新潮, 人名7, 世紀, 政治, 日人

鈴木幹太 すずきみきた
明治14(1881)年10月30日～昭和25(1950)年6月8日
明治～昭和期の出版人。南山堂創業者。
¶近医, 出版, 出文

鈴木道太 すずきみちた
明治40(1907)年8月1日～平成3(1991)年3月13日
昭和期の教育者、小学校訓導。宮城県児童福祉司。宮城県綴方教育研究会結成。生活綴方を中心とする北方性教育を実践。
¶現朝, 現執1期, 現情, 現人, コン改, コン4, コン5, 社史([生]1908年 [没]?), 新潮, 世紀, 日人, 平和

鈴木道彦(鈴木みち彦) すずきみちひこ
宝暦7(1757)年～文政2(1819)年 [別]道彦《みちひこ》
江戸時代中期～後期の医師、俳人。
¶朝日([没]文政2年9月6日(1819年10月24日)), 近世, 国史, 国書(道彦 みちひこ [没]文政2(1819)年9月6日), コン改, コン4, 詩作([没]文政2(1819)年9月6日), 新潮(道彦 みちひこ [没]文政2(1819)年9月6日), 人名, 世人([没]文政2(1819)年7月6日), 大百(道彦 みちひこ), 長野歴, 日人, 俳諧(道彦 みちひこ [生]?), 俳句(道彦 みちひこ [没]文化2(1805)年9月6日), 百科(道彦 みちひこ), 宮城百(鈴木みち彦), 和俳

鈴木三千代 すずきみちよ
明治34(1901)年1月5日～平成9(1997)年11月10日
大正～平成期の実業家。三楽酒造社長、昭和薬品化工会長。味の素で輸出振興に尽力。三楽オーシャン会長に就任。
¶郷土神奈川, 現情, コン改, コン4, コン5, 実業, 新潮, 世紀, 日人

鈴木光雄 すずきみつお
大正15(1926)年～
昭和期の生理学者。
¶群馬人

鈴木稔 すずきみのる
明治18(1885)年11月15日～昭和23(1948)年8月16日
明治～昭和期の医学者。

¶岡山百，岡山歴

鈴木無卿 すずきむきょう
生没年不詳
江戸時代中期の医師・俳人。渥美郡田原藩医。
¶東三河

鈴木モヨ すずきもよ
明治26(1893)年11月12日～昭和58(1983)年10月2日
明治～昭和期の看護師(従軍看護婦)。
¶岩手人，近医，姓氏岩手

鈴木安右衛門 すずきやすえもん
天保1(1830)年～明治19(1886)年
江戸時代後期～明治期の日本初の献体。
¶姓氏宮城

鈴木靖 すずきやすし
明治23(1890)年～？
大正～昭和期の医師。
¶姓氏岩手

鈴木安恒 すずきやすのぶ
明治41(1908)年～平成6(1994)年
大正～平成期の医師。耳鼻咽喉科。
¶近医

鈴木泰平 すずきやすひら
？ ～明治2(1869)年
江戸時代末期の医師、歌人。
¶人名，日人，和俳

鈴木有南斎 すずきゆうなんさい
生没年不詳
江戸時代後期の医師。
¶国書

鈴木有本 すずきゆうほん
～明治29(1896)年
江戸時代末期～明治期の儒医。
¶新潟百

鈴木幸夫 すずきゆきお
明治41(1908)年9月4日～昭和63(1988)年8月21日
大正～昭和期の医師。専門は衛生学。
¶岡山歴，科学，近医

鈴木暘庵 すずきようあん
文政6(1823)年～万延1(1860)年
江戸時代末期の医師。
¶幕末([没]1860年6月1日)，幕末大([没]万延1(1860)年4月12日)

鈴木暘谷 すずきようこく
宝暦11(1761)年～文化13(1816)年
江戸時代後期の本草学者、医師。
¶洋学

鈴木容蔵 すずきようぞう
文化8(1811)年～明治3(1870)年10月4日　[別]鈴木常明《すずきつねあき》
江戸時代末期～明治時代の医師。種痘所を設置。医師として長州征伐に随行。
¶愛知百([生]1811年4月)，国書(鈴木常明　すずきつねあき　[生]文化8(1811)年4月)，人名，姓氏愛知(鈴木常明　すずきつねあき)，姓氏愛知，日人，幕末(鈴木常明　すずきつねあき　[没]1870年10月28日)，幕末大(鈴木常明　すずきつねあき)

鈴木洋々子 すずきようようし
明治28(1895)年5月12日～昭和50(1975)年3月29日
大正～昭和期の俳人・歯科医。
¶北海道百，北海道文，北海道歴

鈴木よし すずきよし
昭和13(1938)年10月20日～平成12(2000)年1月26日
昭和～平成期の理療科教員。
¶視覚

鈴木善祐 すずきよしすけ
大正8(1919)年1月20日～平成17(2005)年1月4日
昭和～平成期の獣医学者、東京大学名誉教授。専門は生殖生理学、内分泌学。
¶科学

鈴木宜民 すずきよしたみ
明治42(1909)年～昭和62(1897)年
昭和期の眼科医。
¶近医

鈴木与七 すずきよしち
文政7(1824)年～明治34(1901)年
江戸時代後期～明治期の農医。
¶姓氏愛知

鈴木義則 すずきよしのり
昭和42(1967)年9月27日～
昭和～平成期の会社員、点字ノートテーカー・点字ディスプレイ開発従事者。
¶視覚

鈴木吉彦 すずきよしひこ
昭和32(1957)年～
昭和～平成期の医師。内科、鈴木内科医院副院長、ソニーPH開発準備室顧問。
¶現執3期，現執4期

鈴木蘭園 すずきらんえん
寛保1(1741)年～寛政2(1790)年10月12日
江戸時代中期～後期の医師、音曲家。
¶国書

鈴木力二 すずきりきじ
明治41(1908)年8月～昭和59(1984)年1月30日
昭和期の教育者。
¶視覚

鈴木理三郎 すずきりさぶろう
明治33(1900)年～昭和46(1971)年
大正～昭和期の歯科医師。長野県歯科医師会長。
¶長野歴

す

鈴木良三　すずきりょうぞう
明治31(1898)年～平成8(1996)年
大正～昭和期の医師、洋画家。
¶郷土茨城，美家([生]明治31(1898)年3月29日 [没]平成8(1996)年10月19日)，洋画

鈴木良知　すずきりょうち
宝暦11(1761)年～文化13(1816)年11月21日
江戸時代後期の医師、本草学者。
¶国書([生]宝暦11(1761)年2月2日)，人名([生]1758年)，日人([没]1817年)

鈴木良的　すずきりょうてき
天保7(1836)年～大正2(1913)年
江戸時代末期～大正期の村医。
¶青森人

鈴木麟三　すずきりんさん
安政1(1854)年～明治37(1904)年
江戸時代末期～明治期の医師。
¶姓氏愛知

錫谷徹　すずたにとおる
大正5(1916)年～平成8(1996)年
昭和～平成期の医師。専門は法医学。
¶近医

鈴村昭弘　すずむらあきひろ
昭和2(1927)年～昭和61(1986)年
昭和期の医師。眼科。
¶近医

鈴村正勝　すずむらまさかつ
大正3(1914)年～平成1(1989)年
昭和期の医師。産婦人科。
¶近医

須田昭男　すだあきお
昭和3(1928)年5月27日～
昭和期の外科医。
¶群馬人

須田浅一郎　すだあさいちろう
大正9(1920)年2月28日～
昭和期の医師、日本文学研究家。歯科。
¶児人，日児

須田勇　すだいさむ
大正1(1912)年～平成13(2001)年
昭和～平成期の医師。専門は生理学。
¶近医

須田一之　すだいっし
延享4(1747)年～文政12(1829)年
江戸時代中期の医師、俳人。
¶長野歴

須田経宇　すだけいう
明治36(1903)年5月22日～昭和63(1988)年9月24日
大正～昭和期の眼科学者。熊本大学教授、日本緑内障研究会会長。
¶科学，近医，世紀，日人

須田圭三　すだけいぞう
大正5(1916)年2月1日～
昭和期の医療従事者。医療法人生仁会「須田病院」理事長。
¶飛騨

須田経哲　すだけいてつ
→須田泰嶺(すだたいれい)

須田玄祐　すだげんゆう
寛政9(1797)年～安政5(1858)年5月
江戸時代後期～末期の鍼(はり)師。
¶庄内

須田朱八郎　すだしゅはちろう
大正1(1912)年2月17日～昭和44(1969)年4月22日
昭和期の医師。医療労働運動に参加。日本民主医療機関連合会会長を務める。
¶近医，現朝，社史，世紀，日人，平和

須田春育　すだしゅんいく
宝暦13(1763)年～？
江戸時代後期の医師。
¶秋田人2([没]天保年間)，国書

周田順応　すだじゅんおう
明治39(1906)年4月18日～昭和30(1955)年12月24日
大正・昭和期の社会事業家。浄土宗大徳寺第7世住職。
¶根千

須田宗軒　すだそうけん
安永8(1779)年～天保7(1836)年
江戸時代後期の医師。
¶長野歴

須田泰嶺　すだたいれい
文政8(1825)年～明治41(1908)年9月5日　[別]須田経哲《すだけいてつ》
江戸時代末期～明治期の医学者。江戸医学所外科教授。クロロフォルム麻酔を用いて手術を行う。文部・内務省に歴仕。
¶朝日([生]文政8年5月5日(1825年6月20日))，江文(須田経哲　すだけいてつ)，科学([生]文政8(1825)年5月5日)，眼科(須田経哲　すだけいてつ)，眼科([生]文政8(1823)年)，近医，コン改，コン4，コン5，写家([生]文政8年5月5日)，新潮([生]文政8(1825)年5月5日)，人名，全書，大百，徳島百([生]文化8(1811)年　[没]明治41(1908)年9月)，徳島歴([没]明治41(1908)年9月)，長野歴，日人，洋学(須田経哲　すだけいてつ)

須田卓爾　すだたくじ
明治2(1869)年9月～昭和16(1941)年10月17日
明治～昭和期の眼科医。
¶渡航

須田立雄　すだたつお
昭和10(1935)年3月31日～
昭和～平成期の歯科医学者。昭和大学教授。口腔

生化学などが専門で、スペースシャトル内での実験(無重力下の骨の成長)を担当。
¶世紀，日人

須田長琢(寿宅) すだちょうたく
文化8(1811)年～明治13(1880)年
江戸時代後期～明治期の眼科医。
¶眼科(須田長琢)

須田哲造 すだてつぞう
嘉永1(1848)年～明治27(1894)年4月25日
江戸時代末期～明治期の眼科医師。東京大学教授。日本眼科医学の泰斗。眼科治療上の発明・創案の器械多数。
¶科学([生]嘉永1(1848)年8月3日)，眼科，人名，長野百，長野歴，日人，広島百([生]嘉永1(1848)年8月)

須田武一 すだぶいち
明治31(1898)年9月28日～昭和20(1945)年2月8日
大正・昭和期の歯科医。
¶飛騨

須田文栄 すだぶんえい
文政13(1830)年3月15日～明治40(1907)年7月15日
江戸時代後期～明治期の医師。
¶庄内

須田正巳 すだまさみ
大正4(1915)年3月2日～平成10(1998)年6月16日
昭和期の生化学者。適応酵素、芳香族アミノ酸の代謝の研究を開始。
¶科学，近医，現朝，現情，現人，世紀，日人

須田蘭卿 すだらんけい
江戸時代の俳人、医師。
¶栃木歴

須知泰山 すちたいざん
大正13(1924)年～平成15(2003)年
昭和～平成期の医師。専門は病理学。
¶近医

須藤義衛門 すどうぎえもん
万延2(1861)年2月11日～昭和8(1933)年2月23日
明治～昭和期の獣医。東京帝国大学農科大学教授などを務めた。
¶科学，人名，世紀，日人

須藤謙治 すどうけんじ
明治7(1874)年～昭和18(1943)年
明治～昭和期の医師。
¶姓氏長野，長野歴

須藤憲三 すとうけんぞう，すどうけんぞう
明治5(1872)年1月10日～昭和9(1934)年1月7日
明治～昭和期の医化学者。金沢医科大学の教授、学長などを歴任。
¶石川現十，科学，近医，人名(すどうけんぞう)，世紀，渡航(すどうけんぞう)，日人，山形百

須藤繁文 すどうしげふみ
生没年不詳
明治期の医師。村議会議員。
¶社史

須藤湘山 すどうしょうざん
江戸時代中期の医師。
¶人名

須藤求 すどうもとむ
明治19(1886)年～昭和53(1978)年
明治～昭和期の社会事業家、医師。
¶神奈川百

須藤理助 すどうりすけ，すとうりすけ
明治9(1876)年3月28日～昭和39(1964)年12月12日
明治～昭和期の医師。
¶栃木人，栃木百(すとうりすけ)

須永義雄 すながよしお
明治45(1912)年4月14日～昭和59(1984)年
昭和期の音声学者、医師。音声医学を研究。著書に「声楽発声指導の基礎」など。
¶音楽，音人

砂川正亮 すなかわせいりょう
明治21(1888)年1月20日～昭和42(1967)年1月21日
大正～昭和期の医師。
¶沖縄百，姓氏沖縄

砂川忠徳 すながわただのり
？ ～
大正期の東京帝国大学セツルメント参加者。
¶社史

砂沢中安 すなざわちゅうあん
江戸時代後期の眼科医。
¶眼科

砂田輝武 すなだてるたけ
明治45(1912)年1月2日～昭和63(1988)年11月21日
昭和期の外科学者。岡山大学教授。
¶岡山歴，科学，近医，現情，富山百

砂田登志子 すなだとしこ
昭和11(1936)年9月6日～
昭和～平成期の食生活・健康ジャーナリスト。
¶現執4期

砂原茂一 すなはらしげいち
明治41(1908)年5月16日～昭和63(1988)年6月15日　[別]砂原茂一《すなはらもいち》
昭和期の医師。国立療養所東京病院院長。結核の化学療法など、経験主義的な臨床医学の科学化をめざす。
¶科学，科技(すなはらもいち)，近医，現朝，現情，現人，世紀，日人，マス2，マス89

砂原茂一 すなはらもいち
→砂原茂一(すなはらしげいち)

砂堀雅人 すなぼりまさと
明治9(1876)年〜昭和30(1955)年
明治〜昭和期の海軍軍医。
¶近医

砂間あき すなまあき
明治38(1905)年9月1日〜
昭和期の看護婦、社会運動家。
¶近女, 社運, 社史, 女運

角南周吉 すなみしゅうきち
明治29(1896)年3月4日〜昭和29(1954)年5月23日
大正〜昭和期の学生服作成の先覚者、社会事業家。
¶岡山百, 岡山歴

須之内震治 すのうちしんじ
昭和22(1947)年3月28日〜
昭和期のテープ雑誌編集・発行者。
¶視覚

寿原健吉 すはらけんきち
大正2(1913)年〜昭和58(1983)年
昭和期の医師。専門は生理学。
¶近医

栖原六郎 すはらろくろう
明治39(1906)年5月1日〜昭和50(1975)年1月30日
昭和期の口腔生理学者。日本大学歯学部教授、日本歯科医史学会会長。
¶科学, 近医, 現情, 人名7, 世紀, 日人

角井菊雄 すみいきくお
明治40(1907)年〜平成17(2005)年
大正〜平成期の外科医、郷土史家。
¶近医

住居広士 すみいひろし
昭和31(1956)年〜
昭和〜平成期の医師、社会福祉士、介護福祉士。広島県立保健福祉大学理学療法学科教授。
¶現執4期

墨岡孝 すみおかたかし
昭和22(1947)年5月20日〜
昭和〜平成期の医師、詩人。成城墨岡クリニック院長。専門は社会精神医学、産業精神医学。また「歴程」同人。著書に「OA症候群」「唇の仮説」など。
¶現執2期, 現執3期, 現執4期

澄川徳 すみかわとく
文久1(1861)年7月18日〜大正15(1926)年12月
[別]澄川徳《すみかわめぐむ》
明治〜大正期の内科医。広島県広島病院長、のち澄川内科病院を開業。
¶近医(すみかわめぐむ), 人名, 世紀, 渡航, 日人

澄川徳 すみかわめぐむ
→澄川徳(すみかわとく)

住喜代志 すみきよし
? 〜
大正期の東京帝国大学セツルメント参加者。
¶社史

隅越幸男 すみこしゆきお
大正13(1924)年〜平成16(2004)年
昭和〜平成期の医師。外科(肛門外科)。
¶近医

隅田岩次郎 すみたいわじろう
明治期の売薬業。
¶姓氏富山

隅田団之丞 すみだだんのじょう
文政2(1819)年〜明治19(1886)年8月
江戸時代末期〜明治時代の医師。開業のかたわら家塾を開き子弟を教育。
¶幕末, 幕末大

炭谷茂 すみたにしげる
昭和21(1946)年2月2日〜
昭和〜平成期の官僚。厚生省に入り、保健医療局企画課長などを務める。
¶現執3期, 現執4期

隅田舎主人 すみだのやしゅじん
生没年不詳
江戸時代後期の本草家。
¶国書

住田正雄 すみたまさお
明治11(1878)年3月28日〜昭和21(1946)年1月21日
明治〜大正期の整形外科学者。京都帝国大学福岡医科大学教授。関節授動術、骨関節結核に関する研究業績を残す。
¶科学, 近医, 人名7, 渡航([没]1946年1月27日), 日人

住江金之 すみのえきんし
明治22(1889)年6月1日〜昭和47(1972)年8月19日
大正〜昭和期の醸造学者。東京農業大学教授。著書に「農業細菌学」など。
¶科学, 熊本人, 熊本百, 現情, 人名7, 世紀, 日人

角倉邦彦 すみのくらくにひこ
明治23(1890)年6月〜昭和56(1981)年12月18日
明治〜昭和期の医化学者、鳥取農林専門学校校長。
¶科学

角倉玄碩 すみのくらげんせき
生没年不詳
江戸時代後期の医師。
¶長崎遊

角倉宗桂 すみのくらそうけい
? 〜元亀3(1572)年
戦国時代の医師。
¶世人

角倉宗恂 すみのくらそうじゅん
→吉田宗恂(よしだそうじゅん)

角倉了以 すみのくらりょうい
天文23(1554)年～慶長19(1614)年7月12日
[別]吉田了以《よしだりょうい》
安土桃山時代～江戸時代前期の京都の豪商、社会事業家。嵯峨の医業の角倉一族の生まれ。河川開墾土木工事の大家、朱印船貿易家。
¶朝日([没]慶長19年7月12日(1614年8月17日)), 岩史, 角史, 京都, 京都大, 京都府, 近世, 国史, 古中, コン改, コン4, 史人, 静岡歴, 重要, 人書94, 新潮, 人名, 姓氏京都, 世人, 世百, 戦国([生]1555年), 全書, 戦人, 大百, 茶道, 伝記, 日史, 日人, 百科, 平日([生]1554 [没]1614), 山梨百([生]天文22(1553)年), 歴大

須見洋行 すみひろゆき
昭和20(1945)年2月25日～
昭和～平成期の研究者。倉敷芸術科学大学産業科学技術学部教授・学部長。専門は生化学、食品機能学。
¶現執4期

住谷磐 すみやけい
昭和1(1926)年～
昭和～平成期の社会福祉学者。同志社大学教授。
¶現執1期

炭谷小梅 すみやこうめ
*～大正9(1920)年11月17日
明治～大正期の社会事業家。孤児院事業に協力し、岡山孤児院の母と呼ばれた。また婦人伝道師として全国を奔走。
¶岡山人([生]嘉永2(1849)年), 岡山歴([生]嘉永3(1850)年12月23日), 近女([生]嘉永2(1849)年), 社史([生]嘉永3年12月23日(1851年1月14日)), 女運([生]1851年1月14日), 女史([生]1851年), 女性([生]嘉永3(1850)年), 女性普([生]嘉永3(1850)年)

住山久二 すみやまきゅうじ
明治26(1893)年～昭和17(1942)年
大正～昭和期の薬剤師、自由律俳人。
¶姓氏長野, 長野歴

相撲儀碩 すもうぎせき
寛保3(1743)年～天明8(1788)年4月9日
江戸時代中期の儒医。
¶東三河

陶守大吉 すもりだいきち
文久2(1862)年～大正3(1914)年11月9日
明治～大正期の医師。
¶岡山歴

須山啓蔵 すやまけいぞう
文化11(1814)年～明治4(1871)年
江戸時代後期～明治期の医師、漢詩人。
¶鳥取百

須山三益 すやまさんえき
文化7(1810)年～明治3(1870)年
江戸時代末期～明治期の医師、本草家。
¶人名, 日人([没]1871年), 三重

陶山庄右衛門 すやましょうえもん
→陶山鈍翁(すやまどんおう)

陶山訥庵 すやまとつあん
→陶山鈍翁(すやまどんおう)

陶山鈍翁 すやまどんおう
明暦3(1657)年11月28日～享保17(1732)年
[別]陶山庄右衛門《すやましょうえもん》, 陶山訥庵《すやまとつあん》
江戸時代前期～中期の儒学者、医師、農政経済学者。
¶朝日(陶山訥庵　すやまとつあん　[生]明暦3年11月28日(1658年1月1日)　[没]享保17年6月24日(1732年8月14日)), 岩史([没]享保17(1732)年6月24日), 角史, 近世, 剣豪(陶山庄右衛門　すやましょうえもん), 国史, 国書(陶山訥庵　すやまとつあん　[没]享保17(1732)年6月24日), コン改, コン4, 史人([没]1732年6月24日), 食文([生]明暦3年11月28日(1658年1月1日)　[没]享保17年6月24日(1732年8月14日)), 新潮([没]享保17(1732)年6月24日), 人名, 世人([没]享保17(1732)年6月14日), 全書, 日史([没]享保17(1732)年6月24日), 日人([生]1658年), 藩臣7(陶山庄右衛門　すやましょうえもん), 百科, 歴大

陶山南濤 すやまなんとう
元禄13(1700)年～明和3(1766)年　[別]陶山南濤《すえやまなんとう》
江戸時代中期の医師、漢学者。土佐高知藩医。
¶朝日([生]?　[没]明和3年6月10日(1766年7月16日)), 高知人(すえやまなんとう　生没年不詳), 国書([没]明和3(1766)年6月10日), 新潮, 人名(すえやまなんとう), 姓氏京都, 世人([生]元禄15(1702)年　[没]明和5(1768)年), 日人, 藩臣6(すえやまなんとう　生没年不詳)

陶山尚迪 すやまひさみち
宝暦8(1758)年～弘化2(1845)年7月28日
江戸時代中期～後期の医師。
¶国書

須山弘文 すやまひろふみ
大正10(1921)年11月1日～
昭和～平成期の法医学者。長崎大学教授。
¶現情

陶山由記 すやまゆき
宝暦8(1758)年～弘化2(1845)年
江戸時代中期～後期の医師。
¶鳥取百

駿河敬次郎 するがけいじろう
大正9(1920)年7月28日～
昭和～平成期の小児外科学者。順天堂大学教授。
¶現情

駿田佐一 するださいち
明治15(1882)年～昭和28(1953)年
明治～昭和期の医学者。
¶和歌山人

せ

洲脇寛 すわきひろし
昭和15(1940)年1月25日～
昭和～平成期の医師。香川医科大学教授。専門は精神医学。著書に「薬物・アルコール依存の臨床」など。
¶現執3期

諏訪敬三郎 すわけいざぶろう
？ ～
昭和期の精神科医師。中村病院院長、医学博士。
¶社史

諏訪信 すわしん
明治41(1908)年6月6日～昭和45(1970)年1月23日
昭和期の医師、無教会伝道者。昭和医科大学教授。
¶キリ

諏訪忠正 すわただまさ
元禄10(1697)年～明和5(1768)年
江戸時代中期の医師。
¶人名，日人

諏訪瑩一 すわてるかず
明治13(1880)年3月4日～？
明治～大正期の医学者。
¶渡航

諏訪望 すわのぞみ
明治45(1912)年7月20日～平成11(1999)年10月6日
昭和期の精神医学者。
¶科学，近医，心理

諏訪紀夫 すわのりお
大正4(1915)年～平成8(1996)年
昭和～平成期の医師。専門は病理学。
¶近医

諏訪頼水 すわよりみ
明治5(1872)年1月13日～大正13(1924)年11月13日
明治・大正期の医師。
¶高知先

数原宗得 すわらすうとく
江戸時代の医師。
¶江戸

【せ】

青雲 せいうん
丹波の医僧。
¶人名

清眼 せいがん
→馬島清眼(まじませいがん)

青魚 せいぎょ
正徳2(1712)年6月5日～天明8(1788)年1月27日
[別]勝部青魚《かつべせいぎょ》
江戸時代中期～後期の医師、漢学者・俳人。
¶国書(勝部青魚　かつべせいぎょ)，俳句，俳文，兵庫百

清崟太郎 せいきんたろう
明治7(1874)年3月3日～大正10(1921)年5月28日
明治～大正期の政治家。衆議院議員。慈善救済事業に取り組んだ。
¶静岡歴，人名([生]1870年)，世紀，姓氏静岡，日人

清家篤 せいけあつし
昭和29(1954)年4月11日～
昭和～平成期の経済学者。慶応義塾大学教授。専門は労働経済学。著書に「高齢者の労働経済学」など。
¶現執3期，現執4期

清家堅庭 せいけかたにわ
文化11(1814)年～明治10(1877)年　[別]清家堅庭《せいけけんてい》
江戸時代末期～明治期の伊予の医師、神職、国学者。
¶愛媛，長崎遊(せいけけんてい)，日人，幕末大

清家堅庭 せいけけんてい
→清家堅庭(せいけかたにわ)

霽月堂丈竹 せいげつどうじょうちく
～享保16(1731)年　[別]丈竹《じょうちく》
江戸時代中期の本草家。
¶国書(生没年不詳)，人名，日人(生没年不詳)，俳句(丈竹　じょうちく)

清見(滋賀県) せいけん★
安永8(1779)年～天保11(1840)年
江戸時代中期～後期の女性。医学・和歌。城南体光寺村の吉田氏。
¶江表(清見(滋賀県))

生西 せいざい
→生西(1)(しょうさい)

正子内親王 せいしないしんのう
→正子内親王(まさこないしんのう)

清寺真 せいじまこと
大正15(1926)年～昭和57(1982)年
昭和期の医師。皮膚科。
¶近医

聖成稔 せいじょうみのる
明治43(1910)年～平成2(1990)年
大正～平成期の官僚。専門は厚生行政。
¶近医

青青園蕪坊 せいせいえんかぶらぼう
宝暦8(1758)年～文化12(1815)年
江戸時代後期の医師、狂歌師。
¶人名，日人

清藤三津郎 せいとうみつろう
大正4(1915)年7月23日～平成13(2001)年11月25日

昭和～平成期の歯科医師、政治家。黒石市長。
¶青森人，現政

清野勇 せいのいさむ
→清野勇（きよのいさむ）

清野一雄 せいのかずお
大正1（1912）年～昭和60（1985）年
昭和期の医師。
¶島根歴

清野長太郎 せいのちょうたろう
明治2（1869）年4月1日～大正15（1926）年9月15日
明治～大正期の官吏。兵庫県知事、復興局長官などを歴任。口入れ所（職業紹介所）開設など社会事業を推めた。
¶神奈川人，近土，人名，世紀，土木，日人

清野裕 せいのゆたか
昭和16（1941）年11月7日～
昭和～平成期の研究者。京都大学大学院医学研究科教授。
¶現執4期

清山洋子 せいやまようこ
昭和9（1934）年4月19日～
昭和期の社会福祉学者。西九州大学教授、福岡家庭裁判所調停委員。
¶現執2期

青来有一 せいらいゆういち
昭和33（1958）年12月13日～
昭和～平成期の小説家。長崎市障害福祉課総務企画係長。「ジェロニモの十字架」で文学界新人賞、「聖水」で芥川賞を受賞。
¶現執4期，幻想，小説，日人

瀬尾愛三郎 せおあいさぶろう
明治28（1895）年～昭和61（1986）年
明治～昭和期の医師。専門は生理学。
¶近医

瀬丘長圭（瀬丘長珪） せおかちょうけい
享保18（1733）年～安永10（1781）年
江戸時代中期の医師。
¶国書（瀬丘長珪　[没]安永10（1781）年2月14日），人名，日人

瀬尾玄弘 せおげんこう
天保9（1838）年～昭和4（1929）年
明治～昭和期の医師。
¶新潟百別

瀬尾原始 せおげんし
文久1（1861）年2月17日～昭和5（1930）年6月7日
明治～昭和期の知命堂病院初代院長、産婦人科・外科医。
¶近医，渡航，新潟百別（[没]1929年）

瀬尾是輔 せおこれすけ
寛政4（1792）年～嘉永5（1852）年8月20日
江戸時代末期の医師。
¶岡山人，岡山歴

瀬尾貞信 せおさだのぶ
明治19（1886）年1月8日～昭和21（1946）年10月5日　[別]瀬尾貞信《せおていしん，せのおさだのぶ》
大正～昭和期の外科医学者。千葉医科大学教授。三宅賞、朝日賞受賞。
¶科学，郷土千葉（せおていしん），近医，現情（せのおさだのぶ），人名7（せのおさだのぶ），世紀，千葉百，新潟百別，日人

瀬尾昌索 せおしょうさく
明治1（1868）年～明治36（1903）年9月29日
江戸時代末期～明治期の眼科医。
¶渡航，新潟百別

瀬尾昌琢 せおしょうたく
正保2（1645）年～享保3（1718）年
江戸時代前期～中期の紅毛流の外科医。
¶朝日（[没]享保3年6月29日（1718年7月26日）），科学（[没]享保3（1718）年6月29日），新潮（[没]享保3（1718）年6月29日），長崎遊，日人，歴大

瀬尾貞信 せおていしん
→瀬尾貞信（せおさだのぶ）

瀬尾政雄 せおまさお
昭和9（1934）年10月16日～
昭和期の視覚障害研究者。
¶視覚

瀬尾雄三 せおゆうぞう
→瀬尾雄三（せのおゆうぞう）

瀬川功 せがわいさお
明治38（1905）年～昭和59（1984）年
大正～昭和期の医師。小児科。
¶近医

瀬川学進 せがわがくしん
明治15（1882）年3月2日～昭和36（1961）年1月13日
明治～昭和期の僧侶・社会事業家。
¶岡山歴

瀬川正三郎 せがわしょうざぶろう
明治23（1890）年2月14日～昭和47（1972）年12月15日
大正～昭和期の柔道教師、整復師。
¶岩手人，岩手百，姓氏岩手

瀬川深 せがわしん
昭和49（1974）年1月20日～
昭和期の小説家・小児科医師・遺伝子学研究者。
¶東北近

瀬川清十郎 せがわせいじゅうろう
明治37（1904）年～昭和56（1981）年
昭和期の地域功労者・陸軍獣医大尉。
¶姓氏岩手

瀬川富朗 せがわとみお
昭和2（1927）年6月12日～平成13（2001）年1月11日
昭和～平成期の薬学者、広島大学名誉教授。専門は薬理学。

¶科学

瀬川深 せがわふかし
明治18(1885)年1月5日〜昭和23(1948)年3月11日
明治〜昭和期の小児科医、詩人。
¶岩手人, 姓氏岩手

瀬川昌耆 せがわまさとし
安政3(1856)年4月17日〜大正9(1920)年12月21日
明治〜大正期の小児科医。著書「病児及虚弱児の養育法」が著名。
¶海越新, 科学, 近医, 人名, 世紀, 渡航, 日人

瀬川昌世 せがわまさよ
明治17(1884)年〜昭和36(1961)年
明治〜昭和期の医師。小児科。
¶近医

瀬川弥右衛門 せがわやえもん
万延1(1860)年〜大正11(1922)年
明治期の花巻地方の公共慈善家。
¶姓氏岩手

瀬川八十雄 せがわやそお
明治23(1890)年9月21日〜昭和52(1977)年7月28日
明治〜昭和期の伝道家、社会福祉家。救世軍士官、全国婦人保護施設連合会長。
¶キリ

関一楽 せきいちらく
正保1(1644)年〜享保15(1730)年 ㉝関幸輔《せきこうすけ》
江戸時代前期〜中期の医師、儒者。豊後岡藩士。
¶大分歴(関幸輔 せきこうすけ), 国書(㉝享保15(1730)年8月13日), 日人, 藩臣7(関幸輔 せきこうすけ)

関延陵 せきえんりょう
生没年不詳
江戸時代後期の医師。
¶国書

石屋 せきおく
平安時代後期の医僧。
¶人名, 日人(生没年不詳)

関海南 せきかいなん
宝永2(1705)年〜宝暦13(1763)年8月17日
江戸時代中期の漢学者・医師。
¶国書

関寛斎(関寛齊) せきかんさい
天保1(1830)年〜大正元(1912)年10月15日 ㉝関寛《せきひろし, せきゆたか》
江戸時代末期〜明治期の蘭方医。徳島藩医、山梨県病院院長を歴任。後、北海道開拓農業経営。
¶朝日(㊍天保1年2月18日〜大正2(1913)年3月12日), ㉝大正2(1913)年10月15日), 江文, 北墓, 近医(関寛 せきゆたか), コン改, コン4, コン5, 人書94, 新潮(㉝大正2(1913)年10月15日), 全書, 千葉百, 徳島百(㊍天保1(1830)年2月18日, ㉝大正2(1913)年10月15日), 徳島歴(関寛 せきひろし ㊍天保1(1830)年2月18日), 長崎百, 長崎遊(㉝大正2(1913)年), 日人, 幕末大, 藩臣6, 北海道百(関寛 せきゆたか), 北海道文(㊍天保1(1830)年2月18日), 北海道歴(関寛 せきゆたか), 山梨百(関寛齊), 洋学(㉝大正2(1913)年)

関口恵造 せきぐちけいぞう
大正15(1926)年3月13日〜平成6(1994)年1月17日
昭和〜平成期の歯科医、政治家。参議院議員。
¶現政, 埼玉人, 政治

関口広司 せきぐちこうじ
明治19(1886)年〜昭和44(1969)年
明治〜昭和期の医師・俳人。
¶姓氏長野

関口定美 せきぐちさだよし
昭和8(1933)年〜平成11(1999)年
昭和〜平成期の医師。専門は血液学(輸血学)。
¶近医

関口自安 せきぐちじあん
生没年不詳
江戸時代後期の医師。
¶国書

関口蕃樹 せきぐちしげき
明治13(1880)年〜昭和17(1942)年2月6日
明治〜昭和期の外科医学者。医学博士。万国外科学会会員、東北大学名誉教授。
¶科学(㊍1880年(明治13)2月), 近医, 人名7, 日人(㊍明治13(1880)年2月17日, 宮城百

関口秀南 せきぐちしゅうなん
享和2(1802)年〜明治5(1872)年
江戸時代末期〜明治時代の医師。侍医。藩校弘道館で医学館総教となった。
¶幕末(㉝1872年11月19日), 幕末大(㉝明治5(1872)年10月19日)

関口恒五郎 せきぐちつねごろう
明治43(1910)年〜
昭和期の医師。
¶群馬人

関口比呂志 せきぐちひろし
明治19(1886)年〜昭和44(1969)年
明治〜昭和期の医師、俳人。
¶長野歴

関口本貞 せきぐちほんてい
→関口本貞(せきぐちもとさだ)

関口睦夫 せきぐちむつお
昭和7(1932)年6月3日〜
昭和〜平成期の分子生物学者。九州大学教授。生体防御医学研究所長、福岡歯科大学歯学部教授を歴任。
¶世紀, 日人

関口本貞 せきぐちもとさだ
安永7(1778)年～＊ [別]関口本貞《せきぐちほんてい》
江戸時代後期の医師。
¶国書(せきぐちほんてい 生没年不詳),幕末([没]1857年1月14日),幕末大([没]安政3(1856)年12月19日)

関口義五郎 せきぐちよしごろう
大正9(1920)年1月17日～
昭和期の医師。
¶群馬人

関口林五郎 せきぐちりんごろう
明治32(1899)年～昭和48(1973)年
大正～昭和期の医師。
¶群馬人,群馬百

関邦博 せきくにひろ
昭和19(1944)年8月22日～
昭和～平成期の生理学者。専門は高圧生理学、生理人類学など。著書に「高圧生理学」「海のはなし」など。
¶現執3期

瀬木君耕 せきくんこう
安政1(1854)年～明治17(1884)年
江戸時代末期～明治期の本草家。「貝弁川魚譜」を著述。草木、鉱石にも通じた。
¶科学([没]明治17(1884)年3月6日),人名,日人

関馨二 せきけいじ
明治26(1893)年～
昭和期の医師。
¶中濃続

関元好 せきげんこう
江戸時代中期の金沢の町医師。
¶姓氏石川

関恒斎 せきごうさい,せきこうさい
天保15(1844)年～明治40(1907)年
江戸時代後期～明治期の医師・国学者。
¶群新百,群馬人(せきこうさい),群馬百,姓氏群馬(せきこうさい)

関幸輔 せきこうすけ
→関一楽(せきいちらく)

関公善 せきこうぜん
～宝暦13(1763)年
江戸時代中期の医師。
¶高知人

関定 せきさだむ
明治12(1879)年7月21日～昭和49(1974)年9月4日
明治～昭和期の実業家。関奉仕財団を設立、済生会病院や老人ホームの経営など社会事業にとりくんだ。
¶愛媛百,世紀,日人([没]昭和47(1972)年9月4日)

関幸代 せきさちよ
昭和12(1937)年6月9日～
昭和期の教師、社会運動家。
¶視覚

関沢甚四郎 せきざわじんしろう
明治25(1892)年～昭和57(1982)年
大正～昭和期の医師、政治家。芳賀郡小貝村の公選初代村長。
¶栃木歴

関島良基 せきじまりょうき
宝暦9(1759)年～＊
江戸時代中期～後期の医師。
¶国書([没]天保4(1833)年5月25日),長野歴([没]天保5(1834)年)

関生三 せきしょうぞう
安政1(1854)年～大正2(1913)年3月19日 [別]関生三《せきせいぞう》
江戸時代末期～大正期の医師。徳島の開業医。下層階級の人々の施療に尽力。貧民の救済、同和事業などに活躍。
¶徳島百(せきせいぞう [生]安政1(1854)年2月),徳島歴([生]嘉永7(1854)年2月2日),洋学

関城定 せきじょうてい★
生没年不詳
江戸時代中期の鍼医。
¶秋田人2

関生三 せきせいぞう
→関生三(せきしょうぞう)

瀬木せき せぎせき
→瀬木せき(せのきせき)

関忠孝 せきただたか
＊～昭和49(1974)年7月19日
昭和期の診療放射線技術者。
¶科学([生]1902年(明治35)8月11日),人名7([生]1904年),世紀([生]明治37(1904)年8月11日),日人([生]明治35(1902)年8月11日)

関環 せきたまき
嘉永4(1851)年～明治37(1904)年
明治期の医師。
¶近医,長野歴

関藤政信 せきとうまさのぶ
宝暦1(1751)年～文化5(1808)年7月8日
江戸時代中期～後期の医師、神職。
¶岡山歴,国書

関根雲停 せきねうんてい
文化1(1804)年～明治10(1877)年4月7日
江戸時代末期～明治期の画家。花鳥画を得意とした。花卉羽毛は本草家に尊ばれる。
¶維新,国書,植物,幕末,幕末大,美家

関根真一 せきねしんいち
明治27(1894)年～昭和56(1981)年
明治～昭和期の医師。精神科。
¶近医

関根健夫 せきねたけお
昭和30(1955)年10月17日～
昭和～平成期の教育コンサルタント。アイベック・ビジネス教育研究所代表取締役。著書に「エキスパートナースのためのマナーブック」「看護ふれ愛人間関係学」など。
¶現執3期

関根直矢 せきねなおや
？ ～
大正期の東京帝国大学セツルメント参加者。
¶社史

関根永滋 せきねながしげ
明治41(1908)年7月23日～昭和51(1976)年5月22日
昭和期の歯科医学者。第14回日本歯科医史学科総会会頭。
¶科学，近医，現情，人名7，世紀，日人

関根信昭 せきねのぶあき
昭和9(1934)年1月1日～
昭和期の俳優、副音声解説者、朗読ボランティア。
¶視覚

関根博 せきねひろし
大正14(1925)年～
昭和～平成期の医師。関根医院院長。著書に「開業医が書いた医院建築」「医院経営の工夫」など。
¶現執3期

関根ふさ せきねふさ
明治19(1886)年11月27日～昭和46(1971)年5月26日
明治～昭和期の従軍看護婦・助産婦。
¶埼玉人

関野三十郎 せきのさんじゅうろう
明治21(1888)年～昭和30(1955)年
大正～昭和期の医師、神奈川県議会議員。
¶神奈川人

関野光雄 せきのみつお
大正5(1916)年4月20日～平成13(2001)年12月31日
昭和期の教育者。
¶視覚

関野吉晴 せきのよしはる
昭和24(1949)年1月20日～
昭和～平成期の探検家、医師。南米秘境の探検・踏査に従事。著書に「幻のインカ」「ギアナ高地」など。
¶現執3期，現執4期

関場不二彦 せきばふじひこ
慶応1(1865)年～昭和14(1939)年
明治～昭和期の外科医、医史学者。北海病院開設、院長。南蛮流、オランダ流外科の歴史を明らかにする。
¶会津，青森人，科学([生]1865年(慶応1)11月7日 [没]1939年(昭和14)8月15日)，北墓([没]昭和14(1939)年8月25日)，近医，札幌，新潮([生]慶応1(1865)年1月7日 [没]昭和14(1939)年8月15日)，人名7，世紀([生]慶応1(1865)年11月7日 [没]昭和14(1939)年8月15日)，渡航([生]1865年9月19日 [没]1939年8月25日)，日人，北海道百，北海道歴

関原与蔵 せきはらよぞう
明治10(1877)年～昭和52(1977)年
明治～昭和期の売薬業。
¶姓氏富山

関場理堂 せきばりどう
慶応1(1865)年9月19日～昭和14(1939)年8月25日
明治～昭和期の医師、漢詩人、篆刻家。
¶北海道文

関寛 せきひろし
→関寛斎(せきかんさい)

関正次 せきまさじ
明治27(1894)年12月15日～昭和40(1965)年12月13日
大正～昭和期の解剖学者。岡山医科大学教授。組織検査法の理論等で世界的に有名。
¶岡山人，岡山百，岡山歴([生]明治27(1894)年12月5日)，科学，現情，人名7，世紀，日人

関政方 せきまさみち
天明6(1786)年12月20日～万延2(1861)年1月22日
江戸時代後期の医師、歌人、音韻学者。
¶岡山人([生]天明7(1787)年)，岡山歴，国書，人名，日人([生]1787年)

瀬木三雄 せぎみつお
明治41(1908)年3月2日～昭和57(1982)年5月8日
大正～昭和期の医師。専門は公衆衛生学。
¶科学，近医

関明霞 せきめいか
延享4(1747)年～文政2(1819)年
江戸時代後期の医師、書家。
¶眼科([生]延享3(1746)年)，人名，長崎遊

瀬木本雄 せぎもとお
明治7(1874)年10月6日～？
明治～大正期の眼科医。
¶渡航

関本国太郎 せきもとくにたろう
明治6(1873)年～昭和14(1939)年
明治～昭和期の軍医。
¶姓氏愛知

関本健治 せきもとけんじ
明治16(1883)年9月2日～昭和45(1970)年1月10日
昭和期の鍼灸医、教育者。宮崎県立盲学校初代校長。
¶視覚([没]1970年1月)，世紀，日人，宮崎百

関本重長 せきもとしげなが
慶長15(1610)年～延宝4(1676)年

江戸時代前期の医師。
¶人名

瀬木本立 せぎもとたつ
？ ～
大正期の東京帝国大学セツルメント参加者。
¶社史

関本英子 せきもとひでこ
明治42(1909)年～昭和56(1981)年
大正～昭和期の小児科医。
¶愛知女

関谷外吉 せきやそときち
明治28(1895)年～昭和56(1981)年
大正～昭和期の医師。
¶姓氏宮城

関屋致鶴 せきやちかく
？ ～文政13(1830)年
江戸時代の医師、儒者。陸奥二本松藩医。
¶国書([没]文政13(1830)年4月19日)，人名，日人

関谷透 せきやとおる
昭和6(1931)年7月19日～
昭和～平成期の医師。初台関谷クリニック院長。サラリーマンのストレス病に関する草分け的な存在。著書に「管理者教科書」など。
¶現執3期，現執4期

関屋嶺南 せきやれいなん
？ ～天保2(1831)年6月26日
江戸時代後期の医師。
¶国書

関寛 せきゆたか
→関寛斎(せきかんさい)

関余作 せきよさく
明治7(1874)年6月12日～昭和37(1962)年11月5日
明治～昭和期の医師。
¶岡山歴

瀬木嘉一 せぎよしかず
明治24(1891)年7月25日～昭和49(1974)年8月20日
大正～昭和期の放射線医学者。内分泌学のレントゲン学的研究、日本レントゲン協会を設立。達意の文章は有名。
¶科学，近医，現情，人名7，世紀，日人

瀬在幸安 せざいゆきやす
昭和5(1930)年4月7日～
昭和～平成期の医師。専門は、心臓外科学。日本大学総長。
¶現執4期

是心軒一滴 ぜしんけんいっちょう
寛政12(1800)年～慶応2(1866)年
江戸時代末期の医師、華道師範(松月堂古流)。京都で小野門跡の侍医を務めた。
¶国書([没]慶応2(1866)年4月27日)，人名，日人

膳所正威 ぜぜまさたけ
明治31(1898)年～昭和31(1956)年
大正～昭和期の医師。大分県医師会長。
¶大分歴

瀬田孝一 せたこういち
明治43(1910)年～平成16(2004)年
大正～平成期の医師。外科。
¶近医

瀬田修平 せたしゅうへい
明治29(1896)年4月23日～昭和38(1963)年6月4日
大正～昭和期の内科医学者、体育功労者。東京大学教育学部教授。日本ボート界に尽力。
¶近医，現情，人名7，世紀，日人

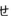

説田てる せつだてる
明治12(1879)年～昭和44(1969)年
明治～昭和期の眼科医。
¶愛知女

瀬戸喜重郎 せときじゅうろう
明治5(1872)年～昭和14(1939)年
明治～昭和期の医師。
¶姓氏神奈川

瀬戸口孝夫 せとぐちたかお
大正11(1922)年～平成22(2010)年
昭和～平成期の医師。専門は解剖学。
¶近医

瀬戸玄博 せとげんぱく
安永3(1774)年～天保13(1842)年
江戸時代後期の医師。
¶御殿場

瀬戸末吉 せとすえきち
安政6(1859)年12月20日～明治25(1892)年1月29日
江戸時代末期・明治期の薬剤師。花王石鹸考案者。
¶飛騨

瀬戸糾 せとただし
明治20(1887)年～昭和34(1959)年
明治～昭和期の医師。眼科。
¶近医

瀬戸八郎 せとはちろう
明治32(1899)年6月15日～昭和58(1983)年7月16日
大正～昭和期の医師。専門は解剖学。
¶科学，近医

瀬戸文雄 せとふみお
明治32(1899)年～昭和41(1966)年
大正～昭和期の医師。眼科。
¶近医

瀬戸良伯 せとりょうはく
寛延2(1749)年～文化2(1805)年
江戸時代後期の医師。
¶御殿場

銭本三千年 ぜにもとみちとし
昭和5(1930)年7月19日～
昭和期の記者、テレビ番組解説者。
¶視覚

瀬沼利氏 せぬまとしうじ
明治12(1879)年6月13日～大正15(1926)年11月28日
明治～大正期の東京府西秋留村長。周辺の4町村とともに阿伎留組合病院を開設。
¶世紀、日人

瀬尾貞信 せのおさだのぶ
→瀬尾貞信（せおさだのぶ）

妹尾左知丸 せのおさちまる
大正4(1915)年～平成19(2007)年
昭和～平成期の医師。専門は病理学。
¶近医

妹尾遊玄（瀬尾又玄） せのおゆうげん
文政12(1829)年7月15日～明治29(1896)年11月25日
江戸時代末期～明治期の医師。倉敷の開業医。種痘の実施に努めた。
¶岡山歴（瀬尾又玄）、洋学

瀬尾雄三 せのおゆうぞう
明治8(1875)年7月10日～大正6(1917)年9月10日
㊟瀬尾雄三《せおゆうぞう》
明治～大正期の医家。内科学、黴菌学、血清学を研究。
¶近医（せおゆうぞう）、人名、世紀、渡航（せおゆうぞう）、新潟百別（せおゆうぞう）、日人

瀬木せき せのきせき
明治15(1882)年11月5日～昭和43(1968)年2月16日　㊟瀬木せき《せぎせき》、瀬木せき子《せぎせきこ》
大正～昭和期の医師。瑞穂短期大学学長。女医として夫とともに眼科病院を経営。
¶愛知女（せぎせき　㊥1883年）、女性、女性普、姓氏愛知（瀬木せき子　せぎせきこ）

瀬之口隆章 せのくちたかあき
寛政10(1798)年～天保12(1841)年
江戸時代後期の医師。
¶長崎遊

瀬之口隆利 せのくちたかとし
宝永1(1704)年～宝暦11(1761)年
江戸時代中期の外科医。
¶長崎遊、宮崎百

瀬之口隆昌 せのくちたかまさ
宝暦8(1758)年～文政10(1827)年
江戸時代後期の医師。
¶長崎遊

瀬辺恵鎧 せべえいがい
昭和期の薬理学者。
¶近医

瀬間福一郎 せまふくいちろう
明治10(1877)年～昭和37(1962)年
明治～昭和期の鍼灸師、教育者。失明軍人のための訓盲所で指導にあたる。
¶群馬人（㊥明治10(1877)年12月4日）、視覚（㊥明治10(1877)年12月）、姓氏群馬

施薬院秀隆 せやくいんしゅうりゅう
天正1(1573)年～天正18(1590)年　㊟施薬院秀隆《せやくいんひでたか、やくいんひでたか》
安土桃山時代の医師。豊臣氏家臣。
¶姓氏京都、戦国（やくいんひでたか）、戦人（やくいんひでたか　生没年不詳）、日人

施薬院全宗 せやくいんぜんそう
→施薬院全宗（やくいんぜんそう）

施薬院宗伯 せやくいんそうはく
天正4(1576)年～寛文3(1663)年　㊟丹波宗伯《たんばそうはく》
安土桃山時代～江戸時代前期の医師。
¶朝日（㊧寛文3年7月25日(1663年8月27日)）、新潮（㊧寛文3(1663)年7月25日）、人名（丹波宗伯　たんばそうはく　㊥？）、姓氏京都、徳川臣、日人

施薬院秀隆 せやくいんひでたか
→施薬院秀隆（せやくいんしゅうりゅう）

世良彰雄 せらあきお
明治40(1907)年1月19日～昭和58(1983)年8月22日
昭和期の教育者。
¶視覚

世良完介 せらかんすけ
明治30(1897)年～昭和58(1983)年
大正・昭和期の法医学者。
¶科学（㊥1897年(明治30)2月8日　㊧1983年(昭和58)3月15日）、熊本人

瀬良好澄 せらよしずみ
大正3(1914)年～平成14(2002)年
昭和～平成期の医師。内科（結核病学）。
¶近医

瀬良好太 せらよした
明治11(1878)年4月19日～昭和39(1964)年12月28日
明治～昭和期の薬化学者。
¶渡航

芹沢勝助 せりざわかつすけ
大正4(1915)年6月27日～平成10(1998)年12月13日
昭和期の教育者。失明傷痍軍人教育所講師。
¶視覚

芹沢長介 せりざわちょうすけ
大正8(1919)年10月21日～
昭和期の考古学者。東北福祉大学教授、東北大学教授。石器時代研究の第一人者。日本にも前期石器文化（3万年以前）があり、原人がいたと主張。
¶現朝、現執1期、現執2期、現執3期、現執4期、

現情，新潮，世紀，日人，マス89

芹沢茂登子 せりざわもとこ
昭和5（1930）年4月3日～平成10（1998）年9月24日
昭和～平成期のテープ雑誌編集者。
¶視覚

芹田静所 せりたせいしょ
寛政8（1796）年～明治23（1890）年
江戸時代末期～明治期の播磨姫路藩医。
¶藩臣5

瀬脇寿雄 せわきとしお
？ ～大正8（1919）年
明治～大正期の医学者。
¶渡航

千呆性侒 せんがいしょうあん
明・崇禎9（1636）年～宝永2（1705）年2月1日
[別]性侒《しょうあん》，千呆性侒《せんぱいしょうあん》
江戸時代前期～中期の黄檗宗の僧。万福寺6世。天和の飢饉では窮民に粥を施した。
¶国書，人名（せんぱいしょうあん），日人，仏教，仏人（性侒　しょうあん）

扇谷明 せんごくあきら
昭和20（1945）年～平成22（2010）年
昭和～平成期の医師。専門は精神科、てんかん学。
¶近医

千田嘉吉 せんだかきち
？ ～明治25（1892）年5月18日
明治期の留学生。医学を学ぶためにアメリカに留学。
¶海越，海越新

千田玄智（千田玄知） せんだげんち
寛文3（1663）年～享保14（1729）年
江戸時代中期の侍医。
¶国書（[生]慶安4（1651）年　[没]享保2（1717）年3月4日），人名（千田玄知），日人

千田重男 せんだしげお
大正12（1923）年12月10日～
昭和～平成期の薬学者。岐阜薬科大学教授。
¶現情

千田信行 せんだのぶゆき
大正2（1913）年～平成9（1997）年
昭和～平成期の医師。内科。
¶近医

千田米蔵 せんだよねぞう
昭和4（1929）年3月11日～平成17（2005）年2月27日
昭和～平成期の教育者。
¶視覚

善那 ぜんな
生没年不詳
飛鳥時代の医師。
¶日人

千名裕 せんなゆたか
昭和6（1931）年1月14日～
昭和～平成期の話し方教育専門家。話し方教育センター所長。看護者教育にも尽力。著書に「ナースの表現技能」「話し方入門」など。
¶現執3期

千野乾弘 せんのかたひろ
元文5（1740）年～安永5（1776）年1月28日
江戸時代中期の医師、和算家。
¶国書，数学

千野良岱 せんのりょうたい
寛延3（1750）年～文化13（1816）年10月
江戸時代中期～後期の医師。
¶国書

千呆性侒 せんぱいしょうあん
→千呆性侒（せんがいしょうあん）

泉波元杏 せんはげんきょう★
生没年不詳
江戸時代末期の鍼医。
¶秋田人2

千波梧楼 せんばごろう
明治11（1878）年～昭和36（1961）年
明治～昭和期の医師。
¶大分歴

善祐 ぜんゆう
生没年不詳
戦国時代の天台宗の僧。
¶精医

善養寺浩 ぜんようじひろし
大正7（1918）年～平成14（2002）年
昭和～平成期の医師。専門は細菌学。
¶近医

浅竜庵細道 せんりゅうあんほそみち
明和2（1765）年～天保12（1841）年閏1月20日
江戸時代中期～後期の狂歌作者・医師。
¶国書

千柳亭綾彦 せんりゅうていあやひこ
→千柳亭唐麿（せんりゅうていからまる）

千柳亭唐麿 せんりゅうていからまる
＊～元治1（1864）年　[別]千柳亭綾彦《せんりゅうていあやひこ》
江戸時代後期の医師、狂歌師。陸奥仙台藩医。
¶国書（千柳亭綾彦　せんりゅうていあやひこ　[生]寛政5（1793）年4月25日　[没]元治1（1864）年5月5日），人名（[生]1788年），日人（[生]1793年），和俳（[生]天明8（1788）年）

千林尼 せんりんに
＊～明治2（1869）年
江戸時代末期～明治期の尼僧。各所に通じる道路に石畳を敷く大事業を行い、粗衣粗食で浄財を集め、社会事業に尽力。
¶朝日（[生]？　[没]明治2（1869）年5月12日），江表（千林尼（山口県）），女性（[生]文化7（1810）年

[没]明治2 (1869) 年5月12日), 女性普 ([生]文化7 (1810) 年　[没]明治2 (1869) 年5月12日), 日人 ([生]1810年?), 幕末 ([生]1806年　[没]1869年6月21日), 幕末大 ([生]文化3 (1806) 年　[没]明治2 (1869) 年5月12日), 仏人 ([生]1810年?), 山口百 ([没]1869年頃)

【そ】

草加蓮渓　そうかれんけい
江戸時代中期の医師。
¶人名, 日人 (生没年不詳)

曽愿　そうげん
生没年不詳
江戸時代後期の本草家・医師。
¶国書

宗斎　そうさい
江戸時代末期の大和郡山の医師、愛陶家。
¶人名

宗舜　そうしゅん
江戸時代の讃岐の医師、愛陶家。
¶人名

宗清寧　そうせいねい
文政3 (1820) 年～明治28 (1895) 年
江戸時代後期～明治期の医師、俳人。
¶大分歴

曽占春　そうせんしゅん
宝暦8 (1758) 年～天保5 (1834) 年2月20日　[別]曽占春《そせんしゅん》, 曽槃, 曹槃《そうはん》
江戸時代中期～後期の本草学者、医師、通事。著作に「成形図説」「本草綱目纂疏」「国史草木昆虫攷」など。
¶朝日 ([没]天保5年2月20日 (1834年3月29日)), 江文 (曽槃　そうはん), 科学, 近世 (曽槃　そうはん), 国史 (曽槃　そうはん), 国書 (曽槃　そうはん), コン改 (そせんしゅん), コン4 (そせんしゅん), コン5 (そせんしゅん), 薩摩 (曹槃　そうはん), 史人 (曽槃　そうはん), 庄内 ([没]天保5 (1834) 年2月21日), 植物, 新潮, 人名, 姓氏鹿児島 (曽槃　そうはん), 日人, 洋学 ([生]宝暦6 (1756) 年)

左右田徳郎　そうだとくろう
明治27 (1894) 年3月1日～昭和57 (1982) 年8月4日
大正～昭和期の生化学者。東京帝国大学教授、昭和医大教授。著作に「生化学講話」。
¶科学, 科技, 現情 ([没]1983年8月4日), 新潮, 世紀, 日人

宗田一　そうだはじめ
大正10 (1921) 年3月1日～平成8 (1996) 年7月7日
昭和～平成期の医史学者。日本医史学会常任理事、日本医学文化保存会評議員。薬学史、医療文化史を研究。著書に「近代薬物発達史」など。蘭学資料研究会理事もつとめる。
¶科学, 近医, 現朝, 史研, 世紀, 日人

宗知英　そうともひで
昭和29 (1954) 年10月13日～
昭和～平成期の編集者、生活訓練指導者。
¶視覚

曽槃 (曹槃)　**そうはん**
→曽占春 (そうせんしゅん)

相馬智　そうまさとる
昭和5 (1930) 年～昭和59 (1984) 年
昭和期の医師。外科。
¶近医

相馬遷子　そうませんし
明治41 (1908) 年10月15日～昭和51 (1976) 年1月19日　[別]遷子《せんし》, 相馬富雄《そうまとみお》
昭和期の俳人。「鶴」に参加。句集に「山国」「雪嶺」「山河」など。
¶近医 (相馬富雄　そうまとみお), 近文, 現情, 現俳 ([生]1908年10月19日), 新文, 世紀, 姓氏長野, 長野歴, 日人, 俳句 (遷子　せんし), 俳文, 北海道百 ([生]明治45 (1912) 年), 北海道歴 ([生]明治45 (1912) 年)

相馬泰三　そうまたいぞう
明治18 (1885) 年12月29日～昭和27 (1952) 年5月15日
大正期の小説家。作品に「田舎医師の子」「荊棘の道」など。「奇蹟」を創刊。
¶近文, 幻作, 現情, 幻想, コン改, コン4, コン5, 児作, 児文, 小説 ([生]明治18 (1885) 年2月29日), 新宿, 新潮, 新文, 人名7, 世紀, 全書, 新潟人 ([没]昭和27年5月), 新潟百, 日児, 日人, 文学

相馬富雄　そうまとみお
→相馬遷子 (そうませんし)

相馬誠胤　そうまともたね
嘉永5 (1852) 年～明治25 (1892) 年
江戸時代末期～明治期の相馬藩主、子爵。
¶維新, 諸系, 精医, 日人, 藩主1 ([生]嘉永5 (1852) 年8月5日　[没]明治25 (1892) 年2月25日)

相馬又二郎 (相馬又次郎)　**そうままたじろう**
明治7 (1874) 年8月18日～大正10 (1921) 年7月13日
明治～大正期の産婦人科医。三井慈善病院婦人科長、東京帝国大学医科教授などを務めた。
¶科学, 近医, 人名, 世紀, 渡航 (相馬又次郎), 日人

宗盛員　そうもりかず
生没年不詳
鎌倉時代の医師。
¶日人

宗谷真　そうやしん
→宗谷真爾 (そうやしんじ)

宗谷真爾　そうやしんじ
大正14 (1925) 年12月25日～平成3 (1991) 年4月22日　[別]宗谷真《そうやしん》
昭和～平成期の小説家、医師。小児科。医師仲間

の同人誌「城砦」などに参加。小説「鼠浄土」評論「写楽絵」など多岐に渡る。
¶近医（宗谷真　そうやしん），近文，幻作，現執2期，現情，幻想，作家，小説，世紀，日人

宗与 そうよ
生没年不詳
医師。
¶国書

添川正夫 そえかわまさお
明治41（1908）年5月28日～平成4（1992）年5月25日
昭和～平成期の畜産学者、北里研究所名誉部長。専門は獣医微生物学。
¶科学

副島侃二 そえじまかんじ
明治35（1902）年4月17日～昭和39（1964）年8月2日
昭和期の歯科医学者。満鉄公主嶺医院長などを歴任。県立鹿児島医科大学教授。
¶人名7，世紀，日人

副島予四郎 そえじまよしろう
明治13（1880）年～昭和12（1937）年
明治～昭和期の外科医。
¶近医

副島廉次 そえじまれんじ
明治28（1895）年～昭和53（1978）年
大正～昭和期の医師。青森県立青森病院長。
¶青森人

副田あけみ そえだあけみ
昭和25（1950）年11月11日～
昭和～平成期の社会福祉学者。東京都立大学人文学部社会福祉学科教授。
¶現執4期

添田紀三郎 そえだきさぶろう
明治42（1909）年～昭和46（1971）年
昭和期の医師、エッセイスト。
¶高知人

添田道周 そえだどうしゅう
宝暦13（1763）年～文政6（1823）年
江戸時代後期の本草学者。
¶長崎遊，洋学

添田芳三郎 そえだよしさぶろう
安政2（1855）年～昭和3（1928）年
明治～昭和期の医師。
¶愛媛，愛媛百（㊤安政2（1855）年5月21日　㊦昭和3（1928）年7月20日）

曽我鏗爾 そがこうじ
明治2（1869）年9月16日～？
明治期の看護婦。看護付添いで渡米、看護研修のため渡英。日赤看護婦の自費留学第1号。
¶海越，海越新

曽我藤太郎 そがとうたろう
明治4（1871）年4月18日～大正4（1915）年10月6日

明治・大正期の薬局経営者。
¶町田歴

十亀史郎 そがめしろう
昭和7（1932）年～昭和60（1985）年
昭和期の医師。精神科。
¶近医

鼠禅 そぜん
→宮本叔（みやもとしゅく）

曽占春 そせんしゅん
→曽占春（そうせんしゅん）

曽田嘉伊智 そだかいち
慶応3（1867）年～昭和37（1962）年3月28日　㊙曽田嘉伊智郎《そだかいちろう》
大正～昭和期の福祉活動家。
¶世紀，姓氏山口，日人，兵庫人（曽田嘉伊智郎そだかいちろう）

曽田嘉伊智郎 そだかいちろう
→曽田嘉伊智（そだかいち）

曽田共助 そだきょうすけ
明治18（1885）年10月20日～昭和38（1963）年7月5日
明治～昭和期の医師・郷土史研究家。
¶福岡百

曽田鷹之助 そだたかのすけ
～昭和38（1963）年
昭和期の医師。
¶山口人

曽田長宗 そだたけむね
明治35（1902）年5月19日～昭和59（1984）年6月20日
昭和期の公衆衛生学者。国立公衆衛生院長、台北帝国大学教授。「衛生統計」を初め、日本の公衆衛生向上に貢献。国民皆保険の医療制度の確立に貢献。
¶科学，近医，現情，現人，現日，社史，新潮，世紀，日人

曽谷伝 そだけいでん
→曽谷伯庵（そだにはくあん）

曽谷慶祐 そだにけいゆう
安土桃山時代の医師。
¶人名，日人（生没年不詳）

曽谷玄鳳 そだにげんほう，そたにげんほう
？　～宝永7（1710）年
江戸時代中期の奥医師。
¶神奈川人，姓氏神奈川（そたにげんほう）

曽谷寿仙 そだにじゅせん
天文15（1546）年～慶長19（1614）年
安土桃山時代～江戸時代前期の医師。
¶国書（㊤慶長19（1614）年11月8日），人名，日人

曽谷宗祐 そだにそうゆう
天文8（1539）年～*
安土桃山時代～江戸時代前期の医師。

曽谷伯庵 そだにはくあん
慶長3(1598)年〜* ㊞曽谷慶伝《そだにけいでん》,曽谷伯庵《そやはくあん》
江戸時代前期の医師、伯庵茶碗の伝来者。
¶人名(曽谷慶伝 そだにけいでん ㊞1652年),人名(㊥1569年 ㊞1630年),茶道(そやはくあん ㊞1653年),日人(㊞1652年)

曽田佳松 そたよしまつ
明治21(1888)年〜昭和28(1953)年
大正〜昭和期の薬用人参の栽培上の変革者。
¶島根歴

楚竹 そちく
生没年不詳
江戸時代中期の狂歌作者・医師。
¶国書

蘇提売 そてめ
生没年不詳
奈良時代の女性。石見国の人。貧民救済で知られる。
¶女性, 日人

曽根魁助 そねかいすけ
天保13(1842)年4月7日〜大正5(1916)年1月1日
江戸時代後期〜大正期の弓道家、外科医師。
¶弓道

曽根田郁夫 そねだいくお
大正14(1925)年2月1日〜平成7(1995)年5月6日
昭和〜平成期の官僚、政治家。厚生省事務次官、参議院議員。
¶現執2期, 現政, 政治

曽根田恭男 そねだやすお
明治23(1890)年〜昭和45(1970)年
昭和期の政治家。大磯町長、医師。
¶神奈川人

曽根潮児 そねちょうじ
大正12(1923)年〜平成15(2003)年
昭和〜平成期の医師。専門は解剖学。
¶近医

曽根原魯卿 そねはらろけい
*〜文化8(1811)年6月14日
江戸時代中期〜後期の漢詩人、医師。
¶庄内(㊞寛延2(1749)年), 山形百(㊞寛延3(1750)年)

曽根祐磧 そねゆうせき
生没年不詳
安土桃山時代の医師。
¶姓氏京都

園(宮城県) その★
宝暦1(1751)年〜文政13(1830)年
江戸時代中期〜後期の女性。福祉。古川の佐々木真市尚徳の娘。
¶江表(園(宮城県))

園井東庵 そのいとうあん
享保3(1718)年〜天明6(1786)年
江戸時代中期の摂津麻田藩医。
¶人名(㊞1787年), 藩臣5(㊞宝永7(1710)年頃)

園子(栃木県) そのこ★
江戸時代後期の女性。医師。吉沢の漢方医吉原昌碩の妻。天保頃に開業した。
¶江表(園子(栃木県))

園女 そのじょ
→園女(そのめ)

園田直 そのだすなお
大正2(1913)年12月11日〜昭和59(1984)年4月2日
昭和期の政治家。衆議院議員(自民党)、衆議院副議長。厚生相をつとめ水俣病、イタイイタイ病を公害病と認定。日中平和友好条約に外相として調印。
¶熊本百(㊞大正2(1913)年12月21日), 現朝, 現執2期, 現情, 現人, 現日, コン4, コン5, 新潮, 世紀, 政治, 日人, 陸海

園田孝夫 そのだたかお
昭和6(1931)年7月29日〜平成22(2010)年4月29日
昭和〜平成期の医師。泌尿器科。
¶科学, 近医

園田兵助 そのだひょうすけ
元治元(1864)年〜昭和9(1934)年
明治〜昭和期の獣医。枕崎養豚組合長など歴任。
¶薩摩

園田真人 そのだまこと
大正15(1926)年3月10日〜
昭和〜平成期の衛生学者。福岡県宗像保健所所長。公衆衛生学、臨床栄養学を研究。著書に「医の目鷹の目」「健康歳時記」など。
¶現執3期

園田雅代 そのだまさよ
昭和30(1955)年2月12日〜
昭和〜平成期の臨床心理士。創価大学教育学部教授。
¶現執4期

園田洋一 そのだよういち
昭和32(1957)年11月7日〜
昭和〜平成期のシンクタンク研究員。産業労働研究所に入り、主任研究員などを務める。著書に「福利厚生運営のポイント」。
¶現執3期, 現執4期

園女 そのめ
寛文4(1664)年〜享保11(1726)年4月20日 ㊞園女《そのじょ》,斯波園女《しばそのじょ, しばそのめ》,度会園女《わたらいそのめ》
江戸時代中期の女性。俳人。
¶朝日(斯波園女 しばそのじょ ㊞享保11年4月20日(1726年5月21日)), 岩史(斯波園女

しばそのじょ), 江表(園女(東京都)), 眼科, 国書, 国書(そのじょ 生没年不詳), コン4(斯波園女 しばそのじょ), コン5(斯波園女 しばそのじょ), 詩歌(そのじょ [生]?), 詩作(斯波園女 しばそのめ), 史人, 女史(斯波園女 しばそのめ), 女性(斯波園女 しばそのじょ), 新潮, 人名(斯波園女 しばそのじょ), 世人(斯波園女 しばそのめ), 全書, 大百, 日女(斯波園女 しばそのめ), 日人(斯波園女 しばそのじょ), 俳諧(そのじょ [生]?), 俳句(そのじょ), 俳文, 百科, 和俳

蘇白坊 そはくぼう
元禄14(1701)年〜安永4(1775)年
江戸時代中期の俳人、医師。
¶高知人

祖父江逸郎 そぶえいつろう
大正10(1921)年3月19日〜
昭和〜平成期の神経内科学者。名古屋大学教授、国立療養所中部病院院長。
¶現情

染谷四郎 そめやしろう
大正2(1913)年5月11日〜平成16(2004)年
昭和〜平成期の公衆衛生学者。国立公衆衛生院教授。
¶近医, 現情

染谷洋子 そめやようこ
昭和26(1951)年7月14日〜平成18(2006)年6月18日
昭和〜平成期の図書館職員。
¶視覚

曽谷伯庵 そやはくあん
→曽谷伯庵(そだにはくあん)

空井健三 そらいけんぞう
昭和6(1931)年〜平成19(2007)年
昭和〜平成期の医師。専門は心理学(臨床心理学、犯罪心理学)。
¶近医

曽和信一 そわしんいち
昭和26(1951)年1月1日〜
昭和〜平成期の社会福祉学者。四条畷学園短期大学教授。
¶現執4期

【た】

たい(大阪府) たい
[別]赤松たい子《あかまつたいこ》
江戸時代後期〜末期の医師。
¶江表(たい(大阪府)), 大阪人(赤松たい子 あかまつたいこ 生没年不詳)

泰庵 たいあん
〜文久1(1861)年
江戸時代後期〜末期の医師、俳人。
¶俳句

大雄寺周謙 だいおうじしゅうけん
生没年不詳
江戸時代末期の医師。
¶飛騨

大工原秀子 だいくはらひでこ
昭和7(1932)年〜
昭和〜平成期の老人問題評論家、保健婦。ナーシング・アート・アカデミー代表。著書に「老年期の性」「人生80年どう生きるか」など。
¶現執3期

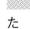

大光寺左馬助 だいこうじさまのすけ
? 〜寛永17(1640)年
安土桃山時代〜江戸時代前期の三河国の外科医の2男。
¶青森人

泰善 たいぜん
生没年不詳
平安時代前期の平城元興寺三論宗の学僧。文殊会を開催し貧病者の救済にあたった。
¶国史, 古中, 日人, 仏史

大善 だいぜん
平安時代後期の医僧。
¶人名, 日人(生没年不詳)

田井為七 たいためしち
明治27(1894)年11月8日〜昭和49(1974)年12月30日
大正〜昭和期の社会運動家、鍼灸師。共産党大阪地方委員長。
¶社運, 社史

泰道三八 たいどうさんぱち
昭和20(1945)年1月31日〜
昭和〜平成期の政治家。衆議院議員、コスモ信用組合理事長、エスエス製薬会長。
¶政治

大導寺元一 だいどうじもといち
明治7(1874)年〜昭和27(1952)年
明治〜昭和期の獣医、今治市長。
¶愛媛

大堂他人 だいどうたひと
明治44(1911)年8月29日〜昭和59(1984)年5月22日
昭和期の教育者。
¶視覚

大道長安 だいどうちょうあん
天保14(1843)年4月1日〜明治41(1908)年6月15日
明治期の仏教運動家。救世教を創始。東京に本部会館設立、孤児院経営等の社会事業を行う。
¶朝日([生]天保14年4月1日(1843年4月30日)), 近現, 国史, コン改, コン5, 史人, 人書94, 新潮, 人名, 哲学, 新潟百別, 日人, 仏教, 仏人

大藤敏三 だいとうとしぞう
明治34(1901)年～平成11(1999)年
大正～平成期の医師。耳鼻咽喉科。
¶近医

大場久八(大場の久八) だいばのきゅうはち
文化11(1814)年～明治25(1892)年
江戸時代末期～明治期の侠客。安政の大地震の時義援金で窮民を救う。晩年仁侠を離れる。
¶朝日([没]明治25(1892)年12月3日), 静岡歴(大場の久八), 姓氏静岡, 日人, 幕末(大場の久八), 幕末大(大場の久八)

た

当麻鴨継 たいまのかもつぐ
？～貞観15(873)年 [別]当麻鴨継《たぎまのかもつぐ》,当麻真人鴨継《たいまのまひとかもつぐ》
平安時代前期の官医。
¶古人(たぎまのかもつぐ [生]?), 古代(当麻真人鴨継 たいまのまひとかもつぐ), 古代普(当麻真人鴨継 たいまのまひとかもつぐ [生]?), 人名, 日人, 平史

当麻真人鴨継 たいまのまひとかもつぐ
→当麻鴨継(たいまのかもつぐ)

戴曼公 たいまんこう
明・万暦24(1596)年～寛文12(1672)年 [別]性易《しょうえき》,独立《どくりゅう》,独立性易《どくりつしょうえき,どくりゅうしょうえき》
江戸時代前期の明からの渡来医。抗州仁和県生まれ。
¶朝日([生]万暦24年2月19日(1596年3月17日) [没]寛文12年11月6日(1672年12月24日)), 近世(独立性易 どくりゅうしょうえき), 国史(独立性易 どくりゅうしょうえき), 国書(独立性易 どくりゅうしょうえき [生]明の万暦24(1596)年2月19日 [没]寛文12(1672)年11月6日), コン改, コン4, コン5, 詩歌([生]1597年), 新潮([生]明・万暦24(1596)年2月19日 [没]寛文12(1672)年11月6日), 人名([生]1597年), 世百, 全書(独立 どくりゅう), 対外(独立性易 どくりゅうしょうえき), 日人(独立性易 どくりゅうしょうえき), 仏教(独立性易 どくりゅうしょうえき [生]明・万暦24(1596)年2月19日 [没]寛文12(1672)年11月6日), 仏史(独立性易 どくりゅうしょうえき), 仏人(性易 しょうえき), 歴大(独立性易 どくりつしょうえき)

大門徳久 だいもんのりひさ
昭和3(1928)年11月2日～
昭和期の実業家。厚生出版社代表取締役。
¶現執2期

平帰一 たいらきいち
*～明治6(1873)年12月22日
江戸時代後期～明治期の洋学者・医師。
¶科学([生]文政7(1824)年), 国書([生]?)

平重忠 たいらしげただ
昭和29(1954)年3月10日～
昭和～平成期の公務員、東京都職員。
¶視覚

平良淳栄 たいらじゅんえい
明治14(1881)年～大正4(1915)年
明治～大正期の医師。
¶姓氏沖縄

平良真順 たいらしんじゅん
明治7(1874)年11月21日～昭和47(1972)年11月27日
明治～昭和期の医師。
¶沖縄百, 社史, 姓氏沖縄

平良進 たいらすすむ
明治44(1911)年3月24日～昭和52(1977)年10月22日
昭和期の歯科医師。沖縄歯科医師会会長。
¶沖縄百

平良肇 たいらはじめ
明治37(1904)年～昭和20(1945)年
昭和期の医師。
¶沖縄百

田内千鶴子 たうちちづこ,たうちちずこ
大正1(1912)年～昭和43(1968)年10月31日
[別]田内千鶴子《たのうちちづこ》
大正・昭和期の木浦共生園園長。
¶高知人, 高知先(たのうちちづこ [生]明治44年10月31日), 女史(たうちちずこ), 女性(たうちちずこ [生]明治44(1911)年頃), 女性普(たうちちずこ [生]明治44(1911)年頃), 世紀(たのうちちづこ), 日人(たうちちずこ [生]大正1(1912)年10月30日 [没]昭和43(1968)年10月30日)

田内久 たうちひさし
大正2(1913)年10月13日～平成18(2006)年6月7日
昭和～平成期の病理学者、名古屋大学名誉教授。専門は実験病理学、老年医学。
¶科学

田内雅規 たうちまさき
昭和24(1949)年1月21日～
昭和期の視覚障害研究者、点字ブロック評価法・音響信号機開発者。
¶視覚

田浦直 たうらただし
昭和12(1937)年4月5日～
昭和～平成期の医師、政治家。参議院議員、田浦皮膚科医院院長。
¶現政

田岡寿 たおかとし
→田岡寿子(たおかとしこ)

田岡寿子 たおかとしこ
明治5(1872)年～大正12(1923)年 [別]田岡寿《たおかとし》
明治～大正期の社会福祉事業家。
¶高知人, 高知百(田岡寿 たおかとし)

高井鴻山 たかいこうざん
文化3(1806)年～明治16(1883)年

江戸時代末期～明治期の豪農、文人。儒学・書画・国学・蘭学を学び帰省、窮民を救済。塾を開設。
¶維新，浮絵，郷土長野，近現，近世，国史，国書（[没]明治16（1883）年2月6日），コン改，コン4，コン5，史人（[没]1883年2月6日），人書94，新潮（[没]明治16（1883）年2月6日），人名，姓氏長野，長野百，長野歴，日人，幕末（[没]1883年2月16日），幕末大（[没]明治16（1883）年2月16日），歴大

高石昇 たかいしのぼる
昭和3（1928）年～
昭和～平成期の医師。高石クリニック院長。専門は精神医学。企業の精神衛生コンサルタントも務める。
¶現執3期

高石昌弘 たかいしまさひろ
昭和4（1929）年3月16日～
昭和期の医師、健康教育学者。東京大学教授、大妻女子大学人間生活科学研究所所長。
¶現執1期，現執2期

高井修道 たかいしゅうどう
大正5（1916）年9月21日～平成10（1998）年
昭和～平成期の泌尿器科学者。横浜市立大学教授。
¶近医，現情

高井泰造 たかいたいぞう
天保6（1835）年～明治3（1870）年
江戸時代末期～明治期の医師。長門四本松藩藩医。緒方洪庵の適塾で学び、馬関戦争に従軍。
¶洋学

高井俊夫 たかいとしお
明治36（1903）年～平成9（1997）年
大正～平成期の医師。小児科。
¶近医

高井豊子 たかいとよこ
昭和24（1949）年7月19日～
昭和期の眼科医。
¶飛驒

高井秀典 たかいひでのり
昭和24（1949）年6月5日～
昭和期の医師。高井整形外科眼科医院理事長。
¶飛驒

高井正芳 たかいまさよし
生没年不詳
江戸時代後期の本草家。
¶国書

高井盛策 たかいもりさく
明治4（1871）年4月21日～昭和15（1940）年2月9日
明治～昭和期の医師。高山町の自治功労者。
¶飛驒

高井盛武 たかいもりたけ
明治44（1911）年～昭和19（1944）年
大正・昭和期の陸軍軍医中佐。
¶飛驒

高尾篤良 たかおあつよし
大正14（1925）年～平成18（2006）年
昭和～平成期の医師。小児科（小児循環器病学）。
¶近医

高岡元真 たかおかげんしん
天保14（1843）年～大正9（1920）年
明治～大正期の医家。私立熊本医学校を設立し熊本県の医育に貢献。
¶学校（[生]天保14（1843）年4月8日　[没]大正9（1920）年1月4日），人名，日人

高岡専太郎 たかおかせんたろう
明治18（1885）年2月16日～昭和38（1963）年5月19日
明治～昭和期の移民医（海外医療活動）。
¶秋田人2，近医

高尾克己 たかおかつみ
明治18（1885）年～昭和31（1956）年
明治～昭和期の医師。内科。
¶近医

高岡善人 たかおかよしと
大正4（1915）年～平成20（2008）年
昭和～平成期の医師。内科。
¶近医

高尾宗沢 たかおそうたく
弘化4（1847）年～大正8（1919）年
江戸時代末期～大正期の新潟医学校医学教師。
¶新潟百別

高尾正徳 たかおまさのり
大正4（1915）年12月21日～平成2（1990）年5月4日
大正～平成期の政治家。県議会議員。
¶視覚，島根歴

高垣昕二 たかがききんじ
大正15（1926）年9月28日～
昭和～平成期の福祉活動家。身体障害者のための私設家庭相談所を開設、障害者の社会参加のために尽力。
¶日人

高垣忠一郎 たかがきちゅういちろう
昭和19（1944）年3月7日～
昭和～平成期の社会学者。専門は臨床心理学、生活指導論。著書に「思春期の心理」など。
¶現執3期，現執4期

高川楽真 たかがわがくしん
寛政5（1793）年～嘉永5（1852）年8月24日
江戸時代後期の医師、漢学者。
¶国書

高木顕 たかぎあきら
大正8（1919）年5月21日～平成3（1991）年9月4日
昭和期の医師。内科、宮内庁皇室医務主幹・皇太后宮侍医長。
¶近医，世紀，日人

高木篤 たかぎあつし
大正7（1918）年1月15日～平成12（2000）年

昭和期の細菌学者。鳥取大学教授。
¶近医，現情

高木郁朗(高木郁郎) **たかぎいくろう**
昭和14(1939)年3月10日～　[別]高畠徹郎《たかばたけてつろう》
昭和～平成期の社会学者。日本女子大学教授。労働問題・医療問題・革新の政策論を中心に執筆。著書に「国際労働運動」「春闘論」など。
¶現執1期(高畠徹郎　たかばたけてつろう)，現執1期，現執2期，現執3期，現執4期，現情(高木郁郎)，世紀，マス89

高木逸磨　たかぎいつま
明治17(1884)年1月24日～昭和35(1960)年12月5日
大正～昭和期の細菌学者，伝染病学者。横浜医科大、市立大学長などを歴任、鼠咬症の研究で有名。
¶科学，神奈川人，近医，現情，人名7，世紀，日人

高木和男　たかぎかずお
明治42(1909)年3月2日～平成16(2004)年
昭和～平成期の栄養学者。専門は公衆栄養学、調理学など。著書に「労働栄養学総説」「食からみた日本史」など。
¶近医，現執2期，現執3期

高木兼寛　たかぎかねひろ,たかきかねひろ
嘉永2(1849)年9月15日～大正9(1920)年4月13日
[別]高木兼寛《たかきけんかん》
明治～大正期の海軍軍医。海軍軍医総監、男爵、貴族院議員。成医会結成、看護婦養成所設立。脚気予防に成功。
¶朝日(たかきかねひろ　[生]嘉永2年9月15日(1849年10月30日))，維新，海越([没]大正9(1920)年4月12日)，海越新([没]大正9(1920)年4月12日)，科学(たかきかねひろ)，鹿児島百(たかきかねひろ)，学校(たかきかねひろ)，近医，近現(たかきかねひろ)，国際，国史(たかきかねひろ)，コン改，コン5，薩摩(たかきかねひろ)，史人，食文([生]嘉永2年9月15日(1849年10月30日))，新潮(たかきかねひろ)，人名，世紀(たかきかねひろ)，姓氏鹿児島，先駆，全書，大百，渡航，日史，日人(たかきかねひろ)，幕末大(たかきかねひろ)，百科，宮崎百(たかきかねひろ(けんかん))，宮崎百一(たかきかねひろ)，明治1(たかきかねひろ)，洋学，陸海，歴大(たかきかねひろ)

高木恭造　たかぎきょうぞう
明治36(1903)年10月12日～昭和62(1987)年10月23日
大正～昭和期の方言詩人、医師。眼科。
¶青森人，青森百，現詩，世紀，東北近，日人

高木桂斉　たかぎけいさい
天保8(1387)年～
南北朝時代の医師。
¶飛驒

高木敬次郎　たかぎけいじろう
大正4(1915)年11月28日～
昭和期の薬学者。鎮痙薬、鎮痛薬、鎮咳薬の研究を行う。医薬分業や薬剤師養成制度の改革にも努めた。
¶科技，現朝，現情，世紀，日人

高木啓太郎〔3代〕　たかぎけいたろう
安政3(1856)年～大正10(1921)年
明治～大正期の医師。
¶青森人

高木玄　たかぎげん
大正11(1922)年～平成2(1990)年
昭和～平成期の官僚。専門は厚生行政。
¶近医

高木兼二　たかぎけんじ,たかきけんじ
明治14(1881)年～大正8(1919)年5月3日
明治～大正期の医師。東京慈恵院医学専門学校教授。
¶近医，人名，世紀，渡航([生]1881年9月9日)，日人(たかきけんじ)

高木憲次　たかぎけんじ
明治21(1888)年2月9日～昭和38(1963)年4月15日
大正～昭和期の整形外科医、整形外科学者。東京帝国大学教授。整肢療護園を開設。レントゲン、スポーツ医学などの面に新領域を開く。
¶科学，科技，教育，近医([生]明治22(1889)年)，現朝，現情，現人，現日，新潮([生]明治22(1889)年2月9日)，人名7([生]1889年)，世紀，日人([生]明治22(1889)年2月9日)

高木健太郎　たかぎけんたろう
明治43(1910)年3月17日～平成2(1990)年9月24日
大正～平成期の生理学者、政治家。名古屋大学教授、参議院議員。
¶科学，近医，現執2期，現政，政治

高木耕三　たかぎこうぞう
明治25(1892)年3月29日～昭和54(1979)年1月7日
明治～昭和期の解剖学者。大阪大学教授。
¶科学，近医，現情

高木貞敬　たかぎさだゆき
大正8(1919)年3月19日～平成9(1997)年10月11日
昭和期の生理学者・嗅覚の神経生理学の国際的権威。
¶科学，近医，群馬人

高木繁夫　たかぎしげお
大正11(1922)年～平成13(2001)年
昭和～平成期の医師。産婦人科。
¶近医

高木繁　たかぎしげる
明治14(1881)年7月20日～昭和21(1946)年
大正～昭和期の泌尿器科学者。医学博士。九州帝国大学初代泌尿器科学初代教授。皮膚疾患治療剤グリテールを創始。
¶科学，近医，人名7，日人

高木俊一郎 たかぎしゅんいちろう，たかぎしゅんいちろう
大正6（1917）年10月1日～平成11（1999）年11月29日
昭和～平成期の医師、児童精神医学者。大阪教育大学教授。
¶科学，近医（たかぎしゅんいちろう），現執1期

高木春山 たかぎしゅんさん
？ ～嘉永5（1852）年2月
江戸時代末期の本草家。博物図譜「本草図説」約200巻を制作。
¶朝日（㋐嘉永5（1852）年12月），江文，国書，新潮，日人（㋑1853年）

高木四郎 たかぎしろう
明治40（1907）年2月13日～昭和43（1968）年2月6日
昭和期の精神分析学者。
¶現情

高樹真二 たかぎしんじ
昭和22（1947）年12月18日～
昭和～平成期のジャーナリスト。「日経メディカル」などに医療関係のレポートを発表。著書に「全国・名医のいる病院」など。
¶現執3期

高木誠司 たかぎせいし，たかぎせいじ
明治27（1894）年4月16日～昭和49（1974）年3月6日
昭和期の薬学者、京都大学名誉教授。電気化学的方法を分析化学に導入。
¶科学，現朝（たかぎせいじ），現情，人名7，世紀，日人

高木仙右衛門 たかぎせんえもん
文政7（1824）年～明治32（1899）年
江戸時代末期～明治期の社会福祉家。潜伏キリシタンの中心人物。自宅を赤痢療養所や孤児院として教導、福祉に献身。
¶朝日（㋐文政7年2月12日（1824年3月12日）㋑明治32（1899）年4月13日），キリ（㋐文政3（1820）年），近現，近世，国史，史人（㋐1824年2月12日 ㋑1899年4月13日），長崎百，日人，歴大

高木外次 たかぎそとじ
明治34（1901）年5月20日～昭和60（1985）年5月15日
大正～昭和期の薬学者、山形大学工学部教授。専門は薬化学。
¶科学，現情

高木逸雄 たかぎとしお
明治19（1886）年10月16日～昭和54（1979）年1月16日
明治～昭和期の生化学者。帝国女子医専（現東邦大学）教授。戦前は澄宮（のち三笠宮崇仁親王）の侍医をつとめた。
¶科学，近医，日人

高木友枝 たかぎともえ
安政5（1858）年～昭和18（1943）年
明治～大正期の医学者、官僚。伝染病研究所・血清薬医院長。阪神地区のペスト撲滅に尽力。
¶科学（㋐1858年（安政5）8月2日 ㋑1943年（昭和18）12月23日），近医，人名7，日人

高木豊三 たかぎとよぞう
嘉永5（1852）年5月17日～大正7（1918）年
明治～大正期の裁判官、弁護士。貴族院議員、日本赤十字社法律顧問。
¶海越（㋐大正7（1918）年3月14日），海越新（㋐大正7（1918）年3月14日），京都府，人名，世紀（㋐大正7（1918）年3月13日），渡航（㋑1918年3月），日人

高木秀雄 たかぎひでお
明治28（1895）年～昭和56（1981）年
大正・昭和期の社会福祉事業家。
¶愛媛

高木博 たかぎひろし
大正10（1921）年8月12日～
昭和期の歯科医。
¶飛騨

高木文一 たかぎぶんいち
明治44（1911）年～昭和39（1964）年
大正～昭和期の医師。専門は病理学。
¶近医

高木真蔭 たかぎまかげ
天保8（1837）年～明治11（1878）年7月24日
江戸時代後期～明治期の医師、神道家。
¶国書

高木昌彦 たかぎまさひこ
大正14（1925）年～平成14（2002）年
昭和～平成期の医師。専門は公衆衛生学。
¶近医，平和

高木鳴鳳 たかぎめいほう
大正3（1914）年5月12日～昭和50（1975）年11月27日
昭和期の書家で歯科医。
¶広島百

高木康敬 たかぎやすゆき
大正10（1921）年2月28日～平成22（2010）年
昭和・平成期の生化学者、分子遺伝学者。九州大学教授、日本生化学会会長。
¶近医，現執2期

高木要次郎 たかぎようじろう
天保6（1835）年～明治35（1902）年
明治期の政治家。群馬県議会議員、医師。
¶群馬人

高木善胤 たかぎよしたね
大正9（1920）年8月28日～平成18（2006）年
昭和～平成期の医師、歌人。
¶大阪文，近医，短歌

高木喜寛 たかぎよしひろ，たかきよしひろ
明治7(1874)年10月11日～昭和28(1953)年1月22日
明治～昭和期の外科医学者。東京慈恵会医科大学長、貴族院議員。英国式医学教育を推進。
¶海越新，科学，近医，現情，新潮，人名7，世紀，渡航，日人(たかきよしひろ)

高木嘉昌 たかぎよしまさ
昭和2(1927)年4月18日～
昭和期の研究者。天野製薬取締役研究開発部長。名古屋文理短期大学教授。
¶飛騨

高久功 たかくいさお
大正10(1921)年～平成14(2002)年
昭和～平成期の医師。眼科。
¶近医

高草木喬 たかくさぎたかし
明治31(1898)年～
大正～昭和期の医師。
¶群馬人

高楠栄 たかくすさかえ
明治13(1880)年～昭和34(1959)年
明治～昭和期の医師。産婦人科。
¶近医

高久史麿 たかくふみまろ
昭和6(1931)年2月11日～
昭和～平成期の内科学者。自治医科大学学長、東京大学教授。「血小板由来血管内皮細胞増殖因子」の発見するなどの業績をあげる。
¶現朝，世紀，日人

高倉公朋 たかくらきんとも
昭和7(1932)年10月4日～
昭和～平成期の医師。東京女子医科大学教授。専門は脳神経外科学。
¶現執3期

高桑栄松 たかくわえいまつ
大正8(1919)年2月8日～
昭和～平成期の衛生学者、政治家。北海道大学教授、参議院議員。
¶現情，現政

高桑七次郎 たかくわしちじろう
明治27(1894)年～昭和50(1975)年5月20日
大正～昭和期の鍼灸マッサージ師。
¶群馬人

高桑米嶂 たかくわべいしょう
～嘉永5(1852)年
江戸時代後期の漢方医。
¶新潟百people

高桑実 たかくわみのる
天保9(1838)年～明治38(1905)年
江戸時代末期～明治期の医師。福井病院院長。戊辰戦争の際、会津若松で傷病兵の治療にあたる。維新後、福井病院顧問。

¶長崎遊，洋学

多賀憲 たがけん
明治24(1891)年4月24日～昭和49(1974)年1月25日
大正～昭和期の医師・歌人。
¶福岡百

高坂知甫 たかさかともすけ
明治40(1907)年7月26日～
大正～平成期の医師、音楽教育者。山形市のオーケストラ活動の創始者。
¶音人

高崎勇 たかさきいさむ
昭和2(1927)年2月8日～
昭和～平成期の評論家。日本福祉大学教授。中日新聞編集委員なども務める。著書に「年金の知恵袋」「年金あすへのプラン」など。
¶現執3期

高崎いち たかさきいち
明治36(1903)年～平成4(1992)年
昭和～平成期の社会事業家。
¶高知人

高崎小雨城 たかさきしょうじょう
明治41(1908)年3月2日～昭和63(1988)年5月19日 ㊼高崎浩《たかさきひろし》
大正～昭和期の俳人。
¶紀伊文，近医(高崎浩　たかさきひろし)

高崎浩 たかさきひろし
→高崎小雨城(たかさきしょうじょう)

高沢武司 たかさわたけし
昭和9(1934)年～
昭和期の社会福祉学者。日本社会事業大学教授。
¶現執1期

高沢晴夫 たかさわはるお
昭和5(1930)年～平成11(1999)年
昭和～平成期の医師。専門は整形外科、スポーツ医学。
¶近医

高志玄登 たかしげんと
生没年不詳
江戸時代中期の医師。
¶国書

高下玄随 たかしたげんずい
？～天保8(1837)年
江戸時代後期の下鶴間村生まれの医師。
¶姓氏神奈川

高階安芸守 たかしなあきのかみ
享和3(1803)年～？
江戸時代末期～明治期の典薬寮医師。孝明天皇の侍医。徳川家茂を治療。
¶維新，幕末，幕末大(㊼享和3(1803)年10月18日)

高階枳園 たかしなきえん
安永2(1773)年～弘化1(1844)年 [別]高階枳園《たかしなしえん》
江戸時代後期の医師。
¶国書([生]安永2(1773)年8月3日 [没]天保14(1843)年12月11日)，人名(たかしなしえん [生]1774年)，姓氏京都(生没年不詳)，日人

高階経本 たかしなきょうほん
嘉永3(1850)年3月18日～？
明治期の医師。
¶渡航

高階経綸 たかしなけいりん
天保13(1842)年～？
明治期の医師。長野県病院の初代院長。
¶長野百，長野歴

高階枳園 たかしなしえん
→高階枳園(たかしなきえん)

高階重信 たかしなしげのぶ
寛政11(1799)年～安政2(1855)年 [別]高階重信《たかはししげのぶ》
江戸時代末期の儒医。
¶人名(たかはししげのぶ)，日人

高階経徳 たかしなつねのり
天保5(1834)年～明治22(1889)年
江戸時代後期～明治期の公家、医師。
¶国書

高芝幸雄 たかしばゆきお
明治17(1884)年～昭和44(1969)年
明治～昭和期の社会事業功労者。
¶高知人

高島巌 たかしまいわお
明治31(1898)年4月4日～昭和51(1976)年5月8日
大正～昭和期の社会事業家。ホスピタリズム論争に関与。
¶現朝，世紀，日人

高島開作 たかしまかいさく
明治10(1877)年～昭和17(1942)年
明治～昭和期の政治家。産業組合立高岡病院を創立。
¶姓氏富山

高嶋嘉右衛門 たかしまかうえもん
→高島嘉右衛門(たかしまかえもん)

高島嘉右衛門(高嶋嘉右衛門) たかしまかえもん
天保3(1832)年11月1日～大正3(1914)年11月14日 [別]高嶋嘉右衛門《たかしまかうえもん》，呑象《どんしょう》
明治期の実業家、社会事業家、易断家。北海道炭鉱鉄道社長。「高島易」開祖。横浜にガス会社、鉄道事業を興し、北海道開拓に尽力。
¶朝日([生]天保3年11月1日(1832年11月22日))，維新，茨城百(高嶋嘉右衛門 たかしまかうえもん)，神奈川人，神奈川百，郷土茨城(高嶋嘉右衛門)，近現，芸能([没]大正3(1914)年10月16日)，国際，国史，コン改，コン4，コン5，史人([没]1914年10月16日)，実業，人情，新潮，人名，世紀，姓氏神奈川，先駆，全書，大百，哲学，鉄道([生]1832年12月24日)，日史([没]大正3(1914)年10月16日)，日人，日本，俳句(呑象 どんしょう)，幕末(高嶋嘉右衛門)，百科，平日([生]1832 [没]1914)，北海道百，北海道歴，明治2，履歴，歴大

高島金毛 たかしまきんもう
文化2(1805)年～明治15(1882)年
江戸時代後期～明治期の医師。
¶姓氏愛知

高島玄札 たかしまげんさつ
→玄札(げんさつ)

高島研山 たかしまけんざん
文政2(1819)年～明治12(1879)年5月17日
江戸時代末期～明治時代の医師。医師調役。開業し、貧しい患者から治療代を取らなかった。
¶大分歴([生]文政1(1818)年)，郷土滋賀，幕末，幕末大

高島重孝 たかしましげたか
明治40(1907)年6月29日～昭和60(1985)年
大正～昭和期の医師。専門は衛生学、ハンセン病医療。
¶岡山百，近医

高島筍雄 たかしまじゅんゆう
明治43(1910)年12月11日～平成17(2005)年4月4日
昭和・平成期の俳人。軍医。内科医。「風」初代同人会長。石川県俳文学協会会長などを歴任。
¶石川現十，石川文([没]？)

高島昌軒 たかしましょうけん
享和3(1803)年～安政3(1856)年
江戸時代末期の上野高崎藩医。
¶群馬人，国書，姓氏群馬，長崎遊，藩臣2

高島篷川 たかしましょうせん
天保7(1836)年～明治43(1910)年
江戸時代後期～明治期の医師。
¶姓氏愛知

高島章貞 たかしましょうてい
文化1(1804)年～明治2(1869)年
江戸時代末期の医師、文人。
¶姓氏長野，長野百，長野歴

高島尉之介 たかしまじょうのすけ
文化2(1805)年～明治15(1882)年
江戸時代末期～明治時代の医師。
¶国書([生]文化2(1805)年10月9日 [没]明治15(1882)年10月2日)，幕末，幕末大

高島祐啓 たかしますけひろ
→高島祐啓(たかしまゆうけい)

高島進 たかしますすむ
昭和8(1933)年2月11日～
昭和～平成期の社会学者。日本福祉大学教授。専門は社会福祉学。著書に「超高齢社会の福祉」

た

「社会福祉の理論と政策」など。
¶現執1期，現執2期，現執3期，現執4期

高島拙斎 たかしませっさい
江戸時代中期の医師。
¶人名

高嶋仙庵 たかしませんあん
天保12（1841）年～
江戸時代末期の医師。
¶飛騨

高島高 たかしまたかし
明治43（1910）年7月1日～昭和30（1955）年5月12日
昭和期の医師，詩人。詩集に「北方の詩」「山脈地帯」「北の貌」。
¶近文，現詩，現情，世紀，姓氏富山，富山百，富山文

高嶋健夫 たかしまたけお
昭和31（1956）年10月23日～
昭和～平成期のジャーナリスト、編集者。
¶視覚

高島力 たかしまつとむ
昭和8（1933）年～平成19（2007）年
昭和～平成期の医師。放射線科。
¶近医

高島信義 たかしまのぶよし
明治34（1901）年7月11日～昭和60（1985）年2月2日
大正～昭和期の教育者。大阪府春日丘高校長、茨木市社会福祉協議会会長、文化財愛護会会長。
¶世紀，日人

高島博 たかしまひろし
明治45（1912）年～平成5（1993）年
昭和～平成期の医師。専門は心療内科、心身医学。
¶近医

高島文男 たかしまふみお
大正15（1926）年～
昭和～平成期の医師、小説家。
¶大阪文

高島文一 たかしまぶんいち
大正2（1913）年～？
昭和期の軍医。
¶視覚

高島祐庵 たかしまゆうあん
生没年不詳
江戸時代末期の医師。
¶国書

高島祐啓 たかしまゆうけい
天保3（1832）年～明治14（1881）年　㊗高島祐啓《たかしますけひろ》
江戸時代末期の幕府医師。
¶海越新（たかしますけひろ　生没年不詳），国書（㊗明治14（1881）年8月1日），人名（㊗？），徳川臣，日人

高島律三 たかしまりつぞう
明治34（1901）年～昭和61（1986）年
大正～昭和期の医師。専門は解剖学。
¶近医

多賀須勝丸 たかすかつまる
明治11（1878）年～昭和23（1948）年
明治～昭和期の医師。
¶静岡歴，姓氏静岡

高須克弥 たかすかつや
昭和20（1945）年1月22日～
昭和～平成期の医師。高須クリニック院長。専門は美容整形外科、形成外科。著書に「危ない健康法」「あなたはどこまで美しくなれるか」など。
¶現執3期

高杉新一郎 たかすぎしんいちろう
明治13（1880）年～昭和33（1958）年4月25日
大正～昭和期の海軍軍医。軍医中将。海軍軍医学校長、海軍省医務局長などを歴任。日本医療団副総裁。
¶岡山歴（㊗明治13（1880）年1月21日），近医，現情（㊗1880年1月），人名7，世紀（㊗明治13（1880）年1月），日人（㊗明治13（1880）年1月21日）

高杉年雄 たかすぎとしお
明治37（1904）年～昭和59（1984）年
大正～昭和期の医師。内科。
¶青森人，近医

高須健庵 たかすけんあん
生没年不詳
江戸時代前期の医師。
¶国書

高洲謙一郎 たかすけんいちろう
明治2（1869）年5月15日～昭和19（1944）年3月20日
明治～昭和期の医学者。
¶近医，渡航

高須松斎（高須昌斎）たかすしょうさい
天明8（1788）年～明治2（1869）年7月28日
江戸時代末期の医師。出羽秋田藩医（出羽秋田藩医）。
¶秋田人2，江文，国書，長崎遊（高須昌斎　生没年不詳），洋学

高須松亭 たかすしょうてい
文化11（1814）年～明治35（1902）年8月12日
江戸時代後期～明治時代の蘭方医。
¶秋田人2（㊗明治22年），江文（㊗明治22（1889）年），岡山百（㊗文化11（1814）年10月10日），岡山歴（㊗文化11（1814）年10月10日），科学（㊗文化11（1814）年10月10日），国書（㊗明治22（1889）年），長崎遊（生没年不詳），日人

高瀬羽皐 たかせうこう
嘉永6（1853）年～大正13（1924）年11月17日
㊗高瀬真卿《たかせしんきょう，たかせしんけい》
明治～大正期のジャーナリスト、社会事業家。自

由民権を唱える。監獄教誨師となり、私立予備感化院創設。
¶近現(高瀬真卿　たかせしんけい　[生]1855年), 幻想(高瀬真卿　たかせしんけい), 国史(高瀬真卿　たかせしんけい　[生]1855年), コン改, コン5, 史人(高瀬真卿　たかせしんけい　[生]1855年), 新潮, 人名, 世紀, 世百(高瀬真卿　たかせしんきょう　[生]1855年), 先駆(高瀬真卿　たかせしんきょう　[生]安政2(1855)年), 日人

高瀬学山 たかせがくざん
寛文8(1668)年～寛延2(1749)年
江戸時代中期の朱子学派の儒者、医師。紀伊和歌山藩儒。
¶江文, 郷土和歌山, 近世, 国史, 国書([没]寛延2(1749)年6月15日), 人名, 日人, 和歌山人

高瀬真卿 たかせしんきょう
→高瀬羽皐(たかせうこう)

高瀬真卿 たかせしんけい
→高瀬羽皐(たかせうこう)

高瀬博司 たかせひろし
昭和15(1940)年3月31日～
昭和～平成期の不動産カウンセラー。大和銀総合研究所コンサルティング部長などを務める。著書に「担保評価の実践マニュアル」など。
¶現執3期

高瀬武平 たかせぶへい
明治43(1910)年9月17日～昭和57(1982)年11月21日
昭和期の整形外科学者。金沢大学教授。
¶石川現九, 石川百, 科学, 近医, 世紀, 日人, 福井百

高瀬松子 たかせまつこ
明治40(1907)年～平成14(2002)年
大正～平成期の看護師(従軍看護婦)。
¶近医

多賀荘順 たがそうじゅん
?　～宝暦1(1751)年
江戸時代中期の徳島藩医。
¶徳島百, 徳島歴

高田明和 たかだあきかず
昭和10(1935)年12月12日～
昭和～平成期の医学者。浜松医科大学教授。専門は血液生理学。著書に「臨床生理学」「病は気からの科学」など。
¶現執3期, 現執4期

高田昭 たかだあきら
昭和2(1927)年7月20日～平成19(2007)年
昭和～平成期の医師。内科(消化器)。
¶近医, 飛騨

高田馬治 たかたうまじ
明治15(1882)年12月25日～昭和43(1968)年2月3日
明治～昭和期の教育者、郷土史家。岡山県立高松農学校校長。農学校では獣医師養成と畜産の振興に努めた。
¶岡山人, 岡山百, 岡山歴, 郷土, 世紀, 日人

高田義一郎 たかだぎいちろう
明治19(1886)年6月28日～?
明治期の評論家、法医学者。
¶幻想, 滋賀文

高田桂 たかだけい
明治8(1875)年～昭和30(1955)年
明治～昭和期の医師。専門は薬学。
¶近医

高田敬三 たかだけいぞう
大正5(1916)年9月2日～昭和63(1988)年5月26日
昭和期の経営者。高田サンキュー薬局会長。
¶飛騨

高田源八 たかだげんぱち
明治16(1883)年～昭和24(1949)年
明治～昭和期の地方自治功労者、医師。
¶埼玉百

高田畊安 たかだこうあん, たかたこうあん
文久1(1861)年8月19日～昭和20(1945)年2月9日
明治～昭和期の医師。南湖院院長。東京に東洋内科医院、茅ヶ崎に結核サナトリウム南湖院を設立、一生を結核診療に捧げた。
¶朝日([生]文久1年8月19日(1861年9月23日)), 科学(たかたこうあん), 神奈川人([生]1862年 [没]1944年), キリ([没]昭和20(1945)年2月16日), 近医(たかたこうあん), 人名7(たかたこうあん), 世紀(たかたこうあん), 姓氏神奈川, 先駆, 渡航, 日人(たかたこうあん)

高田浩運 たかたこううん
*～昭和52(1977)年7月17日
昭和期の官僚。専門は厚生行政。
¶近医([生]大正3(1914)年), 政治([生]明治25年3月)

高田五棟 たかだごとう
宝暦6(1756)年～文政9(1826)年
江戸時代中期～後期の医師・俳諧師。
¶姓氏群馬

高田重正 たかたしげまさ
明治28(1895)年～昭和26(1951)年
明治～昭和期の医師。内科(結核病学)。
¶近医

高田慎吾 たかだしんご
明治13(1880)年5月1日～昭和2(1927)年7月5日
明治～昭和期の児童福祉研究家。大原社会事業研究所幹事。国立感化院設立に貢献。社会事業家の養成、研究に従事、近代社会福祉学の進展に貢献。
¶朝日, 近現, 国史, 史人, 社史([生]?), 人名, 世紀, 世百, 全書, 渡航, 日人

高田真治 たかたしんじ
昭和17(1942)年7月30日～
昭和～平成期の社会学者。関西学院大学教授。専門は社会福祉言論。著書に「社会福祉計画論」など。

¶現執2期，現執3期，現執4期

高田他家雄 たかだたけお
明治15(1882)年〜昭和26(1951)年
明治〜昭和期の医師。専門は保険医学。
¶近医

高田桃庵 たかだとうあん
江戸時代後期の眼科医。
¶眼科

高多亨 たかたとおる
昭和16(1941)年3月11日〜
昭和〜平成期の書誌学者。専門は計量書誌学。日本福祉大学図書館、名古屋学院大学参事などを務める。
¶現執3期

高田昇 たかだのぼる
明治25(1892)年〜？
明治〜昭和期の医師。外科。
¶近医

高田寿 たかたひさし，たかだひさし
慶応2(1866)年〜大正10(1921)年
明治〜大正期の医家。侍医として明治天皇大患の際治療に当たった。
¶人名，渡航(たかだひさし ㊤1866年8月23日 ㊦？)，日人

高田兵吉 たかだへいきち
明治40(1907)年〜平成6(1994)年
昭和〜平成期の社会福祉事業家。
¶青森人

高田蒔 たかたまき，たかだまき
明治25(1892)年12月30日〜昭和53(1978)年3月4日
明治〜昭和期の内科学者。
¶近医，現情(たかだまき)

高玉真光 たかたままさみつ
昭和5(1930)年〜
昭和期の老年病学者。
¶群馬人

高田光昭 たかだみつあき
昭和17(1942)年12月16日〜
昭和期のたかだクリニック院長。
¶飛騨

高田豊 たかだゆたか
昭和4(1929)年1月29日〜
昭和期の薬剤師。
¶飛騨

高田良庵 たかだりょうあん
慶安4(1651)年〜元文5(1740)年
江戸時代中期の医家。
¶大阪人(㊤元文5(1740)年5月)，大阪墓(㊦元文5(1740)年7月9日)

高田良道 たかだりょうどう
宝暦6(1756)年〜文政6(1823)年
江戸時代中期〜後期の下野蘭学・西洋医の始祖。
¶栃木歴

多賀忠蔵 たがちゅうぞう
生没年不詳
江戸時代末期の医師。
¶長崎遊

高月清 たかつききよし
昭和5(1930)年7月24日〜
昭和〜平成期の内科学者。田附興風会北野病院院長、熊本大学教授。日本のエイズ研究の第一人者。日本初のエイズ遺伝子治療を国に申請。
¶現朝，世紀，日人

高槻青柚子 たかつきせいゆうし
明治34(1901)年〜昭和63(1988)年
大正〜昭和期の医学博士。俳人。
¶姓氏愛知

高津忠夫 たかつただお
明治43(1910)年3月3日〜昭和49(1974)年12月6日
大正〜昭和期の小児科学者。東京大学教授。
¶科学，近医，現情

高津弌 たかつはじめ
明治27(1894)年3月17日〜昭和40(1965)年4月20日
大正〜昭和期の出版人、医師。日本歯科評論社創業者、日本歯科医師会書記長。
¶現情，出版，出文，人名7，世紀，日人

高津等 たかつひとし
昭和5(1930)年〜
昭和期の社会福祉学者。熊本大学教授。
¶現執1期

高遠菜穂子 たかとおなほこ
昭和45(1970)年〜
昭和〜平成期の海外支援ボランティア活動家。
¶平和

高戸伯巌 たかとはくげん
寛政9(1797)年6月30日〜明治15(1882)年12月18日
江戸時代末期〜明治期の医師。
¶岡山人，岡山歴

高臣武史 たかとみたけし
大正10(1921)年〜平成18(2006)年
昭和〜平成期の医師。精神科。
¶近医

高取謙牧 たかとりけんぼく
生没年不詳
江戸時代後期の医師。
¶国書

鷹取遜庵 たかとりそんあん
生没年不詳
江戸時代中期の医師、本草家。
¶国書，人名，日人

鷹取秀次 たかとりひでつぐ
生没年不詳
安土桃山時代の医師。著書に「外療新明集」。
¶国書

鷹取養巴 たかとりようは
文政10(1827)年〜慶応1(1865)年
江戸時代末期の医師。
¶維新，国書(生没年不詳)，人名，日人，幕末([没]1865年12月10日)，幕末大([没]慶応1(1865)年10月23日)，藩臣7

高仲東麿 たかなかあずまろ
大正9(1920)年10月28日〜
昭和〜平成期の法学者、茶道家。朝日大学教授。専門は憲法学、法医学。学校茶道教育にも従事。著書に「憲法」「法学と茶道の接点」など。
¶現執2期，現執3期

高仲不墨子 たかなかふぼくし
明治39(1906)年〜昭和60(1985)年
昭和期の俳人・医師。
¶姓氏長野

高梨憲司 たかなしけんじ
昭和24(1949)年1月2日〜
昭和期の教育者。
¶視覚

高梨忠学 たかなしただのり
寛政10(1798)年〜安政3(1856)年
江戸時代末期の篤志家。武蔵花和田の里正。天保の飢饉では窮民に食糧・薬を与え救済に尽くした。
¶人名，日人

高梨繁之助 たかなしはんのすけ
明治8(1875)年9月〜？
明治〜大正期の陸軍軍医。
¶渡航

高梨美津 たかなしみつ
*〜大正11(1922)年10月31日
明治〜大正期の助産婦教育者。市原産婆講習所を開設。
¶女性([生]安政5(1858)年12月13日)，女性普([生]安政5(1858)年12月13日)，世紀([生]安政5(1859)年12月13日)，日人([生]1859年)

高波誠太 たかなみせいた
明治5(1872)年〜昭和6(1931)年
明治〜昭和期の医師。日赤諏訪病院の初代院長。
¶長野歴

高浪満 たかなみみつる
昭和4(1929)年9月15日〜
昭和〜平成期の分子生物学者。京都大学教授。
¶現情

高野陽 たかのあきら
昭和13(1938)年8月17日〜
昭和〜平成期の公衆衛生学者。小児保健学などを研究。
¶現執3期

高野岩三郎 たかのいわさぶろう
明治4(1871)年9月2日〜昭和24(1949)年4月5日
大正〜昭和期の統計学者、社会運動家。東京帝国大学教授、友愛会評議員、大原社会問題研究所所長。「二十職工家計調査」を実施。日本共和国憲法私案要綱を発表。著書に「統計学研究」。
¶朝日([生]明治4年9月2日(1871年10月15日))，岩史，革命，角史，近現，近文，現朝([生]明治4年9月2日(1871年10月15日))，現情，現人，国史，コン改，コン4，コン5，史人，社運，社史([生]明治4(1871)年9月2日)，重要，新潮，人名7，世紀，政治，世人，世百，全書，大百，哲学，渡航，日史，日人，日本，百科，平和，民学，履歴，履歴2，歴大

高野一夫 たかのかずお
明治33(1900)年2月25日〜昭和55(1980)年2月23日
大正〜昭和期の薬学者、政治家。日本薬剤師協会会長、参議院議員。
¶現情，薩摩，政治，姓氏鹿児島

高野京 たかのきょう
明治12(1879)年〜昭和45(1970)年
明治〜昭和期の看護師。
¶近医

高野高全 たかのこうぜん
？ 〜天保4(1833)年10月
江戸時代後期の医師。
¶国書

高野七右衛門 たかのしちえもん
天保2(1831)年〜明治19(1886)年
明治期の公益家。貧民救済、公共事業に貢献。
¶人名，日人

高野昌碩 たかのしょうせき
宝暦10(1760)年〜享和2(1802)年　[別]高野陸沈亭《たかのりくちんてい》
江戸時代中期〜後期の医師、水戸藩士。郡奉行。
¶茨城百，茨城歴，国書(高野陸沈亭　たかのりくちんてい　[没]享和2(1802)年6月15日)，コン改，コン4，日人，藩臣2

高野史郎 たかのしろう
大正15(1926)年1月2日〜
昭和期の社会政策学者、社会福祉学者。明治学院大学教授。
¶現執1期，現執2期

高野素十 たかのすじゅう
明治26(1893)年3月3日〜昭和51(1976)年10月4日　[別]高野与巳《たかのよしみ》,素十《すじゅう》
大正〜昭和期の俳人、医師。新潟医科大学教授、奈良県立医科大学教授。「芹」を創刊、主宰。句集に「初鴉」「雪片」など。「ホトトギス」の4Sの一人。
¶茨城百，茨城歴，科学(高野与巳　たかのよしみ)，京都文，近医(高野与巳　たかのよしみ)，近文，現朝，現情，現俳，コン改，コン4，コン5，埼玉文，作家，滋賀文，詩作，新潮，新文，人名7，世紀，世百新，全書，大百，富山文，奈

良文，新潟百（高野与巳　たかのよしみ），日人，俳句（素十　すじゅう），俳文，百科，文学

高野忠 たかのただし
明治34（1901）年～昭和57（1982）年
大正～昭和期の医師。
¶大分歴

高野長運 たかのちょううん
文久2（1862）年～昭和21（1946）年
明治～昭和期の医師・高野家13代。
¶姓氏岩手

高野長英 たかのちょうえい
文化1（1804）年～嘉永3（1850）年
江戸時代末期の蘭学者、医師。シーボルトに学んだ。「西説医原枢要」を著した。「戊戌夢物語」などで幕政を批判。蛮社の獄で自殺した。
¶朝日（㊥文化1年5月5日（1804年6月12日）　㊞嘉永3年10月30日（1850年12月3日）），維新，岩史（㊥文化1（1804）年5月5日　㊞嘉永3（1850）年10月30日），岩手人（㊥1804年5月5日　㊞1850年10月30日），岩手百，江人，江戸，愛媛，愛媛人，愛媛百（㊥文化1（1804）年5月5日　㊞嘉永3（1850）年10月30日），江文，科学（㊥文化1（1804）年5月5日　㊞嘉永3（1850）年10月30日），角史，眼科，郷土愛媛，郷土群馬，近世，群新百，群馬人（㊥嘉永4（1851）年），群馬百，国史，国書（㊥文化1（1804）年5月5日　㊞嘉永3（1850）年10月30日），コン改，コン4，コン5，埼玉人（㊥文化1（1804）年5月5日　㊞嘉永3（1850）年10月30日），詩歌，史人（㊥1804年5月5日　㊞1850年10月30日），思想史，重要（㊥文化1（1804）年5月5日　㊞嘉永3（1850）年10月30日），植物（㊥文化1（1804）年5月5日　㊞嘉永3年10月30日（1850年12月3日）），食文（㊥文化1年5月5日（1804年6月12日）　㊞嘉永3年10月30日（1850年12月3日）），人書79，人書94，新潮（㊥文化1（1804）年5月5日　㊞嘉永3（1850）年10月30日），人名，姓氏岩手，姓氏宮城，世人（㊥文化1（1804）年5月5日　㊞嘉永3（1850）年10月30日），世百，全書，全略，対外，大百，伝記，徳川将，長崎百，長崎遊，日思，日史（㊥文化1（1804）年5月5日　㊞嘉永3（1850）年10月30日），日人，幕末（㊞1850年12月3日），幕末大（㊥文化1（1804）年5月5日　㊞嘉永3（1850）年10月30日），藩図1，百科，平日（㊥1804　㊞1850），宮城百，山川人（㊥1804年5月5日　㊞1850年10月30日），洋学，歴大

高野長経 たかのちょうけい
明治21（1888）年～昭和51（1976）年10月13日
大正・昭和期の医師。
¶岩手人

高野恬斎 たかのてんさい
享和3（1803）年～安政4（1857）年5月
江戸時代後期～末期の医師。
¶国書

高野直子 たかのなおこ
明治13（1880）年8月14日～？
明治～大正期の医師。「北陸政報」新聞の富山県

下医師投票で第三位。
¶女性，女性普

高野正巳 たかのまさみ
明治38（1905）年3月3日～
昭和期の国文学者、児童文学者。東京女子医大教授。児童文学に「金ぺこ」、童話集に「ひょうたん船」など。
¶近文，現情，児文，世紀，日児

高野安雄 たかのやすお
明治43（1910）年～平成12（2000）年
大正～平成期の医師。眼科。
¶近医

高野安恒 たかのやすつね
天保6（1835）年～明治31（1898）年8月15日
江戸時代末期～明治時代の医師、島津家家臣。戊辰の役で医師として奥羽で転戦。
¶幕末，幕末大（㊥天保6（1835）年3月），宮崎百（㊥天保6（1835）年3月3日）

高野与巳 たかのよしみ
→高野素十（たかのすじゅう）

高野陸沈亭 たかのりくちんてい
→高野昌碩（たかのしょうせき）

高野隆仙 たかのりゅうせん
文化8（1811）年～安政6（1859）年
江戸時代後期の蘭法医。高野長英を匿う。
¶長崎遊，幕埼

高野隆亭 たかのりゅうてい
生没年不詳
江戸時代後期～末期の蘭方医。
¶新潟百別

高野椋一（高野掠一）　たかのりょういち
文久2（1862）年～明治36（1903）年
明治期の発明家。蠟製模型の発明者。
¶近医，人名（高野掠一），日人

高野六郎 たかのろくろう
明治17（1884）年9月3日～昭和35（1960）年12月15日
明治～昭和期の公衆衛生学者、衛生行政家。北里研究所所長、慶応義塾大学医学部教授。各種ワクチンを研究し、結核予防、救癩などに従事。
¶科学，近医，現情，新潮，人名7，世紀，日人，履歴，履歴2

高場乱 たかばおさむ
天保3（1832）年～明治24（1891）年3月31日
江戸時代末期～明治期の女性医師、教育家。眼科。帯刀男装し乗馬で患家をまわった。興志塾、漸強義塾で教える。
¶朝日，江表（乱（福岡県）　おさむ　㊥天保2（1831）年），眼科（㊞？），近女，コン改，コン5，社史（㊥天保2年10月8日（1831年11月11日）），女性，女性普，人名，日人（㊥1831年），幕末，幕末大（㊥天保2（1831）年），福岡百（㊥天保2（1831）年10月8日），民学，歴大

高橋明　たかはしあきら
明治17（1884）年11月5日～昭和47（1972）年3月12日
昭和期の泌尿器科学者。日本医師会初代会長。東京大学泌尿器科教授。
¶科学，近医，現情，人名7，世紀，新潟百，日人

高橋敦子　たかはしあつこ
昭和16（1941）年4月1日～
昭和～平成期の栄養学者。専門は調理学。
¶現執3期

高橋有恒　たかはしありつね
大正6（1917）年～平成3（1991）年
昭和～平成期の内科医、作家。
¶近医

高橋功　たかはしいさお
明治40（1907）年6月8日～平成15（2003）年10月26日
昭和期の医師。
¶音人，科学，科技，近医，現朝，現執1期，現執2期，現情，現人，世紀，日人

高橋英一　たかはしえいいち
昭和2（1927）年6月10日～
昭和～平成期の農学者。京都大学教授、近畿大学教授。専門は土壌肥料学、植物栄養学。著書に「比較植物栄養学」「自然の中の植物たち」など。
¶現執3期

高橋栄治　たかはしえいじ
明治16（1883）年8月10日～昭和43（1968）年9月22日
大正～昭和期の家畜栄養学者。北海道帝国大学教授、著書に「家畜飼養学」など日本畜産界の技術的発展に寄与。
¶科学，現情，札幌，人名7，世紀，日人，北海道百，北海道歴

高橋英次　たかはしえいじ
明治44（1911）年～平成8（1996）年
大正～平成期の医師。専門は衛生学。
¶近医

高橋英全　たかはしえいぜん
室町時代の医師。
¶人名，日人（生没年不詳）

高橋悦二郎　たかはしえつじろう
大正13（1924）年3月30日～
昭和～平成期の社会学者。女子栄養大学教授。専門は小児科学、母子保健。著書に「新育児全科」「胎児からのメッセージ」など。
¶現執3期

高橋学而　たかはしがくじ
明治17（1884）年～昭和7（1932）年
明治～昭和期の医学者、アミノ酸研究者。
¶姓氏愛知

高橋一美　たかはしかずみ
大正8（1919）年～
昭和期の医師。

¶群馬人

高橋勝美　たかはしかつみ
大正14（1925）年～平成7（1995）年
昭和～平成期の開業医。
¶青森人

高橋毅一郎　たかはしきいちろう
明治18（1885）年4月12日～昭和42（1967）年1月16日
大正～昭和期の皮膚科医、随筆家。洲崎病院などで勤務。著書に「ドクトル千一夜」など。
¶近医，現情，人名7，世紀，日人

高橋金一郎　たかはしきんいちろう
慶応2（1866）年5月16日～大正8（1919）年2月19日
明治～大正期の外科学者。
¶岡山人，岡山百，岡山歴，科学，世紀，日人

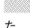

高橋金弥　たかはしきんや
明治35（1902）年～昭和40（1965）年
昭和期の結核医学の権威。
¶姓氏長野，長野歴

高橋熊太郎　たかはしくまたろう
文化3（1806）年～明治5（1872）年
江戸時代後期～明治期の医師。
¶姓氏岩手

高橋敬庵　たかはしけいあん
天保7（1836）年12月22日～大正4（1915）年8月27日
江戸時代末期～大正期の医師。
¶庄内

高橋景作　たかはしけいさく
寛政11（1799）年～明治8（1875）年　㊅高橋盈《たかはしみつる》
江戸時代末期～明治期の医師。
¶群新百，群馬人（㊆明治9（1876）年），群馬百，国書（高橋盈　たかはしみつる），姓氏群馬，洋学

高橋慶治　たかはしけいじ
昭和36（1961）年1月4日～
昭和～平成期のコンサルタント、カウンセラー、セミナーリーダー。ヒューマックス取締役プログラムディレクター。
¶現執4期

高橋敬蔵　たかはしけいぞう
昭和5（1930）年～平成7（1995）年
昭和～平成期の医師。麻酔科。
¶近医

高橋玄秀　たかはしげんしゅう
生没年不詳
江戸時代後期の産婦人科医。
¶秋田人2，国書

高橋玄叔　たかはしげんしゅく
文化14（1817）年～明治19（1886）年
江戸時代後期～明治期の医師。湯田家3代目。
¶姓氏岩手

た

高橋元丈 たかはしげんじょう★
生没年不詳
江戸時代後期の小児医。
¶秋田人2

高橋玄勝(桂山) たかはしげんしょう(けいざん)
安永3(1774)年～天保1(1830)年
江戸時代後期の医師。
¶長崎遊(高橋玄勝)

高橋玄勝(玄迪) たかはしげんしょう(げんてき)
文政4(1821)年～明治3(1870)年　[別]高橋玄迪《たかはしげんてき》
江戸時代後期～明治期の医師。
¶長崎遊(高橋玄勝), 山形百(高橋玄勝)

高橋玄仙 たかはしげんせん
延宝7(1679)年～元文4(1739)年
江戸時代前期～中期の医師。
¶姓氏愛知

高橋憲太郎 たかはしけんたろう
明治34(1901)年4月25日～昭和63(1988)年5月8日
大正～昭和期の実業家、社会事業家。川崎運送会長、日本貨物自動車運送協同組合連合会会長などを歴任。
¶郷土神奈川, 世紀, 姓氏神奈川([没]1981年), 日人

高橋見竜 たかはしけんりゅう★
生没年不詳
江戸時代の医師。
¶秋田人2

高橋幸喜 たかはしこうき
明治36(1903)年～昭和59(1984)年
昭和期の医師。
¶姓氏宮城

高橋江春 たかはしこうしゅん
安政1(1854)年～昭和13(1938)年4月
明治～昭和期の医師。眼科。わが国で最初の義眼を製作し、普及に努めた。
¶大阪人, 眼科, 洋学

高橋晄正 たかはしこうせい
大正7(1918)年6月20日～平成16(2004)年11月3日
昭和～平成期の医学評論家。薬を監視する国民運動の会代表。二重盲検の必要性を提唱。医薬品、医療、厚生行政を監視。著書に「食品公害のしくみ」など。
¶科学, 科技, 革命, 近医, 現朝, 現執1期, 現執2期, 現情, 現人, 現日, 新潮, 世紀, 日人, マス2, マス89

高橋済庵 たかはしさいあん
→高橋済庵(たかはしせいあん)

高橋佐五兵衛 たかはしさごべえ
天明1(1781)年～安政5(1858)年
江戸時代後期の庄屋、救済家。
¶長野歴

高橋智 たかはしさとる
昭和29(1954)年12月17日～
昭和～平成期の教育学者。東京学芸大学教育学部・連合学校教育学研究科教授。専門は障害児教育学、特別ニーズ教育学、日本障害児教育史。
¶現執4期

高橋三郎(1) たかはしさぶろう
安政5(1858)年～昭和19(1944)年
昭和期の薬学者。新潟医学校初代薬局長、附属薬学校教官。
¶新潟百

高橋三郎(2) たかはしさぶろう
昭和5(1930)年7月5日～
昭和～平成期の医師、著述家。
¶兵庫文

高橋三冬子 たかはしさんとうし
明治27(1894)年2月17日～昭和43(1968)年1月23日
明治～昭和期の医師、俳人。
¶高知人, 四国文

高橋柿花 たかはししか
大正10(1921)年7月20日～平成6(1994)年7月6日
昭和～平成期の歯科医師、俳人。
¶高知人, 四国文, 俳文

高階重信 たかはししげのぶ
→高階重信(たかしなしげのぶ)

高橋重宏 たかはししげひろ
昭和22(1947)年2月18日～
昭和～平成期の社会学者。社会福祉学、児童家庭福祉などを研究。編著に「社会福祉を考える」「ソーシャル・ワークを考える」など。
¶現執3期, 現執4期

高橋慈本 たかはしじほん
明治12(1879)年8月25日～昭和20(1945)年5月23日
明治～昭和期の僧侶・社会事業家。
¶岡山歴

高橋周楨(高橋周禎) たかはししゅうてい
弘化3(1846)年～大正5(1916)年
江戸時代末期～明治期の医師。前橋病院を創立、地域の医療普及に尽力。
¶郷土群馬, 群馬人, 群馬百, 人名, 人名(高橋周禎), 姓氏群馬, 日人, 洋学, 洋学(高橋周禎)

高橋春城 たかはししゅんじょう
文政5(1822)年～明治28(1895)年
江戸時代末期～明治時代の医師。
¶幕末, 幕末大, 藩臣6

高橋順太郎 たかはしじゅんたろう
安政3(1856)年3月28日～大正9(1920)年6月4日
明治～大正期の薬理学者。東京帝国大学医学部教授。薬物学と裁判医学を学ぶためにドイツに留学。肺炎の特効薬などの創成。
¶海越, 海越新, 科学, 近医, 人名, 世紀, 渡航

(生1856年3月), 日人

高橋春圃 たかはししゅんぽ, たかはししゅんぽ
文化2(1805)年～慶応4(1868)年
江戸時代末期の蘭方医、肥後熊本藩医。
¶熊本人, 熊本百(没明治1(1868)年4月17日), コン改, コン4, コン5, 人名, 全書(たかはししゅんぽ), 大百, 長崎遊, 日人

高橋正五郎 たかはししょうごろう
大正5(1916)年～
昭和期の体育学者。愛知県立看護短期大学教授。
¶体育

高橋昌造 たかはししょうぞう
明治24(1891)年3月20日～昭和44(1969)年2月
明治～昭和期の医師。専門は内科、寄生虫学。
¶近医, 島根百, 島根歴

高橋紳吾 たかはししんご
昭和27(1952)年～
昭和～平成期の精神科医。東邦大学医学部精神神経科助教授。
¶現執4期

高橋信次 たかはししんじ
明治45(1912)年1月28日～昭和60(1985)年4月2日
昭和期の放射線医学者。回転横断撮影法を開発。X線多色撮影法を創案。
¶青森人, 青森百, 科学, 近医, 現朝, 現情, 現日, コン改, コン4, コン5, 新潮, 世紀, 日人, 日本

高橋新次郎 たかはししんじろう
明治30(1897)年2月4日～昭和48(1973)年10月5日
大正～昭和期の歯科医学者。日本矯正歯科学会会長、高橋歯科矯正研究所開設。
¶科学, 現情, 埼玉人, 人名7, 世紀, 日人

高橋真太郎 たかはししんたろう
明治42(1909)年8月8日～昭和45(1970)年6月27日
昭和期の生薬学者、薬史学者。大阪大学教授。著作に「印度薬用植物解説」「漢方概説」など。
¶科学, 現情, 植物, 人名7, 世紀, 日人

高橋信美 たかはししんみ
文久3(1863)年～昭和14(1939)年
明治～昭和期の海軍軍医大監。
¶姓氏宮城

高橋末雄 たかはしすえお
明治34(1901)年～昭和62(1987)年
大正～昭和期の医師。小児科。
¶近医

高橋済庵 たかはしせいあん
明和2(1765)年～天保5(1834)年4月8日　[別]高橋済庵《たかはしさいあん》
江戸時代後期の医師。
¶国書, 藩臣4(たかはしさいあん), 洋学

高橋誠一 たかはしせいいち
明治16(1883)年12月30日～昭和43(1968)年3月29日
明治～昭和期の医師。
¶世紀, 姓氏神奈川, 日人

高橋赤水 たかはしせきすい
明和6(1769)年～嘉永1(1848)年8月1日
江戸時代中期～後期の医師、漢学者。
¶国書, 徳島百, 徳島歴

高橋石霞 たかはしせっか
文化5(1808)年～明治16(1883)年9月7日
江戸時代末期～明治時代の町人学者、商人。町年寄、広島藩綿座頭取。酒造業、古着商を営み、独学で経史を学び、易経に詳しく、医学にも造詣が深かった。
¶朝日(生文化5年11月14日(1808年12月30日)), 維新, 国書(生文化5(1808)年11月14日), コン改, コン4, コン5, 人名, 日人

高橋長雄 たかはしたけお
大正11(1922)年～平成21(2009)年
昭和～平成期の医師。外科、麻酔科。
¶近医

高橋武男 たかはしたけお
大正7(1918)年8月22日～
昭和期の医師。
¶群馬人

高橋忠雄 たかはしただお
明治41(1908)年～昭和63(1988)年
大正～昭和期の医師。内科(消化器)。
¶近医

高橋辰五郎 たかはしたつごろう
元治1(1864)年～昭和11(1936)年
明治～昭和期の医師・産婆学校創立者。
¶近医, 新潟百

高橋務 たかはしつとむ
→高橋沐石(たかはしもくせき)

高橋恒麿 たかはしつねまろ
慶応2(1866)年～大正13(1924)年
明治・大正期の医師。歌人。
¶愛媛

高橋適斎 たかはしてきさい
文化1(1804)年～明治21(1888)年
江戸時代後期～明治期の医師。
¶姓氏岩手

高橋徹三 たかはしてつぞう
大正12(1923)年1月30日～平成3(1991)年2月18日
昭和～平成期の栄養学者、筑波大学名誉教授。
¶科学

高橋伝吾 たかはしでんご
慶応2(1866)年3月15日～大正6(1917)年6月11日
明治～大正期の医学者。
¶世紀, 渡航, 日人

た

高橋伝五右衛門 たかはしでんごうえもん
→高橋伝五右衛門（たかはしでんごえもん）

高橋伝五右衛門 たかはしでんごえもん
元文1（1736）年～文化7（1810）年　[別]高橋伝五右衛門《たかはしでんごうえもん》
江戸時代中期の地方救済家。
¶姓氏長野，長野歴（たかはしでんごうえもん）

高橋痘庵 たかはしとうあん
文政11（1828）年～明治21（1888）年4月24日
江戸時代末期～明治時代の医師。角館地方で種痘を実施。終生種痘医として過ごし「イモ神様」と尊敬された。
¶幕末，幕末大，藩臣1，洋学（[生]文政10（1827）年）

高橋東淵 たかはしとうえん
文政9（1826）年～明治41（1908）年
江戸時代末期～明治期の蘭医、暦数家。長崎で蘭医師に医術を学び眼科を開業。
¶大分百，科学（[生]文政9（1826）年1月　[没]明治41（1908）年10月3日），人名，長崎遊，日人

高橋桃蹊（高橋桃渓） たかはしとうけい
江戸時代後期の医師。安芸広島藩医。
¶藩臣6（[生]安永6（1777）年？　[没]安政2（1855）年），広島百（高橋桃渓　[生]天明3（1783）年　[没]安政6（1859）年8月17日）

高橋徹 たかはしとおる
昭和10（1935）年2月21日～
昭和～平成期の衛生学者、精神科医。精神衛生を研究。著書に「対人恐怖―相互伝達の分析」など。
¶現執2期，現執3期，現執4期

高橋敏雄 たかはしとしお
明治34（1901）年～昭和42（1967）年
大正～昭和期の実業家、政治家。群馬県知事。
¶近医，群馬人

高橋トミ たかはしとみ
明治24（1891）年～昭和44（1969）年
大正～昭和期の社会事業家。
¶兵庫百

高橋豊三郎 たかはしとよさぶろう
明治2（1869）年～昭和36（1961）年
明治～昭和期の眼科医・政治家。
¶姓氏京都

高橋豊治 たかはしとよじ
明治27（1894）年12月5日～昭和51（1976）年2月9日
昭和期の鍼灸師、教育者。
¶視覚

高橋酉蔵 たかはしとりぞう
明治30（1897）年1月4日～昭和49（1974）年8月24日
昭和期の薬学者。京都大学教授。
¶現情

高橋南渓 たかはしなんけい
享和3（1803）年～明治9（1876）年6月2日
江戸時代後期～明治期の医師。
¶秋田人2，国書

高橋展子 たかはしのぶこ
大正5（1916）年4月19日～平成2（1990）年9月25日
昭和期の評論家、官僚。女性職業財団会長、駐デンマーク大使。国連総会の日本代表など幅広く活躍。著書に「勤労青少年福祉法の解説」など。
¶神奈女2

高橋信直 たかはしのぶなお
？　～慶応3（1867）年
江戸時代後期～末期の医師。
¶国書

高橋信幸 たかはしのぶゆき
昭和20（1945）年～
昭和～平成期の社会福祉学者。長崎国際大学人間社会学部社会福祉学科教授。
¶現執4期

高橋信美 たかはしのぶよし
明治17（1884）年～昭和33（1958）年
明治～昭和期の外科医。
¶千葉百，長野歴

高橋久子 たかはしひさこ
→村中李衣（むらなかりえ）

高橋秀治 たかはしひではる
昭和17（1942）年11月27日～
昭和期の編集者、点字図書館役員。
¶視覚

高橋秀松 たかはしひでまつ
安政1（1854）年～大正3（1914）年2月9日
明治～大正期の薬学者。日本薬学会幹事。イギリス、ドイツ、フランスに留学。日本醋酸製造会社の創立。
¶海越，海越新，科学（[生]嘉永7（1854）年8月21日），人名，世紀（[生]嘉永7（1854）年8月21日），渡航（[生]？），日人

高橋広 たかはしひろし
昭和25（1950）年7月20日～
昭和～平成期の眼科学者。
¶視覚

高橋福治 たかはしふくじ
明治28（1895）年7月7日～昭和49（1974）年12月31日
大正～昭和期の教育者。沖縄県立盲聾啞学校校長。
¶視覚

高橋房次 たかはしふさじ
明治15（1882）年～昭和35（1960）年
明治～昭和期の医師。
¶北海道百，北海道歴

高橋文良 たかはしふみよし
～慶応3（1867）年
江戸時代後期の医師。

¶長崎遊

高橋文郁 たかはしぶんいく
*〜安政2(1855)年2月28日
江戸時代末期の医師(安芸広島藩医)。
¶国書([生]文政6(1823)年), 藩臣6([生]?), 洋学([生]文政5(1822)年)

高橋文中 たかはしぶんちゅう
享保14(1729)年〜寛政12(1800)年
江戸時代中期〜後期の医師、勤王家。
¶岩手人([没]1800年8月8日), 人名, 姓氏岩手, 日人

高橋文六 たかはしぶんろく
明治7(1874)年〜昭和29(1954)年
明治〜昭和期の医師。
¶大分歴

高橋平助 たかはしへいすけ
明和6(1769)年〜天保3(1832)年
江戸時代後期の医師。
¶姓氏神奈川

高橋平兵衛(高橋兵平衛) たかはしへいべえ
享保3(1718)年〜享和2(1802)年
江戸時代中期の庄屋、救済家。
¶姓氏長野, 長野歴(高橋兵平衛)

高橋北民 たかはしほくみん
明治30(1897)年3月10日〜昭和40(1965)年11月7日
大正〜昭和期の医師。
¶岩手人, 姓氏岩手

高橋孫作 たかはしまごさく
明治3(1870)年〜昭和19(1944)年
大正〜昭和期の医師・横須賀市議会議員、神奈川県議会議員。
¶神奈川人

高橋信 たかはしまこと
明治16(1883)年〜昭和32(1957)年
明治〜昭和期の医師。昭和天皇侍医。
¶大分歴

高橋政子 たかはしまさこ
大正4(1915)年4月13日〜平成13(2001)年
昭和期の保健婦。農村社会衛生に尽力。戦後上京し執筆活動。著書に「写真でみる日本近代看護の歴史」など。
¶近医, 現朝, 世紀, 日人, 平和

高橋正純 たかはしまさずみ
天保6(1835)年〜明治24(1891)年
江戸時代末期〜明治期の医師。熊本藩藩医、大阪医学校校長。長崎病院の塾頭を経て、大阪医学病院院長などをつとめた。
¶大阪人, 岡山人, 科学([生]天保6(1835)年6月28日 [没]明治24(1891)年1月28日), 近医, 人名, 長崎遊, 日人, 洋学

高橋正直 たかはしまさなお
天保14(1843)年〜大正10(1921)年2月14日
明治期の医師。
¶岡山百, 岡山歴, 科学, 日人

高橋正春 たかはしまさはる
大正7(1918)年〜昭和60(1985)年
昭和期の官僚。専門は厚生行政。
¶近医

高橋まさよ たかはしまさよ
明治11(1878)年7月25日〜大正9(1920)年
明治〜大正期の新聞記者。「河北新報」記者。囚人、孤児などを記事とし弱者救済に尽力。
¶女性, 女性普

高橋正義 たかはしまさよし
明治31(1898)年1月1日〜昭和36(1961)年9月30日
大正〜昭和期の医師、官僚。社会保険審議会委員をつとめ、健康保険制度の導入に寄与した。
¶近医, 日人

高橋松蔵 たかはしまつぞう
明治38(1905)年〜昭和56(1981)年
大正〜昭和期の医師。外科。
¶近医

高橋真理子 たかはしまりこ
昭和31(1956)年9月26日〜
昭和〜平成期の科学ジャーナリスト。朝日新聞社で「科学朝日」編集部員などを務める。専門は科学報道、医療報道。
¶現執3期, 現執4期

高橋希人 たかはしまれんど
明治34(1901)年12月3日〜昭和62(1987)年5月5日
大正〜昭和期の歌人、医師。
¶近文, 現情, 世紀

高橋操 たかはしみさお
昭和30(1955)年7月5日〜
昭和〜平成期の歯科医、政治家。四街道市長。
¶現政

高橋瑞 たかはしみず
→高橋瑞子(たかはしみずこ)

高橋瑞子 たかはしみずこ
嘉永5(1852)年10月24日〜昭和2(1927)年 [別]高橋瑞《たかはしみず》
明治〜大正期の医師。産婦人科。女医の先駆者。
¶愛知女(高橋瑞 たかはしみず), 愛知百(高橋瑞 たかはしみず [没]1927年2月28日), 海越([没]昭和2(1927)年2月28日), 海越新([没]昭和2(1927)年2月28日), 近医, 近女, 群新百, 群馬人, 群馬百, 女史, 女性([没]昭和2(1927)年2月28日), 女性普([没]昭和2(1927)年2月28日), 世紀([没]昭和2(1927)年2月28日), 姓氏愛知, 姓氏群馬, 先駆([没]昭和2(1927)年2月27日), 渡航

高橋理明 たかはしみちあき
昭和3(1928)年2月17日〜平成25(2013)年12月16日

た

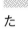

昭和～平成期のウイルス学者。大阪大学教授。水痘ワクチンの開発、水痘ワクチンとしてWHOで品質を認定され、海外でも使用される。
¶科学, 現朝, 世紀, 日人

高橋盈 たかはしみつる
→高橋景作(たかはしけいさく)

高橋三子雄 たかはしみねお
昭和4(1929)年1月3日～
昭和期の高山調剤センター代表取締役。
¶飛騨

高橋実(1) たかはしみのる
明治27(1894)年～昭和44(1969)年
明治～昭和期の医師。眼科。
¶近医

高橋実(2) たかはしみのる
明治45(1912)年2月18日～平成1(1989)年7月25日
昭和期の医師。結核調査、保健活動委員会設置、携帯X線間接撮影器による集団検診を実施。
¶岩手人([没]1987年7月25日), 近医, 現朝, 現情, 現人, 社運, 社史, 世紀, 日人, 平和

高橋実(3) たかはしみのる
昭和6(1931)年7月21日～
昭和～平成期の福祉活動家。視覚障害者支援総合センター理事長、日本盲人福祉研究会会長。“文月会”を結成、盲人への大学門戸開放などを訴える。盲学生の支援に尽力。
¶視覚, 世紀, 日人

高橋沐石 たかはしもくせき
大正5(1916)年7月11日～平成13(2001)年4月1日
[別]高橋務《たかはしつとむ》
昭和期の俳人。
¶近医(高橋務　たかはしつとむ), 現俳, 俳文

高橋元貞 たかはしもとさだ
寛政12(1800)年～明治5(1872)年
江戸時代後期～明治期の医師。
¶国書

高橋元忠 たかはしもとただ
文政6(1823)年～明治28(1895)年
江戸時代末期～明治期の医師。
¶人名, 日人

高橋安雄 たかはしやすお
明治37(1904)年～昭和57(1982)年
昭和期の大田原市の医師、医学公衆衛生学、栃木県文化功労者。
¶栃木歴

高橋裕子 たかはしゆうこ
昭和29(1954)年～
昭和～平成期の医師。奈良女子大学教授。
¶現執4期

高橋勇貞 たかはしゆうてい
寛政12(1800)年～明治11(1878)年
江戸時代後期～明治期の医師。
¶姓氏岩手, 長崎遊

高橋由美子 たかはしゆみこ
昭和24(1949)年2月18日～
昭和～平成期の美容師。ホリスティック・ライフ・アカデミー理事長。著書に「みるみる髪が生えてくる」「漢方食健康法」など。
¶現執3期

高橋与市(高橋与一) たかはしよいち
明治28(1895)年～昭和61(1986)年
大正～昭和期の医師、医学博士。
¶近医, 山形百新(高橋与一)

高橋養助 たかはしようすけ
明治11(1878)年4月16日～？
明治～大正期の医師。
¶渡航

高橋義夫 たかはしよしお
明治43(1910)年～平成5(1993)年
大正～平成期の医師。専門は細菌学。
¶近医

高橋良臣 たかはしよしおみ
昭和20(1945)年5月15日～
昭和～平成期の牧師、獣医、臨床心理士。登校拒否文化医学研究所代表。著書に「登校拒否児と生きて」「登校拒否のカルテ」など。
¶現執3期, 現執4期

高橋吉定 たかはしよしさだ
明治39(1906)年～昭和58(1983)年8月31日
大正～昭和期の医師。皮膚科。
¶科学, 近医

高橋良孝 たかはしよしたか
昭和8(1933)年5月29日～
昭和～平成期の植物・食物コンサルタント。野草、ハーブなどの啓蒙に取り組む。著書に「自然浴ウォーク健康法」など。
¶現執3期

高橋祥友 たかはしよしとも
昭和28(1953)年8月16日～
昭和～平成期の医師。防衛医科大学校教授。
¶現執4期

高橋嘉範 たかはしよしのり
昭和4(1929)年6月2日～
昭和期の鍼灸師。
¶視覚

高橋楽斎 たかはしらくさい
天明3(1783)年～天保10(1839)年
江戸時代後期の儒医。
¶姓氏宮城

高橋蘭斎 たかはしらんさい
寛政11(1799)年～明治15(1882)年
江戸時代後期～明治期の蘭方医・教育者。
¶群新百, 群馬人, 群馬百([生]1809年), 姓氏群馬

孝橋立閑 たかはしりっかん
？ ～元禄7(1694)年5月5日
江戸時代前期～中期の医師。
¶国書

高橋竜太郎 たかはしりゅうたろう
昭和21(1946)年～
昭和～平成期の医師。タカハシクリニック院長。
¶現執4期

高橋隆篤 たかはしりゅうとく★
明治21(1888)年4月8日～昭和26(1951)年9月24日
大正・昭和期の獣医中将。
¶秋田人2

高橋良(1) たかはしりょう
大正15(1926)年～昭和63(1988)年
昭和期の医師。精神科。
¶近医

高橋良(2) たかはしりょう
明治44(1911)年2月28日～
昭和期の医師。耳鼻科、東京慈恵会医科大学教授、日本鼻科学会会長。
¶現執2期

高橋良斎 たかはしりょうさい
安政3(1856)年7月12日～大正12(1923)年4月1日
明治～大正期の医師。
¶庄内

高橋良三郎 たかはしりょうさぶろう
明治16(1883)年～昭和32(1957)年
明治～昭和期の医師。
¶姓氏宮城

高橋良輔 たかはしりょうほ
元文4(1739)年～享和2(1802)年
江戸時代中期～後期の鍼術家。
¶人名，日人

高橋令子 たかはしれいこ
大正14(1925)年～
昭和期の看護教育者。
¶兵庫百

高畑倉彦 たかはたくらひこ
明治34(1901)年1月8日～昭和49(1974)年11月20日
昭和期の家畜解剖学者。北海道大学獣医学部教授。馬の解剖学研究に業績を残す。
¶科学，現情，人名7，世紀，日人

高畠耕斎 たかばたけこうさい
文化10(1813)年～安政6(1859)年
江戸時代末期の医師(阿波徳島藩医)。
¶コン改，コン4，コン5，人名，徳島百([生]文化11(1814)年11月13日)，徳島歴([生]文化11(1814)年11月13日　[没]安政6(1859)年5月20日)，長崎遊，日人，藩臣6([生]文化11(1814)年)，洋学

高畠秋平 たかばたけしゅうへい
天明5(1785)年～弘化2(1845)年
江戸時代中期～後期の蘭医。
¶姓氏富山

高畠深造 たかばたけしんぞう
安永8(1779)年11月23日～天保13(1842)年5月2日
江戸時代中期～後期の蘭方医。
¶徳島歴

高畠徹郎 たかばたけてつろう
→高木郁朗(たかぎいくろう)

高畑挺三 たかはたちょうぞう
→高畑挺三(たかはたていぞう)

高畑挺三 たかはたていぞう
安政5(1858)年12月～明治43(1910)年8月31日
[別]高畑挺三《たかはたちょうぞう》
江戸時代末期～明治時代の医師。
¶科学(たかはたちょうぞう)，近医，渡航，長崎歴(たかはたちょうぞう　[生]？　[没]明治42(1909)年)，日人([生]1859年)

高畠秀勝 たかはたひでかつ
明治27(1894)年～昭和46(1971)年
明治～昭和期の医師。内科。
¶近医

高浜竹世 たかはまたけよ
明治8(1875)年～＊
明治～大正期の社会事業家。
¶信州女([没]昭和12(1937)年)，長野歴([没]？)

高林謙三 たかばやしけんぞう
天保3(1832)年～明治34(1901)年
明治期の発明家。製茶機を発明し、日本の産業に貢献した。
¶埼玉人([生]天保3(1832)年4月25日　[没]明治34(1901)年4月1日)，埼玉百([生]1831年)，静岡百，静岡歴，食文([生]天保3年4月25日(1832年5月25日)　[没]1901年4月1日)，人名，先駆，日人

高原篤律 たかはらあつゆき
明治27(1894)年～昭和50(1975)年
大正～昭和期の官僚。曽於郡医師会長、末吉町公安委員長、教育委員長。
¶姓氏鹿児島

高原敬輔 たかはらけいすけ
文化5(1808)年～安政6(1859)年11月5日
江戸時代後期～末期の医師。
¶岡山歴

高原滋夫 たかはらしげお
明治41(1908)年4月29日～平成6(1994)年11月1日
昭和期の医学者、耳鼻咽喉科学者。岡山大学教授、川崎医大教授。無カタラーゼ血液症を発見。
¶岡山百，科学，近医，現朝，現情，新潮，世紀，日人，日本

高原秀治 たかはらしゅうじ
生没年不詳
江戸時代前期の医師。

¶長崎歴

高原高三 たかはらたかぞう
明治37(1904)年～昭和46(1971)年
大正～昭和期の医師。耳鼻咽喉科。
¶近医

高原道琢 たかはらどうたく
元禄7(1694)年～宝暦12(1762)年
江戸時代中期の外科医。
¶長崎歴

高平儀一 たかひらぎいち
明治21(1888)年～昭和32(1957)年
大正～昭和期の医師。
¶群馬人

高平長郷 たかひらながさと
万延1(1860)年～大正13(1924)年
明治～大正期の医師。
¶姓氏群馬

高藤昭 たかふじあきら
昭和4(1929)年5月24日～
昭和期の社会保障法学者、労働法学者。法政大学教授、国際障害者年日本推進協議会政策委員。
¶現執2期

高藤聡一郎 たかふじそういちろう
昭和23(1948)年～
昭和～平成期の仙道・気功法指導家。仙道の現代化に取りくむ。著書に「仙人入門」「仙道『気』の成功術」など。
¶現執3期

高松斎輔 たかまつさいすけ
天保1(1830)年～安政3(1856)年
江戸時代後期～末期の医師。
¶静岡歴、姓氏静岡

高松貞夫 たかまつさだお
明治18(1885)年～昭和38(1963)年
明治～昭和期の医師。
¶姓氏神奈川

高松正 たかまつただし
明治45(1912)年9月25日～平成9(1997)年5月26日
昭和・平成期の医師。
¶岩手人

高松鶴吉 たかまつつるきち
昭和5(1930)年1月5日～
昭和～平成期の医師。専門は整形外科、障害児保育。著書に「もう一つのカルテ」など。
¶現執3期

高松濤亭 たかまつとうてい
文化7(1810)年～明治1(1868)年
江戸時代後期～末期の西洋医師。
¶高知人(㊛1807年)、幕末(㊛1868年2月13日)、幕末大(㊛慶応4(1868)年1月20日)

高松宮宣仁親王 たかまつのみやのぶひとしんのう
明治38(1905)年1月3日～昭和62(1987)年2月3日
㊙高松宮宣仁《たかまつのみやのぶひと》、宣仁《のぶひと》、宣仁親王《のぶひとしんのう》
大正～昭和期の皇族。日本美術協会総裁、日本工芸会総裁、国際文化振興会総裁、日本赤十字社名誉副総裁。大正天皇の第3皇子。
¶近現(宣仁親王　のぶひとしんのう)、現朝(高松宮宣仁　たかまつのみやのぶひと)、現情(宣仁　のぶひと)、現目(高松宮宣仁　たかまつのみやのぶひと)、国史(宣仁親王　のぶひとしんのう)、コン改、コン4、史人、新潮、全書(高松宮宣仁　たかまつのみやのぶひと)、日史(宣仁親王　のぶひとしんのう)、日人

高松宮妃喜久子 たかまつのみやひきくこ
明治44(1911)年12月26日～㊙高松宮喜久子《たかまつのみやきくこ》
昭和期の皇族。東京慈恵会・日本いけ花芸術協会名誉総裁。高松宮宣仁親王の妃で徳川慶喜の孫にあたる。「高松宮妃癌研究基金」を設立、研究者を援助する。
¶現目、世紀(高松宮喜久子　たかまつのみやきくこ)、日人

高松英雄 たかまつひでお
明治44(1911)年～昭和54(1979)年
大正～昭和期の医師。専門は病理学。
¶近医

高松誠 たかまつまこと
大正6(1917)年～昭和63(1988)年
昭和期の医師。専門は衛生学(環境衛生)。
¶近医

高松マサ たかまつまさ
明治28(1895)年～昭和38(1963)年
大正～昭和期の看護婦。救護看護婦長。岩瀬病院、太田綜合病院などの婦長を歴任。勲八等宝冠章、黄綬褒章受章。
¶女性、女性普、世紀(㊛明治28(1895)年9月17日)、日人(㊛明治28(1895)年9月17日)、福島百

高松凌雲 たかまつりょううん
天保7(1836)年～大正5(1916)年10月12日
明治～大正期の医師。パリで医学を学ぶ。同愛社を創立し貧民救療事業に当たる。
¶朝日(㊛天保7年12月15日(1837年1月21日))、維新、海越(㊛天保7(1837)年12月25日)、海越新(㊛天保7(1837)年12月25日)、科学(㊛天保7(1836)年12月25日)、近医、近現、近世、国史、コン4、コン5、人書94、人情、新潮(㊛天保7(1836)年12月25日)、人名、先駆(㊛天保7(1836)年12月25日)、全幕、徳川臣、渡航(㊛1836年12月)、日人(㊛1837年)、幕末、幕末大(㊛天保7(1837)年12月)、福岡百(㊛天保7(1836)年12月25日)、北海道百、北海道歴、洋学

高間直道 たかまなおみち
大正4(1915)年～

昭和期の哲学者。東京医科大学教授。
¶現執1期

高見茂人 たかみしげひと
昭和21(1946)年9月16日～
昭和～平成期の医師。専門は内科学。著書に「私の肝臓病」「検査値で読む人体」など。
¶現執3期

高水忠右衛門 たかみずちゅうえもん
嘉永4(1851)年1月20日～大正5(1916)年2月29日
明治・大正期の医師。
¶飛騨

田上宗碩 たがみそうせき★
江戸時代の医師。
¶秋田人2

高峰譲吉 たかみねじょうきち
嘉永7(1854)年11月3日～大正11(1922)年7月22日
明治～大正期の応用化学者。アルコール醸造法を考案。タカジアスターゼの創製。アドレナリン結晶化を研究。
¶朝日([生]安政1年11月3日(1854年12月22日)), 石川百, 岩史, 海越, 海越新, 科学, 科人([没]1922年7月11日), 角史, 近医, 近現, 国際, 国史, コン改, コン5, 史人, 実業, 重要, 食文([生]安政1年11月3日(1854年12月22日)), 新潮, 人名, 世紀, 姓氏石川, 姓氏富山([生]1852年), 世人, 世百, 先駆, 全書, 創業, 大百, 伝記, 渡航, 富山百([生]嘉永7(1854)年9月13日), 日史, 日人, 日本, 幕末([生]1854年12月22日), 百科, 平日([生]1854　[没]1922), 民学, 明治2, 履歴([生]安政1(1854)年9月13日　[没]大正11(1922)年9月13日), 履歴2([生]安政1(1854)年9月13日　[没]大正11(1922)年9月13日), 歴大

高峰精一 たかみねせいいち
文政10(1827)年～明治33(1900)年
江戸時代末期～明治期の医師。富山藩西洋医学所教長、石川県富山病院院長。加賀藩藩医となり藩主前田慶寧の治療を担当。
¶洋学

高嶺徳明 たかみねとくめい
承応2(1653)年～?
江戸時代中期の医師。
¶人情5

高峰博 たかみねひろし
明治24(1891)年4月1日～
明治～昭和期の精神医学者。
¶心理

高宮和彦 たかみやかずひこ
昭和6(1931)年2月23日～
昭和～平成期の栄養学者。共立女子大学教授。専門は栄養化学。著書に「ガンと食物」「食品材料ハンドブック」など。
¶現執3期

高宮環中 たかみやかんちゅう
生没年不詳
江戸時代中期の医師。
¶国書

高宮久太郎 たかみやきゅうたろう
嘉永6(1853)年～明治28(1895)年
明治期の医師。堺医学校で教鞭を執った後、大阪で開業。
¶洋学

高宮清一 たかみやせいいち
明治14(1881)年4月～昭和26(1951)年7月3日
明治～昭和期の医師。
¶島根百, 島根歴

高見良貞 たかみりょうてい
～嘉永3(1850)年
江戸時代後期の医師、儒者。
¶長崎遊

高村勲 たかむらいさお
大正12(1923)年12月13日～
昭和～平成期の生協運動家。コープこうべ理事長、日本生活協同組合連合会会長。コープこうべの運営に尽力。高齢者福祉活動にも努めた。著書に「生協人間」など。
¶現朝, 世紀, 日人

高村幹斎 たかむらかんさい
享和2(1802)年～嘉永3(1850)年
江戸時代後期の医師、本草家。
¶国書(生没年不詳), 長崎遊, 兵庫百

高村悠斎 たかむらゆうさい
生没年不詳
江戸時代後期の医師、心学者。
¶国書

高室呉竜 たかむろごりゅう
明治32(1899)年～昭和58(1983)年
大正～昭和期の俳人、医師。
¶俳文([生]明治32(1899)年6月15日　[没]昭和58(1983)年2月17日), 山梨人(高室呉竜), 山梨百([生]明治32(1899)年6月15日　[没]昭和58(1983)年2月28日), 山梨文(高室呉竜)

高本順 たかもとしたごう
→高本紫溟(たかもとしめい)

高本紫溟 たかもとしめい
元文3(1738)年～文化10(1813)年12月26日
[別]高本順《たかもとしたごう》,李紫溟《りしめい》
江戸時代中期～後期の医師、儒者。肥後熊本藩士、藩校時習館教授。
¶熊本百, 国書, 人名(高本順　たかもとしたごう), 人名(李紫溟　りしめい), 日人([没]1814年), 藩臣7

高森正因 たかもりしょういん
→高森正因(たかもりまさよし)

高森時雄 たかもりときお
明治20(1887)年～昭和40(1965)年

た

明治～昭和期の医師。内科。
¶近医

高森正因　たかもりまさよし
寛永17(1640)年～享保3(1718)年　[別]高森正因《たかもりしょういん》
江戸時代前期～中期の医師。
¶国書([没]享保3(1718)年4月19日)，人名，姓氏京都(たかもりしょういん　生没年不詳)，日人

多ケ谷勇　たがやいさむ
大正5(1916)年～昭和55(1980)年
昭和期の医師。専門はウイルス学。
¶近医

た

高屋喜庵(1)　たかやきあん
？　～慶長19(1614)年
安土桃山時代の陸奥仙台藩の医師。伊達政宗に仕えた。
¶姓氏宮城

高屋喜庵(2)　たかやきあん
→高屋宋鶴(たかやそうじゃく)

高谷剛之助　たかやごうのすけ
？　～
大正期の東京帝国大学セツルメント参加者。
¶社史

高安周雄　たかやすかねお★
大正2(1913)年～平成9(1997)年2月4日
昭和・平成期の日本医師会常任理事。
¶栃木人

高安慎一　たかやすしんいち
明治17(1884)年6月18日～昭和48(1973)年3月12日
明治～昭和期の医学者。九州帝国大学教授、温泉治療学研究所長。
¶大分歴，科学，近医，世紀，日人

高安道純　たかやすどうじゅん
→高安道純(たかやすみちずみ)

高安久雄　たかやすひさお
大正5(1916)年11月26日～平成8(1996)年3月31日
昭和期の泌尿器科学者。早期ガンや腎臓結石の診断に貢献。
¶科学，郷土栃木，近医，現朝，現情，世紀，栃木人([没]平成8(1991)年3月31日)，日人

高安右人　たかやすみぎと，たかやすみきと
万延元(1860)年～昭和13(1938)年11月20日
[別]高安右人《たかやすみぎひと》
明治～大正期の眼科医学者。金沢医科大学初代学長。網膜中心血管の異常例は高安病と通称される。
¶石川現十(たかやすみきと　[生]万延1(1860)年7月19日)，科学([生]1860年(万延1)7月19日)，眼科(たかやすみぎひと)，近医(たかやすみきと)，人名7，渡航([生]1860年7月)，日人，ふる(たかやすみきと)

高安右人　たかやすみぎひと
→高安右人(たかやすみぎと)

高安道純　たかやすみちずみ
天保8(1837)年～明治39(1906)年　[別]高安道純《たかやすどうじゅん》
江戸時代末期～明治時代の医師。高安病院院長、大阪市議会議員。大阪医学校の当直医を経て、高安病院を設立。
¶維新，大阪人([没]明治39(1906)年11月)，幕末(たかやすどうじゅん)，幕末大([生]天保8(1837)年10月25日　[没]明治39(1906)年11月11日)，洋学

高安良吉　たかやすりょうきち★
嘉永2(1849)年8月15日～大正5(1916)年2月13日
明治・大正期の資産家。貧民救済に尽力。
¶秋田人2

高安六郎　たかやすろくろう
明治11(1878)年12月12日～昭和34(1959)年1月21日
大正～昭和期の医師、能楽研究家、演劇評論家。
¶大阪人([没]昭和34(1959)年1月)，大阪文，音人，近医，現情，人名7，世紀，渡航，日音，日人，能狂言

高屋宋鶴　たかやそうじゃく
元禄2(1689)年～延享3(1746)年　[別]高屋喜庵《たかやきあん》
江戸時代中期の陸奥仙台藩医。
¶人名，日人，藩臣1(高屋喜庵　たかやきあん)

高屋宋甫　たかやそうほ
元和9(1623)年～元禄3(1690)年
江戸時代前期の医師。
¶人名，日人

高柳和江　たかやなぎかずえ
昭和～平成期の医師。専門は、医療管理学、医療倫理学、患者学、小児外科学。
¶現執4期

高柳義一　たかやなぎぎいち
明治27(1894)年12月1日～昭和63(1988)年2月3日
昭和期の細菌学者、内科学者。東北薬科大学学長・理事長。
¶科学，学校，現情

高柳欽一　たかやなぎきんいち
大正14(1925)年5月9日～平成5(1993)年4月17日
昭和～平成期の医師。栃木日立病院内科医長、東京愛育苑理事長兼愛育苑診療所長。山谷で10年間無料診療に携わる。著書に「ドクター欽ちゃん奮闘記」。
¶世紀，日人

高柳憲三　たかやなぎけんぞう
明治22(1889)年～昭和28(1953)年
大正～昭和期の政治家。群馬県議会議員、医師。
¶群馬人

高柳荘丹 たかやなぎそうたん
享保17(1732)年～文化12(1815)年 [別]荘丹《そうたん》
江戸時代中期～後期の医師、俳人。
¶国書(荘丹 そうたん [没]文化12(1815)年2月14日), 人名, 日人, 俳諧(荘丹 そうたん [生]?), 俳句(荘丹 そうたん [没]文化12(1815)年2月14日), 和俳

高柳孟司 たかやなぎたけし
大正10(1921)年～昭和63(1988)年
昭和期の社会事業家。
¶近医

高柳政太郎 たかやなぎまさたろう
明治44(1911)年4月5日～平成6(1994)年3月26日
昭和～平成期の薬品店主。
¶埼玉人

高屋英章 たかやひであき
文政9(1826)年～明治30(1897)年
江戸時代末期～明治期の医師。
¶人名, 日人

高山彰 たかやまあきら
大正14(1925)年3月31日～
昭和～平成期の医師、政治家。角田市長。
¶現政

高山紀斎 たかやまきさい
嘉永3(1850)年12月12日～昭和8(1933)年2月8日
明治～大正期の歯科医。日本の歯科医学校の鼻祖、高山歯科医学院を開校。
¶海越新([生]嘉永3(1851)年12月12日), 岡山人, 岡山百, 岡山歴, 学校, 近医, 国際, 人名, 世紀([生]嘉永3(1851)年12月12日), 渡航([生]1850年12月 [没]1933年2月5日), 日人([生]1851年)

田ヶ谷雅夫 たがやまさお
昭和6(1931)年10月21日～
昭和期の教育者。
¶視覚

高山周徳 たかやましゅうとく
天保6(1835)年7月～明治14(1881)年
江戸時代後期～明治期の医師。
¶岡山歴([没]明治14(1881)年4月24日), 札幌, 北海道百, 北海道歴

高山俊斎 たかやましゅんさい
天保3(1832)年～明治3(1870)年
江戸時代末期～明治期の医師。津山で開業、のち津山藩藩医。
¶長崎遊, 洋学

高山尚平 たかやましょうへい
*～大正14(1925)年2月28日
明治～大正期の産婦人科学者、京都帝国大学教授。
¶岡山人([生]文久1(1861)年), 岡山百([生]文久1(1861)年12月), 岡山歴([生]万延1(1860)年12月5日), 科学([生]1860年(万延1)12月5日), 近医([生]文久2(1862)年), 世紀([生]万延1(1861)年12月5日), 姓氏京都([生]1861年), 渡航([生]1860年12月5日), 日人([生]1862年)

高山坦三 たかやまたんぞう
明治39(1906)年～昭和63(1988)年
大正～昭和期の医師。外科。
¶近医

高山正雄 たかやままさお
明治4(1871)年5月7日～昭和19(1944)年10月10日
明治～昭和期の渡航者。
¶近医, 姓氏長野, 渡航

高山盈 たかやまみつ
→高山盈子(たかやまみつこ)

高山盈子 たかやまみつこ
*～明治36(1903)年 [別]高山盈《たかやまみつ》
明治期の日本赤十字社初代看護婦監督。
¶近医(高山盈 たかやまみつ [生]天保13(1842)年), 近女(高山盈 たかやまみつ [生]天保14(1843)年), コン改([生]?), コン5([生]?), 女史(高山盈 たかやまみつ [生]1843年), 女性([生]? [没]明治36(1903)年1月21日), 女性普([生]? [没]明治36(1903)年頃1月21日), 人書94(高山盈 たかやまみつ [生]1843年), 人名([生]?), 日人([生]1842年), 三重続(高山盈子女)

高山守衛 たかやまもりえ
明治14(1881)年1月24日～昭和24(1949)年
明治～昭和期の歯科医師。
¶群馬人

多賀谷安貞 たがややすさだ
享保19(1734)年～文化1(1804)年
江戸時代中期～後期の医師。
¶国書([没]文化1(1804)年5月7日), 人名, 日人

高屋養庵 たかやようあん
安永6ころ～安政6(1859)年11月30日
江戸時代後期の仙台藩の医師。国後島警備に従軍。
¶根千

高屋養仙 たかやようせん
文政12(1829)年～明治35(1902)年
江戸時代後期～明治期の医師。
¶姓氏宮城

田川貞嗣 たがわさだつぐ
大正9(1920)年～平成15(2003)年
昭和～平成期の医師。眼科。
¶近医

田川隆輔 たがわたかすけ
昭和2(1927)年～平成2(1990)年
昭和～平成期の医師。専門は解剖学。
¶近医

田川泥亀 たがわでいき
*～天保12(1841)年12月28日
江戸時代後期の医師。
¶岡山人([生]明和4(1767)年), 岡山歴([生]明和1(1764)年)

た

田川宏　たがわひろし
　昭和3(1928)年〜平成2(1990)年
　昭和〜平成期の医師。整形外科。
　¶近医

田川博継　たがわひろつぐ
　明治44(1911)年〜昭和38(1963)年
　大正〜昭和期の医師。眼科。
　¶近医

滝内政治郎　たきうちまさじろう
　明治40(1907)年4月12日〜昭和52(1977)年3月16日
　昭和期の医学放射線教育者。医学放射線の技術教育に尽力。保険文化賞受賞。著書に「放射線小辞典」など。
　¶科学，近医，現情，人名7，世紀，日人

滝浦潔　たきうらきよし
　明治44(1911)年11月11日〜
　昭和期の薬学者。大阪大学教授。
　¶現情

滝鶴台　たきかくだい
　宝永6(1709)年〜安永2(1773)年1月24日
　江戸時代中期の儒学者。萩藩主毛利重就侍講。和歌や医学などにも通じた。
　¶朝日(@安永2年1月24日(1773年2月15日))，江文，近世，国史，国書，コン改，コン4，史人，新潮，人名，姓氏山口，世人，長崎遊，日人，藩臣6，山口百

滝川くに枝　たきがわくにえ
　明治41(1908)年〜
　昭和期の看護婦。
　¶社史

滝川末一　たきがわすえいち，たきかわすえいち
　明治24(1891)年〜?
　昭和期の薬剤師。大阪市議会議員。
　¶社史(@1891年6月9日)，政治(たきかわすえいち)

滝川太冲　たきがわたいちゅう
　文化1(1804)年〜明治1(1868)年11月　@滝川太冲《たきかわたちゅう》
　江戸時代末期の医師。
　¶国書，人名(たきかわたちゅう)

滝川太冲　たきかわたちゅう
　→滝川太冲(たきがわたいちゅう)

滝口俊子　たきぐちとしこ
　昭和〜平成期の臨床心理学者。京都文教大学教授。
　¶YA

多紀桂山　たきけいざん
　→多紀元簡(たきもとやす)

多紀元琰　たきげんえん
　文政7(1824)年〜明治9(1876)年1月4日
　江戸時代後期〜明治期の幕臣・医師。
　¶国書

多紀元簡　たきげんかん
　→多紀元簡(たきもとやす)

多紀元堅　たきげんけん
　→多紀元堅(たきもとかた)

多紀元孝　たきげんこう
　→多紀元孝(たきもとたか)

滝玄仲　たきげんちゅう
　生没年不詳
　江戸時代中期の浅野氏遺臣、医師。
　¶庄内

多紀元悳　たきげんとく
　→多紀元徳(たきもとのり)

滝沢安子吉　たきざわあこよし
　大正6(1917)年10月6日〜
　昭和期の解剖学者。
　¶群馬人

滝沢公庵　たきざわこうあん
　安永2(1773)年〜弘化4(1847)年2月3日
　江戸時代中期〜後期の本草家・歌人。
　¶国書，姓氏長野，長野歴(@安永2(1855)年)

滝沢清顕　たきざわせいけん
　嘉永6(1853)年〜昭和7(1932)年
　明治〜昭和期の医師、自治功労者。
　¶姓氏長野，長野歴

滝沢宗伯　たきざわそうはく
　寛政10(1798)年〜天保6(1835)年
　江戸時代後期の医師。
　¶日人

滝沢延次郎　たきざわのぶじろう
　明治36(1903)年2月6日〜昭和45(1970)年12月23日
　昭和期の病理学者。千葉大名誉教授。人体病理学研究の権威。
　¶科学，近医，現情，人名7，世紀，千葉百，日人

滝沢行雄　たきざわゆきお
　昭和7(1932)年12月8日〜
　昭和〜平成期の公衆衛生学者。秋田大学教授。
　¶現情

滝島任　たきしまもつ
　昭和4(1929)年3月26日〜平成12(2000)年3月15日
　昭和〜平成期の医師。専門は内科(呼吸器)、呼吸生理学。
　¶科学，近医

滝松隠　たきしょういん
　安永7(1778)年〜天保6(1835)年
　江戸時代中期〜後期の漢学者・医師。
　¶大阪人(@天保6(1835)年11月)，国書(@安永7(1778)年4月16日　@天保6(1835)年11月6日)

滝誠斎　たきせいさい
　天保10(1839)年〜明治12(1879)年9月5日

江戸時代末期〜明治期の漢学者、儒医。維新後は中学校教官、道修小学校巡講師となる。
¶大阪人（[生]天保4（1833）年），幕末，幕末大

田北幸平 たきたこうへい
明治37（1904）年〜平成3（1991）年
昭和〜平成期の医学者。
¶大分歴

滝田紫城 たきたしじょう
文政5（1822）年〜明治30（1897）年9月13日
江戸時代末期〜明治期の蘭学者。西洋馬術を学ぶ。「五畜療養書」を翻訳し藩主に献上。著書に「農家日用全書」。
¶人名，長崎遊，日人，幕末，幕末大，藩臣7，福岡百（[生]文政5（1822）年7月27日），洋学

滝田順吾 たきたじゅんご
明治29（1896）年〜昭和32（1957）年
明治〜昭和期の医師。専門は細菌学。
¶近医

滝田俊吾 たきだしゅんご
明治29（1896）年〜昭和20（1945）年
大正〜昭和期の軍医。
¶姓氏富山

滝正 たきただし
大正12（1923）年1月21日〜平成15（2003）年7月26日
昭和〜平成期の獣医、政治家。美唄市長。
¶現政

滝田三雄 たきたみつお
明治39（1906）年9月8日〜
昭和期の医師・俳人。
¶群馬人

田北泰 たきたゆたか
明治25（1892）年〜昭和35（1960）年
大正〜昭和期の歯科医師。大分県歯科医師会長。
¶大分歴

滝浪玄伯 たきなみげんぱく
〜文久2（1862）年
江戸時代後期〜末期の漢方医、相川陣屋附医師。
¶新潟百別

滝浪図南 たきなみとなん
〜明治35（1902）年
江戸時代末期〜明治期の洋方医。
¶新潟百別

滝野増市 たきのますいち
明治37（1904）年〜平成9（1997）年
大正〜平成期の医師。アレルギー学、内科。
¶近医

滝野元敬 たきのもとたか
生没年不詳
江戸時代前期の本草家。
¶国書

滝原吉右エ門 たきはらきちえもん
明治45（1912）年3月30日〜平成6（1994）年7月19日
昭和・平成期の教育者。学校長・高山市社会福祉協議会事務局長。
¶飛驒

滝原正景 たきはらしょうけい
天保13（1842）年7月〜明治44（1911）年10月10日
江戸時代末期・明治期の医師。
¶飛驒

滝原宋閑 たきはらそうかん
安永2（1773）年〜弘化2（1845）年
江戸時代後期の医師、歌人。
¶国書（[没]弘化2（1845）年3月12日），人名，日人，和俳

滝原礼造 たきはららいぞう
〜明治3（1870）年5月23日
明治期の高山の医師。
¶飛驒

立木勝 たきまさる
明治39（1906）年8月2日〜昭和62（1987）年4月13日
大正〜昭和期の政治家。大分県知事、大分県社会福祉協議会長。
¶大分百，大分歴，政治

当麻鴨継 たぎまのかもつぐ
→当麻鴨継（たいまのかもつぐ）

滝無量 たきむりょう
生没年不詳
江戸時代中期の出雲の儒者、医学者。著作に医学書「傷寒論轍義」「傷寒論弁名」など。
¶国書，島根歴，人名，日人

多紀元昕 たきもとあき
文化3（1806）年〜安政4（1857）年10月27日
江戸時代後期〜末期の幕臣・医師。
¶国書

多紀元堅 たきもとかた
寛政7（1795）年〜安政4（1857）年　[別]多紀元堅《たきげんけん》
江戸時代末期の幕府医師。
¶朝日（たきげんけん　[没]安政4年2月14日（1857年3月9日）），近世，国史，国書（[没]安政4（1857）年2月14日），新潮（たきげんけん　[没]安政4（1857）年2月14日），人名，全書（たきげんけん），徳川臣，日人

多紀元孝 たきもとたか
元禄8（1695）年〜明和3（1766）年　[別]多紀元孝《たきげんこう》
江戸時代中期の幕府医師。医家多紀氏の始祖。躋寿館（医学館）を創設。
¶朝日（たきげんこう　[没]明和3年6月20日（1766年7月26日）），近世，国史，コン4（たきげんこう），コン5（たきげんこう），新潮（たきげんこう　[没]明和3（1766）年6月20日），世人，徳川

臣，日人

多紀元佶 たきもとただ
文政8（1825）年～文久3（1863）年9月2日
江戸時代後期～末期の幕臣・医師。
¶国書

多紀元胤 たきもとたね
寛政1（1789）年～文政10（1827）年　[別]多紀元胤《たきもとつぐ》
江戸時代後期の寄合医師。
¶近世，国史，国書（たきもとつぐ　[生]寛政1（1789）年3月1日　[没]文政10（1827）年6月1日），人名，徳川臣，日史（たきもとつぐ　[生]寛政1（1789）年3月1日　[没]文政10（1827）年6月3日），日人，百科（たきもとつぐ）

た

多紀元胤 たきもとつぐ
→多紀元胤（たきもとたね）

滝本貞次郎 たきもとていじろう
明治34（1901）年2月20日～昭和60（1985）年4月27日
大正～昭和期の歯科医師。
¶紀伊文，和歌山人

多紀元徳（多紀元悳）たきもとのり
享保17（1732）年～享和1（1801）年　[別]多紀元悳《たきげんとく，たきもとのり》，多紀藍渓《たきらんけい》
江戸時代中期～後期の幕府医師。
¶朝日（多紀元悳　たきげんとく　[没]享和1年5月10日（1801年6月20日）），江人（多紀元悳　たきげんとく），近世（多紀藍渓　たきらんけい），国史（多紀藍渓　たきらんけい），国書（[没]享和1（1801）年5月10日），新潮（多紀元悳　たきげんとく　[没]享和1（1801）年5月10日），人名，世人，全書（多紀元悳　たきげんとく），大百（多紀元悳），徳川将（多紀元悳），徳川臣（多紀藍渓　たきらんけい），日人

多紀元簡 たきもとひろ
→多紀元簡（たきもとやす）

多紀元簡 たきもとやす
宝暦5（1755）年～文化7（1810）年　[別]多紀桂山《たきけいざん》，多紀元簡《たきげんかん，たきもとひろ》
江戸時代中期～後期の幕府医師。
¶朝日（たきげんかん　[没]文化7年12月2日（1810年12月27日）），江人（たきげんかん），近世（多紀桂山　たきけいざん），国史（多紀桂山　たきけいざん），国書（[没]文化7（1810）年12月2日），新潮（たきげんかん　[没]文化7（1810）年12月2日），人名（たきもとひろ　[生]1754年），世人（多紀桂山　たきけいざん），全書（たきげんかん），大百，徳川臣（[生]1751年），日人

多紀楽春院 たきらくしゅんいん
江戸時代後期の医師。
¶江戸

多紀藍渓 たきらんけい
→多紀元徳（たきもとのり）

田口安起子 たぐちあきこ
明治8（1875）年10月15日～昭和25（1950）年8月20日
明治～昭和期の女性開業医の草分け。
¶神奈川人，神奈女2，近女（[生]明治8（1874）年），姓氏神奈川

田口和美 たぐちかずみ
→田口和美（たぐちかずよし）

田口和美 たぐちかずよし
天保10（1839）年10月15日～明治37（1904）年2月3日　[別]田口和美《たぐちかずみ》
江戸時代末期～明治期の医学者。東京大学教授、日本解剖学会初代会頭。解剖学の研究と教育に尽力。解剖学で先駆的役割を果たす。著書に「人体解剖攬要」。
¶朝日（[生]天保10年10月15日（1839年11月20日）），海越新，科学，近医，近現，国際，国史，コン改，コン4，コン5，埼玉人，埼玉百（たぐちかずみ），史人（[没]1904年2月4日），人名，全書，大百，渡航，日人

田口謙吉 たぐちけんきち
安政5（1858）年～昭和3（1928）年10月
明治～昭和期の売薬業。「大学目薬」の創始者。
¶大阪人

田口源七郎 たぐちげんしちろう
明治15（1882）年5月5日～昭和26（1951）年5月21日
明治～昭和期の医師・国府村議。
¶飛騨

田口忠夫 たぐちただお
大正9（1920）年12月20日～
昭和期の田口歯科医院長。
¶飛騨

田口胤三 たぐちたねぞう
明治45（1912）年5月～平成18（2006）年1月23日
昭和～平成期の薬学者、九州大学名誉教授。専門は薬化学、有機合成化学。
¶科学

田口恒夫 たぐちつねお
大正13（1924）年～
昭和期の児童学・言語臨床学者。お茶の水女子大学教授。
¶現執1期

田口詰治 たぐちつめじ★
明治4（1871）年12月1日～昭和11（1936）年12月28日
明治～昭和期の獣医。
¶秋田人2

田口矩弘 たぐちのりひろ
大正5（1916）年～
昭和期の医師。
¶群馬人

田口文良 たぐちぶんりょう
弘化2（1845）年～明治17（1884）年2月10日

江戸時代末期〜明治期の医師。医学司調役長。西洋式医術を修業。戊辰戦争に軍医として参加。
¶高知人(㊤1844年)，幕末，幕末大

田口素子 たぐちもとこ
昭和39(1964)年9月30日〜
昭和〜平成期の管理栄養士、健康運動指導士。国立スポーツ科学センタースポーツ医学研究部。
¶現執4期

詫間晋平 たくましんぺい
昭和10(1935)年4月26日〜
昭和期の教育工学者、知識工学者。国立特殊教育総合研究所教育工学研究部長、川崎医療福祉大学教授。
¶現執1期，現執2期

詫摩武人 たくまたけひと
明治27(1894)年1月20日〜昭和54(1979)年1月23日
明治〜昭和期の小児科学者。東京帝国大学教授、東京女子医科大学教授。
¶科学，近医，世紀，千葉百，日人

武井昭 たけいあきら
昭和17(1942)年4月17日〜
昭和〜平成期の評論家。高崎経済大学教授。経済社会学、福祉経済論などを研究。著書に「現代社会保障論」など。
¶現執2期，現執3期，現執4期

竹井玄隆 たけいげんりゅう
明治期の教師、医師。
¶姓氏鹿児島

武井重雄 たけいしげお
明治16(1883)年3月12日〜昭和51(1976)年5月14日
明治〜昭和期の社会福祉事業家。
¶群馬人

武石如洋 たけいしじょよう
明治11(1878)年〜昭和3(1928)年
明治〜昭和期の俳人・医師。
¶茨城歴

武石貞一 たけいしていいち
？　〜明治23(1890)年8月
明治期の留学生。医学研究のためアメリカに渡る。
¶海越，海越新

武石道生 たけいしどうせい
寛延1(1748)年〜天保2(1831)年11月10日
江戸時代中期〜後期の医師。
¶国書，宮崎百

武井周作 たけいしゅうさく
生没年不詳
江戸時代後期の蘭方医。
¶朝日，日人

武市紀年 たけいちのりとし
昭和15(1940)年〜平成6(1994)年
昭和〜平成期の医師。専門は病理学。
¶近医

武市立為 たけいちりゅうい
世襲名　江戸時代〜昭和期の眼科医。
¶眼科

竹内祖〔1代〕 たけうち
？　〜慶長13(1608)年
江戸時代前期の眼科医。名は尉。
¶眼科

竹内愛二 たけうちあいじ
明治28(1895)年7月9日〜昭和55(1980)年2月18日
大正〜昭和期の社会福祉学者。関西学院大学教授。共同募金制度創立のために尽力。
¶現朝，世紀，日人，兵庫百

竹内郁夫 たけうちいくお
昭和2(1927)年4月21日〜
昭和〜平成期の植物学者。岡崎国立共同研究機構長、京都大学教授。日本学術会議会員を務める。植物生理学、細胞生物学、発生生物学の研究に従事。
¶世紀，日人

竹内雲濤(武内雲濤) たけうちうんとう
文化12(1815)年〜文久2(1863)年
江戸時代末期の医師、漢詩人。家職の医業を嫌い35歳で養子に家督を譲った。
¶朝日(㊦文久2年12月14日(1863年2月2日))，国書(武内雲濤　㊦文久2(1862)年11月28日)，日人，和俳(㊦文久3(1863)年12月14日)

竹内一夫 たけうちかずお
大正12(1923)年9月29日〜
昭和〜平成期の脳神経外科者。杏林大学教授。
¶現情

竹内元正 たけうちがんしょう★
〜明治19(1886)年10月19日
明治期の医師。
¶秋田人2

竹内杏助 たけうちきょうすけ
江戸時代後期の医師、漢学者。
¶岡山歴

竹内喜代子 たけうちきよこ
大正2(1913)年12月5日〜昭和13(1938)年8月15日
昭和期の看護婦。献身的に看護にあたり同僚や患者からも慕われる。
¶女性，女性普

竹内薫兵 たけうちくんぺい
明治16(1883)年11月12日〜昭和48(1973)年3月21日
昭和期の小児科学者。小児科開業医として活躍。著書に「小児病の予防学」など。
¶科学，近医，現情，人名7，世紀，日人

竹内慶次郎 たけうちけいじろう
明治13(1880)年12月5日〜昭和23(1948)年12月4

た

たけうち

日
明治～昭和期の医師。
¶岩手人

竹内玄意〔8代〕 たけうちげんい
　？～寛政3（1791）年
江戸時代後期の眼科医。
¶眼科

竹内玄撮 たけうちげんさつ
天保5（1834）年～？
江戸時代後期の眼科医。
¶眼科

竹内玄撮〔2代〕 たけうちげんさつ
　？～寛永10（1633）年
江戸時代前期の眼科医。
¶眼科

竹内玄撮〔5代〕 たけうちげんさつ
　？～寛保2（1742）年
江戸時代中期の眼科医。
¶眼科

武内玄的 たけうちげんてき
明和1（1764）年～文化4（1807）年
江戸時代中期～後期の摂津三田藩医。
¶藩臣5

竹内玄同 たけうちげんどう
→竹内玄洞（たけのうちげんどう）

竹内玄洞 たけうちげんどう
　？～明治23（1890）年
江戸時代後期～明治期の川角村の眼科医。
¶眼科, 眼科, 眼科（⑧明治31（1898）年）, 姓氏愛知

竹内玄洞〔9代〕 たけうちげんどう
　？～文化5（1808）年
江戸時代後期の眼科医。
¶眼科

竹内玄洞〔10代〕 たけうちげんどう
　？～文久3（1863）年
江戸時代末期の眼科医。
¶眼科

竹内是清 たけうちこれきよ
　？～延宝1（1673）年
江戸時代前期の眼科医。
¶眼科

竹内茂代 たけうちしげよ
明治14（1881）年8月31日～昭和50（1975）年12月15日
明治～昭和期の医師、政治家。女性初衆議院議員。医院開業の傍ら社会運動に従事。
¶近医, 近女, 現朝, 現情, 女運, 女史, 女性, 女性普, 信州女, 新宿女, 新潮, 人名7, 世紀, 政治, 姓氏長野, 長野百, 長野歴, 日人, 歴久

竹内静香 たけうちしずか
大正12（1923）年～

昭和期の静岡県議会議員、熱海診療所長。
¶伊豆

竹内寿庵 たけうちじゅあん
寛文10（1670）年～宝暦5（1755）年1月21日
江戸時代前期～中期の浄土真宗の医僧。
¶国書

武内重五郎 たけうちじゅうごろう
大正11（1922）年1月30日～平成10（1998）年2月10日
昭和・平成期の内科医。金沢大学教授。日本肝臓学会会長、日本腎臓学会会長、日本内科学会会頭。
¶石川現終（⑧大正11年1月30日）, 近医, 現情

竹内周祐 たけうちしゅうすけ
　？～文政3（1820）年
江戸時代後期の眼科医。
¶眼科

竹内俊次持賢〔4代〕電光院（竹内俊次持賢電光院）
たけうちしゅんじ（もちかた）
　？～文化7（1800）年
江戸時代後期の眼科医。
¶眼科（竹内俊次持賢電光院〔4代〕）

竹内新八持賢〔2代〕不遠院（竹内新八持賢不遠院）
たけうちしんぱちもちかた
　？～天明7（1787）年
江戸時代中期の眼科医。
¶眼科（竹内新八持賢不遠院〔2代〕）

竹内新八持長〔5代〕万瑞院（竹内新八持長万瑞院）
たけうちしんぱちもちなが
　？～文政11（1828）年
江戸時代後期の眼科医。
¶眼科（竹内新八持長万瑞院〔5代〕）

竹内新八持規〔3代〕高厳院（竹内新八持規高厳院）
たけうちしんぱちもちのり
　？～文化8（1811）年
江戸時代後期の眼科医。
¶眼科（竹内新八持規高厳院〔3代〕）

竹内新八持光〔6代〕竹林院（竹内新八持光竹林院）
たけうちしんぱちもちみつ
　？～嘉永4（1851）年
江戸時代後期の眼科医。
¶眼科（竹内新八持光竹林院〔6代〕）

竹内新八要憲〔7代〕真静院（竹内新八要憲真静院）
たけうちしんぱちようけん
　？～明治16（1883）年
江戸時代末期～明治時代の眼科医。
¶眼科（竹内新八（要憲）〔7代〕　たけうちしんぱち（ようけん））, 眼科（竹内新八要憲真静院〔7代〕）

竹内新八郎〔1代〕全提院（竹内新八郎全提院）たけうちしんぱちろう
　？～延享2（1745）年
江戸時代中期の眼科医。
¶眼科（竹内新八郎全提院〔1代〕）

竹内寿恵　たけうちすえ
明治37(1904)年1月～昭和45(1970)年1月14日
大正～昭和期の実業家。日本製薬社長。日本天然瓦斯興行、葛原工業等社長。婦人経済連盟創立、理事長などを歴任。
¶近女，女性，女性普，信州女([生]明治42(1909)年　[没]昭和50(1975)年)，世紀([没]昭和45(1970)年1月7日)，長野歴

竹内是斎〔3代〕　たけうちぜさい
？　～延宝1(1673)年
江戸時代前期の眼科医。
¶眼科

竹内孝雄　たけうちたかお
？　～
大正期の東京帝国大学セツルメント参加者。
¶社史

武内太三郎　たけうちたさぶろう
明治19(1886)年8月13日～昭和20(1945)年6月8日
明治～昭和期の植別村(現、羅臼町)第3代村医。
¶根千

武内忠男　たけうちただお
大正4(1915)年～平成19(2007)年
昭和期の病理組織学者。熊本大学教授。
¶近医，現情([生]1915年11月23日)，世紀([生]大正4(1915)年11月22日)，マス89

竹内正(1)　たけうちただし
大正3(1914)年～平成7(1995)年
昭和～平成期の医師。専門は病理学。
¶近医

竹内正(2)　たけうちただし
昭和24(1949)年9月4日～
昭和～平成期の歯科医、政治家。白根市長。
¶現政

竹内竜幸　たけうちたつゆき
大正14(1925)年2月10日～
大正～昭和期の点訳ボランティア、教師。
¶視覚

竹内竹有　たけうちちくゆう
明和1(1764)年～文政12(1829)年
江戸時代中期～後期の医師、俳人。
¶姓氏愛知

竹内恒之　たけうちつねゆき
昭和17(1942)年4月24日～
昭和～平成期の記者。
¶視覚，児人

竹内東白　たけうちとうはく
文政2(1819)年～元治1(1864)年8月11日
江戸時代末期の医師、兵学家。
¶科学，国書，洋学

竹内東門　たけうちとうもん
→竹内東門〔1代〕(たけのうちとうもん)

竹内敏晴　たけうちとしはる
大正14(1925)年3月31日～
昭和～平成期の演出家。竹内演劇研究所主宰、宮城教育大学教授。吃音や言語障害の人たちの演劇指導に従事。演劇のレッスンによる心理的障害の治療を試みる。
¶芸能，現朝，現執1期，現執2期，現執3期，現執4期，現情([生]1925年3月3日)，現人，児人，世紀，日人

竹内一　たけうちはじめ
明治28(1895)年～昭和28(1953)年
明治～昭和期の医師。精神科。
¶神奈川人，近医，姓氏神奈川

竹内啓　たけうちひらく
→竹内啓(たけのうちひらく)

竹内冨貴子　たけうちふきこ
昭和26(1951)年10月8日～
昭和～平成期の管理栄養士。カロニック・ダイエット・スタジオ代表。著書に「塩分糖分ガイドブック」「新・やせるローカロリー食」など。
¶現執3期，現執4期

竹内黽石〔7代〕　たけうちぼうせき
？　～宝暦6(1756)年
江戸時代中期の眼科医。
¶眼科

竹内政夫　たけうちまさお
大正15(1926)年11月17日～
昭和期の小児科医。
¶群馬人

竹内昌彦　たけうちまさひこ
昭和20(1945)年2月17日～
昭和期の社会運動家。
¶視覚

武内勝　たけうちまさる
*～昭和41(1966)年3月31日
大正～昭和期の社会福祉事業推進者。
¶兵庫人([生]明治26(1893)年)，兵庫百([生]明治25(1892)年)

竹内又玄　たけうちまたくろ
文政9(1826)年9月3日～明治15(1882)年1月
江戸時代後期～明治期の医師。
¶国書，長野歴

竹内松次郎　たけうちまつじろう
明治17(1884)年12月2日～昭和52(1977)年7月27日　[別]竹内松次郎《たけのうちまつじろう》
昭和期の細菌学者。東京大学教授。福井大学長。著書に「小細菌学」など。
¶科学，郷土福井，近医，現情，人名7，世紀，姓氏長野(たけのうちまつじろう)，長野歴(たけのうちまつじろう)，日人，福井百

竹内持賢　たけうちもちかた
→竹内俊次持賢〔4代〕電光院(たけうちしゅんじ)

竹内友慶〔6代〕 たけうちゆうけい
　？　～元文5(1740)年
　江戸時代中期の眼科医。
　¶眼科

竹内余所次郎 たけうちよそじろう
　慶応1(1865)年～昭和2(1927)年4月20日
　明治～大正期の薬剤師、社会運動家。
　¶アナ(⓫慶応1(1865)年4月30日)、社運、社史
　　(⓫慶応1年4月30日(1865年5月24日))、平和

武内了温 たけうちりょうおん
　明治24(1891)年12月20日～昭和43(1968)年1月
　15日
　大正～昭和期の宗教家。差別問題に取り組む。融
　和事業団体真身会、ハンセン病患者救済運動団体
　光明会を創設。
　¶現朝、社史、真宗、世紀、日史、日人

竹内良心〔4代〕 たけうちりょうしん
　？　～享保11(1726)年
　江戸時代中期の眼科医。
　¶眼科

竹雄(徳島県) たけお
　天保4(1833)年～明治40(1907)年
　江戸時代後期～明治時代の女性。産婆。八百屋町
　で開業する医師の家に生まれ、賀川玄庵に入門し
　て医学を学び、城下で名産婆として名を馳せる。
　¶江表(竹雄(徳島県))

竹岡宇三郎 たけおかうさぶろう
　慶応1(1865)年1月27日～大正15(1926)年5月
　21日
　明治～大正期の柔道整復師。
　¶埼玉人

竹尾治右衛門 たけおじえもん
　明治12(1879)年1月～昭和6(1931)年12月16日
　大正～昭和期の実業家。大日本紡績取締役を務め
　たほか社会事業にも貢献。
　¶大阪人(⓫安政1(1854)年　⓶大正4(1915)年
　　11月)、人名、世紀、日人

竹ケ原ミホ たけがはらみほ
　明治39(1906)年～平成7(1995)年
　昭和～平成期の助産婦。
　¶青森人

武川建徳 たけがわけんとく
　→武川幸順(たけかわこうじゅん)

武川幸順 たけかわこうじゅん
　享保10(1725)年～安永9(1780)年　⓮武川建徳
　《たけがわけんとく》
　江戸時代中期の医師。
　¶国書(武川建徳　たけがわけんとく　⓫享保10
　　(1725)年1月30日　⓶安永9(1780)年3月28
　　日)、人名、日人

武川正吾 たけがわしょうご
　昭和～平成期の社会学者。東京大学大学院人文社
　会系研究科助教授。専門は社会政策、社会福祉。
　¶現執4期

武川英男 たけかわひでお
　明治38(1905)年～昭和46(1971)年
　昭和期の政治家。群馬県議会議員、太田市長、歯
　科医師。
　¶群馬人

竹熊宜孝 たけくまよしたか
　昭和9(1934)年7月11日～
　昭和～平成期の医師。菊池養生園園長。"医・食・
　農の結合"を提唱。"養生説法"が評判。著書に「土
　からの医療」など。
　¶現朝、世紀、日人

竹沢さだめ たけざわさだめ
　明治36(1903)年～昭和18(1943)年
　大正～昭和期の整形外科医、障害児医療家。
　¶近医

竹沢徳敬 たけざわのりひろ
　明治38(1905)年～昭和58(1983)年
　大正～昭和期の医師。耳鼻咽喉科。
　¶近医

竹沢英郎 たけざわひでお
　大正12(1923)年～平成15(2003)年
　昭和～平成期の医師。内科(循環器)。
　¶近医

武重薫 たけしげかおる
　明治21(1888)年～昭和40(1965)年
　大正～昭和期の医師、島崎藤村研究家。
　¶長野歴

武重千冬 たけしげちふゆ
　大正15(1926)年10月16日～平成13(2001)年3月3
　日
　昭和～平成期の医師。専門は生理学。
　¶科学、近医

竹重順夫 たけしげよしお
　大正4(1915)年3月2日～昭和59(1984)年4月25日
　昭和期の医師。専門は解剖学。
　¶科学、近医

竹下勘右衛門(竹下勘右ヱ門) たけしたかんうえもん
　明治15(1882)年～昭和38(1963)年
　明治～昭和期の医師・実業家。
　¶郷土福井、福井百(竹下勘右ヱ門)

竹下勘右ヱ門 たけしたかんえもん
　明治15(1882)年8月5日～昭和38(1963)年7月
　23日
　明治～昭和期の医師、実業家。福井県医師会会
　長。武生‐岡本間の武岡軽便鉄道を設立、福井鉄
　道に発展させた。
　¶世紀、日人

竹下健児 たけしたけんじ
　大正15(1926)年4月21日～昭和56(1981)年9月
　20日
　昭和期の放射線物理学者。広島大学原爆放射能医
　学研究所教授。長崎で被爆。被爆の及ぼす影響を
　明らかにした。著書に「広島・長崎の原爆災害」
　など。

¶科学，世紀，日人，広島百

竹下順正 たけしたじゅんせい
? 〜文政12（1829）年4月
江戸時代後期の医師。
¶国書

竹下東順 たけしたとうじゅん
＊〜元禄6（1693）年　別榎本東順《えのもととうじゅん》，東順《とうじゅん》
江戸時代前期の医師、俳人（蕉門）。
¶人名（榎本東順　えのもととうじゅん　㊄1622年），人名（㊄1621年），日人（㊄1622年），俳諧（東順　とうじゅん　㊄?），俳句（東順　とうじゅん　㊄元禄6（1693）年8月29日），俳文（東順　とうじゅん　㊄元禄6（1620）年　㊄元禄6（1693）年8月28日），和俳（㊄元和7（1621）年）

竹下亘 たけしたわたる
昭和33（1958）年7月28日〜
昭和〜平成期の福祉施設役員。
¶視覚

竹嶋蕉斎 たけしましょうさい
寛保3（1743）年〜文政11（1828）年3月
江戸時代中期〜後期の医家。
¶大阪人

武嶋独醒菴 たけしまどくせいあん
生没年不詳
江戸時代後期の医師。
¶国書

竹嶋優々斎 たけしまゆうゆうさい
? 〜天保11（1840）年10月
江戸時代後期の医師。
¶国書

竹田円玖 たけだえんきゅう
天文14（1545）年〜寛永2（1625）年
安土桃山時代〜江戸時代前期の医師。
¶人名，戦人，茶道，日人

竹田円璡 たけだえんしん
安土桃山時代の医師。
¶茶道

武田快暁 たけだかいぎょう
寛政12（1800）年〜明治13（1880）年
江戸時代末期・明治期の岩科の修験者、医師。松尾大先達延壽院主、本山派の修験で伊豆一円の頭取。
¶伊豆

武田可雲坊 たけだかうんぼう
→可雲坊（かうんぼう）

武田勝男 たけだかつお
明治34（1901）年9月2日〜昭和56（1981）年10月28日
大正〜昭和期の病理学者。北海道大学教授。
¶科学，近医，現情，札幌，北海道歴

武田簡吾 たけだかんご
生没年不詳
江戸時代末期の蘭方医、地図訳者。
¶朝日（㊂安政6（1859）年），近世（㊂1859年），国史，コン改，コン4，コン5，新潮，姓氏静岡，世人，日人

武田儀安 たけだぎあん
生没年不詳
江戸時代前期の医師。
¶姓氏京都

竹田儀一 たけだぎいち
明治27（1894）年3月24日〜昭和48（1973）年4月30日
昭和期の実業家、政治家。衆議院議員、竹田産業社長。日本民主党幹事長、芦田内閣の厚生大臣として活躍。昭和電工事件に連坐して引退。
¶石川百，現情，コン改，コン4，コン5，新潮（㊂昭和48（1973）年7月30日），人名7，世紀，政治，姓氏石川，日人

建田琴陵 たけだきんりょう
寛政9（1797）年〜安政3（1856）年
江戸時代後期〜末期の松江藩医。建田円庵の子。
¶島根歴

武田熊七 たけだくましち
天保5（1834）年〜明治9（1876）年
江戸時代末期〜明治時代の呉服商。蚕種改良、製糸・織物工場設立に尽力。寄付慈善で表彰。
¶青森人，幕末，幕末大

竹田慶安 たけだけいあん
天正5（1577）年〜寛永7（1630）年
安土桃山時代〜江戸時代前期の紀伊和歌山藩医。
¶藩臣5，和歌山人

武田敬治 たけだけいじ
明治21（1888）年2月12日〜
大正〜昭和期の医師。
¶庄内

武田建 たけだけん
昭和7（1932）年1月19日〜
昭和〜平成期の社会学者。関西学院大学教授・理事長。専門は心理療法など。アメリカンフットボール部の監督も務める。著書に「親と子の臨床心理」など。
¶現執1期，現執2期，現執3期，現執4期，心理

武田健一 たけだけんいち
明治40（1907）年1月27日〜平成3（1991）年4月14日
昭和〜平成期の薬学者、塩野義製薬専務。専門は薬化学。
¶科学

武田兼山 たけだけんざん
寛永3（1626）年6月〜宝永2（1705）年7月26日
江戸時代前期〜中期の医師。
¶国書

竹田現照 たけだげんしょう
大正13(1924)年1月8日～
昭和～平成期の政治家。参議院議員、北海道郵政福祉協会長。
¶政治

武田玄礼 たけだげんれい
生没年不詳
江戸時代末期～明治時代初期の医師。
¶長崎遊

竹田定信 たけださだのぶ
生没年不詳
安土桃山時代の医師。
¶戦人

た

武田三一 たけださんいち
明治41(1908)年～昭和61(1986)年
昭和期の外科医師。
¶北海道歴

竹田三益 たけださんえき
? ～享保20(1735)年5月2日
江戸時代中期の医師。
¶国書

武田三益 たけださんえき
→武田立斎(たけだりっさい)

武田山茶 たけださんさ
明治15(1882)年～昭和57(1982)年9月9日 [別]武田鹿雄《たけだしかお》
明治～昭和期の医師、茶人、俳人。
¶高知人(武田鹿雄 たけだしかお),四国文

武田三省 たけださんしょう★
宝暦7(1757)年～文政11(1828)年4月
江戸時代後期の医師、漢詩人。
¶秋田人2

武田鹿雄 たけだしかお
→武田山茶(たけださんさ)

武田志麻之輔 たけだしまのすけ
明治27(1894)年1月21日～昭和33(1958)年7月31日
大正～昭和期の水産細菌学者。北海道帝国大学水産学部長。水産細菌学に多くの業績を残す。
¶科学,現情,人名7,世紀,日人

竹田秀一 たけだしゅういち
明治25(1892)年～昭和39(1964)年
大正～昭和期の医師。会津若松市の竹田総合病院の創立者。
¶福島百

武田叔安 たけだしゅくあん
元禄13(1700)年～*
江戸時代中期の医師。
¶人名([没]1773年),日人([没]1774年)

武田準平(武田順平) たけだじゅんぺい
天保9(1838)年～明治15(1882)年1月2日
江戸時代後期～明治期の医師、政治家。
¶愛知百([生]1838年11月24日),姓氏愛知,日人([生]1839年),東三河,洋学(武田順平)

武田象庵 たけだしょうあん
慶長1(1596)年～万治2(1659)年
江戸時代前期の儒医。
¶人名

竹田定加 たけだじょうか
天文15(1546)年～慶長5(1600)年
安土桃山時代の医師。
¶戦国,戦人,日人

竹田昌慶 たけだしょうけい
延元3/暦応1(1338)年～天授6/康暦2(1380)年
[別]竹田昌慶《たけだまさよし》
南北朝時代の医師。太政大臣藤原公経の子。明の医書や鍼灸治療の経穴を示す人形をもたらした。
¶朝日([没]康暦2/天授6年5月25日(1380年6月28日)),鎌室([没]?),京都大(たけだまさよし [生]建武4(1337)年),国史,古中,コン改(生没年不詳),コン4(生没年不詳),コン5,史人([没]1380年5月25日),新潮([没]?),人名,対外,日史,日人

竹田定珪 たけだじょうけい
? ～天文19(1550)年4月27日
戦国時代の医師。
¶国書

竹田定盛 たけだじょうせい
応永28(1421)年～永正5(1508)年6月20日 [別]竹田法印定盛《たけだほういんさだもり》
室町時代～戦国時代の医師、能作者。
¶芸能(竹田法印定盛 たけだほういんさだもり),国書,日人

竹田定祐 たけだじょうゆう
寛正1(1460)年～大永8(1528)年8月8日
室町時代～戦国時代の医師、歌人。
¶国書

武田二郎 たけだじろう
明治20(1887)年7月18日～昭和32(1957)年12月22日
大正～昭和期の薬学者、実業家。武田薬品社長、武田薬品工業副社長。武田薬品、武田化学薬品を創立。製薬・研究部門の指導に尽力、製薬品工業の育成、発展に貢献。
¶大阪人([没]昭和32(1957)年12月),現情,新潮,人名7,世紀,日人

武田慎治郎 たけだしんじろう
明治1(1868)年～昭和15(1940)年
明治～昭和期の社会事業家、警察官。
¶郷土福井,福井百

武田進 たけだすすむ
大正10(1921)年～平成13(2001)年
昭和～平成期の医師。専門は病理学。
¶近医

武田夕佳 たけだせきか
生没年不詳

安土桃山時代の儒医。
¶姓氏京都

竹田善慶　たけだぜんけい
室町時代の医師。
¶人名，日人（生没年不詳）

竹田宗柏　たけだそうはく
？　～天文20（1551）年
戦国時代の医師。
¶人名，日人，三重続

武田大成　たけだたいじょう，たけだだいじょう
寛政1（1789）年～天保13（1842）年
江戸時代後期の儒医。
¶人名，長崎遊（たけだだいじょう），日人

竹田千継　たけだちつぎ
天平宝字4（760）年～貞観2（860）年　[別]竹田千継《たけだのちつぐ》
平安時代前期の医師。
¶古人（たけだのちつぐ　[生]760年？　[没]860年？），コン改，コン4，コン5，人名，日人，平史（たけだのちつぐ　[生]760年？　[没]860年？）

武田長兵衛〔5代〕　たけだちょうべえ
明治3（1870）年～昭和34（1959）年8月4日　[別]近江屋長兵衛〔5代〕《おうみやちょうべえ》
明治～昭和期の実業家。「武田薬品工業」の創始者。
¶大阪人（――〔代数なし〕），コン改（――〔代数なし〕），コン4（――〔代数なし〕），コン5（――〔代数なし〕），実業，新潮（近江屋長兵衛〔5代〕　おうみやちょうべえ），世紀，先駆，日人

武田長兵衛〔6代〕　たけだちょうべえ
明治38（1905）年4月29日～昭和55（1980）年9月1日　[別]近江屋長兵衛〔6代〕《おうみやちょうべえ》，武田長兵衛《たけだちょうべい》
昭和期の実業家。武田薬品社長、日本製薬団体連合会長。抗生物質の販売、アリナミンを成功・販売。
¶近医（――〔代数なし〕），現朝（――〔代数なし〕），現情（――〔代数なし〕），現人（――〔代数なし〕），現日（――〔代数なし〕　たけだちょうべい），実業，新潮（近江屋長兵衛〔6代〕　おうみやちょうべえ），世紀，日人

竹田津実　たけたづみのる，たけたつみのる
昭和12（1937）年4月16日～
昭和～平成期の獣医、写真家。北海道小清水町農業共済組合家畜診療所所長。野生動物の生態調査、保護、治療に従事。写真集「キタキツネ」など。
¶現執2期（たけたつみのる），児人，世紀，日人

武田道安　たけだどうあん
天正12（1584）年～寛文5（1665）年
江戸時代前期の医師。
¶人名，姓氏京都，世人，日人

武田徳晴　たけだとくはる
→武田徳晴（たけだよしはる）

武田俊光　たけだとしみつ
明治32（1899）年3月1日～昭和47（1972）年9月20日
大正～昭和期の放射線医学者。日本医学放射線学会会長。著書「レントゲン技術」は放射線技術者の座右の書。
¶岡山人，岡山百，科学，現情，人名7，世紀，日人

武田直武　たけだなおたけ
文政7（1824）年～明治28（1895）年
江戸時代末期～明治期の医師。天童藩藩医。維新後山形県公立病院に勤務した後、山形で開業。
¶洋学

武谷水城　たけたにみずき
嘉永5（1852）年12月16日～昭和14（1939）年8月15日
明治～大正期の陸軍軍医、地方史研究家。少将。福岡県史を研究。筑紫史談会の創立者。
¶郷土，史研

武谷三男　たけたにみつお
明治44（1911）年10月2日～平成12（2000）年4月22日
大正～平成期の理論物理学者。原子力研究三原則（自由・民主・公開）を提唱。
¶科学，科技，革命，近医，現朝，現執1期，現執2期，現執3期，現情，現人，現日，コン改，コン4，コン5，思想，社史，新潮，世紀，全書，日人，日本，平和，マス2，マス89，歴大

竹田千継　たけだのちつぐ
→竹田千継（たけだちつぎ）

竹田信　たけだのぶ★
明治39（1906）年9月5日～平成7（1995）年2月11日
昭和・平成期の社会事業家。秋田県文化功労者。
¶秋田人2

武田信勇（武田信男）　たけだのぶお
安政4（1857）年～大正9（1920）年
明治～大正期の医師。
¶高知人，高知百（武田信男）

武田伯善　たけだはくぜん
天保5（1834）年11月24日～明治23（1890）年1月1日
江戸時代末期～明治期の医家。終生亀田で診療活動をつづけた。
¶秋田人2，藩医1

竹田ハツメ　たけだはつめ
明治14（1881）年～昭和48（1973）年
明治～昭和期の看護師（従軍看護婦）。
¶近医

武田文和　たけだふみかず
昭和8（1933）年2月15日～
昭和～平成期の医師。埼玉医科大学客員教授。
¶現執4期

竹田法印定盛　たけだほういんさだもり
→竹田定盛（たけだじょうせい）

竹田正次 たけだまさじ
明治24(1891)年～平成7(1995)年
明治～平成期の医師。内科。
¶近医

武田正之 たけだまさゆき
明治42(1909)年～昭和61(1986)年
昭和期の医師。
¶青森人

竹田昌慶 たけだまさよし
→竹田昌慶(たけしょうけい)

武田三秀 たけだみつひで★
元禄16(1703)年～宝暦6(1756)年7月
江戸時代中期の漢学者。医師。
¶秋田人2

武田蒙庵 たけだもうあん
永禄4(1561)年?～元和5(1619)年?
安土桃山時代～江戸時代前期の儒医。
¶京都大,姓氏京都

武田元亮 たけだもとすけ
～慶応元(1865)年
江戸時代末期の俳人・医家。
¶東三河

竹田祐伯 たけだゆうはく
文政8(1825)年～明治14(1881)年11月11日
江戸時代末期～明治時代の蘭学医。七卿西下の時診察。山口好生堂院長。
¶姓氏山口,幕末,幕末大

武田豊 たけだゆたか
大正3(1914)年1月6日～平成16(2004)年2月15日
昭和～平成期の実業家。日本鉄鋼連盟会長、あしなが育英会会長。富士製鉄専務を経て、新日鉄専務会長。大脳生理学の研究でも知られる。
¶現朝,現執2期,現執3期,現情,実業,世紀,日人

竹田庸伯 たけだようはく
文化6(1809)年～明治28(1895)年8月25日
江戸時代末期～明治時代の蘭方医。
¶姓氏山口,長崎遊,幕末,幕末大,藩臣6

武田義章 たけだよしあき
明治37(1904)年～平成10(1998)年
大正～平成期の医師。外科。
¶近医

武田徳晴 たけだよしはる
明治33(1900)年7月16日～昭和44(1969)年5月12日　⑱武田徳晴《たけだとくはる》
昭和期の細菌学者。伝染病研究所所長。「菌体成分の研究」で浅川賞。
¶科学,近医,現情(たけだとくはる),人名7(たけだとくはる),世紀,日人

竹田義朗 たけだよしろう
大正11(1922)年～平成23(2011)年
昭和～平成期の医師。専門は生化学。
¶近医

武田立斎 たけだりっさい,たけだりつさい
享保20(1735)年～文化9(1812)年12月　⑲武田三益《たけださんえき》
江戸時代中期～後期の儒学者、医師。秋田藩十二所所預茂木氏儒医。
¶秋田人2(武田三益)、朝日(武田三益　たけださんえき)　㊌享保20年12月4日(1736年1月16日)　㊣文化9年12月19日(1813年1月21日))、国書(たけだりっさい)、人名(武田三益　たけださんえき)、日人(㊌1736年　㊣1813年)

武市半太 たけちはんた
明治16(1883)年～昭和17(1942)年
明治～昭和期の医師。
¶高知人

竹中恵美子 たけなかえみこ
昭和4(1929)年11月19日～
昭和～平成期の経済学者。大阪市立大学教授、高齢社会をよくする女性の会大阪代表。女性労働問題を研究。著書に「戦後女子労働史論」など。
¶近女,現朝,現執1期,現執2期,現執3期,現執4期,現情,世紀,日人,マス89

竹中霞城 たけなかかじょう
?～明治2(1869)年6月8日
江戸時代後期～明治期の医師。
¶国書

たけながかずこ
昭和22(1947)年6月1日～
昭和～平成期のカウンセラー。マザーリング&ファミリーナーシング研究所長。
¶現執4期

竹中勝男 たけなかかつお
明治31(1898)年7月27日～昭和34(1959)年1月26日
大正～昭和期の社会福祉の理論・歴史研究者。参議院議員。戦後社会福祉研究の指導者。
¶現朝,世紀,政治,姓氏京都(㊌1899年),日人

竹中雪 たけなかきよむ
明治37(1904)年～昭和58(1983)年
大正～昭和期の産婦人科医、野球評論家。
¶近医

竹中玄脩 たけなかげんしゅう
享和1(1801)年～明治9(1876)年
江戸時代末期～明治期の歌人、陸奥仙台藩医員。
¶人名,日人,和俳

竹中源助 たけなかげんすけ
明治10(1877)年～昭和33(1958)年10月16日
大正～昭和期の実業家。竹中商店を設立。綿ネル業に携わる。竹中養源会をつくるなど社会事業にもつくした。
¶世紀,日人,和歌山人

竹中繁雄 たけなかしげお
明治35(1902)年～昭和54(1979)年
昭和期の生理学者、物理学者。医学博士、岐阜大学名誉教授。

¶近医，体育

竹中七郎 たけなかしちろう
明治28（1895）年～昭和34（1959）年
明治～昭和期の医師。耳鼻咽喉科。
¶近医

竹中成憲 たけなかせいけん
元治1（1864）年～大正14（1925）年
明治～大正期の医師。
¶新潟百別

竹中静二 たけなかせいじ
大正15（1926）年9月6日～
昭和～平成期の俳人、外科医。
¶紀伊文

竹中蒼竜 たけなかそうりゅう
享和1（1801）年～文久3（1863）年5月6日
江戸時代後期～末期の医師。
¶国書

竹中通庵 たけなかつうあん
生没年不詳
江戸時代中期の医師。
¶国書，人名，日人

竹中恒夫 たけなかつねお
明治35（1902）年4月30日～昭和46（1971）年2月4日
昭和期の政治家、参議院議員。日本歯科医師会会長。大蔵政務次官、地方行政委員長。
¶現情，人名7，世紀，政治，日人

竹中哲夫 たけなかてつお
昭和16（1941）年11月10日～
昭和～平成期の社会福祉学者。日本福祉大学社会福祉学部教授。
¶現執4期

竹中東軒 たけなかとうけん
享保16（1731）年～享和2（1802）年
江戸時代中期～後期の医師。
¶人名，日人

竹中南峰 たけなかなんぼう，たけなかなんほう
明和3（1766）年～天保7（1836）年7月8日 ㊎竹中文輔《たけなかぶんぽ》
江戸時代中期～後期の漢方医。
¶岡山歴，国書（㊐明和3（1766）年12月20日），人名（竹中文輔　たけなかぶんぽ），日人（竹中文輔　たけなかぶんぽ），和歌山人（たけなかなんほう）

岳中典男 たけなかふみお
大正4（1915）年～平成12（2000）年
昭和～平成期の医師。専門は薬理学。
¶近医

竹中文良 たけなかふみよし
昭和6（1931）年～平成22（2010）年
昭和～平成期の医師。外科。
¶近医

竹中文輔 たけなかぶんぽ
→竹中南峰（たけなかなんぽう）

竹内勝 たけのうちかつ
明治38（1905）年～昭和62（1987）年
昭和期の医師。
¶郷土千葉，近医

竹内玄同 たけのうちげんどう
文化2（1805）年～明治13（1880）年　㊎竹内玄同《たけうちげんどう》
江戸時代末期～明治時代の医師。藩医。その後幕府奥医師、西洋医学所教授・取締となる。
¶朝日（㊁明治13（1880）年1月12日），維新（たけうちげんどう），江人（たけうちげんどう），江文，科学（㊁明治13（1880）年1月12日），近現，近世，国史，国書（㊁明治13（1880）年1月12日），コン改（たけうちげんどう），コン4（たけうちげんどう），コン5（たけうちげんどう），史人（㊁1880年11月12日），新潮（㊁明治13（1880）年1月12日），人名，姓氏石川，全書（たけうちげんどう），対外，大百（たけうちげんどう），徳川臣（㊎1795年），長崎遊，日人，幕末（㊁1880年1月13日），幕末（㊁1880年1月13日），幕末大（たけうちげんどう　㊁明治13（1880）年1月13日），藩臣3，福井百（たけうちげんどう　寛政7（1795）年），洋学（㊎寛政7（1795）年）

竹内新八 たけのうちしんぱち
文化9（1812）年～嘉永4（1851）年
江戸時代末期の武士、眼科医。信濃高島藩士。
¶姓氏長野，長野歴，藩臣3（㊁文化10（1813）年）

竹内節斎 たけのうちせっさい
→竹内啓（たけのうちひらく）

武内道諦 たけのうちどうてい
～明治40（1907）年11月
明治期の医師。
¶飛騨

竹内東門〔1代〕 たけのうちとうもん
宝暦1（1751）年～文化12（1815）年　㊎竹内東門《たけうちとうもん》
江戸時代後期の豊後府内藩の儒医。
¶国書（――〔代数なし〕　たけうちとうもん　㊁文化12（1815）年4月15日），人名，日人

竹内東門〔2代〕 たけのうちとうもん
寛政1（1789）年～嘉永6（1853）年
江戸時代後期の豊後府内藩の儒医。
¶人名，日人

竹内啓 たけのうちひらく
文政11（1828）年～慶応3（1867）年12月24日　㊎竹内啓《たけうちひらく》，竹内節斎《たけのうちせっさい》
江戸時代末期の医師。
¶維新（たけうちひらく），埼玉人（㊎文政11（1828）年2月），埼玉百（たけうちひらく），新潮（㊎文政11（1828）年2月），人名（竹内節斎　たけのうちせっさい），日人（㊁1868年），幕

埼，幕末（[没]1868年1月18日），幕末大（たけうちひらく　[生]文政11（1828）年2月　[没]慶応3（1868）年12月24日）

竹内正信 たけのうちまさのぶ
天保7（1836）年～明治27（1894）年
江戸時代末期～明治期の医師。長崎病院頭取、侍医。維新後大学助教などを経て、五等侍医として皇太后の診療にあたった。
¶人名，長崎遊，日人，洋学

竹内松次郎 たけのうちまつじろう
→竹内松次郎（たけうちまつじろう）

武内三千春 たけのうちみちはる
～昭和20（1945）年7月19日
昭和期の陸軍の軍医監（少将）。
¶飛騨

竹内有節 たけのうちゆうせつ
文化14（1817）年～明治16（1883）年
江戸時代末期～明治期の医師。
¶人名，日人

竹野治邦 たけのはるくに
明和7（1770）年～？
江戸時代中期～後期の医師、天文家。
¶国書

武林次庵 たけばやしじあん
？～明暦3（1657）年
江戸時代前期の眼科医。
¶眼科

竹林弘 たけばやしひろし
→竹林弘（たけばやしひろむ）

竹林弘 たけばやしひろむ
明治33（1900）年～昭和59（1984）年　[別]竹林弘《たけばやしひろし》
大正～昭和期の医師。外科（脳神経外科）。
¶郷土和歌山，近医（たけばやしひろし），和歌山人

竹原源兵衛 たけはらげんべえ
天保13（1842）年5月～
江戸時代末期の医師。
¶飛騨

竹原澧水 たけはられいすい
？～文政5（1822）年9月19日
江戸時代中期～後期の医師、篆刻家。
¶大阪人（[没]文政5（1822）年9月），大阪墓，国書

武弘道 たけひろみち
昭和12（1937）年～平成21（2009）年
昭和～平成期の小児科医、事業家。
¶近医

建部到 たけべいたる
昭和4（1929）年3月16日～昭和63（1988）年6月5日
昭和期の植物ウイルス学者。農水省植物ウイルス研究所研究室長、名古屋大学教授。理学部生物学科を担当。植物の生理学や分子生物学を研究。
¶科学，現朝，植物，世紀，日人

武部維則 たけべこれのり
生没年不詳
江戸時代後期の医師。
¶姓氏京都

建部清庵（建部清菴） たけべせいあん
正徳2（1712）年～天明2（1782）年　[別]建部清庵《たてべせいあん》
江戸時代中期の医師。代々清庵を称した。
¶朝日（[没]天明2年3月8日（1782年4月20日）），岩史（[生]正徳2（1712）年7月　[没]天明2（1782）年3月8日），岩手人（[没]1782年3月4日），岩手百（たてべせいあん），科学（[没]天明2（1782）年3月8日），近世，国史，国書（[没]天明2（1782）年3月8日），コン改，コン4，コン5，史人（[没]1782年3月8日），思想史，食文（[没]天明2年3月4日（1782年4月16日）），人書94，新潮（[没]天明2（1782）年3月8日），人名，姓氏岩手（たてべせいあん），世人，全書（建部清菴），大百（建部清菴），徳川将，日人（たてべせいあん），藩臣1，宮城百（たてべせいあん），洋学

武部游（武部遊） たけべゆう
＊～天保13（1842）年
江戸時代中期～後期の医師、蘭学者。
¶科学（武部遊），国書（[生]天明2（1782）年），長崎遊（[生]天明3（1783）年）

武正一 たけまさはじめ
明治22（1889）年～昭和55（1980）年
明治～昭和期の医師。内科。
¶近医

竹松哲夫 たけまつてつお
大正10（1921）年4月8日～平成18（2006）年1月17日
昭和～平成期の農芸化学者、宇都宮大学名誉教授。専門は植物保護、雑草防除学、農薬化学。
¶科学，現情，世紀，日人

武見太郎 たけみたろう
明治37（1904）年3月7日～昭和58（1983）年12月20日
昭和期の内科医。日本医師会会長、世界医師会会長。保険医総辞退など指導、けんか太郎の異名をとる。
¶科学，近医，近現，現朝（[生]1904年8月7日），現執1期，現執2期，現情，現人，現日，国史，コン改，コン4，コン5，史人，新潮，世紀，世人，全書，日人，日本，民学，履歴，履歴2

竹村栄一 たけむらえいいち
大正15（1926）年～平成15（2003）年
昭和～平成期の社会運動家、医師。専門はハンセン病医療。
¶近医

竹村英輔 たけむらえいすけ
昭和6（1931）年～
昭和期の社会思想史研究者。日本福祉大学教授。
¶現執1期

竹村悔斎（竹村晦斎） **たけむらかいさい**
天明5（1785）年～文政3（1820）年
江戸時代の儒者、医師。三河挙母藩医。
¶江文（竹村晦斎），国書（[没]文政3（1820）年1月15日），人名，姓氏愛知，日人

竹村顕斎 **たけむらけんさい**
明治6（1873）年～大正13（1924）年
明治～大正期の医師。小千谷病院長。
¶新潟百別

竹村彰祐 **たけむらしょうすけ**
大正13（1924）年11月25日～
昭和～平成期の分子生物学者。名古屋大学教授。
¶現情

竹村正 **たけむらただし**
明治9（1876）年～昭和9（1934）年
明治～昭和期の内科学者。千葉医科大学教授。
¶千葉百

竹村望 **たけむらのぞむ**
大正9（1920）年～平成19（2007）年
昭和～平成期の医師。専門は公衆衛生学。
¶近医

竹村まや（竹村マヤ） **たけむらまや**
明治32（1899）年11月20日～昭和54（1979）年12月7日
昭和期の助産婦、歌人。北海道議会議員。北海道助産婦会長。竹村福祉事業団設立、理事長就任。勲五等宝冠章受章。
¶札幌（竹村マヤ [生]明治33年11月20日），女性，女性普，世紀，日人，北海道百，北海道文（[生]明治33（1900）年11月20日），北海道歴

竹本常松 **たけもとつねまつ**
大正2（1913）年1月28日～平成1（1989）年1月23日
昭和期の薬学者。植物の精の抽出に一生を捧げる。
¶科学，現朝，植物，世紀，日人

武元登々庵 **たけもととうとあん**
→武元登々庵（たけもととうとうあん）

武元登々庵 **たけもととうとうあん**
明和4（1767）年2月15日～文化15（1818）年2月23日 [別]武元登々庵《たけもととうとあん》
江戸時代後期の詩人、書家、医師。
¶岡山人，岡山歴，京都大（たけもととうとあん），姓氏京都

竹本光明 **たけもとみつあき**
元文4（1739）年～
江戸時代中期～後期の大名。黒羽藩主。医官で地図作成者。
¶地理

武谷雲庵 **たけやうんあん**
元禄15（1702）年～明和2（1765）年11月12日
江戸時代中期の医師、漢詩人。
¶国書

武谷健二 **たけやけんじ**
大正11（1922）年3月29日～昭和57（1982）年1月22日
昭和期の医師。専門は細菌学。
¶科学，近医，福岡百

武谷元立 **たけやげんりゅう**
天明5（1785）年～嘉永5（1852）年
江戸時代後期の蘭方医。
¶新潮（[没]嘉永5（1852）年7月7日），人名，世人（[生]天明5（1785）年2月 [没]嘉永5（1852）年7月5日），長崎遊，日人，藩臣7，福岡百（[生]天明5（1785）年2月 [没]嘉永5（1852）年7月5日），洋学

武谷成章 **たけやしげあき**
生没年不詳
江戸時代中期の医師、漢詩人。
¶国書

武谷祐之 **たけやすけゆき**
→武谷祐之（たけやゆうし）

竹屋丈夫 **たけやたけお**
？ ～
大正期の東京帝国大学セツルメント参加者。
¶社史

竹山屯 **たけやまたむろ**
天保11（1840）年～大正7（1918）年8月31日 [別]竹山屯《たけやまとん》
江戸時代末期～明治期の医師。新潟病院院長、新潟医学専門学校校長。新潟医科大学創立功労者。
¶維新，眼科（たけやまとん [生]？），近医，長崎遊，新潟百別，幕末，幕末大（[生]天保11（1840）年6月10日），洋学

竹山恒寿 **たけやまつねひさ**
明治43（1910）年～昭和50（1975）年
大正～昭和期の医師。精神科。
¶近医

竹山屯 **たけやまとん**
→竹山屯（たけやまたむろ）

武山直治 **たけやまなおはる**
昭和19（1944）年2月13日～
昭和期の久美愛病院長。
¶飛騨

竹山正男 **たけやままさお**
明治6（1873）年9月20日～昭和11（1936）年5月2日
明治～昭和期の医師、政治家。竹山病院2代目院長、新潟市会議長。
¶渡航，新潟百別

竹山祐嗣 **たけやまゆうじ**
生没年不詳
明治期の医師。
¶新潟百別

竹山祐卜〔5代〕 **たけやまゆうぼく**
？ ～明治12（1879）年
江戸時代後期～明治期の眼科医。
¶眼科

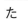

竹山祐卜義敏〔3代〕 たけやまゆうぼく（よしとし）
～文政11（1828）年2月19日
江戸時代後期の眼科医。
¶眼科

竹山祐卜義直〔4代〕 たけやまゆうぼく（よしなお）
江戸時代後期の眼科医。
¶眼科

竹山祐卜義治〔2代〕 たけやまゆうぼく（よしはる）
～文化5（1808）年2月7日
江戸時代後期の眼科医。
¶眼科

竹山祐卜義尚 たけやまゆうぼく（よしひさ）
貞享4（1687）年～安永8（1779）年
江戸時代前期～中期の眼科医。
¶眼科

竹山よ志子 たけやまよしこ
大正12（1923）年～
昭和期の母子福祉活動家。
¶静岡女

竹谷実 たけやみのる
明治25（1892）年～昭和38（1963）年
明治～昭和期の医師。皮膚科。
¶近医

武谷祐之 たけやゆうし
文政3（1820）年～明治27（1894）年　㊨武谷澹蘭
《たけやれいらん》，武谷祐之《たけやすけゆき》
江戸時代末期～明治期の蘭方医。福岡藩の牛痘接種普及に努め，蘭学顧問として後進の育成，藩医学校養生館の創設に尽力。
¶朝日（㊨文政3年4月2日（1820年5月13日）　㊨明治27（1894）年2月1日），維新，近医（たけやすけゆき），近現，近世，国史，国書（武谷澹蘭　たけやれいらん　㊨文政3（1820）年4月2日　㊨明治27（1894）年2月1日），人名（たけやすけゆき），長崎遊，日人，幕末（㊨1894年2月），幕末大（㊨明治27（1894）年2月），藩臣7，福岡百（㊨文政3（1820）年4月2日　㊨明治27（1894）年2月），洋学

武谷澹蘭 たけやれいらん
→武谷祐之（たけやゆうし）

竹脇潔 たけわききよし
明治38（1905）年3月1日～昭和63（1988）年1月16日
昭和期の動物学者。東京女子大学教授。日本脊椎動物ホルモンの研究の基礎構築。
¶科学，科技，近医，現朝，現情，世紀，日人

田子一民 たごいちみん，たこいちみん
明治14（1881）年11月14日～昭和38（1963）年8月15日
昭和期の官僚，政治家。三重県知事，衆議院議長。農相。社会福祉事業に関心が強く「社会事業」等の著作。
¶岩手人（たこいちみん），岩手百（たこいちみん），近現，現朝，現情，国史，コン改，コン

4，コン5，史人，新潮，人名7，世紀，政治，姓氏岩手，日人，履歴，履歴2

田子玄同(1) たごげんどう
明和3（1766）年～天保11（1840）年
江戸時代中期～後期の医師。
¶国書

田子玄同(2) たごげんどう
？～慶応2（1866）年
江戸時代後期の医師。
¶群馬人，国書，長崎遊（㊨？）

多湖実夫 たこじつお
明治31（1898）年6月16日～昭和60（1985）年5月11日
大正～昭和期の政治家。山梨県知事，愛知医大理事長。
¶山梨百

多湖松江 たこしょうこう，たごしょうこう
宝永6（1709）年～安永3（1774）年
江戸時代中期の信濃松本藩の儒医。
¶江文，国書（㊨安永3（1774）年11月20日），人名，姓氏長野，長野歴，日人（たごしょうこう）

太宰博邦 だざいひろくに
？～
昭和期の官僚。厚生事務次官。
¶社史

田坂定孝 たさかさだたか
明治34（1901）年11月28日～平成2（1990）年7月22日
昭和期の医師。東海大学教授，関東労災病院名誉院長。専門は消化器内科学，医用工学。
¶科学，近医，社史

田坂佳千 たさかよしかず
昭和32（1957）年～平成19（2007）年
昭和～平成期の地域医療家。
¶近医

田崎一二 たさきいちじ
明治43（1910）年～平成21（2009）年
大正～平成期の医師。専門は生理学，神経生理学。
¶近医

田崎忠勝 たさきただかつ
明治43（1910）年～昭和54（1979）年
昭和期の細菌学者。信州大学教授。
¶長野歴

田崎勇三 たざきゆうぞう，たさきゆうぞう
明治31（1898）年7月5日～昭和38（1963）年5月24日
大正～昭和期の内科医。がん研究者。臨床癌の研究者。早期癌の発見・治療を推進。
¶科学，科技，近医，現朝，現情，現日，コン改，コン4，コン5（たさきゆうぞう），人名7，世紀，日人，歴史

田崎義昭 たざきよしあき
大正15（1926）年～平成18（2006）年

昭和〜平成期の医師。神経内科。
¶近医

田沢稲舟 たざわいなぶね，たざわいなふね
明治7(1874)年12月28日〜明治29(1896)年9月10日
明治期の小説家。作品に「医学修業」「しろばら」、新体詩「月にうたふさんげの一ふし」など。
¶朝日，近女，近文，コン改，コン5，小説(たざわいなふね)，庄内，女性(たざわいなふね)，女性普(たざわいなふね)，女文(たざわいなふね)，新潮，新文(たざわいなふね [生]明治11(1878)年12月28日)，人名([生]1878年)，東北近，日女(たざわいなふね)，日人，文学([生]1878年)，山形百(たざわいなふね)

田沢玄伯 たざわげんぱく
？ 〜明治27(1894)年
江戸時代末期〜明治期の漢方医。
¶青森人

田沢仲舒 たざわなかのぶ
？ 〜嘉永3(1850)年12月22日
江戸時代後期の寄合医師。
¶江文，国書

田沢仁 たざわまさし
昭和5(1930)年1月12日〜
昭和〜平成期の植物生理学者。東京大学教授。専門は植物細胞生理学。福井工業大学教授もつとめる。
¶世紀，日人

田沢義鋪 たざわよしはる
明治18(1885)年7月20日〜昭和19(1944)年11月24日
昭和期の官僚、教育者、社会事業家。貴族院議員、大日本連合青年団理事長。内務省に入り、青年団育成にあたる。
¶岩史，角史，近現，現朝，国史，コン改，コン5，佐賀百([没]昭和19(1944)年11月23日)，史人，静岡百，静岡歴，社史，新潮，人名7，世紀，姓氏静岡，世人([生]明治18(1885)年5月20日)，哲学，日史，日人，百科，民学，履歴，歴大

田沢鐐二 たざわりょうじ
明治15(1882)年6月29日〜昭和42(1967)年8月21日
大正〜昭和期の内科医学者。日本結核病学会会長。結核予防事業に功績があった。
¶愛知百，科学，近医，現情，人名7，世紀，姓氏愛知，日人

田島栄吉 たじまえいきち
明治21(1888)年〜昭和30(1955)年
大正〜昭和期の医師。
¶群馬人

田島一彦 たじまかずひこ
大正7(1918)年〜
昭和期の医師。
¶群馬人

田島和穂 たじまかほ
昭和2(1927)年〜
昭和期の医師。
¶群馬人

田島玄庵 たしまげんあん
寛政7(1795)年〜明治3(1870)年
江戸時代後期〜明治期の三戸の種痘医。
¶青森人

田島昭三 たじましょうぞう
昭和2(1927)年〜
昭和期の外科医。
¶群馬人

田島達也 たじまたつや
大正12(1923)年〜平成15(2003)年
昭和〜平成期の医師。整形外科。
¶近医

但馬天民 たじまてんみん
生没年不詳
江戸時代後期の医師。
¶国書

但馬道仙 たじまどうせん
生没年不詳
室町時代の医師。
¶姓氏京都

田島正典 たじままさのり
大正4(1915)年10月7日〜平成12(2000)年6月15日
昭和〜平成期の獣医学者、日本生物科学研究所所長。
¶科学，群馬人，現情

田島基 たじまもとい
明治42(1909)年7月30日〜昭和59(1984)年12月31日
昭和期の公衆衛生看護開拓者、保健婦。
¶埼玉人

田島養元 たじまようげん
生没年不詳
江戸時代後期の医師。
¶国書

田嶋嘉雄(田島嘉雄) たじまよしお
明治42(1909)年10月11日〜平成2(1990)年8月29日
大正〜平成期の医師。専門は獣医、微生物学。
¶科学，近医，現情(田島嘉雄)

但馬来山 たじまらいざん
寛政1(1789)年〜天保5(1834)年
江戸時代後期の医師。
¶長崎遊

田島柳卿 たじまりゅうきょう
→田島柳卿(たじまりゅうけい)

田島柳卿 たじまりゅうけい
寛政1(1789)年〜明治6(1873)年 [別]田島柳卿

た

《たじまりゅうきょう》
江戸時代後期の医師、天文学者。
¶滋賀百（たじまりゅうきょう），人名，日人

多治見泰作 たじみたいさく
慶応2（1866）年～明治31（1898）年1月13日
明治期の医師。
¶飛騨

田尻敢 たじりいさむ
明治34（1901）年～昭和41（1966）年
大正～昭和期の医師。専門はハンセン病医療。
¶近医

田尻下孝夫 たじりかたかお
昭和27（1952）年4月6日～
昭和期の医師。たじりか医院理事長。
¶飛騨

田尻宗昭 たじりむねあき
昭和3（1928）年2月21日～平成2（1990）年7月4日
昭和～平成期の公害問題評論家、反公害活動家。東京都公害研究所次長。専門は公害問題、環境問題で、"公害Gメン"と呼ばれた。著書に「四日市・死の海と闘う」など。
¶紀伊文，近医，現朝，現執2期，現情，現人，現日，新潮，世紀，日人，マス89，民学

田代毅軒 たしろきけん
天明2（1782）年～天保12（1841）年　[別]田代政典《たしろまさのり》
江戸時代後期の武士。肥後人吉藩家老。藩財政改革と農村の救済に尽力。
¶朝日（[没]天保12年2月10日（1841年4月1日）），近世，国史，国書（田代政典　たしろまさのり　[没]天保12（1841）年2月10日），コン改，コン4，新潮（[没]天保12（1841）年2月），人名，日人

田代嚮平 たしろきょうへい
天保8（1837）年～明治28（1895）年
江戸時代後期～明治期の松江藩医。
¶島根百（[没]明治28（1895）年10月18日），島根歴，長崎遊

田代三喜 たしろさんき
寛正6（1465）年～天文6（1537）年　[別]田代三喜斎《たしろさんきさい》，田代三喜斎昌純《たしろさんきさいしょうじゅん》，三喜斎《さんきさい》
戦国時代の医師。足利成氏の侍医。武蔵国越生生まれ。李朱医学を学んで帰国。
¶朝日（[生]寛正6年4月8日（1465年5月3日）　[没]天文6年2月19日（1537年3月30日）），眼科，国史（[生]1473年　[没]1544年），国書（[生]寛正6（1465）年4月8日　[没]天文13（1544）年4月15日），古中（[生]1473年　[没]1544年），コン改，コン4，コン5，埼玉人（[生]寛正6（1465）年4月8日，（異説）文明5（1473）年4月8日　[没]天文6（1537）年2月19日，（異説）天文13（1544）年4月15日），埼玉百（[没]1544年），史人（[生]1465年4月8日　[没]1537年2月19日，（異説）1544年4月15日），人書94，新潮（[生]寛正6（1465）年4月8日　[没]天文6（1537）年2月19日），人名，世人（[没]天文6（1537）年2月9日），世百，戦辞（田代三喜斎　たしろさんきさい　[生]？　[没]天文6年2月19日（1537年3月30日）），戦辞（田代三喜斎昌純　たしろさんきさいしょうじゅん　生没年不詳），全書（[没]1544年），戦人（田代三喜斎　たしろさんきさい），全戦（[生]？　[没]天文6（1537）年？），戦東（田代三喜斎　たしろさんきさい），対外（[生]1473年　[没]1544年），大百，栃木百，栃木歴，日史（[生]寛正6（1465）年4月8日　[没]天文13（1544）年4月15日），日人，百科，歴大（[生]1465年？　[没]1537年？）

田代三喜斎 たしろさんきさい
→田代三喜（たしろさんき）

田代三喜斎昌純 たしろさんきさいしょうじゅん
→田代三喜（たしろさんき）

田代蕭斎 たしろしょうさい
～嘉永5（1852）年
江戸時代後期の漢蘭折衷外科医。
¶新潟百別

田代四郎助 たしろしろうすけ
明治15（1882）年2月12日～*
明治～昭和期の生化学者。シンシナティ大学教授。
¶科学（[没]1963年（昭和38）6月12日），鹿児島百（[没]昭和37（1962）年），近医（[没]昭和38（1963）年），薩摩（[没]昭和27（1962）年），世紀（[没]昭和38（1963）年6月22日），姓氏鹿児島（[没]1962年），渡航（[没]？），日人（[没]昭和38（1963）年6月22日）

田代正 たしろただし
安政7（1860）年～大正7（1918）年　[別]田代正《たしろまさし》
明治～大正期の医家。長崎医学専門学校校長兼長崎病院長などを務めた。
¶近医（たしろまさし），人名，渡航（[生]1860年1月25日　[没]1918年1月30日），長崎百（[生]安政6（1859）年），長崎歴（[生]安政6（1859）年），日人

田代恒親 たしろつねちか
明和4（1767）年～文政4（1821）年
江戸時代中期～後期の鳥取藩医師。
¶鳥取百

田代浩司 たしろひろし
昭和17（1942）年5月29日～
昭和期の福祉施設役員。
¶視覚

田代不二男 たしろふじお
明治43（1910）年～
昭和期の社会福祉学者。東北大学教授。
¶現執1期

田代文基 たしろぶんき
天保12（1841）年～明治41（1908）年
明治期の医家。白川県公立病院長を務め、地方医術の開発に貢献。
¶熊本人，熊本百（[没]明治41（1908）年1月27日），人名（[生]？），日人

田代正 たしろまさし
→田代正（たしろただし）

田代政典 たしろまさのり
→田代毅軒（たしろきけん）

田代三喜 たしろみき★
医師。
¶秋田人2

田代基徳 たしろもとのり
天保10（1839）年～明治31（1898）年3月21日
江戸時代末期～明治期の蘭方医。陸軍軍医学校校長。「文園雑誌」「医事新聞」など創刊。著訳書に「切断要法」「外科手術」など。
¶朝日，江文，大分歴（[生]天保1（1830）年 [没]明治30（1897）年），科学，眼科，近医，新潮，人名（[生]？ [没]1897年），日人，幕末大，洋学

田代義徳 たしろよしのり
元治1（1864）年～昭和13（1938）年12月1日
明治～大正期の整形外科学者。東京大学教授。日本外科学会初代会長。医療と社会事業に貢献し「日本整形外科の父」と称された。
¶科学（[生]1864年（元治1）7月26日），近医，人名7，渡航（[生]1864年7月25日），栃木歴，日人

田代亮介 たしろりょうすけ
慶応2（1866）年～昭和8（1933）年
明治～昭和期の医師、同仁会医療功労者、良寛追慕家。
¶新潟百別

田多井吉之介 たたいきちのすけ
大正3（1914）年3月7日～
昭和期の医学評論家。日本バイオリズム研究所長。
¶現執1期，現執2期

多田うた子 ただうたこ
明治26（1893）年～
明治・大正期の飛驒初の女医。
¶飛驒

多田治 ただおさむ
大正13（1924）年5月10日～昭和58（1983）年12月27日
昭和期の労働衛生学者。労働科学研究所所長。
¶現執1期，現執2期

多田謹太郎 ただきんたろう
慶応3（1867）年～大正3（1914）年3月11日
明治・大正期の医師。
¶飛驒

多田啓也 ただけいや
昭和5（1930）年10月20日～
昭和～平成期の小児科学者。東北大学教授、NTT東日本東北病院院長。小児の難病である先天代謝異常の原因について独創的な研究を行う。
¶世紀，日人

多田茂 ただしげる
大正10（1921）年～昭和61（1986）年
昭和期の医師。泌尿器科。
¶近医

多田周平 ただしゅうへい
？ ～文化1（1804）年
江戸時代中期～後期の医師。
¶姓氏石川

多田順映 ただじゅんえい
文久1（1861）年～大正12（1923）年
明治～大正期の社会事業家。
¶岐阜百，郷土岐阜，世紀（[生]文久1（1861）年4月 [没]大正12（1923）年7月19日），日人

多田ちとせ ただちとせ
大正2（1913）年～
昭和期の福祉施設職員、絵本作家。
¶児人

多田富雄 ただとみお
昭和9（1934）年3月31日～平成22（2010）年4月21日
昭和～平成期の免疫学者。東京大学教授。サプレッサー（抑制）T細胞を発見。著書に「免疫学入門」、エッセイ「独酌余滴」など。
¶科学，近医，現朝，現詩，現執3期，現執4期，現情，現日，新潮，世紀，日人，日本，能狂言，平和

多田学 ただまなぶ
昭和9（1934）年～平成20（2008）年
昭和～平成期の医師。専門は公衆衛生学。
¶近医

多田道彦 ただみちひこ
昭和13（1938）年～平成17（2005）年
昭和～平成期の医師。内科（循環器）。
¶近医

多田満彦 ただみつひこ
昭和7（1932）年～昭和52（1977）年
昭和期の医師。専門は生化学。
¶近医

多田弥太郎 ただやたろう
明治35（1902）年11月13日～平成16（2004）年10月8日
昭和期の鍼灸師。
¶視覚

多々羅杏隠 たたらきょういん
文化10（1813）年～明治23（1890）年
江戸時代末期の種痘医。
¶愛媛，愛媛百（[没]明治23（1890）年11月4日）

多々良友彦 たたらともひこ
昭和5（1930）年10月28日～
昭和期の社会事業家、「静岡光の家」創設者。
¶視覚

立入弘 たちいりひろむ
明治42（1909）年～平成15（2003）年
大正～平成期の医師。放射線科。
¶近医

田近清　たぢかきよし
大正1（1912）年11月26日～平成6（1994）年8月6日
昭和・平成期の医師。
¶飛騨

田近毅　たぢかたけし
昭和18（1943）年7月26日～
昭和期の医師。
¶飛騨

立木道張　たちきどうちょう
？～享和1（1801）年9月26日　[別]立木道張《たつぎどうちょう》
江戸時代中期～後期の医師。
¶徳島歴（たつぎどうちょう），長崎遊（生没年不詳）

館玄竜　たちげんりゅう
寛政7（1795）年～安政6（1859）年
江戸時代末期の医師。
¶眼科（館玄竜　[生]？），人名，姓氏富山，日人，幕末（[没]1859年12月3日），幕末大（館玄竜　[没]安政6（1859）年11月10日），洋学（[生]寛政6（1794）年）

舘鄰　たちちかし
昭和11（1936）年～平成19（2007）年
昭和～平成期の医師。専門は生物学（生殖生物学）。
¶近医

立花明彦　たちばなあけひこ
昭和36（1961）年11月10日～
昭和～平成期の視覚障害研究者、編集者。
¶視覚

橘冠峰　たちばなかんぽう
享保9（1724）年～寛政6（1794）年3月14日
江戸時代中期～後期の医師。
¶国書

橘尚賢　たちばなしょうけん
？～嘉永2（1849）年8月
江戸時代後期の医師。
¶国書

橘真誠　たちばなしんせい
天保12（1841）年～昭和5（1930）年4月19日
明治～昭和期の漢方医。
¶高知先

橘東一　たちばなとういち
生没年不詳
江戸時代後期の医師。
¶姓氏京都

橘南谿（橘南渓）　たちばななんけい
宝暦3（1753）年～文化2（1805）年　[別]宮川春暉《みやがわはるあきら》，宮川南谿《みやがわなんけい》
江戸時代中期～後期の儒医。
¶朝日（[生]宝暦3年4月21日（1753年5月23日）　[没]文化2年4月10日（1805年5月8日）），岩史（[生]宝暦3（1753）年4月21日　[没]文化2（1805）年4月10日），岩手人（[没]1805年4月10日），岩手百，大阪人（[没]文化2（1805）年4月），科学（[生]宝暦3（1753）年4月21日　[没]文化2（1805）年4月10日），京都，京都大，近世，考古（橘南渓　[生]宝暦3年（1753年4月21日）　[没]文化2年（1805年4月10日）），国史，国書（[生]宝暦3（1753）年4月21日　[没]文化2（1805）年4月10日），コン改，コン4，コン5，史人（[生]1753年4月21日　[没]1805年4月10日），思想史，人書79，人書94（[生]1754年　[没]1806年），新潮（[生]宝暦3（1753）年4月21日　[没]文化2（1805）年4月10日），人名（[生]1754年　[没]1806年），姓氏岩手，姓氏京都，世人（[生]宝暦4（1754）年　[没]文化3（1806）年4月10日），地理，長崎遊，日人，藩臣4，飛騨（[生]宝暦3（1753）年4月21日　[没]文化2（1805）年4月10日），三重（宮川南谿　[生]宝暦3年4月21日），歴大

橘元景　たちばなもとかげ
安永5（1776）年～弘化4（1847）年
江戸時代後期の医師。
¶国書（[没]弘化4（1847）年11月10日），人名，徳島百，徳島歴（[没]弘化4（1847）年11月10日），日人

橘元周　たちばなもとちか
享保13（1728）年～？
江戸時代中期の医師、幕臣。
¶国書，徳川臣（[没]？）

橘義貞　たちばなよしさだ
生没年不詳
南北朝時代の医師、歌人。
¶国書

橘良佺　たちばなりょうせん★
嘉永2（1849）年～明治16（1883）年
江戸時代後期～明治期の医学者。
¶三重続

立原音吉　たちはらおときち
安永5（1776）年～？
江戸時代中期～後期の常陸岩手村の農民。病父に対し日夜看病にあたり、水戸藩主徳川治保より表彰を賜った。
¶日人

館正知　たちまさとも
大正9（1920）年5月22日～平成15（2003）年
昭和～平成期の公衆衛生学者。岐阜大学教授。
¶近医，現情

館稔（舘稔）　たちみのる
明治39（1906）年11月11日～昭和47（1972）年3月21日
昭和期の人口学者。国際連合人口委員会日本代表。人口問題の世界的権威。
¶近医（舘稔），現執1期（舘稔），現情，人名7，世紀（舘稔），日人

立谷秀清　たちやひできよ
昭和26（1951）年6月9日～
昭和～平成期の医師、政治家。相馬市長。

¶現政

館良臣　たちよしたみ
→山本良臣（やまもとよしたみ）

立岡末雄　たつおかすえお
大正1（1912）年12月15日～昭和60（1985）年7月4日
昭和期の有機化学者、武田薬品工業専務。専門は抗生物質。
¶科学

田塚源太郎　たづかげんたろう
大正8（1919）年4月1日～昭和54（1979）年4月14日
昭和期の歯科医師、歌人。
¶根千

立川昭二　たつかわしょうじ
昭和2（1927）年2月24日～
昭和～平成期の医史学者。北里大学教授。専門は歴史学。著書に「病気の社会史」「歴史紀行・死の風景」など。
¶現朝，現執2期，現執3期，現執4期，現情，世紀，日人，マス89，YA

立木道張　たつぎどうちょう
→立木道張（たちきどうちょう）

立木文作　たつぎぶんさく
？　～天保2（1831）年11月16日
江戸時代後期の医師。
¶徳島歴

立木文竜　たつきぶんりゅう
生没年不詳
江戸時代末期～明治期の医師。
¶徳島歴

達古快立　たつこかいりゅう
享保15（1730）年～享和2（1802）年
江戸時代中期～後期の医師。
¶姓氏宮城

立田玄道　たつたげんどう
明和4（1767）年～天保7（1836）年
江戸時代後期の松代藩御側医、医学輪講頭取。
¶長野歴

辰沼広吉　たつぬまひろきち
大正5（1916）年1月1日～平成7（1995）年2月12日
昭和期の医師、内科学者。内科、慶応義塾大学教授。
¶科学，近医，世紀（[生]大正5（1916）年1月），日人

竜野庄蔵　たつのしょうぞう
文化10（1813）年～明治17（1884）年
江戸時代後期～明治期の上田小県地方の救済家。
¶長野歴

辰野高司　たつのたかし
大正12（1923）年12月17日～
昭和～平成期の薬学者。日仏薬学会会長。東京理科大学教授などを経て、日本薬学会理事、日本薬剤師会理事などを歴任。著書に「日本の薬学」。
¶科技，現情，現人，世紀，日人

竜廼屋海城　たつのやかいじょう
寛政6（1794）年～明治1（1868）年　[別]竜廼屋弘器《たつのやひろき》
江戸時代末期の狂歌師、尾張藩の医師。
¶国書（竜廼屋弘器　たつのやひろき　[没]明治1（1868）年10月15日），人名，日人

竜廼屋弘器　たつのやひろき
→竜廼屋海城（たつのやかいじょう）

立野竜貞　たつのりゅうてい
生没年不詳
江戸時代中期の産科医。
¶朝日，科学（立野竜貞），近世，国史，国書，コン改，コン4，コン5（立野竜貞），人名，世人，日人

辰巳勝枝　たつみかつえ
明治期の女医。
¶姓氏富山

巽三郎　たつみさぶろう
大正3（1914）年5月24日～平成12（2000）年10月10日
昭和期の医師、考古学研究家。
¶郷土和歌山，考古

竜見武志　たつみたけし
昭和2（1927）年～
昭和期の医師。
¶群馬人

立身政一　たつみまさいち★
大正2（1913）年8月28日～昭和47（1972）年12月5日
昭和期の平鹿総合病院長。医学博士。秋田県文化功労者。
¶秋田人2

巽稔　たつみみのる
明治37（1904）年～昭和41（1966）年
大正～昭和期の医師。小児科。
¶近医

立石武　たていしたける
明治42（1909）年5月16日～
昭和期の結核病学者。
¶群馬人

立石正胤　たていしまさたね
天明6（1786）年～万延1（1860）年8月20日
江戸時代後期の医学者、歌人、豪商。
¶高知人，国書，幕末

伊達維徳軒　だていとくけん
宝暦3（1753）年～文政9（1826）年
江戸時代後期の紀州の医師。
¶郷土和歌山

館寛蔵　たてかんぞう
生没年不詳
江戸時代末期～大正期の医師。

¶姓氏愛知

立津政順 たてつせいじゅん
大正4(1915)年10月18日～平成11(1999)年1月28日
昭和期の神経精神医学者。
¶科学，近医，世紀，日人

伊達時 だてとき
嘉永2(1849)年～大正5(1916)年
明治～大正期の政治家，医師。
¶神奈川人，世紀(⊕嘉永2(1849)年10月) ㊣大正5(1916)年10月29日)，姓氏神奈川，日人

蓼沼憲二 たてぬまけんじ
明治22(1889)年～昭和20(1945)年
大正～昭和期の医師。横浜市立医科大学附属病院長。
¶栃木百

蓼沼丈吉 たてぬまじょうきち，たてぬまじょうきち
＊～大正8(1919)年7月1日
明治～大正期の実業家，政治家。衆議院議員。蓼沼慈善団を設立して育英事業にも努めた。
¶コン改(⊕1863年)，コン5(たてぬまじょうきち ⊕文久3(1863)年，人名(⊕1863年)，世紀(⊕文久3(1863)年7月28日)，鉄道(⊕1862年)，栃木百(⊕文久2(1862)年)，栃木歴(⊕文久2(1862)年)，日人(⊕1862年)

立野至 たてのいたる
明治8(1875)年8月1日～昭和35(1960)年2月24日
明治～昭和期の医師。
¶宮崎百

立野誠吾 たてのせいご
大正2(1913)年～昭和57(1982)年
昭和期の医師。内科。
¶近医

立林何帠 たてばやしかけい，たてばやしかけい
生没年不詳
江戸時代中期の琳派の医師，画家。加賀前田家の侍医。
¶朝日，角史，近世，国史，国書，コン改，コン4，史人，新潮，世人，茶道，日人，名画(たてばやしかけい)

館林宣夫 たてばやしのぶお
明治43(1910)年11月5日～昭和52(1977)年3月2日
昭和期の衛生行政官。厚生省公衆衛生局検疫課長，環境衛生局長などを歴任。
¶近医，現情，人名7，世紀，日人

伊達久庸 だてひさつね
安政7(1860)年2月13日～大正9(1920)年4月2日
明治～大正期の医学者。
¶岡山百，岡山歴

建部清庵 たてべせいあん
→建部清庵(たけべせいあん)

伊達甫雪 だてほせつ
江戸時代の眼科医。
¶眼科

伊達本覚 だてほんかく
？～寛政1(1789)年
江戸時代後期の眼科医。
¶眼科

伊達本学 だてほんがく
江戸時代前期～中期の眼科医。
¶眼科

伊達本玄 だてほんげん
江戸時代中期～後期の眼科医。
¶眼科

伊達本瑞 だてほんずい
江戸時代の眼科医。
¶眼科

伊達林慶 だてりんけい
江戸時代後期の眼科医。
¶眼科

田所一郎 たどころいちろう
大正8(1919)年～平成6(1994)年
昭和～平成期の医師。専門は細菌学。
¶近医

田所喜久馬 たどころきくま
明治15(1882)年～昭和39(1964)年
明治～昭和期の医師。耳鼻咽喉科。
¶近医

田所作太郎 たどころさくたろう
昭和2(1927)年1月7日～
昭和期の精神薬理学者。
¶群馬人

田所哲太郎 たどころてつたろう
明治18(1885)年9月27日～昭和55(1980)年3月20日
大正～昭和期の生化学者。北海道帝国大学教授，同理学部長，帯広畜産大学長などを歴任。著書に「老若男女の生化学」など。
¶科学，近現，現情(⊕1885年9月17日)，国史，札幌，世紀(㊣昭和55(1980)年3月21日)，日人，北海道百，北海道歴

田所広泰 たどころひろやす
明治43(1910)年～昭和21(1946)年
昭和期の思想運動家，歌人。精神科学研究所理事長，日本学生協会理事長。
¶哲学

田所八重子 たどころやえこ
明治35(1902)年～
大正～昭和期の助産婦。
¶近女，社史，女運

田中朝三 たなかあさぞう
明治18(1885)年5月9日～昭和30(1955)年12月15日

明治～昭和期の海軍軍医（内科）。
¶近医，埼玉人

田中市正　たなかいちまさ
大正5（1916）年～昭和54（1979）年
昭和期の獣医。
¶青森人

田中一郎　たなかいちろう
昭和3（1928）年7月1日～平成3（1991）年5月17日
昭和～平成期の医師。専門は生理学（感覚生理学）。
¶近医，視覚

田中一京　たなかいっきょう
昭和16（1941）年～
昭和～平成期のカウンセラー。理想郷の心主宰。
¶現執3期

田中意徳　たなかいとく
？　～万治1（1658）年11月29日
江戸時代前期の洋医。
¶岡山人，岡山百，岡山歴

田中丑雄　たなかうしお
明治22（1889）年10月21日～昭和57（1982）年10月10日
昭和期の獣医学者。東京大学教授。専門は家畜薬理学、家畜衛生学。
¶科学，現情

田中雅楽郎　たなかうたろう
生没年不詳
江戸時代後期の医師。
¶国書

田中治　たなかおさむ
大正15（1926）年7月30日～平成14（2002）年8月30日
昭和～平成期の薬学者、広島大学名誉教授、日本生薬学会会長。
¶科学，植物

田中華城　たなかかじょう
文政9（1826）年～明治13（1880）年4月13日
江戸時代末期～明治期の漢学者、儒医。慈恵病院長。早くに父を失い苦労して家を起こす。医業を開く。
¶大阪人（㊗文政8（1825）年　㊥明治13（1880）年4月），国書，幕末

田中克己　たなかかつみ
明治44（1911）年～昭和57（1982）年9月5日
大正～昭和期の医師。専門は遺伝学。
¶科学（㊗1911年（明治44）7月21日），近医，日人（㊥明治44（1911）年8月31日）

田中かね　たなかかね
明治38（1905）年8月12日～平成14（2002）年7月28日
昭和・平成期の看護婦。呉服屋。
¶石川現九

田中喜市　たなかきいち
明治期の医師。
¶渡航

田中橘斎　たなかきっさい
延享2（1745）年～文化2（1805）年4月23日
江戸時代後期の医家。
¶大阪墓

田中橘泉　たなかきっせん
元禄8（1695）年～延享5（1748）年
江戸時代中期の医家。
¶大阪人（㊗延享5（1748）年7月），大阪墓（㊥延享5（1748）年7月18日）

田中喜美子　たなかきみこ
昭和5（1930）年～
昭和～平成期の編集者、ライター。「ファム・ポリテック」編集長、老人ホーム情報センター主宰。
¶現執3期，現執4期（㊗1930年2月15日），世紀（㊗昭和5（1930）年2月15日），日人，マス89

田中九信　たなかきゅうしん
明治17（1884）年～昭和50（1975）年
明治～昭和期の医師。
¶愛媛，愛媛百（㊗明治17（1884）年4月16日㊥昭和50（1975）年5月31日）

田中杏亭　たなかきょうてい
享保2（1717）年～安永9（1780）年
江戸時代中期の医師。
¶大阪人（㊗文化2（1805）年），大阪墓（㊥安永9（1780）年4月30日），人名（㊗1721年），日人

田中潔　たなかきよし
大正2（1913）年～平成22（2010）年
昭和～平成期の医師。専門は薬理学。
¶近医

田中ケイ　たなかけい
明治8（1875）年12月8日～？
明治～昭和期の書店経営者。医学書専門店吐鳳堂。夫の死没後、経営を引き継ぎ、実績の向上に尽力。
¶女性，女性普

田中敬助　たなかけいすけ
文久2（1862）年6月9日～昭和20（1945）年1月22日
明治～昭和期の医師。
¶秋田百，科学，近医，世紀，日人

田中彦影　たなかげんえい
明治9（1876）年10月21日～昭和27（1952）年1月10日
明治～昭和期の俳人・医学者。
¶福岡百

田中憲二　たなかけんじ
明治37（1904）年～平成1（1989）年
大正～昭和期の医師。外科（脳神経外科）。
¶近医

田中玄順　たなかげんじゅん
天保2（1831）年9月1日～明治5（1872）年11月2日
江戸時代後期～明治期の岡山藩医。

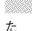

¶岡山百，岡山歴

田中玄仙 たなかげんせん
宝暦10(1760)年〜文化2(1805)年
江戸時代後期の医師。
¶人名，日人

田中健蔵 たなかけんぞう
大正11(1922)年11月7日〜
昭和〜平成期の病理学者。九州大学教授。
¶現情

田中愿仲 たなかげんちゅう
享保17(1732)年〜寛政4(1792)年 ⑲田中張海
《たなかちょうかい》
江戸時代中期の医師。
¶大阪人(⑫寛政4(1792)年11月)，人名，日人，兵庫人(田中張海 たなかちょうかい ⑫寛政4(1792)年1月16日)

田中玄貞 たなかげんてい
？〜文政4(1821)年
江戸時代後期の漢方医・町医。
¶姓氏岩手

田中玄養 たなかげんよう
生没年不詳
江戸時代中期の医師。
¶飛騨

田中香涯 たなかこうがい
明治7(1874)年〜昭和19(1944)年
明治〜昭和期の医師、性研究家。大阪府立高等医学校教授。教員生活を辞した後、性研究や執筆に専念。通俗性欲学の普及に寄与。
¶民学

田中弘作 たなかこうさく
明治32(1899)年10月1日〜昭和17(1942)年7月25日
大正・昭和期の医師。
¶飛騨

田中耕成 たなかこうせい
〜安政2(1855)年12月20日
江戸時代後期の眼科医。
¶飛騨

田中江南 たなかこうなん
享保13(1728)年〜安永9(1780)年
江戸時代の儒者、医師。陸奥守山藩主松平頼寛に仕えた。
¶江文(⑫安永10(1781)年)，国書，人名，日人

田中五竹坊 たなかごちくぼう
→五竹坊(ごちくぼう)

田中定雄 たなかさだお
？〜
大正期の東京帝国大学セツルメント参加者。
¶社史

田中完一 たなかさだかず
大正12(1923)年8月29日〜昭和60(1985)年7月8日
昭和期の自然保護運動家、医師。志津川愛鳥会を設立、自然保護運動に尽力。著書に「鳥きち藪医」(正続)、「野鳥は空に 花は野に」など。
¶現朝，世紀，日人

田中宗義 たなかさだよし
明治25(1892)年〜昭和54(1979)年
大正〜昭和期の医師。
¶姓氏宮城

田中聡子 たなかさとこ
昭和17(1942)年2月3日〜
昭和〜平成期の水泳選手、指導者。昭和34年200m背泳ぎで世界新記録。ローマ五輪100m背泳ぎで銅メダル獲得。結婚後、障害者のリハビリテーションのための水泳を指導。
¶近女，熊本百，現朝，現情，現日，体育，日人

田中哲 たなかさとし
昭和28(1953)年〜
昭和〜平成期の医師。医療法人北小田原病院副院長。
¶現執4期

田中早苗 たなかさなえ
明治45(1912)年〜平成9(1997)年
昭和〜平成期の医師。外科。
¶近医

田中信謹 たなかさねもり
元禄12(1699)年7月27日〜天明1(1781)年11月9日
江戸時代中期の儒医。
¶国書，人名，日人，兵庫人

田中三郎 たなかさぶろう
明治32(1899)年〜昭和30(1955)年
昭和期の医師。
¶姓氏山口

田中成之 たなかしげゆき
生没年不詳
江戸時代後期の医師、本草家。
¶国書

田中滋 たなかしげる
昭和23(1948)年5月21日〜
昭和〜平成期の経済学者。慶応義塾大学大学院教授。専門は医療経済学、病院経営学。
¶現執2期，現執4期

田中茂 たなかしげる
大正14(1925)年12月26日〜
昭和〜平成期の医師、政治家。和光市長、朝霞厚生病院理事長。
¶現政

田中子厚 たなかしこう
安永8(1779)年〜嘉永5(1852)年4月
江戸時代中期〜後期の慈善家。
¶大阪人

田中二窓 たなかじそう
安永4(1775)年〜天保13(1842)年5月　[別]田中世顕《たなかせいけん》
江戸時代後期の医家。
¶大阪人(田中世顕　たなかせいけん), 大阪人, 大阪墓([没]天保13(1842)年5月29日)

田中周英 たなかしゅうえい
江戸時代後期〜末期の眼科医。
¶眼科

田中周作 たなかしゅうさく
文政13(1830)年〜明治5(1872)年5月19日
江戸時代末期・明治期の医師。
¶飛騨

田中周山 たなかしゅうざん
明暦3(1657)年〜正徳5(1715)年
江戸時代中期の医師。
¶国書([没]正徳5(1715)年11月), 人名, 日人

田中修道 たなかしゅうどう
文化2(1805)年〜明治5(1872)年4月26日
江戸時代末期〜明治期の越後長岡藩医。
¶国書, 新潟百別([生]1804年), 藩臣4

田中章治 たなかしょうじ
昭和20(1945)年9月7日〜
昭和期の図書館職員。
¶視覚

田中正造 たなかしょうぞう
天保12(1841)年11月3日〜大正2(1913)年9月4日
明治期の政治家、社会運動家。衆議院議員。足尾鉱毒事件の被害民救済のために半生を捧げた。
¶朝日([生]天保12年11月3日(1841年12月15日)), アナ, 岩史, 角史, 郷土栃木, キリ([没]大正2(1913)年8月2日), 近現, 群馬人, 群馬百, 国史, コン改, コン5, 埼玉人([生]天保12(1841)年12月15日), 史人, 思想, 社運, 社史([没]1913年8月2日), 重要, 新潮, 人名, 世紀, 姓氏岩手, 姓氏群馬, 世人, 世百, 先駆, 全書, 大百, 哲学, 伝記, 栃木百, 栃木歴, 日思, 日史, 日人, 日本, 幕末, 百科, 平日([生]1841 [没]1913), 平和, 民学, 明治1, 履歴, 歴大

田中如山 たなかじょざん
江戸時代末期〜明治期の蘭方医。
¶人名, 日人

田中四郎 たなかしろう
?　〜
大正期の東京帝国大学セツルメント参加者。
¶社史

田中治郎左衛門 たなかじろうざえもん
万延1(1860)年〜昭和20(1945)年
明治〜昭和期の商人、社会事業家。木綿問屋「田端屋」をつぐ。津市市会議長として津市立工芸学校の移転、愛児園創設などにつくした。
¶世紀([生]万延1(1860)年3月27日　[没]昭和20(1945)年8月22日), 日人

田中次郎右衛門 たなかじろえもん
文政12(1829)年〜明治34(1901)年10月21日
江戸時代末期・明治期の医師。
¶飛騨

田中志ん たなかしん
明治27(1894)年〜昭和63(1988)年
明治〜昭和期の看護師(助産師)。
¶近医

田中真一郎 たなかしんいちろう
明治34(1901)年2月1日〜昭和62(1987)年8月31日
大正・昭和期の医師。岐阜県教育委員長。
¶飛騨

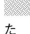

田中信吾 たなかしんご
天保8(1837)年〜明治33(1900)年1月
江戸時代末期〜明治時代の医師。緒方洪庵に学ぶ。医学教師・壮猶館翻訳方兼任。
¶石川百, 姓氏石川([生]?), 幕末, 幕末大, ふる

田中新次郎 たなかしんじろう
明治20(1887)年〜昭和40(1965)年
明治〜昭和期の社会事業家、民俗学者、尺八師範。
¶鳥取百

田中新助 たなかしんすけ
?　〜享和1(1801)年
江戸時代中期〜後期の医師。
¶姓氏岩手

田中スギヲ たなかすぎを
明治45(1912)年〜
昭和〜平成期の乳幼児保育事業の実践者。
¶福井百

田中助一 たなかすけいち
明治44(1911)年2月2日〜平成11(1999)年12月3日
昭和期の郷土史家、医師。
¶郷土

田中進 たなかすすむ
大正3(1914)年〜昭和51(1976)年
昭和期の医師。
¶群馬人

田中誠一 たなかせいいち
昭和10(1935)年7月3日〜
昭和〜平成期の体育学者。東海大学教授。専門はコーチング理論、トレーニング理論、運動不足と現代病。
¶現執3期, 現執4期

田中静一 たなかせいいち
大正2(1913)年〜
昭和〜平成期の中国料理研究家。渋谷区医療生協専務理事。東京都生協連事務局長、渋谷日中友好協会副会長などを歴任。著書に「満州野菜読本」「一衣帯水」など。
¶世紀, 日人([生]大正2(1913)年11月12日)

た

田中晟琦 たなかせいき
天保9(1838)年～
江戸時代末期の医師。
¶飛騨

田中清渓 たなかせいけい
享保19(1734)年～文化11(1814)年1月6日
江戸時代中期～後期の医師、漢学者。
¶国書

田中世顕 たなかせいけん
→田中二窓(たなかじそう)

田中静洲 たなかせいしゅう
天保13(1842)年～＊ ⑩朝倉省吾《あさくらしょうご》，朝倉盛明《あさくらもりあき》
江戸時代末期～明治期の医師、鉱山技師。生野鉱山の近代的開発の礎。
¶海越(⑫?)，海越新 ⊕天保13(1842)年11月23日 ⑫大正13(1914)年1月24日，近医(⑫大正3(1914)年)，渡航(田中静洲・朝倉省吾 あさくらしゅう・あさくらしょうご ⊕1843年11月23日 ⑫1924年1月24日，日人(⑫?)，幕末(朝倉省吾 あさくらしょうご ⊕1834年 ⑫1924年1月24日)，幕末大(朝倉省吾 あさくらしょうご ⊕天保14(1843)年 ⑫大正13(1924)年1月24日)，藩臣7(⑫?)

田中清六 たなかせいろく
文化7(1810)年～明治14(1881)年4月4日
江戸時代後期～明治期の社会事業家。
¶群馬人(⊕文化6(1809)年5月11日)，群馬百，姓氏群馬(⑫1903年)

田中千凱 たなかせんがい
昭和9(1934)年7月22日～
昭和期の医師。岐阜市民病院長。
¶飛騨

田中壮佶 たなかそうきち
昭和15(1940)年8月7日～
昭和期の脳神経外科医。
¶群馬人

田中泰輔 たなかたいすけ
慶応1(1865)年～昭和9(1934)年
明治～昭和期の医師、社会事業家。
¶日人

田中隆寛 たなかたかひろ
明治44(1911)年～昭和59(1984)年
昭和期の歌人、医師。
¶山口人

田中篤彦 たなかたけひこ
明治6(1873)年10月11日～大正12(1923)年6月7日
明治～大正期の陸軍軍医。軍医総監。日露戦争、日独戦争に従軍。
¶人名、世紀、渡航、鳥取百、日人

田中たつ たなかたつ
明治25(1892)年8月～昭和60(1985)年8月30日
大正～昭和期の助産婦、政治家。衆議院議員。鳥取県保健婦協会会長、国民協同党婦人部副部長などを歴任、食糧事情劣悪な時期に活躍。日本産婆会理事。
¶女性，女性普，世紀，政治，日人

田中夕子 たなかたね
天保13(1842)年3月～明治44(1911)年12月28日
明治期の社会事業家。慈善、特に植樹に尽力。愛国婦人会特別会員として公益事業に参加。篤志婦人として著名。
¶女性，女性普

田中多聞 たなかたもん
大正15(1926)年1月25日～
昭和～平成期の老人問題研究家、医師。原土井病院デイ・ケア・センター所長。専門は老年社会医学、"音楽療法"を開発。著書に「老人」「自分でできる音楽療法」など。
¶現執3期，現情，現人，世紀，日人

田中太郎 たなかたろう
明治3(1870)年11月10日～昭和7(1932)年6月5日
大正～昭和期の官吏、社会事業家。東京市養育院院長。養育院への貢献と感化救済事業の組織化に尽力。主著は「犯罪政治論」。
¶近現，国史，日人

田中千金 たなかちかね
大正1(1912)年～昭和53(1978)年
昭和期の病理学者。
¶鳥取百

田中知新 たなかちしん
生没年不詳
江戸時代中期の医師。
¶国書

田中張海 たなかちょうかい
→田中愿仲(たなかげんちゅう)

田中恒男 たなかつねお
大正14(1925)年1月1日～平成5(1993)年
昭和期の社会医学者。東京大学教授。
¶近医，現執1期，現執2期

田中適所 たなかてきしょ
享保10(1725)年～享和1(1801)年
江戸時代中期～後期の越前の医師。
¶国書(⊕享保10(1725)年6月26日 ⑫享和1(1801)年9月14日)，人名，日人

田中鉄干 たなかてっかん
文政6(1823)年～明治40(1907)年9月
江戸時代末期・明治期の医師。
¶飛騨

田中徹二 たなかてつじ
昭和19(1934)年12月21日～
昭和期の視覚障害研究者、点字図書館役員。
¶視覚

田中哲郎 たなかてつろう
昭和21(1946)年9月20日～
昭和～平成期の医師。国立保健医療科学院生涯保

田中東里 たなかとうり
元文4(1739)年〜天明8(1788)年9月
江戸時代中期〜後期の医家。
¶大阪人

田中友治 たなかともじ
明治6(1873)年2月25日〜大正15(1926)年4月17日
明治〜大正期の医学者。
¶庄内，渡航

田中豊実 たなかとよみ
大正2(1913)年〜
昭和期の医師。
¶群馬人

田中苗太郎 たなかなえたろう
明治2(1869)年4月〜明治43(1910)年12月15日
明治期の軍医。日露戦争に広島陸軍病院に勤務して活躍。
¶科学，近医，人名，渡航，日人

田中尚輝 たなかなおき
*〜
昭和〜平成期の編集者。NPO法人市民福祉全国協議会理事・事務局長，長寿社会文化協会常務理事。
¶現執3期（㋰？），現執4期（㋰1943年）

田中尚房 たなかなおふさ
天保10(1839)年〜明治24(1891)年
江戸時代末期〜明治期の医師，故実家。尾張名古屋藩医。日本服飾史初の統一的叙述書「歴世服飾考」などを著す。
¶考古（㋰天保10(1839)年11月22日　㋰明治24(1891)年12月7日），人名，日人

田中ノゾミ たなかのぞみ
昭和7(1932)年2月29日〜
昭和期の福祉施設役員。
¶視覚

田中半之丞 たなかはんのじょう
天保14(1843)年〜大正4(1915)年
江戸時代末期〜明治期の医師、殖産家。
¶京都府，日人

田中肥後太郎 たなかひごたろう
明治18(1885)年〜昭和24(1949)年
大正〜昭和期の海軍軍医（生理学，航空医学）。
¶近医

田中栄信 たなかひでのぶ
生没年不詳
江戸時代中期の医師。
¶国書

田中秀安 たなかひでやす
生没年不詳
江戸時代末期の医師。1860年咸臨丸の医師としてアメリカに渡る。
¶海越新

田中ひな たなかひな
明治28(1895)年〜昭和52(1977)年
大正〜昭和期の助産婦。
¶愛知女

田中宏(1) たなかひろし
安政6(1859)年〜昭和8(1933)年1月27日
明治〜大正期の獣医学者。東京帝国大学教授。家畜解剖学の基礎を確立。精巧な模型標本を独創。著書に「家畜医範」。
¶科学（㋰1859年(安政6)1月29日），近現，国史，食文（㋰安政6年1月29日(1859年3月3日)），人名，世紀（㋰安政6(1859)年1月29日），日人

田中宏(2) たなかひろし
明治36(1903)年〜昭和41(1966)年
大正〜昭和期の皮膚科医師。新潟大学医学部教授。
¶近医，新潟百

田中文男 たなかふみお
明治16(1883)年5月21日〜昭和38(1963)年10月4日
明治〜昭和期の耳鼻咽喉科医学者。岡山医科大大学長。耳性頭蓋内合併症の療法に功績があった。
¶岡山人，岡山百，岡山歴，科学，近医，現情，人名7，世紀，日人

田中文仙 たなかぶんせん
寛政12(1800)年〜明治2(1869)年
江戸時代後期の土佐藩儒医。
¶高知人

田中芳洲 たなかほうしゅう
享保13(1728)年〜寛政9(1797)年
江戸時代中期の医師。
¶国書（㋰享保13(1728)年6月　㋰寛政9(1797)年2月13日），人名，日人

田中正雄(1) たなかまさお
明治14(1881)年2月13日〜昭和44(1969)年3月2日
明治〜昭和期の教育者。広島県社会福祉協議会会長。広島教育治療学園（現六方学園）を創立、知的障害児の教育につくす。
¶日人，広島百

田中正雄(2) たなかまさお
昭和20(1945)年2月27日〜平成5(1993)年1月29日
昭和・平成期の岐阜県金山町国民健康保険病院長。
¶飛騨

田中正四 たなかまさし
大正4(1915)年〜平成7(1995)年
昭和〜平成期の医師。専門は衛生学。
¶近医

田中昌人 たなかまさと
昭和7(1932)年1月22日〜
昭和〜平成期の教育学者。京都大学教授、龍谷大学文学部教授。専門は発達診断、発達保障論、障害者教育など。著書に「発達保障への道」「人間発達の科学」など。

¶現朝，現執1期，現執3期，現情，現人，心理，世紀，日人

田中政均　たなかまさとし
享保13（1728）年6月～寛政9（1797）年2月13日
江戸時代中期～後期の和算家。和泉堺の人。医師田中仙養の養子。
¶数学

田中正敏　たなかまさとし
昭和11（1936）年5月20日～
昭和～平成期の衛生学者。福島県立医科大学教授。
¶現執3期

田中正巳　たなかまさみ
大正6（1917）年6月12日～平成17（2005）年8月5日
昭和～平成期の政治家。衆議院議員、参議院議員、三木内閣厚生大臣。
¶現情，現政，政治，北海道建（[生]大正6（1917）年4月23日）

田中正鐸　たなかますず
慶応1（1865）年8月22日～昭和8（1933）年3月27日
明治～昭和期の医師。
¶愛知百，近医，世紀，姓氏愛知（[没]1931年），渡航（[没]1931年3月27日），日人

田中増蔵　たなかますぞう
元治2（1865）年4月2日～大正4（1915）年11月12日
明治～大正期の出版人。吐鳳堂創業者、杏林堂創業者。
¶近医，出版，出文

田中衛　たなかまもる
昭和15（1940）年5月9日～
昭和期の医師。田中医院院長。
¶飛騨

田中美智子　たなかみちこ
大正11（1922）年～
昭和期の政治家。衆議院議員、国際民婦連評議員、いわさきちひろ美術館呼びかけ人、日本福祉大学助教授。
¶愛知女

田中美津　たなかみつ
昭和18（1943）年5月24日～
昭和～平成期の鍼灸師、女性解放運動活動家。ウーマン・リブ運動を指導。著書に「いのちの女たちへ とり乱しウーマン・リブ論」など。
¶革命，近女，現朝，現情，現人，世紀，日人，平和，マス89

田中躬之　たなかみゆき
寛政8（1796）年～安政4（1857）年
江戸時代末期の医師、国学者、歌人。金沢藩校明倫堂講師。
¶石川百，国書（[没]安政4（1857）年7月19日），人名，姓氏石川，日人，幕末（[没]1857年9月7日）

田中もと　たなかもと
明治16（1883）年～昭和39（1964）年6月7日
大正～昭和期の社会医療事業家。社会医療事業に貢献。築地本願寺診療所主。司法保護監察所嘱託保護司などを歴任。
¶女性，女性普

田中元勝　たなかもとかつ
天明2（1782）年～嘉永2（1849）年
江戸時代後期の医師、肥後熊本藩士。
¶国書（[没]嘉永2（1849）年7月13日），人名，日人

田中康夫　たなかやすお
昭和31（1956）年4月12日～
昭和～平成期の小説家、政治家。長野県知事。行動派としても知られ、阪神大震災でボランティア活動に携わった。
¶現朝，現執2期，現執3期，現執4期，現情，現政，現日，小説，世紀，日人，兵庫文，平和，マス89

田中弥生　たなかやよい
昭和36（1961）年～
昭和～平成期の栄養士。南大和病院栄養科長。
¶現執4期

田中敬明　たなかよしあき
大正7（1918）年～
昭和期の医師。
¶群馬人

田中慶江　たなかよしえ
平成期の臨床心理士、スクールカウンセラー。
¶YA

田中愛雄　たなかよしお
大正4（1915）年6月26日～
昭和期の医師。
¶群馬人

田中喜三　たなかよしぞう
世襲名　江戸時代前期～末期の眼科医。
¶眼科

田中徳巳　たなかよしみ
大正5（1916）年5月16日～
昭和期の外科・内科医。
¶群馬人

田中亮治　たなかりょうじ
昭和4（1929）年11月3日～
昭和期の福祉施設役員。
¶視覚

田中良治　たなかりょうじ
昭和17（1942）年4月21日～
昭和～平成期の医師。医療法人札幌田中病院理事長。
¶現執4期

田中礼之介　たなかれいのすけ
明治23（1890）年～昭和60（1985）年
大正～昭和期の歯科医師。島根県歯科医師会会長。
¶島根歴

棚田桂陰　たなだけいいん
→棚谷桂陰（たなやけいいん）

棚橋影草 たなはしえいそう
＊〜昭和45(1970)年9月9日
大正〜昭和期の医師、俳人。「天の川」同人。句集に「洲」。
¶近文(㊅1899年)，現俳(㊅1898年12月1日)，世écrit(㊅明治32(1899)年)，俳文(㊅明治31(1898)年12月1日)

棚橋三郎 たなはしさぶろう
明治38(1905)年〜昭和58(1983)年
昭和期の医学者。
¶山形百新

田辺功 たなべいさお
昭和19(1944)年5月7日〜
昭和〜平成期の医療ジャーナリスト、記者。朝日新聞東京本社編集委員。専門は医学、薬学、食品学、医療制度。
¶現執2期，現執3期，現執4期，世紀，YA

田辺一雄 たなべかずお
明治24(1891)年12月28日〜昭和40(1965)年1月15日
大正〜昭和期の結核療養の指導・啓蒙者。機関誌「療養生活」刊行。著書に「最新自然療法指導書」。
¶新潮，世紀，日人

田辺熊蔵 たなべくまぞう
明治20(1887)年〜昭和52(1977)年
明治〜昭和期の社会福祉事業家。
¶群新百，群馬人，群馬百

田辺玄齢 たなべげんれい
文政10(1827)年〜明治33(1900)年8月8日
江戸時代後期〜明治期の医師。
¶国書

田辺五兵衛 たなべごへえ
明治41(1908)年3月18日〜昭和47(1972)年10月16日
昭和期の実業家。田辺製薬社長。田辺五兵衛商店副社長となり、先代没後襲名して社長に就任、社名を変更。
¶現情，新潮，人名7，世紀，日人

田辺五兵衛〔1代〕 たなべごへえ
正保3(1646)年〜享保7(1722)年
江戸時代前期〜中期の合薬業者。田辺製薬創業者。朱印船貿易業者初代田辺屋又左衛門の孫。
¶朝日(――〔代数なし〕〜享保7(1722)年2月25日))，大阪人(㊅享保7(1722)年1月)，日人，歴大(――〔代数なし〕)

田辺五兵衛〔12代〕 たなべごへえ
嘉永2(1849)年〜大正10(1921)年5月
江戸時代末期〜大正期の実業家。田辺製薬の中興者。
¶大阪人

田辺繁雄 たなべしげお
明治43(1910)年〜＊
昭和期の実業家。日本赤十字社副社長。
¶社史(㊅？)，姓氏宮城(㊅1978年)，宮城百

(㊅昭和54(1979)年)

田辺正英 たなべしょうえい
大正12(1923)年〜
昭和期の宗教学・倫理学者。富山医科薬科大学教授。
¶現執1期

田辺建雄 たなべたつお
昭和3(1928)年3月22日〜
昭和期の教師、社会運動家。
¶視覚

田辺千代 たなべちよ
明治30(1897)年〜昭和61(1986)年
昭和期の社会事業家。小樽市民生児童委員。母子寡婦福祉会、老人クラブ連合会会長。生涯老人、母子などの社会福祉事業に貢献。
¶女性，女性普

田辺恒義 たなべつねよし
明治44(1911)年8月25日〜平成8(1996)年
大正〜平成期の薬理学者。北海道大学教授。
¶近医，現情

田辺杜詩花 たなべとしか
明治29(1896)年3月24日〜昭和28(1953)年
明治〜昭和期の歌人、医師。
¶札幌，四国文(㊅昭和28年10月11日)，北文，北海道百，北海道文(㊅昭和28(1953)年10月11日)，北海道歴

田辺朋之 たなべともゆき
大正13(1924)年9月12日〜平成14(2002)年12月26日
昭和〜平成期の医師、政治家。京都市長。
¶現政

田辺仁市 たなべにいち
大正6(1917)年11月15日〜
昭和期の公務員。医学用実験動物の飼育管理にあたり医学進歩に貢献した。
¶日人

田辺史 たなべのふひと
生没年不詳　㊅田辺史《たなべふひと、たにべのふびと》
奈良時代の官人。唐の薬学書「新修本草」の筆写にあたった。
¶朝日(たにべのふひと)，大阪人(たな・くふひと)，新潮，日人

田辺彦兵衛 たなべひこべえ
生没年不詳
江戸時代中期の本草家。
¶国書

田部浩 たなべひろし
明治21(1888)年8月17日〜昭和43(1968)年8月8日
大正〜昭和期の病理学者。岡山医科大学名誉教授。桂田賞受賞。
¶岡山人，岡山百，岡山歴，科学，近医，現情，人名7，世紀，日人

田辺藤祐 たなべふじひろ
昭和34 (1959) 年5月18日～
昭和～平成期のヴァイオリン・ヴィオラ奏者、音楽教師、楽譜点訳ボランティア。
¶視覚

田辺史 たなべふひと
→田辺史 (たなべのふひと)

田辺文四郎 たなべぶんしろう
明治15 (1882) 年～＊
明治～大正期の陸軍軍医 (内科)。
¶近医 ([没]昭和19 (1944) 年), 鳥取百 ([没]昭和20 (1945) 年)

田辺操 たなべみさお
明治28 (1895) 年～昭和35 (1960) 年
明治～昭和期の医師。専門は微生物学。
¶近医

田辺善丸 たなべよしまる
大正13 (1924) 年～平成9 (1997) 年
昭和～平成期の医学博士、剣道教士。
¶高知人

田波潤一郎 たなみじゅんいちろう
大正5 (1916) 年～
昭和期の衛生学者・産業医師。
¶郷土千葉

田波洋 たなみひろし
大正12 (1923) 年～
昭和期の臨床微生物学者。
¶群馬人

田波幸男 たなみゆきお
大正2 (1913) 年8月18日～昭和47 (1972) 年2月11日
昭和期の衛生行政官。公衆衛生局検疫課長、同防疫課長を歴任。日本心身障害者コロニー協会常務理事。
¶近医, 現情, 人名7, 世紀, 日人

棚谷桂陰 たなやけいいん
文化10 (1813) 年～明治15 (1882) 年　[別]棚田桂陰《たなだけいいん》
江戸時代末期～明治期の笠間藩の儒医。
¶国書 ([没]明治15 (1882) 年10月6日), 人名 (棚田桂陰　たなだけいいん), 日人

谷泉 たにいずみ
明治4 (1871) 年～昭和15 (1940) 年
明治～昭和期の医師。
¶高知人

谷井敬英 たにいのりひで
宝暦13 (1763) 年～？
江戸時代中期～後期の漢学者・医師。
¶国書

谷奥喜平 たにおくきへい
明治43 (1910) 年11月29日～昭和63 (1988) 年6月11日
大正～昭和期の医師。皮膚科。
¶岡山歴, 近医

谷景井 たにかげい
＊～明治3 (1870) 年4月12日
江戸時代後期～明治期の医師、国学者。土佐高知藩士。
¶高知人 ([生]1795年), 国書 ([生]寛政10 (1798) 年)

谷川久治 たにかわきゅうじ
＊～昭和62 (1987) 年5月28日
大正～昭和期の衛生学者、千葉大学学長。専門は環境衛生学。
¶科学 ([生]1901年 (明治34) 9月29日), 近医 ([生]明治31 (1898) 年)

谷川鴻 たにがわこう
生没年不詳
江戸時代後期の医師。
¶国書

谷川士逸 たにがわことはや
？ ～文化8 (1811) 年7月16日
江戸時代中期～後期の医師、国学者。
¶国書

谷川于喬 たにがわゆきたか
明和4 (1767) 年～？
江戸時代中期～後期の医師、国学者。
¶国書

谷川竜山 たにがわりゅうざん
安永3 (1774) 年～天保2 (1831) 年　[別]谷川竜山《たにがわりょうざん》
江戸時代中期～後期の医師、易学者。著作に「医易本義」「易学階梯附言」など。
¶大阪人 (たにがわりょうざん　[没]天保2 (1831) 年12月), 国書 ([没]天保2 (1831) 年12月4日), 日人 ([没]1832年)

谷川竜山 たにがわりょうざん
→谷川竜山 (たにがわりゅうざん)

谷口一閑 たにぐちいっかん
江戸時代末期の眼科医。
¶眼科

谷口包道 たにぐちかねみち
大正4 (1915) 年9月10日～昭和61 (1986) 年1月27日
昭和期の医師。久々野村国保直営診療所所長。
¶飛騨

谷口瓊圃 たにぐちけいほ
？ ～明治12 (1879) 年
江戸時代後期～明治期の眼科医。
¶眼科

谷口謙 たにぐちけん
＊～昭和4 (1929) 年
明治期の陸軍軍医。軍医学を学ぶためドイツに留学。
¶海越 (生没年不詳), 海越新, 京都文 ([生]大正14 (1925) 年5月28日), 近医 ([生]安政3 (1856) 年), 渡航

谷口幸治　たにぐちこうじ
昭和19(1944)年12月1日〜
昭和〜平成期の歯科医、政治家。尾張旭市長。
¶現政

谷口幸二　たにぐちこうじ
生没年不詳
明治期の獣医。
¶飛騨

谷口周三　たにぐちしゅうさん
弘化3(1846)年2月〜明治33(1900)年9月11日
江戸時代末期・明治期の医師。
¶飛騨

谷口春斎　たにぐちしゅんさい
天保1(1830)年〜明治25(1892)年
江戸時代末期〜明治期の医家。開業医として活躍の傍ら門生の養成に尽力。
¶人名，日人

谷口新蔵　たにぐちしんぞう
生没年不詳
江戸時代末期の医師。
¶飛騨

谷口節道　たにぐちせつどう
明治34(1901)年〜昭和61(1986)年
大正〜昭和期の曹洞宗の尼僧、社会事業家。霊眼寺4世住職。児童養護施設ルンビニ園を開設。
¶ふる

谷口素庵　たにぐちそあん
→谷口泰庵(たにぐちたいあん)

谷口素静　たにぐちそじょう
明治35(1902)年10月19日〜平成3(1991)年7月7日
昭和・平成期の金沢大学厚生課長。
¶飛騨

谷口泰庵　たにぐちたいあん
天保6(1835)年〜明治24(1891)年　[別]谷口素庵《たにぐちそあん》
江戸時代末期〜明治時代の医師。廃藩後、私立病院を興し、後進の指導と診療に当たる。
¶愛媛，愛媛百([没]明治24(1891)年10月)，長崎遊，幕末([没]1891年10月20日)，幕末大([没]明治24(1891)年10月20日)，藩臣6，洋学(谷口素庵　たにぐちそあん)

谷口泰道　たにぐちたいどう
明治3(1870)年〜昭和12(1937)年2月12日
明治〜昭和期の医師。
¶飛騨

谷口維紹　たにぐちただつぐ
昭和23(1948)年1月1日〜
昭和〜平成期の分子生物学者。東京大学教授。専門は遺伝子工学、分子免疫学。世界初のインターフェロン遺伝子大腸菌組み替えに成功。
¶現朝，世紀，日人

谷口積　たにぐちつもる
生没年不詳
明治〜昭和期の医師・医学博士。
¶飛騨

谷口腆二　たにぐちていじ
→谷口腆二(たにぐちてんじ)

谷口腆二　たにぐちてんじ
明治22(1889)年2月15日〜昭和36(1961)年2月12日　[別]谷口腆二《たにぐちていじ》
大正〜昭和期の細菌学者、ウイルス学者。大阪医科大学教授。微生物病研究所長などを歴任。血清学的研究、デング熱などウイルス研究に貢献。
¶大阪人(たにぐちていじ　[没]昭和36(1961)年2月)，科学，近医，現情，人名7，世紀，新潟百別(たにぐちていじ)，日人

谷口留次郎　たにぐちとめじろう
文久3(1863)年〜昭和30(1955)年
大正〜昭和期の教育者。按摩鍼治に携わり理療科体系を確立させた。
¶視覚

谷口虎年　たにぐちとらとし
明治35(1902)年6月14日〜昭和38(1963)年3月11日
昭和期の解剖学者。慶応義塾大学教授。汗腺の研究で有名。
¶科学，近医，現情，人名7，世紀，日人

谷口長雄　たにぐちながお
慶応1(1865)年4月6日〜大正9(1920)年1月14日
明治〜大正期の医師。愛媛県立松山病院長などを務めた。
¶愛媛，愛媛百，科学，学校，郷土愛媛，近医，熊本人，熊本百，人名，世紀，渡航，日人

谷口弥三郎　たにぐちやさぶろう
明治16(1883)年8月13日〜昭和38(1963)年8月19日
明治〜昭和期の産婦人科医学者、政治家。参議院議員。熊本医専教授、日本医師会会長。優生保護法の立案制定に尽力。
¶科学，近医，熊本百，現情，人名7，世紀，政治，日人

谷口泰　たにぐちやすし
慶応4(1868)年〜明治27(1894)年5月28日
明治期の医師。
¶飛騨

谷口善之　たにぐちよしゆき
明治33(1900)年〜平成6(1994)年
大正〜平成期の医師。専門は解剖学。
¶近医

谷源吉　たにげんきち
明治23(1890)年〜昭和48(1973)年
大正〜昭和期の医師、政治家。
¶栃木歴

谷崎永律　たにざきえいりつ
→谷崎永律(たにざきながのり)

谷崎遷甫 たにざきせんぽ
宝暦11 (1761) 年～文政5 (1822) 年9月5日
江戸時代中期～後期の医師。
¶国書

谷崎永律 たにざきながのり
？～享保18 (1733) 年　[別]谷崎永律《たにざきえいりつ》
江戸時代中期の鍼医、国学者。
¶国書 ([没]享保18 (1733) 年5月11日), 人名 (たにざきえいりつ), 日人

田螺金魚 たにしきんぎょ
生没年不詳
江戸時代後期の戯作者。江戸神田に住む医師の鈴木位庵といわれる。
¶朝日, 近世, 国史, 国書, 史人, 人名, 世百, 日人, 百科

谷七平 たにしちへい★
明治13 (1880) 年2月7日～昭和23 (1948) 年5月7日
明治～昭和期の大津屋薬局経営。
¶栃木人

谷信庵 たにしんあん
＊～明治12 (1879) 年9月3日
江戸時代末期～明治期の医師。家老深尾家の医員。諸名家の医療術を身に付け、貧富を問わず治療。
¶幕末 ([生]1830年), 幕末大 ([生]天保3 (1832) 年)

谷新助 たにしんすけ
弘化4 (1847) 年～大正7 (1918) 年
江戸時代末期～明治期の製薬業者。貴族院議員、大阪府会議員。健胃下腹固脹丸、健胃下腹丸を工夫発明、売り出す。
¶大阪人 ([没]大正7 (1918) 年8月), 世紀 ([生]弘化4 (1847) 年7月15日　[没]大正7 (1918) 年8月15日), 日人, 幕末 ([没]1918年8月)

谷世範 たにぜあん
→谷世範 (たにぜはん)

谷世範 たにぜはん, たにせはん
天保11 (1840) 年～大正7 (1918) 年11月25日
[別]谷世範《たにぜあん》
江戸時代末期～明治時代の医師。
¶愛媛 (たにぜあん), 愛媛百 (たにせはん　[生]天保11 (1840) 年3月8日), 郷土愛媛, 長崎遊, 幕末, 幕末大, 藩臣6

谷鉄臣 たにてつおみ
文政5 (1822) 年～明治38 (1905) 年12月26日
[別]谷鉄臣《たにてっしん》
明治期の儒学者、医師。大蔵大丞から左院一等議官。朱子学から陽明学に転じる。
¶維新, 京都大, 滋賀百 (たにてっしん), 新潮 ([生]文政5 (1822) 年3月15日), 人名, 姓氏京都, 長崎遊 (たにてっしん), 日人, 幕末 (たにてっしん), 幕末大 (たにてっしん　[生]文政5 (1822) 年3月15日), 藩臣4 (たにてっしん)

谷鉄臣 たにてっしん
→谷鉄臣 (たにてつおみ)

谷利一 たにとしかず
昭和4 (1929) 年10月25日～平成13 (2001) 年3月30日
昭和～平成期の植物病理学者、香川大学名誉教授。
¶植物

谷斗南 たにとなん
生没年不詳
江戸時代後期の医師、漢学者。
¶国書

谷友次 たにともじ
明治27 (1894) 年2月7日～昭和51 (1976) 年10月31日
大正～昭和期の細菌学者。金沢大学医学部教授。梅毒の免疫研究で有名。
¶石川百, 科学, 近医, 現情, 人名7, 世紀, 日人

谷野一栢 たにのいっぱく
生没年不詳
戦国時代の南都の僧医。
¶郷土福井, 福井百

谷博菜 たにはくさい
文政11 (1828) 年～明治29 (1896) 年2月7日
江戸時代末期～明治時代の医師。華岡青洲に師事。貧富、遠近を問わず治療。
¶幕末, 幕末大

田辺史 たにべのふびと
→田辺史 (たなべのふひと)

谷万之 たにまんし
？～天保6 (1835) 年
江戸時代後期の眼科医。
¶眼科

谷村玄仙 たにむらげんせん
生没年不詳
江戸時代前期の医師。
¶国書

谷村孝 たにむらたかし
昭和6 (1931) 年～平成22 (2010) 年
昭和～平成期の医師。専門は解剖学 (発生奇形学)。
¶近医

谷村忠保 たにむらただやす
明治24 (1891) 年10月22日～昭和42 (1967) 年11月6日
大正～昭和期の皮膚科学者。大阪帝国大学教授。日本皮膚科学会名誉会頭。ハンセン病、鼠癩の研究で有名。
¶大阪人 ([没]昭和42 (1967) 年11月), 科学, 近医, 現情, 人名7, 世紀, 日人

谷村直 たにむらちょく
文政11 (1828) 年～慶応1 (1865) 年　[別]谷村直《たにむらなおし》
江戸時代末期の医師。加賀金沢藩医。
¶維新, 人名 (たにむらなおし), 姓氏石川, 長崎遊, 日人 (たにむらなおし), 幕末 ([生]1828年4月　[没]1865年7月13日), 幕末大 ([生]文政11

(1828)年3月　㊥慶応1(1865)年閏5月21日

谷村直　たにむらなおし
→谷村直(たにむらちょく)

谷其章　たにもとあき
生没年不詳
江戸時代後期の医師。
¶国書

谷本清　たにもときよし
明治42(1909)年6月27日〜昭和61(1986)年9月28日
昭和期のメソジスト派牧師・被爆者救済・平和運動家。
¶広島文

谷本三山　たにもとさんざん
弘化2(1845)年〜明治42(1909)年
明治期の医家。紀伊地方に赤痢病流行の際、命がけで治療に専念。
¶人名、日人

谷山恵林　たにやまけいりん
明治24(1891)年〜昭和13(1938)年
大正〜昭和期の社会事業研究家。日本社会事業史の研究。
¶哲学

谷山幸男　たにやまゆきお
明治40(1907)年〜平成13(2001)年
大正〜平成期の医師。専門は内科、厚生行政。
¶近医

谷暘卿(谷昜卿)　たにようけい
文化12(1815)年10月5日〜明治18(1885)年
江戸時代末期〜明治期の漢蘭折衷産科、眼科医。九条家御典医。府にハンセン病院の新設申請。
¶科学(㊥明治18(1885)年7月15日)、京都大(谷暘卿)、京都府(谷暘卿)、近土(㊥1885年7月15日)、新潮、姓氏京都、鉄道(㊤1817年)、土木(㊥1885年7月15日)、日人(㊤1817年)、幕末大(㊥?)、洋学

谷理九郎　たにりくろう
？〜文化14(1817)年9月26日
江戸時代中期〜後期の篆刻家・好古家・本草学者。
¶考古

谷了閑　たにりょうかん
＊〜文化2(1805)年9月17日
江戸時代中期〜後期の伊予宇和島藩医。
¶愛媛(㊤宝暦1(1751)年)、愛媛百(㊤宝暦1(1751)年)、国書(㊤延享4(1747)年)、藩臣6(㊤延享4(1747)年)

田沼靖一　たぬませいいち
昭和27(1952)年2月28日〜
昭和〜平成期の研究者。東京理科大学薬学部教授。
¶現執4期

田沼宗市　たぬまそういち
明治25(1892)年8月30日〜昭和32(1957)年12月16日

大正〜昭和期の医師。
¶埼玉人

田沼なる子　たぬまなるこ
安政5(1858)年〜昭和2(1927)年
明治〜大正期の社会事業家。
¶神奈川人

種市徳庵　たねいちとくあん
？〜享保18(1733)年
江戸時代中期の側医。
¶姓氏岩手

種市良一　たねいちりょういち
明治1(1868)年〜昭和12(1937)年
明治〜昭和期の医師。八戸の近代医学の草分け。
¶青森人

た

種蔵源太郎　たねくらげんたろう
慶応2(1866)年〜
明治期の医師。
¶飛騨

種蔵十郎　たねくらじゅうろう
〜昭和20(1945)年3月22日
昭和期の医師。
¶飛騨

種蔵泰一　たねくらたいいち
昭和2(1947)年10月22日〜
昭和期の飛騨高山ボランティアガイドの会事務局長。
¶飛騨

種田あいゑ　たねだあいえ
明治44(1911)年〜平成1(1989)年3月27日
昭和期の社会事業家。
¶女性、女性普

多祢雅夫　たねまさお
昭和11(1936)年〜
昭和〜平成期の詩人、産婦人科医。
¶紀伊文、兵庫文

田上ツヤ　たのうえつや
明治36(1903)年〜平成11(1999)年
昭和、平成期の水俣病相互助会会長、田上義春の母。
¶熊本人

多納泰庵　たのうたいあん
生没年不詳
明治期の医師。
¶長崎遊

田内千鶴子　たのうちちづこ
→田内千鶴子(たうちちづこ)

多納光儀　たのうみつよし
享和3(1803)年〜明治16(1883)年
江戸時代後期〜明治期の眼科医。
¶眼科

田野嘉一郎　たのかいちろう
慶応3(1867)年〜明治38(1905)年

江戸時代末期〜明治期の松江市医林の泰斗。
¶島根歴

田野俊貞 たのしゅんてい
安政2(1855)年9月6日〜明治43(1910)年
江戸時代末期〜明治期の医師。
¶島根百, 島根歴

田野武裕 たのたけひろ
昭和19(1944)年1月3日〜
昭和〜平成期の小説家、医師。
¶紀伊文

田野辺泰眼 たのべたいがん
？〜明治13(1880)年
江戸時代後期〜明治期の眼科医。
¶眼科

田野辺富蔵 たのべとみぞう
明治40(1907)年〜？
大正〜昭和期の眼科医。
¶眼科

田能村耕策 たのむらこうさく
天保14(1843)年〜明治25(1892)年
江戸時代末期〜明治期の医師。豊後岡藩藩医。西南戦争の際は、政府軍軍医として従軍。
¶長崎遊, 洋学

田能村如仙 たのむらじょせん
文化5(1808)年〜明治29(1896)年
江戸時代後期〜明治期の医師、漢詩人。田能村竹田の子。
¶日人

田野保雄 たのやすお
昭和23(1948)年〜平成21(2009)年
昭和〜平成期の医師。眼科。
¶近医

田端光美 たばたてるみ
昭和7(1932)年9月10日〜
昭和〜平成期の研究者。北九州市立大学大学院教授、北海道浅井学園大学客員教授、日本女子大学名誉教授。専門は地域福祉、社会福祉。
¶現執4期

田林綱太 たばやしつなた
明治25(1892)年〜昭和48(1973)年
明治〜昭和期の医師。泌尿器科。
¶近医

田原一安 たはらいちやす
宝暦6(1756)年〜安政6(1859)年
江戸時代中期〜末期の眼科医。
¶眼科

田原玄周 たはらげんしゅう
文化12(1815)年〜明治2(1869)年
江戸時代末期〜明治期の医師。長州藩藩医。三田尻海軍学校用掛、兵学寮教授方助教などを歴任。
¶維新, 眼科(㊙?), 姓氏山口, 幕末(㊙1869年11月11日), 幕末大(㊙明治2(1869)年10月8日), 洋学

田原鎮雄 たはらしげお
明治20(1887)年8月18日〜昭和40(1965)年10月11日
昭和期の医療物理療法研究者。
¶豊前

田原淳 たはらすなお
→田原淳(たわらすなお)

田原大円 たはらだいえん
？〜明治12(1879)年
江戸時代後期〜明治期の眼科医。
¶眼科

田原縫殿輔 たはらぬいどのすけ
江戸時代後期の眼科医。
¶眼科

田原養全(貞致)〔10代〕 たはらようせん(さだおき)
文政8(1825)年〜明治2(1869)年
江戸時代後期〜明治時代の眼科医。
¶眼科(田原養全〔10代〕)

田原養全(貞粛)〔12代〕 たはらようせん(さだかね)
嘉永3(1850)年〜明治23(1890)年
江戸時代後期〜明治時代の眼科医。
¶眼科(田原養全〔12代〕)

田原養柏(貞一)〔9代〕 たはらようはく(さだかず)
文化2(1805)年〜嘉永2(1849)年
江戸時代後期の眼科医。
¶眼科(田原養柏〔9代〕)

田原養柏(貞光)〔14代〕 たはらようはく(さだみつ)
明治1(1868)年〜昭和27(1952)年
明治〜昭和期の眼科医。
¶眼科(田原養柏〔14代〕)

田原養朴(貞利)〔11代〕 たはらようぼく(さだとし)
天保9(1838)年〜明治44(1911)年
江戸時代後期〜明治時代の眼科医。
¶眼科(田原養朴〔11代〕)

田原養朴(岳海)〔13代〕 たはらようぼく(たかうみ)
安政3(1856)年〜明治29(1896)年
江戸時代末期〜明治時代の眼科医。
¶眼科(田原養朴〔13代〕)

田原養明(貞直)〔分家2代〕 たはらようめい(さだなお)
天保4(1833)年〜明治24(1891)年
江戸時代後期〜明治時代の眼科医。
¶眼科(田原養明〔分家2代〕)

田原養明(方重)〔分家1代〕 たはらようめい(まさしげ)
文化7(1810)年〜慶応2(1866)年
江戸時代後期〜末期の眼科医。
¶眼科(田原養明〔分家1代〕)

田原良純 たはらよしずみ
→田原良純(たわらよしずみ)

田吹玄珠 たぶきげんしゅ
嘉永1(1848)年～*
江戸時代末期～大正期の医師(洋方医)。
¶大分百([没]1917年), 大分歴([没]?)

田淵昭 たぶちあきら
明治40(1907)年～平成2(1990)年
大正～平成期の医師。産婦人科。
¶近医

田淵敬二 たぶちけいじ
天保11(1840)年5月5日～明治33(1900)年7月21日
江戸時代末期～明治期の外科医、勤王家。愛宕事件に連座、投獄される。のち久米南郡長。
¶岡山人([没]明治34(1901)年), 岡山百, 岡山歴, 幕末

田淵順輔 たぶちじゅんすけ
安永9(1780)年～文政7(1824)年8月10日
江戸時代後期の医師。
¶岡山人, 岡山歴

田淵藤太郎 たぶちとうたろう
明治9(1876)年10月24日～昭和3(1928)年1月1日
明治～昭和期の実業家、社会事業家。
¶岡山人, 岡山歴

田淵はつ たぶちはつ
明治11(1878)年12月12日～昭和35(1960)年2月14日
明治～昭和期の実業家、社会福祉事業家。
¶岡山人, 岡山歴

田淵文郷 たぶちぶんきょう
天明7(1787)年～天保2(1831)年
江戸時代後期の播磨赤穂藩医。
¶藩臣5

田淵まさ代 たぶちまさよ
明治18(1885)年12月24日～昭和51(1976)年4月7日
明治～昭和期の看護師(従軍看護婦)。
¶岡山歴, 近医

田部井道 たべいみち
明治30(1897)年2月21日～昭和33(1958)年4月2日
大正～昭和期の政治家。群馬県議会議員、歯科医師。
¶群馬人

玉井海嶠 たまいかいきょう
文化14(1817)年～文久2(1862)年8月
江戸時代後期～末期の医師、漢詩人。
¶国書, 新潟百

玉井澂 たまいきよし
～明治37(1904)年7月8日
明治期の古川の医師。
¶飛騨

玉井順益 たまいじゅんえき
生没年不詳
江戸時代中期の針立医師。
¶飛騨

玉井達二 たまいたつじ
大正5(1916)年9月7日～平成17(2005)年
昭和期の整形外科学者。宮崎医科大学教授、熊本大学教授。
¶近医, 現情

玉井忠田 たまいちゅうでん
文化5(1808)年～明治10(1877)年　[別]玉井養純《たまいようじゅん》
江戸時代末期～明治期の医師。筑後久留米藩医。
¶国書(玉井養純　たまいようじゅん　[没]明治10(1877)年12月15日), 人名([没]1879年), 日人, 藩臣7(玉井養純　たまいようじゅん)

玉井虎太郎 たまいとらたろう
明治38(1905)年3月29日～平成1(1989)年11月16日
大正～昭和期の植物学者、愛媛大学名誉教授。専門は植物生理学。
¶科学

玉井真理子 たまいまりこ
昭和35(1960)年～
昭和～平成期の研究者。信州大学医学部保健学科助教授。
¶現執4期

玉井養純 たまいようじゅん
→玉井忠田(たまいちゅうでん)

玉江正紀 たまえまさのり
生没年不詳
江戸時代後期の医師。
¶国書

玉懸謙治 たまかけけんじ
明治36(1903)年～昭和20(1945)年
昭和期の医師・病院経営者。
¶姓氏岩手

玉川春庵(玉川春菴) たまがわしゅんあん
?　～天保10(1839)年
江戸時代の水戸の医師。
¶国書, 人名(玉川春菴), 日人

玉川忠太 たまがわちゅうた
明治30(1897)年9月3日～昭和45(1970)年10月31日
明治～昭和期の病理学者。広島医専(現広島大学)教授。
¶科学, 世紀, 日人, 広島百

玉木ゑい たまきえい
明治8(1875)年～昭和32(1957)年1月16日
明治～昭和期の看護婦。日本赤十字社看護婦。中央病院看護婦監督。ナイチンゲール記章を受章。
¶女性, 女性普

玉置邦彦 たまきくにひこ
昭和21(1946)年～平成22(2010)年
昭和～平成期の医師。皮膚科。

¶近医

玉置玄甫 たまきげんほ
元禄8(1695)年～明和8(1771)年
江戸時代中期の医家、儒者。
¶大阪人(㊼明和8(1771)年11月)、大阪墓(㊼明和8(1771)年11月19日)

玉木紀彦 たまきのりひこ
昭和15(1940)年～平成21(2009)年
昭和～平成期の医師。外科(脳外科)。
¶近医

玉貫寛 たまきひろし
大正5(1916)年～昭和60(1985)年
昭和期の医師、作家。
¶愛媛

玉置弁吉 たまきべんきち
明治24(1891)年～昭和47(1972)年
大正～昭和期の医学者。
¶和歌山人

玉熊正悦 たまくましょうえつ
昭和6(1931)年～平成19(2007)年
昭和～平成期の医師。外科(消化器)。
¶近医

玉田雪江 たまだゆきえ
生没年不詳
昭和期の看護婦。野戦病院看護婦長。
¶飛騨

玉田米子 たまだよねこ
明治38(1905)年～昭和63(1988)年
大正～昭和期の看護師(従軍看護婦)。
¶近医

玉乃九華 たまのきゅうか
寛政9(1797)年～嘉永4(1851)年12月6日
江戸時代後期の医師・儒者。
¶詩作(玉乃九華)

玉松真幸 たままつまさき
安政6(1859)年～明治40(1907)年
明治期の国学者、本草家。
¶神人、日人

玉屋伊衛門 たまやいえもん
生没年不詳
江戸時代中期の町医、「あやつり芝居」を興行。
¶青森人

玉利仲次郎 たまりちゅうじろう
明治6(1873)年～昭和10(1935)年
明治～昭和期の開業医。
¶姓氏鹿児島

田丸健長 たまるけんちょう
→田丸健良(たまるけんりょう)

田丸健良 たまるけんりょう
安永3(1774)年～弘化3(1846)年 ㊼田丸健良《たまるけんちょう》
江戸時代後期の医僧。上総今関村で開業。

¶国書(㊼安永3(1774)年5月12日 ㊼弘化3(1846)年9月21日)、人名(田丸健長 たまるけんちょう)、千葉百(㊼弘化2(1845)年)、日人

田丸直暢 たまるなおのぶ
生没年不詳
江戸時代後期の幕臣・本草家。
¶国書

田宮尚施 たみやしょうし
生没年不詳
江戸時代後期の医師。
¶国書

田宮猛雄 たみやたけお
明治22(1889)年1月31日～昭和38(1963)年7月11日
大正～昭和期の細菌学者・衛生学者。東京大学教授、国立がんセンター初代総長。ツツガムシ病の研究で知られ、日本医師会会長、日本医学会会長を務めた。
¶科学、近医、現情、現人、現日、世紀、日人、山梨百、履歴、履歴2

田宮達男 たみやたつお
昭和2(1927)年～平成5(1993)年
昭和～平成期の医師。外科(心臓血管外科)。
¶近医

田宮知耻夫 たみやちしお
→田宮知耻夫(たみやちちお)

田宮知耻夫 たみやちちお
明治29(1896)年2月2日～昭和41(1966)年2月14日 ㊼田宮知耻夫《たみやちしお》
大正～昭和期の放射線医学者。新潟・横浜市立大学名誉教授。「内科レントゲン診断学」はX線診断学の成書。
¶科学、神奈川人、近医、現情、人名7、世紀、新潟百別(たみやちしお)、日人

田宮信雄 たみやのぶお
大正11(1922)年7月7日～平成23(2011)年1月19日
昭和～平成期の生化学者。東北大学教授。専門は生物化学。東京大学助教授、東京医科歯科大学教、東京家政学院大学教授などを歴任。
¶科学、近医、現朝、世紀、日人

田宮博 たみやひろし
明治36(1903)年1月5日～昭和59(1984)年3月20日
大正～昭和期の植物生理学者。応用微生物研究所所長、東京大学教授。クロレラの生理学、生化学研究。著書に「光合成の機作」。
¶科学、科技、現朝、現情、現人、現日、コン改、コン4、コン5、植物、新潮、世紀、全書、大百、日人、日本

田村育蔵 たむらいくぞう
天保7(1836)年～元治1(1864)年
江戸時代末期の志士、医学者。
¶維新、人名(㊼1837年)、日人、幕末(㊼1864年)

8月20日），洋学

田村稲城 たむらいなき
明治19（1886）年～昭和45（1970）年
明治～昭和期の医師。
¶高知人

田村英作 たむらえいさく
明治18（1885）年～昭和28（1953）年
明治～昭和期の医師。
¶姓氏岩手

田村於兎 たむらおと
明治16（1883）年3月30日～昭和21（1946）年8月19日
明治～昭和期の医学者。
¶岡山百，岡山歴，近医

田村学造 たむらがくぞう
大正13（1924）年8月20日～平成14（2002）年12月14日
昭和～平成期の農芸化学者。東京大学名誉教授。専門は微生物学、細胞生理学、抗生物質。
¶科学，現情，世紀，日人

田村清 たむらきよし
明治42（1909）年～平成2（1990）年
昭和期の医師。
¶近医，平和

田村邦行 たむらくにみち
文政3（1820）年～安政4（1857）年
江戸時代末期の大名。陸奥一関藩主。藩校教成館を再興、医学校慎済館を新設、西洋兵学を導入した。
¶岩手百，諸系，姓氏岩手，日人，藩主1（㊤文政3（1820）年7月23日）　㊦安政4（1857）年2月19日）

田村啓子 たむらけいこ
昭和25（1950）年2月18日～
昭和～平成期の社会運動家、「座・スーパーマーケット」主宰者。
¶視覚

田村謙斎 たむらけんさい
嘉永5（1852）年～昭和16（1941）年
明治～昭和期の医師。
¶新潟百

田村憲造 たむらけんぞう
明治22（1889）年2月18日～昭和28（1953）年8月19日
大正～昭和期の薬物学者。東京帝国大学名誉教授。新強心剤「ビタカンファー」を発見創製。
¶愛知百，科学，科技，近医，現情，人名7，世紀，日人

田村元長 たむらげんちょう
→田村西湖（たむらせいこ）

田村浩一 たむらこういち
大正13（1924）年～平成12（2000）年
昭和～平成期の医師。内科（消化器）。

¶近医

田村杉雨 たむらさんう
明治33（1900）年～昭和46（1971）年
大正～昭和期の俳人・歯科医師。
¶群馬人

田村茂美 たむらしげみ
明治28（1895）年～昭和49（1974）年
明治～昭和期の医師。眼科。
¶近医

田村恕仙 たむらじょせん
生没年不詳
江戸時代後期の女性。医師。
¶女性

田村信三郎 たむらしんざぶろう★
明治3（1870）年～昭和19（1944）年6月28日
明治～昭和期の栃木県会議員。第3代栃木老人ホーム理事長。
¶栃木人

田村西湖 たむらせいこ
延享2（1745）年～寛政5（1793）年　㊥田村元長
《たむらげんちょう》
江戸時代中期の医師、本草家。幕府医官。著作に博物誌「豆州諸島物産図説」。
¶朝日（㊤延享2（1745）年頃　㊦寛政5年1月19日（1793年3月1日）），江文，科学（㊦寛政5（1793）年1月19日），国書（㊤元文4（1739）年㊦寛政5（1793）年1月19日），人名（田村元長　たむらげんちょう），日人（田村元長　たむらげんちょう　㊦1739年），洋学

田村専治 たむらせんじ
明治18（1885）年～昭和45（1970）年
明治～昭和期の社会福祉家。
¶香川人

田村宗仙 たむらそうせん
生没年不詳
戦国時代の医師。
¶神奈川人，戦辞

田村武夫 たむらたけお
明治31（1898）年4月27日～昭和42（1967）年5月4日
大正～昭和期の歯科医師。
¶群馬人

田村保 たむらたもつ
大正6（1917）年5月11日～平成21（2009）年2月12日
昭和～平成期の水産学者、名古屋大学名誉教授。専門は水産動物学、魚類生理学。
¶科学

田村長栄(1) たむらちょうえい
→長栄〔田村（3）〕(2)（ちょうえい）

田村長栄(2) たむらちょうえい
㊥田村長栄《たむらちょうえい》
戦国時代の医師。

¶後北，戦辞（田村長栄　たむらちょうえい　生没年不詳）

田村長元 たむらちょうげん
室町時代の医師。
¶人名，日人（生没年不詳）

田村長伝 たむらちょうでん
？〜天正19（1591）年10月10日　㊙長伝〔田村(3)〕《ちょうでん》
戦国時代〜安土桃山時代の医師。
¶神奈川人（生没年不詳），後北（長伝〔田村(3)〕ちょうでん），戦辞

田村強 たむらつよし
明治10（1877）年〜昭和31（1956）年
明治〜昭和期の医師。
¶青森人

田村豊幸 たむらとよゆき
大正11（1922）年12月19日〜
昭和〜平成期の歯科医、薬理学者、作家、郷土史家。日本大学教授。専門は臨床薬理学、薬品副作用予知学。
¶郷土，現執2期，現執3期，現執4期，現情，世紀，マス89

田村一 たむらはじめ
明治30（1897）年〜昭和52（1977）年
明治〜昭和期の医師。泌尿器科。
¶近医

田村春吉 たむらはるきち
明治16（1883）年4月〜昭和24（1949）年5月17日
大正〜昭和期の医学者、教育者。名古屋大学総長。名古屋医科大学、名古屋帝国大学教授。名古屋医学の独立、名古屋文化の向上に貢献。
¶愛知百（㊕1883年4月28日），科学，近医，現情，人名7，世紀，姓氏愛知，日人（㊕明治16（1883）年4月28日）

田村ひで たむらひで
明治43（1910）年〜
昭和期の産婆講習生。
¶社史

田村正晨 たむらまさあき
＊〜
昭和〜平成期の臨床心理学者（カウンセラー）。
¶現執3期（㊐昭和10（1935）年1月1日），現執4期（㊕1947年1月1日）

田村雅太 たむらまさた
明治35（1902）年〜昭和58（1983）年
大正〜昭和期の医師。内科。
¶近医

田村又吉 たむらまたきち
天保13（1842）年〜大正10（1921）年10月
明治〜大正期の篤農家。稲取村村長。伊豆地方の柑橘業の基礎を築く。共同救護社を設立、全国三大模範村の一つとされた。
¶朝日（㊐天保13年1月5日（1842年2月14日）），近現（㊕1853年），国史（㊕1853年），静岡百（㊐大正1（1912）年），静岡歴（㊐大正1（1912）年），植物（㊐天保13（1842）年1月5日），人名（㊕1853年），世紀（㊐天保13（1842）年1月5日），姓氏静岡（㊐1912年），日人（㊐1912年）

田村元雄 たむらもとお
生没年不詳
江戸時代中期の医師、本草家。
¶神奈川人

田村恭光 たむらやすみつ
大正13（1924）年5月15日〜平成11（1999）年8月15日
昭和〜平成期の薬学者、大阪大学名誉教授。専門は有機合成化学。
¶科学

田村敬男 たむらゆきお
明治37（1904）年11月18日〜昭和61（1986）年12月20日
昭和期の書店主。左翼文献専門の書店京都共生閣を設立。
¶視覚

田村幸雄 たむらゆきお
明治40（1907）年〜昭和60（1985）年
大正〜昭和期の医師。精神科。
¶近医

田村義雄 たむらよしお
万延2（1861）年2月15日〜昭和10（1935）年2月11日
明治〜昭和期の医師。
¶宮崎百

田村喜弘 たむらよしひろ
大正3（1914）年3月13日〜昭和60（1985）年
昭和期の島根医科大学副学長。
¶島根百，島根歴

田村藍水（田村藍水）たむららんすい
享保3（1718）年〜安永5（1776）年
江戸時代中期の本草学者。
¶朝日（㊐安永5年3月23日（1776年5月10日）），江人，江文（田村籃水），科学（㊐安永5（1776）年3月23日），角史，近世，国史，国書（㊐安永5（1776）年3月22日），コン改，コン4，コン5，史人（㊐1776年3月23日），植物（㊐安永5年3月23日（1776年5月10日）），食文（㊐安永5年3月23日（1776年5月10日）），新潮（㊐安永5（1776）年3月23日），人名，世人（㊐安永5（1776）年3月23日），世百，全書，大百，徳川臣，栃木歴，日史（㊐安永5（1776）年3月23日），日人，百科，洋学，歴大

田安亀之助 たやすかめのすけ
→徳川家達（とくがわいえさと）

田谷誠 たやまこと★
明治23（1890）年10月〜
明治・大正期の病院経営者。田谷病院開業。
¶栃木人

田山多仲 たやまたちゅう★
〜明治25(1892)年
江戸時代後期〜明治期の医家。
¶三重

垂水巌 たるみいわお
？ 〜
大正期の東京帝国大学セツルメント参加者。
¶社史

多和田悟 たわださとる
昭和27(1952)年12月6日〜
昭和〜平成期の盲導犬訓練士。
¶視覚

多和田真淳 たわだしんじゅん
明治40(1907)年1月7日〜平成2(1990)年12月21日
昭和期の教育者、植物研究家。沖縄の薬草植物の研究の草分け。
¶植物，世紀，姓氏沖縄，日人

田原一安 たわらいちあん
宝永6(1709)年〜安永6(1777)年
江戸時代中期の藩医師。
¶和歌山人

田原干城 たわらかんじょう
明治8(1875)年〜昭和28(1953)年
明治〜昭和期の俳人で医師。
¶大分歴

田原淳 たわらすなお
明治6(1873)年7月5日〜昭和27(1952)年1月19日　[別]田原淳《たはらすなお》
明治〜昭和期の病理学者。福岡医科大学教授。「哺乳動物の心臓に於ける刺激伝導筋系統の研究」で帝国学士院恩賜賞受賞。
¶大分百(たはらすなお)，大分歴(たはらすなお)，科学，科技([生]1873年7月7日)，近医，近現，現情，国史，人名7，世紀(たはらすなお)，世百，世百新，全書，大百，渡航，日人，百科，福岡百(たはらすなお)

田原養全 たわらようぜん
嘉永3(1850)年〜明治23(1890)年
明治期の医師。
¶長崎遊

田原養朴 たわらようぼく
天保9(1838)年〜明治44(1911)年
江戸時代末期・明治期の医師。
¶長崎遊

田原良純 たわらよしずみ
安政2(1855)年〜昭和10(1935)年6月3日　[別]田原良純《たはらよしずみ》
明治〜大正期の薬化学者。東京衛生試験所所長。河豚毒からテトロドキシンを分離する。
¶朝日([生]安政2年7月6日(1855年8月18日))，海越新([生]安政2(1855)年7月6日)，科学([生]1855年(安政2)7月6日)，近医，コン改，コン5，食文([生]安政2年7月4日(1855年8月16日))，新潮(たはらよしずみ　[生]安政2(1855)年7月5日)，世紀([生]安政2(1855)年7月6日)，先駆([生]安政2(1855)年7月6日)，全書，大百，渡航([生]1855年7月5日)，日人

丹下ウメ(丹下うめ) たんげうめ
明治6(1873)年〜昭和30(1955)年1月29日　[別]丹下梅子《たんげうめこ》
大正〜昭和期の化学者、栄養学者。日本女子大学教授、農学博士。ビタミンB2複合体の研究で農学博士号を取得。
¶科学([生]1873年(明治6)3月17日)，科技(丹下うめ　[生]1879年3月)，鹿児島百，近女，現情([生]1879年3月)，女性(丹下うめ　[生]明治6(1873)年3月)，女性普(丹下うめ　[生]明治6(1873)年3月)，新潮([生]明治12(1879)年3月)，人名7([生]1879年)，世紀([生]明治12(1879)年3月)，姓氏鹿児島(丹下梅子　たんげうめこ)，先駆([生]明治6(1873)年3月17日)，日人([生]明治12(1879)年3月)

丹下梅子 たんげうめこ
→丹下ウメ(たんげうめ)

丹下謙吉 たんげけんきち
*〜昭和4(1929)年1月20日
明治〜大正期の獣医。獣医学博士。内外各地を奔走し日本の馬匹の改良に貢献。
¶科学([生]1857年(安政4)12月20日)，人名([生]1857年)，世紀([生]安政4(1858)年12月20日)，日人([生]1858年)

丹後西疇 たんごせいちゅう
天明4(1784)年〜嘉永2(1849)年
江戸時代中期〜後期の医家。
¶新潟百

旦斎 たんさい
？ 〜安政3(1856)年5月10日
江戸時代後期〜末期の医師、俳人。
¶国書

団士郎 だんしろう
昭和22(1947)年5月20日〜
昭和〜平成期の漫画家、カウンセラー。
¶漫人

丹藤キヨ たんどうきよ
明治13(1880)年〜昭和46(1971)年
明治〜昭和期の弘前出身の助産婦。
¶青森人

丹所春太郎 たんどころはるたろう
慶応2(1866)年〜明治44(1911)年
江戸時代末期〜明治期の潜水病階段フカシ療法の開発者。
¶静岡歴，姓氏静岡

淡輪元潜〔3代〕 たんなわげんせん
享保14(1729)年〜文化5(1808)年　[別]淡輪元潜〔3代〕《たんのわげんせん》，淡輪元潜《たんのわげんせん》
江戸時代中期〜後期の医師。全国の医方を収集し

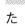

「雑方集験」を著した。
¶朝日(――〔代数なし〕　たんのわげんせん　[没]文化5年3月9日(1808年4月4日)), 大阪人(たんのわげんせん　[生]享保4(1719)年　[没]文化5(1808)年3月), 大阪墓(たんのわげんせん　[没]文化5(1808)年3月9日), 国書(――〔代数なし〕　生没年不詳), 新潮(――〔代数なし〕　[没]文化5(1808)年3月9日), 日人(――〔代数なし〕))

団野健二 たんのけんじ
明治43(1910)年～昭和62(1987)年
昭和期の医師。大分県立病院一〇代院長。
¶大分歴

た

丹野セツ たんのせつ
明治35(1902)年11月3日～昭和62(1987)年5月29日
大正～昭和期の労働運動家。共産党婦人部長。非合法活動に入り投獄。四ツ木診療所創立。
¶近女, 現朝, 現情, 現人, コン改, コン4, コン5, 社運, 社史, 女運, 女史([没]1985年), 女性, 女性普, 新潮, 世紀, 世百新, 全書, 日史, 日人, 日本, 百科, 平和, 歴大

淡輪元朔 たんのわげんさく
明和2(1765)年～文政4(1821)年9月11日
江戸時代後期の医家。
¶大阪人, 大阪墓

淡輪元潜〔3代〕(淡輪元潜) たんのわげんせん
→淡輪元潜〔3代〕(たんなわげんせん)

淡輪元潜〔4代〕 たんのわげんせん
天明2(1782)年～天保5(1834)年
江戸時代後期の医家。
¶大阪人([没]天保5(1834)年4月), 大阪墓([没]天保5(1834)年4月13日)

丹波益庵 たんばえきあん
生没年不詳
江戸時代前期の医師。
¶姓氏京都

丹波兼康 たんばかねやす
→丹波兼康(たんばのかねやす)

丹波敬三 たんばけいぞう
嘉永7(1854)年1月28日～昭和2(1927)年10月19日
明治～大正期の薬学者。東京帝国大学教授、東京薬学専門学校長。独で衛生学・裁判化学を学ぶ。
¶海越, 海越新, 科学, 近医, 新潮, 人名, 世紀, 全書, 渡航, 日人

丹波重長 たんばしげなが
？　～延徳2(1490)年5月8日
室町時代～戦国時代の医師、連歌作者。公卿(非参議)。非参議丹波盛長の子。
¶公卿, 国書

丹波修治 たんばしゅうじ
文政11(1828)年6月15日～明治41(1908)年12月12日　[別]丹波修治《にわしゅうじ》
江戸時代末期～明治期の本草学者。植物図集「本草真影」刊行。
¶国書, 新潮, 日人, 洋学(にわしゅうじ)

丹波全宗 たんばぜんそう
→施薬院全宗(やくいんぜんそう)

丹波宗伯 たんばそうはく
→施薬院宗伯(せやくいんそうはく)

丹波忠守 たんばただもり
？　～興国5/康永3(1344)年6月22日
鎌倉時代後期～南北朝時代の医師、歌人。
¶国書

丹波親康 たんばちかやす
→丹波親康(たんばのちかやす)

丹波嗣長 たんばつぐなが
生没年不詳
鎌倉時代の医師。
¶国書

丹波経長 たんばつねなが
生没年不詳
鎌倉時代前期の医師、歌人。
¶国書

丹波経基 たんばつねもと
→丹波経基(たんばのつねもと)

丹波経康 たんばつねやす
生没年不詳　[別]丹波経康《たんばのつねやす》
南北朝時代の医師。
¶鎌室, 京都府(たんばのつねやす), 人名

丹波時長 たんばときなが
生没年不詳
鎌倉時代前期の医師。源頼朝の娘の乙姫を診察。
¶鎌室

丹波知長 たんばともなが
生没年不詳
鎌倉時代後期の医師、歌人。
¶国書

丹波知康 たんばともやす
→丹波知康(たんばのともやす)

丹波尚長 たんばなおなが
生没年不詳
鎌倉時代後期の医師、歌人。
¶国書

丹波長有 たんばながあり
生没年不詳
鎌倉時代後期の医師、歌人。
¶国書

丹波長典 たんばながのり
生没年不詳
鎌倉時代後期の医師、歌人。
¶国書

丹波長基 たんばながもと
？　～寛喜2(1230)年9月29日
平安時代後期～鎌倉時代前期の医師。
¶国書

丹波長世 たんばながよ
？　～文永3(1266)年
鎌倉時代前期の医師。
¶鎌室

丹波兼康 たんばのかねやす
生没年不詳　[別]丹波兼康《たんばかねやす》
室町時代の医師。
¶国書(たんばかねやす)，全書，日人

丹波重忠 たんばのしげただ
？　～天養1(1144)年
平安時代後期の医師。
¶古人([生]？)，平史

丹波重長 たんばのしげなが
保延2(1136)年～承安3(1173)年
平安時代後期の医師。
¶古人，平史

丹波重成 たんばのしげなり
？　～*
平安時代後期の医師。
¶古人([生]？　[没]1176年)，平史([没]1178年)

丹波重雅 たんばのしげまさ
天慶9(946)年～寛弘8(1011)年
平安時代中期の医師。
¶古人，諸系，人名，日人，平史

丹波重康 たんばのしげやす
治暦2(1066)年～元永2(1119)年
平安時代後期の医師。
¶古人，平史

丹波重能 たんばのしげよし
平安時代後期の医師。
¶古人，平史(生没年不詳)

丹波忠明 たんばのただあき
正暦1(990)年～？
平安時代中期の医師。
¶古人([没]？)，諸系，日人，平史

丹波忠康 たんばのただやす
天喜1(1053)年～嘉承1(1106)年
平安時代後期の医師。
¶古人，諸系，人名，日人，平史

丹波為真 たんばのためざね
平安時代後期の医師。
¶古人

丹波親康 たんばのちかやす
生没年不詳　[別]錦小路親康《にしきのこうじちかやす》，親康〔丹波家(絶家)3〕《ちかやす》，丹波親康《たんばちかやす》
室町時代の医師。
¶公卿普(錦小路親康　にしきのこうじちかやす)，公家(親康〔丹波家(絶家)3〕　ちかやす)，国書(たんばちかやす)，全書，日人

丹波経基 たんばのつねもと
生没年不詳　[別]丹波経基《たんばつねもと》
室町時代の医師。
¶古人，諸系，人名(たんばつねもと)，日人，平史

丹波経康(1) たんばのつねやす
？　～保元3(1158)年
平安時代後期の医師。
¶諸系，日人

丹波経康(2) たんばのつねやす
→丹波経康(たんばつねやす)

丹波知康 たんばのともやす
生没年不詳　[別]丹波知康《たんばともやす》
平安時代後期の医師。
¶国書(たんばともやす)，古人，平史

丹波憲基 たんばののりもと
保安3(1122)年～？　[別]丹波憲基《たんばのりもと》
平安時代後期の医師。
¶国書(たんばのりもと　生没年不詳)，古人([没]？)，平史

丹波冬康 たんばのふゆやす
→丹波冬康(たんばふゆやす)

丹波雅忠 たんばのまさただ
治安1(1021)年～寛治2(1088)年　[別]丹波雅忠《たんばまさただ》
平安時代中期～後期の医師。権医博士。典薬頭丹波忠明の子。著作に「医略抄」など。
¶朝日([没]寛治2年2月18日(1088年3月13日))，国史，国書(たんばまさただ　[没]寛治2(1088)年2月18日)，古人，古中，コン改，コン4，コン5，史人([没]1088年2月18日)，諸系，新潮([没]寛治2(1088)年2月18日)，人名，世人，全書，大百，日史([没]寛治2(1088)年2月18日)，日人，百科，平史，歴大

丹波雅康 たんばのまさやす
永保1(1081)年～大治5(1130)年
平安時代の医師。
¶古人，諸系，人名，日人，平史

丹波基康 たんばのもとやす
？　～永暦1(1160)年
平安時代後期の医師。
¶古人([生]？)，平史

丹波康頼 たんばのやすより
延喜12(912)年～長徳1(995)年　[別]丹波康頼《たんばやすより》
平安時代中期の医師。「医心方」全30巻を編述。
¶朝日([没]長徳1年4月19日(995年5月21日))，岩史([没]長徳1(995)年4月19日)，角史，京都，京都大(たんばやすより)，京都府，国史，国書(たんばやすより　[没]長徳1(995)年4月19日)，古史，古人，古中，コン改，コン4，コン5，史

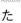

人（㉒995年4月19日），諸系，新潮，人名，姓氏
京都，世人，世百，全書，大百，日史（㉒長徳1
（995）年4月19日），日人，百科，平史，歴大

丹波頼基 たんばのよりもと
保延2（1136）年～建仁1（1201）年 ㊿丹波頼基
《たんばよりもと》
平安時代後期～鎌倉時代前期の医師。典薬頭。
¶国書（たんばよりもと �? ㉒建仁1（1201）年7月18日），古人，平史

丹波憲基 たんばのりもと
→丹波憲基（たんばののりもと）

丹波秀陸 たんばひでたか
安土桃山時代の医師。
¶人名

丹波冬康 たんばふゆやす
生没年不詳 ㊿丹波冬康《たんばのふゆやす》
鎌倉時代後期の医師。
¶鎌室，人名，日人（たんばのふゆやす）

丹波雅忠 たんばまさただ
→丹波雅忠（たんばのまさただ）

丹波宗康 たんばむねやす
永正2（1505）年～享禄2（1529）年
戦国時代の医師。
¶国書

丹波盛直 たんばもりなお
→錦小路盛直（にしきのこうじもりなお）

丹波守長 たんばもりなが
生没年不詳
南北朝時代の医師、連歌作者。
¶国書

丹波康頼 たんばやすより
→丹波康頼（たんばのやすより）

丹波行長 たんばゆきなが
生没年不詳
鎌倉時代後期の医師。著書に「衛生秘要所」。
¶国書

丹波良尚 たんばよしひさ
生没年不詳
南北朝時代の医師、連歌作者。
¶国書

丹波頼量 たんばよりかず
戦国時代の公卿、医師。
¶公家（頼量 ㊄1473年 ㉒享禄4（1531）年4月2日），戦人（丹波頼量 たんばよりかず ㊄文明2（1470）年 ㉒享禄2（1529）年）

丹波頼永 たんばよりなが
文化5（1808）年5月9日～嘉永1（1848）年7月
江戸時代後期の医師。
¶国書

丹波頼秀 たんばよりひで
生没年不詳

室町時代の医師。
¶国書

丹波頼望 たんばよりもち
明和6（1769）年10月15日～享和3（1803）年8月20日
江戸時代中期～後期の医師。
¶国書

丹波頼基 たんばよりもと
→丹波頼基（たんばのよりもと）

【ち】

千賀崎義香 ちがさきよしか
明治18（1885）年～昭和32（1957）年11月2日
大正～昭和期の蚕糸学者。農林省蚕糸試験場病理部長。蚕病に細菌学的研究法を導入。蚕糸業発展に多大な業績を残す。日本農学賞を受賞。
¶科学（㊄1885年（明治18）10月9日），現情（㊄1885年10月），人名7，世紀（㊄明治18（1885）年10月），日人（㊄明治18（1885）年10月9日）

近松秀子 ちかまつひでこ
明治30（1897）年～昭和51（1976）年
昭和期の社会事業家。児童と婦人の福祉のために尽力。
¶郷土福井，女性，女性普，福井百

千頭千代 ちかみちよ
明治21（1888）年～昭和41（1966）年
大正～昭和期の社会福祉事業家。
¶高知人

近森虎治 ちかもりとらじ
慶応1（1865）年12月8日～昭和5（1930）年7月
江戸時代末期～昭和期の医師。
¶高知人，渡航

千賀養珉 ちがようみん
江戸時代の医師。
¶江戸東

千種有梁 ちぐさありはる
安政5（1858）年～明治39（1906）年
明治期の医師。
¶日人

千種峯蔵 ちぐさみねぞう
明治26（1893）年～昭和34（1959）年
明治～昭和期の医師。専門は細菌学。
¶近医

竹二坊 ちくじぼう
＊～天保6（1835）年11月26日
江戸時代中期～後期の俳人・医師。
¶国書（㊄宝暦10（1760）年），俳文（㊄宝暦9（1759）年）

智玄 ちげん
鎌倉時代前期の名医。

医学・医療・福祉篇　　　　　　　　　　　515　　　　　　　　　　　ちはなみ

¶人名，日人(生没年不詳)

千島喜久男　ちしまきくお
明治32(1899)年10月10日〜昭和53(1978)年10月21日
大正・昭和期の医学博士。基礎医学(血液学)が専門。岐阜大学農学部教授、同大学芸学部の生物学主任教授を経て、名古屋商科大学教授。「千島学説」で知られる。
¶飛騨

千代泰治　ちしろたいじ
明治15(1882)年〜昭和44(1969)年
明治〜昭和期の医師。
¶鳥取百

知聡(智聡)　ちそう
上代の渡来人。欽明天皇23年(562)大伴狭手彦にしたがって来日した際、日本に初めて中国医書をもたらした。
¶古代，古代普，世人(生没年不詳)，日人(智聡生没年不詳)

千谷七郎　ちだにしちろう
大正1(1912)年〜平成4(1992)年
昭和〜平成期の医師。精神科。
¶近医

千田恒　ちだひさし
明治21(1888)年〜昭和29(1954)年
大正〜昭和期の軍医。
¶姓氏宮城

秩父宮妃勢津子　ちちぶのみやひせつこ
明治42(1909)年9月9日〜平成7(1995)年8月25日
昭和〜平成期の女性、皇族。秩父宮雍仁親王の妃。結核予防会総裁、日英協会、交通遺児育英会の各名誉総裁、日本赤十字社名誉副総裁。
¶日人

知念誠太郎　ちねんせいたろう
明治14(1881)年〜昭和31(1956)年
明治〜昭和期の医師。
¶姓氏沖縄

知念芳子　ちねんよしこ
大正8(1919)年10月11日〜
昭和〜平成期の看護婦。沖縄県立国頭愛楽園でハンセン病患者の看護にあたる。
¶日人

千野純次　ちのじゅんじ
明治36(1903)年8月17日〜昭和60(1985)年1月21日
昭和期のヨットマン、歯科医師。横浜にヨットクラブを創立、人材育成と技術向上につくした。
¶郷土神奈川，世紀，日人

千野陽一　ちのよういち
昭和6(1931)年6月26日〜
昭和期の社会教育学者。東北福祉大学教授、東京農工大学教授。
¶現執1期，現執2期

千葉杏伯　ちばきょうはく
文化12(1815)年〜慶応3(1867)年
江戸時代後期〜末期の医師。
¶姓氏宮城

千葉元　ちばげん
大正13(1924)年〜昭和59(1984)年
昭和期の精神科医。
¶青森人

千葉元幹　ちばげんかん
寛政7(1795)年〜天保10(1839)年
江戸時代後期の医師。
¶人名，長崎遊，日人

千葉山庵　ちばさんあん
生没年不詳
江戸時代後期の医師。
¶長崎遊

千葉寿安　ちばじゅあん
文化3(1806)年〜慶応4(1868)年
江戸時代後期の蘭方医。
¶岩手人(㊥?)，岩手百(㊥?)，人名，姓氏岩手(㊥?)，長崎遊，日人

千葉真一　ちばしんいち
明治13(1880)年2月7日〜＊
明治〜大正期の渡航者。
¶近医(㊥昭和39(1964)年)，渡航(㊥?)

千葉泰一郎　ちばたいいちろう
明治2(1869)年10月8日〜昭和36(1961)年5月3日
明治〜昭和期の俳人。医師。大野郡立病院初代院長。私立高山病院を設立。
¶飛騨

千葉桃三　ちばとうぞう
〜寛政6(1794)年
江戸時代中期の医師、和算家。
¶数学

千葉東野　ちばとうや
江戸時代後期〜明治時代の眼科医。
¶眼科

千葉稔次郎　ちばとしじろう
文久3(1863)年12月9日〜明治45(1912)年6月17日　㊥千葉稔次郎《ちばよしじろう》
明治期の産婦人科学者。帝国大学教授の後、真泉病院を設立。
¶科学，渡航(ちばよしじろう)，日人(㊥1864年)

千葉歳胤　ちばとしたね
正徳3(1713)年〜寛政1(1789)年3月6日
江戸時代中期の医師、暦算家、幕士。
¶数学

知花みゑ　ちはなみゑ
大正12(1923)年〜
昭和期の看護婦・助産婦・保健婦。
¶静岡女

千葉原廉節 ちばはられんせつ
天保4(1833)年〜明治22(1889)年
江戸時代後期〜明治期の眼科医。
¶姓氏長野

千葉彦五郎 ちばひこごろう
寛政2(1790)年〜天保14(1843)年
江戸時代後期の慈善家。
¶姓氏宮城

ちばみどり
昭和21(1946)年〜
昭和〜平成期の翻訳家、医師。小児科。
¶児人

千葉明渓 ちばめいけい
寛政1(1789)年〜万延1(1860)年
江戸時代後期〜末期の医師。
¶姓氏宮城

千葉弥次馬 ちばやじま
文久2(1862)年〜大正9(1920)年
明治〜大正期の医師、教育者。
¶眼科, 世紀(⊕文久2(1862)年5月15日 ㊁大正9(1920)年7月12日), 日人

千葉康則 ちばやすのり
大正14(1925)年9月25日〜
昭和〜平成期の行動科学者、脳生理学者。法政大学教授、知能研究所所長。
¶現執1期, 現執2期, 現執3期, 現執4期

千葉保之 ちばやすゆき
明治41(1908)年〜平成10(1998)年
大正〜平成期の医師。内科(結核病学)。
¶近医

千葉稔次郎 ちばよしじろう
→千葉稔次郎(ちばとしじろう)

千原英一 ちはらえいいち
明治33(1900)年〜昭和52(1977)年
大正〜昭和期の医師、政治家。仁多町長。
¶島根歴

千原英舜 ちはらえいしゅん
文化9(1812)年〜明治23(1890)年6月30日
江戸時代後期〜明治期の蘭方医。
¶岡山歴

茅原虚斎 ちはらきょさい
安永3(1774)年〜天保11(1840)年 ㊕茅原定《かやはらさだむ, ちはらさだむ》
江戸時代後期の医師、本草家。
¶朝日(茅原定 ちはらさだむ ⊕安永3年9月19日(1774年10月23日) ㊁天保11年1月26日(1840年2月28日)), 国書(⊕安永3(1774)年9月19日 ㊁天保11(1840)年1月26日), 新潮(茅原定 かやはらさだむ ⊕安永3(1774)年9月19日 ㊁天保11(1840)年1月26日), 人名, 姓氏山口(茅原定 ちはらさだむ), 日人

茅原定 ちはらさだむ
→茅原虚斎(ちはらきょさい)

千原繁子 ちはらしげこ
明治31(1898)年9月17日〜平成2(1990)年5月25日
昭和期の小児科医師。
¶近医, 社史, 世紀, 姓氏沖縄(⊕1905年), 日人

千原春甫 ちはらしゅんぽ
安政4(1857)年〜大正5(1916)年
明治〜大正期の医学士の草分け。
¶島根歴

千原六郎太夫 ちはらろくろうだゆう
生没年不詳
安土桃山時代の医師。
¶兵庫人

千葉蘭陵 ちばらんりょう
文化11(1814)年〜明治20(1887)年
江戸時代後期〜明治期の儒医。
¶姓氏宮城

千葉理安 ちばりあん
*〜文政3(1820)年
江戸時代後期の医師(一関藩医)。
¶姓氏岩手(⊕1783年), 洋学(⊕天明1(1781)年)

千葉隆甫 ちばりゅうほ
弘化1(1844)年〜
江戸時代末期の医師。
¶飛騨

千葉良俊 ちばりょうしゅん
文化6(1809)年〜明治16(1883)年
江戸時代末期〜明治期の医師。一関藩藩医。医学塾「施無畏堂」で多くの弟子を育成。維新後は地域の発展に貢献。
¶洋学

千葉良蔵 ちばりょうぞう
*〜万延1(1860)年
江戸時代末期の医師。
¶人名, 日人(⊕1788年), 洋学(⊕寛政1(1789)年)

千村拙庵 ちむらせつあん
生没年不詳
江戸時代前期の医師。
¶国書

千屋熊太郎 ちやくまたろう
弘化1(1844)年〜元治1(1864)年
江戸時代末期の医師。
¶維新, 高知人, 人名, 全幕, 日人, 幕末(㊁1864年10月5日), 幕末大(⊕天保15(1844)年11月 ㊁元治1(1864)年9月5日), 藩臣6

茶谷竜城 ちゃやりゅうじょう
嘉永5(1852)年〜昭和11(1936)年
明治〜昭和期の医師、僧。
¶世紀(⊕嘉永5(1852)年3月11日 ㊁昭和11(1936)年2月29日), 日人

中条うら　ちゅうじょううら
明治22(1889)年12月3日～昭和38(1963)年6月1日
明治～昭和期の助産婦。飯能産婆会会長に就任、後進の育成に尽力。
¶埼玉人，女性，女性普

中条貫作　ちゅうじょうかんさく
文政2(1819)年～明治10(1877)年
江戸時代後期～明治時代初期の医師。
¶長崎遊

中条建司　ちゅうじょうけんし
文政11(1828)年～明治12(1879)年5月5日
江戸時代末期・明治期の医師。
¶飛驒

中条帯刀　ちゅうじょうたてわき
生没年不詳
戦国時代～安土桃山時代の医師。
¶国書，日人

中条文仲　ちゅうじょうぶんちゅう
生没年不詳
江戸時代末期の医師。
¶国書

中馬一郎　ちゅうまいちろう
大正14(1925)年～平成23(2011)年
昭和～平成期の医師。専門は生理学。
¶近医

中馬興丸　ちゅうまおきまる
明治4(1871)年～昭和11(1936)年3月14日
明治～昭和期の医家、代議士。尼崎市医師会長、尼崎訓盲院長などを務めた。
¶人名，日人([生]明治4(1871)年2月)，兵庫人([生]明治4(1871)年2月12日)，兵庫百

澄一　ちょういち
→澄一(ちょういつ)

澄一　ちょういつ
生没年不詳　[別]澄一《ちょういち》
江戸時代前期～中期の明の渡来医僧。著作に「慈済軒方」6巻がある。
¶国書(ちょういち)，日人

蝶左坊　ちょうさぼう
生没年不詳
江戸時代中期の医師、俳人。
¶日人

張氏福子　ちょうしさきこ
→張氏福子(ちょうしのふくし)

張氏福子　ちょうしのふくし
[別]張氏福子《ちょうしさきこ，ちょうのうじのふくし》
奈良時代の医師、歌人。大宰薬師。
¶人名(ちょうしさきこ)，日人(生没年不詳)，万葉(ちょうのうじのふくし)

長秀　ちょうしゅう
生没年不詳
平安時代中期の唐からの渡来僧、医師。医書を朝廷に献じた。
¶日人

長春堂　ちょうしゅんどう
天保7(1836)年～＊
江戸時代末期の医師。
¶維新([没]1866年)，大分歴([没]慶応3(1867)年)，幕末([没]1867年11月17日)，幕末大([生]天保7(1836)年11月12日　[没]慶応2(1866)年10月11日)

張振甫　ちょうしんぽ
＊～延宝8(1680)年2月2日
江戸時代前期の明国帰化人。
¶愛知百，姓氏愛知([生]？)，藩臣4([生]寛永6(1629)年)

長生舎主人　ちょうせいしゃしゅじん
生没年不詳
江戸時代後期の本草家。
¶国書

長生亭柳因　ちょうせいていりゅういん
？～寛保2(1742)年
江戸時代中期の医師、狂歌師。
¶国書，人名，日人

晁貞煥　ちょうていかん
生没年不詳
江戸時代中期の医師。
¶国書

長南年恵　ちょうなんとしえ
明治1(1868)年～明治40(1907)年10月29日
明治期の宗教家。神のお告げによる病気の治療をし、評判になる。
¶庄内，女性，女性普

張氏福子　ちょうのうじのふくし
→張氏福子(ちょうしのふくし)

長梅外　ちょうばいがい
文化7(1810)年～明治18(1885)年10月28日
江戸時代末期～明治期の医師、儒学者。長州藩学教授。東京で斯文会を興し講師となる。
¶維新，大分歴，国書([生]文化7(1810)年4月6日)，コン5，詩歌，人名，日人，幕末，幕末大([生]文化7(1810)年4月6日)，和俳

長久　ちょうひさし
？～
大正期の東京帝国大学セツルメント参加者。
¶社史

千代谷慶三　ちよたにけいぞう
大正14(1925)年～平成21(2009)年
昭和～平成期の医師。内科(呼吸器、じん肺)。
¶近医

千代有員　ちよのありかず
？～嘉永3(1850)年

江戸時代末期の眼科医、狂歌師。
¶人名，日人

血脇守之助 ちわきもりのすけ
明治3（1870）年2月1日～昭和22（1947）年2月24日
明治～昭和期の歯科医学者。日本歯科医師会会長。歯科医育成及び医政の発達・向上に貢献。東京歯科医学専門学校校長、東京医科歯科大学名誉学長を歴任。
¶科学，科技，近医，現情，人名7，世紀，千葉房総（[生]明治3（1870）年2月1日　[没]昭和22（1947）年2月24日），日人，履歴，履歴2

千輪性海 ちわしょうかい，ちわじょうかい
安政5（1858）年1月1日～大正1（1912）年11月5日
[別]性海《じょうかい》
明治期の僧、社会事業家。
¶岡山人（性海　じょうかい），岡山人（ちわじょうかい），岡山百，岡山歴（ちわじょうかい），日人

陳外郎(1) ちんういろう
→外郎(1)（ういろう）

陳外郎(2) ちんういろう
→外郎(2)（ういろう）

陳振先 ちんしんせん
生没年不詳
江戸時代中期の清国の医師。
¶長崎歴

陳宗敬 ちんそうけい
→外郎(2)（ういろう）

【つ】

立木豊 ついきゆたか
明治31（1898）年～昭和58（1983）年
大正～昭和期の医師。耳鼻咽喉科。
¶近医

津江伯寿 つえはくじゅ
生没年不詳
江戸時代後期の医師。
¶国書

都賀大陸 つがたいりく
生没年不詳
江戸時代中期の医師。
¶国書

冢田旭嶺 つかだきょくれい
元禄11（1698）年～明和4（1767）年12月12日
江戸時代中期の信濃の儒医。
¶江文，国書，人名，長野歴（[生]元禄10（1697）年），日人（[没]1768年）

塚田賢一郎 つかだけんいちろう★
大正9（1920）年11月25日～平成11（1999）年3月4日
昭和・平成期の獣医師。栃木県獣医師会会長。
¶栃木人

塚田三史 つかださんし
明治37（1904）年～昭和57（1982）年
昭和期の医師。
¶群馬人

塚田三碩 つかださんせき
生没年不詳
江戸時代末期～明治期の医師、神官。
¶姓氏愛知

冢田子常 つかだしじょう
？　～文化5（1808）年4月12日
江戸時代中期～後期の医師。
¶国書

塚田裕三 つかだやすぞう
大正11（1922）年12月2日～
昭和～平成期の大脳生理学者。慶応義塾大学教授、創価大学生命科学研究所長。著訳書に「百億の脳細胞」「脳と心の正体」など。日本学術会議会長もつとめる。
¶現朝，現情，世紀，日人

都賀庭鐘 つがていしょう
享保3（1718）年～＊　[別]近路行者《きんろぎょうじゃ》，大江庭鐘《おおえていしょう》
江戸時代中期の読本作者。
¶朝日（[没]？），岩史（[没]寛政6（1794）年頃），江人（[没]1794年頃），大阪人（[没]没年不明），角史（[没]？），近世（[没]？），国史（[没]？），国書（[没]？），コン改（近路行者　きんろぎょうじゃ　生没年不詳），コン4（近路行者　きんろぎょうじゃ　生没年不詳），コン4（[没]？），史人（[生]1718年？　[没]1794年？），思想史（[没]寛政4（1792）年頃），新潮（[没]寛政6（1794）年頃），新文（[没]寛政6（1794）年頃），人名（[没]1794年頃），世百（近路行者　きんろぎょうじゃ），全書（[没]1794年？），大百（[没]？），日史（[生]享保3（1718）年？　[没]寛政6（1794）年？），日人（[没]？），日文（近路行者　きんろぎょうじゃ　[没]？），百科（[生]享保3（1718）年頃　[没]寛政6（1794）年？），文学（[没]1794年頃），歴大（[没]1794年ころ）

束野駄句楼 つかのだくろう
明治19（1886）年～昭和50（1975）年
明治～昭和期の眼科医、俳人。
¶鹿児島百，薩摩，姓氏鹿児島

塚原勇 つかはらいさむ
大正12（1923）年1月11日～
大正～昭和期の眼科学者。
¶視覚

塚原伊勢松 つかはらいせまつ
明治15（1882）年6月16日～昭和38（1963）年6月11日
大正～昭和期の産婦人科医学者。宮内庁病院長。宮内庁侍医長、日本大学医学部教授などを歴任。著書に「新産科学」など。

¶科学，近医，現情，埼玉人，人名7，世紀，日人

塚原国雄 つかはらくにお
→塚原麦生（つかはらばくせい）

塚原修節 つかはらしゅうせつ
生没年不詳
江戸時代後期の本草家。
¶国書

塚原仲晃 つかはらなかあきら
昭和8（1933）年11月11日～昭和60（1985）年8月12日
昭和期の生理学者。大阪大学教授。
¶科学，近医，現情

塚原麦生 つかはらばくせい
明治39（1906）年6月22日～平成15（2003）年11月8日　[別]塚原国雄《つかはらくにお》
昭和期の俳人。
¶近医（塚原国雄　つかはらくにお），現俳，俳文

塚原義夫 つかはらよしお
明治24（1891）年～昭和35（1960）年
明治～昭和期の医師。眼科。
¶近医

塚本憲甫 つかもとけんぽ
明治37（1904）年9月16日～昭和49（1974）年6月7日
大正～昭和期の放射線医学者。国立がんセンター総長。国際的な立場で癌の放射線治療研究と対策に貢献。
¶科学，科技（[没]1974年6月17日），近医，現朝，現情，コン改，コン4，コン5，人名7，世紀，日人

塚本赳夫 つかもとたけお
明治30（1897）年5月20日～昭和52（1977）年1月17日
昭和期の薬学者。
¶科学，現情，福岡百

塚本哲 つかもとてつ
明治34（1901）年～昭和55（1980）年
昭和期の社会福祉家。東北福祉大学教授。社会福祉の研究と後輩の教育、実践の指導。
¶現執1期，世紀（[生]明治34（1901）年1月8日　[没]昭和55（1980）年8月1日），哲学，洋画

塚元久雄（塚本久雄） つかもとひさお
明治41（1908）年4月9日～昭和52（1977）年9月12日
昭和期の薬学者。
¶科学，現情（塚本久雄），福岡百

津軽以三 つがるいさん
生没年不詳
戦国時代～安土桃山時代の医師。
¶日人

津軽季詮 つがるすえのり
正徳2（1712）年～天明5（1785）年
江戸時代中期の幕医、国学者。
¶人名，日人

津軽健寿 つがるたけとし
元文4（1739）年～？
江戸時代中期の医師。
¶国書

津軽建広 つがるたけひろ
[別]津軽建広《つがるたてひろ》
安土桃山時代～江戸時代前期の医師。幕府医官。本多正信の病を治した。
¶青森人（[生]永禄8（1565）年　[没]寛永18（1641）年），青森百（つがるたてひろ　[生]？　[没]寛永17（1640）年），日人（生没年不詳）

津軽建広 つがるたてひろ
→津軽建広（つがるたけひろ）

つ

津川重規 つがわしげき★
寛政10（1798）年～嘉永5（1852）年9月8日
江戸時代後期の秋田藩鍼医。佐竹義厚に仕えた。
¶秋田人2

津川素竜 つがわそりゅう
延享3（1746）年～文政1（1818）年
江戸時代中期～後期の安芸広島藩医。
¶藩臣6

津川武一 つがわたけいち
明治43（1910）年8月2日～昭和63（1988）年9月4日
昭和期の医師。衆議院議員。日本共産党の活動家として農民・労働者を組織。
¶青森人，近医，近文，現朝，現執1期，現情，現政，世紀，政治，東北近，日人

津川祐益 つがわゆうえき★
～宝永3（1706）年5月
江戸時代中期の藩医。
¶秋田人2

津川洋三 つがわようぞう
大正14（1925）年10月14日～
昭和期の歌人、医師。
¶石川文，短歌，富山文

月居典夫 つきおりのりお
昭和3（1928）年～平成11（1999）年
昭和～平成期の医師。内科。
¶近医

次田晧 つぎたあきら
昭和3（1928）年8月18日～
昭和～平成期の生化学者。
¶現情

月田承一郎 つきたしょういちろう
昭和28（1953）年7月7日～平成17（2005）年12月11日
昭和～平成期の医師。専門は解剖学、分子細胞生物学。
¶科学，近医

築田多吉 つきだたきち
→築田多吉（つくだたきち）

津久井磯 つくいいそ
→津久井磯子（つくいいそこ）

津久井磯子 つくいいそこ
文政12（1829）年～明治43（1910）年1月1日　[別]津久井磯《つくいいそ》
江戸時代末期～明治時代の助産婦。産科医に劣らぬ技術をもつ。群馬県産婆会会長。
¶江表（磯子（群馬県）），郷土群馬（[生]1838年　[没]1919年），近女（津久井磯　つくいいそ），群新百（津久井磯　つくいいそ），群馬人（津久井磯　つくいいそ　[生]天保9（1838）年　[没]大正8（1919）年），群馬百（津久井磯　つくいいそ），女性，女性普，人名，姓氏群馬（津久井磯　つくいいそ　[生]1838年　[没]1919年），日人，幕末（[生]1828年），幕末大（[生]文政11（1828）年）

津久井克譲 つくいかつじょう
文化5（1808）年～明治3（1870）年
江戸時代後期～明治期の医師。
¶国書

築井玉三郎 つくいたまさぶろう
慶応2（1866）年～昭和4（1929）年
明治～昭和期の医師、殖産功労者。
¶長野歴

津久井文譲 つくいぶんじょう
文化4（1807）年～明治3（1870）年
江戸時代末期の医師。
¶群馬人，姓氏群馬

築田多吉 つくだたきち
明治5（1872）年1月3日～昭和33（1958）年3月28日　[別]築田多吉《つきだたきち》
明治～昭和期の海軍看護大尉。著書に「家庭に於ける実際的看護の秘訣」。
¶郷土福井（[没]1957年），新潮（つきだたきち），世紀，日人

筑波玄仲 つくばげんちゅう
文政2（1819）年～明治24（1891）年
江戸時代後期～明治期の眼科医。
¶大分歴，眼科

柘植アイ つげアイ
文久4（1864）年1月14日～昭和39（1964）年
明治～昭和期の産婆。日本産婆会の初代会長。
¶女史，新宿女

柘植葛城 つげかつじょう
→柘植葛城（つげかつらぎ）

柘植葛城 つげかつらぎ
文化1（1804）年～明治7（1874）年　[別]柘植葛城《つげかつじょう》
江戸時代末期～明治期の医師、社会活動家。河内で医業を営む。詩社「白鷗吟社」結成。「立教館」を設立。
¶大阪墓（[没]明治7（1874）年12月5日），国書（つげかつじょう　[生]文化1（1804）年7月26日　[没]明治7（1874）年1月6日），コン改，コン4，コン5，日人，洋学（つげかつじょう），和俳

柘植叔順 つげしゅくじゅん
明和7（1770）年～文政3（1820）年　[別]柘植竜洲《つげりゅうしゅう》
江戸時代中期の医師。
¶大阪墓（柘植竜洲　つげりゅうしゅう），国書（柘植竜洲　つげりゅうしゅう　[没]文政3（1820）年2月2日），人名，日人

津下精斎 つげせいさい
＊～明治32（1899）年8月4日
江戸時代末期～明治期の医師。岡山藩の医学館教授方試補。岡山県病院運営、米国医師招聘。
¶岡山人（[生]文政9（1826）年），岡山百（[生]文化9（1812）年11月2日），岡山歴（[生]文政9（1826）年11月2日），幕末（[生]1812年）

柘植秀臣 つげひでおみ
明治38（1905）年9月10日～昭和58（1983）年5月4日
昭和期の科学者、生理学者。日本精神医療センター脳研究所長。科学者運動のリーダー、動物の脳生理学者として活動。
¶科学，現執1期，現執2期，現情，現人，心理，世紀，日人

柘植竜洲 つげりゅうしゅう
→柘植叔順（つげしゅくじゅん）

津崎孝道 つざきたかみち
明治27（1894）年～昭和50（1975）年
明治～昭和期の医師。専門は解剖学。
¶近医

津崎哲郎 つざきてつろう
昭和19（1944）年～
昭和～平成期のソーシャルワーカー。大阪市中央児童相談所所長。
¶現執4期

津崎斉 つざきひとし
嘉永1（1848）年～昭和11（1936）年
明治～昭和期の医師。
¶大分歴

辻暎 つじあきら
明治3（1871）年11月28日～昭和5（1930）年9月17日
明治～昭和期の東亜大陸活躍家。青島において孤児の成育に尽力。
¶人名（[生]1870年），世紀，日人

辻井正 つじいただし
昭和15（1940）年2月21日～
昭和～平成期の教育評論家。大阪おもちゃライブラリー主宰。専門は幼児教育、家庭教育、障害児教育。
¶現執3期，現執4期

津司市太郎 つしいちたろう
明治27（1894）年5月21日～昭和45（1970）年1月8日
昭和期の医師、政治家。社会党京都府連書記長、京都府議会議員。

医学・医療・福祉篇

¶社運，社史，姓氏京都

辻一郎　つじいちろう
　大正8(1919)年～平成4(1992)年
　昭和～平成期の医師。泌尿器科。
　　¶近医

辻浦鶴松　つじうらつるまつ
　明治25(1892)年5月18日～昭和26(1951)年10月21日
　大正・昭和期の国立療養所高山荘長。
　　¶飛騨

辻川達雄　つじかわたつお
　大正10(1921)年8月3日～
　昭和～平成期の歴史研究家，獣医。獣医科，郷土史研究会主幹，辻川獣医科診療所所長。
　　¶現執3期

辻寛治　つじかんじ
　＊～昭和35(1960)年6月2日
　明治～大正期の内科医学者。京大教授。日本内分泌学会初代会長。日本内科学会会頭、日本結核病学会会頭などを歴任。
　　¶科学(⊕1881年(明治14)9月19日)，近医(⊕明治12(1879)年)，近情(⊕1881年9月19日)，島根人(⊕明治13(1880)年)，島根百(⊕明治12(1879)年9月19日)，島根歴(⊕明治12(1879)年)，人名7(⊕1881年)，世紀(⊕明治14(1881)年9月19日)，姓氏京都(⊕1879年㊥?)，日人(⊕明治12(1879)年9月19日)

辻喜安　つじきあん
　明和3(1766)年～天保4(1833)年
　江戸時代後期の医師。
　　¶国書，人名，日人

辻公美　つじきみよし
　昭和7(1932)年9月12日～
　昭和～平成期の移植免疫学者。東海大学教授。
　　¶現情

辻喜代蔵　つじきよぞう
　天保12(1841)年～大正11(1922)年
　明治～大正期の社会事業家。
　　¶世紀(⊕天保12(1841)年7月9日　㊥大正11(1922)年6月6日)，日人

辻元順　つじげんじゅん
　享和3(1803)年～明治13(1880)年11月27日
　江戸時代末期～明治時代の医師。
　　¶幕末，幕末大，藩臣2

辻玄通　つじげんつう
　延享3(1746)年～享和2(1802)年7月4日
　江戸時代中期～後期の医師。
　　¶国書

辻孝平　つじこうへい
　明治32(1899)年6月～？
　大正～昭和期の薬局経営者。倉敷市議会議員。
　　¶社史

辻沢就庵　つじさわしゅうあん
　天保4(1833)年～明治27(1894)年
　江戸時代末期～明治期の医家。藩の軍病医院副院長，のち新発田医師会長を務めた。
　　¶人名，日人

辻秀一　つじしゅういち
　昭和36(1961)年5月23日～
　昭和～平成期の医師。エミネクロス・メディカルセンター主宰。
　　¶現執4期

辻周介　つじしゅうすけ
　明治45(1912)年～平成7(1995)年
　昭和～平成期の医師。内科(結核病学)。
　　¶近医

辻昇三　つじしょうぞう
　明治39(1906)年～昭和48(1973)年4月4日
　大正～昭和期の医師。内科。
　　¶科学，近医

辻第一　つじだいいち
　大正15(1926)年2月6日～
　昭和～平成期の医師、政治家。衆議院議員。
　　¶現政，政治

辻達彦　つじたつひこ
　大正5(1916)年～
　昭和期の公衆衛生学者。
　　¶群馬人

辻道益　つじどうえき
　生没年不詳
　江戸時代中期の藩医。
　　¶青森人

辻林喜右衛門　つじばやしきえもん
　生没年不詳
　江戸時代中期の本草家。
　　¶国書

辻保順　つじほじゅん
　享保20(1735)年～文化7(1810)年6月
　江戸時代中期～後期の医師。
　　¶山梨百

対馬完治　つしまかんじ
　明治23(1890)年1月16日～昭和50(1975)年9月8日
　大正～昭和期の歌人。歌誌「地上」創刊。歌集に「蜂の巣」など、訳書に「フロイド派と文芸」など。
　　¶近医，近文，現情，世紀(⊕昭和50(1975)年9月18日)，短歌

対馬貞夫　つしまさだお
　大正6(1917)年1月2日～
　大正～昭和期の視覚障害研究者。
　　¶視覚

津島恒之進　つしまつねのしん
　元禄14(1701)年～＊　㊞津山恒之進《つやまつねのしん》
　江戸時代中期の本草家。

¶朝日（[没]宝暦4年12月13日（1755年1月24日）），科学（津山恒之進　つやまつねのしん　[没]宝暦4（1755）年12月13日），国書（[没]宝暦4（1754）年12月13日），新潮（[生]？　[没]宝暦4（1754）年），日人（[没]1755年），洋学（[生]元禄13（1700）年　[没]宝暦4（1754）年）

津島北渓 つしまほっけい
文化10（1813）年～文久2（1862）年閏8月24日
江戸時代後期～末期の漢学者・医師。
¶国書，富山百，富山文（[没]文久2（1862）年閏8月24日）

津島雄二 つしまゆうじ
昭和5（1930）年1月24日～
昭和～平成期の政治家。衆議院議員、厚生相。
¶現政，政治

都志見善親 つしみよしちか
明治40（1907）年～昭和58（1983）年
昭和期の医師。
¶山口人

辻村秋峰（辻村秋峯） つじむらあきみね
明治4（1871）年3月15日～昭和23（1948）年1月17日
明治～昭和期の挿絵画家。朝日新聞社会事業団計画部次長。児童美育会を創立し、日本初の絵雑誌「お伽絵解こども」を発行。
¶児文，日児（辻村秋峯）

辻村篤 つじむらあつし
生没年不詳
江戸時代後期の医師、歌人。
¶国書

辻村元幸 つじむらげんこう
？ ～天保5（1834）年
江戸時代後期の吉田島村の漢蘭折衷医。
¶姓氏神奈川

辻村泰円 つじむらたいえん
大正8（1919）年～昭和53（1978）年
昭和期の真言律宗僧侶、仏教民族学者、社会福祉事業家。奈良大学理事長。
¶現情（[生]1919年1月18日　[没]1978年5月26日），人名7，世紀（[生]大正8（1919）年1月18日　[没]昭和53（1978）年5月26日），日人（[生]大正8（1919）年1月8日　[没]昭和53（1978）年5月27日），仏教（[生]大正8（1919）年1月8日　[没]昭和53（1978）年5月27日），仏人

辻村泰男 つじむらやすお
大正2（1913）年1月10日～昭和54（1979）年4月1日
昭和期の教育学者。
¶現執1期，視覚，心理

辻濛雨 つじもうう
明治17（1884）年3月1日～昭和51（1976）年9月1日
明治～昭和期の俳人・歯科医。
¶岡山人，岡山百，岡山歴

辻元崧庵 つじもとすうあん
安永6（1777）年～安政4（1857）年
江戸時代後期の播磨林田藩医。
¶国書（[没]安政4（1857）年3月6日），人名，日人，藩臣5（[生]安永2（1773）年）

辻本モト つじもともと
明治33（1900）年8月～昭和56（1981）年10月26日
昭和期の社会事業家。室蘭ろうあ学校を設立した。
¶女性，女性普

辻守康 つじもりやす
昭和6（1931）年8月30日～平成18（2006）年1月12日
昭和～平成期の医師。専門は寄生虫学。
¶科学，近医

辻泰邦 つじやすくに
大正5（1916）年～昭和62（1987）年
昭和期の医師。外科。
¶近医

辻義人 つじよしと
大正8（1919）年4月5日～平成10（1998）年1月16日
昭和～平成期の公衆衛生学者。福島県立医科大学教授。
¶科学，近医，現情

辻蘭室 つじらんしつ
宝暦6（1756）年11月26日～天保6（1835）年12月13日
江戸時代中期～後期の蘭方医。公家・久我家の臣。京都の蘭語研究の先駆者。製薬、天文、地理にも通じた。
¶朝日（[生]宝暦6年11月26日（1756年12月17日）　[没]天保6年12月13日（1836年1月30日）），科学，京都大，近世，国史，国書，コン改，コン4，史人，新潮，人名（[生]1755年），姓氏京都，徳島歴（[生]安永9（1780）年　[没]安政3（1856）年7月20日），日人（[没]1836年），洋学

都築甚之助 つずきじんのすけ
→都築甚之助（つづきじんのすけ）

都築正男 つずきまさお
→都築正男（つづきまさお）

都築益世 つずきますよ
→都築益世（つづきますよ）

津田逸斎 つだいっさい
天明7（1787）年～嘉永1（1848）年
江戸時代後期の儒医。
¶人名，日人

津田可全 つだかぜん
宝暦3（1753）年～文政9（1826）年11月26日
江戸時代中期の医師。
¶岡山人，岡山歴

津田恭介 つだきょうすけ
明治40（1907）年2月10日～平成11（1999）年6月17日
昭和期の薬学者。九州大学教授、東京応用微生物研究所長。ふぐ毒テトロドキシン構造を決定。
¶科学，科技，近医，現朝，現情，現日，コン改，

コン4，コン5，新潮，世紀，全書，日人，日本

津田元貫 つだげんかん
→津田元貫（つだもとつら）

津田玄仙 つだげんせん
元文2（1737）年〜文化6（1809）年12月21日
江戸時代中期〜後期の医師。
¶朝日（㊟文化6年12月21日（1810年1月26日）），科学，近世，国史，コン改，コン4，コン5，新潮，人名，世紀，日人（㊟1810年）

津田重威 つたしげたけ
文政4（1821）年〜明治30（1897）年
江戸時代末期〜明治期の肥前蓮池藩医。
¶藩臣7

津田淳三 つだじゅんぞう
文政7（1824）年〜明治12（1879）年
江戸時代末期〜明治期の医師。卯辰山養生所頭取。緒方洪庵の適塾で塾頭。加賀藩種痘所設立に貢献。著書に「薬名字韻引」。
¶石川百，国書（㊟明治12（1879）年10月18日），人名，姓氏石川，日人，幕末（㊟1879年10月），幕末大（㊟明治12（1879）年10月），ふる，洋学

津田誠次 つだせいじ
明治26（1893）年3月23日〜昭和47（1972）年
明治〜昭和期の医師。外科（消化器，胸部外科）。
¶岡山人，岡山百（㊟昭和47（1972）年10月19日），岡山歴（㊟昭和47（1972）年10月20日），近医

津田棕亭 つだそうてい
文化8（1811）年〜安政4（1857）年
江戸時代末期の医師。
¶人名，日人

津田淡窩 つだたんか
宝永3（1706）年〜天明4（1784）年12月　別津田元顧《つだもとみ》
江戸時代中期の儒医。
¶国書（津田元顧　つだもとみ），人名，日人（㊟1785年）

津田白印 つだはくいん
文久2（1862）年4月1日〜昭和21（1946）年2月15日
明治〜昭和期の日本画家，社会事業家。笠岡に甘露育児院を設立し孤児の養育に努めた。
¶岡山人，岡山百，岡山歴，学校，世紀，日画，日人，羊家

津田元貫 つだもとつら
享保19（1734）年〜文化12（1815）年　別津田元貫《つだげんかん》
江戸時代中期〜後期の医師，狂歌作者。
¶国書（㊟文化12（1815）年7月），福岡百（つだげんかん　㊟享保19（1734）年10月8日　㊟文化12（1815）年7月28日）

津田元顧 つだもとみ
→津田淡窩（つだたんか）

津田養 つだよう
＊〜文化10（1813）年5月18日

江戸時代中期〜後期の医師，俳人。
¶国書（㊟寛保2（1742）年），姓氏石川（㊟？）

津田喜典 つだよしすけ
昭和7（1932）年1月19日〜平成18（2006）年7月4日
昭和・平成期の薬学者。昭和薬科大学薬品化学教室初代教授。金沢大学薬学部生薬学教室教授。
¶石川現十

津田露色 つだろしき
明治25（1892）年〜昭和47（1972）年
大正〜昭和期の医師。
¶大分歴

土江自仙 つちえじせん
？　〜文化5（1808）年
江戸時代中期〜後期の医師。
¶島根百（生没年不詳），島根歴

土川貴久三 つちかわきくぞう
大正3（1914）年12月3日〜昭和62（1987）年2月18日
昭和期の医師。丹生川村唯一の開業医。
¶飛騨

土川節三 つちかわせつぞう
明治15（1882）年11月3日〜昭和18（1943）年8月14日
明治〜昭和期の丹生川村長・医師。
¶飛騨

土田献 つちだけん
生没年不詳
江戸時代後期の漢方医。
¶国書，精医，日人，百科

土田武史 つちだたけし
昭和18（1943）年4月3日〜
昭和〜平成期の商学者。早稲田大学教授。専門は社会保障，福利厚生。
¶現執2期，現執4期

土田貢 つちだみつぐ
昭和24（1949）年11月30日〜
昭和期の歯科医。
¶飛騨

土田蒙斎 つちだもうさい
明和2（1765）年〜天保8（1837）年2月17日
江戸時代中期〜後期の医師。
¶国書

土田嘉昭 つちだよしあき
昭和11（1936）年〜平成17（2005）年
昭和〜平成期の医師。外科（小児外科）。
¶近医

土野研治 つちのけんじ
昭和30（1955）年〜
昭和〜平成期の音楽療法士。
¶音人3

土橋竹庵 つちはしちくあん
生没年不詳

江戸時代前期の外科医。
¶飛驒

土橋貞恵 つちはしていけい，つちばしていけい
安永5（1776）年～慶応1（1865）年
江戸時代中期～末期の医師。
¶長崎百（つちばしていけい），日人

土持政照 つちもちまさてる
天保5（1834）年～明治35（1902）年
江戸時代末期～明治期の武士、社会事業家。薩摩藩士。沖永良部島で凶作時にそなえる社倉を設立。
¶沖縄百（[生]天保5（1834）年11月4日　[没]明治35（1902）年12月），姓氏鹿児島，日人，幕末

つ

土屋岩保 つちやいわほ
明治7（1874）年4月16日～昭和3（1928）年8月22日
明治～昭和期の侍医。日本住血吸虫病の研究に従事。
¶科学，人名，世紀，渡航（[没]1928年8月23日），日人

土屋栄吉 つちやえいきち
明治10（1877）年～昭和32（1957）年
明治～昭和期の医師。精神科。
¶近医，精医

土屋興 つちやおき
明治16（1883）年2月～昭和2（1927）年12月1日
大正～昭和期の経営者、政治家。衆議院議員。富士川製紙、富士薬品工業などの役員を務めた。
¶世紀，日人

土屋健三郎 つちやけんざぶろう，つちやけんさぶろう
大正10（1921）年9月3日～平成10（1998）年3月7日
昭和～平成期の公衆衛生学者。慶応義塾大学教授。
¶科学，近医（つちやけんさぶろう），現情

土屋弘吉 つちやこうきち
大正4（1915）年～平成4（1992）年
昭和～平成期の医師。整形外科。
¶近医

土屋純 つちやじゅん
昭和8（1933）年1月13日～
昭和期の臨床血液学者。
¶群馬人

土谷昌一 つちやしょういち★
明治18（1885）年2月～昭和46（1971）年10月19日
明治～昭和期の下都賀郡市医師会長。
¶栃木人

土屋静軒 つちやせいけん
天保10（1839）年1月5日～明治28（1895）年11月19日
明治期の医師。フランスに留学。
¶海越（生没年不詳），海越新，渡航

土屋清三郎 つちやせいさぶろう
明治15（1882）年4月～昭和21（1946）年3月3日
明治～昭和期の医師、政治家。衆院議員（第一控室）。
¶政治

土谷全次 つちやぜんじ
安政2（1855）年～昭和10（1935）年
明治～昭和期の政治家・医師。
¶群新百，群馬人，群馬百，姓氏群馬

土屋毅 つちやたけし
明治37（1904）年11月～平成1（1989）年9月23日
大正～昭和期の医師。専門は内科、細菌学。
¶科学，近医

土屋忠良 つちやただよし
明治27（1894）年～昭和35（1960）年
明治～昭和期の官僚。専門は厚生行政。
¶近医

土屋夏実 つちやなつみ
大正11（1922）年～昭和49（1974）年
昭和期の官僚。専門は厚生行政。
¶近医

土屋寛之 つちやひろゆき
弘化2（1845）年～明治39（1906）年
江戸時代末期～明治期の医師。
¶長崎遊

土屋文雄 つちやふみお
明治38（1905）年～平成18（2006）年
大正～平成期の医師。泌尿器科。
¶近医

土屋政一 つちやまさいち
明治31（1898）年9月22日～昭和63（1988）年12月13日
大正～昭和期の社会事業家。一灯園関係者。
¶社史

土屋雅春 つちやまさはる
昭和3（1928）年4月8日～平成13（2001）年4月7日
昭和～平成期の医師。内科（消化器）。
¶科学，近医

土山秀夫 つちやまひでお
大正14（1925）年～
昭和～平成期の医師。
¶平和

土屋守 つちやまもる
昭和11（1936）年～
昭和～平成期の医師。精神科。
¶YA

土屋藍洲 つちやらんしゅう
貞享3（1686）年～宝暦11（1761）年
江戸時代中期の儒医。
¶国書（[没]宝暦11（1761）年2月18日），人名，日人

筒井虎竜馬 つついこりょうま
明治6（1873）年6月～昭和25（1950）年11月
明治～昭和期の医師。教育功労者。
¶高知先

筒井純 つついじゅん
大正12（1923）年4月21日～平成3（1991）年4月23日

昭和～平成期の医師。眼科。
¶岡山歴，科学，近医

筒井順一 つついじゅんいち
享保18(1733)年～文政3(1820)年12月26日
江戸時代中期～後期の医師。
¶国書

筒井末春 つついすえはる
昭和9(1934)年1月28日～
昭和～平成期の医師。心療内科、東邦大学医学部附属大森病院心療内科教授。
¶現執3期，現執4期

筒井秀二郎 つついひでじろう
慶応2(1866)年5月26日～大正8(1919)年4月6日
明治～大正期の病理学者。千葉医学専門学校教授となり病理解剖学を担当した。
¶海越新，科学，近医，人名，世紀，千葉百，渡航，日人

筒井朴庵 つついぼくあん★
～文政3(1820)年
江戸時代中期～後期の医師。
¶三重続

筒井民泰 つついみんたい
文化2(1805)年～明治23(1890)年
江戸時代後期～明治期の藩医。
¶徳島百，徳島歴

筒井八百珠 つついやおじゅ
文久3(1863)年10月17日～大正10(1921)年1月28日
明治～大正期の医師。千葉医学専門学校教授、岡山医学専門学校長などを務めた。
¶岡山人，岡山百，岡山歴，科学，近医，人名，世紀，渡航([生]1863年10月)，日人

都築子文 つづきしぶん
？ ～明治40(1907)年
江戸時代末期～明治期の医師。
¶姓氏愛知

都築甚之助 つづきじんのすけ，つずきじんのすけ
明治2(1869)年11月19日～昭和8(1933)年3月12日
明治～昭和期の細菌学者。
¶愛知百，科学(つずきじんのすけ)，近医，世紀，渡航，日人

都築正男 つづきまさお，つずきまさお
明治25(1892)年10月20日～昭和36(1961)年4月5日
大正～昭和期の外科医学者。東京帝国大学教授、日本赤十字社中央病院長。結核性疾患の外科的治療を行う。日本放射線影響学会設立。
¶科学(つずきまさお)，科技，近医，現朝，現情，現人，現日，コン改，コン4，コン5，新潮，人名7，世紀，日人，兵庫百，広島百，平和(つずきまさお)，履歴，履歴2

都築益世 つづきますよ，つずきますよ
明治31(1898)年6月29日～昭和58(1983)年7月16日
大正～昭和期の童謡詩人。医学博士。「童謡集」「幼児のうた」を出版。作品に「赤ちゃんのお耳」など。
¶大阪文，近文，現詩，児作，児人，児文，世紀，日児(つずきますよ)

続渉 つづきわたる
明治26(1893)年～昭和59(1984)年
昭和期の歯科医。
¶山口人

都筑貫一 つづくかんいち
～明治39(1906)年9月
明治期の医師。
¶飛騨

都竹元信 つづくげんしん
文政9(1826)年～明治21(1888)年2月13日
江戸時代末期・明治期の医師。
¶飛騨

都竹元説 つづくげんせつ
生没年不詳
江戸時代後期の医師。華岡青洲の門人。
¶飛騨

都竹元通 つづくげんつう
～明治13(1880)年12月31日
明治期の高山御役所の御出入医師。
¶飛騨

都竹佐平治 つづくさへいじ
生没年不詳
明治期の医師。
¶飛騨

都竹広之助 つづくひろのすけ
慶応2(1866)年10月29日～大正7(1918)年6月14日
明治・大正期の医師。
¶飛騨

鼓包武 つづみかねたけ
弘化3(1846)年～大正3(1914)年9月20日
江戸時代末期～大正期の長州藩士。大村益次郎遭難に際し看護を尽くす。
¶日人，幕末，幕末大

堤玄徳 つつみげんとく
文化6(1809)年～明治8(1875)年
江戸時代末期～明治期の医師。
¶埼玉人([生]不詳　[没]明治8(1875)年3月)，人名，日人

堤佐仲 つつみさちゅう
文政1(1818)年～明治1(1868)年
江戸時代末期の医師、詩人。
¶維新，幕末，幕末大

堤辰郎 つつみたつろう
明治25(1892)年～昭和41(1966)年
明治～昭和期の医師。産婦人科。
¶近医

堤勉 つつみつとむ
生没年不詳
江戸時代末期の医学者。
¶海越新

堤恒雄 つつみつねお
昭和2(1927)年4月24日～
昭和期の社会運動家、視覚障害者食生活改善協会を創設者。
¶視覚

堤直温 つつみなおはる
明治38(1905)年～平成3(1991)年
大正～平成期の医師。整形外科。
¶近医

堤芳郎 つつみよしろう
昭和6(1931)年1月3日～
昭和～平成期のツボ健康法研究家。堤式手のツボ健康法協会創始者、東京マジックスクール校長。
¶現執3期

堤隆庵 つつみりゅうあん
？ ～弘化1(1844)年
江戸時代後期の信濃高遠藩医。
¶藩臣3

綱島覚左衛門 つなしまかくざえもん
明治10(1877)年～昭和17(1942)年
明治～昭和期の官僚(厚生行政)。
¶近医

綱嶋栗 つなしまりつ
江戸時代後期の眼科医。
¶眼科

綱村流水 つなむらりゅうすい
明治30(1897)年8月13日～昭和55(1980)年3月6日
明治～昭和期の歌人、医師。
¶石川文

綱脇竜妙 つなわきりゅうみょう
明治9(1876)年1月24日～昭和45(1970)年12月5日
明治～昭和期の社会事業家、僧侶。
¶近医，世紀，日人，山梨百

常岡健二 つねおかけんじ
大正8(1919)年～平成16(2004)年
昭和～平成期の医師。内科(消化器)。
¶近医

常岡良三 つねおかりょうぞう
明治12(1879)年～昭和19(1944)年4月27日
明治～昭和期の細菌学者。医学博士、京都府立医科大学教授。インフルエンザ病原体、腸チフス菌保菌者などの研究で著名。京都府立医科大学学長などを歴任。
¶科学([生]1879年(明治12)7月4日)，近医，人名7，日人([生]明治12(1879)年7月)

常川光治郎 つねがわこうじろう
明治5(1872)年～昭和53(1978)年
昭和期の男性。山口県下最高齢者。
¶山口人

恒川文貞 つねかわぶんてい
？ ～明治10(1877)年
江戸時代後期～明治期の医師。
¶姓氏愛知

常国伯友 つねくにはくゆう
江戸時代中期の備中庭瀬藩侍医。
¶岡山歴

常松順介 つねまつじゅんすけ
明治26(1893)年～昭和50(1975)年
大正～昭和期の医師、弓道範士。
¶弓道([生]明治26(1893)年5月13日 [没]昭和50(1975)年9月9日)，山口人，山口百

常松之典 つねまつゆきのり
大正4(1915)年11月14日～昭和55(1980)年5月10日
昭和期の医師。専門は細菌学。
¶科学，近医

常本実 つねもとみのる
大正15(1926)年～平成17(2005)年
昭和～平成期の医師。外科(小児外科)。
¶近医

常安田鶴子 つねやすたずこ
大正2(1913)年～昭和32(1957)年10月20日
昭和期の医師。婦人科医。著書に「女医の診療室」がある。
¶女性，女性普

角尾滋 つのおしげる
明治42(1909)年10月3日～昭和59(1984)年7月1日
大正～昭和期の医師。専門は薬理学。
¶科学，近医

角尾晋 つのおすすむ
明治25(1892)年～昭和20(1945)年
大正～昭和期の医学者。長崎医科大学学長。
¶近医，長崎百，長崎歴

角川東溟 つのかわとうめい
生没年不詳
江戸時代末期の蘭方医。
¶人名，長崎遊，日人

角川雅樹 つのかわまさき
昭和25(1950)年1月2日～
昭和期の保健学博士。東海大学教授。臨床心理士。
¶飛騨

津野定信 つのさだのぶ
天保13(1842)年～明治42(1909)年
江戸時代末期～明治期の眼科医。千鳥浜に漁場を開いたり、風土にあった果樹栽培をはじめ、産業振興にも寄与。
¶眼科，長崎遊，藩臣5

角田章　つのだあきら
？　～
昭和～平成期の鍼灸師。ホノルル大学日本校教授。
¶現執3期

角田享庵　つのだきょうあん
生没年不詳
江戸時代前期の金森家の儒医。
¶飛驒

角田栄　つのださかえ
明治34(1901)年4月14日～昭和62(1987)年4月3日
大正～昭和期の政治家、宗教家、福祉事業家。
¶岡山歴

角田茂雄　つのだしげお
明治31(1898)年～昭和38(1963)年
大正～昭和期の医師。
¶群馬人

角田隆　つのだたかし
明治8(1875)年8月15日～昭和45(1970)年1月24日
明治～昭和期の病理学者。京都府立医科大学学長。末梢神経に関する研究で著名。京都府立医科大学において学内機構の刷新と大学の拡充に尽力。
¶科学，近医，現情，人名7，世紀，渡航([生]1875年8月)，日人

角田忠信　つのだただのぶ
大正15(1926)年10月8日～
昭和～平成期の生理学者。国立聴力言語障害センター職能課長、東京医歯大教授。
¶現執2期，現執3期，現情，世紀

角田東水　つのだとうすい
享保18(1733)年～寛政9(1797)年
江戸時代中期の医師。
¶人名，日人

椿魁弼　つばきかいすけ
明治5(1872)年～昭和37(1962)年
明治～昭和期の医師。
¶姓氏山口，山口人

椿宏治　つばきこうじ
明治40(1907)年1月27日～平成7(1995)年12月3日
昭和期の順天堂大学教授。
¶アナ，近医，社史

椿精一　つばきせいいち
大正2(1913)年～平成4(1992)年
昭和～平成期の北里大学獣医畜産学部創設者。
¶青森人

椿忠雄　つばきただお
大正10(1921)年3月16日～昭和62(1987)年10月20日
昭和期の神経内科学者。東京都立神経病院長、新潟大学教授。スモン病を研究し原因がキノホルムと断定。日本神経学会理事長、日本学術会議会員を歴任。
¶科学，近医，現朝，現情，現人，現日，新潮，世紀，日人，マス89

椿八郎　つばきはちろう
明治33(1900)年4月18日～昭和60(1985)年1月27日
昭和期の小説家、随筆家。満鉄長春医院眼科医長、東京電力病院眼科医長。代表作に「贋造犯人」「朧夜と運転手」など。
¶近文，幻作，現情，世紀，探偵，長野歴，ミス

円谷豊　つぶらやゆたか
大正2(1913)年～昭和58(1983)年
昭和期の医師。専門は生理学。
¶近医

螺良義彦　つぶらよしひこ
大正11(1922)年4月18日～平成16(2004)年
昭和～平成期の病理学者。日本学術会議会員。専門は人体病理学。米国国立癌研生物学部などに留学、奈良県立医科大学教授となる。
¶近医，現朝，現情，世紀，日人

坪井為春　つぼいいしゅん
文政7(1824)年～明治19(1886)年3月30日　[別]坪井為春《つぼいためはる》，坪井芳洲《つぼいほうしゅう》
明治期の蘭方医。西洋医学所教授、埼玉県立医学校長。訳書に「医療新書」「丹氏医療大成」。
¶江文，科学，国書(坪井芳洲　つぼいほうしゅう)，埼玉人(つぼいためはる)，新潮(つぼいためはる)，日人，山形百新(つぼいためはる(ほうしゅう))，洋学

壺井純庵　つぼいじゅんあん
生没年不詳
江戸時代後期の医師。
¶国書

坪井次郎　つぼいじろう
＊～明治36(1903)年7月13日
明治期の衛生学者。京都帝国大学医科大学学長、医学博士。ドイツに留学し結核治療法を学ぶ。ドイツの近代衛生学の移植。
¶海越([生]文久2(1862)年7月)，海越新([生]文久2(1862)年7月)，科学([生]1862年(文久2)7月)，近医([生]文久3(1863)年)，社史([生]文久2(1862)年7月　[没]1903年7月11日)，人名([生]1863年)，姓氏京都([生]1861年)，渡航([生]1863年7月)，日人([生]1863年)

坪井信道　つぼいしんどう
寛政7(1795)年～嘉永1(1848)年　[別]坪井信道《つぼいのぶみち》
江戸時代後期の蘭方医。坪井信之の4男。江戸深川で開業。のち萩藩主の侍医を務めた。著作に「診候大概」、訳書に「万病治準」など。
¶朝日([生]寛政7年1月2日(1795年2月20日)　[没]嘉永1年11月8日(1848年12月3日))，維新，岩史([生]寛政7(1795)年1月2日　[没]嘉永1(1848)年11月8日)，江人，江戸，江文，科学([生]寛政7(1795)年1月2日　[没]嘉永1(1848)年11月8日)，岐阜百(つぼいのぶみち)，郷土岐

つ

阜，近世，国史，国書（[生]寛政7（1795）年1月2日　[没]嘉永1（1848）年11月8日），コン改，コン4，コン5，史人（[生]1795年1月2日　[没]1848年11月8日），思想史，人書79，新潮（[生]寛政7（1795）年1月2日　[没]嘉永1（1848）年11月8日），人名，世人（[没]嘉永1（1848）年11月8日），全書，対外，大百，長崎遊，日史（[生]寛政7（1795）年1月2日　[没]嘉永1（1848）年11月8日），日人，幕末（[没]1848年12月3日），幕末大（[生]寛政7（1795）年1月2日　[没]嘉永1（1848）年11月8日），藩臣6，洋学，歴大

坪井信友　つぼいしんゆう
天保3（1832）年～慶応3（1867）年　[別]坪井信友《つぼいのぶとも》
江戸時代末期の医師。
¶江文，大阪人（つぼいのぶとも　[没]慶応3（1867）年5月），科学（[生]天保3（1832）年10月15日　[没]慶応3（1867）年5月25日），国書（[没]慶応3（1867）年5月25日），人名，日人，幕末（[没]1867年6月27日），幕末大（[生]天保3（1832）年10月15日　[没]慶応3（1867）年5月25日），洋学

坪井信良　つぼいしんりょう
文政6（1823）年～明治37（1904）年11月9日
江戸時代末期～明治期の蘭方医。佐渡養順の次男。
¶朝日（[生]文政6年8月28日（1823年10月2日）），維新（[生]1825年），江文，科学（[生]文政6（1823）年8月28日），国書（[生]文政8（1825）年8月28日），コン5（[生]文政8（1825）年），人書94，新潮（[生]文政6（1823）年8月28日），姓氏富山，徳川臣，富山百（[生]文政6（1823）年8月28日），日人（[生]1825年），幕末（[生]1825年10月10日），幕末大（[生]文政8（1825）年8月28日），福井百，ふる，洋学，歴大

坪井為春　つぼいためはる
→坪井為春（つぼいいしゅん）

坪井道益　つぼいどうえき
文化12（1815）年～明治4（1871）年11月27日
江戸時代後期～明治期の医師、漢学者。
¶岡山歴

坪井信友　つぼいのぶとも
→坪井信友（つぼいしんゆう）

坪井信道　つぼいのぶみち
→坪井信道（つぼいしんどう）

坪井速水　つぼいはやみ
文久2（1862）年～大正12（1923）年　[別]坪井速水《つぼいはやみず》
明治～大正期の医学者。
¶大阪人（つぼいはやみず　[没]大正12（1923）年4月），科学（[生]1862年（文久2）2月2日　[没]1923年（大正12）4月23日），世紀（[生]文久2（1862）年2月2日　[没]大正12（1923）年4月23日），日人

坪井速水　つぼいはやみず
→坪井速水（つぼいはやみ）

坪井芳洲　つぼいほうしゅう
→坪井為春（つぼいいしゅん）

坪井正道　つぼいまさみち
大正14（1925）年11月10日～
昭和～平成期の物理化学者。東京大学教授、明星大学教授。専門は物理系薬学。著書に「分子の構造」など。
¶世紀，日人

坪内春同　つぼうちしゅんどう
生没年不詳
江戸時代末期～明治期の医師。松江藩病院用懸。
¶島根百，島根歴，長崎遊

坪倉篤雄　つぼくらとくお
昭和4（1929）年～平成15（2003）年
昭和～平成期の医師。専門は臨床検査医学。
¶近医

坪田一男　つぼたかずお
昭和30（1955）年5月15日～
昭和～平成期の医学者。東京歯科大学教授。
¶現執4期，YA

坪田繁樹　つぼたしげき
明治39（1906）年～昭和60（1985）年
昭和期の青少年育成に尽くした開業医。
¶青森人

坪田利吉　つぼたりきち
*～昭和19（1944）年7月11日
明治～昭和期の商人、社会実業家。万納屋主人。岡山県下初の鉄骨製の火の見櫓の建設、無料宿泊施設の設置などを行った。
¶岡山人（[生]明治5（1872）年），岡山歴（[生]明治3（1870）年4月15日）

坪根哲郎　つぼねてつろう
昭和2（1927）年9月4日～昭和51（1976）年7月1日
昭和期の口腔衛生学者。日本歯科大学教授、ボン大学教授（西ドイツ）。口腔衛生学会評議員、日本口腔保健協会参与、歯科医師国家試験委員など歴任。
¶科学，現情，人名7，世紀，日人

坪根政治　つぼねまさはる
明治39（1906）年～平成7（1995）年
昭和～平成期の九州歯科大学長。
¶大分歴

妻木陸叟　つまきりくそう
明和5（1768）年～天保13（1842）年1月3日
江戸時代中期～後期の医師、本草家。
¶国書

都村敦子　つむらあつこ
昭和11（1936）年～
昭和～平成期の医療経済学者。社会保障研究所勤務。
¶現執1期

津村重舎　つむらじゅうしゃ
明治4（1871）年7月5日～昭和16（1941）年4月28日
大正～昭和期の実業家。第一製薬及び津村順天堂社長、貴族院議員。津村順天堂創立。

¶コン改，コン5，植物，新潮，世紀，先駆（[生]明治4（1871）年7月），日人，履歴

津村重舎〔2代〕　つむらじゅうしゃ
明治41（1908）年9月5日～平成9（1997）年7月12日
昭和期の経営者。ツムラ社長。バスクリンの販売先を一般家庭に広げた。漢方への理解を広げ、保険適用に尽力。
¶現朝（――〔代数なし〕），植物，世紀

積良徹　つむらとおる
明治40（1907）年～平成1（1989）年
昭和期の僧、医師、農政家。
¶姓氏富山

つや（宮城県）　つや
～文久3（1863）年
江戸時代末期の女性。福祉。尾島富右衛門の妻。
¶江表（つや（宮城県））

津山恒之進　つやまつねのしん
→津島恒之進（つしまつねのしん）

津山直一　つやまなおいち
大正12（1923）年12月8日～平成17（2005）年2月5日
昭和～平成期の整形外科学者。
¶科学，近医，現朝，視覚，世紀，日人

露木覚　つゆきかく
慶応2（1866）年～昭和21（1946）年
明治～昭和期の医師。
¶神奈川人

露木美恵子　つゆきみえこ
明治9（1876）年～昭和3（1928）年7月24日
大正～昭和期の実業家。キセロール化粧品を設立。フランス化粧品の販売権を受け継ぎ財を成す。資産は社会事業に費やす。
¶女性，女性普

釣谷伊希子　つりたにいきこ
昭和34（1959）年1月7日～平成16（2004）年6月20日
昭和・平成期の金沢医科大学衛生学教室講師。
¶石川現九

鶴尾隆　つるおたかし
昭和18（1943）年7月11日～平成20（2008）年12月16日
昭和～平成期の生化学者、東京大学名誉教授。専門は癌化学療法。
¶科学

鶴谷孔明　つるがやよしあき
大正8（1919）年～
昭和期の医師。
¶群馬人

鶴崎平三郎　つるさきへいさぶろう，つるざきへいざぶろう
安政2（1855）年9月～昭和9（1934）年1月17日
明治～昭和期のサナトリューム創設、医療功労者。
¶近医，兵庫人（つるざきへいざぶろう）

鶴田元逸　つるたげんいつ
生没年不詳
江戸時代中期の医師。
¶国書

鶴田鹿吉　つるだしかきち
安政4（1857）年～大正3（1914）年
明治期の海軍軍医。軍医総監。兵学校軍医長、海軍軍医学校長などを歴任。
¶人名，世紀（[没]大正3（1914）年12月6日），日人

鶴野六良　つるのろくろう
明治43（1910）年～平成11（1999）年
昭和・平成期の医師。エスペランチスト。
¶熊本人

鶴羽伸子　つるはのぶこ
昭和7（1932）年1月7日～平成3（2001）年12月8日
[別]鶴羽伸子《つるわのぶこ》
昭和・平成期の翻訳家。金沢ボランティア大学校初代校長。
¶石川現九，石川文（つるわのぶこ）

鶴原九皐　つるはらきゅうこう
江戸時代前期～中期の医師、儒者。筑前福岡藩主黒田綱政の侍講。
¶人名（[生]1751年　[没]1795年），日人（[生]1666年　[没]1711年）

鶴藤鹿忠　つるふじしかただ
昭和4（1929）年～
昭和期の民俗学者。川崎医療短期大学教授。
¶現執1期

鶴間春二　つるましゅんじ
明治24（1891）年3月3日～？
明治期の売薬行商人、要視察人。
¶社史

鶴見三三　つるみさんぞう
明治13（1880）年3月3日～昭和26（1951）年9月13日
明治～昭和期の医師。専門は衛生学、細菌学、ウイルス学。
¶科学，近医

都留美都雄　つるみつお
大正9（1920）年～平成5（1993）年
昭和～平成期の医師。外科（脳神経外科）。
¶近医

鶴見祐輔　つるみゆうすけ
明治18（1885）年1月3日～昭和48（1973）年11月1日
明治～昭和期の政治家、著述家。衆議院議員、参議院議員。進歩党幹事長となるが公職追放。第1次鳩山内閣厚生相。著書に「英雄待望論」。
¶岩手人，岩手百，岡山人（[生]明治17（1884）年　[没]昭和44（1969）年），岡山百（[生]明治18（1885）年1月2日），岡山歴，郷土群馬（[没]1974年），近現，近文，群馬人，群馬百，現朝，現情，現日，国史，コン改，コン4，コン5，史人，小説，新潮，新文，人名7，世紀，政治，姓氏岩手，世

人, 世百新, 大百, 哲学, 日史, 日児, 日人, 日本, 百科, 文学, 履歴, 履歴2, 歴大

鶴羽伸子 つるわのぶこ
→鶴羽伸子（つるはのぶこ）

【て】

丁宗鉄 ていむねてつ
昭和22（1947）年11月6日～
昭和～平成期の医師。順天堂大学医学部医史学客員助教授。
¶現執4期

貞明皇后 ていめいこうごう
明治17（1884）年6月25日～昭和26（1951）年5月17日
明治～昭和期の皇族。大正天皇の皇后。病弱な大正天皇に代わってしばしば国賓の応対などにあたった。救癩事業、養蚕奨励にも尽力。
¶朝日, 近現, 現朝, 現情（㊥1951年2月17日）, 現日, 国史, コン改, コン4, コン5, 史人, 女史, 女性, 女性普, 新潮, 人名7, 世紀, 世百新, 全書, 大百, 日史, 日人, 百科, 履歴, 履歴2

丁有陀 ていゆうだ
生没年不詳
飛鳥時代の採薬師。百済渡来人。
¶古史

出口幸三郎 でぐちこうさぶろう
生没年不詳
平成期の障害者自立支援活動家。ふたば保護者会会長。
¶紀南

手島剛毅 てじまごうき, てしまごうき
明治22（1889）年11月24日～昭和39（1964）年
明治～昭和期の薬剤師、政治家。大阪府議会議員、大阪合同乾物重役。
¶社運, 社史（てしまごうき）

手塚治虫 てづかおさむ
→手塚治虫（てづかおさむ）

手塚良仙 てづかりょうせん
→手塚良仙（てづかりょうせん）

手塚郁恵 てづかいくえ
昭和11（1936）年2月28日～
昭和～平成期のサイコセラピスト。公認ハコミ・セラピスト、中央林間セラピー・ルーム、日本ホリスティック教育協会顧問。
¶現執4期

手塚治虫 てづかおさむ, てずかおさむ
昭和3（1928）年11月3日～平成1（1989）年2月9日
昭和期の漫画家。「鉄腕アトム」「リボンの騎士」などでストーリー漫画の世界を確立。手塚動画プロ（のち虫プロ）を設立、アニメーションの分野も開拓した。

¶岩史, 映監, 映人, 監督（㊥1926年）, 近医, 近現, 現朝, 現執2期（てづかおさむ） ㊥大正15（1926）年11月3日）, 現情（㊥1926年11月3日）, 現人（㊥1926年）, 幻想, 現日（㊥1926年11月3日）, コン4, コン5, 史人, 児文（てづかおさむ） ㊥大正15（1926）年）, 小説, 新潮, 世紀, 世百新, 全書（㊥1926年）, 大百（㊥1926年）, 日芸, 日児（てづかおさむ） ㊥平成1（1989）年2月8日）, 日人, 日本, 百科（㊥昭和1（1926）年）, 兵庫文, 平和, マス89（㊥1926年）, 漫画（㊥1926年）, 漫人, 民学, 履歴, 履歴2, 歴大, YA

手塚賢 てづかけん
明治期の医師、民権運動家、栃木県議会議員。
¶栃木歴

手塚玄通 てづかげんつう
享保14（1729）年～文化5（1808）年12月18日
江戸時代中期～後期の医師。
¶青森人, 国書

手塚東溟 てづかとうめい
？～文化7（1810）年
江戸時代中期～後期の9代弘前藩主津軽寧親のときの藩医。
¶青森人

手塚直樹 てづかなおき, てずかなおき
昭和8（1933）年3月31日～
昭和～平成期の障害者福祉研究者。国立職業リハビリテーションセンター職業指導部長、筑波大学大学院講師。
¶現執2期（てづかなおき）, 現執3期（てづかなおき）, 現執4期（てづかなおき）

手塚良斎 てづかりょうさい
文政7（1824）年～明治8（1875）年
江戸時代末期～明治期の医師。伊達若州侯侍医、幕府歩兵屯所医師などをつとめた。
¶長崎遊, 洋学

手塚良仙 てづかりょうせん, てずかりょうせん
享和1（1801）年～明治10（1877）年10月10日
江戸時代末期～明治期の陸軍軍医。わが国近代軍医制度の発祥といわれる歩兵屯所の医師をつとめた。
¶科学（――〔3代〕 てづかりょうせん）, 日人, 洋学

鉄船 てっせん
宝暦5（1755）年～寛政10（1798）年2月14日
江戸時代中期～後期の俳人・医師。
¶国書

寺井玄渓 てらいげんけい
＊～正徳1（1711）年
江戸時代前期～中期の三河岡崎藩の医師。号は桐庵。
¶朝日（㊥元和8（1622）年 ㊥正徳1年2月20日（1711年4月7日））, 京都大（㊥？）, 新潮（㊥元和8（1622）年 ㊥正徳1（1711）年2月20日）, 人名（㊥？）, 姓氏京都（㊥？）, 日人（㊥1622年）

寺尾国平　てらおくにへい
　明治3(1870)年～明治41(1908)年2月27日
　江戸時代末期～明治期の医師。
　¶静岡歴，姓氏静岡，渡航(㊥？)

寺尾元長　てらおげんちょう
　天明1(1781)年～弘化4(1847)年9月13日
　江戸時代中期～後期の医師。
　¶国書

寺尾顕融　てらおけんゆう
　生没年不詳
　江戸時代後期の医師。
　¶国書

寺尾隆純　てらおたかずみ
　生没年不詳
　江戸時代中期の医師。
　¶国書

寺尾俊彦　てらおとしひこ
　昭和11(1936)年3月2日～平成24(2012)年10月21日
　昭和～平成期の産婦人科学者、浜松医科大学学長。専門は周産期医学。
　¶科学

寺久保友哉　てらくぼともなり
　→寺久保友哉(てらくぼともや)

寺久保友哉　てらくぼともや
　昭和12(1937)年6月4日～平成11(1999)年1月22日　㊛寺久保友哉《てらくぼともなり》
　昭和～平成期の小説家、精神科医。
　¶現執2期，現情(てらくぼともなり)，作家，世紀，北海道文

寺倉秋堤　てらくらしゅうてい
　文化11(1814)年～明治17(1884)年
　江戸時代末期・明治期の熊本藩医。
　¶熊本人

寺沢猪三郎　てらさわいさぶろう
　？～
　昭和期の児童文学者、作家、医師。
　¶四国文

寺沢潤二　てらさわじゅんじ
　明治15(1882)年～昭和19(1944)年
　明治～昭和期の医師。
　¶徳島歴

寺沢道栄　てらざわどうえい
　生没年不詳
　明治期の医家。
　¶徳島百，徳島歴

寺地強平　てらじきょうへい
　→寺地強平(てらちきょうへい)

寺下謙三　てらしたけんぞう
　昭和28(1953)年7月10日～
　昭和～平成期の医師、医療コンサルタント、作家。寺下医学事務所代表。

¶現執4期

寺島爛流子　てらしまかんりゅうし
　生没年不詳
　江戸時代中期の医師。
　¶国書

寺島清七　てらしませいしち
　明治30(1897)年～昭和60(1985)年
　大正～昭和期の医師。長野県医師会長。
　¶姓氏長野，長野歴

寺島素悦　てらしまそえつ
　江戸時代後期の眼科医。
　¶眼科

寺島道一　てらしまどういち
　明和5(1768)年～天保9(1838)年
　江戸時代後期の眼医。
　¶京都府

寺島ノブヘ(寺島信恵)　てらじまのぶえ
　慶応3(1867)年～大正7(1918)年　㊛寺島ノブヘ《てらじまのぶへ》
　明治～大正期の看護師(助産師)。
　¶近医(寺島信恵)，世紀(㊥慶応3(1867)年4月12日　㊦大正7(1918)年5月19日)，日人，兵庫百(てらじまのぶへ)

寺島ノブヘ　てらじまのぶへ
　→寺島ノブヘ(てらじまのぶえ)

寺島甫庵　てらしまほあん
　戦国時代の武田信玄御伽衆。近習の薬師と思われる。
　¶武田

寺島宗則　てらしまむねのり，てらじまむねのり
　天保3(1832)年5月23日～明治26(1893)年　㊛松木弘安《まつきこうあん》
　江戸時代末期～明治期の蘭方医、政治家。鹿児島藩士、外務卿、枢密顧問官、伯爵。樺太・千島交換条約締結を締結。
　¶朝日(㊥天保3年5月23日(1832年6月21日)　㊦明治26(1893)年6月6日)，維新，岩史(㊦明治26(1893)年6月6日)，海越(てらじまむねのり　㊦明治26(1893)年6月7日)，海越新(てらじまむねのり　㊦明治26(1893)年6月7日)，江文(松木弘安　まつきこうあん)，鹿児島百(てらじまむねのり)，角史(てらじまむねのり)，神奈川人，近現，国際，国史，国書(㊦明治26(1893)年6月6日)，コン改(㊦1834年)，コン4，コン5，薩摩，史人(㊦1893年6月7日)，重要(てらじまむねのり　㊦明治26(1893)年6月6日)，人書94(てらじまむねのり)，新潮(㊦明治26(1893)年6月6日)，姓氏鹿児島，姓氏神奈川，世人(てらじまむねのり)，先駆(㊦天保4(1833)年5月23日　㊦明治26(1893)年6月7日)，全書(てらじまむねのり)，大百(てらじまむねのり)，伝記(てらじまむねのり)，渡航(寺島宗則・松木弘安　てらしまむねのり・まつきこうあん　㊦1893年6月7日)，長崎遊，日史(てらじまむねのり

[没]明治26(1893)年6月6日), 日人(てらじまむねのり), 日本, 幕末([没]1893年6月7日), 藩臣7(てらじまむねのり), 百科(てらじまむねのり), 平日(てらじまむねのり　[生]1832　[没]1893), 明治1, 洋学, 履歴([没]明治26(1893)年6月6日), 歴大

寺島芳輝 てらしまよしてる
昭和4(1929)年～平成20(2008)年
昭和～平成期の医師。産婦人科。
¶近医

寺島良安 てらじまりょうあん, てらしまりょうあん
生没年不詳
江戸時代中期の医師、考証家。号は杏林堂。
¶朝日(てらしまりょうあん　[生]承応3(1654)年), 江人, 大阪人(てらしまりょうあん), 大阪墓(てらしまりょうあん), 科学([生]承応3(1654)年), 角史, 国書(てらしまりょうあん), コン改(てらしまりょうあん), コン4(てらしまりょうあん), コン5(てらしまりょうあん), 史人, 植物([生]承応3(1654)年), 食文([生]承応3(1654)年), 新潮, 人名, 世人, 全書, 大百, 徳川将([生]1654年), 日史, 日人([生]1654年), 百科, 歴大

寺師見国 てらしみくに
明治22(1889)年～昭和34(1959)年
明治～昭和期の考古学研究家、医師。
¶鹿児島百, 郷土, 考古([没]昭和34(1959)年10月), 薩摩, 世紀, 姓氏鹿児島, 日人([生]明治22(1889)年1月1日　[没]昭和34(1959)年10月15日)

寺師義信 てらしよしのぶ
明治15(1882)年～昭和39(1964)年8月13日
明治～昭和期の陸軍軍医。佳木斯医科大学長。わが国航空医学の先駆者。軍医総監、陸軍軍医学校長などを歴任。
¶近医, 現情, 埼玉人([生]明治15(1882)年12月10日), 薩摩, 人名7, 世紀, 姓氏鹿児島, 日人

寺田京子 てらだきょうこ
大正14(1925)年1月11日～昭和51(1976)年6月22日
昭和期の俳人。呼吸器疾患で20年間闘病生活を送る。「寒雷」同人。句集に「冬の匙」など。
¶現俳([生]1922年1月11日), 札幌([生]大正11年1月11日), 女性, 女性普, 女文, 世紀, 日人, 俳文([生]大正11(1922)年1月11日), 北文([生]大正11(1922)年), 北海道百, 北海道文([生]大正11(1922)年1月11日), 北海道歴

寺田清三郎 てらだせいざぶろう
明治15(1882)年3月3日～?
明治～昭和期の医師、発明家。
¶日人

寺田孝 てらだたかし
昭和38(1963)年3月14日～
昭和期の薬学博士。
¶飛驒

寺田太郎 てらだたろう
昭和36(1961)年～平成19(2007)年12月15日
昭和～平成期の造形作家。歯科技工士。
¶美建

寺田敏夫 てらだとしお
明治45(1912)年3月20日～
昭和期の書道師範・ベル薬局取締役。
¶飛驒

寺田正中 てらだまさなか
明治25(1892)年8月17日～昭和51(1976)年12月31日
昭和期の細菌学者、ウイルス学者。東京慈恵医大学長、日本細菌学会会長。細菌学会運営、慈恵医科大学の発展に多大に貢献。浅川賞受賞。
¶科学, 科技, 近医, 現情, 人名7, 世紀, 日人

寺地強平 てらちきょうへい
文化6(1809)年～明治8(1875)年12月7日　[別]寺地舟里《てらちしゅうり》, 寺地強平《てらじきょうへい》
江戸時代末期～明治期の蘭方医。福山藩医学校付属同仁館病院長。医学、理化学、本草学、西洋砲術に詳しく、福山地方に種痘を普及させた。
¶朝日, 科学(寺地舟里　てらちしゅうり), 国書, 人名(寺地舟里　てらちしゅうり), 長崎遊, 日人(寺地舟里　てらちしゅうり), 幕末, 幕末大, 藩臣6, 広島百(寺地舟里　てらちしゅうり), 洋学(てらじきょうへい)

寺地舟里 てらちしゅうり
→寺地強平(てらちきょうへい)

寺戸此通 てらどこのみち
～宝永6(1709)年5月7日
江戸時代中期の医師・俳人。
¶飛驒

寺西昭 てらにしあきら
昭和45(1970)年8月22日～
昭和～平成期の社会運動家、教師。
¶視覚

寺松孝 てらまつたかし
大正11(1922)年～平成9(1997)年
昭和～平成期の医師。外科(結核外科)。
¶近医

寺邑玄順 てらむらげんじゅん★
文化13(1816)年11月7日～明治30(1897)年7月12日
江戸時代末期・明治期の医師。ツツガムシ病の研究者。
¶秋田人2

寺邑政徳 てらむらせいとく★
明治19(1886)年1月19日～昭和37(1962)年1月30日
明治～昭和期の医師。毛蝨病研究の権威。
¶秋田人2

寺本広作 てらもとこうさく
明治40(1907)年8月29日～平成4(1992)年4月7日

昭和期の政治家、官僚。参議懲勲、熊本県知事、労災年金福祉協会理事長。
¶熊本百，現情，政治，履歴，履歴2

寺本純 てらもとじゅん
昭和25(1950)年3月15日〜
昭和〜平成期の医師。寺本神経内科クリニック院長。
¶現執4期

寺本松野 てらもとまつの
大正5(1916)年〜平成14(2002)年
昭和〜平成期の看護師。
¶近医

寺本立軒 てらもとりっけん
慶安3(1650)年〜享保15(1730)年
江戸時代中期の医師、地誌学者。安芸広島藩士、のち竹原で開業。
¶国書(㊥享保15(1730)年5月4日)，コン改，コン4，日人

寺山真寿野 てらやますの
明治23(1890)年1月20日〜昭和52(1977)年4月4日
大正〜昭和期の社会福祉家・岡山県黄薔学園長。
¶岡山歴

寺脇保 てらわきたもつ
大正10(1921)年3月15日〜平成5(1993)年3月21日
昭和〜平成期の医師。小児科。
¶科学，近医

照井謹二郎 てるいきんじろう
明治39(1906)年10月26日〜平成14(2002)年4月29日
昭和・平成期の慈善家。
¶岩手人

照井精任 てるいせいにん
明治44(1911)年〜平成7(1995)年
大正〜平成期の医師。専門は解剖学。
¶近医

照井長柄 てるいながら
文政2(1819)年10月15日〜明治22(1889)年5月30日
江戸時代末期〜明治期の医師、国学者。蘭方医、のち日本古医方に転じ、神方流を称した。
¶国書，庄内，人名(㊥1818年)，日人

照内昇 てるうちのぼる
明治19(1886)年〜昭和19(1944)年
明治〜昭和期の歯科医師。歯科放射線学を確立。
¶福島百

照内豊 てるうちゆたか
明治6(1873)年〜昭和11(1936)年3月25日
明治〜昭和期の医学者。脚気症の研究で著名。北里研究所医化学部長を務めた。
¶科学(㊥1873年(明治6)2月10日)，近医，人名，世紀(㊥明治6(1873)年2月)，渡航(㊥1873年2月10日)，日人(㊥明治6(1873)年2月)

暉峻義等 てるおかぎとう，てるおかぎどう
明治22(1889)年9月3日〜昭和41(1966)年12月7日 　㊥暉峻義等《てるおかよしと》
大正〜昭和期の労働科学者、産業医学者。労働者、農民の生活と栄養の調査。
¶岩史，岡山百(てるおかよしと)，岡山歴(てるおかぎどう)，科学，近医，現朝，現情，現人，コン改，コン4，コン5，社史，新潮，人名7，心理，世紀，世百新，全書，哲学，日史，日人，百科，民学

暉峻義等 てるおかよしと
→暉峻義等(てるおかぎとう)

照屋寛善 てるやかんぜん
大正9(1920)年〜平成16(2004)年
昭和〜平成期の医師。専門は内科、公衆衛生学。
¶近医

照屋清五郎 てるやせいごろう
明治10(1877)年〜昭和6(1931)年
明治〜昭和期の医師、沖縄県議会議員。
¶姓氏沖縄

天愚孔平 てんぐこうへい
？〜文化14(1817)年
江戸時代中期〜後期の医師、漢学者。江戸の三奇人の一人。千社札の祖。
¶朝日(㊥享保2(1717)年 ㊥文化14年4月1日(1817年5月16日))，江戸，島根人，島根歴，島根歴(㊥享保2(1717)年)，新潮(㊥文化14(1817)年4月1日)，人名，全書，大百

伝田俊男 でんだとしお
大正3(1914)年〜平成4(1992)年
昭和〜平成期の医師。外科(小児外科)。
¶近医

天徳院 てんとくいん
生没年不詳
戦国時代の医師。
¶戦辞

天明佳臣 てんみょうよしおみ
昭和7(1932)年3月16日〜
昭和〜平成期の医師。神奈川県勤労者医療生活協同組合港町診療所長。労働衛生問題や外国人労働者問題に取り組む。著書に「都市の断面─出稼ぎの社会医学」など。
¶現朝，現執1期，現執3期，現人，世紀，日人

天老 てんろう
？〜文化6(1809)年 　㊥小見山天老《こみやまてんろう》
江戸時代中期〜後期の医師、香具商、俳人。
¶国書(㊥文化6(1809)年3月4日)，日人(小見山天老　こみやまてんろう)，俳句(㊥文化6(1809)年3月)，俳文(㊥文化6(1809)年3月4日)

【と】

土井伊惣太 どいいそうた
明治32(1899)年8月13日～昭和43(1968)年
大正～昭和期の出版人。恒星社厚生閣創業者、日本書籍出版協会理事。
¶四国文，出版，出文(［没］昭和43(1968)年5月31日)

土井橘窓 どいきつそう★
天明3(1783)年～文政9(1826)年
江戸時代中期～後期の儒医。
¶三重

土井桂山 どいけいざん
寛政8(1796)年～嘉永5(1852)年4月
江戸時代後期の医家。
¶大阪人

外池鑑子 といけかんこ
大正12(1923)年1月5日～平成3(1991)年10月4日
昭和～平成期の俳人、医師。
¶大阪文

土井幸輝 どいこうき
昭和50(1975)年5月1日～
昭和～平成期の人間工学研究者。
¶視覚

土井芝山 どいしざん
宝暦11(1761)年～文政7(1824)年5月
江戸時代中期～後期の医家。
¶大阪人

土居咲吾 どいしょうご
天保6(1835)年10月～明治18(1885)年5月24日
江戸時代末期の洋学者・医師。
¶広島百

土井正安 どいせいあん
生没年不詳
江戸時代後期の医学者。
¶国書

土居健郎 どいたけお
大正9(1920)年3月17日～平成21(2009)年7月5日
昭和～平成期の精神医学者。
¶科学，近医，近文，現朝，現執1期，現執2期，現執3期，現執4期，現情，現人，現日，新潮，心理，精医，世紀，日人，マス89，履歴，履歴2

戸井田三郎 といださぶろう
大正7(1918)年6月12日～平成8(1996)年10月13日
昭和～平成期の政治家。衆議院議員、厚生相。
¶現政，政治

問田直幹 といだなおき
明治44(1911)年～平成11(1999)年
大正～平成期の医師。専門は生理学。
¶近医

戸板養碩 といたようせき
？～天保8(1837)年
江戸時代後期の医師。
¶人名，日人

問田亮次 といだりょうじ
明治16(1883)年～昭和19(1944)年
明治～昭和期の医学者(口腔外科)。
¶近医

土井十二 どいとおじ
明治27(1894)年4月16日～昭和41(1966)年12月22日
大正～昭和期の法医学者、医事法制学者。和歌山医大法医学教授。わが国における現代医事法制学の基礎を築く。著書に「刑法提要各論」など。
¶大阪人(［没］昭和41(1966)年12月)，科学，近医，現情，人名7，世紀，日人

土井正徳 どいまさのり
明治33(1900)年1月20日～昭和41(1966)年8月18日
大正～昭和期の精神医学者。
¶心理

戸井美智子 といみちこ
昭和4(1929)年12月14日～
昭和期の福祉施設職員、英語教師、点字製作ボランティア。
¶視覚

土居養二 どいようじ
昭和2(1927)年2月27日～平成18(2006)年8月22日
昭和～平成期の植物学者、東京大学名誉教授。専門は植物病理学。
¶科学，現情，世紀，日人

道庵 どうあん
江戸時代の医師。
¶眼科，日人(生没年不詳)

胴胆太記 どうぎものふとき
明和7(1770)年～安政1(1854)年
江戸時代中期の医師、狂歌師、戯作者。紀伊和歌山藩田辺領主安藤家に仕えた。
¶人名，日人

道鏡 どうきょう
？～宝亀3(772)年　［別］弓削道鏡《ゆげどうきょう，ゆげのどうきょう》，道鏡禅師《どうきょうぜんじ》
奈良時代の政治家、僧、法王。孝謙上皇の病気を治癒したことで寵臣となる。太政大臣禅師、法王となったのち、宇佐八幡神託を理由に皇位簒奪を企てたが失敗。称徳天皇(孝謙重祚)の死とともに失脚した。
¶朝日，岩史，角史，郷土栃木(弓削道鏡　ゆげのどうきょう)，公卿(弓削道鏡　ゆげのどうきょう　［没］宝亀3(772)年4月28日)，公卿普(弓削道鏡　ゆげのどうきょう　［没］宝亀3(772)

年4月28日），国史，古史，古人（[生]？），古代，古代普（[生]？），古中，コン改，コン4，コン5，史人（[没]772年4月7日），思想史，重要（[没]宝亀3（772）年4月7日），女史（[生]？），人書79，人書94，新潮（[没]宝亀3（772）年4月），人名（弓削道鏡　ゆげのどうきょう），世人（[没]宝亀3（772）年4月7日），世百，全書，大百，伝記，栃木歴，日思，日史（[没]宝亀3（772）年4月），日人，百科，仏教，仏史，仏人，平日（[没]772），山川小（[生]？　[没]772年4月7日），歴大

道具屋久左衛門　どうぐやきゅうざえもん
慶長10（1605）年～延宝9（1681）年4月4日
江戸時代前期の製薬家。
¶徳島歴

東月　とうげつ
生没年不詳
戦国時代の医師。
¶国書

藤元良　とうげんりょう
生没年不詳　[別]藤元良《とうもとよし》
江戸時代後期の医師。
¶科学，国書（とうもとよし），コン改，コン4，コン5，世人，長崎遊，日人（とうもとよし）

藤後左右　とうごさう
→藤後左右（とうごさゆう）

藤後左右　とうごさゆう
明治41（1908）年1月21日～平成3（1991）年6月11日　[別]藤後左右《とうごさう》，藤後惣兵衛《とうごそうべい，とうごそうべえ》
昭和期の医師、市民運動家、俳人。志布志湾公害反対連絡協議会長。俳人として「京大俳句」をおこす。句集に「熊襲ソング」「藤後左右句集」など。
¶鹿児島百，近医（藤後惣兵衛　とうごそうべい），近文，現朝（藤後惣兵衛　とうごそうべえ），現情（藤後惣兵衛　とうごそうべえ），現人（藤後惣兵衛　とうごそうべえ），現俳，新文，世紀（藤後惣兵衛　とうごそうべえ），姓氏鹿児島，日人（藤後惣兵衛　とうごそうべえ），俳文（[没]平成3（1991）年7月11日），文学（とうごさう）

藤後惣兵衛　とうごそうべい
→藤後左右（とうごさゆう）

藤後惣兵衛　とうごそうべえ
→藤後左右（とうごさゆう）

藤若子　とうじゃくし
江戸時代中期の銅版画家。蘭方医広川□の「蘭療薬解」に銅版画の付図を作成した。
¶人名，日人（生没年不詳）

稲若水　とうじゃくすい
→稲生若水（いのうじゃくすい）

東恕　とうじょ
？　～享保19（1734）年4月3日　[別]伊吹東恕《いぶきとうじょ》
江戸時代中期の医師、俳人。
¶国書，日人（伊吹東恕　いぶきとうじょ），福井俳（[生]？）

道正　どうしょう
→道正庵隆英（どうしょうあんりゅうえい）

道正庵隆英　どうしょうあんたかひで
→道正庵隆英（どうしょうあんりゅうえい）

道正庵隆英　どうしょうあんりゅうえい
承安1（1171）年～宝治2（1248）年　[別]県山道正《けんざんどうしょう》，道正《どうしょう》，道正庵隆英《どうしょうあんたかひで》，道正隆英《どうしょうりゅうえい》，隆英《りゅうえい》
鎌倉時代前期の曹洞宗の僧。父は京極顕盛、母は源仲家の娘。宋で漢方医薬の製法を学び、京都に薬屋道正庵を開設。
¶朝日（[没]宝治2年7月24日（1248年8月14日）），岩史（どうしょうあんたかひで　[没]宝治2（1248）年7月24日），鎌室（道正隆英　どうしょうりゅうえい　[生]？），国史，古中，コン4，コン5，史人（[没]1248年7月24日），新潮（道正隆英　どうしょうりゅうえい　[生]？　[没]宝治2（1248）年7月24日），人名（道正隆英　どうしょうりゅうえい　[生]？），対外，日人（道正　どうしょう），仏教（県山道正　けんざんどうしょう　[没]宝治2（1248）年7月24日），仏史

東条英庵　とうじょうえいあん
文政4（1821）年～明治8（1875）年7月17日
江戸時代後期～明治期の医師、兵学者。
¶朝日，維新，国書，新潮，長崎遊，日人，幕末，幕末大，藩臣6，山口百，洋学

東城修　とうじょうおさむ
天保14（1843）年～明治42（1909）年
明治期の医師。
¶日人

東条伸平　とうじょうしんぺい
昭和4（1929）年～昭和57（1982）年
昭和期の医師。産婦人科。
¶近医

陶晶孫　とうしょうそん
明治30（1897）年～昭和27（1952）年2月12日
明治～昭和期の中国の作家、医師。台湾大学教授。創造社に加わり「音楽会小曲」を発表。晩年は日本に定住、日本文集「日本への遺言」。
¶近文，世紀，全書，大百（[生]1901年），日人，百科

東照大権現　とうしょうだいごんげん
→徳川家康（とくがわいえやす）

東条通庵　とうじょうつうあん
生没年不詳
江戸時代の医師。
¶国書

東条経治　とうじょうつねはる
明治16（1883）年～昭和32（1957）年
明治～昭和期の医師。財団法人三船療養所（三船病院）を創立。

¶鹿児島百，薩摩，姓氏鹿児島

東城百合子 とうじょうゆりこ
大正14(1925)年〜
昭和〜平成期の栄養士。「あなたと健康」主宰。専門は栄養学，自然療法。
¶現執3期，現執4期(⊕1925年10月26日)

道正隆英 どうしょうりゅうえい
→道正庵隆英(どうしょうあんりゅうえい)

東条良太郎 とうじょうりょうたろう
明治2(1869)年11月25日〜昭和12(1937)年1月1日
明治〜昭和期の医家。産婦人科の権威。東条産婦人科病院を開設。
¶科学，近医，人名，世紀，渡航，日人

湯爾和 とうじわ
明治11(1878)年〜昭和15(1940)年
明治〜昭和期の医師，政治家。
¶近医(とうじわ Tang Er-ho)

桃水 とうすい
？〜享和1(1801)年2月
江戸時代中期〜後期の俳人・医師。
¶国書

堂園休次郎 どうぞのきゅうじろう
明治10(1877)年〜昭和43(1968)年
明治〜昭和期の教師，医師。
¶薩摩

道哲 どうてつ
生没年不詳
江戸時代前期の医師。
¶国書

藤堂高聴 とうどうたかより
文化7(1810)年〜文久3(1863)年
江戸時代後期の大名。伊勢久居藩主。天保の飢饉では米穀の安売りなどの救済策をとった。
¶維新，近世，国史，国書(⊕文化7(1810)年11月23日　⊗文久3(1863)年8月9日)，コン改，コン4，諸系，新潮(⊕文化7(1810)年11月23日　⊗文久3(1863)年8月9日)，人名，日人，幕末(⊗1863年9月21日)，藩主3(⊕文化7(1810)年11月　⊗文久3(1863)年8月9日)，三重(⊕文化7年11月23日)

東野修治 とうのしゅうじ
大正12(1923)年〜平成21(2009)年
昭和〜平成期の医師。整形外科。
¶近医

東野俊夫 とうのとしお
明治45(1912)年2月18日〜平成1(1989)年11月18日
昭和期の医師。専門は内科，老年医学。
¶科学，近医

堂野前維摩郷 どうのまえいまさと
明治31(1898)年4月4日〜昭和50(1975)年12月8日

昭和期の内科医学者。大阪大学名誉教授，日本内科学会会頭。千葉医大教授，日本結核病学会会長などを歴任。勲二等瑞宝章を受章。
¶大阪人(⊗昭和50(1975)年12月)，科学，科技，郷土和歌山，近医，現情，人名7，世紀，日人，和歌山人

東畑朝子 とうはたあさこ，とうばたあさこ
昭和6(1931)年3月11日〜
昭和〜平成期のフードドクター，臨床栄養学者。お茶の水女子大学，女子栄養大学講師。
¶近女(とうばたあさこ)，現執1期，現執2期，現執3期，現執4期，現情，世紀

答本忠節 とうほんちゅうせつ
生没年不詳
奈良時代の百済系の官人，医師。
¶朝日，古代，日人

当間嘉源 とうまかげん
明治15(1882)年11月15日〜昭和20(1945)年7月3日
明治期の医師。
¶社史

藤間利行 とうまとしゆき
明治40(1907)年6月6日〜昭和63(1988)年8月8日
昭和期の医師。
¶埼玉人

藤間身加栄 とうまみかえ
明治29(1896)年3月24日〜昭和43(1968)年4月9日
大正〜昭和期の医学者。婦団連会長。ホルモン博士として有名。
¶科学，神奈女2(⊗昭和43(1968)年3月9日)，近医，近女，現朝，女性(⊗昭和43(1968)年3月9日)，近女普(⊗昭和43(1968)年3月9日)，世紀，日人，平和

陶みさを とうみさを
明治32(1899)年〜
明治〜昭和期の陶晶孫(医師・文学者)の妻。
¶近女

藤元良 とうもとよし
→藤元良(とうげんりょう)

堂森芳夫 どうもりよしお
明治36(1903)年8月1日〜昭和52(1977)年1月13日
昭和期の政治家。衆議院議員。衆議院議員当選7回。社会党国対副委員長，代議士会長などを歴任。
¶郷土福井，近医，現情，人名7，世紀，政治，日人，福井百

当山堅一 とうやまけんいち
明治44(1911)年〜平成17(2005)年
大正〜平成期の医師。内科。
¶近医

当山堅次 とうやまけんじ
明治45(1912)年〜平成23(2011)年
昭和〜平成期の医師。外科。

¶近医

当山正堅 とうやませいけん
明治19（1886）年9月11日～昭和27（1952）年5月30日
明治～昭和期の教育者、社会事業家。
¶沖縄百，姓氏沖縄

当山啓 とうやまひらく
昭和22（1947）年5月22日～
昭和期の点字図書館役員。
¶視覚

塘林虎五郎 とうりんとらごろう
→塘林虎五郎（ともばやしとらごろう）

遠田昌庵 とおだしょうあん
生没年不詳
江戸時代末期の著述家・訳者。
¶国書

遠田澄庵（遠田長庵） とおだちょうあん
？ ～明治22（1889）年7月29日
江戸時代末期～明治期の医家。脚気の治療に長じた。
¶岡山人（遠田長庵），岡山歴（遠田長庵），科学（㊤文政1（1818）年），人名，日人

遠山郁三 とおやまいくぞう
明治10（1877）年3月1日～昭和26（1951）年1月2日
大正～昭和期の皮膚科学者。東京大学教授。皮膚科学領域に生化学的研究を取り入れたことで著名。共著に「彩色皮膚病図譜」など。
¶科学，近医，現情，人名7，世紀，日人

遠山椿吉 とおやまちんきち
安政4（1857）年10月1日～昭和3（1928）年10月1日
明治～昭和期の衛生学者。医学博士。東京市衛生試験所長として衛生事業に貢献。
¶科学，近医，近土，人名（㊤1856年），世紀，土木，日人，山形百

遠山博 とおやまひろし
大正13（1924）年～平成22（2010）年
昭和～平成期の医師。専門は血液学（輸血学）。
¶近医

遠山勇徳 とおやまゆうとく
慶応2（1866）年～昭和5（1930）年
明治～昭和期の医師、政治家。横田村村長。
¶姓氏岩手

遠矢善栄 とおやよしえ
明治39（1906）年～平成5（1993）年
大正～平成期の医師。産婦人科。
¶近医

渡嘉敷通寛 とかしきつうかん
尚穆43（1794）年～尚泰2（1849）年
江戸時代後期の医師。
¶沖縄百，姓氏沖縄

渡嘉敷通起 とかしきつうき
？ ～尚泰19（1866）年

江戸時代後期～末期の種痘医。
¶沖縄百

富樫三益 とがしさんえき
→富樫三益（とがしみます）

富樫三益 とがしみます
文化8（1811）年5月1日～万延1（1860）年12月12日
㊙富樫三益《とがしさんえき》
江戸時代末期の出羽秋田藩医。
¶秋田人2，藩臣1（とがしさんえき）

富樫康 とがしやすし
大正9（1920）年3月18日～
昭和～平成期の音楽評論家、歯科医。
¶音人，音人2，音人3

戸上元達 とがみげんたつ
文化4（1807）年～明治13（1880）年
江戸時代末期～明治期の柳河藩医師。洋医学の普及につとめ、私立賛成病院を開院し院長となる。
¶長崎遊，藩臣7

戸上玄朴 とがみげんぼく
生没年不詳
明治期の医師。
¶北海道百，北海道歴

戸苅近太郎 とがりちかたろう
明治29（1896）年8月1日～昭和52（1977）年5月9日
明治～昭和期の解剖学者。名古屋大学教授。
¶科学，近医，現情

戸苅創 とがりはじめ
昭和20（1945）年～
昭和～平成期の医師、小児科学者。小児科、名古屋私立大学助教授。
¶現執3期

戸苅義次 とがりよしじ
明治41（1908）年11月30日～平成14（2002）年9月4日
昭和～平成期の作物学者。東京大学教授、日大農獣医学部教授。著書に「作物のはなし」「主要食糧」など。農業技術協会会長もつとめる。
¶科学，現朝，現情，植物，世紀，日人

戸川篤次 とがわとくじ
明治18（1885）年4月9日～昭和18（1943）年11月12日
大正～昭和期の小児科医学者。医学博士、東京慈恵会医科大学教授。日本小児学会総会における特別講座「飢餓の生理及び病理」の講演で有名。
¶近医，人名7，日人

戸川行男 とがわゆきお
明治36（1903）年2月1日～平成4（1992）年1月3日
大正～昭和期の臨床心理学者。早稲田大学教授。著書に「自我心理学」など。日本臨床心理学の開拓者。
¶現朝，現執1期，現情，心理，世紀，日人

土岐敦山 ときあつのぶ
慶長4（1599）年～天和3（1683）年10月6日

安土桃山時代～江戸時代前期の医師。
¶国書

時岡春台 ときおかしゅんだい
生没年不詳
明治期の蘭方医。
¶新潟百別

時岡淳徳 ときおかじゅんとく
生没年不詳
江戸時代末期～明治期の酒田の儒医。
¶庄内，山形百

時岡又左衛門 ときおかまたざえもん
嘉永1(1848)年～明治37(1904)年
明治期の政治家。衆議院議員、医師。
¶郷土福井，福井百

時岡亮庵 ときおかりょうあん
～文化1(1804)年
江戸時代後期の医師、教育家。
¶長崎遊

土岐霞亭 ときかてい
享保18(1733)年～寛政5(1793)年
江戸時代中期の儒医。
¶国書(⊕享保18(1733)年4月10日 ⊗寛政5(1793)年3月12日)，人名，日人

時実利彦 ときざねとしひこ
明治42(1909)年9月4日～昭和48(1973)年8月3日
昭和期の大脳生理学者。東京大学教授、京都大学教授。筋電図学会を創始。脳死判定基準をまとめる。
¶岡山人，岡山歴，科学，近医，現朝，現執1期，現情，現人，現日，コン改，コン4，コン5，新潮，人名7，世紀，世百新，哲学，日人，百科

時重初熊 ときしげはつくま
安政6(1859)年～大正2(1913)年4月19日
明治期の獣医家。我国畜産界の功労者。
¶科学(⊕1859年(安政6)11月28日)，人名，姓氏山口，渡航，日人，山口百

土岐正 ときしょう
大正1(1912)年～
昭和期の医師。
¶群馬人

土岐新甫 ときしんぽ
安永3(1774)年～？
江戸時代中期～後期の本草家。
¶国書

土岐宗璉 ときそうれん
江戸時代の医師。
¶人名，日人(生没年不詳)

時任基清 ときとうもときよ
昭和8(1933)年6月7日～
昭和期の教育者。
¶視覚

時原興宗 ときはらのおきむね
平安時代中期の医師。
¶人名，日人(生没年不詳)

時原維材 ときはらのこれえだ
生没年不詳
平安時代中期の医師。
¶日人

時原維次 ときはらのこれつぐ
平安時代中期の医師。
¶人名

時原忠信 ときはらのただのぶ
平安時代中期の医師。
¶人名，日人(生没年不詳)

土岐文英 ときぶんえい
大正6(1917)年～
昭和期の医師。
¶群馬人

時光直樹 ときみつなおき
昭和9(1934)年2月27日～
昭和期の日本赤十字社事業局長・医学博士。
¶飛騨

土岐元信 ときもとのぶ
享保18(1733)年～寛政5(1793)年
江戸時代中期の医師。
¶京都大，姓氏京都

土岐頼徳 ときよりのり
天保14(1843)年～明治44(1911)年
明治期の軍医。西南役、征清役に従軍。のち台湾総督府陸軍局医部長となった。
¶人名，日人，幕末大(⊗明治44(1911)年5月12日)

常盤克敬 ときわかつたか
文化8(1811)年～明治4(1871)年
江戸時代末期～明治時代の白河町町年寄。米問屋。天保の凶作には難民救済に尽力。
¶幕末(⊗1871年6月23日)，幕末大(⊗明治4(1871)年5月6日)

常葉恵子 ときわけいこ
昭和2(1927)年～平成15(2003)年
昭和～平成期の看護師。
¶近医

常盤玄周(常磐玄周) ときわげんしゅう
明和7(1770)年～文化12(1815)年
江戸時代後期の医師。
¶人名(常磐玄周)，日人

常盤勝憲 ときわしょうけん
昭和5(1930)年2月9日～昭和63(1988)年11月11日
昭和期の僧侶、社会運動家。
¶視覚

常盤潭北 ときわたんぼく，ときわたんほく，ときわたん

ぼく
延宝5(1677)年～延享1(1744)年 ㊚潭北《たんぼく、たんぼく、たんぼく》
江戸時代中期の医師、俳人、教育者。
¶教育、郷土栃木、国書(潭北　たんぼく　㊚延享1(1744)年7月3日)、人名(ときわたんほく㊌?)、世人、栃木百(ときわたんぼく)、栃木歴(ときわたんぼく)、日人(ときわたんぼく)、俳諧(潭北　たんぼく　㊌?)、俳句(潭北　たんぼく　㊚延享1(1744)年7月3日)、和俳

戸際文造　とぎわぶんぞう
→戸祭文造(とまつりぶんぞう)

徳岡三郎　とくおかさぶろう
明治42(1909)年～平成6(1994)年
昭和～平成期の医師。
¶大分歴

徳臣晴比古　とくおみはるひこ
大正6(1917)年～平成26(2014)年
昭和・平成期の医師。水俣病の原因究明に尽力。
¶熊本人

徳川家達　とくがわいえさと
文久3(1863)年7月11日～昭和15(1940)年6月5日 ㊚田安亀之助《たやすかめのすけ》
明治～昭和期の華族、公爵、政治家。貴族院議員、済生会会長、日本赤十字社長。ワシントン軍縮会議全権委員などを歴任。
¶朝日(㊄文久3年7月11日(1863年8月24日))、維新、岩史、海越、海越新、江戸(田安亀之助　たやすかめのすけ)、角史、近現、現朝(㊄文久3年7月11日(1863年8月24日))、国際、国史、コン改、コン5、史人、静岡百、静岡歴、重要、諸系、新潮、人名7、世紀、姓氏静岡、世人(㊚昭和15(1940)年6月3日)、世百、全書、大百、渡航、日人、日本、幕末、藩主2(㊚文久3(1863)年7月3日)、百科、明治1、履歴、歴大

徳川家康　とくがわいえやす
天文11(1542)年～元和2(1616)年　㊚松平家康《まつだいらいえやす》、東照大権現《とうしょうだいごんげん》、徳川家康、石田三成《いしだみつなり》、三河大納言《みかわだいなごん》、駿河大納言《するがだいなごん》、松平元康《まつだいらもとやす》
安土桃山時代～江戸時代前期の武将。江戸幕府初代将軍(在職1603～1605)。江戸幕府を開設。晩年大坂城に豊臣氏を滅ぼし幕府の土台を盤石にした。医薬に通じ自ら調合・服用した。
¶愛知、愛知百(㊄1542年12月26日　㊚1616年4月17日)、朝日(㊄天文11(1542)年12月26日(1543年1月31日)　㊚元和2年4月17日(1616年6月1日))、伊豆、岩史(㊄天文11(1542)年12月26日　㊚元和2(1616)年4月17日)、江人、沖縄百(㊄天文11(1542)年12月26日　㊚元和2(1616)年4月17日)、角史、神奈川人、鎌倉、鎌倉新(㊄天文11(1542)年12月26日　㊚元和2(1616)年4月17日)、教育、京都、京都人、近世、公卿(㊚元和2(1616)年4月17日)、公卿普(㊚元和2(1616)年4月17日)、公家(家康　いえやす　㊚元和2(1616)年4月17日)、群馬人、系東(松平家康　まつだいらいえやす　㊚元和2(1616)年4月17日)、国史、国書(㊄天文11(1542)年12月26日　㊚元和2(1616)年4月17日)、古中、コン改、コン4、コン5、史人(㊄1542年12月26日　㊚1616年4月17日)、静岡百、静岡歴、思想史(東照大権現　とうしょうだいごんげん)、重要(㊚元和2(1616)年4月14日)、植物(㊄天文11年12月26日(1543年1月31日)　㊚元和2年4月17日(1616年6月1日))、食文(㊄天文11年12月26日(1543年1月31日)　㊚元和2年4月17日(1616年6月1日))、諸系(㊄1543年)、人書94、人情、神人、新潮(㊄天文11(1542)年12月26日　㊚元和2(1616)年4月17日)、人名、姓氏愛知、姓氏京都、姓氏静岡、世人(㊄天文11(1542)年12月26日　㊚元和2(1616)年4月17日)、世百、戦合、戦国、戦辞(㊄天文11年12月26日(1543年1月31日)　㊚元和2年4月17日(1616年6月1日))、全書、戦人、全戦、戦武、対外、大百、多摩、茶道、中世、伝記、徳川将、徳川松、栃木歴、内乱、長野歴、日史(㊄天文11(1542)年12月26日　㊚元和2(1616)年4月17日)(㊄1543年)、濃飛(徳川家康、石田三成　とくがわいえやす、いしだみつなり)、百科、仏教(㊄天文11(1542)年12月26日　㊚元和2(1616)年4月14日)、平日(㊄1542　㊚1616)、町田歴(㊄天文11(1542)年12月26日　㊚元和2(1616)年4月17日)、山川小(㊄1542年12月26日　㊚1616年4月17日)、山梨人、山梨百(㊚元和2(1616)年4月17日)、歴大

徳川圀順　とくがわくにゆき
明治19(1886)年12月13日～昭和44(1969)年11月17日
明治～昭和期の政治家。貴族院議員、日本赤十字社長。貴族院議長、皇室講究所長などを歴任。水戸育英会総裁として郷土師弟の育成に尽力。
¶現情、人名7、世紀、政治、日人

徳川治宝　とくがわはるとみ
明和8(1771)年6月18日～嘉永5(1852)年12月7日
江戸時代後期の大名。紀伊和歌山藩主。学習館、医学館などを開設。
¶朝日(㊄明和8年6月18日(1771年7月29日)　㊚嘉永5年12月7日(1853年1月16日))、郷土和歌山、近世、国書、コン4、史人、諸系(㊚1853年)、茶道、日人(㊚1853年)、藩主3(㊚嘉永6(1852)年1月20日、(異説)12月7日)、和歌山人(㊚1853年)

徳沢邦輔　とくざわくにすけ
大正13(1924)年11月4日～
昭和期の外科医。
¶群馬人

徳重陽山　とくしげようざん
大正10(1921)年5月31日～昭和53(1978)年8月2日
昭和期の植物学者、鹿児島大学農学部教授。専門は植物病理学。

¶科学

徳末知夫 とくすえともお
大正3(1914)年8月22日～
昭和期の実業家。帝人社長。大屋晋三社長の急死後、医薬・ヘルスケア関連事業へ進出。
¶現朝, 世紀, 日人

徳田克己 とくだかつみ
昭和33(1958)年6月21日～
昭和～平成期の心身障害学者、教育心理学者。筑波大学講師。
¶現執3期, 現執4期, 視覚

徳田寛所 とくだかんしょ
? ～明治21(1888)年
江戸時代後期～明治期の医師。
¶姓氏石川

徳田源市 とくだげんいち
大正3(1914)年～昭和45(1970)年
昭和期の医師。産婦人科。
¶近医

徳田玄秀 とくだげんしゅう
生没年不詳
江戸時代中期の医師。
¶国書

徳田周鼎 とくだしゅうてい
生没年不詳
江戸時代中期の本草家。
¶国書

徳田虎雄 とくだとらお
昭和13(1938)年2月17日～
昭和～平成期の外科医。自由連合代表、衆議院議員。徳田病院、埼玉医療生活協同組合羽生病院などを開設。徳州会理事長を務める。
¶現朝, 現執2期, 現情, 現政, 世紀, 日人

徳田良仁 とくだよしひと
大正14(1925)年9月22日～
昭和～平成期の医師。精神科、長谷川病院副院長、日本芸術療法学会理事長。
¶現執1期, 現執2期, 現執3期

渡口精鴻 とぐちせいこう
明治14(1881)年1月20日～昭和34(1959)年12月11日
明治～昭和期の医学博士。
¶沖縄百, 社史, 姓氏沖縄

渡口真清 とぐちまさきよ
大正3(1914)年～昭和60(1985)年
昭和期の医師。沖縄赤十字病院・沖縄県赤十字血液センター所長。沖縄県史を研究。
¶郷土(⊕大正3(1914)年11月7日 ⊗昭和60(1985)年9月6日), 史研, 姓氏沖縄

ドクトルチエコ
大正13(1924)年8月23日～平成22(2010)年
⑩木下和子《きのしたかずこ》
昭和～平成期の医師、医事評論家。
¶近医(木下和子　きのしたかずこ), 近女, 現朝, 現情, 現人, 現日, コン4, 世紀, 日人, マス89

徳永篤司 とくながあつし
昭和2(1927)年～平成12(2000)年
昭和～平成期の医師。外科。
¶近医

徳永覚二 とくながかくじ
大正～昭和期の医学者(性病科)。
¶近医

徳永進 とくながすすむ
昭和23(1948)年4月13日～
昭和～平成期の医師。内科。鳥取市内にホスピスケアのある有床診療所・野の花診療所を開設。著書に「隔離」など。
¶現朝, 現執3期, 現執4期, 世紀, 日人

徳永恕 とくながゆき
明治20(1887)年11月21日～昭和48(1973)年1月11日
昭和期の社会事業家。二葉保育園理事長。二葉学園創立。日本初の母子保護施設「母の家」創立。
¶キリ, 近女, 現朝, 現情, 現人, 社史, 女連, 女史, 女性, 女性普, 新宿女, 新潮, 人名7, 世紀, 世百新, 日人, 百科, 歴大

徳永豊 とくながゆたか
明治28(1895)年5月1日～昭和51(1976)年1月4日
明治～昭和期の政治家。福山市長。障害児の福祉向上に尽力。
¶世紀, 日人, 広島百

徳増須磨夫 とくますすまお
大正12(1923)年7月31日～
昭和～平成期の実業家。住友海上火災保険会長、損保協会会長、三井住友海上福祉財団理事長。
¶現執3期, 現執4期, 現日, 世紀

徳光美福 とくみつよしとみ
明治22(1889)年2月～昭和27(1952)年10月27日
明治～昭和期の病理学者。鳥取大学米子医科大学教授。内分泌病理の権威。京城帝国大学教授、鳥取大学米子医科大学学長などを歴任。
¶科学, 近医, 現情, 人名7, 世紀, 鳥取百, 日人(⊕明治22(1889)年2月6日)

戸栗栄三 とぐりえいぞう
大正7(1918)年1月18日～平成8(1996)年
昭和～平成期の内科学者。聖マリアンナ医科大学教授。
¶近医, 現情

独立性易 どくりつしょうえき
→戴曼公(たいまんこう)

独立 どくりゅう
→戴曼公(たいまんこう)

独立性易 どくりゅうしょうえき
→戴曼公(たいまんこう)

医学・医療・福祉篇

土光午次郎 どこううまじろう
明治27(1894)年10月7日～昭和29(1954)年2月4日
大正～昭和期の社会事業家。
¶岡山歴

土光寿美子 どこうすみこ
明治37(1904)年3月18日～平成4(1992)年9月15日
昭和～平成期の社会福祉事業家。
¶岡山歴

所郁太郎 ところいくたろう
天保9(1838)年～慶応1(1865)年
江戸時代末期の医師。
¶維新, 岐阜百(⊕1827年), コン改, コン4, コン5, 新潮(⊛天保9(1838)年2月16日 ⊛慶応1(1865)年3月12日), 人名(⊕1837年), 全書, 日人, 幕末(⊛1865年4月7日), 幕末大(⊕天保8(1837)年2月16日 ⊛元治2(1865)年2月12日), 洋学

所久恵 ところひさえ
明治30(1897)年～昭和41(1966)年
大正～昭和期の看護婦。看護婦紹介事業経営、婦選獲得同盟員、選挙粛正委員、戦後日本看護協会愛知県初代支部長。
¶愛知女

所安夫 ところやすお
明治44(1911)年～平成20(2008)年
大正～平成期の医師。専門は病理学。
¶近医

戸坂三碩 とさかさんせき
寛文2(1662)年～元文1(1736)年7月17日
江戸時代前期～中期の医師。
¶国書

土佐香橘 とさこうきつ
寛政8(1796)年～嘉永6(1853)年
江戸時代後期の藩医、蘭方医。
¶鳥取百, 長崎遊

土佐柳庵 とさりゅうあん
文政7(1824)年～?
江戸時代末期の医師(長州(萩)藩医)。
¶洋学

戸沢せい(戸沢セイ) とざわせい
明治34(1901)年～昭和52(1977)年
大正～昭和期の看護師(従軍看護婦)。
¶郷土和歌山(戸沢セイ), 近医, 和歌山人

戸沢百花羞 とざわひゃっかしゅう
明治6(1873)年10月～大正2(1913)年5月13日
⊛百花羞《ひゃっかしゅう》
明治～大正期の医師、俳人。秋田県横手の開業医。仙台百文会同人となり新俳句を研究。
¶人名, 世紀, 日人, 俳諧(百花羞 ひゃっかしゅう), 俳句(百花羞 ひゃっかしゅう), 俳文

年梅孤山 としうめこざん
文政1(1818)年～明治11(1878)年11月

江戸時代後期～明治期の浪華の接骨医。
¶大阪人

豊嶋佳兮 としまかけい
? ～天保5(1834)年
江戸時代後期の鯵ケ沢出身の医師。俳人。
¶青森人

戸島素雄 とじまもとお
明治9(1876)年～昭和43(1968)年
明治～昭和期の開業医。
¶姓氏山口

利光仙庵 としみつせんあん
生没年不詳
江戸時代後期の吉田藩蘭方医。
¶科学, 国書, 姓氏愛知, 東三河

戸田韓堂 とだかんどう
江戸時代末期の医師、漢詩人。
¶三重, 三重続

戸田旭山 とだきょくざん
元禄9(1696)年～明和6(1769)年2月28日
江戸時代中期の医師、本草家。
¶朝日(⊛明和6年2月28日(1769年4月4日)), 大阪人(⊕元禄8(1695)年 ⊛明和6(1769)年2月), 岡山人, 岡山百, 岡山歴, 科学, 国書, コン改, コン4, コン5, 新潮, 人名, 世人, 大百, 日人, 洋学

戸田浄 とだきよし
昭和6(1931)年5月17日～
昭和～平成期の医師。皮膚科、東京逓信病院皮膚科部長、ハーバード大学客員教授。
¶現執3期

戸田クニ とだくに
明治23(1890)年～昭和21(1946)年
大正・昭和期の医学者。
¶群新百

戸田茂 とだしげる
明治23(1890)年10月29日～昭和48(1973)年
大正～昭和期の医学者、教育者。
¶岡山百(⊛昭和48(1973)年10月17日), 岡山歴(⊛昭和48(1973)年9月17日)

戸田正三 とだしょうぞう
明治18(1885)年4月9日～昭和36(1961)年11月20日
大正～昭和期の衛生学者。京都帝国大学教授、金沢大学初代学長。日本人の衣食住、アジアの気候風土への順応について研究。
¶科学, 近医, 現情, 新潮, 人名7, 世紀, 姓氏石川, 全書, 日人, 兵庫人

戸田祐之 とだすけゆき
享保9(1724)年～安永8(1779)年
江戸時代中期の本草家。幕臣、書院番。著作に「本草綱目」収録の品目を解説した「庶物類纂図翼」。
¶国書(⊛安永8(1779)年8月6日), 人名, 日人

戸田忠雄 とだただお
明治32(1899)年12月12日〜昭和56(1981)年3月8日
昭和期の細菌学者。九州大学教授。
¶科学, 近医, 群馬人(⊕明治30(1897)年), 現情

戸田寿昌 とだとしまさ
文政6(1823)年〜?
江戸時代後期〜末期の藩士・本草家。
¶国書

戸谷銀三郎 とたにぎんざぶろう
明治16(1883)年〜昭和45(1970)年
明治〜昭和期の医師。内科。
¶近医

戸谷渓翠 とだにけいすい
〜安政5(1858)年2月
江戸時代後期の医師。
¶飛騨

戸田博 とだひろし
明治39(1906)年〜昭和28(1953)年
大正〜昭和期の医師。外科。
¶近医

戸田嘉秋 とだよしあき
大正4(1915)年〜平成1(1989)年
昭和期の医師。専門は衛生学。
¶近医

栃内吉彦 とちないよしひこ
明治26(1893)年12月1日〜昭和51(1976)年1月29日
大正〜昭和期の植物病理学者。北海道帝国大学教授。植物病理学の発展に貢献。著書に「植物病理学通論」など。
¶岩手人, 科学, 現情, 札幌, 植物, 人名7, 世紀, 日人

栃原慶一 とちはらけいいち
大正14(1925)年〜
昭和期の医師。
¶群馬人

栃原潤 とちはらじゅん
明治33(1900)年9月20日〜昭和57(1982)年
大正〜昭和期の医師・教育功労者。
¶群馬人, 姓氏群馬

栃本一三郎 とちもといちさぶろう
昭和28(1953)年〜
昭和〜平成期の研究者。上智大学文学部社会福祉学科教授、放送大学客員教授。
¶現執4期

戸塚環海 とつかかんかい
安政1(1854)年9月15日〜昭和7(1932)年1月31日
明治〜昭和期の海軍軍医。海軍軍医少監、海軍軍医学校教官などをつとめた後、戸塚外科医院を設立。
¶近医(⊕安政2(1855)年), 渡航, 洋学

戸塚建治(成之) とづかけんじ(なりゆき)
江戸時代中期の眼科医。

¶眼科(戸塚建治)

戸塚静海 とつかせいかい, とづかせいかい
寛政11(1799)年〜明治9(1876)年1月29日
江戸時代後期〜明治の蘭方医。
¶朝日, 維新, 江人, 科学, 近医, 近現, 近世, 国際, 国史, 国書, コン改, コン4, コン5, 史人, 静岡百(とづかせいかい), 静岡歴(とづかせいかい), 新潮, 人名(とつかせいかい), 姓氏静岡(とづかせいかい), 全書, 対外, 大百, 長崎遊, 幕末, 幕末(とづかせいかい), 幕臣4, 洋学, 歴大

十束井斎 とつかせいさい
天明3(1783)年〜天保14(1843)年
江戸時代後期の医師(掛川藩医)。
¶人名, 日人, 洋学

戸塚積斎 とつかせきさい, とづかせきさい
天保3(1832)年〜明治24(1891)年
江戸時代後期〜明治期の静岡病院医師・海軍軍医。
¶姓氏静岡(とづかせきさい), 長崎遊

戸塚武彦 とつかたけひこ
明治30(1897)年〜昭和62(1987)年
明治〜昭和期の医師。専門は生理学(電気生理学、刺激生理学)。
¶近医

戸塚信義 とつかのぶよし
弘化2(1845)年〜明治29(1896)年
江戸時代後期〜明治期の医師。榛原郡医師会会長。
¶姓氏静岡

戸塚文海 とつかぶんかい, とづかぶんかい
天保6(1835)年9月3日〜明治34(1901)年9月9日
江戸時代末期〜明治期の蘭方医。初代海軍医務局長、軍医総監。適塾を経て長崎でボードウインに学ぶ。
¶維新, 岡山人, 岡山百(とづかぶんかい), 岡山歴, 科学, 近医, コン5, 新潮, 人名(とづかぶんかい), 長崎遊, 日人, 幕末(とづかぶんかい), 幕末大(とづかぶんかい), 洋学, 陸海

戸塚文卿 とつかぶんけい
明治25(1892)年2月11日〜昭和14(1939)年8月17日
大正〜昭和期のカトリック司祭、医師。聖ヨハネ汎愛病院など経営の傍ら雑誌「カトリック」を刊行。
¶神奈川百, キリ, 近現, 国史, コン改, コン5, 史人, 新潮, 人名7, 世紀, 世百, 全書, 大百, 日人, 歴大

戸塚柳斎 とつかりゅうさい, とづかりゅうさい
天明8(1788)年〜嘉永5(1852)年
江戸時代後期の医師。
¶静岡百(とづかりゅうさい), 静岡歴(とづかりゅうさい), 姓氏静岡, 洋学

戸塚隆三郎 とつかりゅうざぶろう, とづかりゅうざぶろう
明治10(1877)年〜昭和10(1935)年

明治～昭和期の医師。
¶群馬人(とづかりゅうざぶろう), 渡航([生]1877年11月18日)

戸塚礼斎 とつかれいさい
安永2(1773)年～嘉永6(1853)年
江戸時代中期～後期の遠江掛川藩医。
¶姓氏静岡

戸出宇三郎 とでうさぶろう
嘉永6(1853)年2月6日～大正7(1918)年2月21日
江戸時代末期～大正期の医師。
¶岡山歴

戸出軍兵 とでぐんぺい
明治31(1898)年～昭和12(1937)年7月21日
大正～昭和期の医師。
¶岡山歴

戸出元益 とでげんえき
文政7(1824)年～明治24(1891)年12月14日
江戸時代後期～明治期の医師。
¶岡山歴

吐天 とてん
→内藤多喜夫(ないとうたきお)

都々逸坊扇歌〔1代〕(都々一坊扇歌) どどいつぼうせんか
文化1(1804)年～嘉永5(1852)年
江戸時代末期の音曲家。医師岡本玄作の次男。
¶朝日([没]嘉永5年10月29日(1852年12月10日)), 芸能(都々一坊扇歌〔1代〕　[没]嘉永5(1825)年10月29日, (異説)10月25日), 国書(都々一坊扇歌　[没]嘉永5(1852)年10月25日), コン改([生]寛政8(1796)年), コン4(――〔代数なし〕　[生]寛政8(1796)年), コン5(――〔代数なし〕　[生]寛政8(1796)年), 史人(――〔代数なし〕　[没]1852年10月29日), 人書94, 新潮(――〔代数なし〕　[生]寛政8(1796)年　[没]嘉永5(1852)年10月25日), 人名([生]1796年), 世百([生]1796年?), 全書, 大百([生]1796年), 日音([生]?　[没]嘉永5(1852)年10月29日), 日人, 山川小(――〔代数なし〕　[没]1852年10月29日), 落語(都々一坊扇歌〔1代〕　[没]嘉永5年10月29日, (異説)10月25日)

百々漢陰 どどかんいん
安永5(1776)年～天保10(1839)年4月13日
[別]百々俊徳《どどしゅんとく》
江戸時代後期の医師。
¶京都大, 国書(百々俊徳　どどしゅんとく　[生]安永3(1774)年), 新潮, 姓氏京都, 日人([生]1774年)

百々鳩窓 どどきゅうそう
文化5(1808)年～明治11(1878)年
江戸時代末期～明治期の医師。
¶姓氏京都

百々菘 どどしゅう
生没年不詳
江戸時代末期の医師。
¶国書

百々俊悦 どどしゅんえつ
貞享3(1686)年～宝暦5(1755)年
江戸時代中期の医師。
¶姓氏京都

百々俊道 どどしゅんどう
明和8(1771)年～文政1(1818)年
江戸時代中期～後期の医師。
¶国書([没]文政1(1818)年10月20日), 日人

百々俊徳 どどしゅんとく
→百々漢陰(どどかんいん)

百々俊範 どどしゅんぱん
?　～明治11(1878)年1月30日
江戸時代後期～明治期の医師。
¶国書

百々俊亮 どどしゅんりょう
生没年不詳
江戸時代中期の医師。
¶国書

百々升益 どどしょうえき
文化5(1808)年～天保14(1843)年
江戸時代後期の医師、儒者。
¶江文, 人名, 日人

百々洋椿 どどようちん
生没年不詳
江戸時代後期の医師。
¶国書

等々力いく とどりきいく
→等々力いく(とどろきいく)

等々力いく とどろきいく
明治6(1873)年～昭和26(1951)年　[別]等々力いく《とどりきいく》
明治～昭和期のナイチンゲール賞受賞の看護婦。
¶信州女, 姓氏長野, 長野歴(とどりきいく)

轟竹隠 とどろきちくいん
?　～享保15(1730)年12月15日
江戸時代中期の医師。
¶国書

利根川進 とねがわすすむ
昭和14(1939)年9月5日～
昭和～平成期の分子生物学者。マサチューセッツ工科大学教授。免疫学の分野に分子生物学の手法を導入。日本人初のノーベル医学生理学賞を受賞。
¶科人, 現朝, 現執3期, 現情, 現日, コン4, コン5, 新潮, 世紀, 日人, 日本, ノベ業, マス89

利根川尚方 とねがわひさかた
文化14(1817)年3月8日～明治29(1896)年2月28日
江戸時代後期～明治期の医師、国漢学者。
¶埼玉人

利根山良達 とねやまりょうたつ
江戸時代後期の眼科医。

と

¶眼科

舎人重巨 とねりしげなお
安永8（1779）年～弘化4（1847）年9月24日
江戸時代中期～後期の藩士・本草家。
¶国書

殿木元良 とのきげんりょう
天保12（1841）年～明治25（1892）年
江戸時代後期～明治期の医師。
¶姓氏静岡

殿村常久 とのむらつねひさ
安永8（1779）年～文政13（1830）年
江戸時代後期の国学者、本草家。
¶国書（[没]文政13（1830）年7月17日），人名，日人，三重続

殿村雄治 とのむらゆうじ
大正12（1923）年2月9日～昭和57（1982）年11月28日
昭和期の生化学者、大阪大学理学部教授。
¶科学

外村義郎 とのむらよしろう
明治5（1872）年5月10日～昭和14（1939）年5月15日
明治～昭和期の日本基督教会牧師、医療伝道者。
¶キリ

戸早春邨（戸早春村） とはやしゅんそん
天保8（1837）年～＊
明治期の医師、詩人、文化人。
¶大分歴（戸早春村　[没]明治38（1905）年），豊前（[没]明治39（1906）年12月6日）

土肥一郎 どひいちろう
大正11（1922）年～昭和63（1988）年
昭和期の医師。内科。
¶近医

土肥慶蔵 どひけいぞう
慶応2（1866）年6月9日～昭和6（1931）年11月6日
明治～昭和期の医学者。東京帝国大学医科大学教授。皮膚科学会、日本花柳病予防会を創始。著書に「皮膚科学」「世界黴毒史」など。
¶海越，海越新，科学，郷土福井，近医，現朝（[生]慶応2年6月9日（1866年7月20日）），コン改，コン5，新潮，人名，世紀，全書，大百，渡航，日人，百科，福井百

土肥章司 どひしょうじ
明治9（1876）年6月～昭和35（1960）年
大正～昭和期の皮膚科学者。慈恵会医科大学教授。日本皮膚学会の発展に尽力。著書に「皮膚及性病学」など。
¶科学（[生]1876年（明治9）6月21日），近医，人名7，世紀，渡航（[没]1960年2月27日），日人（[没]昭和35（1960）年2月27日）

戸部伊助 とべいすけ
大正15（1926）年6月4日～
昭和期の外科医。
¶群馬人

戸部愿山 とべげんざん
→戸部良凞（とべよしひろ）

戸部竜夫 とべたつお
大正7（1918）年2月25日～昭和51（1976）年5月18日
昭和期の放射線医学者。
¶群馬人

戸部良凞（戸部良熙） とべながひろ
→戸部良凞（とべよしひろ）

戸部良凞（戸部良熙） とべよしひろ
正徳3（1713）年～寛政7（1795）年　[別]戸部良凞《とべながひろ》，戸部良熙《とべながひろ》，戸部愿山《とべげんざん》
江戸時代中期の儒者。土佐藩士、藩校教授館教授役。天文、歌道、医学、神道などにも通じた。
¶沖縄百（戸部良熙），高知人，高知百（とべながひろ），国書（戸部愿山　とべげんざん　[没]寛政7（1795）年12月21日），コン改，コン4，人名（戸部愿山　とべげんざん），日人（戸部愿山　とべげんざん　[没]1796年），藩臣6（戸部良熙　とべながひろ）

戸祭文造 とまつりぶんぞう
安政6（1859）年10月～昭和10（1935）年　[別]戸際文造《とぎわぶんぞう》
明治～大正期の海軍軍医。軍医総監。海軍大学校教官、海軍兵学校軍医長などを務めた。
¶海越（戸際文造　とぎわぶんぞう　生没年不詳），海越新（戸際文造　とぎわぶんぞう），人名，世紀（[没]昭和10（1935）年1月30日），渡航（[没]？），日人

登丸福寿 とまるふくじ
明治42（1909）年～
昭和期の社会福祉事業家。
¶群馬人

都丸梁香 とまるりょうこう
天保14（1843）年～明治40（1907）年
江戸時代後期～明治期の医師。
¶群新百，群馬人，姓氏群馬

富井清 とみいきよし
明治36（1903）年3月28日～昭和49（1974）年5月19日　[別]富井舜山《とみいしゅんざん》
昭和期の政治家、尺八家。京都市長。京都府公安委員、京都府医師会長などを歴任。尺八家として京都三曲会を指導。
¶音人，京都大，近医，現情，新芸，人名7，世紀，政治，姓氏京都（[生]1858年　[没]1935年），日音（富井舜山　とみいしゅんざん），日人

富井舜山 とみいしゅんざん
→富井清（とみいきよし）

富岡兵吉 とみおかひょうきち
明治2（1869）年3月3日～大正15（1926）年2月18日
[別]富岡兵吉《とみおかへいきち》
明治～大正期の教育者。東京盲学校教諭。病院マッサージ師の草分け。

¶群馬人（㊞明治4(1871)年7月3日），視覚，世紀，姓氏群馬（とみおかへいきち），日人

富岡兵吉 とみおかへいきち
→富岡兵吉（とみおかひょうきち）

富川梁次 とみかわりょうじ
明治34(1901)年〜昭和49(1974)年
大正〜昭和期の医師。泌尿器科。
¶近医

富坂涼仙（富坂凉仙） とみざかりょうせん，とみさかりょうせん
＊〜？
江戸時代中期の医師。
¶青森人（㊞享保3(1718)年），国書（生没年不詳），姓氏岩手（富坂凉仙　とみさかりょうせん　㊞1718年？）

富沢黄良 とみさわこうりょう
生没年不詳
江戸時代後期の医師。
¶国書

富沢純一 とみざわじゅんいち
大正13(1924)年6月24日〜
昭和〜平成期の分子生物学者。国立遺伝学研究所所長。専門は分子遺伝学。遺伝子複製機構の研究、特にRNAによる複製の制御の発見で業績を上げる。
¶現朝，世紀，日人

富沢元徳 とみざわもとのり
文化5(1808)年〜慶応2(1866)年
江戸時代後期〜末期の医師・教育者。
¶姓氏群馬

冨沢礼中（富沢礼中） とみざわれいちゅう
文化8(1811)年〜明治6(1873)年4月30日
江戸時代後期〜明治期の宇和島藩の蘭方医。
¶維新（富沢礼中　㊞1812年），愛媛，愛媛百（富沢礼中　㊞文化8(1811)年5月14日），幕末，幕末大（㊞文化9(1812)年），藩臣6（㊞？）

富田エイ（富田エイ，冨田エイ） とみたえい
明治21(1888)年4月9日〜昭和22(1947)年1月9日
明治〜昭和期の社会事業家。愛染橋夜学校教師。愛染園、園長就任。
¶大阪人（富田エイ　㊞昭和21(1946)年1月），近女（冨田エイ　女性，女性普）

富田久三郎 とみたきゅうざぶろう，とみだきゅうざぶろう
嘉永5(1852)年〜昭和12(1937)年12月31日
明治〜昭和期の化学者、製薬業者。富田海産塩類製造所を設立。海水から塩をとった残液から様々な海塩成分を取り出す苦汁工業を開拓。
¶朝日（㊞嘉永5年2月22日(1852年3月12日)），科学（㊞1852年(嘉永5)2月22日），世紀（㊞嘉永5(1852)年2月22日），徳島歴（とみだきゅうさぶろう　㊞嘉永5(1852)年2月22日），日人，幕末（とみだきゅうざぶろう　㊞1937年12月）

富田国男 とみたくにお
大正4(1915)年2月2日〜
昭和期の神岡鉱山病院長。
¶飛騨

冨田研一 とみたけんいち
昭和3(1928)年6月5日〜平成23(2011)年11月7日
昭和〜平成期の生化学者、大阪大学名誉教授。専門は薬品物理化学。
¶科学

富田見二 とみたけんじ
明治39(1906)年11月23日〜平成7(1995)年7月28日
昭和期の社会事業家。
¶世紀，日人

富田玄東 とみたげんとう
文化1(1804)年〜元治1(1864)年
江戸時代末期の医師。
¶幕末（㊞1864年5月16日），幕末大（㊞元治1(1864)年4月11日）

富田元道 とみたげんどう
文化10(1813)年〜明治9(1876)年
江戸時代後期の小田原藩医。
¶神奈川人

富田愿之助 とみたげんのすけ
元治1(1864)年〜昭和2(1927)年
明治〜昭和期の医師、政治家。衆議院議員。
¶日人

富田維則 とみたこれのり
生没年不詳
江戸時代中期の医師。
¶国書

富田春山 とみたしゅんざん
元文2(1737)年〜寛政3(1791)年
江戸時代中期の医師、漢詩人。
¶国書（㊞寛政3(1791)年9月24日），人名，日人

富田春嶺 とみたしゅんれい
？　〜寛政3(1791)年2月3日
江戸時代中期〜後期の医師、歌人。
¶国書

富田大鳳 とみたたいほう
宝暦12(1762)年〜享和3(1803)年　㊞富田日岳
《とみたにちがく》
江戸時代中期〜後期の儒者、医師。肥後熊本藩士。藩医学校の再春館師役。
¶熊本百（㊞享和3(1803)年3月25日），国書（富田日岳　とみたにちがく　㊞享和3(1803)年2月25日），人名，日人，藩臣7

富田業 とみたたかし
弘化3(1846)年9月8日〜明治11(1878)年11月19日
江戸時代後期〜明治期の備前藩医。
¶岡山人，岡山歴

富田健彦 とみたたけひこ
?〜
大正期の東京帝国大学セツルメント参加者。
¶社史

富田精 とみたただし
明治17(1884)年6月16日〜?
明治〜大正期の医学者(内科医)。
¶心理

冨田貞 とみたただし
江戸時代後期の蘭方医。
¶新潟百別

富田忠良 とみたただよし
明治42(1909)年6月2日〜昭和45(1970)年3月26日
昭和期の整形外科学者。
¶科学, 近医, 世紀, 日人

富田忠太郎 とみたちゅうたろう
明治2(1869)年4月5日〜昭和16(1941)年
明治〜昭和期の医師, 外科学者。軍医少佐, 新潟医学専門学校教授。富田病院を経営。
¶石川現九(㉘昭和16(1941)年4月17日), 渡航(㉘1941年4月7日), 新潟百別

富田千代(冨田千代) とみたちよ
明治23(1890)年8月25日〜昭和17(1942)年4月
昭和期の社会事業家。更正会病院を開設。結核患者や精神病患者の福祉に貢献。
¶郷土福井(冨田千代), 女性, 女性普, 日人(㉘昭和17(1942)年4月5日), 福井百(冨田千代)

冨田恒男 とみたつねお
明治41(1908)年10月8日〜平成3(1991)年6月23日
昭和期の生理学者。エール大学名誉教授。網膜の視細胞の細胞外電位を微小電極で記録。
¶科学, 近医, 現朝, 現情, 世紀, 日人

富田鶴重 とみたつるしげ
生没年不詳
大正期の小児科医。大正末期から起こった無産党の草分け。
¶熊本人

富田朋介 とみたともすけ
明治24(1891)年〜昭和47(1972)年
明治〜昭和期の医師。専門は解剖学。
¶近医

富田日岳 とみたにちがく
→富田大鳳(とみたたいほう)

富田信雄 とみたのぶお
明治32(1899)年〜昭和38(1963)年
昭和期の漕艇指導者・医師。
¶神奈川人, 姓氏神奈川

富田八郎 とみたはちろう
明治9(1876)年10月4日〜昭和22(1947)年11月29日
明治〜昭和期の政治家。伊香病院, 木之本実科高女を創立。また木之本-海津間の湖岸道路を建設した。
¶郷土滋賀, 滋賀百, 世紀, 日人

富田伴七 とみたばんしち
昭和6(1931)年10月18日〜
昭和期の教育者。
¶視覚

冨田ふさ とみたふさ
明治26(1893)年10月〜昭和29(1954)年7月19日
明治〜昭和期の医師, 社会活動家。衆議院議員。冨田病院, 京都保護院を設立。女性文化連盟厚生部幹事などを歴任。著書に「女性宝典」など。
¶京都大, 女性, 女性普, 世紀, 日人

富田真雄 とみたまさお
明治36(1903)年8月15日〜平成1(1989)年9月25日
昭和期の薬学者。京都帝国大学教授, 薬学博士。日本薬学会会長, 京都薬科大学学長などを歴任。著作に「製薬化学」。
¶科学, 現情, 世紀, 全書, 日人

冨田雅次 とみたまさじ
明治22(1889)年8月7日〜昭和42(1967)年12月20日
大正〜昭和期の動物学者。長崎医科大学教授。諸動物胚発生時の代謝の比較生化学, アミノ酸の結晶などについて研究。台北帝国大学教授, 神戸大学教授などを歴任。
¶科学, 近医, 現情, 人名7, 世紀, 日人

富田又玄 とみたゆうげん
?〜慶応1(1865)年
江戸時代末期の眼科医。
¶眼科

富田立安 とみたりゅうあん
江戸時代後期の眼科医。
¶眼科

富取益斎 とみとりえきさい
?〜文政5(1822)年
江戸時代中期〜後期の医師, 篆刻家。
¶国書(㉘文政5(1822)年2月), 日人

富永金吉 とみながきんきち
慶応1(1865)年〜昭和12(1937)年
明治〜昭和期の実業家, 政治家, 社会事業家。
¶栃木歴

富永修侃 とみながしゅうかん
昭和18(1943)年〜
昭和〜平成期の癒導医学者。日本癒導医学研究所所長。
¶現執3期

富永春沢 とみながしゅんたく
正保4(1647)年〜享保17(1732)年
江戸時代前期〜中期の眼科医。
¶眼科

富永祐民 とみながすけたみ
昭和12(1937)年6月8日～
昭和期の公衆衛生学者、疫学者。愛知県がんセンター研究所総長。
¶現執2期

富永竹村 とみながちくそん
→富永春部(とみながはるべ)

富永忠司 とみながちゅうじ
明治12(1879)年3月12日～昭和20(1945)年6月14日
明治～昭和期の内科学者。新潟医科大学学長。
¶科学, 新潟百別

富永春部 とみながはるべ
享和1(1801)年～嘉永4(1851)年6月12日　[別]富永竹村《とみながちくそん》
江戸時代後期の越後国の医師、漢学者。
¶国書(富永竹村　とみながちくそん), 新潟百別, 平史

富永正翼 とみながまさしげ
元禄11(1698)年～明和8(1771)年
江戸時代中期の儒者、医師。
¶国書([没]明和8(1771)年11月26日), 日人

富永貢 とみながみつぎ
明治36(1903)年4月28日～平成7(1995)年7月14日
大正～昭和期の歌人。東京造幣局病院長。歌集に「遠雷」「山の砂」。
¶近医, 近文, 現情, 滋賀文, 世紀, 日人

富永無物 とみながむぶつ
生没年不詳
江戸時代後期の漢方眼科医。
¶新潟百別

富永らく(富永駱) とみながらく
慶応2(1866)年9月8日～昭和13(1938)年
明治期の婦人運動家、産婆教授所教師。産婆を開業。通俗衛生演説会で熱弁をふるう。玉藻女子懇親会会主就任。
¶近女, 高知人, 高知先, 高知百(富永駱), 女運([生]1866年9月9日), 女性, 女性普, 歴大(富永駱)

富廼門真村 とみのかどまむら
生没年不詳
江戸時代後期の地方狂歌作者、医師。
¶長野歴

富野義胤 とみのよしたね
享保18(1733)年5月5日～寛政3(1791)年7月3日
江戸時代中期～後期の医師。
¶国書

富松武助 とみまつぶすけ
明治9(1876)年4月26日～昭和34(1959)年3月22日
明治～昭和期の製薬家。
¶徳島百, 徳島歴

富山和子 とみやまかずこ
昭和8(1933)年10月5日～
昭和～平成期の評論家。立正大学短期大学部教授、日本福祉大学客員教授。
¶近女, 群馬人, 現執1期, 現執2期, 現執3期, 現執4期, 現情, 児人, 世紀, マス89

冨山宏平 とみやまこうへい
大正6(1917)年2月5日～平成10(1998)年9月15日
昭和～平成期の植物学者、名古屋大学教授。専門は植物病理学、植物生理学。
¶科学

富山淳道 とみやまただみち★
天保8(1837)年1月12日～明治20(1887)年
江戸時代後期～明治期の病院経営者。
¶三重続

富山道冶 とみやまどうや
天正12(1584)年～寛永11(1634)年4月11日
安土桃山時代～江戸時代前期の仮名草子作者・医師。
¶国書

富山方亭 とみやまほうてい
文政3(1820)年～明治3(1870)年
江戸時代後期～明治期の医師、漢詩人。
¶国書([没]明治3(1870)年1月20日), 長崎遊, 三重

冨山節 とみやまみさお
明治41(1908)年～昭和57(1982)年
昭和期の寿製薬創立者。
¶長野歴

戸村よしを とむらよしを,とむらよしお
明治17(1884)年～昭和46(1971)年
明治～昭和期の看護婦。日本赤十字社福井支部病院婦長。初代婦長。ナイチンゲール記章を受章。
¶郷土福井, 女性(とむらよしお), 女性普(とむらよしお), 世紀(とむらよしお　[生]明治17(1884)年7月16日　[没]昭和46(1971)年4月18日), 日人([生]明治17(1884)年7月16日　[没]昭和46(1971)年4月18日), 福井百

留岡きく子 とめおかきくこ
明治7(1874)年10月4日～昭和8(1933)年4月19日
明治～昭和期の女性。社会事業家留岡幸助の後妻。夫の教育実践と社会事業を支える。
¶女性, 女性普

留岡幸助 とめおかこうすけ
元治1(1864)年3月4日～昭和9(1934)年2月5日
昭和期の社会事業家。巣鴨、北海道に家庭学校創立、少年の感化救済に尽力。「基督教新聞」主筆。
¶岩史, 海越新, 岡山, 岡山人, 岡山百, 岡山歴, 角史, 北墓, 教育, キリ([生]元治1年3月4日(1864年4月9日)), 近現, 現朝([生]元治1年3月4日(1864年4月9日)), 国史, コン改, コン5, 史人, 真宗, 新潮, 人名, 世紀, 世百, 全書, 哲学, 渡航, 日史, 日人, 百科, 北海道百, 北海道文, 北海道歴, 民学, 履歴, 歴大

と

留岡夏子 とめおかなつこ
慶応2(1866)年頃～明治33(1900)年4月30日
江戸時代末期～明治期の女性。社会事業家留岡幸助の先妻。夫の伝道、普及活動を助ける。
¶女性([生]慶応2(1866)年頃), 女性普

友田正信 ともだまさのぶ
明治36(1903)年～昭和37(1962)年
大正～昭和期の医師。外科(消化器)。
¶近医

友永得郎 ともながとくろう
明治36(1903)年4月1日～平成3(1991)年7月31日
大正～平成期の医師。専門は法医学。
¶科学, 近医

と

朝長正徳 ともながまさのり
昭和7(1932)年～平成2(1990)年
昭和～平成期の医師。専門は病理学、神経病理学。
¶近医

伴経俊 とものつねとし
平安時代後期の官人、医師。典薬允。
¶古人

伴盛俊 とものもりとし
平安時代後期の医師。
¶古人

塘林虎五郎 ともばやしとらごろう
慶応2(1866)年～昭和7(1932)年　[別]塘林虎五郎《とうりんとらごろう》
明治～昭和期の社会事業家。貧児孤児の救済保育に尽力。
¶熊本人, 熊本百([生]慶応2(1866)年11月3日 [没]昭和7(1932)年11月2日), 人名(とうりんとらごろう), 世紀([生]慶応2(1866)年11月3日 [没]昭和7(1932)年11月2日), 日人

友淵宜卿 ともぶちぎけい
生没年不詳
江戸時代中期の医師。
¶日人

友淵南江 ともぶちなんこう
生没年不詳
江戸時代中期の医師。
¶国書

友松円諦 ともまつえんたい
明治28(1895)年4月1日～昭和48(1973)年11月16日
大正～昭和期の宗教家、仏教学者。全日本仏教会初代事務総長、大正大学教授。全日本真理運動創設、機関誌「真理」創刊。神田寺創建し浄土宗離脱。
¶近現, 近文, 現朝, 現情, 現人, 現日, 国史, コン改, コン4, コン5, 視覚, 史研, 史人, 社史, 新潮, 人名7, 世紀, 哲学, 日人, 仏教, 仏人, 民学, 履歴, 履歴2, 歴大

友安三冬 ともやすみふゆ
天明8(1788)年～文久2(1862)年
江戸時代後期の神官、医師。
¶香川人, 香川百, 国書([没]文久2(1862)年10月10日), 人名, 日人, 幕末([没]1862年12月1日), 幕末大([没]文久2(1862)年10月10日), 藩臣6

友寄英彦 ともよせえいげん
明治29(1896)年10月6日～昭和55(1980)年12月14日
大正～昭和期の歯科医師。
¶沖縄百

友寄景当 ともよせけいとう
尚賢6(1646)年12月17日～尚貞28(1696)年
江戸時代前期～中期の医師。
¶沖縄百

土門皓哉 どもんこうさい
文政12(1829)年9月1日～明治25(1892)年10月30日　[別]土門皓哉《どもんこうさい》
江戸時代末期～明治期の本荘藩侍医、医師。維新後、地元民のために尽くし聖医として信望を集めた。
¶秋田人2, 藩臣1(土門皓哉　どもんこうさい)

戸谷三右衛門 とやさんうえもん
→戸谷三右衛門(とやさんえもん)

戸谷三右衛門 とやさんえもん
元禄10(1697)年～天明8(1788)年　[別]戸谷三右衛門《とやさんうえもん》
江戸時代中期の救恤家(慈善事業家)。
¶埼玉人, 埼玉百(とやさんうえもん)

戸谷清一郎 とやせいいちろう
明治9(1876)年～昭和29(1954)年
明治～昭和期の社会事業家。
¶群馬人

外山義 とやまただし
昭和25(1950)年4月22日～
昭和～平成期の建築計画学者、環境心理学者。国立医療・病院管理研究所地域医療施設計画研究室長。
¶現執3期

外山敏夫 とやまとしお
大正6(1917)年3月6日～平成14(2002)年2月11日
昭和～平成期の医学者。慶応大学教授。
¶科学, 科技, 近医

外山林助 とやまりんすけ
～明治23(1890)年
江戸時代後期～明治期の新潟県立新潟医学校教諭。
¶新潟百別

豊浦元貞 とようらもとさだ
？～文化9(1812)年9月18日
江戸時代中期～後期の医師。
¶国書

豊川行平 とよかわこうへい
大正3(1914)年1月25日～昭和52(1977)年3月8日
昭和期の衛生学者。東京帝国大学教授。東大紛争時、大学側の当事者として対応。著書に「流行病の発生と終熄」など。

¶科学，近医，現情，人名7，世紀，日人，履歴，履歴2

豊川裕之 とよかわひろゆき
昭和7(1932)年6月2日～
昭和～平成期の公衆衛生学者、栄養疫学者。東邦大学医学部教授。
¶現執3期，現執4期

豊倉康夫 とよくらやすお
大正12(1923)年4月30日～平成15(2003)年6月19日
昭和～平成期の神経内科学者。
¶科学，近医，現朝，世紀，日人

豊吉純享 とよしじゅんきょう
生没年不詳
江戸時代前期の医師。
¶飛驒

豊島久真男 とよしまくまお
昭和5(1930)年10月5日～
昭和～平成期の病理学者。住友病院院長、東京大学教授。専門は感染病理学、腫瘍ウイルス学、ガン。世界で初めてがん遺伝子の存在を証明。
¶現朝，現情，世紀，日人

豊島源右衛門 とよしまげんうえもん
享和3(1803)年～明治20(1887)年
江戸時代後期～明治期の医師。
¶姓氏群馬

豊島恕平 とよしまじょへい
文久2(1862)年～大正9(1920)年
明治～大正期の医師・政治家。
¶姓氏長野

豊島豊次郎 とよしまとよじろう
明治19(1886)年～昭和40(1965)年
明治～昭和期の医師。
¶姓氏神奈川

豊嶋英雄 とよしまひでお
大正3(1914)年～昭和57(1982)年
昭和期の医師。内科(循環器)。
¶近医

豊住秀堅 とよずみひでかた
弘化2(1845)年11月1日～明治33(1900)年1月5日
江戸時代後期～明治期の医師。
¶広島百

豊田九皐(豊田久皐) とよだきゅうこう
文化8(1811)年～明治23(1890)年
江戸時代末期～明治期の医師。府内藩病院兼督学。コレラ流行時、藩で治療法を教授。
¶大分歴，コン改，コン4，コン5，人名，長崎遊(豊田久皐)，日人

豊田慶治 とよだけいじ
大正10(1921)年8月28日～
昭和期の社会福祉研究者、福祉団体役員。京都身体障害者福祉センター理事長、華頂短期大学教授。
¶現執2期

豊田玄東 とよだげんとう
生没年不詳
江戸時代前期の医師。
¶黄檗

豊田成章 とよだせいしょう
天保6(1835)年～明治41(1908)年
江戸時代後期～明治期の下吉田村の医師。
¶姓氏愛知

豊田秀造 とよだひでぞう
明治15(1882)年7月2日～？
明治～大正期の渡航者。
¶近医，渡航

豊田文一 とよたぶんいち，とよだぶんいち
明治41(1908)年3月12日～平成3(1991)年3月15日
大正～平成期の医師。耳鼻咽喉科。
¶石川現十，近医(とよだぶんいち)

豊田誠 とよだまこと
昭和10(1935)年9月26日～
昭和～平成期の弁護士。全国公害弁護団連絡会議(全国公害弁連)初代理事長。イタイイタイ病、水俣病、四日市公害などのいわゆる4大公害裁判や薬害スモン訴訟などを担当。
¶現朝，現執1期，現執2期，世紀，日人

豊田養慶 とよだようけい
生没年不詳
江戸時代中期の医師。
¶国書，新潮，人名，日人

豊田林平 とよたりんぺい
文久3(1863)年～大正8(1919)年
明治～大正期の医師。
¶栃木百，栃木歴

豊永快蔵 とよながかいぞう
文政10(1827)年～大正3(1914)年11月25日
江戸時代末期～大正時代の医師。種痘接種の普及をはかる。
¶高知人，高知先([生]文政10年12月12日)，高知百([没]1902年)，幕末，幕末大

豊原勘一郎 とよはらかんいちろう
元治1(1864)年～大正11(1922)年
明治～大正期の医師。「ジェンナー碑」の提唱者。
¶島根歴

豊原観一郎 とよはらかんいちろう
生没年不詳
明治期の医師。
¶島根百

豊原道也 とよはらみちや
？ ～
大正期の東京帝国大学セツルメント参加者。
¶社史

豊福秋風 とよふくしゅうふう
天明3(1783)年～弘化2(1845)年6月13日
江戸時代中期～後期の医師。

¶国書

豊福環 とよふくたまき
明治6(1873)年～昭和7(1932)年3月25日
明治～昭和期の小児科医。
　¶岡山人、岡山歴(㊗明治6(1873)年3月23日)、
　　渡航(㊗1873年12月23日)

豊山千蔭 とよやまちかげ
大正3(1914)年3月19日～平成15(2003)年12月
22日
昭和期の俳人。
　¶視覚、俳文

虎岩武 とらいわたけし
安政3(1856)年～明治27(1894)年
江戸時代末期～明治期の医師。
　¶静岡百、静岡歴

虎岩道説(1) とらいわどうせつ
寛永5(1628)年～享保10(1725)年
江戸時代前期～中期の陸奥仙台藩医。伊達綱村の
侍医。
　¶国書(㊗享保10(1725)年11月)、人名(㊗1627
　　年)、日人、藩臣1

虎岩道説(2) とらいわどうせつ
寛永3(1626)年～元禄10(1697)年
江戸時代前期～中期の陸奥仙台藩医。
　¶姓氏宮城

虎岩頼重 とらいわよりしげ
慶応3(1867)年～大正12(1923)年
明治～大正期の内科医。
　¶姓氏宮城

鳥居恵二 とりいえいじ
明治24(1891)年2月4日～昭和46(1971)年6月12
日　㊙鳥居惠二《とりいけいじ》
大正～昭和期の耳鼻咽喉科医学者。新潟医科大学
教授。航空生理学を研究。著書に「耳鼻咽喉科手
術書」「中耳炎」など。
　¶科学、近医、現情、人名7、世紀、徳島歴(とり
　　いけいじ　㊗昭和46(1971)年8月21日)、新潟
　　百、日人(㊗昭和46(1971)年8月12日)

鳥居恵二 とりいけいじ
→鳥居恵二(とりいえいじ)

鳥居鎮夫 とりいしずお
大正13(1924)年6月19日～
昭和～平成期の大脳生理学者、睡眠生理学者。東
邦大学教授。
　¶現執3期

鳥居篤治郎 とりいとくじろう
明治27(1894)年8月12日～昭和45(1970)年9月
11日
大正～昭和期の教育者、社会事業家。日本盲人会
連合会長、世界盲人協会理事。盲人福祉施設の京
都ライトハウスを創設。
　¶京都大、京都府、視覚、社史、世紀、姓氏京都、
　　日人

鳥居敏雄 とりいとしお
明治45(1912)年5月～昭和39(1964)年1月31日
昭和期の内科医学者。北海道大学教授。食餌性ア
レルギーの臨床的実験について研究。カリフォル
ニア大学客員教授、東京医科歯科大学教授を歴任。
　¶科学、近医、現情、人名7、世紀、日人

鳥海保一 とりうみやすいち
明治24(1891)年～昭和50(1975)年
大正～昭和期の医師。
　¶姓氏神奈川

鳥飼竜生 とりかいたつお
明治42(1909)年～平成13(2001)年
大正～平成期の医師。内科。
　¶近医

鳥飼洞斎 とりかいどうさい
江戸時代中期の眼科医。
　¶眼科

鳥潟恒吉 とりがたつねきち、とりかたつねきち
＊～大正3(1914)年10月19日
明治～大正期の教育者。初代大分県立病院医学
校長。
　¶秋田人2(㊗安政2年12月)、大分百(とりかたつ
　　ねきち　㊗1855年)、大分歴(㊗安政2(1855)
　　年)、近医(㊗安政3(1856)年)、世紀(㊗安政2
　　(1856)年12月)、日人(㊗1856年)

鳥潟隆三 とりがたりゅうぞう
明治10(1877)年～昭和27(1952)年2月19日
明治～昭和期の外科医学者。京都帝国大学教授。
インペプジン学説提唱、免疫元「コクチゲン」を
創製。
　¶秋田人2(㊗明治10年1月10日)、科学(㊗1877年
　　(明治10)8月20日)、近医、現情(㊗1877年8
　　月)、新潮(㊗明治10(1877)年1月10日)、人名
　　7、世紀(㊗明治10(1877)年8月)、渡航
　　(㊗1877年8月21日)、日人(㊗明治11(1878)年
　　8月20日)

鳥越弁庵 とりごえべんあん
天保2(1831)年～明治33(1900)年
江戸時代後期～明治期の鹿沼の医師、慈善医療、
貝島の開田事業。
　¶栃木歴

鳥塚莞爾 とりずかかんじ
大正15(1926)年9月7日～平成25(2013)年7月
27日
昭和～平成期の放射線医学者、京都大学名誉教
授。専門は核医学。
　¶科学

鳥巣太郎 とりすたろう
明治40(1907)年～平成5(1993)年3月27日
大正～平成期の医師。外科。
　¶科学、近医

鳥海克己 とりのうみかつみ
明治21(1888)年3月1日～昭和47(1972)年6月
11日

大正～昭和期の医師。
¶庄内

鳥海玄達 とりのうみげんたつ
生没年不詳
江戸時代中期の医師。
¶日人

鳥海松亭 とりのうみしょうてい
安永1(1772)年～文政2(1819)年
江戸時代後期の医師、儒者、蘭学者。出羽鶴岡藩医を辞し、江戸で儒学・蘭学を学んだ。
¶朝日([没]文政2年4月18日(1819年5月11日)), 江文, 国書([没]文政2(1819)年4月18日), 人名, 日人

鳥海良琢 とりのうみりょうたく
慶長14(1609)年～元禄3(1690)年12月7日
江戸時代前期～中期の庄内藩医。
¶庄内

鳥原信一 とりはらしんいち
昭和31(1956)年3月14日～
昭和～平成期の障害者支援技術研究者。
¶視覚

鳥丸俊彦 とりまるとしひこ
大正期の医師。
¶渡航

鳥山晃(1) とりやまあきら
? ～
大正期の東京帝国大学セツルメント参加者。
¶社史

鳥山晃(2) とりやまあきら
明治31(1898)年6月20日～平成6(1994)年11月30日
昭和期の写真家、眼科医。
¶近医, 写家

鳥山玄信 とりやまげんしん
生没年不詳
江戸時代中期の医師。
¶飛驒

鳥山崧岳 とりやましょうがく
→鳥山崧岳(とりやますうがく)

鳥山崧岳 とりやますうがく
? ～安永5(1776)年 [別]鳥山崧岳《とりやましょうがく》
江戸時代中期の医師、儒学者、漢詩人。
¶朝日([没]安永5年3月25日(1776年5月12日)), 大阪人([没]安永5(1776)年3月), 大阪墓([没]安永5(1776)年3月26日), 国書([没]安永3(1774)年3月25日), コン改(とりやましょうがく), コン4(とりやましょうがく), 詩歌, 人名, 日人, 和俳

杜陵 とりょう
生没年不詳
江戸時代末期～明治期の俳人・医師。
¶国書

頓宮寛 とんぐうゆたか
明治17(1884)年～昭和49(1974)年
明治～昭和期の医師。外科。
¶近医

呑象 どんしょう
→高島嘉右衛門(たかしまかえもん)

【な】

内木伝十郎 ないきでんじゅうろう
生没年不詳
江戸時代前期の高山西之一色村の百姓。馬医。
¶飛驒

内藤欽二 ないとうきんじ
嘉永2(1849)年～昭和1(1926)年
明治～大正期の蘭医・政治家。
¶姓氏富山, 富山百

内藤啓之助 ないとうけいのすけ
慶応3(1867)年～昭和13(1938)年
明治～昭和期の医師。島根県医師会長。
¶島根歴

内藤茂樹 ないとうしげき
万延1(1860)年～?
明治期の眼科医。
¶眼科

内藤重久 ないとうしげひさ
明治19(1886)年12月22日～昭和43(1968)年4月25日
明治～昭和期の弓道家、内科医。
¶弓道

内藤寿七郎 ないとうじゅしちろう
明治39(1906)年～平成19(2007)年
大正～平成期の小児科学者、育児学者。愛育病院院長。
¶近医, 熊本人, 現情([生]1906年10月23日)

内藤尚賢 ないとうしょうけん★
生没年不詳
江戸時代中期の医師。
¶秋田人2

内藤聖二 ないとうせいじ
大正12(1923)年～平成13(2001)年
昭和～平成期の医師。内科。
¶近医

内藤誠二 ないとうせいじ
大正3(1914)年～昭和29(1954)年
昭和期の官僚。専門は厚生行政。
¶近医

内藤泉庵 ないとうせんあん
生没年不詳
江戸時代の医師。
¶国書, 人名, 日人

内藤泰吉 ないとうたいきち
文政11(1828)年〜明治44(1911)年
江戸時代後期〜明治期の医師。
¶熊本人，熊本百([生]文政11(1828)年1月　[没]明治44(1911)年8月22日)，長崎遊

内藤多喜夫 ないとうたきお
明治33(1900)年2月5日〜昭和51(1976)年5月12日　[別]吐天《とてん》,内藤吐天《ないとうとてん》,竜胆寺旻《りゅうたんじあきら》
大正〜昭和期の薬学者、俳人。名城大学教授、名古屋市立大学教授。「早蕨」を創刊、主宰。句集に「落葉松」、著書に「古俳句評釈」など。
¶近文(内藤吐天　ないとうとてん)，現情，幻想(竜胆寺旻　りゅうたんじあきら)，現俳(内藤吐天　ないとうとてん)，人名7，世紀，日人，俳句(吐天　とてん)，俳文(内藤吐天　ないとうとてん)

内藤達男 ないとうたつお
明治29(1896)年9月1日〜昭和20(1945)年8月13日
大正〜昭和期の医学者、細菌学者。
¶徳島歴

内藤儁 ないとうとし
大正5(1916)年〜平成2(1990)年
昭和〜平成期の医師。耳鼻咽喉科。
¶近医

内藤吐天 ないとうとてん
→内藤多喜夫(ないとうたきお)

内藤豊次 ないとうとよじ
明治22(1889)年8月15日〜昭和53(1978)年3月20日
明治〜昭和期の実業家。エーザイ会長。日本衛材を創立、エーザイと改称。
¶近医，現情，実業，新潮，人名7，世紀，創業，日人

内藤尚賢 ないとうなおかた
生没年不詳
江戸時代後期の本草家。
¶国書

内藤伯昌 ないとうのりまさ★
〜元禄2(1689)年
江戸時代前期の医師。
¶秋田人2

内藤春宣 ないとうはるのぶ
文化13(1816)年〜明治10(1877)年
江戸時代後期〜明治期の医師。<41>貧者救済に努めた。
¶島根歴

内藤裕史 ないとうひろし
昭和7(1932)年2月5日〜
昭和〜平成期の医師。麻酔科、筑波大学教授。
¶現執3期，現情，世紀

内藤益一 ないとうますかず
明治40(1907)年〜平成17(2005)年
大正〜平成期の医師。内科(結核病学)。
¶近医

内藤祐次 ないとうゆうじ
大正9(1920)年8月3日〜平成17(2005)年
昭和〜平成期の実業家。エーザイ社長、内藤記念科学振興財団理事長。国際製薬団体連合会(IFPMA)理事、日本製薬工業協会会長などを務める。
¶近医，現朝，現情，実業，世紀，日人

内藤行雄 ないとうゆきお
明治41(1908)年〜平成5(1993)年
大正〜平成期の医師。外科、整形外科。
¶近医

内藤芳篤 ないとうよしあつ
大正14(1925)年〜平成17(2005)年
昭和〜平成期の医師。専門は解剖学。
¶近医

内藤蘭渓 ないとうらんけい★
〜安永5(1776)年5月2日
江戸時代中期の医師。
¶秋田人2

内藤良一 ないとうりょういち
明治39(1906)年12月26日〜昭和57(1982)年7月7日
大正〜昭和期の軍人。
¶近医，陸海

内藤礼治 ないとうれいじ
大正15(1926)年10月13日〜
大正〜昭和期の図書館役員。
¶視覚

苗加房三郎 なえかふさざぶろう
明治8(1875)年〜昭和10(1935)年　[別]苗加房三郎《のうかふささぶろう》
昭和期の歯科医師、政治家。京都府議会議員。
¶姓氏京都，姓氏京都(のうかふささぶろう)

直井修一郎 なおいしゅういちろう
大正4(1915)年3月2日〜
昭和期の下呂温泉病院事務局長。
¶飛騨

直居鉄 なおいてつ
大正15(1926)年10月13日〜
大正〜昭和期の教育者。
¶視覚

直井由紀 なおいゆき
昭和38(1963)年3月17日〜
昭和〜平成期のゴールボール・フロアバレーボール選手・普及者。
¶視覚

直孝 なおたか
?　〜明治6(1873)年
江戸時代後期〜明治期の刀剣の装飾彫刻・おこり病治療者。
¶姓氏長野

浪越常吉　なおつねきち
文久2（1862）年～昭和10（1935）年
明治～昭和期の医師、地方自治功労者。
¶高知人

直海元周　なおみげんしゅう
生没年不詳
江戸時代中期の本草家。
¶国書

直海竜　なおみりゅう
生没年不詳
江戸時代の本草学者。
¶富山百

直邨善五郎　なおむらぜんごろう
文久1（1861）年～昭和7（1932）年
明治～昭和期の長野県最初の歯科医師免許取得者、初代の三重県歯科医師会長。
¶長野歴

名尾良憲　なおよしのり
明治43（1910）年8月31日～平成18（2006）年
大正～平成期の医師。内科、三楽病院名誉院長、日本消化吸収学会理事長。
¶近医，現執2期

中明賢二　なかあきけんじ
昭和15（1940）年2月14日～
昭和～平成期の衛生学者。労働科学研究所研究部長、麻布大学教授。
¶現執3期

半井明英　なかいあきひで
→半井明英（なからいあきふさ）

永井啓　ながいあきら
大正6（1917）年8月31日～平成4（1992）年8月23日
昭和期の医師、口演童話家。小児科。
¶日児

永井明　ながいあきら
昭和22（1947）年12月10日～平成16（2004）年
昭和～平成期の医療ジャーナリスト、医師。内科、神奈川県立病院内科医長。
¶近医，現執3期，現執4期

長井氏克　ながいうじかつ
天保13（1842）年～明治37（1904）年
江戸時代末期～明治期の政治家。衆議院議員、津市長、伊勢新聞社社長。日本赤十字社三重県委員長も務めた。
¶維新，コン5，日人，幕末（[没]1904年10月9日），三重続（[生]天保13年10月）

長井槐斎　ながいかいさい★
～天明6（1786）年
江戸時代中期の医家。
¶三重

永井一夫　ながいかずお
生没年不詳
大正期の医学者。
¶徳島歴

永井一雄　ながいかずお
明治6（1873）年8月～大正12（1923）年9月1日
明治～大正期の薬学者、台湾総督府技師。
¶科学

永井勝次　ながいかつじ
昭和4（1929）年9月26日～
昭和～平成期の薬効薬理研究者。関西女子短期大学教授。
¶現執3期

永井力子　ながいかね
明治33（1900）年2月7日～平成1（1989）年
大正～昭和期の歯科医師。
¶札幌，北海道歴

中居きよ　なかいきよ
明治29（1896）年～昭和24（1949）年
大正～昭和期の助産婦。
¶姓氏富山

永井清保　ながいきよやす
大正10（1921）年～平成15（2003）年
昭和～平成期の医師。内科。
¶近医

永井極　ながいきわむ
大正4（1915）年9月4日～昭和19（1944）年7月7日
昭和期の医師。
¶飛驒

中井健五　なかいけんご
大正13（1924）年～平成12（2000）年
昭和～平成期の医師。専門は薬理学。
¶近医

中井愿泰　なかいげんたい
元治1（1864）年8月20日～昭和21（1946）年1月22日
明治～昭和期の産婦人科医。大野郡産婆会会長など歴任。
¶飛驒

中井玄端　なかいげんたん
正保2（1645）年～享保5（1720）年
江戸時代前期～中期の医家。
¶兵庫百

永井権中　ながいけんちゅう
→永井権中（ながいごんちゅう）

中井厚沢　なかいこうたく
安永4（1775）年～天保3（1832）年
江戸時代後期の蘭方医。
¶朝日，科学，国書，長崎遊，日人，洋学

中井コッフ　なかいこっふ
明治14（1881）年～昭和37（1962）年
明治～昭和期の医師・歌人。
¶愛媛，愛媛百（[生]明治14（1881）年6月23日 [没]昭和37（1962）年3月18日）

永井権中　ながいごんちゅう
？～宝暦12（1762）年　[別]永井権中《ながいけん

ちゅう》
江戸時代中期の医師。
¶愛媛（[生]？），愛媛百（ながいけんちゅう　[没]宝暦12（1762）年12月26日）

長井実近 ながいさねちか
明治6（1873）年～昭和27（1952）年
明治～昭和期の医師。
¶姓氏鹿児島

中伊三郎 なかいさぶろう
→中屋伊三郎（なかやいさぶろう）

永井慈現 ながいじげん
～寛延1（1748）年
江戸時代中期の鵜の森精神病院創設者。
¶新潟百別

な

長石忠三 ながいしちゅうぞう
明治40（1907）年12月10日～平成1（1989）年8月30日
大正～昭和期の医師。外科（結核外科）。
¶科学，近医

永井秀太 ながいしゅうた
→永井秀太（ながいひでた）

中井準之助 なかいじゅんのすけ
大正7（1918）年6月21日～平成16（2004）年3月1日
昭和～平成期の解剖学者。東京大学教授。専門は神経解剖学。筑波大学副学長を経て浜松医科大学学長に就任。
¶科学，近医，現朝，現情，世紀，日人

長井常安 ながいじょうあん
元禄5（1692）年～宝暦10（1760）年
江戸時代中期の藩医師。
¶和歌山人

永井松元 ながいしょうげん
弘化2（1845）年7月16日～大正8（1919）年2月7日
明治・大正期の医師。
¶飛騨

長井松堂 ながいしょうどう
文化4（1807）年～明治16（1883）年
江戸時代後期～明治期の医師、漢学者。
¶国書

永井森斎 ながいしんさい
文化1（1804）年～明治4（1871）年
江戸時代後期～明治期の精神病医、俗称鵜の森の馬鹿医師。
¶新潟百別

中泉行徳 なかいずみぎょうとく
→中泉行徳（なかいずみゆきのり）

中泉正 なかいずみただし
弘化2（1845）年～明治45（1912）年
明治期の医師、軍人。
¶眼科，日人

中泉正徳 なかいずみまさのり
明治28（1895）年4月16日～昭和52（1977）年2月10日
明治～昭和期の放射線医学者。東京帝国大学教授。レントゲンの集光照射法を研究。著書に「臨床放射線学」「臨床放射線治療学」など。
¶科学，近医，現情，人名7，世紀，日人

中泉行徳 なかいずみゆきのり
明治4（1871）年1月5日～昭和20（1945）年　[別]中泉行徳《なかいずみぎょうとく》
明治～昭和期の眼科医。東京大学助教授。日本眼科学会幹事、東京眼科医師会会長などを歴任し、後輩の育成に尽力。
¶科学（[没]1945年（昭和20）4月12日），眼科（なかいずみぎょうとく），近医，埼玉人，人名7，渡航（[生]1871年1月），日人（[没]昭和20（1945）年4月12日）

中泉行正 なかいずみゆきまさ
明治30（1897）年1月25日～昭和53（1978）年1月8日
大正～昭和期の眼科医。日本眼科医科会長。一新会理事長として、先人の業績を伝える。著書に「明治前日本眼科史」など。
¶科学，近医，現情，人名7，世紀，日人

永井純義 ながいすみよし
大正6（1917）年3月17日～
昭和期の外科学者。東京医科大学教授。
¶現情

半井宗治 なかいそうじ
→並木荘次（なみきそうじ）

永井隆 ながいたかし
明治41（1908）年2月3日～昭和26（1951）年5月1日
昭和期の放射線医学者。長崎医大教授。長崎原爆で重傷を負うが救護活動にあたる。著書に「この子を残して」。
¶科学，科技，郷土長崎，キリ，近医，現朝，現情，現人，現日（[没]1951年1月5日），島根人（[生]明治40（1907）年），島根百，島根文，島根歴，新潮，人名7，世紀，長崎百，長崎歴，日人，日本，平和，履歴，履歴2

永井武志 ながいたけし
昭和15（1940）年8月7日～
昭和期の実業家。
¶視覚

永井環 ながいたまき
明治6（1873）年10月24日～昭和15（1940）年4月17日
明治～昭和期の医師。
¶飛騨

長井千尋 ながいちひろ
～大正13（1924）年
明治～大正期の医師。新潟市医師会長。
¶新潟百別

中井長次郎 なかいちょうじろう
享和1（1801）年～文久3（1863）年8月6日
江戸時代末期の医師。

¶飛騨

永井長積 ながいちょうせき
明治9(1876)年5月17日～昭和23(1948)年3月
明治～昭和期の歯科医師。
¶沖縄百

永井鼎斉 ながいていさい
～慶応4(1868)年2月
江戸時代末期の医師。
¶飛騨

永井哲 ながいてつ
昭和9(1934)年12月11日～
昭和期の医師。精神科、地域精神衛生会復泉会理事長。
¶現執2期

中井哲太郎 なかいてつたろう
明治23(1890)年12月9日～昭和36(1961)年2月21日
大正・昭和期の産婦人科医。
¶飛騨

永井輝夫 ながいてるお
大正15(1926)年5月27日～
昭和期の放射線医学者。
¶群馬人

永井撤 ながいとおる
昭和30(1955)年3月8日～
昭和～平成期の臨床心理士。東京都立大学人文学部心理教育学科教授。
¶現執4期

永井徳資 ながいとくし
文政4(1821)年～明治16(1883)年　㋹永井徳資《ながいのりつぐ》
江戸時代末期～明治の和算家・医師。
¶人名、数学(ながいのりつぐ)、日人

永井利義 ながいとしよし
明治24(1891)年～？
大正～昭和期の医師、京都府議会議員。
¶姓氏京都

長井長義 ながいながよし
弘化2(1845)年～昭和4(1929)年2月10日
明治～大正期の薬学者。東京大学教授、大日本製薬会社社長。漢薬麻黄からエフェドリンを分離・合成することに成功した。
¶海越(㋕弘化2(1845)年7月24日　㋸昭和4(1929)年2月13日)、海越新(㋕弘化2(1845)年7月24日　㋸昭和4(1929)年2月13日)、科学(㋕1845年(弘化2)7月24日)、鎌倉、近医、近現、現朝(㋕弘化2年6月20日(1845年7月日))、国際、国史、コン改、コン5、史人(㋕1845年6月20日)、新潮(㋕弘化2(1845)年6月20日)、人名、世紀(㋕弘化2(1845)年6月20日、㋸昭和4(1929)年2月13日)、先駆(㋕弘化2(1845)年7月　㋸昭和4(1929)年2月13日)、全書、大百、徳島百(㋕弘化2(1845)年7月24日、徳島歴(㋕弘化2(1845)年7月24日

日)、渡航(㋕1845年7月　㋸1929年2月13日)、長崎遊、日人、幕末、藩臣6、明治2、履歴(㋕弘化2(1845)年6月20日)、履歴2(㋕弘化2(1845)年6月20日)

中稲武彦 なかいねたけひこ
明治24(1891)年～昭和54(1979)年
大正～昭和期の医師。
¶姓氏鹿児島

永井徳資 ながいのりつぐ
→永井徳資(ながいとくし)

中井久夫 なかいひさお
昭和9(1934)年1月16日～
昭和～平成期の医師、精神医学者、翻訳家。精神科、神戸大学教授。
¶現執2期、現執3期、現執4期、兵庫文

永井寿雄 ながいひさお
明治43(1910)年～
昭和期の柔道整復師。
¶群馬人

永井潜 ながいひそむ
明治9(1876)年11月14日～昭和32(1957)年5月17日
明治～昭和期の生理学者。東京大学教授。生理学に物理化学の理論、実験技術を導入。
¶科学、科技、近医、現情、新潮、人名7、世紀、哲学、渡航、日人、広島百(㋸昭和32(1957)年10月7日)、履歴(㋸昭和32(1957)年5月27日)、履歴2(㋸昭和32(1957)年5月27日)

永井秀太 ながいひでた
明治9(1876)年7月8日～＊　㋹永井秀太《ながいしゅうた》
明治～大正期の医学者。永井結核病研究所長。
¶岡山歴(ながいしゅうた　㋸昭和24(1949)年1月1日)、渡航(㋸?)

永井昌彦 ながいまさひこ
大正13(1924)年3月14日～平成15(2003)年1月29日
大正～平成期の点字指導員、教師。
¶視覚

永井昌文 ながいまさふみ
大正13(1924)年5月1日～＊
大正～昭和期の医師。専門は解剖学、人類学。
¶近医(㋸平成13(2001)年)、考古(㋸平成13(2002)年10月3日)

長井真理 ながいまり
昭和28(1953)年～平成2(1990)年
昭和～平成期の医師。精神科。
¶近医

中井黙蛙 なかいもくあ
明治34(1901)年4月28日～昭和20(1945)年9月22日
大正～昭和期の書家、歯科医。
¶島根百、島根歴

中井養儒（中井養仙） なかいようせん
＊〜正徳1（1711）年8月3日
江戸時代前期〜中期の医師。
¶大阪人（㋐寛永5（1628）年　㋑正徳3（1713）年8月），国書（㋑寛永3（1626）年），兵庫百（中井養仙　㋑？）

永井立教 ながいりっきょう
明治39（1906）年〜昭和39（1964）年
大正・昭和期の僧侶、社会福祉家。
¶愛媛

長井琳策 ながいりんさく
寛政1（1789）年〜文久3（1863）年
江戸時代後期〜末期の医師、本草家。
¶国書

長井琳章 ながいりんしょう
文政1（1818）年〜明治33（1900）年
江戸時代末期〜明治期の医師（阿波徳島藩医）。
¶国書（㋑文政1（1818）年7月26日　㋑明治33（1900）年11月7日），徳島百，徳島歴，長崎遊，藩臣6，洋学

中上すず なかうえすず
大正15（1926）年10月22日〜平成4（1992）年9月2日
昭和・平成期の看護婦。高山遍信診療所。
¶飛騨

中内功（中内㓛） なかうちいさお
大正11（1922）年8月2日〜平成17（2005）年9月19日
昭和〜平成期の経営者。ダイエー社長。薬局からダイエーを発展させ、小売業売上高日本一のスーパーに成長させた。
¶現朝（中内㓛），現執2期，現執3期，現情（中内㓛），現日，コン（中内㓛），現日，コン4，コン5，新潮，世紀（中内㓛），創業（中内㓛），日人，履歴（中内㓛），履歴2（中内㓛）

中内晴軒 なかうちせいけん★
弘化1（1844）年〜大正9（1920）年
江戸時代後期〜大正期の伊賀阿呆村の医師、書家。
¶三重続

長江いわ子 ながえいわこ
天保6（1835）年12月8日〜大正14（1925）年1月24日
江戸時代末期〜大正期の女性。生活困窮者の救済にあたる。賢婦人と仰がれる。
¶江表（いわ子（秋田県）），女性，女性普

中永征太郎 なかえせいたろう
昭和13（1938）年9月26日〜
昭和期の栄養学者。ノートルダム清心女子大学教授。
¶現執2期

永江大助 ながえだいすけ
？〜
大正期の東京帝国大学セツルメント参加者。
¶社史

中江亮一 なかえりょういち
明治35（1902）年〜昭和50（1975）年
大正〜昭和期の医師。小児科。
¶近医

長尾栄一 ながおえいいち
昭和6（1931）年1月25日〜
昭和期の教育者。
¶視覚

中岡益 なかおかえき
生没年不詳
江戸時代後期の医師。
¶国書

長岡懐山 ながおかかいざん
→長岡謙吉（ながおかけんきち）

長尾覚馬 ながおかくま
安政5（1858）年〜明治33（1900）年
江戸時代末期〜明治期の医師。京都で監獄医、種痘医などを歴任。
¶洋学

永尾景貞 ながおかげさだ
安政4（1857）年〜大正9（1920）年
明治〜大正期の医師。
¶姓氏静岡

長岡謙吉 ながおかけんきち
天保5（1834）年〜明治5（1872）年　㋑長岡懐山《ながおかかいざん》，長岡恂《ながおかじゅん》
江戸時代末期〜明治期の医師、官吏。海援隊隊長、三河県知事。海援隊に加入、通信事務を一手に引き受け、坂本発案の「船中八策」を成文化。
¶朝日（㋑明治5年6月11日（1872年7月16日）），維新，高知人，高知百，国書（長岡懐山　ながおかかいざん），㋑明治5（1872）年6月11日），コン5，人名（長岡恂　ながおかじゅん），全幕，長崎遊，日人，幕末（㋑1872年7月16日），幕末大（㋑明治5（1872）年6月11日），藩臣6

長岡恂 ながおかじゅん
→長岡謙吉（ながおかけんきち）

長岡英司 ながおかひでじ
昭和26（1951）年1月21日〜
昭和〜平成期の情報科学者。
¶視覚

長岡博男 ながおかひろお
明治40（1907）年4月1日〜昭和45（1970）年6月16日
大正〜昭和期の眼科医、民俗学者。著書に「日本の眼鏡」「加賀能登の生活と民俗」。
¶石川百，世紀，日人

長尾巌窓 ながおがんそう
？〜明治23（1890）年
江戸時代後期〜明治期の儒医。
¶姓氏石川

中尾喜久 なかおきく
明治45（1912）年1月22日〜平成13（2001）年6月

21日
昭和期の内科学者。医学博士。論文「脊椎副交感神経の後肢流血性状に及す影響」「冠循環における血行力学因子の分析」など。
¶科学，近医，現朝，現情，世紀，日人

中沖太七郎 なかおきたしちろう
明治29(1896)年12月13日〜昭和45(1970)年9月25日
昭和期の薬学者。富山大学教授。生薬学を研究。富山県薬学界の近代化に尽力。著書に「薬用植物学提要」など。
¶世紀([没]昭和41(1966)年)，姓氏富山，富山百，日人

長尾欽弥 ながおきんや
明治25(1892)年7月23日〜*
明治〜昭和期の実業家。わかもと製薬創業者。
¶創業([没]?)，履歴([没]昭和55(1980)年)，履歴2([没]昭和55(1980)年? 月? 日)

中尾クマヱ なかおくまえ
明治32(1899)年5月28日〜昭和49(1974)年8月7日
大正〜昭和期の助産婦。「市場の産婆さん」と親しまれる。兵庫県助産婦協会評議員などを歴任。勲六等宝冠章受章。
¶女性，女性普

長尾健字 ながおけんじ
明治11(1878)年〜昭和16(1941)年
明治〜昭和期の医師。青森県医師会長。
¶青森人

中尾鉱 なかおこう
大正8(1919)年〜
昭和期の農林経済学者。島根医科大学教授。
¶現執1期

長尾幸作 ながおこうさく
江戸時代後期〜明治期の医学者、英学者。
¶海越新([生]天保6(1835)年10月　[没]明治18(1885)年5月24日)，国書([生]?　[没]明治10(1877)年頃?)

長尾重延 ながおしげのぶ
明治30(1897)年〜昭和52(1977)年
大正〜昭和期の歯科医、薬剤師、薬草研究家。
¶福島百

中尾新一 なかおしんいち
明治31(1898)年5月30日〜昭和33(1958)年7月5日
昭和期の農業兼売薬商、農民運動家。
¶社運，社史

長尾精一 ながおせいいち
嘉永4(1851)年〜明治35(1902)年
江戸時代後期〜明治期の医学者。
¶香川人([没]明治34(1901)年)，香川百([没]明治34(1901)年)，郷土千葉，近医，千葉百([生]嘉永3(1850)年)，日人

長尾全庵 ながおぜんあん
生没年不詳
江戸時代後期の医師。
¶国書

長尾足庵 ながおそくあん
寛永4(1627)年〜元禄3(1690)年
江戸時代前期〜中期の医師。
¶高知人

中尾健 なかおたけし
明治42(1909)年〜昭和55(1980)年6月2日
大正〜昭和期の医師。専門は薬理学。
¶科学，近医

中尾東洋 なかおとうよう
文久2(1862)年〜明治33(1900)年
江戸時代末期〜明治期の医師、鹿児島県議会議員。
¶姓氏鹿児島

中尾亨 なかおとおる
大正10(1921)年〜平成15(2003)年
昭和〜平成期の医師。小児科。
¶近医

中尾秀雄 なかおひでお
明治29(1896)年〜昭和44(1969)年
大正〜昭和期の福島県医師会長、スポーツ界の功労者。
¶福島百

長尾博 ながおひろし
昭和26(1951)年7月23日〜
昭和〜平成期の臨床心理学者、青年心理学者。活水女子短期大学助教授。
¶現執3期

長尾房大 ながおふさひろ
大正11(1922)年〜平成6(1994)年
昭和〜平成期の医師。外科(消化器)。
¶近医

長尾分哲 ながおぶんてつ
寛文12(1672)年〜元文5(1740)年11月6日
江戸時代前期〜中期の医師。
¶国書

中尾平七 なかおへいしち
文化3(1806)年〜明治23(1890)年
江戸時代末期〜明治期の実業家、公益事業家。水田開発、険しい山道を開き道の新設など尽力。凶作に際し困窮者の救済にもあたった。
¶日人，幕末([没]1890年7月3日)

長尾優 ながおまさる
明治20(1887)年5月22日〜昭和50(1975)年10月21日
大正〜昭和期の歯科医学者。東京医科歯科大学学長。日本歯科医学会初代会長。東京医学歯学専門学校付属病院長、鶴見大学歯学部長などを歴任。
¶科学，香川人，香川百，近医，現情，人名7，世紀，日人

な

長尾益吉　ながおますきち
天保13(1842)年〜明治30(1897)年
江戸時代後期〜明治期の医師・教育者。
¶香川人，香川百

中尾万三　なかおまんぞう
明治15(1882)年11月30日〜昭和11(1936)年7月30日
大正〜昭和期の薬学研究家，陶磁研究家。外務省東方文化事業部に所属，上海の研究所で薬学研究。
¶科学，新潮，世紀，日人

長尾美知　ながおみち
→長尾美知(ながおよしとも)

長尾藻城　ながおもじょう
慶応2(1866)年〜昭和11(1936)年
明治〜昭和期の医文学出版人。
¶香川人，香川百

中尾廉　なかおやすし
明治16(1883)年〜昭和50(1975)年
明治〜昭和期の医師。
¶姓氏鹿児島

中尾猷祖　なかおゆうそ
寛政11(1799)年〜明治2(1869)年7月17日
江戸時代後期〜明治期の医師。
¶国書

長尾美知　ながおよしとも
明治9(1876)年9月29日〜昭和33(1958)年10月
㉕長尾美知《ながおみち》
明治〜昭和期の渡航者。
¶近医，渡航(ながおみち)

長尾立恵　ながおりっけい
生没年不詳
江戸時代中期の本道医師。
¶飛騨

長尾立子　ながおりつこ
昭和8(1933)年5月1日〜
昭和〜平成期の厚生官僚。女性キャリア1号として入省。総務審議官などを経て児童家庭局長に就任。
¶現政，マス89

中尾良一　なかおりょういち
明治45(1912)年〜平成14(2002)年
昭和〜平成期の医師。内科。
¶近医

中垣国男　なかがきくにお
明治44(1911)年6月24日〜昭和62(1987)年4月2日
昭和期の政治家。自民党顧問。厚生政務次官から戦後，法相となる。刑法改革に取り組んだ。
¶現情，コン改，コン4，コン5，世紀，政治，日人

中垣正幸　なかがきまさゆき
大正12(1923)年4月19日〜平成20(2008)年4月23日
昭和〜平成期の薬学者，京都大学名誉教授。専門は薬品物理化学，界面化学。
¶科学

中釜洋子　なかがまひろこ
昭和32(1957)年〜
昭和〜平成期の心理学者。上智大学文学部助教授。専門は臨床心理学，家族心理学。
¶現執4期

中神琴渓　なかがみきんけい
寛保3(1743)年〜天保4(1833)年
江戸時代中期〜後期の医師。
¶朝日(㉕延享1(1744)年　㉕天保4年8月4日(1833年9月17日))，科学(㉕天保4(1833)年8月4日)，京都人，近世(㉕1744年)，国史(㉕1744年)，国書(㉕延享1(1744)年　㉕天保4(1833)年8月4日)，コン改，コン4，コン5，史人(㉕1744年　㉕1833年8月4日)，新潮(㉕延享1(1744)年　㉕天保4(1833)年8月4日)，人名，姓氏京都，世人(㉕天保4(1833)年8月)，全書，大百，日人(㉕1744年)

中神順和　なかがみじゅんわ
生没年不詳
江戸時代後期の医師。
¶飛騨

中神良太　なかがみりょうた
大正6(1917)年〜平成5(1993)年8月4日
昭和期の医師，郷土史家。
¶郷土(㉕大正6(1917)年12月10日)，滋賀文(㉕1917年8月12日)

中神良甫　なかがみりょうほ
寛政3(1791)年〜明治2(1869)年12月29日
江戸時代末期の医師・寺子屋師匠。
¶埼玉人，埼玉百

中川晶　なかがわあきら
昭和27(1952)年9月27日〜
昭和〜平成期の医師。なかがわ中之島クリニック院長，大阪産業大学人間環境学部助教授。専門は内科学，心身医学，医療心理学。
¶現執4期

中川一郎　なかがわいちろう
明治37(1904)年12月23日〜平成3(1991)年4月10日
大正〜平成期の医師。専門は栄養学。
¶科学，近医

中川嘉志馬　なかがわかしま
明治30(1897)年〜昭和30(1955)年
明治〜昭和期の医師。内科。
¶近医

中川喜雲　なかがわきうん
→喜雲(きうん)

中川喜久　なかがわきく
明治30(1897)年11月27日〜昭和51(1976)年4月7日
明治〜昭和期の政治家、社会事業家。京都府会議員、全国社会福祉協議会副会長。

¶京都大，世紀，姓氏京都，日人

中川清 なかがわきよし
明治19(1886)年1月28日～昭和34(1959)年3月30日
大正～昭和期の皮膚科学者。東京医科大学教授。皮膚の免疫学的機能と経皮吸収についての業績で有名。京都府立医科大学教授、東京医科大学教授を歴任。
¶近医，現情，人名7，世紀，日人

中川元吾 なかがわげんご
生没年不詳
江戸時代後期の医師。
¶大阪人

中川幸庵 なかがわこうあん
明治7(1874)年～昭和34(1959)年10月31日
明治～昭和期の寄生虫学者。肺吸虫の感染経路，肥大吸虫の生活史を解明。
¶石川百，科学(㊅1874年(明治7)7月13日)，近医，現情，新潮，人名7，世紀，富山百(㊅明治7(1874)年7月13日)，日人(㊅明治7(1874)年7月13日)

中川壺山 なかがわこざん
→中川修亭(なかがわしゅうてい)

中川小四郎 なかがわこしろう
明治20(1887)年～昭和46(1971)年
明治～昭和期の医師。泌尿器科。
¶近医

中川五郎治(中川五郎次) なかがわごろうじ
明和5(1768)年～嘉永1(1848)年9月27日
江戸時代後期の漁民。1807年ロシアに連行される。日本初の種痘施術者。
¶青森人，朝日(㊅嘉永1年9月27日(1848年10月23日))，岩手人(㊅1848年9月26日)，岩手百，海越，海越新，科学，北墓，国書，コン改，コン4，コン5，新潮，人名，姓氏岩手，日人，根千(中川五郎次)，北海道百，北海道歴，洋学

中川諭 なかがわさとす
明治24(1891)年7月14日～昭和48(1973)年1月19日　㊙中川諭《なかがわさとる》
大正～昭和期の内科医学者。北海道帝国大学教授。北海道大学付属病院長、札幌医科大学学長などを歴任。勲二等旭日重光章を受章。
¶科学，近医，現情，札幌(なかがわさとる)，人名7(なかがわさとる)，世紀，日人，北海道百(なかがわさとる)，北海道歴(なかがわさとる)

中川諭 なかがわさとる
→中川諭(なかがわさとす)

中川三郎 なかがわさぶろう
明治32(1899)年～昭和33(1958)年
昭和期の教育者・歯科医師。
¶神奈川人

中川紫山 なかがわしざん
生没年不詳
江戸時代後期の医師。

¶国書

中川糸遊 なかがわしゆう
大正3(1914)年～昭和55(1980)年
昭和期の俳人、歯科医。
¶山形百

中川秀斉 なかがわしゅうさい
天保10(1839)年11月29日～大正5(1916)年11月1日
明治・大正期の医師。
¶飛驒

中川秀三 なかがわしゅうぞう
明治41(1908)年～昭和63(1988)年
大正～昭和期の医師。精神科。
¶近医

中川修亭 なかがわしゅうてい
*～嘉永3(1850)年　㊙中川壺山《なかがわこざん》
江戸時代後期の漢蘭折衷医、号は壺山。
¶朝日(㊅明和8(1771)年　㊦嘉永3年2月6日(1850年3月19日))，大阪人(㊅安永1(1772)年　㊦嘉永3(1850)年2月)，国書(中川壺山 なかがわこざん　㊅安永2(1773)年　㊦嘉永3(1850)年2月6日)，新潮(㊅明和8(1771)年　㊦嘉永3(1850)年2月6日)，姓氏京都(㊅1773年)，日人(㊅1773年)，和歌山人(㊅1771年)

中川淳庵 なかがわじゅんあん
元文4(1739)年～天明6(1786)年6月7日　㊙中川淳庵《なかがわじゅんなん》
江戸時代中期の蘭方医、本草学者。
¶朝日(㊦天明6年6月7日(1786年7月2日))，岩史，江人，江戸，江文，科学，角史，郷土福井，近世(なかがわじゅんなん)，国史(なかがわじゅんなん)，国書，コン改，コン4，コン5，史人，重要，植物(㊦天明6年6月7日(1786年7月2日))，新潮(なかがわじゅんなん)，人名，人名(㊅1712年　㊦1781年)，世人，世百，全書，対外(なかがわじゅんなん)，大百，日史，日人，藩百，百祖，福井百，平日(㊅1739　㊦1786)，山川小，洋学(なかがわじゅんなん)，歴大

中川潤一 なかがわじゅんいち
明治26(1893)年1月22日～昭和38(1963)年12月10日
明治～昭和期の医学者、弓道家。
¶弓道

中川順一 なかがわじゅんいち
明治36(1903)年～平成3(1991)年
大正～平成期の医師。眼科。
¶近医

中川淳庵 なかがわじゅんなん
→中川淳庵(なかがわじゅんあん)

中川四郎 なかがわしろう
明治45(1912)年1月1日～
昭和期の精神医学者。
¶群馬人

中川志郎 なかがわしろう
昭和15(1930)年11月24日～
昭和～平成期の獣医師、動物園園長。茨城県自然博物館館長、日本博物館協会会長。多摩動物公園園長、上野動物園園長を歴任し、日本動物愛護協会理事長に就任。
¶現朝，現執2期，現執3期，現執4期，現情，児人，世紀，日人

中川世量 なかがわせいりょう
生没年不詳
江戸時代後期の医師。
¶国書

中川善之助 なかがわぜんのすけ
明治30(1897)年11月18日～昭和50(1975)年3月20日
昭和期の民法学者。東北帝国大学教授、金沢大学学長。社会福祉審議会会長、著作権制度審議会会長を務める。
¶石川文（㊐明治31年11月18日），近現，現朝，現執1期，現情，現人，現日，国史，コン改，コン4，コン5，史人，新潮，人名7，世紀，世百新，全書，日人，日本，百科，宮城百（㊐昭和51(1976)年），履歴，履歴2，歴大

中川大介 なかがわだいすけ
明治20(1887)年8月5日～昭和29(1954)年12月28日
大正～昭和期の歯科医学者。日本大学教授。日本大学歯科医科学校付属医院長、厚生省歯科国家試験審議会委員などを歴任。
¶近医，現情，人名7，世紀，日人

中川妙子 なかがわたえこ
昭和12(1937)年1月8日～昭和61(1986)年12月26日
昭和期の社会福祉家。
¶埼玉人

中川武正 なかがわたけまさ
生没年不詳
昭和・平成期の医師。
¶紀南

中川淡斎 なかがわたんさい
生没年不詳
江戸時代末期の医師。
¶国書

中川利雄(真保) なかがわとしお(まさやす)
？～明治36(1903)年
江戸時代末期～明治期の眼科医。
¶眼科(中川利雄)

中川知一 なかがわともかず
明治25(1892)年3月1日～昭和8(1933)年4月27日
大正～昭和期の生理学者、大阪帝国大学教授。
¶科学

中川八郎 なかがわはちろう
昭和6(1931)年8月27日～
昭和～平成期の生化学者。大阪大学教授。

中川久貞 なかがわひささだ
享保9(1724)年1月19日～寛政2(1790)年5月20日
江戸時代中期の大名。豊後岡藩主。藩校由学館、経武館、博済館の武館、医館を設置。
¶国書，諸系，人名，日人，藩主4

中川久正 なかがわひさまさ
明治期の売薬業。
¶姓氏富山

中川藤太郎 なかがわふじたろう
明治20(1887)年5月29日～昭和31(1956)年6月23日
大正・昭和期の篤志家。貧困を救済した須崎聖人。
¶高知先

中川雅仁 なかがわまさと
昭和11(1936)年3月22日～
昭和～平成期の医療気功師。真圧心クリニック総院長、皇乃子真圧心療道総師。
¶現執3期

中川洋 なかがわよう
大正3(1914)年4月1日～
昭和期のウイルス学者。久留米大学教授。
¶現情

中川横太郎 なかがわよこたろう
天保7(1836)年～明治36(1903)年4月15日
江戸時代末期～明治期の社会事業家。小学校の新設、岡山県医学校の設立に尽力。
¶岡山人，岡山百，岡山歴，学校，日人，幕末，幕末大

中川義雄 なかがわよしお
昭和2(1927)年12月21日～
昭和期の高山市社会福祉協議会長。
¶飛騨

中川米造 なかがわよねぞう
大正15(1926)年3月23日～平成9(1997)年9月30日
昭和～平成期の医事評論家。大阪大学教授。専門は環境医学、医学史、医療社会学、医療哲学。著書に「医療的認識の探究」など。
¶科学，近医，現朝，現執1期，現執2期，現執3期，現情，現人，日人，マス89

中川立庵 なかがわりゅうあん
文化4(1807)年～明治14(1881)年11月
江戸時代末期～明治時代の医師。吉田松陰や勤王の志士と交わる。
¶維新，新潟百，幕末，幕末大

長岐佐武郎 ながきさぶろう
明治31(1898)年～昭和35(1960)年
大正～昭和期の医師。内科。
¶近医

中桐絢海 なかぎりけんかい
＊～明治38(1905)年
明治期の医家。高松医学校の教頭を務めた。

¶人名（㊌1850年），日人（㊌1849年）

中桐伸五 なかぎりしんご
昭和18（1943）年6月4日〜
昭和〜平成期の医師、労働医学研究者。自治労顧問医師。
¶現執3期，現政

中桐文炳 なかぎりぶんぺい，なかぎりぶんへい
文化1（1804）年〜明治10（1877）年
江戸時代末期〜明治期の医師。
¶人名，長崎遊（なかぎりぶんへい），日人

中茎暘谷 なかくきようこく
生没年不詳
江戸時代後期の漢学者・医師。
¶国書

中倉千鶴子 なかくらちづこ
大正7（1918）年4月5日〜平成17（2005）年9月23日
昭和・平成期の医師。
¶神奈女2

中黒秀外之 なかぐろひでとし
明治41（1908）年〜平成9（1997）年
大正〜平成期の陸軍軍医（細菌学）。
¶近医

中耕介 なかこうすけ
？〜万延1（1860）年
江戸時代末期の医師。
¶長崎遊（㊌？），洋学

中込弥男 なかごめやすお
昭和10（1935）年1月1日〜
昭和〜平成期の研究者。東京大学医学部教授、日本人類遺伝学会理事長。
¶現執4期

長坂玄節 ながさかげんせつ
〜文政3（1820）年
江戸時代後期の戸塚宿医師。
¶神奈川人

永坂周二 ながさかしゅうじ
弘化2（1845）年〜大正13（1924）年
江戸時代後期〜大正時代の医師。
¶詩作

永坂石埭（永坂石棣） ながさかせきたい
弘化2（1845）年〜大正13（1924）年
明治〜大正期の画家、書家、医師。石埭流としてその巧みな書が広く知られた。「読売新聞」の題字を揮毫。
¶近文，詩歌（永坂石棣），島根歴，人名，世紀（㊌弘化2（1845）年9月　㊌大正13（1924）年8月24日），日人

長崎亀洞 ながさききどう
明和4（1767）年〜天保7（1836）年4月20日
江戸時代中期〜後期の伊勢久居藩無足人、医師。
¶国書，藩臣4，三重

長崎浩斎 ながさきこうさい
寛政11（1799）年〜元治1（1864）年
江戸時代末期の医師。
¶国書（㊌寛政11（1799）年9月7日　㊌元治1（1864）年9月14日），姓氏富山，富山百（㊌元治1（1864）年9月），富山文（㊌元治1（1864）年9月），ふる，洋学

長崎照義 ながさきてるよし
明治36（1903）年8月25日〜昭和56（1981）年3月25日
大正〜昭和期の福祉運動家。点字投票権の確立に奔走。
¶視覚

長崎東海 ながさきとうかい
文久3（1863）年〜昭和3（1928）年
明治〜昭和期の医師。
¶愛媛

中崎俊秀 なかざきとしひで
明治7（1874）年12月9日〜昭和20（1945）年7月21日
明治〜昭和期の医師、政治家。
¶日人

長崎浩 ながさきひろし
昭和12（1937）年〜
昭和〜平成期の政治評論家。専門は地球環境、リハビリテーション医学。
¶革命，現執1期，現執2期，現執3期，現執4期，世紀

長崎文景 ながさきぶんけい
江戸時代後期の医師。
¶姓氏富山

中里鶴甫 なかさとかくほ
享保3（1718）年3月15日〜享和1（1801）年5月12日
江戸時代中期〜後期の医師。
¶国書

中里克治 なかさとかつはる
昭和20（1945）年2月19日〜
昭和〜平成期の研究者。岩手県立大学社会福祉学部教授、岩手県立大学大学院社会福祉学研究科教授。
¶現執4期

仲里朝貞 なかざとちょうてい
明治19（1886）年4月9日〜昭和46（1971）年2月23日
大正〜昭和期の医師。八重山民政府議会議員。
¶沖縄百，社史，姓氏沖縄

中里長富 なかさとながとみ
生没年不詳
江戸時代中期の医師。
¶国書

長沢佳熊 ながさわかくま
明治39（1906）年6月5日〜平成5（1993）年8月27日
昭和期の薬学者。
¶科学，現情

中沢毅一 なかざわきいち
明治16(1883)年11月21日～昭和15(1940)年10月18日
明治～昭和期の生物学者。東京慈恵会医科大学予科教授、駿河湾水産生物研究所設立者。生物界の「共食共栄」を基盤に独自の生命哲学を説く。二宮尊徳の思想に傾倒。
¶科学, 静岡歴, 姓氏静岡, 民学

長沢喜美 ながさわきみ
明治30(1897)年4月16日～昭和58(1983)年2月12日
大正～昭和期の婦人会指導者・地域福祉家。
¶埼玉人

中沢源一郎 なかざわげんいちろう
明治40(1907)年～昭和59(1984)年
昭和期のブラジル移民。ジュケリー農業組合専務。日本文化協会会長等を務め、移民資料館、日伯友好病院の建設に取り組む。
¶高知経, 高知人, 世紀(⊕明治40(1907)年5月 ⊗昭和59(1984)年12月), 日人(⊕明治40(1907)年5月23日 ⊗昭和59(1984)年12月26日)

長沢小作 ながさわこさく
明治19(1886)年12月27日～*
大正～昭和期の鍼灸マッサージ業、教育者。福井県訓盲学舎(現県立盲学校)を開設。
¶郷土福井(⊗1977年), 世紀(⊗昭和53(1978)年4月26日), 日人(⊗昭和53(1978)年4月26日), 福井百(⊗昭和52(1977)年)

長沢五作 ながさわごさく
明治37(1904)年?～昭和47(1972)年2月24日
大正～昭和期の船員、海員刷新会員。全日海厚生部次長。
¶社史

長沢佐仲 ながさわちゅう
眼科医。
¶眼科

永沢滋 ながさわしげし
明治37(1904)年12月6日～平成1(1989)年2月11日
大正～昭和期の医学者。日本大学学長。
¶科学, 近医, 世紀, 姓氏岩手, 日人

長沢潜軒 ながさわせんけん
元和7(1621)年～延宝4(1676)年
江戸時代前期の医師、儒学者。
¶高知人, 人名, 世人(⊕元和8(1622)年), 日人, 藩臣6

長沢棗庵 ながさわそうあん
文化4(1807)年～明治5(1872)年1月25日
江戸時代後期～明治期の医師。
¶国書

長沢泰子 ながさわたいこ
昭和10(1935)年8月25日～
昭和期の言語障害児教育研究者。広島大学教授。

¶現執2期

中沢忠右衛門 なかざわちゅううえもん
? ～文政10(1827)年
江戸時代中期～後期の慈善家・豪農。
¶姓氏群馬

長沢道寿 ながさわどうじゅ
? ～寛永14(1637)年
江戸時代前期の医師。号は柳庵、丹陽坊、売薬山人。
¶朝日(⊗寛永14年9月14日(1637年10月31日)), 近世, 高知人, 国史, 国書(⊗寛永14(1637)年9月14日), 人名, 姓氏京都(生没年不詳), 日人

中沢寅吉 なかざわとらきち
明治21(1888)年～昭和40(1965)年
大正～昭和期の実業家、社会事業家。
¶高知経, 高知人, 高知百

長沢弘 ながさわひろし
大正7(1918)年～
昭和期の運動生理学者。岐阜大学教授。
¶体育

長沢博 ながさわひろし
明治23(1890)年～昭和42(1967)年
大正～昭和期の政治家。群馬県議会議員、医師。
¶群馬人

中沢房吉 なかざわふさきち
明治26(1893)年9月28日～昭和54(1979)年9月2日
明治～昭和期の内科学者。東北大学教授、国立仙台病院長。
¶科学, 近医, 現情, 宮城百

中沢正夫 なかざわまさお
昭和12(1937)年1月16日～
昭和～平成期の医師。精神科、代々木病院精神科部長、みさと協立病院副院長。
¶現執3期, 現執4期, 広島文

中沢養亭 なかざわようてい
生没年不詳
江戸時代中期の医師、本草家。
¶国書

長沢米蔵 ながさわよねぞう
明治19(1886)年～昭和51(1976)年
明治～昭和期の医師。専門は病理学。
¶近医

長沢理玄 ながさわりげん
文化12(1815)年～文久3(1863)年
江戸時代末期の医師。
¶群馬人(⊗文久2(1862)年), 群馬百, 姓氏群馬, 幕末, 幕末大, 藩臣1, 藩臣2, 山形百

長沢了仙 ながさわりょうせん★
～大正5(1916)年5月15日
明治・大正期の医師。
¶秋田人2

中島昭美 なかじまあきよし
昭和2(1927)年4月1日～平成12(2000)年2月
昭和～平成期の盲聾教育学者。
¶視覚

中島章 なかじまあきら
大正12(1923)年7月14日～
昭和～平成期の医学者。順天堂大学教授。
¶科技，視覚

中島篤巳 なかじまあつみ
昭和19(1944)年2月27日～
昭和～平成期の医師、柔術家、作家。中島内科外科医院院長、片山伯耆流柔術宗家、天神明神流柔術師家、空手道教士6段。
¶現執4期

永島安竜 ながしまあんりゅう
享和1(1801)年～明治2(1869)年
江戸時代の医師、富士山麓の治水功労者。
¶近世(生没年不詳)，国史(生没年不詳)，国書(㊥享和1(1801)年8月15日　㊥明治2(1869)年5月3日)，コン改(生没年不詳)，コン4(生没年不詳)，コン5，人名，日人

中島氏詮 なかじまうじのり
文政2(1819)年～明治21(1888)年6月23日
江戸時代末期～明治期の刀鍛冶。困窮者救済、公共事業にも尽力。
¶高知百(㊥1878年)，幕末，幕末大

中島義四郎 なかじまぎしろう
明治30(1897)年～昭和63(1988)年
明治～昭和期の医師。小児科。
¶近医

中島精 なかじまきよし
明治34(1901)年5月17日～昭和37(1962)年7月21日
大正～昭和期の産婦人科医学者。妊娠梅毒、不妊症研究の権威。著書に「妊婦梅毒の最新知識」「婦人冷感症帯下」など。
¶近医，現情，埼玉人，人名7，世紀，日人

中島謹蔵 なかじまきんぞう
安政3(1856)年4月19日～大正15(1926)年6月13日
明治～大正期の医師。
¶島根百，島根歴

中島健一 なかじまけんいち
昭和33(1958)年～
昭和～平成期の研究者。日本社会事業大学社会福祉学部・大学院教授、高齢者痴呆介護研究・研修東京センター副センター長(兼務)。
¶現執4期

中島玄潭 なかじまげんたん
～天保11(1840)年
江戸時代後期の医師。
¶長崎遊

中島見竜 なかじまけんりゅう
元禄6(1693)年～明和6(1769)年

江戸時代中期の医師。
¶島根百，島根歴

中島虎岡 なかじまここう
享保5(1720)年～天明1(1781)年11月2日
江戸時代中期の俳諧作者・本草学者。
¶埼玉人

中島定雄 なかじまさだお
明治7(1874)年～昭和20(1945)年
明治～昭和期の医師。
¶姓氏長野

中島茂 なかじましげる
明治40(1907)年1月20日～平成18(2006)年12月16日
昭和～平成期の医用工学者、アロカ社長。専門は医用電子工学、超音波探知。
¶科学

長島重三郎 ながしまじゅうざぶろう
明治11(1878)年～昭和42(1967)年
大正～昭和期の教育家・社会事業家。
¶神奈川人

永島審 ながしましん
→永島元長(ながしまもとなが)

中島真兵衛 なかじましんべえ
寛保2(1742)年12月29日～文政1(1818)年5月6日
江戸時代中期～後期の本草家。
¶国書

中島宗仙 なかじまそうせん
宝暦9(1759)年～文政8(1825)年
江戸時代後期の医師。
¶長崎遊

中島大次郎 なかじまだいじろう
安政3(1856)年11月10日～昭和11(1936)年8月21日
明治～昭和期の医師。
¶岡山歴

中島泰助 なかじまたいすけ
明治15(1882)年3月15日～昭和38(1963)年7月25日
明治～昭和期の医師、政治家。藤岡町長、多野郡医師会長。
¶群馬人，姓氏群馬

中島泰民 なかじまたいみん
文化7(1810)年～1869年
江戸時代末期の筑後久留米藩医。
¶藩臣7(㊥明治2(1869)年頃)

中島琢之 なかじまたくし
明治18(1885)年3月29日～昭和31(1956)年7月15日
明治～昭和期の医師、政治家。
¶岡山人，岡山百，岡山歴

中嶋唯夫 なかじまただお
大正14(1925)年～平成3(1991)年

昭和～平成期の医師。産婦人科。
¶近医

中島辰猪 なかじまたつい
＊～昭和7(1932)年2月12日
昭和期の医師、社会運動家。亀有無産者医療診療所長。
¶社運(㊈1903年頃)，社史(㊈1903年？)

中島淡水 なかじまたんすい
文政4(1821)年～明治28(1895)年
江戸時代後期～明治期の書家、医師。
¶姓氏長野，長野歴

永島長 ながしまちょう
明治32(1899)年～昭和23(1948)年8月7日
大正・昭和期の医師。羅臼で活躍。
¶根千

中島司 なかじまつかさ
明治41(1908)年～
昭和期の運動生理学者。香川大学教授。
¶体育

中島恒雄 なかじまつねお
昭和22(1947)年6月26日～
昭和～平成期の社会福祉学、教育学研究者。
¶現執4期

中嶋暉躬 なかじまてるみ
昭和8(1933)年1月16日～
昭和～平成期の薬学者。東京大学教授。東京大学を退官後、サントリー生物有機科学研究所副理事長。
¶世紀，日人

中島東眠 なかじまとうみん
生没年不詳
江戸時代後期の医師。
¶群馬人

中島冨 なかじまとみ
大正4(1915)年～平成2(1990)年
昭和～平成期の医師、武道家。
¶島根歴

中島登美子 なかじまとみこ
大正4(1915)年？～
昭和期の東京帝国大学セツルメント読書会参加者。
¶社史

中島豊足 なかじまとよたり
生没年不詳
江戸時代後期の国学者・医師。
¶国書

中嶋八郎 なかじまはちろう
大正11(1922)年8月1日～
昭和期の宮村白樺診療所長。
¶飛騨

中島寿夫 なかじまひさお
明治25(1892)年～昭和38(1963)年
大正～昭和期の医師。中島耳鼻咽喉科医院長。

¶島根歴

中島久子 なかじまひさこ
昭和19(1934)年3月24日～
昭和期の朗読ボランティア指導員。
¶視覚

長島久子 ながしまひさこ
明治31(1898)年～昭和52(1977)年
大正～昭和期の看護師(従軍看護師)。
¶近医

長島秀夫 ながしまひでお
大正11(1922)年～平成2(1990)年
昭和～平成期の医師。内科。
¶近医

中嶋寛之 なかじまひろゆき
昭和11(1936)年3月11日～
昭和～平成期の医師。スポーツ整形外科、東京大学教授。
¶現執2期，現執3期，現執4期

中島福次郎 なかじまふくじろう
明治5(1872)年～昭和19(1944)年
明治～昭和期の政治家。群馬県議会議員、薬剤師。
¶群馬人

中島文行 なかじまぶんこう
宝永7(1710)年～天明8(1788)年
江戸時代中期の儒医。
¶人名，日人

永嶋正信 ながしままさのぶ
昭和2(1927)年1月10日～
昭和～平成期の園芸・造園学者；厚生省職員。東京農業大学教授。
¶現執3期

中島みち なかじまみち
昭和6(1931)年2月10日～
昭和～平成期のノンフィクション作家。専門は、刑法、生命倫理、医療制度。
¶京都文，現執3期，現執4期，児人，世紀

中島実 なかじまみのる
明治26(1893)年9月14日～昭和26(1951)年2月26日
大正～昭和期の眼科医学者。東京大学教授。網膜の化学的研究に新分野を開拓。金沢医科大学教授、名古屋帝国大学教授などを歴任。
¶科学，近医，現情，人名7，世紀，日人(㊈明治26(1893)年9月)

中島稔 なかじまみのる
大正6(1917)年11月15日～平成15(2003)年8月26日
昭和～平成期の農芸化学者、京都大学名誉教授。専門は天然物有機化学、農薬化学。
¶科学，現情，世紀，日人，マス89

永島元長 ながしまもとなが
文政9(1826)年9月13日～明治32(1899)年　㊈永島審《ながしましん》

江戸時代末期～明治期の医師。
¶維新，国書（永島審　ながしましん），コン5，日人，山梨百（[没]明治32（1899）年10月30日）

中島泰 なかじまやすし
明治43（1910）年～
昭和期の医師。
¶群馬人

中島祥夫 なかじまよしお
昭和21（1946）年～平成13（2001）年
昭和～平成期の医師。専門は生理学。
¶近医

中嶋義雄 なかじまよしお
明治42（1909）年～昭和53（1978）年
昭和期の医師、写真家。
¶写家

中島良貞 なかじまよしさだ
明治20（1887）年4月9日～昭和46（1971）年1月5日
明治～昭和期の放射線医学者。九州帝国大学教授。国立大学に最初の放射線科を創設。著書に「医学レントゲン学講義」など。
¶科学，近医，現情，人名7，世紀，日人

中島与助 なかしまよすけ，なかじまよすけ
明治8（1875）年～昭和24（1949）年
明治～昭和期の医師。
¶薩摩，姓氏鹿児島（なかじまよすけ）

中島理斎 なかじまりさい
～明治18（1885）年
江戸時代後期～明治期の南蒲原郡見附町の医師、漢方医。
¶新潟百別

中島利兵衛 なかじまりへい
→中島利兵衛（なかじまりへえ）

中島利兵衛 なかじまりへえ
享保5（1720）年～天明1（1781）年　[別]中島利兵衛《なかじまりへい》
江戸時代中期の本草学者。
¶江文（なかじまりへい），人書94，日人，洋学

中島竜一 なかしまりゅういち
明治26（1893）年～昭和36（1961）年
大正～昭和期の医師、政治家。島根県議会議長。
¶島根歴

中島隆碩 なかじまりゅうせき
江戸時代中期の医師。
¶江戸

中脩三 なかしゅうぞう
明治33（1900）年9月15日～昭和63（1988）年2月28日　[別]中脩三《なかゆうぞう》
昭和期の精神医学者。三国丘病院院長、大阪市立大学教授。
¶科学，近医，現執1期，現情，世紀，徳島歴（なかゆうぞう　生没年不詳）

那珂春庵 なかしゅんあん★
生没年不詳
江戸時代末期の医師。
¶秋田人2

中条明子 なかじょうあきこ
大正13（1924）年7月16日～昭和62（1987）年10月24日
昭和期の社会事業学者。聖母女学院短期大学教授。
¶女性，女性普

中城イマ なかじょういま
明治37（1904）年1月12日～平成14（2002）年4月29日
昭和～平成期の福祉活動家。多摩同胞会理事長。網代母子寮、特別養護老人ホーム信愛泉苑などを開設、民間福祉事業の先駆となる。
¶世紀，日人

中条佐種 なかじょうすけたね
生没年不詳　[別]中条佐種《ちゅうじょうすけたね》
江戸時代前期の陸奥仙台藩医、キリシタン。
¶藩臣1

中条資俊 なかじょうすけとし
明治5（1872）年11月7日～昭和22（1947）年3月1日
明治～昭和期の内科医。専門は細菌・血清学。ハンセン病患者の治療につくした。
¶青森人（[生]明治2（1869）年），青森百（[生]明治2（1869）年），近医，世紀，日人

中条世民 なかじょうせいみん
江戸時代前期の眼科医。
¶眼科

中条利平 なかじょうりへい
？～
大正期の東京帝国大学セツルメント参加者。
¶社史

長洲光太郎 ながすこうたろう
大正5（1916）年～昭和48（1973）年
昭和期の医師。外科。
¶近医

長瀬克次 ながせかつじ
昭和3（1928）年2月2日～平成6（1994）年11月23日
昭和・平成期の医師。
¶飛騨

長瀬春台 ながせしゅんだい
江戸時代中期の医師。
¶人名

中瀬助之進 なかせすけのしん
正徳6（1716）年～寛政12（1800）年
江戸時代中期・後期の熊本藩士。本草学者。
¶熊本人

長瀬時衡 ながせときひら
天保7（1836）年～明治34（1901）年9月27日
江戸時代末期～明治期の陸軍軍医。東京衛生成病院長。陸軍軍医監などを歴任後、西洋マッサージを研究し、東京飯田町に任寿病院を開業。

¶岡山人，岡山百（[生]天保7（1836）年2月12日），岡山歴（[生]天保7（1836）年2月12日），科学（[生]天保7（1836）年2月12日），近医，人名，長崎遊，日人，幕末，幕末大，洋学

長瀬又男 ながせまたお
大正10（1921）年～平成10（1998）年
昭和～平成期の医師。専門は小児科、障害児医療。
¶近医

中瀬洋斎 なかせようさい
天保12（1841）年～明治43（1910）年
江戸時代後期～明治期の医師。
¶徳島歴，長崎遊

長曽根五峰 ながそねごほう
生没年不詳
江戸時代後期の医師。
¶国書

中曽根仙庵 なかそねせんあん
天明6（1786）年～嘉永1（1848）年12月6日
江戸時代中期～後期の医師。
¶国書

永田晟 ながたあきら
昭和11（1936）年5月11日～
昭和～平成期の人間科学健康コンサルタント、体育科学研究者。早稲田大学教授。
¶現執3期

中田篤郎 なかたあつろう
→中田篤郎（なかたとくろう）

仲田一信 なかだいっしん
→仲田一信（なかだかずのぶ）

中田盈疇 なかだえいちゅう
明治18（1885）年9月27日～昭和38（1963）年11月25日
明治～昭和期の医師。
¶飛驒

中田修 なかたおさむ
大正11（1922）年7月8日～
昭和期の医師。精神科、犯罪精神医学、東京医科歯科大学教授。
¶現執2期

中田覚吾郎（中田覚五郎） なかたかくごろう
明治20（1887）年11月～昭和14（1939）年11月14日
明治～昭和期の植物病理学者。東京帝国大学教授。農作物の病害について研究。朝鮮の農業発展に貢献。著書に「作物病害図編」など。
¶科学（中田覚五郎　[生]1887年（明治20）11月1日），植物（中田覚五郎），人名7，日人

仲田一信 なかだかずのぶ
明治30（1897）年7月15日～昭和46（1971）年10月22日　[別]仲田一信《なかだいっしん》
明治～昭和期の医師。埼玉県医師会長。
¶埼玉人（なかだいっしん），埼玉百（なかだいっしん），世紀，日人

永田和宏 ながたかずひろ
昭和22（1947）年5月12日～
昭和～平成期の細胞生物学者、歌人。京都大学教授、「塔」主宰。京都大学再生医科学研究所教授。歌人としても活躍し、歌集に「メビウスの地平」などがある。
¶岩歌，京都文，現朝，現執3期，現執4期，滋賀文，詩作，世紀，短歌，日人

永田勝太郎 ながたかつたろう
昭和23（1948）年6月29日～
昭和～平成期の医師。心療内科、麻酔科、総合会津中央病院池見記念心身医学センター長。
¶現執3期，現執4期

永田亀之助 ながたかめのすけ
明治22（1889）年～昭和42（1967）年
大正～昭和期の歯科医師。
¶山形百

長田紀秀 ながたきしゅう
明治22（1889）年11月17日～昭和56（1981）年1月16日
大正～昭和期の医師。
¶沖縄百

長田紀助 ながたきすけ
明治12（1879）年12月21日～昭和20（1945）年5月25日
明治～昭和期の薬剤師。
¶沖縄百

長田紀梅 ながたきばい
安永5（1776）年～嘉永2（1849）年
江戸時代後期の医師。
¶人名，長崎遊，日人

永滝松太郎 ながたきまつたろう
天保14（1843）年～明治29（1896）年
江戸時代末期～明治時代の実業家。船舶業、倉庫業で資産家となる。貧民救済等も行う。
¶幕末，幕末大（[没]明治29（1896）年2月1日）

仲田杏仙 なかたきょうせん
天明2（1782）年～文久4（1864）年1月22日
江戸時代末期の医師。
¶岡山歴

中田きん なかだきん
明治30（1897）年3月2日～昭和56（1981）年10月26日
大正・昭和期の女性。岐阜県未亡人母子福祉連合会長。
¶飛驒

仲嵩嘉尚 なかたけかしょう
明治19（1886）年8月17日～昭和38（1963）年10月12日
明治～昭和期の政治家、医師。与那国村村長。
¶社史

仲田玄齢 なかたげんれい
文政5（1822）年1月9日～明治31（1898）年1月23日
江戸時代末期～明治期の医師。

¶岡山歴

永田孝一 ながたこういち
昭和11（1936）年～
昭和～平成期の医学ジャーナリスト。北土社代表、喫煙規則問題を考える会事務局長。
¶現執3期

長田シゲ ながたしげ
明治33（1900）年～昭和54（1979）年4月16日
昭和期の社会事業家。光の園白菊寮を設立。
¶大分百，大分歴，女性，女性普，世紀，㊤明治33（1900）年7月31日），日人（㊤明治33（1900）年7月31日）

長田重一 ながたしげかず
昭和24（1949）年7月15日～
昭和～平成期の分子生物学者。専門は分子生物学、生化学。大阪バイオサイエンス研究所第一研究部長、大阪大学医学部教授などを歴任。
¶世紀，日人

中田周助 なかだしゅうすけ
弘化1（1844）年2月8日～
江戸時代末期の内科医。
¶飛騨

仲田俊吉 なかたしゅんきち
嘉永5（1852）年1月9日～昭和12（1937）年2月2日
明治～大正期の医師。
¶岡山歴

永田捷一 ながたしょういち
明治39（1906）年～昭和56（1981）年
大正～昭和期の医師。専門は衛生学。
¶近医

永田静庵 ながたせいあん
安永7（1778）年～文政11（1828）年
江戸時代後期の医師。
¶長崎ciation

中田清兵衛 なかだせいべえ
明治期の売薬調薬師。
¶姓氏富山

永田善吉 ながたぜんきち
→亜欧堂田善（あおうどうでんぜん）

中田大作 なかだだいさく
明治39（1906）年6月10日～平成18（2006）年3月26日
昭和・平成期の福祉事業家。社会福祉法人こばと福祉会理事長、武道こばと修道館館長、風伝流槍術13代宗家、戸山流居合道名人位。
¶石川現十

中田忠彦 なかだただひこ
大正12（1923）年11月18日～
昭和期の中田医院長。
¶飛騨

永田親義 ながたちかよし
大正11（1922）年9月15日～
昭和～平成期の量子生物学者。基礎科学研究所評議員、国立がんセンター研究所生物物理部長。
¶現執3期

中田忠太郎 なかだちゅうたろう
安政4（1857）年4月2日～昭和7（1932）年2月11日
明治～昭和期の山之口村長・医師。
¶飛騨

中館久平 なかだてきゅうへい
明治31（1898）年1月～昭和38（1963）年4月14日
昭和期の法医学者。慶応義塾大学教授。東京地検嘱託として下山事件を手がけ自殺説を主張。著書に「実用法医学」など。
¶青森人，科学，近医（㊤明治30（1897）年），現情，人名7，世紀，日人

中館長三郎 なかだてちょうざぶろう
安政6（1859）年～昭和18（1943）年
明治～昭和期の陸軍軍医。
¶近医

中田照子 なかたてるこ
昭和10（1935）年2月20日～
昭和～平成期の研究者。同朋大学社会福祉学部教授。
¶現執4期

中楯弥 なかだてわたる
明治26（1893）年8月15日～昭和45（1970）年3月29日
大正～昭和期の社会福祉事業家。
¶山梨百

永田徳本（長田徳本）ながたとくほん
永正10（1513）年？～寛永7（1630）年　㊹徳本
《とくほん》
戦国時代～安土桃山時代の医師。号は知足斎。著作に「医之弁」「知足斎医鈔」など。
¶朝日（㊤永正10（1513）年？　寛永7年2月14日（1630年3月27日？）），岩史（生没年不詳），角史（生没年不詳），眼科，近世（生没年不詳），国史（生没年不詳），国書（生没年不詳），古中（生没年不詳），コン改，コン4，コン5，史人（生没年不詳），植物（㊤寛永7年2月14日（1630年3月27日）），食文（㊤寛永7年2月14日（1630年3月27日）？），新潮（生没年不詳），人名，姓氏愛知（長田徳本），姓氏長野，世人（長田徳本），世百，全書（生没年不詳），戦人，大百，長野目，長野歴，日史（㊤？　㊦寛永7（1630）年，（異説）慶安2（1649）年，承応1（1652）年），日人，百科（㊤？　㊦寛永7（1630）年？），山梨人（長田徳本），山梨百（長田徳本），歴大（㊤1513年？　㊦1630年？）

中田篤郎 なかたとくろう
明治17（1884）年2月12日～昭和27（1952）年12月4日　㊹中田篤郎《なかたあつろう》
明治～昭和期の法医学者。徳島大学初代学長。大阪医科大学法医学講座初代教授として同教室の充実発展に尽力。著書に「中田新法医学」など。
¶大阪人（㊦昭和27（1952）年12月），科学，近医，現情（㊦1952年12月3日），人名7，世紀，徳島

百，徳島歴（なかたあつろう），日人

仲田利子 なかだとしこ
昭和12（1937）年5月6日～
昭和期の点訳ボランティア・指導員。
¶視覚

長谷たけの ながたにたけの
明治23（1890）年～昭和52（1977）年
大正～昭和期の開業医。
¶愛知女

ナカタニD．
昭和39（1964）年～
昭和～平成期の漫画家、日本メンタルヘルス協会公認カウンセラー。
¶兵庫文（㊗昭和39（1964）年6月29日），漫人㊗1964年6月1日）

中谷貞造 なかだにていぞう
天保1（1830）年～明治13（1880）年12月26日
江戸時代末期・明治期の医師。
¶飛騨

中谷陽二 なかたにようじ
昭和22（1947）年～
昭和～平成期の医師。筑波大学社会医学系教授。
¶現執4期

永田二竜 ながたにりゅう
明治18（1885）年？～昭和43（1968）年5月16日
明治～昭和期の写真家、医師。
¶写家

中田憲良 なかたのりよし
寛政3（1791）年～万延1（1860）年
江戸時代後期の医師。
¶長崎遊

中田彦三郎 なかたひこさぶろう
文久3（1863）年～？
明治期の眼科医。
¶眼科（㊗文久3（1863）年10月15日）

永田秀雄 ながたひでお
明治31（1895）年6月14日～昭和43（1968）年10月22日
昭和期の医師。
¶町田歴

永田正夫 ながたまさお
明治39（1906）年～昭和54（1979）年
大正～昭和期の医師。泌尿器科。
¶近医

長田正子 ながたまさこ
昭和19（1944）年～
昭和～平成期の臨床心理士。
¶YA

永田政純 ながたまさずみ
寛文12（1672）年～宝暦4（1754）年
江戸時代中期の医師、史家。長門萩藩士。
¶国書（㊗宝暦4（1754）年5月8日），人名（㊤1671年　㊗1753年），姓氏山口，日人，藩臣6，山口百（㊤1671年　㊗1753年）

長田松三郎 ながたまつさぶろう
明治16（1883）年～昭和17（1942）年
明治～昭和期の医師。
¶大分歴

中田瑞穂（中田みづほ）なかたみずほ，なかたみづほ，なかだみずほ
明治26（1893）年4月24日～昭和50（1975）年8月18日　㊞中田みづほ《なかだみづほ》
明治～昭和期の外科医学者、俳人。新潟大学教授、日本外科学会長。脳神経外科の権威。著書に「脳腫瘍」、句集に「春の日」など。
¶科学，近医，近文（中田みづほ　なかだみづほ），現朝（なかたみづほ），現情（なかだみずほ），現俳（中田みづほ　なかだみづほ），島根百，島根歴，新潮（中田みづほ），人名7（なかだみずほ），世紀，新潟百（なかだみづほ），日人，日本，俳文（中田みづほ）

中田守雄 なかたもりお
文久2（1862）年～昭和2（1927）年11月
明治～昭和期の医師、発明家。
¶大阪人

永田泰之助 ながたやすのすけ
大正8（1919）年～
昭和期の医師。
¶群馬人

永田良江 ながたよしえ
？～
昭和期の心理カウンセラー、児童文学作家。
¶幻想，児人（生没年不詳）

仲田良夫 なかだよしお
昭和期の医療保険制度専門家。健康保険組合連合会理事。
¶現執1期

中田良治 なかたよしはる
→中田良治（なかだりょうじ）

中田良治 なかだりょうじ
寛政10（1798）年～嘉永2（1849）年　㊞中田良治《なかたよしはる》
江戸時代後期の医師。
¶長崎遊（なかたよしはる），幕末（㊗1849年9月28日），幕末大（㊗嘉永2（1849）年8月12日）

中田駿郎 なかだろくろう
明治15（1882）年4月8日～昭和32（1957）年8月12日
明治～昭和期の弁護士、社会事業家、政治家。静岡弁護士会長、救護会理事長、静岡市議会議員、衆議院議員。
¶アナ，静岡歴，社史，政治（㊤明治15年4月），姓氏静岡

仲地紀仁 なかちきじん
尚穆38（1789）年1月9日～尚泰12（1859）年3月15日

江戸時代末期の医師。
¶沖縄百，姓氏沖縄

中塚正行 なかつかまさゆき
明治44(1911)年～昭和57(1982)年9月8日
大正～昭和期の医師。専門は薬理学。
¶大分歴，科学，近医

中辻憲夫 なかつじのりお
昭和25(1950)年～
昭和～平成期の研究者。京都大学再生医科学研究所教授。
¶現執4期

永津俊治 ながつとしはる
昭和5(1930)年10月20日～
昭和～平成期の生化学者。名古屋大学教授、東京工業大学教授。代謝生物化学、神経生化学を研究。藤田学園保健衛生大学総合医学研究所教授を務める。
¶現朝，世紀，日人

中坪寿雄 なかつぼとしお
昭和4(1929)年8月28日～
昭和～平成期の電子技術者。診断・治療用のファイバースコープを開発。オリンパス光学工業の常務、専務などを務める。
¶世紀，日人

中天游(中天遊) なかてんゆう
天明3(1783)年～天保6(1835)年
江戸時代後期の医師、蘭学者。号は思思斎。緒方洪庵に医学を教えた。共訳書に「把而翕湮解剖図譜」。
¶朝日([没]天保6年3月26日(1835年4月23日))，江人，大阪人([生]天明2(1782)年　[没]天保6(1835)年3月)，大阪墓(中天遊　[没]天保6(1835)年3月26日)，科学([没]天保6(1835)年3月26日)，眼科，近世，国史，国書([没]天保6(1835)年3月24日)，コン改，コン4，コン5，史人([没]1835年3月26日)，思想史，新潮([没]天保6(1835)年3月26日)，全書，大百，長崎遊，日人，洋学

永富勲 ながとみいさお
明治37(1904)年～平成2(1990)年
大正～平成期の医師。外科。
¶近医

中富三郎(中冨三郎) なかとみさぶろう
明治9(1876)年2月～昭和32(1957)年3月17日
明治～昭和期の実業家。久光兄弟合名会社(現久光製薬)設立。白色の貼付薬「サロンパス」を開発。
¶佐賀百(中冨三郎)，世紀，日人

永富独嘯庵 ながとみどくしょうあん
享保17(1732)年～明和3(1766)年3月5日
江戸時代中期の医師。
¶朝日([没]明和3年3月5日(1766年4月13日))，岩史，大阪人([没]明和3(1766)年3月)，大阪墓，科学([生]享保17(1732)年2月14日)，眼科，京都大，近世，国史，国書([生]享保17(1732)年2月14日)，コン改，コン4，コン5，史人，思想史，新潮([生]享保17(1732)年2月14日)，人名，姓氏京都，姓氏山口，世人，全書，長崎遊，日史，日人，百科，山口百，洋学

中西啓 なかにしあきら
大正12(1923)年～平成14(2002)年　[別]中西啓《なかにしけい》
昭和期の医師。
¶郷土長崎(なかにしけい)，近医

中西亀太郎 なかにしかめたろう
明治1(1868)年11月22日～*
明治～昭和期の医学者。
¶姓氏京都([没]？)，渡航([没]1942年3月12日)

中西啓 なかにしけい
→中西啓(なかにしあきら)

中西玄山人 なかにしげんさんじん
生没年不詳
江戸時代後期の俳人・医家。
¶東三河

中西元瑞 なかにしげんずい
明和4(1767)年3月27日～天保2(1831)年6月9日
江戸時代中期～後期の安芸広島藩医。
¶国書，長崎遊，藩臣6，広島百

中西五洲 なかにしごしゅう
大正11(1922)年8月12日～
昭和～平成期の労働運動家。世界労働組合連盟東京事務所長、中高年雇用福祉事業団全国協議会理事長。大衆運動における法則性を研究し、日本の労働組合運動再生に尽力。
¶革命，現朝，現執2期，現情，現人，社史，世紀，日人，平和

中西重忠 なかにししげただ
昭和17(1942)年1月7日～
昭和～平成期の生化学者。京都大学教授。生化学、分子生物学を研究。“記憶のもと”のタンパク質の構造を世界で初めて解明。
¶現情，世紀，日人

中西深斎 なかにししんさい
享保9(1724)年～享和3(1803)年3月22日
江戸時代中期～後期の医師。京都生まれ。
¶朝日([生]享保9年12月6日(1725年1月19日)　[没]享和3年3月22日(1803年5月13日))，科学，京都大，近世，国史，国書([生]享保9(1724)年12月6日)，コン改，コン4，コン5，新潮，人名，姓氏京都，世人，日人([生]1725年)

中西孝雄 なかにしたかお
大正15(1926)年～平成12(2000)年
昭和～平成期の医師。神経内科。
¶近医

中西甫 なかにしはじめ
明治13(1880)年～昭和32(1957)年
明治～昭和期の町医・校医。
¶姓氏静岡

中西政周　なかにしまさかず
明治23(1890)年～昭和50(1975)年
明治～昭和期の医師。専門は生理学。
¶近医

中西鷹山　なかにしようざん
安永1(1772)年～文政10(1827)年
江戸時代後期の医師。
¶国書([生]安永1(1772)年12月5日　[没]文政10(1827)年5月10日)，人名，日人

長沼牛翁　ながぬまぎゅうおう
？　～天保5(1834)年
江戸時代後期の医師。
¶国書

長沼玄珍　ながぬまげんちん
？　～享保15(1730)年8月21日
江戸時代中期の医師、漢学者。
¶国書

長沼太沖　ながぬまたちゅう
宝暦11(1761)年～天保5(1834)年
江戸時代中期～後期の蘭学医。
¶山形百

中根晃　なかねあきら
昭和6(1931)年3月26日～
昭和～平成期の医師。東京都立梅ケ丘病院院長。
¶現執4期

中根重一　なかねしげかず
嘉永4(1851)年10月25日～明治39(1906)年9月16日　[別]中根重一《なかねじゅういち》
江戸時代後期～明治時代の眼科医。
¶眼科，新潟百別(なかねじゅういち)，履歴，履歴2

中根重一　なかねじゅういち
→中根重一(なかねしげかず)

中根訒斎　なかねじんさい
→中根半仙(なかねはんせん)

中根半仙　なかねはんせん
寛政10(1798)年～嘉永2(1849)年　[別]中根訒斎《なかねじんさい》
江戸時代後期の医師、詩人。越後高田藩医。
¶国書(中根訒斎　なかねじんさい　[没]嘉永2(1849)年8月4日)，人名，日人

中根半嶺　なかねはんれい
天保2(1831)年～大正3(1914)年
江戸時代末期～明治期の医師、書家。中根半仙の子。父の職を継いで越後高田藩侍医兼書道師範を務めた。
¶人名，世紀([生]天保2(1831)年2月16日　[没]大正3(1914)年6月23日)，新潟百，日人

長野猪佐久　ながのいさく
？　～
昭和期の医師。都立広尾病院第1内科医長。
¶社史

中野市右衛門〔1代〕　なかのいちえもん
？　～寛永16(1639)年
江戸時代前期の京都の版元。号は豊雪斎。仏書、儒書、医書などを出版。
¶朝日([没]寛永16年4月6日(1639年5月8日))，日人

長野一郎　ながのいちろう
天保10(1839)年～文久4(1864)年
江戸時代末期の医師、志士。緒方洪庵の門で西洋医学を学んだ。
¶大阪人，新潮([没]元治1(1864)年7月20日)，人名([生]1837年)，全幕，日人，幕末，幕末大

中野英子　なかのえいこ
昭和11(1936)年5月11日～
昭和～平成期の厚生官僚、人口社会学研究者。厚生省人口問題研究所人口動向研究部出生動向研究室長。
¶現執2期，現執3期

中野嘉一　なかのかいち
明治40(1907)年4月21日～平成10(1998)年7月23日
昭和～平成期の詩人、医師。中野神経科医院院長。「暦象」を創刊、主宰。精神医学を専門とし、著書に「パーキンソン氏病の病理」など。
¶岩歌，紀伊文，近医，近文，現朝，現詩，現執1期，現執2期，現情，世紀，短歌([没]1999年7月23日)，日人

中野杏順　なかのきょうじゅん
元禄2(1689)年～宝暦8(1758)年10月19日
江戸時代中期の医師。
¶国書

長野敬　ながのけい
昭和4(1929)年6月6日～
昭和～平成期の生化学者、科学史学者。自治医科大学教授。生物学史、生命論、細胞生化学を研究。著書に「生物学の旗手たち」など。
¶現朝，現執2期，現執3期，現執4期，現情，世紀，日人，マス89

中野敬斎　なかのけいさい
元禄8(1695)年～明和1(1764)年8月27日
江戸時代中期の漢学者・医師。
¶国書

長野見意　ながのけんい
文化3(1806)年～明治3(1870)年
江戸時代後期～明治期の医師。
¶姓氏群馬

中野元輿　なかのげんよ
宝暦12(1762)年～文政5(1822)年4月1日
江戸時代中期～後期の医師。
¶国書

中野三允　なかのさんいん
明治12(1879)年7月23日～昭和30(1955)年9月24日　[別]三允《さんいん》
明治～昭和期の俳人、薬剤師。日本薬剤師会理

事。「アラレ」を創刊。作品は「春夏秋冬」などの選集にある。
¶近文，現情，埼玉人，埼玉文，世紀，俳諧（三允　さんいん），俳句（三允　さんいん），俳文

中野重男 なかのしげお★
大正3（1914）年～平成10（1998）年
昭和・平成期の医師。予防医療を展開。
¶中濃

長野秋甫 ながのしゅうほ
文政5（1822）年～安政2（1855）年
江戸時代後期～末期の蘭方医。
¶長崎遊，新潟百別

長野純蔵 ながのじゅんぞう
明治3（1870）年8月6日～大正14（1925）年7月21日
明治～大正期の医師。
¶世紀，渡航（[没]？），日人

中野順台 なかのじゅんたい
元文4（1739）年～寛政7（1795）年1月27日
江戸時代中期～後期の医師。
¶国書

中野春洞 なかのしゅんどう★
～天保4（1833）年
江戸時代後期の医家。
¶三重

中野昭一 なかのしょういち
昭和2（1927）年5月22日～
昭和～平成期の生理学者、スポーツ医学者。東海大学教授。
¶現執2期，現執3期

中野進 なかのすすむ
大正12（1923）年～平成20（2008）年
昭和～平成期の医師。外科。
¶近医

中野征紀 なかのせいき
明治36（1903）年～昭和53（1978）年　[別]中野征紀《なかのひろき》
昭和期の医師。
¶近医（なかのひろき　[生]明治37（1904）年），北海道百，北海道歴

中野生清 なかのせいせい
明治5（1872）年8月～昭和22（1947）年
明治～昭和期の医学者。
¶庄内

長野蘇南 ながのそなん
明治6（1873）年～昭和6（1931）年5月21日　[別]蘇南《そなん》
明治～昭和期の俳人。医学博士。紫溟吟社で俳句を研鑽し「うづら」を創刊。
¶熊本人，熊本百（[生]明治6（1873）年9月23日），人名，世紀，日人（[生]明治6（1873）年9月23日），俳諧（蘇南　そなん），俳句（蘇南　そなん）

中野隆邦 なかのたかくに
大正4（1915）年4月1日～昭和55（1980）年5月11日
大正～昭和期の僧侶、口演童話家。台東区社会福祉協議会理事長。
¶日児

中野正 なかのただし
大正13（1924）年～
昭和期の医師。
¶群馬人

中野太郎 なかのたろう
明治20（1887）年～昭和29（1954）年
明治～昭和期の海軍軍医。
¶近医

中野田郎吉 なかのたろきち
明治13（1880）年～昭和43（1968）年
明治～昭和期の地方功労者。民生委員第1号。
¶多摩

中野智元 なかのちげん
？　～建久2（1191）年
鎌倉時代前期の下粕尾村の医師。
¶栃木歴

中野豊道 なかのとよみち
大正14（1925）年～平成6（1994）年
昭和～平成期の医師。専門は外科、音声学。
¶近医

中野直次 なかのなおじ
明治33（1900）年1月17日～昭和59（1984）年10月5日
大正・昭和期の実業家。中野薬品工業代表取締役社長。
¶飛騨

中野信夫 なかののぶお
明治43（1910）年9月1日～平成22（2010）年
昭和～平成期の社会運動家、医師。中野眼科診療所所長、全国保険医団体連合会会長。眼科医。京都医療社会化連盟を結成。
¶近医，現朝，社運，世紀，日人

中野一 なかのはじめ
昭和5（1930）年12月18日～
昭和期の福祉施設職員。
¶視覚

長野馬貞 ながのばてい
寛文11（1671）年～寛延3（1750）年　[別]馬貞《ばてい》
江戸時代中期の医師、俳人（蕉門）。
¶国書（馬貞　ばてい　[没]寛延3（1750）年9月19日），人書94，人名，日人（[生]1672年），俳諧（馬貞　ばてい），俳句（馬貞　ばてい　[没]寛延3（1750）年9月19日），和俳

中野久子 なかのひさこ
明治30（1897）年～昭和50（1975）年
昭和期の社会事業家。無料宿泊施設・四恩寮を完成させ、運営に努める。
¶女性，女性普，世紀，鳥取百，日人（[生]明治30（1897）年9月15日　[没]昭和45（1970）年4月12日）

な

中野等 なかのひとし
明治13（1880）年10月22日～昭和30（1955）年5月27日
明治～昭和期の医学者、教育者。埼玉中学校を設立。東京帝国大学医学部教授を務めた。
¶埼玉人，埼玉百，渡航

長野準 ながのひとし
大正11（1922）年～平成12（2000）年
昭和～平成期の医師。内科（呼吸器）。
¶近医

中野征紀 なかのひろき
→中野征紀（なかのせいき）

永野文良 ながのふみよし
眼科医。
¶眼科

長野文治 ながのぶんじ
明治6（1873）年9月23日～昭和6（1931）年5月21日
明治～昭和期の渡航者。
¶近医，渡航

中野文次郎 なかのぶんじろう
生没年不詳
江戸時代後期の医師。
¶飛騨

中野操 なかのみさお
明治30（1897）年10月30日～昭和61（1986）年3月21日
大正～昭和期の医師、医史学者。杏林温古会を興し機関紙「医譚」発行。
¶科学，近医，現朝，世紀，日人

中野稔 なかのみのる
昭和3（1928）年3月28日～
昭和期の生化学者。
¶群馬人

中名生ふで なかのみょうふで
明治26（1893）年～昭和47（1972）年
大正～昭和期の助産婦。
¶青森人

中目道珣 なかのめどうじゅん
文化5（1808）年～？　[別]中目道珣《なかめどうじゅん》
江戸時代末期～明治期の眼科医。
¶眼科（なかめどうじゅん），国書

中目斉 なかのめひとし
天保6（1835）年～大正10（1921）年
江戸時代末期～大正期の医師。
¶宮城百

長野泰一 ながのやすいち
明治39（1906）年6月22日～平成10（1998）年2月9日
昭和期の医学者。東京帝国大学伝染病研究所教授所長、日本ウイルス学会長。インターフェロン発見。学士院恩賜賞。
¶科学，近医，現朝，現情，現日，新潮，世紀，日人，マス89

仲野好雄 なかのよしお
明治36（1903）年2月5日～平成11（1999）年1月20日
昭和期の英文学者、元陸軍軍人。東京大学教授、全日本精神薄弱者育成会理事長。世界最大の知的障害児の親の会を組織、精神薄弱者福祉法制定のきっかけとなった。
¶現日，世紀，陸海

長野嘉樹 ながのよしき
享保18（1733）年～文化3（1806）年6月13日
江戸時代中期～後期の医師。
¶国書

中野善達 なかのよしたつ
昭和9（1934）年2月10日～
昭和～平成期の障害児教育学者。佐野国際情報短期大学教授。
¶現執1期，現執2期，現執4期，視覚

中野由巳 なかのよしみ
明治30（1897）年～平成1（1989）年
明治～昭和期の医師。専門は解剖学。
¶近医

中野芳幸 なかのよしゆき
大正13（1924）年～昭和56（1981）年
昭和期の社会福祉家。
¶姓氏岩手

永野良準 ながのりょうじゅん
嘉永5（1852）年～明治35（1902）年
江戸時代後期～明治期の医師。
¶愛媛，愛媛百（[生]嘉永5（1852）年4月　[没]明治35（1902）年8月23日）

長橋正道 ながはしまさみち，なかはしまさみち
明治20（1887）年2月～昭和34（1959）年11月3日
大正～昭和期の放射線医学者。大阪医科大学教授。放射線生理学を研究。集積として「レ線の白血球に及ぼす作用」など。
¶大阪人（なかはしまさみち　[没]昭和34（1959）年11月），科学，近医，現情，人名7，世紀，日人

中畑彦右衛門 なかはたひこえもん
生没年不詳
明治期の医師。
¶飛騨

長花操 ながはなみさお
明治40（1907）年～平成7（1995）年
大正～平成期の医師。専門は寄生虫学。
¶近医

中濵二郎 なかはまじろう
大正10（1921）年5月8日～平成14（2002）年8月13日
昭和・平成期の歯科医師。
¶石川現九

長浜真徳 ながはましんとく
大正4（1915）年12月20日～昭和46（1971）年3月

21日
昭和期の医学・理学博士。
¶沖縄百，姓氏沖縄

長浜晋 ながはますすむ
明治41(1908)年～昭和59(1984)年
大正～昭和期の医師。専門は組織学(口腔組織学)。
¶近医

中浜東一郎 なかはまとういちろう
安政4(1857)年7月7日～昭和12(1937)年4月11日
明治～昭和期の医師。ドイツに留学し医学を学ぶ。流行病防疫に尽力。
¶海越，海越新，岡山百，岡山歴，科学，近医，高知人，高知百，人名，世紀，渡航，日人

中浜博(1) なかはまひろし
大正12(1923)年～平成18(2006)年
昭和～平成期の医師。専門は生理学，神経生理学。
¶近医

中浜博(2) なかはまひろし
昭和3(1928)年～平成20(2008)年
昭和～平成期の医師。外科。
¶近医

長浜二三則 ながはまふみのり
大正14(1925)年～昭和62(1987)年
昭和期の医師。
¶姓氏鹿児島

中林玄智 なかばやしげんち
生没年不詳
安土桃山時代～江戸時代前期の医師。
¶国書

中林左近 なかばやしさこん
明治45(1912)年5月4日～平成1(1989)年5月28日
昭和期の教育者。
¶視覚

中原有言 なかはらありとき
→中原有言(なかはらのありとき)

中原市五郎 なかはらいちごろう
慶応3(1867)年5月15日～昭和16(1941)年3月22日
明治～昭和期の医師、歯科教育家。歯科、日本歯科教育会会長。生涯、歯科教育のために尽くした。私立共立歯科医学校を創立。
¶科学，学校，近医，人名，世紀，姓氏長野(㊥1866年)，全書，長野歴(㊥慶応2(1866)年)，日人

永原温哲 ながはらおんてつ
～寛保2(1742)年
江戸時代中期の医師。
¶長崎遊

中原きよ なかはらきよ
明治27(1894)年1月2日～昭和58(1983)年4月13日
大正～昭和期の政治家、社会事業家。

¶埼玉人

中原清 なかはらきよし
明治11(1878)年～昭和16(1941)年
明治～昭和期の医師、政治家。鶯湯精神病院長、島根県議会議員。
¶島根歴

永原玄古〔1代〕 ながはらげんこ
文化3(1806)年～慶応1(1865)年
江戸時代後期～末期の眼科医。
¶岡山歴，眼科

永原玄古〔2代〕 ながはらげんこ
慶応2(1866)年～明治44(1911)年
江戸時代末期～明治期の医師。
¶岡山人(――〔代数なし〕)，眼科

中原爽 なかはらそう
昭和11(1936)年1月26日～
昭和～平成期の政治家。参議院議員、日本歯科医師会会長、日本歯科大学理事長。
¶現政

永原東印 ながはらとういん
～寛政3(1791)年
江戸時代中期の医師。
¶長崎遊

中原徳太郎 なかはらとくたろう
明治4(1871)年7月20日～昭和2(1927)年11月17日
明治～大正期の外科・整形外科専門家。中原病院開業のほか日本医学専門学校校長などを務めた。
¶近医，人名，世紀，渡航，日人

中原篷 なかはらとま
明治6(1873)年～昭和38(1963)年
明治～昭和期の医師。気軽に往診し、村医、学校医を務める。銃後婦人として活躍。
¶群馬人，女性(㊥明治6(1873)年9月　㊦昭和38(1963)年1月30日)，女性普(㊥明治6(1873)年9月　㊦昭和38(1963)年1月30日)，山口人，山口百

中原有言 なかはらのありとき
㊛中原有言《なかはらありとき》
平安時代後期の医師。
¶古人(なかはらありとき)，人名，日人(生没年不詳)

中原友光 なかはらのともみつ
生没年不詳
平安時代後期の医師。
¶日人

中原宗行 なかはらのむねゆき
平安時代後期の医師。康和4年権侍医兼石見介。
¶古人

中原英臣 なかはらひであおみ
昭和20(1945)年1月17日～
昭和～平成期の衛生学者、細菌学者。山梨医科大学助教授。

¶現執3期，現執4期

中原実 なかはらみのる
明治26(1893)年2月4日～平成2(1990)年10月15日
大正～昭和期の画家、歯科医学者。日本歯科大学長、日本歯科医師会会長。仏陸軍歯科医を務めながら絵を学び、画廊九段を主宰。「単科三科」を設立し前衛運動を展開。
¶アナ，科学，近医，近美，現情，現人，新潮，世紀，日人，美家，洋画

中原衛貞 なかはらもりさだ
明治20(1887)年～昭和47(1972)年
明治～昭和期の医師。
¶鳥取百

仲原泰博 なかはらやすひろ
大正14(1925)年～昭和60(1985)年
昭和期の医師。専門は内科、リハビリテーション医学。
¶近医

中原螺斎 なかはららさい
生没年不詳
明治期の医師。
¶新潟百別

中原栗隠 なかはらりついん
寛政4(1792)年～明治4(1871)年
江戸時代後期～明治期の医家。
¶新潟百

中原竜之助 なかはらりゅうのすけ
大正2(1913)年～平成4(1992)年
昭和～平成期の官僚。専門は厚生行政。
¶近医

中原和郎 なかはらわろう
明治29(1896)年9月14日～昭和51(1976)年1月21日
大正～昭和期のがん生化学者。国立がんセンター初代所長。癌毒素トキソホルモンの発見など生化学研究の先駆者。
¶科学，科技，近医，現朝，現情，現人，現日，世紀，鳥取百，日人

永久子 ながひさこ
明治40(1907)年～？　㊙城間恵美子，普天間恵美子
昭和期の看護婦。
¶社史

中平大治 なかひらだいじ
天保12(1841)年～慶応1(1865)年
江戸時代末期の医師、志士。土佐勤王党に参加。
¶幕末(㊙1865年3月12日)，幕末大(㊙元治2(1865)年2月15日)

中平常太郎 なかひらつねたろう
明治12(1879)年～昭和39(1964)年
明治～昭和期の政治家、社会事業家。参議院議員、宇和島市長。
¶愛媛

永淵アサ子 ながふちあさこ
天保14(1843)年～大正8(1919)年
明治～大正期の教育者。佐賀婦風会を組織。赤十字看護婦人会の佐賀支部を設立。
¶学校(㊙天保14(1843)年9月9日　㊙大正8(1919)年3月9日)，佐賀百，世紀(㊙天保14(1843)年9月9日　㊙大正8(1919)年3月9日)，日人

永洞清吉 ながほらせいきち
天保2(1831)年～大正5(1916)年
明治～大正期の教育者、社会事業家。東奥盲学校初代校長。盲人の按摩・鍼灸の技術向上に努めた。
¶青森人，世紀，日人

永堀善作 ながほりぜんさく
明治40(1907)年9月19日～昭和57(1982)年7月16日
昭和期の外科医学者。
¶埼玉人

中堀由希子 なかぼりゆきこ
昭和46(1971)年～平成5(1993)年
昭和・平成期の骨髄バンク運動家。国内でNMDP（米国骨髄バンク）の移植をした初の患者。
¶愛知女

中堀豊 なかほりゆたか
昭和31(1956)年～平成21(2009)年
昭和～平成期の医師。専門は小児科、遺伝学（人類遺伝学）。
¶近医

仲間邦夫 なかまくにお
明治30(1897)年～昭和21(1946)年
大正～昭和期の医師。
¶姓氏沖縄

中俣健吉 なかまたけんきち
嘉永1(1848)年～大正13(1924)年
明治～大正期の医師、政治家。大島病院長、内之浦村5代村長。
¶姓氏鹿児島

長町耕平 ながまちこうへい
嘉永6(1853)年～大正8(1919)年
江戸時代末期～大正期の医師。公立三条病院長。
¶新潟百別

長松篤棐（長松篤斐）ながまつあつすけ
元治1(1864)年4月15日～昭和16(1941)年4月16日
明治～昭和期の植物生理学者、経営者。
¶海越新，科学，植物，世紀(長松篤斐)，渡航，日人

長松英一 ながまつえいいち
→長松英一（ながまつひでかず）

永松勝海 ながまつかつうみ
明治27(1894)年9月29日～昭和39(1964)年1月5日　㊙永松勝海《ながまつかつみ》
大正～昭和期の歯科医学者。九州歯科医学専門学

校教授。九州歯科大学学長、日本歯科医学会副会長などを歴任。
¶大分歴（ながまつかつみ），科学，現情，人名7，世紀，日人，福岡百（ながまつかつみ）

永松勝海 ながまつかつみ
→永松勝海（ながまつかつうみ）

永松玄洋 ながまつげんよう
生没年不詳
江戸時代後期の医師。
¶国書，長崎遊

永松東海 ながまつとうかい
天保11（1840）年〜明治31（1898）年5月11日
明治期の蘭方医、科学者。東京司薬場長となり庁舎新設、施設整備に貢献。陸軍軍医学校教官となる。
¶朝日（㊥天保11年9月29日（1840年10月24日）），科学（㊥天保11（1840）年9月29日），近医，新潮（㊥天保11（1840）年9月29日），長崎遊，日人，洋学

永松初馬 ながまつはつま
大正14（1925）年〜平成3（1991）年
昭和期の福祉施設理事長、被爆者支援・反核運動家。
¶平和

長松英一 ながまつひでかず
明治25（1892）年6月21日〜昭和28（1953）年11月26日　㊙長松英一《ながまつえいいち》
大正〜昭和期の解剖学者。名古屋医科大学教授。硝子軟骨について研究。著書に「横観人体解剖模型図譜」「愛のベートーヴェン」など。
¶科学，近医，現情（ながまつえいいち），人名7（ながまつえいいち），世紀，日人

中丸輝彦 なかまるてるひこ
昭和14（1939）年12月12日〜
昭和期の獣医師。
¶飛騨

中道益平 なかみちますへい
明治40（1907）年5月29日〜昭和53（1978）年5月18日
明治〜昭和期の社会事業家。
¶視覚，福井百

中村猪之助 なかむらいのすけ
明治22（1889）年〜昭和26（1951）年
昭和期の獣医師、鹿児島県畜産功労者。
¶姓氏鹿児島

中村英碩 なかむらえいせき
天明4（1784）年〜文久3（1863）年
江戸時代中期〜末期の医師。
¶姓氏長野

中村芬 なかむらかおり
昭和19（1944）年〜
昭和期の音訳者、市民活動家。
¶視覚

中村景美 なかむらかげよし
→中村景美（なかむらけいび）

仲村和子 なかむらかずこ
昭和12（1937）年11月13日〜
昭和期の点訳ボランティア。
¶視覚

中村一成 なかむらかずなり
昭和4（1929）年〜平成9（1997）年
昭和〜平成期の医師。専門はハンセン病医療。
¶近医

中村克郎 なかむらかつろう
大正14（1925）年3月31日〜
昭和〜平成期の医師、反戦運動家。日本戦没学生記念会（わだつみ会）理事長。「はるかなる山河に」を刊行、「きけわだつみのこえ―日本戦没学生の手記」を出版。
¶現朝，現情，現人，世紀，日人，平和，マス89

中村勧農衛 なかむらかのえ
享和2（1802）年〜安政5（1858）年
江戸時代末期の医師。谷田部藩士。
¶国書（㊥安政5（1858）年8月12日），栃木百，栃木歴，幕末（㊥1858年9月18日），藩臣2

中村紀久男 なかむらきくお
昭和15（1940）年〜昭和56（1981）年12月22日
昭和期の社会運動家。
¶視覚

中村喜久女 なかむらきくじょ
慶応4（1868）年2月3日〜昭和3（1928）年6月15日
明治〜大正期の医師。東京、埼玉県中条村で開業。
¶埼玉人，女性，女性普

中村キヌ なかむらきぬ
明治31（1898）年8月21日〜昭和51（1976）年1月12日
大正〜昭和期の婦人運動家、女医。
¶神奈川百，神奈女2

中村儀之亟 なかむらぎのじょう
明治39（1906）年〜平成6（1994）年
昭和〜平成期の臨床検査技師。
¶青森人

中村京亮 なかむらきょうすけ
明治33（1900）年〜昭和62（1987）年
大正〜昭和期の医師。内科。
¶近医

中村京太郎 なかむらきょうたろう
明治13（1880）年3月25日〜昭和39（1964）年12月24日
明治〜昭和期の盲教育者。点字新聞「あけぼの」創刊。「点字大阪毎日新聞」初代編集長。点字教科書を作成。
¶キリ，現情，視覚，静岡歴，新潮，人名7，世紀，姓氏静岡，渡航，日人

中村清雄 なかむらきよお
明治28（1895）年5月6日〜昭和55（1980）年10月4

日
大正・昭和期の医師・彫刻家。
¶飛驒

中村九一郎 なかむらくいちろう
大正4(1915)年～
昭和期の帝国大学セツルメント読書会関係者。
¶社史

中村敬宇 なかむらけいう
→中村正直(なかむらまさなお)

中村敬三 なかむらけいぞう
明治29(1896)年6月10日～平成5(1993)年2月23日
昭和期の細菌学者。国立予防衛生研究所長。
¶科学，近医，現情，世紀，日人

中村敬之進 なかむらけいのしん
明治28(1895)年9月9日～昭和53(1978)年4月12日 [別]中村敬之助《なかむらけいのすけ》
大正～昭和期の官吏、実業家。愛媛県知事、厚生次官。
¶姓氏山口(中村敬之助　なかむらけいのすけ)，山口百，履歴，履歴2

中村敬之助 なかむらけいのすけ
→中村敬之進(なかむらけいのしん)

中村景美 なかむらけいび
寛延3(1750)年～文政8(1825)年2月2日 [別]中村景美《なかむらかげよし》
江戸時代中期～後期の医師、算学者。美作で医業の傍ら和算を教えた。
¶岡山人(なかむらかげよし [生]宝暦10(1760)年)，岡山歴，国書(なかむらかげよし [生]宝暦10(1760)年)，人名，数学(なかむらかげよし)，日人

中村孟 なかむらけつ
→中村孟(なかむらたけし)

中村玄益 なかむらげんえき
江戸時代中期の内科医。
¶江戸東

中村玄喜 なかむらげんき
享保19(1734)年～享和元(1801)年3月20日
江戸時代後期の漢詩人・医家。
¶東三河

中村健二 なかむらけんじ
大正6(1917)年1月2日～
昭和期の精薄児教育者。弘済学園園長、厚生省中央福祉審議会特別委員。
¶現執1期，現執2期

中村兼次 なかむらけんじ
明治44(1911)年～昭和48(1973)年
大正～昭和期の医師。小児科。
¶近医

中村元治 なかむらげんじ
？～
大正期の東京帝国大学セツルメント参加者。
¶社史

中村謙次郎 なかむらけんじろう
*～？
江戸時代後期～明治期の岡山藩医。
¶岡山百([生]天保5(1834)年)，岡山歴([生]天保4(1833)年)

中村元亮 なかむらげんりょう
安永5(1776)年～天保10(1839)年
江戸時代中期～後期の医師。
¶国書([没]天保10(1839)年2月20日)，長崎遊

中村鉱一 なかむらこういち
大正13(1924)年12月19日～
昭和期の薬局経営者。
¶郷土群馬，群馬人

中村耕雲 なかむらこううん
寛政9(1797)年～慶応1(1865)年
江戸時代末期の医師。
¶岡山人，岡山歴([没]慶応1(1865)年8月1日)，人名，日人

中村弘山 なかむらこうざん
元文4(1739)年～文化2(1805)年
江戸時代中期～後期の儒医。
¶人名，日人

中村古峡 なかむらこきょう
明治14(1881)年2月20日～昭和27(1952)年
[別]中村蓊《なかむらしげる》
明治～昭和期の文学者・心理学者。中村古峡療養所を開設。
¶郷土千葉，近医(中村蓊　なかむらしげる)，近文，新文([没]昭和27(1952)年9月14日)，心理([没]昭和27(1952)年9月14日)，精医，世紀([没]昭和27(1952)年9月12日)，千葉百，千葉房総([生]明治14(1881)年2月20日 [没]昭和27(1952)年9月14日)，奈良文，日人([没]昭和27(1952)年9月12日)，文学，民学

中村佐吉 なかむらさきち
明治44(1911)年～昭和62(1987)年
昭和期の医師。
¶姓氏鹿児島

仲村茂男 なかむらしげお
大正14(1925)年3月3日～
大正～昭和期の技術者。仲村点字器製作所代表取締役。祖父豊次郎以来親子3代で点字器を製作。
¶視覚，名工

中村繁 なかむらしげる
昭和11(1936)年10月5日～昭和62(1987)年1月26日
昭和期の点字図書製本従事者。
¶視覚

中村蓊 なかむらしげる
→中村古峡(なかむらこきょう)

中村静興　なかむらしずおき
元治元(1864)年～昭和2(1927)年　[別]中村静興《なかむらせいきょう》
明治～昭和期の医師、温泉掘削従事者。
¶薩摩，姓氏鹿児島(なかむらせいきょう)

中村若沙　なかむらじゃくさ
明治27(1894)年2月18日～昭和53(1978)年2月28日
明治～昭和期の俳人、医学博士。
¶大阪人([没]昭和53(1978)年2月)，現俳，俳文

中村周軒　なかむらしゅうけん
享保14(1729)年～寛政6(1794)年12月
江戸時代中期～後期の医家。
¶大阪人

中村習斎　なかむらしゅうさい
享保4(1719)年～寛政11(1799)年
江戸時代中期～後期の儒学者。尾張名古屋藩士。天文、地理、兵法、医術にも通じた。
¶国書([没]寛政11(1799)年4月2日)，コン改，コン4，新潮([没]寛政11(1799)年4月2日)，人名，姓氏愛知，日人，藩臣4([生]享保4(1719)年？)，和俳

中村周伯〔3代〕　なかむらしゅうはく
天保9(1838)年～明治22(1889)年
江戸時代後期～明治時代の眼科医。
¶眼科

中村稕治　なかむらじゅんじ
明治35(1902)年4月23日～昭和50(1975)年1月4日
大正～昭和期の獣医学者、家畜微生物学者。日本生物化学研究所所長。家畜のウイルス病のワクチン開発に功績があった。
¶科学，現朝，世紀，日人

中村春台　なかむらしゅんだい
天保14(1843)年～大正13(1924)年
江戸時代末期～大正期の弘前の医師。
¶青森人

中村俊達　なかむらしゅんたつ
？　～元治1(1864)年
江戸時代末期の医師。
¶群馬人，藩臣2

中村譲衢　なかむらじょうく
文化12(1815)年9月18日～明治9(1876)年9月8日
江戸時代後期～明治期の茶人・田原藩医。
¶東三河

中村正二郎　なかむらしょうじろう
大正2(1913)年～昭和52(1977)年
昭和期の医師。専門は生化学。
¶科学([生]1913年(大正2)5月9日　[没]1977年(昭和52)12月4日)，近医，山口人

中村正親　なかむらしょうしん
宝暦6(1756)年～寛政10(1798)年4月
江戸時代中期～後期の医家。
¶大阪人

中村正徳　なかむらしょうとく
江戸時代前期～中期の眼科医。
¶眼科

中村信斎　なかむらしんさい
寛政8(1796)年～安政6(1859)年8月12日
江戸時代後期～末期の医師。
¶国書

中村甚之助　なかむらじんのすけ
安政4(1857)年～大正7(1918)年
明治～大正期の慈善事業家。
¶長野歴

中村静翁　なかむらせいおう
延享4(1747)年～天保2(1831)年
江戸時代中期～後期の医師。
¶伊豆，静岡歴，人名([生]1748年)，姓氏静岡，日人([生]1748年)

中村静興　なかむらせいきょう
→中村静興(なかむらしずおき)

中村清太郎　なかむらせいたろう
江戸時代末期の医師。1860年咸臨丸の医師としてアメリカに渡る。
¶海越新

中村済民　なかむらせいみん
寛政5(1793)年～*
江戸時代末期の医師。
¶人名([没]1866年)，日人([没]1867年)

中村善助　なかむらぜんすけ
文化1(1804)年～明治9(1876)年
江戸時代後期～明治期の製薬業。
¶姓氏岩手

中村宗璵　なかむらそうよ
生没年不詳
江戸時代前期の医師。
¶国書

中村太室　なかむらたいしつ
寛延1(1748)年～文化14(1817)年
江戸時代中期～後期の安芸広島藩医。
¶藩臣6

中村泰祐　なかむらたいゆう
明治19(1886)年5月7日～昭和29(1954)年1月3日
明治～昭和期の臨済宗の僧。建仁寺派管長・建仁寺独住7世。山口育児院を設立。社会福祉事業にも尽くした。
¶現情，人名7，世紀，日人，仏教，仏人，山口百

中村孝　なかむらたかし
大正12(1923)年10月28日～
昭和～平成期の医師。小児科、静岡県立こども病院名誉院長、白百合女子大学児童文化科教授。
¶現執3期

中村隆　なかむらたかし
明治42(1909)年2月1日～平成11(1999)年2月4日

大正～平成期の医師。内科。
¶科学，近医

中村卓次 なかむらたくじ
大正9（1920）年5月5日～
昭和期の外科学者。
¶群馬人

中村建史 なかむらたけし
大正3（1914）年～昭和57（1982）年
昭和期の下関市保健所所長。
¶山口人

中村武司 なかむらたけし
？ ～
大正期の東京帝国大学セツルメント参加者。
¶社史

中村孟 なかむらたけし
[別]中村孟《なかむらけつ》
明治期の医師。県費でイギリスに渡り医学研修を受ける。
¶海越（生没年不詳），海越新，渡航（なかむらけつ）

中村唯 なかむらただ
明治6（1873）年～昭和11（1936）年
明治～昭和期の眼科医。
¶近医

中村太美 なかむらたみ
明治37（1904）年～平成15（2003）年
昭和・平成期の薬剤師。
¶愛知女

中村民男 なかむらたみお
大正14（1925）年～
昭和期の医師・映画製作、演出家。
¶郷土千葉

中村淡斎 なかむらたんさい
宝暦6（1756）年～文政3（1820）年　[別]伯先《はくせん》
江戸時代後期の医師、俳人。
¶国書（伯先　はくせん　[生]宝暦6（1756）年9月　[没]文政3（1820）年8月23日），人名，日人，俳諧（伯先　はくせん　[生]？），俳文（伯先　はくせん　[没]文政3（1820）年8月23日），和俳（伯先　はくせん　[生]？）

中村淡水 なかむらたんすい
文政5（1822）年～明治17（1884）年
江戸時代後期～明治期の官吏、医師。
¶滋賀百

中村千賀 なかむらちか，なかむらちが
安政7（1860）年2月28日～昭和21（1946）年2月5日
明治～昭和期の手芸教育者。中村女子手芸学校開設。高知県婦人慈善会設立。藍綬褒章受章。
¶高知人，高知百，女性（なかむらちが），女性普（なかむらちが），世紀，日人

中村中倧 なかむらちゅうそう
安永7（1778）年～嘉永4（1851）年　[別]中村元恒《なかむらもとつね》
江戸時代後期の医師、儒学者。信濃高遠藩士、藩医兼藩儒。
¶国書（[生]安永7（1778）年11月11日　[没]嘉永4（1851）年9月3日），コン改（中村元恒　なかむらもとつね），コン4（中村元恒　なかむらもとつね），人名（中村元恒　なかむらもとつね　[生]1782年），姓氏長野，長野百，長野歴，日人，藩臣3（中村元恒　なかむらもとつね）

中村恒男 なかむらつねお
明治42（1909）年9月2日～昭和63（1988）年2月20日
大正～昭和期の医師。小児科。
¶科学，近医

中村丁次 なかむらていじ
昭和23（1948）年～
昭和～平成期の医師。内科、聖マリアンナ医科大学附属横浜市西部病院栄養部副部長。
¶現執3期，現執4期

中村貞治 なかむらていじ
江戸時代中期の医師。
¶人名

中村哲 なかむらてつ
昭和21（1946）年9月15日～
昭和～平成期の医師。
¶現執4期，平和，YA

中村哲夫 なかむらてつお
大正14（1925）年10月10日～
昭和～平成期の外科医。板橋中央医院（現板橋中央総合病院）院長。関東圏に「板橋グループ」病院を展開。
¶現朝，世紀（[生]大正10（1921）年10月10日），日人

中村哲哉 なかむらてつや
明治21（1888）年～昭和23（1948）年5月9日　[別]中村哲哉《なかむらのりちか》
大正～昭和期の家畜病理学者。「家禽の伝染病に関する研究」がある。
¶科学（[生]1888年（明治21）2月），現情（[生]1888年2月），埼玉人（なかむらのりちか　[生]明治21（1888）年2月27日），新潮（[生]明治21（1888）年2月27日），人名7，世紀（[生]明治21（1888）年2月），日人（[生]明治21（1888）年2月27日）

中村徳右エ門 なかむらとくえもん
生没年不詳
江戸時代末期の医師。
¶飛驒

中村徳吉 なかむらとくきち
明治19（1886）年～昭和49（1974）年
明治～昭和期の外科医。
¶鳥取百

中村徳造 なかむらとくぞう
明治12（1879）年4月12日～大正12（1923）年4月19日

明治・大正期の医師。
¶飛騨

中村敏郎 なかむらとしお
明治35(1902)年～平成12(2000)年
大正～平成期の医師。専門は皮膚科、美容医学。
¶近医

中村富夫 なかむらとみお
大正6(1917)年4月1日～平成17(2005)年5月2日
昭和・平成期の医師。富山労災病院3代院長。
¶石川現十

仲村豊次郎 なかむらとよじろう
明治2(1869)年1月2日～昭和16(1941)年1月23日
明治～昭和期の技術者。仲村点字器製作所社長。点字印刷機、点字速記機、盲人用タイプライター、投票用点字器などを開発。点字器はヘレン・ケラーにも贈られた。
¶科学，視覚

中村直吉 なかむらなおきち
明治13(1880)年8月15日～＊
明治～昭和期の社会事業家。
¶兵庫人([没]昭和24(1949)年12月17日)，兵庫百([没]昭和14(1939)年)

中村のぶ なかむらのぶ
明治8(1875)年～昭和14(1939)年
明治～昭和期の幼児教育者。養生幼稚園を創設、園長就任。
¶女性，女性普

中村延江 なかむらのぶえ
昭和18(1943)年8月19日～
昭和～平成期の臨床心理士。中央心理研究所所長、近畿大学医学部第4内科講師。
¶現執3期，現執4期，世紀，YA

中村信男 なかむらのぶお
明治45(1912)年7月28日～昭和45(1970)年10月1日
昭和期の僧侶。弘誓社代表。「カニタイプ」の愛称で知られる点字タイプライターを製作。
¶視覚

中村信雄 なかむらのぶお
昭和4(1929)年5月16日～昭和62(1987)年6月16日
昭和期の医師。
¶飛騨

中村延生蔵 なかむらのぶぞう
明治35(1902)年8月1日～昭和56(1981)年6月1日
昭和期の栄養学者、宇都宮大学農学部長。
¶科学，栃木歴

中村登 なかむらのぼる
明治13(1880)年～昭和20(1945)年
明治～昭和期の耳鼻咽喉科医。
¶近医

中村範男 なかむらのりお
明治33(1900)年～昭和50(1975)年
大正～昭和期の医師。
¶姓氏鹿児島

中村哲哉 なかむらのりちか
→中村哲哉(なかむらてつや)

中村伯先 なかむらはくせん
宝暦6(1756)年～文政3(1820)年
江戸時代中期～後期の儒医、俳人。
¶姓氏長野，長野百，長野歴

中村運 なかむらはこぶ
昭和5(1930)年9月14日～
昭和～平成期の植物生理学者。甲南大学教授。
¶現執3期，YA

中村治雄 なかむらはるお
昭和7(1932)年5月18日～
昭和～平成期の医師、循環器内科学者。内科、防衛医科大学校教授。
¶現執3期，現執4期

中村遙 なかむらはるか
明治36(1903)年～
昭和期の社会福祉学者。
¶現執1期

中村美治 なかむらはるじ
昭和1(1926)年11月15日～
昭和～平成期の医師。職業病を追求。著書に「職業疲労性健康破壊」「『合理化』病と脳疲労」など。
¶現朝，現情，現人，世紀，日人

中村春次郎 なかむらはるじろう
慶応2(1866)年～昭和28(1953)年
明治～昭和期の医師、政治家。腰越村議会議員。
¶神奈川人

中村寿夫 なかむらひさお
明治37(1904)年4月23日～昭和37(1962)年8月9日
昭和期の植物病理学者。
¶現情

中村久子 なかむらひさこ
明治30(1897)年11月25日～昭和43(1968)年
昭和期の社会活動家。高山市障害者福祉会初代会長を務め、天皇陛下に拝謁。著書に「宿命に勝つ」など。
¶郷土岐阜([没]1966年)，近女，女史，女性([生]?)，女性普，真宗([没]昭和43(1968)年3月9日)，世紀([没]昭和43(1968)年3月19日)，日人([没]昭和43(1968)年3月19日)

中村秀夫 なかむらひでお
明治25(1892)年～昭和29(1954)年
大正～昭和期の生見の医師。
¶姓氏山口

中村拓 なかむらひろし
明治24(1891)年～昭和49(1974)年
明治～昭和期の医師。専門は生化学。
¶神奈川人，近医

中村文　なかむらふみ
大正3(1914)年12月23日～
大正～昭和期の教育者。
¶視覚

中村文雄　なかむらふみお
明治39(1906)年11月6日～平成4(1992)年6月19日
大正～平成期の耳鼻咽喉科学者。京都府立医科大学教授。
¶科学，近医，現情

中村史邦　なかむらふみくに
生没年不詳　[別]史邦《しほう，ふみくに》
江戸時代中期の医師、俳人。元禄期の蕉門俳人。医名は春庵。尾張犬山の寺尾直竜の侍医を務めた。
¶朝日，国書(史邦　ふみくに)，コン改，コン4，コン5，新潮(史邦　ふみくに)，人名，姓氏愛知([没]1706年？)，大百(史邦　ふみくに)，日人，俳諧(史邦　しほう)，俳句(史邦　しほう)，俳句(史邦　ふみくに)，俳文(史邦　ふみくに)，百科(史邦　ふみくに)，和俳

中村文弥　なかむらふみや
明治35(1902)年～昭和49(1974)年
大正～昭和期の医師。小児科。
¶近医

中村文造　なかむらぶんぞう
明治8(1875)年～昭和6(1931)年
明治～昭和期の社会事業家。
¶姓氏神奈川

中村文平　なかむらぶんぺい
明治19(1886)年12月7日～昭和44(1969)年3月9日
大正～昭和期の眼科学者。大阪帝国大学教授。夜盲症研究において水尾・中村現象を発見し、光神の調応機能研究の先駆となる。
¶大阪人([没]昭和44(1969)年3月)，科学，近医，現情，人名7，世紀，日人

中村平蔵　なかむらへいぞう
明治27(1894)年10月1日～昭和55(1980)年1月11日
明治～昭和期の医師。口腔外科。
¶近医，埼玉人

中村正雄　なかむらまさお
明治42(1909)年10月3日～昭和46(1971)年10月2日
昭和期の歯科医学者。大阪歯科大学教授。日本歯科医学会副会長、日本矯正歯科学会理事などを歴任。
¶大阪人([没]昭和46(1971)年10月)，科学，現情，人名7，世紀，日人

中村政司　なかむらまさし
明治26(1893)年～昭和43(1968)年
明治～昭和期の医師。小児科。
¶近医

中村正　なかむらまさし
大正7(1918)年5月28日～昭和57(1982)年5月26日
昭和期の公衆衛生学者、長崎大学医学部教授。
¶科学

中村政治郎　なかむらまさじろう
明治25(1892)年～昭和43(1968)年
大正・昭和期の塗師。民生児童委員、社会福祉協議会会長などを務めた。
¶山梨人

中村正直　なかむらまさなお
天保3(1832)年5月26日～明治24(1891)年6月7日
[別]中村敬宇《なかむらけいう》
明治期の啓蒙学者、教育者。東京大学教授、貴族院議員。同人舎を開き、明六社に参加。女子・盲人教育にも尽力。著書に「西国立志編」など。
¶朝日([生]天保3年5月26日(1832年6月24日))，維新(中村敬宇　なかむらけいう)，岩史，海越，海越新，江文(中村敬宇　なかむらけいう)，角史，教育，キリ([生]天保3年5月26日(1832年6月24日))，近現，近文(中村敬宇　なかむらけいう)，国際，国史，国書(中村敬宇　なかむらけいう)，コン改，コン5，詩歌(中村敬宇　なかむらけいう)，詩作(中村敬宇　なかむらけいう　[没]明治24(1891)年6月)，史人，静岡百，静岡歴，思想，思想史，児文(中村敬宇　なかむらけいう)，重要，出版，出文，女史，人書79(中村敬宇　なかむらけいう)，人書94，新潮，新文(中村敬宇　なかむらけいう　[没]明治24(1891)年6月1日)，人名(中村敬宇　なかむらけいう)，姓氏静岡，世人，世百，先駆，全書，大百，哲学(中村敬宇　なかむらけいう)，渡航(中村敬宇・中村正直　なかむらけいう・なかむらまさなお)，日思，日史，日児(中村敬宇　なかむらけいう　[生]天保3(1832)年6月24日)，日人，日本，幕末(中村敬宇　なかむらけいう)，幕末大(中村敬宇　なかむらけいう)，百科，文学(中村敬宇　なかむらけいう)，民学，山川小，山梨百(中村敬宇　なかむらけいう　[没]明治24(1891)年6月20日)，洋学，履歴(中村敬宇　なかむらけいう　[生]天保3(1832)年5月25日)，歴大

中村昌弘　なかむらまさひろ
大正8(1919)年～平成14(2002)年
昭和～平成期の医師。専門は細菌学。
¶近医

中村正文　なかむらまさふみ
大正2(1913)年～昭和56(1981)年
昭和期の社会保障・医療保障研究者。神戸大学教授。
¶現執1期，兵庫百

中村方淑　なかむらまさよし
生没年不詳
江戸時代中期の本草家。
¶国書

中村希明　なかむらまれあき
昭和7(1932)年～

昭和～平成期の医師。精神神経科、川崎市立井田病院精神科部長。
¶現執3期

中村実枝　なかむらみえ
昭和23(1948)年10月27日～
昭和期の点字普及・指導者。
¶視覚

中村みよ子　なかむらみよこ
昭和13(1938)年1月7日～
昭和期の文筆家、子ども文庫主宰者。
¶視覚

中村元臣　なかむらもとおみ
昭和2(1927)年3月5日～
昭和～平成期の内科学者。九州大学教授。
¶現情

中村元恒　なかむらもとつね
→中村中倧(なかむらちゅうそう)

中村康　なかむらやすし
明治31(1898)年5月10日～昭和31(1956)年10月23日
大正～昭和期の眼科医学者。日本医科歯科大学教授。角膜移植研究の先駆者。アイバンク設立、角膜移植法の制定などに尽力。
¶科学，近医，現情，人名7，世紀，日人([没]昭和31(1956)年10月22日)

中村屋弁吉　なかむらやべんきち
→大野弁吉(おおのべんきち)

仲村優一　なかむらゆういち
大正10(1921)年10月29日～
昭和～平成期の社会福祉学者。淑徳大学教授、日本社会事業大学学長。社会福祉学を研究し全国初の新老後保障制度発足に関与。著書に「ケースワーク」など。
¶現朝，現執1期，現執2期，現執3期，現情，世紀，日人

中村祐輔　なかむらゆうすけ
昭和27(1952)年12月8日～
昭和～平成期の研究者。東京大学医科学研究所教授・附属ヒトゲノム解析センター長。
¶現執4期

中村幸雄(1)　なかむらゆきお
昭和13(1938)年～平成22(2010)年
昭和～平成期の産婦人科医。
¶近医

中村幸雄(2)　なかむらゆきお
明治39(1906)年7月19日～昭和55(1980)年7月14日
大正・昭和期の開業医。
¶飛騨

中村豊(1)　なかむらゆたか
明治15(1882)年11月21日～*
明治～大正期の渡航者。
¶近医([没]昭和22(1947)年)，渡航([没]？)

中村豊(2)　なかむらゆたか
明治21(1888)年7月25日～昭和49(1974)年6月14日
大正～昭和期の細菌学者。北海道帝国大学教授。研究分野は広範多岐にわたるが、特に種痘の研究で著名。著書に「細菌学血清学検査法」。
¶科学，近医，現情，札幌，人名7，世紀，日人，北海道百，北海道歴

中村裕　なかむらゆたか
昭和2(1927)年～昭和59(1984)年7月23日
昭和期の医師。リハビリテーション医学を研究。"太陽の家"を創設し身障者福祉に尽力。
¶大分歴，近医，世紀([生]昭和2(1927)年3月)，日人([生]昭和2(1927)年3月30日)

中村蘭林　なかむららんりん
元禄10(1697)年～宝暦11(1761)年
江戸時代中期の医師、漢学者。幕府奥医師、奥儒者。
¶朝日([没]宝暦11年9月3日(1761年9月30日))，江文，近世，国史，国書([没]宝暦11(1761)年9月3日)，コン改，コン4，新潮([没]宝暦11(1761)年9月3日)，人名，日人

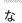

中村利吉　なかむらりきち
？～昭和7(1932)年
明治～昭和期の釣り針師。みすや針店主。わが国の釣り針を最初に学問的に体系的に取り扱った。
¶朝日，日人

中村陸郎　なかむらりくろう
昭和7(1932)年～
昭和～平成期の翻訳家、医師。精神科。
¶児人

中村立安〔2世〕　なかむらりつあん
～寛政12(1800)年1月20日
江戸時代中期の医家。
¶大阪墓

中村竜庵　なかむらりゅうあん
生没年不詳
江戸時代後期の医師。
¶国書

中村隆治　なかむらりゅうじ
明治15(1882)年～昭和18(1943)年
明治～昭和期の新潟医科大学教授・精神神経病学者。
¶新潟百別

中村柳坡　なかむらりゅうは
～明治12(1879)年
江戸時代後期～明治期の蘭方医、漢学者。
¶新潟百別

中村涼庵　なかむらりょうあん
文化6(1809)年～明治10(1877)年
江戸時代後期～明治時代初期の医師。
¶長崎遊

中村緑野　なかむらろくや★
明治1(1868)年9月〜
明治期の陸軍医。
¶秋田人2

中目雲洞　なかめうんどう
天保3(1832)年〜明治13(1880)年
江戸時代後期〜明治期の眼科医。
¶眼科

中目道珣　なかめどうじゅん
→中目道珣(なかのめどうじゅん)

永持兼男　ながもちかねお
明治7(1874)年〜昭和19(1944)年
明治〜昭和期の医師。
¶姓氏長野

な

中本完二　なかもとかんじ
明治27(1894)年4月14日〜
明治・大正期の医師。
¶飛驒

中森清　なかもりきよし
大正元(1912)年10月15日〜平成17(2005)年8月17日
昭和・平成期の石川県厚生部次長。
¶石川現十

永森佐平　ながもりさへい
明治期の社会事業家。売薬印紙税規則についての建白書を政府に提出する。
¶姓氏富山

中屋伊三郎　なかやいさぶろう
？〜万延1(1860)年　[別]中伊三郎《なかいさぶろう》
江戸時代末期の蘭医学者、銅版画家。中屋伊三郎とも。
¶朝日(中伊三郎　なかいさぶろう　[没]万延1年5月3日(1860年6月21日))，大阪人(中伊三郎　なかいさぶろう)，大阪墓(中伊三郎　なかいさぶろう)，京都大，近世，国史，国書([生]寛政2(1790)年　[没]万延1(1860)年5月)，コン改，コン4，史人，新潮(中伊三郎　なかいさぶろう)，人名，姓氏京都，日人(中伊三郎　なかいさぶろう)，洋学(中伊三郎　なかいさぶろう　[生]寛政2(1790)年)

長安周一　ながやすしゅういち
明治42(1909)年〜平成2(1990)年
大正〜平成期の医師。専門は法医学。
¶近医

長安亮太郎　ながやすりょうたろう
明治36(1903)年3月21日〜平成1(1989)年9月30日
昭和期の社会事業家・「献体」の言葉の創案者。
¶岡山歴

中矢武彦　なかやたけひこ
昭和19(1944)年1月2日〜
昭和期の医師。
¶飛驒

中矢敏雄　なかやとしお
明治41(1908)年1月23日〜平成10(1998)年1月24日
昭和・平成期の歯科医。
¶飛驒

長屋敏郎　ながやとしろう
？〜
大正期の東京帝国大学セツルメント参加者。
¶社史

長屋補庵　ながやほあん
生没年不詳
江戸時代中期の医師。
¶飛驒

永山在徳　ながやまありのり
明治10(1877)年〜昭和26(1951)年
明治〜昭和期の医学者。鹿児島の小児科の草分け。
¶鹿児島百，姓氏鹿児島

長山一学　ながやまいちがく
？〜安永2(1773)年
江戸時代後期の医師。
¶群馬人

中山栄之助　なかやまえいのすけ
明治30(1897)年〜昭和43(1968)年
明治〜昭和期の医師。産婦人科。
¶近医，新潟百別

中山治　なかやまおさむ
昭和22(1947)年12月7日〜
昭和〜平成期の臨床心理学者。国際基督教大学教育研究所研究員、関東学院大学非常勤講師。
¶現執3期

中山梟庵　なかやまきょうあん
明治10(1877)年6月20日〜昭和35(1960)年9月29日　[別]中山正次《なかやましょうじ》
明治〜昭和期の医師、歌人。よしあし草、明星同人。作品に「高師の浜」。
¶大阪文(中山正次　なかやましょうじ)，岡山人，岡山歴，近文，世紀

中山玄亨(中山玄享)　なかやまげんこう
→中山蘭渚(なかやまらんしょ)

中山健太郎　なかやまけんたろう
大正7(1918)年〜平成14(2002)年
昭和〜平成期の医師。小児科。
¶近医

中山玄亭　なかやまげんてい
江戸時代中期の医師。
¶茶道

中山玄同　なかやまげんどう
〜天明7(1787)年
江戸時代中期の漢方医、宮廷医・法眼。
¶新潟百別

中山元鵬　なかやまげんぽう
生没年不詳

江戸時代後期の医師。
¶国書

中山恒明 なかやまこうめい
明治43（1910）年9月25日〜平成17（2005）年6月20日
昭和期の外科医。千葉医科大学教授。食道外科で世界的に有名。
¶科学，近医，現朝，現情，現人，現日，世紀，日人，日本，履歴，履歴2

中山三郎平 なかやまさぶろうべい
明治43（1910）年9月23日〜平成7（1995）年5月28日　㊞中山三郎平《なかやまさぶろべえ》
大正〜平成期の出版人。中山書店創業者。医学書を出版。
¶近医（なかやまさぶろべえ），出版，出文

中山三郎平 なかやまさぶろべえ
→中山三郎平（なかやまさぶろうべい）

中山三柳 なかやまさんりゅう
慶長19（1614）年〜貞享1（1684）年
江戸時代前期の医師。
¶国書（㊞貞享1（1684）年6月20日），人名，日人

中山茂樹 なかやましげき
大正〜昭和期の医師。
¶渡航

中山寿庵 なかやまじゅあん★
延宝8（1680）年12月6日〜
江戸時代中期の医師、漢学者。
¶秋田人2

中山城山 なかやまじょうざん
宝暦13（1763）年〜天保8（1837）年
江戸時代中期〜後期の医学者、儒学者。讃岐高松藩士。
¶香川人，香川百，郷土香川（㊞1764年），国書（㊞天保8（1837）年4月23日），人名，日人，藩臣6

中山正次 なかやましょうじ
→中山梟庵（なかやまきょうあん）

中山昌礼 なかやましょうれい
→中山黙斎（なかやまもくさい）

中山静安 なかやませいあん
延宝8（1680）年12月6日〜？
江戸時代前期〜中期の医師、漢学者。
¶国書

中山菁莪 なかやませいが
享保13（1728）年〜文化2（1805）年
江戸時代中期〜後期の医師、漢学者。出羽秋田藩士、藩校明道館初代館長。
¶秋田百，国書（㊞享保13（1728）年2月26日　㊞文化2（1805）年5月27日），人名，日人，藩臣1

中山宗哲 なかやまそうてつ
生没年不詳
江戸時代前期の医師。

¶長野歴

永山武美 ながやまたけみ
明治18（1885）年〜昭和50（1975）年
明治〜昭和期の医師。専門は生化学。
¶近医

中山忠亮 なかやまただすけ
安政4（1857）年〜昭和2（1927）年
明治〜昭和期の医師。栃木県立宇都宮病院長、河内郡医会会長。
¶栃木歴

中山忠直 なかやまただなお
明治28（1895）年4月26日〜昭和32（1957）年10月2日
大正〜昭和期の詩人、社会改革運動家。科学趣味が思想や詩風に影響を与えた。著書に「漢方医学の新研究」、詩集「自由の廃墟」など。
¶石川文，幻想，世紀，民学

中山忠道 なかやまただみち
生没年不詳
江戸時代後期の本草家。
¶国書

中山種秋 なかやまたねあき
明治44（1911）年〜平成5（1993）年
大正〜平成期の医師。専門は解剖学。
¶近医

中山たま なかやまたま
明治22（1889）年6月〜昭和46（1971）年10月5日
大正〜昭和期の医師、政治家。衆議院議員。神戸で開業。県立第一神戸校女校医などを経て衆議院議員となる。
¶現情，女性，女性普，新潮，人名7，世紀，政治，日人

中山太郎[1] なかやまたろう
大正6（1917）年3月15日〜平成4（1992）年
昭和期の映像作家、医師。
¶映人

中山太郎[2] なかやまたろう
大正13（1924）年8月27日〜
昭和〜平成期の政治家。衆議院議員、医学博士。外相、憲法調査会会長などを歴任。議員立法の臓器移植法の提案者の一人。
¶現執1期，現執2期，現情，現人，現政，世紀，政治，日人

中山徹也 なかやまてつや
大正14（1925）年〜平成20（2008）年
昭和〜平成期の医師。産婦人科。
¶近医

中山昭雄 なかやまてるお
昭和2（1927）年〜平成1（1989）年
昭和期の医師。専門は生理学（環境生理学）。
¶近医

中山東川 なかやまとうせん
生没年不詳

江戸時代後期の医師。
¶長崎遊

中山道補 なかやまどうほ
? 〜寛政4(1792)年10月
江戸時代中期の出羽庄内藩医。
¶庄内，藩臣1

永山徳郎 ながやまとくろう
明治42(1909)年〜昭和61(1986)年
大正〜昭和期の医師。小児科。
¶近医

中山寿彦 なかやまとしひこ
明治13(1880)年12月〜昭和32(1957)年11月26日
昭和期の政治家、医師。参議院議員。吉田内閣の国務相となった。
¶近医，現情，コン改，コン4，コン5，人名7，世紀，政治，日人(㊥明治13(1880)年12月16日)，兵庫人

中山知雄 なかやまともお
明治42(1909)年〜平成1(1989)年
大正〜昭和期の医師。専門は解剖学。
¶近医

中山如棠 なかやまにょどう
明和8(1771)年〜安政6(1859)年
江戸時代中期〜末期の医師・俳人。
¶埼玉人

中山平次郎 なかやまへいじろう
明治4(1871)年6月3日〜昭和31(1956)年4月29日
明治〜昭和期の病理学者、考古学者。九州帝国大学教授。人体寄生虫についての業績のほか、九州の弥生式土器の研究など。
¶科学，郷土，近医，現情，考古，史研，新潮，人名7，世紀，世百新，大百，渡航，日史，日人，百科，福岡百

永山誠 ながやままこと
昭和21(1946)年11月28日〜
昭和〜平成期の研究者。昭和女子大学人間社会学部助教授。専門は福祉政策論、地域福祉論。
¶現執4期

中山マサ なかやままさ
明治24(1891)年〜昭和51(1976)年10月11日
大正〜昭和期の政治家。衆議院議員。日本初の女性大臣として第一次池田内閣厚生大臣に就任。
¶大阪人(㊥昭和51(1976)年10月)，郷土長崎，近女，現朝(㊥1891年1月19日)，現情(㊥1891年1月11日)，現人，コン改，コン4，コン5，女史，女性(㊥明治24(1891)年1月)，女性普(㊥明治24(1891)年1月)，新潮(㊥明治24(1891)年1月11日)，人名7，世紀(㊥明治24(1891)年1月11日)，政治，日人(㊥明治24(1891)年1月19日)，歴大

中山政男 なかやままさお
明治6(1873)年4月5日〜*
明治〜大正期の医師。
¶大分歴(㊥昭和18(1943)年)，渡航(㊥?)

中山道治 なかやまみちはる
大正6(1917)年〜
昭和期の医事評論家。「科学読売」編集部記者。
¶現執2期

中山光重 なかやまみつしげ
明治38(1905)年〜昭和41(1966)年
大正〜昭和期の医師。内科。
¶近医

中山黙斎 なかやまもくさい
宝暦12(1762)年〜文化12(1815)年12月13日
㊥中山昌礼《なかやましょうれい》
明治期の教育学者、医学者。肥後熊本藩校時習館塾長。軍事、天文、算法、医学に通じた。
¶教育(中山昌礼 なかやましょうれい)，国書(㊥宝暦12(1762)年1月11日)，人名，日人(㊥1816年)，藩臣7(中山昌礼 なかやましょうれい)

中山森彦 なかやまもりひこ
慶応3(1867)年11月〜昭和32(1957)年10月26日
明治〜昭和期の陸軍軍医。九州帝国大学医科大学教授。古美術、特に仙厓の研究で有名。九州帝国大学付属病院長、軍医中将などを歴任。
¶科学，近医，現情，人名7，世紀，渡航(㊥1867年11月5日)，日人

長山靖生 ながやまやすお
昭和37(1962)年10月30日〜
昭和〜平成期の文芸評論家、歯科医。
¶現執4期，幻想

中山安 なかやまやすし
明治18(1885)年〜昭和42(1967)年
明治〜昭和期の医師。産婦人科。
¶近医

中山雄平 なかやまゆうへい
生没年不詳
江戸時代末期の植物家、本草家。
¶国書，人名，日人

永山義孝 ながやまよしたか
? 〜
大正期の東京帝国大学セツルメント参加者。
¶社史

仲山与七 なかやまよしち★
安政6(1859)年2月〜
明治期の人力車業者、篤志家。函館慈恵院創立者の1人。
¶秋田人2

中山喜弘 なかやまよしひろ
大正6(1917)年〜昭和56(1981)年
昭和期の医師。小児科。
¶近医

中山蘭渚 なかやまらんしょ
元禄2(1689)年〜明和8(1771)年 ㊥中山玄亨《なかやまげんこう》，中山玄享《なかやまげんこう》
江戸時代中期の漢方医、宮中の典薬頭。

¶朝日(㊥元禄10(1697)年　㊧安永8年5月21日(1779年7月4日)),国書(中山玄亨　なかやまげんこう　㊥元禄10(1697)年8月8日　㊧安永8(1779)年5月19日),コン改,コン4,コン5,人名,新潟百別(中山玄亨　なかやまげんこう),日人

中山良補 なかやまりょうほ
明和7(1770)年～文政13(1830)年10月6日
江戸時代中期～後期の蘭医。
¶庄内

仲谷義明 なかやよしあき
大正14(1925)年10月27日～昭和63(1988)年11月18日
昭和期の政治家。愛知県知事、愛知医科大学理事長、ナゴヤ球場社長。
¶政治

中脩三 なかゆうぞう
→中脩三(なかしゅうぞう)

長与俊達 ながよしゅんたつ
＊～安政2(1855)年
江戸時代末期の肥前大村藩医。
¶維新(㊥1790年),江人(㊥1791年),コン5(㊥寛政2(1790)年?),全書(㊥1791年),大百(㊥1790年),長崎百(㊥寛政1(1789)年),長崎歴(㊥安政2(1855)年　㊧大正10(1921)年),日人(㊥1790年),藩臣7(㊥寛政2(1790)年),洋学(㊥寛政3(1791)年)

長与称吉 ながよしょうきち
慶応2(1866)年1月7日～明治43(1910)年9月5日
明治期の医師。男爵。ドイツに留学し医学を修める。日本消化器病学会を創立。
¶海越,海越新,科学,近医,人名,渡航,日人

長与専斎 ながよせんさい
天保9(1838)年8月28日～明治35(1902)年9月8日
明治期の医学者、医政家。東京医学校校長、衛生局長、貴族院議員。医事、保健衛生に関する諸制度の確立に貢献。著書に自伝「松香私志」など。
¶朝日(㊥天保9年8月28日(1838年10月16日)),維新,岩史,海越,海越新,大阪人(㊥明治35(1902)年8月),科学,角史,教育,郷土愛媛,近医,近現,近土,国際,国史,コン改,コン5,史人,食文(㊥天保9年8月28日(1838年10月16日)),新潮,人名,姓氏神奈川,世人(㊥明治35(1902)年9月28日),世百,先駆(㊥天保9(1839)年8月28日),全書,大百,渡航,土木,長崎百,長崎歴,日史,日人,日本,幕末,藩臣7,百科,民学,山川小,洋学,履歴,歴大

長与健夫 ながよたけお
大正10(1921)年～平成19(2007)年
昭和～平成期の医師。専門は病理学。
¶近医

長与又郎 ながよまたお
明治11(1878)年4月6日～昭和16(1941)年8月16日　㊨長与又郎《ながよまたろう》
明治～昭和期の病理学者。伝染病研究所所長、癌研究会癌研究所所長。心臓の病理、恙虫の研究で有名。癌研究所創設、日本癌学会を創始。
¶科学,教育(ながよまたろう),近医,近現,現朝,国史,コン改,コン5,史人,新潮,人名7,世紀,世人(㊥明治11(1878)年4月),全書(ながよまたろう),大百(ながよまたろう)㊥1877年),渡航,日史,日人,百科(ながよまたろう),履歴,歴大

長与又郎 ながよまたろう
→長与又郎(ながよまたお)

半井明親 なからいあきちか
？～天文16(1547)年
戦国時代の医師。典薬頭利長の嗣子。
¶朝日(㊧天文16(1547)年4月7日(1547年4月26日)),大阪墓(㊧天文16(1547)年4月7日),京都大,新潮(㊧天文16(1547)年4月7日),人名,戦辞(㊧天正16年4月7日(1588年5月2日)),日人

半井明英 なからいあきひで
→半井明英(なからいあきふさ)

半井明英 なからいあきふさ
永正3(1506)年～？　㊨半井明英《なかいあきひで,なからいあきひで》
戦国時代の医師、公卿(非参議)。明観(明澄とも)の子。明重・明孝の猶子。
¶公卿(なかいあきひで),公卿昔(なかいあきひで),公家(明英〔和気1・半井家(絶家)〕あきひで㊥？),後北(明英　あきひで),人名(なからいあきひで),戦辞㊥永正2(1505)年),日人(生没年不詳)

半井云也 なからいうんや
永禄11(1568)年～寛永13(1636)年
安土桃山時代～江戸時代前期の医師。
¶大阪墓(㊥寛永13(1636)年2月28日),人名,戦人,茶道(㊥1567年)

半井梧庵(半井梧菴) なからいごあん
文化10(1813)年～明治22(1889)年1月2日
江戸時代末期～明治期の医師。今治藩藩校「克明館」で医学等を教授。著書に「遠西写真全書」「刻医学心得序」。
¶愛媛(半井梧菴),愛媛百(半井梧菴　㊥文化10(1813)年6月23日),郷土愛媛,国書(㊥文化10(1813)年6月23日),人名(㊥？),日人,幕末,幕末大,藩臣6,洋学

半井澄 なからいさやか
弘化4(1847)年～明治31(1898)年
江戸時代末期～明治期の医師。
¶京都大,新潮(㊥弘化4(1847)年12月　㊧明治31(1898)年12月5日),姓氏京都,長崎遊,日人(㊥1848年),洋学

半井成近 なからいしげちか
→半井成近(なからいなりちか)

半井成信 なからいしげのぶ
→半井成信(なからいなりのぶ)

半井春軒 なからいしゅんけん
天保8(1837)年～明治39(1906)年6月6日
江戸時代末期～明治期の医師。
¶幕末，幕末大([生]天保7(1837)年11月26日)，藩臣6([生]天保7(1836)年)

半井瑞策(1) なからいずいさく
文亀1(1501)年～天正5(1577)年8月25日　[別]半井光成《なからいみつなり》，半井驢庵《なからいろあん》
戦国時代～安土桃山時代の医師。典薬頭。半井明親の子。秘書「医心方」を下賜された。
¶大阪墓，郷土神奈川([生]1503年)，京都大([生]文亀3(1503)年)，国史(半井驢庵　なからいろあん)，国書，古中(半井驢庵　なからいろあん)，後北(半井光成　なからいみつなり)，姓氏京都([生]1503年)，戦辞(半井光成　なからいみつなり　[没]天正5年8月25日(1577年10月6日))，歴大(半井驢庵　なからいろあん)

半井瑞策(2) なからいずいさく
*～慶長1(1596)年　[別]半井驢庵《なからいろあん》
戦国時代～安土桃山時代の医師。織田・豊臣氏の厚遇を得た。
¶朝日([生]大永2(1522)年？　[没]慶長1年8月25日(1596年10月16日))，京都(半井驢庵　なからいろあん　[生]？)，新潮([生]文亀3(1503)年　[没]慶長1(1596)年8月25日)，人名([生]？)，日人([生]1522年)

半井瑞寿 なからいずいじゅ
→半井成近(なからいなりちか)

半井朴 なからいすなお
生没年不詳
明治～大正期の医師。
¶姓氏京都

半井宗玄 なからいそうげん
？～嘉永6(1853)年
江戸時代後期の医師。
¶国書([没]嘉永6(1853)年8月17日)，長崎遊([生]？)

半井宗治 なからいそうじ
→並木荘次(なみきそうじ)

半井宗洙(半井宗珠) なからいそうしゅ
？～天正14(1586)年
安土桃山時代の医師。
¶人名(半井宗珠)，戦人，日人

半井宗沫 なからいそうまつ
～天正14(1586)年11月9日
戦国時代～安土桃山時代の医家。
¶大阪墓

半井仲庵 なからいちゅうあん
文化9(1812)年～明治4(1871)年
江戸時代末期～明治期の医師。蘭方医学の普及に尽力。
¶維新，郷土福井，国書([没]明治4(1871)年12月28日)，コン改，コン4，コン5，人名，長崎遊，日人([没]1872年)，幕末([没]1872年2月6日)，幕末大([没]明治4(1872)年12月28日)，藩臣3，福井百

半井道三 なからいどうさん
→半井利長(なからいとしなが)

半井利長 なからいとしなが
？～永正4(1507)年1月5日　[別]半井道三《なからいどうさん》
戦国時代の医師。
¶大阪墓，国書(半井道三　なからいどうさん)，人名，日人

半井成明 なからいなりあきら
寛文10(1670)年～延享2(1745)年10月19日
江戸時代前期～中期の幕臣・医師。
¶国書

半井成近 なからいなりちか
？～寛永16(1639)年　[別]半井瑞寿《なからいずいじゅ》，半井成近《なからいしげちか》
江戸時代前期の侍医。
¶神奈川人，国書(半井瑞寿　なからいずいじゅ　[没]寛永16(1639)年10月9日)，人名，姓氏神奈川，姓氏京都(なからいしげちか)，日人

半井成信 なからいなりのぶ
？～*　[別]半井成信《なからいしげのぶ》
江戸時代前期の医師。幕府侍医。半井瑞策(光成)の息。
¶姓氏京都(なからいしげのぶ　[没]1638年)，徳川臣([生]？　[没]1638年？)

半井成安 なからいなりやす
[別]驢庵《ろあん》
安土桃山時代の医師。
¶戦国

半井卜養 なからいぼくよう
慶長12(1607)年～延宝6(1678)年12月26日
[別]卜養《ぼくよう》
江戸時代前期の狂歌師、俳人。
¶朝日([没]延宝6年12月26日(1679年2月7日))，江戸，大阪墓([没]延宝6(1678)年12月6日)，角史，近世，国史，国書，コン改，コン4，コン5，史人，新潮(卜養　ぼくよう)，新文，人名，世人，全書，大百，日人([没]1679年)，俳諧(卜養　ぼくよう　[生]？)，俳句(卜養　ぼくよう)，俳文(卜養　ぼくよう)，百科，文学，歴大，和俳

半井光成(1) なからいみつなり
→半井瑞策(1)(なからいずいさく)

半井光成(2) なからいみつなり
天文14(1545)年～寛永15(1638)年　[別]驢庵《ろあん》
安土桃山時代～江戸時代前期の医師。
¶戦国，戦人

半井驢庵(1) なからいろあん
？～天文16(1547)年？
戦国時代の医師。

¶史人

半井驢庵(2) なからいろあん
→半井瑞策(1)(なからいずいさく)

半井驢庵(3) なからいろあん
→半井瑞策(2)(なからいずいさく)

長柄学鼎 ながらがくてい
弘化2(1845)年～明治44(1911)年
江戸時代後期～明治期の医師。
¶姓氏石川

長良顧斎 ながらこさい
延享3(1746)年11月23日～文化3(1806)年 [別]長良洞彦《ながらどうけん》
江戸時代中期～後期の儒医。
¶国書([没]文化3(1806)年8月8日), 人名(長良洞彦 ながらどうけん), 日人([生]1747年), 三重(長良洞彦)

長柄春竜 ながらしゅんりゅう
生没年不詳
江戸時代後期の医師。
¶国書

長良洞彦 ながらどうけん
→長良顧斎(ながらこさい)

南木佳士 なぎけいし
昭和26(1951)年10月13日～
昭和～平成期の小説家、医師。タイ難民医療日本チームとして活躍。作品に「破水」「ダイヤモンドダスト」など。
¶群馬人, 現執4期, 現文, 小説, 世紀, 東北近, 日人

梛野巌 なぎのいつき
明治24(1891)年～昭和57(1982)年
明治～昭和期の陸軍軍医(内科)。
¶近医

梛野直 なぎのただし
天保13(1842)年～大正1(1912)年
江戸時代後期～明治期の医師。
¶新潟百

柳楽達見 なぎらたつみ
明治22(1889)年10月5日～昭和42(1967)年9月16日
明治～昭和期の歯科医学者。京城医学専門学校教授。京城医科医学専門学校理事長、朝鮮歯科医師会会長などを歴任。
¶科学, 近医, 現情, 人名7, 世紀, 日人

南雲今朝雄 なぐもけさお
明治37(1904)年10月30日～
昭和期の医師・随筆家。
¶郷土群馬, 群馬人

南雲与志郎 なぐもよしろう
昭和4(1929)年～平成19(2007)年
昭和～平成期の医師。精神科。
¶近医

名倉英二 なぐらえいじ
明治29(1896)年～平成8(1996)年
明治～平成期の医師。整形外科。
¶近医

名倉納 なくらおさむ
明治期の陸軍軍医。県費留学生としてアメリカに渡り医学を学ぶ。
¶海越(生没年不詳), 海越新, 国際, 渡航

名倉謙蔵 なぐらけんぞう
慶応2(1866)年～昭和14(1939)年
明治～昭和期の医師。
¶近医, 世紀([没]昭和14(1939)年4月23日), 日人

名倉重雄 なぐらしげお
明治27(1894)年2月18日～昭和60(1985)年8月19日
明治～昭和期の医師。名古屋大学教授、東京厚生年金病院院長。
¶科学, 近医, 現情, 世紀, 日人

名倉素朴 なぐらそぼく
寛延3(1750)年～文政11(1828)年
江戸時代中期の接骨医。
¶人名, 日人

奈倉道庵 なぐらどうあん
文政7(1824)年～安政6(1859)年
江戸時代末期の医師。
¶洋学

名倉知彰 なぐらともあき
? ～明治13(1880)年12月19日
江戸時代末期～明治時代の陸軍軍医。
¶幕末大

名倉知文 なぐらともふみ
? ～明治31(1898)年
江戸時代末期～明治期の静岡藩士、陸軍軍医。
¶静岡歴

奈倉道隆 なぐらみちたか
昭和9(1934)年7月29日～
昭和～平成期の医師、僧侶。老年科、東海学園大学教授、浄土宗少僧都。
¶現執2期, 現執4期

名越好古 なごしよしひさ
大正1(1912)年～平成13(2001)年
昭和～平成期の医師。耳鼻咽喉科。
¶近医

名古屋玄医(名古屋玄以, 名護屋玄医) なごやげんい
寛永5(1628)年～元禄9(1696)年
江戸時代前期の医師。古医方の始祖。著作に「医経遡集抄」「医方問余」など。
¶朝日([生]寛永5年3月21日(1628年4月25日) [没]元禄9年4月18日(1696年5月18日)), 江人, 科学([生]寛永5(1628)年3月21日 [没]元禄9(1696)年4月18日), 角史(名古屋玄以), 眼科, 京都大, 近世([生]1629年), 国史, 国書([生]寛永5(1628)年3月21日 [没]元禄9(1696)年4月18日), コン改, コン4, コン5, 史人([生]1628年3

月21日　[没]1696年4月18日），思想史，重要（[没]元禄9（1696）年4月18日），食文（名護屋玄医　[生]寛永5年3月21日（1628年4月25日）　[没]元禄9年4月18日（1696年5月18日）），新潮（[生]寛永5（1628）年3月21日　[没]元禄9（1696）年4月18日），人名（名護屋玄医），姓氏京都，世人（[没]元禄9（1696）年4月18日），全書，大百（名護屋玄医），日史（[生]寛永5（1628）年3月21日　[没]元禄9（1696）年4月18日），日人，百科，山川小（[生]1628年3月21日　[没]1696年4月18日），歴大

名古屋道益　なごやどうえき★
生没年不詳
江戸時代中期の医師。
¶秋田人2

名島政方　なじままさかた
→名島政方（なじままさみち）

名島政方　なじままさみち
？　～天保3（1832）年　[別]名島政方《なじままさかた》
江戸時代中期の国学者、医師。
¶国書（[没]天保3（1832）年1月4日），人名（なじままさかた），日人，三重続

梨本一郎　なしもといちろう
昭和3（1928）年3月25日～
昭和～平成期の潜水医学者、衛生学者。埼玉医科大学教授。
¶現情

梨本宮方子　なしもとのみやまさこ
→李方子（りまさこ）

奈須重恒　なすしげつね
室町時代の医師。
¶人名，日人（生没年不詳）

那須セイ　なすせい
明治期の看護婦。看護婦留学の第1号。東京慈恵医科大学付属病院看護婦、女室看護長。
¶海越（生没年不詳），海越新，女性（生没年不詳），女性普，渡航，日人

那須省三郎　なすせいざぶろう
明治24（1891）年3月～昭和46（1971）年4月9日
大正～昭和期の病理学者。東北帝国大学教授。組織培養・内分泌腺の分野で優れた研究を行い、副腎研究の先駆者として著名。
¶科学，近医，現情，人名7，世紀，日人

那須善治　なすぜんじ
慶応1（1865）年6月21日～昭和13（1938）年12月19日
明治期の実業家、社会福祉家。灘購買組合長。
¶愛媛，愛媛百，社史，兵庫人

奈須恒徳　なすつねのり
安永3（1774）年～天保12（1841）年
江戸時代後期の幕府医師。
¶朝日（[没]天保12年1月28日（1841年2月19日）），近世，国史，国書（[没]天保12（1841）年1月28日），コン改，コン4，コン5，人書94，人名，世人（[生]安永2（1773）年　[没]天保12（1841）年1月28日），日人

奈須恒昌（那須恒昌）　なすつねまさ
？　～延宝7（1679）年
江戸時代前期の医師。
¶国書（[生]文禄2（1593）年　[没]延宝7（1679）年2月27日），人名（那須恒昌），日人

那須毅　なすつよし
大正4（1915）年3月9日～平成8（1996）年12月9日
昭和～平成期の医師。専門は病理学。
¶科学，近医

奈須柳村　なすりゅうそん
安永3（1774）年～天保12（1841）年
江戸時代後期の医学者。
¶洋学

なだいなだ
昭和4（1929）年6月8日～
昭和～平成期の小説家、医師。精神科、明治学院大学教授。「こども電話相談室」を担当。小説、エッセイなどを執筆し、作品に「パパのおくりもの」など。
¶近文，現朝，現執1期，現執2期，現執3期，現執4期，現情，現人，幻想，現日，作家，四国文，児人，小説，新潮，新文，世紀，日児，日人，文学，平和，マス89，YA

灘尾弘吉　なだおひろきち
明治32（1899）年12月21日～平成6（1994）年1月22日
大正～昭和期の政治家。文部大臣、厚生大臣、衆議院議長。大分県知事、内務次官などを歴任。戦後自由党から当選、文相、厚相などを歴任。
¶大分歴，近現，現朝，現情，現人，現日，コン改，コン4，コン5，社史，新潮，世紀，政治，日人，広島百，履歴，履歴2

夏井透玄　なついとうげん
生没年不詳
江戸時代前期の医師。
¶国書

奈月ゆう　なつきゆう
昭和52（1977）年～
平成期の看護士、エッセイスト。
¶YA

名取礼二　なとりれいじ
明治45（1912）年1月2日～平成18（2006）年11月20日
昭和～平成期の生理学者。筋繊維を研究。東京慈恵会医科大学学長、日本私立医科大学協会会長などを歴任。論文に「スキンドファイバー法による筋収縮機構の研究」など。
¶科学，近医，現朝，現情，コン改，コン4，コン5，新潮，世紀，日人，日本，マス89

何川凉　なにかわすずし
大正13（1924）年～平成10（1998）年
昭和～平成期の医師。専門は法医学。

医学・医療・福祉篇

¶近医

何松三析 なにまつさんせき
文政2(1819)年～明治13(1880)年
江戸時代後期～明治期の医師。
¶大分歴

難波三蔵 なにわさんぞう
生没年不詳　⑲難波三蔵《なんばさんぞう》
江戸時代中期の医師、俳人、浄瑠璃作者、歌舞伎作者。宝暦6年前後に活躍。
¶大阪人，歌舞(なんばさんぞう)，歌舞新(なんばさんぞう)，国書，日人

難波奈良 なにわのなら
⑲難波連奈良《なにわのむらじなら》
奈良時代の官人。内薬頭、典薬助。薬師恵日の子孫。
¶古代(難波連奈良　なにわのむらじなら)，日人(生没年不詳)

難波連奈良 なにわのむらじなら
→難波奈良(なにわのなら)

那波亥之助 なばいのすけ★
文久2(1862)年～昭和6(1931)年7月2日
明治～昭和期の篤志家。救済講の感恩講の功労者。
¶秋田人2

那波山斎 なばさんさい
延宝8(1680)年～明和1(1764)年6月8日
江戸時代前期～中期の医師、漢学者。
¶国書

生天目昭一 なばためしょういち
昭和2(1927)年11月15日～
昭和期の医事評論家。泉文社主筆。
¶現執2期

那波祐富 なばゆうふ★
～明治37(1904)年8月26日
明治期の慈善家。
¶秋田人2

並河魯山 なびかろざん
→並河魯山(なみかわろざん)

鍋島栄子 なべしまえいこ
→鍋島栄子(なべしまながこ)

鍋島閑叟 なべしまかんそう
→鍋島直正(なべしまなおまさ)

鍋島直亮 なべしまなおすけ
文政12(1829)年～元治1(1864)年
江戸時代末期の大名。肥前小城藩主。医師に蘭方医学の研究を命じた。
¶諸系，日人，藩主4(㊌文政12(1829)年1月9日　㊥元治1(1864)年2月27日)

鍋島直正 なべしまなおまさ
文化11(1814)年～明治4(1871)年1月18日　⑲鍋島閑叟《なべしまかんそう》
江戸時代末期～明治期の大名、華族。蘭学、英学を奨励、自作農を保護。牛痘種の移入・活用を指示。新政府の議定、上局議長などを歴任。
¶朝日(鍋島閑叟　なべしまかんそう　㊌文化11年12月7日(1815年1月16日)　㊥明治4(1871)年1月18日)，維新，岩史(㊌文化11(1814)年12月7日)，江人，角史，近現，近世，国史，国書(㊌文化11(1814)年11月7日)，コン改(鍋島閑叟　なべしまかんそう)，コン4(鍋島閑叟　なべしまかんそう)，コン5(鍋島閑叟　なべしまかんそう)，史人(㊌1814年12月7日)，重要，諸系(鍋島閑叟　なべしまかんそう　㊌1815年)，新潮(㊌文化11(1814)年11月)，人名(鍋島閑叟　なべしまかんそう)，世人(㊌文化11(1814)年11月7日)，世百(鍋島閑叟　なべしまかんそう)，全書，全幕，対外，大百，伝記，長崎遊，日史(㊌文化11(1814)年12月7日)，日人(鍋島閑叟　なべしまかんそう)，幕末(㊌1815年1月16日　㊥1871年3月8日)，幕末大(㊌文化11(1814)年11月7日)，藩主4(㊌文化11(1814)年12月7日)，百科，北海道建(㊌文化11(1814)年11月)，山川小(㊌1814年12月7日)，歴大

鍋島直泰 なべしまなおやす
明治40(1907)年10月3日～昭和56(1981)年4月11日
大正～昭和期の華族。旧佐賀藩主鍋島家13代、侯爵、貴族院議員。佐賀育英会総裁、鍋島報効会総裁として教育文化、福祉事業に努めた。
¶佐賀百，世紀(㊥昭和56(1981)年4月1日)，日人

鍋島栄子 なべしまながこ
安政2(1855)年5月18日～昭和16(1941)年1月3日
⑲鍋山栄子《なべやまえいこ》，鍋島栄子《なべしまえいこ》
江戸時代末期～昭和期の女性、社会事業家。鍋島直大の妻。海外生活経験を生かし鹿鳴館夜会の接待役。「日本のナイチンゲール」と称された。
¶海越(㊥昭和16(1946)年1月3日)，海越新(㊥昭和16(1946)年1月3日)，近女(鍋山栄子　なべやまえいこ)，女性，女性普，世紀，先駆(なべしまえいこ)，日人

鍋山栄子 なべやまえいこ
→鍋島栄子(なべしまながこ)

生江孝之 なまえたかゆき
慶応3(1867)年～昭和32(1057)年7月31日
明治～昭和期のキリスト教社会事業家。日本女子大学教授。社会事業の研究と実践活動を行う。
¶角史，キリ(㊌慶応3年11月12日(1867年))，近現，現朝(㊌慶応3年11月12日(1867年12月7日))，現情(㊌慶応3(1867)年11月2日)，国史，コン改，コン4，コン5，史人(㊌1867年11月12日)，新潮(㊌慶応3(1867)年11月12日)，人名7，世紀(㊌慶応3(1867)年11月12日)，世百，世百新，全書，渡航(㊌1867年12月7日)，日史(㊌慶応3(1867)年11月12日)，日人，百科，兵庫百(㊥昭和37(1962)年)，歴大

並河一敬 なみかわいっけい
生没年不詳
江戸時代前期の医師。
¶国書

並河天民 なみかわてんみん
延宝7(1679)年～享保3(1718)年4月8日
江戸時代中期の医師、儒学者。
¶朝日(⊕延宝7年5月28日(1679年7月6日)
⊗享保3年4月8日(1718年5月7日))，岩史
(⊕延宝7(1679)年5月28日)，角史，京都大，
近世，国史，国書(⊕延宝7(1679)年5月28
日)，コン改，コン4，史人，新潮，人名，姓氏
京都，世人，全書，大百，日思，日史，日人
百科，北海道百，北海道歴，歴大

並河尚教 なみかわひさのり
文化9(1812)年～明治26(1893)年11月2日
江戸時代後期～明治期の医師。
¶国書

並河魯山 なみかわろざん
寛永6(1629)年～宝永7(1710)年11月29日 ⓘ並
河魯山《なびかろざん》
江戸時代前期の儒学者、医師。
¶国書，コン改，コン4，コン5，新潮，人名，日
人(⊗1711年)，藩臣4(なびかろざん)

並木荘次(並木荘治) なみきそうじ
生没年不詳 ⓘ半井宗治《なかいそうじ、なからい
そうじ》
江戸時代中期の医師、歌舞伎作者。初代並木正三
の門下。宝暦末～明和年間に活躍。
¶歌舞，歌舞新(半井宗治 なかいそうじ)，歌舞
新，国書，人名(並木荘治)，日人

並木弘 なみきひろし
天保12(1841)年～明治31(1898)年10月11日
江戸時代末期～明治時代の医師、政治家。衆議院
議員。和歌山県内で最初に牧場を経営。県会議員
を経て、国会議員となる。
¶郷土和歌山，幕末，幕末大，和歌山人

並木文右衛門 なみきぶんえもん
慶応2(1866)年～昭和13(1938)年
明治～昭和期の社会事業家。富山県盲教育の創始
者、県会議員。
¶姓氏富山，富山百，日人(⊕慶応3(1868)年12
月30日 ⊗昭和13(1938)年3月4日)

並木正義 なみきまさよし
昭和4(1929)年2月19日～平成18(2006)年
昭和～平成期の医師。内科、旭川医科大学教授。
¶近医，現執2期

浪越徳治郎 なみこしとくじろう
明治38(1905)年11月3日～平成12(2000)年9月
25日
昭和期の指圧師。日本指圧学校校長、日本指圧協
会会長。「指圧の心母心、押せば命の泉わく」の
名文句で知られた。
¶郷土香川，現朝，現日，世紀，日人

浪久利彦 なみひさとしひこ
大正12(1923)年～平成18(2006)年
昭和～平成期の医師。内科(消化器)。
¶近医

苗村子柔 なむらしじゅう
生没年不詳
江戸時代中期～後期の医師。
¶国書

苗村常伯(苗村丈伯) なむらじょうはく
延宝2(1674)年～寛延1(1748)年
江戸時代前期の医師、仮名草子作者。
¶国書(苗村丈伯 生没年不詳)，新潮(苗村丈伯
生没年不詳)，人名，日人

苗村貞信 なむらていしん
生没年不詳
近江国の町医師の後妻。
¶女性

行方水谿 なめかたすいけい
生没年不詳
江戸時代後期の本草家。
¶国書

滑川孝六 なめかわこうろく
大正6(1917)年～昭和62(1987)年
昭和期の医師。専門は医用工学。
¶近医

奈良一徳斎 ならいっとくさい
宝暦12(1762)年4月4日～弘化3(1846)年
江戸時代中期～後期の医師。
¶群馬人(⊗弘化3(1846)年6月15日)，群馬百，
国書(⊗宝暦4(1754)年)，姓氏群馬

楢岡斎軒 ならおかさいけん★
天明3(1783)年～文政12(1829)年6月16日
江戸時代後期の医師。
¶秋田人2

奈良坂源一郎 ならさかげんいちろう
安政1(1854)年～昭和9(1934)年3月19日
明治～昭和期の医学者、解剖学者。
¶愛知百(⊕1854年6月)，科学(⊕1854年(安政
1)6月15日)，姓氏愛知，姓氏宮城

楢崎将作 ならさきしょうさく
文化10(1813)年～文久2(1862)年
江戸時代末期の医師。
¶全幕，幕末(⊗1862年7月16日)，幕末大(⊗文
久2(1862)年6月20日)

奈良宗哲 ならそうてつ
生没年不詳
江戸時代中期の医師。
¶国書

奈良信雄 ならのぶお
昭和25(1950)年2月22日～
昭和～平成期の研究者。東京医科歯科大学大学院
医歯学総合研究科教授。
¶現執4期

奈良林一徳（伊織） ならばやしいっとく（いおり）
文政5（1822）年～明治38（1905）年
江戸時代末期～明治期の漢方医。江戸近郊の小松川に精神病院を開設。
¶精医（奈良林一徳）

楢林栄久 ならばやしえいきゅう
貞享4（1687）年～宝暦6（1756）年
江戸時代中期の医師。
¶長崎歴，洋学

楢林栄建 ならばやしえいけん
寛政12（1800）年～明治8（1875）年11月25日
江戸時代末期～明治期の蘭方医。長崎で牛痘苗を得、種痘技術を伝習して帰り、有信堂をおこし、種痘の普及に努めた。
¶朝日，維新，江人（[生]1801年），国書（[生]享和1（1801）年5月），姓氏京都，全書（[生]1801年），大百，長崎百，長崎歴，日人，幕末，幕末大（[生]寛政12（1800）年5月），洋学（[生]享和1（1801）年）

楢林和之 ならばやしかずゆき
大正1（1912）年～昭和58（1983）年
昭和期の医師。放射線科。
¶近医

楢林建吉 ならばやしけんきち
天保3（1832）年～明治39（1906）年
江戸時代末期～明治期の医師。
¶長崎遊

楢林宗建 ならばやしそうけん
享和2（1802）年～嘉永5（1852）年10月6日
江戸時代末期の蘭方医。佐賀藩医。牛痘接種を実施。著作に「牛痘小考」「得生軒方函」など。
¶朝日（[生]享和2年3月18日（1802年4月20日）[没]嘉永5年10月6日（1852年11月17日）），科学（[生]享和2（1802）年2月7日），郷土長崎（[生]1801年），近世，国史，国書（[生]享和2（1802）年2月7日），コン改，コン4，コン5，佐賀百（[生]享和2（1802）年3月18日　[没]嘉永5（1852）年1月6日），史人（[生]1802年2月7日），新潮（[生]享和2（1802）年2月7日），人名，世人（[生]享和2（1802）年3月18日），全書，対外，大百，長崎百，長崎歴，日史（[生]享和2（1802）年2月7日），日人，百科，洋学，歴大

楢林鎮山 ならばやしちんざん
慶安1（1648）年～正徳1（1711）年
江戸時代前期～中期のオランダ通詞、紅毛流外科医。楢林流外科の祖。訳書に「紅夷外科宗伝」。
¶朝日（[生]慶安1年12月14日（1648年1月26日）[没]正徳1年3月29日（1711年5月16日）），江人，科学（[生]慶安1（1648）年12月14日　[没]正徳1（1711）年3月29日），眼科，郷土長崎，近世，国史，国書（[生]慶安1（1648）年12月14日　[没]宝永8（1711）年3月29日），コン改，コン4，コン5，史人（[生]1648年12月14日　[没]1711年3月29日），新潮（[生]慶安1（1648）年12月14日　[没]正徳1（1711）年3月29日），人名，世人，全書，対外，大百，長崎百，長崎歴，日史（[生]慶安1（1648）年12月14日　[没]正徳1（1711）年3月29日），日人（[生]1649年），百科，平日（[生]1648　[没]1711），洋学，歴大

楢林博太郎 ならばやしひろたろう
大正11（1922）年9月4日～平成13（2001）年3月18日
昭和～平成期の神経学者。パーキンソン病研究の権威で順天堂大学教授などを務める。
¶科学，近医，現朝，現情，世紀，日人

奈良林祥 ならばやしやすし
大正8（1919）年4月22日～平成14（2002）年9月12日
昭和～平成期の性医学評論家。主婦会館クリニック所長。女性の性生活相談を開設、性の指南書「How to Sex」がベストセラーとなる。
¶近医，現朝，現執1期，現執2期，現執3期，現情，現人，現日，新潮，世紀，日人，マス2，マス89，YA

楢林由仙 ならばやしゆうせん
享保12（1727）年～寛政9（1797）年
江戸時代中期の医師。
¶人名

奈良昌治 ならまさはる
昭和6（1931）年6月18日～
昭和～平成期の医師。足利赤十字病院名誉院長、日本病院会副会長。
¶現執4期

成相立敬 なりあいりっけい
安政1（1854）年～明治32（1899）年
明治期の医師、政治家。来待村村長。
¶島根歴

成田幾治 なりたいくはる
明治38（1905）年～昭和35（1960）年
大正～昭和期の医師。産婦人科。
¶近医

成田至 なりたいたる★
大正8（1919）年10月18日～平成25（2013）年6月5日
昭和・平成期の医師。日本医師会常任理事。
¶栃木人

成田夬介 なりたかいすけ
明治25（1892）年～昭和25（1950）年
大正～昭和期の医師。
¶姓氏宮城

成田勝郎 なりたかつろう
明治27（1894）年～昭和29（1954）年
明治～昭和期の医師。専門は矯正医学。
¶近医

成田小三郎 なりたこさぶろう
生没年不詳
鎌倉時代後期～南北朝時代の医師。
¶日人

成田小三郎入道 なりたこさぶろうにゅうどう
鎌倉時代後期の医家、武蔵七党横山党。
¶埼玉百

成田彦栄 なりたひこえい
明治31（1898）年〜昭和34（1959）年
明治〜昭和期の考古学者、医師。
¶青森人，郷土，考古（⊕明治31（1898）年5月7日 ⊗昭和35（1960）年4月7日）

成田屋留次郎 なりたやとめじろう
文化8（1811）年〜明治24（1891）年
江戸時代後期の本草家。
¶国書（生没年不詳），植物

成田隆一 なりたりゅういち
昭和3（1928）年11月15日〜
昭和期の教育者。
¶視覚

成松忠慶 なりまつただよし
明治21（1888）年〜昭和56（1981）年
大正・昭和期の獣医師。
¶愛媛

成石勘三郎 なるいしかんざぶろう
明治13（1880）年2月5日〜昭和6（1931）年1月3日
明治期の社会運動家、社会主義者、売薬業。大逆事件に連座、18年あまり服役。
¶アナ，コン改，コン5，社運，社史，新潮，世紀（⊕明治13（1880）年2月15日），日人

成川真棹 なるかわまさお
宝暦3（1753）年〜文化11（1814）年
江戸時代中期〜後期の医師・国学者。
¶高知人

成毛韶夫 なるけつぐお
昭和9（1934）年2月2日〜平成18（2006）年5月20日
昭和〜平成期の医師。外科（呼吸器）。
¶科学，近医

成島悦雄 なるしまえつお
昭和24（1949）年〜
昭和〜平成期の医師、動物園職員。獣医科。
¶児人

成瀬悟策 なるせごさく
大正13（1924）年6月5日〜
昭和〜平成期の心理学者。九州大学教授、日本心理臨床学会理事長。心理リハビリテーションの理論と技法を体系化した。著書に「催眠面接法」など多数。
¶現朝，現執1期，現執2期，現執4期，現情，心理，世紀

成富多津夫 なるとみたつお
？〜
大正期の東京帝国大学セツルメント参加者。
¶社史

鳴海寛 なるみかん
明治39（1906）年〜昭和56（1981）年
昭和期の小児科医。
¶青森人

成実随翁 なるみずいおう
明治14（1881）年〜昭和29（1954）年
大正〜昭和期の僧侶・社会事業家。
¶神奈川人

鳴海タマ なるみたま
明治18（1885）年〜昭和39（1964）年
大正〜昭和期の助産婦。村で開業。婦人会会長。吉祥庵を再興。
¶女性，女性普

鳴海裕行 なるみひろゆき
昭和8（1933）年〜昭和59（1984）年
昭和期の医師。スペース・デネガ代表。心象同人。
¶青森人

鳴海康仲 なるみやすなか
＊〜昭和52（1977）年
大正〜昭和期の医師、青森県体育協会3代会長。
¶青森人（⊕明治30（1897）年），青森百（⊕明治29（1896）年）

縄田千郎 なわたせんろう
明治36（1903）年〜平成11（1999）年
大正〜平成期の医師。放射線科。
¶近医

名和田豊作 なわたとよさく
明治8（1875）年〜昭和21（1946）年
昭和期の医師。
¶山口人

南条春林 なんじょうしゅんりん
宝暦1（1751）年〜文政2（1819）年8月18日
江戸時代後期の医師・俳人。
¶姓氏愛知，東三河

南条宗鑑 なんじょうそうかん
生没年不詳
安土桃山時代の医師。
¶人名，鳥取百，日人

南条宗虎 なんじょうそうこ
生没年不詳
戦国時代の京都の医師。北条氏一族と交流。
¶戦辞

南条秀夫 なんじょうひでお
明治18（1885）年〜昭和21（1946）年
明治〜昭和期の医師。
¶宮城百

南条元忠 なんじょうもとただ
？〜慶長19（1614）年
安土桃山時代〜江戸時代前期の医師、武将、大名。伯耆羽衣石藩主。
¶人名（⊕1615年），戦国，戦人，鳥取百，日人（⊕1579年），藩主4（⊕天正7（1579）年）

南条元続 なんじょうもとつぐ
？〜天正19（1591）年
安土桃山時代の医師、武士。

¶織田（[没]文禄2（1593）年？），人名（[生]1549年），戦国，戦西，戦人，鳥取百，日人（[生]1549年）

難波栄心斎 なんばえいしんさい
宝暦13（1763）年～文政11（1828）年
江戸時代中期～後期の医師。
¶岡山人

難波義材 なんばぎざい
？～文化13（1816）年　[別]難波義材《なんばよしき》
江戸時代後期の因幡鳥取藩医。
¶国書（なんばよしき　[没]文化13（1816）年11月18日），鳥取百，長崎遊（[生]？），藩臣5

難波玄生 なんばげんしょう
元文2（1737）年～天明3（1783）年　[別]難波玄生《なんばげんせい，なんばはるなり》
江戸時代中期の医師、国学者。
¶国書5（なんばはるなり　[没]天明3（1783）年8月5日），人名，鳥取百（なんばげんせい），日人

難波玄生 なんばげんせい
→難波玄生（なんばげんしょう）

難波三蔵 なんばさんぞう
→難波三蔵（なにわさんぞう）

難波西里 なんばせいり
文政7（1824）年～明治11（1878）年
江戸時代末期の医師。
¶岡山人

難波聴心斎 なんばちょうしんさい
正徳5（1715）年～安永6（1777）年8月12日
江戸時代中期の医師。
¶岡山人，岡山歴

難波恒雄 なんばつねお
昭和6（1931）年11月8日～平成16（2004）年7月24日
昭和～平成期の医師。専門は薬学（生薬学）。
¶近医，現執4期，植物

難波経直 なんばつねなお
＊～明治17（1884）年
江戸時代後期～明治期の医師。
¶岡山百（[生]文政2（1819）年），岡山歴（[生]文政1（1818）年　[没]明治17（1884）年8月24日）

難波輝秀 なんばてるひで
大正期の医師。
¶渡航

難波玄生 なんばはるなり
→難波玄生（なんばげんしょう）

難波文礼 なんばぶんれい
文政6（1823）年～安政6（1859）年7月4日
江戸時代後期～末期の医師・武術家。
¶岡山歴

難波抱節 なんばほうせつ
寛政3（1791）年～安政6（1859）年　[別]難波立愿《なんばりつげん，なんばりゅうげん》
江戸時代末期の医師。華岡青洲・緒方洪庵に学ぶ。コレラの治療中に感染して死去。
¶朝日（[没]安政6年8月22日（1859年9月18日）），岡山人（難波立愿　なんばりゅうげん），岡山百（[没]安政6（1859）年8月22日），岡山歴（[没]安政6（1859）年8月23日），国書（難波立愿　なんばりゅうげん　[没]安政6（1859）年8月23日），人書94（難波立愿　なんばりつげん），人名（難波立愿　なんばりつげん），日人（難波立愿　なんばりゅうげん），幕末（[没]1859年9月18日），幕末大（[没]安政6（1859）年8月22日），洋学

難波政士 なんばまさし
明治43（1910）年～平成13（2001）年
大正～平成期の医師。専門はハンセン病医療。
¶近医

難波幽心斎 なんばゆうしんさい
元文4（1739）年～文化10（1813）年
江戸時代中期の医師。
¶岡山人

難波義材 なんばよしき
→難波義材（なんばぎざい）

難波立愿 なんばりつげん
→難波抱節（なんばほうせつ）

難波立愿 なんばりゅうげん
→難波抱節（なんばほうせつ）

南部精一 なんぶせいいち
＊～大正1（1912）年
江戸時代後期～明治期の洋方医。
¶長崎遊（[生]天保5（1834）年），新潟百別（[生]1832年）

南部精一郎 なんぶせいいちろう
天保5（1834）年～大正1（1912）年3月5日
江戸時代末期～明治時代の医師。会津藩医。藩主の京都守護職時代は京で開業、新選組隊士の治療にあたる。
¶幕末，幕末大

南部宗寿 なんぶそうじゅ
享保14（1729）年6月1日～寛政11（1799）年11月2日
江戸時代中期～後期の医師。
¶国書

南部利剛 なんぶとしひさ
文政9（1826）年12月28日～明治29（1896）年
江戸時代末期～明治時代の大名。奥羽越列藩同盟に参加。のち医学校日新堂を開校。歌集に「桜園集」。
¶青森人，青森百，朝日（[生]文政9年12月28日（1827年1月25日）　[没]明治29（1896）年10月30日），維新，岩手百，諸系（[生]1827年），新潮（[没]明治29（1896）年11月2日），姓氏岩手，全幕，日人（[生]1827年），幕末（[生]1827年　[没]1896年10月3日），幕末大（[生]文政9（1827）年12月28日　[没]明治29（1896）年11月2日），藩主1（[没]明治29（1896）年11月2日）

南部伯民 なんぶはくみん
明和7（1770）年～文政6（1823）年
江戸時代後期の医師。
¶教育（[没]1820年），国書（[没]文政6（1823）年10月22日），人名，姓氏山口（[生]1769年），日人，藩臣6，洋学

南部里庵 なんぶりあん
元和9（1623）年～宝永6（1709）年
江戸時代前期～中期の長門清末藩医。
¶藩臣6

【に】

に

新国俊彦 にいくにとしひこ
明治44（1911）年2月26日～
昭和期の口腔外科学者。日本大学教授。
¶現情

新島栄治 にいじまえいじ
明治22（1889）年4月1日～昭和54（1979）年1月11日
大正～昭和期の詩人、整体指圧師。作品に「湿地の人」「隣人」。
¶アナ，近文，群新百，現詩，現情，コン改，コン4，コン5，社史，世紀，栃木歴，平和

新島迪夫 にいじまみちお
明治40（1907）年12月3日～昭和47（1972）年11月1日
昭和期の解剖学者。東京医学歯学専門学校教授。両棲類の真皮繊維の発生、排列に関する研究で有名。著書に「口腔組織学」「人体発生学」など。
¶科学，近医，現情，埼玉人，人名7，世紀，日人

新島八重 にいじまやえ
弘化2（1845）年～昭和7（1932）年6月14日　[別]新島八重子《にいじまやえこ》
明治～昭和期の教育家。会津若松城の戦いで銃をもって戦う。同志社の経営に参加、伝道と女子教育に尽力。
¶朝日（新島八重子　にいじまやえこ），近医，近女，女史，女性（[生]弘化2（1845）年11月3日），女性普（[生]弘化2（1845）年11月3日　[没]昭和7（1931）年6月14日），人書94，世紀（新島八重子　にいじまやえこ　[生]弘化2（1845）年11月3日），日人（新島八重子　にいじまやえこ），幕末，歴大

新居荘甫 にいそうほ
？　～天保10（1839）年
江戸時代後期の藩医。
¶徳島百，徳島歴

仁井谷久暢 にいたにひさのぶ
昭和4（1929）年～平成22（2010）年
昭和～平成期の医師。内科（呼吸器）。
¶近医

新津恒良 にいつつねよし
昭和4（1929）年12月13日～平成7（1995）年1月11日
昭和～平成期の植物学者。専門は細胞生物学、植物形態学。東京慈恵会医科大学教授。
¶植物

新妻金夫 にいづまきんぷ
？　～元治1（1864）年　[別]新妻双岳《にいづまそうがく》
江戸時代末期の医師。
¶国書（新妻双岳　にいづまそうがく），人名，日人（[生]1805年　[没]1865年）

新妻恂滋 にいつまじゅんじ
明治9（1876）年～大正14（1925）年
明治～大正期の医師。
¶姓氏宮城

新妻双岳 にいづまそうがく
→新妻金夫（にいづまきんぷ）

新妻文沖（新妻文冲）　にいづまぶんちゅう，にいつまぶんちゅう
明和4（1767）年～弘化3（1846）年5月21日
江戸時代中期～後期の内藤藩侍医。
¶国書，宮崎百（新妻文冲　にいつまぶんちゅう）

新津泰孝 にいつやすたか
大正9（1920）年～平成11（1999）年
昭和～平成期の医師。小児科。
¶近医

新家実次郎 にいのみじつじろう
文久3（1863）年～昭和16（1941）年
明治～昭和期の町医師、初代の松本市医師会長。
¶長野歴

新野良隆 にいのよしたか
明治11（1878）年～昭和46（1971）年
明治～昭和期の医師、漢詩人。
¶愛媛

新居百梅 にいひゃくばい
？　～天保10（1839）年9月24日
江戸時代後期の漢学者・医師。
¶国書

新堀良策 にいぼりりょうさく
安政4（1857）年8月25日～明治33（1900）年11月11日
明治期の医師、政治家。埼玉県議会議員。
¶埼玉人

新美育文 にいみいくふみ
昭和23（1948）年9月29日～
昭和～平成期の法学者。明治大学教授。専門は環境法、医事法、都市法、債権法。
¶現執2期，現執3期，現執4期

新見嘉兵衛 にいみかへえ
大正8（1919）年10月10日～平成21（2009）年8月28日
昭和～平成期の神経解剖学者。岡山県立短期大学学長。神経解剖学を研究。徳島大学教授、岡山大学教授などを歴任。

¶科学，近医，現情，世紀，日人

新美直亮　にいみなおすけ
弘化3（1846）年～明治37（1904）年
江戸時代後期～明治期の医師。
¶姓氏愛知

新美良純　にいみよしずみ
大正12（1923）年5月3日～平成3（1991）年12月25日
昭和～平成期の医師。専門は心理学。
¶近医，心理

新森貫瑞　にいもりかんずい
明治38（1905）年4月27日～昭和38（1963）年2月20日
昭和期の社会福祉事業家。
¶福岡百

新山荘輔　にいやましょうすけ
安政3（1856）年～昭和5（1930）年11月7日
明治～昭和期の獣医学者。
¶科学（[生]1856年（安政3）5月10日），世紀（[生]安政3（1856）年10月10日），渡航（[生]1856年10月10日），日人

新山喜昭　にいやまよしあき
昭和3（1928）年12月3日～平成20（2008）年2月14日
昭和～平成期の生理学者、徳島大学名誉教授。専門は環境生理学。
¶科学

贄正寿　にえまさとし
寛保1（1741）年～寛政7（1795）年
江戸時代中期～後期の幕臣。堺奉行。天明の飢饉では救済処置、堺港修工事などにあたった。
¶近世，国史，コン改，コン4，日人，歴大

新阜義弘　におかよしひろ
昭和32（1957）年11月8日～
昭和～平成期の盲老人ホーム職員。
¶視覚

二階堂一種　にかいどうかずたね
明治25（1892）年～昭和22（1947）年
大正～昭和期の法医学者。
¶近医

二階堂謙　にかいどうけん
生没年不詳
明治期の官吏。共立千葉病院初代院長。
¶千葉百，幕末

二階堂舛庵　にかいどうしょうあん
延宝5（1677）年～宝暦6（1756）年
江戸時代中期の医師、茶人。
¶茶道

二階堂昇　にかいどうのぼる
大正5（1916）年～平成17（2005）年
昭和～平成期の医師。内科。
¶近医

二階堂保則　にかいどうやすのり
天保6（1835）年～明治37（1904）年
江戸時代末期～明治期の医師。方義隊を結成し、国事に人力。
¶維新，新潟百別，日人，幕末（[没]1904年2月），幕末大（[生]天保6（1835）年7月7日　[没]明治37（1904）年2月19日）

仁木イワノ　にきいわの
明治30（1897）年～昭和47（1972）年11月13日
大正～昭和期の看護婦。陸軍軍属として病院船で活躍。黄綬褒章、勲五等宝冠章、ナイチンゲール記章等授与。
¶近医，女性，女性普，世紀，徳島百（[没]昭和48（1973）年11月13日），徳島歴（[没]昭和48（1973）年11月13日），日人

仁木永祐　にきえいすけ
文政13（1830）年～明治35（1902）年9月24日
江戸時代末期～明治期の医師。郷校籾山校を設立。血税一揆勃発の際には、慰諭に努めた。
¶岡山人，岡山歴（[生]文政13（1830）年2月8日），日人，幕末，幕末大

仁木義策　にきぎさく
明治27（1894）年5月23日～昭和38（1963）年2月21日
大正～昭和期の歯科医。
¶徳島百

二木立　にきりゅう
昭和22（1947）年7月12日～
昭和～平成期のリハビリテーション学者、医療経済学者。日本福祉大学教授。医療経済学、リハビリテーション医学を研究。著書に「保健・医療・福祉共同体」など。
¶現朝，現執3期，現執4期，世紀，日人

二国二郎　にくにじろう
明治38（1905）年8月26日～昭和59（1984）年11月21日
大正～昭和期の栄養学者。大阪大学教授。
¶科学，近医，現情

西勇雄　にしいさお
明治2（1869）年～昭和23（1948）年
明治～昭和期の海軍軍医。
¶近医

西以三　にしいさん
？～元禄11（1698）年7月6日
江戸時代前期～中期の医師。
¶国書

西井三谷　にしいさんこく
文化9（1812）年～明治28（1895）年
江戸時代末期～明治期の医師。氷見開業医。加賀藩医師黒川良安と共に種痘を氷見地方で初めて実施。
¶姓氏富山，洋学

西一鷗　にしいちおう
慶長8（1603）年～寛文8（1668）年　[別]西玄周《に

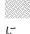

しげんしゅう》
江戸時代前期の豊前小倉藩医。
¶国書（西玄周　にしげんしゅう　[没]寛文8（1668）年6月），人名，日人，藩臣7

西井弘之　にしいひろゆき
明治44（1911）年2月28日～昭和60（1985）年4月17日
昭和期の医師、カブトガニ研究家、医学博士。
¶岡山歴

西宇周造　にしうしゅうぞう
安永6（1777）年～安政5（1858）年
江戸時代後期の医師。
¶長崎遊

西内天行　にしうちてんこう
明治5（1872）年12月～昭和21（1946）年4月
明治～昭和期の岡山孤児院教会牧師。
¶岡山歴

西浦キヨ　にしうらきよ
明治26（1893）年8月27日～昭和58（1983）年2月11日
大正～昭和期の看護婦。
¶埼玉人

西浦常雄　にしうらつねお
大正14（1925）年～昭和60（1985）年
昭和期の医師。泌尿器科。
¶近医

西占貢　にしうらみつぐ
大正9（1920）年～昭和60（1985）年
昭和期の医師。専門は皮膚科、ハンセン病医療。
¶近医

西尾篤人　にしおあつと
大正8（1919）年～平成9（1997）年
昭和～平成期の医師。整形外科。
¶近医

西岡久寿樹　にしおかくすき
昭和18（1943）年11月8日～
昭和～平成期の医師。内科、聖マリアンナ医科大学教授。
¶現執3期

西岡久寿弥　にしおかくすや
大正13（1924）年10月5日～平成22（2010）年2月26日
昭和～平成期の免疫学者。
¶科学，近医，現朝，現執3期，現情，世紀，日人

西岡静喜　にしおかしずき
明治17（1884）年～昭和53（1978）年
明治～昭和期の社会福祉事業家。
¶高知人

西岡恒也　にしおかつねや
昭和3（1928）年9月18日～
昭和期の教育者、社会運動家。
¶視覚

西岡利之　にしおかとしゆき
明治42（1909）年～昭和61（1986）年
大正～昭和期の医師。病理学、内科。
¶近医

西岡一　にしおかはじめ
昭和9（1934）年10月27日～
昭和～平成期の生化学者。同志社大学教授。食品添加物、農薬、化粧品の毒性研究で著名。著書に「遺伝毒物」「食害」など。
¶現朝，現執3期，現執4期，世紀，日人

西岡発　にしおかひらく
明治2（1869）年～昭和23（1948）年
明治～昭和期の医師、政治家。足尾町議会議員、栃木県議会議員。
¶栃木歴

西岡正之　にしおかまさゆき
大正11（1922）年1月4日～
昭和期の刑事政策研究者。法務省中央更生保護委員会委員。
¶現執2期

西岡道甫　にしおかみちすけ
江戸時代中期～後期の眼科医。
¶眼科

西尾京子　にしおきょうこ
天保15（1844）年～大正2（1913）年7月8日
明治期の助産婦。早産児用保育器を発明。大洪水時に進んで救護につとめ賞状や木杯を授与された。
¶女性，女性普，先駆，日人

西尾雅七　にしおまさしち
明治42（1909）年～平成6（1994）年
大正～平成期の医師。専門は公衆衛生学。
¶近医

西尾良伯　にしおりょうはく
天保9（1838）年～明治38（1905）年
江戸時代末期～明治期の医師。田安侯侍医。維新後江戸で開業。貧富を問わない治療で良医として知られた。
¶人名，日人，洋学

西勝造　にしかつぞう
明治17（1884）年3月15日～昭和34（1959）年11月21日
明治～昭和期の土木工学者。
¶科学，近医，現情，食文

西門義一　にしかどぎいち
→西門義一（にしかどよしかず）

西門義一　にしかどよしかず
明治25（1892）年7月12日～昭和48（1973）年8月26日　[別]西門義一《にしかどぎいち》
大正～昭和期の植物病理学者、菌学者。農学博士。植物病害防除の研究や椎茸栽培の研究などですぐれた業績をのこす。日本農学会賞、紫綬褒章を受章。
¶岡山歴（にしかどぎいち　[没]昭和46（1971）年8月26日），科学（にしかどぎいち），現情，人名

7, 世紀, 日人([没]昭和48(1973)年8月27日)

西門蘭渓 にしかどらんけい
天明6(1786)年～？
江戸時代中期～後期の医師。
¶国書

西亀三圭 にしかめさんけい
明治17(1884)年～昭和28(1953)年
明治～昭和期の官僚。専門は厚生行政、ハンセン病医療(植民地)。
¶近医

西ヶ谷徹 にしがやとおる
？ ～
大正期の東京帝国大学セツルメント参加者。
¶社史

西川史子 にしかわあやこ
昭和46(1971)年4月5日～
昭和～平成期の医師、タレント。
¶テレ

西川一郎 にしかわいちろう
明治44(1911)年～昭和63(1988)年
大正～昭和期の内科医、皇室侍医。
¶近医

西川きみ にしかわきみ
明治22(1889)年4月21日～昭和41(1966)年4月6日
昭和期の女性。婦人運動家、社会事業家。出兵兵士の留守宅慰問に努めた。青少年補導連絡協議会会員などを歴任。
¶埼玉人([没]昭和41(1966)年4月16日), 女性, 女性普

仁志川玄碩 にしかわげんせき
文政4(1821)年～明治37(1904)年
江戸時代末期・明治期の医師。
¶愛媛

西川藁園 にしかわこうえん
文化10(1813)年8月～明治17(1884)年5月17日
江戸時代後期～明治期の医師、漢学者。
¶国書

西川国華 にしかわこくか
→西川国華(にしかわこっか)

西川国華 にしかわこっか
？ ～文政1(1818)年　[別]西川国華《にしかわこくか》
江戸時代中期の儒医、漢詩人。
¶江戸(にしかわこくか), 国書(にしかわこくか), 人名, 日人

西川濵八 にしかわしんぱち
大正10(1921)年～平成1(1989)年
昭和期の医師。専門は公衆衛生学。
¶近医

西川桃芸 にしかわとううん
文政8(1825)年～明治19(1886)年
江戸時代末期～明治期の医師。適塾門下。帰郷後開業。大村藩藩医として招かれたが固辞。
¶洋学

西川東玄 にしかわとうげん
文化8(1811)年～明治5(1872)年
江戸時代後期～明治期の医師。
¶姓氏長野

仁志川釜 にしかわはかる
安政5(1858)年～昭和11(1936)年
明治～昭和期の医師、政治家。
¶愛媛

西川光夫 にしかわみつお
大正4(1915)年4月～昭和61(1986)年8月15日
昭和期の内分泌学者。大阪大学教授。
¶近医, 現情

西川義方 にしかわよしかた
明治13(1880)年6月28日～昭和43(1968)年8月27日
大正～昭和期の内科医学者。東京医科大学教授。宮内庁侍医として大正天皇、貞明皇后の健康管理にあたる。主著に「内科診療の実際」。
¶科学, 郷土和歌山, 近医, 現情, 新潮, 人名7, 世紀, 日人, 和歌山人

西川義英 にしかわよしひで
明治21(1888)年～昭和30(1955)年
明治～昭和期の医師。外科。
¶近医

西川練造(西川錬造) にしかわれんぞう
*～文久1(1861)年
江戸時代末期の儒医。
¶維新([生]1807年), 埼玉百([生]1807年), 人名([生]1806年), 全幕(西川錬造　[生]文化14(1817)年), 日人([生]1807年　[没]1862年), 幕埼([生]文化14(1817)年), 幕末([生]1817年　[没]1862年1月13日), 幕末大([生]文化14(1817)年3月17日　[没]文久1(1862)年12月14日)

西吉兵衛 にしきちべえ
→西玄甫(にしげんぽ)

西木戸石蔵 にしきどいしぞう
明治19(1886)年1月31日～昭和16(1941)年4月14日
明治～昭和期の歯科医師。
¶徳島百

錦小路親康 にしきのこうじちかやす
→丹波親康(たんばのちかやす)

錦小路盛直 にしきのこうじもりなお
明応2(1493)年～天文17(1548)年1月　[別]丹波盛直《たんばもりなお》
戦国時代の公卿(非参議)。錦小路秀直の子。典薬頭を務めた。
¶公卿, 公卿普, 公家(盛直　もりなお), 後北(盛直　もりなお), 戦辞, 戦辞(丹波盛直　たんばもりなお), 戦人(丹波盛直　たんばもりなお)

錦小路頼庸 にしきのこうじよりつね
寛文7(1667)年～享保20(1735)年
江戸時代前期～中期の公家。典薬頭、侍医。錦小路家を再興した。
¶国書(㉙享保20(1735)年1月10日),諸系,日人

西玄周 にしげんしゅう
→西一鷗(にしいちおう)

西玄哲 にしげんてつ
天和1(1681)年～宝暦10(1760)年2月8日　㊙西規矩《にしのりひろ》
江戸時代中期の蘭方医。徳川家重の奥医師。
¶朝日(㉙宝暦10年2月8日(1760年3月24日)),科学,近世,国史,国書,コン改,コン4,コン5,史人,新潮,人名,世人,徳川臣(西規矩 にしのりひろ),日人,洋学

西玄東 にしげんとう
？～宝永2(1705)年9月2日
江戸時代前期～中期の医師。
¶国書

西玄甫 にしげんぽ
？～貞享1(1684)年　㊙西吉兵衛《にしきちべえ》
江戸時代前期の南蛮・オランダ通詞、蘭方医。
¶朝日(㉙貞享1年9月17日(1684年10月25日)),江文,科学(㉙貞享1(1684)年9月17日),近世,国史,国書(㉙貞享1(1684)年9月17日),コン改,コン4,コン5,史人(㉙1684年9月17日),重要(㉙貞享1(1684)年9月),新潮(㉙貞享1(1684)年9月17日),人名,世人(㉙貞享1(1684)年9月),対外(㊤？),長崎歴,日史(㉙貞享1(1684)年9月17日),日人,百科,洋学,歴大(西吉兵衛　にしきちべえ),歴大

錦織休琢 にしこおりきゅうたく
寛永7(1630)年～享保1(1716)年
江戸時代前期～中期の侍医。
¶姓氏宮城

錦織玄秀 にしこおりげんしゅう
？～寛保1(1741)年
江戸時代中期の医師、井戸平左衛門を診察。
¶島根歴

錦織周泉 にしこおりしゅうせん,にしごおりしゅうせん
文政5(1822)年～明治15(1882)年　㊙錦織周泉《にしこりしゅうせん》
江戸時代後期～明治期の眼科医。
¶眼科(にしごおりしゅうせん),島根人,島根歴(にしこりしゅうせん),長崎遊

錦織春象 にしこおりしゅんしょう
生没年不詳　㊙錦織春象《にしこおりしゅんぞう》
江戸時代後期～明治期の医師。松江藩最初の牛痘を実施。
¶島根百(にしこおりしゅんぞう),島根歴,長崎遊

錦織春象 にしこおりしゅんぞう
→錦織春象(にしこおりしゅんしょう)

錦織末富 にしこおりすえとみ
明治27(1894)年～昭和36(1961)年　㊙錦織末富《にしこりすえとみ》
大正～昭和期の医師。島根県立中央病院の初代院長。
¶島根人,島根歴(にしこりすえとみ)

錦織即休 にしこおりそっきゅう
寛政7(1795)年～元治1(1864)年
江戸時代後期～末期の侍医。
¶姓氏宮城

錦織即休斎 にしこおりそっきゅうさい
生没年不詳
安土桃山時代の医師。
¶藩臣1

錦織芳 にしこおりよし
明治～昭和期の医師。
¶島根百(㊤明治9(1876)年　㉙昭和6(1931)年2月27日),島根歴(㊤明治7(1874)年　㉙昭和5(1930)年)

錦織周泉 にしこりしゅうせん
→錦織周泉(にしこおりしゅうせん)

錦織末富 にしこりすえとみ
→錦織末富(にしこおりすえとみ)

錦織英夫 にしこりひでお
明治36(1903)年～平成1(1989)年
昭和期の農学者。農林省東北農業試験場長、日本大学農獣医学部教授。
¶島根歴

西崎弘太郎 にしざきこうたろう
明治3(1870)年5月～昭和13(1938)年8月17日
明治～昭和期の衛生化学者。東京衛生試験所長。東京女子薬学専門学校校長として女子薬学教育に専念。
¶岡山歴,科学,近医,人名,世紀,渡航(㊤1870年5月25日),日人

西里子 にしさとこ
万延1(1860)年12月～？
明治期の看護教育者。京橋看護会を創立し、看護婦の養成に努めた。東京派出看護会第一位と称される。
¶女性

西三郎 にしさぶろう
昭和2(1927)年～
昭和～平成期の公衆衛生学者。
¶現執1期

西沢愚公 にしざわぐこう
→西沢曠野(にしざわこうや)

西沢曠野(西沢谷) にしざわこうや
寛保3(1743)年～文政4(1821)年　㊙西沢愚公《にしざわぐこう》,西沢谷《にしざわこうや》
江戸時代中期～後期の儒者。天明の飢饉では窮民救済にあたり、与野聖人と呼ばれた。
¶埼玉人(㉙文政4(1821)年9月25日),埼玉百,

人名（西沢愚公　にしざわぐこう），日人（西沢
曠谷）

西沢枯風　にしざわこふう
明治1（1868）年〜昭和8（1933）年
明治〜昭和期の医師、俳人。
¶長野歴

西沢都弥　にしざわつや
大正3（1914）年4月〜昭和18（1943）年6月22日
昭和期の看護婦。賀陽宮妃の付添い看護婦。その
後、従軍、病院船に勤務。著書「病院船の歌」は
有名。
¶女性，女性普

西沢道庵　にしざわどうあん
安永2（1773）年〜弘化3（1846）年
江戸時代後期の医師。
¶長崎遊

西沢義人　にしざわよしと
明治32（1899）年〜昭和58（1983）年
大正〜昭和期の医師。小児科。
¶近医

西沢吉彦　にしざわよしひこ
昭和2（1927）年9月22日〜平成10（1998）年1月
10日
昭和〜平成期の農芸化学者、住友化学工業専務。
専門は有機化学、農薬化学。
¶科学

西三伯　にしさんぱく
天和1（1681）年〜延享2（1745）年
江戸時代中期の医師。
¶姓氏京都

西三博　にしさんぱく
慶長18（1613）年〜*
江戸時代前期〜中期の医師。
¶人名（㊨1702年），日人（㊨1708年）

西繁　にししげる
明治16（1883）年11月1日〜？
明治期の俳人、医師。
¶滋賀文

西島一郎　にしじまいちろう
昭和4（1929）年〜
昭和〜平成期の医師。産婦人科、横浜ライフケア
研究所代表、横浜総合システム研究所代表。
¶YA

西島俊庵　にしじましゅんあん
天明7（1787）年〜文化7（1810）年
江戸時代後期の医師。
¶人名，長崎遊，日人，藩臣3（㊨天明6（1786）
年），洋学（㊨天明5（1785）年）

西島英利　にしじまひでとし
昭和23（1948）年4月7日〜
昭和〜平成期の医師、政治家。参議院議員。
¶現政

西島義一　にしじまよしかず
明治35（1902）年〜昭和44（1969）年
大正〜昭和期の医師。産婦人科。
¶近医，鳥取百

西秋谷　にししゅうこく
文化6（1809）年〜明治25（1892）年3月29日
江戸時代末期〜明治期の豊前小倉藩医。
¶長崎遊，藩臣7，福岡百，豊前（㊨文化6（1809）
年12月29日）

西淳甫　にしじゅんぽ
文化8（1811）年〜万延1（1860）年
江戸時代後期の医師。
¶長崎遊

西条一止　にしじょうかずし
昭和13（1938）年8月14日〜
昭和期の鍼灸学研究者。
¶視覚

西松逕　にししょうけい
慶長8（1603）年〜享保13（1728）年
江戸時代前期〜中期の医師。
¶人名，長崎歴

西穣司　にしじょうじ
昭和22（1947）年9月12日〜
昭和〜平成期の研究者。上越教育大学発達臨床
コース教授。
¶現執4期

西新助　にししんすけ
明治44（1911）年〜平成6（1994）年
大正〜平成期の医師。整形外科。
¶近医

西塚泰美　にしづかやすとみ
→西塚泰美（にしづかやすとみ）

西盛之進　にしせいのしん
→西盛之進（にしもりのしん）

西成甫　にしせいほ
明治18（1885）年1月6日〜昭和53（1978）年8月
17日
明治〜昭和期の解剖学者。群馬大学学長。解剖学
における著書多数。
¶科学，近医，群新百，群人，群馬百，現朝，
現情，社史，世紀，渡航，日人

西園昌久　にしぞのまさひさ
昭和3（1928）年9月25日〜
昭和〜平成期の医師。精神科、福岡大学医学部長。
¶現執1期，現執3期，現執4期，現情，世紀

西田勇　にしだいさむ
大正4（1915）年〜平成11（1999）年
昭和〜平成期の医師。専門は生理学。
¶近医

西田元貞　にしだげんてい
文化11（1814）年〜明治16（1883）年
江戸時代末期〜明治期の医師。伊東玄朴の象先堂

塾で学び、帰郷後富士で開業。
¶洋学

西田耕耘 にしだこううん
寛政2（1790）年～安政4（1857）年1月16日
江戸時代後期～末期の医師。
¶大阪人（[没]安政4（1857）年1月），大阪墓，国書（[生]寛政2（1790）年10月1日）

西田耕悦 にしだこうえつ
生没年不詳
江戸時代後期の医師。
¶国書

西田晃二郎 にしだこうじろう
*～平成9（1997）年3月25日
昭和～平成期の植物生理学者。金沢大学名誉教授。
¶石川百（[生]1923年），植物（[生]大正11（1922）年3月3日）

西田惟明 にしだこれあき
生没年不詳
江戸時代後期の医師。
¶国書

西田尚紀 にしだしょうき
大正10（1921）年1月2日～平成21（2009）年6月22日
昭和～平成期の微生物学者、金沢大学名誉教授。専門は嫌気性細菌学。
¶科学

西田達弘 にしだたつひろ
昭和6（1931）年1月2日～
昭和期の医師。日本肥満コンサルタント協会会長、日本体質改善指導協会会長。
¶現執2期

西田道悦 にしだどうえつ
享保17（1732）年～寛政9（1797）年4月
江戸時代中期～後期の医家。
¶大阪人

西谷三四郎 にしたにさんしろう
大正3（1914）年8月24日～平成6（1994）年1月25日
昭和期の障害児教育専門家。
¶現執1期，心理

西谷周監 にしたにしゅうかん
生没年不詳
江戸時代後期の医師。
¶国書

西谷英雄 にしたにひでお
大正15（1926）年1月1日～
昭和～平成期の教育者。土佐市に知的障害児施設「光の村学園」を運営、障害児の福祉と生涯教育に尽力した。
¶世紀，日人

西田福十郎 にしだふくじゅうろう
文久2（1862）年～昭和9（1934）年
明治～昭和期の歯科医師。
¶愛媛，愛媛百（[生]文久2（1862）年6月25日　[没]昭和9（1934）年2月4日）

西田文作 にしだぶんさく
大正2（1913）年～昭和53（1978）年
昭和期の医師。
¶群馬人

西田稔 にしだみのる
昭和7（1932）年2月28日～
昭和期の社会運動家。
¶視覚

西田洋一 にしだよういち
昭和23（1948）年7月7日～
昭和期の点字図書館役員。
¶視覚

西田柳谷 にしだりゅうこく
生没年不詳
江戸時代中期の医師。
¶国書

西太郎右衛門 にしたろううえもん
？ ～安永4（1775）年
江戸時代中期の漢方医。一向宗徒。
¶姓氏鹿児島

西塚泰順 にしづかたいじゅん
明治25（1892）年～昭和34（1959）年
明治～昭和期の医師。産婦人科。
¶近医

西塚泰章 にしづかやすあき
大正11（1922）年～平成7（1995）年
昭和～平成期の医師。専門は病理学。
¶近医

西塚泰美 にしづかやすとみ，にしずかやすとみ
昭和7（1932）年7月12日～平成16（2004）年11月4日
昭和～平成期の生化学者。神戸大学学長、バイオシグナル研究センター所長。細胞生物学を研究。ハーバード大学医学部客員教授などを歴任。
¶科学（にしずかやすとみ），近医，現朝，新潮，世紀，日人，日本

西道俊 にしどうしゅん
享保15（1730）年～享和2（1802）年
江戸時代中期・後期の村医師。
¶熊本人

西道仙（西道遷） にしどうせん
天保7（1836）年～大正2（1913）年
江戸時代末期～明治時代の社会教育家、医師。長崎自由新聞社長。長崎文庫を創立し子文書を収集・刊行した。
¶維新，郷土長崎，熊本人，コン改，コン4，コン5，詩歌（西道遷），詩作（[没]大正2（1913）年7月10日），人名，長崎百，日人，幕末大（[没]大正2（1913）年7月10日）

西道智 にしどうち
生没年不詳
江戸時代前期の国学者。医師から古典研究に進

んだ。
¶国書，人名，日人

西道朴 にしどうぼく
宝暦10 (1760) 年～天保3 (1832) 年
江戸時代後期の医師。
¶長崎遊

西成辰雄 にしなりたつお
昭和3 (1928) 年8月3日～
昭和～平成期の医師、政治家。十文字町 (秋田県) 町長。
¶現執4期，現政

西野入尚一 にしのいりしょういち
大正14 (1925) 年7月10日～平成2 (1990) 年4月4日
昭和～平成期の医師。東京新宿に内科診療所を開業。「新宿の赤ひげ先生」とよばれた。
¶世紀，日人

西野重孝 にしのしげたか
明治36 (1903) 年10月16日～平成5 (1993) 年
大正～平成期の内科学者。宮内庁病院院長。
¶近医，現情

西野大珉 にしのたいみん
？ ～安政1 (1854) 年
江戸時代後期～末期の外科・産科医。
¶姓氏富山

西野保 にしのたもつ
？ ～
大正期の東京帝国大学セツルメント参加者。
¶社史

西野忠次郎 (西野忠治郎) にしのちゅうじろう
明治11 (1878) 年5月26日～昭和36 (1961) 年7月6日
明治～昭和期の内科医学者。慶応義塾大学教授。パラチフス菌、鼠チフス菌の比較について研究。正三位勲一等瑞宝章を受章。
¶科学，近医，現情，人名7，世紀，日人 (西野忠治郎)

西野瑞穂 にしのみずほ
昭和15 (1940) 年9月17日～
昭和～平成期の小児歯科学者。徳島大学教授、徳島大学歯学部附属病院長。専門は小児歯科学。歯垢中のミュータンス菌量をはやく測定する方法を考案。
¶世紀，日人

西野陸夫 にしのむつお
明治34 (1901) 年～昭和60 (1985) 年
大正～昭和期の医師。専門は厚生行政、公衆衛生学。
¶近医

西規矩 にしのりひろ
→西玄哲 (にしげんてつ)

西一 にしはじむ
大正14 (1925) 年4月27日～
昭和期の医師。

¶飛騨

西端駿一 にしはたとしかず
明治27 (1894) 年10月25日～昭和57 (1982) 年4月26日
明治～昭和期の耳鼻咽喉科学者。慶応義塾大学教授。
¶科学，近医，現情

西畑三樹男 にしはたみきお
昭和4 (1929) 年10月9日～
昭和～平成期の会社役員。日本ベルパーツ取締役会長。通信・情報機器、自動車・医療用機能材料を開発。
¶現執4期

西馬場市太郎 にしばばいちたろう
明治21 (1888) 年～昭和33 (1958) 年
大正～昭和期の獣医師、政治家。鹿児島県議会議員。
¶姓氏鹿児島

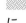

西原雅一 にしはらがいち
明治25 (1892) 年3月2日～昭和29 (1954) 年11月11日
大正～昭和期の医師、政治家。
¶沖縄百，姓氏沖縄

西原克成 にしはらかつなり
昭和15 (1940) 年9月28日～
昭和～平成期の医師、研究者 (進化学・免疫学・脊椎動物学)、著述家。西原研究所所長。
¶現執4期

西原元迪 にしはらげんてき
文化4 (1807) 年～明治12 (1879) 年
江戸時代後期～明治時代初期の医師。
¶長崎歴

西原成道 にしはらせいどう
天明1 (1781) 年～天保9 (1838) 年
江戸時代中期～後期の施薬医、種痘も行う。
¶長崎歴

西原成祐 にしはらせいゆう
宝暦9 (1759) 年～文政1 (1818) 年
江戸時代中期～後期の蘭医。
¶長崎歴

西原長允 にしはらちょういん
宝暦9 (1759) 年～文政1 (1818) 年
江戸時代後期の医師。
¶長崎遊

西原康雄 にしはらやすお
大正10 (1921) 年～平成7 (1995) 年
昭和～平成期の医師。内科。
¶近医

西博義 にしひろよし
昭和23 (1948) 年10月3日～
昭和～平成期の政治家。衆議院議員、厚生労働副大臣。
¶現政

西部ベン にしべべん
大正2（1913）年～昭和58（1983）年
昭和期の看護師（従軍看護婦）。
¶近医

西部増次郎（西部増治郎）にしべますじろう
明治25（1892）年～昭和7（1932）年
大正～昭和期の病理学者。
¶近医，新潟百別（西部増治郎）

西丸和義 にしまるかずよし
→西丸和義（にしまるやすよし）

西丸四方 にしまるしほう
明治43（1910）年2月13日～平成14（2002）年2月14日
昭和期の精神医学者。
¶科学，近医，心理

西丸震哉 にしまるしんや
大正12（1923）年9月5日～平成19（2007）年
昭和～平成期の食生態学者、栄養学者。食生態学研究所所長。
¶現執1期，現執2期，現執3期，現執4期，現情（㊥1923年6月5日），幻想，世紀，日人，マス89

西丸和義 にしまるやすよし
明治29（1896）年9月25日～平成2（1990）年5月15日　㉟西丸和義《にしまるかずよし》
明治～平成期の生理学者。
¶科学（にしまるかずよし），近医，現情

西満正 にしみつまさ
大正14（1925）年1月4日～平成10（1998）年7月29日
昭和～平成期の医師、外科学者。鹿児島大学教授、癌研究会附属病院院長。消化器外科学を研究。著書に「ガンはなぜこんなに治るようになったのか」。
¶科学，近医，世紀，日人

西村篤行 にしむらあつゆき
→西村太冲（にしむらたちゅう）

西村市郎右衛門 にしむらいちろうえもん
？　～元禄9（1696）年　㉟未達《みたつ》
江戸時代前期の俳諧師、浮世草子作者、版元。京都書肆初代。浮世草子、俳書、医書などを刊行した。
¶朝日（㊥元禄9年9月3日（1696年9月28日）），国書（未達　みたつ　㊥元禄9（1696）年9月3日），新潮，人名，日史（㊥元禄9（1696）年9月3日），日人，百科（㊥元禄9（1696）年？），和俳（㊥元禄9（1696）年9月3日）

西村英一 にしむらえいいち
明治30（1897）年8月28日～昭和62（1987）年9月15日
大正～昭和期の政治家。衆議院議員、厚生相、自民党副総裁。田中派会長。党内の調整役として活躍。
¶大分百，大分歴，現朝，現情（㊥1897年3月8日），現見，コン改，コン4，コン5，世紀，政治，鉄道（㊥1987年5月15日），日人，履歴，履歴2

西村英蔵 にしむらえいぞう
嘉永1（1848）年～大正15（1926）年
江戸時代末期～大正期の医師。山崎藩藩医。維新後、郷里で開業。
¶洋学

西村かおる にしむらかおる
昭和32（1957）年～
昭和～平成期の保健婦、コンチネンス・アドバイザー。日本コンチネンス協会会長、コンチネンスジャパン取締役。
¶現執4期

西村景義 にしむらかげよし
享保13（1728）年8月14日～宝暦10（1760）年9月4日
江戸時代中期の本草家。
¶国書

西村敬蔵 にしむらけいぞう
文化10（1813）年～明治24（1891）年2月5日
江戸時代末期～明治期の医師。京都の蘭方開業医。コレラ治療で成功し名医として名声を得た。著書に「治療一隅」。
¶維新，人名，日人，幕末，幕末大，兵庫人，洋学

西村桂林 にしむらけいりん
～文政11（1828）年
江戸時代後期の医師。
¶長崎遊

西村元春 にしむらげんしゅん
慶長16（1611）年～元禄11（1698）年
江戸時代前期～中期の医師。
¶国書

西村俊一 にしむらしゅんいち
明治31（1898）年6月27日～昭和63（1988）年3月8日
明治～昭和期の歌人、医師。
¶滋賀文

西村章次 にしむらしょうじ
昭和14（1939）年8月19日～
昭和～平成期の障害児心理学者。埼玉大学教授。
¶現執3期

西村正暘 にしむらしょうよう
昭和4（1929）年9月14日～平成1（1989）年5月26日
昭和期の植物病理学者。ナシ黒斑病を研究。名古屋大学農学部教授。
¶科学，植物

西村伸子 にしむらしんこ
昭和50（1975）年～
昭和～平成期の社会福祉士。
¶視覚

西村真斎 にしむらしんさい
寛政2（1790）年～天保2（1831）年9月8日
江戸時代後期の医師、漢詩人。
¶国書

西村真二 にしむらしんじ
明治36(1903)年～平成1(1989)年
大正～昭和期の獣医、ハンセン病医療家。
¶近医

西村輔三 にしむらすけぞう
安政1(1854)年～昭和7(1932)年
明治期の歯科医。大阪市議会議員、十八会会員。
¶茶道

西村暹 にしむらすすむ
昭和6(1931)年4月7日～
昭和～平成期の生化学者。万有製薬つくば研究所所長。生物化学、分子生物学を研究。国立がんセンター研究所生物学部長などを歴任。
¶現情，世紀，日人

西村太冲(西村太沖) にしむらたちゅう
明和4(1767)年～天保6(1835)年 [別]西村篤行《にしむらあつゆき》
江戸時代中期～後期の医師，暦算家。西村遠里門下。
¶大阪人([没]天保6(1835)年5月)，姓氏石川(西村篤行 にしむらあつゆき)，姓氏富山(西村太沖)，富山百

西村健 にしむらつよし
昭和6(1931)年～平成21(2009)年
昭和～平成期の医師。精神科。
¶近医

西村敏雄 にしむらとしお
大正9(1920)年～昭和56(1981)年
昭和期の医師。産婦人科。
¶近医

西村直方 にしむらなおかた
元禄10(1697)年～延享3(1746)年5月7日
江戸時代中期の本草家。
¶国書

西村春雄 にしむらはるお
生没年不詳
江戸時代後期の医師。
¶国書

西村秀雄 にしむらひでお
明治45(1912)年5月17日～平成7(1995)年10月17日
昭和期の解剖学者。先天異常の研究を行う。
¶科学，近医，現朝，現情，世紀，日人

西村豁通 にしむらひろみち
大正13(1924)年2月26日～
昭和期の社会政策学者、労働者福祉研究者。同志社大学教授。
¶現執1期，現執2期

西村広休 にしむらひろよし
文化13(1816)年10月23日～明治22(1889)年12月28日
江戸時代末期～明治期の本草学者。山本亡羊門下。著書に「小品考」「バクテリアの図」。
¶国書，植物，人書79，洋学

西村文夫 にしむらふみお
大正13(1924)年～
昭和期のPTA活動家、医師。
¶現執1期

西村正也 にしむらまさや
明治44(1911)年～平成1(1989)年
大正～昭和期の医師。外科(胸部外科)。
¶近医

西村理雲 にしむらりうん
享保18(1733)年～文化8(1811)年8月21日
江戸時代中期～後期の医師。
¶国書

西本征央 にしもといくお
昭和31(1956)年～平成15(2003)年
昭和～平成期の医師。専門は薬理学。
¶近医

西本小夢 にしもとしょうむ
慶応3(1867)年10月26日～昭和4(1929)年2月24日
明治～昭和期の医師・俳人。
¶飛騨

西本弘志 にしもとひろし
大正13(1924)年3月7日～
昭和期の歯科医。
¶飛騨

西本雅弘 にしもとまさひろ
昭和30(1955)年4月25日～
昭和期の歯科医。
¶飛騨

西本幸男 にしもとゆきお
大正13(1924)年～平成6(1994)年
昭和～平成期の医師。内科(呼吸器)。
¶近医

西盛之進 にしもりのしん
明治9(1876)年～昭和11(1936)年 [別]西盛之進《にしせいのしん》
明治～昭和期の鹿児島県内最初の医学博士。
¶鹿児島百，薩摩，姓氏鹿児島，渡航(にしせいのしん [生]1877年1月25日 [没]1936年1月4日)

西山詮 にしやまあきら
昭和12(1937)年3月10日～
昭和～平成期の医師。錦糸町クボタクリニック院長。
¶現執4期

西山関一郎 にしやまかんいちろう
嘉永1(1848)年10月12日～明治36(1903)年
江戸時代後期～明治期の医師。
¶島根人，島根百，島根歴

西山玄道 にしやまげんどう
宝暦2(1752)年～天保14(1843)年4月26日
江戸時代中期～後期の医師。

¶国書

西山五郎 にしやまごろう
元治元(1864)年〜昭和15(1940)年
明治〜昭和期の医師。
¶伊豆, 静岡歴, 姓氏静岡

西山三閒 にしやまさんこう
? 〜文政4(1821)年7月11日
江戸時代後期の医師。
¶岡山歴

西山菽翁 にしやましゅくおう
文化3(1806)年〜明治20(1887)年 ㊙大熊菽翁《おおくましゅくおう》
江戸時代末期〜明治期の医・漢詩人。
¶岡山人, 岡山歴(大熊菽翁 おおくましゅくおう)

西山正治 にしやましょうじ
大正11(1922)年〜平成5(1993)年2月27日
昭和〜平成期の医師。胃腸科。専門は胃腸科。
ジャイロ式万能X線装置(ジャイロスコープ)を開発。
¶青森人, 近医, 世紀(㊥大正11(1922)年6月20日), 日人(㊥大正11(1922)年6月10日)

西山砂保 にしやますなお
→西山砂保(にしやますなほ)

西山砂保 にしやますなほ
天明1(1781)年〜天保10(1839)年 ㊙西山砂保《にしやますなお》
江戸時代後期の医師。
¶島根人(にしやますなお), 島根百, 島根歴, 長崎遊, 洋学(にしやますなお)

西山拙斎 にしやませっさい, にしやませつさい
享保20(1735)年8月17日〜寛政10(1798)年11月5日
江戸時代中期の医師、儒学者、漢詩人。欽塾を開いた。
¶朝日(㊥享保20年8月17日(1735年10月3日) ㊦寛政10年11月5日(1798年12月11日)), 大阪人(㊦寛政11(1799)年), 岡山人, 岡山百, 岡山歴, 京都大(㊦寛政11(1799)年), 国書, 詩作, 史人, 人書94(㊦1799年), 新潮, 人名(㊦1799年), 姓氏京都(にしやませっさい), 世人, 日人, 和俳

西山信光 にしやまのぶみつ
明治6(1873)年6月4日〜昭和17(1942)年6月19日
明治〜昭和期の渡航者。
¶近医, 渡航

西山ハツエ にしやまはつえ
明治33(1900)年〜昭和47(1972)年
大正〜昭和期の看護師(従軍看護婦)。
¶近医

西山広経 にしやまひろつね
文化4(1807)年〜明治11(1878)年
江戸時代後期〜明治期の松江藩医。
¶島根歴

西山復軒 にしやまふくけん
宝暦11(1761)年〜天保11(1840)年12月28日
㊙西山復軒《にしやまふっけん》
江戸時代後期の医師、漢学者。
¶岡山人, 岡山歴(にしやまふっけん)

西山復軒 にしやまふっけん
→西山復軒(にしやまふくけん)

西山保一 にしやまやすかず
大正9(1920)年〜平成8(1996)年
昭和〜平成期の医師。専門は病理学。
¶近医

二条厚基 にじょうあつもと
明治16(1883)年6月14日〜昭和2(1927)年9月11日
明治〜大正期の政治家。貴族院議員、公爵。済生会理事長、日本青年館理事を歴任。
¶人名, 世紀, 日人

西利吉 にしりきち
明治29(1896)年8月1日〜昭和54(1979)年1月22日
大正・昭和期の歯科医。
¶飛驒

西脇梅枝 にしわきうめえ
明治39(1906)年2月28日〜
明治・大正期の助産婦。
¶飛驒

西脇雲林 にしわきうんりん
→西脇国三郎(にしわきくにさぶろう)

西脇国三郎 にしわきくにさぶろう
安政1(1854)年〜明治29(1896)年 ㊙西脇雲林《にしわきうんりん》
明治期の実業家、社会事業家。
¶新潟百(西脇雲林 にしわきうんりん), 新潟百, 日人

西脇周佑 にしわきしゅうすけ
? 〜
大正期の東京帝国大学セツルメント参加者。
¶社史

西脇秀挺 にしわきしゅうてい
生没年不詳
江戸時代末期の医師、本草家。
¶国書

仁田直 にったすなお
明治7(1874)年3月〜昭和11(1936)年1月23日
明治〜昭和期の獣医学者、細菌学者、東京帝国大学名誉教授。専門は家畜伝染病学。
¶科学

新田長次郎 にったちょうじろう
安政4(1857)年5月29日〜昭和11(1936)年7月17日
明治〜昭和期の実業家、社会事業家、私学教育功労者。
¶海越新, 愛媛百, 大阪人(㊦昭和11(1936)年7

月），学校，郷土愛媛，世紀，渡航，日人，北海道百，北海道歴，和歌山人

入戸野賢二 にっとのけんじ
明治15（1882）年～昭和2（1927）年
明治～大正期の口腔外科医。
¶近医

入戸野虎吉 にっとのとらきち
安政4（1857）年5月～大正12（1923）年1月12日
明治～大正期の医師。
¶島根百，島根歴

二東生梯（二東生稊） にとうせいてい
＊～安政7（1860）年
江戸時代後期～末期の眼科医。
¶大阪人（二東生稊　[生]享和2（1802）年　[没]安政7（1860）年2月），眼科（[生]享和1（1801）年）

新渡戸まり子 にとべまりこ
安政4（1857）年8月14日～昭和13（1938）年9月23日
江戸時代末期～昭和期の女性。教育者、社会事業家。新渡戸稲造の妻。動物愛護運動の先駆者。夫の名著「武士道」はまり子との対話から生れた。
¶女性，女性普，世紀，先駆，日人

蜷木稔 になぎみのる
明治23（1890）年～昭和49（1974）年
大正～昭和期の医師。
¶大分歴

二宮恵一 にのみやけいいち
明治35（1902）年～昭和51（1976）年
昭和期の医師。
¶姓氏愛知

二宮敬作 にのみやけいさく
文化1（1804）年～文久2（1862）年
江戸時代末期の蘭方医。シーボルトの門下。
¶朝日（[生]文化1年5月10日（1804年6月17日）[没]文久2年3月12日（1862年4月10日）），維新，岩史（[生]享和4（1804）年5月10日　[没]文久2（1862）年3月12日），江人，愛媛，愛媛人，愛媛百（[生]文化1（1804）年5月10日　[没]文久2（1862）年3月12日），科学（[生]文化1（1804）年5月10日　[没]文久2（1862）年3月12日），郷土愛媛，郷土長崎，近世，国史，コン改，コン4，コン5，史人（[生]1804年5月10日　[没]1862年3月12日），新潮（[生]文化1（1804）年5月10日　[没]文久2（1862）年2月12日），人名，世人（[生]文化1（1804）年5月　[没]文久2（1862）年3月12日），全書，対外，大百（[生]1802年），長崎百，長崎遊，長崎歴，日人，幕末（[没]1862年3月12日），幕末大（[生]文化1（1804）年5月10日　[没]文久2（1862）年3月12日），藩臣6，洋学，歴大

二宮敬治 にのみやけいじ
明治26（1893）年10月1日～昭和31（1956）年8月31日
明治～昭和期の医師。衛生学、内科。
¶岩手人，近医

二宮献 にのみやけん
→二宮彦可（にのみやげんか）

二宮玄晏 にのみやげんあん
江戸時代後期の眼科医。
¶眼科

二宮彦可 にのみやげんか
宝暦4（1754）年～文政10（1827）年　[別]二宮献《にのみやけん》，二宮彦可《にのみやひこよし》
江戸時代中期～後期の医師。骨関節損傷治療の体系付けを行なう。
¶朝日（[没]文政10年10月11日（1827年11月29日）），科学（[没]文政10（1827）年10月11日），国書（二宮献　にのみやけん　[没]文政10（1827）年10月11日），島根人（にのみやひこよし），島根歴，長崎遊，日人，藩臣5，洋学

二宮五礼 にのみやごれい
寛政2（1790）年～万延1（1860）年12月29日
江戸時代後期～末期の医師。
¶国書

二ノ宮節夫 にのみやせつお
昭和14（1939）年～平成20（2008）年
昭和～平成期の医師。整形外科。
¶近医

二宮忠八 にのみやちゅうはち
慶応2（1866）年～昭和11（1936）年4月8日
明治期の発明家。大阪製薬社長。我が国最初の飛行装置を考案。ゴム動力の模型、玉虫型を制作。
¶愛媛，愛媛人，愛媛百（[生]慶応2（1866）年6月9日），大阪人，科学（[生]1866年（慶応2）6月9日），香川人，香川百，郷土愛媛，郷土香川，京都大，京都府，現朝（[生]慶応2年6月9日（1866年7月10日）），コン改，コン5，史人（[生]1866年6月9日），新潮（[生]慶応2（1866）年6月9日），人名，世紀（[生]慶応2（1866）年6月9日），世百，先駆（[生]慶応2（1866）年6月9日），全書，大百，日人，日本，民学，履歴（[生]慶応2（1866）年6月29日）

二宮冬鳥 にのみやとうちょう
大正2（1913）年10月9日～平成8（1996）年8月19日
昭和～平成期の歌人、医師。
¶現情，四国文，世紀，短歌（[生]1912年10月9日）

二宮桃亭 にのみやとうてい
？～＊
江戸時代後期の医師、工芸家。
¶国書（[没]文政12（1829）年11月13日），人名，日人（生没年不詳），美工（[没]？）

二宮彦可 にのみやひこよし
→二宮彦可（にのみやげんか）

二宮雄策 にのみやゆうさく
天保4（1833）年～明治34（1901）年
江戸時代後期～明治期の医師、漢学者。
¶大分百

二宮陸雄 にのみやりくお
昭和4（1929）年～

昭和～平成期の医師、ラテン語学者。内科、二宮内科胃腸科クリニック院長。
¶現執3期，現執4期

二宮齢順 にのみやれいじゅん
宝暦4（1745）年～文化10（1813）年
江戸時代中期～後期の眼科医。
¶眼科

二宮わか（二宮ワカ） にのみやわか
文久1（1861）年9月22日～昭和5（1930）年10月25日　[別]二宮わか子《にのみやわかこ》
明治～昭和期の教育者。民間児童福祉の先覚者。低所得者層家族救済に尽力。
¶神奈川人（二宮ワカ），神奈女（二宮ワカ　[生]文久1（1861）年9月18日），近女，現朝（[生]文久1年9月22日（1861年10月25日）），女運（二宮わか子　にのみやわかこ），女性，女性普，世紀，日人

二宮わか子 にのみやわかこ
→二宮わか（にのみやわか）

二瓶健次 にへいけんじ
昭和13（1938）年7月25日～
昭和～平成期の医師。国立成育医療センター神経科医長。
¶現執4期

仁保政一 にほせいいち
明治9（1876）年～？
明治～大正期の医師。
¶姓氏山口

二文字理明 にもんじまさあき
昭和21（1946）年2月7日～
昭和～平成期の研究者。大阪教育大学教授。専門は障害児教育、障害者政策、北欧社会論。
¶現執4期

丹生養民 にゅうようみん★
生没年不詳
江戸時代後期の医師。天保14年江戸滞在中一代鍼医。
¶秋田人2

如儡子 にょらいし
＊～延宝2（1674）年3月8日　[別]斎藤親盛《さいとうちかもり》，如儡子《じょらいし》
江戸時代前期の医師、仮名草子作者。「可笑記」を執筆。
¶朝日（[生]慶長8（1603）年？　[没]延宝2年3月8日（1674年4月13日）），岩史（[生]慶長8（1603）年？），京都大（[生]慶長8（1603）年），近世（[生]？），国史（[生]？），国書（[生]慶長8（1603）年頃），コン改（じょらいし　生没年不詳），コン4（じょらいし　生没年不詳），史人（[生]1603年？），庄内（斎藤親盛　さいとうちかもり），新潮（[生]慶長8（1603）年？），人名（じょらいし　[生]1591年　[没]1655年？），全書（じょらいし　[生]？），大百（じょらいし　[生]1591年　[没]1655年？），日史（じょらいし　[生]慶長8（1603）年？），日人（[生]1603年？），百科（じょらいし　[生]慶長8（1603）年頃），福島百（じょらいし　[生]慶長8（1603）年）

如来尼 にょらいに
生没年不詳
平安時代後期～鎌倉時代前期の尼僧、医師。
¶日人

丹羽伊三郎 にわいさぶろう
明治6（1873）年～？
明治～大正期の慈善家。
¶姓氏愛知

丹羽以之 にわいし
→以之（いし）

丹羽雲川 にわうんせん★
～万延1（1860）年
江戸時代後期～末期の伊勢松坂の医師、文人。
¶三重続

丹波修治 にわしゅうじ
→丹波修治（たんばしゅうじ）

丹羽正伯 にわしょうはく
→丹羽正伯（にわせいはく）

丹羽正伯 にわせいはく
元禄13（1700）年～＊　[別]丹羽正伯《にわしょうはく》
江戸時代中期の本草学者。稲若水に師事。和薬改会所の設立、指導に貢献。「庶物類纂」の増修を行った。編著に「救民薬方」「普救類方」など。
¶秋田人2（[生]元禄4年　[没]宝暦6年4月14日），朝日（にわしょうはく　[生]元禄4（1691）年　[没]宝暦6年4月14日（1756年5月12日）），江人（にわしょうはく　[没]1753年），江文（にわしょうはく　[生]元禄4（1691）年　[没]宝暦6（1756）年），科学（[没]宝暦2（1752）年4月14日），近世（[生]1691年　[没]1756年），国史（[生]1691年　[没]1756年），国書（にわしょうはく　[生]元禄4（1691）年　[没]宝暦6（1756）年4月14日），コン改（[没]宝暦2（1752）年），コン4（[没]宝暦2（1752）年），コン5（[没]宝暦2（1752）年），史人（にわしょうはく　[生]1691年　[没]1756年4月14日），植物（[没]宝暦2（1752）年4月14日），人書94（[没]1753年），新潮（[没]宝暦2（1752）年4月14日），人名（[没]1752年），姓氏京都（にわしょうはく　[没]1756年），世人（[没]宝暦2（1752）年），世百（[没]1752年），全書（にわしょうはく　[没]1753年），大百（[生]1690年　[没]1756年），徳川臣（[生]1691年　[没]1756年），日人（にわしょうはく　[生]1691年　[没]1756年），三重（[没]宝暦2年1月4日），洋学（にわしょうはく　[生]元禄4（1691）年　[没]宝暦6（1756）年），歴大（にわしょうはく　[生]1691年　[没]1756年）

庭瀬康二 にわせこうじ
昭和14（1939）年10月22日～平成14（2002）年6月11日
昭和～平成期の医師。庭瀬クリニック院長。国立がんセンターなどを経て開院。著書に「ガン病棟のカルテ」など。
¶現朝，世紀，日人

丹羽節斎 にわせっさい★
宝暦2(1752)年1月8日～享和2(1802)年
江戸時代中期～後期の本草学者。
¶三重続

丹羽仙庵 にわせんあん
元禄11(1698)年～宝暦10(1760)年5月14日
江戸時代中期の医師。
¶国書

庭田範秋 にわたのりあき
昭和2(1927)年8月30日～
昭和～平成期の生活経済学者。慶応義塾大学教授、厚生省年金審議会委員。
¶現執1期，現執2期，現執3期

丹羽千久代 にわちくよ
明治12(1879)年～昭和40(1965)年
明治～昭和期の助産婦。
¶新潟百

丹羽輝男 にわてるお
大正5(1916)年2月16日～昭和50(1975)年2月4日
昭和期の口腔衛生学者。日本歯科大学教授。日本学校歯科医会常務理事、口腔衛生学会会長などを歴任。
¶科学，近医，現情，人名7，世紀，日人

丹羽藤吉郎 にわとうきちろう
安政3(1856)年2月2日～昭和5(1930)年3月12日
明治～昭和期の薬学者。日本薬剤師会会長、日本薬学会会頭。インジゴの合成開発、カフェイン製造の工業化に成功。医薬分業達成に尽力。
¶科学，近医，世紀，全書，渡航([生]1857年2月3日)，日人

丹羽以之 にわともゆき
→以之(いし)

丹羽雅次郎 にわまさじろう
大正5(1916)年～
昭和期の帝国大学セツルメント読書会参加者。
¶社史

丹羽美代 にわみよ
明治28(1895)年～昭和50(1975)年
大正～昭和期の助産婦。
¶新潟百

庭山政次 にわやままさじ
明治40(1907)年～昭和61(1986)年
昭和期の福祉団体役員。
¶群新百，群馬人

丹羽雄哉 にわゆうや
昭和19(1944)年4月20日～
昭和～平成期の政治家。衆議院議員、厚生相。
¶現政，政治

忍性 にんしょう
建保5(1217)年～嘉元1(1303)年
鎌倉時代の真言律宗の僧。敬田院など四院を再興し、救貧、施療に尽くした。
¶朝日([生]建保5年7月16日(1217年8月19日) [没]嘉元1年7月12日(1303年8月25日))，茨城歴，岩史([生]建保5(1217)年7月16日 [没]乾元2(1303)年7月12日)，大阪人，角史，神奈川人，鎌倉，鎌倉新([生]建保5(1217)年7月16日 [没]嘉元1(1303)年7月12日)，鎌古，鎌室，郷土奈良，国史，国書([生]建保5(1217)年7月16日 [没]乾元2(1303)年7月12日)，古中，コン改，コン4，コン5，史人([生]1217年7月16日 [没]1303年7月12日)，思想史，重要，人書94，新潮([生]建保5(1217)年7月16日 [没]嘉元1(1303)年7月12日)，人名，精医，世人([没]嘉元1(1303)年7月12日)，世百，全書，大百，茶道，中世，伝記，日思([没]乾元1(1302)年)，日史([生]建保5(1217)年7月16日 [没]嘉元1(1303)年7月12日)，日人，百科，兵庫百，仏教([生]建保5(1217)年7月16日 [没]乾元2(1303)年7月12日)，仏史，仏人，名僧，山川小([生]1217年7月16日 [没]1303年7月12日)，歴大

【ぬ】

額田粲 ぬかだあきら
大正2(1913)年～昭和61(1986)年
昭和期の医師。専門は衛生学。
¶近医

額田篤太 ぬかだあつた
安政4(1857)年4月8日～明治34(1901)年10月1日
[別]額田篤太《ぬかだとくた》
明治期の医師。
¶岡山人，岡山歴(ぬかだとくた)

額田勲 ぬかだいさお
昭和15(1940)年～
昭和～平成期の医師。医療法人社団倫生会みどり病院理事長、神戸生命倫理研究会代表。
¶現執4期

額田一中 ぬかだいっちゅう
天保5(1834)年～明治31(1898)年
明治期の医師。
¶岡山人，岡山歴([生]天保5(1834)年3月11日 [没]明治31(1898)年9月3日)，長崎遊

額田晋 ぬかだすすむ
明治19(1886)年12月22日～昭和39(1964)年9月29日
大正～昭和期の内科医学者。東邦大学理事長。帝国女子医学専門学校の創立者。東邦大学医学部長、同大学学長などを歴任。
¶岡山人，岡山百，岡山歴，科学，学校，近医，現情，人名7，世紀，日人

額田太仲 ぬかだたちゅう
文化6(1809)年～明治3(1870)年11月14日
江戸時代末期の医師。
¶岡山人，岡山歴

額田篤太 ぬかだとくた
→額田篤太(ぬかだあつた)

額田豊 ぬかだゆたか
明治11(1878)年3月23日～昭和47(1972)年7月29日
大正～昭和期の内科医学者。東邦大学理事長。帝国女子医学専門学校の創立者。著書は「医化学講義」など。
¶岡山百，岡山歴，科学，学校，神奈川人，近医，現情，食文（㊗1878年3月20日），人名7，世紀，渡航（㊗1880年3月23日），日人

貫文三郎 ぬきぶんざぶろう
明治35(1902)年1月3日～昭和62(1987)年
大正～昭和期の医師。専門は薬理学。
¶近医，宮崎百

榀島次郎 ぬでしまじろう
昭和35(1960)年～
昭和～平成期の社会学，政策科学，医療技術政策論研究者。三菱化学生命科学研究所社会生命科学研究室長。
¶現執3期，現執4期（㊗1960年9月3日）

沼波秀憲 ぬなみひでのり
生没年不詳
江戸時代後期の医師。
¶国書

布川興作 ぬのかわこうさく
明治8(1875)年～昭和29(1954)年
明治～昭和期の医師。新潟県医師会長，新潟県議会議員。
¶新潟百別

布田勉斎 ぬのだべんさい
～正徳4(1714)年
江戸時代前期～中期の医師。
¶新潟百別

布目順郎 ぬのめじゅんろう
大正3(1914)年4月9日～平成20(2008)年11月28日
昭和～平成期の蚕糸学者，京都工芸繊維大学名誉教授。専門は蚕絹史，繊維史，蚕体生理学。
¶科学

沼梧窓 ぬまごそう
生没年不詳
江戸時代後期の医師。
¶国書

沼古濂 ぬまこれん
→沼嘯翁（ぬましょうおう）

沼崎重平 ぬまざきじゅうへい
明治11(1878)年11月11日～昭和34(1959)年4月15日
明治～昭和期の医師。向井病院，沼崎病院院長。
¶社史

沼嘯翁 ぬましょうおう
享保6(1721)年～天明1(1781)年　㊙沼古濂《ぬまこれん》
江戸時代中期の医師。
¶大阪人，国書（沼古濂　ぬまこれん　㊗天明1(1781)年10月18日），日人

沼正作 ぬましょうさく
昭和4(1929)年2月7日～平成4(1992)年2月15日
昭和～平成期の生化学者。京都大学教授。医化学，分子遺伝子を研究。ウサギの脳から遺伝子分離に成功。
¶科学，近医，現朝，世紀，日人

沼尻幸吉 ぬまじりこうきち
明治41(1908)年～昭和55(1980)年
大正～昭和期の医師。専門は衛生学（労働衛生）。
¶近医

沼田勇 ぬまたいさむ
大正2(1913)年～
昭和期の医師。
¶伊豆

沼田芸平 ぬまたうんぺい
文化12(1829)年～明治23(1890)年
江戸時代後期～明治期の蘭学者，啓蒙思想家，西洋医。長野県会議員。
¶姓氏長野，長野百，長野歴

沼田岳二 ぬまたがくじ
明治36(1903)年7月22日～
昭和期の免疫学者。北里大学教授。
¶現情

沼田多美 ぬまたたみ
明治20(1887)年3月17日～昭和58(1983)年6月8日
昭和期の社会事業家。千葉県母子福祉連合会会長就任。勲四等瑞宝章受章，千葉市名誉市民章など受章。
¶女性，女性普，世紀，日人

沼田透 ぬまたとおる
昭和2(1927)年～平成4(1992)年
昭和～平成期の医師。
¶青森人

沼田順義 ぬまたゆきよし
寛政4(1792)年～嘉永2(1849)年12月17日
江戸時代後期の医師，国学者。検校。盲目の学者。
¶朝日（㊗嘉永2年12月17日(1850年1月29日)），岩史，江文，角史，近世，国史，国書，コン改，コン4，埼玉人，史人，神人（㊗嘉永2(1849)年11月17日），新潮，人名，世人，全書，日人（㊗1850年)，百科

沼野玄昌 ぬまのげんしょう
天保7(1836)年～明治10(1877)年
江戸時代末期～明治期の医師。
¶郷土千葉，国書（生没年不詳），人書94，千葉百，洋学

沼野りん ぬまのりん
文化9(1812)年～明治30(1897)年8月
江戸時代末期～明治期の助産婦。開業し，夫の医業を助ける。
¶江表（里人（千葉県）），女性，女性普

沼本津根　ぬまもとつね
明治19(1886)年～昭和41(1966)年
明治～昭和期の看護師(従軍看護婦、助産師)。
¶近医

【ね】

根井外喜男　ねいときお
大正2(1913)年5月24日～昭和59(1984)年8月13日
昭和期の医師。専門は細菌学。
¶科学，近医

根上つな　ねがみつな
明治38(1905)年～
昭和期の地域福祉の貢献者。
¶静岡歴

根川貞美　ねがわさだみ
大正1(1912)年～平成10(1998)年
昭和～平成期の福祉活動家。青森県盲人福祉連合会会長。
¶青森人

根岸悦子　ねぎしえつこ
昭和15(1940)年3月21日～平成3(1991)年
昭和～平成期の医師。産婦人科、根岸悦子・高橋睦子クリニック主宰。
¶近医，現執2期

根岸菊夫　ねぎしきくお
？～
大正期の東京帝国大学セツルメント参加者。
¶社史

根岸則子　ねぎしのりこ
昭和29(1954)年6月23日～
昭和～平成期の障害者就労コンサルタント。
¶視覚

根岸博　ねぎしひろし
明治22(1889)年10月19日～昭和55(1980)年3月24日
大正～昭和期の泌尿器科学者。岡山医科大学教授。日本で初めて腎臓移植の動物実験に成功。
¶岡山百，岡山歴(㊙昭和54(1979)年3月24日)，科学，近医，世紀，日人

根来東叔　ねごろとうしゅく
生没年不詳
江戸時代中期の医師。検屍の先駆。
¶朝日，科学，眼科，近世，国史，国書，日人

祢津加奈子　ねつかなこ
＊～
昭和～平成期のジャーナリスト。専門は医療、医学。
¶現執3期(㊙？)，現執4期(㊙1953年)

根津八紘　ねつやひろ
昭和17(1942)年5月29日～

昭和～平成期の医師。諏訪マタニティークリニック院長。
¶現執4期

根本玄哲　ねもとげんてつ
明治期の芳賀郡上大沼村の医師、思想家。
¶栃木歴

根本四郎　ねもとしろう
明治22(1889)年～昭和41(1966)年7月2日
大正～昭和期の医学者。岩手医大教授。
¶岩手人，姓氏岩手

根本伯明　ねもとはくめい
生没年不詳
江戸時代中期の下総結城藩医。
¶国書，藩臣3

根本博司　ねもとひろし
昭和7(1932)年2月2日～
昭和～平成期の東京都職員、社会学者。東京都老人総合研究所社会学部社会福祉研究室長、明治学院大学教授。
¶現執3期

根本祐太郎　ねもとゆうたろう
明治4(1871)年～昭和22(1947)年
明治～昭和期の薬剤師、実業家、政治家・貴族院議員。
¶福島百

根本幸夫　ねもとゆきお
昭和22(1947)年3月10日～
昭和～平成期の漢方研究家。総合漢方研究医学堂代表、東京薬膳研究会会長。
¶現執3期，現執4期

【の】

苗加房三郎　のうかふささぶろう
→苗加房三郎(なえかふさざぶろう)

能条保庵　のうじょうほあん
～文政9(1826)年　㊙能条保庵《のうじょうほうあん》
江戸時代後期の医師。
¶神奈川人(のうじょうほうあん)，国書(生没年不詳)

能条保庵　のうじょうほうあん
→能条保庵(のうじょうほあん)

能美雪水　のうみせっすい
→能美隆庵(のうみりゅうあん)

能美洞庵(能美菴)　のうみとうあん，のうみどうあん
寛政6(1794)年～明治5(1872)年
江戸時代末期～明治期の医師。毛利藩藩医。牛痘法の普及に尽力。
¶維新(能美洞菴)，国書(㊙明治5(1872)年5月29日)，人名(能美洞菴　のうみどうあん　㊙1795年)，日人，幕末(㊙1872年7月4日)，幕

末大（[没]明治5（1872）年5月29日），藩臣6，洋学

能美友庵 のうみゆうあん
明和8（1771）年～天保2（1831）年2月26日
江戸時代中期～後期の医師。
¶国書

能美隆庵 のうみりゅうあん
文政8（1825）年～明治23（1890）年1月27日 [別]能美雪水《のうみせっすい》
江戸時代末期～明治期の医師。長州藩侍医。「英国志」を校訂刊行。
¶維新，国書（[生]文政8（1825）年2月15日），人名（能美雪水 のうみせっすい），姓氏山口，日人，幕末，幕末大（[生]文政8（1825）年2月15日），洋学

野方次郎 のがたじろう
明治9（1876）年～昭和31（1956）年
大正～昭和期の医師・政治家。
¶神奈川人

野上玄瑞 のがみげんずい，のがみげんすい
天保1（1830）年～明治10（1877）年10月7日
江戸時代末期～明治時代の医師。津山藩医。義従兄野上玄雄らと津山で種痘を実施し、天然痘予防に尽力。
¶岡山百（のがみげんすい），岡山歴，幕末，幕末大

野上玄雄 のがみげんゆう
文化13（1816）年～明治6（1873）年12月6日
江戸時代末期～明治時代の医師。津山藩医。緒方洪庵から牛痘種の分与を受け、津山で接種を実施。のち野上玄瑞らとも接種を実施。
¶岡山百，岡山歴，幕末，幕末大

野上寿 のがみひさし
明治43（1910）年7月28日～平成2（1990）年10月10日
大正～平成期の医師。専門は薬学（製剤学）。
¶岡山歴，科学，近医

野川湘東 のがわしょうとう
天保10（1839）年～大正6（1917）年
江戸時代末期・明治期の医師。
¶長崎遊

乃木希次 のぎまれつぐ
＊～明治10（1877）年10月31日
江戸時代後期～明治期の弓道家、毛利家臣。
¶弓道（[生]享和3（1803）年9月4日），国書（[生]文化2（1805）年），幕末（[生]1803年），藩臣6（[生]文化2（1805）年）

野口秋人 のぐちあきと
明治42（1909）年～平成1（1989）年
大正～昭和期の医師、登山家。専門は外科（甲状腺外科）。
¶近医

野口一郎 のぐちいちろう
明治6（1873）年～昭和7（1932）年
明治～昭和期の医師。
¶姓氏愛知

野口円心 のぐちえんしん
享保11（1726）年～文化3（1806）年
江戸時代中期～後期の宗教家・社会事業家。
¶群馬人

野口男三郎 のぐちおさぶろう
明治13（1880）年～明治41（1908）年7月2日
明治期の男性。薬局店主殺しの容疑を含め三件の殺人容疑で起訴、死刑判決。
¶朝日，コン5，新潮（[生]明治12（1879）年2月 [没]明治40（1907）年），日人

野口午有 のぐちごゆう
～寛延4（1751）年2月22日
江戸時代中期の御役所御出入医師・俳人。
¶飛騨

野口俊太郎 のぐちしゅんたろう
明治18（1885）年～昭和50（1975）年
明治～昭和期の医師。
¶群馬人

野口西里 のぐちせいり
安永8（1779）年～嘉永4（1851）年2月4日
江戸時代中期～後期の医師、漢学者。
¶国書

野口詮太郎 のぐちせんたろう
明治3（1870）年11月～昭和9（1934）年9月10日
明治～大正期の軍医。陸軍軍医総監、西宮回生病院顧問。第十三・第六各師団軍医部長、関東都督府陸軍軍医部長などを歴任。
¶近医，人名，世紀，日人

野口拓郎 のぐちたくろう
大正14（1925）年～昭和60（1985）年
昭和期の医師。精神科。
¶近医

野口照久 のぐちてるひさ
大正13（1924）年10月22日～平成23（2011）年3月15日
昭和～平成期の薬学者、実業家。ゲノム創薬フォーラム代表、日本薬学会副会頭。生化学、薬理学を研究。ヘリックス研究所社長、ロックフェラー大学兼任教授などを歴任。
¶科学，近医，現情，世紀，日人

野口兎来 のぐちとらい
享保8（1723）年～寛政4（1792）年12月24日
江戸時代中期の御役所御出入医師・俳人。
¶飛騨

野口英世 のぐちひでよ
明治9（1876）年11月9日～昭和3（1928）年5月21日
明治～昭和期の細菌学者。進行麻痺、脊髄癆が梅毒性疾患であることを解明。黄熱研究中、感染し死亡。
¶会津，朝日，岩史，科学，科人（[生]1876年11月24日），角史，近医，近現，現朝，現日，国史，コン改，コン5，史人，重要，新潮，人名，精医，世紀，世人，世百，先駆，全書，大百，伝

記，渡航，日史，日人，日本，百科，福島百，平日（⑪1876 ㉜1928），民学，履歴，歴大

野口冬人 のぐちふゆと
昭和8（1933）年2月27日〜
昭和〜平成期の旅行作家、実業家。現代旅行研究所代表取締役、療養温泉友の会主宰。
¶現執2期，現執3期，現執4期

野口万次郎 のぐちまんじろう
生没年不詳
江戸時代末期の毛塚村の名主、馬医。
¶埼玉人

野口名順 のぐちめいじゅん
文化4（1807）年〜明治10（1877）年
江戸時代後期〜明治期の医師・教育者。
¶多摩

野口雄三郎 のぐちゆうざぶろう，のぐちゆうさぶろう
明治14（1881）年11月19日〜昭和17（1942）年7月24日
明治〜昭和期の渡航者。
¶大分歴，近医（のぐちゆうさぶろう），渡航

野口幽香（野口ゆか） のぐちゆか
慶応2（1866）年2月1日〜昭和25（1950）年1月27日
明治〜昭和期の幼児教育家、社会事業家。日本で最初の託児所、二葉幼稚園開設。
¶キリ（⑪慶応2年2月1日（1866年3月17日）），近現，近女，現朝（⑪慶応2年2月1日（1866年3月17日）），現情，国史，コン改，コン4，コン5，女運，女史，女性，女性普，新宿女，新潮，人名7，世紀，先駆，全書，日人，兵庫百（野口ゆか），民学，歴大

野口養安(1) のぐちようあん
〜嘉永2（1849）年12月4日
江戸時代後期の御役所御出入医師。
¶飛驒

野口養安(2) のぐちようあん
天保2（1831）年6月〜
江戸時代末期の御役所御出入医師。
¶飛驒

野口義圀 のぐちよしくに
大正3（1914）年〜平成9（1997）年
昭和〜平成期の医師。専門は皮膚科、アレルギー学，免疫学。
¶近医

野口令吉 のぐちれいきち
？〜
大正期の医師。
¶社史

野口弄花 のぐちろうか
安政6（1859）年〜文政11（1828）年5月16日
江戸時代後期の御役所御出入医師・俳人。
¶飛驒

野坂完山 のさかんざん
天明5（1785）年〜天保11（1840）年8月17日
江戸時代中期〜後期の医師。
¶国書

野坂浩賢 のさかこうけん
大正13（1924）年9月17日〜平成16（2004）年4月18日
昭和〜平成期の政治家。衆議院議員、同愛会博愛病院理事長。村山内閣の建設相、同改造内閣では官房長官などを歴任。
¶現政，世紀，政治，日人

野坂三枝 のさかみえ
明治27（1894）年〜昭和46（1971）年
明治〜昭和期の医師。内科。
¶近医

野坂保次 のさかやすつぐ
明治43（1910）年〜平成12（2000）年
大正〜平成期の医師。耳鼻咽喉科。
¶近医

野崎秀英 のざきしゅうえい
明治34（1901）年〜平成9（1997）年
大正〜平成期の医師。放射線科。
¶近医

野崎藤三郎 のざきとうさぶろう
明治8（1875）年8月〜昭和40（1965）年6月18日
明治〜昭和期の陸軍軍医監。
¶岡山歴

野崎武吉郎 のざきぶきちろう
嘉永1（1848）年8月3日〜大正14（1925）年10月25日
明治〜大正期の塩業家。十州塩田組合本部長、貴族院議員。台湾塩田開発や塩専売法の成立に尽力。慈善事業、育英・社会事業にも貢献。
¶朝日（⑪嘉永1年8月3日（1848年8月31日）），岡山人，岡山百，岡山歴，世紀，日人

野崎万三郎 のざきまんざぶろう
天保10（1839）年1月11日〜明治43（1910）年2月8日
明治期の官吏、経済人、社会福祉運動家。
¶岡山人，岡山百，岡山歴，日人

野崎泰志 のざきやすし
昭和24（1949）年8月27日〜
昭和期の障害者福祉研究者。
¶視覚

野沢清人 のざわきよんど
明治40（1907）年7月〜昭和34（1959）年10月18日
大正〜昭和期の政治家。衆議院議員、日本薬剤師協会副会長。
¶政治，栃木歴

野沢秀雄 のざわひでお
昭和15（1940）年〜
昭和〜平成期のヘルスインストラクター（健康と体力づくりに関するアドバイザー）。健康体力研究所顧問。
¶現執4期

野沢凡兆 のざわぼんちょう
？ ～正徳4（1714）年　[別]凡兆《ぼんちょう》
江戸時代中期の医師、俳人。
¶朝日，石川百，江人（凡兆　ぼんちょう　[生]？），京都大，近世，国史，国書（凡兆　ぼんちょう），コン改，コン4，コン5，詩作（[没]寛永17（1640）年），史人（凡兆　ぼんちょう），新潮（凡兆　ぼんちょう），新文，人名（凡兆　ぼんちょう），姓氏石川（凡兆　ぼんちょう），姓氏京都，世人，世百（凡兆　ぼんちょう），全書（凡兆　ぼんちょう），富山文（凡兆　ぼんちょう），日史（凡兆　ぼんちょう），日人，日文（凡兆　ぼんちょう），俳諧（凡兆　ぼんちょう），俳句（凡兆　ぼんちょう），俳文（凡兆　ぼんちょう），飛驒（[生]？），百科（凡兆　ぼんちょう），文学，歴大（凡兆　ぼんちょう），和俳（凡兆　ぼんちょう）

野沢昌樹 のざわまさき
享保7（1722）年～寛政12（1800）年
江戸時代中期～後期の医師、武士。山県大弐の兄。駿河で医学、儒学などを教えた。
¶国書（[没]寛政12（1800）年閏4月7日），静岡百，静岡歴，人名（[生]1732年），姓氏静岡，日人，山梨百（[生]？　[没]寛政12（1800）年4月7日）

野島庄七 のじましょうしち
大正13（1924）年11月7日～
昭和～平成期の生化学者。東京大学教授、日本生化学会会長、日本薬学会会頭。生物系薬学を研究。帝京大学教授、薬学研究奨励財団理事長などを歴任。
¶現朝，世紀，日人

野島泰治 のじまたいじ
明治29（1896）年～昭和45（1970）年
大正～昭和期の国立療養所大島青松園園長。
¶香川人

野島徳吉 のじまとくきち
大正5（1916）年3月5日～昭和61（1986）年4月27日
昭和期の免疫学者。著書に「ウィルス」「ワクチン」など。
¶科学，近医，現朝，現情，現人，世紀，日人

野島美喜造 のじまみきぞう
大正8（1919）年～
昭和期の医師。
¶群馬人

野尻拡 のじりひろし
昭和15（1940）年1月28日～
昭和期の医師。
¶飛驒

野尻里作 のじりりさく
文政2（1819）年～明治40（1907）年
江戸時代後期～明治期の伊座敷の薬草園管理人。
¶姓氏鹿児島

野末悦子 のずええつこ
昭和7（1932）年～
昭和～平成期の医師。産婦人科、川崎協同病院副院長。
¶現執3期，現執4期

野末源一 のずえげんいち
大正14（1925）年1月2日～
昭和～平成期の医師。産婦人科、山王病院副院長、山王病院常務理事。
¶現執3期

野杉春男 のすぎはるお
昭和5（1930）年3月27日～昭和47（1972）年11月28日
昭和期の養護教育者。
¶福岡百

野瀬市太郎 のせいちたろう
明治1（1868）年9月30日～昭和6（1931）年10月12日
江戸時代末期～昭和期の政治家。滋賀県会議員。農村共栄のための隣接5ヵ村の厚生社信用組合を設立。
¶世紀，日人

能勢静太（野勢静太） のせしずた
元治1（1864）年6月3日～明治45（1912）年4月25日
明治期の医学者。第3師団付第3野戦病院長。陸軍衛戍病院長。朝鮮、漢城病院長。
¶海越新，近医，コン改，コン5（野勢静太），人名，渡航，日人

能勢道仙 のせどうせん
天保4（1833）年～明治11（1878）年　[別]能勢頼善《のせらいぜん》
江戸時代末期～明治期の医師。
¶岡山人，岡山歴（能勢頼善　のせらいぜん　[生]天保4（1833）年11月10日　[没]明治11（1878）年11月），人名，日人，藩臣6

能勢之彦 のせゆきひこ
昭和7（1932）年～平成23（2011）年
昭和～平成期の医師。専門は外科（心臓外科）、人工臓器。
¶近医

能勢譲 のせゆずる
天保1（1830）年～明治45（1912）年
江戸時代末期～明治期の丹波山家藩医。
¶藩臣5

野瀬善勝 のせよしかつ
大正3（1914）年～平成18（2006）年
昭和～平成期の医師。専門は公衆衛生学。
¶近医

能勢善嗣（能勢善嗣） のせよしつぐ
大正4（1915）年～平成22（2010）年
昭和期の第2代福井医科大学学長。
¶近医，福井百（能勢善嗣）

能勢頼善 のせらいぜん
→能勢道仙（のせどうせん）

野添篤毅 のぞえあつたけ
昭和16（1941）年10月22日～

昭和～平成期の図書館情報学者、医療情報学者。図書館情報大学教授。
¶現執3期

野田金次郎 のだきんじろう
大正4(1915)年11月28日～昭和56(1981)年10月25日
昭和期の法医学者。信州大学教授。
¶科学，近医，世紀，長野歴，日人

野岳幸雄 のたけゆきお
明治41(1908)年～平成15(2003)年
大正～平成期の医師。産婦人科。
¶近医

野田滋行 のだしげゆき★
大正5(1916)年11月12日～平成23(2011)年12月12日
昭和・平成期の医師。西方病院院長。
¶栃木人

野田春栄 のだしゅんえい
江戸時代後期の眼科医。
¶眼科

野田青葭 のだせいか
生没年不詳
江戸時代後期の本草家。
¶国書

野田タカノ のだたかの
明治22(1889)年～昭和46(1971)年
大正～昭和期の助産婦、栃木県産婆組合長、日本三婦協会県支部長。
¶栃木歴

野田千歳 のだちとせ
明治37(1904)年～昭和61(1986)年
昭和期の外科医、病院長。
¶高知人

野田秀俊 のだひでとし
明治41(1908)年～昭和35(1960)年
大正～昭和期の医師。専門は解剖学。
¶近医

野田正彰 のだまさあき
昭和19(1944)年3月31日～
昭和～平成期の評論家、医師。京都女子大学教授、神戸市外国語大学教授。文化精神医学、精神科学を研究。著書に「狂気の起源をもとめて」など。
¶北表14，現執2期，現執3期，現執4期，滋賀文，四国文，世紀，日人，平和，マス89

野田ミヨ のだみよ
明治22(1889)年～昭和35(1960)年
大正～昭和期の看護婦。
¶福島百

野田有隣 のだゆうりん
天保3(1832)年～明治42(1909)年
江戸時代後期～明治期の医師。
¶姓氏愛知

野田寛 のだゆたか
大正13(1924)年～
昭和期の医療過誤問題専門家。大阪歯科大学教授。
¶現執1期

野田燎 のだりょう
昭和23(1948)年10月17日～
昭和～平成期のサクソフォン奏者、作曲家、音楽療法研究者。
¶音人，音人2，音人3

野津辰郎 のづたつろう
大正5(1916)年～昭和60(1985)年
昭和期の医師。
¶島根歴

野津謙 のづゆずる
明治32(1899)年～昭和58(1983)年
大正～昭和期の医師、スポーツ団体役員。小児科、日本蹴球協会会長。
¶近医，体育

野登元治 のとげんじ
文政12(1829)年4月～
江戸時代後期の医師。
¶飛騨

野中婉 のなかえん
万治3(1660)年～享保10(1725)年12月29日
江戸時代中期の女性。医師。
¶朝日([没]享保10年12月29日(1726年1月31日))，岩史，江表(婉(高知県)　[生]寛文1(1661)年)，眼科，近世，高知人，高知百，国史，国書，コン改，コン4，コン5，史人，女史，女性，新潮，人名，日史([生]寛文1(1661)年)，日人([没]1726年)，歴大

野中桂斎 のなかけいさい
天明6(1786)年～天保6(1835)年5月7日
江戸時代後期の医師。
¶飛騨

野中元昌 のなかげんしょう
～文久2(1862)年1月11日
江戸時代末期の医師。
¶飛騨

野中実男 のなかさねお
大正15(1926)年～平成19(2007)年
昭和～平成期の医師。専門は微生物学、免疫学。
¶近医

野中井蛙 のなかせいあ
弘化1(1844)年12月～明治42(1909)年10月1日
江戸時代末期・明治期の医師。
¶飛騨

野中猛 のなかたけし
昭和26(1951)年3月13日～
昭和～平成期の精神科医。日本福祉大学社会福祉学部保健福祉学科教授。
¶現執4期

野中文友 のなかぶんゆう
生没年不詳
江戸時代中期の医師。
¶国書，人名，日人

野中みさ のなかみさ
明治10(1877)年1月1日〜昭和31(1956)年1月10日
大正〜昭和期の社会事業家。孤児と老人のための慈愛園に招かれ、生涯その発展に尽力。
¶女性，女性普

野中美智恵 のなかみちえ
大正7(1918)年6月28日〜平成12(2000)年2月8日
昭和・平成期の医師。
¶飛驒

野中李杏 のなかりあん
明和2(1765)年〜文政12(1829)年　[別]野中李杏《のなかりきょう》
江戸時代中期〜後期の眼科医。
¶眼科，姓氏長野(のなかりきょう)

野中李杏 のなかりきょう
→野中李杏(のなかりあん)

野並正貞 のなみまささだ
文政2(1819)年〜明治2(1869)年
江戸時代末期の医師。
¶幕末([没]1869年10月9日)，幕末大([没]明治2(1869)年9月5日)

野並茂吉 のなみもきち
明治21(1888)年9月20日〜昭和40(1965)年12月6日
明治〜昭和期の料理人、福祉事業家。崎陽軒支配人。
¶神奈川人，食文，姓氏神奈川，栃木歴

野並魯吉 のなみろきち
安政2(1855)年〜昭和2(1927)年12月4日
明治〜昭和期の医師。
¶高知人，高知先，高知百，渡航

野々尻優美子 ののじりゆみこ
昭和37(1962)年1月25日〜
昭和期の看護婦。
¶飛驒

野々村恵子 ののむらけいこ
昭和13(1938)年7月2日〜
昭和期の社会教育指導者。練馬区教育委員会社会教育主事、日本社会事業大学非常勤講師。
¶現執2期

野々村喬 ののむらたかし
生没年不詳
江戸時代中期の医師。
¶国書

野々山泰根 ののやまたいこん
文化6(1809)年？〜明治7(1874)年
江戸時代後期〜明治期の町医師。
¶姓氏愛知

野々山久也 ののやまひさや
昭和17(1942)年10月10日〜
昭和〜平成期の研究者。甲南大学文学部社会学科教授、家庭問題研究所所長(21世紀ヒューマンケア研究機構)。専門は家族社会学、家族福祉学。
¶現執4期

野原勾当 のはらこうとう
江戸時代末期〜明治期の医師。
¶姓氏富山

野原望 のはらのぞむ
大正11(1922)年〜平成7(1995)年
昭和〜平成期の医師。皮膚科。
¶近医

野原昌彦 のはらまさひこ
明治32(1899)年〜昭和55(1980)年
大正〜昭和期の医師。前原区病院長・群島議会議員。
¶姓氏沖縄

野平安芸雄 のひらあきお
明治25(1892)年〜昭和41(1966)年
大正〜昭和期の医師。
¶新潟百

野平オアキ のびらおあき
大正6(1917)年〜昭和57(1982)年
昭和期の社会事業家。浜田市社会福祉協議会「コロ基金」生みの親。
¶島根歴

野平みつ のひらみつ
？〜昭和56(1981)年
昭和期のボランティア。
¶女性，女性普

信国大典 のぶくにだいすけ
大正4(1915)年〜
昭和期の東京帝国大学セツルメント読書会メンバー。
¶社史

延島市郎 のぶしまいちろう
明治30(1897)年〜昭和58(1983)年
明治〜昭和期の医師。内科。
¶近医

延島信也 のぶしましんや
昭和6(1931)年3月25日〜
昭和〜平成期の医師。精神科、丘の上病院院長。
¶現執3期

信田さよ子 のぶたさよこ
昭和21(1946)年5月23日〜
昭和〜平成期の臨床心理士。原宿カウンセリングセンター所長。
¶現執4期

野辺明子 のべあきこ
昭和19(1944)年5月11日〜
昭和〜平成期の障害児問題研究家。先天性四肢障害児父母の会会長。

¶現執2期，現執4期

野辺地慶三 のべちけいぞう
明治23（1890）年5月11日～昭和53（1978）年6月25日
大正～昭和期の細菌学者、公衆衛生学者。昭和初期、わが国の防疫研究、ことにコレラの防疫に尽力。
¶岩手人，科学，近医，現情，現日，人名7，世紀，姓氏岩手，日人

野辺地篤郎 のべちとくろう
大正8（1919）年～平成20（2008）年
昭和～平成期の医師。放射線科。
¶近医

昇幹夫 のぼりみきお
昭和22（1947）年2月6日～
昭和～平成期の医師。元気で長生き研究所所長。
¶現執4期

野間玄琢 のまげんたく
天正18（1590）年～天保2（1645）年
江戸時代前期の医師。徳川家忠の侍医。
¶岩史（[没]天保2（1645）年11月14日），京都（[生]天正19（1591）年），京都大，近世，国史，国書（[没]正保2（1645）年11月14日），コン4，コン5，新潮（[没]正保2（1645）年11月14日），人名（[生]1591年 [没]1646年），姓氏京都，茶道（[生]1591年 [没]1646年），徳川臣，日人，歴大

野間三竹 のまさんちく
慶長13（1608）年～延宝4（1676）年
江戸時代前期の儒医。江戸幕府の奥医師。
¶朝日（[没]延宝4年8月17日（1676年9月24日）），京都大，近世，国史，国書（[没]延宝4（1676）年8月17日），コン改，コン4，コン5，思想史，新潮（[没]延宝4（1676）年8月17日），人名，姓氏京都，世人（[没]延宝4（1676）年8月17日），徳川臣，日人

野間成式 のませいしき
安永4（1775）年9月14日～嘉永3（1850）年4月2日
江戸時代中期～後期の医師。
¶国書

野松義恵 のまつよしえ
？ ～昭和42（1967）年
昭和期の医師。
¶姓氏富山

野間友真 のまともまさ
生没年不詳
江戸時代中期の医師。
¶国書

野見嶺南 のみれいなん
江戸時代中期の医師、歴史家。
¶高知人（[生]1732年 [没]1794年），高知百（[生]1708年 [没]1770年），国書（[生]享保17（1732）年3月29日 [没]寛政6（1794）年12月10日），人名（[生]1708年 [没]1770年），日人（[生]1708年 [没]1771年），藩臣6（[生]享保17（1732）年 [没]寛政6（1794）年）

野村章恒 のむらあきちか
明治35（1902）年～昭和60（1985）年
大正～昭和期の医師。
¶近医，四国文

野村秋守 のむらあきもり
明治42（1909）年1月14日～昭和59（1984）年9月4日
大正・昭和期の病院長。
¶飛驒

野村晃 のむらあきら
昭和15（1940）年1月25日～
昭和期の労働法学者。日本福祉大学教授。
¶現執2期

野村公雄 のむらきみお
明治40（1907）年～昭和31（1956）年2月7日
大正～昭和期の彫刻家、歯科医。
¶美建

野村茂樹 のむらしげき
昭和28（1953）年6月10日～
昭和～平成期の法律家。
¶視覚

野村成満 のむらしげみつ
天保9（1838）年6月7日～大正13（1924）年12月13日
江戸時代末期～大正期の医師、水利功労者。
¶高知先

野村茂 のむらしげる
大正10（1921）年8月7日～平成21（2009）年
昭和～平成期の公衆衛生学者。熊本大学教授、労働科学研究所主管研究員。
¶近医，現執3期

野村七録 のむらしちろく
明治26（1893）年3月6日～昭和48（1973）年7月21日
昭和期の動物学者。東北帝国大学教授。カキの繊毛運動の定量的測定等、海産、陸生動物の生理学的研究に貢献。
¶青森人，青森百，科学，現情，人名7，世紀，日人

野村習説 のむらしゅうぜつ
弘化3（1846）年～明治14（1881）年9月14日
江戸時代後期～明治期の医師・教育者。
¶岡山歴

野村周甫 のむらしゅうほ
天明1（1781）年～文久3（1863）年5月1日
江戸時代末期の医師。
¶北墓，北海道百，北海道歴，洋学

野村潤一郎 のむらじゅんいちろう
平成期の獣医。野村獣医科Vcenter院長。
¶現執4期

野村正精 のむらしょうせい
→野村正精（のむらまさきよ）

野村正席 のむらしょうせき
享保18(1733)年～天明4(1784)年
江戸時代中期の眼科医。
¶眼科

野村正碩 のむらしょうせき
寛政2(1790)年～弘化3(1846)年　㋹野村正碩
《のむらせいせき》
江戸時代後期の安芸広島藩医。
¶眼科，藩臣6(のむらせいせき)

野村晋一 のむらしんいち
大正5(1916)年6月3日～平成3(1991)年11月10日
昭和～平成期の獣医学者，東京大学名誉教授。専門は馬学，運動生理学，動物生理学。
¶科学

野村進 のむらすすむ
大正12(1923)年10月15日～平成15(2003)年8月23日
昭和・平成期の教育者。金沢医科大学教授，同大学付属病院院長，金沢大学保健管理センター所長。
¶石川現九

野村正碩 のむらせいせき
→野村正碩(のむらしょうせき)

野村西巒 のむらせいらん
明和1(1764)年～文政10(1827)年
江戸時代後期の儒学者。伊勢津藩儒，侍医。
¶国書(㋺文政10(1827)年10月21日)，コン改，コン4，人名，日人，三重続

野村総一郎 のむらそういちろう
昭和24(1949)年6月29日～
昭和～平成期の医師。防衛医科大学校精神科教授。
¶現執4期

野村拓 のむらたく
昭和2(1927)年12月24日～
昭和～平成期の医療問題研究者。大阪大学助教授，国民医療研究所副所長。
¶現執1期，現執2期，現執3期

野村健平 のむらたけひら
文化5(1808)年～明治17(1884)年4月19日
江戸時代末期・明治期の医師。
¶飛騨

野村敏子 のむらとしこ
明治44(1911)年～昭和45(1970)年
大正～昭和期の医師。
¶愛知女

野村朋一 のむらともかず
明治32(1899)年11月5日～昭和57(1982)年9月19日
大正・昭和期の医師。高山市学校衛生会初代理事長を歴任。
¶飛騨

野村虎長 のむらとらなが
明治期の医師。
¶渡航

野村英安 のむらひでやす
嘉永1(1848)年～明治39(1906)年
江戸時代後期～明治期の医師。
¶姓氏宮城

野村文枝 のむらふみえ
大正14(1925)年～
昭和期の地域福祉活動家。
¶愛知女

野村文夫 のむらふみお
天保7(1836)年～明治24(1891)年10月27日
江戸時代末期～明治期の医師，ジャーナリスト。滑稽，風刺を売り物にした「団団珍聞」「驥尾団子」を創刊。日本政友会を設立。
¶朝日(㋺天保7年4月5日(1836年5月19日))，維新，海越新(㋺天保7(1836)年4月5日)，近現，近文，国史，コン改(㋺1833年)，コン4，コン5，出文(㋺天保7(1836)年4月5日)，人名，全書(㋺1833年，(異説)1836年)，渡航，日人，幕末(㋺1896年10月27日)，藩臣6，広島百(㋺天保7(1836)年4月5日)，明治1，洋学

野村正精 のむらまさきよ
文化13(1816)年～慶応3(1867)年　㋹野村正精
《のむらしょうせい》
江戸時代末期の医師。
¶眼科(のむらしょうせい)，長崎遊，幕末，幕末大，藩臣6

野村正友 のむらまさとも
明和3(1766)年～文政6(1823)年
江戸時代中期～後期の眼科医。
¶眼科

野村真康 のむらまさやす
昭和2(1927)年4月27日～平成23(2011)年11月19日
昭和～平成期の分子生物学者。ウィスコンシン大学マジソン校教授，カリフォルニア大学アーバイン校教授。大阪大学蛋白質研究所助教授などを歴任。
¶科学，近医，現朝，世紀，日人

野村実 のむらみのる
明治34(1901)年2月16日～平成8(1996)年2月19日
大正～昭和期の結核医，キリスト教徒。日本キリスト教海外医療協力会長。著書に「医療のこころ」など。
¶科技，キリ，近医，現朝，現執1期，現情，現人，世紀，日人

野村立栄 のむらりゅうえい
宝暦1(1751)年～文政11(1828)年
江戸時代中期～後期の蘭方医。
¶愛知百(㋺1751年1月7日，㋺1828年9月14日)，朝日(㋺文政11(1828)年9月14日(1828年10月22日))，国書(㋺文政11(1828)年9月14日)，新潮(㋺文政11(1828)年9月14日)，姓氏愛知，長崎遊，日人，洋学，歴大

野村立栄〔2世〕 **のむらりゅうえい**
？ ～弘化3(1846)年8月18日
江戸時代後期の医師。
¶国書

野村良哲 **のむらりょうてつ**
天保1(1830)年～明治35(1902)年
江戸時代末期～明治期の医師。伊予国志津川村の開業医。医業の傍ら寺子屋を開き近在の子弟の教育に従事。
¶長崎遊，洋学

野村れつ **のむられつ**
明治34(1901)年～平成2(1990)年
大正～平成期の女性歯科医。
¶青森人

野本亀久雄 **のもときくお**
昭和11(1936)年6月5日～
昭和～平成期の免疫学者。九州大学教授、日本臓器移植ネットワーク副理事長。生体防御機構を研究。著書に「癌免疫の基礎」「生体防御のしくみ」など。
¶現執3期，現執4期，世紀，日人

野本恭八郎 **のもときょうはちろう**
嘉永5(1852)年～昭和11(1936)年
明治～昭和期の実業家、社会事業家。長岡電灯会社取締役。長岡の豪商。全財産を投じて日本互尊社を設立し社会教育事業に寄与した。
¶近現，国史，人名，世紀([生]嘉永5(1852)年10月24日　[没]昭和11(1936)年12月4日)，日人

野本三吉 **のもとさんきち**
昭和16(1941)年11月30日～
昭和～平成期の教育評論家、ノンフィクション作家。横浜市立大学教授。専門は教育問題、社会福祉論。著書に「いのちの群れ」など。
¶現朝，現執1期，現執2期，現執3期，現執4期，現情，現人，世紀，日人

野寄喜美春 **のよりきみはる**
大正15(1926)年～平成5(1993)年
昭和～平成期の医師。眼科。
¶近医

乗木秀夫 **のりきひでお**
大正9(1920)年2月1日～平成3(1991)年8月16日
昭和～平成期の医師。専門は公衆衛生学。
¶科学，近医

乗杉教存 **のりすぎきょうそん, のりすぎきょうぞん**
明治9(1876)年～大正6(1917)年
明治～大正期の僧侶・更生保護事業の先覚者。
¶姓氏富山(のりすぎきょうぞん)，富山百([生]明治9(1876)年6月29日　[没]大正6(1917)年1月12日)，ふる

乗附為春斎 **のりつけいしゅんさい**
？ ～*
江戸時代前期の医師。
¶人名([没]1637年)，日人([没]1638年)

野呂恭一 **のろきょういち**
大正8(1919)年11月30日～平成7(1995)年3月6日
昭和～平成期の政治家。衆議院議員、第2次大平内閣厚生大臣。
¶現情，政治

野呂元丈(野呂玄丈) **のろげんじょう**
元禄6(1693)年～宝暦11(1761)年
江戸時代中期の医師、本草学者、蘭学者。
¶朝日([生]元禄6年12月20日(1694年1月15日)　[没]宝暦11年7月6日(1761年8月6日))，岩史([生]元禄6(1693)年12月20日　[没]宝暦11(1761)年7月4日)，江人，江文，科学([生]元禄6(1693)年12月20日　[没]宝暦11(1761)年7月6日)，角史，神奈川人([没]1760年)，京都大，近世，国史，国書([生]元禄6(1693)年12月20日　[没]宝暦11(1761)年7月6日)，コン改，コン4，コン5，史人([生]1693年12月20日　[没]1761年7月6日)，思想史，重要([没]宝暦11(1761)年7月4日)，植物([生]元禄6年12月20日(1694年1月15日)　[没]宝暦11年7月6日(1761年8月6日))，新潮([没]宝暦11(1761)年7月6日)，人名，姓氏京都，世人([没]宝暦11(1761)年7月4日)，世百，全書，対外，大百，徳川将，徳川臣([生]1694年)，日史([生]元禄6(1693)年12月20日　[没]宝暦11(1761)年7月6日)，日人([生]1694年)，飛騨(野呂玄丈　[生]元禄6(1693)年12月20日　[没]宝暦11(1761)年7月6日)，百科，三重([生]元禄6年12月20日)，山川小([生]1693年12月20日　[没]1761年7月6日)，洋学，歴大

野呂見竜 **のろけんりゅう**
享保19(1734)年～文政3(1820)年
江戸時代中期～後期の医師。
¶国書

野呂貞承 **のろていしょう**
明治13(1880)年2月10日～？
上代の医師。
¶島根百，島根歴

野呂天然 **のろてんぜん**
明和1(1764)年～天保5(1834)年　[別]野呂天然《のろてんねん》
江戸時代中期～後期の漢蘭折衷医。著作に「生象止観」「方鏡独見」がある。
¶朝日([没]天保5年3月15日(1834年4月23日))，大阪人([没]天保5(1834)年3月)，京都大，国書([没]天保5(1834)年3月15日)，新潮([没]天保5(1834)年3月15日)，人名(のろてんねん)，姓氏京都，日人，洋学

野呂天然 **のろてんねん**
→野呂天然(のろてんぜん)

【は】

梅価(梅花) **ばいか**
？ ～天保14(1843)年3月3日
江戸時代後期の医師、俳人。

¶国書([生]安永2(1773)年), 俳諧, 俳句(梅花), 和俳

唄孝一　ばいこういち
大正13(1924)年3月18日～平成23(2011)年
昭和～平成期の法学者。
¶近医, 現朝, 現執1期, 現執2期, 現執3期, 現情, 現人, 世紀, 日人

拝志よしね(拝志ヨシネ)　**はいしよしね**
慶応2(1866)年頃～明治25(1892)年2月28日
[別]林徽音《はやしよね》
明治期の看護婦。東京慈恵医院看護婦。看護婦留学の第1号。
¶海越([生]慶応2(1866)年頃), 海越新, 近医(拝志ヨシネ), 女性, 女性普, 渡航(拝志よしね・林徽音　はいしよしね・はやしよね), 日人

梅隣　ばいりん
→平元梅隣(ひらもとばいりん)

南風原朝保　はえばらちょうほ
明治26(1893)年1月5日～昭和32(1957)年2月21日　[別]南風原朝保《はえばるともやす》
明治～昭和期の医師。内科。
¶沖縄百, 近医(はえばるともやす), 姓氏沖縄

南風原朝保　はえばるともやす
→南風原朝保(はえばらちょうほ)

芳我石雄　はがいしお
明治13(1880)年11月1日～大正7(1918)年12月17日
明治～大正期の細菌学者。癌発生に関する論文で学位取得、無蛋白培養基を発見し学会に貢献。
¶科学, 近医, 人名([生]1881年), 世紀, 渡航, 日人

芳賀栄次郎　はがえいじろう
元治1(1864)年8月～昭和28(1953)年2月27日
明治～昭和期の陸軍軍医。外科学研修のためドイツに留学。初めてレントゲン装置を移入。
¶会津, 海越, 海越新, 科学, 近医, 現情, 人名7, 世紀, 渡航, 日人, 陸海([生]元治1年8月10日)

芳賀潜庵　はがせんあん
天明7(1787)年～文政11(1828)年
江戸時代後期の陸奥仙台藩の医師。
¶国書([没]文政11(1828)年7月2日), 人名([生]1786年), 日人

芳賀忠庵　はがちゅうあん
文政8(1825)年～明治12(1879)年
江戸時代末期～明治時代の医師。つつが虫病の治療法を解明。
¶幕末, 幕末大, 山形百

芳賀忠徳　はがちゅうとく
天明2(1782)年～嘉永1(1848)年
江戸時代中期～後期の医師。
¶山形百

芳賀東亭　はがとうてい
江戸時代中期の医師。
¶人名, 日人(生没年不詳)

芳賀徳蔵　はがとくぞう
明治22(1889)年11月9日～昭和29(1954)年4月16日
明治～昭和期の医師。
¶青森人, 青森百, 世紀, 日人

芳賀トクヨ　はがとくよ
大正3(1914)年6月10日～昭和61(1986)年2月2日
昭和期の助産婦。
¶岩手人, 姓氏岩手

芳賀文恭　はがぶんきょう
？　～明治13(1880)年
江戸時代後期～明治期の医師。
¶姓氏宮城

袴谷憲竜　はかまやけんりゅう
大正4(1915)年4月24日～平成9(1997)年4月15日
昭和・平成期の曹洞宗の僧。根室の和田山耕雲寺5世住職。地域社会福祉に尽くした。
¶根千

芳賀もりよ　はがもりよ
明治25(1892)年～昭和22(1947)年
大正～昭和期の眼科医。
¶姓氏宮城

萩中宗貞　はぎなかむねさだ
文化13(1816)年～明治6(1873)年
江戸時代後期～明治期の医師、漢学者。
¶姓氏富山

萩野鉚太郎　はぎのうたろう
→萩野鉚太郎(はぎのりゅうたろう)

萩野喜内　はぎのきない
→萩野鳩谷(はぎのきゅうこく)

萩野鳩谷　はぎのきゅうこく
享保2(1717)年5月29日～文化14(1817)年　[別]萩野喜内《はぎのきない》, 荻野鳩谷《おぎのきゅうこく》
江戸時代中期～後期の医師、漢学者。
¶江文, 国書([没]文化14(1817)年4月1日), 人名, 日人, 藩臣5(萩野喜内　はぎのきない), 洋学

萩野浩基　はぎのこうき
昭和15(1940)年7月20日～
昭和～平成期の政治家。衆議院議員、東北福祉大学学長。
¶現政

萩野昭三　はぎのしょうぞう
昭和3(1928)年1月9日～
昭和～平成期のバリトン歌手、医師。
¶音人, 音人2, 音人3

萩野昇　はぎののぼる
大正4(1915)年11月20日～平成2(1990)年6月26日
昭和期の医師。イタイイタイ病の原因を追求した。
¶科学, 近医, 現朝, 現情, 現人, 現日, 新潮,

世紀，姓氏富山，世人，富山人，富山百，日人，ふる，マス89

萩野伯斎　はぎのはくさい
文化3（1806）年～明治22（1889）年
江戸時代末期・明治期の蘭方医。八幡来宮神社（旧郷社）神職。
¶伊豆

萩野復堂　はぎのふくどう
生没年不詳
江戸時代前期の医師。
¶国書

萩野鉚太郎　はぎのりゅうたろう
明治34（1901）年4月12日～昭和52（1977）年7月27日　[別]萩野鉚太郎《はぎのうたろう》
大正～昭和期の医師。眼科。
¶科学，近医，姓氏愛知（はぎのうたろう）

萩原三圭　はぎはらさんけい
→萩原三圭（はぎわらさんけい）

萩原弥四郎　はぎはらやしろう
大正12（1923）年～平成18（2006）年
昭和～平成期の医師。専門は薬理学。
¶近医

萩平博　はぎひらひろし
昭和3（1928）年5月17日～平成3（1991）年5月27日
昭和～平成期の生化学者、栄養学者、徳島大学医学部教授。専門は環境生理学、栄養生化学。
¶科学

萩山耕雲　はぎやまこううん
生没年不詳
江戸時代末期の医師、洋学者。
¶姓氏山口

萩原一平　はぎわらいっぺい
昭和30（1955）年9月25日～
昭和～平成期のコンサルタント。専門は、環境ビジネス・環境マネジメント・環境情報分野、少子高齢化分野、地域再生分野。
¶現執4期

萩原三圭　はぎわらさんけい
天保11（1840）年11月11日～明治27（1894）年1月14日　[別]萩原三圭《はぎはらさんけい》
江戸時代末期～明治期の医師。東京医学校教授。日本人医学生のドイツ留学生第一号。小児科の権威として民間治療にも活躍。
¶海越，海越新，科学（はぎはらさんけい），京都大（[生]弘化4（1847）年　[没]明治17（1884）年），近医，高知人（はぎはらさんけい），人書94，人名，姓氏京都（[生]1847年　[没]1884年），先駆，渡航，長崎遊，日人，藩臣6（はぎはらさんけい），洋学

萩原茂久　はぎわらしげひさ
昭和4（1929）年6月28日～
昭和期のフランス文学者。国際医療福祉大学教授、独協医科大学教授。
¶現執2期

萩原生長　はぎわらすすむ
大正11（1922）年～平成1（1989）年
昭和期の医師。専門は生理学、神経生理学。
¶近医

萩原善次郎　はぎわらぜんじろう
昭和6（1931）年1月1日～
昭和期の社会運動家、鍼灸師。
¶視覚

萩原タケ　はぎわらたけ
明治6（1873）年2月7日～昭和11（1936）年5月27日
明治～昭和期の看護婦。日本看護婦会会長。日本赤十字社看護婦の理想像の一人。第一回ナイチンゲール記章受章。
¶神奈女，近医，近女，女史，女性，女性普（[没]昭和11（1911）年5月27日），人名（[生]1877年），世紀（[生]明治10（1877）年），先駆，全書，多摩，渡航（[没]1936年5月22日），日人

萩原竹次郎　はぎわらたけじろう
明治12（1879）年8月26日～昭和32（1957）年7月8日
大正・昭和期の柔道家、柔道整復師。
¶町田歴

萩原フクヱ　はぎわらふくえ
大正13（1924）年5月9日～昭和60（1985）年10月20日
昭和期の柔道家、柔道整復師。
¶町田歴

萩原朗　はぎわらほがら
明治37（1904）年2月21日～昭和44（1969）年1月13日
昭和期の眼科医学者。東京大学教授。欧文の専門誌を創刊、ベーチェット病研究に業績を残す。
¶科学，近医，現情，人名7，世紀，日人

萩原孫兵衛〔1代〕　はぎわらまごべえ
生没年不詳
江戸時代前期の医師。
¶長崎遊

萩原村次　はぎわらむらじ
明治17（1884）年～昭和26（1951）年
明治～昭和期の千葉県議会議長、千葉県歯科医師会長。
¶千葉百

萩原義雄　はぎわらよしお
明治27（1894）年～昭和49（1974）年
明治～昭和期の医師。外科。
¶近医

羽咋常世　はくいのつねよ
平安時代後期の医師。
¶ふる

白隠慧鶴　はくいんえかく，はくいんえがく
貞享2（1685）年12月25日～明和5（1768）年12月11日　[別]慧鶴《えかく》，白隠《はくいん》，正宗国師《しょうじゅうこくし，しょうそうこくし》

江戸時代中期の僧。近世臨済禅中興の祖。
¶朝日(㉓明和5年12月11日(1769年1月18日)),岩史,愛媛百(白隠　はくいん),角史,教育,郷土岐阜,京都大,近世,国史,国書,コン改,コン4,詩歌,史人,静岡百(白隠　はくいん),静岡歴(白隠　はくいん),島根歴,重要(白隠はくいん),人書94,新潮,人名,精医(㊥貞享3(2?)年　㉓明和5(6?)年,姓氏京都(㊗1769年),姓氏静岡,世人(慧鶴　えかく),世人,世百,全書(白隠　はくいん),大百,茶道(はくいんえがく),伝記,長野百(白隠　はくいん),長野歴,日показ,日史(白隠　はくいん),日人(㊥1686年　㉓1769年),美術(白隠はくいん),百科(白隠　はくいん),仏教,仏史,仏人(白隠　はくいん),名僧,歴大(白隠はくいん)

白雲山人　はくうんさんじん
生没年不詳
江戸時代後期の本草家。
¶国書

白牛　はくぎゅう
?　～明和4(1767)年
江戸時代中期の俳人・医師。
¶神奈川人,国書

麦洲　ばくしゅう
享保11(1726)年～文化1(1804)年5月28日
江戸時代中期～後期の俳人・医師。
¶国書

伯先　はくせん
→中村淡斎(なかむらたんさい)

白馬明　はくばあきら
昭和9(1934)年～平成16(2004)年
昭和～平成期の医師。外科(脳神経外科)。
¶近医

白幽　はくゆう
→白幽子(はくゆうし)

白幽子　はくゆうし
?　～宝永6(1709)年　㊗白幽《はくゆう》,白幽子《びゃくゆうし》
江戸時代前期～中期の隠者。天文・医学に通じ,白隠慧鶴に養生の術である内観の秘法を授けたとされる。
¶京都,京都大(㊥正保3(1646)年),人名(白幽はくゆう),姓氏京都(㊗1646年),日人,仏教(びゃくゆうし　㉓宝永6(1709)年7月25日)

羽栗臣翼　はくりのおみつばさ
→羽栗翼(はくりのつばさ)

羽栗翼　はくりのたすく,はぐりのたすく
→羽栗翼(はくりのつばさ)

羽栗翼　はくりのつばさ,はぐりのつばさ
養老3(719)年～延暦17(798)年　㊗羽栗臣翼《はくりのおみつばさ》,羽栗翼《はくりのたすく,はぐりのたすく》
奈良時代～平安時代前期の官人,本草学者。内薬正兼侍医。大外記、勅旨大丞を兼任して入唐。
¶朝日(㊥?　㉓延暦17年5月27日(798年6月15日)),国史,古代(羽栗臣翼　はくりのおみつばさ),古中,コン改(はぐりのたすく　㊥養老2(718)年),コン4(はぐりのたすく　㊥養老2(718)年),史人(はぐりのつばさ　㉓798年5月27日),新潮(はぐりのたすく　㉓延暦17(798)年5月27日),人名(はぐりのつばさ),姓氏京都(はぐりのつばさ),日人,平史(はぐりのつばさ)

羽毛田信吾　はけたしんご
昭和17(1942)年4月5日～
昭和～平成期の厚生官僚。厚生事務次官、宮内庁長官。
¶履歴2

箱崎総一　はこざきそういち
昭和3(1928)年2月22日～
昭和期の医師。精神科、多摩美術大学教授。
¶現執1期,現執2期

筥崎博尹(筥埼博尹)　はこざきはくいん
→筥崎博尹(はこざきひろただ)

筥崎博尹　はこざきひろただ
文政12(1829)年～明治30(1897)年　㊗筥崎博尹《はこざきはくいん》,筥埼博尹《はこざきはくいん》
江戸時代末期～明治期の神職。華頂宮家の侍医を経て、鎌倉鶴岡八幡宮初代宮司。
¶神奈川人(筥埼博尹　はこざきはくいん),鎌倉(はこざきはくいん),神人(㊥文政12(1829)年4月1日　㉓明治30(1897)年2月24日),人名,姓氏神奈川(はこざきはくいん),日人

波来谷乗勝　はこたにじょうしょう
明治19(1886)年～昭和19(1944)年
明治～昭和期の天王谷学園(養護施設)園長。
¶兵庫百

羽里彦左衛門　はさとひこざえもん
明治32(1899)年～昭和53(1978)年
大正～昭和期の医師。専門は細菌学、衛生学。
¶近医

硲省吾　はざませいご
大正5(1916)年～平成13(2001)年
昭和～平成期の医師。専門は皮膚科、ハンセン病医療。
¶近医

羽佐間宗玄　はざまそうげん
生没年不詳
江戸時代後期の医師。
¶国書

橋岡良夫　はしおかよしお
明治44(1911)年6月20日～平成18(2006)年10月24日
昭和～平成期の植物学者、菌類学者、岐阜大学名誉教授。専門は植物病理学。
¶科学,科技

橋口精範　はしぐちあきのり
　昭和3（1928）年～昭和55（1980）年
　昭和期の医師。産婦人科。
　¶近医

橋口白汀　はしぐちはくてい
　明治21（1888）年～昭和33（1958）年
　大正～昭和期の歯科医、俳人。
　¶鹿児島百，薩摩，姓氏鹿児島

橋詰雅　はしずめただし
　大正7（1918）年2月16日～平成8（1996）年11月18日
　昭和～平成期の放射線科学者、放射線医学総合研究所物理研究部長。専門は放射線影響学、放射線測定。
　¶科学

橋爪廉三　はしずめれんぞう
　生没年不詳
　昭和期の外科医師。大崎無産者診療所長。
　¶社史

橋田邦彦　はしだくにひこ
　明治15（1882）年3月15日～昭和20（1945）年9月14日
　大正～昭和期の生理学者、政治家。東京帝国大学教授、文部大臣。生物電気の発生など実験生理学で業績を残す。著書に「業としての科学」など。
　¶科学，教育，近医，近現，現朝，現人，現日，国史，コン改，コン5，史人，思想，新潮，人名7，世紀，政治，世百新，全書，大百，哲学，鳥取百，日史，日人，百科，履歴，履歴2

橋谷義孝　はしたによしたか
　明治21（1888）年2月13日～昭和50（1975）年3月5日
　大正～昭和期の微生物学者、実業家。大日本麦酒に入り酵母について研究。薬用酵母剤「エビオス」を開発した。著書に「酵母学」など。
　¶科学，世紀，日人

橋爪一男　はしづめかずお
　明治34（1901）年～昭和39（1964）年
　大正～昭和期の医師。産婦人科。
　¶近医

橋爪藤光　はしづめとうこう
　大正12（1923）年～平成18（2006）年
　昭和～平成期の医師。外科。
　¶近医

橋爪檳榔子　はしづめびんろうじ
　明治30（1897）年8月～昭和38（1963）年11月8日
　㊙橋爪恵《はしづめめぐみ》
　昭和期の医事評論家、随筆家。日本薬学会編集主任となり、随筆家として名をなす。医事評論家の草分け的存在。
　¶近医（橋爪恵　はしづめめぐみ），現情，人名7，世紀，日人

橋爪恵　はしづめめぐみ
　→橋爪檳榔子（はしづめびんろうじ）

土師正忠　はじのまさただ
　平安時代中期の典薬寮医師。
　¶古人

橋野源義　はしのもとよし
　大正13（1924）年～平成2（1990）年
　昭和～平成期の医師。
　¶姓氏鹿児島

橋場輝芳　はしばてるよし
　明治45（1912）年～昭和57（1982）年
　昭和期の医師。外科（脳神経外科）。
　¶近医

橋村徳一　はしむらのりかず
　明治12（1879）年～
　昭和期の聾教育者。名古屋市立盲唖学校校長。日本の聾教育における口話法の礎石となった。昭和17年退職後、聾唖者の福祉事業に尽力。
　¶教育

橋本勲　はしもといさお
　昭和16（1941）年4月16日～
　昭和期の運動生理学者。国立栄養研究所健康増進部運動生理研究室長、厚生省保健医療局健康増進栄養課運動指導専門官。
　¶現執2期

橋本勇　はしもといさむ
　大正13（1924）年～平成16（2004）年
　昭和～平成期の医師。外科（心臓外科）。
　¶近医

橋本巖　はしもといわお
　昭和3（1928）年～平成20（2008）年
　昭和～平成期の医師。専門は歯科（口腔解剖学）、解剖学。
　¶近医

橋本勝利　はしもとかつとし
　昭和13（1938）年11月10日～
　昭和期の図書館職員、朗読ボランティア。
　¶視覚

橋本菊太郎　はしもときくたろう
　明治9（1876）年1月7日～昭和22（1947）年12月21日
　明治～昭和期の政治家・薬剤師。
　¶徳島百，徳島歴

橋本久太郎　はしもときゅうたろう
　→橋本久太郎（はしもとひさたろう）

橋本清　はしもときよし
　明治41（1908）年～平成7（1995）年
　大正～平成期の医師。産婦人科。
　¶近医

橋本梧郎　はしもとごろう
　大正2（1913）年～
　昭和期の植物分類学者。サンパウロ市博物研究会標本館長、パラナ開拓農業博物館館長。ブラジルで植物研究・薬草研究に努めた。著書に「ブラジル産薬用植物事典」がある。

¶世紀，日人（[生]大正2（1913）年1月30日）

橋本虎六 はしもところく
明治43（1910）年～平成2（1990）年
大正～平成期の医師。専門は薬理学。
¶近医

橋本定五郎 はしもとさだごろう
明治13（1880）年3月7日～昭和22（1947）年12月13日
明治～昭和期の医師、政治家。川越市長。
¶埼玉人

橋本祐子 はしもとさちこ
明治42（1909）年2月8日～平成7（1995）年10月6日
明治～平成期の赤十字青少年教育活動家。
¶女性普

橋本左内 はしもとさない
天保5（1834）年～安政6（1859）年10月7日
江戸時代末期の武士、医師。越前福井藩士・藩医。緒方洪庵に入門。藩主松平慶永を助けて将軍継嗣問題で活躍したが、安政の大獄で刑死。
¶朝日（[生]天保5年3月11日（1834年4月19日）[没]安政6年10月7日（1859年11月1日）），維新，岩史（[生]天保5（1834）年3月11日），角史，教育，京都大，郷土福井，近世，国史，国書（[生]天保5（1834）年3月11日），コン改，コン4，詩歌，詩作（[生]天保6（1835）年3月11日），史人（[生]1834年3月11日），重要（[生]天保5（1834）年3月11日），人書79，人書94，新潮（[生]天保5（1834）年3月11日），人名，姓氏京都，世人（[生]天保5（1834）年3月），世百，全書，大百，伝記，日思，日史（[生]天保5（1834）年3月11日），日人，幕末（[没]1859年11月1日），藩臣3，百科，福井百，平日（[生]1834 [没]1859），洋学，歴大，和俳

橋本春陵 はしもとしゅんりょう
明治23（1890）年～昭和47（1972）年
大正～昭和期の僧・児童福祉教育家。
¶郷土奈良

橋本松庵 はしもとしょうあん
文化4（1807）年～安政3（1856）年7月17日
江戸時代末期の医師。
¶岡山人，岡山歴

橋本章庵 はしもとしょうあん
安永6（1777）年～文政8（1825）年6月17日
江戸時代後期の医師。
¶岡山人，岡山歴

橋本正吉 はしもとしょうきち
嘉永3（1850）年～明治31（1898）年
江戸時代後期～明治期の医師。
¶姓氏宮城

橋本節 はしもとせつ
大正4（1915）年～平成8（1996）年
昭和～平成期の医師、司祭。専門は内科、小児科。
¶近医

橋本節斎 はしもとせっさい
明治1（1868）年～昭和15（1940）年
明治～昭和期の内科医。
¶近医

橋本宗吉 はしもとそうきち
宝暦13（1763）年～天保7（1836）年5月1日 [別]橋本曇斎《はしもとどんさい》
江戸時代中期～後期の蘭学者。大槻玄沢に入門。玄沢門下の四天王の一人。
¶朝日（[没]天保7年5月1日（1836年6月14日）），岩史，江人，大阪人（[没]天保7（1836）年5月），大阪墓，科学，角史，近世，国史，国書，コン改，コン4，コン5，史人，思想史，重要，人書94，新潮，人名，世人，全書，大百，徳島百，徳島歴，日人，藩臣6，洋学，歴大

橋本喬 はしもとたかし
明治23（1890）年2月21日～昭和35（1960）年5月26日
明治～昭和期の皮膚泌尿器科学者。
¶近医，現情，新潟百

橋本達一郎 はしもとたついちろう
大正13（1924）年4月22日～
昭和期の微生物学者、免疫学者。筑波大学教授。
¶現情

橋本綱維 はしもとつなこれ
天保12（1841）年～明治11（1878）年
江戸時代後期～明治期の軍医。
¶郷土福井，長崎遊

橋本綱常 はしもとつなつね
弘化2（1845）年6月20日～明治42（1909）年2月18日
明治期の陸軍軍医。日本赤十字社病院初代院長、子爵。日本赤十字社設立に尽力。東京大学教授、貴族院議員を歴任。
¶朝日（[生]弘化2年6月20日（1845年7月24日）），海越，海越新，科学，郷土福井，近医，国際，コン改，コン5，新潮，人名，世紀，先駆（[生]弘化2（1845）年7月24日 [没]明治42（1909）年2月28日），渡航，長崎遊，日人，幕末，藩臣3，福井百，洋学，陸海

橋本照夫 はしもとてるお
昭和26（1951）年7月1日～
昭和～平成期の社会事業家。
¶視覚

橋本伝右衛門 はしもとでんうえもん
→橋本伝右衛門（はしもとでんえもん）

橋本伝右衛門 はしもとでんえもん
弘化2（1845）年～明治33（1900）年 [別]橋本伝右衛門《はしもとでんうえもん》
江戸時代末期～明治時代の篤農家。須賀川病院などの設立に奔走。新農業経営の先駆者として活躍し、著作に「老のくりごと」。
¶幕末（はしもとでんうえもん），幕末大，福島百

橋本洞庵 はしもとどうあん
生没年不詳
江戸時代前期の藩医。

¶姓氏宮城

橋本長綱 はしもとながつな
文化1(1804)年～嘉永4(1851)年
江戸時代末期の越前福井の医師。
¶人名，日人

橋本策 はしもとはかる
明治14(1881)年5月5日～昭和9(1934)年1月9日
明治～昭和期の医学者。
¶科学，近医，世紀，渡航，日人，福岡百

橋本伯寿 はしもとはくじゅ
生没年不詳
江戸時代後期の医師。隔離法による伝染病予防対策を提唱。
¶朝日(⑬天保2(1831)年12月)，科学(⑬天保2(1831)年12月)，近世，国史，国書，新潮，長崎遊，日人，山梨百(⑬文政5(1822)年)

橋本春 はしもとはる
明治期の留学生。医学を修めるためドイツに留学。
¶海越(生没年不詳)，海越新

橋本久太郎 はしもときゅうたろう
安政2(1855)年1月16日～大正15(1926)年11月23日 ⑲橋本久太郎《はしもときゅうたろう》
江戸時代末期～明治期の政治家。徳島県県会議員。当選10回。徳島県立憲改心党有力議員として活躍。社会事業にも貢献。
¶徳島百(はしもときゅうたろう)，徳島歴，幕末(⑬1926年1月23日)

橋本広三郎 はしもとひろさぶろう
明治22(1889)年11月30日～昭和60(1985)年5月28日
明治～昭和期の解剖図作者。世界的水準の解剖図を作成し医学界に貢献。
¶世紀，日人

橋本寛敏 はしもとひろとし
明治23(1890)年8月19日～昭和49(1974)年1月13日
昭和期の内科医学者。聖路加国際病院院長。聖路加国際病院の創立に尽力，日本臨床病理学会長，日本病院協会長を歴任。
¶科学，近医，現情，人名7，世紀，日人

橋本普七郎 はしもとふしちろう
？～
大正期の東京帝国大学セツルメント参加者。
¶社史

橋本雅一 はしもとまさかず
大正10(1921)年～平成3(1991)年
昭和～平成期の医師。専門は微生物学。
¶近医

橋本正己 はしもとまさみ
大正6(1917)年2月14日～平成15(2003)年
昭和～平成期の医師，公衆衛生学者。国立公衆衛生院教授，埼玉県立衛生短期大学学長。
¶近医，現執1期，現執2期

橋本道夫 はしもとみちお
大正13(1924)年10月29日～平成20(2008)年
昭和～平成期の環境政策学者，団体役員。筑波大学教授，海外環境協力センター理事長，北九州国際環境協力センター所長。
¶近医，現執1期，現執2期，現執3期，現執4期

橋本美智雄 はしもとみちお
明治40(1907)年1月1日～昭和47(1972)年7月5日
昭和期の病理学者。九州大学教授。人体骨髄に関する研究で国際的に活躍した。著書に「病理学」など。
¶科学，近医，現情，人名7，世紀，日人

橋本元文 はしもともとふみ
明治38(1905)年～平成14(2002)年
大正～平成期の医師。内科。
¶近医

橋本安太郎 はしもとやすたろう
？～
昭和期の外科医師。橋本病院院長、医学博士。
¶社史

橋本幽谷斎 はしもとゆうこくさい
？～文化9(1812)年
江戸時代中期～後期の医師。
¶姓氏石川

橋本行生 はしもとゆきのり
昭和10(1935)年6月5日～
昭和～平成期の医師。内科、橋本内科病院院長、みずほ漢方研究所主宰。
¶現執3期

橋本謙 はしもとゆずる
大正6(1917)年～平成10(1998)年
昭和～平成期の医師。皮膚科。
¶近医

橋本義雄 はしもとよしお
明治37(1904)年～昭和61(1986)年
大正～昭和期の医師。外科(血管外科、脳外科)。
¶近医

橋本義三 はしもとよしぞう
明治40(1907)年1月1日～平成3(1991)年9月16日
昭和・平成期の高山市社会福祉事務所長。
¶飛騨

橋本嘉幸 はしもとよしゆき
昭和5(1930)年6月20日～平成20(2008)年4月1日
昭和～平成期の薬学者、東北大学名誉教授。専門は癌研究。
¶科学

橋本竜伍 はしもとりゅうご
→橋本竜伍(はしもとりょうご)

橋本竜太郎 はしもとりゅうたろう
昭和12(1937)年7月29日～平成18(2006)年7月1日
昭和～平成期の政治家。衆議院議員、首相、自民党総裁。厚生相、運輸相、党幹事長、蔵相、党政

調会長などを歴任。平成8年首相に就任。
¶近現, 現朝, 現執2期, 現情, 現政, 現日, 史人, 世紀, 政治, 日人, 履歴, 履歴2

橋本竜伍 はしもとりょうご
明治39（1906）年6月2日〜昭和37（1962）年11月21日 ㊙橋本竜伍《はしもとりゅうご》, 橋本龍伍《はしもとりゅうご》
昭和期の官僚、政治家。衆議院議員。第3次吉田内閣厚生相、第2次岸内閣厚相、文相を歴任。
¶岡山人（はしもとりゅうご）, 岡山百, 岡山歴, 熊本人（橋本竜伍《はしもとりゅうご》）, 現朝, 現情, コン改, コン4, コン5, 新潮, 人名7, 世紀, 政治, 日人, 履歴, 履歴2

羽志主水 はしもんど
明治17（1884）年6月3日〜昭和32（1957）年2月26日
明治〜昭和期の小説家、医師。
¶探偵, ミス

蓮池五郎 はすいけごろう
明治37（1904）年3月18日〜昭和53（1978）年6月4日
昭和期の教育者。神戸厚生館鍼療所所長。
¶視覚, 庄内

蓮江富子 はすえとみこ
大正1（1912）年9月13日〜昭和62（1987）年5月25日
昭和期の社会事業家。
¶埼玉人

蓮江信行 はすえのぶゆき
明治42（1909）年12月6日〜昭和48（1973）年5月20日
昭和期の医師。
¶埼玉人

蓮見喜一郎 はすみきいちろう
明治37（1904）年〜昭和63（1988）年
大正〜昭和期の医師。癌治療ワクチンを開発。
¶近医

蓮見宏 はすみひろし
明治29（1896）年1月23日〜昭和52（1977）年10月16日
大正〜昭和期の陸上選手、歯科医師。
¶埼玉人

長谷川功 はせがわいさお
*〜？
昭和期の新聞社通信員。
¶アナ（㊤明治42（1909）年）, 視覚（㊤明治43（1910）年）

長谷川泉 はせがわいずみ
大正7（1918）年2月25日〜平成16（2004）年12月10日
昭和〜平成期の文芸評論家、詩人。川端文学研究会会長、森鷗外記念会理事長。近代日本文学を研究。医学書院社長などを歴任。著書に「近代への架橋」など。
¶近現, 現朝, 現執1期, 現執2期, 現執3期, 現執4期, 現情, 出文, 世紀, 日人, マス89

長谷川一詮 はせがわいっせん
明治4（1871）年〜大正14（1925）年
明治〜大正期の医師、新潟県衛生技師、新潟顕微鏡院創立者。
¶新潟百別

長谷川乙之助 はせがわおとのすけ
元治1（1864）年〜大正14（1925）年
明治〜大正期の地域医療に尽くした医師。
¶島根歴

長谷川和夫 はせがわかずお
昭和4（1929）年2月5日〜
昭和〜平成期の医師。神経精神科、聖マリアンナ医科大学教授、国際老年精神医学会会長。
¶現執2期, 現執3期, 現執4期

長谷川兼太郎 はせがわかねたろう
明治24（1891）年〜昭和56（1981）年2月28日
昭和期の医学技術者。ムラージュ（教育用標本）製作者。
¶姓氏愛知, 名工

長谷川寛治 はせがわかんじ
安政3（1856）年〜大正9（1920）年
明治〜大正期の医師。新潟県立新潟医学校最後の校長、初代区立新潟病院長。
¶新潟百

長谷川亀久 はせがわきく
明治23（1890）年9月17日〜
明治・大正期の助産婦。
¶飛騨

長谷川杏所 はせがわきょうしょ
*〜明治22（1889）年8月
江戸時代後期〜明治期の医師。
¶国書（㊤文化11（1814）年）, 新潟百別（㊤1805年）

長谷川玄英 はせがわげんえい
文政7（1824）年〜明治32（1899）年
江戸時代後期〜明治期の蘭方医。
¶新潟百

長谷川健介 はせがわけんすけ
昭和5（1930）年10月27日〜
昭和期の工学者。
¶視覚

長谷川元三 はせがわげんぞう
江戸時代後期の眼科医。
¶眼科

長谷川元良 はせがわげんりょう
天保6（1835）年〜明治29（1896）年
江戸時代後期〜明治期の洋方医、相川病院長、山形県済生館病院長。
¶新潟百

長谷川浩一 はせがわこういち
昭和12(1937)年～
昭和～平成期の人格・臨床心理学者。
¶現執1期

長谷川貞次郎 はせがわさだじろう
明治16(1883)年4月14日～昭和43(1968)年6月8日
明治～昭和期の弓道家、薬剤師、市会議員、弓道教士。
¶弓道

長谷川茂代 はせがわしげよ
大正9(1920)年11月～昭和59(1984)年4月
昭和期の社会事業家。身体障害者相談事業「愛の友」社を創設。身体障害者援護功労賞受賞。
¶女性，女性普，世紀，日人

長谷川秀治 はせがわしゅうじ
明治31(1898)年7月5日～昭和56(1981)年3月5日
大正～昭和期の細菌学者。東京大学教授。
¶科学，近医，群馬人，現情

長谷川順次郎 はせがわじゅんじろう
生没年不詳
明治期の教育者。栃木県立医学校長。
¶新潟百別

長谷川尚庵(昌庵) はせがわしょうあん
？ ～文政1(1818)年
江戸時代後期の眼科医。
¶眼科(長谷川尚庵)

長谷川昭衛 はせがわしょうえ
昭和2(1927)年～
昭和期の医師。
¶群馬人

長谷川松山 はせがわしょうざん
生没年不詳
江戸時代後期の医師。
¶国書，新潟百

長谷川菅緒 はせがわすがお
？ ～嘉永1(1848)年
江戸時代後期の医師、国学者。
¶国書([没]嘉永1(1848)年9月5日)，人名，姓氏京都，日人

長谷川千蔵 はせがわせんぞう
明治4(1871)年～昭和29(1954)年
明治～昭和期の薬局経営者。
¶兵庫百

長谷川卒助 はせがわそつすけ
明治25(1892)年～昭和52(1977)年
昭和期の医師、郷土史家。
¶山口人

長谷川泰 はせがわたい
天保13(1842)年6月～明治45(1912)年3月11日
明治期の医学者、政治家。長崎医学校校長などを経て済生学舎を設立、多くの医師を養成した。
¶朝日，維新，科学，学校，近医，近現，国史，コン改，コン4，コン5，史人，新潮([生]天保13(1842)年8月)，人名，世紀，世百，先駆，全書，大百，新潟百別，日史([生]天保13(1842)年6月8日)，日人，幕末大([生]天保13(1842)年8月)，百科，明治2，洋学

長谷川保 はせがわたもつ
明治36(1903)年9月3日～平成6(1994)年4月29日
大正～昭和期の社会事業家。聖隷社代表。生活保護法や社会保障整備に尽力。
¶キリ，近医，現朝，現情，静岡歴，世紀，政治，日人

長谷川恒雄 はせがわつねお
大正12(1923)年8月31日～
昭和期の医師。老年科、伊豆韮山温泉病院院長、日本失語症学会理事長。
¶現執2期

長谷川敏雄 はせがわとしお
明治30(1897)年2月7日～平成1(1989)年9月19日
明治～昭和期の産婦人科学者。日赤医療センター院長。
¶科学，近医，現情，富山百

長谷川平蔵 はせがわへいぞう
延享2(1745)年～寛政7(1795)年5月19日
江戸時代中期の旗本。火付盗賊改役。無宿人対策として人足寄場建設を提案。池波正太郎「鬼平犯科帳」のモデル。
¶朝日([没]寛政7年5月19日(1795年7月5日))，岩史，江戸，角史，近世，国史，コン改，コン4，史人，新潮，全書，日史，日人，百科，平日([生]1745 [没]1795)，歴大

長谷川まき はせがわまき
明治13(1880)年～昭和36(1961)年
明治～昭和期の医師。
¶愛知女

長谷川弥人 はせがわみつと
明治45(1912)年～平成18(2006)年
昭和～平成期の医師、漢方医。専門は内科(血液病学)。
¶近医

長谷川美和子 はせがわみわこ
昭和7(1932)年6月10日～
昭和～平成期のカウンセラー、エッセイスト。登校拒否を考え支える会代表。
¶現執3期

長谷川默蔵 はせがわもくぞう
弘化1(1844)年～明治35(1902)年
江戸時代末期～明治期の医師。緒方洪庵の適塾で学び、郷里で開業。その後西南戦争などに参軍し功績を残す。
¶洋学

長谷川幸宏 はせがわゆきひろ
昭和14(1939)年～
昭和～平成期の写真家。薬師導引健康道場主宰。
¶現執3期

長谷川りつ子 はせがわりつこ
明治32(1899)年2月12日〜昭和10(1935)年2月12日
明治〜昭和期の社会事業家。東京少年審判所保護司。夫の設立した巣鴨家政女学校幹事に就任。
¶近女，女性，女性普

長谷川良信 はせがわりょうしん
明治23(1890)年10月11日〜昭和41(1966)年8月4日
明治〜昭和期の社会事業家，教育家。大乗淑徳学園を創設。
¶学校，現朝，埼玉人，世紀，哲学，日人，仏人

長谷川蓮斎 はせがわれんさい
江戸時代前期の眼科医。
¶眼科

支倉正夫 はせくらまさお
？〜
大正期の東京帝国大学セツルメント参加者。
¶社史

長谷川薫 はせべかおる
明治36(1903)年3月12日〜昭和59(1984)年2月2日
昭和期の盲人福祉運動家。沖縄産業組合普及主事。
¶視覚，山梨百

長谷部キクエ はせべきくえ
大正5(1916)年10月12日〜平成6(1994)年10月10日
昭和・平成期の保健婦。
¶飛騨

長谷部言人 はせべことんど
明治15(1882)年6月10日〜昭和44(1969)年12月3日
大正〜昭和期の人類学者，解剖学者。東京帝国大学教授。脊柱を研究。また日本人の起源，人類の進化などを研究。
¶科学，鹿児島百，近医，近現，現朝，現情，現人，現日，考古，国史，コン改，コン4，コン5，史研，史人，重要，新潮，人名7，世紀，世百，世百新，全書，大百，新潟百別，日史，日人，百科，宮城百，履歴，履歴2，歴大

長谷部永盛 はせべながもり
？〜長元6(1033)年
平安時代中期の医師。
¶日人

長谷部秀邦 はせべひでくに
明治16(1883)年6月1日〜昭和36(1961)年9月5日
明治〜昭和期の埼玉県議会副議長・医師。
¶埼玉人

畑井新喜司 はたいしんきし
明治9(1876)年3月2日〜昭和38(1963)年4月19日
明治〜昭和期の動物生理学者。東北大学教授。浅虫臨海実験所を創設。
¶青森人，青森百，科学，近医，現朝，現情，人名7，世紀，全書，渡航，日人，宮城百，民学，

履歴，履歴2

畑鶴山 はたかくざん
寛延1(1748)年〜文政10(1827)年10月8日 別畑貞道《はたさだみち》
江戸時代中期〜後期の儒者，医師。
¶京都大(畑貞道 はたさだみち)，国書(⊕寛延1(1748)年10月17日)，姓氏京都(畑貞道 はたさだみち)，徳島百，徳島歴，日人

畑上守世 はたがみもりよ
生没年不詳
平成期の人。田辺観光ボランティアガイドの会代表。
¶紀南

畑橘州 はたきっしゅう
明和8(1771)年〜天保3(1832)年4月10日 別畑橘州《はたさっしゅう》
江戸時代中期〜後期の医家。
¶徳島百，徳島歴(はたさっしゅう)

畑金鶏 はたきんけい
明和4(1767)年〜文化6(1809)年 別畑道雲《はたどううん》，奇々羅金鶏《ききらきんけい》
江戸時代中期〜後期の上野七日市藩医。
¶郷土群馬，群新百(⊕1765年)，群馬人(⊕明和6(1769)年)，国書(⊕文化6(1809)年1月21日)，人名(畑道雲 はたどううん)，姓氏群馬，日人，藩臣2，日俳

畑銀鶏(畑銀雞，畑銀渓) はたぎんけい
寛政2(1790)年〜明治3(1870)年3月23日 別平亭銀鶏《へいていぎんけい》，畑時倚《はたときより》
江戸時代末期〜明治期の医師。
¶維新(平亭銀鶏 へいていぎんけい)，江文(畑銀渓 ⊕天明7(1787)年)，国書，新潮(平亭銀鶏 へいていぎんけい)，人名(畑銀雞)，姓氏群馬，日人，幕末(⊕1787年 ⊕1870年4月23日)，幕末大(⊕天明7(1787)年)，藩臣2

秦勤有 はたきんゆう
天保4(1833)年〜明治41(1908)年
江戸時代末期〜明治期の医師。越前勝山藩藩医。勝山私立病院を設立。
¶洋学

畑思斎 はたけしさい★
宝暦4(1754)年〜文政2(1819)年5月19日
江戸時代後期の医学館学頭。
¶秋田人2

畠山牛庵〔1代〕 はたけやまぎゅうあん
→畠山桂花(1)(はたやまけいか)

畠山桂花(1) はたやまけいか
天正17(1589)年〜明暦2(1656)年 別牛庵〔1代〕《ぎゅうあん》，畠山牛庵〔1代〕《はたけやまぎゅうあん》
江戸時代前期の古筆鑑定家，医師。
¶人名，茶道(畠山牛庵〔1代〕 はたけやまぎゅうあん)，俳句(牛庵〔1代〕 ぎゅうあん)

畠山桂花(2) **はたけやまけいか**
寛永3(1626)年～元禄6(1693)年
江戸時代前期～中期の医師。水戸藩医。
¶国書([没]元禄6(1693)年4月27日), 日人

畠山五郎左衛門 **はたけやまごろうざえもん**
天保7(1836)年～明治18(1885)年2月28日
江戸時代末期～明治時代の鹿児島県士族、軍人。台湾出兵に参加し会計軍吏補を務めた。軍医本部副計官・一等軍吏を歴任。
¶幕末, 幕末大

畠山茂 **はたけやましげる**
大正14(1925)年～平成19(2007)年
昭和～平成期の医師。専門は病理学。
¶近医

畠山竜郎 **はたけやまたつろう**
昭和7(1932)年2月4日～
昭和期のケースワーク研究者。明治学院大学教授。
¶現執2期

畠山友義 **はたけやまともよし**
昭和20(1945)年～？
昭和期の実業家、理学療法士。
¶視覚

畠山政慶 **はたけやままさよし**
生没年不詳
安土桃山時代の武将、医師。
¶新潮, 人名, 日人

畑了英 **はたけりょうえい★**
享保8(1723)年～安永2(1773)年12月10日
江戸時代中期の医師。
¶秋田人2

畑黄山 **はたこうざん**
享保6(1721)年～文化1(1804)年　[別]畑柳安《はたりゅうあん》
江戸時代中期～後期の医師。後桜町天皇に侍医。
¶朝日([生]享保6(1721)年2月　[没]文化1年5月26日(1804年7月3日)), 京都大, 近世, 国史, 国書(畑柳安　はたりゅうあん　[生]享保6(1721)年2月1日　[没]文化1(1804)年5月26日), コン改, コン4, コン5, 新潮([生]享保6(1721)年2月1日　[没]文化1(1804)年5月26日), 人名(畑柳安　はたりゅうあん), 姓氏京都, 日人

波多腰正雄 **はたごしまさお**
明治15(1882)年～昭和38(1963)年
明治～昭和期の医師。外科。
¶近医

畑貞道 **はたさだみち**
→畑鶴山(はたかくざん)

畑橘州 **はたさっしゅう**
→畑橘州(はたきっしゅう)

秦佐八郎 **はたさはちろう, はださはちろう**
明治6(1873)年3月23日～昭和13(1938)年11月22日
明治～昭和期の細菌学者。慶応義塾大学教授。ドイツに留学、駆梅剤サルバルサンの創成に成功。
¶岩史, 岡山人, 岡山百([生]明治6(1873)年4月23日　[没]昭和13(1938)年10月22日), 岡山歴, 科学, 角史, 近医, 近現, 現朝, 現日([生]1873年3月), 国史, コン改, コン5, 史人, 島根人(はださはちろう), 島根百, 島根歴, 重要([生]明治6(1873)年3月), 新潮, 人名7, 世紀, 世人([生]明治6(1873)年3月), 世百, 先駆, 全書, 大百, 渡航, 日史, 日人, 日本, 百科, 平日([生]1873　[没]1938), 履歴([生]明治6(1873)年3月25日), 歴大

秦三柳 **はたさんりゅう**
生没年不詳
江戸時代前期の医師。
¶国書

秦寿命院 **はたじゅみょういん**
江戸時代後期の奥医師。
¶徳川臣

秦四郎 **はたしろう**
文政12(1829)年～明治3(1870)年7月16日
江戸時代後期～明治期の蘭方医。
¶徳島歴

秦清三郎 **はたせいざぶろう**
明治34(1901)年5月23日～昭和37(1962)年6月28日
昭和期の産婦人科医学者。東京医科大学教授。子宮癌手術、脳下垂体の研究で知られる。
¶科学, 近医, 現情, 人名7, 世紀, 日人

畠瀬直子 **はたせなおこ**
昭和15(1940)年11月6日～
昭和～平成期の臨床心理学者。滋賀大学保健管理センター助教授。
¶現執3期, 現執4期

秦瀬兵衛 **はたせべえ, はたせへえ**
天明8(1788)年～明治5(1872)年
江戸時代末期～明治時代の社会事業家。堕胎、捨子の弊習を正そうと努めたり、急坂の改修など地方のために尽力。
¶近現, 近世, 国史, コン改, コン4, コン5, 島根人(はたせへえ　[生]寛政3(1791)年), 島根歴([生]寛政2(1790)年), 新潮, 日人

秦宗巴 **はたそうは**
天文19(1550)年～慶長12(1607)年12月14日
江戸時代前期の医師。
¶京都大, 京都府, 国書([生]天文19(1550)年2月15日), 人名, 姓氏京都, 世人, 日人([没]1608年), 百科

秦辰也 **はたたつや**
昭和34(1959)年～
昭和～平成期の社会活動家。シャンティ国際ボランティア会常務理事・国際総局長。
¶現執4期

羽田常孝 **はだつねたか**
文政12(1829)年～明治24(1891)年11月3日

江戸時代末期～明治時代の医師。戊辰戦争に従軍し、藩主山内豊範から短刀料15両を賜る。
¶幕末，幕末大

畑鉄鶏 はたてっけい，はたてつけい
文化11(1814)年～文久2(1862)年
江戸時代末期の上野七日市藩医。
¶国書([生]文化11(1814)年7月12日　[没]文久2(1862)年2月4日)，人名，姓氏群馬(はたてつけい)，日人，藩臣2，和俳

畑道雲 はたどううん
→畑金鶏(はたきんけい)

秦藤樹 はたとうじゅ
明治41(1908)年4月13日～平成16(2004)年3月25日
昭和～平成期の微生物学者。北里大学教授。抗生物質、癌化学療法を研究。北里研究所に入り、研究部長を経て所長に就任。
¶科学，科技，近医，現情，世紀，日人

畑道伯 はたどうはく
天明5(1785)年～？
江戸時代後期の医家。
¶秋田人2([没]？)，国書

秦徳璘(秦徳隣) はたとくりん
天正19(1591)年～寛永8(1631)年
江戸時代前期の医師。
¶人名，姓氏京都(秦徳隣　[生]1593年)，日人

畑中澹庵 はたなかたんあん
生没年不詳
江戸時代末期の医師。
¶国書

畑中正雄 はたなかまさお
明治41(1908)年～
昭和期の医師。
¶群馬人

畑中正一 はたなかまさかず
昭和8(1933)年3月23日～
昭和～平成期の医学者。INSERM'77パスツール研究所客員教授、京都大学ウイルス研究所所長。
¶現執2期，現執3期，現執4期，現情，世紀

畠中宗一 はたなかむねかず
昭和26(1951)年1月10日～
昭和～平成期の研究者。大阪市立大学大学院生活科学研究科家族・地域健康福祉学分野教授。
¶現執4期

波多野広一 はたのこういち
明治24(1891)年～昭和44(1969)年
昭和期の社会事業家。
¶神奈川人

羽田野茂 はたのしげる
明治43(1910)年～昭和63(1988)年
大正～昭和期の医師。外科。
¶近医

波多野次郎 はたのじろう
？～
大正期の東京帝国大学セツルメント参加者。
¶社史

波多野爽波 はたのそうは
大正12(1923)年1月21日～平成3(1991)年10月18日
昭和～平成期の俳人、実業家。「青」主宰、藤沢薬品工業監査役。三和銀行徳島支店長、経営相談所長などを歴任。句集に「舗道の花」「湯呑」等。
¶現朝，現情，現日，現俳，新文，世紀，日人，俳文，マス89

籏野倫 はたのひとし
大正7(1918)年10月30日～平成22(2010)年
昭和～平成期の皮膚科学者、アレルギー学者。慶応義塾大学教授、国立東京第二病院院長。
¶近医，現情

羽田信英 はだのぶひで
寛政2(1790)年～万延1(1860)年1月6日
江戸時代末期の医師。
¶幕末，幕末大

波多野基一 はたのもといち
大正11(1922)年～平成20(2008)年
昭和～平成期の医師。専門はウイルス学。
¶近医

畑梅瘦 はたばいそう
明治1(1868)年～大正10(1921)年
明治～大正期の俳人、医師。
¶島根歴

波多尚 はたひさし
？～
大正期の東京帝国大学セツルメント参加者。
¶社史

畑文平 はたぶんぺい
明治23(1890)年10月20日～昭和39(1964)年7月11日
明治～昭和期の眼科学者。岡山医科大学教授。
¶岡山人，岡山百，岡山歴，科学，近医，世紀，日人

秦勉造(秦勉三) はたべんぞう
明治10(1877)年3月28日～昭和18(1943)年
明治～昭和期の渡航者。
¶近医，札幌(秦勉三)，渡航([没]1943年7月15日)，北海道百，北海道歴

畑邦吉 はたほうきち
明治41(1908)年～昭和59(1984)年
大正～昭和期の医師。内科。
¶近医

畑正世 はたまさよ
明治39(1906)年？～昭和57(1982)年
昭和期の医師。
¶社史

畑美喜三　はたみきぞう
大正15 (1926) 年3月24日～？
大正～昭和期の障害者福祉研究家。
¶視覚

畑道英　はたみちえい★
延宝8 (1680) 年～宝暦12 (1762) 年4月
江戸時代中期の町医。
¶秋田人2

甚目冬雄　はだめふゆお
生没年不詳
平安時代前期の医師。
¶日人

秦安雄　はたやすお
昭和6 (1931) 年1月5日～
昭和期の障害児教育学者。日本福祉大学教授。
¶現執2期

畑谷光代　はたやみつよ
大正8 (1919) 年1月7日～平成13 (2001) 年7月14日
昭和期の保育者。著書に「つたえあい保育の誕生」。
¶現朝, 社史 ([生]1919年1月8日), 世紀, 日人

秦幸大　はたゆきお
昭和13 (1938) 年～
昭和～平成期の編集者。医歯薬出版社。
¶YA

秦洋一　はたよういち
昭和15 (1940) 年10月17日～
昭和～平成期の医療ジャーナリスト。日本医学ジャーナリスト協会副会長。
¶現執4期

秦良麿　はたよしまろ
明治44 (1911) 年～昭和54 (1979) 年
大正～昭和期の医師。産婦人科。
¶近医

畑柳安　はたりゅうあん
→畑黄山 (はたこうざん)

畑柳啓 (畑柳敬)　はたりゅうけい
宝暦6 (1756) 年10月5日～文政10 (1827) 年5月10日
江戸時代後期の医師。
¶京都大, 国書, 人名 (畑柳敬　[生]1748年), 姓氏京都

畑柳泰　はたりゅうたい
*～天保3 (1832) 年
江戸時代後期の医師。
¶京都大 ([生]明和2 (1765) 年), 京都府 ([生]明和2 (1765) 年), 国書 ([生]明和8 (1771) 年2月28日 [没]天保3 (1832) 年3月10日), 人名 ([生]1772年), 姓氏京都 ([生]1771年), 日人 ([生]1765年)

秦魯斎　はたろさい
文化7 (1810) 年～文久3 (1863) 年
江戸時代末期の医師。
¶維新, 幕末 ([没]1863年10月25日), 幕末大 ([没]文久3 (1863) 年9月13日), 藩臣3, 洋学

八賀重造　はちがじゅうぞう
明治18 (1885) 年6月12日～昭和21 (1946) 年12月3日
明治～昭和期の医師。
¶飛驒

蜂須賀謙吉　はちすかけんきち
文政6 (1823) 年～明治12 (1879) 年
江戸時代末期～明治期の医師。岡崎藩藩医を経て、維新後岡崎病院副院長などを務める。
¶姓氏愛知, 洋学

蜂須賀修造　はちすかしゅうぞう
天保1 (1830) 年～明治30 (1897) 年
江戸時代末期～明治期の医師。緒方洪庵の適塾で学び、帰郷後岡崎で開業。
¶洋学

蜂須賀照明　はちすかてるあき
大正15 (1926) 年3月7日～
昭和～平成期の医師、政治家。大月市長、蜂須賀外科医院院長。
¶現政

蜂須賀養悦　はちすかようえつ
大正9 (1920) 年7月7日～平成18 (2006) 年11月13日
昭和～平成期の医師。専門は細菌学。
¶科学, 近医

八浜徳三郎　はちはまとくさぶろう
明治4 (1871) 年～昭和26 (1951) 年10月22日
明治～昭和期の社会事業家。職業紹介事業の草分け的人物。能力差に応じた職業紹介などの必要性を主張。
¶岡山百 ([生]明治4 (1871) 年4月3日), 岡山歴 ([生]明治4 (1871) 年4月3日), 近現, 現朝 ([生]明治4年4月3日 (1871年5月21日)), 国史, 社史, 世紀 ([生]明治4 (1871) 年5月21日), 日人 ([生]明治4 (1871) 年4月3日)

八村晶子　はちむらあきこ
昭和22 (1947) 年～
昭和～平成期のカウンセラー。
¶YA

蜂屋順一　はちやじゅんいち
昭和13 (1938) 年～平成20 (2008) 年
昭和～平成期の医師。放射線科 (放射線診断学)。
¶近医

蜂屋祥一　はちやしょういち
大正10 (1921) 年～平成8 (1996) 年
昭和～平成期の医師。産婦人科。
¶近医

蜂谷徹夫　はちやてつお
大正9 (1920) 年6月2日～
昭和期の医師。
¶群馬人

蜂矢英彦　はちやひでひこ
大正14(1925)年12月5日～
昭和～平成期の医師。精神科、精神医学研究所附属東京武蔵野病院院長。
¶現執3期

蜂谷道彦　はちやみちひこ
明治36(1903)年8月9日～昭和55(1980)年4月13日
大正～昭和期の医師。
¶岡山歴，近医，世紀，日人，広島百，平和

八郎太　はちろうた，はちろうだ
江戸時代の経世家、庄屋。備荒貯穀、凶作時の困窮者救済などに努めた。
¶人名(はちろうだ)，日人(生没年不詳)

白亀　はっき
宝暦1(1751)年～文政2(1819)年8月18日
江戸時代中期～後期の俳人・医師。
¶国書

八田秋　はったあき
明治37(1904)年～昭和61(1986)年　[別]八田秋《はったみのる》
大正～昭和期の医師。外科。
¶大分歴(はったみのる)，近医

八田貞義　はったさだよし
明治42(1909)年9月8日～昭和61(1986)年12月20日
大正～昭和期の政治家。衆議院議員。
¶近医，現情，政治

八田善之進　はったぜんのしん，はつたぜんのしん
明治15(1882)年2月1日～昭和39(1964)年1月7日
大正～昭和期の内科医学者。日本大学教授。皇太子渡欧に供奉、後宮内省侍医頭を務め、日本大学医学部創設に尽力。
¶科学，郷土福井(はつたぜんのしん)，近医，現情，人名7，世紀，政治，日人，福井百，履歴([没]昭和39(1964)年1月8日)，履歴2([没]昭和39(1964)年1月8日)

八田博　はったひろし
昭和22(1947)年3月5日～
昭和期の自治省職員。自治省消防庁予防救急課主幹。
¶現執2期

八田秋　はったみのる
→八田秋(はったあき)

八田屋六右衛門　はったやろくえもん
生没年不詳
江戸時代の社会事業家。
¶青森人

服部一郎　はっとりいちろう
大正6(1917)年～平成21(2009)年
昭和～平成期の医師。専門はリハビリテーション医学。
¶近医

服部勝尾　はっとりかつお
明治37(1904)年～平成6(1994)年
昭和・平成期の政治家、歯科医。
¶愛知女

服部活斎　はっとりかっさい
生没年不詳
江戸時代中期の医師、本草家。
¶国書

服部霞峰　はっとりかほう
明治3(1870)年1月～大正8(1919)年2月
明治～大正期の医師、俳人。
¶姓氏富山，富山文

服部恭安　はっとりきょうあん
天明6(1786)年～弘化2(1845)年
江戸時代後期の医師。
¶長崎遊

服部けさ　はっとりけさ
明治17(1884)年7月19日～大正13(1924)年11月22日　[別]服部けさ子《はっとりけさこ》
大正期の医師。ハンセン病救助活動に携わる。貧しい人のために「鈴蘭園」を建設。
¶女性(服部けさ子　はっとりけさこ)，女性普(服部けさ子　はっとりけさこ)，世紀，日人，福島百

服部絢一　はっとりけんいち
大正8(1919)年1月5日～平成16(2004)年12月4日
昭和～平成期の医師。内科(血液病学)。
¶石川現十，科学，近医

服部元好　はっとりげんこう
生没年不詳
江戸時代前期の医師。
¶国書

服部健三　はっとりけんぞう
明治18(1885)年～昭和17(1942)年3月25日
大正～昭和期の薬学者。東京大学教授、日本衛生学会会長。脂溶性ビタミン、コレステロール研究、火災時発生ガスの毒性調査など先見的研究を行う。
¶科学，世紀，全書，日人

服部祥子　はっとりさちこ
昭和15(1940)年9月10日～
昭和～平成期の医師。精神科、大阪教育大学助教授。
¶現執3期，現執4期

服部秀民　はっとりしゅうみん
寛政11(1799)年～天保8(1837)年
江戸時代後期の医師。
¶岡山歴([生]寛政5(1793)年　[没]天保3(1832)年3月2日)，長崎遊，洋学

服部峻治郎　はっとりしゅんじろう
明治23(1890)年12月18日～昭和58(1983)年4月19日
明治～昭和期の小児科学者。
¶科学，近医，現情，世紀，日人

服部乗山 はっとりじょうざん
生没年不詳
江戸時代後期の漢方医。
¶新潟百別

服部正徹 はっとりせいてつ
文政2(1819)年～万延1(1860)年
江戸時代末期の碁客。代々医師の家系に生まれた。
¶人名，日人

服部善七 はっとりぜんしち
文政8(1825)年～明治16(1883)年
江戸時代後期～明治期の商人。窮民支援のための安民米(救済米)制度を創設。
¶日人

服部宗賢 はっとりそうけん
宝暦2(1752)年～文政3(1820)年
江戸時代中期～後期の医師(高取藩医)。
¶国書([没]文政3(1820)年1月18日)，人名，日人，藩臣4，洋学([生]寛延3(1750)年)

服部艸玄(服部草玄) はっとりそうげん
享保10(1725)年～天明7(1787)年
江戸時代中期の医師。
¶人名，姓氏愛知，日人(服部草玄)

服部泰庵 はっとりたいあん
？ ～天保4(1833)年4月17日
江戸時代後期の医師。
¶国書，新潟百別

服部大方 はっとりたいほう，はっとりだいほう
明和7(1770)年～弘化3(1846)年
江戸時代中期～後期の儒者、医師。
¶江文(はっとりだいほう)，国書([没]弘化3(1846)年6月27日)，日人

服部正 はっとりただし
大正8(1919)年11月23日～
昭和期の社会福祉学者。大阪府立大学学長、松蔭女子学院大学教授。
¶現執2期

服部津貴子 はっとりつきこ
昭和23(1948)年12月19日～
昭和～平成期の料理研究家、栄養学者。服部流割烹第17代家元、服部栄養料理研究会会長、服部学園理事、服部栄養専門学校理事長代理、東京文化学園理事。
¶現執4期

服部道斎 はっとりどうさい
？ ～＊
江戸時代中期～後期の医師。
¶国書([没]文化4(1807)年9月)，新潟百別([没]1817年)

服部敏良 はっとりとしろう
明治39(1906)年11月15日～平成4(1992)年6月16日
昭和期の医学者。山下病院長。医療に従事する傍ら医学史を研究。
¶科学，近医，現執2期，史研，世紀

服部知己 はっとりともみ
生没年不詳
昭和期の助産婦。
¶愛知女

服部範忠 はっとりのりただ
生没年不詳
江戸時代中期の医師、本草学者。橘商山に師事。
¶朝日，江文，近世，国史，人名，日人

服部平右衛門 はっとりへいえもん
文政4(1821)年～明治3(1870)年
江戸時代後期～明治期の武士。戊辰戦争後、領内の復旧と領民救済に努めた。
¶維新，人名([生]1820年)，日人，幕末([没]1870年11月27日)，藩臣1

服部甫庵 はっとりほあん
文化1(1804)年9月27日～明治25(1892)年12月
江戸時代末期～明治期の漢方医。
¶国書，人書94

服部本英 はっとりほんえい
文化3(1806)年～元治1(1864)年11月7日
江戸時代末期の医師。
¶幕末，幕末大

服部万里子 はっとりまりこ
昭和21(1946)年～
昭和～平成期の健康・医療コンサルタント、実業家。服部メディカル研究所社長。
¶現執3期

服部安蔵 はっとりやすぞう
明治28(1895)年9月5日～昭和49(1974)年
昭和期の薬学者。
¶科学([没]1974年(昭和49)2月25日)，現情([没]1974年2月5日)

服部幸応 はっとりゆきお
昭和20(1945)年12月16日～
昭和～平成期の料理研究家。学校法人服部学園理事長、服部栄養専門学校校長。専門は公衆衛生学、食文化、食育。
¶現執4期，テレ

服部鵜吉 はっとりりょうきち
文政9(1826)年～明治11(1878)年
江戸時代末期～明治期の儒医。
¶人名，日人

服部了元 はっとりりょうげん
江戸時代後期～末期の医師。
¶徳川臣

初山泰弘 はつやまやすひろ
昭和6(1931)年～平成16(2004)年
昭和～平成期の医師。リハビリテーション医学、整形外科。
¶近医

鳩野宗巴(1) **はとのそうは**
世襲名　江戸時代以来の細川藩時代から10代続いた医家。
¶熊本百

鳩野宗巴(2) **はとのそうは**
寛永18(1641)年～元禄10(1697)年　[別]中島宗巴《なかじまそうは》
江戸時代前期の外科医。熊本藩医。蘭医アルマンスに師事。
¶朝日([没]元禄10年閏2月8日(1697年3月30日)),コン改,コン4,コン5,新潮([没]元禄10(1697)年2月5日),日人,洋学

鳩野宗巴(3) **はとのそうは**
天保15(1844)年～大正6(1917)年3月8日
江戸時代末期～大正時代の医師。熊本貧民寮設立後20年にわたって施薬。
¶熊本人,幕末,幕末大

鳩山春子 **はとやまはるこ**
文久1(1861)年3月23日～昭和13(1938)年7月12日
明治～昭和期の女子教育者。共立女子職業学校校長。共立女子職業学校設立に参与。各種社会事業にも活躍。夫は鳩山和夫。
¶海越,海越新,学校,教育([生]1863年),近現,近女,現朝([生]文久1年3月23日(1861年5月2日)),国史,コン改([生]1863年),コン5,史人,女史,女性,女性普,信州女,新潮,世紀,姓氏長野,先駆,長野百,長野歴,日女,日人,民学([生]文久3(1863)年),明治2,歴大

羽鳥重郎 **はとりじゅうろう**
明治4(1871)年1月16日～昭和32(1957)年3月24日
明治～昭和期の内科医師。台湾における恙虫病研究をはじめ、流行病の系統的調査を行う。
¶科学,近医,群新百,新潮([没]?),世紀,姓氏群馬,日人

羽鳥千尋 **はとりちひろ**
明治20(1887)年～明治45(1912)年
明治期の医学生。森鷗外の同名小説の主人公で実在の人物。
¶群新百,群馬人([生]明治20(1887)年11月),姓氏群馬

花井善吉 **はないぜんきち**
文久3(1863)年～昭和4(1929)年
明治～昭和期の陸軍軍医、ハンセン病医療家。
¶近医

華岡加恵 **はなおかかえ**
[別]華岡青洲の妻加恵《はなおかせいしゅうのつまかえ》
江戸時代後期の女性。華岡清洲の妻。経口麻酔薬の臨床実験に協力。のち薬の副作用で失明。
¶女史([生]1762年　[没]1829年),女性([生]宝暦10(1760)年　[没]文政10(1827)年),日人([生]1760年　[没]1827年),歴大(華岡青洲の妻加恵　はなおかせいしゅうのつまかえ　[生]1762年　[没]1829年)

華岡鹿城 **はなおかかじょう**
→華岡鹿城(はなおかろくじょう)

花岡和夫 **はなおかかずお**
明治～昭和期の医師。
¶千葉百([生]明治23(1890)年　[没]昭和53(1978)年),千葉房総([生]明治23(1890)年1月3日　[没]昭和53(1978)年3月31日)

花岡堅而(花岡竪而) **はなおかけんじ**
明治43(1910)年11月12日～平成9(1997)年
大正～平成期の医師。産婦人科、日本医師会会長。
¶近医,現執2期,現情(花岡竪而)

華岡修平 **はなおかしゅうへい**
文化5(1808)年～慶応2(1866)年
江戸時代末期の医師。
¶幕末([没]1866年6月19日),幕末大([没]慶応2(1866)年5月7日),和歌山人

花岡真節 **はなおかしんせつ**
天保10(1839)年～明治17(1884)年
江戸時代末期～明治期の医師。大学東校教授。維新後、東京神田に弘医会を設立し我が国の医学知識の普及に貢献。
¶長崎遊,洋学

華岡青洲(華岡靑州) **はなおかせいしゅう**
宝暦10(1760)年10月23日～天保6(1835)年10月2日
江戸時代中期～後期の漢蘭折衷外科医。全身麻酔による乳がん摘出手術に成功。著作に「灯下医談」「瘍科鎖言」など。
¶朝日([生]宝暦10年10月23日(1760年11月30日)　[没]天保6年10月2日(1835年11月21日)),岩史,江人,科学,角史,眼科,郷土和歌山,近世,国史,国書,コン改,コン4,コン5,史人,重要,植物([生]宝暦10年10月23日(1760年11月30日)　[没]天保6年10月2日(1835年11月21日)),新潮,人名,世人,世百,全書,対外,大百,日思,日史,日人,百科,平日([生]1760　[没]1835),山川小,洋学,和歌山人(華岡靑州)

華岡青洲の妻加恵 **はなおかせいしゅうのつまかえ**
→華岡加恵(はなおかかえ)

華岡青洋 **はなおかせいよう**
文政11(1828)年～明治2(1869)年2月
江戸時代後期～明治期の医家。
¶大阪人

華岡積軒 **はなおかせきけん**
文政10(1827)年～明治5(1872)年2月
江戸時代後期～明治期の医家。
¶大阪人

華岡南洋 **はなおかなんよう**
寛政9(1797)年～慶応1(1865)年9月29日
江戸時代後期～末期の医師。
¶大阪人([没]慶応1(1865)年9月),大阪墓,国書

花岡初太郎 **はなおかはつたろう**
明治7(1874)年～大正12(1923)年
明治～大正期の障害児教育者。長野県盲教育の草

分け。
¶郷土長野，姓氏長野，長野百，長野歴

花岡馥斎 はなおかふくさい
天保4（1833）年～明治41（1908）年
江戸時代後期～明治期の経学者、学医取締。
¶長野百，長野歴

華岡良平 はなおかりょうへい
→華岡鹿城（はなおかろくじょう）

華岡鹿城 はなおかろくじょう
安永8（1779）年～文政10（1827）年4月28日 [別]華岡鹿城《はなおかかじょう》，華岡良平《はなおかりょうへい》
江戸時代後期の医師。
¶大阪人（[没]文政9（1826）年），大阪墓，近世，国史，国書，人名（華岡良平 はなおかりょうへい），日人，洋学，和歌山人（はなおかかじょう）

花木潭斎 はなきたんさい
寛政1（1789）年～文久1（1861）年5月12日
江戸時代後期～末期の医師、漢学者。
¶国書

花崎照子 はなさきてるこ
？ ～
昭和期の看護婦。
¶社史

花沢鼎 はなざわかなえ
明治15（1882）年5月25日～昭和25（1950）年2月22日
大正～昭和期の歯科医学者。東京歯科大学予科長。「象牙質に関する研究」で歯科医師として初の学位取得者。
¶科学，現情，人名7，世紀，日人

花島恭順 はなじまきょうじゅん
天保9（1838）年～明治33（1900）年
江戸時代末期～明治時代の医師。遠江熊切村の開業医。北遠地方の種痘の普及に尽力。
¶静岡歴，姓氏静岡，幕末，幕末大

花島弘 はなしまひろし
昭和12（1937）年3月6日～
昭和期の共遊玩具推進アドバイザー。
¶視覚

花田更生 はなだこうせい
明治28（1895）年8月22日～昭和47（1972）年2月4日
大正～昭和期の社会事業家。
¶福岡百

花野井有年 はなのいありとし
寛政11（1799）年～慶応1（1865）年
江戸時代末期の医師。
¶国書（[生]寛政11（1799）年3月21日 [没]慶応1（1865）年11月24日），静岡百，静岡歴，人名，姓氏静岡，世人（[生]寛政11（1799）年3月21日 [没]慶応1（1865）年11月24日），日人（[没]1866年），幕末，幕末大

花房端連 はなふさたんれん，はなぶさたんれん
→花房端連（はなぶさまさつら）

花房秀三郎 はなふさひでさぶろう，はなぶさひでさぶろう
昭和4（1929）年12月1日～平成21（2009）年3月15日
昭和～平成期のウイルス学者。大阪バイオサイエンス研究所所長、ロックフェラー大学教授。がんウイルス研究の第一人者。ラスカー賞受賞。
¶科学，近医，現朝，現日，新潮（はなぶさひでさぶろう），世紀，日人

花房端連 はなぶさまさつら，はなふさまさつら
文政7（1824）年～明治32（1899）年4月7日 [別]花房端連《はなふさたんれん，はなぶさたんれん》
明治期の実業家、社会事業家。初代岡山市長。第二十二国立銀行設立。のち岡山紡績を士族に授産。また救貧院、感化院を設立。
¶朝日（[生]文政7年8月3日（1824年8月26日）），維新（はなふさまさつら），岡山人（はなふさたんれん），岡山百（はなふさたんれん [生]文政7（1824）年8月3日），岡山歴（はなぶさたんれん [生]文政7（1824）年8月3日），コン改，コン4，コン5，新潮（[生]文政7（1824）年8月3日），人名，日人，幕末（はなふさまさつら），藩臣6（はなふさたんれん）

花房義質 はなふさよしただ
→花房義質（はなぶさよしもと）

花房義質 はなぶさよしもと，はなふさよしもと
天保13（1842）年1月1日～大正6（1917）年7月9日
[別]花房義質《はなふさよしただ》
明治期の外交官。子爵、日本赤十字社長。外務権小丞、駐露特命全権公使などを歴任。
¶朝日（[生]天保13年1月1日（1842年2月10日）），維新（はなふさよしもと），海越，海越新，岡山人（はなふさよしただ），岡山百（はなふさよしもと），岡山歴，近現，国際，国史，コン改，コン4，コン5，史人，植物，人書94，新潮，人名，世紀，世人，渡航，日史，日人，幕末（はなふさよしもと），幕末大（はなふさよしもと），百科，履歴

花圃見斎 はなほけんさい
江戸時代後期の眼科医。
¶眼科（はなほ（かほ）けんさい）

花円淵澄 はなまるえんちょう
明治30（1897）年～昭和52（1977）年
大正～昭和期の社会事業家。
¶兵庫百

花山玄碩 はなやまげんせき
？ ～安政3（1856）年
江戸時代後期～末期の医師。
¶姓氏岩手

塙一徳 はなわいっとく
江戸時代中期の医師。
¶岡山歴

は

塙繁弥太 はなわしげやた
明治9（1876）年7月28日～昭和25（1950）年4月18日
明治～昭和期の医師。
¶庄内，渡航

塙順 はなわじゅん
昭和2（1927）年8月24日～昭和63（1988）年11月12日
昭和期の植物生理学者。弘前大学教授。
¶植物

塙宗悦 はなわそうえつ
江戸時代前期の医師。
¶江戸東

塙安友 はなわやすとも
弘治2（1556）年～寛永6（1629）年　[別]塙安友《ばんやすとも》
安土桃山時代～江戸時代前期の医師。
¶人名，戦国（ばんやすとも），戦人（ばんやすとも），日人

は

塙養拙 はなわようせつ
享和1（1801）年～安政2（1855）年5月24日
江戸時代後期～末期の庄内藩医。
¶庄内

埴亀齢 はにきれい
安政5（1858）年～昭和4（1929）年
明治期の医師。医師会指導者。
¶長野歴

羽仁説子 はにせつこ
明治36（1903）年4月2日～昭和62（1987）年7月10日
昭和期の社会運動家、評論家。「日本子どもを守る会」会長。「婦人之友」記者。女性運動、児童福祉の発展に尽力。夫は羽仁五郎。
¶岩史，革命，近現，近女，近文，現朝，現執1期，現執2期，現情，現人，現日，コン改，コン4，コン5，史人，児人，社史，女運，女史，女性，女性普，新潮，世紀，日児，日人，平和，マス89，歴大（[生]1906年）

羽生功 はにゅういさお
昭和4（1929）年2月1日～平成19（2007）年10月3日
昭和～平成期の水産学者、東京大学名誉教授。専門は魚類生理学。
¶科学

羽生順一 はにゅうじゅんいち
大正1（1912）年～平成21（2009）年
昭和～平成期の医師。内科。
¶近医

羽生田進 はにゅうだすすむ
明治43（1910）年～平成11（1999）年
昭和・平成期の医師、政治家。
¶群新百，群馬人（[生]明治43（1910）年10月19日）

羽生富士夫 はにゅうふじお
昭和5（1930）年～平成22（2010）年
昭和～平成期の医師。外科（消化器）。
¶近医

羽生汀 はにゅうみぎわ
文政12（1829）年～明治38（1905）年　[別]羽生良熙《はにゅうよしひろ》，羽生良熙《はにゅうよしひろ》
江戸時代末期～明治時代の医師。
¶国書（羽生良熙　はにゅうよしひろ），姓氏愛知，幕末，幕末大，藩臣4

羽生良熙 はにゅうよしひろ
→羽生汀（はにゅうみぎわ）

羽生良容 はにゅうよしまさ
生没年不詳
江戸時代後期の医師。
¶国書

羽生凌雲 はにゅうりょううん
文政6（1823）年～明治33（1900）年2月1日
江戸時代後期～明治期の医師。
¶国書

羽太鋭治 はねだえいじ
→羽太鋭治（はぶとえいじ）

羽田澄子 はねだすみこ
昭和1（1926）年1月3日～
昭和～平成期の記録映画監督。「早池峰の賦」で芸術選奨文部大臣賞受賞。「住民が選択した町の福祉」等、老人福祉の題材も多数。
¶映監，映人，監督，近女，芸能，現朝，現執4期，現情，世紀，日芸，日人，マス89

羽田春免（羽田春兎）　はねだはると
大正4（1915）年5月12日～平成7（1995）年7月1日
昭和期の内科医。日本医師会会長をつとめる。
¶近医（羽田春兎），現朝，現情，世紀，日人

羽野寿 はのことぶき
明治35（1902）年～昭和59（1984）年
大正～昭和期の医師。専門は薬理学。
¶近医

馬場いよ ばばいよ
？～昭和56（1981）年10月19日
昭和期の婦人運動家。名古屋市会議員。慈愛会婦人会会長、愛知県厚生保護婦人会会長などを歴任。勲五等瑞宝章受章。
¶女性，女性普

馬場脩 ばばおさむ
明治25（1892）年2月23日～昭和54（1979）年8月10日
明治～昭和期の歯科医、考古学研究家。
¶世紀，日人，根千，北海道百，北海道歴

馬場一雄 ばばかずお
大正9（1920）年8月8日～平成21（2009）年8月24日
昭和期の小児科医。未熟児、新生児医学の研究、診療における先達の一人。
¶科学，近医，現朝，現執3期，現情，世紀，日人

馬場カツエ ばばかつえ
昭和2(1927)年～平成5(1993)年
昭和～平成期の助産婦、婦人会長。
¶青森人

馬場勝彦 ばばかつひこ
昭和16(1941)年8月1日～平成16(2004)年12月13日
昭和・平成期の福祉事業家。
¶岩手人

帚木蓬生 ははきぎほうせい
昭和22(1947)年1月22日～
昭和～平成期の小説家、医師。精神科、八幡厚生病院診療部長。病院勤務の傍ら小説を執筆。先端医療や人間の倫理をめぐる作品を発表。「閉鎖病棟」等。
¶現執2期，小説，世紀，日人，ミス

馬場謙一 ばばけんいち
昭和9(1934)年11月6日～
昭和～平成期の医師。精神科、群馬大学教授。
¶現執2期，現執3期

馬場しげ ばばしげ
大正8(1919)年10月4日～昭和22(1947)年1月13日
昭和期の医師。医師馬場久二と共に新医院を開く。
¶埼玉人，女性，女性普

馬場茂明 ばばしげあき
大正14(1925)年～平成16(2004)年
昭和～平成期の医師。内科(糖尿病学)。
¶近医

馬場重久 ばばしげひさ
寛文3(1663)年～享保20(1735)年
江戸時代中期の医師、養蚕家。
¶朝日，科学，郷土群馬，群馬人，群馬百([生]1645年)，国書([没]享保20(1735)年1月16日)，コン改，コン4，コン5，新潮，姓氏群馬，日人

馬場資生圃 ばばしせいほ
→馬場大助(ばばだいすけ)

馬場省二 ばばしょうじ
明治43(1910)年10月24日～平成8(1996)年4月12日
昭和期の医師。宮古救急医療センター所長。
¶近医，世紀，日人

馬場正三 ばばしょうぞう
昭和8(1933)年～平成14(2002)年
昭和～平成期の医師。外科。
¶近医

馬場善道 ばばぜんどう
明治42(1909)年～昭和55(1980)年
昭和期の医師。
¶姓氏鹿児島

馬場大助 ばばだいすけ
天明5(1785)年～明治1(1868)年 [別]馬場資生圃《ばばしせいほ》，馬場仲達《ばばちゅうたつ》
江戸時代後期の旗本、本草家。
¶朝日([没]明治1年9月10日(1868年10月25日))，江文，科学([没]明治1(1868)年9月10日)，国書(馬場仲達 ばばちゅうたつ [没]明治1(1868)年9月10日)，植物([没]明治1(1868)年9月10日)，徳川臣(馬場資生圃 ばばしせいほ)，日人(馬場仲達 ばばちゅうたつ)，洋学(馬場仲達 ばばちゅうたつ)

馬場為義 ばばためよし
明治34(1901)年5月27日～昭和50(1975)年11月15日
昭和期の病理学者。大阪市立医科大学教授。体質病理の研究の先駆者。日本先天異常学会の創設に尽力。
¶大阪人([没]昭和50(1975)年11月)，科学，近医，現情，人名7，世紀，日人

馬場仲達 ばばちゅうたつ
→馬場大助(ばばだいすけ)

馬場藤吉 ばばとうきち
明治8(1875)年～大正11(1922)年
明治～大正期の医師、開田功労者。鹿児島県会議員。
¶鹿児島百，薩摩，姓氏鹿児島

馬場ノフ ばばのふ
明治25(1892)年9月17日～昭和52(1977)年11月2日
大正・昭和期の開拓農家、開拓助産婦。
¶根千

馬場信武 ばばのぶたけ
? ～正徳5(1715)年
江戸時代前期～中期の儒者、医師、軍記作者。
¶国書([没]正徳5(1715)年1月19日)，日人

馬場治賢 ばばはるかた
明治38(1905)年～平成14(2002)年
大正～平成期の医師。内科(結核病学)。
¶近医

馬場弘 ばばひろし
大正11(1922)年8月30日～
大正～昭和期の教育者。
¶視覚

羽原正一 はばらしょういち
明治35(1902)年3月15日～平成7(1995)年10月7日
大正～昭和期の農民運動家、社会運動家。各地の小作争議を指導。のち納税民主化運動や医療活動を行った。
¶大阪人，現朝，コン改，コン4，コン5，社運，社史，世紀，日人，平和

馬場禮子 ばばれいこ
昭和9(1934)年2月27日～
昭和～平成期の臨床心理士。東亜大学大学院教授。
¶現執4期

土生玄杏 はぶげんあん
江戸時代後期の眼科医。

¶眼科

土生玄昌　はぶげんしょう
寛政9 (1797) 年～慶応1 (1865) 年12月
江戸時代末期の医師。
¶江戸，国書，人名，日人 ([没]1866年)

土生玄昌〔2代〕 (土生玄昌) はぶげんしょう
文政10 (1827) 年～明治21 (1888) 年
江戸時代後期～明治時代の眼科医。
¶眼科 (土生玄昌〔2代〕)

土生玄碩 (土生元碩，土生玄碩)　はぶげんせき
宝暦12 (1762) 年～嘉永1 (1848) 年8月17日
江戸時代中期～後期の眼科医。仮瞳孔術を考案。
¶朝日 ([没]嘉永1年8月17日 (1848年9月14日))，岩史，江人，科学，角史，眼科，近世，国史，国書，コン改 (土生元碩　[没]安政1 (1854) 年)，コン4 (土生元碩　[没]安政1 (1854) 年)，コン5 ([没]安政1 (1854) 年)，史人，新潮，人名 ([生]1768年　[没]1854年)，世人 ([生]明和5 (1768) 年　[没]安政1 (1854) 年8月17日)，全書，対外 (土生玄碩)，大百 ([生]1768年　[没]1854年)，徳川臣 ([生]1768年　[没]1854年)，日史，日人，藩臣6，百科 ([生]明和5 (1768) 年)，広島百，洋学，歴大 ([生]1768年　[没]1854年)

土生玄豊　はぶげんほう
？ ～明治5 (1872) 年
江戸時代後期～明治期の眼科医。
¶眼科

羽太鋭治　はぶとえいじ
*～昭和4 (1929) 年8月31日　[別]羽太鋭治《はねだえいじ》
大正～昭和期の医師、性科学者。性に対する書物を多数出版、大正期の性欲学ブームをつくる。
¶渡航 (はねだえいじ　[生]1878年11月1日)，民学 ([生]明治11 (1878) 年？)，山形百 ([生]明治10 (1877) 年)

浜尾作子　はまおさくこ
安政6 (1859) 年6月～昭和19 (1944) 年12月
江戸時代末期～昭和期の女性。教育行政家浜尾新の妻。愛国婦人会設立に尽力、副会長、会長歴任。公共慈善事業に活躍。
¶女性，女性普

浜川順栄　はまがわじゅんえい
生没年不詳
江戸時代末期の医師。
¶沖縄百，姓氏沖縄

浜清　はまきよし
大正12 (1923) 年1月14日～
昭和～平成期の解剖学者。東京大学医科学研究所教授。岡崎国立共同研究機構生理学研究所教授、機構長等を歴任。
¶世紀，日人

浜口一郎　はまぐちいちろう
明治26 (1893) 年～昭和18 (1943) 年
大正～昭和期の内科学者。新潟医科大学教授、俳人。
¶新潟百

浜口栄祐　はまぐちえいすけ
明治42 (1909) 年～昭和51 (1976) 年
大正～昭和期の医師。外科。
¶近医

浜口儀兵衛〔7代〕 (浜口儀兵衛) はまぐちぎへえ
→浜口梧陵 (はまぐちごりょう)

浜口梧陵 (浜口梧陵)　はまぐちごりょう
文政3 (1820) 年6月15日～明治18 (1885) 年4月21日　[別]浜口儀兵衛〔7代〕《はまぐちぎへえ》，浜口儀兵衛《はまぐちぎへえ》
江戸時代末期～明治期の官吏、実業家、公共事業家。浜口儀兵衛商店7代目、和歌山県議会議長。訓練所耐久社を設け、郷里青年を教育、農民兵を組織。また江戸の種痘所を再建。
¶朝日 (浜口儀兵衛〔7代〕　はまぐちぎへえ　[生]文政3年6月15日 (1820年7月24日))，海越，海越新，郷土千葉 (浜口儀兵衛　はまぐちぎへえ　[没]1888年)，郷土和歌山，コン改 (浜口悟陵)，コン5，実業，食文 (浜口儀兵衛〔7代〕　はまぐちぎへえ　[生]文政3年6月15日 (1820年7月24日))，新潮，先駆 (浜口儀兵衛〔7代〕　はまぐちぎへえ)，千葉百 (浜口儀兵衛　はまぐちぎへえ　[没]明治21 (1888) 年)，日人，幕末，履歴，和歌山人

浜口次生　はまぐちつぐお
大正12 (1923) 年～昭和58 (1983) 年
昭和期の医師。皮膚科。
¶近医

浜口南涯　はまぐちなんがい
享和1 (1801) 年～慶応1 (1865) 年7月26日
江戸時代後期～末期の医家・画家。
¶徳島百，徳島歴

浜口立誠　はまぐちりっせい
→浜口立誠 (はまぐちりゅうせい)

浜口立誠　はまぐちりゅうせい
天明7 (1787) 年～安政2 (1855) 年　[別]浜口立誠《はまぐちりっせい》
江戸時代後期の医師。
¶高知人 (はまぐちりっせい)，幕末 ([没]1855年4月28日)，幕末大 ([没]安政2 (1855) 年3月12日)

浜崎ツイ　はまさきつい
万延1 (1860) 年～昭和16 (1941) 年
明治～昭和期の医師。福江市奥浦慈恵院の初代院長。
¶長崎百

浜崎幸雄　はまざきゆきお
明治29 (1896) 年12月8日～昭和58 (1983) 年4月11日
明治～昭和期の医師。専門は病理学。
¶岡山歴，科学，近医

浜島義博　はましまよしひろ
大正12 (1923) 年12月8日～平成25 (2013) 年12月

14日
昭和～平成期の病理学者、京都大学名誉教授。専門は免疫組織学。
¶科学

浜田到 はまだいたる
大正7(1918)年6月19日～昭和43(1968)年4月30日
昭和期の歌人。
¶岩歌, 鹿児島百, 近医, 幻作, 幻想, 薩摩, 世紀, 姓氏鹿児島, 短歌

浜田杏堂 はまだきょうどう
明和3(1766)年～文化11(1814)年
江戸時代後期の医師、南画家。
¶大阪人([没]文化11(1814)年2月), 大阪墓([没]文化11(1814)年12月22日), 人名, 日人([没]1815年), 美家([没]文化11(1815)年12月22日), 名画

浜田きよ子 はまだきよこ
昭和25(1950)年6月17日～
昭和～平成期の介護福祉研究者。高齢生活研究所所長。
¶現執4期

浜田玄達 はまだげんたつ
嘉永7(1854)年11月26日～大正4(1915)年2月16日
明治～大正期の医学者。産婦人科、東京帝国大学医科大学教授。日本の産婦人科学のパイオニア。浜田産婦人科病院を経営、浜田産婆学校を開設。
¶朝日([生]安政1年11月26日(1855年1月14日)), 海越, 海越新, 科学, 近医, 熊本人, 熊本百([生]安政1(1854)年11月27日　[没]大正4(1915)年1月16日), コン改, コン5, 人名, 渡航, 日人([生]1855年)

浜田元竜 はまだげんりょう
文政5(1822)年～明治12(1879)年3月3日
江戸時代末期～明治時代の医師。土佐藩藩医、藩校医学館教授。藩主山内家一族付の医師として活躍。
¶高知人, 幕末, 幕末大

浜田洒堂 はまだしゃどう
？～元文2(1737)年　[別]浜田珍碩《はまだちんせき》, 洒堂《しゃどう》, 珍碩《ちんせき》
江戸時代中期の俳人。松尾芭蕉に入門。
¶朝日([没]元文2年9月13日(1737年10月6日)), 大阪人(生没年不詳), 国書(洒堂　しゃどう　[没]元文2(1737)年9月13日), コン改(生没年不詳), コン4(生没年不詳), コン5, 詩作([没]元文2(1737)年9月13日), 新潮(洒堂　しゃどう　[没]天文2(1737)年？), 人名, 世人(浜田珍碩　はまだちんせき　生没年不詳), 日人, 俳諧(洒堂　しゃどう), 俳句(洒堂　しゃどう　[没]？), 俳文(洒堂　しゃどう　[没]元文2(1737)年9月13日), 百科(洒堂　しゃどう　[生]寛文8(1668)年頃), 和俳([生]寛文8(1668)年頃)

浜田輔一 はまだすけかず
大正3(1914)年3月30日～
昭和期の獣医学者、家畜衛生学者。北海道大学教授。
¶現情

浜田晋 はまだすすむ
大正15(1926)年10月23日～平成22(2010)年12月20日
昭和～平成期の精神科医。
¶科学, 近医, 現朝, 世紀, 日人

浜田政壮 はまだせいそう
元治1(1864)年11月～昭和12(1937)年3月2日
明治～昭和期の政治家、医師。
¶宮崎百

浜田彪 はまだたけし
大正7(1918)年～昭和50(1975)年
昭和期の官僚。専門は厚生行政。
¶近医

浜田珍碩 はまだちんせき
→浜田洒堂(はまだしゃどう)

浜田豊博 はまだとよひろ
明治41(1908)年～昭和59(1984)年
昭和期の法医学者。
¶香川人

浜地藤太郎 はまちとうたろう
明治16(1883)年～昭和46(1971)年
明治～昭和期の医師。耳鼻咽喉科。
¶近医

浜中栄一 はまなかえいいち
大正6(1917)年～平成13(2001)年
昭和～平成期の事業家(血液事業)。
¶近医

浜名政和 はまなまさとも
大正7(1918)年10月7日～平成19(2007)年3月25日
昭和～平成期の薬学者、九州大学名誉教授。専門は有機合成化学。
¶科学

浜野規矩雄 はまのきくお
明治30(1897)年～昭和41(1966)年
明治～昭和期の官僚。専門は厚生行政。
¶近医

浜野恭一 はまのきょういち
昭和6(1931)年～平成19(2007)年
昭和～平成期の医師。外科(消化器)。
¶近医

浜野建雄 はまのたけお
寛政2(1790)年～安政6(1859)年
江戸時代後期～末期の医師、国学者。
¶伊豆

浜野方子 はまのまさこ
昭和13(1938)年6月14日～平成15(2003)年8月11日
昭和・平成期の人。特別養護老人ホーム「長寿

園」副園長。
¶石川現九

浜英彦 はまひでひこ
大正14(1925)年10月3日～
昭和～平成期の人口学者。厚生省人口問題研究所人口政策部長、成城大学教授。
¶現執1期，現執2期，現執3期

浜松哲雄 はままつてつお
明治25(1892)年3月4日～昭和38(1963)年11月3日
大正～昭和期の医師。
¶沖縄百，姓氏沖縄

浜光治 はまみつはる
明治36(1903)年～
昭和期の医学者。
¶郷土和歌山

浜本英次 はまもとえいじ
明治36(1903)年6月12日～平成9(1997)年
昭和期の医学者。
¶岡山百，近医

浜本捷子 はまもとかつこ
昭和17(1942)年1月8日～
昭和期の福祉施設職員。
¶視覚

浜元二徳 はまもとつぎのり
昭和11(1936)年1月22日～
昭和～平成期の市民運動家。アジアと水俣を結ぶ会会長、水俣病患者同盟委員長。漁業に従事。水俣病にかかる。水俣病訴訟等不当弾圧と闘い、患者や遺族が体験を語る語り部となる。
¶現朝，現人，世紀，日人

羽牟応輔 はむおうすけ
明治28(1895)年～昭和46(1971)年
大正～昭和期の医師、政治家。鹿児島県議会議員。
¶姓氏鹿児島

羽室直一 はむろなおいち
江戸時代末期の眼科医。
¶眼科

葉室頼昭 はむろよりあき
昭和2(1927)年～平成21(2009)年
昭和～平成期の形成外科医、神職。
¶近医

早石修 はやいしおさむ
大正9(1920)年1月8日～
昭和～平成期の生化学者。大阪医大学長、大阪バイオサイエンス研究所名誉所長、京都大学教授。"酸素添加酵素"を発見、日本生化学界の第一人者となる。文化勲章受章。
¶科技，現朝，現情，現人，現日，新潮，世紀，日人，日本，マス89，履歴2

早石実蔵 はやいしじつぞう
明治15(1882)年1月1日～*
明治～大正期の渡航者。
¶近医([没]昭和52(1977)年)，渡航([没]？)

早尾虎雄 はやおとらお
明治23(1890)年～昭和43(1968)年
明治～昭和期の医師。精神科。
¶近医

早川あき子 はやかわあきこ
～昭和18(1943)年6月
昭和期の女医。
¶飛騨

早川勇 はやかわいさみ
→早川勇(はやかわいさむ)

早川勇 はやかわいさむ
天保3(1832)年～明治32(1899)年　[別]早川勇《はやかわいさみ》
江戸時代末期～明治期の医師。福岡藩医。維新後は奈良府判事、元老院大書記官などを歴任。
¶維新(はやかわいさみ)，人名(はやかわいさみ)，日人，幕末([没]1899年2月13日)，幕末大([生]天保3(1832)年7月　[没]明治32(1899)年2月13日)，藩臣7，福岡百([生]天保3(1832)年7月23日　[没]明治32(1899)年2月11日)

早川於都造 はやかわおとぞう
明治8(1875)年～昭和40(1965)年
明治～昭和期の陸軍軍医。
¶近医

早川和男 はやかわかずお
昭和6(1931)年5月1日～
昭和～平成期の建築学者。国際居住福祉研究所所長、長崎総合科学大学工学研究センター教授。"住まいは人権"との考えから日本住宅会議を設立、事務局長。著書に「住宅貧乏物語」等。
¶現朝，現執1期，現執2期，現執3期，現執4期，現情，世紀，日人，マス89

早川和夫 はやかわかずお
大正5(1916)年～
昭和期の医師。
¶群馬人

早川一光 はやかわかずてる
大正13(1924)年1月3日～
昭和～平成期の医師。内科、医の心を求め実践する会会長。病気"ご用聞き"から住民が堀川病院を建設。同病院院長に。著書に「畳の上で死にたい」など。
¶現朝，現執2期，現執3期，現執4期，世紀，日人

早川寛斎 はやかわかんさい
明治39(1906)年～平成12(2000)年
大正～平成期の医師。産婦人科。
¶近医

早川清 はやかわきよし
明治38(1905)年～昭和42(1967)年
大正～昭和期の陸軍軍医(衛生学)。
¶近医

早川賢牛 はやかわけんぎゅう
明治26(1893)年9月1日～昭和48(1973)年9月12日
大正～昭和期の僧、社会事業家。曹洞宗津山千光寺住職。
¶岡山歴

早川広海 はやかわこうかい
安永4(1775)年～天保1(1830)年
江戸時代後期の医師。
¶人名

早川七郎 はやかわしちろう
明治18(1885)年2月8日～昭和42(1967)年3月19日
明治～昭和期の歯科医師。
¶世紀, 多摩, 日人

早川俊城 はやかわしゅんじょう
生没年不詳
江戸時代中期の医師。
¶国書

早川春村 はやかわしゅんそん
天保9(1838)年～明治23(1890)年6月10日
江戸時代後期～明治期の医師。
¶宮崎百

早川俊堂 はやかわしゅんどう
天保1(1830)年～明治21(1888)年
江戸時代末期～明治期の医師。足利藩藩医。種痘医として活躍する傍ら多くの弟子を育成。
¶洋学

早川図書 はやかわずしょ
寛政8(1796)年～安政6(1859)年　[別]早川図書《はやかわとしょ》
江戸時代末期の日向延岡藩医。
¶人名(はやかわとしょ), 長崎遊, 日人, 藩臣7([生]寛政7(1795)年), 宮崎百(はやかわとしょ　[没]安政6(1859)年1月27日)

早川石牙 はやかわせきが
享保18(1733)年～寛政9(1797)年11月1日
江戸時代中期～後期の医師、名主。
¶山梨百

早川崇 はやかわたかし
大正5(1916)年8月21日～昭和57(1982)年12月7日
昭和期の政治家。衆議院議員(自民党)、労働相、厚生相。
¶郷土和歌山, 現朝, 現執1期, 現執2期, 現情, コン4, コン5, 世紀, 政治, 日人, 和歌山人

早川ちやう はやかわちょう
安政6(1859)年～昭和23(1948)年4月16日
江戸時代末期～明治期の女性。仙台市長早川智寛の妻。仙台仏教会の五幹事の一人。愛国人会、日本赤十字社幹部として活躍。
¶女性, 女性普

早川徳次 はやかわとくじ
明治26(1893)年11月3日～昭和55(1980)年6月24日
大正～昭和期の実業家。シャープ会長。早川金属研究所を設立のちシャープ。シャープペンシルを発明、国産第1号テレビ受像機を完成。
¶大阪人([没]昭和55(1980)年6月), 現朝, 現情, 現人, 現日, コン改, コン4, コン5, 視覚, 史人, 実業([生]明治26(1893)年11月13日), 新潮, 人名7, 世紀([生]明治26(1893)年11月13日), 創業([生]明治26(1893)年11月13日), 日人

早川図書 はやかわとしょ
→早川図書(はやかわずしょ)

早川広海 はやかわひろみ
→漫々(まんまん)

早川漫々 はやかわまんまん
→漫々(まんまん)

早川礼二 はやかわれいじ
天保11(1840)年～明治38(1905)年
江戸時代末期～明治期の医師。三河岡崎の開業医。
¶姓氏愛知, 洋学

早川令三 はやかわれいぞう
明治21(1888)年1月7日～昭和36(1961)年6月7日
大正・昭和期の医師。印緬病院経営。
¶飛驒

早坂滉 はやさかひろし
大正14(1925)年～平成22(2010)年
昭和～平成期の医師。外科。
¶近医

早矢仕有的 はやしありまと
→早矢仕有的(はやしゆうてき)

林郁彦 はやしいくひこ
明治13(1880)年3月18日～昭和38(1963)年1月13日
明治～昭和期の医師。専門は病理学。
¶科学, 近医

林一烏(林一鳥) はやしいちう
延宝8(1680)年～明和5(1768)年4月21日
江戸時代中期の医師。
¶大阪人(林一鳥), 大阪墓, 科学, 国書([生]延宝8(1680)年6月11日), 人名, 長崎遊, 日人

林市蔵 はやしいちぞう
慶応3(1867)年～昭和27(1952)年
明治～昭和期の実業家、政治家、内務官僚。三重県・大阪府知事。民生委員の父。
¶大阪人([生]明治3(1870)年　[没]昭和27(1952)年1月), 熊本人, 熊本百([生]慶応3(1867)年11月28日　[没]昭和27(1952)年2月17日)

林市之進 はやしいちのしん
？～享保1(1716)年
江戸時代前期の医師。
¶人名, 日人

林一郎 はやしいちろう
明治40(1907)年～昭和60(1985)年

は

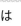

大正～昭和期の医師。専門は病理学(胎生病理学)。
¶近医

早矢仕有的 はやしうてき
→早矢仕有的(はやしゆうてき)

林盈六 はやしえいろく
大正15(1926)年1月23日～
昭和～平成期の医師。物療内科、日本相撲協会診療所内科医長。
¶現執2期, 現執3期

林織江 はやしおりえ
延享元(1744)年～文政元(1818)年11月26日
江戸時代後期の歌人・鍼術師。
¶東三河

林霞舟 はやしかしゅう
明治38(1905)年12月15日～昭和63(1988)年3月16日
昭和期の医師、歌人。
¶島根文, 島根歴

は

林勝次 はやしかつじ
明治40(1907)年～平成11(1999)年
昭和～平成期の医学博士、金沢女子大学学園長。
¶石川百

林克己 はやしかつみ
大正2(1913)年3月30日～
昭和期の翻訳家、医師。小児科、東北帝国大学附属医専教授、白川厚生病院副院長。
¶児作, 日児

林香苗 はやしかなえ
明治31(1898)年9月8日～昭和40(1965)年12月2日
大正～昭和期の医学者。
¶岡山人, 岡山百, 岡山歴, 徳島歴

林川イサヲ はやしかわいさを
明治8(1875)年3月1日～昭和22(1947)年10月4日
明治～昭和期の刺繡芸術家。社会教育福祉家。
¶豊前

林紀 はやしき
→林研海(はやしけんかい)

林義内 はやしぎない
享保1(1716)年～安永5(1776)年8月26日
江戸時代中期の医師、滑稽本作者。
¶国書

林喜八郎 はやしきはちろう
*～嘉永3(1850)年
江戸時代後期の武士。長門萩藩士。天保の飢饉では備蓄倉庫を開き窮民を救済。
¶人名([生]1781年　[没]1853年), 日人([生]1778年), 藩臣6([生]安政7(1778)年?)

林九華 はやしきゅうか
享保1(1716)年～安永5(1776)年
江戸時代中期の医家。
¶大阪人([没]安永5(1776)年8月), 大阪墓([没]安永5(1776)年8月26日)

林清重 はやしきよしげ
明治4(1871)年～昭和22(1947)年
明治～昭和期の医師。
¶姓氏鹿児島

林慶二 はやしけいじ
？～
大正期の東京帝国大学セツルメント参加者。
¶社史

林敬三 はやしけいぞう
明治40(1907)年1月8日～平成3(1991)年11月12日
昭和期の官僚。防衛庁統合幕僚会議初代議長、日本赤十字社総裁。自衛隊の組織形成に尽力。
¶現朝, 現情, 現人, 世紀, 鳥取百, 日人, 履歴, 履歴2

林憲 はやしけん
昭和期の医師、植物研究家。
¶植物

林謙 はやしけん
生没年不詳
江戸時代後期の医師。
¶国書

林研海 はやしけんかい
天保15(1844)年6月16日～明治15(1882)年8月30日　[別]林紀《はやしき, はやしつな》
江戸時代末期～明治期の陸軍軍医、漢方医。陸軍軍医総監。陸軍軍医正、軍医監を歴任。ロシア皇帝戴冠式参列の随員となりパリで病没。
¶朝日([生]弘化1年6月16日(1844年7月30日)), 維新(林紀　はやしき), 海越, 海越新, 科学, 近医(林紀　はやしつな), 国際(林紀　はやしき), 静岡百(林紀　はやしつな), 静岡歴(林紀　はやしつな), 新潮, 人名(林紀　はやしき), 渡航(林紀　はやしき), 長崎遊, 日人, 幕末(林紀　はやしき　[生]1844年7月30日), 幕末大(林紀　はやしつな), 洋学, 陸海(林紀　はやしつな)

林玄賾 はやしげんさく
江戸時代の眼科医。
¶眼科

林謙治 はやしけんじ
昭和20(1945)年6月25日～
昭和～平成期の医師。産婦人科、国立公衆衛生院保健統計人口学部部長。
¶現執3期

林源十郎 はやしげんじゅうろう
元治2(1865)年2月28日～昭和10(1935)年3月29日
明治～昭和期の実業家・社会事業家。
¶岡山歴

林玄松 はやしげんしょう
明治5(1872)年1月21日～昭和3(1928)年

明治～昭和期の福祉事業者。慈恵会・札幌養老院創設者。
¶札幌

林源蔵　はやしげんぞう
明治17(1884)年～昭和43(1968)年6月24日
昭和期の獣医師。
¶町田歴

林玄仲(1)　はやしげんちゅう
天保2(1831)年～明治3(1870)年
江戸時代末期～明治時代の医師。
¶幕末([没]1870年3月25日)，幕末大([没]明治3(1870)年2月24日)，藩臣6

林玄仲(2)　はやしげんちゅう★
寛政7(1795)年6月27日～明治11(1878)年
江戸時代末期～明治期の医師。
¶三重

林玄白　はやしげんぱく
享保13(1728)年～享和1(1801)年5月9日
江戸時代前期の医師。
¶岡山人，岡山歴

林元良　はやしげんりょう
江戸時代末期の医師。
¶岡山人，岡山歴

林五郎兵衛　はやしごろうべえ
→林五郎兵衛(はやしごろべえ)

林五郎兵衛　はやしごろべえ
文政3(1820)年11月1日～明治27(1894)年9月1日
[別]林五郎兵衛《はやしごろうべえ》
江戸時代後期～明治期の医師、和算家。
¶国書，数学(はやしごろうべえ)

林貞幹　はやしさだもと★
生没年不詳
江戸時代の秋田藩医師、漢学者。
¶秋田人2

林実正　はやしさねまさ
明治15(1882)年～昭和34(1959)年
明治～昭和期の医師、政治家。
¶愛媛

松繁男　はやししげお
大正8(1919)年10月～
大正～昭和期の点字楽譜研究者、理療科教員。
¶視覚

林子伯　はやししはく
生没年不詳
江戸時代中期の医師。
¶国書

林周栄　はやししゅうえい
生没年不詳
江戸時代後期の医師。
¶長崎遊

林秋月　はやししゅうげつ
生没年不詳
江戸時代中期の医師。
¶国書

林宗駛　はやししゅうじ
昭和14(1939)年～
昭和～平成期の医療従事者。身体の変形と健康を調整する医学会を主宰。
¶現執4期

林詢　はやしじゅん
生没年不詳
江戸時代後期の医師。
¶国書

林松翁　はやししょうおう
天文10(1541)年～承応2(1653)年
安土桃山時代～江戸時代前期の鉱業家。寛永の飢饉では所蔵の米を供出し窮民を救済。
¶人名，日人

林譲治　はやしじょうじ
嘉永3(1850)年～昭和14(1939)年
明治期の歯科医師。
¶神奈川人

林勝三　はやししょうぞう
明治27(1894)年～昭和38(1963)年
明治～昭和期の医師。眼科。
¶近医

林伸一　はやししんいち
昭和7(1932)年2月21日～平成21(2009)年4月20日
昭和～平成期の医師。専門は生化学、栄養学。
¶科学，近医

林随仙　はやしずいせん
享和2(1802)年～慶応3(1867)年3月10日
江戸時代後期～末期の医家。
¶徳島百，徳島歴

林暲　はやしすすむ
明治34(1901)年12月5日～昭和42(1967)年10月21日
昭和期の精神医学者。松沢病院院長。精神衛生行政の確立に尽力。著書に「精神分裂病の予後および治療」。
¶科学，近医，現情，新潮，人名7，世紀，日人

林誠安　はやしせいあん
生没年不詳
江戸時代後期の医師。
¶国書

林正旦　はやしせいたん
生没年不詳
江戸時代前期の医師。
¶国書

林鼐　はやしたかし
→木々高太郎(きぎたかたろう)

林田スエ子 はやしだすえこ
明治38(1905)年2月10日〜昭和20(1945)年3月27日
昭和期の助産婦、社会運動家。日本農民組合愛媛県連会員。夫哲雄の影響で、労働農民党小松支部の結成に参加。三島無産者診療所で勤務。
¶近女，社運，社史，女運，女性，女性普，世紀，日人

林田健男 はやしだたけお
明治42(1909)年〜平成1(1989)年
大正〜昭和期の医師。外科。
¶近医

林田騰九郎 はやしだとうくろう
天保14(1843)年〜明治32(1899)年
江戸時代末期〜明治期の政治家。衆議院議員。区長、村長を務め、祖額公正、病院出張所の設置などに尽力。公益家。
¶滋賀百，人名，日人

林淡斎 はやしたんさい
宝永6(1709)年〜寛政3(1791)年3月2日
江戸時代中期〜後期の医師、漢学者。
¶大阪墓，国書

林淡水 はやしたんすい
＊〜天明2(1782)年
江戸時代中期の医師、漢学者。
¶大阪人(㊥元禄13(1700)年 ㊙天明2(1782)年9月)，国書(㊥元禄14(1701)年 ㊙天明2(1782)年9月23日)

林紀 はやしつな
→林研海(はやしけんかい)

林テル はやしてる
嘉永7(1854)年〜大正9(1920)年
明治〜大正期の修道女。伝道と孤児・病人の救済に尽くした。
¶世紀(㊥嘉永7(1854)年3月10日 ㊙大正9(1920)年10月16日)，長崎百，日人

林輝明 はやしてるあき
昭和4(1929)年2月1日〜
昭和〜平成期の生薬学者。小城製薬取締役研究所長。
¶現執3期

林東庵 はやしとうあん
生没年不詳
江戸時代後期の医師。
¶国書

林洞海 はやしどうかい
文化10(1813)年〜明治28(1895)年2月2日
江戸時代末期〜明治期の蘭方医。大阪医学校校長。小倉藩医となり、二之丸製鉄所に出仕。のち権大典医など。
¶朝日(㊥文化10(1813)年3月3日(1813年4月3日))，維新，江人，江文，科学(㊥文化10(1813)年3月3日)，近現，近世，国際，国史，国書(㊥文化10(1813)年3月3日)，コン改，コン4，コン5，史人(㊥1813年3月3日)，新潮(㊥文化10(1813)年3月 ㊙明治28(1895)年2月)，人名，全書，大百，徳川臣，長崎遊，日史(㊥文化10(1813)年3月3日)，日人，幕末，幕末大(㊥文化10(1813)年2月3日)，百科，洋学

林東儀 はやしとうぎ
宝暦5(1755)年〜文政11(1828)年7月23日
江戸時代中期〜後期の藩医・歌人。
¶徳島百，徳島歴

林洞斉(林洞斎) はやしどうさい，はやしとうさい
天保11(1840)年11月10日〜明治10(1877)年1月28日
明治期の蘭方医。
¶根千(林洞斎 はやしとうさい)，北海道百，北海道歴

林東陽 はやしとうよう
延享3(1746)年〜＊
江戸時代後期の儒医。
¶大阪人(㊥文政8(1825)年11月)，大阪墓(㊙文化2(1805)年12月17日)

林道倫 はやしどうりん
→林道倫(はやしみちとも)

林敏雄 はやしとしお
明治21(1888)年4月〜昭和34(1959)年
大正〜昭和期の医師。市立札幌病院長。
¶札幌，北海道百，北海道歴

林直助 はやしなおすけ
明治4(1871)年3月24日〜昭和28(1953)年5月14日
大正〜昭和期の寄生虫学者。愛知医科大学教授。風土病の研究を続け、恙虫および恙虫病の研究で業績を残す。
¶科学，近医，現情，人名7，世紀，新潟百別，日人

林信雄 はやしのぶお
明治30(1897)年4月8日〜昭和39(1964)年11月12日
大正〜昭和期の医学者。放射線医学の先駆者。
¶庄内，山形百

林一 はやしはじめ
大正11(1922)年〜昭和53(1978)年
昭和期の口腔外科医。
¶鳥取百

林曄 はやしはじめ
慶応2(1866)年〜昭和19(1944)年3月3日
明治〜大正期の整形外科学者。東京市医師会長。日本整形外科学会設立の発起人、整形外科の普及開拓に尽力。
¶海越新(㊥慶応2(1866)年5月18日)，科学(㊥1866年(慶応2)5月18日)，近医，人名7，渡航(㊥1866年5月20日)，日人

林原健 はやしばらけん
昭和17(1942)年1月12日〜
昭和〜平成期の実業家、医薬業者。林原社長、林原生物化学研究所社長。専門はバイオテクノロ

ジー。抗がん剤開発に取り組み、インターフェロンの大量生産化に成功。
¶現朝，世紀，日人

林春雄 はやしはるお
明治7(1874)年2月25日～昭和27(1952)年1月1日
明治～昭和期の薬理学者。東京帝国大学教授、公衆衛生院院長。伝染病研究所所長、遞信病院院長などを歴任。著書に「薬理学」など。
¶科学，科技，近医，現情，新潮，人名7，世紀，渡航，日人

林久雄 はやしひさお
大正6(1917)年～
昭和期の社会福祉学者。大垣女子短期大学教授。
¶現執1期

林秀男 はやしひでお
大正9(1920)年10月7日～
昭和～平成期の病理学者。専門は実験病理学。三重県立大教授、熊本大学教授などを歴任。
¶現朝，世紀，日人

林秀蔵 はやしひでぞう
明治4(1871)年～昭和19(1944)年
明治～昭和期の医師。
¶鳥取百

林秀光 はやしひでみつ
昭和13(1938)年9月22日～
昭和～平成期の医師。外科、誠仁会協和病院顧問、水の会主幹。
¶現執3期，現執4期

林富士馬 はやしふじま
大正3(1914)年7月15日～平成13(2001)年9月4日
昭和期の文芸評論家、医師。小児科医。
¶紀伊文，近医，近文，現朝，現詩，現執1期，現執2期，現情，新文，世紀，日人，俳文

林文雄 はやしふみお
明治33(1900)年11月26日～昭和22(1947)年7月18日
大正～昭和期の医師。星塚敬愛学園初代園長。
¶キリ，近医，姓氏鹿児島(㊥1901年)

林富美子 はやしふみこ
明治40(1907)年～平成19(2007)年
大正～平成期の救ハンセン病の医師。
¶近医，近女，御殿場，静岡女，静岡歴

林文節 はやしぶんせつ
生没年不詳
江戸時代後期の医師。
¶国書，新潟百

林甫三 はやしほさん
文化9(1812)年～明治23(1890)年
江戸時代後期～明治期の小諸藩医。種痘を施した。
¶姓氏長野，長野歴

林正俊 はやしまさとし
明治27(1894)年4月17日～昭和51(1976)年9月30日
大正～昭和期の社会福祉事業家。
¶福岡百

林正秀 はやしまさひで
昭和1(1926)年～
昭和～平成期の医師。
¶YA

松正義 はやしまさよし
昭和12(1937)年4月17日～
昭和期の教育者。
¶視覚

松道夫 はやしみちお
昭和38(1963)年8月27日～
昭和～平成期のマッサージ・はり治療師、政治家。
¶視覚

林道倫 はやしみちとも
明治18(1885)年12月21日～昭和48(1973)年3月28日　⑲林道倫《はやしどうりん》
大正～昭和期の医学者。岡山大学学長。精神科学を専門とし、日本脳炎ビールスの分離培養で知られる。
¶岡山人（はやしどうりん），岡山百，岡山歴，科学，近医，現情，人名7，精医，世紀，日人

林完煕 はやしもとあきら
→林良適（はやしりょうてき）

林元業 はやしもとなり
生没年不詳
江戸時代中期の医師。
¶国書

林基之 はやしもとゆき
大正2(1913)年6月17日～昭和52(1977)年2月19日
昭和期の産婦人科医学者。東邦大学教授。日本不妊学会副理事長、国際不妊学会総事務局を歴任。著書に「婦人科治療学」等。
¶科学，近医，現情，人名7，世紀，日人，和歌山人

林泰 はやしやすし
昭和18(1943)年～
昭和～平成期の医師。有楽橋クリニック、鐘ケ淵クリニック。
¶現執4期

林㤗史 はやしやすふみ
昭和14(1939)年8月23日～
昭和～平成期の医師。東京都老人医療センター院長、東京都老人総合研究所所長。
¶現執4期

林康之 はやしやすゆき
大正14(1925)年～平成11(1999)年
昭和～平成期の医師。専門は臨床検査医学。
¶近医

林佑子 はやしゆうこ
昭和4(1929)年11月2日～
昭和～平成期のオルガン奏者。フェリス女学院大学教授、聖路加国際病院オルガニスト。

¶音人, 音人2, 音人3, 芸能

林雄造 はやしゆうぞう
明治24(1891)年〜平成3(1991)年
明治〜平成期の医師。眼科。
¶近医

早矢仕有的 はやしゆうてき
天保8(1837)年8月9日〜明治34(1901)年2月18日
㊙丸屋善七《まるやぜんしち》, 早矢仕有的《はやしありまと, はやしうてき》
明治期の医師、実業家。丸屋書店社長。丸屋書店(現丸善)を創業。のち書店丸屋善七を開店、外国書籍輸入、医書出版を行う。
¶朝日(㊕天保8年8月9日(1837年9月8日)), 維新(はやしうてき), 岩史, 神奈川人, 神奈川百, 郷土岐阜(はやしありまと), 近医, 近現, 近文(丸屋善七 まるやぜんしち), 国史, コン改, コン5, 史人, 実業, 出版, 出文, 新潮(㊕天保8(1837)年8月), 姓氏神奈川, 先駆, 全書, 東海, 日史, 日人, 幕末(はやしうてき), 百科, 明治2, 洋学, 歴大

林幸男 はやしゆきお
昭和22(1947)年5月11日〜
昭和期の鍼灸マッサージ師、社会運動家。
¶視覚

林義雄 はやしよしお
明治36(1903)年6月5日〜昭和46(1971)年7月12日
大正〜昭和期の医師、音楽学者(音声生理学)。
¶音人, 近医

林義方 はやしよしかた
生没年不詳
江戸時代中期の医師。
¶国書

林良材 はやしよしき(りょうざい)
明治24(1891)年〜昭和54(1979)年
明治〜昭和期の医師。内科。
¶近医

林義子 はやしよしこ
昭和11(1936)年8月11日〜
昭和期の人間関係問題カウンセラー、ボランティア指導者。いのちの電話事務局ディレクター、カトリック援助修道会修道女。
¶現執2期

林義貢 はやしよしつぐ
昭和5(1930)年4月29日〜
昭和〜平成期の鍼灸師、カイロプラクティック師、気功師、柔整師。むさし野健康センター所長、日本カイロプラクティック師会副会長。
¶現執3期

林芳信 はやしよしのぶ
明治23(1890)年4月18日〜昭和52(1977)年11月1日
明治〜昭和期の内科学者。
¶岡山歴, 近医, 現情

林義人 はやしよしひと
昭和24(1949)年7月14日〜
昭和〜平成期のフリーライター、実業家。大洋プロ代表取締役。専門は医療・医学、環境問題。
¶現執3期, 現執4期

林良博 はやしよしひろ
昭和21(1946)年7月12日〜
昭和〜平成期の動物評論家。東京大学大学院農学生命科学研究科教授・農学部長。専門は寄生虫学、獣医学。
¶現執4期

林米吉 はやしよねきち
安政2(1855)年〜昭和20(1945)年
江戸時代末期〜昭和期の眼科医。
¶眼科

林柳波 はやしりゅうは
明治25(1892)年3月18日〜昭和49(1974)年3月27日
明治〜昭和期の童謡詩人、教育者、薬学者。明治薬科大学講師。「うみ」「おうま」「うぐいす」などを作詞。
¶郷土群馬, 群馬人, 群馬百, 児文, 世紀, 姓氏群馬, 日児, 日人

林隆甫 はやしりゅうほ
生没年不詳
明治期の医師。
¶飛騨

林了 はやしりょう
明治41(1908)年3月9日〜昭和28(1953)年12月20日
昭和期の歯科医師、政治家。参議院議員。日本大学歯学部教授、日本歯科医師会常務理事歴任後、参議院議員当選。
¶現情, 人名7, 世紀, 政治, 日人

林良益 はやしりょうえき
天明7(1787)年〜弘化3(1846)年
江戸時代後期の尾張藩の奥医師。
¶茶道

林良材 はやしりょうざい
→林良材(はやしよしき)

林良造 はやしりょうぞう
天保11(1840)年〜大正6(1917)年
江戸時代末期〜大正期の医師、教育者。
¶鳥取百

林良泰 はやしりょうたい
嘉永5(1852)年〜大正7(1918)年
江戸時代末期〜大正期の医師。
¶姓氏愛知

林良適 はやしりょうてき
元禄8(1695)年〜享保16(1731)年 ㊙林完煕《はやしもとあきら》, 林完煕《はやしもとあきら》
江戸時代中期の幕府医師。将軍徳川吉宗の命により「馬経大全」を和解。
¶朝日(㊕元禄8年10月23日(1695年11月29日))

[没]享保16年1月22日（1731年2月28日）），国書（[生]元禄8（1695）年10月23日　[没]享保16（1731）年1月22日），新潮（[没]享保16（1731）年1月），徳川臣（林完熙　はやしもとあきら），日人

早瀬圭一　はやせけいいち
昭和12（1937）年12月14日～
昭和～平成期のノンフィクション作家。龍谷大学教授、東洋英和女学院大学教授。専門は高齢化社会と福祉。著書に「長い午後」「人はなぜボケるのか」など。
¶大阪文，現執2期，現執3期，現執4期，現情，世紀，日人，マス89

早瀬正二　はやせしょうじ
大正2（1913）年～平成3（1991）年
昭和～平成期の医師。内科（循環器）。
¶近医

早瀬昇　はやせのぼる
昭和30（1955）年～
昭和～平成期の社会運動家、研究者。大阪ボランティア協会理事・事務局長。
¶YA

早瀬春子　はやせはるこ
大正3（1914）年～昭和60（1985）年3月1日
昭和期の社会事業家。
¶女性，女性普

早野三郎　はやのさぶろう
大正12（1923）年3月5日～平成21（2009）年
昭和～平成期の眼科学者。岐阜大学教授。
¶近医，現情

早野竜三　はやのたつぞう
明治15（1882）年～昭和36（1961）年
明治～昭和期の医師。眼科。
¶近医

早野連之助　はやのれんのすけ
～昭和5（1930）年
明治～大正期の歯科医師。
¶神奈川人

羽山維積（羽山維碩）　**はやまいせき**
文化5（1808）年～明治11（1878）年4月7日
江戸時代末期～明治時代の医師。種痘の普及に尽力。
¶幕末，幕末大（[生]文化5（1808）年6月24日），和歌山人（羽山維碩）

端山卓五　はやまたくご
？　～天保3（1832）年7月14日
江戸時代後期の医師、俳人。
¶国書

羽山直記　はやまなおき
弘化3（1846）年～明治35（1902）年
江戸時代後期～明治期の医学者。
¶和歌山人

速水猛　はやみたけし
明治6（1873）年3月～大正12（1923）年6月11日
明治～大正期の渡航者。
¶近医，姓氏京都，渡航

速水決　はやみひろし
明治41（1908）年10月1日～平成3（1991）年10月10日
昭和～平成期の栄養学者、実践女子大学名誉教授。専門は栄養病理学。
¶科学

原安適　はらあんてき
生没年不詳
江戸時代前期～中期の医師、歌人。
¶日人

馬来　ばらい
＊～寛政4（1792）年7月12日
江戸時代中期～後期の俳人・医師。
¶国書（[生]元文4（1739）年），俳文（[生]？）

原勇　はらいさむ
安政1（1854）年～大正3（1914）年
明治～大正期の医師。
¶大分歴

原右膳　はらうぜん
天明4（1784）年～元治1（1864）年
江戸時代後期の医師。
¶静岡歴，姓氏静岡，幕末，幕末大

原芸庵〔1代〕　はらうんあん
寛永20（1643）年～享保1（1716）年
江戸時代前期～中期の医師。中国の医書「傷寒論」を研究。
¶人名（原芸庵），姓氏京都（原芸庵　生没年不詳），日人（原芸庵〔1代〕）

原芸庵〔2代〕　はらうんあん
？　～安永5（1776）年
江戸時代中期の医師。初代原芸庵の子。京都から江戸に移住。
¶日人

原雲沢　はらうんたく
？　～安永3（1774）年
江戸時代中期の医師。
¶国書（[生]宝永7（1710）年　[没]安永3（1774）年7月20日），人名，日人

原栄作　はらえいさく
明治12（1879）年～昭和33（1958）年
明治～昭和期の医師。
¶静岡歴，姓氏静岡

原槐里　はらかいり
文化6（1809）年～明治13（1880）年
江戸時代末期の医師。
¶岡山人，岡山歴

原勝己　はらかつみ
明治29（1896）年8月8日～昭和51（1976）年2月19日
大正～昭和期の医師。
¶岡山百，岡山歴

原要 はらかなめ
　明治27（1894）年～昭和37（1962）年
　明治～昭和期の医師。外科。
　¶近医

原城かつ子 はらきかつこ
　明治32（1899）年7月～昭和8（1933）年10月4日
　大正～昭和期の医師。
　¶近女，社史，女運

原亨 はらきょう
　明治28（1895）年2月12日～昭和62（1987）年
　明治～昭和期の医師。内科。
　¶岡山歴（⊗昭和62（1987）年1月4日），科学
　　（⊗1987年（昭和62）1月1日），近医

原瑾 はらきん
　明和4（1767）年～文政4（1821）年
　江戸時代中期～後期の戸田家の藩医。
　¶姓氏愛知

原勤堂 はらきんどう
　文政8（1825）年～明治29（1896）年
　江戸時代末期～明治期の医師。
　¶大阪人（⊗明治29（1896）年1月），人名，日人

原口文益 はらぐちぶんえき
　文化13（1816）年～慶応3（1867）年
　江戸時代後期～末期の安蘇郡下永野村に開塾した
　教育者，医師，出流山挙兵に参加。
　¶栃木歴

原口隆造 はらぐちりゅうぞう
　＊～明治34（1901）年11月12日
　江戸時代末期～明治期のドイツ語教師。独逸学校
　教授。京都府療病院監事，京都医学予科校講師等
　を歴任。著書に「独逸語階梯」。
　¶学校（⊕安政1（1854）年），洋学（⊕嘉永5
　　（1852）年）

原邦郎 はらくにろう
　明治31（1898）年3月13日～昭和21（1946）年4月
　16日
　大正・昭和期の医師。
　¶飛騨

原慶子 はらけいこ
　昭和20（1945）年1月26日～
　昭和～平成期のソーシャルワーカー。新生の園
　園長。
　¶現執3期，現執4期

原敬常 はらけいじょう
　→敬常（けいじょう）

原桂仙 はらけいせん
　＊～明治22（1889）年1月20日
　江戸時代末期～明治期の医師。維新後ドイツに留
　学。陸軍軍医を経て東京飯田町で産婦人科開業。
　¶海越（⊕天保10（1839）年），海越新（⊕天保10
　　（1839）年），渡航（⊕1841年12月20日），洋学
　　（⊕天保12（1841）年）

原敬中 はらけいちゅう
　→原恭胤（はらやすたね）

原玄一郎 はらげんいちろう
　明治7（1874）年～昭和21（1946）年
　明治～昭和期の医師（海外医療活動）。
　¶近医

原玄琢（原元琢） はらげんたく
　寛永8（1631）年～享保3（1718）年
　江戸時代前期～中期の医師，造林提唱者。
　¶朝日（⊗享保3年5月20日（1718年6月18日）），
　　近世，国史，コン改，コン4，コン5，島根人，
　　島根百（原元琢），島根歴，新潮，世人，日人

原元麟 はらげんりん
　生没年不詳
　江戸時代後期の医師。
　¶国書

原耕 はらこう
　明治9（1876）年～昭和8（1933）年
　明治～昭和期の政治家。衆議院議員，医師，南方
　鰹漁場の開発者。
　¶鹿児島百，薩摩，姓氏鹿児島，日人（⊕明治9
　　（1876）年2月7日，⊗昭和8（1933）年8月3日）

原耕太郎 はらこうたろう
　明治5（1872）年～昭和7（1932）年
　明治～昭和期の飯田病院の創立者，医師。
　¶長野歴

原栄 はらさかえ
　明治12（1879）年10月22日～昭和17（1942）年9月
　18日
　明治～昭和期の渡航者。
　¶近医，渡航

原崎勇次 はらざきゆうじ
　大正13（1924）年1月17日～
　昭和～平成期の健康法研究家，経営・技術コンサ
　ルタント。原崎総合コンサルタント所長。
　¶現執3期

原三郎 はらさぶろう
　明治30（1897）年6月28日～昭和59（1984）年6月
　19日
　大正～昭和期の歌人。即物的作風を展開。歌集に
　「朝の実験室」「原三郎全歌集」。
　¶科学，近医，近文，群馬人，現情，世紀，姓氏
　　群馬，短歌

原沢金一郎 はらさわきんいちろう
　明治33（1900）年～
　大正～昭和期の医師。
　¶群馬人

原沢仁斎 はらさわじんさい
　明治27（1894）年～昭和18（1943）年
　大正～昭和期の医師。
　¶姓氏群馬

原沢文仲 はらさわぶんちゅう
　宝暦14（1764）年～天保10（1839）年

江戸時代中期～後期の医師。
¶群新百，群馬人，国書（[没]天保10（1839）年5月3日），姓氏群馬

原三右衛門　はらさんうえもん
？　～明和4（1767）年
江戸時代中期の肥前唐津藩医、儒学者。
¶藩臣7

原三信　はらさんしん
？　～正徳1（1711）年
江戸時代中期の外科医。
¶朝日（[没]正徳1年8月30日（1711年9月30日）），科学（[没]正徳1（1711）年8月30日），長崎遊（[生]？），日人

原子蔵　はらしぞう
寛延1（1748）年～文政11（1828）年
江戸時代中期～後期の戸田家の藩医。
¶姓氏愛知

原島玄徳　はらしまげんとく
～慶応4（1868）年
江戸時代末期の医師。
¶幕埼

原島進　はらじますすむ
明治34（1901）年5月17日～昭和47（1972）年7月27日
昭和期の衛生学者。慶応義塾大学教授。衛生学の立場から工業中毒、環境生理学、社会医学を研究、藍綬褒章受章。
¶科学，近医，現情，人名7，世紀，日人

原潤庵　はらじゅんあん
生没年不詳
江戸時代の母里藩医、庶民教育の先覚者。
¶島根歴

原澄治　はらすみじ
明治11（1878）年7月23日～昭和43（1968）年1月4日
大正～昭和期の経営者、社会事業家。倉敷図書館、倉敷天文台を創設、地域福祉の向上にもつとめた。
¶岡山人，岡山百（[生]明治11（1878）年7月22日），岡山歴，世紀，日人

原省庵　はらせいあん
生没年不詳
江戸時代中期の医師。
¶国書

原双桂　はらそうけい
享保3（1718）年10月13日～明和4（1767）年
江戸時代中期の儒学者。伊藤東涯に師事。
¶朝日（[生]享保3年10月13日（1718年11月5日）[没]明和4年9月4日（1767年9月26日）），国書（[没]明和4（1767）年閏9月4日），詩歌，新潮（[没]明和4（1767）年9月4日），人名，姓氏京都，世人（[没]明和4（1767）年9月4日），長崎遊，日人，藩臣3，和俳（[没]明和4（1767）年9月4日）

原田彰　はらだあきら
明治41（1908）年～昭和42（1967）年
大正～昭和期の医師。泌尿器科。
¶近医

原大順　はらたいじゅん
寛政6（1794）年～安政5（1858）年
江戸時代後期～末期の東分知家医師。
¶鳥取百

原田永之助　はらだえいのすけ
明治25（1892）年～昭和21（1946）年
明治～昭和期の眼科医。
¶眼科，近医

原田儀一郎　はらだぎいちろう
明治43（1910）年～昭和41（1966）年
大正～昭和期の医師。皮膚科。
¶近医

原田賢治　はらだけんじ
大正8（1919）年1月15日～
昭和期の細菌学者。
¶群馬人

原田研介　はらだけんすけ
昭和16（1941）年～平成21（2009）年
昭和～平成期の医師。小児科。
¶近医

原田見智　はらだけんち
寛延1（1748）年～文化14（1817）年
江戸時代後期の医師。
¶長野歴

原田元貞　はらだげんてい
→原田元貞（はらだもとさだ）

原田謙堂　はらだけんどう
文化11（1814）年～明治26（1893）年12月9日
江戸時代末期～明治期の医師。江戸で蘭方医学を学び、種痘を実施。
¶岡山人，眼科，人名，鳥取百，日人，幕末，幕末大

原田静江　はらだしずえ
明治17（1884）年～昭和48（1973）年
明治～昭和期の看護師（助産師）。
¶近医

原田鵲斎　はらだじゃくさい
→原田鵲斎（はらだせきさい）

原田正二　はらだしょうじ
→原田正二（はらだせいじ）

原田二郎　はらだじろう
嘉永2（1849）年10月10日～昭和5（1930）年5月5日
明治～大正期の実業家。鴻池銀行理事となり同家の改革に当たる。原田積善会を設立、社会事業に貢献。
¶朝日（[生]嘉永2年10月10日（1849年11月24日）），近現，国史，コン改，コン5，実業，新潮，人名，世紀，日人

原田季夫　はらだすえお
明治41（1908）年2月20日～昭和42（1967）年1月4

は

日
昭和期の牧師、ハンセン病患者伝道者。
¶キリ

原田正二　はらだせいじ
大正2(1913)年8月～　[別]原田正二《はらだしょうじ》
昭和期の社会福祉学者、地域組織活動研究者。大正大学教授。
¶現執1期，現執2期(はらだしょうじ)

原田靖堂　はらだせいどう
文化8(1811)年～嘉永1(1848)年
江戸時代後期の医家。
¶大阪人([没]嘉永1(1848)年5月)，大阪墓([没]嘉永1(1848)年5月4日)

原田鵲斎　はらだせきさい
宝暦13(1763)年～文政10(1827)年2月16日
[別]原田鵲斎《はらだじゃくさい》
江戸時代中期～後期の医師。
¶国書，新潟百(はらだじゃくさい)

原田節斎　はらだせっさい
安永7(1778)年～嘉永4(1851)年
江戸時代後期の儒医。
¶大阪人([没]嘉永4(1851)年8月)，大阪墓([没]嘉永4(1851)年8月19日)

原田帯霞　はらだたいか
文化4(1807)年～明治4(1871)年　[別]原田帯霞《はらだたいせき》
江戸時代末期～明治期の医師。鳥取藩医。種痘術を学び、因伯地方において牛痘の接種に尽力。
¶眼科(はらだたいせき)，鳥取百，藩臣5，洋学

原田帯霞　はらだたいせき
→原田帯霞(はらだたいか)

原田隆宜　はらだたかよし
大正10(1921)年～平成11(1999)年
昭和～平成期の医師。青森県医師会長。
¶青森人

原田種彦　はらだたねひこ
天明4(1784)年～安政4(1857)年
江戸時代後期の医師。
¶長崎遊

原田貞吉　はらだていきち
嘉永5(1852)年～昭和7(1932)年
江戸時代末期～昭和期の医師。我が国医学思想の発展のため貢献。著書に「中外医事新報」。
¶近医，洋学

原田東岷　はらだとうみん
明治45(1912)年2月14日～平成11(1999)年6月25日
昭和期の医師、平和運動家。外科医。
¶近医，世紀，日人，平和

原胤昭　はらたねあき
嘉永6(1853)年2月2日～昭和17(1942)年2月23日
明治期のキリスト教社会事業家。キリスト教書店十字屋創業。のち出獄人保護所を建設、厚生保護に当たった。
¶浮絵，キリ([生]嘉永6年2月2日(1853年3月11日))，近現，現朝([生]嘉永6年2月2日(1853年3月11日))，国史，コン改，コン5，史人，出文，新潮，人名7，世紀，先駆，全書，徳川臣，日史，日人，幕末，百科，北海道百，北海道歴，歴大

原田禹雄　はらだのぶお
昭和2(1927)年9月12日～
昭和～平成期の医師、歌人。
¶京都文，現執4期，短歌

原田正純　はらだまさずみ
昭和9(1934)年9月14日～平成24(2012)年
昭和～平成期の医学者、医師。精神科、熊本大学教授。水俣病、アマゾン川の水銀汚染などの世界の公害病に取り組む。著書に「水俣病」など。
¶科学([没]2012年(平成24)6月11日)，熊本人，現朝，現執3期，現執4期，現情，現人，精医，世紀，日人，マス89

原田正文　はらだまさふみ
昭和20(1945)年～
昭和～平成期の医師。大阪人間科学大学社会福祉学科教授。
¶現執4期

原田政美　はらだまさみ
大正11(1922)年11月10日～
大正～昭和期の眼科学者。
¶視覚

原田無関　はらだむかん
延享1(1744)年～文化4(1807)年7月8日
江戸時代中期～後期の医師。
¶国書

原田基男　はらだもとお
明治43(1910)年8月26日～昭和34(1959)年10月16日
昭和期の整形外科学者。大阪大学医学部教授。「骨と栄養」を研究主題とし、整形外科の基礎的研究を開拓。
¶大阪人([没]昭和34(1959)年1月)，近医，現情，人名7，世紀，日人

原田元貞　はらだもとさだ
[別]原田元貞《はらだげんてい》
明治期の医学者。
¶岡山百(生没年不詳)，岡山歴(はらだげんてい)

原田優游　はらだゆうゆう
安永7(1778)年～嘉永4(1851)年8月19日
江戸時代中期～後期の医師、漢学者。
¶国書

原田雪松　はらだゆきまつ
明治21(1888)年～昭和35(1960)年
大正・昭和期の獣医。
¶熊本人

原田豊　はらだゆたか
嘉永3(1850)年3月～明治27(1894)年6月3日

江戸時代後期～明治期の渡航者。
¶近医，渡航

原田義孝　はらだよしたか
大正7(1918)年～平成7(1995)年
昭和～平成期の医師。小児科。
¶近医

原田良種　はらだよしたね
明治30(1897)年3月5日～昭和51(1976)年4月27日
昭和期の歯科医学者。日本歯科医師会理事。開業しながら門下生による原田会主催。
¶科学，人名7，世紀，日人

原田良実　はらたよしみ
昭和19(1944)年2月16日～
昭和期の福祉施設職員、点訳者の養成活動者。
¶視覚

原田磊蔵　はらだらいぞう
天保2(1831)年12月15日～大正7(1918)年12月20日
江戸時代末期～明治期の医師。
¶岡山歴

原坦山　はらたんざん
文政2(1819)年10月18日～明治25(1892)年7月27日
明治期の曹洞宗僧侶。蘭医学や仙術を研究。のち東大印度哲学科初代講師となる。
¶朝日([生]文政2年10月18日(1819年12月5日))，維新，江戸，角史，神奈川人，神奈川百，近現，近世，国史，国書，コン改，コン4，コン5，史人，思想史，新潮，人名，世人，世百，全書，大百，哲学，日史，日人，日本，幕末，幕末大，百科，福島百，仏教，仏人，歴大

原澄斎　はらちょうさい
生没年不詳
明治期の蘭方医。
¶沖縄百

原道円　はらどうえん
？　～寛政7(1795)年6月12日
江戸時代中期～後期の医師、蘭学者。
¶国書

原俊夫　はらとしお
大正14(1925)年～昭和57(1982)年
昭和期の医師。精神科、神経内科。
¶近医

原富之　はらとみゆき
大正13(1924)年11月29日～平成23(2011)年6月15日
昭和～平成期の生理学者、大阪大学名誉教授。専門は感覚生理学。
¶科学

原南陽　はらなんよう
宝暦3(1753)年～文政3(1820)年
江戸時代中期～後期の医師。
¶朝日([生]宝暦3年6月12日(1753年7月12日)　[没]文政3年8月15日(1820年9月21日))，茨城百，茨城歴，近世，国史，国書([生]宝暦3(1753)年6月12日　[没]文政3(1820)年8月15日)，コン改，コン4，コン5，人書94，人名，世人([没]文政3(1820)年8月16日)，全書，日人，藩臣2，洋学

原隼人　はらはやと
明治22(1889)年～昭和44(1969)年
明治～昭和期の海軍軍医(内科)。
¶近医

原文鳳　はらぶんぽう
文化7(1810)年～慶応1(1865)年
江戸時代後期～末期の医師。
¶姓氏長野

原方平　はらほうへい
文化6(1809)年～明治13(1880)年
江戸時代末期～明治期の医師。美作北方村で開業、種痘の普及に尽力。
¶洋学

原真　はらまこと
昭和11(1936)年8月16日～
昭和期の医師、登山家。外科・形成外科、原病院理事長、高山研究所所長。
¶現執2期

原実　はらみのる
明治30(1897)年1月22日～平成3(1991)年5月22日
昭和期の栄養学者。慶応義塾大学医学部教授。著書に「病人の栄養と食餌」など。
¶科学，現執1期

原村元貞　はらむらげんてい
文政11(1828)年11月1日～明治40(1907)年7月5日　[別]原村元貞《はらむらもとさだ》
江戸時代末期～明治期の医師。美作津山で開業。産科を得意とし、名医として知られた。
¶岡山人(はらむらもとさだ)，岡山歴，洋学

原村元貞　はらむらもとさだ
→原村元貞(はらむらげんてい)

原恭胤　はらやすたね
寛延1(1748)年～寛政5(1793)年　[別]原敬中《はらけいちゅう》
江戸時代中期の医師、儒者。
¶江文(原敬中　はらけいちゅう)，人名，日人

原勇三　はらゆうぞう
明治14(1881)年～昭和19(1944)年
明治～昭和期の外科医。
¶姓氏長野

原祐民　はらゆうみん
天保8(1837)年9月～大正15(1926)年9月
江戸時代末期～大正期の医師。医学研修のためドイツに留学。郷土の子弟の教育に尽力。
¶海越，海越新，渡航

原有隣　はらゆうりん
文政11(1828)年～明治41(1908)年3月6日

江戸時代末期～明治期の医師。福島藩医。維新後、県立病院に勤務したのち開業。
¶人名，日人，幕末，幕末大

原善材 はらよしき
？ ～安永4(1775)年
江戸時代中期の医師。
¶人名

原老柳 はらろうりゅう
天明3(1783)年～安政1(1854)年
江戸時代後期の医師。
¶大阪人([生]天明2(1782)年 [没]安政1(1854)年6月)，大阪墓([没]安政1(1854)年6月)，人名，長崎遊，日人，兵庫人([生]天明3(1783)年2月 [没]安政1(1854)年6月1日)，兵庫百

巴陵宣祐 はりょうせんゆう
明治32(1899)年7月9日～昭和52(1977)年5月2日
大正～昭和期の産婦人科医師、医史学者。著書に「西洋医学史」「人類性生活史」など。
¶近医，新潮

春木煥光 はるきあきみつ
→春木煥光(はるきてるみつ)

春木三応 はるきさんおう
正保3(1646)年～＊
江戸時代中期の医師、華道家。谷川延林の孫を妻としたことから華道を継承。
¶人名([没]1719年)，日人([没]1720年)

春木秀次郎 はるきしゅうじろう
明治23(1890)年～昭和33(1958)年
明治～昭和期の医師。内科(結核病学)。
¶近医

春木煥光 はるきてるみつ
[別]春木煥光《はるきあきみつ》
江戸時代中期～後期の神官、本草家。
¶国書(はるきあきみつ [生]安永6(1777)年 [没]天保14(1843)年2月3日)，新潮([生]明和4(1767)年 [没]？)，人名(はるきあきみつ [生]1777年 [没]1843年)，日人([生]1767年 [没]？)

春田操 はるたみさお
明治28(1895)年11月28日～昭和51(1976)年4月10日
大正～昭和期の医師、アララギ派歌人。
¶宮崎百

春名一碧 はるないっぺき
寛政5(1793)年～文政12(1829)年
江戸時代後期の医師。
¶洋学

春名柳窓 はるなりゅうそう
寛政5(1793)年～文政12(1829)年
江戸時代後期の医家。蘭学者。
¶大阪人([没]文政12(1829)年1月)，大阪墓

春別府トメ はるべっぷとめ
明治36(1903)年～昭和53(1978)年
昭和期の社会事業家。野方村婦人会長、農村託児所経営者。
¶姓氏鹿児島

春見建一 はるみけんいち
昭和2(1927)年～平成14(2002)年
昭和～平成期の医師。内科。
¶近医

春本幸子 はるもとさちこ
昭和8(1933)年9月29日～
昭和～平成期のスモン病患者。兵庫県スモンの会会長。裁判闘争などで患者救済に尽力。薬害・医療被害情報センター常務理事。
¶現朝，世紀

春山満 はるやまみつる
昭和29(1954)年2月13日～
昭和～平成期の実業家。ハンディネットワークインターナショナル代表取締役社長。専門は総合ヘルスケア、医療福祉分野。
¶現執4期

半月 はんげつ
→柿谷半月(かきたにはんげつ)

万代常閑 ばんだいじょうかん
→万代常閑(もずじょうかん)

飯田金枝 はんだかなえ
明治43(1910)年～昭和45(1970)年3月12日
昭和期の助産婦。笠置村議会議員、恵那市議会議員。
¶社史

繁田くら はんだくら
明治22(1889)年8月26日～昭和30(1955)年9月18日
大正～昭和期の埼玉県内で最初の民間保育園所創立者。
¶埼玉人

飯田三美 はんださんび
明治38(1905)年～昭和12(1937)年10月13日
昭和期の医師。福知山大衆診療所長。
¶社史

伴忠康 ばんただやす
大正3(1914)年5月12日～平成10(1998)年
昭和～平成期の解剖学者。大阪大学教授、兵庫医科大学教授。
¶近医，現情

坂たね ばんたね
嘉永7(1854)年～昭和14(1939)年
明治～昭和期の実業家・社会事業家。
¶愛知女

半田肇 はんだはじめ
大正12(1923)年～平成21(2009)年
昭和～平成期の医師。外科(脳外科)。
¶近医

半田順俊 はんだよしとし
大正4(1915)年～平成5(1993)年

昭和～平成期の医師。専門は解剖学、人類遺伝学。
¶近医

坂東策庵 ばんどうさくあん
？～寛政11（1799）年
江戸時代中期～後期の藩医。
¶徳島百、徳島歴（⑳寛政11（1799）年8月18日）

板東策庵〔3代〕 ばんどうさくあん
生没年不詳
江戸時代後期の医師。
¶長崎遊

板東章 ばんどうしょう
明治34（1901）年2月20日～昭和27（1952）年6月10日
大正～昭和期の医師、俳人。
¶徳島歴

阪東文治郎 ばんどうぶんじろう
明治期の社会事業家。
¶日人

坂東真理子 ばんどうまりこ
昭和21（1946）年8月17日～
昭和～平成期の評論家、作家。内閣府男女共同参画局長。専門は高齢者問題、婦人問題、家族論。
¶現執4期、世紀

伴俊男 ばんとしお
明治34（1901）年～昭和37（1962）年
大正～昭和期の医師。専門は病理学。
¶近医

坂内米太郎 ばんないよねたろう
嘉永5（1852）年～明治36（1903）年
江戸時代後期～明治期の医師。
¶会津

坂野惇子 ばんのあつこ
大正7（1918）年4月11日～平成17（2005）年9月24日
昭和期の実業家。ファミリア創業者。赤ちゃんの発育を医学的に配慮した肌着などを考案、普及に貢献。
¶現朝、世紀、創業、日人

番場庄三郎 ばんばしょうざぶろう
明治6（1873）年～昭和25（1950）年
明治～昭和期の医師。
¶姓氏群馬

万葉裕一 ばんばひろかず
昭和3（1928）年10月30日～
昭和期の医師。
¶飛騨

塙安友 ばんやすとも
→塙安友（はなわやすとも）

伴義雄 ばんよしお
大正10（1921）年4月15日～平成6（1994）年7月16日
昭和～平成期の薬学者。北海道大学教授。専門は有機合成化学、薬品製造学。北海道大学学長、日本薬学会会頭などを歴任。
¶科学、現朝、現情、世紀、全書、日人

伴齢斎 ばんれいさい
弘化2（1845）年～昭和2（1927）年
明治～昭和期の医師。維新後、高富町で開業。後、岐阜に移り大正期まで開業医として活躍。
¶洋学

【ひ】

樋浦誠 ひうらまこと
明治31（1898）年1月4日～平成3（1991）年1月14日
大正～昭和期の植物病理学者。酪農学園大学教授。
¶科学、現情、植物

日江井鉄彦 ひえいてつひこ
昭和16（1941）年4月1日～
昭和期の医師。
¶飛騨

稗田憲太郎 ひえだけんたろう
明治31（1898）年10月22日～昭和46（1971）年2月13日
昭和期の病理学者・寄生虫学者。久留米大学教授。カラーザール、アメーバ赤痢の研究で受賞。
¶科学、近医、現情、人名7、世紀、日人

稗忠男 ひえただお
明治37（1904）年～昭和58（1983）年
昭和期の薬剤師。
¶香川人、香川百

稗田正虎 ひえだまさとら
大正2（1913）年～昭和62（1987）年
昭和期の医師。専門は整形外科、リハビリテーション医学。
¶近医

日置紘士郎 ひおきこうしろう
昭和15（1940）年5月18日～平成19（2007）年2月1日
昭和～平成期の医師。外科。
¶科学、近医

樋貝詮三 ひがいせんぞう、ひかいせんぞう
明治23（1890）年4月3日～昭和28（1953）年1月1日
昭和期の政治家、法学者。衆議院議長、中央大学教授。厚生省恩給局長、保険院長官などを歴任。のち吉田内閣賠償庁長官。
¶近現、現朝、現情、現日、国史、コン改、コン4、コン5、新潮、人名7、世紀、政治、日人、山梨人、山梨百、履歴（ひかいせんぞう）、履歴2（ひかいせんぞう）

檜垣マサ ひがきまさ
大正11（1922）年～平成6（1994）年
昭和～平成期の看護師。
¶近医

檜垣麟三 ひがきりんぞう
明治26(1893)年8月11日～昭和45(1970)年1月29日
昭和期の歯科医学者。琺瑯質表面薄膜の組織学的研究を発表、著書に「根管治療」など。
¶科学, 近医, 現情, 人名7, 世紀, 日人

日影董 ひかげただす
明治26(1893)年～昭和60(1985)年
明治～昭和期の医師。外科。
¶近医

日笠頼則 ひがさよりのり
大正10(1921)年～平成3(1991)年
昭和～平成期の医師。外科。
¶近医

東晃史 ひがしあきふみ
昭和16(1941)年1月20日～
昭和～平成期の発生学、生理学研究者。岡崎国立共同研究機構生理学研究所分子生理研究系助手。
¶現執4期

東栄一 ひがしえいいち
昭和25(1950)年3月19日～
昭和～平成期の医療ジャーナリスト、ノンフィクション作家。東栄一事務所代表。
¶石川文, 現執3期

東清次 ひがしせいじ
明治40(1907)年～
昭和期の獣医師、鹿児島県議会議員。
¶鹿児島百

東昇 ひがしのぼる
大正1(1912)年10月10日～昭和57(1982)年
[別]東昇《あずまのぼる》
昭和期のウイルス学者、京都大学名誉教授。専門は微生物学、電子顕微鏡学。
¶科学([没]1982年(昭和57)10月26日), 近医, 真宗(あずまのぼる [生]大正1(1926)年)

東夢亭 ひがしむてい
→東夢亭(あずまむてい)

東山あかね ひがしやまあかね
昭和22(1947)年8月10日～
昭和～平成期の翻訳家、著述家。日本シャーロック・ホームズ・クラブ主宰。専門はシャーロック・ホームズのほか、社会福祉、難民(ホームレス)問題。
¶現執3期, 現執4期, 児人, ミス

東山紘久 ひがしやまひろひさ
昭和17(1942)年2月20日～
昭和～平成期の臨床心理学者。大阪教育大学教授。
¶現執3期, 現執4期

東勇幸 ひがしゆうこう
大正15(1926)年3月22日～
昭和～平成期の税理士、カウンセラー。東勇幸税理士事務所所長、東勇幸カウンセリングルーム代表。
¶現執2期, 現執3期

東雄司 ひがしゆうじ
昭和3(1928)年～平成12(2000)年
昭和～平成期の医師。精神科。
¶近医

比嘉松栄 ひがしょうえい
明治38(1905)年5月18日～昭和51(1976)年10月12日
昭和期の医師、政治家。
¶沖縄百, 姓氏沖縄

比嘉盛茂 ひがせいも
明治36(1903)年～昭和20(1945)年
昭和期の医師。
¶姓氏沖縄

日向野春総 ひがのはるふさ
昭和16(1941)年4月30日～
昭和～平成期の医師。精神科、等潤病院院長、日向野精神医学研究所所長。
¶現執3期, 現執4期

比嘉メリー ひがめりー
大正1(1912)年2月2日～昭和48(1973)年2月3日
昭和期の教育者、児童福祉事業家。沖縄県立第一高等女学校教諭、児童養護施設愛隣園園長。
¶社史

比企喜代助 ひききよすけ
慶応2(1866)年～昭和19(1944)年
明治～大正期の医師、政治家。平塚町長。
¶神奈川人, 姓氏神奈川

引田一雄 ひきたかずお
明治37(1904)年～平成11(1999)年
大正～平成期の医師。専門は法医学。
¶青森人, 近医

疋田千益 ひきたちます
寛政5(1793)年～明治2(1869)年11月29日
江戸時代末期～明治期の歌人。種痘の奨励に功績があった。
¶国書([生]寛政5(1793)年1月12日), コン改, コン4, コン5, 女性([生]寛政5(1793)年1月), 女性普([生]寛政5(1793)年1月), 人名, 日人, 和俳

疋田甫庵 ひきたほあん
? ～明暦1(1655)年
江戸時代前期の医師、歌人。
¶青森人

疋田泰男 ひきだやすお
昭和13(1938)年2月19日～
昭和期の福祉施設職員。
¶視覚

引田雄輔 ひきたゆうすけ
明治10(1877)年～昭和19(1944)年
明治～昭和期の医師。
¶青森人

匹地喜庵 ひきちきあん
生没年不詳
江戸時代前期の鍼医。

¶人名，長崎遊，日人

曳沼賢次郎 ひきぬまけんじろう
明治19（1886）年～昭和36（1961）年
昭和期の社会事業家。
¶神奈川人

引間潔 ひきまきよし
明治43（1910）年1月14日～平成11（1999）年1月31日
昭和期の弓道家、弓道範士、歯科医。
¶弓道

比企能達 ひきよしさと
明治26（1893）年9月22日～昭和43（1968）年10月17日　[別]比企能達《ひきよしたつ》
大正～昭和期の内科医学者。日本大学学長。唾液腺ホルモンに関する研究で業績、国立ガンセンター総長などを歴任。
¶科学，神奈川百，近医，現情，人名7，世紀，姓氏神奈川（ひきよしたつ），日人

比企能達 ひきよしたつ
→比企能達（ひきよしさと）

樋口一成 ひぐちかずしげ
明治37（1904）年8月21日～昭和50（1975）年8月26日
昭和期の産婦人科医学者。東京慈恵医科大学理事長。生殖器の病理学的研究、特に卵巣充実性腫瘍の研究で著名。
¶科学，近医，現情，人名7，世紀，日人

樋口和彦 ひぐちかずひこ
昭和2（1927）年3月29日～
昭和～平成期の心理学者、カウンセラー。同志社大学教授、京都いのちの電話常任理事。
¶現執2期，現執3期

樋口杏斎 ひぐちきょうさい
天保13（1842）年6月7日～大正6（1917）年11月11日
江戸時代末期～大正期の医師、教育者。
¶徳島百，徳島歴

樋口清美 ひぐちきよみ
昭和24（1949）年4月5日～
昭和期の音楽療法士。
¶視覚

樋口恵子 ひぐちけいこ
昭和7（1932）年5月4日～
昭和～平成期の評論家。東京家政大学文学部教授、高齢化社会をよくする女性の会代表。女性問題、教育問題、家族関係学などを研究。著書に「あしたの女たちへ」など。
¶革命，近女，現朝，現執1期，現執2期，現執3期，現執4期，現情，現人，現日，世紀，テレ，日人，平和，マス89，YA

樋口彦確 ひぐちげんかく
文化4（1807）年～天保12（1841）年
江戸時代後期の医師。
¶姓氏群馬

樋口謙太郎 ひぐちけんたろう
明治40（1907）年～平成6（1994）年
大正～平成期の医師。皮膚科。
¶近医

樋口元良 ひぐちげんりょう
生没年不詳
江戸時代後期の医師。
¶国書

樋口好運 ひぐちこううん
生没年不詳
江戸時代中期の医師。
¶国書

樋口幸吉 ひぐちこうきち
大正8（1919）年7月1日～平成11（1999）年3月19日
昭和期の医師、犯罪精神医学者。精神科、法務省大阪矯正管区長。
¶現執1期，現執2期，心理

樋口三生 ひぐちさんせい
*～弘化1（1844）年
江戸時代後期の眼科医。
¶眼科（[生]?），姓氏長野（[生]1770年）

樋口繁次 ひぐちしげじ
→樋口繁次（ひぐちはんじ）

樋口繁次 ひぐちしげつぐ
→樋口繁次（ひぐちはんじ）

樋口子星 ひぐちしせい
[別]樋口台《ひぐちだい》
江戸時代後期の医師。
¶眼科（樋口台　ひぐちだい（しせい）），国書（生没年不詳）

樋口修輔 ひぐちしゅうすけ
明治20（1887）年～昭和16（1941）年
大正～昭和期の内科医。
¶近医

樋口周南 ひぐちしゅうなん
元禄7（1694）年～明和8（1771）年9月
江戸時代中期の医師。
¶国書，新潟百

樋口順泰 ひぐちじゅんたい
天保14（1843）年～大正5（1916）年
江戸時代末期～明治期の医家。貧民施療のために慈恵医会を創立。
¶秋田人2（[生]天保14年閏9月4日　[没]大正5年4月8日），人名（[没]1915年），日人

樋口淳美 ひぐちじゅんび
生没年不詳
江戸時代中期の医師。
¶国書

樋口彰一 ひぐちしょういち
明治21（1888）年～昭和45（1970）年
大正～昭和期の政治家。山口県議会議員・滝部村長、山口県薬剤師会長。

ひ

¶山口人

樋口助弘 ひぐちすけひろ
明治29(1896)年4月7日～昭和33(1958)年8月9日
昭和期の放射線医学者。慈恵医科大学教授。放射線障害の防止に尽力、放射線医学総合研究所初代所長就任。
¶科学，近医，現情，人名7，世紀，新潟百別（㉒1959年），日人

樋口晟子 ひぐちせいこ
昭和9(1934)年～
昭和期の社会学者。東北福祉大学教授。
¶現執1期

樋口虎若 ひぐちとらわか
明治5(1872)年～昭和33(1958)年
明治～昭和期の医師、政治家。
¶愛媛

樋口繁次 ひぐちはんじ
明治9(1876)年12月18日～昭和4(1929)年12月21日　㊿樋口繁次《ひぐちしげじ，ひぐちしげつぐ》
明治～昭和期の産婦人科医。東京慈恵会医科大学教授。
¶科学，近医(ひぐちしげつぐ)，渡航(ひぐちしげじ)，新潟百別

樋口甫晋 ひぐちほしん
寛政7(1795)年～安政2(1855)年
江戸時代末期の医師(佐倉藩医)。
¶長崎遊，洋学

樋口道興 ひぐちみちおき
？～
江戸時代前期の医師。
¶青森人，国書(生没年不詳)

樋口満 ひぐちみつる
昭和24(1949)年1月22日～
昭和～平成期の研究者。早稲田大学スポーツ科学部教授。スポーツ栄養・生化学を研究。
¶現執4期

備考斎幸吉 びこうさいこうきち
→浮田幸吉(うきたこうきち)

肥後栄吉 ひごえいきち
→太田千鶴夫(おおたちづお)

肥後基一 ひごきいち
明治34(1901)年3月23日～昭和53(1978)年12月4日
昭和期の鍼灸師、出版者。「点字の友」を出版。
¶視覚

肥後信之 ひごのぶゆき
大正15(1926)年6月14日～平成16(2004)年3月11日
大正～平成期の点字出版事業者。
¶視覚

肥後正典 ひごまさのり
大正4(1915)年12月27日～
昭和～平成期の医師、政治家。指宿市長、鹿児島県議会議員。
¶現政

久尾女(東京都) ひさおじょ★
江戸時代後期の女性。医学。山田氏。品川の産科医。嘉永6年山田元貞の助けを借りて「孕家発蒙図解」を著す。
¶江表(久尾女(東京都))

久金彰 ひさかねあきら
大正9(1920)年3月8日～
昭和期の医師。
¶飛騨

久繁哲徳 ひさしげあきのり
昭和24(1949)年11月20日～
昭和～平成期の臨床疫学者。鈴鹿医療科学技術大学教授。
¶現執3期

久田則夫 ひさだのりお
昭和36(1961)年～
昭和～平成期の研究者。日本女子大学人間社会学部助教授。専門は社会福祉学、利用者本位サービス論。
¶現執4期

久松栄一郎 ひさまつえいいちろう
明治35(1902)年～
大正～昭和期の保健学者。中央大学教授。
¶体育

久松シソノ ひさまつしその
大正13(1924)年～平成21(2009)年
昭和～平成期の看護師。
¶近医

久道茂 ひさみちしげる
昭和14(1939)年1月3日～
昭和～平成期の公衆衛生学者。東北大学教授、WHO-Collaborating Center for Well-being in Agingセンター所長。
¶現執3期

菱哲 ひしてつ
明治31(1898)年11月～昭和2(1927)年8月7日
大正・昭和期の歌人、医師。
¶石川文

菱沼玄林 ひしぬまげんりん
～文政11(1828)年
江戸時代後期の医師。
¶長崎遊

肥田音市 ひだおといち
明治13(1880)年～昭和29(1954)年
明治～昭和期の医師。専門は細菌学、血清学。
¶近医

日高昌克 ひだかしょうこく
明治14(1881)年8月14日～昭和36(1961)年7月20日
大正～昭和期の日本画家。美術工芸学院教授。医

院を開業後画業に専念。作品に「風景（池）」。
¶近美、世紀、日画、日人、美家、和歌山人

日高忠男 ひだかただお
明治29（1896）年1月6日〜昭和49（1974）年5月31日
大正〜昭和期の医師。
¶島根百、島根歴

日高登 ひだかのぼる
昭和4（1929）年2月27日〜
昭和期の老人福祉家。東京老人ホーム理事長。
¶現執2期

日高涼台（日高涼台） ひだかりょうだい、ひたかりょうだい、ひだかりょうたい
寛政9（1797）年〜明治1（1868）年
江戸時代末期の蘭方医。シーボルトに師事。
¶朝日（㊤寛政9年12月10日（1798年1月26日）㊦明治1年9月17日（1868年11月1日））、大阪人（日高涼台　ひだかりょうだい　㊦明治1（1868）年9月）、眼科、近世、国史、国書（㊤寛政9（1797）年12月10日　㊦明治1（1868）年9月17日）、コン改（日高涼台）、コン4（日高涼台）、コン5（日高涼台）、新潮（日高涼台　㊤寛政9（1797）年12月10日　㊦明治1（1868）年9月17日）、人名（日高涼台　ひだかりょうだい）、全書（日高涼台）、対外、大百（日高涼台　ひたかりょうだい）、長崎遊、日人（㊤1798年）、広島百（ひたかりょうだい）、洋学

肥田春安（肥田春庵） ひだしゅんあん
寛政9（1797）年〜明治6（1873）年
江戸時代末期〜明治時代の医師。牛痘種痘術を学び、韮山代官支配の五カ所への普及につとめた。
¶伊豆、静岡百、静岡歴、姓氏静岡、幕末大（肥田春庵）、幕末（肥田春庵）

肥田春達 ひだしゅんたつ
？〜弘化4（1847）年
江戸時代後期の医師、神官。
¶伊豆（㊦？）、静岡歴、姓氏静岡

肥田舜太郎 ひだしゅんたろう
大正6（1917）年1月1日〜
昭和〜平成期の医師、反核運動家。日本被団協中央相談所理事長、埼玉被団会会長。
¶現執3期、平和

常陸寛治 ひたらかんじ
天保10（1839）年〜明治39（1906）年
江戸時代後期〜明治期の獣医。
¶姓氏宮城

常陸宮正仁 ひたちのみやまさひと
昭和10（1935）年11月28日〜　㊦常陸宮正仁親王《ひたちのみやまさひとしんのう》、正仁《まさひと》
昭和〜平成期の皇族。日本肢体不自由児協会総裁、日本鳥類保護連盟総裁、日本赤十字社名誉副総裁。昭和39年結婚して常陸宮を創家。魚類のガンの研究に携わった。
¶現朝、現情（正仁　まさひと）、現日、新潮、全

書、大百（常陸宮正仁親王　ひたちのみやまさひとしんのう）、日人（常陸宮正仁親王　ひたちのみやまさひとしんのう）

樋田哲夫 ひだてつお
昭和23（1948）年〜平成20（2008）年
昭和〜平成期の医師。眼科。
¶近医

肥田美代子 ひだみよこ
昭和16（1941）年3月1日〜
昭和〜平成期の児童文学作家、薬剤師。
¶大阪文、幻代、現執4期、現政、幻想、児作、児人、世紀

尾藤操 びとうみさお
明治45（1912）年〜昭和60（1985）年10月16日
昭和期の社会事業家。授産所設置運動の先駆けとなる。なずな学園を創設。
¶女性、女性普、世紀（㊤大正1（1912）年9月8日）、日人（㊤大正1（1912）年9月8日）

一松定吉 ひとつまつさだきち
→一松定吉（ひとつまつさだよし）

一松定吉 ひとつまつさだよし
明治8（1875）年3月18日〜昭和48（1973）年6月8日　㊧一松定吉《ひとつまつさだきち》
大正〜昭和期の司法官、政治家、弁護士。国務大臣、厚生大臣。大審院検事などを経て衆議院議員。逓信相、建設相なども歴任。
¶大分百（ひとつまつさだきち）、大分歴（ひとつまつさだきち）、大阪人（ひとつまつさだきち　㊦昭和48（1973）年6月）、現朝、現国（㊤1875年3月）、コン改、コン4、新潮、人名7、世紀、政治、日人、履歴、履歴2

一柳米来留 ひとつやなぎめれる
明治13（1880）年10月28日〜昭和39（1964）年5月7日
明治〜昭和期のキリスト教伝道者、社会事業家。近江兄弟社社長。近江兄弟小学校、中学校、高校を開設。著書に「吾家の設計」「失敗者の自叙伝」など。
¶近現、現情、現人、国史、史人、人名7、日人、歴大

人見意碩 ひとみいせき
生没年不詳
江戸時代の庄内藩医。
¶庄内

人見一彦 ひとみかずひこ
昭和15（1940）年1月20日〜
昭和〜平成期の医師。精神科、近畿大学助教授。
¶現執3期

人見玄徳（人見元徳） ひとみげんとく
慶長9（1604）年〜貞享1（1684）年
江戸時代前期の小児科医。徳川綱吉幼少時の侍医。
¶近世、国史、国書（人見元徳　㊦天和4（1684）年1月2日）、人名、日人

人見午寂 ひとみごじゃく
寛文1(1661)年～寛保2(1742)年
江戸時代前期～中期の医師、儒者、俳人。幕府番医師、儒官。
¶日人

人見城民 ひとみじょうみん
明治27(1894)年1月2日～昭和47(1972)年10月4日
大正～昭和期の漆芸家。日光彫と漆工芸を学び、日光堆朱の技法を開発した。作品に「薬草図日光堆朱硯筥」など。
¶世紀，栃木百([没]昭和48(1973)年)，栃木歴，日人，美工

人見直養 ひとみなおやす
生没年不詳
江戸時代中期の医師。
¶国書

人見信任 ひとみのぶとう
安永1(1772)年～？
江戸時代中期～後期の幕臣・医師。
¶国書

人見必大 ひとみひつだい
寛永19(1642)年頃～元禄14(1701)年 [別]野必大《やひつだい》
江戸時代前期～中期の本草学者、食物研究家。「本草食鑑」を刊行。
¶朝日([生]寛永19(1642)年？ [没]元禄14年6月16日(1701年7月21日))，江文([生]寛永19(1642)年)，科学([生]寛永19(1642)年 [没]元禄14(1701)年6月16日)，国書([生]元和8(1622)年 [没]元禄14(1701)年6月16日)，食文([没]元禄14年6月16日(1701年7月21日))，新潮([生]寛永19(1642)年？ [没]元禄14(1701)年6月16日)，日人

人見政市郎 ひとみまさいちろう
明治35(1902)年～昭和10(1935)年
大正～昭和期の社会運動家(結核撲滅運動)。
¶近医

人見行高 ひとみゆきたか
寛文10(1670)年～寛保4(1744)年1月20日
江戸時代前期～中期の幕臣・医師。
¶国書

日南田宇八郎 ひなたうはちろう
明治期の富山の売薬業者。
¶姓氏富山

日向陶庵 ひなたとうあん
江戸時代中期～後期の医師、本草学者。
¶徳川臣

日沼頼夫 ひぬまよりお
大正14(1925)年1月19日～
昭和～平成期のウイルス学者。京都大学教授、熊本大学教授。がんウイルス学を研究。退官後はシオノギ医科学研究所長、塩野義製薬副社長。
¶現朝，現情，新潮，世紀，日人，日本

日野厚 ひのあつし
大正8(1919)年～平成1(1989)年
昭和期の医師。専門は内科、栄養学。
¶近医

日野巌 ひのいわお
明治31(1898)年9月1日～昭和60(1985)年3月13日
昭和期の植物病理学者。山口大学教授、宇部短期大学教授。
¶科学，現情，植物，姓氏山口，宮崎百，山口人

日野葛民 ひのかつたみ
→日野葛民(ひのかつみん)

日野葛民(日野葛民) ひのかつみん
？ ～安政3(1856)年 [別]日野葛民《ひのかつたみ》
江戸時代末期の医師。
¶大阪人(ひのかつたみ)，人書94，長崎遊(日野葛民 [生]？)

檜田仁 ひのきだじん
昭和17(1942)年2月2日～
昭和～平成期の医師、政治家。衆議院議員、桧田病院院長。
¶現政

檜学 ひのきまなび
→檜学(ひのきまなぶ)

檜学 ひのきまなぶ
大正10(1921)年12月5日～平成23(2011)年
[別]檜学《ひのきまなび》
昭和～平成期の医師。耳鼻咽喉科学者。
¶近医，現情(ひのきまなび)

日野五七郎 ひのごしちろう
慶応3(1867)年6月19日～昭和10(1935)年9月2日
明治～昭和期の教育者・薬剤師。
¶富山百

日野五郎 ひのごろう
明治44(1911)年～昭和15(1940)年
昭和期の医学生、日本共産青年同盟メンバー。
¶社史

日野秀逸 ひのしゅういつ
昭和20(1945)年4月20日～
昭和～平成期の医師。内科、国立公衆衛生院衛生行政学部衛生行政室長、東京都立大学教授。
¶現執2期，現執3期，現執4期

日野春靄 ひのしゅんあい
文化5(1808)年～万延1(1860)年11月12日
江戸時代後期～末期の医師、漢詩人。
¶国書

日野恕助 ひのじょすけ
文政9(1826)年～明治42(1909)年
江戸時代後期～明治期の医師。
¶姓氏山口

日野志郎 ひのしろう
大正1(1912)年～平成16(2004)年
昭和～平成期の医師。内科(血液病学)。
¶近医

日野宗春 ひのそうしゅん
文政10(1827)年～明治42(1909)年2月23日
江戸時代末期～明治時代の医師。萩藩藩医、山口病院総管等を歴任。維新後も防府医学界で活躍。
¶長崎遊，幕末，幕末大(㊗文政10(1827)年1月30日)，藩臣6，山口百，洋学

日野鼎哉 ひのていさい
寛政9(1797)年～嘉永3(1850)年
江戸時代末期の蘭方医。帆足万里、シーボルトに師事。京都で牛痘接種を実施。
¶朝日(㊗嘉永3年5月24日(1850年7月3日))，岩史(㊗嘉永3(1850)年5月24日)，江人，大分百，大分歴，京都大，近世，国史，国書(㊗嘉永3(1850)年5月24日)，コン改，コン4，コン5，人書94，新潮(㊗嘉永3(1850)年5月24日)，人名，姓氏京都，全書，対外，大百，長崎遊，日人，洋学

日野和徳 ひのとしのり
明治44(1911)年～平成1(1989)年
大正～昭和期の医師。内科。
¶近医

日野原重明 ひのはらしげあき
明治44(1911)年10月4日～
昭和期の医師。看護学関係の教科書の他、終末医療の著作が数多い。
¶科技，現朝，現執2期，現執3期，現執4期，現情，世紀，日人，マス89，履歴，履歴2

日々庵序草 ひびあんじょそう
生没年不詳
江戸時代中期の医師、俳諧師匠。
¶姓氏愛知

日比逸郎 ひびいつろう
昭和5(1930)年8月12日～
昭和～平成期の医師。小児科。日本小児科学会森永砒素ミルク中毒調査委員として後遺症問題解決に努力。
¶現朝，現情，現人，世紀，日人

響玲於那 ひびきれおな
昭和28(1953)年1月28日～
昭和～平成期のコンセプト・プロデューサー、心身医学者。エコール・ド・カルチャー・フォーラム理事長、周愛クリニック付属利田研究所付非常勤心理学者。
¶現執3期

日比野清 ひびのきよし
昭和23(1948)年10月12日～
昭和期の障害者福祉研究者。
¶視覚

日比野進 ひびのすすむ
明治41(1908)年～平成17(2005)年

大正～平成期の医師。内科。
¶近医

日比野正己 ひびのまさみ
昭和23(1948)年2月15日～
昭和期の建築学者、福祉学者。東洋大学教授、長崎純心大学教授。
¶現執2期

日比谷京 ひびやたかし
大正7(1918)年6月23日～平成17(2005)年4月25日
昭和～平成期の水産学者、東京大学名誉教授。専門は魚類生理学。
¶科学，現情

飛見丈繁 ひみたけしげ
明治21(1888)年～昭和43(1968)年
大正～昭和期の医師、政治家。
¶姓氏富山

氷室不盃 ひむろふはい
？～安永5(1776)年
江戸時代中期の医師。
¶姓氏愛知

姫井玄岱 ひめいげんたい
宝永7(1710)年～明和3(1766)年9月29日
江戸時代中期の医師。
¶岡山人，岡山歴

姫井省叔 ひめいしょうしゅく
安永1(1772)年～嘉永1(1848)年7月5日
江戸時代末期の医師。
¶岡山人，岡山歴

姫井貞元 ひめいていげん
寛保2(1742)年～文化13(1816)年8月25日
江戸時代中期～後期の岡山藩医。姫井玄岱の嗣子。
¶岡山歴

姫井桃源 ひめいとうげん
寛延3(1750)年～文政1(1818)年8月1日
江戸時代中期～後期の儒学者。備前岡山藩士。医術、儒学を学び藩校教授、侍講を務めた。
¶岡山人，岡山百，岡山歴，国書，人名，日人，藩臣6

姫井道叔 ひめいどうしゅく
文政3(1820)年～明治6(1873)年3月24日
江戸時代末期の医師。
¶岡山人，岡山歴

姫田瑛三 ひめたえいぞう，ひめだえいぞう
天保3(1832)年9月～明治39(1906)年2月5日
江戸時代末期～明治期の医師。
¶国書(生没年不詳)，飛騨(ひめだえいぞう)

姫田直廉 ひめだちょくれん
～大正2(1913)年10月31日
明治・大正期の医師。
¶飛騨

姫田廉三 ひめだれんぞう
～大正4（1915）年6月27日
明治・大正期の医師。
¶飛驒

姫野覚弥 ひめのかくや
明治7（1874）年～昭和9（1934）年
明治～昭和期の医師、愛媛県会議員。
¶愛媛

百姓善五郎 ひゃくしょうぜんごろう
？ ～天正16（1588）年
安土桃山時代のキリシタン、医師。
¶人名

百武万里 ひゃくたけばんり
寛政6（1794）年～安政1（1854）年
江戸時代末期の蘭方医。シーボルトに師事。
¶朝日，科学，近世，国史，コン改，コン4，コン5，人名，世人（[没]安政11（1854）年11月），対外，長崎遊，日人（[没]1855年），幕末（[没]1855年1月7日），幕末大（[没]嘉永7（1855）年11月19日），福岡百（[没]嘉永7（1854）年11月19日），洋学

白幽子 びゃくゆうし
→白幽子（はくゆうし）

百花羞 ひゃっかしゅう
→戸沢百花羞（とざわひゃっかしゅう）

日山忠三郎 ひやまちゅうざぶろう
明治6（1873）年10月24日～昭和28（1953）年
明治期の薬局経営者。
¶社史

日向元秀 ひゅうがげんしゅう
生没年不詳
江戸時代中期の本草家。
¶国書

飄亭 ひょうてい
→五百木良三（いおぎりょうぞう）

兵頭周吉 ひょうどうしゅうきち
明治20（1887）年～？
明治～昭和期の陸軍軍医（外科）。
¶近医

兵頭正義 ひょうどうまさよし
大正15（1926）年～平成6（1994）年
昭和～平成期の医師。麻酔科。
¶近医

平井毓太郎 ひらいいくたろう
慶応1（1865）年10月11日～昭和20（1945）年1月12日 [別]平井毓太郎《ひらいりゅうたろう》
明治～大正期の小児科学者。京都帝大医科大学教授。乳幼児の脳膜炎が鉛中毒である事を発見、その研究で学士院賞受賞。
¶科学，近医，現朝（[生]慶応1年10月11日（1865年11月28日）），新潮，人名7（ひらいりゅうたろう），世紀，姓氏京都，渡航（ひらいりゅうたろう），日人

平井海蔵 ひらいかいぞう
文化6（1809）年～明治16（1883）年
江戸時代末期～明治期の蘭学者。シーボルト門下の鳴滝塾生。シーボルト事件の波及を恐れ紀州和歌山に隠棲。三河の本草学者と言われる。
¶植物，姓氏愛知（生没年不詳），洋学

平井金三郎 ひらいきんざぶろう
明治17（1884）年2月27日～昭和47（1972）年3月23日
明治～昭和期の小児科学者。長崎医科大学教授。腸内細菌による毒物生成について研究、乳児の食餌性中毒症の治療法を確立した。
¶科学，近医，高知人，日人

平井圭斉 ひらいけいさい
弘化1（1844）年～大正12（1923）年
江戸時代末期～大正期の医師。
¶山梨百

平井三斧 ひらいさんふ
文政7（1824）年～明治30（1897）年
江戸時代後期～明治期の医師、俳人。
¶姓氏長野

平石謙三 ひらいしけんぞう
天保4（1833）年～明治29（1896）年
江戸時代末期～明治期の医師。社会教化、殖産興業に尽力した。
¶維新

平石石山 ひらいしせきざん
天保4（1833）年～明治29（1896）年
江戸時代末期～明治期の勤王の志士。芳賀郡祖母井村の医師、私塾経営者。
¶栃木歴

平井周悦 ひらいしゅうえつ
眼科医。
¶眼科

平井秀悦 ひらいしゅうえつ
眼科医。
¶眼科

平井秀策 ひらいしゅうさく
文化14（1817）年～明治10（1877）年10月22日
江戸時代後期～明治期の医師、漢学者。
¶岡山歴

平井春益 ひらいしゅんえき
寛永18（1641）年～正徳4（1714）年
江戸時代前期の儒医。
¶姓氏京都

平井俊策 ひらいしゅんさく
昭和8（1933）年～
昭和期の神経内科学および老年病学者。
¶群馬人

平井進 ひらいすすむ
明治25（1892）年～昭和35（1960）年
大正～昭和期の医師。
¶高知人

平井政遒 ひらいせいゆう
→平井政遒（ひらいまさる）

平井孝 ひらいたかし
明治41（1908）年～平成3（1991）年
大正～平成期の医師。外科。
¶近医

平井正 ひらいただし
大正1（1912）年10月8日～平成13（2001）年3月15日
昭和～平成期の福祉活動家。平井点字社代表。日本で唯一の点字楽譜専門出版所を設立、約500曲を点訳、出版。
¶音人2，視覚，出文，世紀，日人

平井達蔵 ひらいたつぞう
？ 　～明治14（1881）年12月
江戸時代後期～明治期の岡山藩医。
¶岡山歴

平井澹寧 ひらいたんねい
文政5（1822）年～明治14（1881）年
江戸時代末期の医師。
¶岡山人

平井樫斎 ひらいていさい
安永1（1772）年～文政12（1829）年4月17日
江戸時代中期～後期の本草家。
¶国書

平出順吉郎 ひらいでじゅんきちろう
明治36（1903）年～昭和32（1957）年
大正～昭和期の医師。専門は生化学。
¶近医

平出雪耕 ひらいでせっこう
寛延2（1749）年～文政6（1823）年
江戸時代後期の画家、医家。
¶栃木歴

平井富雄 ひらいとみお
昭和2（1927）年8月21日～平成5（1993）年1月26日
昭和期の医師。精神科、東京家政大学教授、日本精神衛生会常務理事。
¶近医，現執1期，現執2期，現執3期，現情，世紀，マス89

平井登代 ひらいとよ
明治12（1879）年2月15日～昭和25（1950）年3月20日
明治～昭和期の救護看護婦・看護教育者。
¶埼玉人

平井浪江 ひらいなみえ
天保10（1839）年～明治44（1911）年
江戸時代後期～明治期の医師。
¶会津

平井信義 ひらいのぶよし
大正8（1919）年3月30日～平成18（2006）年7月7日
昭和期の医師、小児精神医学研究者。小児科、大妻女子大学教授。
¶科学，科技，近医，現執1期，現執2期，現執3期，現情，世紀，マス89

平井秀松 ひらいひでまつ
大正9（1920）年1月6日～平成3（1991）年12月20日
昭和～平成期の生化学者。北海道大学教授。
¶科学，近医，現情

平井武策 ひらいぶさく
嘉永2（1849）年6月19日～昭和4（1929）年1月26日
明治～昭和期の医師。
¶岡山百，岡山歴

平井文雄 ひらいふみお
明治17（1884）年～昭和29（1954）年
明治～昭和期の医師。内科。
¶近医

平井雅恵 ひらいまさえ
明治37（1904）年～平成17（2005）年
大正～平成期の看護師。
¶近医

平井正民 ひらいまさたみ
明治30（1897）年～昭和25（1950）年
大正～昭和期の陸軍軍医（病理学）。
¶近医

平井政遒 ひらいまさる
慶応1（1865）年5月7日～＊　㊙平井政遒《ひらいせいゆう》
明治期の渡航者。
¶近医（㊥昭和25（1950）年），渡航（ひらいせいゆう　㊥？）

平井光典 ひらいみつのり
大正7（1918）年～平成7（1995）年
昭和・平成期の医師・画家・詩人・俳人・小説家。囲碁アマチュア五段。
¶福岡文

平井友賢 ひらいゆうけん★
慶安2（1649）年3月～享保2（1717）年
江戸時代前期～中期の勢州久居藩医官。
¶三重続

平井祐仙 ひらいゆうせん
？ 　～宝永4（1707）年9月25日
江戸時代前期～中期の摂津国麻田藩の藩医。
¶岡山歴

平井庸慎 ひらいようしん
安永4（1775）年～嘉永2（1849）年8月24日
江戸時代中期～後期の医師。
¶京都府，国書

平井由太郎 ひらいよしたろう
元治1（1864）年～昭和8（1933）年
明治～大正期の政治家、実業家。衆議院議員。渡米しロサンゼルスで植木園、病院を経営。
¶世紀（㊤元治1（1864）年6月　㊥昭和8（1933）年3月27日），日人

平井毓太郎 ひらいりゅうたろう
→平井毓太郎（ひらいいくたろう）

平岩貫一 ひらいわかんいち
明治16(1883)年5月25日～昭和19(1944)年10月
明治～昭和期の医学技術者。
¶岡山百，岡山歴

平岩幸吉 ひらいわこうきち
安政3(1856)年～明治43(1910)年7月10日
明治期の福祉慈善事業家。栃木婦人協会を設立。
生活困窮者に対する援助を行った。
¶栃木人，栃木歴

平岩真一郎 ひらいわしんいちろう★
明治41(1908)年1月16日～平成11(1999)年8月20日
昭和・平成期の医師。栃木高校校医。
¶栃木人

平岩婦美子 ひらいわふみこ
？ ～
昭和期の歯科医師。
¶社史

平岩正樹 ひらいわまさき
昭和28(1953)年～
昭和～平成期の医師。
¶現執4期

平尾武久 ひらおたけひさ
大正14(1925)年8月16日～
昭和期の生理学者。
¶群馬人

平賀源内 ひらがげんない
享保13(1728)年～安永8(1779)年12月18日
㊚福内鬼外《ふくうちきがい》，森羅万象〔1代〕《しんらまんぞう》，風来山人《ふうらいさんじん》
江戸時代中期の物産学者，戯作者，浄瑠璃作者。
¶秋田百，朝日(㊶安永8年12月18日(1780年1月24日))，伊豆(㊶享保14(1729)年)，岩史，浮絵(㊶安永8(1780)年)，江人，江文，科学，香川人，香川百，角史，郷土香川(㊶1732年)，近世，芸能(福内鬼外　ふくうちきがい)，考古(㊶安永8年(1779年11月18日))，国宝，国書，コン改，コン4，コン5，埼玉人，埼玉百(㊶1729年)，史人，思想史，重要(㊶享保14(1729)年)，植物(㊶安永8年12月18日(1780年1月24日))，食文(㊶安永8年12月18日(1780年1月24日))，人書79(㊶1728年，(異説)1729年)，人書94，人情3，新潮，新文，人名(㊶1726年)，世人(㊶享保14(1729)年)，世百(㊶1728年？)，全書，大百，伝記，徳川将，長崎百，長崎遊，日思，日史，日人(㊶1780年)，日文，俳文，藩臣6，美家，美術，百科，文学，平日(㊶1728　㊚1779)，名画(㊶1726年)，山川小，洋学，歴大

平方竜男 ひらかたたつお
明治22(1889)年2月15日～昭和51(1976)年1月27日
大正～昭和期の鍼灸師，教育者。
¶視覚

平方義信 ひらかたよしのぶ
大正11(1922)年～昭和56(1981)年3月31日
大正～昭和期の医師。
¶視覚

平賀稔 ひらがみのる
明治37(1904)年～昭和50(1975)年
大正～昭和期の陸軍軍医(皮膚科，泌尿器科)。
¶近医

平川公行 ひらかわきみゆき
明治29(1896)年～昭和57(1982)年
明治～昭和期の医師。内科。
¶近医

平川武三郎 ひらかわたけさぶろう
明治21(1888)年～昭和44(1969)年
明治～昭和期の医師。耳鼻咽喉科。
¶近医

平木潔 ひらききよし
明治43(1910)年12月30日～昭和56(1981)年
大正～昭和期の医師。内科。
¶岡山歴(㊚昭和56(1981)年2月16日)，科学(㊚1981年(昭和56)2月17日)，近医，高知人

平木三哲〔1代〕 ひらきさんてつ
～元禄8(1695)年
江戸時代前期の医師。
¶長崎遊

平木典子 ひらきのりこ
昭和11(1936)年～
昭和～平成期の臨床心理学者。立教大学カウンセラー，立教大学講師。
¶現執3期

平木道牛 ひらきみちうし
宝暦8(1758)年～文化13(1816)年
江戸時代中期～後期の安芸広島藩医。
¶長崎遊，藩臣6

平木嘉員 ひらきよしかず
元禄7(1694)年～享保18(1733)年
江戸時代中期の医師。
¶長崎遊

平光吾一 ひらこうごいち
明治20(1887)年～昭和42(1967)年
明治～昭和期の医師。専門は解剖学，組織学，人類学。
¶近医

平光厲司 ひらこうれいじ
昭和4(1929)年～平成6(1994)年
昭和～平成期の医師。専門は解剖学。
¶近医

平子春載 ひらこしゅんさい
弘化1(1844)年～昭和10(1935)年
江戸時代末期～昭和期の医師。土岐市で開業医を務める。多年医療に従事したことで日本医会より表彰。
¶洋学

平沢興 ひらさわこう
明治33(1900)年10月5日～平成1(1989)年6月17日
大正～昭和期の神経解剖学者。京都大学教授。脳脊髄内の「錐体外路系」を系統的に分類。
¶科学，科技，近医，現朝，現情，現人，真宗，世紀，姓氏京都，日人，仏教

平沢昌達 ひらさわしょうたつ
？ ～寛延3(1750)年4月25日
江戸時代中期の医師、本草家。
¶国書

平沢随貞 ひらさわずいてい
生没年不詳
江戸時代中期の易者、医師。著作に「卜筮経験」「医道便益」など。
¶国書，日人

平沢精蔵 ひらさわせいぞう
明治19(1886)年～昭和38(1963)年
明治～昭和期の医師。小児科。
¶近医

平沢適斎 ひらさわてきさい
安永5(1776)年～天保5(1834)年12月21日
江戸時代中期～後期の漢学者・医師。
¶秋田人2，国書

平沢正夫 ひらさわまさお
昭和4(1929)年～
昭和～平成期のジャーナリスト、翻訳家。「薬害を告発する被害者と市民の会」代表世話人。
¶現執1期，現執2期，現執3期([生]昭和4(1929)年12月6日)，現情，世紀([生]昭和4(1929)年12月6日)，マス89

平沢弥一郎 ひらさわやいちろう
大正12(1923)年～
昭和期の運動生理学者。静岡大学教授。
¶体育

平島正 ひらしまただし
明治31(1898)年11月3日～昭和48(1973)年9月10日
大正～昭和期の歯科医。
¶徳島百

平清水東川 ひらしみずとうせん
元禄16(1703)年～明和5(1768)年
江戸時代中期の文人、漢方医。
¶コン改，コン4，コン5，日人，和俳

平住専庵(平住専安) ひらずみせんあん，ひらすみせんあん
生没年不詳
江戸時代中期の医師、本草学者、儒者。著書に「唐土訓蒙図彙」「袖珍本草雋」など。
¶大阪人(ひらすみせんあん)，国書，新潮(平住専安)，人名，日人

平瀬亨三 ひらせこうぞう
明治10(1877)年8月20日～昭和17(1942)年3月1日
明治～昭和期の医師。
¶庄内

平瀬文子 ひらせふみこ
大正7(1918)年～平成4(1992)年
昭和～平成期の医師。専門は法医学。
¶近医

平田篤胤 ひらたあつたね
安永5(1776)年8月24日～天保14(1843)年
江戸時代後期の出羽久保田藩士、備中松山藩士、国学者。国粋主義的な復古神道を大成した。
¶秋田人2([没]天保14年閏9月11日)，秋田百，朝日([生]安永5年8月24日(1776年10月6日)　[没]天保14年閏9月11日(1843年11月2日))，伊豆，岩史([没]天保14(1843)年閏9月11日)，江人，江戸東，江文，岡山人，岡山歴([没]天保14(1843)年閏9月11日)，角史，教育([生]1766年)，キリ([没]天保14(1843)年9月11日)，近世，考古([没]天保14年(1843年9月11日))，国史，国書([没]天保14(1843)年閏9月11日)，古史，コン改，コン4，コン5，埼玉人([没]天保14(1843)年閏9月11日)，埼玉百，詩歌，史人([没]1843年閏9月11日)，思想史，重要([没]天保14(1843)年閏9月11日)，神史，人書79，人書94，神人，新潮([没]天保14(1843)年閏9月11日)，新文([没]天保14(1843)年閏9月11日)，人名，世人([没]天保14(1843)年閏9月11日)，世百，全書，大百，千葉百，伝記，徳川将，日思，日史([没]天保14(1843)年閏9月11日)，日人，日文，藩臣1，藩臣6，百科，文学，平史，平日([生]1776　[没]1843)，三重続，山川小([没]1843年閏9月11日)，歴大，和俳([没]天保14(1843)年閏9月11日)

平田清 ひらたきよし
明治33(1900)年～？
大正～昭和期の医師。
¶姓氏鹿児島

平田欽逸 ひらたきんいつ
明治44(1911)年～
昭和期のスポーツ医学者。中央大学教授、平田研究所長。
¶体育

平田内蔵吉 ひらたくらきち
明治34(1901)年4月26日～昭和20(1945)年6月12日
大正・昭和期の詩人、東洋医学研究家。
¶兵庫文

平田景順 ひらたけいじゅん
→平田眠翁(ひらたみんおう)

平田志つ ひらたじつ
明治24(1891)年5月28日～昭和43(1968)年5月12日
大正・昭和期の社会事業家。
¶飛騨

平田保　ひらたたもつ
明治43(1910)年1月1日～昭和60(1985)年2月4日
大正・昭和期の塩野義製薬取締役。
¶飛騨

平田冨太郎　ひらたとみたろう
明治41(1908)年5月22日～平成7(1995)年3月20日
昭和期の社会学者。早稲田大学教授、日本社会事業大学教授。早稲田大学名誉教授、日本社会事業大学名誉教授。
¶秋田百，現執1期，現情，世紀

平田のぶ(平田ノブ)　ひらたのぶ
明治28(1895)年3月30日～昭和33(1958)年4月14日
大正～昭和期の教育家、婦人運動家。全国小学校女教員会機関誌「かがやき」の編集に従事。同潤会深川アパートに子供の村保育園を開設。
¶近女(平田ノブ)，現情，女運，女史(平田ノブ)，女性(平田ノブ)，女性普(平田ノブ)，人名7，世紀，日人，広島百

平田秀雄　ひらたひでお
昭和7(1932)年～
昭和期の医師。
¶群馬人

平田弘安　ひらたひろやす
天保7(1836)年～明治29(1896)年6月23日
江戸時代後期～明治期の詩文家・医家。
¶東三河

平田文右衛門　ひらたぶんえもん
嘉永2(1849)年～明治34(1901)年
明治期の実業家。渡辺熊四郎らと学校・病院の設立にも尽くした。
¶日人

平田眠翁　ひらたみんおう
文化4(1807)年～明治15(1882)年4月5日　㊛平田景順《ひらたけいじゅん》
江戸時代後期～明治期の本草家。鳥取藩産物会所薬園長。
¶国書，植物(平田景順　ひらたけいじゅん)，人名，鳥取百，日人，幕末，幕末大，藩臣5

平田友益　ひらたゆうえき
江戸時代中期の眼科医。
¶眼科

平田幸正　ひらたゆきまさ
大正14(1925)年5月5日～
昭和期の医師。内科、東京女子医大糖尿病センター教授、東京女子医大糖尿病センター所長。
¶現執2期

平田美穂　ひらたよしほ
明治40(1907)年～平成18(2006)年
大正～平成期の医師。小児科。
¶近医

平塚尚一　ひらつかしょういち
昭和22(1947)年7月31日～
昭和期の技術者、点字プリンタ開発者。
¶視覚

平塚承貞　ひらつかじょうてい
文化15(1818)年～明治26(1893)年
江戸時代末期の足利の旗本六角家御典医。
¶栃木歴

平塚直秀　ひらつかなおひで
明治36(1903)年8月28日～平成12(2000)年7月24日
大正～昭和期の農学者、植物病理学者。東京教育大学教授。菌の新種を多数発見。サビ病に関して多くの業績。
¶科学，現朝，現情，植物，世紀，日人

平塚秀雄　ひらつかひでお
大正15(1926)年7月1日～平成19(2007)年
昭和～平成期の医師。消化器科、平塚胃腸病院長。
¶近医，現執3期，現執4期

平塚らいてう(平塚雷鳥)　ひらつかからいちょう
明治19(1886)年2月10日～昭和46(1971)年5月24日　㊛平塚らいてう《ひらつからいてう》
明治～昭和期の婦人運動家、評論家。日本婦人団体連合会名誉会長、新日本婦人の会顧問。「青鞜」を発刊、女性解放宣言として反響をよぶ。母性保護論争を行い、新婦人協会設立。
¶朝日，アナ，岩史，革命，角史，神奈川人，神奈女，近現，近文，現朝，現情，現人，現日，国史，コン改，コン4，コン5，史人，思想，社運，社史，重要(ひらつからいてう)，女運，女史，女性，女性普，女文，信州女，新宿女(ひらつからいてう)，新潮(ひらつからいてう)，新文，人名7，世紀，世人(平塚雷鳥)　㊤明治19(1886)年2月11日)，世百，世百新，先駆，全書，大百，短歌，哲学，伝記，日思，日史，日女，日人，日本，百科，文学，平日，平和，マス89，民学，履歴，履歴2(ひらつからいてう)，歴大

平塚らいてう　ひらつからいてう
→平塚らいてう(ひらつからいちょう)

平出修甫　ひらでしゅうほ
→平出順益(ひらでじゅんえき)

平出順益　ひらでじゅんえき
文化6(1809)年～文久1(1861)年　㊛平出延齢《ひらでながとし》，平出修甫《ひらでしゅうほ》
江戸時代末期の医師。
¶国書(平出延齢　ひらでながとし　㊤文化6(1809)年4月20日　㊦文久1(1861)年10月3日，平出修甫　ひらでしゅうほ)，日人，人名(平出修甫　ひらでしゅうほ)

平出延齢　ひらでながとし
→平出順益(ひらでじゅんえき)

平出延基　ひらでながもと
天保6(1835)年～明治22(1889)年12月21日
江戸時代後期～明治期の医師。
¶国書

平戸勝七 ひらとかつしち
明治37(1904)年11月2日〜昭和39(1964)年
昭和期の獣医学者、微生物学者。陸軍獣医大尉、北海道大学教授。編著書に「獣医微生物学」。
¶科学([没]1964年(昭和39)12月19日), 現情([没]1964年12月18日)

平野勇 ひらのいさむ
明治3(1870)年〜昭和16(1941)年3月24日
大正〜昭和期の海軍軍医。軍医中将。海軍医学校監事、海軍省医務局長などを歴任。
¶近医, 人名7, 徳島百([没]?), 徳島歴([没]?), 日人([生]明治3(1870)年2月)

平野威馬雄 ひらのいまお
明治33(1900)年5月3日〜昭和61(1986)年11月11日
昭和期の詩人、評論家、小説家。モーパッサンを翻訳。戦後は「レミは生きている」などで混血児救済の会を主宰。
¶近文([生]1902年), 現朝, 現詩([生]1900年5月5日), 現執1期, 現執2期, 現情, 現人, 現日, 児人, 児文, 新潮([生]明治33(1900)年5月5日), 世紀([生]明治33(1900)年5月5日), 日児, 日人([生]明治33(1900)年5月5日)

平野元忠 ひらのげんちゅう
生没年不詳
江戸時代前期の医師。
¶国書

平野元良(平野元亮) ひらのげんりょう
寛政2(1790)年〜慶応3(1867)年
江戸時代後期の医師。
¶国書([生]?), 新潮(平野元亮), 世人(生没年不詳), 日人

平野しげ ひらのしげ
〜昭和9(1934)年4月26日
昭和期の宗教家。如来講に集まった浄財を各地の福祉施設へ寄付した。
¶飛騨

平野重蔵 ひらのしげぞう
明治38(1905)年10月9日〜昭和38(1963)年8月27日
大正・昭和期の医師。
¶飛騨

平野重彦 ひらのしげひこ
昭和9(1934)年2月12日〜
昭和期の医師。
¶飛騨

平野子平 ひらのしへい
明治25(1892)年10月20日〜
明治・大正期の医師。
¶飛騨

平野俊平 ひらのしゅんぺい
文政12(1829)年〜明治18(1885)年6月30日
江戸時代末期〜明治期の医師、蘭学者。岡山藩兵学館教授。岡山藩文学教授、英語学教授等を歴任。著書に「観銃式」。
¶岡山歴, 国書, 洋学

平野素超 ひらのそちょう
明治45(1912)年5月14日〜平成8(1996)年11月1日
昭和・平成期の僧。高山市速入寺23世、社会福祉法人「石浦龍華会」理事長。
¶飛騨

平野忠司 ひらのちゅうじ
?　〜明治33(1900)年
明治期の医師。愛陶家で、中国風朱泥急須を試作させた常滑朱泥の先駆者。
¶人名, 姓氏愛知, 日人

平野恒 ひらのつね
明治32(1899)年2月1日〜平成10(1998)年1月20日　[別]平野恒子《ひらのつねこ》
大正〜昭和期の幼児教育家、福祉運動家。横浜女子短期大学理事長。
¶学校, 神奈女(平野恒子　ひらのつねこ), 郷土神奈川, 近女(平野恒子　ひらのつねこ), 世紀, 日人

平野恒子 ひらのつねこ
→平野恒(ひらのつね)

平野庸修 ひらのつねなが
?　〜安永5(1776)年1月18日
江戸時代中期の医師、郷土史家。
¶国書

平野藤 ひらのとう
→平野藤子(ひらのとうこ)

平野藤子 ひらのとうこ
明治2(1869)年11月3日〜昭和44(1969)年1月1日
[別]平野藤《ひらのとう,ひらのふじ》
明治〜昭和期の看護師。
¶神奈川人, 神奈女2(平野藤　ひらのふじ), 近医(平野藤　ひらのとう), 姓氏神奈川

平野友輔 ひらのともすけ
安政4(1857)年1月9日〜昭和3(1928)年4月3日
明治期の自由民権運動家、医師。
¶神奈川人, 神奈川百, 社史, 世紀, 姓氏神奈川, 日人, 町田歴

平野憲正 ひらののりまさ
明治22(1889)年〜昭和46(1971)年
明治〜昭和期の医師。専門は細菌学、熱帯病学。
¶近医

平野広臣 ひらのひろおみ
安永2(1773)年〜嘉永6(1853)年
江戸時代後期の尾張藩医。
¶江文, 藩臣4

平野藤 ひらのふじ
→平野藤子(ひらのとうこ)

平野マツエ ひらのまつえ
明治29(1896)年〜昭和60(1985)年

大正・昭和期の教育者。藤崎台童園園長。戦災孤児の救済事業に取り組んだ。
¶熊本人，熊本百（[生]明治29（1896）年6月10日）

平野みどり ひらのみどり
明治31（1898）年～昭和58（1983）年
明治～昭和期の保健婦。
¶近医，近女

平畑静塔 ひらはたせいとう
明治38（1905）年7月5日～平成9（1997）年9月11日
[別]平畑富次郎
昭和期の俳人、精神科医。京阪病院院長。「京大俳句」創刊メンバー。新興俳句運動に関わる。句集に「月下の俘虜」など。
¶紀伊文，京都文，近文，現朝，現執1期，現執2期，現情，現人，現日（[生]1909年7月5日），現俳，作家，詩作，社史，新潮，新文，世紀，全書，日人，俳文，兵庫文，文学，平和

平林たい子 ひらばやしたいこ
明治38（1905）年10月3日～昭和47（1972）年2月17日
昭和期の小説家、評論家。プロレタリア作家として「施療室にて」「敷設列車」などを発表。
¶アナ，革命，角史，郷土長野，近現，近女，近文，現朝，現執1期，現情，現人，現日，現文，国史，コン改，コン4，コン5，作家，史人，社運，社史，小説，女運，女史，女性，女性普，女文，信州女，新宿，新宿女，新潮，新文，人名7，世紀，姓氏長野，世百，世百新，全書，大百，千葉百，長野百，長野歴，奈良文，日史，日女，日人，日本，百科，文学，平和，北海道文，マス89，履歴，履歴2，歴大

平林はるゑ ひらばやしはるえ
明治27（1894）年～昭和54（1979）年
大正～昭和期の社会福祉活動家。
¶姓氏長野

平林秀高 ひらばやしひでたか
明治23（1890）年～昭和38（1963）年
大正～昭和期の歯科医師。
¶鳥取百

平林兵左衛門 ひらばやしひょうざえもん
享和2（1802）年～明治17（1884）年4月3日
江戸時代末期～明治時代の本草学者、武芸家。因幡侯に召し抱えられ千葉周作の門下に入った。その後郷里で薬草を栽培。
¶姓氏長野，長野歴，幕末，幕末大

平吹秀子 ひらぶきひでこ
大正6（1917）年～昭和60（1985）年
昭和期の山形県更生保護婦人会活動の草分けの一人。
¶山形百新

平福一郎 ひらふくいちろう
明治43（1910）年～平成15（2003）年
大正～平成期の医師。専門は病理学。
¶近医

平松玄仲 ひらまつげんちゅう
天保4（1833）年～明治38（1905）年
江戸時代後期～明治期の萩平村の問屋。医師、神葬祭の指導者。
¶姓氏愛知

平松譲治 ひらまつじょうじ
？　～
大正期の東京帝国大学セツルメント参加者。
¶社史

平松博 ひらまつひろし
明治42（1909）年12月16日～昭和59（1984）年6月11日
大正～昭和期の医師。放射線科。
¶石川百，科学，近医

平元凞春 ひらもときんしゅん★
明和5（1768）年～寛政12（1800）年6月
江戸時代後期の小児科医。医学館の初代の本草学会頭。
¶秋田人2

平元貞安 ひらもとさだやす★
～享和2（1802）年10月
江戸時代後期の藩医。
¶秋田人2

平元梅隣 ひらもとばいりん
万治3（1660）年～寛保3（1743）年　[別]梅隣《ばいりん》
江戸時代中期の医師、俳人。
¶秋田人2（[生]万治3年5月8日　[没]寛保3年8月17日），国書（[生]万治3（1660）年5月8日　[没]寛保3（1743）年8月17日），人名，長崎遊，日人，俳諧（梅隣　ばいりん　[生]？），俳句（梅隣　ばいりん　[没]寛保3（1743）年8月17日），和俳

平元文仲 ひらもとぶんちゅう★
生没年不詳
江戸時代末期の小児医。
¶秋田人2

平本幸男 ひらもとゆきお
大正15（1926）年9月5日～平成24（2012）年10月30日
昭和～平成期の細胞生理学者。東京工業大学教授。動物発生・生理学を研究。放送大学教授などを務める。
¶科学，現朝，世紀，日人

平安常実 ひらやすつねみ
大正4（1915）年10月4日～
昭和期の社会福祉事業家。沖縄県厚生部長。
¶現朝，世紀

平山金蔵 ひらやまきんぞう
明治9（1876）年1月～昭和7（1932）年8月7日
明治～昭和期の医師。日本医科大学理事。胃腸病学の権威で、日本消化器医学会長、消化器学会長を歴任。
¶科学，近医，人名，世紀，渡航（[生]1876年1月2日），日人

平山成信　ひらやましげのぶ
→平山成信（ひらやまなりのぶ）

平山雄　ひらやまたけし
大正12（1923）年1月1日～平成7（1995）年10月26日
昭和～平成期の疫学者。予防がん学研究所所長、予防老化学研究所所長。がん予防の世界的権威。著書に「ガン予防」「ガンの探険」など。
¶科学，科技，近医，現朝，現執2期，現執3期，現情，現人，世紀，日人，マス89，履歴2

平山道和　ひらやまどうわ
文化9（1812）年～明治31（1898）年
江戸時代後期～明治期の医師。
¶姓氏山口

平山遠　ひらやまとおる
明治20（1887）年～昭和35（1960）年
明治～昭和期の医師。外科。
¶近医

平山成信　ひらやまなりのぶ
安政1（1854）年11月6日～昭和4（1929）年9月25日
[別]平山成信《ひらやましげのぶ》
明治～大正期の官吏。日本赤十字社社長、貴族院議員、男爵。書記官長、枢密顧問官などを歴任。産業協会、帝展の創立などに尽力。
¶朝日（[生]安政1年11月6日（1854年12月25日）），海越新，近現，国史，コン改，コン5，史人，静岡歴（ひらやましげのぶ），新潮，人名，世紀，姓氏京都，渡航（[没]1929年5月18日），日人，履歴

平山松治　ひらやままつじ
慶応2（1866）年～大正14（1925）年
明治～大正期の薬学者。富山薬学専門学校長、京都府医学校教授。
¶人名，日人

平山宗宏　ひらやまむねひろ
昭和3（1928）年2月13日～
昭和期の母子保健学者。東京大学教授。
¶現執2期，現情

肥留川伸昌　ひるかわのぶまさ
大正9（1920）年4月11日～
昭和期の医師。
¶群馬人

蛭田玄仙　ひるたげんせん
延享2（1745）年～文化14（1817）年
江戸時代中期～後期の産科医。
¶朝日（[没]文化14年1月3日（1817年2月18日）），科学，近世，国史，国書（[没]文化14（1817）年1月3日），コン改，コン4，コン5，人名，日人，洋学

広明竹雄　ひろあきたけお
明治42（1909）年～平成4（1992）年
大正～平成期の臨床検査技師。
¶近医

広池秋子　ひろいけあきこ
大正8（1919）年11月1日～平成19（2007）年11月25日
昭和～平成期の小説家、ヨーガ健康法研究指導家。ヨガ教室を開設し指導。ヨガ関係著書に「爽快ヨガ健康法」、小説に「オンリー達」など。
¶近女，近文，現情，小説，女文，新文，世紀，日女，日人，文学

広井玄清　ひろいげんせい
文政7（1824）年～明治28（1895）年7月11日
江戸時代末期～明治時代の医師。医業のかたわら塾生を教育。
¶幕末，幕末大

広井良典　ひろいよしのり
昭和36（1961）年4月27日～
昭和～平成期の医療経済、社会保障論、科学哲学研究者。千葉大学法経学部教授。
¶現執4期

広岡知彦　ひろおかともひこ
昭和16（1941）年6月14日～平成7（1995）年11月5日
昭和～平成期の福祉活動家。青少年と共に歩む会常務理事、子どもの虐待防止センター代表などを歴任。
¶世紀，日人

広岡秀富　ひろおかひでとみ
生没年不詳
江戸時代中期の医師。
¶国書

広岡文台　ひろおかぶんだい
？　～文化7（1810）年
江戸時代中期～後期の医師。
¶国書，三重

弘岡道明　ひろおかみちあき
明治15（1882）年～昭和15（1940）年
明治～昭和期の医師。
¶愛媛，愛媛百（[生]明治15（1882）年9月19日　[没]昭和15（1940）年9月17日）

広川獬　ひろかわかい
生没年不詳
江戸時代後期の蘭方医、華頂宮家の従医。「蘭療薬解」を著述。
¶朝日，科学，京都人，近世，国史，国書，コン改，コン4，コン5，新潮，姓氏京都，長崎遊，日人，洋学

広川和一　ひろかわかずいち
明治10（1877）年3月17日～昭和20（1945）年1月6日　[別]広川和一《ひろかわわいち》
明治～昭和期の医師、泌尿器科学者。広川病院院長。
¶渡航，新潟百別（ひろかわわいち）

広川信隆　ひろかわのぶたか
昭和21（1946）年3月25日～
昭和～平成期の細胞生物学者。東京大学教授。解

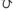

剖学、分子細胞生物学を研究。急速凍結冷凍を用
いた電子顕微鏡の観察法を開発。
¶世紀, 日人

広川和一 ひろかわわいち
→広川和一（ひろかわかずいち）

広木彦吉 ひろきひこきち
明治38 (1905) 年～昭和50 (1975) 年
大正～昭和期の医師。専門は細菌学。
¶近医

広沢弘七郎 ひろさわこうしちろう
大正11 (1922) 年～平成20 (2008) 年
昭和～平成期の医師。内科（循環器）。
¶近医

広沢大八郎 ひろさわだいはちろう
大正8 (1919) 年12月22日～
大正～昭和期の福祉施設職員。
¶視覚

広沢豊作 ひろさわとよさく
明治14 (1881) 年～昭和17 (1942) 年
明治～昭和期の医師、政治家。
¶山口百

広沢里枝子 ひろさわりえこ
昭和33 (1958) 年11月19日～
昭和～平成期のラジオパーソナリティ、カウン
セラー。
¶視覚

弘重寿輔 ひろしげじゅすけ
明治18 (1885) 年10月30日～昭和27 (1952) 年2月
25日
明治～昭和期の医師。
¶学校

広瀬明夫 ひろせあきお
明治43 (1910) 年～昭和10 (1935) 年
昭和期の内科医。
¶近医

広瀬久美子 ひろせくみこ
昭和15 (1940) 年7月15日～
昭和～平成期のアナウンサー、エッセイスト。専
門は、福祉・ボランティア、言葉。
¶現執3期, 現執4期, 世紀, テレ, マス89

弘世現 ひろせげん
明治37 (1904) 年5月21日～平成8 (1996) 年1月
10日
昭和期の実業家。日本生命保険社長。女性販売員
の活用、定期付き養老保険の開発などを進め、日
本生命を保有契約高世界一に育成。日生劇場を開
設し文化・教育活動に尽力。
¶現朝, 現情, 現人, 現日, コン改, コン4, コン
5, 実業, 新潮, 世紀, 日人

広瀬元恭 ひろせげんきょう
文政4 (1821) 年～明治3 (1870) 年
江戸時代末期～明治期の蘭学者、医師。官軍病院
院長。京都で開業とともに時習堂を設立。学識は

幅広く、著書に「理学提要」「知生論」など。
¶朝日（⑩文政4 (1821) 年3月　⑱明治3年10月27
日 (1870年11月20日)）, 維新, 科学（⑩文政4
(1821) 年3月　⑱明治3 (1870) 年10月27日）,
京都大, 近現, 近世, 国史, 国書（⑱明治3
(1870) 年10月27日）, コン改, コン4, コン5,
史人（⑱1870年10月27日）, 新潮, 人名, 姓氏
京都, 世人（⑱明治3 (1870) 年10月17日）, 全
書, 大百, 日人, 幕末（⑱1870年10月31日）,
幕末大（⑱明治3 (1870) 年10月27日）, 山梨人,
山梨百（⑱明治3 (1870) 年10月27日）, 洋学

広瀬元周 ひろせげんしゅう
天保4 (1833) 年～明治18 (1885) 年
江戸時代末期～明治期の医師。三重県立ади病院長。
竜野藩、津藩の医学校で教鞭を執った後、県下で
開業。著書に「医学大意」。
¶長崎遊, 洋学

広瀬玄水 ひろせげんすい
～文化10 (1813) 年4月2日
江戸時代後期の医師。
¶飛騨

広瀬玄清 ひろせげんせい★
生没年不詳
江戸時代末期の医師。
¶秋田人2

広瀬見竜 ひろせけんりゅう
生没年不詳
江戸時代中期の医師。
¶国書

広瀬孝六郎 ひろせこうろくろう
明治32 (1899) 年9月23日～昭和39 (1964) 年11月3
日
大正～昭和期の衛生工学者。東京大学教授。総合
的な衛生工学を確立。
¶科学, 科技, 近医, 近土, 現朝, 現情, 人名7,
世紀, 土木, 日人

広瀬貞雄 ひろせさだお
大正7 (1918) 年～平成19 (2007) 年
昭和～平成期の医師。精神科。
¶近医

広瀬佐太郎 ひろせさたろう
安政5 (1858) 年～明治41 (1908) 年
明治期の医師。
¶神奈川人

広瀬周度 ひろせしゅうたく
天明2 (1782) 年～？
江戸時代後期の常陸谷田部藩医。
¶長崎遊（⑱？）, 藩臣2

広瀬周伯 ひろせしゅうはく
？ ～文政1 (1818) 年
江戸時代後期の蘭学者、常陸谷田部藩医。杉田玄
白の門人。
¶朝日（生没年不詳）, 茨城百, 郷土茨城, 近世
（生没年不詳）, 国史（生没年不詳）, 国書, 日

人，藩臣2

広瀬周平　ひろせしゅうへい
＊〜文化7(1810)年
江戸時代中期〜後期の医師。
¶人名(⊕1733年)，日人(⊕1732年)，山梨百(⊕享保17(1732)年　⊗文化7(1810)年4月13日)，洋学(⊕享保16(1731)年)

広瀬伸次　ひろせしんじ
平成期の医師。恵比寿ガーデンクリニック院長、日本リフレクソロジー学会会長。
¶現執4期

弘世助市(広瀬助市)　ひろすけいち
？〜明治12(1879)年
江戸時代末期〜明治期の彦根の商人。私財を投じて窮民を救済した。
¶人名(広瀬助市)，日人

広瀬中庵　ひろせちゅうあん
享保17(1732)年〜文化6(1809)年4月13日
江戸時代中期〜後期の医師。
¶国書

広瀬徹也　ひろせてつや
昭和12(1937)年2月2日〜
昭和〜平成期の医師、臨床精神病理学者。精神科、帝京大学教授。
¶現執3期

広瀬輝夫　ひろせてるお
大正15(1926)年1月20日〜
昭和〜平成期の評論家、医師、医療ジャーナリスト。
¶現執4期

広瀬豊一　ひろせとよいち
明治20(1887)年2月26日〜昭和45(1970)年12月5日
大正〜昭和期の産婦人科医学者。日本不妊学会会長。「家兎卵巣黄体の人工的発生について」で日本婦人科学会賞受賞、瑞宝章受章。
¶大阪人(⊗昭和45(1970)年12月)，科学，近医，現情，人名7，世紀，日人

広瀬虎彦　ひろせとらひこ
明治5(1872)年〜大正10(1921)年
明治〜大正期の医師。
¶高知人

広瀬信善　ひろせのぶよし
明治26(1893)年〜？
明治〜昭和期の医師。外科。
¶近医

広瀬彦太郎　ひろせひこたろう
明治9(1876)年〜昭和5(1930)年
明治〜昭和期の獣医。
¶大分歴

広瀬久忠　ひろせひさただ
明治22(1889)年1月22日〜昭和49(1974)年5月22日

大正〜昭和期の内務官僚、政治家。厚生大臣。三重県、埼玉県知事に就任。内務次官を経て平沼内閣、小磯内閣厚相などを歴任。
¶近医，近現，現朝，現情，国史，コン改，コン4，コン5，埼玉人，新潮，人名7，世紀，政治，日人，山梨百，履歴，履歴2

広瀬夫佐子　ひろせふさこ
＊〜昭和56(1981)年5月19日
昭和期の社会事業家。日本病院ボランティア協会会長。大阪で産婦人科医を開業するかたわら、病院ボランティア活動を開始。
¶女性(⊕大正4(1915)年)，女性普(⊕大正4(1915)年)，世紀(⊕大正3(1914)年11月19日)，日人(⊕大正3(1914)年11月19日)

広瀬平五郎　ひろせへいごろう
文政1(1818)年〜明治41(1908)年
江戸時代末期〜明治期の医師。甲斐地方において村人への種痘の普及に尽力。
¶維新，山梨百，洋学

広瀬保庵　ひろせほあん
文化5(1808)年〜慶応1(1865)年
江戸時代末期の医師。市川代官所に仕える。
¶朝日，維新，近世，国史，国書，日人，幕末，幕末大，山梨人，山梨百

広瀬靖雄　ひろせやすお
昭和19(1944)年4月14日〜
昭和期の医師。
¶飛騨

弘世保三郎　ひろせやすさぶろう
大正期の薬学者。
¶渡航

広瀬良三　ひろせりょうぞう
大正3(1914)年5月10日〜
昭和期の医師。
¶飛騨

広瀬渉　ひろせわたる
明治15(1882)年〜昭和19(1944)年
明治〜昭和期の耳鼻咽喉科医。
¶近医

弘田篤徳　ひろたあつとく
文化1(1804)年〜明治7(1874)年6月29日
江戸時代末期〜明治時代の医師。江戸で種痘術を学び、藩内に疱瘡が大流行した際、一万人余りに種痘を行う。
¶幕末，幕末大(⊕文化1(1804)年4月9日)

広田寒山　ひろたかんざん
明治22(1889)年12月2日〜昭和21(1946)年8月28日
大正・昭和期の俳人・医学者。
¶東北近

広田京右衛門　ひろたきょうえもん
明治期の眼科医。
¶渡航

弘田玄沖〔2代〕 ひろたげんちゅう
文化1(1804)年～明治7(1874)年
江戸時代後期～明治期の医師。
¶高知人，高知百

弘田玄又 ひろたげんゆう
天保3(1832)年～？
江戸時代末期～明治期の医師。陸軍軍医。維新後、陸軍に入り陸軍二等軍医正、予備役等を歴任。
¶高知人，幕末，幕末大，洋学([生]天保2(1831)年　[没]明治28(1895)年)

広田耕作 ひろたこうさく
明治15(1882)年8月22日～昭和55(1980)年11月26日
明治～昭和期の医師。書家。土佐市名誉市民第1号。
¶高知人，高知先

弘田里 ひろたさと
明治2(1869)年5月1日～昭和25(1950)年2月22日
大正～昭和期の社会事業家。無料保育園双葉園を創立。子供たちの保育にあたり戦時体制下を生きぬく。
¶高知人，高知百，女性，女性普，世紀，日人

弘田長 ひろたつかさ
安政6(1859)年6月5日～昭和3(1928)年11月27日
明治～大正期の医学者。熊本県立医学校校長・病院長。乳児脚気を研究。また宮内庁御用となり内親王、皇孫などの診療に当たった。
¶海越，海越新，科学，近医，高知人，新潮，人名，世紀，渡航，日人

広田哲士 ひろたてつお
大正12(1923)年8月18日～
昭和～平成期の医療ジャーナリスト。朝日新聞東京本社科学部長。
¶現執3期

広田フサ ひろたふさ
明治8(1875)年～昭和29(1954)年
明治～昭和期の小千谷病院の看護婦長。
¶新潟百

広田康 ひろたやすし
明治22(1889)年～昭和21(1946)年
大正～昭和期の皮膚科医。
¶近医

広田わさ子 ひろたわさこ
明治6(1873)年～昭和20(1945)年
大正～昭和期の社会事業家。上京し勉学する郷里の人への世話や、郷里の出兵兵士家族に金銭的援助をした。
¶女性，女性普

広津俊蔵 ひろつしゅんぞう
文政2(1819)年～明治16(1883)年
江戸時代後期～明治期の医師、久留米藩士。
¶長崎遊

弘中国香 ひろなかくにか
明治15(1882)年～昭和23(1948)年
昭和期の医師。
¶山口人

広野晴彦 ひろのはるひこ
昭和10(1935)年～平成1(1989)年
昭和期の医師。泌尿器科。
¶近医

広橋敏 ひろはしさとし
？～
大正期の東京帝国大学セツルメント参加者。
¶社史

広畑和志 ひろはたかずし
昭和3(1928)年～平成9(1997)年
昭和～平成期の医師。整形外科。
¶近医

弘英正 ひろひでまさ
昭和10(1935)年2月9日～
昭和期の出版事業家。
¶視覚

広藤博斎 ひろふじはくさい
宝暦4(1754)年～天保3(1832)年
江戸時代後期の医師。
¶長崎遊

【ふ】

笛木俊一 ふえきしゅんいち
昭和20(1945)年12月16日～
昭和期の社会福祉行政学者。日本福祉大学教授。
¶現執2期

深井孝之助 ふかいこうのすけ
大正8(1919)年～平成10(1998)年
昭和～平成期の医師。専門はウイルス学。
¶近医

深海正治 ふかうみまさはる
大正9(1920)年2月21日～　[別]深海正治《ふかみまさはる》
昭和～平成期の技術者。オリンパス精機社長。内視鏡の研究開発に着手、胃カメラ開発に成功。
¶世紀(ふかみまさはる)，日人

深尾清左衛門 ふかおせいざえもん
江戸時代前期の伊藤加賀守秀盛・左馬頭則長父子の家臣、医師。
¶大坂

深川元儁 ふかがわげんしゅん
→深川元儁(ふかがわもととし)

深川霽宇 ふかがわせいう
→深川元儁(ふかがわもととし)

深川潜蔵 ふかがわせんぞう
寛政11(1799)年～安政3(1856)年　[別]小林銑次郎《こばやしせんじろう》
江戸時代末期の本草学者。

¶洋学

深川元儁 ふかがわもととし
文化7(1810)年～安政3(1856)年 [別]深川元儁《ふかがわげんしゅん》,深川霽宇《ふかがわせいう》
江戸時代末期の儒者、本草家。上総地方の本草を調査・研究。
¶江文(深川霽宇 ふかがわせいう), 国書([没]安政3(1856)年5月4日), 人名, 千葉百(ふかがわげんしゅん [生]文化6(1809)年), 日人

深沢菖庵 ふかざわしょうあん
明和9(1772)年1月～文政9(1826)年12月
江戸時代中期～後期の医師。
¶国書

深沢範策 ふかさわはんさく
万延1(1860)年～昭和9(1934)年
明治～昭和期の医師・政治家。
¶姓氏群馬

深沢晟雄 ふかざわまさお
明治38(1905)年12月11日～昭和41(1966)年1月28日
昭和期の行政家。岩手県沢内村村長。全国初の医療費の無料化を実施。
¶岩手人([没]1965年1月28日), 岩手百([没]1965年), 現朝, 現情, 現人, 世紀, 政治, 姓氏岩手([没]1965年), 日人

深沢道子 ふかざわみちこ
昭和10(1935)年2月9日～
昭和～平成期の精神療法学者、ソーシャル・ワーカー。聖マリアンナ医科大学助教授、早稲田大学教授。
¶現執2期, 現執3期, 現執4期

深沢雄甫 ふかざわゆうすけ
文政5(1822)年～明治25(1892)年 [別]深沢雄甫《ふかざわゆうほ》
江戸時代末期～明治期の医師。沼津藩藩医を務める傍ら開業。維新後菊間藩大助教を務めた。
¶伊豆(ふかざわゆうほ), 長崎遊(深沢雄甫(文温) ふかざわゆうほ(ふみたか)), 藩臣4(生没年不詳), 洋学(ふかざわゆうほ)

深沢友盛 ふかさわゆうせい
生没年不詳
江戸時代中期の医師。
¶姓氏群馬

深沢雄甫 ふかざわゆうほ
→深沢雄甫(ふかざわゆうすけ)

深沢雄甫(兼文) ふかざわゆうほ(かねふみ)
安永4(1775)年～天保6(1835)年
江戸時代後期の医師。
¶長崎遊(深沢雄甫)

深瀬仲麿 ふかせなかまろ
天保12(1841)年～明治7(1874)年1月14日
江戸時代末期～明治期の志士、医師。新宮湊口銀撤廃運動を起こす。維新後は大阪府判事試補など。
¶維新, 新潮, 人名, 日人, 幕末, 幕末大

深瀬政市 ふかせまさいち
大正3(1914)年4月23日～平成1(1989)年9月4日
昭和期の内科学者。京都大学教授。
¶科学([生]1914年(大正3)4月20日), 近医, 現情, 島根百, 島根歴

深瀬洋春 ふかせようしゅん
天保4(1833)年～明治38(1905)年12月23日
[別]貞之
江戸時代末期～明治期の医師。函館病院長。東蝦夷地方に疱瘡流行の際、江戸の種痘医桑田立斎と共に種痘を実施。
¶維新([生]?), 海越([生]?), 海越新, 科学, 日人, 幕末大([生]天保5(1834)年), 北海道百, 北海道歴, 洋学([生]天保6(1835)年)

深田玄随 ふかだげんずい
明和1(1764)年6月13日～天保9(1838)年2月11日
江戸時代中期～後期の医師、博物家。
¶国書

深田芦雪 ふかだろせつ
? ～平成6(1994)年12月16日
昭和期の俳人、医師。
¶大阪文

深道義尚 ふかどうよしなお
大正15(1926)年4月4日～
大正～昭和期の眼科医。
¶視覚

深根輔仁 ふかねすけひと
→深根輔仁(ふかねのすけひと)

深根輔仁 ふかねのすけひと
生没年不詳 [別]深根輔仁《ふかねすけひと》
平安時代中期の医師。侍医。日本最初の薬名辞書「本草和名」を著した。
¶朝日, 国史, 国書(ふかねすけひと), 古史, 古人, 古中, 史人, 植物([生]昌泰1(898)年 [没]延喜22(922)年), 新潮, 人名(ふかねすけひと), 世人(ふかねすけひと [生]昌泰1(898)年 [没]延喜22(922)年), 世百, 全書(ふかねすけひと), 大百(ふかねすけひと), 日史, 日人, 百科, 平史, 歴大

深根宗継 ふかねのむねつぐ
生没年不詳
平安時代前期の医師。
¶新潮, 日人

深町経蔵 ふかまちつねぞう
明治15(1882)年～昭和40(1965)年
明治～昭和期の社会事業家・実業家。
¶群新百, 群馬人, 群馬百, 姓氏群馬

深町正雄 ふかまちまさお
大正5(1916)年～
昭和期の医師。
¶群馬人

深海皆山 ふかみかいざん
文化11(1814)年～明治3(1870)年
江戸時代末期の丹波亀山藩医。
¶京都府

深見嘉一郎 ふかみかいちろう
昭和2(1927)年～平成16(2004)年
昭和～平成期の医師。眼科。
¶近医

深見玄岱 ふかみげんたい
*～享保6(1722)年8月8日　[別]高玄岱《こうげんたい》,深見天漪《ふかみてんい》
江戸時代前期～中期の漢学者。幕府儒官。渡来僧独立に師事。儒学、書、医学に通じた。
¶朝日([生]慶安2年2月15日(1649年3月27日)　[没]享保7年8月8日(1722年9月18日)), 江文(深見天漪　ふかみてんい　[生]慶安2(1649)年), 黄檗(高玄岱　こうげんたい　[生]寛永16(1639)年), 近世([生]1648年), 国史([生]1648年), 人書79([生]1600年　[没]1673年), 人名(高玄岱　こうげんたい　[生]1640年), 日史([生]慶安2(1649)年), 日人([生]1648年,(異説)1649年), 歴大([生]1648年), 和俳([生]慶長5(1600)年)

深見輝明 ふかみてるあき
昭和22(1947)年3月18日～
昭和～平成期の医療ジャーナリスト、科学ジャーナリスト。エビデンス社代表取締役。
¶現執4期

深見天漪 ふかみてんい
→深見玄岱(ふかみげんたい)

深海正治 ふかみまさはる
→深海正治(ふかうみまさはる)

深谷周三 ふかやしゅうぞう
天保7(1836)年7月～大正5(1916)年3月2日
江戸時代後期～大正時代の獣医。
¶静岡歴, 幕末大

府川哲夫 ふかわてつお
昭和25(1950)年1月25日～
昭和～平成期の医療サービス、社会保障財政、高齢者政策研究者。国立社会保障・人口問題研究所社会保障基礎理論研究部長。
¶現執4期

吹浦忠正 ふきうらただまさ
昭和16(1941)年3月17日～
昭和～平成期の団体職員。国際赤十字難民保護専門家、難民を助ける会代表幹事、育青協会常務理事。
¶現執3期, 現執4期

不句 ふく
→細谷雄太(ほそやゆうた)

福井敬斎 ふくいけいさい
？～寛政12(1800)年12月24日
江戸時代中期～後期の丹波篠山藩医、学者。
¶国書, 日人([没]1801年), 藩臣5

福井敬冶 ふくいけいじ
大正3(1914)年12月20日～昭和58(1983)年7月5日
昭和期の歯科医。
¶飛騨

福井玄効 ふくいげんこう
寛文2(1662)年～延享1(1744)年3月27日
江戸時代前期～中期の医師。
¶国書

福井幸盛 ふくいこうせい
天保11(1840)年9月14日～明治29(1896)年9月25日
江戸時代末期・明治期の医師。
¶飛騨

福井貞憲 ふくいさだのり
天保1(1830)年～明治33(1900)年1月29日　[別]福井豊後守《ふくいぶんごのかみ》
明治期の医師。中典医。孝明天皇、明治天皇、大正天皇を拝診。
¶維新(福井豊後守　ふくいぶんごのかみ), 人名, 日人, 幕末(福井豊後守　ふくいぶんごのかみ), 幕末大([生]文政13(1830)年8月3日)

福井繁子 ふくいしげこ
明治7(1874)年1月21日～昭和36(1961)年7月26日
明治～昭和期の産婦人科医師。女性医学博士第1号。日本女医会副会長などを歴任。日本女医会の大御所的存在。
¶大阪人, 岡山人, 岡山歴, 科学, 科技, 近医, 現情([生]1874年1月), 女性([生]明治7(1874)年1月), 女性普([生]明治7(1874)年1月), 人名7, 世紀, 渡航, 日人

福井春水 ふくいしゅんすい
生没年不詳
江戸時代後期の本草家。
¶国書

福井小車 ふくいしょうしゃ
？～寛政12(1800)年
江戸時代中期～後期の医師。
¶人名

福井甚作 ふくいじんさく
明治22(1889)年～昭和25(1950)年
大正～昭和期の医師。僻地医療に貢献。
¶青森人

福井瑞軒 ふくいずいけん
天保9(1838)年～元治1(1864)年6月7日
江戸時代末期の医師。
¶飛騨

福井瑞泉 ふくいずいせん
文化7(1810)年2月24日～明治11(1878)年11月17日
江戸時代末期・明治期の医師。
¶飛騨

福井進 ふくいすすむ
昭和期の医師。精神科、国立国府台病院、厚生省麻薬課顧問役。
¶現執2期

福井雪水 ふくいせっすい,ふくいせつすい
→福井文忠(ふくいぶんちゅう)

福井忠孝 ふくいただたか
明治45(1912)年6月14日～平成12(2000)年9月13日
昭和～平成期の医師。専門は衛生学。
¶科学，近医

福井達雨 ふくいたつう
昭和7(1932)年3月25日～
昭和～平成期の発達心理学者、障害児教育研究者。止揚学園園長、京都教育大学・盛岡大学講師。
¶郷土滋賀，現執2期，現執3期，現執4期，滋賀文，児人，世紀

福井棣園 ふくいていえん
天明3(1783)年～嘉永2(1849)年
江戸時代後期の医師。
¶国書([生]天明3(1783)年10月23日　[没]嘉永2(1849)年5月19日)，人名，日人

福井哲也 ふくいてつや
昭和33(1958)年～
昭和～平成期の視覚障害研究者、点字出版者。
¶視覚

福井信立 ふくいのぶたつ
明治25(1892)年～昭和50(1975)年
明治～昭和期の海軍軍医(内科)。
¶近医

福井治昌 ふくいはるまさ
文久3(1863)年～昭和11(1936)年1月27日
明治～昭和期の陸軍軍医。
¶飛驒

福井楓亭 ふくいふうてい
享保10(1725)年～寛政4(1792)年
江戸時代中期の医師。
¶近世，国史，国書([没]寛政4(1792)年10月3日)，人書94，人名，日人

福井豊後守 ふくいぶんごのかみ
→福井貞憲(ふくいさだのり)

福井文忠 ふくいぶんちゅう
文化11(1814)年～明治3(1870)年　[別]福井雪水《ふくいせっすい,ふくいせつすい》
江戸時代後期～明治期の医師、教育者。
¶静岡歴(福井雪水　ふくいせっすい)，姓氏静岡(福井雪水　ふくいせつすい)，姓氏山口，長崎遊

福井仁士 ふくいまさし
昭和13(1938)年～平成19(2007)年
昭和～平成期の医師。外科(脳神経外科)。
¶近医

福井要三 ふくいようぞう
明治15(1882)年～昭和20(1945)年
明治～昭和期の医師。
¶青森人

福井榕亭 ふくいようてい
宝暦3(1753)年～弘化1(1844)年
江戸時代後期の医師。
¶人名，姓氏京都，日人

福井立斎 ふくいりっさい
元禄15(1702)年～明和5(1768)年
江戸時代中期の医師。
¶兵庫百

福内鬼外 ふくうちきがい
→平賀源内(ひらがげんない)

福岡徹 ふくおかとおる
大正13(1924)年～昭和49(1974)年
昭和期の小説家、医師。「新制作」主宰。
¶近文，現情([生]1924年3月30日　[没]1974年8月2日)，世紀([生]大正13(1924)年3月30日　[没]昭和49(1974)年8月2日)，千葉百，福岡文

福岡文子 ふくおかふみこ
明治44(1911)年7月27日～平成20(2008)年3月19日
昭和期の医学者。
¶科学，近医，日人

福岡政行 ふくおかまさゆき
昭和20(1945)年9月9日～
昭和～平成期の政治評論家。白鷗大学教授。比較政治学、福祉国家論を研究、テレビ解説者として活躍。著書に「福祉と政治」など。
¶現朝，現執2期，現執3期，現執4期，世紀，テレ，日人

福岡良男 ふくおかよしお
大正4(1915)年～平成20(2008)年
昭和～平成期の医師。専門は臨床検査医学。
¶近医

福鎌達夫 ふくかまたつお
大正9(1920)年～昭和43(1968)年
昭和期の哲学者。東京医科歯｀科大学教授、千葉大学教授。
¶哲学

福川文斎 ふくかわぶんさい
生没年不詳
江戸時代後期の医師。
¶飛驒

福崎恒 ふくざきひさし
大正15(1926)年～平成18(2006)年
昭和～平成期の医師。内科。
¶近医

福士長四郎 ふくしちょうしろう
?　～
江戸時代中期の接骨医。
¶青森人

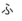

福士貞吉 ふくしていきち
明治27(1894)年9月5日～平成3(1991)年9月4日
昭和期の植物病理学者。北海道大学教授、酪農学園大学教授。
¶科学,科技,現情,植物,世紀,日人

福士文知 ふくしぶんち
大正2(1913)年8月16日～平成15(2003)年5月1日
昭和～平成期の医師、政治家。弘前市長、弘前市医師会長。
¶現政

福島あき江 ふくしまあきえ
昭和33(1958)年頃～昭和62(1987)年7月
昭和期の社会福祉運動家、自伝作家。
¶埼玉人(㊥昭和32(1957)年11月4日　㊦昭和62(1987)年7月20日)、女性(㊥昭和33(1958)年頃)、女性普

福島章 ふくしまあきら
昭和11(1936)年1月29日～
昭和～平成期の心理学者、精神医学者。東京医科歯科大学助教授、上智大学教授。
¶現執1期,現執2期,現執3期,現執4期

福島市左衛門 ふくしまいちざえもん
江戸時代前期の眼科医。
¶眼科

福島脩美 ふくしまおさみ
昭和12(1937)年11月7日～
昭和～平成期の人格心理学者、臨床心理学者。東京学芸大学教授。
¶現執2期,現執3期,現執4期

福島寛四(福島閑子) ふくしまかんし
明治25(1892)年4月1日～昭和47(1972)年12月16日
大正～昭和期の内科医学者。日本内科学会会頭。大阪帝国大学教授、大阪逓信病院長などを歴任。専門は消化器病学。
¶大阪人(㊦昭和47(1972)年12月)、大阪文(福島閑子),科学,近医,現情,人名7,世紀,日人

福島邦成 ふくしまくになり
文政2(1819)年～明治31(1898)年
江戸時代末期～明治期の医師。
¶日人,宮崎百(㊥文政2(1819)年1月　㊦明治31(1898)年1月20日)、宮崎百一

福島孝吉 ふくしまこうきち
大正7(1918)年～平成9(1997)年
昭和期の医学者。
¶近医,群馬人

福島弘道 ふくしまこうどう
明治43(1910)年8月28日～平成7(1995)年4月14日
昭和期の社会運動家、鍼灸師。東京古typeはり医学会会長。従軍中に失明。戦後、東洋はり医センターを開設。
¶視覚

福士政一 ふくしまさいち
明治11(1878)年1月30日～昭和31(1956)年6月3日
大正～昭和期の病理学者。日本歯科医学専門学校。梅毒性大動脈炎・乳児脚気・甲状腺研究の権威。
¶科学,近医,現情,人名7,世紀,渡航,日人,山口人,山口百

福島智 ふくしまさとし
昭和37(1962)年12月25日～
昭和～平成期の福祉活動家。視聴覚障害者での生活をエッセイ「渡辺荘の宇宙人」として著述。
¶視覚,世紀,日人

福島茂夫 ふくしましげお
大正6(1917)年11月28日～
昭和～平成期の医師、政治家。参議院議員、福島病院理事長。
¶政治

福島秀策 ふくしましゅうさく
明治27(1894)年12月15日～昭和49(1974)年9月10日
大正～昭和期の歯科医学者。東京歯科大学教授。東京歯科大学学長、理事、顧問を歴任。
¶科学,近医,現情,人名7,世紀,日人

福島禎蔵 ふくしまていぞう
明治23(1890)年～昭和53(1978)年
大正～昭和期の社会事業家。
¶姓氏宮城,宮城百

福島久之 ふくしまひさし
→福島久之(ふくしまひさゆき)

福島久之 ふくしまひさゆき
明治14(1881)年～昭和41(1966)年12月22日
㊙福島久之《ふくしまひさし》
明治～昭和期の海軍軍医。
¶岡山人,岡山百(ふくしまひさし),近医

福島芳翁 ふくしまほうおう
生没年不詳
江戸時代中期の医師。
¶国書,人名,日人

福島豊策 ふくしまほうさく
天保9(1838)年～明治36(1903)年
江戸時代後期～末期の医師。
¶国書(㊥?),静岡歴,姓氏静岡

福島万寿雄 ふくしまますお
明治37(1904)年～昭和55(1980)年
大正～昭和期の医師。専門は病理学。
¶近医

福代良一 ふくしろりょういち
大正3(1914)年～平成22(2011)年
昭和～平成期の医師。皮膚科。
¶近医

福住一郎 ふくずみいちろう
明治38(1905)年3月11日～昭和19(1944)年4月22日

大正・昭和期の小児科医師、歌人。
¶根千

福住清風 ふくずみきよかぜ
安永7(1778)年～嘉永1(1848)年 [別]福住清風《ふくずみせいふう》
江戸時代後期の歌人。売薬・貸本商を営み、飯田藩御用達や町年寄を務めた。
¶国書(ふくずみせいふう [没]嘉永1(1848)年9月14日), 姓氏長野, 長野百([生]1777年), 長野歴, 藩臣3, 和俳

福住定吉 ふくずみさだきち
明治38(1905)年～昭和47(1972)年
大正～昭和期の医師。専門は病理学、細菌学。
¶近医

福住清風 ふくずみせいふう
→福住清風(ふくずみきよかぜ)

福住道祐 ふくずみどうゆう
寛永2(1625)年～元禄2(1689)年
江戸時代前期の医師、俳人、伝記作者。
¶国書, 人書79([生]1612年 [没]1688年?), 日人

福田栄五郎 ふくだえいごろう
? ～平成6(1994)年4月7日
昭和～平成期の尺八教授、歯科医。
¶音人2

福田銀 ふくだぎん
弘化4(1847)年3月24日～明治21(1888)年5月3日
明治期の女性献体者。
¶岡山歴

福田邦三 ふくだくにぞう
明治29(1896)年12月20日～昭和63(1988)年10月17日
昭和期の生理学者。東京大学教授、山梨大学教授。
¶岡山百([生]明治29(1896)年12月), 岡山歴, 科学, 科技, 近医, 現情, 世紀, 体育

福武一二 ふくたけいちじ
→福武一二(ふくたけかずじ)

福武一二 ふくたけかずじ
明治34(1901)年1月5日～昭和37(1962)年12月21日 [別]福武一二《ふくたけいちじ》
昭和期の実業家、社会福祉事業家。岡山松竹座、岡山歌舞伎座、岡山グランド劇場を建設。岡山東映なども経営し県下最大の映画興行主となった。
¶岡山人(ふくたけいちじ), 岡山百, 岡山歴, 世紀, 日人

福武直 ふくたけただし
大正6(1917)年2月12日～平成1(1989)年7月2日
昭和期の社会学者。東大教授、社会保障研究所所長、日本社会学会会長。日本の農村社会を研究し、また社会福祉論を展開。
¶岡山百, 岡山歴([生]明治45(1912)年2月12日), 現朝, 現執1期, 現執2期, 現情, 現人, 現日, 新潮, 世紀, 日人, マス89

福田元良 ふくだげんりょう
[別]福田元良《ふくだもとよし》
江戸時代末期の医師。
¶全幕(ふくだもとよし), 幕末(生没年不詳), 幕末大

福田浩斎 ふくだこうさい
寛政3(1791)年～天保11(1840)年
江戸時代後期の医師。
¶人名

福田好輔 ふくだこうすけ
明治23(1890)年～昭和17(1942)年
大正～昭和期の明治薬専校長・薬学者。
¶群馬人

福田静夫 ふくたしずお
昭和7(1932)年1月24日～
昭和期の哲学者。日本福祉大学教授。
¶現執2期

福田正二 ふくだしょうじ
*～明治35(1902)年
江戸時代末期～明治期の医師。山口医学校長。華浦医学校校長等を経て、華浦病院を設立。著書に「尼氏医鑑」。
¶長崎遊([生]弘化3(1846)年), 洋学([生]弘化1(1844)年)

福田随竹庵〔1代〕 ふくだずいちくあん
宝暦8(1758)年～文政11(1828)年
江戸時代後期の医師。大聖寺前田家藩医、茶道頭。
¶茶道

福田随竹庵〔2代〕 ふくだずいちくあん
文化1(1804)年～文久1(1861)年
江戸時代末期の医師。大聖寺前田家藩医、茶道頭。
¶茶道

福田誠好斎(福田誠好斉) ふくだせいこうさい
文化9(1812)年～明治33(1900)年1月20日
江戸時代後期～明治期の神職・武芸家・医師。
¶国書([生]文化7(1810)年), 栃木百, 栃木歴(福田誠好斉)

福田静斎 ふくだせいさい
天保9(1838)年～明治45(1912)年3月3日
江戸時代末期の医師。
¶岡山人, 岡山歴

福田宗一 ふくだそういち
明治40(1907)年11月4日～昭和59(1984)年3月10日
大正～昭和期の昆虫生理学者。愛知医科大学教授、名古屋大学教授。
¶科学, 世紀, 日人

福田宗禎 ふくだそうてい
寛政3(1791)年～天保11(1840)年
江戸時代後期の医師。
¶群新百, 群馬人, 群馬百, 国書([没]天保11(1840)年12月28日), 姓氏群馬, 日人([没]1841年), 洋学([生]寛政2(1790)年)

ふ

福田代造 ふくだだいぞう
明治12(1879)年～昭和45(1970)年
明治～昭和期の鹿沼市の実業家、社会事業家。
¶栃木歴

福田敬業 ふくだたかのり
文化14(1817)年～明治27(1894)年8月23日
[別]万屋兵四郎《よろずやへいしろう》
江戸時代末期～明治期の書肆。洋書の漢訳本の翻刻を取り扱い、医学所、開成所の翻訳書や本邦初の海外ニュースも発行。
¶朝日(万屋兵四郎　よろずやへいしろう　[生]文政1年頃(1818年頃)), 維新(万屋兵四郎　よろずやへいしろう), コン5(万屋兵四郎　よろずやへいしろう), 人名([生]1818年), 姓氏長野, 世人([生]文化15(1818)年3月28日), 長野歴, 日人, 幕末(万屋兵四郎　よろずやへいしろう), 洋学(万屋兵四郎　よろずやへいしろう)

ふ

福田正 ふくだただし
明治39(1906)年～平成6(1994)年
大正～平成期の医師。放射線科。
¶近医

福田精 ふくだただし
明治43(1910)年～昭和62(1987)年3月27日
大正～昭和期の医師。耳鼻咽喉科。
¶科学, 近医

福田保 ふくだたもつ
明治25(1892)年1月20日～昭和49(1974)年7月11日
昭和期の外科医学者。東京大学教授。杏林大学で学長を務め、著書に「虫垂炎の手術」「臨床医のための熱傷」など。
¶科学, 近医, 現情, 人名7, 世紀, 日人

福田垂穂 ふくだたりほ
大正13(1924)年10月1日～
昭和～平成期の社会福祉学者、児童・青少年問題研究者。明治学院大学教授、世界YMCA同盟副会長。
¶現執2期, 現執3期

福田長安 ふくだちょうあん
文化8(1811)年～?
江戸時代後期の医師。
¶姓氏宮城

福田東洲 ふくだとうしゅう
弘化3(1846)年～明治35(1902)年10月29日
江戸時代末期～明治時代の医師。三田尻華浦医学校院長。山口好正堂教授を経て大阪軍事医院に勤務。山口医学校長などを歴任。
¶幕末, 幕末大

福田得志 ふくだとくし
明治24(1891)年11月23日～昭和50(1975)年10月4日
明治～昭和期の薬理学者。九州大学教授。
¶科学, 近医, 現情

福田徳三 ふくだとくぞう
明治7(1874)年12月2日～昭和5(1930)年5月8日
明治～大正期の経済学者。慶応義塾大学教授、東京商科大学教授。黎明会を結成、デモクラシー運動に参加。著書に「社会政策と階級闘争」など。
¶朝日, 岩史, 角史, 近現, 現朝, 現日, 国史, コン改, コン5, 史学, 史研, 史人, 社運, 社史, 重要, 新潮, 人名, 世紀, 世人, 世百, 先駆, 全書, 大百, 哲学, 伝記, 渡航, 日史, 日人, 日本, 百科, 平和, 履歴, 歴大

福田篤郎 ふくだとくろう
大正1(1912)年1月8日～昭和61(1986)年4月21日
昭和期の生理学者。千葉大学教授。
¶近医, 現情

福田文哉 ふくだぶんさい
寛政8(1796)年～安政4(1857)年
江戸時代末期の医師、歌人。
¶国書([没]安政4(1857)年10月4日), 人名, 日人, 和俳

福田平治 ふくだへいじ
慶応2(1866)年～昭和16(1941)年
明治～昭和期の社会事業家。財団法人松江育児院主。私財を投じて財団法人松江育児院を創設する等、終生社会事業に奉仕。
¶島根人, 島根百([生]慶応2(1866)年2月5日 [没]昭和16(1941)年1月16日), 島根歴, 人名7, 日人

福田昌子 ふくだまさこ
明治45(1912)年7月8日～昭和50(1975)年12月30日
昭和期の医師、政治家。衆議院議員。婦人児童問題研究所、東和大学を設立。
¶学校, 近医, 近女, 現情, 女性([生]明治45(1912)年7月), 女性普([生]明治45(1912)年7月), 人名7, 世紀, 政治, 日人, 福岡百

福田雅俊 ふくだまさとし
大正14(1925)年6月23日～平成17(2005)年3月29日
昭和～平成期の医学者。東京大学付属分院眼科科長、琉球大学教授。
¶科学, 科技, 近医

福田真人 ふくだまひと
昭和～平成期の医学史研究家、比較文化学者。名古屋大学大学院国際言語文化研究科教授。
¶現執4期

福田みずほ ふくだみずほ
昭和22(1947)年11月13日～
昭和～平成期のジャーナリスト、医療問題評論家。スカイホーク・ロサンゼルス支局長。
¶現執3期

福田元良 ふくだもとよし
→福田元良(ふくだげんりょう)

福田守夫 ふくだもりお
大正13(1924)年11月4日～

大正～昭和期の教師、川柳作者。
¶視覚

福田守利 ふくだもりとし
昭和21(1946)年9月25日～
昭和期の国際経営カウンセラー、評論家。福田守利事務所代表、福田法律翻訳事務所代表。
¶現執2期

福田八十楠 ふくだやそな
明治28(1895)年4月8日～昭和45(1970)年11月3日
明治～昭和期の植物生理学者。
¶植物，世紀，日人，広島百([没]昭和45(1970)年11月2日)

福田ヨシ(福田与志) ふくだよし
明治5(1872)年～大正1(1912)年11月28日
明治～大正期の女性。社会事業家。女性初の佐賀県会議員。松江盲唖学校を創立、母子福祉資金貸し付け、母子寮の設立などに尽力。
¶朝日(福田与志)，近女(福田与志)，コン改，コン5，佐賀百([生]明治29(1896)年1月1日　[没]昭和30(1955)年3月1日)，視覚(福田与志　[生]明治5(1872)年6月15日)，島根人(福田与志)，島根百(福田与志　[生]明治5(1872)年4月14日)，島根歴(福田与志)，女性([没]大正1(1912)年11月)，女性普，人名，世紀([生]明治29(1896)年　[没]昭和30(1955)年)，世紀(福田与志　[生]明治5(1872)年4月14日)，日人([生]明治29(1896)年1月1日　[没]昭和30(1955)年3月15日)，日人(福田与志　[生]明治5(1872)年4月14日)

福田芳生 ふくだよしお
昭和16(1941)年4月3日～
昭和～平成期の水質環境研究者、化石研究者。千葉県衛生研究所病理研究室主任研究員。
¶現執3期，世紀，YA

福田令寿 ふくだよしのぶ
明治6(1873)年1月10日～昭和48(1973)年8月7日
[別]福田令寿《ふくだれいじゅ》
明治～昭和期の医師、教育家、社会事業家。
¶キリ，熊本人(ふくだれいじゅ)，熊本百(ふくだれいじゅ)，渡航([生]1872年12月7日)

福田良平 ふくだりょうへい
明治10(1877)年～昭和15(1940)年
明治～昭和期の医師。
¶姓氏神奈川

福田令寿 ふくだれいじゅ
→福田令寿(ふくだよしのぶ)

福地キク ふくちきく
明治26(1893)年11月25日～昭和54(1979)年7月24日
昭和期の婦人運動家。佐賀県婦人連合初代会長、佐賀県母子連盟会長。未亡人福祉に努めた。勲五等宝冠章受章。
¶佐賀百，女性，女性普，世紀，日人

福地健太郎 ふくちけんたろう
昭和59(1984)年5月4日～
昭和～平成期の福祉活動家。
¶視覚

福地荀庵 ふくちこうあん
寛政7(1795)年～文久2(1862)年
江戸時代後期の医師。
¶長崎遊

福富和夫 ふくとみかずお
昭和4(1929)年～平成18(2006)年
昭和～平成期の医師。専門は衛生学、医療統計学。
¶近医

福永佳津子 ふくながかつこ
平成期の海外生活カウンセラー。
¶現執4期

福永健司 ふくながけんじ
明治43(1910)年8月5日～昭和63(1988)年5月31日
昭和期の政治家。衆議院議長、日本体育協会会長。埼玉県副知事より衆議院議員。官房長官、労相、厚生相、などを歴任。
¶現朝，現情，現政，現日，コン改，コン4，コン5，埼玉人，新潮，世紀，政治，日人，履歴，履歴2

福長玄清 ふくながげんせい
生没年不詳
江戸時代前期の医師、軍記作者。
¶国書

福西勇夫 ふくにしいさお
昭和34(1959)年2月19日～
昭和～平成期の医師。東京都精神医学総合研究所リエゾン精神医学心身医学研究部門長。
¶現執4期

福埜三英 ふくのさんえい
文政2(1819)年～
江戸時代後期の医師。
¶飛騨

福場博保 ふくばひろやす
大正10(1921)年8月30日～平成25(2013)年5月31日
昭和～平成期の応用生物化学者、栄養化学者。昭和女子大学大学院教授、お茶の水女子大学教授。
¶科学，現執3期

福原有信 ふくはらありのぶ
嘉永1(1848)年4月8日～大正13(1924)年3月30日
明治～大正期の実業家。日本薬剤師連合会委員長。資生堂を銀座に創業。以後、日本製薬などを設立し製薬業、保険業発展に尽力。
¶朝日([生]嘉永1年4月8日(1848年5月10日))，近現，国史，コン改，コン5，史人，実業，食文([生]嘉永1年4月8日(1848年5月10日))，新潮([没]大正13(1924)年3月31日)，人名([没]大正13(1924)年3月31日)，世紀，先駆，創業，鉄道，日人，明治2

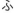

福原映山 ふくはらえいざん
→福原承明（ふくはらしょうめい）

福原承明 ふくはらしょうめい
享保20（1735）年～明和5（1768）年 [別]福原映山《ふくはらえいざん》
江戸時代中期の医師、儒者。
¶大阪人（[生]元文3（1738）年 [没]明和5（1768）年1月），大阪墓（[没]明和5（1768）年1月16日），国書（福原映山 ふくはらえいざん [没]明和5（1768）年1月16日），日人

福原誠三郎 ふくはらせいざぶろう
明治14（1881）年8月4日～昭和46（1971）年9月6日
明治～昭和期の養老事業の先駆者、全国養老事業協会理事長。
¶徳島歴

福原武 ふくはらたけし
明治37（1904）年～平成8（1996）年
大正～平成期の医師。専門は生理学。
¶近医

福原武彦 ふくはらたけひこ
昭和5（1930）年～平成5（1993）年
昭和～平成期の医師。専門は薬理学。
¶近医

福原丹安 ふくはらたんあん
宝永6（1709）年～明和9（1772）年
江戸時代中期の医家、詩人。
¶大阪人（[没]明和9（1772）年3月），大阪墓（[没]明和9（1772）年3月16日）

福原照明 ふくはらてるあき
大正15（1926）年～平成17（2005）年
昭和～平成期の整形外科医、社会運動家。
¶近医

福原義柄 ふくはらよしえ
明治8（1875）年8月21日～昭和2（1927）年6月
明治～大正期の衛生学者、伝染病学者。大阪医科大学教授。ドイツ等に留学、免疫学などを研究。著書に「福原伝染病及血清学総論」など。
¶大阪人，科学，近医，新潮，人名，世紀，渡航，日人

福原義春 ふくはらよしはる
昭和6（1931）年3月14日～
昭和～平成期の実業家。資生堂社長、日本化粧品工業連合会会長、東京都写真美術館館長。福原有信の孫。医薬品開発などに進出。
¶現執3期，現執4期，写人，世紀，日人

福間貫造 ふくまかんぞう
嘉永4（1851）年2月20日～昭和4（1929）年6月4日
明治～昭和期の医師。
¶島根人，島根百，島根歴

福間三徳 ふくまさんとく
*～昭和13（1938）年 [別]福間三徳《ふくまみつのり》
大正～昭和期のヤリ投げ選手、島根県立松江病院外科部長。
¶島根人（[生]大正頃），島根歴（ふくまみつのり [生]明治34（1901）年）

福間武雄 ふくまたけお
? ～
大正期の東京帝国大学セツルメント参加者。
¶社史

福間ハル ふくまはる
明治10（1877）年2月6日～昭和27（1952）年1月17日
明治～昭和期の女医。
¶島根百，島根歴

福間三徳 ふくまみつのり
→福間三徳（ふくまさんとく）

福見秀雄 ふくみひでお
大正3（1914）年4月20日～平成10（1998）年12月19日
昭和期の細菌学・ウイルス学者。インフルエンザ、腸内細菌、コレラ菌などの研究を行う。
¶科学，郷土愛媛，近医，現朝，現情，現人，世紀，日人

譜久村正恭 ふくむらせいきょう
明治8（1875）年10月10日～大正9（1920）年1月20日
明治～大正期の医師。沖縄県議会議員。
¶社史，姓氏沖縄

福村豊 ふくむらゆたか
? ～平成5（1993）年8月13日
昭和～平成期の声楽家（テノール）、内科医師。
¶音人2

福本圭一郎 ふくもとけいいちろう
昭和9（1934）年2月10日～平成25（2013）年7月5日
昭和～平成期の薬学者、東北大学名誉教授。専門は薬化学。
¶科学

福山右門 ふくやまうもん
明治43（1910）年～平成10（1998）年
大正～平成期の医師。専門は解剖学。
¶近医

福山公江 ふくやまきみえ
昭和2（1927）年～平成22（2010）年
昭和～平成期の医師。皮膚科。
¶近医

福山徳潤（福山徳順） ふくやまとくじゅん
生没年不詳
江戸時代前期の本草学者。
¶新潮（福山徳順），人名，長崎歴，日人

福山幸夫 ふくやまゆきお
昭和3（1928）年5月28日～
昭和期の小児科学者。東京女子医科大学教授。
¶現情

福依売 ふくよめ
→福依売（ふくよりめ）

福依売 ふくよりめ
生没年不詳　[別]福依売《ふくよめ》
平安時代前期の女性、薩摩国の孝女。病床の老父母を養い、20年間看病し、善行を表彰された。
¶女性，姓氏鹿児島（ふくよめ），日人

福来四郎 ふくらいしろう
大正9（1920）年4月27日～
昭和～平成期の教育者、神戸市立盲学校教師。生徒に粘土工作を指導。絵画作品集を世界70か国の身体障害児施設に贈り、国際親善にもつくした。
¶視覚，日人

富家孝 ふけたかし
昭和22（1947）年3月31日～
昭和～平成期の医師、医事評論家。人間科学研究所主宰、新日本プロレス・リングドクター。
¶現執3期，現執4期

浮池正基 ふけまさき
大正1（1912）年8月11日～平成2（1990）年1月17日
[別]浮池正基《ふけまさもと》
昭和～平成期の医師、政治家。水俣市長、熊本県医師会副会長。専門は内科、小児科。
¶近医，現政（ふけまさもと）

浮池正基 ふけまさもと
→浮池正基（ふけまさき）

総山孝雄 ふさやまたかお
大正5（1916）年8月7日～平成15（2003）年1月17日
昭和～平成期の歯科学者。東京医科歯科大学教授。歯科保存修復学を研究。合成樹脂材開発を推進、虫歯の無痛治療に貢献。
¶科学，世紀，日人

藤井明和 ふじいあきかず
昭和2（1927）年～平成12（2000）年
昭和～平成期の医師。産婦人科。
¶近医

藤井新 ふじいあらた
明治22（1889）年1月13日～昭和45（1970）年8月26日
大正～昭和期の地方政治家・社会事業家。
¶岡山歴

藤井伊右衛門 ふじいいうえもん
→藤井伊右衛門（ふじいいえもん）

藤井伊右衛門 ふじいいえもん
明治23（1890）年～昭和49（1974）年　[別]藤井伊右衛門《ふじいいうえもん》
大正～昭和期の政治家。長野市長、衆議院議員、長野県社会福祉協議会会長。
¶姓氏長野，長野歴（ふじいいうえもん）

藤井葦川 ふじいいせん
天保10（1839）年～明治25（1892）年3月10日
江戸時代末期～明治時代の医師。福山誠之館教授補を務めた。
¶幕末，幕末大

藤井克之 ふじいかつゆき
昭和19（1944）年～平成17（2005）年
昭和～平成期の医師。整形外科。
¶近医

藤井咸斎 ふじいかんさい
？～天保14（1843）年閏9月30日
江戸時代後期の本草家。
¶国書

藤井吉助 ふじいきちすけ
明治36（1903）年～昭和62（1987）年
大正～昭和期の医師。産婦人科。
¶近医

藤井久四郎 ふじいきゅうしろう
明治37（1904）年～平成4（1992）年
大正～平成期の医師。産婦人科。
¶近医

藤井敬三 ふじいけいぞう
明治39（1906）年～昭和63（1988）年2月22日
大正～昭和期の医師、医学者。
¶近医，社史

藤井玄淵 ふじいげんえん★
～文政10（1827）年12月13日
江戸時代後期の医師。「龍角散」の創始者。
¶秋田人2

藤井見隆 ふじいけんりゅう
元禄2（1689）年9月2日～宝暦9（1759）年2月12日
江戸時代中期の医師。
¶眼科，国書

藤井恒斎 ふじいこうさい
明和8（1771）年～文化13（1816）年
江戸時代中期～後期の医師。
¶国書

藤井好直 ふじいこうちょく
文化12（1815）年～明治28（1895）年9月3日
江戸時代末期～明治時代の医師。「片山記」を著し、片山病研究に先鞭をつける。
¶人書94，幕末，幕末大

藤井西洞 ふじいさいどう
享保15（1730）年～明和7（1770）年
江戸時代中期の書家、医師。
¶国書（[生]享保15（1730）年10月17日　[没]明和7（1770）年8月19日），人名，日人

藤井三淳 ふじいさんじゅん
寛永20（1643）年～享保3（1718）年11月13日
江戸時代中期の医家。
¶大阪墓

藤居重啓 ふじいしげひろ
生没年不詳
江戸時代後期の藩士・本草家。
¶国書

藤井紫泉 ふじいしせん
文政10（1827）年～明治36（1903）年

江戸時代末期～明治期の大和高取藩医。
¶藩臣4

富士井春瑞 ふじいしゅんずい
天保7(1836)年～明治31(1898)年
江戸時代後期～明治期の医師、教育者、村長。
¶姓氏岩手

藤井正太郎 ふじいしょうたろう
明治15(1882)年～昭和45(1970)年10月15日
明治～昭和期の医師、教育者。関西学生水上競技連盟会長。
¶世紀，日人，兵庫百

藤井逍遥 ふじいしょうよう
＊～寛政7(1795)年
江戸時代中期の博物家。肥後熊本藩士。諸国の動植物や鉱物を調査。薬草園蕃滋園を創立。
¶人名(⊕1736年)，日人(⊕1716年)

藤井真美 ふじいしんみ
大正14(1925)年8月11日～
昭和期の学校保健学者。岐阜大学教授。
¶現執2期

藤井静一 ふじいせいいち
明治3(1870)年11月23日～昭和27(1952)年5月2日
明治～昭和期の社会事業家。岡山県馬屋上村(岡山市)に安部倉懺悔会、翌年安部倉融通講を設立して地域の相互扶助、生活改善を推進した。
¶岡山人，岡山百，岡山歴，世紀(⊕明治3(1871)年11月23日)，日人(⊕明治3(1871)年11月23日)

藤井成幸 ふじいせいこう
昭和7(1932)年2月4日～
昭和期の鍼灸マッサージ師、社会運動家。
¶視覚

藤井節郎 ふじいせつろう
大正14(1925)年～平成1(1989)年
昭和期の医師。専門は生化学。
¶近医

藤井外次郎 ふじいそとじろう
慶応2(1866)年～大正3(1914)年
明治～大正期の眼科医。
¶眼科

藤井紀一 ふじいただいち
明治34(1901)年8月10日～平成11(1999)年6月11日
昭和・平成期の歯科医。
¶飛騨

藤井樗亭 ふじいちょてい
宝暦10(1760)年～文化7(1810)年
江戸時代後期の書家、医師。
¶大阪人，国書(⊕文化7(1810)年7月)，人名(⊕?)，日人

藤井常枝 ふじいつねえだ
生没年不詳

江戸時代中期の医師。
¶国書

藤井道庵 ふじいどうあん
江戸時代前期の医師。
¶人名

藤井得三郎 ふじいとくさぶろう
明治11(1878)年1月～昭和44(1969)年1月10日
明治～昭和期の実業家。藤井得三郎商店会長。家業の医薬品製造に従事。藤井得三郎商店(のち龍角散)の専務、社長に就任。
¶現情，新潮，人名7，世紀，日人

藤井儔子 ふじいともこ
昭和4(1929)年～平成15(2003)年
昭和～平成期の医師。専門は薬理学(発生薬理学)。
¶近医

藤井尚久 ふじいなおひさ
明治27(1894)年～昭和42(1967)年
明治～昭和期の医師。専門は内科、医史学。
¶近医

藤井為重 ふじいのためしげ
平安時代後期の官人。典薬大属。
¶古人

藤井暢三 ふじいのぶぞう
明治21(1888)年～昭和60(1985)年
明治～昭和期の医師。専門は生化学。
¶近医

藤井兵二郎 ふじいひょうじろう
？～
大正期の東京帝国大学セツルメント参加者。
¶社史

藤居平一 ふじいへいいち
＊～平成8(1996)年4月17日
昭和期の平和運動家。日本原水爆被害者団体協議会(日本被団協)初代事務局長。第1回原水禁止世界大会の開催、原爆医療法の制定などのためにつくした。
¶世紀(⊕昭和2(1927)年2月25日)，日人(⊕大正5(1916)年)，平和(⊕大正4(1915)年)

藤井方亭 ふじいほうてい
安永7(1778)年～弘化2(1845)年
江戸時代後期の蘭方医。宇田川玄真に師事。
¶朝日(⊕安永7年4月28日(1778年5月24日)⊕弘化2年8月8日(1845年9月9日))，維新，江文，近世，国史，国書(⊕安永7(1778)年4月28日⊕弘化2(1845)年8月8日)，コン改，コン4，コン5，新潮(⊕安永7(1778)年4月28日⊕弘化2(1845)年8月8日)，人名，日人，三重続，洋学

藤井正紀 ふじいまさのり
慶応2(1866)年～大正14(1925)年
明治～大正期の医師。
¶新潟百

藤井実 ふじいみのる
明治36(1903)年～平成1(1989)年
大正～昭和期の医師。内科(結核病学)。
¶近医

藤井末萠(藤井末萌) ふじいみほう，ふじいみぼう
大正1(1912)年7月30日～昭和53(1978)年5月10日
昭和期の俳人、医師。
¶愛媛，愛媛百(藤井末萌　ふじいみぼう)，四国文(藤井末萌)

藤井安雄 ふじいやすお
明治28(1895)年～昭和51(1976)年
大正～昭和期の神奈川県監察医。
¶神奈川百，姓氏神奈川

藤井康男 ふじいやすお
昭和5(1930)年8月14日～平成8(1996)年11月10日
昭和～平成期の実業家。龍角散社長、北里大学助教授。臨床検査薬の血清トランスアミナーゼ測定試薬(GOT・GPT)開発に従事。著書に「病気と仲よくする法」など。
¶現朝，現執2期，現執3期，世紀，日人

藤井懶斎 ふじいらいさい
→藤井懶斎(ふじいらんさい)

藤井懶斎 ふじいらんさい
寛永5(1628)年～＊　[別]藤井懶斎《ふじいらいさい》
江戸時代前期～中期の儒学者、医師。久留米藩医。
¶朝日([生]？　[没]宝永6年7月12日(1709年8月17日))，京都大(ふじいらいさい　[没]？)，近世([没]1709年)，国史([没]1709年)，国書([生]元和4(1618)年　[没]宝永2(1705)年7月12日)，コン改(ふじいらいさい　[生]寛永3(1626)年　[没]宝永3(1706)年)，コン4(ふじいらいさい　[生]寛永3(1626)年　[没]宝永3(1706)年)，新潮([生]元和4(1618)年　[没]宝永6(1709)年7月12日)，人名(ふじいらいさい　[没]？)，姓氏京都(ふじいらいさい　[没]？)，世人(ふじいらいさい　[没]？)，日人([没]1709年)

藤井良知 ふじいりょうち
大正6(1917)年2月13日～
昭和期の小児科学者。帝京大学教授。
¶現情

藤江君夫 ふじえきみお
大正11(1922)年～平成17(2005)年
昭和～平成期の医師。専門は解剖学。
¶近医

藤江武俊 ふじえたけとし
明治33(1900)年～昭和43(1968)年
昭和期の医師。
¶神奈川人

藤枝静男 ふじえだしずお
明治40(1907)年12月20日～平成5(1993)年4月16日
昭和期の小説家、眼科医。私小説作家と観念小説作家の両面を持つ。作品に「凶徒津田三蔵」「空気頭」など。
¶紀伊文，近医([生]明治41(1908)年)，近文([生]明治40(1907)年12月20日(戸籍上は明治41(1908)年1月1日))，現朝，幻作，現執1期([生]1908年)，現執2期([生]明治41(1908)年1月1日)，現情([生]1907年12月20日(戸籍上は1908年1月1日))，現人，幻想，現文，作家([生]1908年)，滋賀文，静岡百([生]明治41(1908)年)，静岡歴([生]明治41(1908)年)，小説，新潮，新文([生]明治41(1908)年1月1日)，世紀，全書，奈良文，日人，文学([生]1908年)，平和，北海道文，マス89([生]1908年)

藤江敏雄 ふじえとしお
大正4(1915)年9月20日～
昭和期の医師。
¶群馬人

藤岡順輔 ふじおかじゅんすけ
？　～元治2(1865)年4月5日
江戸時代末期の医師。
¶岡山歴

藤岡耐三 ふじおかたいぞう
明治20(1887)年1月20日～昭和17(1942)年9月16日
明治～昭和期の医師・歌人。
¶岡山歴

藤岡博昭 ふじおかひろあき
昭和2(1927)年10月18日～
昭和～平成期の教育者。たけのこ村主宰。特殊学級出身達と共に農耕とハニワ制作を実践する村を開村。知的障害者の社会的自立に努めた。著書に「やったらできた」など。
¶世紀，日人

藤生太郎 ふじおたろう
明治41(1908)年～平成4(1992)年
大正～平成期の医師。産婦人科。
¶近医

藤掛珪三 ふじがけけいぞう
嘉永5(1852)年～
明治期の医師。
¶飛騨

藤川三渓 ふじかわさんけい
＊～明治22(1889)年10月22日　[別]藤川将監《ふじかわしょうげん》
江戸時代末期～明治期の医師、実業家。高松藩士。竜虎隊を組織、奥羽戦線に従事。大日本水産学校を設立し、水産業の発展に尽力。
¶朝日([生]文化13年11月24日(1817年1月11日))，維新(藤川将監　ふじかわしょうげん　[生]1818年　[没]1891年)，香川人([生]文化13(1816)年)，香川百([生]文化13(1816)年)，郷土香川([生]1818年　[没]1891年)，国書([生]文化13(1816)年11月24日)，コン5([生]文化13(1816)年)，食文([生]文化13年11月24日(1816年1月11日))，人書94([生]1818年　[没]1891年)，新潮

ふ

([生]文政1(1818)年　[没]明治24(1891)年7月22日), 人名([生]1818年　[没]1891年), 日人([生]1817年), 幕末([生]1816年), 藩臣6([生]文化13(1816)年)

藤川将監 ふじかわしょうげん
→藤川三渓(ふじかわさんけい)

富士川雪 ふじかわすすぐ
天保1(1830)年～明治31(1898)年
江戸時代末期～明治時代中期の医師。
¶長崎遊

富士川游 ふじかわゆう, ふじがわゆう
慶応1(1865)年5月11日～昭和15(1940)年11月6日
明治～昭和期の医史学者。中山文化研究所所長、日本医師学会理事長。「日本医学史」で学士院恩賜賞受賞。日本医師学会を創立。
¶科学, 神奈川人, 近医, 近現, 現朝([生]慶応1年5月11日(1865年6月4日)), 国史, コン改, コン5, 史研, 史人, 思想, 真宗, 新潮, 人名7, 心理, 世紀, 世百, 全書, 大百, 哲学(ふじがわゆう), 渡航, 日史, 日人, 百科, 広島百, 仏教, 仏人, 民学, 歴大

藤木静顕 ふじききよあき
文政4(1821)年～?
江戸時代後期～末期の医師。
¶国書

藤木成一 ふじきしげかず
天明5(1785)年11月17日～嘉永3(1850)年6月4日
江戸時代中期～後期の医師。
¶国書

伏木卓也 ふしきたくや
明治24(1891)年～昭和59(1984)年
明治～昭和期の医師。小児科。
¶近医

藤木道万 ふじきどうまん
生没年不詳
江戸時代後期の盗賊。罪を赦され後に医師になったといわれる。
¶日人

藤木成定 ふじきなりさだ
*～寛永12(1635)年
安土桃山時代～江戸時代前期の書家、医師。
¶人名([生]1554年), 姓氏京都([生]1558年), 日人([生]1557年)

藤木典生 ふじきのりお
昭和3(1928)年～平成18(2006)年
昭和～平成期の医師。専門は内科、遺伝学(生命倫理)。
¶近医

藤倉元竜 ふじくらげんりゅう
生没年不詳
江戸時代後期の医師、儒者。下総佐倉藩儒医。
¶国書, 日人

藤実人華 ふじざねにんげ
明治12(1879)年9月1日～昭和38(1963)年1月23日
明治～昭和期の出版人。診断と治療社創業者。
¶近医, 出版, 出文

藤沢周 ふじさわあまね
生没年不詳
江戸時代後期の本草家。
¶国書

藤沢乙安 ふじさわおとやす
明治43(1910)年1月1日～平成12(2000)年3月
大正～平成期の出版人。ぎょうせい社長、トキワ製薬社長。
¶出文

藤沢三省 ふじさわさんせい
～明治34(1901)年
江戸時代末期～明治期の蘭方医。
¶新潟百別

藤沢子山 ふじさわしざん
享保16(1731)年～寛政10(1798)年　[別]藤沢雪斎《ふじさわせっさい》
江戸時代中期の医師。
¶国書(藤沢雪斎　ふじさわせっさい　[没]寛政10(1798)年6月21日), 人名, 新潟百, 日人

藤沢拙斎 ふじさわせっさい
天明2(1782)年～嘉永7(1854)年7月11日
江戸時代中期～末期の医師。
¶国書

藤沢雪斎 ふじさわせっさい
→藤沢子山(ふじさわしざん)

藤沢鶴衛 ふじさわつるえ
明治16(1883)年～昭和16(1941)年
明治～昭和期の実業家。藤沢薬品創業者。
¶大分歴

藤沢友吉〔1代〕 ふじさわともきち
慶応2(1866)年～昭和7(1932)年
明治～昭和期の実業家。藤沢商店(のち藤沢薬品工業)社長、日本樟脳取締役。藤沢樟脳、プルトーゼなどの販売、回虫駆除新薬マクニンの製造販売で医薬界に貢献。
¶大阪人([生]慶応1(1865)年　[没]昭和7(1932)年4月), 実業([生]慶応2(1866)年3月　[没]昭和7(1932)年4月17日), 人名(――〔代数なし〕), 日人

藤沢友吉〔2代〕(藤沢友吉) ふじさわともきち
明治28(1895)年7月28日～昭和47(1972)年9月18日
昭和期の実業家。藤沢薬品工業社長。藤沢家の養子となり友吉を襲名。藤沢商店の株式会社改組とともに取締役、のち社長。
¶大阪人(藤沢友吉〔2代〕　[没]昭和47(1972)年4月), 現情(藤沢友吉), 新潮(藤沢友吉), 人名7(藤沢友吉), 世紀(藤沢友吉), 日人(藤沢友吉〔2代〕)

藤沢南川 ふじさわなんせん
元禄16(1703)年～明和8(1771)年2月27日
江戸時代中期の医師、漢学者。
¶国書

藤沢明卿 ふじさわめいけい
天明2(1782)年～安政1(1854)年
江戸時代中期～末期の蘭方医。
¶新潟百別

藤沢良知 ふじさわよしとも
昭和4(1929)年2月27日～
昭和～平成期の栄養学者。実践女子短期大学教授。
¶現執3期，現執4期

藤茂宏 ふじしげひろし
大正5(1916)年5月9日～平成15(2003)年3月21日
昭和～平成期の植物生理学者。光合成について研究。岡山大学名誉教授。
¶植物

藤下景周 ふじしたけいしゅう
明治22(1889)年12月16日～昭和19(1944)年9月10日
大正・昭和期の医師。
¶飛騨

藤下周助 ふじしたしゅうすけ
嘉永3(1850)年～大正1(1912)年9月9日
明治期の医師。
¶飛騨

藤島正敏 ふじしままさとし
昭和11(1936)年～平成17(2005)年
昭和～平成期の医師。内科。
¶近医

藤田秋治 ふじたあきじ
明治28(1895)年3月3日～昭和60(1985)年9月20日
昭和期の生化学者。京都府立医科大学教授。北里研究所生化学部長などを歴任。ビタミンB1の研究に業績を残す。著書に「微生物とビタミン」。
¶大分歴([没]?)，科学，近医，現情，世紀，日人

藤田顕蔵 ふじたあきぞう
→藤田顕蔵(ふじたけんぞう)

藤田穆 ふじたあつし
明治27(1894)年4月7日～昭和46(1971)年4月3日
昭和期の薬学者。熊本大学教授。
¶現情

藤田安良 ふじたあら
→藤田安良(ふじたあんりょう)

藤田安良 ふじたあんりょう
明治2(1869)年10月26日～昭和37(1962)年8月24日　[別]藤田安良《ふじたあら》
明治～昭和期の医師、歌人。
¶岡山人，岡山歴(ふじたあら)

藤田逸男 ふじたいつお
明治19(1886)年9月5日～昭和31(1956)年12月17日
大正～昭和期の社会事業家。賛育会病院理事長、YMCA同盟主事。
¶キリ，社史

藤田克章 ふじたかつあきら
？　～天保6(1835)年
江戸時代後期の医師。
¶姓氏石川

藤田亀夫 ふじたかめお
明治10(1877)年～昭和21(1946)年
明治～昭和期の医師。
¶鳥取百

藤田貴恵子 ふじたきえこ
昭和9(1934)年3月31日～
昭和期の社会福祉学者、社会保障学者。日本社会事業大学社会事業研究所委嘱研究員。
¶現執2期

藤田恭庵 ふじたきょうあん
生没年不詳
江戸時代後期の医師。
¶日人

藤田清 ふじたきよし
明治40(1907)年～
昭和期の仏教カウンセリング専門家。四天王寺女子大学教授。
¶現執1期

藤田啓介 ふじたけいすけ
大正14(1925)年3月21日～平成7(1995)年6月11日
昭和～平成期の生化学者。
¶学校，近医，現情

藤田珪甫 ふじたけいほ
生没年不詳
江戸時代末期の蘭学者・医師。
¶国書

藤田顕蔵 ふじたけんぞう
*～文政12(1829)年　[別]藤田顕蔵《ふじたあきぞう》
江戸時代後期の阿波徳島藩の蘭方医。キリシタン。
¶大阪人([生]明和8(1771)年　[没]文政12(1829)年12月)，近世([生]1770年)，国史([生]1770年)，コン改([生]天明1(1781)年)，コン4([生]天明1(1781)年)，コン5([生]天明1(1781)年)，史人([生]1781年？)，新潮([生]天明1(1781)年)，世人([生]天明1(1781)年)，徳島歴([生]明和9(1772)年　[没]文政11(1828)年)，日人([生]1770年,(異説)1781年)，藩臣6(ふじたあきぞう　[生]安永1(1772)年)，洋学([生]明和7(1770)年)

藤田紘一郎 ふじたこういちろう
昭和14(1939)年8月6日～
昭和～平成期の免疫学者。東京医科歯科大学大学院医歯学総合研究科教授、日本生活問題研究所理事。
¶現執4期

ふ

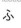

藤田小五郎 ふじたこごろう
明治26(1893)年〜昭和43(1968)年
明治〜昭和期の医師。外科。
¶近医

藤田定市 ふじたさだいち
明治22(1889)年4月1日〜昭和48(1973)年9月3日
明治〜昭和期の実業家。土建業藤田組(現フジタ)を設立。社会事業にも貢献。
¶世紀, 日人, 広島百

藤田三郎 ふじたさぶろう
明治13(1880)年〜昭和10(1935)年
明治〜昭和期の医師。
¶栃木歴

藤田秀太郎 ふじたしゅうたろう
→藤田秀太郎(ふじたひでたろう)

藤田真一 ふじたしんいち
昭和4(1929)年5月16日〜
昭和〜平成期の新聞記者。帝京大学教授。
¶現執2期, 現執3期, 視覚

藤田真之助 ふじたしんのすけ
明治42(1909)年〜平成8(1996)年
大正〜平成期の医師。内科(呼吸器、結核病学)。
¶近医

藤田末蔵 ふじたすえぞう
明治4(1871)年〜昭和27(1952)年
明治〜昭和期の育英事業の先駆者、医師。
¶青森人

藤田静仙 ふじたせいせん
文政8(1825)年〜大正2(1913)年
江戸時代末期〜大正時代の医師。須賀川で開業。疱瘡流行の際、種痘を実施し、その功績で名字帯刀を許された。
¶幕末, 幕末大

藤田正伯 ふじたせいはく
生没年不詳
江戸時代後期の医師。
¶国書

藤田哲也 ふじたせつや
昭和6(1931)年8月5日〜
昭和〜平成期の病理学者。ルイ・パストゥール医学研究センター所長、京都府立医科大学学長。専門は人体病理学で神経系を研究。著書に「中脳神経系の進化」「神経胚」(以上分担執筆)など。
¶現朝, 世紀, 日人

藤田宗一 ふじたそういち
明治18(1885)年〜昭和34(1959)年
明治〜昭和期の医師。外科。
¶近医

藤田拓男 ふじたたくお
昭和4(1929)年2月10日〜
昭和〜平成期の医師。内科、国立療養所兵庫中央病院院長。
¶現執3期, 現執4期

藤田佐 ふじたたすく
? 〜
大正期の東京帝国大学セツルメント参加者。
¶社史

藤田正 ふじたただし
大正3(1914)年〜昭和62(1987)年
昭和期の産婦人科医、山口県文化連盟会長。
¶山口人

藤田朶路 ふじただろ
宝暦2(1752)年〜寛政6(1794)年12月25日
江戸時代中期の医師・俳人。
¶飛騨

藤田丹岳 ふじたたんがく
? 〜天保12(1841)年
江戸時代中期の儒医。
¶国書, 人名, 日人

藤田嗣章 ふじたつぐあき
→藤田嗣章(ふじたつぐあきら)

藤田嗣章 ふじたつぐあきら
嘉永7(1854)年〜昭和16(1941)年　[別]藤田嗣章《ふじたつぐあき》
明治〜大正期の陸軍軍医。軍医総監。台湾陸軍軍医部長、朝鮮総督府医院長などを歴任。
¶近医, 人名7(ふじたつぐあき), 世紀([生]嘉永7(1854)年1月　[没]昭和16(1941)年1月13日), 日人

藤田恒夫 ふじたつねお
昭和4(1929)年12月29日〜平成24(2012)年2月6日
昭和〜平成期の解剖学者、新潟大学名誉教授。専門は組織学、顕微解剖学。
¶科学

藤田恒太郎 ふじたつねたろう
明治36(1903)年6月21日〜昭和39(1964)年4月1日
昭和期の解剖学者。歯の解剖学の権威。著書に「人体解剖学」「歯牙組織学」など。
¶科学, 近医, 現情, 人名7, 世紀, 日人

藤田天洋 ふじたてんよう
天明8(1788)年〜明治12(1879)年9月26日
江戸時代末期〜明治期の医師、越前丸岡藩士。
¶国書, 人名

藤田東閣 ふじたとうかく
元禄3(1690)年〜明和6(1769)年
江戸時代中期の播磨赤穂藩医。
¶藩臣5

藤田敏彦 ふじたとしひこ
明治10(1877)年10月26日〜昭和40(1965)年3月13日
明治〜大正期の生理学者。医学博士、東北大学名誉教授。わが国に感覚生理学を導入、暗順応、日本語の構音機構に関する研究で有名。
¶岩手人, 科学, 近医, 現情, 人名7, 世紀, 渡航, 鳥取百([生]明治9(1876)年), 新潟百別, 日人

藤田トミ ふじたとみ
→藤田富子(ふじたとみこ)

藤田富子 ふじたとみこ
明治15(1882)年～昭和51(1976)年5月28日
[別]藤田トミ《ふじたとみ》
昭和期の社会事業家。藤田美術館の開設者、館長。
¶女性(藤田トミ　ふじたとみ　[生]明治15(1882)年5月), 女性普(藤田トミ　ふじたとみ　[生]明治15(1882)年5月), 世紀([生]明治15(1882)年5月25日), 日人([生]明治15(1882)年5月25日)

藤谷功彦 ふじたにいさひこ
明治9(1876)年9月19日～大正3(1914)年2月28日
[別]藤谷功彦《ふじたにこうげん》
明治～大正期の医師。京都府立医学専門学校教授。薬物学、医化学を専門とし、京都府立医学専門学校教授を務める。
¶人名, 世紀, 姓氏京都(ふじたにこうげん), 日人

藤谷功彦 ふじたにこうげん
→藤谷功彦(ふじたにいさひこ)

富士谷成基 ふじたになりもと
安永3(1774)年～?
江戸時代中期～後期の医師。
¶国書

藤田登 ふじたのぼる
明治33(1900)年～昭和61(1986)年
大正～昭和期の医師。外科。
¶近医

藤田秀太郎 ふじたひでたろう
明治8(1875)年9月19日～昭和35(1960)年10月4日　[別]藤田秀太郎《ふじたしゅうたろう》
明治～大正期の渡航者。
¶岡山歴, 近医, 渡航(ふじたしゅうたろう　[没]?)

藤田百城 ふじたひゃくじょう
寛政10(1798)年4月6日～文政13(1830)年7月21日
江戸時代後期の儒医。
¶国書, 人名, 日人, 兵庫人, 兵庫百

藤田文良 ふじたふみよし
天保5(1834)年～明治15(1882)年
江戸時代末期～明治期の医師。
¶長崎遊

藤田正方 ふじたまさかた
弘化3(1846)年～明治19(1886)年
江戸時代末期～明治期の医師。丸岡藩通訳筆記方を経て、維新後東京本所に薬舗学校を創立。
¶近医, 洋学

藤田雅子 ふじたまさこ
昭和17(1942)年11月11日～
昭和～平成期の障害児教育学者。文教大学教授。
¶現執3期, 児人

藤田路一 ふじたみちいち
明治35(1902)年3月～昭和50(1975)年1月6日
大正～昭和期の生薬学者。
¶科学, 植物

藤田祐甫 ふじたゆうほ
寛保3(1743)年～寛政8(1796)年
江戸時代中期の信濃高遠藩医。
¶藩臣3

藤田芳雄 ふじたよしお
昭和23(1948)年4月15日～
昭和期の社会運動家、政治家。
¶視覚

藤田霊斎 ふじたれいさい
明治1(1868)年～昭和32(1957)年
明治～昭和期の僧侶、健康法指導者。
¶民学

富士貞吉 ふじていきち
明治24(1891)年～昭和52(1977)年
明治～昭和期の医師。専門は衛生学(環境衛生)。
¶近医

藤永豊 ふじながゆたか
大正12(1923)年～平成14(2002)年
昭和～平成期の医師。眼科。
¶近医

藤浪鑑(藤波鑑) ふじなみあきら
明治3(1870)年11月29日～昭和9(1934)年11月18日　[別]藤浪鑑《ふじなみかん》
明治～大正期の病理学者。京都帝国大学医科大学教授。片山病の病原を決定、可移植性家鶏肉腫を発見。
¶愛知百, 海越([生]明治3(1871)年11月29日), 海越新([生]明治3(1871)年11月29日), 科学, 近医, 近現, 現朝, 国史, コン改, コン5, 史人, 新潮, 人名(ふじなみかん), 世紀([生]明治3(1871)年11月29日), 姓氏愛知(藤波鑑), 姓氏京都(藤波鑑), 全書, 大百, 渡航, 日人([生]明治3(1871)年11月29日), 百科, 歴大

藤浪鑑 ふじなみかん
→藤浪鑑(ふじなみあきら)

藤浪剛一 ふじなみごういち, ふじなみこういち
明治13(1880)年～昭和17(1942)年11月29日
大正・昭和期の医学者、医史学者。慶応義塾大学教授、日本医師学会理事長。ウィーンでレントゲン学を学ぶ。著書に「内臓レントゲン診断学」。
¶科学([生]1880年(明治13)6月), 近医(ふじなみこういち), コン改, コン5, 新潮([生]明治13(1880)年6月7日), 人名7, 世紀([生]明治13(1880)年6月), 全書, 大百, 渡航, 日人([生]明治13(1880)年6月7日)

藤浪修一 ふじなみしゅういち
明治37(1904)年～昭和43(1968)年
大正～昭和期の医師。外科。
¶近医

藤波正 ふじなみただし
　明治14(1881)年～昭和23(1948)年　㉝藤波正
　《ふじなみまさし》
　明治～昭和期の軍医総監、日赤病院長。
　¶大分百，大分歴(ふじなみまさし)

藤浪得二 ふじなみとくじ
　明治42(1909)年～昭和52(1977)年
　大正～昭和期の医師。皮膚科。
　¶近医

藤浪方岳 ふじなみほうがく
　寛政10(1798)年～慶応3(1867)年　㉝藤浪万徳
　《ふじなみまんとく》
　江戸時代末期の医師。名古屋藩医員。
　¶国書(藤浪万徳　ふじなみまんとく　㉓寛政10
　(1798)年11月10日　㉓慶応3(1867)年7月21
　日)，人名，姓氏愛知(藤浪万徳　ふじなみまん
　とく)，日人

藤波正 ふじなみまさし
　→藤波正(ふじなみただし)

藤浪万得 ふじなみまんとく
　天保13(1842)年～大正4(1915)年4月6日
　江戸時代末期～大正期の外科医。
　¶愛知百，姓氏愛知

藤浪万徳 ふじなみまんとく
　→藤浪方岳(ふじなみほうがく)

藤縄昭 ふじなわあきら
　昭和3(1928)年10月4日～
　昭和～平成期の精神医学者。国立精神・神経セン
　ター精神保健研究所長、京都大学教授。
　¶現執3期

藤沼尚景 ふじぬまなおかげ
　生没年不詳
　江戸時代中期の本草家。
　¶国書

藤根常吉 ふじねつねきち
　万延1(1860)年～昭和13(1938)年
　明治～昭和期の出版業者(医書出版)。
　¶近医

藤野斎 ふじのいつき
　天保2(1831)年～明治36(1903)年5月11日
　江戸時代末期～明治期の志士。京都で儒学、医学
　を学ぶ。山国神社神官から義兵山国隊を組織、組
　頭として江戸に転戦、会津へ出陣。
　¶維新，京都府，コン改，コン4，コン5，新潮
　(㉓天保2(1831)年3月15日)，人名，日人，
　幕末

藤野乱 ふじのおさむ
　文久1(1861)年8月8日～大正15(1926)年5月16日
　明治～大正期の弓道家、医師。
　¶弓道

藤野克己 ふじのかつよし
　昭和19(1944)年1月27日～
　昭和期の点訳者、点字図書館役員。
　¶視覚

藤野圭二郎 ふじのけいじろう
　天保14(1843)年4月8日～明治44(1911)年8月3日
　明治期の医師、教育者。明倫館訓導、西伊豆医師
　会長。
　¶伊豆

藤野厳九郎 ふじのげんくろう
　明治7(1874)年7月1日～昭和20(1945)年
　明治～昭和期の医師。
　¶郷土福井，近医，世紀(㉓昭和20(1945)年8月
　12日)，日人(㉓昭和20(1945)年8月12日)，福
　井百，履歴(㉓昭和20(1945)年8月11日)，履
　歴2(㉓昭和20(1945)年8月11日)

藤野玄洋 ふじのげんよう
　天保11(1840)年～明治20(1887)年
　江戸時代後期～明治期の眼科医。
　¶大分歴，眼科

藤野恒三郎 ふじのこうざぶろう
　→藤野恒三郎(ふじのつねさぶろう)

藤野周安 ふじのしゅうあん
　？　～安政6(1859)年
　江戸時代末期の眼科医。
　¶眼科

藤野高明 ふじのたかあき
　昭和13(1938)年12月21日～
　昭和期の教育者。
　¶視覚

藤野長右衛門 ふじのちょうえもん
　江戸時代前期の眼科医。
　¶眼科

藤野長民 ふじのちょうみん
　文化3(1806)年～明治9(1876)年6月27日
　江戸時代後期～明治期の蘭医。
　¶伊豆，姓氏静岡

藤野恒三郎 ふじのつねさぶろう
　明治40(1907)年1月28日～平成4(1992)年8月15
　日　㉝藤野恒三郎《ふじのこうざぶろう》
　昭和期の細菌学者。大阪大学教授、神戸学院大学
　教授。
　¶大阪人(ふじのこうざぶろう　㉓平成4(1992)
　年8月)，科学，近医，現情，世紀，日人

藤野稔寛 ふじのとしひろ
　昭和27(1952)年1月28日～
　昭和～平成期の教師、図形点訳ソフトウェア制
　作者。
　¶視覚

藤野博 ふじのひろし
　明治43(1910)年～平成17(2005)年
　大正～平成期の医師。歯科、口腔外科。
　¶近医

藤野政彦 ふじのまさひこ
　昭和6(1931)年11月7日～平成16(2004)年6月

22日
昭和～平成期の薬学者、武田薬品工業会長。専門は製薬化学。
¶科学

藤野守次 ふじのもりじ
明治33(1900)年～昭和43(1968)年
大正～昭和期の医師。放射線科。
¶近医

藤野安彦 ふじのやすひこ
大正12(1923)年1月17日～平成23(2011)年7月5日
昭和～平成期の農芸化学者、帯広畜産大学名誉教授。専門は栄養学、食品化学。
¶科学

藤野良泰 ふじのりょうたい
文政10(1827)年～明治20(1887)年
江戸時代末期の医師。
¶長崎遊

藤林玄仙 ふじばやしげんせん
天保11(1840)年～明治33(1900)年
江戸時代後期～明治期の高田藩藩医、100石扶持、新潟県立高田中央病院の前身の設立者。
¶新潟百別

藤林山人 ふじばやしさんじん
大正12(1923)年4月8日～昭和61(1986)年3月13日
昭和期の俳人、医師。
¶大阪文

藤林春碩 ふじばやししゅんせき
文政11(1828)年～明治6(1873)年11月20日
江戸時代末期～明治時代の医師。鳥羽伏見の戦いに参加。維新後は郷里山城国で開業し、子弟の育成に尽力。
¶維新，幕末，幕末大([生]文政11(1828)年2月16日)，洋学

藤林道寿 ふじばやしどうじゅ
生没年不詳
江戸時代中期の医師。
¶国書，姓氏京都

藤林普山 ふじばやしふざん
天明1(1781)年～天保7(1836)年　[別]藤林泰助《ふじばやしたいすけ》
江戸時代後期の蘭学者。蘭日辞典「訳鍵」を出版。
¶朝日([生]天明1年1月16日(1781年2月8日) [没]天保7年1月14日(1836年3月1日))，岩史([生]安永10(1781)年1月16日　[没]天保7(1836)年1月14日)，京都大，京都府，近世，国史，国書([生]安永10(1781)年1月16日　[没]天保7(1836)年1月14日)，コン改，コン4，コン5，史人([生]1781年1月16日　[没]1836年1月14日)，新潮([生]天明1(1781)年1月16日　[没]天保7(1836)年1月14日)，人名，姓氏京都，世人，日人，洋学

藤林良伯 ふじばやしりょうはく
生没年不詳
江戸時代後期の医師。
¶国書

藤原璋夫 ふじはらあきお
明治20(1887)年～昭和43(1968)年
明治～昭和期の医師、キリスト教伝道に献身。
¶島根歴

藤原偉作 ふじはらいさく
昭和3(1928)年～平成10(1998)年
昭和～平成期の医師、社会事業家。ハンセン病医療。
¶近医

藤原薫 ふじはらかおる
明治8(1875)年8月11日～昭和4(1929)年2月3日
明治～昭和期の医師。
¶島根百，島根歴

藤原教悦郎 ふじはらきょういちろう
→藤原教悦郎(ふじわらきょうえつろう)

藤原教悦郎 ふじはらきょうえつろう
→藤原教悦郎(ふじわらきょうえつろう)

藤原銀次郎 ふじはらぎんじろう
→藤原銀次郎(ふじわらぎんじろう)

藤平健 ふじひらけん
大正3(1914)年～平成9(1997)年
昭和～平成期の眼科医、漢方医。
¶近医

藤平栄 ふじひらさかえ
*～昭和57(1982)年
昭和期の教育者、社会福祉功労者。宇治電小使。
¶高知人([生]1908年)，社史([生]1909年)

藤間アサヨ ふじまあさよ
明治18(1885)年9月15日～昭和46(1971)年1月31日
明治～昭和期の保健婦、社会事業家。
¶女運，新宿女

藤巻悦夫 ふじまきえつお
昭和10(1935)年～平成13(2001)年
昭和～平成期の医師。整形外科。
¶近医

藤巻茂夫 ふじまきしげお
明治38(1905)年～昭和58(1983)年
大正～昭和期の医師。専門は病理学。
¶近医

藤巻昌隆 ふじまきしょうりゅう
?　～明治6(1873)年
江戸時代後期～明治期の眼科医。
¶眼科

藤巻新助 ふじまきしんすけ
明治14(1881)年～昭和40(1965)年
明治～昭和期の社会事業家。
¶群新百，群馬人([生]明治14(1881)年7月13日 [没]昭和40(1965)年1月22日)，群馬百

藤巻時男 ふじまきときお
明治43(1910)年～昭和57(1982)年
大正～昭和期の医師。専門は放射線科、温泉医学、気象医学。
¶近医

藤正健 ふじまさたけ
天保12(1841)年～明治17(1884)年
江戸時代後期～明治期の医師。
¶鳥取百

藤村紫郎 ふじむらしろう
明治35(1902)年～昭和61(1986)年
大正～昭和期の医師。専門は生化学。
¶近医, 長野歴

藤村トヨ ふじむらとよ
明治10(1877)年6月16日～昭和30(1955)年1月18日
明治～昭和期の女子体育指導者。体操科文部省検定試験合格女性第1号、東京女子体育専門学校校長。健康な女性の育成のためにドイツ体操を奨励。ベルリン体育大の教師を招聘。
¶香川人([生]明治9(1876)年), 香川百([生]明治9(1876)年), 学校, 近女([生]明治9(1876)年), 現朝, 現情, コン改, コン4, コン5, 史人, 女性, 女性普, 新潮, 人名7, 世紀, 世百新, 体育, 日人, 百科, 民学

藤村直樹 ふじむらなおき
？～平成22(2010)年4月27日
昭和～平成期のシンガー・ソングライター、医師。京都きづ川病院呼吸器内科部長。
¶新芸

藤村一 ふじむらはじめ
大正10(1921)年～平成14(2002)年
昭和～平成期の医師。専門は薬理学。
¶近医

藤本巌 ふじもといわお
昭和～平成期の高等学校教諭。発達障害児の性教育研究会理事、日本性教育学会評議員、全国性教育研究団体連絡協議会常任理事。
¶YA

藤本和 ふじもとかずし
昭和29(1954)年～平成15(2003)年
昭和～平成期の医師。専門は解剖学。
¶近医

藤本憲幸 ふじもとけんこう
昭和22(1947)年8月10日～
昭和～平成期のヨガ研究指導家、ヘルスドクター。日本ヨガ指導協会会長。
¶現執2期, 現執3期

藤本憲司 ふじもとけんじ
大正3(1914)年～平成21(2009)年
昭和～平成期の医師。整形外科。
¶近医

藤本鑛太郎 ふじもとこうたろう
慶応2(1866)年9月26日～昭和10(1935)年
明治～昭和期の医師、俳人。
¶徳島歴

藤本幸邦 ふじもとこうほう
明治43(1910)年8月29日～
昭和～平成期の僧侶、社会運動家。円福寺住職、世界法民太陽学園長。曹洞宗北信越管区教化センター統監等歴任。世界一家を唱し、戦災孤児救済やアジア難民救援の活動を推進。
¶世紀, 日人

藤本薫喜 ふじもとしげき
明治35(1902)年～昭和55(1980)年
昭和期の医学者。
¶愛媛, 愛媛百([生]明治35(1902)年2月27日 [没]昭和55(1980)年12月10日)

藤本純吉 ふじもとじゅんきち
嘉永3(1850)年～昭和13(1938)年
明治～昭和期の医師。
¶石川百

藤本箭山 ふじもとせんざん
文化12(1815)年～明治11(1878)年
江戸時代後期～明治期の医師。
¶大分歴

藤本孝雄 ふじもとたかお
昭和6(1931)年1月17日～
昭和～平成期の政治家。衆議院議員、厚生相、農水相。
¶郷土香川, 現情, 現政, 政治

藤元節 ふじもとたかし
昭和14(1939)年6月17日～
昭和期の社会事業家。
¶視覚

藤本等安 ふじもととうあん
生没年不詳
江戸時代中期の医師。
¶飛騨

藤本直規 ふじもとなおき
昭和27(1952)年12月9日～
昭和～平成期の詩人、医師。
¶滋賀文

藤本浩志 ふじもとひろし
昭和34(1959)年4月11日～
昭和～平成期の人間工学研究者。
¶視覚

藤本文策 ふじもとぶんさく
天保10(1839)年～明治27(1894)年11月11日
江戸時代末期～明治時代の医師、実業家。徳島藩藩医を経て、徳島県下初の公立病院の県立徳島病院を設立。
¶徳島百([生]天保10(1839)年12月), 徳島歴([生]天保10(1839)年12月), 幕末, 幕末大, 洋学

藤本文朗 ふじもとぶんろう
昭和10(1935)年2月27日～
昭和～平成期の障害児教育学者。滋賀大学教授。

¶現執1期，現執3期，現執4期

藤本まきゑ　ふじもとまきえ
明治28（1895）年〜？
明治〜昭和期の看護師（従軍看護婦）。
¶近医

藤本光晴　ふじもとみつはる
昭和期の国民保健体操創案者。
¶体育

藤本由己　ふじもとゆうき
→藤本由己（ふじもとゆうこ）

藤本由己　ふじもとゆうこ
正保4（1647）年〜享保11（1726）年　㋑藤本由己《ふじもとゆうき》
江戸時代中期の医師、狂歌師。柳沢吉保に医師として仕えた。
¶国書（㋬享保11（1726）年3月11日）、人名（ふじもとゆうき）、日人、和俳（ふじもとゆうき　生没年不詳）

藤本胖　ふじもとゆたか
大正11（1922）年9月11日〜平成21（2009）年5月13日
昭和〜平成期の獣医学者、北海道大学名誉教授。
¶科学

藤本立策　ふじもとりっさく
＊〜明治6（1873）年
江戸時代後期〜明治期の藩医。
¶徳島百（㋬寛政2（1790）年）、徳島歴（㋬寛政1（1789）〜㋬明治6（1873）年2月12日）

藤本礼子　ふじもとれいこ
昭和20（1945）年〜
昭和〜平成期のカウンセラー。
¶現執3期

藤森章　ふじもりあきら
明治33（1900）年〜昭和60（1985）年
大正〜昭和期の眼科医、小説家。
¶近医

藤森敬三　ふじもりけいぞう
昭和10（1935）年10月7日〜
昭和〜平成期の環境カウンセラー（市民、事業部門）。藤森環境経営研究所代表。
¶現執4期

藤森昭一　ふじもりしょういち
昭和1（1926）年12月26日〜
昭和〜平成期の官僚。日本赤十字社社長、宮内庁長官。厚生省に入省、環境庁自然保護局長、内閣官房副長官などを経て宮内庁次長、参与など歴任。
¶現朝，世紀，日人，履歴，履歴2

藤森真治　ふじもりしんじ
明治24（1891）年8月〜昭和32（1957）年5月17日
大正〜昭和期の医事功労者。
¶兵庫人

藤森常次郎　ふじもりつねじろう
明治42（1909）年〜平成2（1990）年
昭和〜平成期の政治家、獣医。豊岡村長。
¶静岡歴，姓氏静岡

藤森速水　ふじもりはやみ
明治37（1904）年〜昭和55（1980）年
大正〜昭和期の医師。産婦人科。
¶近医

藤森弘　ふじもりひろし
昭和8（1933）年7月16日〜
昭和〜平成期の医師。柏花診療所所長。
¶現執3期

藤森聞一　ふじもりぶんいち
明治43（1910）年11月23日〜昭和61（1986）年11月12日
大正〜昭和期の生理学者。北海道大学教授、長野県総合健康センター所長。
¶科学，近医，現情

藤森正雄　ふじもりまさお
明治42（1909）年12月1日〜昭和53（1978）年12月24日
昭和期の外科学者。
¶群馬人

藤山佐熊　ふじやまさぐま
→藤山佐熊（ふじやますけくま）

藤山佐熊　ふじやますけくま
嘉永2（1849）年〜明治3（1870）年　㋑藤山佐熊《ふじやまさぐま》
江戸時代末期〜明治期の医師。振武隊医師として戊辰の役北越に出征。諸隊脱走騒動の際、戦死。
¶姓氏山口（ふじやまさぐま　㋬？），幕末（㋬1870年3月10日），幕末大（㋬明治3（1870）年2月9日）

藤山英寿　ふじやまひでとし
明治36（1903）年〜昭和52（1977）年
大正〜昭和期の医師。眼科。
¶近医

藤原市太郎　ふじわらいちたろう
元治1（1864）年〜昭和14（1939）年1月15日
江戸時代末期〜昭和期の教育家。
¶学校，近医

藤原勘治　ふじわらかんじ
明治28（1895）年6月29日〜昭和47（1972）年11月28日
明治〜昭和期の新聞人。毎日新聞取締役・西部本社代表。インドのアグラ救ライ病院建設の基盤を築く。
¶現情，人名7，世紀，日人

藤原喜久夫　ふじわらきくお
大正11（1922）年〜平成2（1990）年
昭和〜平成期の医師。専門は公衆衛生学。
¶近医

藤原教悦郎　ふじわらきょうえつろう
明治16(1883)年11月～昭和14(1939)年11月5日
[別]藤原教悦郎《ふじはらきょういちろう,ふじはらきょうえつろう》
大正～昭和期の法医学者。医学博士、九州帝国大学教授。著書に「新法医学」、法医学的個人血液鑑別法などの研究で著名。
¶科学([生]1883年(明治16)11月28日)，近医，島根百(ふじはらきょういちろう　[没]?)，島根歴(ふじはらきょうえつろう)，人名7，日人

藤原銀次郎　ふじわらぎんじろう
明治2(1869)年6月17日～昭和35(1960)年3月17日　[別]藤原銀次郎《ふじはらぎんじろう》
大正～昭和期の実業家、政治家。王子製紙社長、貴族院議員。戦時下商工大臣、軍需大臣など歴任。戦後、藤原科学財団を設立し教育や社会事業に貢献。
¶朝日([生]明治2年6月17日(1869年7月25日))，岩史，学校，角史，郷土長野，近現，現朝([生]明治2年6月17日(1869年7月25日))，現情，現人，現日，国史，コン改，コン4，コン5，史人，実業，島根百(ふじはらぎんじろう)，島根歴，新潮，人名7，世紀，政治，姓氏長野，世人，世百，世百新，全書，大百，茶道，渡航，長野百，長野歴，日史，日人，日本，百科，平日，北海道百，北海道歴，履歴，履歴2，歴大

藤原慶一郎　ふじわらけいいちろう
明治42(1909)年1月24日～昭和49(1974)年12月14日
昭和期の医師。
¶秋田百，近医，世紀，日人

藤原源作　ふじわらげんさく
*～明治33(1900)年
江戸時代末期～明治期の近江商人。社会慈善事業にも尽力。
¶人名([生]1809年)，日人([生]1810年)

藤原健司　ふじわらけんじ
昭和45(1970)年1月30日～
昭和～平成期の福祉施設職員。
¶視覚

藤原謙造　ふじわらけんぞう
明治18(1885)年～昭和37(1962)年
明治～昭和期の医師。眼科。
¶近医

藤原高司　ふじわらこうじ
明治42(1909)年～昭和30(1955)年
大正～昭和期の医師。精神科。
¶近医

藤原咲平　ふじわらさきへい
→藤原咲平(ふじわらさくへい)

藤原咲平　ふじわらさくへい
明治17(1884)年10月29日～昭和25(1950)年9月22日　[別]藤原咲平《ふじわらさきへい》
大正～昭和期の気象学者。東京帝国大学教授、中央気象台台長。日本の気象用語の基礎を築いた。雲や渦動の研究で知られる。
¶科学，科技，郷土長野，近医，近現，現朝，現情，現人，現日，国史，コン改，コン4，コン5，史人，新潮，人名7，世紀，姓氏長野(ふじわらさきへい)，世百，全書([没]1961年)，大百([没]1961年)，長野百(ふじわらさきへい)，長野歴(ふじわらさきへい)，日史，日人，日本，百科，履歴，履歴2，歴大

藤原春鵲　ふじわらしゅんじゃく
天保1(1830)年～明治29(1896)年
江戸時代後期～明治期の医師。
¶日人，広島百([生]文政13(1830)年4月17日　[没]明治29(1896)年10月23日)

藤原新一郎　ふじわらしんいちろう
大正14(1925)年10月1日～
昭和～平成期の国際経済学者。桜美林大学教授、日本福祉大学教授。
¶現執2期，現執3期

藤原進一郎　ふじわらしんいちろう
昭和7(1932)年8月13日～
昭和期の障害者スポーツ研究者。
¶視覚

藤原孝夫　ふじわらたかお
明治29(1896)年11月20日～昭和58(1983)年5月8日
昭和期の内務官僚。山梨県知事。厚生省中央環境衛生適正化審議会会長。
¶岡山歴([生]明治29(1896)年11月)，コン改，コン4，コン5，世紀，政治，日人，履歴，履歴2

藤原正　ふじわらただし
明治17(1884)年～
明治～昭和期の哲学者。東京高等学校長、日本医科大学教授。
¶哲学

藤原鉄太郎　ふじわらてつたろう
明治2(1869)年11月15日～*　[別]島村鉄太郎《しまむらてつたろう》,藤原鉄彦《ふじわらてつひこ》
明治～昭和期の医師、歌人。
¶岡山人(藤原鉄彦　ふじわらてつひこ　[没]昭和29(1954)年)，岡山百([没]昭和28(1953)年1月14日)，岡山歴([没]昭和29(1954)年1月14日)，渡航(藤原鉄太郎・島村鉄太郎　ふじわらてつたろう・しまむらてつたろう　[没]1953年1月14日)

藤原鉄彦　ふじわらてつひこ
→藤原鉄太郎(ふじわらてつたろう)

藤原豊次郎　ふじわらとよじろう
明治32(1899)年～*
昭和期の社会運動家、医師、政治家。衆院議員(社会党)。
¶社運，政治([生]明治32年1月12日　[没]昭和54年12月8日)，千葉百([没]昭和55(1980)年)

藤原朝臣良相　ふじわらのあそんよしみ
→藤原良相(ふじわらのよしみ)

藤原永全 ふじわらのえいぜん
奈良時代の医師。
¶人名

藤原為兼 ふじわらのためかね
平安時代後期の医師。
¶古人

藤原信頼 ふじわらののぶより
平安時代後期の官人。典薬助、蔵人。
¶古人

藤原広綱 ふじわらのひろつな
平安時代後期の公家、漢詩人。蔵人、典薬助。
¶古人

藤原正季 ふじわらのまさすえ
平安時代後期の公家、歌人。皇后宮少進、典薬助。
¶古人

藤原良相 ふじわらのよしすけ
→藤原良相（ふじわらのよしみ）

藤原良相 ふじわらのよしみ
弘仁4（813）年～貞観9（867）年10月10日　[別]藤原朝臣良相《ふじわらのあそんよしみ》，藤原良相《ふじわらのよしすけ，ふじわらよしみ》
平安時代前期の公卿（右大臣）。左大臣藤原冬嗣の五男。崇親院、延命院を設置、困窮者を救済した。
¶朝日（[没]貞観9年10月10日（867年11月9日）），岩史，角史，神奈川人（ふじわらのよしすけ），公卿（[生]弘仁8（817）年），国史，国書（ふじわらよしみ），古史，古代（藤原朝臣良相　ふじわらのあそんよしみ　[生]817年，（異説）813年），古中，コン改，コン4，史人（[生]813年，（異説）817年），諸系，新潮，人名（ふじわらのよしすけ），姓氏京都，世人（ふじわらのよしすけ），全書，長野歴（ふじわらのよしすけ），日史，日人，百科，仏教，平史，歴大（ふじわらのよしすけ）

藤原秀親 ふじわらひでちか
？　～寛延1（1748）年
江戸時代中期の医師。詩人。
¶姓氏愛知

藤原元典 ふじわらもとのり
大正4（1915）年12月8日～平成6（1994）年3月3日
昭和期の医学者。ビタミンの研究から、アリナミンを開発。
¶科学，近医，現情，現人，世紀，日人

藤原元始 ふじわらもとはつ
昭和2（1927）年～平成5（1993）年
昭和～平成期の医師。専門は薬理学。
¶近医

藤原良相 ふじわらよしみ
→藤原良相（ふじわらのよしみ）

布施現之助 ふせげんのすけ
明治13（1880）年1月24日～昭和21（1946）年12月12日
大正～昭和期の解剖学者。東北帝国大学教授。脳幹の解剖学的研究により学士院恩賜賞受賞。
¶科学，科技（[没]1946年12月11日），近医，現情，新潮，人名7，世紀，渡航（[生]1880年1月21日），新潟百別，日人，宮城百

伏島忠雄 ふせじまただお
明治17（1884）年4月～昭和35（1960）年3月
明治～昭和期の軍医。
¶群馬人

布勢大海 ふせのおおあま
生没年不詳
奈良時代の官吏。典薬頭、主税頭。
¶日人

布施信良 ふせのぶよし
明治22（1889）年2月25日～昭和60（1985）年10月8日
明治～昭和期の内科学者、生化学者。大阪大学教授、国立大阪病院院長。
¶科学，近医，現情，長野歴

伏屋素狄 ふせやそてき
延享4（1747）年12月1日～文化8（1811）年11月26日　[別]万町素狄《まんちょうそてき》
江戸時代中期～後期の蘭方医。「和蘭医話」2冊を刊行。
¶朝日（[生]延享4年12月1日（1748年1月1日）　[没]文化8年11月26日（1812年1月10日）），大阪人（[生]寛延1（1748）年），大阪墓，科学，近世，国史，国書（[没]文化8（1811）年1月26日），コン改，コン4，コン5，新潮，人名，全書，大百，日人（[生]1748年　[没]1812年），洋学

布施良斎 ふせりょうさい
文化4（1807）年～明治16（1883）年
江戸時代後期～明治期の漢方医、漢学者。
¶新潟百別

二木謙三 ふたきけんぞう，ふたぎけんぞう
明治6（1873）年1月10日～昭和41（1966）年4月27日
明治～昭和期の細菌学者、伝染病学者。東京帝国大学教授。赤痢菌の新種二種を発見、赤痢病原多元説を提示。日本伝染病学会を創立。
¶秋田人2，秋田百（ふたぎけんぞう），科学，科技，近医，近現，現朝，現情，現人（[生]1874年），現日，国史，コン改，コン4，コン5，食文，新潮，人名7，世紀，世百新，全書，大百，渡航，日人，日本，百科，履歴，履歴2

二木武 ふたきたけし
大正14（1925）年～平成10（1998）年
昭和～平成期の医師。小児科。
¶近医

二木秀雄 ふたきひでお
明治41（1908）年～平成4（1992）年
大正～平成期の細菌学者、事業家。
¶近医

二村彦治郎 ふたむらひこじろう
明治27（1894）年2月7日～昭和15（1940）年
大正・昭和期の農学博士。牛のトリコモナス症の

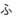

予防ワクチン、牛肺疫ワクチンの開発などで世界的に認められる。
¶飛騨，飛騨（[没]昭和15（1940）年12月9日）

二村基三郎 ふたむらもとさぶろう
明治29（1896）年2月1日～昭和62（1987）年2月13日
大正・昭和期の医師。
¶飛騨

二村領次郎 ふたむらりょうじろう
明治8（1875）年～昭和3（1928）年
明治～昭和期の解剖学者。
¶近医

淵江源治 ふちえげんじ
明治21（1888）年4月25日～？
大正～昭和期の社会事業家。八王子製紙を設立。
¶視覚

淵上英 ふちがみひでし
大正15（1926）年～
大正～昭和期の鍼灸あんまマッサージ師。
¶視覚

仏厳 ぶつごん
生没年不詳
鎌倉時代前期の医僧。
¶古人，日人，仏教

布藤昌一 ふとうまさかず
昭和5（1930）年～昭和47（1972）年2月28日
昭和期の植物学者。専門は薬用植物学。シダ類植物相について分類研究し、歿後5万点に及ぶシダ植物の標本類が大阪市立自然史博物館に寄贈された。京都薬科大学教授。
¶植物

船石晋一 ふないししんいち
明治20（1887）年～昭和41（1966）年
明治～昭和期の医師。眼科。
¶近医

船石平八郎 ふないしへいはちろう
明治38（1905）年～昭和54（1979）年
大正～昭和期の医師。眼科。
¶近医

船石康雄 ふないしやすお
明治34（1901）年～昭和48（1973）年
昭和期の医師、俳人。
¶山口人

船石保太 ふないしやすた
慶応1（1865）年～昭和19（1944）年
明治～昭和期の学校医、眼科医。
¶近医

船尾栄太郎 ふなおえいたろう
明治5（1872）年10月1日～昭和4（1929）年10月28日
明治～昭和期の実業家。三井信託副社長、三井慈善病院理事を歴任。
¶人名，世紀，日人

舟岡英之助 ふなおかえいのすけ
文久1（1861）年3月30日～昭和4（1929）年5月
江戸時代末期～昭和期の医学者。
¶岡山百，岡山歴，渡航（[没]1929年7月1日）

舟岡省五 ふなおかせいご
明治23（1890）年6月12日～昭和49（1974）年12月12日
明治～昭和期の解剖学者。京都大学教授、岐阜県立医科大学教授。
¶科学，近医，現情

船川幡夫 ふなかわはたお
大正3（1914）年11月7日～
昭和期の医師、小児保健学者、学校保険学者。小児科、東京大学教授、大妻女子大学講師。
¶現執1期，現執2期

舟木杏庵 ふなききょうあん
宝暦12（1762）年～寛政6（1794）年
江戸時代中期の医師。
¶国書（[没]寛政6（1794）年6月29日），人名，日人

船木武雄 ふなきたけお
明治38（1905）年～昭和41（1966）年
大正～昭和期の医書出版者、医政家。
¶近医

舟木直久 ふなきなおひさ
大正8（1919）年6月27日～？
昭和～平成期の川柳作家、歯科医。
¶石川文

船越錦海 ふなこしきんかい
生没年不詳
江戸時代後期の医師。
¶大阪人，国書

船越金五郎 ふなこしきんごろう
明治17（1884）年10月25日～昭和33（1958）年3月30日
明治～昭和期の医師。漢詩人。
¶岩手人

船越敬祐 ふなこしけいすけ
生没年不詳
江戸時代中期の医師。
¶鳥取百，長崎遊

船越賢太郎 ふなこしけんたろう
明治33（1900）年～昭和33（1958）年
大正～昭和期の実業家。岩手県製薬取締役。
¶姓氏岩手

船越晋 ふなこししん
江戸時代中期の医師。梅毒の脅威を伝える「絵本黴瘡軍談」を刊行。
¶人名，日人（生没年不詳）

船越清蔵 ふなこしせいぞう
文化2（1805）年～文久2（1862）年
江戸時代末期の武士。長門清末藩士。長崎で西洋医学を学んだ。
¶維新，国書（[生]文化2（1805）年8月23日　[没]文久

2(1862)年8月8日），人書79，新潮（㊥文化2(1805)年8月23日）　㉛文久2(1862)年8月8日），日人，幕末（㉛1862年9月1日），藩臣6

舩坂泰郎　ふなさかやすろう
大正11(1922)年3月26日～平成2(1990)年11月7日
昭和・平成期の医師。
¶飛騨

船田章　ふなだあきら
大正11(1922)年1月11日～
昭和～平成期の医師、政治家。小山市長。
¶現政

舩津維一郎　ふなついいちろう
明治40(1907)年～昭和56(1981)年
大正～昭和期の医師。小児科。
¶近医

舩戸佑斎　ふなとゆうさい★
弘化3(1846)年～大正9(1920)年
明治期の医師。
¶中濃

舟橋明男　ふなはしあきお
昭和13(1938)年3月24日～
昭和～平成期の体力医学者。高知大学教授。
¶現執3期、現執4期

船橋玄悦　ふなばしげんえつ
？～寛文4(1664)年　㉛玄悦《げんえつ》
江戸時代前期の対馬藩医、釜山窯の名工。
¶人名，茶道（玄悦　げんえつ），茶道，日人，美工

船橋玄孝　ふなばしはるたか
？～明治22(1889)年
明治期の伊勢原市の開業医。
¶姓氏神奈川

船橋玄恂　ふなばしはるのり
正保4(1647)年～＊
江戸時代中期の旗本。幕府医官。
¶神奈川人（㉛1702年），姓氏神奈川（㉛1706年）

船曳谷園（船曳谷園）　ふなびきこくえん
享保9(1724)年～享和1(1801)年
江戸時代中期～後期の医師。
¶大阪人（船曳谷園　㉛享和1(1801)年5月），国書（㉛享和1(1801)年5月6日），人名，日人

船曳子錦　ふなびきしきん
生没年不詳
江戸時代後期の漢蘭折衷の産婦人科医。
¶近世，国史，国書

船曳西河　ふなびきせいか
生没年不詳
江戸時代中期の播磨三日月藩医。
¶日人，藩臣5

船曳卓堂　ふなびきたくどう，ふなひきたくどう
生没年不詳

江戸時代末期～明治期の蘭方医。宮内省御用掛。明治天皇の侍医。蘭医ブレンクの産婦人科書の翻訳を父に命じられ「婦人病論」を出版。
¶朝人，近世，国史，国書，日人，洋学（ふなひきたくどう）

船曳道益　ふなびきどうえき
生没年不詳
江戸時代中期の播磨三日月藩医。
¶日人，藩臣5

船曳桃渓　ふなびきとうけい
正徳1(1711)年～寛政7(1795)年
江戸時代中期の播磨三日月藩医。
¶藩臣5

船曳文陽　ふなびきぶんよう
延享4(1747)年～文化11(1814)年
江戸時代中期～後期の播磨三日月藩医。
¶人名，日人，藩臣5

浮風　ふふう
＊～宝暦12(1762)年　㉛有井浮風《ありいふふう》
江戸時代中期の医師。俳人。大坂で開業。
¶国書（㊥元禄15(1702)年　㉛宝暦12(1762)年5月17日），日人（有井浮風　ありいふふう　㊥1702年），俳諧（㊥？），俳句（㉛宝暦12(1762)年5月17日），和俳（㊥？）

夫馬進　ふますすむ
昭和23(1948)年4月7日～
昭和～平成期の東洋史学者。京都大学教授。中国の慈善・公益事業結社の研究「中国善会善堂史研究」で学士院恩賜賞。
¶世紀，日人

麓五三女　ふもといさめ
明治28(1895)年～？
明治～昭和期の看護師（従軍看護婦）。
¶近医

麓昌平　ふもとしょうへい
大正15(1926)年8月18日～
昭和～平成期の小説家、医学博士。
¶ミス

布門　ふもん
元禄4(1691)年～宝暦6(1756)年2月3日
江戸時代中期の俳人・医師。
¶国書，俳文

武用五郎辺衛〔1代〕　ぶようごろべえ
天保14(1843)年11月19日～明治30(1897)年11月26日
江戸時代後期～明治期の実業家、社会奉仕家。
¶岡山歴

武用五郎辺衛〔2代〕　ぶようごろべえ
明治13(1880)年1月18日～昭和12(1937)年12月4日
明治～昭和期の実業家、社会事業家、政治家。
¶岡山歴

古井イ子 ふるいいね
明治36(1903)年～?
大正～昭和期の看護師。
¶近医

古市剛 ふるいちごう
慶安2(1649)年～享保7(1722)年　[別]古市南軒《ふるいちなんけん》
江戸時代前期～中期の医師、儒学者。上野前橋藩儒。
¶郷土群馬，群馬人，群馬百，国書(古市南軒　ふるいちなんけん　[没]享保7(1722)年8月6日)，姓氏群馬，日人(古市南軒　ふるいちなんけん　[生]1661年)，藩臣2

古市宗超 ふるいちそうちょう
安土桃山時代の医師。
¶茶道

古市南軒 ふるいちなんけん
→古市剛(ふるいちごう)

古井喜実 ふるいよしみ
明治36(1903)年1月4日～平成7(1995)年2月3日
昭和期の政治家。厚生大臣、法務大臣。茨城、愛知県知事などを歴任。改進党から衆議院委員。日中復交に尽力。
¶現朝，現執1期，現執2期，現情，現人，現日，コン改，コン4，コン5，新潮，世紀，政治，日人，平和，履歴，履歴2，歴大

古内一郎 ふるうちいちろう
大正12(1923)年～平成6(1994)年
昭和～平成期の医師。耳鼻咽喉科。
¶近医

古江尚 ふるえひさし
大正15(1926)年1月17日～
昭和期の医師。内科、帝京大学医学部附属溝口病院副院長。
¶現執2期

古川昭人 ふるかわあきと
昭和24(1949)年～
昭和～平成期の作業療法士。日本作業療法士協会常任理事・副会長。
¶YA

古川明 ふるかわあきら
明治38(1905)年～平成14(2002)年
大正～平成期の医師。専門は外科、医史学。
¶近医

古川斎 ふるかわいつき
文化8(1811)年～明治3(1870)年
江戸時代後期～明治期の医師。
¶長崎遊

古川研 ふるかわけん
昭和4(1929)年11月7日～
昭和期の法医学者。
¶群馬人

古川孝順 ふるかわこうじゅん
昭和17(1942)年2月18日～
昭和～平成期の社会福祉学者。東洋大学社会学部社会福祉学科教授。
¶現執4期

古川古松軒(古河古松軒) ふるかわこしょうけん
享保11(1726)年～文化4(1807)年11月10日
[別]古川子曜《ふるかわしよう》
江戸時代中期～後期の地理学者。家業は薬種商、医師。「東遊雑記」を著す。
¶朝日([生]享保11(1726)年8月　[没]文化4年11月10日(1807年12月8日))，岩史([生]享保11(1726)年8月)，岩手百，大分百([生]1723年)，大分歴(古河古松軒)，岡山人，岡山百，岡山歴，角史，近世，考古([没]文化4年(1807年11月14日))，国史，国書([生]享保11(1726)年8月)，コン改，コン4，史人([生]1726年8月)，新潮([生]享保11(1726)年8月)，人名(古川子曜　ふるかわしよう)，姓氏岩手，世人，全書，多摩(古河古松軒　[生]享保2(1717)年　[没]文化3(1806)年)，日史([生]享保11(1726)年8月)，日人，平日([生]1726　[没]1807)，北海道百，北海道文(古河古松軒　[没]文化4(1807)年11月)，北海道歴，洋学，歴大

古川繁次郎 ふるかわしげじろう
明治23(1890)年1月29日～昭和20(1945)年7月31日
大正・昭和期の獣医師、酪農技術者、政治家。
¶根千

古川春英 ふるかわしゅんえい
文政11(1828)年～明治3(1870)年
江戸時代末期～明治時代の医師。
¶会津，幕末([没]1870年12月28日)，幕末大([没]明治3(1870)年11月7日)，藩臣2

古川春竜 ふるかわしゅんりゅう
文政11(1828)年～明治3(1870)年
江戸時代末期の医師。
¶長崎遊

古川子曜 ふるかわしよう
→古川古松軒(ふるかわこしょうけん)

古川太四郎(古河太四郎，古川太史郎) ふるかわたしろう
弘化2(1845)年2月20日～明治40(1907)年12月26日
明治期の盲唖教育者。大阪盲唖院院長。日本初の盲唖院を開設。こより文字や指文字を指導。
¶朝日([生]弘化2年2月20日(1845年3月27日))，大阪人(古川太史郎)，教育(古河太四郎)，京都大(古河太四郎　[没]昭和40(1965)年)，近現(古河太四郎)，国際，国史(古河太四郎)，コン改，コン5，視覚(古河太四郎)，史人(古河太四郎)，新潮([没]明治40(1907)年12月25日)，人名，世紀，姓氏京都(古河太四郎)，世百，先駆，全書，日史(古河太四郎)，日人(古河太四郎)，百科(古河太四郎)，民学

古河太郎 ふるかわたろう
大正11(1922)年～平成17(2005)年
昭和～平成期の医師。専門は生理学、神経生理学。
¶近医

古川貞二郎 ふるかわていじろう
昭和9(1934)年9月11日～
昭和～平成期の厚生官僚。
¶履歴2

古川哲二 ふるかわてつじ
大正10(1921)年4月21日～平成5(1993)年
昭和期の外科学者、麻酔学者。佐賀医科大学教授。
¶近医，現情，佐賀百

古川俊之 ふるかわとしゆき
昭和6(1931)年2月7日～
昭和～平成期の医師、環境生理学者。国立大阪病院院長、東京大学教授。
¶現執3期，現執4期

古川甫英 ふるかわほえい
？～天保12(1841)年
江戸時代後期の筑後久留米藩医。
¶藩臣7

古川元紹 ふるかわもとつぐ
文化8(1811)年～明治3(1870)年10月
江戸時代後期～明治期の医師。
¶国書

古川幸慶 ふるかわゆきよし
大正11(1922)年2月3日～昭和61(1986)年2月19日
昭和期のバスケットボール選手、医師。厚生会本部病院長。東京帝大の選手として活躍。のち国際審判員をつとめた。
¶世紀，日人

古郡道策 ふるごおりどうさく
？～
江戸時代の弘前藩医。
¶青森人

古沢一夫 ふるさわかずお
明治32(1899)年1月6日～昭和50(1975)年3月20日
大正～昭和期の労働衛生学者。神戸医科大学教授。専門は労働生理学、運動生理学。
¶科学　丘庫百

古嶋帰禿 ふるしまきとく
天保5(1834)年9月17日～明治39(1906)年8月9日
江戸時代末期・明治期の医師・俳人。
¶飛騨

古嶋有慶 ふるしまゆうけい
明治11(1878)年4月～大正6(1917)年6月29日
明治・大正期の医師。
¶飛騨

古庄巻史 ふるしょうけんし
昭和9(1934)年～平成21(2009)年
昭和～平成期の医師。小児科。

¶近医

古瀬義一郎 ふるせぎいちろう
慶応2(1866)年～昭和9(1934)年
江戸時代末期～昭和期の眼科医。
¶眼科

古瀬徹 ふるせとおる
昭和16(1941)年～
昭和～平成期の社会福祉学者。日本社会事業大学教授。
¶現執3期

古瀬庸 ふるせよう
明治23(1890)年3月18日～昭和46(1971)年8月2日
大正～昭和期の医師。
¶島根百，島根歴

古田莞爾 ふるたかんじ
明治42(1909)年8月15日～昭和50(1975)年7月5日
昭和期の法医学者。名古屋大学教授。著書に「法医学の基礎知識」など。
¶科学，近医，現情，人名7，世紀，中濃，日人（昭和50(1975)年7月2日）

古田きぬ ふるたきぬ
明治41(1908)年6月25日～平成8(1996)年9月13日
昭和・平成期の助産婦。
¶飛騨

古田杏輔 ふるたきょうすけ
天保9(1838)年～明治18(1885)年
江戸時代末期～明治期の医師。志摩鳥羽藩典医を経て、伊勢山田で開業。
¶洋学

古田幸子 ふるたさちこ
昭和12(1937)年4月23日～
昭和期の医学博士。
¶飛騨

古畑種基 ふるはたたねもと
明治24(1891)年6月15日～昭和50(1975)年5月6日
大正～昭和期の法医学者。警察庁科学警察研究所所長。「血液型の研究」で学士院恩賜賞受賞。帝銀事件の毒物を鑑定した。
¶科学，科技，近医，現朝，現執1期，現情，人，現日，コン改，コン4，コン5，史人，新潮，人名7，世紀，世百新，全書，大百，日史，日人，日本，百科，履歴，履歴2，和歌山人

古林荊南 ふるばやしけいなん
元文1(1736)年～寛政11(1799)年7月
江戸時代中期～後期の医家。
¶大阪人

古林見宜 ふるばやしけんぎ，ふるはやしけんぎ
天正7(1579)年～明暦3(1657)年
安土桃山時代～江戸時代前期の儒医。新渡来の医学を修める。

¶朝日（㊙明暦3年9月17日（1657年10月24日））,
大阪墓（㊙明暦3（1657）年9月17日），京都大，
近世，国史，国書（㊙明暦3（1657）年9月17
日），コン改，コン4，コン5，新潮（㊙明暦3
（1657）年9月17日），人名，姓氏京都，世人（ふ
るはやしけんぎ），日人，兵庫人（㊙明暦3
（1657）年9月17日）

古林見桃 ふるばやしけんとう
生没年不詳
江戸時代前期の医師。
¶国書

古林正禎 ふるばやしせいてい
生没年不詳
江戸時代前期の医師。
¶国書

古林知足 ふるばやしちそく
江戸時代前期の医師。
¶人名，日人（生没年不詳）

古林正温 ふるばやしまさはる
慶長1（1596）年～明暦3（1657）年9月
安土桃山時代～江戸時代前期の医師。
¶大阪人

古林立庵 ふるばやしりつあん
元禄7（1694）年～明和1（1764）年12月
江戸時代中期の医師。
¶大阪人，人名，日人（㊙1765年）

降松雄斎 ふるまつゆうさい
天保14（1843）年～明治41（1908）年
江戸時代末期・明治期の医師。
¶長崎遊

古見嘉一 ふるみよしかず
明治17（1884）年～昭和34（1959）年
明治～昭和期の医師。専門はハンセン病医療。
¶近医

古森立斎 ふるもりりっさい
元文4（1739）年～
江戸時代中期の医家。
¶大阪人

古屋かのえ ふるやかのえ
明治44（1911）年～平成5（1993）年
大正～平成期の看護師（従軍看護婦）。
¶近医

古屋菊男 ふるやきくお
明治21（1888）年～昭和55（1980）年2月1日
明治～昭和期の医師、政治家。衆議院議員。
¶政治（㊙明治21年10月），山梨百（㊙明治21（1888）年10月15日）

古屋清 ふるやきよし
明治18（1885）年～昭和22（1947）年
明治～昭和期の産婦人科医。
¶近医

古屋光太郎 ふるやこうたろう
昭和5（1930）年～平成16（2004）年
昭和～平成期の医師。整形外科。
¶近医

古屋志バノ ふるやしばの
？～
昭和期の看護婦。
¶社史

古屋竹原 ふるやちくげん
天明8（1788）年～文久1（1861）年
江戸時代後期の医師、画家。
¶高知人，高知百，人名，日人，幕末（㊙1861年8月1日）

古谷道庵（古屋道庵）ふるやどうあん
文政1（1818）年～明治11（1878）年
江戸時代末期～明治期の医師。郷里で開業の傍ら師弟の育成に尽力。
¶姓氏山口（古屋道庵），洋学

古谷雅樹 ふるやまさき
昭和1（1926）年4月9日～
昭和～平成期の植物生理学者。日立製作所シニア・サイエンティスト，東京大学教授。専門は光生物学，植物分子生物学など。著書に「フィトクロム」「環境情報」など。
¶現朝，世紀，日人

古山藍田 ふるやまらんでん
安永9（1780）年～天保6（1835）年2月10日
江戸時代中期～後期の医師。
¶国書

不破善次 ふわぜんじ
？～
大正期の東京帝国大学セツルメント参加者。
¶社史

不破豊子 ふわとよこ
大正5（1916）年～昭和57（1982）年
昭和期の福祉活動家。
¶静岡女

不破雅子 ふわまさこ
→不破雄子（ふわゆうこ）

不破雄子 ふわゆうこ
元治1（1864）年～昭和11（1936）年　㊙不破雅子
《ふわまさこ》
明治～大正期の看護婦。京都帝国大学医科大学医員初代看護婦長。
¶京都大，世紀，姓氏京都（不破雅子　ふわまさこ），日人

文京 ぶんきょう
生没年不詳
江戸時代中期の医師、作陶家。
¶日人

文仲 ぶんちゅう
生没年不詳
江戸時代後期の医師。

¶和歌山人

分田シゲ ぶんでんしげ
→分田シゲ（わけたしげ）

文竜 ぶんりゅう
＊〜文政2（1819）年7月24日
江戸時代中期〜後期の俳人・医師。
¶国書（㊥延享3（1746）年），俳文（文竜　㊥延享2（1745）年）

【へ】

平亭銀鶏 へいていぎんけい
→畑銀鶏（はたぎんけい）

日置陸奥夫 へきむつお
明治36（1903）年1月23日〜昭和32（1957）年5月26日
昭和期の内科医学者。金沢医科大学教授。脂質代謝研究に専念し、結核化学療法研究につとめる。
¶科学，近医，現情，人名7，世紀，日人

平群清麻呂 へぐりのきよまろ
生没年不詳
奈良時代の官吏。典薬頭、信濃介。
¶日人

平敷淳子 へしきあつこ
昭和13（1938）年12月17日〜
昭和期の放射線専門医。
¶群馬人

戸次久 べっきひさ
明治7（1874）年4月21日〜昭和25（1950）年8月26日
明治〜昭和期の教育者。紫水会の事業として託児所幼愛園を創立、管理に尽力。
¶近女，女性，女性普

別所金太 べっしょきんた
嘉永2（1849）年〜大正5（1916）年
江戸時代末期〜大正期の売薬業者。
¶岡山百

別所秀子 べっしょひでこ
明治36（1903）年11月9日〜
昭和期の栄養学者。同志社女子大学教授。
¶現情

別府琴松 べっぷきんしょう
天保4（1833）年10月19日〜明治27（1894）年8月31日
江戸時代末期〜明治期の蘭方医。
¶岡山歴

別府宏図 べっぷひろくに
昭和13（1938）年10月7日〜
昭和〜平成期の医師。
¶現執4期

弁開凧次郎 べんかいたこじろう
弘化4（1847）年6月〜大正8（1919）年10月23日
明治期の牛馬商、獣医師。オトシベツ・コタン総代。
¶社史，世紀（㊥大正13（1924）年10月23日），日人（㊥1924年），北海道百，北海道歴

逸見武雄 へんみたけお
明治22（1889）年9月15日〜昭和34（1959）年10月12日
大正〜昭和期の植物病理学者。稲熱病、葉枯病の研究で有名、著書に「農作物病害講義」など。
¶科学，現情，植物，人名7，世紀，日人

逸見武光 へんみたけみつ
大正14（1925）年3月8日〜
昭和期の精神衛生コンサルタント、医師。精神科、東京大学教授、聖マリアンナ医学研究所顧問。
¶現執1期，現執2期

【ほ】

帆足通禎 ほあしつうてい
元文2（1737）年〜天明5（1785）年
江戸時代中期の医師。
¶人名，日人

帆足万里 ほあしばんり
安永7（1778）年1月15日〜嘉永5（1852）年6月14日
江戸時代後期の儒学者。豊後日出藩儒、家老。著作に「窮理通」「医学啓蒙」など。
¶朝日（㊥安永7年1月15日（1778年2月11日）㊦嘉永5年6月14日（1852年7月30日）），岩史，大分百（㊦1853年），教育，科学，教育，近世，国史，国書，コン改，コン4，史人，人書79（㊥1853年），人書94，新潮，人名，世人，世百，全書，大百，伝記，日思，日史，日人，藩臣7，百科，洋学，歴大，和俳

穂井田忠友 ほいだただとも，ほいたただとも
寛政4（1792）年〜弘化4（1847）年9月19日
江戸時代後期の国学者、考古学者、歌人。
¶朝日（㊥寛政3年1月23日（1791年2月25日）㊦弘化4年9月19日（1847年10月27日）），岩史（㊥寛政3（1791）年1月23日），大阪人，岡山人，岡山歴（㊦寛政3（1791）年1月23日），京都人，近世（㊥1791年），考古（ほいたただとも），国史（㊥1791年），国書（㊥寛政3（1791）年1月23日），古史（㊥1791年），コン改，コン4，コン5，史人（㊥1791年1月23日），人書94，神人，新潮，人名，姓氏京都，世人，人貫，人書（㊥1791年），百科，歴大（㊥1791年），和俳

法雲寺廓翁 ほううんじかくおう
江戸時代前期〜中期の眼科医。
¶眼科

法栄 ほうえい
奈良時代の医僧。
¶古人，古代，古代普，人名，日人（生没年不

詳），仏教（生没年不詳）

方外道人　ほうがいどうじん
生没年不詳
江戸時代後期の狂詩作者、江戸の儒医。
¶朝日，コン改，コン4，コン5，人名，和俳

宝積一　ほうしゃくはじめ
生没年不詳
大正期の日本労農党機関紙部員・社会事業部員。
¶社史

北条悔堂　ほうじょうかいどう
文化5（1808）年～元治2（1865）年1月16日
江戸時代末期の医師。
¶国書，幕末（[没]1865年2月11日），幕末大，藩臣6

北条玄徳　ほうじょうげんとく
？　～明治7（1874）年
江戸時代後期～明治期の医師。
¶姓氏神奈川

ほ

北条春光　ほうじょうはるみつ
明治31（1898）年5月4日～昭和46（1971）年9月14日
昭和期の法医学者。九州帝国大学教授。法医学的現場検査の権威で、著書に「犯罪捜査の法医学」など。
¶科学，近医，現情，埼玉人（[生]明治31（1898）年5月），人名7，世紀，日人

北条諒斎　ほうじょうりょうさい
*～明治24（1891）年10月20日
江戸時代末期～明治期の医師。太田藩藩医。種痘普及に尽力し「種痘三祖伝」などを刊行。
¶国書（[生]文政5（1822）年10月28日），栃木百（[生]文政5（1822）年），栃木歴（[生]文政4（1821）年），洋学（[生]文政4（1821）年）

坊秀男　ぼうひでお
明治37（1904）年6月25日～平成2（1990）年8月8日
昭和期の政治家。衆議院議員、福田内閣大蔵大臣、第1次佐藤改造内閣厚生大臣。
¶郷土和歌山，現情，政治

宝来善次　ほうらいぜんじ
明治40（1907）年～平成1（1989）年
大正～昭和期の医師。内科。
¶近医

法蓮　ほうれん
生没年不詳
飛鳥時代～奈良時代の医僧。
¶大分歴，古代，古代普，人書94（[生]660年頃[没]730年），人名，日人，福岡百，仏教，歴大

外西寿彦　ほかにしひさひこ
大正14（1925）年～平成5（1993）年
昭和～平成期の医師。産婦人科。
¶近医

牧庵　ぼくあん
[別]牧庵《もくあん》
安土桃山時代の医師。
¶織田（生没年不詳），織田2，後北（もくあん），戦辞（もくあん　生没年不詳）

卜仏　ぼくぶつ
江戸時代中期の医師・俳人。
¶俳句

卜蔵梅之丞　ぼくらうめのじょう
明治20（1887）年12月6日～昭和44（1969）年11月5日
明治～昭和期の植物病理学者。
¶島根人，島根百，島根歴

保倉玄朝　ほくらげんちょう
安永7（1778）年～天保9（1838）年5月15日
江戸時代中期～後期の医師。
¶国書

保阪梅雄　ほさかうめお
明治43（1910）年3月3日～昭和56（1981）年2月28日
昭和期の医師。
¶群馬人

保坂隆　ほさかたかし
昭和27（1952）年7月15日～
昭和～平成期の精神科医。
¶現執3期，現執4期

保坂典代　ほさかのりよ
大正2（1913）年？　～
昭和期の帝国女子医学専門学校読書会メンバー。
¶社史

保崎嘉造　ほざきかぞう
昭和3（1928）年2月1日～
昭和期の高山市社会福祉協議会長。
¶飛驒

保崎秀夫　ほさきひでお
大正15（1926）年3月12日～
昭和～平成期の精神科医、慶応義塾大学病院院長。
¶現執2期，現執3期，現執4期

星一夫　ほしかずお
～昭和55（1980）年
昭和期の福祉事業家。
¶山口人

星加恒夫　ほしかつねお
昭和34（1959）年3月1日～
昭和～平成期の実業家、視覚障害・点訳者向けソフトウェア開発事業者。
¶視覚

星川皦太郎　ほしかわきょうたろう
明治12（1879）年～昭和46（1971）年
明治～昭和期の医師。
¶山形百新

星川清躬　ほしかわきよみ
明治29（1896）年8月4日～昭和15（1940）年1月15日
大正～昭和期の医師、詩人。

¶滋賀文，庄内，東北近，山形百

星川剛 ほしかわつよし
大正15（1926）年12月16日～
昭和～平成期の獣医、政治家。尾花沢市長。
¶現政

星川光正 ほしかわみつまさ
大正4（1915）年11月11日～平成19（2007）年
昭和～平成期の外科学者。宮内庁侍従職侍医長。
¶近医，現情

星川安之 ほしかわやすゆき
昭和32（1957）年8月16日～
昭和～平成期の共用品・共用サービス推進者。
¶視覚

星弘道 ほしこうどう
文化2（1805）年～明治2（1869）年
江戸時代末期の蘭医、弘前藩殖産振興。
¶栃木歴

星子直行 ほしこなおゆき
明治35（1902）年～*
大正～昭和期の医師。外科。
¶近医（[没]昭和45（1970）年），長野歴（[没]昭和46（1971）年）

星秀逸 ほししゅういつ
昭和3（1928）年～平成17（2005）年
昭和～平成期の医師。整形外科。
¶近医

星修三 ほししゅうぞう
明治37（1904）年12月13日～平成3（1991）年7月13日
大正～昭和期の獣医学者、日本獣医畜産大学教授。専門は家畜繁殖学。
¶科学

星旦二 ほしたんじ
昭和25（1950）年2月6日～
昭和～平成期の医師。東京都立大学都市研究所教授。
¶現執4期

星冬四郎 ほしとうしろう
明治40（1907）年12月23日～平成1（1989）年8月7日
昭和～平成期の畜産学者、東京大学名誉教授。専門は家畜生理学。
¶科学，現情

星虎男 ほしとらお
昭和13（1938）年12月22日～
昭和期の教育者、リハビリテーション研究者。
¶視覚

保科利一 ほしなとしかず
明治40（1907）年12月～平成12（2000）年3月14日
昭和～平成期の水産学者、東京水産大学名誉教授。専門は水族病理学。
¶科学

星野一正 ほしのかずまさ
昭和2（1927）年1月2日～
昭和～平成期の医学者。国際高等研究所フェロー、京都大学名誉教授。
¶現執4期

星野貫 ほしのかん
明治40（1907）年～
昭和期の医学者。
¶群馬人

星野杏庵 ほしのきょうあん★
宝永3（1706）年4月～安永2（1773）年5月23日
江戸時代中期の御側医。
¶秋田人2

星野元道 ほしのげんどう
明暦2（1656）年8月9日～享保15（1730）年6月7日
江戸時代前期～中期の医師。
¶秋田人2，国書

星野湖一郎 ほしのこいちろう
明治7（1874）年～昭和15（1940）年
明治～昭和期の医師。
¶姓氏京都

星野貞次 ほしのさだじ
明治18（1885）年8月15日～昭和43（1968）年10月31日　[別]星野貞次《ほしのていじ》
大正～昭和期の耳鼻咽喉科医学者。京都大学教授。耳鼻咽喉科臨床会を創立、機関誌「耳鼻咽喉科臨床」を刊行。
¶科学，近医，現情，人名7，世紀，姓氏京都，新潟百（ほしのていじ），日人

星野重雄（星野重男） ほしのしげお
明治41（1908）年6月10日～
昭和期の医師。沼津市に公害対策委員会を発足させ、住民運動と連携して石油化学コンビナート建設計画を撤回させた。
¶現朝（星野重男），現人，世紀（星野重男），日人

星野信也 ほしのしんや
昭和7（1932）年～
昭和期の社会福祉学者。日本女子大学教授、東京都立大学教授。
¶現執2期

星野貞次 ほしのていじ
→星野貞次（ほしのさだじ）

星野鉄男 ほしのてつお
明治23（1890）年2月10日～昭和6（1931）年12月20日
明治～昭和期の無教会信徒、医学者。
¶キリ，近医

星野鉄太郎 ほしのてつたろう
天保8（1837）年～明治42（1909）年
明治期の政治家。静岡市長、衆議院議員。火葬場設置に関する紛議解決、公立静岡病院の維持企画等地方自治の向上発展に尽力。
¶人名，姓氏静岡，日人

ほ

星野富弘 ほしのとみひろ
昭和21(1946)年4月24日〜
昭和〜平成期の詩人、画家。事故で寝たきりになるが、ペンを口にくわえて絵を描く。著書に「愛、深き淵より」など。
¶群馬人, 世紀, 日人

星野留造 ほしのとめぞう
明治43(1910)年〜
昭和期の指圧師。ブエノスアイレスで活動。
¶現人, 世紀

星野列 ほしののぼる
大正5(1916)年〜昭和55(1980)年
昭和期の医師。外科(脳神経外科)。
¶近医

星野秀太郎 ほしのひでたろう
安政6(1859)年〜明治21(1888)年
江戸時代末期〜明治期の医師。
¶高知人

星野フサ ほしのふさ
慶応4(1868)年3月6日〜昭和26(1951)年8月2日
江戸時代末期〜昭和期の教育者、社会事業家。久留米婦人協会を組織。久留米慈善病院、久留米幼稚園を創設、女子職業学校を設立、校主就任。
¶学校, 女性, 女性普, 世紀, 日人, 福岡百

星野マス ほしのます
安政2(1855)年3月12日〜明治37(1904)年10月13日
明治期の薬局経営者。
¶根千

星野稔 ほしのみのる
昭和22(1947)年〜
昭和〜平成期の気功法指導者。日中健康センター主任指導員。北京・上海で気功を学ぶ。著書に「気功健康法」「気功法—あなたも自力で健康になれる」など。
¶現執3期

星野宗光 ほしのむねみつ
昭和7(1932)年〜昭和63(1988)年
昭和期の医師。専門は病理学。
¶近医

星野六石 ほしのりっこく
安永6(1777)年〜嘉永3(1850)年8月14日
江戸時代後期の安芸広島藩医。
¶国書, 藩臣6

星野良悦 ほしのりょうえつ
宝暦4(1754)年〜享和2(1802)年
江戸時代中期〜後期の蘭方医。日本初の人体骨格模型を作らせる。
¶朝日(㉙享和2年3月10日(1802年4月12日)), 江文, 科学(㉙享和2(1802)年3月10日), 近世, 国史, 国書(㉙享和2(1802)年3月1日), コン改, コン4, コン5, 史人(㉙1802年3月10日), 新潮(㉙享和2(1802)年3月10日), 人名, 長崎遊, 日人, 藩臣6, 洋学

星一 ほしはじめ
明治6(1873)年12月25日〜昭和26(1951)年1月19日
明治〜昭和期の政治家、実業家。参議院・衆議院議員。星製薬を設立。第1回参院選全国区に1位当選。日本の製薬王といわれた。
¶海越新, 学校, 近医, 現朝, 現情, 現人, 幻想, 現月, コン改, コン4, コン5, 実業, 新潮, 人名7, 世紀, 政治, 全書, 渡航(㉙1951年1月21日), 日人, 民学, 履歴, 履歴2

圃丈 ほじょう
宝暦9(1759)年〜天保2(1831)年9月4日
江戸時代中期〜後期の俳人・医師。
¶国書

細井格菴 ほそいかくあん
？〜天保4(1833)年
江戸時代後期の眼科医。
¶眼科

細井覚安 ほそいかくあん
宝暦11(1761)年〜弘化1(1844)年
江戸時代中期〜後期の眼科医。
¶姓氏長野

細井通民 ほそいつうみん
？〜天明7(1787)年
江戸時代中期の眼科医。
¶眼科

細井東陽 ほそいとうよう
？〜嘉永5(1852)年2月22日
江戸時代後期の医師、本草家。
¶国書

細井蒲城 ほそいほじょう
生没年不詳
江戸時代後期の俳人・医家。
¶東三河

細井要人〔1代〕 ほそいようじん
？〜文久2(1862)年
江戸時代末期の眼科医。
¶眼科

細井要人〔2代〕 ほそいようじん
江戸時代末期〜明治時代の眼科医。
¶眼科

細井和喜蔵 ほそいわきぞう
明治30(1897)年5月9日〜大正14(1925)年8月18日
大正期の小説家。記録文学「女工哀史」を刊行。遺稿集に「奴隷」「無限の鐘」など。
¶朝日, アナ, 岩史, 京都府, 京都文, 近現, 近文, 国史, コン改, コン5, 史人, 社外, 社史, 重要, 食文, 女史, 新潮, 新文, 人名, 世紀, 姓氏京都, 世人, 全書, 大百, 日史, 日人, 本, 百科, 兵庫文, 文学, 平和, 民学, 歴大

細江重 ほそえあつし
昭和2(1927)年9月11日〜
昭和期の内科医。

¶飛騨

細江国三 ほそえくにぞう
生没年不詳
明治期の医師。
¶飛騨

細江静男 ほそえしずお
明治33（1900）年～昭和50（1975）年8月29日
昭和期の医師。ブラジルで開業医として活躍、「ブラジルのシュヴァイツァー」と呼ばれた。
¶郷土岐阜（㉺1901年），近医，現情，人名7，世紀，日人，飛騨（㉺明治34（1901）年）

細江泰平 ほそえたいへい
～大正2（1913）年1月25日
明治・大正期の医師。
¶飛騨

細川勝元 ほそかわかつもと
永享2（1430）年～文明5（1473）年5月11日
室町時代の武将。室町幕府管領。応仁の乱では東軍の総大将。和歌、絵画、医術にも通じた。
¶朝日（㉺文明5年5月11日（1473年6月6日）），岩史，角史，鎌室，京都，京都大，京都府，系西，国史，国書，古中，コン改，コン4，大人，静資百（㉺永享3（1431）年），静岡歴，重要，諸系，新潮，人名，姓氏京都，世人，世百，戦合，戦西，全書，戦人，大百，伝記，日史，日人，百科，仏教，平日（㉺1430　㉺1473），歴大，和俳

細川修治 ほそかわしゅうじ
明治41（1908）年9月6日～平成8（1996）年6月1日
大正～平成期の医師。専門は病理学。
¶科学，近医

細川昌庵 ほそかわしょうあん
生没年不詳
江戸時代中期の医師。
¶人名，新潟百別，日人

細川正一 ほそかわしょういち
明治28（1895）年～昭和59（1984）年
明治～昭和期の医師。専門は細菌学。
¶近医

細川宗春 ほそかわそうしゅん
生没年不詳
江戸時代中期の医師。
¶国書

細川勉 ほそかわつとむ
大正8（1919）年～昭和58（1983）年
昭和期の医師。産婦人科。
¶近医

細川一 ほそかわはじめ
明治34（1901）年9月23日～昭和45（1970）年10月13日
大正～昭和期の医師。水俣病発見者。
¶愛媛，愛媛人，愛媛百，科学，近医，熊本百，現朝，現情，現人，世紀，世人，日人

細川宏 ほそかわひろし
大正11（1922）年6月17日～昭和42（1967）年1月14日
昭和期の解剖学者。東京大学医学部教授。脳の解剖・系統発生、鯨の解剖で知られる。著書に「日本人の脳」など。
¶科学，近医，現情，人名7，世紀，富山文，日人

細川広世 ほそかわひろよ
天保10（1839）年9月25日～明治20（1887）年7月9日　㉑細川広世《ほそかわひろよし》
江戸時代末期～明治期の医師。
¶維新，高知人，国書（㉺明治20（1887）年7月8日），幕末（ほそかわひろよし），幕末大（ほそかわひろよし）

細川広世 ほそかわひろよし
→細川広世（ほそかわひろよ）

細川汀 ほそかわみぎわ
昭和2（1927）年2月27日～
昭和～平成期の労働医学研究者。著書に「職業病と労働災害」など。
¶現執1期，現執3期，現執4期

細川元隆 ほそかわもとたか
生没年不詳
江戸時代前期～中期の幕臣・医師。
¶国書

細川元春 ほそかわもとはる★
～宝暦11（1761）年
江戸時代中期の医師。
¶秋田人2

細川護久 ほそかわもりひさ
天保10（1839）年～明治26（1893）年
江戸時代末期～明治期の政治家。侯爵、貴族院議員。熊本藩知事となり、開化策を実行。洋学校、医学校を創設。
¶朝日（㉺天保10年3月1日（1839年4月14日）　㉺明治26（1893）年9月1日），維新，近現，近世，熊本百（㉺天保10（1839）年3月1日　㉺明治26（1893）年9月1日），国際，国史，コン5，諸系，新潮（㉺天保10（1839）年3月1日　㉺明治26（1893）年8月30日），日人，幕末（㉺1893年8月30日），藩主4（㉺天保10（1839）年3月1日　㉺明治26（1893）年9月1日）

細越直哉 ほそこえなおや
昭和10（1935）年～昭和62（1987）年
昭和期の点訳家。
¶姓氏岩手

細田孟 ほそだたけし
明治28（1895）年～昭和50（1975）年
明治～昭和期の医師。内科。
¶近医

細田泰弘 ほそだやすひろ
昭和6（1931）年～平成19（2007）年
昭和～平成期の医師。専門は病理学。
¶近医

細田裕 ほそだゆたか
大正15 (1926) 年～平成22 (2010) 年
昭和～平成期の医師。専門は衛生学 (労働衛生)、疫学。
¶近医

細野検斎 ほそのけんさい
生没年不詳
江戸時代末期の賀川流産科医。
¶新潟百別

細野史郎 ほそのしろう
明治32 (1899) 年～平成1 (1989) 年
大正～昭和期の漢方医。
¶近医

細野正 ほそのただし
大正14 (1925) 年6月4日～
昭和期の官僚、団体役員。勤労者福祉振興財団理事長、労働事務次官。
¶現執2期

細見憲 ほそみけん
明治27 (1894) 年～昭和48 (1973) 年
明治～昭和期の陸軍軍医 (外科)。
¶近医

細見弘 ほそみひろし
昭和11 (1936) 年～平成8 (1996) 年
昭和～平成期の医師。専門は生理学。
¶近医

細見もと子 ほそみもとこ
昭和5 (1930) 年～昭和31 (1956) 年1月13日
昭和期の社会運動家、看護婦。
¶女性，女性普

細村迪夫 ほそむらみちお
昭和9 (1934) 年8月20日～
昭和期の障害児教育学者。国立特殊教育総合研究所理事長、群馬大学教授。
¶現執2期

細谷英吉 ほそやえいきち
明治43 (1910) 年11月11日～平成7 (1995) 年
昭和期の薬理学者。
¶近医，群馬人

細谷省吾 ほそやせいご
明治27 (1894) 年10月22日～昭和32 (1957) 年4月16日
昭和期の細菌学者。東京大学教授。トリコマイシン発見で総理大臣賞受賞。
¶科学，科技，近医，現情，人名7，世紀，日人

細屋大円 ほそやだいえん
～弘化4 (1847) 年
江戸時代後期の漢方医、村上藩藩医、医学教授。
¶新潟百別

細谷陟 ほそやのぼる
明治33 (1900) 年～昭和35 (1960) 年
大正～昭和期の医師。
¶群馬人

細谷憲政 ほそやのりまさ
大正14 (1925) 年8月2日～
昭和～平成期の保健栄養学者。著書に「新栄養学読本」「健康と食べ物」など。
¶現執2期，現執3期，現執4期

細谷伯迪 ほそやはくてき
生没年不詳
江戸時代後期の医師。
¶国書

細谷風翁 ほそやふうおう
文化4 (1807) 年～明治15 (1882) 年
江戸時代後期～明治期の医師、文人画家。
¶山形百

細谷米山 ほそやべいざん
天保8 (1837) 年～明治18 (1885) 年
江戸時代後期～明治期の医師・南画家。
¶長崎遊，山形百

細谷雄二 ほそやゆうじ
明治30 (1897) 年9月14日～昭和42 (1967) 年3月30日
昭和期の生理学者。大阪市立大学学長。眼球網膜に存在する特殊物質、視紅の生理・生化学的研究の世界的権威。
¶大阪人 ([没]昭和42 (1967) 年3月)，科学，近医，現情，人名7，世紀，日人

細谷雄太 ほそやゆうた
明治15 (1882) 年4月28日～昭和25 (1950) 年11月20日　[別]不句《ふく》
大正～昭和期の耳鼻咽喉科医学者、俳人。千葉医科大学教授。著書に「全身諸病に併発する耳鼻咽喉科疾患」など。
¶近医，現情，人名7，世紀，日人，俳諧 (不句　ふく)，俳句 (不句　ふく)

北華 ほっか
→山崎北華 (やまざきほっか)

堀田一雄 ほったかずお
明治27 (1894) 年～昭和51 (1976) 年
明治～昭和期の医師。専門は生化学。
¶近医

堀田玉城 ほったぎょくじょう
寛政9 (1797) 年～明治16 (1883) 年
江戸時代後期～明治期のオランダ医、文人。
¶島根歴

堀田くに ほったくに
明治23 (1890) 年4月26日～昭和60 (1985) 年8月10日
昭和期の社会事業家。廻船問屋を経営。婦女会会長を歴任。託児所を開設。
¶女性，女性普，世紀，姓氏富山，富山人，富山百，日人，ふる

堀田健 ほったけん
大正11 (1922) 年～平成2 (1990) 年
昭和～平成期の医師。専門は生理学。
¶近医

堀田広居　ほったこうきょ
延享2（1745）年～天明6（1786）年12月5日
江戸時代中期の医師。
¶国書

堀田竜之助　ほったたつのすけ
文政2（1819）年～明治21（1888）年
江戸時代末期～明治期の製薬業者。製薬業の傍ら、魚類の研究を行い「水族図譜」を編纂。
¶洋学

堀田力　ほったつとむ
昭和9（1934）年4月12日～
昭和～平成期の福祉コーディネーター、弁護士。さわやか福祉財団理事長、東京都社会福祉協議会会長。検事時代、ロッキード事件担当。事件の捜査過程を「壁を破って進め―私記ロッキード事件」にまとめる。
¶現執1期，現執4期，世紀，日人，履歴，履歴2

発智庄平　ほっちしょうへい
元治1（1864）年10月5日～昭和11（1936）年2月28日
明治～昭和期の銀行家、社会事業家。
¶埼玉人，埼玉百，世紀，日人

穂積惟正　ほづみこれまさ
生没年不詳
江戸時代後期の医師。
¶国書

穂積重遠　ほづみしげとう
→穂積重遠（ほづみしげとお）

穂積重遠　ほづみしげとお
明治16（1883）年4月11日～昭和26（1951）年7月29日　[別]穂積重遠《ほづみしげとう》
明治～昭和期の民法学者。東京帝国大学教授、男爵、貴族院議員、東宮大夫兼東宮侍従長。家族法を専門とする。東京帝大セツルメントの創設に尽力。
¶愛媛百（ほづみしげとう　[没]昭和26（1951）年7月26日），角史，現朝，現情，現人，現日，コン改，コン4，コン5，史研，史人，新潮，人名7，世紀，世人，世百，世百新，全書，大百，哲学，渡航，日史，日人，日本，百科，履歴，履歴2，歴大

穂積甫庵　ほづみほあん
生没年不詳
江戸時代前期の医師。
¶国書

鉢日比子　ほひびこ
飛鳥時代の医師。
¶人名

洞口茂　ほらぐちしげる
明治31（1898）年～平成2（1990）年
大正～平成期の産婦人科医。
¶姓氏宮城

保良せき　ほらせき
明治26（1893）年5月15日～昭和55（1980）年10月6日
大正～昭和期の保健婦。日本人初の米国公認看護婦。公衆衛生看護活動の先駆者。
¶大阪人（[没]昭和55（1980）年10月），近医，近女，現朝，女史，女性（[生]？），女性普（[生]？），信州女，世紀，全書，日人

堀章男　ほりあきお
昭和2（1927）年3月20日～
昭和～平成期の広報カウンセラー。堀章男広報事務所代表。著書に「企業広報の手引き」「ベースボールに見るPRの研究」など。
¶現執2期，現執3期

堀井五十雄　ほりいいそお
明治37（1904）年～平成5（1993）年
大正～平成期の医師。専門は解剖学。
¶近医

堀井元仙　ほりいげんせん
生没年不詳
江戸時代中期の医師。
¶国書

堀勇雄　ほりいさお
＊～昭和63（1988）年
大正期の文筆業。東京帝国大学セツルメント参加者。
¶史研（[生]1909年），社史（[生]？）

堀井善一　ほりいぜんいち
明治41（1908）年8月18日～平成2（1990）年10月18日
昭和～平成期の薬学者、大阪大学名誉教授。専門は薬化学。
¶科学，現情

堀宇選　ほりうせん★
～寛政9（1797）年
江戸時代中期～後期の医家。
¶三重

堀内光　ほりうちあきら
大正4（1915）年～平成13（2001）年
昭和～平成期の医師。内科（糖尿病学）。
¶近医

堀内伊太郎　ほりうちいたろう
慶応4（1868）年1月27日～昭和6（1931）年4月29日
江戸時代末期～昭和期の実業家。浅田飴本舗創業者。漢方医浅田宗伯の教えを受けたさらし水飴を製造。
¶食文（[生]慶応4年1月27日（1868年2月20日）），世紀，姓氏長野，長野歴，日人

堀内一弥　ほりうちかずや
大正2（1913）年～昭和47（1972）年
昭和期の医師。専門は衛生学（労働衛生）。
¶近医

堀内キン　ほりうちきん
明治35（1902）年頃～平成4（1992）年8月21日
昭和期の社会事業家。福音寮を設立。戦災孤児や引き揚げ孤児を収容し養育にあたる。国際婦人賞

受賞。
¶女性（㊥明治35（1902）年頃），女性普，世紀，日人（㊥明治35（1902）年2月16日）

堀内三盛 ほりうちさんせい
世襲名　江戸時代前期〜昭和期の眼科医。
¶眼科

堀内信(1) ほりうちしん
？〜
大正期の東京帝国大学セツルメント参加者。
¶社史

堀内信(2) ほりうちしん
昭和30（1955）年〜
昭和〜平成期の歯科医、漫画家。
¶漫人

堀内蘇斎 ほりうちそさい
元禄14（1701）年〜安永1（1772）年
江戸時代中期の眼科医。
¶人名，日人

堀内素堂 ほりうちそどう
享和1（1801）年〜安政1（1854）年　㊨堀内素堂《ほりのうちそどう》
江戸時代末期の蘭方医。わが国初の西洋小児科翻訳書「幼幼精義」を刊行。
¶朝日（㊥安政1年3月18日（1854年4月15日）），科学（㊥安政1（1854）年3月18日），近世（ほりのうちそどう），国史（ほりのうちそどう），国書（ほりのうちそどう　㊥嘉永7（1854）年3月18日），コン改，コン4，コン5，新潮（㊥安政1（1854）年3月18日），人名，世人，日人（ほりのうちそどう），藩臣1，山形百（ほりのうちそどう），洋学

堀内次雄 ほりうちつぎお
明治6（1873）年5月25日〜＊
明治〜大正期の渡航者。
¶近医（㊥昭和30（1955）年），渡航（㊥？）

堀内利国 ほりうちとしくに
天保15（1844）年7月6日〜明治28（1895）年6月15日
江戸時代後期〜明治時代の陸軍軍医監。
¶科学，近医

堀内八重野 ほりうちやえの
→堀内八重野（ほりのうちやえの）

堀内弥二郎 ほりうちやじろう
明治13（1880）年〜昭和20（1945）年
明治〜昭和期の内科医。
¶近医

堀内淑彦 ほりうちよしひこ
大正10（1921）年〜平成10（1998）年
昭和〜平成期の医師。内科。
¶近医

堀江銈一 ほりえけいいち
明治24（1891）年1月20日〜昭和51（1976）年10月26日

大正〜昭和期の歯科医学者。東京歯科大学教授。日本補綴歯科学会会長、日本歯科医学会監事などを歴任。
¶科学，現情，人名7，世紀，日人

堀江玄三 ほりえげんぞう
＊〜元治1（1864）年
江戸時代末期の信濃松本藩医。
¶人名（㊥？），長野歴（㊥？），日人（㊥1821年），藩臣3（㊥文政3（1820）年）

堀江重信 ほりえしげのぶ
昭和7（1932）年8月16日〜
昭和〜平成期の小児科医師。著書に「赤ちゃん」など。
¶現執3期

堀江宗賢 ほりえそうけん
天保3（1832）年〜明治6（1873）年
江戸時代末期〜明治期の医師。
¶長崎遊，日人

堀江道元 ほりえどうげん
生没年不詳
江戸時代中期の医師。
¶国書

堀江トヨ ほりえとよ
明治11（1878）年〜明治39（1906）年4月
明治期の看護婦。
¶町田歴

堀江ひろ子 ほりえひろこ
＊〜
昭和〜平成期の料理研究家、栄養士。著書に「元気っ子が育つ家庭料理」「子供が喜ぶ健康メニュー」など。
¶現執3期（㊥？），テレ（㊥昭和22年）

堀江正規 ほりえまさのり
明治44（1911）年12月19日〜昭和50（1975）年4月10日
昭和期の経済学者。日本福祉大学教授。
¶現朝，現執1期，現情，現人，世紀，日人，平和

堀江祐司 ほりえゆうじ
大正11（1922）年〜
昭和期の医師。
¶群馬人

堀尾有秋 ほりおありあき
？〜文化2（1805）年1月16日
江戸時代中期〜後期の医師。
¶国書

堀尾貫務 ほりおかんむ
文政11（1828）年〜大正10（1921）年
江戸時代末期〜明治期の浄土宗の僧侶。東京芝増上寺第66世。貧民救済のため托鉢を行った。
¶人名，世紀（㊥文政11（1828）年1月7日，㊥大正10（1921）年4月25日），日人

堀尾秀斎 ほりおしゅうさい
正徳3（1713）年11月16日〜寛政6（1794）年

江戸時代中期の漢学者。医学、国学にも通じた。
¶国書（[没]寛政6（1794）年1月7日），人名，日人（[生]1714年）

堀尾春芳 ほりおしゅんぽう
？～寛政6（1794）年
江戸時代中期～後期の横須賀町方医師、国学者。
¶姓氏愛知

堀尾武一 ほりおたけかず
昭和3（1928）年～平成15（2003）年
昭和～平成期の医師。専門は生化学。
¶近医

堀尾博 ほりおひろし
明治41（1908）年～平成2（1990）年
大正～平成期の医師。皮膚科、泌尿器科。
¶近医，姓氏愛知

堀迴瀾 ほりかいらん
生没年不詳
江戸時代中期の医師。
¶国書

堀勝洋 ほりかつひろ
昭和19（1944）年5月27日～
昭和～平成期の社会保障法学者。著書に「福祉改革の戦略的課題」「社会保障法判例」など。
¶現執2期，現執3期，現執4期

堀要 ほりかなめ
明治40（1907）年～昭和58（1983）年
大正～昭和期の精神医学者。名古屋大学教授。
¶近医，現執1期

堀川稲置 ほりかわいなき
宝暦10（1760）年～？
江戸時代中期～後期の医師、国学者。
¶国書

堀川謹三 ほりかわきんぞう
明治41（1908）年5月8日～
昭和期の薬学者。
¶群馬人

堀川乗経 ほりかわじょうきょう
文政7（1824）年～明治11（1878）年6月25日
江戸時代末期～明治期の僧侶。西本願寺函館別院初代輪番。北海道布教の先駆者。救貧院を創設、傷病兵や困窮民を収容。
¶青森人，朝日，北墓，コン改，コン4，コン5，人名，日人，幕末，幕末大，仏教，北海道建，北海道百，北海道歴

堀川済 ほりかわせい
生没年不詳
江戸時代後期の医師。
¶国書

堀川寛 ほりかわひろし
安政5（1858）年～？
江戸時代末期の眼科医。
¶眼科

堀川竜一 ほりかわりゅういち
大正10（1921）年～平成17（2005）年
昭和～平成期の医師。整形外科。
¶近医

堀木鎌三（堀木謙三） ほりきけんぞう
明治31（1898）年3月17日～昭和49（1974）年4月13日
昭和期の政治家。運輸通信省鉄道総局長官、厚生大臣。
¶現情，コン改，コン4，コン5，新潮，人名7，世紀，政治，鉄道，日人，履歴，履歴（堀木謙三），履歴2

堀木文子（堀木フミ子） ほりきふみこ
＊～昭和61（1986）年1月16日
昭和期の堀木訴訟の原告。障害福祉年金と児童扶養手当の併給禁止は憲法違反として提訴。
¶近女（[生]大正8（1919）年），視覚（[生]大正8（1919）年12月10日），女性（堀木フミ子 [生]大正9（1920）年），女性普（堀木フミ子 [生]大正9（1920）年），世紀（堀木フミ子 [生]大正8（1919）年），日人（[生]大正9（1920）年）

堀杏庵 ほりきょうあん
天正13（1585）年～寛永19（1642）年11月20日
江戸時代前期の尾張藩士、安芸広島藩士、儒学者。
¶愛知百（[生]1585年5月28日），朝日（[生]天正13年5月28日（1585年6月25日） [没]寛永19年11月20日（1643年1月10日）），岩史（[生]天正13（1585）年5月28日），角史，近世，国史，国書（[生]天正13（1585）年5月28日），コン改，コン4，コン5，詩歌，史人（[生]1585年5月28日），思想史，新潮，人名，姓氏京都，世人（[生]天正13（1585）年5月23日），世百，全書，対外，日人（[没]1643年），藩臣4，藩臣6，広島百（[生]天正13（1585）年5月28日），歴大，和歌山人，和俳

堀口銀二郎 ほりぐちぎんじろう
大正6（1917）年～昭和53（1978）年
昭和期の医学者。
¶和歌山人

堀口申作 ほりぐちしんさく
明治41（1908）年1月11日～平成9（1997）年3月26日
大正～平成期の耳鼻咽喉科学者。東京医科歯科大学教授。
¶科学，近医（[生]明治40（1907）年），現情

堀口星眠 ほりぐちせいみん
大正12（1923）年3月13日～
昭和～平成期の俳人、医師（物療内科）。「橡」主宰。東大附属病院物療内科を経て、開業。「橡」を創刊。句集に「樹の雫」など。
¶群馬人，現朝，現情，現日，現俳，新文，世紀，日人，俳文，マス89

堀口千代 ほりぐちちよ
？～昭和60（1985）年4月3日
昭和期の看護婦。癌研究会付属病院婦長、総婦長歴任。「サンケイ新聞」の「ガン電話相談」のカウセラー。

ほ

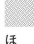

¶女性，女性普，世紀，日人

堀口照貞 ほりぐちてるさだ
昭和10(1935)年～平成7(1995)年
昭和～平成期の医師。専門は産婦人科、海外医療活動。
¶近医

堀口雅子 ほりぐちまさこ
昭和5(1930)年3月28日～
昭和～平成期の産婦人科医。
¶現執4期

堀口正治 ほりぐちまさはる
昭和21(1946)年～平成14(2002)年
昭和～平成期の医師。専門は解剖学。
¶近医

堀口喜告 ほりぐちよしつぐ
大正7(1918)年～
昭和期の医師。
¶群馬人

堀景山 ほりけいざん
元禄1(1688)年～宝暦7(1757)年
江戸時代中期の儒医。本居宣長の師。
¶朝日(⑫宝暦7年9月19日(1757年10月31日))，岩史(⑫宝暦7(1757)年9月19日)，角史，京都大，近世，国史，国書7(⑫宝暦7(1757)年9月19日)，コン改，コン4，コン5，詩歌，史人(⑫1757年9月19日)，思想史，神史，神人(⑫宝暦7(1757)年9月19日)，新潮7(宝暦7(1757)年9月19日)，人名，姓氏京都，世人，全書，日史(⑫宝暦7(1757)年9月19日)，日人，藩臣6，百科，広島百(⑫元禄1(1688)年10月 ⑫宝暦7(1757)年9月17日)，歴大，和俳

堀元厚(堀原厚) ほりげんこう
貞享3(1686)年～宝暦4(1754)年
江戸時代中期の医師。
¶国書(⑫貞享3(1686)年2月16日 ⑫宝暦4(1754)年1月24日)，人名(堀原厚)，姓氏京都，日人

堀厳山 ほりげんざん，ほりげんさん
享和1(1801)年～天保2(1831)年
江戸時代後期の医師、儒者。
¶人名，姓氏京都(ほりげんさん)，日人

堀竈潭 ほりげんたん
生没年不詳
江戸時代後期の医師。
¶国書

堀越達郎 ほりこしたつろう
大正2(1913)年～平成11(1999)年
昭和～平成期の医師。歯科、口腔外科。
¶近医

堀越みつ ほりこしみつ
明治9(1876)年8月8日～昭和15(1940)年11月4日
明治～昭和期の助産婦。産婆看護婦会を経営。日本優生結婚普及会幹事、全国看護婦会連合会理事長などを歴任。

¶女性，女性普

堀越弥三郎 ほりこしやさぶろう
天保9(1838)年～明治31(1898)年
明治期の神職、慈善公益家。
¶埼玉人，埼玉百，神人(⑫？)，日人

堀貞恒 ほりさだつね
宝暦2(1752)年11月7日～安永6(1777)年6月21日
江戸時代中期の医師。
¶国書

堀純悦 ほりじゅんえつ
生没年不詳
江戸時代前期の目医師。
¶飛騨

堀昌庵(堀昌安) ほりしょうあん
明和3(1766)年～文政12(1829)年
江戸時代中期～後期の眼医。
¶眼科，姓氏石川(堀昌安)

堀正太郎 ほりしょうたろう
慶応1(1865)年10月15日～昭和20(1945)年
明治～大正期の植物病理学者。農事試験場初代技師。病害防除に多くの業績を残した。
¶科学，現情，コン改，コン4，コン5，植物，人名7，世紀，世百，日人，百科，民学

堀祐元 ほりすけもと
文政1(1818)年～慶応2(1866)年　別堀祐元《ほりゆうげん》
江戸時代末期の越後村松藩医。
¶維新(ほりゆうげん)，人名(⑫1821年)，日人

堀静嘯 ほりせいしょう
～文化11(1814)年7月13日
江戸時代後期の医師。
¶飛騨

堀宗湖 ほりそうこ
生没年不詳
江戸時代中期の医師。
¶国書，徳島歴

堀宗三 ほりそうさん
江戸時代末期の眼科医。
¶眼科

堀忠雄 ほりただお
昭和19(1944)年10月26日～
昭和～平成期の精神生理学、睡眠学研究者。広島大学総合科学部教授。
¶現執4期

堀田直樹 ほりたなおき
昭和16(1941)年～平成10(1998)年
昭和～平成期の医師。精神科。
¶近医

堀哲郎 ほりてつろう
昭和12(1937)年～平成21(2009)年
昭和～平成期の医師。専門は生理学(温熱生理学)。

¶近医

堀藤十郎 ほりとうじゅうろう
嘉永6(1853)年6月18日～大正13(1924)年10月6日
江戸時代末期～大正期の実業家。島根県で鉱山を経営。病院設立、石見水力電気設立など地域に貢献。
¶島根人，島根百，島根歴，世紀，日人

堀利和 ほりとしかず
昭和25(1950)年4月4日～
昭和～平成期の政治家。参議院議員、民主障害者ネットワーク代表。
¶現政，視覚

堀内素堂 ほりのうちそどう
→堀内素堂(ほりうちそどう)

堀内適斎 ほりのうちてきさい
生没年不詳
江戸時代後期の医師。
¶国書

堀内八重野 ほりのうちやえの
明治25(1892)年3月25日～昭和41(1966)年11月28日　[別]堀内八重野《ほりうちやえの》
昭和期の社会事業家。浦和女史洋裁学校講師。家庭裁判所調停員、全国未亡人団体協議会会長などを歴任。
¶埼玉人(ほりうちやえの　[没]昭和41(1966)年11月29日)，女性，女性普

保利信明 ほりのぶあき
明治22(1889)年～昭和42(1967)年11月22日
大正～昭和期の海軍軍医。中将。最後の海軍省医務局長。
¶近医，現情，人名7，世紀，日人

堀文哉 ほりぶんさい
文政10(1827)年～明治26(1893)年
江戸時代後期～明治期の洋方医。
¶新潟百別

保利文溟 ほりぶんめい
文政8(1825)年～明治38(1905)年
江戸時代末期～明治期の医師。維新後、橘葉医学館責任者となり後進の養成につとめた。
¶藩臣7

堀辺正史 ほりべせいし
昭和16(1941)年～
昭和～平成期の武道家。骨法古武術52代師範、喧嘩芸骨法創始師範。骨法整体術(健康法)の大家としてテレビ・雑誌などでも活躍。著書に「『骨法』の秘密」など。
¶現執3期

堀部養佐 ほりべようさ
寛永9(1632)年～宝永7(1710)年
江戸時代前期～中期の医師。
¶国書

堀正侃 ほりまさあきら
明治37(1904)年5月21日～昭和54(1979)年3月9日
昭和期の植物病理学者。日本植物病理学会会長、日本植物防疫協会理事長。
¶科学，現情

堀昌雄 ほりまさお
大正5(1916)年12月7日～平成9(1997)年8月29日
昭和～平成期の政治家。衆議院議員、日本社会党副中央執行委員長。
¶近医，現執2期，現政，政治

保利真直 ほりまさなお
万延1(1860)年11月11日～昭和4(1929)年12月6日
江戸時代末期～昭和期の渡航者。
¶近医，渡航

堀見克礼 ほりみかつれい
→堀見克礼(ほりみよしひろ)

堀見久庵 ほりみきゅうあん
天保8(1837)年～明治44(1911)年1月6日
江戸時代末期～明治時代の医師。貧しい人々から薬礼を受けず快く治療した。
¶高知人，幕末，幕末大

堀見太郎 ほりみたろう
明治33(1900)年～昭和30(1955)年
大正～昭和期の医師。精神科。
¶近医

堀通緒 ほりみちお
文政12(1829)年～明治17(1884)年
江戸時代末期・明治期の医師。
¶飛騨

堀三津夫 ほりみつお
大正3(1914)年～平成6(1994)年
昭和～平成期の医師。内科(結核病学)。
¶近医

堀見克礼 ほりみよしひろ
慶応3(1867)年1月3日～＊　[別]堀見克礼《ほりみかつれい》
明治～昭和期の医学者。
¶高知人(ほりみかつれい　[没]1932年)，渡航([没]？)

堀原一 ほりもとかず
昭和4(1929)年7月30日～
昭和～平成期の外科学。筑波大学教授。
¶現情

堀山研作 ほりやまけんさく
～昭和34(1959)年
昭和期の産婦人科医。
¶山口人

堀祐元 ほりゆうげん
→堀祐元(ほりすけもと)

ほ

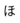

堀礼蔵 ほりれいぞう
生没年不詳
江戸時代後期の医師。
¶長崎遊

本郷定次郎 ほんごうさだじろう
慶応2(1866)年11月2日～明治32(1899)年5月18日
明治期の社会事業家。
¶キリ

本郷秀山 ほんごうとくさん
享保14(1729)年～天明4(1784)年
江戸時代中期の医師。
¶大阪人(㉟天明4(1784)年11月)，大阪墓(㉟天明4(1784)年11月10日)，人名，日人

梵寿綱 ぼんじゅこう
昭和9(1934)年1月27日～
昭和～平成期の建築家。梵一級建築士事務所主宰。マンション「ドラード早稲田」のデザインで脚光を浴びる。他に向台老人ホームなど。
¶現朝，世紀，日人

本庄一夫 ほんじょういちお
大正2(1913)年9月20日～昭和62(1987)年12月27日
昭和期の外科学者。京都大学教授。
¶科学，近医，現情

本庄謙三郎 ほんじょうけんざぶろう
明治9(1876)年8月5日～大正5(1916)年6月23日
明治～大正期の医師，小児科学者。京都府立医専教諭，付属療病院小児科部長。
¶科学，世紀，渡航，日人

本庄晋一 ほんじょうしんいち
寛政10(1798)年～弘化3(1846)年
江戸時代後期の医師。
¶洋学

本城徹心 ほんじょうてっしん
明治6(1873)年～昭和10(1935？)年？
明治～昭和期の僧侶・社会福祉家。
¶愛媛

本庄普一 ほんじょうふいち
？　～弘化3(1846)年
江戸時代後期の眼科医。「眼科錦嚢」「続眼科錦嚢」を刊行。
¶朝日(㉟弘化3年11月4日(1846年12月21日))，科学(㉟弘化3(1846)年11月4日)，眼科，近世，国史，国書(㉟寛政10(1798)年　㉟弘化3(1846)年10月4日)，埼玉人(㉟寛政10(1798)年？　㉟弘化3(1846)年11月4日)，新潮(㉟弘化3(1846)年11月4日)，人名，長崎遊(㉟？)，日人(㊦1798年)

本荘了寛 ほんじょうりょうかん
弘化4(1847)年～大正9(1920)年
明治～大正期の僧，教育者。「北溟雑誌」を発行。社会事業にも尽力。佐渡物産陳列会を開設し殖産に貢献。

¶人名，世紀(㉟大正9(1920)年3月7日)，新潟百，日人

本庶佑 ほんじょたすく
昭和17(1942)年1月27日～
昭和～平成期の分子生物学者。京都大学特別教授。免疫グロブリンを作る遺伝子を世界で初めて単離。がん免疫療法に道を拓き，2018年ノーベル医学生理学賞を受賞。
¶現朝，現執2期，現情，現日，新潮，世紀，日人，マス89

本陣良平 ほんじんりょうへい
大正10(1921)年～平成12(2000)年
昭和～平成期の解剖学者。金沢大学教授，同大学長。
¶石川百

本田一杉 ほんだいっさん
明治27(1894)年3月17日～昭和24(1949)年6月18日
大正～昭和期の俳人，医師。
¶石川文，大阪人(㉟昭和24(1949)年6月)，大阪文，現俳，俳文

本田鋭之助 ほんだえいのすけ★
明治11(1878)年7月18日～昭和20(1945)年3月28日
明治～昭和期の医師。
¶秋田人2

本田覚庵 ほんだかくあん
文化12(1815)年～元治2(1865)年2月11日
江戸時代末期の漢方医。
¶町田歴

本田勝紀 ほんだかつのり
昭和15(1940)年11月10日～
昭和～平成期の内科医師。医療被害センター代表。東京大学病院に勤務。医療被害と闘う医師と弁護士の会を結成，医療被害者の相談にのっている。
¶現執3期

本田啓吉 ほんだけいきち
大正13(1924)年10月25日～
昭和～平成期の市民運動家。水俣病を告発する会代表。機関紙「告発」「水俣一患者とともに」を発行。水俣病裁判の支援や患者の生活援助に尽力。
¶現朝，現人，世紀，日人

本多敬斎 ほんだけいさい
天保7(1836)年～明治2(1869)年
江戸時代後期～明治期の蘭方医。
¶新潟百別

本田江淳 ほんだこうじゅん
文政2(1819)年～明治11(1878)年
江戸時代後期～明治期の眼科医。
¶眼科

本田繁蔵 ほんだしげぞう
明治1(1868)年～大正9(1920)年
明治～大正期の医師，佐太講武貝塚発見者。
¶島根歴

医学・医療・福祉篇

本多重次郎（本田重次郎）　ほんだじゅうじろう
　明治12（1879）年3月15日～大正4（1915）年3月1日
　明治～大正期の薬学者。岡山医専教授。
　¶世紀，渡航（本田重次郎），日人

本田淑山　ほんだしゅくざん
　安永5（1776）年～天保13（1842）年
　江戸時代中期～後期の眼科医。
　¶眼科

本田宗貞　ほんだそうてい
　生没年不詳
　江戸時代中期の医師。
　¶国書

本田武士　ほんだたけし
　昭和20（1945）年4月26日～
　昭和～平成期の細菌学者。大阪大学微生物病研究所感染症研究部門教授。
　¶現執4期

本田忠夫　ほんだただお
　安政5（1858）年7月6日～昭和3（1928）年12月13日
　江戸時代末期～昭和期の渡航者。
　¶近医，渡航

本田理雄　ほんだただお
　明治19（1886）年～昭和41（1966）年
　明治～昭和期の医師。
　¶愛媛

本多ちゑ　ほんだちえ
　明治31（1898）年6月23日～昭和43（1968）年6月24日
　大正～昭和期の教育者、社会事業家、岡山県民生部婦人児童課初代課長。
　¶岡山歴

本田仲庵　ほんだちゅうあん
　天保14（1843）年～明治12（1879）年
　江戸時代後期～明治期の眼科医。
　¶眼科

本田仲山　ほんだちゅうせん
　安永3（1774）年～天保12（1841）年
　江戸時代中期～後期の眼科医。
　¶眼科

本田同俊　ほんだどうしゅん
　天保1（1830）年～明治25（1892）年
　江戸時代後期～明治期の眼科医。
　¶眼科

本田利男　ほんだとしお
　大正10（1921）年～平成13（2001）年
　昭和～平成期の医師。内科。
　¶近医

本田西男　ほんだにしお
　大正14（1925）年～平成12（2000）年
　昭和～平成期の医師。内科（腎臓病学）。
　¶近医

本多洋　ほんだひろし
　昭和6（1931）年12月28日～
　昭和～平成期の産婦人科医師。三井記念病院産婦人科部長。著書に「母性保健学」「更年期教室」など。
　¶現執2期，現執3期

本田宏彦　ほんだひろひこ
　昭和26（1951）年3月27日～平成20（2008）年9月28日
　昭和～平成期の歯科医師、アルパ奏者。
　¶新芸

本多文明　ほんだぶんめい
　文化10（1813）年～明治3（1870）年
　江戸時代後期～明治期の漢方医。
　¶新潟百別

本多勇節　ほんだゆうせつ
　生没年不詳
　江戸時代の佐渡相川町の医師、漢蘭折衷外科医。
　¶新潟百別

本田良寛　ほんだよしひろ
　大正14（1925）年2月27日～昭和60（1985）年7月1日
　昭和期の医師。大阪社会医療センター付属病院長。大阪市西成区のあいりん地区（釜ヶ崎）で医療活動にあたる。
　¶近医，世紀，日人

本田良行　ほんだよしゆき
　大正15（1926）年～平成15（2003）年
　昭和～平成期の医師。専門は生理学（呼吸生理学）。
　¶近医

本堂恒次郎　ほんどうつねじろう
　元治2（1865）年～大正4（1915）年2月13日
　明治～大正期の医師。陸軍軍医監。内科学を専門とし、陸軍軍医学校長、近衛師団軍医部長を歴任。
　¶岩手人，近医，人名，世紀（㊥慶応1（1865）年9月），渡航（㊥1865年9月），日人

本名文任　ほんなふみのり
　明治24（1891）年～昭和43（1968）年
　明治～昭和期の医師。外科。
　¶近医

休日比子　ほん.にちひ .し？
　生没年不詳
　飛鳥時代の百済の医師。薬の調合にすぐれた。
　¶日人

本間昭雄　ほんまあきお
　昭和4（1929）年2月18日～
　昭和～平成期の福祉活動家。聖明福祉協会を設立。また全国に聖明園をはじめとする盲老人ホームを開設した。
　¶視覚，世紀，日人

本間麻子　ほんまあさこ
　昭和4（1929）年5月14日～
　昭和期の盲老人ホーム経営者。

¶視覚

本間郁子 ほんまいくこ
昭和23(1948)年～
昭和～平成期の高齢者施設コーディネーター。NPO法人特養ホームを良くする市民の会代表、Uビジョン研究所代表。
¶現執4期

本間一郎 ほんまいちろう
明治22(1889)年12月1日～昭和38(1963)年12月10日
大正～昭和期の小児科医・実業家。
¶福岡百

本間逸斎 ほんまいつさい
江戸時代後期～末期の眼科医。
¶眼科

本間英史 ほんまえいし
明治18(1885)年3月23日～昭和28(1953)年7月4日
明治～昭和期の医師。
¶庄内

本間一夫 ほんまかずお
大正4(1915)年10月7日～平成15(2003)年8月1日
昭和～平成期の福祉活動家。日本点字図書館理事長。私費を投じ日本初の点字図書館を開設。点字図書15万冊、録音図書40万冊所蔵。
¶近医、現執2期、視覚、世紀、日人

本間紀久子 ほんまきくこ
昭和～平成期の端歌演奏家(根岸流)、養護教師(台東区立浅草中学校)。
¶音人2

本間玄俊 ほんまげんしゅん
享和1(1801)年～?
江戸時代後期の眼科医。
¶眼科、長崎遊(㊟?)

本間玄琢 ほんまげんたく
江戸時代の医師。
¶人情5

本間玄調 ほんまげんちょう
→本間棗軒(ほんまそうけん)

本間三郎 ほんまさぶろう
大正12(1923)年4月1日～
昭和期の生理学者。千葉大学教授。
¶現情

本間醇 ほんまじゅん★
～明治21(1888)年
明治期の医業。書家。
¶秋田人2

本間俊安 ほんましゅんあん
正徳5(1715)年～宝暦8(1758)年10月24日
江戸時代中期の医師。
¶国書、庄内

本間俊平 ほんましゅんぺい
明治6(1873)年8月15日～昭和23(1948)年8月13日
明治～昭和期の社会事業家。刑余者、非行少年の更生補導に当たる。森鷗外「鎚一下」のモデル。
¶キリ、新潮、人名7、世紀、姓氏山口、新潟百、日人、山口人、山口百、歴大

本間松江 ほんましょうこう
元和9(1623)年～元禄10(1697)年
江戸時代前期～中期の医師、俳人。松尾芭蕉に医術を教えたとされる。
¶日人

本間棗軒 ほんまそうけん
文化1(1804)年～明治5(1872)年 ㊟本間玄調《ほんまげんちょう》
江戸時代末期～明治期の医師。弘道館医学教授。全身麻酔による血瘤剔出など近代医学の発展に貢献。
¶朝日(㊟明治5年2月8日(1872年3月16日))、維新(本間玄調 ほんまげんちょう)、茨城百(本間玄調 ほんまげんちょう ㊟1871年)、茨城歴(本間玄調 ほんまげんちょう ㊟明治4(1871)年)、江人、江文、科学(㊟明治5(1872)年2月8日)、郷土茨城(本間玄調 ほんまげんちょう)、近現、近世、国史、国書(㊟明治5(1872)年2月8日)、コン改、コン4、コン5、史人(㊟1872年2月28日)、人書94、人情5(本間玄調 ほんまげんちょう)、新潮(㊟明治5(1872)年2月8日)、人名、全書、対外、長崎遊(本間玄調 ほんまげんちょう ㊟1872年3月16日)、幕末大(本間玄調 ほんまげんちょう ㊟明治5(1872)年2月8日)、藩臣2(本間玄調 ほんまげんちょう)、洋学(本間玄調 ほんまげんちょう)、和歌山人(本間玄調 ほんまげんちょう)

本間長玄(1) ほんまちょうげん
宝永3(1706)年～明和6(1769)年9月29日
江戸時代中期の詩文家、医師。
¶東三河

本間長玄(2) ほんまちょうげん
?～寛政2(1790)年8月16日
江戸時代中期～後期の医師。
¶国書

本間悌次 ほんまていじ
明治44(1911)年～昭和60(1985)年
昭和期の産婦人科医、オリンピック選手。
¶山形百新

本間道偉 ほんまどうい
天明7(1787)年～慶応2(1866)年 ㊟よし香《よしか》
江戸時代後期の医師、誹諧作者。
¶国書(㊟慶応2(1866)年1月9日)、俳文(よし香 よしか ㊟慶応2(1866)年1月9日)、幕末(㊟1866年2月23日)、幕末大(㊟慶応2(1866)年1月19日)

本間日臣 ほんまひおみ
大正5(1916)年～平成14(2002)年
昭和～平成期の医師。内科(呼吸器)。
¶近医

本間英典 ほんまひでのり
昭和4(1929)年5月5日～
昭和期の社会事業家。
¶視覚

本間博吉 ほんまひろきち
明治38(1905)年～昭和20(1945)年3月10日
昭和期の医師。
¶社史

本間誠 ほんままこと
大正10(1921)年～昭和63(1988)年
昭和期の医師。
¶山形百新

本間正人 ほんままさと
明治30(1897)年～昭和54(1979)年
明治～昭和期の海軍軍医。
¶近医

本間光夫 ほんまみつお
大正15(1926)年2月7日～平成13(2001)年5月31日
昭和～平成期の医師。内科(膠原病学)。
¶科学, 近医

本間光則 ほんまみつのり
文久3(1863)年8月15日～昭和7(1932)年11月24日
明治～昭和期の歯科医師。
¶庄内

本間光弥 ほんまみつや
明治9(1876)年9月26日～昭和4(1929)年7月31日
明治～昭和期の実業家。酒田本間家8代。社会事業にも貢献。
¶庄内, 世紀, 日人, 山形百

本間保平 ほんまやすへい
明治21(1888)年～昭和44(1969)年
大正～昭和期の医師。
¶静岡歴, 姓氏静岡

本間游清(本間遊清) ほんまゆうせい
*～嘉永3(1850)年
江戸時代後期の吉田藩江戸詰典医、国学者、歌人。
¶朝日(㊥安永5(1776)年 ㊥嘉永3年8月16日(1850年9月21日))、愛媛(㊥安永5(1776)年)、愛媛百(㊥安永5(1776)年 ㊥嘉永3(1850)年8月16日)、江文(㊥天明1(1781)年)、郷土愛媛(本間遊清 ㊥1776年)、国書(㊥安永5(1776)年 ㊥嘉永3(1850)年11月16日)、新潮(㊥天明1(1781)年 ㊥嘉永3(1850)年8月16日)、人名(本間遊清 ㊥1781年)、日人(㊥1781年)、藩臣6(㊥安永5(1776)年)、百科(㊥天明1(1781)年)、和俳(㊥天明1(1781)年)

本間遜 ほんまゆずる
大正8(1919)年8月1日～平成3(1991)年12月12日
昭和～平成期の医師。専門は細菌学。
¶科学, 近医

【ま】

磨伊正義 まいまさよし
昭和13(1938)年～平成20(2008)年
昭和～平成期の医師。外科(消化器)。
¶近医

前河原他喜於 まえがはらたきお
大正9(1920)年8月7日～平成16(2004)年1月28日
昭和・平成期の地方公務員。石川県社会福祉協議会常任副会長、福寿園園長。
¶石川現九

前川昭夫 まえかわあきお
昭和18(1943)年5月17日～
昭和期の理学療法士。
¶視覚

前川久太郎 まえかわきゅうたろう
昭和4(1929)年～昭和58(1983)年
昭和期の医師。専門は解剖学。
¶近医

前川玄泉 まえかわげんせん
弘化4(1847)年～大正12(1923)年
江戸時代末期～大正期の医師。
¶岡山人

前川正 まえかわただし
大正13(1924)年10月29日～平成23(2011)年
昭和期の内科学者・血液病学専攻。
¶近医, 群馬人

前川太郎兵衛 まえかわたろべえ
文政12(1829)年～明治43(1910)年
江戸時代末期～明治期の実業家。織物の小売・卸で財を築く。慈善・公共事業にも尽力。
¶人名, 日人

前川準 まえかわなろう(じゅん)
天保1(1830)年～明治32(1899)年3月16日　別前川準《まえかわじゅん》
江戸時代後期～明治期の医師。
¶岡山歴

前川孫二郎 まえかわまごじろう
明治35(1902)年2月6日～昭和46(1971)年2月2日
昭和期の内科医学者。京都帝国大学教授。アジア太平洋心臓学協会会長、世界アレルギー連盟設立委員などを歴任。
¶科学, 近医, 現情, 人名7, 世紀, 日人

前川峯雄 まえかわみねお
明治39(1906)年9月14日～昭和56(1981)年8月22日
昭和期の体育学者。日本体育学会長。レクリエー

ション研究者で学校・社会体育の指導者。
¶香川人，香川百，近医，現朝，現執1期，現執2期，世紀，体育，日人

前島敬父 まえじまけいふ
安永3(1774)年〜文化2(1805)年
江戸時代中期〜後期の文学者、医師。著に「峡中詩藪」がある。
¶山梨百

前島淳一 まえじまじゅんいち
明治12(1879)年4月10日〜大正9(1920)年12月3日
明治〜大正期の医師。外科、和歌山県赤十字社病院長。「全内臓側位転錯の一例」など論文は多く、外科医学に大きく貢献。
¶科学，近医，人名，世紀，日人

前島庸政 まえじまつねまさ
安永3(1774)年〜文化2(1805)年
江戸時代後期の医師。
¶国書(㊥文化2(1805)年閏8月2日)，人名，日人

前島秀政 まえじまひでまさ
生没年不詳
江戸時代前期の医師。
¶国書

前田黎生 まえだあけみ
大正7(1918)年〜
昭和期の保健婦、名古屋無産診療所看護婦。
¶愛知女

前田アヤ まえだあや
明治41(1908)年〜平成12(2000)年
大正〜平成期の看護師(看護教育)。
¶近医

前田杏斎 まえだあんさい
→前田元温(まえだげんおん)

前田安貞 まえだあんてい
明治期の眼科医。
¶眼科

前田鼎 まえだかなえ
明治19(1886)年4月16日〜昭和36(1961)年7月2日
大正〜昭和期の生化学者。京都帝国大学教授。生物における代謝物質や酵素を研究。
¶科学，近医，現情，人名7，世紀，日人

前田恵子 まえだけいこ
昭和7(1932)年〜平成18(2006)年
昭和〜平成期の社会運動家(中皮腫・石綿被害患者)。
¶近医

前田元温 まえだげんおん
文政4(1821)年〜明治34(1901)年9月6日 ㊨前田杏斎《まえだあんさい》
江戸時代末期〜明治期の医師。警視病院院長。長崎で牛痘接種法を修学、藩内に実施。のち警視医学校を設立。

¶朝日(㊥文政4年3月15日(1821年4月17日))，維新，科学(㊥文政4(1821)年3月15日)，近医，コン改，コン4，コン5，新潮(㊥文政4(1821)年3月15日)，人名，姓氏鹿児島，長崎遊，日人，幕末(前田杏斎 まえだあんさい ㊥1822年)，幕末大(前田杏斎 まえだあんさい ㊥文政4(1821)年3月15日)，藩臣7，洋学

前田玄通 まえだげんつう
寛永4(1627)年2月6日〜天和2(1682)年7月8日
江戸時代前期の医師。
¶国書5

前田次吉 まえだじきち
？〜大正7(1918)年
明治〜大正期の西洋医学医師。
¶姓氏沖縄

前田重治 まえだしげはる
昭和3(1928)年7月3日〜
昭和〜平成期の精神科医学者。九州大学教授。著書に「心理面接の技術」「不適応の精神分析—心の健康を育てる」など。
¶現執1期，現執2期，現執3期，現執4期

前田純陽 まえだじゅんよう
正徳3(1713)年〜宝暦9(1759)年7月30日
江戸時代中期の医師、漢学者。
¶国書

前田松閣 まえだしょうかく
弘化1(1844)年〜明治41(1908)年
江戸時代後期〜明治時代の医師。
¶科学(㊥明治41(1908)年5月1日)，人名，姓氏京都(㊥1833年)，長崎遊，日人

前田昌司 まえだしょうじ
昭和9(1934)年〜
昭和〜平成期の針灸師。前田中国医学研究院院長、厚生大臣指定教員。著書に「新救急法」「針灸医療過誤」など。
¶現執3期

前田宗珉 まえだそうみん
生没年不詳
江戸時代後期の医師。
¶国書

前田大作 まえだだいさく
昭和4(1929)年6月29日〜
昭和期の社会福祉学者。立正大学教授。
¶現執1期，現執2期

前田忠重 まえだただしげ
明治30(1897)年〜
大正〜昭和期の医師。
¶群馬人

前田長庵 まえだちょうあん
寛延1(1748)年〜享和3(1803)年5月
江戸時代中期〜後期の出羽庄内藩医。
¶庄内，藩臣1

前田禎助 まえだていすけ
慶安1(1648)年〜享保17(1732)年
江戸時代前期〜中期の本草学者。
¶洋学

前田道通 まえだどうつう
万治1(1658)年10月11日〜元禄13(1700)年3月3日
江戸時代前期〜中期の医師。
¶国書5

前田徳之助 まえだとくのすけ
文久1(1861)年4月20日〜昭和4(1929)年5月31日
明治〜昭和期の医師。
¶飛騨

前田利保 まえだとしやす
寛政12(1800)年〜安政6(1859)年8月18日
江戸時代末期の大名。越中富山藩主。本草学を学び「本草通串」などを著した。
¶朝日(⑥寛政12年2月28日(1800年3月23日)㉛安政6年8月18日(1859年9月14日)),維新,江文,近世,国史,国書(⑥寛政12(1800)年3月1日),コン改(⑥寛政11(1799)年),コン4,史人(⑥1800年3月1日),諸系,新潮(⑥寛政12(1800)年3月1日),人名,姓氏富山,富山百(⑥寛政12(1800)年2月28日),富山文(⑥寛政12(1800)年3月1日),日人,幕末(⑥1800年3月25日 ㉛1859年9月14日),藩主3(⑥寛政12(1800)年2月28日),和俳(⑥寛政12(1800)年2月28日)

前田友助 まえだともすけ
明治20(1887)年7月25日〜昭和50(1975)年7月3日
大正〜昭和期の外科医学者。慶応義塾大学教授。日本外科学会名誉会長。
¶科学,近医,現情,人名7,世紀,日人

前多豊吉 まえだとよきち
明治43(1910)年〜平成7(1995)年
大正〜平成期の医師。外科。
¶近医

前田豊吉 まえだとよきち
生没年不詳
明治期の医師。
¶飛騨

前田豊山 まえだほうざん
天保2(1831)年〜大正2(1913)年
明治期の朱子学者。子弟の教育、孤児の保育に尽力、藍綬褒章受章。
¶人名,日人

前田正甫 まえだまさとし
慶安2(1649)年〜宝永3(1706)年
江戸時代前期〜中期の大名。越中富山藩主。売薬業発展の基礎を築いた。
¶ふる

前田松苗 まえだまつなえ
明治10(1877)年11月18日〜*

明治〜大正期の渡航者。
¶近医(㉛昭和33(1958)年),渡航(㉛?)

前田安緒 まえだやすお
?〜
昭和期の大阪市電気局共済組合看護婦。
¶社史

前田葉庵 まえだようあん
*〜宝暦2(1752)年11月8日
江戸時代前期〜中期の漢学者・医師。
¶郷土福井(⑥?),国書(⑥延宝5(1677)年10月4日)

前田凌海 まえだりょうかい
生没年不詳
江戸時代後期〜明治時代初期の医師。
¶長崎遊

前田魯平 まえだろへい
元治1(1864)年〜昭和12(1937)年
明治〜昭和期の弘前の開業医。
¶青森人,青森百

前田和三郎 まえだわさぶろう
明治27(1894)年7月28日〜昭和54(1979)年8月17日
明治〜昭和期の外科学者。慶応義塾大学教授。
¶科学,近医,現情

前野良庵 まえのりょうあん
?〜寛政3(1791)年
江戸時代中期〜後期の医師(中津藩医)。
¶人名,日人(生没年不詳),洋学

前野良沢 まえのりょうたく
享保8(1723)年〜享和3(1803)年
江戸時代中期〜後期の蘭学者、蘭方医。豊前中津藩医。杉田玄白らと「解体新書」を翻訳。
¶朝日(⑥享和3年10月17日(1803年11月30日)),岩史(㉛享和3(1803)年10月17日),江人,江戸東,江文,大分百,大分歴,科学(㉛享和3(1803)年10月17日),角史,教育(⑥1722年),近世,国史,国書(㉛享和3(1803)年10月17日),コン改,コン4,コン5,史人(㉛1803年10月17日),思想史,重要(㉛享和3(1803)年10月17日),新潮(㉛享和3(1803)年10月17日),人名,世人(㉛享和3(1803)年10月17日),世百,対外,全書,大百,太宰府,伝記,徳川将,長崎百,長崎遊,長崎歴,日思,日史(㉛享和3(1803)年10月17日),日人,藩臣7,百科,平住(⑥1723 ㉛1803),山川小(⑥1803年10月17日),洋学,歴大

前波黙軒 まえばもくけん
延享2(1745)年〜文政1(1818)年
江戸時代中期〜後期の医師、歌人。
¶国書(㉛文政1(1818)年12月10日),人名,日人(㉛1819年),和俳

前原勝樹 まえはらかつたか
明治37(1904)年〜
昭和期の医師。

¶群馬人

前原元蒲 まえはらげんぽ
明治42 (1909) 年〜昭和19 (1944) 年
昭和期の医師。
¶姓氏沖縄

前原董成 まえばらただなり
文化8 (1811) 年11月8日〜嘉永5 (1852) 年10月15日
江戸時代後期の医師。
¶飛騨

前原為三 まえばらためぞう
寛政7 (1795) 年〜天保5 (1834) 年7月5日
江戸時代後期の医師。
¶飛騨

前原為忠 まえばらためただ
天明3 (1783) 年〜文政3 (1820) 年4月16日
江戸時代後期の医師。
¶飛騨

前原為永 まえばらためなが
寛政10 (1798) 年12月27日〜明治4 (1871) 年7月22日
江戸時代後期〜明治期の医師。
¶飛騨

前原為宏 まえばらためひろ
宝暦8 (1758) 年〜文化7 (1810) 年6月23日
江戸時代後期の医師。
¶飛騨

前原為弘 まえばらためひろ
享保4 (1719) 年〜寛政3 (1791) 年3月22日
江戸時代中期の医師。
¶飛騨

前原直樹 まえはらなおき
昭和26 (1951) 年3月28日〜平成19 (2007) 年
昭和〜平成期の医師。専門は衛生学 (労働衛生)。
¶近医, 現執4期

前原尚睦 まえばらなおよし
文政7 (1824) 年4月22日〜明治38 (1905) 年8月26日
江戸時代末期・明治期の医師。
¶飛騨

前原友的 まえばらゆうてき
〜寛保3 (1743) 年1月6日
江戸時代中期の医師。
¶飛騨

曲田杏林 まがたきょうりん★
生没年不詳
明治期の医師。
¶秋田人2

真柄九竜 まがらきゅうりゅう
生没年不詳
江戸時代後期の医家。
¶新潟百

真柄正直 まがらまさなお
明治33 (1900) 年11月7日〜昭和61 (1986) 年5月6日
大正〜昭和期の産婦人科学者。日本医科大学教授。
¶科学, 近医, 現情

真狩元策 まかりげんさく
生没年不詳
江戸時代中期の医師。
¶姓氏京都

鈎スミ子 まがりすみこ
大正12 (1923) 年〜平成14 (2002) 年
昭和〜平成期の医師。専門は解剖学。
¶近医

牧内正一 まきうちしょういち
明治33 (1900) 年〜昭和63 (1988) 年
大正〜昭和期の医師。眼科。
¶近医

牧一馬 まきかずま
生没年不詳
明治期の飛騨6大区の医務取締。
¶飛騨

牧口明 まきぐちあきら
昭和23 (1948) 年〜
昭和〜平成期の社会運動家。大阪ボランティア事務局次長。
¶YA

牧口一二 まきぐちいちじ
昭和12 (1937) 年〜
昭和〜平成期のグラフィックデザイナー。障害者文化情報研究所所長、NPO法人ゆめ風基金代表理事。
¶現執4期

槇玄範 まきげんぱん
安政5 (1858) 年〜大正10 (1921) 年
明治〜大正期の漢方医、画家。
¶青森人

槇佐知子 まきさちこ
昭和8 (1933) 年〜
昭和〜平成期の作家、古典医学研究家。「医心方」(全30巻)の研究に取り組む。著書に「春のわかれ」「医心方の世界」「く」など。
¶現執2期, 現執3期, 現執4期, 世紀, マス89

牧志宗得 まきしそうとく
明治19 (1886) 年9月19日〜昭和49 (1974) 年11月8日
昭和期の政治家、医師。石垣市市長。
¶沖縄百, 社史, 姓氏沖縄

巻島昌子 まきじままさこ
昭和20 (1945) 年7月3日〜
昭和〜平成期の管理栄養士。女子栄養大学栄養クリニックを経て、出版健康保険組合診療所栄養相談室勤務。
¶現執3期

牧潤二　まきじゅんじ
昭和25(1950)年〜
昭和〜平成期の医療ジャーナリスト。牧事務所代表。専門は医療制度、医学の近現代史、在宅医療、詐病、医事紛争。
¶現執4期

牧春堂　まきしゅんどう
文政4(1821)年〜文久3(1863)年
江戸時代末期の医師。
¶国書([没]文久3(1863)年3月25日)，佐賀百，幕末，幕末大，洋学

真木水竹　まきすいちく
文政12(1829)年〜明治26(1893)年
江戸時代末期〜明治期の漢学者。磐城平藩士。朱子学、医術、兵学に通じた。
¶人名，日人

牧角三郎　まきずみさぶろう
大正10(1921)年〜平成14(2002)年
昭和〜平成期の医師。専門は法医学。
¶近医

槙宗説　まきそうせつ
天保5(1834)年4月17日〜明治21(1888)年12月1日
明治期の標津の医師、教育者、行政官。
¶根千

牧園進士　まきぞののぶこと
→牧園茅山(まきぞのぼうざん)

牧園茅山　まきぞのぼうざん
明和4(1767)年〜天保7(1836)年　[別]牧園進士《まきぞののぶこと》
江戸時代中期〜後期の儒学者。筑後柳河藩士、藩校伝習館助教。儒学、医学に通じた。
¶国書([生]明和4(1767)年1月10日　[没]天保7(1836)年5月15日)，人名(牧園進士　まきぞののぶこと)，日人，藩臣7

牧田章　まきたあきら
昭和4(1929)年1月29日〜
昭和期の教育者、俳人。
¶視覚

牧田克輔　まきたかつすけ
昭和10(1935)年12月23日〜
昭和期の新聞記者。
¶視覚

牧田きせ　まきたきせ
明治23(1890)年〜昭和46(1971)年2月22日
明治〜昭和期の看護婦。日中戦争時上海派遣特別救護班婦長。ナイチンゲール記章を受章。
¶郷土岐阜，近医，近女([没]昭和48(1973)年)，女性([没]昭和48(1973)年2月22日)，女性普([没]昭和48(1973)年2月22日)，世紀，日人，飛騨([生]明治23(1890)年2月2日)

槇田仁　まきたひとし
大正15(1926)年4月10日〜
昭和〜平成期の臨床心理学者。慶応義塾大学教授。著書に「管理能力開発のためのインバスケット・ゲーム」など。
¶現執3期

牧田太　まきだふとし，まきたふとし
明治4(1871)年12月5日〜昭和12(1937)年7月27日
明治〜昭和期の医師。陸軍軍医中将。ウラジオ派遣軍軍医部長、朝鮮軍軍医部長などを歴任。
¶近医(まきたふとし)，人名，世紀([生]明治4(1872)年12月5日)，渡航，日人([生]明治4(1872)年12月5日)

槇塚庄八　まきづかしょうはち
明治18(1885)年〜昭和9(1934)年
明治〜昭和期の医師、愛媛県会議員。
¶愛媛

槇哲夫　まきてつお
明治41(1908)年1月23日〜平成18(2006)年12月23日
大正〜平成期の医師。外科。
¶科学，近医

牧野堅　まきのかたし
明治40(1907)年4月19日〜平成2(1990)年9月1日
昭和期の生化学者。熊本大学教授、東京慈恵会医科大学教授。
¶科学，近医，世紀，日人

牧野観禅　まきのかんぜん
？　〜
大正期の東京帝国大学セツルメント参加者。
¶社史

牧野玄貞　まきのげんてい
享和3(1803)年〜嘉永5(1852)年9月1日
江戸時代後期の医師。
¶飛騨

牧野玄祐　まきのげんゆう
天保1(1830)年2月2日〜明治36(1903)年9月12日
江戸時代末期・明治期の医師。
¶飛騨

牧野岡山　まきのこうざん
文化12(1815)年〜明治13(1880)年　[別]牧野宗玄《まきのそうげん》
江戸時代末期〜明治期の医師。
¶岡山人，岡山歴(牧野宗玄　まきのそうげん　[没]明治13(1880)年9月8日)，人名，日人

牧野佐二郎　まきのさじろう
明治39(1906)年6月21日〜平成1(1989)年8月6日
大正〜昭和期の細胞遺伝学者。北海道大学教授、染色体学会理事長。
¶科学，近医，現情，札幌，世紀，日人，北海道歴

牧野貞幹　まきのさだもと
天明7(1787)年1月16日〜文政11(1828)年8月18日
江戸時代後期の大名。常陸笠間藩主。藩校時習館の充実、医学所博采館・薬園・講武館の創設を進めた。

¶国書，諸系，日人，藩主2

牧野芝石 まきのしせき
天保8（1837）年～明治35（1902）年4月
江戸時代末期～明治時代の因幡鳥取藩医。
¶人名，鳥取百（[生]天保11（1840）年　[没]明治36（1903）年），日画，日人，藩臣5（[生]天保11（1840）年　[没]明治36（1903）年），美家

牧野春徳 まきのしゅんとく
宝暦12（1762）年8月3日～嘉永2（1849）年8月27日
江戸時代中期～後期の町医師。
¶徳島歴

牧野宗玄 まきのそうげん
→牧野岡山（まきのこうざん）

牧野虎次 まきのとらじ
明治4（1871）年～昭和39（1964）年2月1日
明治～昭和期の牧師、教育者、社会事業家。同志社大学総長。「基督教世界」を編集。
¶京都大，キリ（[生]明治4年7月3日（1871年8月18日）），近現，現朝（[生]明治4年7月3日（1871年8月18日）），現情（[生]明治4（1871）年7月3日），国史，滋賀百，人名7，世紀（[生]明治4（1871）年7月3日），姓氏京都，渡航（[生]1871年8月18日），日人（[生]明治4（1871）年7月3日）

牧野弘典 まきのひろすけ
昭和3（1928）年10月9日～平成4（1992）年12月19日
昭和～平成期の社会福祉事業家。
¶岡山歴

牧野文斎 まきのぶんさい
慶応4（1868）年5月25日～昭和8（1933）年6月25日
江戸時代末期～昭和期の医師、郷土史家。
¶郷土，世紀，姓氏愛知，日人

牧野康哉 まきのやすとし
文政1（1818）年～文久3（1863）年
江戸時代末期の大名。若年寄、信濃小諸藩主。種痘実施、窮民救済、治水、産業振興などに努めた。
¶維新，郷土長野，近世，国史，国書（[生]文政1（1818）年10月17日　[没]文久3（1863）年6月13日），諸系，新潮（[生]文政1（1818）年10月17日　[没]文久3（1863）年6月13日），人名，姓氏長野，世人，長野百，長野歴，日人，幕末（[没]1863年7月28日），藩主2（[生]文政1（1818）年10月17日　[没]文久3（1863）年6月13日）

牧安純 まきやすずみ
文化13（1816）年11月～明治21（1888）年11月
江戸時代末期・明治期の医師・神官。
¶飛騨

牧安春 まきやすはる
明和1（1764）年8月～天保12（1841）年
江戸時代後期の医師・歌人。
¶飛騨

牧安雅 まきやすまさ
享保19（1734）年3月～天明3（1783）年2月
江戸時代中期の医師。
¶飛騨

牧安光 まきやすみつ
元禄6（1693）年1月～宝暦2（1752）年9月
江戸時代中期の医師。
¶飛騨

牧安之 まきやすゆき
寛政6（1794）年9月～安政6（1859）年9月
江戸時代後期の医師。
¶飛騨

牧山修 まきやまおさむ
生没年不詳
江戸時代末期の医師。1860年咸臨丸の医師としてアメリカに渡る。
¶海越新

牧山修郷 まきやましゅうきょう
天保5（1834）年～？
江戸時代後期～明治期の医師。伝染病の予防治療に尽力。
¶山梨百

牧山修卿（牧山修卿） まきやましゅうけい
天保5（1834）年～明治36（1903）年
江戸時代末期～明治期の医師。咸臨丸に医師として随行し太平洋を渡る。維新後は上野で開業。
¶江文，科学（[生]天保5（1834）年7月　[没]明治36（1903）年6月11日），近医，長崎遊（牧山修卿），日人，洋学

牧由真 まきよしまさ
嘉永4（1851）年～明治23（1890）年6月18日
明治期の医師。医学研究のためドイツに留学。
¶海越，海越新，渡航

牧亮四郎 まきりょうしろう
嘉永6（1853）年～明治25（1892）年6月18日
明治期の医学者。東京大学医学部講師。ドイツに留学し医学を学ぶ。
¶海越，海越新，渡航

幕内秀夫 まくうちひでお
昭和28（1953）年～
昭和～平成期の栄養学研究者。フーズ&ヘルス研究所代表。
¶現執4期

馬越元泉 まごしげんせん
文化12（1815）年～明治11（1878）年　[別]馬越元泉《うまこしげんせん》
江戸時代末期～明治期の医師。
¶岡山歴（うまこしげんせん　[没]明治11（1878）年9月5日），人名，日人

真子芳庵 まこほうあん
寛政6（1794）年～明治1（1868）年10月
江戸時代後期～末期の医家。
¶大阪人

政井治 まさいおさむ
昭和7（1932）年1月22日～
昭和期の医師。

¶飛騨

正井滝二 まさいたきじ
明治37(1904)年～
大正～昭和期のスキー選手、生理衛生学者。北海道栄養短期大学教授、北海道陸上競技協会理事。
¶体育

正井秀夫 まさいひでお
大正12(1923)年～昭和60(1985)年
昭和期の医師。専門は解剖学(比較神経学)。
¶近医

正井保良 まさいやすよし
明治15(1882)年～昭和35(1960)年
明治～昭和期の医師。専門は生理学(労働生理学)。
¶近医

正岡慧子 まさおかけいこ
昭和16(1941)年～
昭和～平成期の児童文学家、薬膳料理研究家。老人ホームでの食事改善、お年寄りのための読み語り指導にもあたる。
¶幻作，現執4期，幻想，児人，世紀

正岡健夫 まさおかけんお
大正5(1916)年～昭和56(1981)年
昭和期の歯科医、郷土史研究家。
¶愛媛

正木俊二 まさきしゅんじ
→正木不如丘(まさきふじょきゅう)

真崎健夫 まざきたけお
明治26(1893)年～昭和53(1978)年
大正～昭和期の麻薬の研究者、医学博士。北海道大学名誉教授。
¶札幌([没]昭和52年11月21日)，北海道百，北海道歴

真崎知生 まさきともお
昭和9(1934)年10月26日～
昭和～平成期の薬理学者。国立循環器病センター研究所長、京都大学教授。高血圧症の治療薬開発にあたる。
¶世紀，日人

昌木晴雄 まさきはるお
文政4(1821)年～元治1(1864)年
江戸時代末期の医師、志士。
¶神人([生]文政3(1820)年　[没]元治1(1864)年9月17日)，人名，日人

正木不如丘 まさきふじょきゅう
明治20(1887)年2月26日～昭和37(1962)年7月30日　[別]正木俊二《まさきしゅんじ》，正木不如丘《まさきふにょきゅう》
大正～昭和期の小説家、医師。慶応義塾大学医学部助教授、富士見高原療養所長。作品に随筆「診療簿余白」、小説集「木賊の秋」など。探偵小説も執筆。
¶科技(まさきふにょきゅう)，近医(正木俊二　まさきしゅんじ)，近文，現情，コン改，コン4，コン5，小説，新潮，新文，人名7，世紀，探偵，東北近，長野百，長野歴，日人，俳文，福島百，文学，ミス，履歴2

正木不如丘 まさきふにょきゅう
→正木不如丘(まさきふじょきゅう)

正木文京 まさきぶんきょう
江戸時代中期～後期の医師、陶工。
¶コン改(生没年不詳)，コン4(生没年不詳)，コン5，人名，美工

昌子内親王 まさこないしんのう
明治21(1888)年9月30日～昭和15(1940)年3月8日
明治～昭和期の皇族。明治天皇第6皇女。東京慈恵会総裁、婦人共立育児会総裁など歴任。
¶女性，人名7

正子内親王 まさこないしんのう
大同4(809)年～元慶3(879)年　[別]正子内親王《しょうしないしんのう，せいしないしんのう》
平安時代前期の女性。淳和天皇の皇后。仏教に帰依し孤児救済に努めた。
¶朝日(せいしないしんのう　[没]元慶3年3月23日(879年4月18日))，角史([生]弘仁1(810)年)，国史(せいしないしんのう)，古代(せいしないしんのう　[生]810年)，古中(せいしないしんのう)，コン改，コン4，史人(せいしないしんのう　[没]879年3月23日)，諸系(せいしないしんのう)，女史(しょうしないしんのう　[生]810年)，女性(しょうしないしんのう　[没]元慶3(879)年2月23日)，新潮([生]弘仁1(810)年　[没]元慶3(879)年3月23日)，人名，姓氏京都([生]810年)，世人，日人(せいしないしんのう)，仏教(しょうしないしんのう　[没]元慶3(879)年3月23日)，平史([生]810年)

政野梅吉 まさのうめきち
明治16(1883)年～昭和49(1974)年
明治～昭和期の医師。
¶神奈川人

正野玄三 まさのげんぞう
→正野玄三(しょうのげんぞう)

正秀 まさひで
明暦3(1657)年～享保8(1723)年8月3日　[別]水田正秀《みずたまさひで》
江戸時代中期の俳人。後年は医業を営んだ。
¶国書，コン改(水田正秀　みずたまさひで)，コン4(水田正秀　みずたまさひで)，史人，新潮，人名(水田正秀　みずたまさひで)，日人(水田正秀　みずたまさひで)，俳諧([生]?)，俳句，和俳

正満又七 まさみつまたしち
生没年不詳
明治期の売薬行商。
¶社史

正宗一 まさむねはじめ
明治29(1896)年1月6日～昭和34(1959)年10月19日

昭和期の生化学者。東北帝国大学教授。糖質の化学的研究に尽力。
¶科学，近医，現情，人名7，世紀，日人，宮城百

増子忠道 ましこただみち
昭和18(1943)年9月12日～
昭和～平成期の医師。内科、かもん宿診療所所長。医師の会のリーダーとして在宅医療を推進、都内初の老人訪問看護ステーションを設立。
¶現朝，世紀，日人

摩志田好阿(摩志田好話) ましだこうあ
→静観房好阿(じょうかんぼうこうあ)

摩志田好話 ましだこうわ
→静観房好阿(じょうかんぼうこうあ)

増野孝雄 ましのたかお
明治42(1909)年6月15日～平成4(1992)年4月15日
昭和期の弓道家、弓道錬士、医師。
¶弓道

増野徳民 ましのとくみん
天保12(1841)年～明治10(1877)年5月20日
江戸時代末期～明治期の志士、医師。吉田松陰門下生。尊皇攘夷運動家。維新後は郷里で医師となる。
¶近現，近世，国史，姓氏山口，日人，幕末([生]1842年)，幕末大([生]天保12(1842)年11月21日)，山口百([生]1842年)

増野肇 ましのはじめ
昭和8(1933)年4月1日～
昭和～平成期の精神医学者。専門は森田療法、サイコドラマ、地域精神保健。著書に「心理劇とその世界」など。
¶現執3期，現執4期

真島安栖斎 まじまあんせいさい
安土桃山時代の真島流眼科術の医家。
¶大阪人

馬島円如(馬嶋円如) まじまえんにょ
享和2(1802)年～安政2(1855)年
江戸時代末期の眼科医。
¶眼科(馬嶋円如)，国書(馬嶋円如 [没]安政2(1855)年3月12日)，人名，長崎遊，日人

馬島僴(馬島僴) まじまかん
→馬島僴(まじまゆたか)

真島京武 まじまきょうぶ
生没年不詳
江戸時代前期の医師。
¶国書

馬島健吉 まじまけんきち
天保13(1842)年10月～明治43(1910)年6月22日
江戸時代末期～明治期の医師。北陸三県医学の最高峰と称される。
¶海越新，科学，近医，姓氏石川，渡航，長崎遊，日人，藩臣3

真島幸庵 まじまこうあん
？ ～元禄10(1697)年11月2日
江戸時代前期～中期の医師。
¶国書，鳥取百

馬島重常 まじましげつね
？ ～大永7(1527)年
戦国時代の馬島流眼科別派の始祖。
¶人名，日人

真嶋秀碩(俊郁) まじましゅうせき(としふみ)
？ ～大正6(1917)年
明治～大正期の眼科医。
¶眼科(真嶋秀碩)

馬島尚達 まじましょうたつ
文政6(1823)年～明治28(1895)年 [別]馬島尚達《まじまなおたつ》
江戸時代末期～明治期の医師。郷里挙母の開業医。挙母地方で初の種痘を実施。
¶姓氏愛知(まじまなおたつ)，洋学

摩島松南 ましましょうなん，まじましょうなん
寛政3(1791)年～天保10(1839)年
江戸時代後期の医師、儒者。
¶京都大，国書(まじましょうなん [生]寛政3(1791)年3月11日 [没]天保10(1839)年4月29日)，詩歌，詩作(まじましょうなん [生]寛政3(1791)年3月11日 [没]天保10(1839)年4月29日(5月18日とも))，人名，姓氏京都，姓氏富山(まじましょうなん)，日人，和俳

馬島瑞園 まじまずいえん
文政8(1825)年～大正9(1920)年1月5日
江戸時代末期～大正期の医師、鑑定師。大蔵省辞職後、書画古銭の鑑定売買を生業とした。著書に「絵銭譜」。
¶会津，幕末

間島進 まじますすむ
大正10(1921)年～平成13(2001)年
昭和～平成期の医師。外科(消化器)。
¶近医

馬島清眼(馬嶋清眼) まじませいがん
？ ～康暦1(1379)年3月19日 [別]清眼《せいがん》，馬嶋清眼《まじませいげん》，清眼僧都《せいがんそうづ》
南北朝時代の僧医。馬島流眼科の開祖。
¶朝日(馬嶋清眼 まじませいげん [没]康暦1/天授5年3月19日(1379年4月6日))，鎌室(清眼 せいがん)，鎌室，眼科(馬嶋清眼)，国史，古中，史人，新潮，人名，姓氏愛知(清眼 せいがん)，世人，日史，日人，百科

馬嶋清眼 まじませいげん
→馬島清眼(まじませいがん)

馬島禅長 まじまぜんちょう
享保4(1719)年～寛政5(1793)年
江戸時代後期の書家、大勧進の医師。
¶長野歴

真島利民 まじまとしたみ
天保11(1840)年～明治19(1886)年
江戸時代後期～明治期の眼科医。
¶眼科

馬島穀生 まじまとしなり
文化8(1811)年～明治1(1868)年
江戸時代末期の眼科医。
¶維新，幕末([没]1868年4月25日)，幕末大([没]慶応4(1868)年4月3日)

真島利行 まじまとしゆき
→真島利行(まじまりこう)

馬島尚達 まじまなおたつ
→馬島尚達(まじましょうたつ)

馬島楳仙 まじまばいせん
眼科医。
¶眼科

間島春男 まじまはるお
大正1(1912)年～昭和18(1943)年
昭和期の内科医。
¶近医

真島英信 ましまひでのぶ
大正11(1922)年～昭和59(1984)年
昭和期の医師。専門は生理学。
¶近医

馬島文信 まじまふみのぶ
眼科医。
¶眼科

真嶋文岱 まじまぶんたい
江戸時代後期～末期の眼科医。
¶眼科

馬島譲 まじまゆずる
*～明治35(1902)年
明治期の医家、官吏。札幌病院長。開拓使に出仕以来北海道創業時代の医界に貢献、恩人と称される。
¶科学([生]天保9(1838)年2月)，近医([生]天保5(1834)年)，札幌([生]天保9年2月)，人名([生]1834年)，長崎遊([生]天保9(1838)年)，日人([生]1834年)

馬島僴(馬島僴) まじまゆたか
明治26(1893)年1月3日～昭和44(1969)年10月5日　[別]馬島僴《まじまかん》,馬島僴《まじまかん》
昭和期の医師、社会運動家。日ソ協会理事長。産児調節運動の先駆者。避妊具・馬島式ダッチペッサリーで著名。
¶愛知女，近医，現朝，現情(馬島僴　まじまかん)，現人(馬島僴　まじまかん)，現日(馬島僴　まじまかん)，社運(馬島僴)，社史，新潮(馬島僴　まじまかん)，世紀(まじまかん)，徳島百，徳島歴，日人(馬島僴)，日人，平和，履歴，履歴2，歴大

真島利行 まじまりこう
明治7(1874)年11月13日～昭和37(1962)年8月19日　[別]真島利行《まじまとしゆき》
明治～昭和期の化学者。大阪帝国大学総長、東北帝国大学教授。有機化学、特に漆やベニの研究で著名。文化勲章受章。
¶大阪人(まじまとしゆき　[没]昭和37(1962)年8月)，科学，科技([没]1962年8月13日)，眼科(まじまとしゆき)，近現，現朝，現情，現人，現日，国史，コン改(まじまとしゆき)，コン4(まじまとしゆき)，コン5(まじまとしゆき)，史人(まじまとしゆき)，植物，新潮(まじまとしゆき)，人名7，世紀，姓氏京都(まじまとしゆき)，世百新，全書，大百，渡航，日人，日本(まじまとしゆき)，百科，宮城百，履歴，履歴2，歴大(まじまとしゆき)

馬嶋柳庵 まじまりゅうあん
江戸時代中期の眼科医。
¶眼科

馬島柳一郎 まじまりゅういちろう
文政8(1825)年～明治37(1904)年
江戸時代後期～明治期の眼科医。
¶眼科

馬島柳泉 まじまりゅうせん
延宝1(1673)年～？
江戸時代中期の信濃高遠藩医。
¶藩臣3

馬島六之丞 まじまろくのじょう
文久3(1863)年～昭和16(1941)年
江戸時代末期～昭和期の眼科医。
¶眼科

馬嶋魯斎 まじまろさい
明和3(1766)年～天保7(1836)年
江戸時代中期～後期の歌人・医師。
¶国書

真下啓明 ましもけいめい
大正6(1917)年～昭和62(1987)年
昭和期の医師。内科(感染症学)。
¶近医

真下俊一 ましもしゅんいち
明治21(1888)年～昭和20(1945)年9月17日
明治～昭和期の医学者。京都帝国大学教授。
¶科学，近医，世紀，日人

間霜治郎兵衛 ましもじろうべえ
江戸時代中期の救恤家。
¶人名，日人(生没年不詳)

増山均 ましやまひとし
昭和23(1948)年1月1日～
昭和～平成期の児童福祉学者。著書に「子ども研究と社会教育」「地域づくりと子育てネットワーク」など。
¶現執2期，現執3期，現執4期

増井金蔵 ますいきんぞう
天保7(1836)年7月11日～？
明治期の社会事業家。
¶岡山人，岡山歴

ま

松井重康 ますいしげやす
　生没年不詳
　江戸時代中期の本草家。
　¶国書

益井信 ますいしん
　慶応2(1866)年〜大正3(1914)年
　明治〜大正期の眼科医。
　¶眼科(㊗慶応2(1866)年3月3日)

増井正幹 ますいまさみき
　大正9(1920)年〜昭和60(1985)年
　昭和期の医師。専門は細菌学。
　¶近医

増井光子 ますいみつこ
　昭和12(1937)年1月27日〜
　昭和〜平成期の獣医、随筆家。よこはま動物園ズーラシア園長、世界水族館会議事務局長長。パンダの赤ちゃん誕生に日本で初めて成功。著書に「動物って何だろう」など。
　¶近女、現朝、現執2期、現執3期、現執4期、現情、児人、世紀、日人

増井禎夫 ますいよしお
　昭和6(1931)年〜
　昭和〜平成期の発生生物学者。トロント大学教授。カエルの卵を用いて細胞分裂を研究。調節の仕組みを解明、がんの基礎研究に貢献。
　¶世紀、日人

増岡博之 ますおかひろゆき
　大正12(1923)年2月3日〜
　昭和〜平成期の政治家。衆議院議員、厚生相。
　¶現情、現政、政治

舛尾政美 ますおまさみ
　大正11(1922)年7月20日〜
　大正〜昭和期の社会事業家。
　¶視覚

間杉寿子 ますぎひさこ
　昭和5(1930)年11月3日〜
　昭和期の音訳者、音訳校正者。
　¶視覚

馬杉復三 ますぎまたぞう
　明治29(1896)年5月〜昭和22(1947)年9月5日
　大正〜昭和期の病理学者。千葉医科大学教授。実験的腎炎の代表的モデルの作製者として著名。
　¶科学、近医、現情、人名7、世紀、千葉百(㊗昭和23(1948)年)、日人

真杉道子 ますぎみちこ
　昭和5(1930)年〜
　昭和期の難民救済活動家、ソーシャル・ワーカー。
　¶現執2期

増島蘭園 ますじまらんえん
　明和6(1769)年〜天保10(1839)年
　江戸時代中期〜後期の漢学者、本草学者。幕府儒官。著作に「読左筆記」「菌史」など。
　¶朝日(㊤明和6年10月13日(1769年11月10日)) ㊗天保10年9月4日(1839年10月10日))、江文、近世、国史、国書(㊤明和6(1769)年10月13日 ㊗天保10(1839)年9月4日)、新潮(㊤明和6(1769)年10月13日 ㊗天保10(1839)年9月4日)、人名、日人、洋学

増田桓一 ますだかんいち
　明治42(1909)年〜平成9(1997)年
　昭和〜平成期の医学者。風土病シビ・ガッチャギを撲滅。
　¶青森人、科学

増田喜平 ますだきへい
　江戸時代後期の眼科医。
　¶眼科

増田倉吉 ますだくらきち
　文久3(1863)年〜昭和11(1936)年
　明治〜昭和期の社会福祉事業に貢献した篤志家。
　¶青森人

増田敬業 ますだけいぎょう
　生没年不詳
　江戸時代後期の商人、慈善家。天明の飢饉では窮民救済に努めた。
　¶国書、人名、日人

益田玄皓 ますだげんこう
　〜元禄9(1696)年
　江戸時代前期〜中期の漢方医、佐渡陣屋出入り医師。
　¶新潟百別

益田広岱 ますだこうたい
　慶応1(1865)年3月1日〜昭和7(1932)年1月12日
　明治〜昭和期の歯科医師。
　¶埼玉人

益田左伝 ますださぜん
　文化2(1805)年〜明治6(1873)年5月4日　㊙益田蓬州《ますだほうしゅう》
　江戸時代末期の医師。
　¶岡山人、岡山歴(益田蓬州　ますだほうしゅう)

益田恂岡 ますだじゅんこう
　生没年不詳
　江戸時代中期の漢方医、佐渡陣屋出入り医師。
　¶新潟百別

増田隆 ますだたかし
　明治18(1885)年〜大正14(1925)年
　明治〜大正期の眼科医。
　¶眼科、近医

増田健夫 ますだたけお
　明治40(1907)年〜昭和47(1972)年
　昭和期の医師。
　¶山形百

増田種男 ますだたねお
　大正4(1915)年9月〜昭和42(1967)年1月3日
　昭和期の口腔外科学者。東京大学助教授、愛知学院大学教授などを歴任。
　¶人名7、世紀、日人

増田胤次　ますだたねじ
明治20(1887)年6月29日～昭和39(1964)年6月5日
大正～昭和期の耳鼻咽喉科医学者。東京大学教授。主要業績に「副鼻腔疾患と眼との関係」。
¶科学，近医，現情，埼玉人，人名7，世紀，日人

増田手古奈　ますだてこな
明治30(1897)年10月3日～平成5(1993)年1月10日
昭和期の俳人、医師。俳誌「十和田」主宰。
¶青森人，現俳，世紀，東北近，日人，俳文

増谷達之輔　ますたにたつのすけ
？～
大正期の東京帝国大学セツルメント参加者。
¶社史

増田彦四郎　ますだひこしろう
安政1(1854)年～明治27(1894)年9月1日
江戸時代末期～明治期の実業家・社会事業家。
¶岡山歴

益田蓬州　ますだほうしゅう
→益田左伝(ますださぜん)

増田正典　ますだまさすけ
大正4(1915)年～昭和57(1982)年
昭和期の医師。内科(消化器)。
¶近医

増田美恵女　ますだみえじょ
大正1(1912)年～昭和35(1960)年11月18日
昭和期の看護婦、俳人。俳誌「高唱」創刊に参加。
¶埼玉人，女性，女性普，世紀，日人

増田貢　ますだみつぐ
明治15(1882)年～昭和21(1946)年
明治～昭和期の医師。五所川原増田病院2代目院長。
¶青森人

増田雄伝　ますだゆうでん
元禄6(1693)年～明和6(1769)年10月18日
江戸時代中期の医師、幕臣。
¶国書

増田豊　ますだゆたか
昭和2(1927)年～
昭和～平成期の医師。セックスカウンセリングのパイオニア的存在である。
¶現執3期

増田義哉　ますだよしや
明治40(1907)年～平成15(2003)年
大正～平成期の医師。眼科。
¶近医

増成正哉　ますなりまさや
大正5(1916)年～
昭和期の医師。
¶群馬人

増原英一　ますはらえいいち
大正10(1921)年3月20日～平成21(2009)年9月18日
昭和～平成期の歯科学者、東京医科歯科大学名誉教授。専門は医用高分子材料学。
¶科学

増原建二　ますはらけんじ
大正12(1923)年～平成22(2010)年
昭和～平成期の医師。整形外科。
¶近医

増原長治　ますはらちょうじ
生没年不詳
明治期の医師。
¶社史

増淵一正　ますぶちかずまさ
大正1(1912)年～平成4(1992)年
昭和～平成期の医師。産婦人科。
¶近医

十寸見藤十郎〔2代〕　ますみとうじゅうろう
？～延享1(1744)年　[別]江戸太夫藤十郎〔2代〕《えどたゆうとうじゅうろう》
江戸時代中期の鍼医、河東節太夫。歌舞伎芝居で活躍。
¶朝日(江戸太夫藤十郎〔2代〕　えどたゆうとうじゅうろう　[没]延享1年4月30日(1744年6月10日))，芸能([没]延享1(1744)年4月30日)，人名，日音([没]延享1(1744)年4月30日)，日人

升本喜兵衛　ますもときへえ
嘉永2(1849)年～大正3(1914)年
明治～大正期の実業家。中央銀行取締役。慈善の行多く人望があり、東京牛込区会議員、東京府会議員を10年務める。
¶人名，日人

桝屋冨一　ますやとみいち
明治43(1910)年～平成6(1994)年
大正～平成期の医師。内科。
¶近医

増山正信　ますやままさのぶ
明治1(1868)年4月11日～昭和17(1942)年7月28日
江戸時代末期～昭和期の渡航者。
¶近医，渡航

増山元三郎　ますやまもとさぶろう
大正1(1912)年10月3日～平成17(2005)年7月3日
昭和期の統計学者。東京理科大学教授、アメリカ・カトリック大学教授。計量医学を研究。著書に「数に語らせる」「デタラメの世界」など。
¶科学，科技，近医，現朝，現情，現人，現日，コン改，コン4，コン5，新潮，心理，数学，世紀，日人

増山守正　ますやまもりまさ
文政10(1827)年～明治34(1901)年
江戸時代末期～明治期の医師。著書に「東京名勝詩集」などがある。

¶国書(㊨明治34(1901)年9月2日)，人書94，人名(㊤1828年)，日人，藩臣5

増山善明 ますやまよしあき
大正14(1925)年～平成14(2002)年
昭和～平成期の医師。内科(循環器)。
¶近医

間瀬久太夫 まぜきゅうだゆう
寛永18(1641)年～元禄16(1703)年
江戸時代中期の播磨赤穂藩士。赤穂義士の一人。江戸で医師三橋浄貞を名乗った。
¶人名，日人

町市郎 まちいちろう
明治25(1892)年～昭和26(1951)年
大正～昭和期の歯科医・政治家。町長。
¶高碩人

町沢静夫 まちざわしずお
昭和20(1945)年12月17日～
昭和～平成期の精神医学者。分裂病治療の臨床研究と実践のかたわら、〝創造性と狂気〟について研究。著書に「高村光太郎—芸術と病理」など。
¶現執3期，現執4期

町田右左則 まちだうさのり
江戸時代後期の与人。漢方医。
¶姓氏鹿児島

町田栄子 まちだえいこ
嘉永4(1851)年～昭和8(1933)年
明治期の看護婦。西南戦争で負傷者への攻撃を阻止。果敢な行動で負傷者が助かる。
¶鹿児島百(㊨?)，近医，薩摩，女性(㊤?)，女性普(㊤?)，世紀，姓氏鹿児島，日人，幕末

町田清作 まちだせいさく
明治26(1893)年～
大正～昭和期の社会事業家。
¶多摩

町田宗邦 まちだそうほう，まちだそうほう
明治30(1897)年8月22日～昭和44(1969)年2月14日
大正～昭和期の医師。
¶沖縄百，姓氏沖縄(まちだそうほう)

町田旦竜 まちだたんりょう
安政5(1858)年～昭和12(1937)年
明治～昭和期の医師、政治家。
¶高知人，高知百

町田梅屋 まちだばいおく
文政5(1822)年～明治15(1882)年
江戸時代末期～明治期の医師、漢学者。
¶高知人(㊤1823年)，高知百，人名，日人

町田昌直(町田雅尚) まちだまさなお
明治33(1900)年2月25日～昭和44(1969)年
昭和期の医師、地方文化功労者。
¶高知人，高知百，四国文(町田雅尚)

町田大備 まちだもとたり
＊～明治19(1886)年12月16日
江戸時代後期～明治期の医師。
¶栃木人(㊤文政8(1825)年)，栃木百(㊤文政7(1824)年)，栃木歴

町田洋次 まちだようじ
昭和16(1941)年～
昭和～平成期の産業問題専門家。著書に「サービス産業の話」「変革期の医療産業」など。
¶現執2期，現執3期，現執4期

町並陸生 まちなみりくお
昭和14(1939)年～
昭和期の病理学者。
¶群馬人

町野碩夫 まちのせきお
明治32(1899)年10月15日～昭和46(1971)年2月6日
昭和期の産婦人科医学者。県立鹿児島医学専門学校教授。鹿児島大学医学部を創設、同大学学長に就任。
¶科学，近医，現情，人名7，世紀，日人，山口人，山口百

町野范曹 まちのはんぞう
安政4(1857)年2月3日～大正12(1923)年12月10日
明治～大正期の医師。
¶庄内

町原木佳 まちばらぼくすい
明治39(1906)年4月18日～昭和43(1968)年9月26日
大正～昭和期の俳人、医師。
¶石川文

町山幸輝 まちやまゆきてる
昭和8(1933)年1月1日～
昭和期の精神医学者。
¶群馬人

松居久右衛門 まついきゅうえもん
明和7(1770)年～安政2(1855)年 ㊛松居久左衛門《まついきゅうざえもん》、松居遊見《まついゆうけん》
江戸時代後期の商人。慈善事業に尽くし、彦根藩主井伊直弼に賞された。
¶維新，郷土滋賀(松居遊見 まついゆうけん)，滋賀百(松居久左衛門・久次郎(慶心) まついきゅうざえもんきゅうじろう)，人名(松居遊見 まついゆうけん)，日人(松居久左衛門 まついきゅうざえもん)，幕末(㊨1855年3月10日)

松居久左衛門 まついきゅうざえもん
→松居久右衛門(まついきゅうえもん)

松井元絢 まついげんけん
寛延3(1750)年～享和2(1802)年11月29日
江戸時代中期～後期の陸奥仙台藩医。
¶国書，藩臣

松井源水(1) まついげんすい
　世襲名　江戸時代の香具師、大道芸人。
　¶近世，国史，史人，新潮，全書，日史，百科，歴大

松井源水(2) まついげんすい
　文政9（1826）年〜明治19（1886）年
　江戸時代末期〜明治期の大道芸人、薬売り。
　¶芸能

松井源水〔1代〕まついげんすい
　戦国時代の売薬者。
　¶人名

松井源水〔2代〕まついげんすい
　江戸時代前期の売薬者。
　¶人名，世百

松井源水〔4代〕まついげんすい
　江戸時代の売薬者、大道芸人。
　¶世百，日人（生没年不詳）

松井源水〔5代〕まついげんすい
　生没年不詳
　江戸時代中期の売薬者、曲独楽師。
　¶千葉百

松井源水〔13代〕（——〔14代〕）まついげんすい
　？〜明治3（1870）年
　江戸時代末期〜明治期の大道芸人、香具師。1866年イギリス、フランスで興行。
　¶朝日（——〔14代〕　㊇明治3（1870）年11月4日），維新，海越（㊇明治3（1870）年11月4日），海越新（㊇明治3（1870）年11月4日），コン4（㊇明治11（1878）年），コン5（㊇明治11（1878）年），人名，世百，世百（生没年不詳），大百，日人，幕末（生没年不詳），幕末大

松井源水〔15代〕まついげんすい
　天保5（1834）年〜明治40（1907）年
　江戸時代末期〜明治期の大道芸人、薬売り。
　¶芸能（㊇明治40（1907）年1月26日），日人

松井源水〔16代〕まついげんすい
　安政5（1858）年〜大正8（1919）年4月3日
　明治〜大正期の大道芸人、薬売り。
　¶芸能，世紀，日人

松井玄同　まついげんどう
　文化13（1816）年〜明治23（1890）年
　江戸時代後期〜明治期の蘭法医師。
　¶多摩

松井材庵　まついざいあん
　生没年不詳
　江戸時代中期の医師。
　¶国書

松井繁　まついしげる
　昭和23（1948）年3月23日〜
　昭和期の教育者。
　¶視覚

松井寿一　まついじゅいち
　昭和11（1936）年6月15日〜
　昭和〜平成期の医薬ジャーナリスト。薬業時報社の記者を経て（株）イナホ代表。著書に「薬の文化誌」「薬の社会誌」など。
　¶現執3期

松井春城　まついしゅんじょう
　文政10（1827）年〜明治22（1889）年
　江戸時代後期〜明治期の御所貝津村の医師。
　¶姓氏愛知

松井春泉　まついしゅんせん
　天保14（1843）年〜大正10（1921）年3月9日
　明治・大正期の画人・医家。
　¶東三河

松井庄五郎　まついしょうごろう
　明治2（1869）年12月〜昭和6（1931）年11月29日
　明治〜昭和期の部落問題運動家、獣医。大和同志会を結成。教育や生活改善事業に関与。
　¶朝日，社史，真宗（㊇明治2（1869）年12月23日），世紀（㊇明治2（1870）年12月），日史，日人（㊇明治2（1870）年12月）

松井新二郎　まついしんじろう
　大正3（1914）年12月28日〜平成7（1995）年3月31日
　昭和期の福祉活動家。日本盲人職能開発センター理事長。
　¶近医，視覚，世紀，日人

松井進　まついすすむ
　昭和46（1971）年7月4日〜
　昭和〜平成期の公務員、盲導犬を普及させる会アドバイザー。
　¶視覚

松井正済　まついせいさい
　→松井正済（まついまさなり）

松井清柏　まついせいはく
　生没年不詳
　江戸時代後期の医師。
　¶国書

松井孝夫　まついたかお
　昭和6（1931）年〜平成15（2003）年
　昭和〜平成期の医師。眼科。
　¶近医

松井隆弘　まついたかひろ
　明治44（1911）年〜平成19（2007）年
　大正〜平成期の医師。専門は解剖学。
　¶近医

松井卓司　まついたくじ
　明治21（1888）年〜昭和53（1978）年
　大正〜昭和期の政治家。飯田市長、医師。
　¶長野歴

松井武太郎　まついたけたろう
　文久3（1863）年6月〜昭和12（1937）年6月
　江戸時代末期〜昭和期の渡航者。

¶近医,渡航

松井太郎 まついたろう
　明治18(1885)年～昭和18(1943)年
　明治～昭和期の耳鼻咽喉科医。
　¶近医

松井竹山 まついちくざん
　文化1(1804)年～文久2(1862)年4月25日
　江戸時代後期～末期の医師、漢詩人。
　¶国書,姓氏宮城

松井道円 まついどうえん
　? ～享保11(1726)年
　江戸時代前期の医師、文筆家。
　¶国書(生没年不詳),姓氏岩手

松井梅屋 まついばいおく
　天明5(1785)年～文政9(1826)年3月29日
　江戸時代中期～後期の医師、漢詩人。
　¶国書

松井秀治 まついひでじ
　大正8(1919)年6月18日～平成21(2009)年
　昭和期の運動学者。名古屋大学教授。
　¶近医,現執1期,現執2期,世紀,体育

松井宏夫 まついひろお
　昭和26(1951)年5月22日～
　昭和～平成期のジャーナリスト、放送作家。「週刊サンケイ」記者を経てフリー。著書に「中国開放100都市」「名医名鑑」など。
　¶現執3期,現執4期

松井ひろみ まついひろみ
　? ～
　昭和～平成期の著述家。訳書に「ヒトラーと謎の主治医」など。
　¶現執3期

松井法眼 まついほうげん
　生没年不詳
　戦国時代の北条氏に仕えた医師。
　¶戦辞

松井昌胤 まついまさたね
　正徳5(1715)年～宝暦10(1760)年7月2日
　江戸時代中期の医師。
　¶国書

松井政豊 まついまさとよ
　延宝6(1678)年～延享3(1746)年3月14日
　江戸時代前期～中期の医師、歌人。
　¶国書

松井正済 まついまさなり
　生没年不詳　㊙松井正済《まついせいさい》
　室町時代の医師。
　¶国書(まついせいさい),日人

松井屋源右衛門 まついやげんえもん
　正保2(1645)年～享保2(1717)年
　江戸時代中期の越中富山の薬種商。反魂丹を製造し富山売薬行商のもととなった。

¶人名,富山百,日人

松居遊見 まついゆうけん
　→松居久右衛門(まついきゅうえもん)

松井蠅翁 まついようおう
　寛保2(1742)年～文政2(1819)年3月15日
　江戸時代中期～後期の医師。
　¶国書

松井好夫 まついよしお
　明治32(1899)年～平成3(1991)年
　大正～昭和期の文芸評論家・医師。
　¶群新百,群馬人(㊐明治32(1899)年11月10日)

松井芳雄 まついよしお
　明治19(1886)年5月19日～大正5(1916)年12月14日
　明治～大正期の病理学者。
　¶世紀,日人

松井蘿月 まついらげつ
　安永1(1772)年～天保9(1838)年
　江戸時代後期の歌人、医師。
　¶人名

松浦詮 まつうらあきら
　→松浦詮(まつうらあきら)

松浦有志太郎 まつうらうしたろう
　慶応1(1865)年～昭和12(1937)年
　明治～昭和期の医学者、社会運動家。
　¶科学(㊙1937年(昭和12)8月28日),近医,熊本近,熊本人,世紀(㊐元治1(1864)年　㊙昭和12(1937)年8月28日),渡航(㊐1865年11月2日　㊙1937年8月28日),日人(㊐1864年)

松浦啓一 まつうらけいいち
　大正12(1923)年～平成20(2008)年
　昭和～平成期の医師。放射線科。
　¶近医

松浦元瑞 まつうらげんずい
　江戸時代後期の医師。
　¶眼科,長崎遊(生没年不詳)

松浦元琱 まつうらげんちょう
　文政4(1821)年～明治16(1883)年
　江戸時代末期～明治期の播磨明石藩医。
　¶国書,藩臣5,兵庫百

松浦光清 まつうらこうせい
　明治20(1887)年～昭和51(1976)年
　明治～昭和期の軍医。
　¶姓氏宮城

松浦里 まつうらさと
　文久1(1861)年～明治24(1891)年
　明治期の看護師。
　¶近医

松浦大麓 まつうらだいろく,まつうらたいろく
　? ～安政5(1858)年8月29日
　江戸時代後期～末期の医師、漢詩人。
　¶国書(まつうらたいろく),徳島百,徳島歴

松浦竹童 まつうらちくどう
　慶応2(1866)年～昭和12(1937)年
　明治～昭和期の俳人、医師。
　¶島根歴

松浦道輔 まつうらみちすけ
　＊～慶応2(1866)年
　江戸時代後期～末期の国学者、医師。
　¶国書(㊃享和1(1801)年)、徳島百(㊃?
　　㊟慶応2(1866)年9月)

松浦守美 まつうらもりよし
　文政7(1824)年3月10日～明治19(1886)年
　江戸時代後期～明治期の絵師。初期売薬版画を手がけた。
　¶姓氏富山、富山百

松枝郁子 まつえいくこ
　大正2(1913)年？～
　昭和期の帝国女子医学専門学校読書会メンバー。
　¶社史

松江清平 まつえせいべい
　明治38(1905)年～昭和41(1966)年
　昭和期の医師。
　¶青森人

松江満之 まつえみつゆき
　昭和19(1944)年～
　昭和～平成期のドラッグストア専門家。赤ひげ総合研究所社長。企業や病医院の指導にあたる。主著に「上手な接客売上げの伸ばし方」「武田薬品対大正製薬」など。
　¶現執3期

松尾巌(松尾いはほ) **まつおいわお**
　明治15(1882)年4月15日～昭和38(1963)年11月22日
　大正～昭和期の内科医学者、俳人。京都大学教授。「胆石症の研究」により学士院恩賜賞受賞。句集に「摘草」「春炬燵」など。
　¶科学、京都文(松尾いはほ)、近医、近文(松尾いはほ)、現情、現俳(松尾いはほ)、人名7、世紀、奈良文(松尾いはほ)、日人、俳文(松尾いはほ)

松尾栄庵 まつおえいあん
　生没年不詳
　江戸時代の石州津和野藩医。
　¶島根百、島根歴

松岡意斎 まつおかいさい
　平安時代前期の鍼医。
　¶人名

松岡悦子 まつおかえつこ
　昭和29(1954)年～
　昭和～平成期の文化人類学者。著書に「出産の文化人類学―儀礼と産婆」がある。
　¶現執3期

松岡玄達 まつおかげんたつ
　→松岡恕庵(まつおかじょあん)

松岡小鶴 まつおかこつる
　文化3(1806)年～明治6(1873)年10月15日
　江戸時代末期～明治期の女性。婿を迎えたが父と折り合いが悪く離婚、書物で医を学び女医として開業。
　¶朝日、江表(小鶴(兵庫県))、女性、女性普、人名、日人

松岡貞総 まつおかさだふさ
　明治21(1888)年7月15日～昭和44(1969)年6月23日
　大正～昭和期の歌人、耳鼻科医。「醍醐」主宰。歌集に「黒潮」など。
　¶近文、現情、埼玉人、埼玉文(㊟昭和44(1969)年6月13日)、世紀、短歌、町田歴

松岡茂 まつおかしげる
　明治36(1903)年～昭和61(1986)年
　昭和期の医師。
　¶山口人

松岡修吉 まつおかしゅうきち
　明治38(1905)年11月12日～平成7(1995)年2月4日
　大正～平成期の衛生学者。日本体育大学教授。
　¶科学、近医、現情

松岡恕庵(松岡如庵) **まつおかじょあん**
　寛文8(1668)年～延享3(1746)年7月11日　㊟松岡玄達《まつおかげんたつ》
　江戸時代中期の本草・博物学者。伊藤仁斎、東涯父子に師事。
　¶朝日(㊟延享3年7月11日(1746年8月27日))、江人㊟1669年　㊟1747年)、江文、科学、近世、考古(松岡玄達　まつおかげんたつ)、国史、国書、コン改、コン4、コン5、史人、思想史、植物(㊟延享3年7月11日(1746年8月27日))、新潮(松岡玄達　まつおかげんたつ)、人名㊟1669年　㊟1747年)、世人、全書(㊃1669年　㊟1747年)、大百(㊃1669年　㊟1747年)、日人、洋学(松岡如庵)、歴大

松岡長一郎 まつおかちょういちろう
　明治23(1890)年～昭和48(1973)年
　大正～昭和期の医師。
　¶神奈川人

松尾かつ まつおかつ
　元治2(1865)年～?
　江戸時代末期～明治期の女性。夫の放蕩に耐え、姑の病の看護をし県知事から表彰される。
　¶女性、女性普

松岡経平 まつおかつねひら
　寛政12(1800)年～明治19(1886)年10月2日
　江戸時代後期～明治期の医師、国学者。
　¶国書

松岡定庵 まつおかていあん
　生没年不詳
　江戸時代中期の本草家。
　¶国書

松岡道遠 まつおかどうえん
宝暦13（1763）年～文政9（1826）年
江戸時代中期～後期の医師。長門長府藩医。
¶眼科，人名，日人，藩臣6

松岡秀夫 まつおかひでお
明治37（1904）年2月13日～昭和60（1985）年8月
昭和期の医師、地方史研究者。
¶現執1期，考古

松岡弘 まつおかひろし
昭和13（1938）年12月14日～
昭和～平成期の健康・保健教育研究者。
¶現執1期，現執4期

松岡文竜 まつおかぶんりゅう
生没年不詳
江戸時代後期の医師。
¶国書

松岡昌幸 まつおかまさゆき
昭和32（1957）年6月20日～
昭和～平成期の異文化カウンセラー、留学カウンセラー、作家。REF留学教育フォーラム代表理事、高校留学フォーラム代表理事、留学協会理事。
¶現執4期

松岡松三 まつおかまつぞう
明治45（1912）年～平成11（1999）年
昭和～平成期の医師。内科。
¶近医

松岡道治 まつおかみちはる
明治4（1871）年10月7日～昭和28（1953）年8月7日
明治期の整形外科学者。京都帝国大学教授。著作に「骨及び間接の結核」など。
¶科学，近医，現情，人名7，世紀，渡航，日人，山口人（㋲1869年）

松岡勇記 まつおかゆうき
天保5（1834）年～明治29（1896）年
江戸時代末期～明治期の医師。栃木県立病院院長。適塾門下生。北海道根室病院長等を歴任。郷里萩で医学振興に貢献。
¶茨城歴，長崎遊，根千（㋲天保5（1835）年12月12日　㋲明治29（1896）年4月3日），洋学

松尾敬之助 まつおけいのすけ
明治7（1874）年～昭和23（1948）年
明治～昭和期の歯科医師。宮崎県歯科医師会初代会長。
¶宮崎百

松尾元章 まつおげんしょう
→松尾元章（まつおもとあき）

松尾亨庵 まつおこうあん
寛政7（1795）年～弘化1（1844）年
江戸時代後期の医師、文人。
¶姓氏長野，長野歴

松尾香草（松尾耕三）まつおこうそう，まつおこうぞう
嘉永6（1853）年～明治27（1894）年
明治期の医家。医術を高橋正純に学び、堂島に開業。
¶大阪人（㋲嘉永5（1852）年　㋲明治27（1894）年10月2日），人名，日人，洋学（松尾耕三　まつおこうぞう）

松尾維則 まつおこれのり
？～安永5（1776）年
江戸時代中期の医師。
¶国書

松尾周蔵 まつおしゅうぞう
安政3（1856）年9月16日～明治25（1892）年2月11日
江戸時代末期～明治期の薬学者、教育者。
¶岡山人，岡山歴

松尾雪庵 まつおせつあん
安永2（1773）年～天保10（1839）年11月7日
江戸時代後期の播磨竜野藩医。
¶国書，藩臣5

松尾武幸 まつおたけゆき
明治22（1889）年～昭和26（1951）年
明治～昭和期の医師。専門は内科、温泉医学。
¶近医

松尾道益 まつおどうえき
生没年不詳
江戸時代前期の医師。
¶国書

松尾洞軒 まつおどうけん
文政8（1825）年～安政6（1859）年
江戸時代後期～末期の医師、私塾師匠。
¶島根歴

松尾治亘 まつおはるたけ
大正10（1921）年～平成15（2003）年
昭和～平成期の医師。眼科。
¶近医

松尾寿之 まつおひさゆき
昭和13（1928）年9月24日～
昭和～平成期の生化学者。宮崎医科大学学長、国立循環器病センター研究所所長。心臓の利尿ホルモンを発見。原因不明の本態性高血圧のメカニズム解明に大きく貢献。
¶現朝，世紀，日人

松尾元章 まつおもとあき
安永1（1772）年～文政8（1825）年　㋲松尾元章《まつおげんしょう》
江戸時代後期の医師。
¶大阪人，大阪墓（㋲文政8（1825）年1月27日），人名（まつおげんしょう）

松尾吉恭 まつおよしやす
大正12（1923）年～平成20（2008）年
昭和～平成期の医師。専門は細菌学。
¶近医

松尾良吉 まつおりょうきち
安政4（1857）年～昭和7（1932）年
明治～昭和期の実業家。社会事業にも尽くした。

¶佐賀百（[生]安政4（1857）年5月14日　[没]昭和7（1932）年3月14日），長崎百，日人

松方満左子 まつかたまさこ
弘化2（1845）年3月12日～大正9（1920）年9月13日
江戸時代末期～大正期の女性。政治家松方正義の妻。日本赤十字社篤志看護婦人会の発起人の一人、名誉副会長。
¶女性，女性普

松方正義 まつかたまさよし
天保6（1835）年2月25日～大正13（1924）年7月2日
江戸時代末期～明治期の政治家、財政家。鹿児島藩士、首相、蔵相、日本赤十字社社長、枢密顧問官。西南戦争後にデフレ・増税政策の松方財政を推進。
¶朝日（[生]天保6年2月25日（1835年3月23日）），維新，岩史，海越新，大分百，大分歴，沖縄百，鹿児島百，角史，郷土長崎，近現，現日，国際，国史，コン改，コン4，コン5，史人，重要，新潮，人名，世紀，姓氏鹿児島，世人，世百，先駆，全書，大百，茶道，鉄道（[生]1835年3月23日），伝記，渡航（[生]1835年2月15日），栃木歴，長崎歴，日史，日人，日本，幕末，藩臣7，百科，平日（[生]1835　[没]1924），明治1，履歴，歴大

松角康彦 まつかどやすひこ
*～平成21（2009）年
昭和～平成期の脳神経外科学者。熊本大学教授。
¶近医（[生]昭和5（1930）年），現情（[生]1928年10月16日）

松家豊 まつかゆたか
明治45（1912）年～平成4（1992）年
昭和～平成期の医師。専門は内科、予防医学。
¶近医

松川明 まつかわあきら
大正7（1918）年2月26日～平成7（1995）年
昭和～平成期の放射線医学者。福島県立医科大学教授。
¶近医，現情

松川泰三 まつかわたいぞう
明治44（1911）年10月15日～昭和61（1986）年10月28日
昭和期の薬学者。武田薬品工業取締役、和光純薬工業社長。武田薬品工業にて栄養剤「アリナミン」の製造発明で業績を残す。日本学士院賞受賞。
¶科学，近医，現情，世紀，日人

松川鶴麿（松川鶴麻呂） まつかわつるまろ
寛政3（1791）年～天保2（1831）年
江戸時代後期の伊達家の侍医。
¶国書（[没]天保2（1831）年5月14日），人名，姓氏岩手（松川鶴麻呂），日人

松川家妻吉 まつかわやつまきち
明治21（1888）年3月14日～昭和43（1968）年4月21日
明治～昭和期の寄席色物芸人、社会福祉家。
¶芸能

松川養哲 まつかわようてつ
享保17（1732）年～天保11（1840）年
江戸時代中期～後期の医師。
¶姓氏岩手

松木明 まつきあきら
明治36（1903）年～昭和56（1981）年12月3日
大正～昭和期の医師、血清学者、民俗学研究家。弘前民俗の会会長。津軽方言・津軽医学史を研究。
¶青森人，世紀，日人（[生]明治36（1903）年12月14日）

松木邦裕 まつきくにひろ
昭和25（1950）年～
昭和～平成期の精神分析家、医師（精神科医）。精神分析オフィス精神分析家、福岡共立病院コンサルタント精神科医。
¶現執4期

松木弘安 まつきこうあん
→寺島宗則（てらしまむねのり）

松木宗保 まつきむねやす
天明6（1786）年～弘化2（1845）年
江戸時代後期の医師。
¶長崎遊

松木康夫 まつきやすお
昭和8（1933）年4月13日～
昭和～平成期の医師。新赤坂クリニック院長。人間ドック中心に約350社の健康管理に当たる。著書に「医療革命前夜」など。
¶現執2期，現執3期，現執4期

松口月城 まつぐちげつじょう
明治20（1887）年4月1日～昭和56（1981）年
明治～昭和期の医師、漢詩作家。
¶詩歌，詩作（[没]昭和56（1981）年7月16日），福岡百（[没]昭和56（1981）年7月6日）

松隈元南 まつぐまげんなん
？ ～明治11（1878）年
江戸時代後期～明治期の医師。好生館病院長。
¶佐賀百

松倉道仙 まつくらどうせん★
生没年不詳
江戸時代後期の小鷹狩家の抱え医。
¶秋田人2

松倉豊治 まつくらとよじ
明治39（1906）年10月13日～平成5（1993）年5月20日
大正～平成期の法医学者。大阪大学教授、兵庫医科大学教授。
¶科学，近医，現執1期，現執2期

松坂清俊 まつさかきよとし
昭和10（1935）年～
昭和期の障害児心理学研究者。三重大学教授。
¶現執1期

松坂義正 まつざかよしまさ
明治21（1888）年7月12日～昭和54（1979）年11月

13日
明治～昭和期の医師。広島県医師会会長、厚生省原爆医療審議会委員。
¶世紀，日人，広島百

松崎明 まつざきあきら
寛政8(1796)年～明治9(1876)年
江戸時代末期～明治時代の医師。
¶国書([没]明治9(1876)年9月1日)，姓氏愛知，幕末，幕末大，藩臣4

松崎寛良 まつざきかんりょう
寛政2(1790)年～文久1(1861)年
江戸時代末期の医師。
¶高知人([生]1788年)，幕末([没]1861年7月6日)，幕末大([没]文久1(1861)年5月29日)

松崎義周 まつざきぎしゅう
明治32(1899)年～昭和50(1975)年
昭和期の寄生虫学者。横浜市立大学教授。鉤虫症の研究を行い、犬鉤虫幼虫の発育形態変化を解明。
¶科学，近医，現情，人名7，世紀

松崎玄貞 まつざきげんてい
生没年不詳
江戸時代中期の医師。
¶飛騨

松崎悟 まつざきさとる
昭和21(1946)年7月4日～
昭和期の社会事業家、点訳会設立者。
¶視覚

松崎春堂 まつざきしゅんどう
文化6(1809)年～元治1(1864)年
江戸時代末期の産科医。
¶幕末([没]1864年12月16日)，幕末大([没]元治1(1864)年11月18日)

松崎俊久 まつざきとしひさ
昭和5(1930)年～平成16(2004)年5月24日
昭和～平成期の医師、老年医学者。著書に「寿命—どこまで伸びる」「ぼけ・寝たきりが食事で防げた」など。
¶現執3期，現政([生]昭和5年2月23日)

松崎浩 まつざきひろし
大正13(1924)年～平成22(2010)年
昭和～平成期の医師。眼科。
¶近医

松崎養拙 まつざきようせつ
生没年不詳
江戸時代前期の金森家の儒医。
¶飛騨

松崎蘭谷 まつざきらんこく
延宝2(1674)年～享保20(1735)年
江戸時代中期の儒学者、本草学者。
¶国書([没]享保20(1735)年7月9日)，コン改，コン4，詩歌，新潮([没]享保20(1735)年7月9日)，人名，世人，日人，藩臣5，兵庫人([生]延宝1(1673)年　[没]享保20(1735)年7月9日)，兵庫百，和俳

松崎路人 まつざきろじん
明治40(1907)年1月7日～昭和56(1981)年9月11日
大正～昭和期の医師、俳人。
¶四国文，徳島歴

松沢勲 まつざわいさお
明治41(1908)年12月15日～昭和60(1985)年3月11日
昭和期の町田市社会福祉協議会会長。
¶町田歴

松沢元貞 まつさわげんてい，まつざわげんてい
弘化3(1846)年～明治21(1888)年
明治期の医師。
¶青森人，青森百(まつざわげんてい)

松下兼知 まつしたかねとも
明治38(1905)年～平成1(1989)年
昭和期の絵画・考古資料収集家。医師。
¶姓氏鹿児島

松下元芳 まつしたげんぽう
天保2(1831)年～明治2(1869)年12月9日　[別]松下元芳《まつしたもとよし》
江戸時代末期の医師。
¶維新(まつしたもとよし)，日人([没]1870年)，幕末([没]1870年1月10日)，幕末大，藩臣7，福岡百，洋学(まつしたもとよし)

松下見林 まつしたけんりん
寛永14(1637)年～元禄16(1703)年
江戸時代前期～中期の医師、儒学者。儒医古林見宜に学んだ。
¶朝日([生]寛永14年1月1日(1637年1月26日)　[没]元禄16年12月7日(1704年1月13日))，岩史([生]寛永14(1637)年1月1日　[没]元禄16(1703)年12月7日)，大阪人([没]元禄16(1703)年12月)，角史，京都，京都大，近世，考古([生]寛永14年(1637年1月1日)　[没]元禄16年(1703年12月7日))，国史，国書([生]寛永14(1637)年1月1日　[没]元禄16(1703)年12月7日)，コン改，コン4，コン5，史人([生]1637年1月1日　[没]1703年12月7日)，思想史，神史，神人，新潮([没]元禄16(1703)年12月7日)，人名，姓氏京都，世人([没]元禄16(1703)年12月7日)，全書，対外，日人([没]1704年)，平史，歴大

松下秀山 まつしたしゅうざん
宝永2(1705)年～明和2(1765)年
江戸時代中期の医師。
¶人名，日人

松下捷彦 まつしたしょうげん
昭和13(1938)年4月27日～
昭和期の医師。高山赤十字病院長。
¶飛騨

松下真山 まつしたしんざん
寛文7(1667)年～延享3(1746)年
江戸時代中期の儒医。
¶国書([没]延享3(1746)年9月19日)，詩歌，人名，姓氏京都，日人，和俳

松下禎二 まつしたていじ
明治8(1875)年6月21日～昭和7(1932)年6月23日
明治～昭和期の医学者、理学者。京都医科大学教授となり衛生学、微生物学を講義。
¶科学，近医，人名，世紀，姓氏鹿児島，渡航，日人

松下博宣 まつしたひろのぶ
昭和32(1957)年～
昭和～平成期の経営者。ケアブレインズ代表取締役。専門は組織・人材開発、医療経済、医療管理。
¶現執4期

松下元芳 まつしたもとよし
→松下元芳(まつしたげんぽう)

松下養安 まつしたようあん
文化1(1804)年～元治2(1865)年
江戸時代末期の筑後久留米藩医。
¶藩臣7

松下良貞 まつしたりょうてい
天保2(1831)年8月～？
江戸時代末期～明治期の歯科医師。
¶埼玉人

松下廉蔵 まつしたれんぞう
大正10(1921)年2月16日～
昭和～平成期の厚生官僚。
¶履歴，履歴2

松嶋益謙 まつしまえきけん
天保3(1832)年～大正7(1918)年
明治～大正期の医師、「松氏春秋」を著す。
¶島根歴

松島玄周 まつしまげんしゅう
生没年不詳
江戸時代中期の医師。
¶飛騨

松島玄淳 まつしまげんじゅん
嘉永5(1852)年～大正14(1925)年
江戸時代末期～大正期の医師、漢学者。
¶島根歴

松島元碩(松島元硯) まつしまげんせき
文化11(1814)年～弘化1(1844)年
江戸時代後期の漢学者、医師。
¶姓氏長野，長野歴(松島元硯)

松島剛蔵 まつしまごうぞう
文政8(1825)年～元治1(1864)年
江戸時代末期の武士。長州藩士。医学、航海術に通じた。藩水軍の担い手。
¶朝日([生]文政8年3月6日(1825年4月23日) [没]元治1年12月19日(1865年1月16日))，維新，近世，国史，コン改，コン4，新潮([生]文政8(1825)年3月6日　[没]元治1(1864)年12月19日)，人名，姓氏山口，世人([生]文政7(1824)年)，日人([没]1865年)，幕末([没]1865年1月16日)，藩臣6，洋学

松島敏 まつしまさとし
昭和3(1928)年～
昭和期の医師。
¶群馬人

松島授三郎 まつしまじゅさぶろう
天保7(1836)年～明治31(1898)年
江戸時代末期～明治時代の実業家。天竜川堤防決壊の被害農民救済に奔走。西遠農学社を創立。
¶静岡百，静岡歴，姓氏静岡，幕末，幕末大

松島正儀 まつしままさのり
明治37(1904)年8月15日～平成9(1997)年4月3日
大正～昭和期の社会運動家。東京育成園園長、全国基督教社会福祉学会会長。子供の人権を守る集会を発足。
¶現朝，世紀，日人

松島正視 まつしままさみ
大正2(1913)年11月6日～
昭和期の小児科学者。
¶群馬人

松隅桃仙 まつずみとうせん
？　～享保12(1727)年7月
江戸時代中期の医師、筑紫箏伝承者。
¶日音

松園尚巳 まつぞのひさみ
大正11(1922)年7月15日～平成6(1994)年12月15日
昭和～平成期の実業家。ヤクルト本社社長、長崎新聞社長。宅配から化粧品・医薬品製造にも進出。
¶郷土長崎([生]1921年)，現朝，現情，現日，食文，新潮，世紀，長崎百，日人

松平家康 まつだいらいえやす
→徳川家康(とくがわいえやす)

松平君山 まつだいらくんざん
元禄10(1697)年～天明3(1783)年
江戸時代中期の漢学者、本草学者。尾張名古屋藩書物奉行。著作に「張州府志」「本草正譌」など。
¶愛知百，朝日([生]元禄10年3月27日(1697年5月17日)　[没]天明3年4月18日(1783年5月18日))，近世，国史，国書([生]元禄10(1697)年3月27日 [没]天明3(1783)年4月18日)，コン改，コン4，詩歌，新潮([生]元禄10(1697)年3月27日　[没]天明3(1783)年4月18日)，人名，姓氏愛知，世人([没]天明3(1783)年4月18日)，日人，藩臣4，洋学，和俳

松平定信 まつだいらさだのぶ
宝暦8(1758)年～文政12(1829)年　[別]白河楽翁《しらかわらくおう》，松平楽翁《まつだいららくおう》
江戸時代中期～後期の大名、老中。陸奥白河藩主。11代将軍家斉のもとで寛政の改革を指導。
¶朝日([生]宝暦8年12月27日(1759年1月15日) [没]文政12年5月13日(1829年6月14日))，伊豆，岩史([生]宝暦8(1758)年12月27日　[没]文政12(1829)年5月13日)，江人，江戸(白河楽翁 しらかわらくおう)，江文，角史，鎌倉，京都，

京都大，近世，考古（[生]宝暦8年（1756年12月27日）　[没]文政12年（1829年5月13日）），国史，国書（[生]宝暦8（1758）年12月27日　[没]文政12（1829）年5月13日），コン改，コン4，コン5，詩歌，史人（[生]1758年12月27日　[没]1829年5月13日），思想史，重要（[生]宝暦8（1758）年12月27日　[没]文政12（1829）年5月13日），植物（[生]宝暦8年12月27日（1759年1月15日）　[没]文政12年5月13日（1829年6月14日）），諸系（[生]1759年），人書94，新潮（[生]宝暦8（1758）年12月27日　[没]文政12（1829）年5月13日），新文（[没]文政12（1829）年5月13日），人名，姓氏京都，世人（[生]宝暦8（1758）年12月26日　[没]文政12（1829）年5月13日），世百，全書，対外，大百，多摩，茶道，伝記，徳川将，徳川松，日思，日史（[生]宝暦8（1758）年12月27日　[没]文政12（1829）年5月13日），日人（[生]1759年），藩主1（[生]宝暦8（1758）年12月27日　[没]文政12（1829）年5月13日），飛騨，百科，福島百，文学，平日（[生]1758　[没]1829），三重（[生]宝暦8年12月28日），山川小（[生]1758年12月27日　[没]1829年5月13日），歴大，和俳（[生]宝暦8（1758）年12月27日　[没]文政12（1829）年5月13日）

松平忠興　まつだいらだおき
→桜井忠興（さくらいただおき）

松平忠興　まつだいらただおき
→桜井忠興（さくらいただおき）

松平忠和　まつだいらただかず
→桜井忠興（さくらいただおき）

松平忠侯　まつだいらただこれ，まつだいらだたこれ
寛政11（1799）年11月22日～天保11（1840）年4月9日
江戸時代後期の大名。肥前島原藩主。藩校稽古館を再興、医学校済衆館を創設。
¶国書，諸系，日人，藩主4（まつだいらだたこれ）

松平近説　まつだいらちかよし
文政11（1828）年～明治19（1886）年
江戸時代末期～明治期の大名。豊後府内藩主。藩校を整備し、医学館を創設。
¶大分歴，諸系，日人，藩主4

松平照子　まつだいらてるこ
天保3（1832）年～明治17（1884）年
江戸時代末期～明治期の女性。飯野藩主保科正丕の娘。会津戦争時会津若松城籠城の婦子女を督励、傷病兵の看護に務める。
¶江表（照姫（福島県）），女性（[没]明治17（1884）年2月28日），日人

松平乗承　まつだいらのりつぐ
嘉永4（1851）年～昭和4（1929）年7月13日
明治～昭和期の官吏。子爵、貴族院議員。博愛社の創立に尽力、戦地傷病兵救護に従事、幹事を務め、赤十字社副社長歴任。
¶人名，世紀（[生]嘉永4（1851）年12月8日），渡航（[生]1851年2月8日），日人

松平治好　まつだいらはるよし
明和5（1768）年～文政9（1826）年
江戸時代中期～後期の大名。越前福井藩主。医学所済世館、藩校正義堂を創設。
¶諸系，日人，藩主3（[生]明和5（1768）年3月25日　[没]文政8（1825）年12月1日）

松平充子　まつだいらみちこ
明治6（1873）年2月～昭和33（1958）年1月13日
明治～昭和期の女性。伯爵松平直亮の妻。婦人共立育児会四谷区幹事、日本赤十字社篤志看護評議員などを歴任。
¶女性，女性普

松平頼暁　まつだいらよりあき
昭和6（1931）年3月27日～
昭和～平成期の作曲家。立教大学教授、日本現代音楽協会委員長。専門を分子遺伝学、分子生理学とする生物学者としても活躍。著書に「20.5世紀の音楽」など。
¶音楽，音人，音人2，音人3，現朝，現執1期，現情，現人，作曲，世紀，日人

松田黄牛　まつだおうぎゅう
宝暦11（1761）年～嘉永6（1853）年　[別]松田黄牛《まつだこうぎゅう》
江戸時代中期～後期の儒者、医師。高遠藩儒員。のち郷里で医業のかたわら家塾を開設。
¶国書（まつだこうぎゅう　[生]宝暦11（1761）年7月　[没]嘉永6（1853）年8月12日），姓氏長野，長野百，長野歴，日人（まつだこうぎゅう）

松田芹斎　まつだきんさい
生没年不詳
江戸時代後期の医師。
¶国書

松田金太郎　まつだきんたろう
？　～
大正期の東京帝国大学セツルメント参加者。
¶社史

松田賢吉　まつだけんきち
明治43（1910）年～昭和49（1974）年
昭和期の医師、島根県教育委員・人事委員。
¶島根歴

松田豪一　まつだごういち
明治32（1899）年～昭和52（1977）年
大正～昭和期の医師。耳鼻咽喉科。
¶近医

松田黄牛　まつだこうぎゅう
→松田黄牛（まつだおうぎゅう）

松田幸次郎　まつだこうじろう
明治41（1908）年～平成5（1993）年
大正～平成期の医師。専門は生理学。
¶近医

松田三知　まつださんち
寛保3（1743）年～文政2（1819）年
江戸時代中期～後期の医師。
¶姓氏富山

松田春台 まつだしゅんだい，まつだしゅんたい
宝暦4(1754)年〜文政5(1822)年7月26日
江戸時代中期〜後期の医師。
¶国書，鳥取百（まつだしゅんたい）

松田純也 まつだじゅんや
大正10(1921)年10月17日〜平成11(1999)年11月21日
昭和・平成期の医師。国立金沢病院小児科院長。
¶石川現九

松田昌造 まつだしょうぞう
明治14(1881)年〜昭和39(1964)年
明治〜昭和期の医師。
¶鳥取百

松田仁吉 まつだじんきち
明治31(1898)年5月20日〜昭和13(1938)年8月18日
昭和期の歯科医師。
¶社史

松田進勇 まつだしんゆう
明治37(1904)年11月11日〜昭和63(1988)年2月21日
大正〜昭和期の医師。
¶学校，近医

松田澄江 まつだすみえ
明治30(1897)年5月6日〜平成5(1993)年1月5日
昭和・平成期の社会事業家。
¶新宿女

松田竹里 まつだちくり
天明8(1788)年〜嘉永5(1852)年
江戸時代中期の医師。
¶国書(㊨嘉永5(1852)年1月)，人名，新潟百別，日人

松田長啓 まつだちょうけい
生没年不詳
江戸時代の漢方医、新発田藩藩医。
¶新潟百別

松田長元 まつだちょうげん
生没年不詳
江戸時代中期の本草家。田村藍水の門人。
¶朝日，江文，新潮，日人

松田東英 まつだとうえい
＊〜弘化4(1847)年
江戸時代後期の眼科医。
¶姓氏石川(㊨1788年)，富山百(㊨？　㊨弘化4(1847)年10月)，ふる(㊨1784年)

松田道斎 まつだどうさい
享保16(1731)年〜安永5(1776)年2月18日
江戸時代中期の医師、漢学者。
¶国書

松田友宏 まつだともひろ
昭和11(1936)年〜平成4(1992)年
昭和〜平成期の医師。専門は薬理学(神経精神薬理学)。

¶近医

松田七三男 まつだなみお
大正10(1921)年〜
昭和期の医師。
¶群馬人

松谷辰造 まつたにたつぞう
明治25(1892)年〜昭和46(1971)年
明治〜昭和期の医師、伝統芸能育成者。
¶世紀，日人，兵庫百

松谷義範 まつたによしのり
明治44(1911)年4月3日〜
昭和期の実業家。東邦薬品社長、東邦薬品会長。
¶現執2期

松田登 まつだのぼる
大正14(1925)年〜
昭和期の口腔外科学者。
¶群馬人

松田道雄 まつだみちお
明治41(1908)年10月26日〜平成10(1998)年6月1日
昭和期の医師。小児科。小児結核、小児保健全般について啓蒙活動をする。著書には「育児の百科」など。
¶アナ，京都文，近医，近県，近文，現朝，現執1期，現執2期，現情，現人，現日，コン改，コン4，コン5，児文，社史，新潮，世紀，日児，日人，日本，平和，マス2，マス89，民学，YA(㊨2000年)

松田八重子 まつだやえこ
明治39(1906)年10月8日〜昭和47(1972)年4月19日
昭和期の社会事業家。神奈川県乳児保護協会副会長、社会福祉法人乳児保護協会会長。
¶女性，女性普

松田竜一 まつだりゅういち
明治31(1898)年〜昭和54(1979)年
大正〜昭和期の医師。耳鼻咽喉科。
¶近医

松田良順 まつだりょうじゅん
文化2(1805)年〜？
江戸時代後期の沼部氏の侍医。
¶姓氏岩手

松田齢桃 まつだれいとう
？　〜天保8(1837)年
江戸時代後期の下総古河藩医。
¶藩臣3

松友了 まつともりょう
昭和22(1947)年〜
昭和〜平成期の社会福祉家。全日本手をつなぐ育成会常務理事。
¶現執4期

松永英 まつながえい
大正11(1922)年5月7日〜平成17(2005)年2月

27日
昭和〜平成期の人類遺伝学者。
¶科学，近医，現朝，現情，世紀，日人

松永作眼 まつながさくげん
江戸時代中期の眼科医。
¶眼科

松永周甫 まつながしゅうすけ
文化13(1816)年〜明治19(1886)年 [別]松永周甫《まつながしゅうほ》
江戸時代後期〜明治期の医師、本草家。萩藩医、本草生育方頭取。
¶維新，姓氏山口，長崎遊，日人，幕末([没]1886年6月28日)，幕末大([生]文化13(1816)年6月13日 [没]明治19(1886)年6月28日)，洋学(まつながしゅうほ)

松永周甫 まつながしゅうほ
→松永周甫(まつながしゅうすけ)

松中昭一 まつなかしょういち
昭和2(1927)年〜
昭和〜平成期の農学者。神戸大学教授、日本農薬学会会長。
¶YA

ま

松永亨 まつながとおる
昭和4(1929)年〜平成7(1995)年
昭和〜平成期の医師。耳鼻咽喉科。
¶近医

松永藤雄 まつながふじお
明治44(1911)年5月12日〜平成9(1997)年10月11日
昭和期の内科学者。消化器病、がんを専門とする。都立駒込病院院長など歴任。
¶科学，近医，現朝，現情，世紀，日人

松波寅吉 まつなみとらきち
明治8(1875)年〜昭和15(1940)年
明治〜昭和期の名古屋の医師。
¶姓氏愛知

松野因策 まつのいんさく
寛政4(1792)年〜天保13(1842)年
江戸時代後期の華岡青洲に学んだ弘前藩医。
¶青森人

松野一也 まつのかずや★
明治11(1878)年3月29日〜昭和19(1944)年2月7日
明治〜昭和期の医師。
¶秋田人2

松野菊太郎 まつのきくたろう
慶応4(1868)年1月23日〜昭和27(1952)年1月25日
明治〜昭和期の牧師、社会事業家。教文館総主事。麻布クリスチャン教会牧師。困窮した結核患者のため報恩会を発足。
¶海越新，キリ([生]慶応4年1月23日(1868年2月16日))，近現，国史，世紀，渡航([生]1868年2月16日)，日人

松野憲治 まつのけんじ
明治31(1898)年〜昭和36(1961)年
昭和期の教育者。
¶視覚

松野精一 まつのせいいち
大正9(1920)年〜昭和62(1987)年
昭和期の東北化学薬品創設。
¶青森人

松野盛吉 まつのせいきち★
明治18(1885)年6月1日〜昭和39(1964)年12月6日
明治〜昭和期の医師。消防団長、秋田県議。
¶秋田人2

松野智照 まつのちしょう
明治10(1877)年〜昭和15(1940)年5月8日
明治〜昭和期の僧、社会事業家、済世顧問。
¶岡山歴

松延正之 まつのぶまさゆき
昭和20(1945)年11月〜
昭和〜平成期の小児科学医師。食物アレルギーの治療・予防のための“回転食”を考案。著書に「食物アレルギー最新情報」など。
¶現執3期

松葉重雄 まつばしげお
明治20(1887)年12月3日〜昭和28(1953)年11月29日
明治〜昭和期の獣医学者、東京獣医畜産大学学長。専門は家畜外科学。
¶科学

松橋直 まつはしちょく
大正11(1922)年5月3日〜平成4(1992)年8月5日
昭和〜平成期の免疫学者。東京大学教授。
¶科学，近医，現情

松橋俊夫 まつはしとしお
昭和13(1938)年6月1日〜
昭和〜平成期の精神病理学者。著書に「光彩と暗塊の人間構造」「漢方による精神科治療」など。
¶現執3期

松葉祥一 まつばしょういち
昭和30(1955)年2月24日〜
昭和〜平成期の研究者。神戸市看護大学教授。
¶現執4期

松林久吉 まつばやしきゅうきち
→松林久吉(まつばやしひさきち)

松林篁雨 まつばやしこうう
享保19(1734)年〜文化6(1809)年
江戸時代中期〜後期の医師、俳人。
¶埼玉百

松林久吉 まつばやしひさきち
明治40(1907)年9月7日〜昭和53(1978)年7月11日 [別]松林久吉《まつばやしきゅうきち》
昭和期の寄生虫学者。慶応義塾大学教授。原虫疾患の権威。

¶科学，近医，現情，人名7（まつばやしきゅうきち），世紀，日人

松原一閑斎 まつばらいっかんさい
→松原慶輔（まつばらけいほ）

松原一鳳 まつばらいっぽう
宝暦13（1763）年～弘化2（1845）年4月24日
江戸時代中期～後期の医師。
¶国書

松原英多 まつばらえいた
昭和6（1931）年6月25日～
昭和～平成期の医師。エビス診療所長。著書に「背骨健康法」「短時間睡眠法」など。
¶現執2期，現執3期，現執4期

松原慶輔 まつばらけいほ
元禄2（1689）年～明和2（1765）年　[別]松原一閑斎《まつばらいっかんさい》
江戸時代中期の医師。
¶朝日（松原一閑斎　まつばらいっかんさい　[生]元禄2年1月10日（1689年1月30日）　[没]明和2年5月28日（1765年7月15日）），科学，国書（[没]明和2（1765）年5月28日），コン改，コン4，コン5，人名（[生]？），姓氏京都，日人

松原謙一 まつばらけんいち
昭和9（1934）年2月2日～
昭和～平成期の分子生物学者。大阪大学教授、奈良先端科学技術大学院大学教授。専門は分子生物学、ウイルス遺伝学。DNAチップ研究所を設立、社長。
¶現朝，世紀，日人

松原三郎 まつばらさぶろう
明治10（1877）年～昭和11（1936）年8月
明治～昭和期の神経精神医学者。金沢医科大学教授。「鬱憂病の本態」で学位取得、松原病院開業、北陸地方における神経精神医学に貢献。
¶科学（[没]1936年（昭和11）8月5日），近医，人名，渡航，日人（[生]明治10（1877）年10月19日）

松原純子 まつばらじゅんこ
昭和11（1936）年1月1日～
昭和～平成期の評論家。医学をベースに環境医学、原子力問題、女性問題について評論、講演を行う。著書に「リスク科学入門」など。
¶現執3期，現情，世紀，マス89

松原惇子 まつばらじゅんこ
昭和22（1947）年～
昭和～平成期のノンフィクション作家、カウンセラー。著作「クロワッサン症候群」で話題となる。ほかに「英語できます」「いい女は頑張らない」など。
¶現執3期，現執4期，世紀，マス89

松原新之助 まつばらしんのすけ
嘉永6（1853）年～大正5（1916）年
明治期の水産学者。水産講習所所長。本草・生物学を学び、東京医学校、駒場農学校で動物学を講じた。
¶朝日（[没]大正5（1916）年2月14日），海越（[没]大正5（1916）年12月14日），海越新（[没]大正5（1916）年12月14日），科学（[生]1853年（嘉永6）1月30日　[没]1916年（大正5）2月14日），国際，島根人，島根歴，植物（[生]嘉永6（1853）年1月31日　[没]大正5（1916）年2月14日），食文（[没]1916年12月14日），新潮（[没]大正5（1916）年12月14日），人名，世紀（[没]大正5（1916）年12月14日），先駆（[没]大正5（1916）年12月14日），渡航（[生]1853年1月　[没]1916年2月14日），日人，幕末

松原赤美果 まつばらせきじつか
明治30（1897）年～昭和53（1978）年
大正～昭和期の俳人・医師。
¶香川人

松原道斎 まつばらどうさい
宝暦3（1753）年～文化10（1813）年
江戸時代後期の医師。
¶長崎遊

松原訥翁 まつばらとつおう
文政12（1829）年2月5日～明治37（1904）年8月14日
江戸時代末期の医師。
¶岡山人，岡山歴

松原日治 まつばらにちじ
昭和10（1935）年9月10日～
昭和期の僧侶、社会福祉家。平等山福祉寺奥之院住職。
¶現執2期

松原恕行 まつばらひろゆき
宝暦10（1760）年3月9日～天保12（1841）年7月18日
江戸時代中期～後期の医師。
¶国書，徳島百，徳島歴

松原葆斎 まつばらほうさい，まつばらぼうさい
文政8（1825）年～明治31（1898）年
江戸時代末期～明治期の信濃松本藩医、儒学者。
¶人名（[生]1824年　[没]1897年），姓氏長野，長崎遊，長野百，長野歴，日人，藩臣3（まつばらぼうさい）

松原保道 まつばらほどう
正徳2（1712）年～寛政7（1795）年
江戸時代後期の藩医師。
¶和歌山人

松原正香 まつばらまさか
明治32（1899）年～昭和62（1987）年
大正～昭和期の医師。内科。
¶近医

松原隆三 まつばらりゅうぞう
大正15（1926）年2月26日～
昭和～平成期の教育学者。兵庫教育大学教授。専門は障害児教育。編著に「心身障害教育の今日的課題 第3巻」など。
¶現執3期

松味喬木 まつみきょうぼく
　宝暦8(1758)年〜文政5(1822)年
　江戸時代後期の医師。
　¶大阪人(㊚文政5(1822)年7月), 人名, 日人

松味千丈 まつみせんじょう
　文化1(1804)年〜
　江戸時代後期の医家。
　¶大阪人

松宮誠一 まつみやせいいち
　明治42(1909)年2月5日〜昭和62(1987)年9月25日
　昭和期の口腔病理学者。東京歯科大学教授。
　¶科学, 郷土滋賀, 近医, 現情

松村英一 まつむらえいいち
　明治34(1901)年4月11日〜昭和22(1947)年4月14日
　大正〜昭和期の歯科医。
　¶徳島百

松村九山 まつむらきゅうざん
　寛保3(1743)年〜文政5(1822)年
　江戸時代の儒者、医師。越前大野藩、のち越前大野藩で侍医・侍講を務めた。
　¶国書(㊚寛保3(1743)年7月23日　㊚文政5(1822)年5月13日), 人名, 日人

松村元綱 まつむらげんこう
　生没年不詳　㊞松村元綱《まつむらもとつな》
　江戸時代後期のオランダ通詞、蘭学者。本草類の調査、「成形実録」編纂に従事。
　¶朝日, 科学, 国書(まつむらもとつな), 日人, 洋学

松村謙三 まつむらけんぞう
　明治16(1883)年1月24日〜昭和46(1971)年8月21日
　昭和期の政治家。衆議院議員、農林相、厚生相。日中総連絡役など中国との友好に尽力。
　¶岩史, 角史, 近現, 現情, 現人, 現日(㊚1971年8月22日), 国޺, コン改, コン4, コン5, 史人, 新潮, 人名7, 世紀, 政治, 姓氏, 富山, 世人, 全書, 富山百, 日史, 日人, 平和, 履歴, 履歴2, 歴大

松村篁雨 まつむらこうう
　享保18(1733)年〜文化6(1809)年
　江戸時代中期の俳諧作者・医師。
　¶埼玉人

松村秩 まつむらさとし
　昭和7(1932)年〜平成14(2002)年
　昭和〜平成期の理学療法士。
　¶近医

松村蘭 (松村盡) **まつむらすすむ**
　明治19(1886)年5月3日〜昭和48(1973)年6月9日
　大正〜昭和期の衛生学者。千葉医学専門学校教授。著書に「脚気病原論」など。
　¶科学, 近医, 現情, 人名7, 世紀(㊚明治19(1886)年5月), 千葉百(松村盡), 日人

松村大成 まつむらたいせい
　文化5(1808)年〜慶応3(1867)年
　江戸時代末期の肥後熊本藩士、医師。
　¶朝日(㊚慶応3年1月12日(1867年2月16日)), 維新, 熊本人, 熊本百(㊚文化5(1808)年5月㊚慶応3(1867)年1月13日), 人名, 日人, 幕末(㊚1867年1月12日), 幕末大(㊚慶応3(1867)年1月12日), 藩臣7

松村忠樹 まつむらただき
　大正5(1916)年〜平成2(1990)年
　昭和〜平成期の医師。小児科。
　¶近医

松村竜雄 まつむらたつお
　明治43(1910)年10月17日〜平成15(2003)年11月30日
　昭和期の小児科学者。
　¶科学, 近医, 群馬人

松村太郎 まつむらたろう
　昭和期の理学療法士。
　¶視覚

松村矩明 まつむらのりあき
　天保13(1842)年〜明治10(1877)年
　江戸時代末期〜明治期の医師。大阪医学校長、文部少教授。大阪に啓蒙舎を開く。著書に翻訳「生理新論」など。
　¶洋学

松村文祥 まつむらぶんしょう
　*〜明治25(1892)年9月17日
　江戸時代末〜明治時代の医師。医業の傍ら克巳堂で史書を講じ、多くの志士を育成。
　¶幕末(㊚1823年), 幕末大(㊚文化13(1816)年)

松村元綱 まつむらもとつな
　→松村元綱(まつむらげんこう)

松村勇一 まつむらゆういち
　大正12(1923)年8月14日〜
　昭和〜平成期の生化学者。和歌山県立医科大学教授。
　¶現情

松村養全 まつむらようぜん
　寛政10(1798)年〜嘉永5(1852)年
　江戸時代末期の医師。
　¶人名, 日人

松村義寛 まつむらよしひろ
　大正3(1914)年〜平成4(1992)年
　昭和〜平成期の医師。専門は生化学、栄養学。
　¶近医

松本彰 まつもとあきら
　明治28(1895)年〜昭和50(1975)年
　明治〜昭和期の医師。外科。
　¶近医

松本績 まつもといさお
　明治29(1896)年〜
　大正〜昭和期の歯科医。

¶郷土和歌山

松本勇 まつもといさむ
昭和4(1929)年～平成16(2004)年
昭和～平成期の医師。専門は生化学。
¶近医

松本巌 まつもといわお
文政2(1819)年～明治11(1878)年1月　[別]松本古堂《まつもとこどう》
江戸時代末期～明治期の儒者、医師。
¶維新，国書(松本古堂　まつもとこどう　[生]文政2(1819)年2月10日)，島根人，島根百([生]文政2(1819)年2月10日)，島根歴，人名，日人(松本古堂　まつもとこどう)，幕末

松本かをる まつもとかおる，まつもとかをる
明治29(1896)年8月25日～昭和55(1980)年9月11日
明治～昭和期の俳人、医師。
¶高知人(まつもとかをる)，四国文

松本一弥 まつもとかずや
昭和18(1943)年5月23日～
昭和～平成期の衛生学者。東亜大学教授。著書に「不眠症」「健康と生体の機能」など。
¶現執3期

松本寛吾 まつもとかんご
寛政3(1791)年～天保6(1835)年
江戸時代後期の医師。
¶大阪人，大阪墓([没]天保6(1835)年3月16日)，洋学

松本恭治 まつもときょうじ
昭和18(1943)年～
昭和～平成期の研究者。高崎健康福祉大学教授。
¶現執4期

松本空庵 まつもとくうあん
慶長7(1602)年～延宝6(1678)年
江戸時代前期の医師。
¶人名，日人

松本銈 まつもとけい
→松本銈太郎(まつもとけいたろう)

松本経愛 まつもとけいあい
明治8(1875)年～昭和2(1927)年
明治～昭和期の医師・政治家。
¶愛媛，愛媛百([生]明治8(1875)年7月19日　[没]昭和2(1927)年8月23日)

松本圭一 まつもとけいいち
明治19(1886)年6月4日～昭和51(1976)年3月9日
大正～昭和期の社会事業家。第3回国際労働会議労働代表、エメボイ(ブラジル)農事実習場長。
¶社史

松本銈太郎 まつもとけいたろう
嘉永3(1850)年～明治12(1879)年4月16日　[別]松本銈《まつもとけい》
江戸時代末期～明治期の医師。維新後ドイツに留学。ドイツ化学会機関誌に日本人で初めて論文を発表。
¶海越(松本銈　まつもとけい)，海越新(松本銈　まつもとけい)，科学([生]嘉永3(1850)年3月19日)，国際，渡航，日人，洋学

松本元泰 まつもとげんたい
寛政2(1790)年～明治16(1883)年
江戸時代末期～明治期の医師。米子で牛種痘接種に尽力。著書に「一灸万全」など。
¶国書，鳥取百，長崎遊，日人，洋学

松本剛太郎 まつもとごうたろう
明治23(1890)年3月27日～昭和43(1968)年
大正～昭和期の医師。
¶札幌，北海道文([没]昭和43(1968)年2月11日)

松本顧言 まつもとこげん
文化14(1817)年～明治14(1881)年　[別]顧言《こげん》
江戸時代末期～明治期の俳人、医師。
¶国書(顧言　こげん　[没]明治14(1881)年12月4日)，人名，日人，俳諧(顧言　こげん　[生]？)，俳句(顧言　こげん　[没]明治14(1881)年12月4日)，和俳

松本古堂 まつもとこどう
→松本巌(まつもといわお)

松本樨柯 まつもとさいか
天明5(1785)年～天保11(1840)年　[別]樨柯《さいか》
江戸時代後期の俳人、医師、本草学者。
¶国書(樨柯　さいか　[没]天保11(1840)年2月21日)，人名，日人，俳諧(樨柯　さいか　[生]？)，俳句(樨柯　さいか　[没]天保11(1840)年2月21日)，和俳

松本定 まつもとさだむ
天保13(1842)年～元治1(1864)年
江戸時代末期の医師。
¶維新，幕末([没]1864年12月24日)，幕末大([没]元治1(1864)年11月26日)

松本静子 まつもとしずこ
明治40(1907)年11月30日～昭和61(1986)年11月4日　[別]松本静子《まつもとせいこ》
昭和期の栄養学者。大阪女子専門学校教授。五人目の理学博士。大阪女子大学名誉教授。
¶大阪人(まつもとせいこ　[没]昭和61(1986)年11月)，女性，女性普，兵庫百

松本重一郎 まつもとじゅういちろう
大正9(1920)年12月8日～平成12(2000)年5月19日
昭和～平成期の水産学者、上智大学名誉教授。専門は生化学、水産化学、食糧化学。
¶科学

松本周察 まつもとしゅうさつ
文化8(1811)年～明治21(1888)年
江戸時代後期～明治期の伊具郡角田邑主石川氏の侍医。
¶姓氏宮城

松本順 まつもとじゅん
天保3(1832)年6月16日〜明治40(1907)年3月12日 [別]松本良順《まつもとりょうじゅん》
江戸時代末期〜明治時代の医師。初代陸軍軍医総監。陸軍軍医部を編制。海水浴を奨励した。著書に「養生法」など。
¶朝日([生]天保3年6月16日(1832年7月13日)),維新(松本良順 まつもとりょうじゅん),岩史(松本良順 まつもとりょうじゅん),江人(松本良順 まつもとりょうじゅん),江戸東,江文(松本良順 まつもとりょうじゅん),科学,神奈川人,神奈川百,教育,郷土長崎(松本良順 まつもとりょうじゅん),近医,近現,近世,国際,国史,国書(松本良順 まつもとりょうじゅん),コン改(松本良順 まつもとりょうじゅん),コン4(松本良順 まつもとりょうじゅん),コン5(松本良順 まつもとりょうじゅん),史人,思想,写家,庄内,食文(松本良順 まつもとりょうじゅん [生]天保3年6月16日(1832年7月13日)),人書94(松本良順 まつもとりょうじゅん),新潮,人名,姓氏神奈川,先駆(松本良順 まつもとりょうじゅん),全書(松本良順 まつもとりょうじゅん),全幕(松本良順 まつもとりょうじゅん),大百(松本良順 まつもとりょうじゅん),徳川臣(松本良順 まつもとりょうじゅん),長崎百(松本良順 まつもとりょうじゅん),長崎遊,長崎歴(松本良順 まつもとりょうじゅん),日史(松本良順 まつもとりょうじゅん),日人,幕末(松本良順 まつもとりょうじゅん),幕末大(松本良順 まつもとりょうじゅん),百科(松本良順 まつもとりょうじゅん),明治2,山形百,洋学(松本良順 まつもとりょうじゅん),陸海,歴大

松本俊吉 まつもとしゅんきち
安政4(1857)年〜大正13(1924)年
明治〜大正期の接骨医。
¶高知人

松本俊吾 まつもとしゅんご
昭和16(1941)年8月20日〜
昭和期の鍼灸マッサージ師、社会事業家。
¶視覚

松本淳治 まつもとじゅんじ
大正6(1917)年3月30日〜平成8(1996)年8月18日
昭和期の生理学者。大脳生理学、とくに睡眠、夢の研究で知られる。
¶科学,近医,現朝,世紀,日人

松本信一 まつもとしんいち
明治17(1884)年11月7日〜昭和59(1984)年8月1日
大正〜昭和期の皮膚科学者。大阪医科大学学長。梅毒の感染免疫を病理組織学、細菌免疫学から解明。
¶科学,近医,現情,新潮,世紀,日人,日本

松本真一 まつもとしんいち
昭和12(1937)年7月9日〜
昭和期の社会福祉学者。桃山学院大学教授。
¶現執2期

松本慎思 まつもとしんし
生没年不詳
江戸時代後期の本草家。
¶国書

松本清一(1) まつもとせいいち
大正13(1924)年〜昭和58(1983)年
昭和期の医師。専門は病理学、ウイルス学。
¶近医

松本清一(2) まつもとせいいち
大正5(1916)年11月8日〜平成23(2011)年
昭和期の医師、産科婦人科学者。
¶近医,群馬人

松本せい子 まつもとせいこ
明治2(1869)年8月10日〜大正3(1914)年6月23日
明治〜昭和期の看護婦。駒込病院看護婦長。勲八等宝冠章受章。
¶女性,女性普

松本静子 まつもとせいこ
→松本静子(まつもとしずこ)

松本征二 まつもとせいじ
明治38(1905)年2月27日〜昭和60(1985)年10月5日
昭和期の職業訓練指導員。
¶視覚

松本操一 まつもとそういち
明治27(1894)年4月19日〜昭和34(1959)年1月4日
明治〜昭和期の弓道家。医学博士。
¶弓道

松本操貞 まつもとそうてい
弘化3(1846)年〜大正3(1914)年11月12日
明治期の箏曲家。漢籍、和歌、鍼治にも通じた。
¶音人,芸能([没]大正3(1914)年11月),新芸,人名,日音([没]大正3(1914)年11月12日,(異説)11月13日),日人

松本高三郎 まつもとたかさぶろう
明治5(1872)年8月〜昭和27(1952)年
明治〜昭和期の精神病学者。千葉医学専門学校教授。著書に「精神病診断及治療学」など。
¶科学([没]1952年(昭和27)9月10日),近医,現情([没]1952年7月10日),人名7,世紀([没]昭和27(1952)年9月10日),千葉百,日人([没]昭和27(1952)年7月10日)

松本多喜馬 まつもとたきま
明治11(1878)年〜昭和27(1952)年
明治〜昭和期の医師。
¶鳥取百

松本駝堂 まつもとだどう
延宝1(1673)年〜宝暦1(1751)年
江戸時代前期〜中期の本草家。
¶日人,三重

ま

松本秩夫治 まつもとちふじ
明治33(1900)年9月11日〜昭和34(1959)年11月16日
大正〜昭和期のアマチュア相撲の選手・医師。
¶埼玉人

松本長蔵 まつもとちょうぞう
安政4(1857)年9月19日〜明治39(1906)年7月22日
江戸時代末期〜明治期の弓道家、婦人科医、村会議員。
¶弓道

松本勉 まつもとつとむ
昭和6(1931)年〜平成22(2010)年
昭和〜平成期の社会運動家。
¶近医

松本恒之助 まつもとつねのすけ
嘉永1(1848)年〜昭和7(1932)年
江戸時代末期〜明治期の漢・蘭方医、教育者。
¶神奈川人, 姓氏神奈川

松本ツマ まつもとつま
明治32(1899)年〜昭和37(1962)年
大正〜昭和期の助産婦。取りあげた子供は1万人以上。愛国婦人会、国防婦人会会長、女性初の村会議員を務め、社会福祉に尽くした。
¶女性, 女性普, 世紀, 日人

松本天竈 まつもとてんそう
*〜天保6(1835)年 [別]松本安二郎《まつもとやすじろう》
江戸時代中期〜後期の医師。
¶群馬人([生]宝暦2(1752)年), 姓氏群馬(松本安二郎 まつもとやすじろう [生]1775年)

松本信雄 まつもとのぶお
昭和7(1932)年〜平成2(1990)年
昭和〜平成期の医師。専門は衛生学。
¶近医

松本破甍 まつもとはぼう
昭和期の医師・俳人。
¶御殿場

松本博 まつもとひろし
大正2(1913)年〜平成14(2002)年
昭和〜平成期の医師。専門は薬理学。
¶近医

松本政雄 まつもとまさお
明治41(1908)年10月11日〜昭和59(1984)年
昭和期の生理学者。
¶近医, 群馬人

松本万年 まつもとまんねん
文化12(1815)年〜明治13(1880)年
江戸時代末期〜明治期の医師、漢学者。東京師範学校教授。医業の傍ら子弟の教育にあたる。止敬学舎を設立し、女子教育にあたる。
¶埼玉人([生]文化12(1815)年8月 [没]明治13(1880)年9月13日), 人名, 日人, 幕末([没]1880年9月18日), 幕末大([生]文化12(1815)年8月25日 [没]明治13(1880)年9月18日)

松本稔 まつもとみのる
大正4(1915)年〜平成8(1996)年
昭和〜平成期の医師。専門はウイルス学。
¶近医

松本本松 まつもともとまつ
明治18(1885)年〜昭和36(1961)年
明治〜昭和期の医師。耳鼻咽喉科。
¶近医

松本安二郎 まつもとやすじろう
→松本天竈(まつもとてんそう)

松本保久 まつもとやすひさ
大正2(1913)年〜平成18(2006)年
昭和〜平成期の医師。専門は生理学。
¶近医

松本胖 まつもとゆたか
明治43(1910)年〜平成15(2003)年
大正〜平成期の医師。精神科。
¶近医

松本芳郎 まつもとよしろう
昭和3(1928)年〜
昭和期の小児科医。
¶群馬人

松本良順 まつもとりょうじゅん
→松本順(まつもとじゅん)

松本良之助 まつもとりょうのすけ
明治16(1883)年〜昭和51(1976)年
明治〜昭和期の社会福祉・社会教育者。
¶愛媛

松本良甫 まつもとりょうほ
文化3(1806)年〜明治10(1877)年
江戸時代末期〜明治期の医師。
¶近医, 人名, 日人

松森三朴 まつもりさんぼく
文化13(1816)年〜明治25(1892)年
江戸時代末期〜明治期の医師。
¶岡山人, 人名, 長崎遊, 日人

松守敏 まつもりとし
明治31(1898)年12月1日〜昭和63(1988)年5月24日
大正〜昭和期の看護婦・救護看護婦。
¶埼玉人

松山玄中 まつやまげんちゅう
文政1(1818)年〜嘉永4(1851)年11月24日
江戸時代後期の医師。
¶国書

松山耕造 まつやまこうぞう
天保8(1837)年〜明治44(1911)年
江戸時代後期〜明治期の医師。
¶新潟百

松山崑山 まつやまこんざん
文政1（1818）年～嘉永4（1851）年11月24日
江戸時代後期の医師。
¶庄内

松山秀一 まつやましゅういち
昭和8（1933）年～平成10（1998）年
昭和～平成期の医師。眼科。
¶近医

松山四郎 まつやましろう
昭和6（1931）年～平成22（2010）年
昭和～平成期の医師。外科（小児外科）。
¶近医

松山深蔵 まつやましんぞう
→松山正夫（まつやままさお）

松山大年 まつやまたいねん
宝暦13（1763）年～文政1（1818）年7月16日
江戸時代中期～後期の医師。
¶庄内

ま

松山達夫 まつやまたつお
大正11（1922）年～
昭和期の医師。
¶群馬人

松山棟庵（松山棟安） まつやまとうあん
天保10（1839）年～大正8（1919）年
明治期の医師、教育者。慶応義塾医学所校長。有志共立東京病院設立に尽力、医学教育に当る。英文医書翻訳の嚆矢「窒扶斯新論」を著す。
¶朝日（[生]天保10年9月17日（1839年10月23日）[没]大正8（1919）年12月1日），科学（[生]天保10（1839）年9月17日　[没]大正8（1919）年12月12日），神奈川人，郷土和歌山（松山棟安），近医，新潮（[生]天保10（1839）年9月17日　[没]大正8（1919）年12月12日），人名（[生]1837年），姓氏神奈川，日人，幕末（[没]1919年12月18日），幕末大（[生]天保10（1839）年9月17日　[没]大正8（1919）年12月18日），洋学，和歌山人

松山道善 まつやまどうぜん
宝暦13（1763）年～文政1（1818）年7月16日
江戸時代中期～後期の医師。
¶国書

松山智治 まつやまともじ
昭和3（1928）年7月25日～平成1（1989）年12月7日
昭和期の外科医。松戸病院院長。国立初のホスピス“緩和ケア病棟”を開設。
¶近医，世紀，日人

松山直二 まつやまなおじ
明治4（1871）年～昭和25（1950）年
明治～昭和期の医師、政治家。日置郡会議員、鹿児島県議会議員。
¶姓氏鹿児島

松山正夫 まつやままさお
天保8（1837）年～元治1（1864）年　[別]松山深蔵《まつやましんぞう》
江戸時代末期の医師。
¶維新（松山深蔵　まつやましんぞう），高知人（松山深蔵　まつやましんぞう），コン改，コン4，コン5，新潮（松山深蔵　まつやましんぞう　[生]天保8（1837）年2月11日　[没]元治1（1864）年7月21日），人名，全幕（松山深蔵　まつやましんぞう），日人，幕末（松山深蔵　まつやましんぞう　[没]1864年7月22日），幕末大（松山深蔵　まつやましんぞう　[生]天保8（1837）年2月11日　[没]元治1（1864）年7月21日），藩臣6

松山幸弘 まつやまゆきひろ
昭和28（1953）年2月～
昭和～平成期の医療経済専門家。著書に「米国の医療経済」「エイズ戦争―日本への警告」など。
¶現執3期

松山陽太郎 まつやまようたろう
明治6（1873）年4月6日～昭和18（1943）年3月19日
明治期の医学者。ドイツに留学する。
¶海越（生没年不詳），海越新，渡航

松山良造 まつやまりょうぞう
天保10（1839）年5月5日～明治25（1892）年2月28日
江戸時代末期の医師。
¶幕末（生没年不詳），幕末大

松浦詮 まつらあきら
天保11（1840）年10月18日～明治41（1908）年4月13日　[別]松浦詮《まつうらあきら》，心月《しんげつ》
江戸時代末期～明治期の平戸藩主。貴族院議員、伯爵。洋式の医学・砲術を奨励し藩の警備強化に尽力。
¶朝日（[生]天保11年10月18日（1840年11月13日）），維新（まつうらあきら），学校，弓道（[没]明治41（1908）年4月11日），近現，近世，国史，コン改（まつうらあきら），コン4（まつうらあきら），コン5（まつうらあきら），史人（まつうらあきら），諸系，新潮（[没]明治41（1908）年4月11日），人名（まつうらあきら），世紀（まつうらあきら），日人，俳句（心月　しんげつ），幕末，幕末大（[没]明治41（1908）年4月11日），藩主4，履歴（まつうらあきら）

間藤方雄 まとうまさお
昭和4（1929）年8月23日～
昭和期の解剖学者。
¶群馬人

真中すず まなかすず
明治14（1881）年～昭和44（1969）年
明治期の医師。前橋で最初の女医。群馬女医会会長等を歴任。県知事から「県民の母」として表彰された。
¶群新百，群馬人，群馬百，女性，女性普，世紀，姓氏群馬，日人

曲直瀬一渓 まなせいっけい
→曲直瀬道三（まなせどうさん）

曲直瀬玄淵 まなせげんえん
寛永13（1636）年～貞享3（1686）年

江戸時代前期の医師。
¶国書([没]貞享3(1686)年5月22日), 人名, 日人

曲直瀬玄鑑 まなせげんかん
→今大路道三(1)(いまおおじどうさん)

曲直瀬玄朔 まなせげんさく
天文18(1549)年～寛永8(1631)年　[別]曲直瀬正紹《まなせまさつぐ》, 玄朔《げんさく》
安土桃山時代～江戸時代前期の医師。道三流医学を体系化。著書に345症例を記録した「医学天正記」がある。
¶朝日([没]寛永8年12月10日(1632年1月31日)), 角史, 京都([没]元和8(1622)年), 京都大, 近世, 国史, 国書([没]寛永8(1631)年12月10日), コン改, コン4, コン5, 人書94, 新潮([没]寛永8(1631)年12月10日), 人名, 姓氏京都, 世人, 戦国(曲直瀬正紹　まなせまさつぐ　[生]1541年　[没]1622年), 戦人(曲直瀬正紹　まなせまさつぐ　[生]天文9(1540)年　[没]元和8(1622)年), 全戦, 対外, 日人([没]1632年)

曲直瀬篁庵 まなせこうあん
文化6(1809)年10月22日～安政5(1858)年　[別]曲直瀬正貞《まなせしょうてい》
江戸時代末期の医師。
¶維新, 国書(曲直瀬正貞　まなせしょうてい　[没]安政5(1858)年6月14日), コン5, 幕末([生]1810年1月4日　[没]1858年9月1日), 幕末大([没]安政5(1858)年6月14日)

曲直瀬正純 まなせしょうじゅん
永禄2(1559)年～慶長10(1605)年3月27日　[別]曲直瀬正純《まなせまさずみ》
安土桃山時代～江戸時代前期の医師。
¶京都大(まなせまさずみ　生没年不詳), 国書, 新潮(まなせまさずみ　[生]永禄2(1559)年?), 人名, 姓氏京都(まなせまさずみ　生没年不詳), 日人

曲直瀬正盛 まなせしょうせい
→曲直瀬道三(まなせどうさん)

曲直瀬正珍 まなせしょうちん
正保1(1644)年～享保13(1728)年
江戸時代前期～中期の医師。
¶人名

曲直瀬正貞 まなせしょうてい
→曲直瀬篁庵(まなせこうあん)

曲直瀬正琳 まなせしょうりん
永禄8(1565)年～慶長16(1611)年　[別]曲直瀬正琳《まなせまさよし》, 養安院《ようあんいん》
安土桃山時代～江戸時代前期の医師。養安院家の祖。
¶京都大(まなせまさよし), 近世, 国史, 国書([没]慶長16(1611)年8月9日), 新潮(まなせまさよし　[没]慶長16(1611)年8月9日), 人名, 姓氏京都(まなせまさよし), 世人([没]慶長16(1611)年8月16日), 徳川臣, 日人

曲直瀬道策 まなせどうさく
天保9(1838)年～慶応3(1867)年
江戸時代末期の医師、尊攘運動家。六人部是香に平田派皇学を学ぶ。
¶朝日([没]慶応3年5月25日(1867年6月27日)), 維新, 大阪人([没]慶応3(1867)年5月), 神人([没]慶応3(1867)年5月25日), 新潮([没]慶応3(1867)年5月25日), 人名, 日人, 幕末([没]1867年6月27日), 幕末大([没]慶応3(1867)年5月25日)

曲直瀬道三 まなせどうさん, まなせどうざん
永正4(1507)年～文禄3(1594)年　[別]曲直瀬一渓《まなせいっけい》, 曲直瀬正盛《まなせしょうせい, まなせまさもり》
安土桃山時代の医学者。著作に「啓迪集」「医学天正記」がある。
¶朝日([生]永正4年9月18日(1507年10月23日)　[没]文禄3年1月4日(1594年2月23日)), 岩史([生]永正4(1507)年9月18日　[没]文禄3(1594)年1月4日), 江戸(まなせどうざん), 角史, 京都, 京都大, キリ([没]文禄4(1595)年), 近世(曲直瀬正盛　まなせしょうせい), 国史(曲直瀬正盛　まなせしょうせい), 国書(曲直瀬一渓　まなせいっけい　[生]永正4(1507)年9月18日　[没]文禄3(1594)年1月4日), 古中, コン改([没]天正2(1574)年), コン4, コン5, 史人([生]1507年9月18日　[没]1594年1月4日), 植物(——〔1代〕　[生]永正4年9月18日(1507年10月23日)　[没]文禄3年1月4日(1594年2月23日)), 人書94([没]1574年), 新潮([生]永正4(1507)年9月18日　[没]文禄3(1594)年1月4日), 人名, 姓氏京都, 世人([没]文禄4(1595)年1月4日), 世百([没]1595年), 戦国(曲直瀬正盛　まなせまさもり　[生]1508年　[没]1595年), 全書, 戦人(曲直瀬正盛　まなせまさもり　[没]文禄4(1595)年), 全戦, 大百, 茶道([没]1595年), 栃木歴, 日史([生]永正4(1507)年9月18日　[没]文禄3(1594)年1月4日), 日人(曲直瀬正盛　まなせしょうせい), 百科, 平日([生]1507　[没]1594), 山川小([生]1507年9月18日　[没]1594年1月4日), 歴大

曲直瀬正純 まなせまさずみ
→曲直瀬正純(まなせしょうじゅん)

曲直瀬正紹 まなせまさつぐ
→曲直瀬玄朔(まなせげんさく)

曲直瀬正璆 まなせまさてる
寛永19(1642)年～享保12(1727)年
江戸時代前期～中期の医師。
¶日人

曲直瀬正盛 まなせまさもり
→曲直瀬道三(まなせどうさん)

曲直瀬正琳 まなせまさよし
→曲直瀬正琳(まなせしょうりん)

間部詮茂 まなべあきとお
元文4(1739)年～天明6(1786)年
江戸時代中期の大名。越前鯖江藩主。天明の飢饉では窮民にヒエなどを支給した。
¶諸系, 人名, 日人, 藩主3([生]元文4(1739)年5月16日　[没]天明6(1786)年6月7日)

真鍋嘉一郎　まなべかいちろう
　明治11(1878)年8月8日～昭和16(1941)年12月29日
　明治～昭和期の物療内科学者。日本内科学会会頭、東京帝国大学教授。レントゲン学、温泉療法などの物理療法を開拓。
　¶愛媛、愛媛人、愛媛百、科学、郷土愛媛、近医、新潮、人名7、世紀、渡航、日人、履歴

真部仲庵　まなべちゅうあん
　元和4(1618)年～宝永2(1705)年
　江戸時代前期～中期の筑後久留米藩医、儒学者。
　¶藩臣7

曲直部寿夫　まなべひさお
　大正10(1921)年9月28日～平成8(1996)年12月17日
　昭和期の心臓外科学者。わが国における心臓血管外科のパイオニア。
　¶科学、近医、現朝、現執3期、現情、世紀、日人

真野玄庵(1)　まのげんあん
　江戸時代の眼科医。
　¶眼科

真野玄庵(2)　まのげんあん
　天明4(1784)年～明治5(1872)年
　江戸時代後期～明治期の蘭学医。
　¶姓氏愛知

真野健治　まのけんじ
　安政4(1857)年12月22日～昭和42(1909)年2月21日
　江戸時代末期～明治期の弓道家、医師。
　¶弓道

真野達麿　まのたつまろ
　文政7(1824)年10月5日～明治27(1894)年3月9日
　江戸時代後期～明治期の弓道家、医師。
　¶弓道

真野哲夫　まのてつお
　昭和25(1950)年12月10日～
　昭和～平成期の編集者。
　¶視覚

真野俊樹　まのとしき
　昭和36(1961)年10月7日～
　昭和～平成期の医師、産学アナリスト。多摩大学大学院客員教授、大和総研主任研究員、大和証券SMBCシニアコーポレートアナリスト。
　¶現執4期

真野行生　まのゆきお
　昭和18(1943)年～平成16(2004)年
　昭和～平成期の医師。専門は神経内科、リハビリテーション医学。
　¶近医

真野嘉長　まのよしたけ
　大正14(1925)年～昭和57(1982)年
　昭和期の医師。専門は生化学、栄養学。
　¶近医

馬橋健吉　まばしけんきち
　明治期の医学者。藩費でオランダに留学し医学を修める。
　¶海越(生没年不詳)、海越新

馬淵嵐山　まぶちらんざん
　宝暦3(1753)年～天保7(1836)年
　江戸時代後期の漢学者、医師。
　¶国書(㊽天保7(1836)年5月29日)、人名、日人

間宮七郎平　まみやしちろうべい
　明治26(1893)年10月19日～昭和33(1958)年9月25日　㊹間宮七郎平《まみやしちろべい》
　大正～昭和期の薬局経営者、園芸家。和田浦生花組合を設立、組合長となる。花卉の流通機構の整備と新品種の導入につとめた。
　¶植物(まみやしちろべい)、世紀(まみやしちろべい)、千葉百(㊽昭和23(1948)年)、日人

間宮七郎平　まみやしちろうべい
　→間宮七郎平(まみやしちろうべい)

間宮はま　まみやはま
　天保10(1839)年～大正9(1920)年
　江戸時代末期～大正期の社会事業家。
　¶伊豆(㊹天保10(1839)年5月4日　㊽大正9(1920)年4月12日)、静岡女、静岡歴、姓氏静岡

真山旭　まやまあきら
　大正12(1923)年～平成17(2005)年
　昭和～平成期の医師。専門はハンセン病医療。
　¶近医

黛柳軒　まゆずみりゅうけん
　享和3(1803)年～明治7(1874)年
　江戸時代後期～明治期の七日市藩医。
　¶姓氏群馬

真弓定夫　まゆみさだお
　昭和6(1931)年3月6日～
　昭和～平成期の小児科医師。真弓小児科医院院長。著書に「自然流育児のすすめ―小児科医からのアドバイス」など。
　¶現執3期

丸井清泰　まるいきよやす
　明治19(1886)年3月10日～昭和28(1953)年8月19日
　大正～昭和期の精神医学・脳神経病理学・精神分析学者。東北帝国大学教授。従来の精神病学に精神分析学を導入し成功。著書に「精神病学」ほか。
　¶青森人、青森百、科学、近医、現情、人名7、心理、精医、世紀、日人、宮城百

丸井千年　まるいちとし
　明治30(1897)年～昭和58(1983)年
　大正～昭和期の医師。
　¶愛媛、愛媛百(㊹明治30(1897)年4月7日　㊽昭和58(1983)年6月15日)

丸尾興堂　まるおきょうどう
　→丸尾興堂(まるおこうどう)

丸尾光春 まるおこうしゅん
慶応1(1865)年1月～大正12(1923)年4月2日
明治～大正期の医師。
¶兵庫人

丸尾興堂 まるおこうどう
天保11(1840)年5月～大正3(1914)年1月18日
[別]丸尾興堂《まるおきょうどう》
明治期の医家。復明館眼科医院を開き、眼科衛生の普及に尽力。
¶科学，眼科，近医，静岡百，静岡歴，人名(まるおきょうどう)，世紀，姓氏静岡，日人

丸尾晋 まるおすすむ
明治8(1875)年8月12日～大正10(1921)年9月8日
明治～大正期の医家。静岡県医師会長、静岡盲唖学校理事長。復明館眼科医院長。眼科衛生に関する社会事業に貢献。
¶近医，静岡歴，人名，世紀，姓氏静岡，渡航([没]1921年9月)，日人

丸尾敏夫 まるおとしお
昭和7(1932)年6月17日～
昭和期の眼科学者。帝京大学教授。日本で初めて白内障の冷凍摘出に成功。著書に「エッセンシャル眼科学」など。
¶現執3期

丸尾直美 まるおなおみ
昭和7(1932)年4月21日～
昭和～平成期の経済学者。資本主義と共産主義の「中道」をいくスウェーデン型福祉社会の実現を志向、著書に「福祉国家の経済政策」など。
¶現執1期，現執2期，現執3期，現執4期，現情，世紀，マス89

丸尾良益 まるおりょうえき
江戸時代後期の眼科医。
¶眼科

丸川亀斎 まるかわきさい
寛政1(1789)年1月～文久1(1861)年8月16日
江戸時代末期の御目通医師。
¶飛驒

丸川元敬 まるかわげんけい
文政4(1821)年12月19日～慶応3(1867)年10月4日
江戸時代末期の蘭方医。
¶飛驒

丸川源三郎 まるかわげんざぶろう
～明治29(1896)年7月11日
明治期の医師。
¶飛驒

丸川廉斎 まるかわれんさい
寛政9(1797)年～弘化4(1847)年1月8日
江戸時代後期の漢学者・医師。備中新見藩士。
¶岡山人，岡山百，岡山歴，人名，日人，藩臣6

丸木清美 まるきせいみ
大正3(1914)年11月12日～平成6(1994)年8月27日
昭和期の医師、病院経営者。毛呂病院院長。
¶学校，近医，埼玉人，世紀，日人

丸島弓人 まるしまきゅうじん
明治14(1881)年～昭和29(1954)年
明治～昭和期の丸島歯科医院経営。俳人。
¶千葉百

丸田公雄 まるたきみお
明治38(1905)年2月5日～平成3(1991)年
大正～平成期の外科学者。信州大学教授。
¶近医，現情

丸田桃斎(丸田桃斉) まるたとうさい
天保12(1841)年～明治4(1871)年
江戸時代後期～明治期の蘭学医。
¶長崎遊，宮崎百(丸田桃斉　[生]天保12(1841)年11月2日　[没]明治4(1871)年8月15日)

丸田俊彦 まるたとしひこ
昭和21(1946)年～
昭和～平成期の精神科医師。メイヨ医学部教授。著書に「サイコセラピー練習帳」など。
¶現執3期

丸野貞助 まるのていすけ
～安政5(1858)年10月26日
江戸時代後期の高山御役所御出入医師。
¶飛驒

丸野貞徴 まるのていちょう
文政2(1819)年7月～明治26(1893)年8月21日
江戸時代末期・明治期の医師。
¶飛驒

丸淵正純 まるふちまさずみ
生没年不詳
江戸時代後期の医師。
¶国書

丸茂重貞 まるもしげさだ
大正5(1916)年5月29日～昭和57(1982)年7月23日
昭和期の医師、政治家。参議院議員、三木内閣環境庁長官。
¶近医，群新百，群馬人，現情，政治

丸本晋 まるもとすすむ
明治41(1908)年～昭和60(1985)年
大正～昭和期の医師。内科。
¶近医

丸本百合子 まるもとゆりこ
昭和24(1949)年～
昭和～平成期の医師。産婦人科。
¶YA

丸元淑生 まるもとよしお
昭和9(1934)年2月5日～
昭和～平成期の小説家、栄養学ジャーナリスト。著書に「鳥はうたって残る」、「丸元淑生のシステム料理学」など多数。
¶現執2期，現執3期，現執4期，現情，現日，世紀，マス89

丸茂文良　まるもふみよし
文久2(1862)年〜明治39(1906)年
明治期の外科医(放射線実験)。
¶近医

丸屋清次郎　まるやせいじろう
江戸時代中期〜末期の地本草紙問屋、団扇問屋。享和から安政まで。
¶浮絵

丸屋善七　まるやぜんしち
→早矢仕有的(はやしゆうてき)

円山学古(丸山学古)　まるやまがくこ
安永5(1776)年〜天保8(1837)年
江戸時代後期の漢学者、医師。
¶国書([没]天保8(1837)年8月14日)，人名(丸山学古)，日人

丸山喜兵衛　まるやまきへえ
明治17(1884)年8月22日〜昭和43(1968)年9月5日
明治〜昭和期の林業家、公共事業家。愛知県門谷村(鳳来町)で林業の振興にとりくむ。鳳来寺の復興、田口鉄道の敷設など社会事業にもつくした。
¶世紀，姓氏愛知([生]1874年)，日人

丸山清康　まるやまきよやす
明治34(1901)年4月19日〜昭和41(1966)年12月3日
昭和期の教育者、郷土史家。著書に「群馬の医史」「上毛の和算」など。
¶郷土，郷土群馬([没]1969年)，群馬人，群馬百，数学，世紀，姓氏群馬([没]1969年)，日人

丸山元純　まるやまげんじゅん
貞享4(1687)年〜宝暦8(1758)年
江戸時代中期の医師。
¶国書([没]宝暦8(1758)年4月)，人名，新潟百，日人

丸山拳石　まるやまけんせき
天保13(1842)年〜明治42(1909)年5月25日
江戸時代後期〜明治期の医師。
¶国書

丸山玄智　まるやまげんち
生没年不詳
江戸時代後期の医師。
¶飛騨

丸山工作　まるやまこうさく
昭和5(1930)年6月16日〜平成15(2003)年11月19日
昭和〜平成期の生化学者。大学入試センター所長、千葉大学教授。千葉大で全国に先駆けて飛び入学を導入して話題になった。著書に「新インスリン物語」など。
¶科学，現朝，現執2期，現執4期，現情，世紀，日人，YA

丸山さだ　まるやまさだ
明治29(1896)年〜昭和20(1945)年
大正〜昭和期の医師。女医として青森県認可第1号。五所川原で信天堂病院経営、東京で丸山医院経営。
¶青森人，女性，女性普

丸山震五郎　まるやましんごろう
慶応3(1867)年〜大正9(1920)年
明治〜大正期の医学者。
¶近医，和歌山人

丸山遜卿　まるやまそんきょう
安永5(1776)年〜天保8(1837)年8月14日
江戸時代中期〜後期の儒学者、医師。
¶庄内，新潟百別

円山太沖　まるやまたちゅう
〜天保11(1840)年10月4日
江戸時代後期の医師。華頂宮の侍医。
¶飛騨

丸山千里　まるやまちさと
明治34(1901)年11月27日〜平成4(1992)年3月6日
昭和期の医師。皮膚科、日本医科大学学長。丸山ワクチンの癌治療への効果を発表。著書に「丸山ワクチン」。
¶科学，近医，現朝，現執2期，現情，現日，新潮，世紀，日人([没]平成4(1992)年3月7日)，日本，マス89，民学，履歴，履歴2

丸山忠右衛門　まるやまちゅううえもん
享保18(1733)年〜寛政4(1792)年
江戸時代中期の慈善家。
¶長野歴

丸山千代(丸山ちよ)　まるやまちよ
明治20(1887)年5月27日〜昭和42(1967)年4月11日
大正〜昭和期の社会運動家。民間保育事業の先覚者。教育的実践を通じて家庭や地域の改善に尽力。
¶近女，現朝，女史，女性([生]明治20(1887)年5月28日)，女性普([生]明治20(1887)年5月28日)，世紀(丸山ちよ)，日人

円山東逸　まるやまとういつ
〜嘉永3(1850)年12月29日
江戸時代後期の医師。
¶飛騨

円山東巒　まるやまとうらん
〜天保15(1844)年3月19日
江戸時代後期の医師。
¶飛騨

丸山直温　まるやまなおあつ
文化7(1810)年〜明治20(1887)年1月
江戸時代後期〜明治期の藩士・医師。
¶国書

丸山直方　まるやまなおかた
弘化3(1846)年〜明治37(1904)年
江戸時代後期〜明治期の洋方医。
¶新潟百別

丸山直友　まるやまなおとも
明治21（1888）年〜昭和50（1975）年
大正〜昭和期の内科医、政治家。日本医師会副会長、衆議院議員。
¶新潟百別

丸山博　まるやまひろし
明治42（1909）年12月13日〜平成8（1996）年10月10日
昭和期の衛生学者。大阪大学教授。森永ヒ素ミルク中毒事件の事後調査「14年目の訪問」を発表。
¶科学，近医，現朝，現執1期，現執2期，現情，現人，世紀，日人

円山広俊　まるやまひろとし
明治13（1880）年9月19日〜昭和21（1946）年7月16日
明治〜昭和期の陸軍軍医監。
¶庄内

丸山寛之　まるやまひろゆき
昭和7（1932）年5月4日〜
昭和期の医療ジャーナリスト。著書に「この酔狂な医者たち」「自分で治せる半病気」など。
¶現執3期

丸山雅一　まるやままさかず
昭和16（1941）年〜平成19（2007）年
昭和〜平成期の医師。内科（消化器）。
¶近医

丸山督憲　まるやままさのり
明治29（1896）年〜昭和40（1965）年
大正〜昭和期の医学者。
¶姓氏長野

丸山元三郎　まるやまもとさぶろう
明治31（1898）年〜昭和51（1976）年
大正〜昭和期の医師、政治家。青森県議会議員、今別町長。
¶青森人

丸山祐軒　まるやまゆうけん
寛政8（1796）年〜弘化4（1847）年
江戸時代後期の医師。
¶新潟百

丸山譲　まるやまゆずる
明治9（1876）年〜昭和5（1930）年
明治〜昭和期の東大整形外科学教室助手の第1号。
¶新潟百別

丸山豊　まるやまゆたか
大正4（1915）年3月30日〜平成1（1989）年8月8日
昭和期の詩人。合唱組曲「筑後川」などの作詞もある。
¶近医，現朝，現詩（[没]1989年8月7日），現情，世紀，日人

丸山芳登　まるやまよしと
明治18（1885）年〜昭和34（1959）年
明治〜昭和期の医師。専門は細菌学。
¶近医

丸山芳治　まるやまよしはる
昭和4（1929）年4月18日〜平成2（1990）年6月10日
昭和〜平成期の農芸化学者、東京大学名誉教授。専門は応用生物化学、栄養学。
¶科学

丸山了悦　まるやまりょうえつ
生没年不詳
江戸時代後期の医師。
¶国書

丸山良二　まるやまりょうじ
明治〜昭和期の障害児教育者。
¶岡山歴

馬渡藤雄　まわたりふじお
昭和4（1929）年11月12日〜
昭和期の社会事業家。
¶視覚

万象亭　まんぞうてい
→桂川甫粲（かつらがわほさん）

万代常閑〔11代〕（万代浄閑）まんだいじょうかん
→万代常閑（もずじょうかん）

万代常閑〔18代〕　まんだいじょうかん
明治1（1868）年12月5日〜昭和16（1941）年3月14日
明治〜昭和期の医師、俳人。
¶岡山歴

万年甫　まんねんはじめ
大正12（1923）年5月23日〜平成23（2011）年12月27日
昭和〜平成期の神経解剖学者。
¶科学，近医，現朝，世紀，日人

万年櫟山　まんねんれきざん
生没年不詳
江戸時代末期の医師。
¶国書

漫々　まんまん
安永4（1775）年〜文政13（1830）年　[別]安田漫々《やすだまんまん》，早川広海《はやかわひろみ》，早川漫々《はやかわまんまん》
江戸時代中期〜後期の俳人、医師。峡東俳壇の指導者として黄楊門流を形成。
¶国書（早川広海　はやかわひろみ　[没]文政13（1830）年5月4日），人名（安田漫々　やすだまんまん），長崎遊（早川漫々　はやかわまんまん），日人（早川漫々　はやかわまんまん），俳諧（[生]？），俳句（[没]天保1（1830）年5月4日），俳文（[没]文政13（1830）年5月4日），和俳（安田漫々　やすだまんまん）

【み】

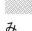

三井元孺　みいげんじゅ
→三井眉山（みついびざん）

三井雪航 みいせっこう
寛政7(1795)年～嘉永4(1851)年　[別]三井雪航《みついせっこう》,三井隆斎《みついりゅうさい》
江戸時代末期の儒医。
¶国書(三井隆斎　みついりゅうさい　[没]嘉永4(1851)年6月), 人名(みついせっこう), 日人

三井棗洲 みいそうしゅう
→三井棗洲(みついそうしゅう)

三井竹窓 みいちくそう
嘉永5(1852)年～明治27(1894)年　[別]三井竹窓《みついちくそう》
明治期の医家。琴平で医院を開業、県会議員にも就任。忠孝義烈の詩数百首がある。
¶人名(みついちくそう), 日人

三井眉山 みいびざん
→三井眉山(みついびざん)

三浦有恒 みうらありつね
江戸時代後期～末期の眼科医。
¶眼科

み

三浦伊助 みうらいすけ
明治7(1874)年10月8日～昭和32(1957)年5月17日
明治～昭和期の医師・社会事業家。
¶岡山歴

三浦運一 みうらうんいち
明治29(1896)年～昭和58(1983)年
明治～昭和期の医師。専門は衛生学。
¶近医

三浦英一 みうらえいいち
嘉永4(1851)年～昭和8(1933)年
明治～昭和期の医師。
¶姓氏山口

三浦欧沙 みうらおうさ
寛政2(1790)年～天保5(1834)年
江戸時代後期の漢方医、漢学者。
¶新潟百別

三浦桜所 みうらおうしょ
寛政2(1790)年～天保5(1834)年5月23日
江戸時代後期の医師、漢学者。
¶国書

三浦修 みうらおさむ
明治40(1907)年～平成1(1989)年
大正～昭和期の医師。皮膚科。
¶近医

三浦九折 みうらきゅうせつ
宝暦6(1756)年～文化14(1817)年2月1日
江戸時代中期～後期の医師。
¶国書

三浦鳩邨 みうらきゅうそん
文政8(1825)年～明治20(1887)年11月
江戸時代後期～明治期の漢学者・医師。
¶国書

三浦謹一郎 みうらきんいちろう
昭和6(1931)年3月25日～平成21(2009)年9月21日
昭和～平成期の分子生物学者。一貫して核酸とタンパク質の構造と機能の研究を行う。
¶科学, 近医, 現朝, 現情, 世紀, 日人

三浦謹之助(三浦謹之介) みうらきんのすけ
元治1(1864)年3月21日～昭和25(1950)年10月11日　[別]三浦勤之助《Kinnosuke Miura》
明治～昭和期の内科医学者。神経内科学を確立、日本へ仏医学を紹介。日本内科学会などを創立。
¶海越, 海越新, 科学, 科技(三浦謹之介), 近医, 近現, 現朝([生]元治1年3月21日(1864年4月26日)), 現情, 国史, コン改, コン4, コン5, 史人, 新潮, 人名7, 精医(三浦勤之助), 世紀, 世百, 全書, 大百, 渡航, 日史, 日人, 日本, 百科, 福島百, 履歴, 履歴2

三浦玄喬 みうらげんきょう
安永8(1779)年～?
江戸時代中期～後期の医師。
¶姓氏岩手

三浦乾斎 みうらけんさい
延享1(1744)年～?
江戸時代中期の医師、漢詩人。
¶国書

三浦玄須 みうらげんす
生没年不詳
江戸時代後期の医師。
¶長崎遊

三浦玄忠 みうらげんちゅう
?　～万治1(1658)年
江戸時代前期の豊後藩主竹中備中守の侍医。
¶姓氏愛知

三浦元隆〔4代〕 みうらげんりゅう
寛政11(1799)年～明治19(1886)年
江戸時代後期～明治期の医師。
¶青森人

三浦こう みうらこう
明治5(1872)年～昭和18(1943)年
明治～昭和期の女医。
¶愛知女

三浦浩一 みうらこういち
嘉永2(1849)年12月28日～昭和9(1934)年6月9日
明治～昭和期の医師。
¶近医([生]嘉永3(1850)年), 徳島百, 徳島歴

三浦孝次 みうらこうじ
明治36(1903)年10月15日～昭和55(1980)年5月13日
昭和期の金大薬学部長、北陸大学長。
¶石川百, 科学

三浦弘造 みうらこうぞう★
生没年不詳
明治期の秋田の医師。

¶秋田人2

三浦こはる　みうらこはる
明治43(1910)年〜平成8(1996)年
昭和〜平成期の百石町民生委員。
¶青森人

三浦自祐　みうらじゆう
文政11(1828)年〜明治44(1911)年8月30日
江戸時代末期〜明治時代の医師。藩医学校「日新堂」設立に名を連ねる。「廻生堂」を開き子弟の教育にあたる。
¶岩手人(㋰1912年8月30日)，姓氏岩手，幕末，幕末大

三浦主馬　みうらしゆめ
文化13(1816)年〜？
江戸時代後期の医師。
¶日人(㋰1842年)，幕末，幕末大

三浦淳庵　みうらじゆんあん
生没年不詳
江戸時代中期の医師、篆刻家。
¶日人

三浦四郎　みうらしろう
明治42(1909)年11月26日〜平成7(1995)年6月30日
昭和・平成期の獣医学者。
¶岩手人

三浦清一　みうらせいいち
明治28(1895)年〜昭和37(1962)年
大正〜昭和期の社会事業家、政治家。神戸愛隣館館長、兵庫県会議員。
¶キリ(㋰明治28(1895)年5月20日　㋱昭和37(1962)年7月10日)，熊本人，兵庫百

三浦正義　みうらせいぎ
明治41(1908)年〜昭和39(1964)年
昭和期の淡路の孤児や不幸な子どもの福祉に貢献。
¶兵庫百

三浦省軒　みうらせいけん
嘉永2(1849)年〜大正8(1919)年
江戸時代末期〜大正期の教育者。新潟県立新潟医学校校長。
¶新潟百別

三浦操一郎　みうらそういちろう
明治2(1869)年6月19日〜昭和3(1928)年9月30日
明治〜大正期の小児科医。小児科学研究のためドイツ留学。のち京都府立医科大学教授。
¶科学，近医，人名，世紀，渡航，日人

三浦宗春　みうらそうしゆん
嘉永1(1848)年〜大正4(1915)年
江戸時代末期〜大正期の儒医。
¶新潟百

三浦岱栄　みうらたいえい
明治34(1901)年12月3日〜平成7(1995)年3月14日
大正〜平成期の精神神経科学者。慶応義塾大学教授。
¶科学，近医，現情

三浦武盈　みうらたけみつ
大正10(1921)年3月28日〜
昭和期の経営学者。賃金管理や企業福祉を中心に研究。著書に「現代労務管理論」「企業福祉論」など。
¶現執1期，現執3期

三浦道意　みうらどうい
江戸時代前期の医師。盛岡藩医。
¶国書(㋰正保4(1647)年　㋱？)，姓氏岩手(㋰1648年　㋱1725年)

三浦道角　みうらどうかく
〜慶長20(1615)年5月7日
江戸時代前期の豊臣家の医臣。三浦道円の子。
¶大坂

三浦道斎　みうらどうさい
安永7(1778)年〜万延1(1860)年
江戸時代後期の医師。
¶大阪人(㋱万延1(1860)年6月)，大阪墓(㋱万延1(1860)年6月8日)，眼科(㋰安永6(1777)年)，国書，人名，日人

三浦東里　みうらとうり
享保7(1722)年〜寛政11(1799)年
江戸時代中期〜後期の儒医。
¶新潟百

三浦得一郎　みうらとくいちろう
安政3(1856)年3月〜昭和9(1934)年3月14日
明治〜昭和期の軍医、政治家。衆議院議員。
¶宮崎百

三浦留七　みうらとめしち
安政5(1858)年〜昭和19(1944)年
明治〜昭和期の医師。
¶大分歴

三浦豊彦　みうらとよひこ
大正2(1913)年11月24日〜平成9(1997)年12月31日
昭和期の労働衛生学者。労働科学研究所研究員。
¶科学，近医，現朝，現執1期，現執2期，現執3期，現情，現人，世紀，日人

三浦寅三　みうらとらぞう
明治11(1878)年〜昭和44(1969)年
明治〜昭和期の医師。
¶姓氏岩手

三浦梅園　みうらばいえん
享保8(1723)年8月2日〜寛政1(1789)年3月14日
江戸時代中期の哲学者、経済学者。梅園塾での門人の教育に当たる。
¶朝日(㋰享保8年8月2日(1723年9月1日)　㋱寛政1年3月14日(1789年4月9日))，岩史，江人，大分百，大分歴，角史，近世，国史，国書，コン改，コン4，コン5，詩歌，史人，思想史，重要，人書79，人書94，神人(㋰享保8(1723)年8月3日)，新潮，人名，世人，世百，全書，大

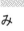
み

みうらひ

百, 伝記, 長崎遊, 日思, 日史, 日人, 藩臣7,
百科, 平日(㊤1723　㊥1789), 山川小, 洋学,
歴大, 和俳

三浦ヒロ みうらひろ
明治31(1898)年〜昭和44(1969)年
昭和期の国民保健体操(ラジオ体操)創案者。
¶近女(㊤平成4(1992)年), 静岡歴, 世紀, 体育
　(㊤1893年)

三浦文夫 みうらふみお
昭和3(1928)年9月5日〜
昭和〜平成期の社会福祉学者。日本社会事業大学
学長。政府の審議会委員を歴任。著書に「社会福
祉経営論」「高齢化社会ときみたち」など。
¶現執1期, 現執2期, 現執3期, 現執4期, 世紀,
　YA

三浦文明 みうらぶんめい
江戸時代後期の医師。
¶伊豆

三浦北庵 みうらほくあん
享和3(1803)年〜明治7(1874)年
江戸時代後期〜明治期の医師, 歌人。
¶滋賀百

三浦政太郎 みうらまさたろう
明治24(1891)年〜昭和4(1929)年11月20日
大正〜昭和期の化学者, 内科学者, 医学博士。
¶科学, 静岡歴, 姓氏静岡

三浦道生 みうらみちお
？〜明治12(1879)年
江戸時代後期〜明治期の眼科医。
¶眼科

三浦ミツ みうらみつ
→三浦光子(みうらみつこ)

三浦光子 みうらみつこ
明治21(1888)年2月20日〜昭和43(1968)年10月
21日　㊥三浦ミツ《みうらみつ》
大正〜昭和期の社会事業家。石川啄木の妹。夫清
一が設立した救貧施設愛隣館館長として貧しい
人々の為に尽くす。
¶キリ, 女性(三浦ミツ　みうらみつ), 女性普
　(三浦ミツ　みうらみつ　㊤明治21(1888)年12
　月20日), 世紀(三浦ミツ　みうらみつ　㊤明
　治21(1888)年12月20日), 姓氏岩手(㊥1967
　年), 日人, 兵庫百

三浦無窮 みうらむきゅう
元文2(1737)年〜文化13(1816)年12月5日
江戸時代中期〜後期の医師。
¶国書, 埼玉人, 埼玉百(㊤1818年)

三浦百重 みうらももしげ
明治24(1891)年10月20日〜昭和47(1972)年2月
29日
明治〜昭和期の精神病学者。京都大学教授。
¶科学, 近医, 現情, 鳥取百

三浦守治 みうらもりはる
安政4(1857)年5月11日〜大正5(1916)年2月2日
明治期の病理学者。帝大医科大学教授。日本の病
理学の基礎を構築。奇形, 脚気などを研究。著書
に「剖検法」など。
¶朝日(㊤安政4年5月11日(1857年6月2日)), 海
　越, 海越新, 科学, 近医, 近文, 新潮, 人名,
　世紀, 渡航, 日人, 福島百

三浦豊 みうらゆたか
明治19(1886)年〜昭和48(1973)年
明治〜昭和期の福祉家。愛隣園, 鹿本学生寮を建
てた。
¶熊本人

三浦洋一 みうらよういち
大正5(1916)年8月5日〜
昭和期の医師, 洋画家。
¶熊本人

三浦楊心(三浦揚心) みうらようしん
江戸時代前期の医師, 柔術家。揚心流の祖。
¶大百(三浦揚心), 日人(生没年不詳)

三浦義彰 みうらよしあき
大正4(1915)年〜平成22(2010)年
昭和〜平成期の医師。専門は生化学。
¶近医

三浦蘭阪(三浦蘭坂) みうららんばん, みうららんぱん
明和2(1765)年〜天保14(1843)年11月15日
江戸時代後期の医師。
¶大阪墓(みうららんぱん), 考古(三浦蘭坂　み
　うららんぱん), 国書, 人名, 日人(㊥1844年)

三重野卓 みえのたかし
昭和24(1949)年6月8日〜
昭和〜平成期の社会学者。著書に「『生活の質』
の意味」「福祉と社会計画の理論」など。
¶現執3期

三笠宮崇仁親王 みかさのみやたかひとしんのう
大正4(1915)年12月2日〜
昭和〜平成期の皇族。大正天皇の第4皇子。日本
オリエント学会名誉会長, 日本赤十字社名誉総裁。
¶日人

三笠宮妃百合子 みかさのみやゆりこ
大正12(1923)年6月4日〜　㊥三笠宮百合子《みか
さのみやゆりこ》
昭和期の皇族。民族衣装文化普及会名誉総裁, 日
本赤十字社名誉総裁。太平洋戦争開始直前に結
婚, 三笠宮崇仁親王の妃となる。
¶現日, 世紀(三笠宮百合子　みかさのみやゆり
　こ), 日人

三方一沢 みかたいったく
明治33(1900)年〜昭和55(1980)年
大正〜昭和期の医師。内科。
¶近医

御巫清允 みかなぎきよのぶ
大正11(1922)年9月10日〜

昭和期の医師。整形外科、赤坂中央クリニック院長。
¶現執2期

三上章允 みかみあきちか
昭和20(1945)年8月21日〜
昭和〜平成期の神経生理学者。京都大学霊長類研究所教授。
¶現執3期

三上晃 みかみあきら
大正10(1921)年5月20日〜
昭和期の教育家。日本相対磁波研究所長。広島県で障害児教育に従事したのち、植物の交信能力について研究。著書に「植物の超能力」など。
¶現執3期

三上九如 みかみきゅうじょ
生没年不詳
江戸時代後期の医師、詩人。
¶国書

三上剛太郎 みかみごうたろう
明治2(1869)年〜昭和39(1964)年
明治〜昭和期のへき地医療につくした医師。
¶青森人

三上慈岳 みかみじがく
生没年不詳
室町時代の医師。
¶国書

三上春翁 みかみしゅんおう
生没年不詳
江戸時代後期の漢方医。
¶岡山百

三上士郎 みかみしろう
明治45(1912)年〜平成7(1995)年
昭和〜平成期の愛鳥一途の医学博士。
¶青森人

三上二郎 みかみじろう
明治36(1903)年〜平成5(1993)年
大正〜平成期の医師。外科。
¶近医

三上千代 みかみちよ
明治24(1891)年10月7日〜昭和53(1978)年7月18日
明治〜昭和期の看護婦。鈴蘭病院を開設。ハンセン病患者の救済にも尽くした。
¶近医，世紀，日人

三上道春 みかみどうしゅん
？〜
江戸時代末期の弘前藩医。
¶青森人

三上藤川 みかみとうせん
文政7(1824)年〜？ ㊋三上主水《みかみもんど》
江戸時代末期の医師。
¶維新(三上主水　みかみもんど)、国書、人名、日人

三上道隆 みかみどうりゅう
江戸時代の鍼医。
¶江戸東

三神土麿 みかみひじまろ
生没年不詳
江戸時代後期の歌人・医師。
¶国書

三神美和 みかみみわ
明治37(1904)年〜平成22(2010)年
大正〜平成期の医師。内科。
¶近医

三上主水 みかみもんど
→三上藤川(みかみとうせん)

三上洋 みかみよう
昭和21(1946)年4月19日〜
昭和期の社会運動家、図書館職員。
¶視覚

三上芳雄 みかみよしお
＊〜平成9(1997)年3月2日
昭和〜平成期の法医学者、岡山大学名誉教授。
¶科学(㊋1908年(明治41)6月8日)、近医(㊋明治42(1909)年)

三上美樹 みかみよしき
明治44(1911)年1月11日〜昭和63(1988)年3月9日
大正〜昭和期の医師。専門は解剖学。
¶科学、近医

三上蘭斎 みかみらんさい
文化5(1808)年〜明治19(1886)年
江戸時代後期〜明治期の儒医・一関藩士。
¶姓氏岩手

美甘義夫 みかもよしお
明治30(1897)年9月24日〜昭和58(1983)年4月4日
明治〜昭和期の内科学者。
¶岡山歴、科学、近医、現情

見川喜蔵 みかわきぞう
元文4(1739)年〜文化2(1805)年
江戸時代中期〜後期の埼玉郡粕壁宿の名主で慈善公益家。
¶埼玉百

見川泰山 みかわたいざん
大正5(1916)年〜
昭和期の小説家・医師。
¶郷土栃木

美幾(三幾) みき
天保7(1836)年〜明治2(1869)年8月12日　㊋美幾女《みきじょ》
江戸時代末期〜明治期の女性。日本初の検体者。梅毒で入院加療したが悪化、体を提供し医学に役立てようと決意。

¶女性，女性普，先駆（三幾），日人（美幾女　みきじょ）

三木威勇治　みきいさはる
明治37（1904）年11月15日〜昭和41（1966）年5月7日
昭和期の整形外科医学者。東京大学教授。骨腫瘍，骨結核の研究に功績があった。
¶科学，近医，現情，人名7，世紀，日人

三木熊二　みきくまじ
明治14（1881）年4月13日〜昭和31（1956）年9月11日
明治〜昭和期の医家・政治家。
¶徳島百，徳島歴

三木栄　みきさかえ
明治36（1903）年7月25日〜平成4（1992）年12月20日
大正〜平成期の医史学者。「朝鮮医学史及疾病史」などを刊行。
¶科学，近医，現朝，現情，現人，世紀，日人

三木左三　みきさぞう
文政6（1823）年〜明治2（1869）年
江戸時代末期の医師，勤王家。
¶維新，愛媛，愛媛百（⊕明治2（1869）年7月27日），人名（⊕？），日人，幕末（⊕1869年9月3日），幕末大（⊕明治2（1869）年7月27日）

三木茂　みきしげる
明治34（1901）年1月1日〜昭和49（1974）年2月21日
昭和期の古生物学者。武庫川女子大学薬学部教授。岐阜・和歌山両県で発見された植物化石を，百万年以上前のものと鑑定しメタセコイヤと命名。
¶科学，香川人，香川百，郷土香川，現朝，植物，新潮，人名7，世紀，日人

美幾女　みきじょ
→美幾（みき）

三木升悦　みきしょうえつ★
生没年不詳
江戸時代中期の医師。
¶秋田人2

右田アサ　みぎたあさ
明治4（1871）年〜明治31（1898）年8月5日
明治期の眼科医。
¶科学

三木竹二　みきたけじ
慶応3（1867）年〜明治41（1908）年1月10日
明治期の劇評家，医師。森鷗外の弟。雑誌「歌舞伎」主宰，近代歌舞伎批評家の草分け。
¶朝日，歌舞事，歌舞大，近現，近文，芸能（⊕慶応3（1867）年9月5日），国史，コン改，コン5，史人，島根百（⊕明治40（1907）年），島根歴（⊕明治40（1907）年），出文（⊕慶応3（1867）年9月5日），新潮（⊕慶応3（1867）年9月5日），新文（⊕慶応3（1867）年9月5日），人名，世百，日人，百科，文学

右田俊介　みぎたしゅんすけ
昭和3（1928）年〜平成11（1999）年
昭和〜平成期の医師。専門は免疫学。
¶近医

三木達子　みきたつこ
明治28（1895）年9月22日〜昭和50（1975）年1月25日
昭和期の社会事業家。内鮮協和会の事業に積極的に参加。保育所杭全学園を開設。大阪市社会福祉施設競技会会長。
¶大阪人（⊕昭和50（1975）年1月），近女，女史，女性，女性普

右田百太郎　みぎたひゃくたろう
明治14（1881）年1月2日〜大正15（1926）年9月23日
明治〜大正期の獣医学者，農商務省獣疫調査所所長心得。専門は家畜病理学。
¶科学

三樹樹三　みきみきぞう
大正期の官吏，社会事業家。
¶岡山歴

三木友竹斎　みきゆうちくさい
承応2（1653）年〜享保4（1719）年
江戸時代中期の医師。
¶長崎遊

三木行治　みきゆきはる
明治36（1903）年5月1日〜昭和39（1964）年9月21日
昭和期の政治家，医師。岡山県知事。水島臨海工業地帯に企業誘致など，地方行政近代化を推進。
¶岡山，岡山人，岡山百，岡山歴，近医，現朝，現情，現人，現日，新潮，人名7，世紀，政治，日人，履歴，履歴2

三木良英　みきよしひで
明治20（1887）年〜昭和45（1970）年2月28日
大正〜昭和期の陸軍軍医。陸軍医学校長。著書に「軍隊病学」など。
¶近医，現情（⊕1887年3月），人名7，世紀，日人（⊕明治20（1887）年3月31日），陸海（⊕明治20年3月31日　⊕昭和45年2月18日）

三木良斎　みきりょうさい
文化9（1812）年〜明治19（1886）年
江戸時代後期〜明治期の医師。
¶長崎遊

三国政吉　みくにまさきち
明治39（1906）年〜昭和62（1987）年
大正〜昭和期の医師。眼科。
¶近医

三雲環善　みくもかんぜん
宝暦12（1762）年〜文化2（1805）年
江戸時代中期〜後期の医師。
¶国書

御厨景恒　みくりやかげつね
元禄12（1699）年7月20日〜安永4（1775）年10月

12日
江戸時代中期の医師。
¶国書

操坦晋 みさおたんしん
寛政12(1800)年～文久1(1861)年
江戸時代後期～末期の沖永良部島の医師、与人。
¶沖縄百，姓氏鹿児島

操坦道 みさおたんどう
明治26(1893)年～平成6(1994)年
明治～平成期の医師。内科。
¶近医

三崎主礼 みさきしゅれい
生没年不詳
江戸時代後期の摂津高槻藩医。
¶藩臣5

三崎嘯輔 みさきしょうすけ
弘化4(1847)年～明治6(1873)年5月15日
明治時代初期の医師、化学者。
¶朝日(㊥弘化4年5月11日(1847年6月23日))，科学(㊥1847年(弘化4)5月11日)，新潮(㊥弘化4(1847)年5月11日)，長崎遊，日人，洋学

見里朝正 みさとともまさ
大正14(1925)年1月14日～平成4(1992)年5月19日
昭和～平成期の農薬学者。専門は環境科学、抗生物質。
¶科学

三沢義一 みさわぎいち
昭和4(1929)年11月1日～
昭和～平成期の運動障害心理学者。筑波大学教授、金城大学学長、障害者雇用審議会会長。
¶現執2期，現執4期，心理

三沢章吾 みさわしょうご
昭和13(1938)年～
昭和～平成期の法医学研究者。筑波大学教授。
¶YA

三沢真清 みさわしんせい
天保12(1841)年7月～没(1908)年
明治期の歌人・医家。
¶東三河(㊥明治41年以前没)

三沢敬義 みさわたかよし
明治27(1894)年9月20日～昭和46(1971)年12月2日
明治～昭和期の内科学者。東京大学教授。
¶科学，近医，現情，福島百

三沢正生 みさわただお
大正3(1914)年2月23日～昭和55(1980)年11月19日
昭和期の植物病理学者。
¶植物

三沢直子 みさわなおこ
昭和26(1951)年7月28日～
昭和～平成期の臨床心理士。明治大学文学部心理

社会学科教授、コミュニティ・カウンセリング・センター代表。
¶現執4期

三沢三机 みさわみつくえ★
～寛永2(1849)年8月20日
江戸時代後期の医師。
¶秋田人2

三島億二郎 みしまおくじろう
文政8(1825)年～明治25(1892)年 ㊙川島億次郎《かわしまおくじろう》
江戸時代末期・明治期の長岡洋学校、長岡会社病院(長岡赤十字病院)創設者。
¶維新，長岡，新潟百(㊙1890年)，日人，幕末(㊙1892年3月25日)，藩臣4(川島億次郎 かわしまおくじろう)

三島済一 みしまさいいち
昭和2(1927)年～平成17(2005)年
昭和～平成期の医師。眼科。
¶近医

三島松韻 みしましょういん
文化1(1804)年～安政1(1854)年
江戸時代末期の豪農。備中窪屋郡中島村庄屋。天保の飢饉では村民救済に努めた。
¶岡山人，岡山歴(㊙嘉永7(1854)年3月21日)，人名，日人

三島敏男 みしまとしお
昭和期の障害児教育者。東京都立江東聾学校教諭。
¶現執2期

三島通良 (三嶌通良，三嶋通良) みしまみちよし
慶応2(1866)年6月6日～大正14(1925)年3月9日
明治～大正期の医師。学校保健制度の創設者。帝国痘苗院を設立、痘苗の供給と種痘術の普及に尽力。
¶朝日(三嶌通良 ㊥慶応2年6月6日(1866年7月17日))，科学，教育，近医，コン5，埼玉人，埼玉百，人名，心理，世紀，世百，体育，渡航(三嶋通良・三島通良 みしまみちよし・みしまみちよし)，日史(㊥慶応2(1866)年6月)，日人，百科

三島安一 みしまやすいち
?～享保5(1720)年4月4日
江戸時代の鍼医。
¶国書，人名，日人(牛没年不詳)

三島康敬 みしまやすとし
大正8(1919)年～
昭和期の医師。
¶群馬人

三島好雄 みしまよしお
昭和6(1931)年～平成18(2006)年
昭和～平成期の医師。外科(血管外科)。
¶近医

御宿監物 みしゅくけんもつ
～天正10(1582)年
安土桃山時代の武田信玄の主治医。武田の将。葛

みしよう　　　　　　　　　　　　　748　　　　　　　　　日本人物レファレンス事典

山城主・綱春の子。
¶山梨人

御庄博実 みしょうひろみ
大正14（1925）年3月5日～
昭和～平成期の詩人・医師。
¶現詩，広島文，平凡

美代敦本（美代厚本） みしろあつもと
寛文2（1662）年～享保19（1734）年
江戸時代中期の儒学者、医師。
¶高知人（美代厚本），国書（㊥享保19（1734）年5月16日），人名，日文，藩臣6

水岡二郎 みずおかじろう
昭和3（1928）年～平成18（2006）年
昭和～平成期の医師。専門は整形外科、ハンセン病医療。
¶近医

水尾源太郎 みずおげんたろう
明治9（1876）年2月19日～大正2（1913）年5月10日
明治～大正期の医学者、眼科器具の発明家。
¶大阪人（㊥大正2（1913）年5月），近医，世紀，渡航，日人

水落雲濤 みずおちうんとう
*～明治8（1875）年8月11日
江戸時代後期～明治期の医師、漢詩人。
¶国書（㊥文化10（1813）年），新潟百（㊥1816年）

水落梅硯 みずおちばいかん
文政12（1829）年～嘉永6（1853）年9月
江戸時代後期の医師、漢詩人。
¶国書

水上善治 みずかみぜんじ
文政11（1828）年～明治31（1898）年
江戸時代末期～明治期の社会事業家。
¶姓氏富山，日人

水上哲次 みずかみてつじ
昭和期の医師。金沢大学医学部第2外科教授。
¶石川百（㊥1912年　㊦1971年），近医（㊥大正2（1913）年　㊦昭和48（1973）年）

水川孝綏 みずかわこうすい
→水川孝綏（みずかわたかやす）

水川孝 みずかわたかし
明治44（1911）年～平成18（2006）年
大正～平成期の医師。眼科。
¶近医

水川孝綏 みずかわたかやす
天保9（1838）年～明治19（1886）年1月2日　㊞水川孝綏《みずかわこうすい》
江戸時代末期～明治期の備中岡田藩医。
¶岡山人（みずかわこうすい），岡山歴，藩臣6

水木詠伊子 みずきえいこ
昭和25（1950）年9月8日～昭和47（1972）年11月21日
昭和期の点字校正者。

¶視覚

水木太郎 みずきたろう
明治35（1902）年～昭和60（1985）年
昭和期の東郡医師会長、平内町教育委員長。
¶青森人

水木友次郎 みずきともじろう
明治7（1874）年1月29日～昭和21（1946）年5月25日
明治～昭和期の放射線技術者。帝国大学医学部で医療用の放射線発生器械と装置を開発。
¶科学，人名7，日人

水筑竜 みずきりゅう
→秋月橘門（あきづききつもん）

水越治 みずこしおさむ
大正13（1924）年～平成10（1998）年
昭和～平成期の医師。耳鼻咽喉科。
¶近医

水沢渓 みずさわけい
昭和10（1935）年～
昭和～平成期の作家、評論家。ビジネス、家庭医学・健康、酒・食に関する本などを手がける。著書に「本物の美味しい水」「兜町の光と影」など。
¶現執3期，現執4期

水島昭二 みずしましょうじ
昭和7（1932）年4月25日～平成8（1996）年3月8日
昭和～平成期の生化学者、東京大学名誉教授。専門は微生物生化学、分子生物学。
¶科学

水島チヨ子 みずしまちよこ
明治38（1905）年頃～昭和57（1982）年2月10日
昭和期の歯科医。東洋女子歯科医学専門学校教授。日本歯科矯正学会の草分けの一人。数少ない女性の権威者。
¶女性（㊥明治38（1905）年頃），女性普，世紀，日人

水島治夫 みずしまはるお
明治29（1896）年～昭和50（1975）年
明治～昭和期の医師。専門は衛生学。
¶近医

水島広子 みずしまひろこ
昭和43（1968）年3月21日～
昭和～平成期の医師、政治家。衆議院議員、慶応義塾大学医学部客員講師。
¶現執4期，現政

水島裕 みずしまゆたか
昭和18（1933）年9月22日～平成20（2008）年5月7日
昭和～平成期の内科医、政治家。
¶科学，近医，現政

水谷愛子 みずたにあいこ
明治32（1899）年4月8日～昭和59（1984）年9月30日
昭和期の社会事業家。神戸孤児院院長。崩壊家庭の子供たちの親代わりとして活躍。

¶女性，女性普

水谷正太郎 みずたにしょうたろう
明治24（1891）年～昭和44（1969）年
大正～昭和期の政治家・医師。
¶愛媛，愛媛百（[生]明治24（1891）年3月12日 [没]昭和44（1969）年12月31日）

水谷袋淵（水谷岱淵） みずたにたいえん
？ ～天保8（1837）年10月6日
江戸時代後期の石見津和野藩医。
¶島根人，島根百（水谷岱淵），島根歴（水谷岱淵），藩臣5

水谷豊文 みずたにとよぶみ
→水谷豊文（みずたにほうぶん）

水谷弘 みずたにひろし
昭和6（1931）年～
昭和～平成期の脳神経外科医師。野村病院副院長。著書に「なぜ病気はおきるのか」「脳死論―生きることと死ぬことの意味」など。
¶現執3期

水谷豊文 みずたにほうぶん
安永8（1779）年～天保4（1833）年 [別]水谷豊文《みずたにとよぶみ》
江戸時代後期の本草学者。尾張本草学の指導者。
¶愛知百，江人，科学（[生]安永8（1779）年4月19日 [没]天保4（1833）年3月20日），近世（みずたにとよぶみ），国史（みずたにとよぶみ），国書（みずたにとよぶみ [生]安永8（1779）年4月19日 [没]天保4（1833）年3月20日），コン改（みずたにとよぶみ），コン4（みずたにとよぶみ），コン5（みずたにとよぶみ），植物（[生]安永8（1779）年4月19日 [没]天保4（1833）年3月20日），新潮（[生]安永8（1779）年4月19日 [没]天保4（1833）年3月20日），人名（みずたにとよぶみ），姓氏愛知，全書，日人（みずたにとよぶみ），藩臣4，洋学

水谷真熊 みずたにまくま
明治3（1870）年5月16日～大正14（1925）年2月17日
明治～大正期の社会事業家。日記類の一部が「国木田独歩全集」に収録されている。
¶近文，世紀

水谷昌史 みずたにまさふみ
昭和17（1942）年1月24日～
昭和期の編集者。
¶視覚

水谷めう みずたにめう
明治15（1882）年～昭和47（1972）年
明治～昭和期の看護師。
¶近医

水谷豊 みずたにゆたか
大正2（1913）年～平成3（1991）年
昭和～平成期の医師。眼科。
¶近医

水谷吉文 みずたによしふみ
昭和30（1955）年2月1日～
昭和～平成期の点訳者。
¶視覚

水田信夫 みずたのぶお
明治31（1898）年～昭和38（1963）年
大正～昭和期の医師。内科。
¶近医

水田正秀 みずたまさひで
→正秀（まさひで）

水沼与一郎 みずぬまよいちろう
明治33（1900）年4月29日～平成3（1991）年
大正～平成期の札幌慈恵女子高等学校の創設者。
¶札幌

水之江公英 みずのえきみふさ
大正3（1914）年1月19日～平成19（2007）年
昭和～平成期の細菌学者。北里研究所所長。
¶近医，現情

水野勝義 みずのかつよし
大正11（1922）年～平成16（2004）年
昭和～平成期の医師。眼科。
¶近医

水野ケイ みずのけい
明治6（1873）年3月10日～昭和23（1948）年4月6日
明治～昭和期の看護婦。
¶群馬人

水野玄鳳 みずのげんぽう，みずのげんほう
寛政6（1794）年～文久3（1863）年
江戸時代後期～末期の洋方医師。
¶長崎遊，広島百（みずのげんほう [没]文久3（1863）年11月11日）

水野皓山 みずのこうざん
安永6（1777）年～弘化3（1846）年
江戸時代中期～後期の本草家。
¶国書（[没]弘化3（1846）年2月3日），日人

水野重光 みずのしげみつ
明治38（1905）年～平成3（1991）年
大正～平成期の医師。産婦人科。
¶近医

水野祥太郎 みずのしょうたろう
明治40（1907）年2月6日～昭和59（1984）年5月10日
大正～昭和期の医師。整形外科。
¶科学，近医

水野伝一 みずのでんいち
大正8（1919）年11月16日～
昭和～平成期の薬学者。東京大学教授、微生物化学研究所顧問。著書に「微生物化学」など多数。
¶現朝，現情，世紀，全書，日人

水野豊之助 みずのとよのすけ
明治23（1890）年～昭和44（1969）年
大正～昭和期の歯科医師。島根県歯科医師会長。

み

¶島根歴

水野信行 みずののぶゆき
大正13(1924)年〜平成4(1992)年
昭和〜平成期の医師。皮膚科。
¶近医

水野肇 みずのはじめ
昭和2(1927)年12月9日〜
昭和〜平成期の医事評論家。著書に「日本の医療」「日本人の選択 脳死と臓器移植」など。
¶現執1期, 現執2期, 現執3期, 現執4期, 現情, 現日, 新潮, 世紀, 日人, マス89

水野宏 みずのひろし
大正1(1912)年〜平成9(1997)年
昭和〜平成期の医師。専門は公衆衛生学。
¶近医

水野浩 みずのひろし
明治27(1894)年10月27日〜昭和10(1935)年8月23日
大正・昭和期の医学博士。
¶飛騨

み

水野正彦 みずのまさひこ
昭和7(1932)年3月20日〜平成5(1993)年
昭和〜平成期の産婦人科学者。東京大学教授。
¶近医, 現情

水野瑞夫 みずのみずお
昭和4(1929)年5月8日〜
昭和期の生薬学者、漢方学者。岐阜薬科大学学長。
¶現執2期

水野可寛 みずのよしひろ
? 〜
大正期の東京帝国大学セツルメント参加者。
¶社史

水野了徳 みずのりょうとく★
生没年不詳
江戸時代前期の医師。
¶秋田人2

水野礼司 みずのれいじ
明治22(1889)年〜昭和44(1969)年
明治〜昭和期の医師。専門は病理学。
¶近医

水走平岡 みずはしりへいこう
宝暦3(1753)年〜文化12(1815)年
江戸時代後期の医師。
¶大阪人([没]文化12(1815)年5月), 国書([没]文化12(1815)年5月7日), 人名, 日人

水原三折 みずはらさんせき
→水原三折(みずはらさんせつ)

水原三折 みずはらさんせつ
天明2(1782)年〜元治1(1864)年 [別]水原義博《みずはらよしひろ》, 水原三折《みずはらさんせき》
江戸時代後期の産科医。和製産科鉗子ともいうべき探頷器を発明。
¶朝日([没]元治1年3月25日(1864年4月30日)), 維新(水原義博 みずはらよしひろ), 科学([没]元治1(1864)年3月25日), 郷土滋賀, 京都大, 国書([没]元治1(1864)年3月25日), 滋賀百, 新潮([没]元治1(1864)年3月25日), 人名, 姓氏京都, 日人, 幕末(水原義博 みずはらよしひろ [没]1864年4月), 幕末大(水原義博 みずはらよしひろ [没]元治1(1864)年3月), 洋学(みずはらさんせき)

水原秋桜子 みずはらしゅうおうし
明治25(1892)年10月9日〜昭和56(1981)年7月17日 [別]秋桜子《しゅうおうし》, 水原豊《みずはらゆたか》
大正〜昭和期の俳人、産婦人科医。昭和医学専門学校教授。「ホトトギス」4Sの一人。「馬酔木」主宰。句集に「葛飾」などがある。
¶石川文, 伊豆, 紀伊文, 京都文, 近医(水原豊 みずはらゆたか), 近現, 近文, 群馬人, 現朝, 現執1期, 現執2期, 現情, 現人, 現日, 現俳, 国史, コン改, コン4, コン5, 埼玉人, 埼玉文, 作家, 詩歌, 滋賀文, 四国文, 詩作, 史人, 静岡百, 静岡歴, 新潮, 新文, 世紀, 世百, 世百新, 全書, 大百, 短歌, 栃木文, 奈良文, 日人, 日本, 俳句(秋桜子 しゅうおうし), 俳文, 百科, 広島文, 文学, 北海道文, マス89, 履歴, 履歴2, 歴大

水原準三郎 みずはらじゅんざぶろう
安政5(1858)年5月〜明治41(1908)年6月26日
明治期の医学者、暦数家。「筆算得法新書」を著作。のち一意暦の編纂に専心。
¶科学, 郷土滋賀([生]1857年), 滋賀百([生]1857年), 人名, 数学, 日人

水原舜爾 みずはらしゅんじ
大正4(1915)年8月24日〜平成21(2009)年3月25日
昭和〜平成期の医師。専門は生化学。
¶科学, 近医

水原実 みずはらみのる
? 〜明治42(1909)年
明治期の医家。維新後軍医となり、のち神田で医業を開く。水原産婆学校創設。
¶人名, 長崎遊([生]?), 日人

水原豊 みずはらゆたか
→水原秋桜子(みずはらしゅうおうし)

水原義博 みずはらよしひろ
→水原三折(みずはらさんせつ)

水原立華 みずはらりっか
寛政12(1800)年〜明治10(1877)年11月1日
江戸時代後期〜明治期の真言宗の僧・医師。
¶国書, 長野歴

水平敏知 みずひらびんち
大正10(1921)年〜平成23(2011)年
昭和〜平成期の医師。専門は歯科、解剖学。
¶近医

三潴謙三（三瀦謙三）　**みずまけんぞう**
嘉永5（1852）年～明治27（1894）年　[別]三瀦謙三《みつまけんぞう》
明治期の医師。芝警視病院長。ジフテリアが一種の「黴原」（ピルツ）により発病することを明らかにした。
¶朝日（[生]嘉永5年1月19日（1852年2月8日）[没]明治27（1894）年12月29日），眼科（三瀦謙三），近医（三瀦謙三　みつまけんぞう），近現，国史，人名（三瀦謙三　みつまけんぞう），日人（三瀦謙三）

水町四郎　**みずまちしろう**
明治38（1905）年11月3日～昭和42（1967）年8月14日
昭和期の整形外科学者。横浜市立医科大学教授。スポーツ医学、とくにスポーツ外傷・義肢を研究。
¶科学，近医，現情，人名7，世紀，日人

三潴白圭　**みずまはくけい**
文政9（1826）年～安政5（1858）年　[別]三瀦白圭《みつまはっけい》
江戸時代末期の医師（出羽米沢藩医）。
¶長崎遊，洋学（みつまはっけい）

三角東圃　**みすみとうほ**
天明7（1787）年2月10日～安政2（1855）年5月11日
江戸時代中期～末期の医師。
¶国書

三角了敬　**みすみりょうけい**
宝暦9（1759）年～文政7（1824）年
江戸時代後期の医師。
¶人名，姓氏京都（生没年不詳），日人

三瀬周三　**みせしゅうぞう**
天保10（1839）年～明治10（1877）年10月19日
[別]三瀬諸淵《みせもろふち，みせもろぶち》
江戸時代末期～明治期の蘭方医。宇和島藩に出仕。大坂医学校文部大助教、大阪府一等雇医などを歴任。
¶朝日（[生]天保10年7月1日（1839年8月9日）），維新（三瀬諸淵　みせもろふち　[没]1876年），愛媛（三瀬諸淵　みせもろぶち　[没]明治11（1878）年），愛媛人（三瀬諸淵　みせもろぶち），愛媛百（三瀬諸淵　みせもろぶち　[生]天保10（1839）年10月1日　[没]明治11（1878）年10月19日），科学（[生]天保10（1839）年7月1日），郷土愛媛（三瀬諸淵　みせもろぶち），郷土長崎，近医，近現，近世，国史，国書（[生]天保10（1839）年7月1日），コン5（三瀬諸淵　みせもろふち），史人（[生]1839年10月1日），新潮（[生]天保10（1839）年10月1日　[没]明治11（1878）年10月19日），人名，先駆（三瀬諸淵　みせもろふち　[生]天保10（1839）年10月1日　[没]明治9（1876）年10月19日），長崎遊，長崎歴，日人，幕末（[没]1876年10月19日），幕末大（[生]天保10（1839）年10月1日　[没]明治9（1876）年10月19日），藩臣6，洋学

三瀬諸淵　**みせもろふち，みせもろぶち**
→三瀬周三（みせしゅうぞう）

溝上孝琢　**みぞかみこうたく**
？～文政12（1829）年
江戸時代後期の洲本住阿波藩医。
¶兵庫百

溝口歌子　**みぞぐちうたこ**
明治40（1907）年12月13日～昭和55（1980）年1月6日
昭和期の科学情報処理技術者。国際医学情報センター顧問。医学論文や化学論文の英訳で長年の功績があり、著書に「英語の化学論文」など。
¶科学，現情，現人，女性（[生]？），女性普（[生]？），世紀，日人

溝口喜六　**みぞぐちきろく**
明治9（1876）年11月3日～昭和28（1953）年3月29日
明治～昭和期の渡航者。
¶科学，近医，渡航

溝口直養　**みぞぐちなおやす，みぞくちなおやす**
元文1（1736）年～寛政9（1797）年
江戸時代中期の大名。越後新発田藩主。藩校講堂館・医学館を創設。社倉を設置。
¶近世（みぞくちなおやす），国史（みぞくちなおやす），国書（[生]元文1（1736）年11月23日　[没]寛政9（1797）年7月26日），諸系，新潮（[生]元文1（1736）年11月28日　[没]寛政9（1797）年7月26日），人名，世人（[没]寛政9（1797）年閏7月1日），新潟百（みぞくちなおやす），日人，藩主3（[生]享保20（1735）年　[没]寛政9（1797）年閏7月1日）

溝口元　**みぞぐちはじめ**
昭和28（1953）年9月8日～
昭和～平成期の研究者。立正大学社会福祉学部社会福祉学科教授。
¶現執4期

溝口半兵衛　**みぞぐちはんべえ**
宝暦6（1756）年～文政2（1819）年
江戸時代中期～後期の武士。越後新発田藩士、記録調方主役、医学館御用掛。
¶日人

溝口陽和軒　**みぞぐちようわけん**
寛保1（1741）年～文化5（1808）年
江戸時代中期～後期の漢学者、医師。
¶静岡歴，姓氏静岡

溝添広重　**みぞぞえひろしげ**
大正9（1920）年8月17日～
昭和期の社会福祉法人「清徳会」理事長。
¶飛驒

御薗意斎（御園意斎）　**みそのいさい**
弘治3（1557）年～元和2（1616）年　[別]御薗常心《みそのじょうしん》
安土桃山時代～江戸時代前期の鍼術家。正親町天皇、後陽成天皇に仕える。
¶朝日（[生]弘治3年8月17日（1557年9月9日）[没]元和2年11月2日（1616年12月10日）），国書（御薗常心　みそのじょうしん　[生]弘治3

み

(1557)年8月17日　[没]元和2(1616)年11月2日)，人名([生]？)，姓氏京都(御園意斎　生没年不詳)，日人

御園生卯七 みそのううしち
文久3(1863)年～昭和19(1944)年
明治～昭和期の教育家。千葉県教育会専務理事。女子実業教育、幼児教育、障害者教育などに尽くした。
¶郷土千葉([生]1861年)，世紀([生]文久3(1863)年9月15日　[没]昭和19(1944)年11月19日)，千葉百，日人

御園生圭輔 みそのうけいすけ
→御園生圭輔(みそのおけいすけ)

御園生圭輔 みそのおけいすけ
大正1(1912)年12月15日～平成7(1995)年8月25日　[別]御園生圭輔《みそのうけいすけ》
昭和期の放射線医学者。陸軍軍医として広島の原爆被爆調査にあたる。結核予防会保生園長、放射線医学総合研究所所長などを歴任。
¶科学，近医(みそのうけいすけ)，現朝，現情，世紀，日人(みそのうけいすけ)

御薗常心 みそのじょうしん
→御薗意斎(みそのいさい)

御薗中渠(御薗仲渠) みそのちゅうきょ
宝永3(1706)年7月15日～明和1(1764)年8月8日
江戸時代中期の医師。
¶国書，人名(御薗仲渠)，世人(御薗仲渠)，日人

御薗常斌 みそのつねあき
享保19(1734)年12月4日～享和1(1801)年12月17日
江戸時代中期～後期の医師。
¶国書

御薗常言 みそのつねとき
明和4(1767)年5月1日～文化6(1809)年9月13日
江戸時代中期～後期の医師。
¶国書

聖園テレジア みそのてれじあ
明治23(1890)年12月～昭和40(1965)年9月14日
明治～昭和期の社会事業家、教育者。ドイツ生まれ。教会聖心愛子会を開設。御園学園短期大学の基礎をつくる。
¶秋田百，学校，神奈川人([生]1891年)，神奈川百，キリ([生]1890年12月3日)，女性，女性普，世紀，日人([生]1890年12月3日)

溝淵豊水 みぞぶちとよみ
＊～昭和44(1969)年
大正～昭和期の警察医。
¶高知人([生]1892年)，高知百([生]1902年)

溝脇彦兵衛 みぞわきひこべえ
生没年不詳
明治期の医師。
¶飛騨

三田花農 みたかのう
生没年不詳
江戸時代末期の医師。
¶国書

三田源四郎 みたげんしろう
明治14(1881)年5月10日～大正11(1922)年12月30日
明治・大正期の医師。
¶岩手人

箕田貢 みたこう
明治14(1881)年9月25日～昭和39(1964)年7月21日
大正～昭和期の小児科医学者、伝染病(赤痢)学者、細菌学者。小児赤痢(疫痢)の病原および病理を研究。
¶科学，近医，現情，人名7，世紀，日人([生]明治14(1881)年9月28日)

三田定則 みたさだのり
明治9(1876)年1月27日～昭和25(1950)年2月6日
明治～昭和期の法医学者、血清学者。東京帝国大学教授。日本に血清学を定着させ、実験法医学を樹立。
¶岩手人，岩手百，科学，科技，近医，近現，現朝，現情，国史，コン改，コン4，コン5，史人，新潮，人名7，世紀，姓氏岩手，渡航，日人，履歴，履歴2

三田左内 みたさない
天保1(1830)年～明治32(1899)年
江戸時代後期～明治期の剣士・医師。
¶多摩

三田俊次郎 みたしゅんじろう
文久3(1863)年～昭和17(1942)年
明治～昭和期の医学教育者。
¶岩手人([生]1863年3月3日　[没]1942年9月13日)，岩手百，学校([生]文久3(1863)年3月　[没]昭和17(1942)年9月)，近医，姓氏岩手，日人

末達 みたつ
→西村市郎右衛門(にしむらいちろうえもん)

三田庸子 みたつねこ
明治37(1904)年2月1日～平成1(1989)年4月21日
大正～昭和期の女性。刑務官、社会事業家。東京婦人補導院初代院長。日本初の女性刑務所長。刑務所内の処遇の改善に貢献。
¶近女，現朝，埼玉人，女史，女性，女性普，世紀，日人

御立呉明 みたてのごめい
[別]呉粛胡明《ごしゅくこみょう，ごしゅくこめい》
奈良時代の医師。医術にすぐれたとして御立連の氏姓を賜った。
¶古人(呉粛胡明　ごしゅくこみょう)，古代(呉粛胡明　ごしゅくこめい)，古代普(呉粛胡明　ごしゅくこめい)，コン改(生没年不詳)，コン4(生没年不詳)，コン5，人名，日人(呉粛胡明　ごしゅくこめい　生没年不詳)，日人(生没年不詳)

三田俊定 みたとしさだ
明治45(1912)年2月27日～平成8(1996)年3月1日
昭和～平成期の医師。専門は生理学(視覚生理学、電気生理学)。
¶岩手人，近医

見田尚之 みたなおゆき
？～天保11(1840)年6月8日
江戸時代後期の医師、国学者。
¶国書

三谷景信 みたにかげのぶ
享保11(1726)年～寛政10(1798)年9月5日
江戸時代中期の讃岐多度津藩医。
¶国書，藩臣6

神谷克巳 みたにかつみ
大正6(1917)年～
昭和期の大蔵官僚、経済学者。東北福祉大学教授。
¶現執1期

三谷要 みたにかなめ
明治8(1875)年～昭和6(1931)年
明治～昭和期の医師、徳島市の船場病院の開設者。
¶徳島歴

三谷茂 みたにしげる
明治31(1898)年～昭和45(1970)年
大正～昭和期の医師。産婦人科。
¶近医

三谷蒼山 みたにそうざん
安永8(1779)年～天保12(1841)年　[別]三谷万四郎《みたにまんしろう》
江戸時代後期の庄屋。私財を投じて農民救済に努めた。
¶人名(三谷万四郎　みたにまんしろう)，日人

三谷笙洲 みたにそうしゅう
？～文政6(1823)年
江戸時代中期～後期の医師。
¶国書

三谷泰作 みたにたいさく
*～安政5(1858)年
江戸時代末期の蘭学者、医師。有栖川宮家医員。
¶人名([生]？)，日人([生]1815年)

三谷復二郎 みたにまたじろう
明治26(1893)年10月7日～昭和42(1967)年10月18日
大正～昭和期のマッサージ師。金沢医科大学附属病院に30年にわたって勤務。鍼・灸・マッサージを組み合わせた総合的物理療法「三療法」を提唱した。
¶視覚

三谷万四郎 みたにまんしろう
→三谷蒼山(みたにそうざん)

三谷靖 みたにやすし
明治39(1906)年～昭和60(1985)年
大正～昭和期の医師。産婦人科。
¶近医

三谷雄一郎 みたにゆういちろう
？～
大正期の東京帝国大学セツルメント参加者。
¶社史

三谷嘉明 みたによしあき
昭和17(1942)年4月29日～
昭和～平成期の障害児教育学者。愛知県心身障害者コロニー発達障害研究所能力開発部第二研究室室長を務める。
¶現執3期

三谷蘆水(三谷芦水) みたにろすい
延享2(1745)年～文化1(1804)年
江戸時代後期の医師。
¶人名(三谷芦水)，日人

三谷和合 みたにわごう
昭和3(1928)年～平成9(1997)年9月14日
昭和～平成期の漢方医。
¶植物

三田弘 みたひろし
明治35(1902)年3月8日～昭和57(1982)年6月26日
昭和期の医師。
¶埼玉人

三田無忍 みたむにん
？～明治6(1873)年
江戸時代後期～明治期の医師。
¶姓氏愛知

三田村多仲 みたむらたちゅう
天保9(1838)年7月16日～大正7(1918)年
明治期の札幌医業界のリーダー。
¶札幌

三田村篤志郎 みたむらとくしろう
明治20(1887)年2月16日～昭和38(1963)年9月17日
大正～昭和期の病理学者。東京帝国大学教授、伝染病研究所所長。「日本脳炎の蚊による伝播について」で学士院賞受賞。
¶科学，科技，近医，現情，新潮，人名7，世紀，日人，和歌山人

三田ユミ みたゆみ
明治33(1900)年～平成5(1993)年
昭和・平成期の社会福祉家。
¶静岡女

御手洗毅 みたらいたけし
明治34(1901)年3月11日～昭和59(1984)年10月12日
昭和期の実業家。キヤノン創業者。32年間キヤノン社長を務めた。日本写真機工業会の創設を提唱、会長を務めた。
¶大分歴，近医，現朝，現情，現人，現日，実業，写家，新潮，世紀，日人

御手洗信夫 みたらいのぶお
明治23(1890)年～昭和62(1987)年
大正～昭和期の医師。

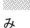

道喜美代 みちきみよ
明治42(1909)年6月1日〜昭和60(1985)年3月10日
昭和期の教育者、栄養学者。日本女子大学学長、理事長。日本家政学会会長、日本私立大学連盟理事を歴任。
¶科学, 現情, 女性, 女性普, 世紀, 日人

美智子 みちこ
→皇后美智子(こうごうみちこ)

道下俊一 みちしたとしかず
大正15(1926)年〜
昭和〜平成期の医師。浜中町立診療所(北海道)所長。辺地医療に献身。
¶世紀, 日人(㊄大正15(1926)年7月29日)

道添邦子 みちぞえくにこ
昭和4(1929)年4月14日〜
昭和期の須田病院看護部長。
¶飛騨

道端幸一 みちばたこういち
昭和29(1954)年2月6日〜平成17(2005)年11月3日
昭和・平成期の石川県中央児童相談所障害福祉課長。
¶石川現十

道広栄 みちひろさかえ
明治41(1908)年？〜
昭和期の看護婦。
¶社史

三井篤親 みついあつちか
文政1(1818)年〜明治12(1879)年
江戸時代後期〜明治期の眼科医。
¶眼科

三井栄親 みついえいしん
文政1(1818)年12月1日〜明治15(1882)年8月13日
江戸時代末期〜明治期の医師。
¶維新, 山梨百

三井金鱗 みついきんりん
文化6(1809)年〜明治23(1890)年
江戸時代末期〜明治期の医師。
¶眼科, 人名, 長崎遊

三井敬之 みついけいすけ
安政2(1855)年〜大正12(1923)年
明治〜大正期の眼科医。
¶眼科

三井元孺 みついげんじゅ
→三井眉山(みついびざん)

三井孤鳳(三井弧鳳) みついこほう
文政2(1819)年〜明治8(1875)年
江戸時代後期〜明治時代の眼科医。
¶眼科, 眼科(三井弧鳳)

三井惟親 みついこれちか
元文3(1738)年〜文化13(1816)年
江戸時代中期〜後期の眼科医。
¶眼科

三井重清 みついしげきよ
寛政8(1796)年〜嘉永4(1851)年
江戸時代後期の眼科医。
¶眼科

三井重足 みついしげたり
元文4(1739)年〜寛政3(1791)年
江戸時代中期〜後期の眼科医。
¶眼科

三井重信 みついしげのぶ
元禄16(1703)年〜明和3(1766)年
江戸時代中期〜後期の眼科医。
¶眼科

三井重韶 みついじゅうしょう
文政4(1821)年〜明治29(1896)年
江戸時代後期〜明治期の眼科医。
¶眼科

光井庄太郎 みついしょうたろう
明治44(1911)年〜昭和63(1988)年
大正〜昭和期の医師。内科。
¶近医

三井心斎 みついしんさい
天明8(1788)年〜嘉永3(1850)年
江戸時代後期の眼科医。
¶眼科

三井真斎 みついしんさい
眼科医。
¶眼科

三井親兵衛重行(寿伯) みついしんべいしげゆき(じゅはく)
元和6(1620)年〜元禄11(1698)年
江戸時代前期〜中期の眼科医。
¶眼科(三井親兵衛重行)

三井雪航 みついせっこう
→三井雪航(みいせっこう)

三井善庵 みついぜんあん
宝永5(1708)年〜寛延1(1748)年
江戸時代中期の医師。
¶眼科, 国書

三井棗洲 みついそうしゅう
明和3(1766)年〜天保4(1833)年 ㊋三井善之《みついよしゆき》,三井棗洲《みいそうしゅう》
江戸時代後期の眼科医、詩人。
¶大阪人,(㊄明和4(1767)年)、大阪墓(㊄天保4(1833)年3月3日)、眼科(㊄明和2(1765)年)、国書(三井善之 みついよしゆき ㊋天保4(1833)年3月3日)、人名, 日人(みいそうしゅう)

三井但夫 みついただお
大正4(1915)年3月29日～平成13(2001)年
昭和～平成期の解剖学者。慶応義塾大学教授。
¶近医，現情

三井為親 みついためちか
明和6(1769)年～天保2(1831)年
江戸時代中期～後期の眼科医。
¶眼科

三井丹丘 みついたんきゅう
享保14(1729)年～文化8(1811)年
江戸時代中期～後期の医師、画家。
¶国書([没]文化8(1811)年8月28日)，三重続

三井竹窓 みついちくそう
→三井竹窓(みいちくそう)

三井道安 みついどうあん
寛文5(1665)年～延享2(1745)年
江戸時代前期～中期の眼科医。
¶眼科

光井道沢 みついどうたく
文化1(1804)年～天保11(1840)年
江戸時代後期の医師。
¶長崎遊

三井展親 みついのぶちか
寛政2(1790)年～嘉永5(1852)年
江戸時代後期の眼科医。
¶眼科

三井万安 みついばんあん
元禄9(1696)年～延享2(1745)年
江戸時代中期の眼科医。
¶眼科

三井眉山 みついびざん
享保18(1733)年～天明4(1784)年　[別]三井元孺《みいげんじゅ,みついげんじゅ》,三井眉山《みいびざん》,三井良之《みついよしゆき》
江戸時代中期の眼科医。
¶大阪人([没]天明4(1784)年12月)，大阪墓([没]天明4(1784)年12月8日)，香川人(三井元孺　みいげんじゅ)，香川百(三井元孺　みいげんじゅ)，眼科(三井元孺　みついげんじゅ)，国書(三井良之　みついよしゆき　[没]天明4(1784)年12月8日)，人名，日人(みいびざん　[没]1785年)

三井宗之 みついむねゆき
文政4(1821)年～明治8(1875)年11月9日
江戸時代後期～明治期の医師、歌人。
¶国書

三井幸雄 みついゆきお
昭和13(1938)年3月3日～平成12(2000)年1月19日
昭和～平成期の薬学者。長岡技術科学大学教授。インターフェロンの立体構造を世界で初めて解明。
¶近医，世紀，日人

三井幸彦 みついゆきひこ
大正2(1913)年～平成8(1996)年
昭和～平成期の医師。眼科。
¶近医

三井善之 みついよしゆき
→三井棗洲(みついそうしゅう)

三井良之 みついよしゆき
→三井眉山(みついびざん)

三井立悦 みついりゅうえつ
？　～元文2(1737)年
江戸時代中期の眼科医。
¶眼科

三井隆斎 みついりゅうさい
→三井雪航(みいせっこう)

光岡金雄 みつおかかねお
安政3(1856)年～大正14(1925)年
明治～大正期の教育者、獣医。岡山県獣医界の草分け。
¶岡山人，岡山百，岡山歴([生]安政3(1856)年11月　[没]大正14(1925)年10月8日)

光岡知足 みつおかともたり
昭和5(1930)年1月4日～
昭和～平成期の微生物学者。日本農学会会長。専門は家畜細菌学、細菌分類学など。
¶現朝，現執3期，現執4期，現情，世紀，日人

光岡法之 みつおかのりゆき
昭和5(1930)年5月23日～
昭和期の視覚障害研究者。
¶視覚

三塚武男 みつかたけお
昭和7(1932)年～
昭和～平成期の労働・福祉問題専門家。同志社大学教授。
¶現執1期

三日坊雛丸 みっかぼうひなまる
？　～文政11(1828)年1月
江戸時代後期の狂歌師、医師。
¶国書，人書94

満川日湖 みつかわにっこ
文化6(1809)年～明治16(1883)年
江戸時代末期の真岡荒町の医師、私塾教師。
¶栃木歴

箕作阮甫 みつくりげんぽ
寛政11(1799)年～文久3(1863)年6月17日
江戸時代末期の蘭学者。わが国初の医学雑誌「泰西名医彙講」を編訳刊行。
¶朝日([生]寛政11年9月7日(1799年10月5日)　[没]文久3年6月17日(1863年8月1日))，維新，岩史([生]寛政11(1799)年9月7日)，江人，江戸東，江文，岡山，岡山人，岡山百([生]寛政11(1799)年9月7日)，岡山歴([生]寛政11(1799)年9月7日)，科学([生]寛政11(1799)年9月7日)，角史，教育，近世，国史，国書([生]寛政11

（1799）年9月7日），コン改，コン4，コン5，史人（⊕1799年9月7日），思想史，重要（⊕寛政11（1799）年9月7日），人書94（⊕1798年），新潮（⊕寛政11（1799）年9月7日），人名，世人，世百，全書，全幕，大百，地理，徳川臣，長崎歴，日史（⊕寛政11（1799）年9月7日），日人，幕末（⊕1863年8月1日），幕末大（⊕寛政11（1799）年9月7日），藩臣6，百科，山川小（⊕1799年9月7日），洋学，歴大

箕作秋坪 みつくりしゅうへい
文政8（1825）年12月8日～明治19（1886）年12月3日
江戸時代末期～明治期の洋学者、教育指導者。中等高等師範科設置に尽力し、高等師範学校の基礎を構築。
¶朝日（⊕文政8年12月8日（1826年1月15日）），維新，海越（⊕文政8（1826）年12月8日），海越新（⊕文政8（1826）年12月8日），江人（⊕1826年），江文，岡山人，岡山百，岡山歴，科学，近現，近世，近文，国際，国史，国書，コン改，コン4，コン5，史人，思想史，重要，新潮，人名，全書（⊕1826年），全幕，大百，哲学，日史，日人（⊕1826年），幕末，幕末大（⊕文政8（1826）年12月8日），藩臣6，百科，民学，洋学

箕作貞弁 みつくりていべん
寛文9（1669）年6月29日～宝暦2（1752）年9月8日
江戸時代中期の医家。
¶岡山歴

光島貴之 みつしまたかゆき
昭和29（1954）年2月7日～
昭和～平成期の鍼灸師、造形家。
¶視覚

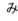

満武市兵衛 みつたけいちべえ
明治25（1892）年～昭和23（1948）年
大正～昭和期の医師。
¶姓氏鹿児島

光田健輔 みつだけんすけ
明治9（1876）年1月12日～昭和39（1964）年5月14日
明治～昭和期のハンセン病学者、救癩事業家。癩療養所全生病院院長、長島愛生園院長。隔離による伝染病予防策を推進。文化勲章受章。
¶岡山人，岡山百，岡山歴，科学，近医，近現，現朝，現情，現人，現日，国史，コン改，コン4，コン5，史人，社史，新潮，人名7，姓氏山口，世百，世百新，全書，大百（⊕1877年），日史，日人，日本，百科，山口人，山口百，履歴，履歴2，歴大

満田久輝 みつだひさてる
大正3（1914）年5月27日～平成18（2006）年3月10日
昭和期の農芸化学者。ビタミン強化米、炭酸ガス密着包装法（冬眠米）を発明。
¶科学，近医，現情，新潮，世紀，日人，日本

満田久敏 みつだひさとし
明治43（1910）年6月15日～昭和54（1979）年7月14日
大正～昭和期の医師。精神科。
¶科学，近医

密田林蔵 みつだりんぞう
天保8（1837）年～明治14（1881）年8月11日
明治期の実業家。富山第百二十三国立銀行副頭取。製薬の近代化のため広貫堂を設立し、富山売薬業の中心を築いた。
¶朝日（⊕天保8年9月24日（1837年10月23日）），先駆（⊕天保8（1837）年9月24日），日人

光野儀 みつのただし
明治44（1911）年7月20日～昭和39（1964）年8月22日
昭和期の医師・キリスト者。
¶福岡百

三橋一夫 みつはしかずお
明治41（1908）年8月27日～平成7（1995）年12月14日
昭和・平成期の小説家、健康体育研究家。
¶近文，幻作，現執2期，現執3期，現情，幻想，小説，世紀，探偵（⊕明治41年8月），日人，兵庫文，ミス

三橋公平 みつはしこうへい
大正10（1921）年～平成19（2007）年
昭和～平成期の医師。専門は解剖学、形質人類学。
¶近医

三橋進 みつはしすすむ
大正6（1917）年10月26日～平成9（1997）年9月1日
昭和期の微生物学者。化学療法剤の普及で問題になった細菌の薬剤耐性のメカニズムを研究。
¶科学，近医，群馬人，現朝，世紀，日人

三橋博 みつはしひろし
大正11（1922）年1月9日～平成3（1991）年8月30日
昭和～平成期の薬学者、北海道大学名誉教授、ツムラ常務。専門は薬化学、生薬学。
¶科学

三ツ林隆志 みつばやしたかし
昭和28（1953）年7月5日～
昭和～平成期の医師、政治家。衆議院議員。
¶現政

三星茂信 みつほししげのぶ
文化7（1810）年～明治23（1890）年
江戸時代後期～明治期の医師、神職。
¶神人

三瀦謙三 みつまけんぞう
→三瀦謙三（みずまけんぞう）

三瀦白圭 みつまはっけい
→三瀦白圭（みずまはくけい）

光森明子 みつもりあきこ
昭和11（1936）年～
昭和～平成期のカウンセラー、臨床心理士。著書に「あなた元気？」「アメリカ人のあたりまえ」など。

¶現執3期

箕手竜眠 みてりゅうみん
生没年不詳
江戸時代後期の町医師。
¶徳島歴

御津磯雄 みといそお
明治35(1902)年〜平成11(1999)年 [別]今泉忠男《いまいずみただお》
大正〜平成期の医師、歌人。
¶近医(今泉忠男 いまいずみただお)

見藤隆子 みとうたかこ
昭和7(1932)年7月18日〜平成24(2012)年11月20日
昭和〜平成期の看護学者、東京大学医学部教授。専門は看護教育学。
¶科学

三刀寛一郎 みとかんいちろう
天保8(1837)年〜大正6(1917)年
江戸時代末期〜明治期の医師。適塾門下生。広島藩の軍艦の乗艦勤務となる。
¶洋学

三戸玄庵 みとげんあん
文化14(1817)年〜明治29(1896)年
江戸時代後期〜明治期の高森本陣の医師。
¶姓氏山口

三刀舜朔 みとしゅんさく
寛政3(1791)年〜嘉永7(1854)年
江戸時代後期〜末期の広瀬藩医。
¶島根歴

三戸立寛 みとたつひろ
天保8(1837)年〜大正6(1917)年
江戸時代末期・明治期の医師。
¶長崎遊

三留栄三 みとめえいぞう
生没年不詳
明治期の医師。海水浴の効能を説き、鵠沼海岸に海水浴場を開設。
¶先駆

三友雅夫 みともまさお
昭和4(1929)年3月8日〜
昭和期の福祉研究者。立正大学教授、宇都宮短期大学教授。
¶現執2期

三友善夫 みともよしお
昭和7(1932)年〜昭和53(1978)年
昭和期の医師。専門は病理学。
¶近医

緑川浩 みどりかわひろし
明治18(1885)年〜昭和45(1970)年
明治〜昭和期の医師。内科、南胃腸病院院長。
¶人名7

緑川洋一 みどりかわよういち
大正4(1915)年3月4日〜平成13(2001)年11月14日
昭和期の写真家。歯科医開業のかたわら写真グループに参加。多重露光による瀬戸内海の風景写真で知られる。
¶現朝, 現情, 現日, 写家, 写真, 世紀, 日芸, 日人, マス89

南小柿州吾 みながきしゅうご
弘化2(1845)年〜大正6(1917)年
明治期の牧師。
¶神奈川人

南小柿寧一 みながきやすかず
天明5(1785)年〜文政8(1825)年3月7日
江戸時代中期〜後期の医師、画家。
¶国書

南小柿良祐 みながきりょうゆう
天明4(1784)年〜文政8(1825)年
江戸時代後期の医師(淀藩医)。
¶洋学

水上隆吉 みなかみりゅうきち
明治20(1887)年11月27日〜昭和32(1957)年11月9日
明治〜昭和期の医師。医学博士。
¶社史

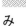

皆川弘毅 みながわこうき,みなかわこうき
明治16(1883)年4月11日〜?
明治〜大正期の医師。
¶姓氏神奈川(みなかわこうき), 渡航

皆川靭負 みながわゆきえ
生没年不詳
江戸時代中期の医師。
¶飛騨

水口一衛 みなくちかずえ
昭和22(1947)年1月4日〜
昭和期の大垣市民病院救命救急センター長。
¶飛騨

水口一徳 みなくちかずのり
大正10(1921)年3月13日〜平成9(1997)年9月19日
昭和・平成期の国立療養所「東名古屋病院」院長。
¶飛騨

水口亀之助 みなくちかめのすけ
安政6(1859)年8月1日〜昭和9(1934)年12月21日
明治〜昭和期の医師。
¶飛騨

水口周平(1) みなくちしゅうへい
〜明治15(1882)年
明治期の医師。
¶飛騨

水口周平(2) みなくちしゅうへい
明治12(1879)年3月12日〜昭和32(1957)年2月27日

み

明治～昭和期の政治家、医師。衆議院議員、清見村長。
¶飛驒

湊顕 みなとあきら
明治38（1905）年4月2日～
昭和期の臓器薬化学者。千葉大学教授、北海道薬科大学教授。
¶現情

湊長安 みなとちょうあん
*～天保9（1838）年
江戸時代後期の蘭方医。シーボルトに入門。
¶朝日（[生]天明6（1786）年？ [没]天保9年6月9日（1838年7月29日）），江文（[生]天明6（1786）年），科学（[生]天明6（1786）年 [没]天保9（1838）年6月9日），国書（[生]？ [没]天保9（1838）年6月7日），新潮（[生]天明6（1786）年？ [没]天保9（1838）年6月7日），人名（[生]？），姓氏宮城（[生]？），世人（[生]？ [没]天保8（1837）年），長崎遊（[生]天明6（1786）年），日人（[生]？），宮城百（[生]？），洋学（[生]天明6（1786）年）

湊元貞 みなともとさだ
～*
江戸時代後期の藩医。
¶秋田人2（[没]文化1年2月），秋田人2（[没]文化14年11月）

南浦邦夫 みなみうらくにお
明治32（1899）年～昭和59（1984）年
大正～昭和期の医師。小児科。
¶近医

南川金渓 みなみかわきんけい
享保17（1732）年～天明1（1781）年
江戸時代中期の儒者、医師。
¶国書（[没]天明1（1781）年9月14日），日人，三重（[生]享保14年）

南熊太 みなみくまた
明治40（1907）年～昭和56（1981）年
大正～昭和期の医師。眼科。
¶近医

南崎雄七 みなみざきゆうしち
明治22（1889）年6月18日～昭和56（1981）年3月15日
大正～昭和期の医師。日本医師会事務局長。
¶宮崎百

南作次郎 みなみさくじろう
明治41（1908）年～
昭和期の医師。
¶群馬人

南照順 みなみしょうじゅん
明治37（1904）年～平成3（1991）年
昭和～平成期の小児科医師。
¶高知人

皆見省吾 みなみせいご
明治26（1893）年11月1日～昭和50（1975）年9月6日
大正～昭和期の皮膚科学者。性病の研究、皮膚科学の向上に寄与。著書に「皮膚科泌尿器科診療の実際」など。
¶科学，近医，現情，人名7，世紀，日人

南外弘 みなみそとひろ
大正14（1925）年10月6日～平成18（2006）年8月24日
大正～平成期の医師。
¶視覚

南大曹 みなみだいそう，みなみたいそう
明治11（1878）年3月31日～*
明治～大正期の渡航者。
¶近医（[没]昭和20（1945）年），渡航（みなみたいそう [没]？）

南武 みなみたけし
明治42（1909）年～平成12（2000）年
大正～平成期の医師。泌尿器科。
¶近医

南出英憲 みなみでひでのり
明治31（1898）年8月15日～昭和64（1989）年11月22日
大正～昭和期の医学者。
¶岩手人，姓氏岩手

南弘 みなみひろし
明治2（1869）年～昭和21（1946）年
明治～昭和期の政治家。貴族院議員、「厚生省」の名付け親。国語審議会を設立し、雑誌「国語運動」を発行。
¶富山人（[生]明治2（1869）年10月10日 [没]昭和21（1946）年2月8日），ふる

南砂 みなみまさご
昭和～平成期の新聞記者。専門は精神医学。
¶現執4期

南了益〔1代〕 みなみりょうえき
生没年不詳
江戸時代の松前藩主松前邦広の御殿医、軍医、薬種専門店主。
¶青森人

源弘量 みなもとこうりょう
江戸時代後期の眼科医。
¶眼科

源天叙 みなもとてんじょ
江戸時代後期の眼科医。
¶眼科

源致親 みなもとのむねちか
平安時代中期の官人。典薬允。
¶古人

皆吉鳳徳 みなよしほうとく
*～天保6（1835）年
江戸時代後期の医師、造船家。
¶薩摩（[生]明治4（1767）年），長崎遊（[生]明和5（1768）年）

岑貉丘（峯貉丘）　**みねかくきゅう**
享保17（1732）年～文政1（1818）年
江戸時代中期～後期の医師。
¶国書（峯貉丘　[没]文政1（1818）年10月29日），日人

嶺川三折　**みねかわさんせつ**
生没年不詳
江戸時代中期の本草家。
¶国書

峰岸休文　**みねぎしきゅうぶん**
？　～万延1（1860）年
江戸時代後期～末期の医師、私塾経営者。
¶栃木歴

峰岸佐兵衛　**みねぎしさへえ★**
天保9（1938）年9月～
明治期の薬学。家伝薬「佐平丸」製造本舗を営む。
¶栃木人

嶺春泰（峰春泰）　**みねしゅんたい**
延享3（1746）年～寛政5（1793）年
江戸時代中期の医師。山脇東門に入門。
¶朝日（[没]寛政5年10月6日（1793年11月9日）），江文，科学（[没]寛政5（1793）年10月6日），近世，群新百，群馬人，群馬百（[没]1794年），国史，コン改（峰春泰），コン4（峰春泰），コン5（峰春泰），史人（[没]1793年10月6日），新潮（[没]寛政5（1793）年10月6日），姓氏群馬，日人，藩臣2，洋学

峯少翁　**みねしょうおう**
？　～文政1（1818）年　[別]岑少翁《きんしょうおう》
江戸時代後期の医師。
¶人名，人名（岑少翁　きんしょうおう）

峯勝　**みねまさる**
明治36（1903）年～平成2（1990）年
大正～平成期の医師。外科（消化器）。
¶近医

箕浦靖山　**みのうらせいざん**
享保4（1719）年～享和3（1803）年　[別]箕浦世亮《みのうらせいりょう》
江戸時代中期～後期の儒学者、医師。
¶国書（[没]享和3（1803）年8月1日），コン改，コン4，コン5，新潮（[没]享和3（1803）年8月1日），人名，鳥取百（箕浦世亮　みのうらせいりょう），日人，藩臣5（箕浦世亮　みのうらせいりょう）

箕浦世亮　**みのうらせいりょう**
→箕浦靖山（みのうらせいざん）

美濃口玄　**みのぐちげん**
明治42（1909）年～昭和55（1980）年
大正～昭和期の医師。口腔外科。
¶近医

簑島高　**みのしまたかし**
明治28（1895）年～平成2（1990）年
明治～平成期の医師。専門は生理学。
¶近医

蓑田伝兵衛　**みのだでんべえ**
文化9（1812）年～明治3（1870）年　[別]蓑田長胤《みのだながたね》
江戸時代末期～明治期の薩摩藩士。薬園奉行、船奉行。薩摩藩の外国汽船、武器購入に奔走。明治維新に貢献。
¶維新，国書（蓑田長胤　みのだながたね　[没]明治3（1870）年7月12日），人名，姓氏鹿児島，日人，幕末（[没]1870年8月8日），幕末大（[没]明治3（1870）年7月12日）

蓑田長胤　**みのだながたね**
→蓑田伝兵衛（みのだでんべえ）

箕輪真一　**みのわしんいち**
昭和3（1928）年～
昭和期の医師。
¶群馬人

簑輪宗漢　**みのわそうかん**
天明1（1781）年～？
江戸時代後期の下総古河藩医。
¶藩臣3

簑和田益二（蓑和田益二）　**みのわだますじ**
明治29（1896）年～昭和47（1972）年
明治～昭和期の医師。内科（結核病学）。
¶近医，栃木百（蓑和田益二）

箕輪登　**みのわのぼる**
大正13（1924）年3月5日～平成18（2006）年5月14日
昭和～平成期の医師、政治家。衆議院議員、郵政相。
¶現情，現政，政治，平和，北海道建（[生]大正11（1922）年3月5日）

箕輪真澄　**みのわますみ**
昭和9（1934）年6月14日～
昭和～平成期の疫学者、公衆衛生学者。国立保健医療科学院疫学部長。
¶現執4期

三橋玉見　**みはしたまみ**
明治15（1882）年11月26日～昭和14（1939）年2月26日
明治～昭和期の医師・歌人。
¶岡山歴

三林隆吉　**みばやしりゅうきち**
明治31（1898）年4月19日～昭和52（1977）年2月7日
大正～昭和期の産婦人科医学者。子宮癌の放射線治療で回転照射術式を考案。
¶科学，近医，現情，人名7，世紀，日人

三原介人　**みはらかいじん**
弘化3（1846）年～昭和1（1926）年
江戸時代末期～大正期の教育者。助産婦と看護婦養成に献身した。
¶島根歴

三原七郎　**みはらしちろう**
明治40（1907）年～昭和47（1972）年

大正～昭和期の医師。外科。
¶近医

三原スエ（三原スヱ）　**みはらすえ**
明治36（1903）年～昭和61（1986）年7月8日
昭和期の社会事業家。自費で少女の家を建設、院長。瀬戸青少年会館設立、理事長。吉川英治文化賞受賞。
¶郷土香川，女性（[生]明治37（1904）年），女性普（[生]明治37（1904）年），世紀（三原スヱ），日人（三原スヱ　[生]明治36（1903）年9月1日）

三原ダイ　**みはらだい**
慶応2（1866）年～昭和16（1941）年
明治～昭和期の島根県で最初の助産婦。
¶島根歴

美原博　**みはらひろし**
大正2（1913）年～昭和56（1981）年
昭和期の医師。外科（脳外科）。
¶近医，群馬人，姓氏群馬

御牧義太郎　**みまきよしたろう**
大正～昭和期の医師、社会事業家。
¶岡山歴

美馬順三　**みまじゅんぞう**
寛政7（1795）年～文政8（1825）年
江戸時代後期の蘭方医。鳴滝塾の塾頭。
¶朝日（[没]文政8年6月11日（1825年7月26日）），江人，科学（[没]文政8（1825）年6月11日），近世，国史，国書（[没]文政8（1825）年6月11日），コン改（[生]文化4（1807）年　[没]天保8（1837）年），コン4（[生]文化4（1807）年　[没]天保8（1837）年），コン5（[生]文化4（1807）年　[没]天保8（1837）年），史人（[没]1825年6月11日），新潮（[没]文政8（1825）年6月11日），人名，世人，全書，対外，大百，徳島百（[没]文政8（1825）年6月11日），徳島歴（[没]文政8（1825）年6月11日），長崎百，長崎遊，長崎歴，日人，藩臣6，洋学

美馬太玄　**みまたいげん**
寛政8（1796）年～明治3（1870）年10月3日
江戸時代後期～明治期の医師、儒家。美馬郡重清村農民、河野都記次の2男。
¶徳島歴

美馬端次　**みまたんじ**
明和5（1768）年～文政1（1818）年1月3日
江戸時代中期～後期の医家。
¶徳島百，徳島歴

美馬宏夫充　**みまひろふみ**
昭和18（1943）年10月29日～
昭和～平成期の医師。美馬産婦人科院長。
¶現執4期

三村玄碩　**みむらげんせき**
生没年不詳
江戸時代前期の医師。
¶国書

三村照阿　**みむらしょうあ**
？　～天保13（1842）年
江戸時代後期の茶人、医師。
¶大阪人（[没]天保13（1842）年5月），大阪墓（[没]天保13（1842）年5月11日），人名，日人

三村石牀　**みむらせきしょう**
享保15（1730）年～宝暦11（1761）年3月26日
江戸時代中期の医師、本草家。
¶国書

三村道益　**みむらどうえき**
*～宝暦11（1761）年
江戸時代中期の医師、本草家。
¶郷土長野（[生]？），人名（[生]1700年），姓氏長野（[生]？），長野百（[生]1730年），長野歴（[生]？），日人（[生]1700年）

三村陳富　**みむらのぶとみ**
元禄4（1691）年～宝暦12（1762）年
江戸時代中期の尾張藩士、本草学者。
¶姓氏愛知

御本小一郎　**みもとこいちろう**
明治35（1902）年8月28日～平成12（2000）年8月2日
昭和期の教育者。
¶視覚

見元弘尚　**みもとひろなお**
明治21（1888）年～昭和47（1972）年
大正～昭和期の小児科医、病院長。
¶高知人

三森孔子　**みもりよしこ**
昭和3（1928）年～昭和62（1987）年11月7日
昭和期の助産婦。「産婆の学校」をひらき、ラマーズ法の普及につとめた。著書に「すてきなラマーズ法お産」。
¶近医，女性，女性普，世紀，日人

宮井義也　**みやいよしや**
明治24（1891）年3月15日～昭和18（1943）年8月11日
大正～昭和期の歯科医師。
¶徳島百

宮入慶之助　**みやいりけいのすけ**
慶応1（1865）年5月15日～昭和21（1946）年4月6日
明治～昭和期の寄生虫学者、衛生学者。日本住血吸虫の中間宿主を発見、ミヤイリガイと命名。
¶科学，近医，現情（[生]慶応1（1865）年1月5日），新潮，人名7，世紀（[生]慶応1（1865）年5月），姓氏長野（[生]1864年），渡航，長野百，長野歴（[生]元治1（1864）年），日人，福岡百，民学

宮入清四郎　**みやいりせいしろう**
明治25（1892）年～昭和36（1961）年
明治～昭和期の医師。伝染病学、内科。
¶近医，長野歴

宮入近治　**みやいりちかじ**
明治29（1896）年～昭和38（1963）年6月24日
明治～昭和期の医師。専門は産婦人科、細菌学。
¶科学，近医，姓氏長野，長野歴

宮入正人 みやいりまさと
大正3(1914)年3月20日～昭和62(1987)年12月19日
昭和期の公衆衛生学者、千葉県衛生研究所所長。
¶科学

宮内謙吉 みやうちけんきち
明治34(1901)年10月28日～昭和9(1934)年9月5日
大正～昭和期の水兵。海軍3等看護兵。
¶社史

宮内善左衛門 みやうちぜんざえもん
江戸時代末期～明治期の社会事業家。
¶姓氏鹿児島([生]1829年　[没]1901年)，日人([生]1815年　[没]1891年)

宮内藤吉 みやうちとうきち
明治23(1890)年8月30日～明治35(1902)年7月27日
明治期の製薬業。
¶徳島歴

宮内はる(宮内ハル) みやうちはる
明治42(1909)年～昭和12(1937)年12月23日
[別]宮内ハルコ《みやうちはるこ》
昭和期の看護婦、社会運動家。日本労働組合全国協議会加入。無産者診療所で働き献身する。
¶社史(宮内ハルコ　みやうちはるこ　[生]1909年?)，女性([没]昭和11(1936)年12月23日)，女性普(宮内ハル)

宮内ハルコ みやうちはるこ
→宮内はる(みやうちはる)

宮内博一 みやうちひろいち
昭和6(1931)年～
昭和期の福祉評論家。一燈園理事長。福祉評論家として老後の充実した生活を説く。著書に「笑って死ねるか」「老熟時代」など。
¶現執3期

宮内文作 みやうちぶんさく
天保5(1834)年～明治42(1909)年
明治期の社会事業家。上毛孤児院、上毛慈恵会養老院を開設。
¶群新百，群馬人，群馬百，姓氏群馬，日人

宮内美沙子 みやうちみさこ
昭和21(1946)年～
昭和～平成期の看護婦。東京都立駒込病院勤務。患者との心のふれあいを提言。著書に「看護病棟日記」「木もれ日の病棟から」など。
¶現執3期，現執4期

宮内義之介 みやうちよしのすけ
明治39(1906)年2月13日～平成14(2002)年1月3日
大正～平成期の医師。専門は法医学。
¶科学，近医

宮浦礼三 みやうられいぞう
明治26(1893)年～昭和40(1965)年
大正～昭和期の医学者。
¶青森人

宮尾益英 みやおますひで
大正10(1921)年～平成6(1994)年
昭和～平成期の医師。小児科。
¶近医

宮川庚子 みやがわかのえこ，みやかわかのえこ
明治33(1900)年～平成5(1993)年
大正～昭和期の医学者。
¶近医，近女(みやかわかのえこ)

宮川久平 みやかわきゅうへい
明治1(1868)年～大正13(1924)年
明治～大正期の医師。
¶近医，新潟百

宮川弘充 みやがわこういん
～弘化4(1847)年5月10日
江戸時代後期の医師。
¶飛騨

宮川正 みやかわただし
大正2(1913)年～平成14(2002)年
昭和～平成期の医師。放射線科。
¶近医

宮川量 みやがわはかる
明治38(1905)年1月26日～昭和24(1949)年9月3日
大正・昭和期のキリスト教徒。ハンセン病療養所に献身。
¶飛騨

宮川文平 みやかわぶんぺい，みやがわぶんぺい
文久1(1861)年～昭和6(1931)年
明治～大正期の医家。中越盲啞学校、柏崎産婆学校を創設し、社会事業に貢献。
¶眼科(みやがわぶんぺい)，近医，人名，世紀([生]文久1(1861)年5月　[没]昭和6(1931)年9月17日)，新潟百，日人

宮川正澄 みやかわまさすみ
明治39(1906)年11月3日～平成6(1994)年4月17日
昭和期の病理学者。名古屋大学教授。
¶科学，近医，現情，世紀，日人

宮川桃子 みやかわももこ
昭和25(1950)年～
昭和～平成期の医学研究者。順天堂大学助手。
¶YA

宮川米次 みやかわよねじ，みやがわよねじ
明治18(1885)年2月4日～昭和34(1959)年12月26日　[別]宮川米次《みやがわよねつぐ》
明治～昭和期の内科医学者。伝研付属病院長。宮川小体を発見、寄生虫、結核、栄養学等について研究。
¶愛知百(みやがわよねじ　[生]1883年2月4日)，科学，近医，現情，人名7，世紀，姓氏愛知(みやがわよねつぐ)，日人

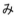

宮川米次 みやがわよねつぐ
→宮川米次（みやかわよねじ）

宮川音弥 みやぎおとや
明治41(1908)年3月8日～平成17(2005)年11月26日
昭和～平成期の心理学者。東京工業大学教授。体質人類学を活用し、各県人の先天的な気質を分析した「日本人の性格」が代表的著作。
¶科学，科技，近医，現朝，現執1期，現執2期，現情，現人，現日，心理，精医，世紀，日人，平和，マス89，YA

宮木高明 みやきこうめい
明治44(1911)年1月30日～昭和49(1974)年1月9日　⑩宮木高明《みやきたかあき》
昭和期の薬学者。薬学界のスポークスマンとして縦横に活動。
¶科学（みやきたかあき），近医（みやきたかあき），現朝，現情，人名7，世紀，日人（みやきたかあき）

宮城条善 みやぎじょうぜん
明治31(1898)年～昭和61(1986)年
大正～昭和期の産婦人科医、校医。
¶姓氏沖縄

宮木高明 みやきたかあき
→宮木高明（みやきこうめい）

宮城武久 みやぎたけひさ
昭和19(1944)年3月27日～
昭和期の教育者、福祉活動家。
¶視覚

宮城タマヨ みやぎたまよ
明治25(1892)年2月1日～昭和35(1960)年11月19日
昭和期の政治家、社会事業家。参議院議員。日本人初の婦人保護司。売春防止法成立に尽力。
¶近女，現朝，現情，現人，女史，女性，女性普，新潮，人名7，世紀，政治，日人，山口人，山口百

宮城英男 みやぎひでお
昭和18(1943)年1月8日～
昭和～平成期の鍼灸師。創方堂鍼灸治療院経営。鍼灸、操体楽体、気楽体、瞑想などによる治療を行なう。著書に「楽体一手づくりの健康法」など。
¶現執3期

宮城普吉 みやぎふきち
明治38(1905)年12月15日～昭和45(1970)年5月5日
昭和期の官僚。沖縄群島政府厚生部長、琉球政府衛生研究所所長。
¶沖縄百

宮城まり子 みやぎまりこ
昭和4(1929)年3月21日～
昭和～平成期の歌手。「ガード下の靴みがき」でデビュー。女優としても舞台、映画、テレビなどで活躍。養護施設ねむの木学園を開設。
¶映監，映女，映人（⑲昭和2(1927)年3月21日），監督，近女（⑲昭和3(1928)年），芸能（⑲昭和3(1928)年3月21日），現執2期（⑲昭和2(1927)年3月21日），現執3期（⑲昭和2(1927)年3月21日），現執4期（⑲1927年3月21日），現情，現人，現日（⑲1929年4月3日），児人（⑲1928年），女優，新潮（⑲昭和4(1929)年4月3日），世紀（⑲昭和2(1927)年3月21日），全書，日人（⑲昭和2(1927)年3月21日），マス89，YA

三宅意安 みやけいあん
生没年不詳
江戸時代中期の医師。
¶国書

三宅市郎 みやけいちろう
明治14(1881)年3月24日～昭和39(1964)年2月15日
明治～昭和期の農学者。東京農業大学教授。
¶科学，近医，世紀，日人

三宅栄次 みやけえいじ
明治27(1894)年～昭和29(1954)年
明治～昭和期の医師。内科、小児科。
¶近医，山口人

三宅馨 みやけかおる
明治24(1891)年5月15日～昭和44(1969)年10月24日
大正～昭和期の製薬技術者、経営者。武田薬品工業会長。武田科学振興財団理事長もつとめた。また台湾でキナ樹、沖縄でコカ樹の栽培に成功。
¶岡山歴，現情，植物，新潮，人名7，世紀，日人

三宅杏所 みやけきょうしょ
天保9(1838)年～明治35(1902)年
江戸時代後期～明治期の軍医。
¶姓氏山口

三宅玄々 みやけげんげん
→三宅玄達（みやけげんたつ）

三宅玄三 みやけげんぞう★
？～貞享4(1687)年8月6日
江戸時代前期の秋田藩医。2代目道的。
¶秋田人2

三宅玄達 みやけげんたつ
享保6(1721)年～安永6(1777)年　⑩三宅玄々《みやけげんげん》
江戸時代中期の医家。
¶徳島百，徳島歴（三宅玄々　みやけげんげん　⑫安永6(1777)年2月24日），徳島歴

三宅元珉 みやけげんみん
？～寛文8(1668)年　⑩三宅菁陽《みやけしよう》
江戸時代前期の儒者、医学者。
¶国書（三宅菁陽　みやけしよう　⑫寛文8(1668)年3月23日），日人，三重

三宅鉱一 みやけこういち
明治9(1876)年3月24日～昭和29(1954)年7月6日

明治〜昭和期の精神医学者。精神医学的研究法の発展に寄与。
¶科学, 近医, 現情, 人名7, 心理, 世紀, 哲学, 渡航(㊗1876年3月27日), 日人

三宅コタミ みやけこたみ
明治12(1879)年〜昭和54(1979)年
明治〜昭和期の看護師(助産師)。
¶近医

三宅艮斎 みやけごんさい
文化14(1817)年〜明治1(1868)年
江戸時代末期の外科医。栖林栄建に師事。
¶朝日(㊗明治1年7月3日(1868年8月20日)), 江人, 江文, 科学(㊗慶応4(1868)年7月3日), 近世, 国史, 国書(㊗慶応4(1868)年7月3日), 新潮(㊗慶応4(1868)年7月3日), 人名, 全書, 大百(㊗1867年), 德川臣, 日人, 洋学

三宅清雄 みやけしずお
明治44(1911)年〜昭和63(1988)年
大正〜昭和期の医師。専門は病理学。
¶近医

三宅秀 みやけしゅう
→三宅秀(みやけひいず)

三宅春齢 みやけしゅんれい
→三宅董庵(みやけとうあん)

三宅蓍陽 みやけしよう
→三宅元珉(みやけげんみん)

三宅嘯山 みやけしょうざん
享保3(1718)年〜享和1(1801)年4月14日 ㊙嘯山《しょうざん》
江戸時代中期〜後期の儒学者、俳人、医師。
¶朝日(㊤享保3年3月25日(1718年4月25日) ㊦享和1年4月18日(1801年5月30日)), 国書(嘯山 しょうざん ㊤享保3(1718)年3月25日), コン改, コン4, 詩歌(嘯山 しょうざん), 史人(嘯山 しょうざん ㊤1718年3月25日), 新潮(㊤享保3(1718)年3月25日), 人名, 姓氏京都, 全書(嘯山 しょうざん), 日人, 俳諧(嘯山 しょうざん), 俳句(嘯山 しょうざん), 百科(嘯山 しょうざん), 和俳

三宅丈達 みやけじょうたつ
宝暦10(1760)年3月3日〜文政6(1823)年11月10日
江戸時代中期〜後期の医家。
¶德島百, 德島歷

三宅正六 みやけしょうろく
?〜?
大正期の東京帝国大学セツルメント参加者。
¶社史

三宅史郎 みやけしろう
大正11(1922)年〜平成18(2006)年
昭和〜平成期の医師。専門は外科、病院管理学。
¶近医

三宅精一 みやけせいいち
大正15(1926)年2月5日〜昭和57(1982)年7月10日
昭和期の発明家。安全交通試験研究センター理事長。世界で初めて点字ブロックを考案・開発。
¶岡山, 科学, 視覚

三宅西涯 みやけせいがい
安永5(1776)年〜天保2(1831)年
江戸時代後期の安芸広島藩医。
¶藩臣6

三宅善兵衛 みやけぜんべえ
宝暦3(1753)年〜文政12(1829)年
江戸時代後期の大磯の土地開発者、慈善事業者。
¶神奈川人, 神奈川百, 郷土神奈川(㊤1752年 ㊗1830年), 姓氏神奈川

三宅速水 みやけそくすい
享和3(1803)年12月28日〜文久3(1863)年4月24日
江戸時代後期〜末期の医家。
¶德島百, 德島歷

三宅儀 みやけただし
明治35(1902)年10月29日〜平成5(1993)年5月18日
大正〜平成期の医師。内科。
¶科学, 近医

三宅貞造 みやけていぞう
安政1(1854)年〜明治27(1894)年
明治期の軍人。戦艦比叡の軍医長。黄海海戦で戦死。
¶日人

三宅董庵 みやけとうあん
文化11(1814)年〜安政6(1859)年 ㊙三宅春齢《みやけしゅんれい》
江戸時代末期の蘭方医。
¶朝日(㊤文化11年4月23日(1814年6月11日) ㊦安政6年1月21日(1859年2月23日)), 国書(㊗安政6(1859)年1月21日), コン改, コン4, コン5, 人書94, 新潮(三宅春齢 みやけしゅんれい ㊤文化11(1814)年4月23日 ㊗安政6(1859)年1月21日), 人名, 世人, 日人, 藩臣6(三宅春齢 みやけしゅんれい), 広島百(㊤文化11(1814)年4月23日 ㊗安政6(1859)年1月21日), 洋学(三宅春齢 みやけしゅんれい)

三宅道的 みやけどうてき
慶長3(1598)年〜寛文5(1665)年12月26日
江戸時代前期の医師。秋田藩医。初代道的。
¶秋田人2, 人名, 日人(㊗1666年)

三宅德三郎 みやけとくさぶろう
明治32(1899)年12月3日〜昭和57(1982)年4月10日
明治〜昭和期の医師。香川県医師会長。
¶香川人, 香川百, 近医, 世紀, 政治, 日人

三宅德正 みやけのりまさ
文政9(1826)年〜明治35(1902)年10月13日

江戸時代末期の医師。
¶岡山人，岡山百（[生]？），岡山歴

三宅速 みやけはやし
→三宅速（みやけはやり）

三宅速 みやけはやり
慶応3（1867）年3月18日～昭和20（1945）年6月29日　[別]三宅速《みやけはやし》
明治～昭和期の外科学者。京都帝大福岡医科大学教授。胆石症の研究で学士院賞受賞。
¶科学，近医（[生]慶応2（1866）年），世紀（みやけはやし），徳島百，徳島歴（[生]慶応2（1866）年3月18日），渡航，日人（みやけはやし），福岡百

三宅秀 みやけひいず
嘉永1（1848）年～昭和13（1938）年3月16日　[別]三宅秀《みやけしゅう》
明治期の医学者。貴族院議員。日本初の医学博士、医学教育と医療行政の確立に尽力。
¶朝日（[生]嘉永1年11月17日（1848年12月12日）），石川百，海越（みやけしゅう　[生]嘉永1（1848）年11月），海越新（みやけしゅう　[生]嘉永1（1848）年11月），科学（[生]嘉永1（1848）年11月17日），近医，国際（みやけしゅう），新潮（[生]嘉永1（1848）年11月），人名（みやけしゅう），世紀（[生]嘉永1（1848）年11月17日），渡航（[生]1848年11月17日），日人，幕末，幕末大（[生]嘉永1（1848）年10月），明治2，洋学

三宅寿 みやけひさし
明治39（1906）年～昭和31（1956）年
大正～昭和期の医師。放射線科。
¶近医

三宅博 みやけひろし
明治34（1901）年9月5日～平成5（1993）年12月18日
大正～平成期の外科学者。九州大学教授。
¶科学，近医，現情

三宅舞村 みやけぶそん
天保5（1834）年8月30日～明治41（1908）年5月26日
江戸時代後期～明治期の医家。
¶徳島百，徳島歴，長崎遊

三宅本立 みやけほんりつ★
寛文1（1661）年～正徳1（1711）年8月6日
江戸時代中期の秋田藩医。3代目道的。
¶秋田人2

三宅仁 みやけまさし
明治41（1908）年2月9日～昭和44（1969）年11月25日
昭和期の病理学者。東京大学医学部教授。原子爆弾症、類白血病反応、真菌症および肝臓の病理学を研究。
¶科学，近医，現情，人名7，世紀，日人

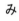

三宅まつ子 みやけまつこ
安政1（1854）年～昭和17（1942）年
明治～昭和期の女性。遺伝子学者三宅驥一の母。私財を投じ公共団体や社会事業に尽力。城之崎の女傑といわれる。
¶女性，兵庫人

三宅弥之治郎 みやけやのじろう
明治8（1875）年11月21日～昭和47（1972）年2月28日
明治～昭和期の医師。
¶徳島百，徳島歴

三宅雄仙 みやけゆうせん
文化13（1816）年～明治20（1887）年
江戸時代後期～明治期の蘭方医。
¶島根歴

三宅貴夫 みやけよしお
昭和20（1945）年～
昭和～平成期の医師。呆け老人をかかえる家族の会を発足。著書に「ぼけ老人と家族をささえる」など。
¶現執3期

三宅蘭 みやけらん
寛政5（1793）年～嘉永6（1853）年1月11日
江戸時代末期の医師。
¶幕末

三宅立軒 みやけりゅうけん
文政9（1826）年～明治20（1887）年
江戸時代末期～明治期の医師。
¶人名，日人

三宅良一 みやけりょういち
明治8（1875）年10月27日～*
明治～昭和期の渡航者。
¶眼科（[没]昭和36（1961）年），渡航（[没]？）

三宅良碩 みやけりょうせき
嘉永3（1850）年～明治39（1906）年
江戸時代後期～明治期の眼科医。
¶眼科

三宅廉 みやけれん
明治36（1903）年10月～平成6（1994）年5月23日
大正～平成期の医師。小児科。
¶科学，近医

宮子あずさ みやこあずさ
昭和38（1963）年6月30日～
昭和～平成期の看護婦、エッセイスト。
¶現執4期

都田鼎 みやこだかなえ
明治21（1888）年～昭和35（1960）年
大正～昭和期の薬剤師、作家。
¶鳥取百

宮坂松衛 みやさかまつえ
昭和5（1930）年～平成9（1997）年
昭和～平成期の医師。精神科。
¶近医

宮崎淳弘 みやざきあつひろ
大正2（1913）年～平成1（1989）年

昭和期の医師。整形外科。
¶近医

宮崎彧 みやざきいく
生没年不詳
江戸時代後期の医師。
¶国書

宮崎一郎 みやざきいちろう
明治40(1907)年4月11日〜平成11(1999)年11月22日
大正〜平成期の医師。専門は寄生虫学。
¶科学,近医

宮崎逸夫 みやざきいつお
昭和6(1931)年4月17日〜平成16(2004)年1月15日
昭和・平成期の医師。金沢大学医学部付属病院(第二外科)教授。金沢大学がん研究所外科教授併任。金沢大学医学部付属病院院長。
¶石川現九

宮崎雲台 みやざきうんだい
元文3(1738)年〜文化7(1810)年
江戸時代中期〜後期の医師、漢詩人。
¶国書(㉓文化7(1810)年9月16日),人名,日人,和俳

宮崎英策 みやざきえいさく
大正8(1919)年〜昭和55(1980)年
昭和期の医師。専門は生理学。
¶近医

宮崎興道 みやざきおきみち
生没年不詳
江戸時代後期の医師。
¶国書

宮崎謙吉 みやざきけんきち
嘉永6(1853)年〜大正14(1925)年
江戸時代末期〜明治期の医師。羽咋地方最初の西洋医として活躍。
¶洋学

宮崎小三郎 みやざきこざぶろう, みやざきこさぶろう
文化13(1816)年〜明治1(1868)年
江戸時代末期の医師。
¶高知人(みやざきこさぶろう),幕末(㉓1868年10月9日),幕末大(㉓慶応4(1868)年8月24日)

宮前佐右衛門 みやざきさえもん
→宮前佐右衛門(みやまえすけえもん)

宮崎節馬 みやざきせつま
明治4(1871)年7月23日〜昭和10(1935)年3月17日
明治〜昭和期の医師。
¶高知人,高知先

宮崎総五 みやざきそうご
文政11(1828)年〜明治42(1909)年
江戸時代末期〜明治期の篤行家。貴族院議員。朝陽義塾を設立、安倍川架橋、宇津谷トンネル掘削、静岡病院の設立などに尽力。

¶静岡百,静岡歴,人名,姓氏静岡,日人,幕末,幕末大

宮崎草餅 みやざきそうへい
明治13(1880)年〜昭和19(1944)年
明治〜昭和期の内科医、俳人。
¶熊本人

宮崎玉緒 みやざきたまお
文政11(1828)年〜明治29(1896)年9月17日
江戸時代末期〜明治期の医師、歌人。国学・和歌をよくし、絵画(特に桜画)に秀でる。
¶京都大,女性,女性普,新潮,人名,姓氏京都,日人

宮崎廷高 みやざきていこう
享保11(1726)年〜文化4(1807)年
江戸時代中期〜後期の医師。
¶国書

宮崎東明 みやざきとうめい
明治22(1889)年3月〜昭和44(1969)年9月18日
大正〜昭和期の漢詩作家、医師。関西吟詩同好会の会長をつとめ、吟詩教本も多数編集した。
¶大阪文,詩歌

宮崎とし みやざきとし
明治14(1881)年5月11日〜昭和32(1957)年1月18日
明治〜昭和期の産婆(助産婦)。
¶埼玉人

宮崎直男 みやざきのぶお
昭和6(1931)年12月27日〜
昭和〜平成期の教育家。障害児の授業研究会会長、国立特殊教育総合研究所名誉会員。専門は特殊教育。著書に「交流の多い特殊学級教育」「特異行動のある子どもの指導」など。
¶現執1期,現執2期,現執3期,現執4期

宮崎寛明 みやざきひろあき
大正5(1916)年2月24日〜平成13(2001)年
昭和〜平成期の皮膚科学者。順天堂大学教授。
¶近医,現情

宮崎亮 みやざきまこと
昭和5(1930)年〜
昭和〜平成期の医師。ナイジェリア奥地、バングラデシュでの医療協力に従事。著書に「密林の生と死と」など。
¶世紀,日人(㉓昭和5(1930)年2月4日)

宮崎雅幹 みやざきまさもと
明治11(1878)年〜*
明治〜大正期の医家。黒龍江省で開業。シベリア出兵時には在留民の保護、皇軍の活動に貢献。
¶近医(㉓大正10(1921)年),人名(㉓1919年)

宮崎松記 みやざきまつのり
明治33(1900)年1月10日〜昭和47(1972)年6月14日　㊞宮崎松記《みやざきまつのり》
昭和期のハンセン病医学者。菊地恵楓園園長。渡印し救癩運動に従事。アジア救ライ協会インド・センター初代院長。

¶近医，熊本人，熊本百，現情（みやざきまつのり），新潮（みやざきまつのり），人名7（みやざきまつのり），世紀，日人

宮崎松記 みやざきまつのり
→宮崎松記（みやざきまつき）

宮崎道子 みやざきみちこ
昭和5（1930）年〜
昭和期の地域福祉貢献者。
¶静岡歴

宮崎通泰（宮崎道泰） みやざきみちやす
文政1（1818）年〜*
江戸時代末期〜明治期の蘭方医、国学者。
¶国書（[没]明治8（1875）年6月），埼玉人（宮崎道泰　[没]明治8（1875）年），埼玉百（[没]1874年），人名（[没]1874年），長崎遊（[没]明治7（1874）年），日人（[没]1875年）

宮崎ミネ みやざきみね
明治25（1892）年〜？
明治〜昭和期の看護師（従軍看護婦）。
¶近医

宮崎基嘉 みやざきもとよし
大正14（1925）年〜平成13（2001）年3月12日
昭和〜平成期の医師。専門は栄養学。
¶科学，近医

宮崎吉夫 みやざきよしお
明治36（1903）年12月23日〜昭和31（1956）年10月24日
昭和期の病理学者。東京大学教授。口腔病理学における世界的権威。著書に「口腔病理学」など。
¶科学，近医，現情，人名7，世紀，日人

宮崎嘉道 みやざきよしみち
天保10（1839）年〜明治26（1893）年9月2日
江戸時代末期〜明治時代の医師。勤王運動に参加。戊辰戦役に従軍。
¶高知人，幕末，幕末大

宮崎立元 みやざきりゅうげん
文政10（1827）年〜？
江戸時代末期の医師。1860年遣米使節随員としてアメリカに渡る。
¶海越，海越新，国際，幕末大（[生]文政11（1828）年　[没]明治8（1875）年2月12日）

宮崎和加子 みやざきわかこ
昭和31（1956）年〜
昭和〜平成期の看護婦。医療法人健和会柳原病院看護課婦長、北千住老人訪問看護ステーション所長。
¶現執4期，YA

宮里政春 みやざとまさはる
？〜
昭和期のハンセン病療養所設置反対運動家。
¶社史

宮沢勝之 みやざわかつゆき
平成期のシンガー・ソングライター。東京都清瀬療護園職員。
¶テレ

宮沢干亟（宮沢干丞） みやざわかんじょう
明治19（1886）年〜昭和59（1984）年
明治〜昭和期の地方政治家、辺地医療功労者。
¶静岡歴，姓氏静岡（宮沢干丞）

宮沢健一 みやざわけんいち
大正14（1925）年9月3日〜
昭和〜平成期の経済学者。一橋大学教授、社会保障研究所所長、医療保険審議会会長。著書に「日本の経済循環」「制度と情報の経済学」など。
¶現朝，現執1期，現執2期，現執3期，現執4期，現情，世紀，日人，マス89

宮沢修 みやざわしゅう
大正14（1925）年〜平成7（1995）年
昭和〜平成期の医師。専門は矯正医学。
¶近医

宮沢正衛 みやざわまさえ
明治39（1906）年〜昭和55（1980）年
昭和期の自衛隊医官。
¶群馬人

宮沢通魏 みやざわみちたか
生没年不詳
江戸時代中期の国学者・医師。
¶国書

宮地郁蔵 みやじいくぞう
明和5（1768）年〜文政5（1822）年
江戸時代中期〜後期の医師、本草学者。
¶高知人，高知百

宮地一馬 みやじかずま
大正7（1918）年〜平成7（1995）年
昭和〜平成期の医師。内科。
¶近医

宮地国栄 みやじくにえ
明治24（1891）年〜昭和55（1980）年
大正〜昭和期の産婦人科医、開業女医の草分け。
¶高知人

宮地維則 みやじこれのり
明和5（1768）年〜文政5（1822）年10月5日
江戸時代中期〜後期の本草家。
¶国書

宮地貞雄 みやじさだお
明治17（1884）年〜昭和11（1936）年
明治〜昭和期の軍医。陸軍一等軍医正。
¶高知人

宮路重嗣 みやじしげつぐ
明治16（1883）年1月3日〜昭和26（1951）年9月5日
明治〜昭和期の渡航者。
¶近医，渡航，新潟百別

宮地韶太郎 みやじしょうたろう
明治42（1909）年〜昭和29（1954）年
大正〜昭和期の医師。放射線科。

¶近医

宮地太仲 みやじたいちゅう
→宮地太仲（みやじたちゅう）

宮下一郎 みやしたいちろう
明治27（1894）年2月25日〜昭和49（1974）年7月19日
大正〜昭和期の歯科医師。
¶群馬人

宮地隆興 みやじたかおき
昭和2（1927）年〜平成4（1992）年
昭和〜平成期の医師。専門は内科、臨床検査医学。
¶近医

宮下鎌治 みやしたけんじ
大正13（1924）年〜
昭和期の医師。
¶群馬人

宮下俊吉 みやしたしゅんきち
万延1（1860）年5月5日〜明治33（1900）年12月29日
江戸時代末期〜明治期の渡航者。
¶近医，渡航

宮下慎堂 みやしたしんどう
江戸時代末期〜明治時代の眼科医。
¶眼科

宮下左右輔 みやしたそうすけ
明治15（1882）年〜昭和23（1948）年
明治〜昭和期の眼科医学者。大阪府立高等医学校教授。開業のかたわら東京大学講師、東京女子医学専門学校教授を兼任。
¶科学（㊌1882年（明治15）8月1日　㊥1948年（昭和23）1月20日），近医，現情，人名7，世紀，渡航，日人（㊌明治15（1882）年8月1日　㊥昭和23（1948）年1月20日）

宮下創平 みやしたそうへい
昭和2（1927）年11月10日〜
昭和〜平成期の政治家。衆議院議員、厚生相、環境庁長官。
¶現政，政治

宮地太仲 みやじたちゅう，みやぢたちゅう
明和6（1769）年〜天保13（1842）年　㊥宮地太仲《みやぢたいちゅう》
江戸時代後期の医師、農学者。
¶高知人（みやじたいちゅう），国書（㊌明和6（1769）年3月　㊥天保13（1842）年6月26日），コン改（みやぢたちゅう），コン4（みやぢたちゅう），コン5（みやぢたちゅう），新潮，日人，藩臣6

宮下弁覚 みやしたべんかく
＊〜安政6（1859）年5月18日
江戸時代後期〜末期の医師、歌人。
¶国書（㊌寛政8（1796）年），長野歴（㊌？）

宮下宗恭 みやしたむねたか
文化9（1812）年〜嘉永1（1848）年6月19日

江戸時代後期の医師。
¶国書

宮地常坦 みやじつねひら
文化8（1811）年〜明治5（1872）年
江戸時代後期の医師、儒者。
¶高知人

宮地徹 みやじとおる
明治45（1912）年〜平成20（2008）年
昭和〜平成期の医師。専門は病理学。
¶近医

宮島幹之助（宮嶋幹之助）　みやじまかんのすけ
→宮島幹之助（みやじまみきのすけ）

宮島元貞 みやじまげんてい
文政7（1824）年〜明治35（1902）年
江戸時代後期〜明治期の安曇郡千国村の医師、寺子屋師匠。
¶姓氏長野

宮島純良 みやじまじゅんりょう
生没年不詳
江戸時代後期の医家。
¶徳島百，徳島歴

宮島晋 みやじましん
明治18（1885）年9月20日〜昭和17（1942）年9月26日
明治〜昭和期の医師・社会実業家。
¶岡山歴

宮島剛 みやじまたけし
大正14（1925）年9月19日〜
昭和〜平成期の政治家。佐賀市長、日本血液製剤協会理事長、厚生省官房長。
¶現政

宮島通珉 みやじまつうみん
享和1（1801）年〜？
江戸時代後期の松代藩医学輪講頭取。
¶長野歴

宮島幹之助 みやじまみきのすけ
明治5（1872）年8月12日〜昭和19（1944）年12月11日　㊥宮島幹之助《みやじまかんのすけ》，宮嶋幹之助《みやじまかんのすけ》
明治〜昭和期の寄生虫学者。北里研究所寄生虫部長。わが国における最も古い寄生虫学の研究者・指導者の一人。
¶科学，近医，近現，国史，新潮（みやじまかんのすけ），人名7（宮嶋幹之助　みやじまかんのすけ），世紀，日人，山形百

宮島義信 みやじまよしのぶ
天保8（1837）年〜＊
江戸時代末期〜大正期の洋方医。
¶神奈川人（㊥1914年），新潟百別（㊥1920年）

宮地要三 みやじようさん
＊〜明和6（1769）年10月8日
江戸時代中期の医師。
¶国書（㊌元禄6（1693）年），洋学（㊌？）

宮薗洋子 みやぞのようこ
平成期のシャンソン歌手、医師。
¶テレ

宮太位 みやたいりゅう
寛政10(1798)年～慶応3(1867)年
江戸時代後期～末期の医師。
¶岡山歴

宮田和明 みやたかずあき
昭和12(1937)年6月5日～
昭和～平成期の社会福祉学者。日本福祉大学教授。
¶現執3期，現執4期

宮田久吉 みやたきゅうきち
明治22(1889)年～昭和16(1941)年
大正～昭和期の医師、政治家。町長。
¶青森人

宮武器川 みやたけきせん
寛保3(1743)年～文化7(1810)年　[別]宮竹良順《みやたけりょうじゅん》
江戸時代中期～後期の讃岐高松藩の儒医。
¶国書(宮竹良順　みやたけりょうじゅん)，人名，日人

宮武徳次郎 みやたけとくじろう
明治39(1906)年1月3日～平成1(1989)年8月23日
昭和期の経営者。大日本製薬社長。西ドイツで開発されたサリドマイド剤を発売、被害児家族からの告訴で長い裁判となった。
¶現朝，現情，現人，実業，世紀，日人

宮竹良順 みやたけりょうじゅん
→宮武器川(みやたけきせん)

宮田壺隠 みやたこいん
宝暦4(1754)年～文政4(1821)年
江戸時代中期・後期の村医師、熊本藩校時習館の訓導。
¶熊本人，人名，日人

宮田重雄 みやたしげお
明治33(1900)年10月31日～昭和46(1971)年4月28日　[別]宮田重亭《みやたしげてい》
大正～昭和期の油彩画家、医師。戦争中、軍医として北支派遣の際に大同石仏を描く。
¶愛知百，近医，近美，現情，現日，人名7，世紀，姓氏愛知([没]1972年)，日人，俳文(宮田重亭　みやたしげてい　[没]昭和46(1971)年4月26日)，美家，洋画

宮田重亭 みやたしげてい
→宮田重雄(みやたしげお)

宮田潤太郎 みやたじゅんたろう
明治6(1873)年～昭和17(1942)年
明治～昭和期の医師、政治家。井尻村村議会議員。
¶島根歴

宮田親平 みやたしんぺい
昭和6(1931)年1月11日～
昭和～平成期の科学・薬学評論家。
¶現執2期，現執3期，現執4期

宮田節斎 みやたせっさい
天保7(1836)年～元治1(1864)年
江戸時代末期の医師。
¶維新，高知人，人名([生]1840年)，日人，幕末([没]1864年10月5日)，幕末大([生]天保7(1837)年12月　[没]元治1(1864)年9月5日)

宮田全沢 みやたぜんたく
生没年不詳
江戸時代中期の医師。
¶国書

宮太柱 みやたちゅう
文政10(1827)年9月13日～明治2(1869)年11月28日
江戸時代後期～明治期の医師・勤皇の志士。
¶岡山歴

宮田哲雄 みやたてつお
慶応3(1867)年8月7日～昭和3(1928)年
明治～大正期の医師。宮田病院長。宮田病院を開業、内臓外科の診療に当たる。また地方自治にも尽力。
¶人名，世紀([没]昭和3(1928)年4月26日)，渡航([没]1928年4月24日)，日人

宮田篤郎 みやたとくろう
明治5(1872)年～昭和14(1939)年
明治～昭和期の耳鼻咽喉科医。
¶近医

宮田敏雄 みやたとしお
明治37(1904)年～昭和59(1984)年10月6日
大正～昭和期の園芸家。日本蘭友会会長、嵐山堂宮田医院院長。日本の洋ランの草分け。
¶植物

宮田尚之 みやたなおゆき
大正1(1912)年～昭和56(1981)年
昭和期の医師、保健管理専門家。京都大学教授。
¶近医，現執1期

宮田伯庵 みやたはくあん
江戸時代後期の眼科医。
¶眼科

宮田元平 みやたもとへい
明治15(1882)年～昭和47(1972)年
明治～昭和期の医師。
¶御殿場

宮田魯斎 みやたろさい
生没年不詳
江戸時代末期～明治期の医師。
¶長崎遊

宮地太仲 みやぢたちゅう
→宮地太仲(みやじたちゅう)

宮地利彦 みやぢとしひこ
明治32(1899)年12月1日～昭和50(1975)年12月21日
大正～昭和期の医師。内科、日本医療伝道会衣笠病院院長。

¶キリ

宮永正純 みやながまさずみ
→宮永良蔵（みやながりょうぞう）

宮永良蔵 みやながりょうぞう
天保4（1833）年〜慶応3（1867）年　㋐宮永正純《みやながまさずみ》
江戸時代末期の医師、勤王家。
¶維新、国書（宮永正純　みやながまさずみ　㋺天保4（1833）年1月　㋩慶応3（1867）年12月22日）、人名、姓氏富山、日人（㋥1868年）、幕末（㋺1833年3月16日　㋩1868年1月16日）、幕末（㋺天保4（1833）年1月25日　㋩慶応3（1868）年12月22日）、ふる

宮西仲友 みやにしなかとも
→宮西諸助（みやにしもろすけ）

宮西諸助 みやにしもろすけ
文化14（1817）年〜明治13（1880）年　㋐宮西仲友《みやにしなかとも》
江戸時代末期〜明治期の国学者、医師、神官。
¶江文、国書（宮西仲友　みやにしなかとも　㋥明治13（1880）年7月30日）、神人（㋺文政5（1822）年）、人名、日人（㋺1822年）

宮野智靖 みやのともやす
昭和40（1965）年2月20日〜
昭和〜平成期の通訳、留学カウンセラー。
¶現執3期

宮野のり子 みやののりこ
昭和24（1949）年9月11日〜
昭和〜平成期の獣医師。動物病院NORIKO院長。
¶現執3期

宮野義美 みやのよしみ
大正4（1915）年3月29日〜
昭和期の内科学者。和歌山県立医科大学教授。
¶郷土和歌山、現情

宮原進 みやはらすすむ
〜昭和61（1986）年
昭和期の医師。
¶山口人

宮原立太郎 みやはらたつろう、みやはらたったろう
明治11（1878）年2月1日〜昭和11（1936）年　㋐宮原立太郎《みやはらりゅうたろう》
明治〜昭和期の医師。
¶郷土千葉、世紀（㋩昭和11（1936）年8月9日）、千葉百（みやはらたったろう）、千葉房総（㋺明治11（1878）年2月1日　㋩昭和11（1936）年8月9日）、渡航（みやはらりゅうたろう）　㋩1936年8月8日）、日人（㋩昭和11（1936）年8月9日）

宮原直衡 みやはらなおゆき
元禄15（1702）年〜安永5（1776）年10月6日
江戸時代中期の医師。備後福山藩士。
¶国書、藩臣6、広島百

宮原蔀山 みやはらぶざん
天明4（1784）年〜嘉永2（1849）年7月10日　㋐宮原蔀山《みやはらほうざん》
江戸時代中期〜後期の漢学者、医師。
¶岡山人（みやはらほうざん）、岡山歴（㋐？）、国書

宮原蔀山 みやはらほうざん
→宮原蔀山（みやはらぶざん）

宮原立太郎 みやはらりゅうたろう
→宮原立太郎（みやはらたつろう）

宮原良碩 みやはらりょうせき、みやばらりょうせき
文化3（1806）年〜明治19（1886）年
江戸時代末期〜明治期の医師。蘭学、西洋医学を学ぶ。帰郷後開業し、松代藩藩医を務めた。
¶国書（㋺文化3（1806）年3月16日　㋩明治19（1886）年5月11日）、人名（㋺1805年）、姓氏長野、長崎遊、長野歴（みやばらりょうせき）、日人、洋学

宮部一郎 みやべいちろう
明治21（1888）年12月22日〜平成2（1990）年10月3日
明治〜昭和期の農村運動家。家の光協会会長、農林年金福祉団理事長。農業・農村の文化の自立を推進。
¶現朝、現情、現人、埼玉人、出版、出文、世紀、日人

宮部金吾 みやべきんご
安政7（1860）年〜昭和26（1951）年3月16日
明治〜昭和期の植物学者。北海道帝国大学教授。植物病理学・分類学・地理学の分野で活躍。文化勲章受章。
¶海越新（㋺安政7（1860）年3月7日）、科学（㋺1860年（安政7）月3月7日）、科技（㋺1860年3月7日）、北墓、キリ（㋩万延1年閏3月7日（1860年4月27日））、近現、現朝（㋺安政7年3月7日（1860年3月28日））、現情（㋺万延1（1860）年3月7日）、現人、国史、コン改、コン4、コン5、札幌（㋺万延1年3月）、史人（㋺万延1年閏3月7日）、植物（㋺安政7（1860）年3月7日）、新潮（㋺万延1（1860）年3月7日）、人名7、世紀（㋺安政7（1860）年3月7日）、世百新、全書、大百、渡航（㋺1860年4月27日）、日人、日本、根千（㋺万延1（1860）年閏3月7日）、百科、北海道百、北海道文（㋺万延1（1860）年3月7日）、北海道歴、履歴（㋺万延1（1860）年3月7日）、履歴2（㋺万延1（1860）年閏3月7日）、歴大

深山杲 みやまあきら
明治35（1902）年〜＊
大正〜昭和期の医師。専門は内科、スポーツ医学。
¶近医（㋩昭和43（1968）年）、兵庫百（㋥昭和44（1969）年）

宮前佐右衛門 みやまえすけうえもん
→宮前佐右衛門（みやまえすけえもん）

宮前佐右衛門 みやまえすけえもん
＊〜文化5（1808）年　㋐宮前佐右衛門《みやさきさえもん、みやまえすけうえもん》
江戸時代中期〜後期の慈善家。武蔵秩父郡金崎村

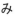

名主。
¶埼玉人([生]不詳 [没]文化5(1808)年6月20日), 埼玉百(みやまえすけうえもん [生]1767年 [没]1857年), 人名(みやさきさえもん [生]1739年), 日人([生]1739年)

三山晃勢 みやまこうせい
昭和1(1926)年～
昭和～平成期の薬剤師、小説家。
¶幻作, 幻想

宮宗直矢 みやむねなおや
大正3(1914)年5月～平成6(1994)年2月3日
昭和期の弓道家、医師、弓道錬士。
¶弓道

宮村健二 みやむらけんじ
昭和16(1941)年12月4日～
昭和期の鍼灸学研究者。
¶視覚

宮本璋 みやもとあきら
明治29(1896)年～昭和48(1973)年
明治～昭和期の医師。専門は生化学。
¶近医

み

宮本栄助 みやもとえいすけ
江戸時代中期の眼科医。
¶眼科

宮本元甫 みやもとげんぽ
寛政8(1796)年～慶応2(1866)年
江戸時代末期の蘭方医、摂津高槻藩医。
¶朝日, 近世, 国史, 国書, 人名([生]?), 姓氏京都, 長崎遊, 日人, 藩臣5([生]寛政9(1797)年), 洋学

宮本哲 みやもとさとる
明治22(1889)年～昭和55(1980)年
大正～昭和期の外科医、病院長。
¶高知人

宮本三七郎 みやもとさんしちろう
明治25(1892)年4月1日～昭和18(1943)年12月30日
大正～昭和期の陸軍獣医中将。専門は飼料植物学。
¶科学

宮本忍 みやもとしのぶ
明治44(1911)年3月21日～昭和62(1987)年8月18日
昭和期の医学者、医師。日本大学医学部教授。傷痍軍人東京療養所勤務。結核の外科的療法を究めた。著書に「医学思想史」など。
¶科学, 科技, 近医, 現朝, 現執2期, 現情, 現人, コン改, コン4, コン5, 静岡歴, 社史, 新潮, 世紀, 姓氏静岡, 日人

宮本周司 みやもとしゅうじ
江戸時代後期の眼科医。
¶眼科

宮本周説 みやもとしゅうせつ
明治9(1876)年～昭和35(1960)年
明治～昭和期の眼科医。
¶眼科

宮本叔(宮本淑) みやもとしゅく
慶応3(1867)年1月5日～大正8(1919)年10月25日
[別]宮本叔《みやもとはじめ》, 鼠禅《そぜん》
明治～大正期の医家。東京市駒込病院長。伝染病学で名声。東京帝国大学医科大学教授。
¶科学, 近医(みやもとはじめ), 人名(みやもとはじめ), 世紀, 姓氏長野, 渡航(みやもとはじめ), 長野百(宮本淑), 長野歴, 日人, 俳諧(鼠禅 そぜん), 俳句(鼠禅 そぜん)

宮本純之 みやもとじゅんし
昭和6(1931)年8月29日～平成15(2003)年4月14日
昭和～平成期の化学者、住友化学工業常務理事。専門は生物化学、農薬化学。
¶科学

宮本清寛 みやもとせいかん
弘化1(1844)年～大正3(1914)年
明治期の医師・眼科医。
¶神奈川人

宮本忠雄 みやもとただお
昭和5(1930)年3月11日～平成11(1999)年1月28日
昭和～平成期の精神医学者。自治医科大学教授。芸術家の作品と精神病理の関係を解き明かす病跡学の日本における第一人者。著書に「日本的異常の考察」など。
¶科学, 科技, 近医, 現執1期, 現執2期, 現執3期, 現情, 現人, 心理, 世紀, 日人, マス89

宮本忠孝 みやもとただたか
明治36(1903)年～昭和62(1987)年
昭和期の医師・医学博士。
¶山形百新

宮本昭正 みやもとてるまさ
昭和5(1930)年2月16日～
昭和～平成期の内科学者、アレルギー学者。東京大学教授。
¶現執3期

宮本暁誕 みやもととしのぶ
明治7(1874)年～昭和4(1929)年
明治～昭和期の獣医学者。
¶山形百

宮本叔 みやもとはじめ
→宮本叔(みやもとしゅく)

宮本ヒサ子 みやもとひさこ
大正14(1925)年7月20日～
昭和～平成期の福祉活動家。新興会を設立、刑余者の更正指導につくす。
¶日人

宮本正敏 みやもとまさとし
天明3(1783)年～安政4(1857)年12月23日
江戸時代中期～末期の医師。
¶庄内

宮本正治 みやもとまさはる
明治39(1906)年～昭和53(1978)年
大正～昭和期の医師。専門は血液学。
¶近医

宮杜藍斎 みやもりらんさい
生没年不詳
江戸時代後期の医師、漢学者。
¶国書

宮良長詳 みやらちょうしょう
明治27(1894)年1月11日～昭和40(1965)年1月30日
大正～昭和期の医師、政治家。八重山人民党総裁。
¶沖縄百，社史，姓氏沖縄

宮林太郎 みやりんたろう
明治44(1911)年9月15日～平成15(2003)年7月31日　[別]四宮学《しのみやまなぶ》
昭和期の医師、小説家。
¶近医(四宮学　しのみやまなぶ)，幻作，幻想，四国文，兵庫文

宮脇富 みやわきあつし
明治16(1883)年～昭和43(1968)年5月29日
明治～昭和期の畜産製造学者。帯広高等獣医学校校長。日本における畜産物利用学および同業界の発展に寄与。著書に「酪農概論」など。
¶科学([生]1883年(明治16)8月)，現情([生]1883年8月18日)，食文([生]1883年8月18日)，人名7，世紀([生]明治16(1883)年8月)，渡航([生]1883年8月)，日人([生]明治16(1883)年8月18日)

明庵栄西 みょうあんえいさい
→栄西(えいさい)

明庵栄西 みょうあんようさい
→栄西(えいさい)

妙木浩之 みょうきひろゆき
昭和35(1960)年～
昭和～平成期の心理学者。久留米大学文学部人間科学科助教授。専門は臨床心理学、精神分析学、心理経済学。
¶現執4期

明星延徳 みょうじょうえんとく
安政2(1855)年10月5日～明治28(1895)年5月7日
江戸時代末期～明治期の医師。
¶愛媛百

明神蟠竜 みょうじんばんりゅう
天明7(1787)年～明治1(1868)年　[別]明神蟠竜《みょうじんばんりょう》
江戸時代後期の医師。
¶高知人(みょうじんばんりょう)，幕末([没]1868年10月27日)，幕末大([没]明治1(1868)年9月8日)

明神蟠竜 みょうじんばんりょう
→明神蟠竜(みょうじんばんりゅう)

妙善尼 みょうぜんに
元治1(1864)年～昭和38(1963)年2月21日
明治～昭和期の社会福祉事業家・僧侶。
¶岡山歴

三好明夫 みよしあきお
昭和33(1958)年4月4日～
昭和～平成期の社会福祉研究者。東京家政学院大学人文学部講師。
¶現執4期

三好秋馬 みよしあきま
大正7(1918)年10月30日～平成12(2000)年
昭和～平成期の内科学者。広島大学教授、鈴丘県立総合病院院長。
¶近医，現情

三好暁光 みよしあきみつ
昭和5(1930)年～平成19(2007)年
昭和～平成期の医師。精神科。
¶近医

三吉明 みよしあきら
明治43(1910)年～
昭和期の社会事業史研究者。明治学院大学教授、北星学園大学教授。
¶現執1期

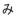

三好勇夫 みよしいさお
昭和7(1932)年7月15日～
昭和～平成期の内科学者。高知医科大学教授。米国で学び、岡山大学病院助手などを経て帰国、のち再留学。
¶現朝，世紀，日人

三好和夫 みよしかずお
大正3(1914)年10月25日～平成16(2004)年11月9日
昭和～平成期の医師。内科。
¶科学，近医

三好邦雄 みよしくにお
昭和10(1935)年～
昭和～平成期の小児科医師。三好医院院長。
¶現執3期，現執4期

三好邦達 みよしくにさと
昭和4(1929)年～平成7(1995)年
昭和～平成期の医師。整形外科。
¶近医

三好順風 みよしじゅんぷう
文化13(1816)年～明治22(1889)年12月24日
江戸時代末期～明治時代の医師。
¶幕末，幕末大，藩臣6

三好正一 みよししょういち
明治13(1880)年～昭和17(1942)年
明治～昭和期の医師、政治家。
¶姓氏山口

三好晋造 みよししんぞう
文政12(1829)年～明治10(1877)年
江戸時代末期～明治時代初期の医師。
¶長崎遊

三好竹陰　みよしちくいん
*～明治22（1889）年
江戸時代末期・明治期の宇和島の藩医。能書家。
¶愛媛（⊕文化12（1815）年），愛媛百（⊕文化13（1816）年　⊗明治22（1889）年12月24日）

三次稲斎　みよしとうさい
寛政1（1789）年10月～？
江戸時代後期の医師。
¶国書

三好春樹　みよしはるき
昭和25（1950）年5月13日～
昭和～平成期の理学療法士。生活とリハビリ研究所代表、日本生活介護取締役。
¶現執4期

三和治　みわおさむ
昭和3（1928）年7月5日～
昭和期の社会福祉学者。明治学院大学教授、大正大学教授。
¶現執1期，現執2期

三輪和雄　みわかずお
昭和2（1927）年8月1日～
昭和～平成期の脳神経外科医師、ノンフィクション作家。
¶現執2期，現執3期，現執4期，現情，世紀

三輪潔　みわきよし
昭和2（1927）年～
昭和期の外科医。
¶群馬人

三輪謙　みわけん
万延1（1860）年～？
明治期の眼科医。
¶眼科

三輪見竜　みわけんりゅう
文化6（1809）年～明治12（1879）年
江戸時代後期～明治時代の眼科医。
¶眼科（三輪見竜），静岡歴，姓氏静岡

三輪潤太郎　みわじゅんたろう
元治2（1865）年～昭和15（1940）年
明治～昭和期の別荘楽山亭を造築。社会事業家。
¶長岡

三輪松城　みわしょうじょう
文政3（1820）年～明治11（1878）年
江戸時代末期～明治期の播磨竜野藩医。
¶藩臣5

三輪史朗　みわしろう
昭和2（1927）年2月17日～平成18（2006）年1月12日
昭和～平成期の内科学者。沖中記念成人病研究所所長、東京大学教授。著書に「赤血球酵素異常の研究」「血液とからだ」など。
¶科学，近医，現執3期，現情，世紀，日人

三輪清三　みわせいぞう
明治36（1903）年～平成1（1989）年
大正～昭和期の医師。内科。
¶近医

三輪宗重　みわそうじゅう
文化5（1808）年～明治18（1885）年
江戸時代後期～明治期の医師。
¶姓氏愛知

三輪大成　みわたいせい
文政10（1827）年～明治26（1893）年
江戸時代後期～明治期の眼科医。
¶眼科

三輪谷俊夫　みわたにとしお
昭和3（1928）年2月13日～平成12（2000）年3月23日
昭和～平成期の医師。専門は細菌学。
¶科学，近医

三輪東朔　みわとうさく
宝暦9（1759）年～文政1（1818）年
江戸時代後期の医師。
¶国書（生没年不詳），人名，日人

三輪徳寛　みわとくかん
→三輪徳寛（みわよしひろ）

三輪徳寛　みわとくひろ
→三輪徳寛（みわよしひろ）

三輪俊博　みわとしひろ
昭和20（1945）年3月21日～
昭和期の医師。
¶飛騨

三輪知雄　みわともお
明治32（1899）年12月27日～昭和54（1979）年12月27日
昭和期の植物生理学者、生化学者。筑波大学初代学長。植物体における糖代謝を研究。
¶科学，科技，現情，現人，植物，新潮，世紀，長野歴，日人，マス89

三輪蟠竜　みわばんりゅう
享和3（1803）年～明治12（1879）年
江戸時代末期～明治期の儒医。
¶人名，日人

三輪ほう子　みわほうこ
昭和31（1956）年～
昭和～平成期の児童福祉家、評論家。
¶児人

三輪政忠　みわまさただ
明治24（1891）年～昭和38（1963）年
大正～昭和期の医師。
¶姓氏石川

三輪吉介　みわよしすけ
明治22（1889）年～昭和36（1961）年
昭和期の福祉事業家。
¶山口人

三輪徳寛　みわよしひろ
安政6（1859）年～昭和8（1933）年　㊙三輪徳寛

医学・医療・福祉篇

《みわとくかん，みわとくひろ》
明治〜大正期の外科医学者。千葉医科大学学長。ドイツに留学，外科学を専攻。帰国後，千葉医学専門学校校長。
¶科学（みわとくひろ）　㊤1859年（安政6）8月13日　㊦1933年（昭和8）2月19日），郷土千葉（みわとくかん），近医（みわとくひろ），人名（みわとくひろ），千葉百，渡航（㊤1859年6月13日　㊦1933年2月19日），日人

明庵栄西　みんなんえいさい
→栄西（えいさい）

【 む 】

向オヨノ　むかいおよの
明治25（1892）年〜昭和59（1984）年
大正〜昭和期の助産婦。
¶姓氏鹿児島

向井勤成　むかいきんせい
天保1（1830）年〜明治38（1905）年
江戸時代後期〜明治期の眼科医。
¶眼科

向井元升　むかいげんしょう
慶長14（1609）年〜延宝5（1677）年
江戸時代前期の医師，本草学者，儒者。「紅毛外科秘要」を編纂。
¶朝日（㊤慶長14年2月2日（1609年3月7日）㊦延宝5年11月1日（1677年11月25日）），江人，科学（㊤慶長14（1609）年2月2日　㊦延宝5（1677）年11月1日），教育，京都大，郷土長崎，近世，国史，国書（㊤慶長14（1609）年2月2日　㊦延宝5（1677）年11月1日），コン改，コン4，コン5，史人（㊤1609年2月2日　㊦1677年11月1日），思想史，植物（㊤慶長14年2月2日（1609年3月7日）㊦延宝5年11月1日（1677年11月25日）），新潮（㊤慶長14（1609）年2月2日　㊦延宝5（1677）年11月1日），人名，姓氏京都，世人（㊤慶長14（1609）年2月2日　㊦延宝5（1677）年11月1日），全書，大百，長崎百，長崎遊，長崎歴，日人，洋学，歴大

向井元瑞　むかいげんずい
慶安2（1649）年〜正徳2（1712）年
江戸時代前期　中期の医師。向井元升の長男。
¶姓氏京都

向井元成　むかいげんせい
明暦2（1656）年〜享保12（1727）年　㊦向井元成《むかいもとなり》，向井魯町《むかいろちょう》，魯町《ろちょう》
江戸時代前期〜中期の儒者，俳人。長崎奉行書物改役，長崎聖堂祭主。本草学，算学にも通じた。
¶朝日（向井魯町　むかいろちょう）㊦享保12年2月9日（1727年3月31日）），国書（㊤明暦2（1656）年10月15日　㊦享保12（1727）年2月9日），コン改（向井魯町　むかいろちょう），コン4（向井魯町　むかいろちょう），新潮（㊤明暦2（1656）年10月15日　㊦享保12（1727）年2月9日），人名（向井魯町　むかいろちょう），長崎百（㊤享保13（1728）年），長崎歴（むかいもとなり），日人，俳諧（魯町　ろちょう），俳句（魯町　ろちょう　㊦享保12（1727）年2月9日），洋学（㊤承応2（1653）年），和俳（向井魯町　むかいろちょう）

向井元端　むかいげんたん
慶安2（1649）年〜宝永1（1704）年
江戸時代前期〜中期の儒医。
¶国書（㊤？　㊦正徳2（1712）年12月20日），人名，日人

向井忠正　むかいただまさ
大正3（1914）年〜
昭和期の東京帝国大学セツルメント読書会参加者。
¶社史

向井千秋　むかいちあき
昭和27（1952）年5月6日〜
昭和〜平成期の宇宙飛行士，心臓血管外科医師。スペースシャトル・コロンビア、ディスカバリーに搭乗した。
¶世紀，日人，日本，YA

向井紀二　むかいのりつぐ
大正15（1926）年〜昭和63（1988）年
昭和期の医師。専門は病理学、神経病理学。
¶近医

向井文忠　むかいぶんちゅう
明治11（1878）年3月〜昭和37（1962）年5月
明治〜昭和期の眼科医。
¶沖縄百

向井万起男　むかいまきお
昭和22（1947）年6月24日〜
昭和〜平成期の医師。慶応義塾大学医学部助教授。
¶現執4期

向井元成　むかいもとなり
→向井元成（むかいげんせい）

向山周慶　むかいやましゅうけい
→向山周慶（さきやましゅうけい）

向井魯町　むかいろちょう
→向井元成（むかいげんせい）

武笠サク　むかさささく
明治30（1897）年6月12日〜昭和38（1963）年2月7日
大正〜昭和期の看護婦。全国初の看護課長。
¶埼玉人

向笠広次　むかさひろじ
明治44（1911）年〜平成4（1992）年
大正〜平成期の医師。精神科。
¶大分歴，近医

椋木修三　むくのきおさみ
昭和29（1954）年5月9日〜
昭和〜平成期のカウンセラー。

¶現執3期

六車杏隠 むぐるまきょういん
　？〜天保4（1833）年1月
　江戸時代後期の医師。
　　¶国書

向畑十四郎 むこうはたじゅうしろう
　明治43（1910）年〜昭和52（1977）年
　昭和期の医師。雲南共存病院院長。
　　¶島根歴

向山周慶 むこうやましゅうけい
　→向山周慶（さきやましゅうけい）

向山美弘 むこうやまよしひろ
　明治15（1882）年〜昭和30（1955）年
　明治〜昭和期の海軍軍医。
　　¶近医

向山義雅 むこうやまよしまさ
　？〜
　大正期の東京帝国大学セツルメント参加者。
　　¶社史

武蔵石寿 むさしせきじゅ
　明治3（1766）年〜万延1（1860）年11月25日
　江戸時代中期〜後期の本草家、貝類研究家。著書に「目八譜」。
　　¶朝日（㊥万延1年11月25日（1861年1月5日））、江文、科学、国書、コン改（㊥明治5（1768）年）、コン4、新潮（㊥明治5（1768）年）、人名（㊥1768年）、世人（生没年不詳）、大百（㊥1770年？）、日人（㊥1861年）、洋学（㊥明和2（1765）年）

武蔵野検校 むさしのけんぎょう
　文政1（1818）年〜明治20（1887）年9月
　江戸時代末期〜明治期の鍼医師。和田春好について鍼医を学び、総晴検校に昇る。
　　¶維新、幕末、幕末大（㊥文化15（1818）年1月）

武者春道 むしゃしゅんどう
　弘化1（1844）年〜明治17（1884）年
　江戸時代後期〜明治期の洋方医。
　　¶新潟百

無尽蔵 むじんぞう
　生没年不詳
　江戸時代中期の本草家。
　　¶国書

牟田口カオル むたぐちかおる
　昭和26（1951）年〜
　昭和〜平成期の養護学校教員。カオル裁判（ポロシャツ憲法九条訴訟）原告。
　　¶平和

牟田口辰己 むたぐちたつみ
　昭和27（1952）年9月19日〜
　昭和〜平成期の視覚障害教育研究者。
　　¶視覚

牟田清太郎 むたせいたろう
　弘化3（1846）年〜元治1（1864）年
　江戸時代末期の対馬藩医。
　　¶維新

牟田隆伯 むたたかのり
　文政1（1818）年〜元治1（1864）年
　江戸時代末期の医師。
　　¶維新、幕末（㊥1864年11月26日）、幕末大（㊥元治1（1864）年10月27日）

牟田悌三（牟田俤三） むたていぞう
　昭和3（1928）年10月3日〜平成21（2009）年1月8日
　昭和〜平成期の俳優、福祉活動家。チャイルドライン支援センター代表理事。主な出演作にテレビ「ケンちゃんシリーズ」など。PTAやボランティア活動にも熱心。
　　¶映男、芸能、新芸、世紀、男優（牟田俤三）、テレ、日人

無着成恭 むちゃくせいきょう
　昭和2（1927）年3月31日〜
　昭和〜平成期の教育者。点数廃止連合会会長、南無の会道場首管、曹洞宗国際ボランティア会理事。心にとどく教育を実践、原点の教育をめざす。著書に「詩の授業」「教育をさがす」。
　　¶近文、現期、現執1期、現執2期、現執3期、現執4期、現情、現人、現日、児人、児文、新潮、世紀、日人、平和、マス89

無腸 むちょう
　→上田秋成（うえだあきなり）

武藤歌織 むとうかおり
　昭和38（1963）年4月12日〜
　昭和〜平成期のジャーナリスト。
　　¶視覚

武藤喜一郎 むとうきいちろう
　慶応4（1868）年5月23日〜昭和18（1943）年12月14日
　明治〜昭和期の家畜病理学者。陸軍獣医総監。獣医学の馬学を研究。東京高等獣医学、東京獣医学校各校長などを歴任。
　　¶科学、新潮、人名7、世紀（㊥慶応4（1868）年5月）、渡航、日人

武藤幸治 むとうこうじ
　明治40（1907）年〜昭和37（1962）年
　大正〜昭和期の医師。専門は病理学。
　　¶近医

武藤静子 むとうしずこ
　明治43（1910）年5月2日〜平成20（2008）年7月21日
　昭和〜平成期の小児科学者、日本女子大学名誉教授。専門は小児栄養学。
　　¶科学、現情

武藤主齢 むとうしゅれい
　安政1（1854）年〜大正10（1921）年
　明治〜大正期の医師。
　　¶大分歴

武藤昌知 むとうしょうち
明治19(1886)年～昭和42(1967)年
大正～昭和期の寄生虫学者。名古屋鉄道病院内科医長、札幌鉄道病院長。肝吸虫第一中間宿主がマメタニシであることを実験的に確定。
¶科学(㊥1886年(明治19)8月3日)、近医、現情、人名7、世紀、日人

武藤清栄 むとうせいえい
昭和26(1951)年4月27日～
昭和～平成期のカウンセラー、メンタルヘルス教育者。心理療法、セクシュアリティを研究。
¶現執4期

武藤切次郎 むとうせつじろう
慶応3(1867)年～昭和20(1945)年
明治～昭和期の歯科医師。千葉県歯科医師会初代会長。
¶千葉百

武藤多作 むとうたさく
明治30(1897)年～昭和41(1966)年3月8日
大正～昭和期の医師。病院長。
¶島根人、島根百(㊥明治12(1879)年1月1日)、島根歴

武藤道斎 むとうどうさい
天保7(1836)年～明治40(1907)年
明治期の政治家。群馬県議会議員、開業医。
¶群馬人

武藤直記 むとうなおき
江戸時代後期の医師。
¶人名、日人(生没年不詳)

武藤豊洲 むとうほうしゅう
生没年不詳
江戸時代後期の医師。
¶国書

武藤完雄 むとうまさお
明治31(1898)年2月7日～昭和47(1972)年6月20日
大正～昭和期の外科医学者。東北帝国大学教授。福島県立医科大学学長、宮城県成人病センター院長を歴任。
¶科学、近医、現情、人名7、世紀(㊥明治21(1888)年2月7日)、日人(㊥明治31(1898)年2月27日)、福島百、宮城百

六人部節香 むとべときか
？～弘化2(1845)年
江戸時代末期の歌人・医家。向日神社神官節篤の2男。
¶京都府

棟方玄栄 むなかたげんえい
→棟方玄栄(むねかたげんえい)

宗像恒次 むなかたつねつぐ
昭和23(1948)年2月10日～
昭和～平成期の健康心理学者。筑波大学教授。
¶現執3期、現執4期

宗像伸子 むなかたのぶこ
昭和15(1940)年2月24日～
昭和～平成期の栄養コンサルタント。ヘルスプランニング・ムナカタ主宰。予防医学から見た「正しい食事のあり方」を研究。
¶現執3期、現執4期

棟方唯一 むなかたゆいいち
明治4(1871)年～昭和18(1943)年
明治～昭和期の僧。更生保護運動の草分け。
¶青森人

棟方玄栄 むねかたげんえい
寛政10(1798)年～文久2(1862)年　㊙棟方玄栄《むなかたげんえい》
江戸時代末期の医師。
¶眼科(むなかたげんえい)、人名、長崎遊(むなかたげんえい)、日人

宗定哲二 むねさだてつじ
明治27(1894)年4月7日～昭和49(1974)年1月7日
大正～昭和期の生薬学者。
¶熊本百

宗久月丈 むねひさげつじょう
明治38(1905)年～昭和43(1968)年
昭和期の医師・俳人。
¶姓氏神奈川

撫養円太郎 むやえんたろう
安政6(1859)年4月日～大正13(1924)年10月31日
明治・大正期の根室病院長。
¶根千(㊥安政6(1859)年4月)

村井琴山 むらいきんざん
享保18(1733)年～文化12(1815)年
江戸時代中期～後期の医師。医学館教授。
¶朝日(㊙文化12年3月1日(1815年4月10日))、近世、熊本百(㊥享保18(1733)年7月16日 ㊙文化12(1815)年3月1日)、国史、国書(㊥享保18(1733)年7月16日 ㊙文化12(1815)年3月1日)、コン改、コン4、コン5、新潮(㊙文化12(1815)年3月1日)、人名、世人、日人、名画

村井源之助 むらいげんのすけ
明治11(1878)年～昭和7(1932)年
明治～昭和期の実業家。「村源薬局」中興の祖。
¶姓氏岩手

村井見朴 むらいけんぼく
元禄15(1702)年～宝暦10(1760)年
江戸時代中期の医師。
¶熊本人、熊本百(㊥元禄15(1702)年4月 ㊙宝暦10(1760)年11月13日)、国書(㊥元禄15(1702)年4月13日 ㊙宝暦10(1760)年11月13日)、人名、日人

村井古道 むらいこどう
→古道(こどう)

村井蕉雪 むらいしょうせつ
明和6(1769)年～＊
江戸時代中期～後期の医師。
¶国書(㊥明和6(1769)年10月15日　㊙天保12

(1841)年12月5日)，日人([没]1842年)

村井翠渓 むらいすいけい
文化14(1817)年7月15日～文久2(1862)年8月7日
江戸時代後期～末期の医師。
¶国書

村井漸 むらいすすむ
→村井中漸(むらいちゅうぜん)

村井蘇山 むらいそざん
寛保3(1743)年～安永5(1776)年3月17日
江戸時代中期の医師。
¶国書

村井辰五郎 むらいたつごろう
嘉永6(1853)年～大正12(1923)年
江戸時代末期～大正期の慈善家。
¶姓氏岩手

村井中漸 むらいちゅうぜん
宝永5(1708)年～寛政9(1797)年2月24日 [別]村井漸《むらいすすむ》
江戸時代中期の和算家、儒医。「開商点兵算法」「算法童子問」の著者。
¶朝日([没]寛政9年2月24日(1797年3月22日))，国書([生]宝永5(1708)年6月16日)，史人，新潮，人名，数学(村井漸　むらいすすむ　[生]宝永5(1708)年6月16日)，世人，日人

村井保固 むらいやすかた
嘉永7(1854)年9月24日～昭和11(1936)年2月11日
明治～昭和期の実業家、貿易商。森村組ニューヨーク支店勤務。日本陶器創立者の一人。社会事業に尽力。
¶海越，海越新，愛媛，愛媛百，郷土愛媛，日人

村井弥兵衛 むらいやへえ
明治26(1893)年～昭和43(1968)年
大正～昭和期の盛岡市市勢振興功労者、社会事業家。
¶岩手人

村江正民 むらえまさたみ
明治33(1900)年～昭和58(1983)年
大正～昭和期の医師、鳥取県医師会長。
¶鳥取百

村岡敬造 むらおかけいぞう
明治41(1908)年8月30日～平成4(1992)年4月7日
昭和～平成期の物理学者、関西医科大学名誉教授。専門は原子核物理学。
¶科学，現情

村岡秀造 むらおかひでぞう
文政8(1825)年～明治2(1869)年
江戸時代末期の因幡鳥取藩医。
¶藩臣5

村尾圭介 むらおけいすけ
明治16(1883)年3月13日～昭和34(1959)年6月13日
明治～昭和期の弓道家、弓道達士(教士)。
¶弓道，近医

村尾覚 むらおさとる
大正11(1922)年7月10日～平成8(1996)年
昭和～平成期の内科学者。東京大学教授。
¶近医，現情

村尾多聞(村尾多門) むらおたもん
文化10(1813)年～嘉永6(1853)年
江戸時代後期の医師。
¶静岡歴，姓氏静岡，洋学(村尾多門　[生]文化11(1814)年)

村尾留器 むらおりゅうき
寛政1(1789)年～安政1(1854)年
江戸時代後期～末期の医師。
¶静岡百，静岡歴，姓氏静岡

村形友治 むらかたともはる
明治44(1911)年7月～昭和44(1969)年7月2日
昭和期の軍医、陸上自衛隊医官。戦後、名寄町立社会病院長、陸上自衛隊福岡地区病院長を歴任。
¶近医，現情，人名7，世紀，日人

村上氏広 むらかみうじひろ
明治43(1910)年5月15日～平成4(1992)年9月15日
大正～平成期の医師。専門は病理学。
¶科学，近医

村上英治 むらかみえいじ
大正13(1924)年7月20日～平成7(1995)年6月24日
昭和～平成期の臨床心理学者。
¶近医，現執1期，現執2期，現執3期，心理

村上暎二 むらかみえいじ
昭和6(1931)年9月14日～平成11(1999)年6月4日
昭和～平成期の医学者。金沢医科大学理事長。
¶石川現終，石川百

村上英俊 むらかみえいしゅん
→村上英俊(むらかみひでとし)

村上景吉 むらかみかげよし
→村上玄治(むらかみげんじ)

村上勝美 むらかみかつよし
明治40(1907)年～平成11(1999)年
大正～平成期の医師。小児科。
¶近医

村上杏園 むらかみきょうえん
文化3(1806)年～明治5(1872)年
江戸時代末期～明治期の儒医。
¶人名，日人

村上国男 むらかみくにお
昭和7(1932)年～平成20(2008)年
昭和～平成期の医師。専門は外科、ハンセン病医療。
¶近医

村上景吉 むらかみけいきち
～享和3(1803)年9月

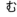

江戸時代中期～後期の医家。
¶大阪人

村上渓南 むらかみけいなん
生没年不詳
江戸時代前期の医師。
¶国書

村上玄治 むらかみげんじ
？ ～享和3(1803)年　[別]村上景吉《むらかみかげよし》
江戸時代中期～後期の医師。
¶国書(村上景吉　むらかみかげよし　[没]享和3(1803)年9月21日)，日人

村上玄水 むらかみげんすい
天明1(1781)年～天保14(1843)年
江戸時代後期の医師(中津藩医)。
¶大分歴，国書([没]天保14(1843)年7月4日)，人名([生]1784年)，長崎遊，日人，藩臣7，洋学([生]天明3(1783)年)

村上賢三 むらかみけんぞう
明治29(1896)年11月8日～昭和63(1988)年10月5日
明治～昭和期の歌人、医師。
¶石川文，近医

村上恒庵 むらかみこうあん
生没年不詳
江戸時代後期の医師。
¶国書

村上光太郎 むらかみこうたろう
昭和20(1945)年1月29日～
昭和～平成期の薬学者。徳島大学薬学部助手。生薬・漢方を研究。
¶現執4期

村上姑南 むらかみこなん
文政1(1818)年～明治23(1890)年
江戸時代末期～明治期の儒学者、医師。豊後森藩儒。都講となり、のちに藩儒に招聘される。
¶維新，大分百([生]1823年)，大分歴，人名，長崎遊，日人，幕末([没]1890年6月21日)

村上栄 むらかみさかえ
明治36(1903)年11月3日～昭和62(1987)年11月16日
大正～昭和期の医師。専門は細菌学。
¶岡山歴，近医

村上三一 むらかみさんいち
明治13(1880)年～昭和13(1938)年
明治～昭和期の医師。
¶青森人

村上茂子 むらかみしげこ
明治21(1888)年10月24日～昭和54(1979)年10月18日
大正・昭和期の慈善家。
¶岩手人

村上茂稔 むらかみしげより
大正4(1915)年10月～昭和61(1986)年6月17日
昭和期の弓道家、医師、弓道教士。
¶弓道

村上修平 むらかみしゅうへい
？ ～文政8(1825)年2月2日
江戸時代中期の徳島藩医師学問所御用の医員。
¶徳島歴

村上省三 むらかみしょうぞう
→村上省三(むらかみせいぞう)

村上治朗 むらかみじろう
明治42(1909)年1月11日～昭和55(1980)年2月21日
昭和期の医師。岐阜歯科大学(現朝日大学)教授。
¶近医，世紀，日人

村上信三 むらかみしんぞう
明治25(1892)年～昭和33(1958)年3月20日
大正～昭和期の薬学者、大阪大学名誉教授。専門は有機化学。
¶科学

村上随憲 むらかみずいけん
寛政10(1798)年～元治2(1865)年
江戸時代末期の医師。
¶群新百([生]1789年)，群馬人([生]寛政1(1789)年)，群馬百([生]1789年)，埼玉人([生]寛政10(1798)年2月12日　[没]慶応1(1865)年11月10日)，人名，姓氏群馬([生]1789年)，長崎遊，日人，洋学

村上誠一 むらかみせいいつ
大正15(1926)年8月1日～
昭和～平成期の歌人、医学者。
¶石川文

村上精次 むらかみせいじ
明治35(1902)年～昭和56(1981)年
大正～昭和期の医師。内科。
¶近医

村上省三 むらかみせいぞう
大正5(1916)年2月9日～平成11(1999)年12月24日　[別]村上省三《むらかみしょうぞう》
昭和期の血液学者。東京女子医科大学教授、日赤中央血液センター所長。
¶科学，近医(むらかみしょうぞう)，世紀，日人

村上潜竜 むらかみせんりゅう
明和7(1770)年～文政7(1824)年
江戸時代後期の因幡鳥取藩医。
¶鳥取百，藩臣5

村上宗俊 むらかみそうしゅん
文政12(1829)年～嘉永7(1854)年
江戸時代後期の医学者。
¶洋学

村上宗占 むらかみそうせん
生没年不詳
江戸時代中期の医師。

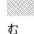

¶国書

村上代三郎 むらかみだいさぶろう, むらかみだいざぶろう
文政6(1823)年～明治15(1882)年
江戸時代末期～明治期の医師、教育者。適塾門下生。郷里で私塾を開き多くの子弟の育成に尽力。
¶国書([没]明治15(1882)年2月), 人名, 日人, 洋学(むらかみだいざぶろう　[生]文政9(1826)年)

村上田長 むらかみたおさ
天保9(1838)年～明治39(1906)年　[別]村上田長《むらかみでんちょう》
江戸時代末期～明治期の儒医。田舎新聞社(のち二豊新聞)を創立。その後県立大分尋常中学校校長。
¶大分百, 大分歴(むらかみでんちょう), 人名(むらかみでんちょう), 日人

村上琢磨 むらかみたくま
昭和21(1946)年9月1日～
昭和期の視覚障害者歩行指導員。
¶視覚

村上忠浄 むらかみただきよ
弘化4(1847)年8月14日～大正11(1922)年12月22日
江戸時代後期～明治期の国学者・医師。
¶国書

村上忠重 むらかみただしげ
大正4(1915)年～平成8(1996)年
昭和～平成期の医師。外科(消化器)。
¶近医

村上忠順 むらかみただまさ
文化9(1812)年～明治17(1884)年11月23日
[別]村上忠順《むらかみただより, むらかみちゅうじゅん》
江戸時代末期～明治期の国学者、歌人、医師。三河刈谷藩医。藩主に和漢籍の講義と和歌の指導を行った。
¶愛知百(むらかみちゅうじゅん　[生]1812年4月1日), 朝日([生]文化9年4月1日(1812年5月11日)), 維新, 近現, 近世, 国史, 国書([生]文化9(1812)年4月1日), 人書79(むらかみただより), 人書94, 神人([生]文化9(1812)年4月1日), 人名([生]1826年), 姓氏愛知([生]1826年), 日人, 幕末, 幕末大([生]文化9(1812)年4月1日), 百科, 和俳

村上忠順 むらかみただより
→村上忠順(むらかみただまさ)

村上忠順 むらかみちゅうじゅん
→村上忠順(むらかみただまさ)

村上田長 むらかみでんちょう
→村上田長(むらかみたおさ)

村上冬燕 むらかみとうえん
大正3(1914)年12月8日～平成9(1997)年7月12日
[別]村上正固《むらかみまさかた》
昭和～平成期の俳人。
¶近医(村上正固　むらかみまさかた), 現俳, 奈良文, 俳文

村上等順 むらかみとうじゅん
生没年不詳
江戸時代後期の医師。
¶国書

村上道順 むらかみどうじゅん
？　～元禄15(1702)年4月19日
江戸時代前期～中期の伊予吉田領内の町医。
¶愛媛百

村上等詮 むらかみとうせん
→村上冬嶺(むらかみとうれい)

村上冬嶺 むらかみとうれい
寛永1(1624)年～宝永2(1705)年　[別]村上等詮《むらかみとうせん》
江戸時代前期～中期の小児科医師。東山天皇の皇子を治療。
¶国書([没]宝永2(1705)年8月29日), 人名(村上等詮　むらかみとうせん), 姓氏京都, 日人

村上徳治 むらかみとくじ
明治26(1893)年～昭和52(1977)年
明治～昭和期の陸軍軍医(外科)。
¶近医

村上寿秋 むらかみとしあき
大正9(1920)年～平成12(2000)年
昭和～平成期の医師、郷土史家。
¶青森人, 郷土

村上尚三郎 むらかみなおさぶろう
昭和4(1929)年2月8日～
昭和期の社会福祉学者。仏教大学教授。
¶現執2期

村上長雄 むらかみながお
大正11(1922)年～昭和55(1980)年
昭和期の医師。専門は生理学(運動生理学)。
¶近医

村上伯似 むらかみはくい
寛政11(1799)年～安政4(1857)年
江戸時代後期～末期の医師。
¶姓氏岩手

村上英俊 むらかみひでとし
文化8(1811)年4月8日～明治23(1890)年1月10日
[別]村上英俊《むらかみえいしゅん》
江戸時代末期～明治期のフランス語学者。もと信濃松代藩医。フランス学の始祖。「三語便覧」「五方通語」などを編纂。
¶朝日(むらかみえいしゅん　[生]文化8年4月8日(1811年5月29日)), 維新, 江文, 科学, 教育(むらかみえいしゅん), 郷土栃木(むらかみえいしゅん), 郷土長野, 近現(むらかみえいしゅん), 近世(むらかみえいしゅん), 近文, 国史(むらかみえいしゅん), 国書(むらかみえいしゅん), コン改, コン4, コン5, 史人, 人書79, 人書94, 新潮, 人名, 姓氏長野, 世人, 先駆, 全書, 全幕, 哲学, 栃木歴(むらかみえい

しゅん），長野百（むらかみえいしゅん），長野歴，日史，日人，幕末（㉒1890年1月7日），幕末大（㉒明治23（1890）年1月7日），百科，洋学（むらかみえいしゅん），歴大

村上文庵 むらかみぶんあん
文政7（1824）年～明治25（1892）年
江戸時代後期～明治期の洲本の医師。
¶兵庫百

村上木洲 むらかみぼくしゅう
文政5（1822）年～明治15（1882）年2月
江戸時代後期～明治期の医学者。
¶兵庫人

村上正固 むらかみまさかた
→村上冬燕（むらかみとうえん）

村上仁 むらかみまさし
明治43（1910）年1月26日～平成12（2000）年11月1日
昭和期の精神医学者。
¶科学，近医，心理

村上正人 むらかみまさと
昭和25（1950）年～
昭和～平成期の医師。日本大学板橋病院心療内科科長，日本大学医学部内科学講座内科1講師。
¶現執4期

村上正徳 むらかみまさのり
生没年不詳
江戸時代後期の医師。
¶国書

村上増雄 むらかみますお
明治34（1901）年1月15日～
昭和期の有機化学者。大阪大学教授、山之内製薬副社長。
¶現情

村上元孝 むらかみもとたか
大正3（1914）年～平成1（1989）年
昭和期の医師。内科（循環器）。
¶近医

村上安恵 むらかみやすえ
？～
昭和期の看護婦、女性運動家。
¶近女

村上泰亮 むらかみやすすけ
昭和6（1931）年2月27日～平成5（1993）年7月1日
昭和～平成期の経済学者。東京大学教授。著書に「産業社会の病理」「新中間大衆の時代」など。
¶現執，現執1期，現執2期，現執3期，現情，世紀，日人，マス89

村上養純 むらかみようじゅん
？～元文2（1737）年11月
江戸時代中期の医師。
¶国書

村上柳風 むらかみりゅうふう
生没年不詳
江戸時代中期の医師。
¶国書

村上竜眠 むらかみりゅうみん
寛政9（1797）年～天保6（1835）年5月
江戸時代後期の医師。
¶国書

村上良元 むらかみりょうげん
生没年不詳
江戸時代中期の医師。
¶国書

村木厚子 むらきあつこ
昭和30（1955）年12月28日～
昭和～平成期の厚生官僚。
¶履歴2

村金七郎 むらきんしちろう
大正8（1919）年11月10日～平成16（2004）年2月27日
昭和・平成期の村佐呉服店9代目。石川県商工会連合会会長。社会福祉法人石川整肢学園理事長。
¶石川現九

村雲日栄 むらくもにちえい
安政2（1855）年～大正9（1920）年3月22日
明治～大正期の尼僧。尼門跡村雲瑞竜寺第10世、日本赤十字京都支部篤志看護婦支会長。村雲門跡保存会、村雲婦人会を設立し、寺院経営に尽力。
¶朝日（㉒安政2年2月17日（1855年4月3日）），史人（㉒1855年2月17日），女性（㉒大正9（1920）年3月），女性普（㉒安政2（1855）年2月17日），人名，世紀（㉒安政2（1855）年2月17日），日人

村越芳男 むらこしよしお
生没年不詳
昭和期の視覚障害研究者。
¶視覚

村崎芙蓉子 むらさきふよこ
昭和10（1935）年～
昭和～平成期の循環器内科医師。
¶現執3期，現執4期

村崎光邦 むらさきみつくに
昭和10（1935）年9月25日～
昭和～平成期の研究者。北里大学名誉教授。専門は精神薬理学、電気生理学。
¶現執4期

邨沢金広〔1代〕 むらさわかねひろ
嘉永5（1852）年～明治33（1900）年
明治期の薬業者。1894年共立薬学校の校長に就任。
¶ふる

村沢高包 むらさわたかかね
寛延2（1749）年～天保8（1837）年
江戸時代後期の救済家。
¶姓氏長野，長野歴

村沢布高 むらさわのぶたか, むらざわのぶたか
享保18(1733)年～享和1(1801)年
江戸時代中期～後期の和算家、慈善家。
¶国書(㊥享和1(1801)年7月13日), 人名(むらざわのぶたか), 長野歴, 日人

村治重厚 むらじじゅうこう
弘化3(1846)年～大正5(1916)年
江戸時代末期～明治期の医師。陸軍軍医正。陸軍軍医、効率滋賀県病院長を経て大津に開業。著訳書に「原病学通論」など。
¶洋学

村瀬嘉代子 むらせかよこ
昭和10(1935)年11月13日～
昭和～平成期の研究者。大正大学人間学部人間福祉学科教授・カウンセリング研究所所長。
¶現執4期

村瀬敬之 むらせけいし
生没年不詳
江戸時代後期の本草家。
¶国書

村瀬周節 むらせしゅうせつ
元禄8(1695)年7月～明和8(1771)年4月12日
江戸時代中期の医師。
¶国書

村瀬武雄 むらせたけお
明治31(1898)年～昭和41(1966)年
大正～昭和期の予防医学の功労者。
¶長野歴

村瀬敏郎 むらせとしお
大正10(1921)年～平成9(1997)年
昭和～平成期の医師。小児科。
¶近医

村瀬学 むらせまなぶ
昭和24(1949)年4月20日～
昭和～平成期の思想家。同志社女子大学教授。養護施設の保父を務め、乳幼児・身障者の理解に新しい観点を提起した。
¶現朝, 現執3期, 現執4期, 児人, 世紀, 日人

村瀬立斎 むらせりっさい
寛政4(1792)年5月13日～嘉永4(1851)年11月18日
江戸時代後期の医師。
¶国書

村田勇 むらたいさむ
大正4(1915)年4月1日～昭和63(1988)年2月19日
昭和期の医師、富山県立中央病院名誉院長。専門は外科学、公害問題。
¶科学

村田一男 むらたかずお
大正1(1912)年11月29日～平成2(1990)年11月18日
昭和～平成期の新聞記者・社会事業家。
¶岡山歴

村田和彦 むらたかずひこ
昭和5(1930)年2月3日～
昭和期の内科学者。
¶群馬人

村田希久 むらたきく
大正1(1912)年9月18日～平成4(1992)年5月30日
昭和～平成期の栄養学者、大阪市立大学名誉教授。
¶科学

村田欣哉 むらたきんや
大正8(1919)年～
昭和期の医師。
¶群馬人

村田継儒 むらたけいじゅ
宝暦5(1755)年～天保5(1834)年
江戸時代中期～後期の播磨姫路藩医。
¶藩臣5, 兵庫百

村田経舸 むらたけいとう
江戸時代後期の本草学者。
¶植物

村田謙二 むらたけんじ
明治45(1912)年～
昭和期の医師。
¶群馬人

村田謙太郎 むらたけんたろう
文久2(1862)年12月19日～明治25(1892)年6月27日
明治期の医学者。医学博士。医学研究のためドイツに留学。寄生虫やハンセン病の研究に貢献。
¶海越(㊥文久2(1863)年12月19日), 海越新(㊥文久2(1863)年12月19日), 科学, 近医, 人名, 渡航, 日人(㊥1863年)

村田康庵 むらたこうあん
？～宝永1(1704)年
江戸時代前期～中期の医師。
¶高知人, 人名, 日人

村田茂穂 むらたしげほ
文政3(1820)年～明治24(1891)年9月25日
江戸時代末期～明治時代の土佐勤王志士。山内容堂の衛士となり、江戸で武具方下役、砲術方製薬方を兼任。
¶幕末, 幕末大

村田茂 むらたしげる
昭和8(1933)年7月2日～
昭和期の特殊教育学研究者。国立久里浜養護学校校長、筑波大学教授。
¶現執1期, 現執2期

村田昇清 むらたしょうせい
明治5(1872)年～昭和19(1944)年
明治～昭和期の医師。
¶高知人

村田誠斎 むらたせいさい
寛政7(1795)年～安政5(1858)年
江戸時代末期の医師。

¶国書（[没]安政5（1858）年11月24日），人名，日人，幕末（[没]1858年12月28日），幕末大（[没]安政5（1858）年11月24日）

村田精成 むらたせいせい
明治11（1878）年～昭和43（1968）年
明治～昭和期の医師。
¶姓氏沖縄

村田蔵六 むらたぞうろく
→大村益次郎（おおむらますじろう）

村田泰蔵 むらたたいぞう
明治31（1898）年9月15日～昭和55（1980）年2月17日
明治～昭和期の弓道家、歯科医師、弓道教士。
¶弓道

村田拓司 むらたたくじ
昭和37（1962）年1月10日～
昭和～平成期の視覚障害研究者。
¶視覚

村田辰次 むらたたつじ
明治11（1878）年～昭和28（1953）年
明治～昭和期の医師。
¶高知人

村田忠玄（村田中玄） むらたちゅうげん
～明治2（1869）年
江戸時代後期～明治期の新発田藩藩医、儒医。
¶国書（村田中玄），新潟百別

村田常昌 むらたつねまさ
生没年不詳
江戸時代中期の医師、漢学者。
¶国書

村田道伯 むらたどうはく
慶安3（1650）年～宝永4（1707）年
江戸時代前期～中期の医師。
¶姓氏岩手

村田敏郎 むらたとしろう
大正8（1919）年9月10日～
昭和期の薬学者。静岡薬科大学教授。
¶現情

村田豊久 むらたとよひさ
昭和期の医師。精神神経科。
¶現執2期

村谷昌弘 むらたにまさひろ
大正10（1921）年5月30日～平成13（2001）年9月8日
大正～平成期の社会運動家。
¶視覚

村田白庵 むらたはくあん
？ ～慶安4（1651）年
江戸時代前期の医師。
¶高知人，人名，日人

村田はな むらたはな
明治43（1910）年～
昭和期の看護婦。
¶社史

村田平太郎 むらたへいたろう
安政3（1856）年9月10日～
明治期の人。高山で初めて種痘を受けた。
¶飛驒

村田豊作 むらたほうさく
文久1（1861）年～昭和10（1935）年
明治期の医師。市立鹿児島病院長、鹿児島県立鹿児島病院副院長、アララギ歌人。
¶鹿児島百，薩摩，姓氏鹿児島

村田正太 むらたまさたか
明治17（1884）年10月5日～昭和49（1974）年12月20日
大正～昭和期の医学者。外島保養院院長。ハンセン病患者診療に従事。
¶科学，近医，現朝，現情（[没]1974年12月30日），高知人，人名7，世紀，日人，平和

村田正斉 むらたまさとし
大正1（1912）年7月31日～
昭和期の開業医。
¶飛驒

村田光範 むらたみつのり
昭和10（1935）年1月5日～
昭和～平成期の医師。和洋女子大学家政学部教授、東京女子医科大学名誉教授。
¶現執4期

村田保太郎 むらたやすたろう
昭和3（1928）年7月1日～
昭和期の心身障害児教育研究家。子どもと教育総合研究所主宰。
¶現執3期

村田吉男 むらたよしお
大正9（1920）年7月21日～平成1（1989）年3月25日
昭和期の作物生理学者。東京大学名誉教授。
¶科学，植物

村田与兵衛 むらたよへえ
嘉永2（1849）年1月5日～大正9（1920）年9月6日
明治・大正期の医師。
¶飛驒

村田良介 むらたりょうすけ
大正4（1915）年9月30日～平成24（2012）年12月4日
昭和～平成期の細菌学者、国立予防衛生研究所長。
¶科学

村地孝 むらちたかし
大正15（1926）年9月19日～平成2（1990）年5月12日
昭和～平成期の医師。専門は生化学、臨床検査医学。
¶科学，近医

村地悌二 むらちていじ
大正8（1919）年～昭和49（1974）年

昭和期の医師。専門は内科、老年医学。
¶近医

村地長孝 むらちながたか
＊～昭和24（1949）年6月10日
明治～昭和期の体育生理学者、医師。東京高等師範学校教授、宮内省侍医。
¶科学（㊊1876年（明治9）5月7日）、近医（㊊明治4（1871）年）、体育（㊊1871年）、渡航（㊊1876年5月7日）

村中義夫 むらなかよしお
昭和3（1928）年3月26日～
昭和期の教育者。
¶視覚

村中李衣 むらなかりえ
昭和33（1958）年10月21日～　㊙高橋久子《たかはしひさこ》
昭和～平成期の児童文学作家。梅光学院大学女子短期大学部教授。小児病棟での読書療法にとり組む。児童文学作品「おねいちゃん」などのほか、エッセイ集、研究書がある。
¶現執4期、児作、児人（高橋久子　たかはしひさこ）、児人、小説、世紀、日人

村野廉一 むらのれんいち
明治29（1896）年9月20日～昭和46（1971）年6月11日
昭和期の医師、郷土史家。
¶町田歴

村松功雄 むらまついさお
明治43（1910）年6月25日～
昭和期の医師。産婦人科、相模女子大学教授。
¶現執1期、現執2期

村松学佑 むらまつがくゆう
明治2（1869）年10月25日～大正14（1925）年4月1日
明治～大正期の医師。山梨県聯合医師会初代会長。晩年は郷土史研究に傾倒。
¶山梨百

村松岳佑 むらまつがくゆう
文政5（1822）年～明治1（1868）年
江戸時代末期の蘭学医。
¶維新、長崎遊、洋学（㊙慶応3（1867）年）

村松きみ むらまつきみ
明治7（1874）年11月4日～昭和22（1947）年2月21日
明治～昭和期の社会事業家。救世軍士官。
¶近女、社史

村松しほ子 むらまつしほこ
→村松しほ子（むらまつしほこ）

村松しほ子（村松志保子）　むらまつしほこ
安政1（1854）年8月～？　㊙村松しほ子《むらまつしおこ》
明治期の女医。東京産婆第六部支部長。安生堂病院を設立。
¶女性、女性普、人名（むらまつしおこ）、日人

（村松志保子）　㊙1922年）

村松周庵 むらまつしゅうあん
江戸時代後期の医師。
¶姓氏静岡

村松春水 むらまつしゅんすい
文久3（1863）年～昭和27（1952）年
明治～昭和期の作家、医師。
¶伊豆、静岡百、静岡歴、姓氏静岡

村松常雄 むらまつつねお
明治33（1900）年4月12日～昭和56（1981）年8月30日
大正～昭和期の精神医学者。名古屋大学教授、国立精神衛生研究所長。
¶科学、近医、心理、世紀、日人

村松藤兵衛 むらまつとうひょうえ
戦国時代～安土桃山時代の医師。
¶武田

村松紀風 むらまつのりかぜ
宝暦13（1763）年～天保12（1841）年11月8日
江戸時代中期～後期の本草家。
¶国書

村松晩村 むらまつばんそん
→村松良粛（むらまつりょうしゅく）

村松標左衛門 むらまつひょうざえもん
宝暦12（1762）年～天保12（1841）年
江戸時代後期の本草家。
¶植物、人名、姓氏石川、長崎遊、日人、ふる

村松博雄 むらまつひろお
大正15（1926）年12月7日～昭和53（1978）年4月25日
昭和期の医師。村松医院長。医学教育、性教育、婦人問題について論文の執筆、TV出演など多方面で活躍した。
¶近医、現執1期、世紀、日人、平和

村松正久 むらまつまさひさ
享和1（1801）年～明治18（1885）年
江戸時代後期～明治期の医師、寺子屋師匠。
¶姓氏長野

村松良粛（村松晩蕭）　むらまつりょうしゅく
文政10（1827）年～明治12（1879）年10月5日　㊙村松晩村《むらまつばんそん》
江戸時代末期～明治期の蘭方医。県立静岡病院を開設、幹事長就任。著書に「登高自卑」など。
¶科学（㊊文政10（1827）年4月17日）、新潮、人名（村松晩村　むらまつばんそん）、姓氏静岡（村松良蕭）、日人、洋学

村本邦子 むらもとくにこ
昭和36（1961）年8月1日～
昭和～平成期の臨床心理士。女性ライフサイクル研究所所長、立命館大学特別契約教授、NPO法人FLC安心とつながりのコミュニティづくりネットワーク理事長。
¶現執4期

村山浩一 むらやまこういち
明治32（1899）年～昭和45（1970）年10月21日
大正～昭和期の内科医。
¶近医（㊥明治22（1889）年），現情，人名7，世人（㊥明治22（1889）年）

村山午朔 むらやまごさく
明治27（1894）年～昭和42（1967）年
大正～昭和期の医師。
¶神奈川人

村山維益 むらやまこれます
延享2（1745）年～享和2（1802）年3月8日
江戸時代中期～後期の医師。
¶国書

村山自休 むらやまじきゅう
→村山自伯（むらやまじはく）

村山自伯 むらやまじはく
正保4（1647）年～宝永3（1706）年　㊗村山自休
《むらやまじきゅう》
江戸時代前期～中期の医師。幕府医官。著作に「村山氏外科全書」がある。
¶江文，国書（㊥宝永3（1706）年3月22日），人名，長崎遊，長崎歴（生没年不詳），日人，洋学（村山自伯　むらやまじきゅう）

村山淳 むらやまじゅん
文政12（1829）年～？
江戸時代末期の医師。1860年遣米使節随員としてアメリカに渡る。
¶海越，海越新

村山昇作 むらやましょうさく
昭和24（1949）年9月21日～
昭和～平成期の経営者。帝国製薬社長。
¶現執4期

村山正治 むらやましょうじ
昭和9（1934）年2月3日～
昭和～平成期の臨床心理学者。九州大学教授。
¶現執1期，現執2期，現執3期，現執4期

村山拙軒 むらやませっけん，むらやませつけん
天保3（1832）年～明治26（1893）年
江戸時代末期～明治期の医家，漢学者。維新後，博物局で「工芸志料」を編纂。
¶国書（むらやませつけん　㊥明治26（1893）年3月23日），人名，日人

村山大仙 むらやまだいせん
明治8（1875）年～昭和9（1934）年
明治～大正期の社会事業家・僧侶。
¶神奈川人

村山隆志 むらやまたかし
昭和15（1940）年～
昭和～平成期の医師。JR東日本中央保健管理所所長。
¶現執4期

村山達雄 むらやまたつお
大正4（1915）年2月8日～平成22（2010）年5月20日
昭和～平成期の政治家。衆院議員、蔵相。自民党から衆院当選12回、福田内閣蔵相、鈴木内閣厚生相、竹下・宇野内閣で蔵相を務める。
¶明朝，現情，現政，世紀，政治，日人，履歴，履歴2

村山達三 むらやまたつぞう
明治16（1883）年～昭和39（1964）年
明治～昭和期の医学者。
¶姓氏宮城

村山遜軒 むらやまとんけん
天保2（1831）年～明治35（1902）年
江戸時代末期～明治期の製薬業、儒者。淡水詩会を創立。
¶人名，新潟百

村山秀雄 むらやまひでお
大正9（1920）年～平成12（2000）年
昭和～平成期の産婦人科医、俳人。
¶近医

村山幸輝 むらやまゆきてる
昭和14（1939）年～
昭和期の社会福祉学者、香川県史研究家。四国学院大学教授、四国老人福祉学会会長。
¶現執2期

村山義温 むらやまよしあつ
明治16（1883）年12月31日～昭和55（1980）年5月22日
明治～昭和期の薬学者。日本生薬会会長。
¶科学，科技，近医，現情，世紀，日人

村山義紀 むらやまよしのり
大正3（1914）年～
昭和期の医師。
¶群馬人

村山良介 むらやまりょうすけ
昭和1（1926）年～平成17（2005）年
昭和～平成期の医師。麻酔科。
¶近医

村山良哲 むらやまりょうてつ
生没年不詳
江戸時代後期の医師。
¶国書

室井竜夫 むろいたつお
昭和8（1933）年10月31日～平成11（1999）年4月6日
昭和・平成期の医師。
¶飛騨

室岡玄悦 むろおかげんえつ
明治35（1902）年～昭和31（1956）年
昭和期の医師。
¶青森人

室岡一 むろおかはじめ
大正10（1921）年9月15日～昭和61（1986）年4月30日
昭和期の産婦人科医学者。

¶埼玉人

室賀録郎 むろがろくろう
嘉永4(1851)年〜昭和13(1938)年
明治〜昭和期の医師。
¶静岡歴，姓氏静岡

室馨造 むろけいぞう
明治21(1888)年9月20日〜昭和45(1970)年5月20日
大正〜昭和期の放射線装置製作技術者。交流A号・B号X線発生装置を完成。わが国における医用放射線装置の製作技術者の先駆者。
¶科学，現情，人名7，世紀，日人

室玄樸(室玄撲) むろげんぼく
元和2(1616)年〜天和3(1683)年11月24日
江戸時代前期の医師。
¶岡山人(室玄撲)，岡山歴，人名，日人(㊤1684年)

室石田 むろせきでん
弘化1(1844)年8月22日〜大正3(1914)年1月5日
明治・大正期の医師。
¶飛騨

室田景久 むろたかげひさ
昭和4(1929)年〜平成12(2000)年
昭和〜平成期の医師。整形外科。
¶近医

室田霞亭 むろたかてい
生没年不詳
江戸時代後期の医師。
¶国書

室田坤山 むろたこんさん
寛延3(1750)年〜文化1(1804)年
江戸時代後期の儒医。
¶人名，日人，兵庫人(㊤文化1(1804)年2月29日)

室谷賀親 むろたによしちか
文政9(1826)年〜明治3(1870)年
江戸時代末期〜明治期の歌人、商人。堂島の豪商室谷家の10代目。本草学、茶、禅にも通じた。
¶大阪人(㊤明治3(1870)年10月)，国書(㊤文政9(1826)年6月3日〜明治3(1870)年10月24日)，人名，日人，和俳

室田松太郎 むろたまつたろう
明治23(1890)年〜昭和34(1959)年
大正〜昭和期の医師。芳賀病院院長、芳賀日赤病院初代院長。
¶栃木歴

室橋豊穂 むろはしとよほ
大正2(1913)年〜平成1(1989)年
昭和期の医師。専門は小児科、細菌学。
¶近医

室原富子 むろはらとみこ
明治9(1876)年7月10日〜昭和30(1955)年
昭和期の社会事業家・横浜YWCA初代会長。

¶神奈女2

室伏君士 むろふしくんし
大正15(1926)年10月15日〜
昭和〜平成期の医師(精神神経科学)。著書に「老年期精神障害の臨床」など。
¶現執3期

室美済 むろよしなり
〜明治21(1888)年2月25日
明治期の医師。
¶飛騨

室柳仙 むろりゅうせん
天明4(1784)年〜天保8(1837)年
江戸時代後期の医師。
¶長崎遊

室良悦 むろりょうえつ
生没年不詳
江戸時代の津和野藩医。
¶島根百，島根歴

【 め 】

明城弥三吉 めいじょうやさきち
明治10(1877)年〜昭和34(1959)年　㊙明城弥三吉《あかぎやそきち》
明治〜昭和期の医師。産婦人科。
¶近医，宮城百(あかぎやそきち)

目加田栄 めかたさかえ
安政3(1856)年〜
江戸時代末期〜明治期の篤志家。神戸報国義会を結成。貧民救済に努めた。
¶兵庫百

妻鹿友樵 めがゆうしょう
文政9(1826)年〜明治29(1896)年
江戸時代末期〜明治期の医師。
¶大阪人(㊤明治29(1896)年7月)，人名，日人

銘苅正太郎 めかるしょうたろう
明治10(1877)年11月3日〜昭和27(1952)年4月29日
明治〜昭和期の医師。
¶沖縄百，社史(㊤1876年11月3日)，姓氏沖縄

巡静一 めぐりせいいち
昭和17(1942)年4月5日〜
昭和〜平成期の児童文化研究家、ボランティア活動研究家。大阪ボランティア協会理事。
¶現執1期，現執2期，現執3期

目黒勝郎 めぐろかつろう
？〜
昭和期の自治体幹部職員。東京都衛生局公衆衛生部長。
¶社史

目黒玄安 めぐろげんあん
天保1(1830)年〜明治43(1910)年

江戸時代後期～明治期の医師。
¶姓氏宮城

目黒道琢 めぐろどうたく
享保9(1724)年～寛政10(1798)年
江戸時代中期の医師。曲直瀬玄佐の門の塾頭。
¶朝日([生]元文4年3月10日(1739年4月17日) [没]寛政10年8月30日(1798年10月9日)), 江文([生]元文4(1739)年), 国書([没]寛政10(1798)年8月31日), 人名, 日人

目黒寅三郎 めぐろとらさぶろう
明治5(1872)年6月15日～昭和6(1931)年1月26日
明治～昭和期の歯科医師。
¶埼玉人

目黒庸三郎 めぐろようさぶろう
明治14(1881)年～昭和22(1947)年
明治～昭和期の細菌学者、血清学者。
¶近医

目崎鉱太 めさきこうた
明治40(1907)年～平成10(1998)年
大正～平成期の医師。産婦人科。
¶近医

目崎登 めさきのぼる
昭和19(1944)年1月10日～
昭和～平成期の医師。筑波大学体育科学系教授・大学院博士課程人間総合科学研究科スポーツ医学専攻長。
¶現執4期

目床秋彦 めどこあきひこ
明治27(1894)年～昭和57(1982)年
大正～昭和期の政治家。横川村長、同町長、町社会福祉協議会長。
¶姓氏鹿児島

目良碧斎 めらへきさい
文政9(1826)年～明治28(1895)年2月
江戸時代末期～明治時代の西洋医。紀伊国田辺最初の洋医で、率先して種痘を導入。
¶幕末, 幕末大, 和歌山人

免養九一 めんようくいち
生没年不詳
明治期の医師。歯科。西洋歯科医のさきがけ。日本に西洋の歯科医術を伝えたアレクサンドルの弟子。
¶先駆

【も】

毛利東 もうりあずま
明治4(1871)年～昭和13(1938)年
明治～昭和期の医師・政治家。
¶姓氏宮城

毛利金吾 もうりきんご
文政11(1828)年～慶応1(1865)年7月
江戸時代末期の歌人・医師。
¶飛騨

毛利元寿 もうりげんじゅ
文化12(1815)年～明治14(1881)年
江戸時代後期～明治期の本草学者。
¶山口百

毛利元昌 もうりげんしょう
文政6(1823)年～明治43(1910)年
江戸時代後期～明治期の江戸出身の医師。
¶姓氏神奈川

毛利孝 もうりたかし
明治14(1881)年4月5日～昭和37(1962)年4月9日
明治～昭和期の弓道家、医師、弓道教士。
¶弓道

毛利子来 もうりたねき
昭和4(1929)年11月27日～
昭和～平成期の小児科医。毛利医院院長。母子保健と育児、保育の問題を研究。著書に「いま、子を育てること」「子育てライブ相談室」など。
¶現朝, 現執1期, 現執2期, 現執3期, 現執4期, 現情, 現人, 児人, 世紀, 日人

毛利梅園 もうりばいえん
寛政10(1798)年～嘉永4(1851)年
江戸時代末期の本草家、博物学者。著作に「梅園草木花譜」「梅園虫譜」など。
¶朝日([没]嘉永4年8月7日(1851年9月2日)), 江文, 国書([生]文化12(1815)年7月21日 [没]明治15(1882)年6月29日), 日人

毛利秀雄 もうりひでお
昭和5(1930)年6月6日～
昭和～平成期の動物生化学者。基礎生物学研究所所長、東京大学教授。
¶現朝, 世紀, 日人

毛利広鎮 もうりひろしげ
安永6(1777)年9月21日～*
江戸時代後期の大名。周防徳山藩主。領民救済、文武奨励が認められ加増された。
¶国書([没]慶応1(1865)年12月16日), 諸系([没]1866年), 日人([没]1866年), 藩主4([没]慶応1(1865)年12月16日)

毛利安子 もうりやすこ
天保14(1843)年～大正14(1925)年7月25日
江戸時代末期～大正期の女性。長府藩主毛利元運の二女。婦人界の向上と慈善事業に尽力。日本婦人協会会長。
¶江表(安子(山口県)), 女性, 女性普, 世紀([生]天保14(1843)年3月), 日人, 山口百

毛利良一 もうりりょういち
昭和20(1945)年8月20日～
昭和～平成期の世界経済学者。日本福祉大学教授。
¶現執3期, 現執4期

茂垣光雄 もがきみつお
明治34(1901)年1月2日～昭和54(1979)年1月27日

大正〜昭和期の弓道家、歯科医師、弓道教士。
¶弓道

最上修二 もがみしゅうじ
明治34(1901)年〜昭和49(1974)年
大正〜昭和期の秋田県出身の医師、宇都宮療養所長。
¶栃木歴

最上宏 もがみひろし
*〜昭和36(1961)年
明治〜昭和期の医師。村議、郡議、鹿児島県議、西之表町長・市長と歴任。
¶薩摩([生]明治13(1880)年), 姓氏鹿児島([生]1883年)

最上平太郎 もがみへいたろう
大正15(1926)年〜平成18(2006)年
昭和〜平成期の医師。外科(脳外科)。
¶近医

茂木一次 もぎかずじ
→茂木一次(もぎかずつぐ)

茂木一次 もぎかずつぐ
明治16(1883)年7月1日〜昭和31(1956)年 [別]茂木一次《もぎかずじ》
明治〜昭和期の医師。
¶アナ([没]昭和31(1956)年9月3日), 群新百(もぎかずじ [生]1881年), 群馬人(もぎかずじ), 社史([没]1956年9月3日)

茂木賀内 もぎかない
弘化2(1845)年〜明治40(1907)年 [別]茂木賀内《もてきがない》
明治期の政治家。群馬県議会議員、開業医。
¶群馬人, 姓氏群馬(もてきがない)

茂木幹 もぎかん
明治37(1904)年3月31日〜平成8(1996)年9月14日
昭和・平成期の根室の歯科医師、詩人、画家。
¶根千

茂木五郎 もぎごろう
昭和9(1934)年〜平成16(2004)年
昭和〜平成期の医師。耳鼻咽喉科。
¶近医

茂木幹央 もぎみきお
昭和11(1936)年4月8日〜
昭和期の福祉施設経営者。
¶視覚

牧庵 もくあん
→牧庵(ぼくあん)

万代常閑(万代浄閑) もずじょうかん
延宝3(1675)年〜正徳2(1712)年 [別]万代常閑〔11代〕《まんだいじょうかん》, 万代常閑《ばんだいじょうかん, まんだいじょうかん》
江戸時代中期の医師、反魂丹創製者。備前岡山藩医。家伝の反魂丹を富山藩につたえ富山売薬の祖とされる。
¶岡山(まんだいじょうかん), 岡山人(まんだいじょうかん), 岡山百(まんだいじょうかん [没]正徳3(1713)年11月), 岡山歴(まんだいじょうかん [没]正徳2(1712)年11月20日), 国書(生没年不詳), 人名(万代浄閑), 姓氏富山([生]?), 富山百(ばんだいじょうかん [生]? [没]正徳2(1712)年11月), 日人, ふる(もず(まんだい)じょうかん)

母袋洋三 もたいようぞう
昭和7(1932)年8月20日〜平成12(2000)年5月24日
昭和〜平成期の福祉施設職員。
¶視覚

望月カズ もちずきかず
→望月カズ(もちづきかず)

望月三英 もちずきさんえい
→望月三英(もちづきさんえい)

望月周三郎 もちずきしゅうざぶろう
→望月周三郎(もちづきしゅうざぶろう)

望月木節 もちずきぼくせつ
→望月木節(もちづきぼくせつ)

持田信夫 もちだのぶお
大正6(1917)年8月30日〜昭和61(1986)年6月19日
昭和期の経営者。持田製薬社長。酵素製剤のほかに抗ガン剤にも進出。研究開発型企業への脱皮をはかる。
¶現朝, 現執2期, 現情, 世紀, 日人

持田良吉 もちだりょうきち
明治20(1887)年9月11日〜昭和46(1971)年3月18日
明治〜昭和期の実業家。持田製薬創業者。
¶創業

望月一憲 もちづきいっけん
大正3(1914)年〜
昭和期の日本仏教史研究者。東京医科歯科大学教授。
¶現執1期

望月開作 もちづきかいさく
元治1(1864)年〜明治44(1911)年
江戸時代末期〜明治期の海軍軍医。
¶静岡歴, 姓氏静岡

望月カズ もちづきかず, もちずきかず
*〜昭和58(1983)年11月12日
昭和期の福祉活動家。朝鮮戦争後、戦災孤児ら133人を育てた。
¶女性(もちずきかず [生]大正15(1926)年), 女性普(もちずきかず [生]大正15(1926)年), 世紀([生]昭和2(1927)年), 日人([生]昭和2(1927)年8月3日)

望月三英 もちづきさんえい, もちずきさんえい
元禄10(1697)年〜明和6(1769)年
江戸時代中期の医師。将軍徳川吉宗に重用。

¶朝日([生]元禄11(1698)年 [没]明和6年11月4日(1769年12月1日)), 江人, 江文([生]元禄11(1698)年), 科学(もちずきさんえい [没]明和6(1769)年11月4日), 近世([生]1698年), 国史([生]1698年), 国書([生]元禄11(1698)年 [没]明和6(1769)年11月4日), コン改, コン4, コン5, 史人([生]1697年,(異説)1698年 [没]1769年11月4日), 新潮([没]明和6(1769)年11月4日), 人名, 全書, 大百, 徳川臣, 日人, 洋学([生]元禄11(1698)年)

望月周三郎 もちづきしゅうざぶろう, もちずきしゅうざぶろう
明治25(1892)年3月2日～昭和42(1967)年7月22日
大正～昭和期の解剖学者。慶応義塾大学教授。著書に「人体生理解剖図説」など。
¶科学(もちずきしゅうざぶろう), 近医, 現情, 人名7, 世紀, 日人

望月泰諄 もちづきたいじゅん
文政2(1819)年～明治15(1882)年
江戸時代後期～明治期の医師。
¶姓氏静岡

望月孝規 もちづきたかのり
昭和2(1927)年～平成19(2007)年
昭和～平成期の医師。専門は病理学。
¶近医

望月直方 もちづきなおかた
寛政4(1792)年～文久1(1861)年
江戸時代末期の医師、国学者。
¶人名, 日人

望月成人 もちづきなると
明治24(1891)年～昭和46(1971)年
明治～昭和期の医師。外科。
¶近医

望月木節 もちづきぼくせつ, もちずきぼくせつ
～? [別]木節《ぼくせつ, もくせつ》
江戸時代中期の医師、俳人(蕉門)。松尾芭蕉の臨終の床を看護。
¶国書(木節 ぼくせつ 生没年不詳), 人名, 日人(生没年不詳), 俳諧(木節 もくせつ(ぼくせつ)), 俳句(木節 もくせつ), 和俳(もちずきぼくせつ 生没年不詳)

望月優 もちづきゆっ
昭和33(1958)年1月28日～
昭和～平成期の実業家。
¶視覚

望月雷山 もちづきらいざん
寛文1(1661)年～寛保2(1742)年
江戸時代中期の医師。
¶人名, 日人

茂詰英山 もづめえいざん
江戸時代末期の医師。
¶岡山人, 岡山歴

茂木賀内 もてきがない
→茂木賀内(もぎかない)

茂木蔵之助 もてきくらのすけ
明治14(1881)年～昭和20(1945)年
明治～昭和期の外科医。
¶近医

もと(愛知県) もと
～天保3(1832)年
江戸時代後期の女性。看病記・和歌。父は神戸新兵衛、尾張一宮の真清田神社の神職らしい。
¶江表(もと(愛知県))

本井子承 もといししょう
生没年不詳
江戸時代中期～後期の医師。
¶国書

茂東 もとう
生没年不詳
江戸時代後期の俳人・医師。
¶国書

本居建正 もとおりたけまさ
天明8(1788)年～文政2(1819)年
江戸時代後期の国学者、医学者。
¶国書([生]天明8(1788)年2月17日 [没]文政2(1819)年8月16日), 人名, 日人

本居宣長 もとおりのりなが
享保15(1730)年5月7日～享和1(1801)年 [別]鈴廼屋《すずのや》
江戸時代中期～後期の国学者。「古事記伝」の著者。
¶朝日([生]享保15年5月7日(1730年6月21日) [没]享和1年9月29日(1801年11月5日)), 岩史([没]享和1(1801)年9月29日), 江人, 角史, 教育, 京都, 京都大, 郷土和歌山, 近世, 考古([没]享和1年(1801年9月29日)), 国史, 国書([没]享和1(1801)年9月29日), 古史, コン改, コン4, コン5, 詩歌, 詩作([没]享和1(1801)年9月29日), 史人([没]1801年9月29日), 思想史, 重要([没]享和1(1801)年9月29日), 女史, 神史, 人書79, 人書94, 人情3, 神人, 新潮([没]享和1(1801)年9月29日), 新文([没]享和1(1801)年9月29日), 人名, 姓氏京都, 世人([没]享和1(1801)年9月29日), 世百, 全書, 大百, 地理, 伝記, 徳川将, 日思, 日史([没]享和1(1801)年9月29日), 日人, 日文, 藩臣5, 百科, 文学, 平史, 平日([生]1730 [没]1801), 三重, 山川小([没]1801年9月29日), 歴大, 和歌山人, 和俳([没]享和1(1801)年9月29日)

本居春庭 もとおりはるにわ
宝暦13(1763)年～文政11(1828)年11月7日 [別]後鈴屋《のちのすずのや》
江戸時代中期～後期の国学者。本居宣長の長男。眼病で失明し鍼医となる。国語研究の著作に「詞八衢」がある。
¶朝日([生]宝暦13年2月3日(1763年3月17日) [没]文政11年11月7日(1828年12月13日)), 岩史([生]宝暦13(1763)年2月3日), 近世, 国史, 国

書(㊥宝暦13(1763)年2月3日), コン改, コン4, 史人(㊤1763年2月3日), 神史, 人書94, 神人, 新潮(㊥宝暦13(1763)年2月3日), 人名, 世人, 世百, 全書, 大百, 日思, 日史, 日人, 百科, 平史, 三重(㊥宝暦13年2月3日), 歴大

本川弘一 もとかわこういち
明治36(1903)年1月17日～昭和46(1971)年2月3日
大正～昭和期の大脳生理学者。東北大学学長、日本脳波学会会長。日本の脳波研究発祥の地である第二生理学教室を主宰。
¶科学, 近医, 現朝, 現情, 人名7, 心理, 世紀, 姓氏石川, 日人, 宮城百

本川達雄 もとかわたつお
昭和23(1948)年4月9日～
昭和～平成期の生物学者。東京工業大学大学院生命理工学研究科教授。専門は動物生理学。
¶現執4期

元木戟蔵 もときげきぞう
? ～安政3(1856)年8月23日
江戸時代後期～末期の医家。
¶徳島百, 徳島歴

本木庄太夫 もときしょうだゆう
→本木良意(もときりょうい)

本木良意 もときりょうい
寛永5(1628)年～元禄10(1697)年 ㊨本木庄太夫《もときしょうだゆう》
江戸時代前期のオランダ通詞。日本最初の西洋解剖書の翻訳者。
¶朝日(㊥元禄10年10月19日(1697年12月2日)), 江人(本木庄太夫 もときしょうだゆう), 国書(㊥元禄10(1697)年10月19日), コン改, コン4, コン5, 全書(本木庄太夫 もときしょうだゆう), 大百(本木庄太夫 もときしょうだゆう), 長崎百(本木庄太夫 もときしょうだゆう(えいきゅう)), 長崎歴, 日人, 洋学(本木庄太夫 もときしょうだゆう), 歴大

本島一郎 もとじまいちろう
明治16(1883)年9月21日～昭和27(1952)年3月11日
明治～昭和期の整形外科学者。新潟医学専門学校教授。「アポヒゼオパチー(骨端症)」の初期研究者。
¶科学, 近医, 現情, 人名7, 世紀, 新潟百, 日人

本島自柳(1) もとじまじりゅう
天保11(1840)年～大正13(1924)年 ㊨本島柳翁《もとじまりゅうおう》
江戸時代末期・明治期の医師。
¶維新, 群馬人, 姓氏群馬(本島柳翁 もとじまりゅうおう), 長崎遊, 幕末人(㊤1924年12月12日), 幕末大(㊤天保11(1840)年7月11日 ㊦大正13(1924)年12月12日)

本島自柳(2) もとじまじりゅう
慶応3(1867)年～昭和18(1943)年
明治～昭和期の医師、政治家。群馬県会議員。

¶群新百, 群馬人, 群馬百, 姓氏群馬

本島自柳(5代) もとじまじりゅう
明和2(1765)年～天保2(1831)年
江戸時代後期の医師。
¶長崎遊

本島柳翁 もとじまりゅうおう
→本島自柳(1)(もとじまじりゅう)

本島柳之助 もとじまりゅうのすけ, もとしまりゅうのすけ
明治25(1892)年12月11日～昭和32(1957)年9月14日
大正～昭和期の放射線医学者。東京医学専門学校教授。東京医学専門学校で、放射線医学講座を独立させた。
¶科学, 近医, 現情(もとしまりゅうのすけ), 人名7(もとしまりゅうのすけ), 世紀, 日人

本永七三郎 もとながしちさぶろう
明治19(1886)年10月21日～昭和49(1974)年2月8日
大正～昭和期の口腔外科学者。京都府立医科大学教授。日本歯科口腔科学会専務理事を務める。
¶現情, 人名7, 世紀, 日人, 山口百

本幡正文 もとはたまさふみ
明治39(1906)年～平成6(1994)年
昭和～平成期の医師。
¶大分歴

本林富士郎 もとばやしふじろう
明治36(1903)年～昭和49(1974)年
大正～昭和期の医師。専門は航空医学。
¶近医

本山以慶 もとやまいけい
文政11(1828)年～明治6(1873)年6月25日
江戸時代末期～明治時代の医師。長崎で蘭方医術を、華岡青洲塾でも医術を修得。
¶高知人, 幕末, 幕末大

許山茂隆 もとやましげたか
明治23(1890)年～昭和53(1978)年
大正～昭和期の医師、歌人。
¶山梨во(㊥明治23(1890)年11月11日 ㊦昭和53(1978)年6月6日), 山梨文

本山政雄 もとやままさお
明治43(1910)年10月10日～
昭和期の教育学者。名古屋大学教授、名古屋市長。障害児の就学問題や私学助成問題に取り組み、市民運動にも参加。
¶現朝, 現執1期, 現情, 現人, 現政, コン改, コン4, コン5, 社世, 世紀, 政治, 日人

物部広泉 もののべこうせん
→物部広泉(もののべのひろいずみ)

物部寿斎 もののべじゅさい
生没年不詳
江戸時代後期の本草家。
¶国書

物部朝臣広泉　もののべのあそんひろいずみ
　→物部広泉（もののべのひろいずみ）

物部広泉　もののべのこうせん
　→物部広泉（もののべのひろいずみ）

物部広泉　もののべのひろいずみ
　延暦4（785）年～貞観2（860）年10月3日　 別物部広泉《もののべこうせん，もののべのこうせん，もののべのひろもと，もののべのひろいずみ》，物部朝臣広泉《もののべのあそんひろいずみ》
　平安時代前期の医師。医博士兼典薬允。養生書「摂養要決」20巻を著す。
　¶朝史（㊙貞観2年10月3日（860年10月20日）），愛媛（物部首広泉　もののべのおびとひろいずみ），愛媛百，国史，国書（もののべひろいずみ），古人（もののべのひろもと），古代（物部朝臣広泉　もののべのあそんひろいずみ），古代普（物部朝臣広泉　もののべのあそんひろいずみ），古中，史人，新潮，人名（もののべのこうせん），世人（もののべのこうせん），全書（もののべこうせん），大百，日人，平史

物部広泉　もののべのひろもと
　→物部広泉（もののべのひろいずみ）

物部広泉　もののべひろいずみ
　→物部広泉（もののべのひろいずみ）

籾木郷太郎　もみぎごうたろう
　慶応3（1867）年11月23日～大正5（1916）年8月8日
　明治～大正期の医師、政治家、地域社会功労者。
　¶宮崎百

籾山政子　もみやままさこ
　大正7（1918）年5月8日～平成1（1989）年4月11日
　昭和期の生気象学者、医学地理研所長。疾病と季節の関係を通して一つの文化論を展開。
　¶科学，近医，近女，現執1期，現執2期，現情，現人，女性，女性普，世紀，日人

桃井直幹　もものいなおみき
　→桃井直幹（もものいなおみき）

百瀬一一　ももせかずいち
　明治3（1870）年8月13日～昭和16（1941）年11月11日
　明治～昭和期の海軍軍医、結核研究者。百瀬結核研究所を設立。ワクチンを作製、結核治療に従事。
　¶科学，近医，人名7，渡航，日人

百瀬俊郎　ももせしゅんろう
　大正9（1920）年～昭和59（1984）年
　昭和期の医師。泌尿器科。
　¶近医

百瀬孝　ももせたかし
　昭和13（1938）年4月19日～
　昭和～平成期の歴史学者。仙台大学教授。専門は社会福祉史、日本近代史。
　¶現執4期

百瀬勉　ももせつとむ
　明治42（1909）年4月1日～平成3（1991）年12月21日
　昭和～平成期の薬学者、九州大学名誉教授。専門は薬品分析化学。
　¶科学

百瀬ヤエ子　ももせやえこ
　明治41（1908）年8月14日～
　昭和～平成期の福祉活動家。名古屋市の青少年更生保護施設、立正園の寮母として多くの少年を社会復帰させた。
　¶日人

桃谷順一　ももたにじゅんいち
　明治20（1887）年～昭和60（1985）年3月25日
　昭和期の経営者。桃谷順天館社長、近畿化粧品工業会会長。千葉医専に学び、父が創業した桃谷順天館を継ぐ。化粧水「明色アストリンゼン」などを製造販売。
　¶世紀，日人，和歌山人

桃田柳栄　ももたりゅうえい，ももだりゅうえい
　正保4（1647）年～元禄11（1698）年
　江戸時代前期の画家、医師。薩摩島津家の絵師。狩野探幽門下の四天王の一人。
　¶朝日（㊙元禄11年1月13日（1698年2月23日）），国書（㊙元禄11（1698）年1月13日），コン改（生没年不詳），コン4，新潮（㊙元禄11（1698）年1月13日），人名（ももだりゅうえい），日人，名画

桃東園　ももとうえん
　貞享4（1687）年～宝暦10（1760）年12月28日
　江戸時代中期の暦算家。浅草の札差大口屋の次男。困窮者の救済にもあたった。
　¶江文，近世，近世，国書，コン改（㊙天和1（1681）年），コン4（㊙天和1（1681）年），新潮（㊙天和1（1681）年），人名，日人（㊙1761年）

桃井安貞　もものいあんてい
　生没年不詳
　江戸時代後期の医師。
　¶国書

桃井桃庵　もものいとうあん
　生没年不詳
　江戸時代後期の医師。
　¶国書

桃井直幹　もものいなおみき
　明治21（1888）年～昭和46（1971）年4月2日　別桃井直幹《もものいなおみき》
　大正～昭和期の陸軍軍医。陸軍軍医学校長。軍医中将、支那総軍軍医部長を歴任。
　¶近医，現情（もものいなおみき），人名7，世紀，日人

桃井寅　もものいのいん
　江戸時代中期の医師。「嶺丘白牛酪考」の著者。
　¶食文

藻寄行蔵　もよりこうぞう
　文政3（1820）年～明治19（1886）年
　明治期の医師。能登塩業を再興させ、さらに隆盛

に導いた。
¶朝日（[生]文化2（1805）年），石川百，姓氏石川，日人

盛合聡 もりあいさとし
大正9（1920）年～平成5（1993）年
昭和～平成期の詩人、政治家、社会福祉家。
¶姓氏岩手

森井月艇 もりいげってい，もりいげつてい
寛政9（1797）年～嘉永4（1851）年
江戸時代末期の医師。
¶国書（[没]嘉永4（1851）年7月5日），人名（もりいげつてい），日人

森井恕三郎 もりいじょさぶろう
*～明治7（1874）年　[別]森井恕三郎《もりいによさぶろう》
江戸時代後期～明治期の教育者、儒医。
¶神奈川人（[生]1833年），姓氏神奈川（もりいによさぶろう　[生]1837年），日人（[生]1835年）

森井忠良 もりいちゅうりょう
昭和4（1929）年7月25日～
昭和～平成期の政治家。衆議院議員、厚生相。
¶現政，政治

盛市郎 もりいちろう
文久2（1861）年～昭和17（1942）年
江戸時代末期～昭和期の眼科医。
¶眼科

森逸勝 もりいつしょう
文政10（1827）年～明治25（1892）年
江戸時代後期～明治期の医師。
¶姓氏愛知

森井恕三郎 もりいによさぶろう
→森井恕三郎（もりいじょさぶろう）

森内幸子 もりうちさちこ
昭和12（1937）年8月3日～昭和62（1987）年2月27日
昭和期の栄養生理学者。日本女子大学教授。
¶女性，女性普，世紀，日人

森雲竹 もりうんちく
寛永8（1631）年～正徳2（1712）年　[別]森友益《もりともます》
江戸時代前期～中期の医師。
¶国書（森友益　もりともます　[没]正徳2（1712）年6月11日），人名，日人

森鷗外 もりおうがい
文久2（1862）年1月19日～大正11（1922）年7月9日　[別]森林太郎《もりりんたろう》
明治～大正期の陸軍軍医、小説家、評論家。陸軍軍医総監。作品に「舞姫」「雁」「高瀬舟」など。軍医として衛生の向上に尽くした。
¶朝日（[生]文久2年1月19日（1862年2月17日）），岩歌，岩史，岩手人，海越（[没]大正11（1922）年7月6日），海越新（[没]大正11（1922）年7月6日），大阪文，科学（森林太郎　もりりんたろう），角史，歌舞大，紀伊文，京都文，近医（森林太郎　もりりんたろう），近現，近文，熊本人，幻作，現詩，幻想，現日，現俳，現文，考古（[生]文久2（1862）年1月18日　[没]大正11（1922）年7月5日），国際，国史，コン改，コン5，埼玉文（[生]文久2（1862）年1月19日（新暦2月17日）），詩歌，滋賀文，四国文，詩作，史人，思想，児文，島根人，島根百，島根文，島根歴，社史，重要，小説（[生]文久2年1月19日（1862年2月17日）），食文（[生]文久2年1月19日（1862年2月17日）），新潮，新文，人名，世紀，姓氏岩手，世人，世百，先駆，全書，大百，太宰府，短歌普，千葉百，哲学，伝記，東北近，渡航（森林太郎・森鷗外　もりりんたろう・もりおうがい），奈良文，日史，日児（[生]文久2（1862）年2月17日），日人，日本，俳句（鷗外　おうがい），俳文，百科，兵庫文，福岡百，文学，平日（[生]1862　[没]1922），北海道文，民学，明治2，山梨人，山梨百，陸海（森林太郎　もりりんたろう），歴大

森岡大三 もりおかだいぞう
大正3（1914）年～平成4（1992）年
昭和～平成期の医師。国立大田病院長。
¶島根歴

森岡天涯 もりおかてんがい
明治12（1879）年～昭和9（1934）年
明治～昭和期の教育者、社会事業家。
¶愛媛

森岡とし もりおかとし
明治44（1911）年～昭和42（1967）年
昭和期の女医。
¶静岡歴，姓氏静岡

森岡春治 もりおかはるじ
明治25（1892）年12月25日～昭和36（1961）年11月27日
明治～昭和期の弓道家、弓道範士、歯科医師。
¶弓道

森岡三生 もりおかみつお
大正15（1926）年～昭和57（1982）年
昭和期の医師。専門は衛生学。
¶近医

森岡恭彦 もりおかやすひこ
昭和5（1930）年8月25日～
昭和～平成期の外科医。日赤医療センター院長、東京大学教授。昭和62年天皇陛下の腸ポリープ手術の執刀を担当。
¶現朝，現執3期，世紀，日人，履歴，履歴2

森於菟 もりおと
明治23（1890）年9月13日～昭和42（1967）年12月21日
大正～昭和期の解剖学者。東邦医科大学教授。森鷗外の長男。鶏胚発生に関する研究、皮膚の研究などを行った。
¶科学，近医，近文，現情，埼玉人，島根百，島根歴，新潮，人名7，世紀，日人

森海庵 もりかいあん
天明5（1785）年～文政10（1827）年

江戸時代後期の水戸藩侍医。
¶国書，人名，日人

守一雄 もりかずお
明治40（1907）年～平成12（2000）年
大正～平成期の医師。内科。
¶近医

森嘉善 もりかぜん
宝暦4（1754）年～文化3（1806）年2月2日
江戸時代中期～後期の医師。
¶国書

森堅志 もりかたし
明治39（1906）年～昭和56（1981）年
大正～昭和期の医師。専門は解剖学。
¶近医

森川宗円 もりかわそうえん
生没年不詳
江戸時代後期の医師。
¶国書，人名，日人

森河敏夫 もりかわとしお
？～
大正期の東京帝国大学セツルメント参加者。
¶社史

森川抱次 もりかわほうじ
明治2（1869）年～昭和31（1956）年
明治～昭和期の政治家、社会事業家。群馬県議会議員、群馬新聞社社長。
¶群馬百，群馬人，群馬百，社史，姓氏群馬

森川みどり もりかわみどり
明治39（1906）年～昭和57（1982）年
大正～昭和期の眼科医。
¶愛知女

森川美和 もりかわみわ
昭和44（1969）年2月5日～
昭和～平成期の団体職員、共用品・共用サービス推進者。
¶視覚

森川義金 もりかわよしかね
明治36（1903）年～？
大正～昭和期の医師。専門は病理学。
¶近医

森枳園 もりきえん
→森立之（もりりっし）

森儀助 もりぎすけ
天保10（1839）年～明治28（1895）年11月17日
江戸時代末期～明治時代の製薬業。家伝薬薄徳丹の製造販売に尽力。「松本ちのくすり」も有名。
¶幕末（㊙1839年11月11日），幕末大（㊙天保10（1839）年10月6日）

森清克 もりきよかつ
＊～昭和21（1946）年1月18日
明治～昭和期の獣医、教育者。大分県私立盲啞学校校長。

¶大分百，大分歴（㊙明治43（1910）年），視覚（㊙明治11（1878）年9月22日）

森玉岡 もりぎょくこう
寛政10（1798）年～嘉永6（1853）年
江戸時代後期の漢詩人・医師。
¶国書，埼玉百

森金菓 もりきんか
寛政9（1797）年～安政6（1859）年9月
江戸時代後期～末期の医家。
¶大阪人

森口徳郎 もりぐちとくろう
明治41（1908）年～平成1（1989）年
昭和期の産婦人科医。
¶姓氏岩手

森慶伝 もりけいでん
嘉永5（1852）年～大正12（1923）年
江戸時代末期～明治時代の医師。
¶幕末，幕末大，藩臣2

盛玄悦 もりげんえつ
文政9（1826）年～明治28（1895）年
江戸時代後期～明治期の眼科医。
¶眼科

森巻耳 もりけんじ
安政2（1855）年～大正3（1914）年11月29日
明治～大正期の教育者。岐阜聖公会訓盲院創立者。
¶石川百，キリ，視覚（㊙安政2（1855）年2月15日），世紀（㊙安政2（1855）年2月15日），日人

森健二 もりけんじ
明治30（1897）年～昭和37（1962）年
大正～昭和期の医師、政治家。
¶長野歴

森儼塾 もりげんじゅく
承応2（1653）年閏6月19日～享保6（1721）年3月13日　㊙森尚謙《もりしょうけん》
江戸時代前期～中期の儒学者、医師。水戸藩士。家業の医師を継ぎ水戸藩に仕え「大日本史」の編纂に参画。
¶朝日（森尚謙　もりしょうけん　㊙承応2年閏6月19日（1653年8月12日）　㊤享保6年3月13日（1721年4月9日）），茨城百，近世（森尚謙　もりしょうけん），剣豪，国史，新潮（森尚謙　もりしょうけん），人名，世人（森尚謙　もりしょうけん），日人，藩臣2

盛玄甫 もりげんぽ
寛政12（1800）年～天保7（1836）年9月14日
江戸時代後期の眼科医。
¶眼科（㊙寛政2（1790）年），徳島百，徳島歴

森晃爾 もりこうじ
昭和35（1960）年9月11日～
昭和～平成期の医師。産業医科大学産業医実務研修センター所長・教授。
¶現執4期

森崎疎香 もりさきそこう
→森崎和三郎（もりさきわさぶろう）

森崎半治 もりさきはんじ
明治16（1883）年～昭和33（1958）年
明治～昭和期の医師。皮膚科、泌尿器科。
¶近医

森崎保佑 もりさきほゆう
生没年不詳
江戸時代後期の女性産科医。産科医大牧周西の弟子。
¶朝日，日人

森崎和三郎 もりさきわさぶろう
明治6（1873）年～昭和18（1943）年　[別]森崎疎香《もりさきそこう》
明治～昭和期の政治家、社会事業家。秦野町議会議員。
¶神奈川人，姓氏神奈川（森崎疎香　もりさきそこう）

森沢成司 もりさわせいじ
大正15（1926）年～平成15（2003）年
昭和～平成期の医師。専門は生化学、免疫学。
¶近医

森茂樹 もりしげき
明治26（1893）年2月26日～昭和46（1971）年4月21日
大正～昭和期の病理学者。京都大学教授。内分泌学、腫瘍の発生、発育に対する内分泌の影響についての研究で知られる。
¶科学，学校，近医，現情，人名7，世紀，日人

森繁吉 もりしげきち
明治2（1869）年～昭和18（1943）年
明治～昭和期の医師。
¶庄内（[生]明治6（1873）年1月16日　[没]昭和21（1946）年3月11日），姓氏長野，長野歴

森重静夫 もりしげしずお
明治31（1898）年～昭和57（1982）年
大正～昭和期の医師。小児科。
¶近医

森下薫 もりしたかおる
明治29（1896）年8月15日～昭和53（1978）年3月18日
大正～昭和期の寄生虫学・熱帯病学者。マラリアおよびハマダラ蚊、かい虫の研究で著名。
¶科学，近医，現情，人名7，世紀，日人

森下驥 もりしたき
明和1（1764）年～天保14（1843）年12月18日
江戸時代中期～後期の医師。
¶国書

森下敬一 もりしたけいいち
昭和3（1928）年3月3日～
昭和～平成期の血液生理学者、自然医学研究家。国際自然医学会会長。
¶現執1期，現執2期，現執3期，現執4期

森下清左衛門 もりしたせいざえもん
生没年不詳
江戸時代後期の医師。
¶飛驒

森下一 もりしたはじめ
昭和16（1941）年6月19日～
昭和～平成期の精神科医、福祉活動家。兵庫県に登校拒否児のための全寮制私立高校・生野学園を設立。
¶世紀，日人

森下元晴 もりしたもとはる
大正11（1922）年4月12日～
昭和～平成期の政治家。衆議院議員、鈴木善幸改造内閣大臣厚生大臣。
¶現情，現政，政治

森島侃一郎 もりしまかんいちろう
明治17（1884）年～昭和35（1960）年
明治～昭和期の軍医。
¶群馬人

森島庫太 もりしまくらた
慶応4（1868）年4月7日～昭和18（1943）年3月18日
明治～昭和期の薬理学者。京都帝国大学教授、医学博士。漢薬石蒜塩基リコリンを発見、薬理・生理作用研究の基礎を確立。
¶海越，海越新，科学，岐阜百，近医，人名7，世紀，姓氏京都（[没]？），全書，大百，渡航，日人

森嶋玄長 もりしまげんちょう
～承応3（1654）年
江戸時代前期の豊臣秀頼の医臣。藤堂高虎に出仕。
¶大坂

森島中良 もりしまちゅうりょう
→桂川甫粲（かつらがわほさん）

森島中良 もりしまなかよし
→桂川甫粲（かつらがわほさん）

森島中良 もりしまなから
→桂川甫粲（かつらがわほさん）

盛島明秀 もりしまめいしゅう
大正7（1918）年～昭和57（1982）年
昭和期の実業家、政治家、医師。
¶姓氏沖縄

盛島明長 もりしまめいちょう
明治13（1880）年12月19日～昭和16（1941）年3月24日
明治～昭和期の医師、政治家。沖縄県議会議員、衆議院議員。
¶沖縄百，社史，姓氏沖縄

森尚謙 もりしょうけん
→森儼塾（もりげんじゅく）

森信一 もりしんいち
天保13（1842）年～明治25（1892）年
江戸時代末期の医師。
¶岡山人，岡山歴（[生]天保13（1842）年3月18日

[没]明治25（1892）年9月30日），長崎遊

盛新之助 もりしんのすけ
明治17（1884）年3月1日～昭和49（1974）年9月8日
明治～昭和期の眼科学者。京都大学教授。網膜剝離の手術的治療の日本の先駆者。
¶科学，近医，現情，人名7，世紀，徳島百，徳島歴，日人

森杉昌彦 もりすぎまさひこ
大正10（1921）年～平成10（1998）年
昭和～平成期の医師。内科（循環器）。
¶近医

森省二 もりせいじ
昭和22（1947）年6月7日～
昭和～平成期の児童精神科医師。
¶現執3期，現執4期，児人，世紀，YA

森僊斎 もりせんさい
？ ～弘化4（1847）年8月21日
江戸時代後期の医師。
¶国書

森園松義 もりぞのまつよし
明治32（1899）年10月8日～昭和55（1980）年1月22日
明治～昭和期の弓道家、医師、弓道教士。
¶弓道

森泰庵 もりたいあん
？ ～
江戸時代の八戸藩医。蘭方医学の先駆者。
¶青森人

森田功 もりたいさお
大正15（1926）年6月16日～平成10（1998）年
昭和～平成期の小説家、医師。
¶紀伊文，近医

森田円治 もりたえんじ
文化7（1810）年～明治11（1878）年
江戸時代末期～明治期の医師。蘭学、西洋医学を学び、郷里越後栃尾で開業医を務める。
¶新潟百，洋学

森田佳世子 もりたかよこ
平成期の漫画家、獣医。
¶漫人

森田喜次郎 もりたきじろう
大正6（1917）年～
昭和期の剣道研究者、医学博士。福岡教育大学教授、西日本学生剣道連盟副会長。
¶体育

森田キヨ もりたきよ
明治43（1910）年～平成12（2000）年
昭和～平成期の医師、政治家。青森県議会議員。
¶青森人

森田金蔵 もりたきんぞう
慶応2（1866）年～昭和15（1940）年
江戸時代末期～昭和期の社会事業家。日本組合神戸基督教会執事、神戸孤児院理事長。
¶渡航（[生]1866年9月2日　[没]1940年1月8日），兵庫人（[生]慶応2（1866）年7月　[没]昭和15（1940）年1月18日），兵庫百

森武貞 もりたけさだ
昭和5（1930）年8月20日～平成12（2000）年1月20日
昭和～平成期の医師。外科。
¶科学，近医

森田月瀬 もりたげつらい
→森田葆庵（もりたほうあん）

森健躬 もりたけみ
昭和4（1929）年1月28日～
昭和～平成期の整形外科医師。日本大学教授。
¶現執3期

森武美 もりたけみ
明治8（1875）年11月15日～＊　[別]森武美《もりたけよし》
明治～大正期の陸軍軍医（外科）。
¶近医（[没]昭和43（1968）年），渡航（もりたけよし　[没]？）

森武美 もりたけよし
→森武美（もりたけみ）

森田玄誠 もりたげんせい
文化4（1807）年～明治8（1875）年
江戸時代後期～明治期の医師。
¶姓氏富山

森田茂樹 もりたしげき
昭和22（1947）年3月18日～
昭和期の患者ボランティア。
¶視覚

森田茂 もりたしげる
大正4（1915）年～昭和63（1988）年
昭和期の医師。専門は解剖学、人類学。
¶近医

守田治兵衛〔9代〕 もりたじへい
→守田治兵衛（もりたじへえ）

守田治兵衛 もりたじへえ
天保12（1841）年～大正1（1912）年　[別]守田治兵衛〔9代〕《もりたじへい》
明治期の売薬業者、政治家。東京府会議員。政府認可の売薬第1号の発売免許を受ける。
¶国際（[生]？），人名，先駆（[生]天保12（1841）年6月14日　[没]大正1（1912）年10月18日），日人，明治2（もりたじへい）

森田寿一 もりたじゅいち
大正15（1926）年12月12日～
昭和期の会計学者。日本福祉大学教授。
¶現執2期

森田正治 もりたしょうじ
文化10（1813）年～文久2（1862）年
江戸時代後期～末期の蘭方医。

も

¶新潟百

森田正馬 もりたしょうま
→森田正馬（もりたまさたけ）

森田資孝 もりたすけたか
明治6（1873）年～
明治期の愛知医学専門学校教授、森田病院院長、新婦人協会維持会員。
¶愛知女

森田千庵 もりたせんあん
寛政10（1798）年～安政4（1857）年　[別]森田千庵《もりたせんり》
江戸時代末期の蘭方医。
¶眼科，国書（[生]寛政10（1798）年10月23日　[没]安政4（1857）年12月20日），人書94（もりたせんり），長崎遊，新潟百

森田千庵 もりたせんり
→森田千庵（もりたせんあん）

森田素堂 もりたそどう
生没年不詳
江戸時代後期の医師。
¶国書

森田隆朝 もりたたかとも
大正14（1925）年9月28日～
昭和～平成期の医師、政治家。米子市長、森田医院院長。
¶現政

森立之 もりたつゆき
→森立之（もりりっし）

森田伝一郎 もりたでんいちろう
明治44（1911）年～
昭和期の医師。
¶群馬人

森谷寛之 もりたにひろゆき
昭和22（1947）年4月18日～
昭和～平成期の臨床心理学者。
¶現執3期，現執4期

森田八郎 もりたはちろう
明治5（1872）年～昭和31（1956）年
明治～昭和期の医師。
¶姓氏宮城

森田判助 もりたはんすけ
明治12（1879）年12月29日～昭和34（1959）年2月19日
大正～昭和期の実業家。鹿島町長。森田製薬を創設、社長就任。のち祐徳薬品工業初代社長。
¶佐賀百，世紀，日人

森田久男 もりたひさお
明治38（1905）年～平成8（1996）年
大正～平成期の医師。内科。
¶近医

森田広人 もりたひろひと
大正8（1919）年～
昭和期の医師。
¶群馬人

森田文庵 もりたぶんあん
安永2（1773）年～文政4（1821）年
江戸時代中期～後期の医師。
¶郷土奈良

森田葆庵 もりたほうあん
文政9（1826）年～明治21（1888）年　[別]森田月瀬《もりたげつらい》
江戸時代末期～明治期の儒者。備中庭瀬藩医。
¶岡山人（森田月瀬　もりたげつらい），岡山歴（森田月瀬　もりたげつらい　[没]明治21（1888）年6月7日），郷土奈良（[生]1836年　[没]1898年），国書（森田月瀬　もりたげつらい　[没]明治21（1888）年6月8日），人名，日人

森田甫三 もりたほさん
明和4（1767）年～文政11（1828）年9月14日
江戸時代中期～後期の医師。
¶国書，新潟百

森田正馬 もりたまさたけ
明治7（1874）年1月18日～昭和13（1938）年4月12日　[別]森田正馬《もりたしょうま》
明治～昭和期の精神医学者。慈恵医大教授。森田神経質研究会を主宰し雑誌「神経質」を刊行。
¶科学，近医，現朝，高知人，高知先，高知百（もりたしょうま），コン改，コン5，心理，精医，世紀，日史，日人，百科，民学

森田ゆり もりたゆり
昭和～平成期の人権研修トレーナー、セラピスト。エンパワメント・センター主宰。
¶現執4期

森田洋司 もりたようじ
昭和16（1941）年8月7日～
昭和～平成期の社会病理学者。大阪市立大学大学院文学研究科教授・都市問題資料センター所長。
¶現執3期，現執4期

森田義章 もりたよしあき
安永2（1773）年6月3日～天保14（1843）年閏9月15日
江戸時代中期～後期の医師。
¶国書

森田蘭桂 もりたらんけい
天保11（1840）年～
江戸時代後期～明治期の洋方医。
¶新潟百

森反章夫 もりたんあきお
昭和27（1952）年1月20日～
昭和～平成期の研究者。東京経済大学現代法学部助教授。ボランティアをする会代表。
¶現執4期

森仲庵 もりちゅうあん
生没年不詳
江戸時代後期の町医。
¶庄内

森津純子　もりつじゅんこ
　昭和38（1963）年～
　昭和～平成期の医師。ひまわりクリニック院長。
　¶現執4期

森剛　もりつよし
　明治45（1912）年5月9日～昭和58（1983）年5月7日
　昭和期の実業家・社会事業家。
　¶岡山歴

森寺保　もりてらやすし
　大正13（1924）年2月9日～
　昭和～平成期の医師。
　¶滋賀文

森昭三　もりてるみ
　昭和9（1934）年9月13日～
　昭和～平成期の健康教育学者。筑波大学教授。
　¶現執1期，現執2期，現執3期，現執4期

森亨　もりとおる
　昭和17（1942）年7月17日～
　昭和～平成期の医師。結核予防会結核研究所所長。
　¶現執4期

森富　もりとむ
　大正10（1921）年～平成19（2007）年
　昭和～平成期の医師。専門は解剖学。
　¶近医

森友益　もりともます
　→森雲竹（もりうんちく）

森共之　もりともゆき
　→森養竹〔1代〕（もりようちく）

森豊直　もりとよなお
　～弘化4（1847）年8月21日
　江戸時代後期の眼科医。尾張藩藩医。
　¶飛騨

森直之　もりなおゆき
　明治42（1909）年～昭和56（1981）年
　昭和期の政治家。医師・大垣市長。
　¶郷土岐阜，近医

森永伊吉　もりながいきち
　？　～昭和13（1938）年
　明治～昭和期の医学者、写真化学者。
　¶科学，写家

森永秀也　もりながひでや
　大正10（1921）年～
　昭和期の医師。
　¶群馬人

森野藤助　もりのとうすけ
　元禄3（1690）年～明和4（1767）年
　江戸時代中期の本草家。
　¶郷土奈良，国書（㊥明和4（1767）年6月3日），植
　　物（㊥明和4（1767）年6月6日），新潮（㊥昭和4
　　（1767）年6月3日），人名，世人，日人，洋学

森信胤　もりのぶたね
　明治36（1903）年～昭和57（1982）年
　大正～昭和期の医師。専門は生理学。
　¶近医

森約之　もりのりゆき
　天保6（1835）年～明治4（1871）年6月3日
　江戸時代後期～明治期の医師。
　¶国書

森八左衛門　もりはちざえもん
　？　～嘉永6（1853）年2月13日
　江戸時代後期の大森代官。水害被災者の救済にあたった。
　¶島根百，島根歴

森鼻宗次　もりはなそうじ
　嘉永1（1848）年～大正7（1918）年
　江戸時代末期～明治期の医師。堺県医学校校長。
　維新後、堺県下で初めて病理解剖を行い、医育と
　診療に新生面を開く。
　¶大阪人，眼科，洋学

森英雄　もりひでお
　昭和13（1938）年3月5日～
　昭和期のロボット工学者。
　¶視覚

森浩　もりひろし
　明治37（1904）年1月2日～
　大正期の東京帝国大学セツルメント参加者。
　¶社史

森広主　もりひろぬし
　？　～文政8（1825）年8月16日
　江戸時代中期～後期の医師、国学者。
　¶国書

森平兵衛　もりへいべえ
　明治7（1874）年～
　明治～大正期の製薬業。
　¶大阪人

森正道　もりまさみち
　安政7（1860）年1月17日～昭和7（1932）年7月5日
　明治～大正期の医師。
　¶海越新，世紀，渡航，日人

森優　もりまさる
　明治36（1903）年～昭和59（1984）年
　大正～昭和期の医師。専門は解剖学。
　¶近医

森万寿夫　もりますお
　大正5（1916）年～平成5（1993）年
　昭和～平成期の医師。内科。
　¶近医

森益太　もりますた
　大正6（1917）年～平成10（1998）年
　昭和～平成期の医師。整形外科。
　¶近医

森松次郎 もりまつじろう
天保6(1835)年～明治35(1902)年2月26日
江戸時代末期～明治期のキリシタン。五島キリシタンの復活を主導。のち長崎で女子教育、孤児院運営に努めた。
¶キリ(㊥天保7年10月12日(1836年11月20日))、近現、国史、史人(㊥1835年12月1日)、日人、歴大

森三木 もりみき
慶応1(1865)年～昭和29(1954)年
明治～昭和期の医師、政治家。鹿児島県医師会長、市医師会長、市議会議員。
¶鹿児島百、薩摩、姓氏鹿児島

森幹郎 もりみきお
大正12(1923)年5月29日～
昭和～平成期の比較老年学者。
¶現執1期、現執2期、現執3期、視覚

森村うめ子 もりむらうめこ
生没年不詳
明治・大正期の愛知初の工場内託児所設立・運営。
¶愛知女

森村茂樹 もりむらしげき
大正5(1916)年～昭和54(1979)年
昭和期の医学教育者、精神科医。
¶近医

森本潔 もりもときよし
明治44(1911)年～昭和41(1966)年
大正～昭和期の官僚。専門は厚生行政。
¶近医

森本迪庵 もりもとてきあん
生没年不詳
江戸時代前期の医師。
¶国書

森本文斎 もりもとぶんさい
安政6(1859)年10月17日～大正2(1913)年5月23日
明治～大正期の医師。
¶島根百、島根歴

森本甫閑 もりもとほかん
明和5(1768)年～天保12(1841)年
江戸時代後期の医師(柳本藩医)。
¶郷土奈良、藩臣4、洋学

森本正紀 もりもとまさのり
大正2(1913)年2月11日～平成11(1999)年3月18日
昭和～平成期の医師。耳鼻咽喉科。
¶科学、近医

森本宗範 もりもとむねのり
生没年不詳
江戸時代前期の国学者・医師。
¶国書

森本義晴 もりもとよしはる
昭和26(1951)年11月6日～
昭和～平成期の医師。医療法人三慧会理事長。
¶現執4期

守屋磐村 もりやいわむら★
明治26(1893)年3月18日～平成2(1990)年11月10日
昭和・平成期の栄養学者。
¶秋田人2

守屋峨眉 もりやがび
元禄6(1693)年～宝暦4(1754)年
江戸時代中期の儒者。美濃大垣藩士、儒医。
¶国書(㊥宝暦4(1754)年3月25日)、人名、日人、藩臣3

守屋国光 もりやくにみつ
昭和20(1945)年2月24日～
昭和期の心理学者。大阪教育大学教授、大阪教育大学附属養護学校長。
¶現執2期

守屋茂 もりやしげる
明治34(1901)年9月14日～
昭和の日本社会事業史研究者。島根地方行政監察局長、同朋大学教授、龍谷大学教授。
¶現執1期、現執2期

守矢祥庵 もりやしょうあん
生没年不詳
江戸時代後期の医師。
¶日人

森靖雄 もりやすお
昭和10(1935)年7月4日～
昭和～平成期の中小企業問題専門家。日本福祉大学教授。
¶現執3期、現執4期

盛弥寿男 もりやすお
明治33(1900)年～平成2(1990)年
大正～平成期の医師。外科。
¶近医

森安信雄 もりやすのぶお
大正5(1916)年～昭和59(1984)年
昭和期の医師。外科(脳神経外科)。
¶近医

守屋正 もりやただし
明治42(1909)年～平成3(1991)年
大正～平成期の医師。専門は内科、医史学。
¶近医

守屋東陽 もりやとうよう
享保17(1732)年～天明2(1782)年4月10日
江戸時代中期の医師、漢学者。美濃大垣藩士。
¶国書、藩臣3

守屋博 もりやひろし
明治37(1904)年1月2日～平成2(1990)年7月26日
大正～平成期の医師。専門は外科、病院管理学。
¶岡山歴、科学、近医、社史(㊥?)

守屋甫一郎 もりやほいちろう
文久3（1863）年1月1日〜昭和9（1934）年9月11日
明治〜昭和期の医師。
¶岡山百，岡山歴

森山栄三 もりやまえいぞう
大正13（1924）年11月24日〜
大正〜昭和期の男性。全国ハンセン病盲人連合会会長。
¶視覚

守山恒太郎 もりやまつねたろう
明治13（1880）年4月27日〜明治45（1912）年2月12日
明治期の野球選手、医師。一高の左腕投手として同校野球部の全盛期を築く。著書に「野球之友」。
¶朝日，コン改，コン5，世紀，日人

森山稔 もりやまみのる
明治42（1909）年3月2日〜昭和55（1980）年2月16日
昭和期の眼科医師。
¶社史

森山豊 もりやまゆたか
明治37（1904）年10月18日〜昭和63（1988）年
大正〜昭和期の産婦人科学者。
¶近医，現情

守谷光基 もりやみつもと
大正14（1925）年6月21日〜
昭和〜平成期の福祉活動家。長崎県の刑余者更生保護施設「長崎啓成会」の保護司として、1万人以上を社会復帰させた。
¶世紀，日人

守屋庸庵 もりやようあん
天保2（1831）年〜明治42（1909）年10月21日
江戸時代末期〜明治期の医師。足守徐痘館種痘医として種痘事業に従事。
¶岡山人，岡山百（㊌天保2（1831）年7月8日），岡山歴（㊌天保2（1831）年7月8日），科学（㊌天保2（1831）年7月8日），日人，幕末，幕末大，洋学

森養 もりよう
延享3（1746）年4月13日〜文政5（1822）年2月27日
江戸時代中期〜後期の医師。
¶国書

森庸軒 もりようけん
文化11（1814）年〜明治1（1868）年
江戸時代末期の儒者。
¶国書，人名，日人

森養竹〔1代〕 もりようちく
寛文10（1670）年〜延享3（1746）年　㊙森共之《もりともゆき》
江戸時代中期の医師。江戸の和方家。著書に「採用国伝方」がある。
¶国書（森共之　もりともゆき　㊌延享3（1746）年8月30日），人名，日人

森養竹〔2世〕 もりようちく
享保15（1730）年〜享和1（1801）年
江戸時代中期〜後期の医師。
¶人名

森養竹〔3世〕 もりようちく
宝暦5（1755）年〜文政4（1821）年
江戸時代後期の医師。
¶人名

森養竹〔4代〕 もりようちく
→森立之（もりりっし）

森養哲 もりようてつ
生没年不詳
江戸時代後期の蘭方医。
¶新潟百

森蘭斎 もりらんさい
＊〜享和1（1801）年
江戸時代中期の医師、画家。
¶国書（㊌享保16（1731）年　㊌享和1（1801）年9月18日），新潮（㊌元文5（1740）年　㊌享和1（1801）年9月28日），人名（㊌？），新潟百（㊌1731年），日人（㊌1731年），名画（㊌？）

森立之 もりりっし
文化4（1807）年〜明治18（1885）年　㊙森立之《もりたつゆき》，森養竹〔4代〕《もりようちく》，森枳園《もりきえん》
江戸時代末期〜明治期の医師。「医心方」を校正。編著に「遊相医和」「素問攷註」など。
¶朝日（㊌文化4（1807）年11月　㊌明治18（1885）年12月6日），維新（森養竹〔4世〕　もりようちく），維新（森養竹〔4代〕），江人（もりたつゆき），江戸東（森枳園　もりきえん），江文，近現（もりたつゆき），近世（もりたつゆき），国史（もりたつゆき），国書（もりたつゆき　㊌文化4（1807）年11月25日　㊌明治18（1885）年12月6日），コン改，コン4，コン5，思想史（森枳園　もりきえん），新潮，人名（森養竹〔4世〕　もりようちく），全書（もりたつゆき），徳川臣（森枳園　もりきえん），日人，幕末（森枳園　もりきえん　㊌1885年12月6日），幕末大（森枳園　もりきえん　㊌明治18（1885）年12月6日），藩ול6（森枳園　もりきえん），広島百（森枳園　もりきえん　㊌文化4（1807）年11月　㊌明治18（1885）年12月6日），歴大（もりたつゆき）

森林太郎 もりりんたろう
→森鷗外（もりおうがい）

森林平 もりりんぺい
世襲名　江戸時代前期〜昭和期の医師。
¶姓氏愛知

森脇大五郎 もりわきだいごろう
明治39（1906）年10月12日〜平成12（2000）年4月25日
昭和期の遺伝学者。東京都立大学教授。各種ショウジョウバエを使い放射線遺伝学・集団遺伝学を研究。
¶科学，近医，現朝，現情，世紀，日人

森脇知己　もりわきともき
明治44（1911）年〜昭和63（1988）年
昭和期の歯科医。日本歯科医師会副会長、江津市教育委員長。
¶島根歴

森亘　もりわたる
大正15（1926）年1月10日〜平成24（2012）年4月1日
昭和〜平成期の病理学者。東京大学教授。メラトニン発見グループの一員。日本の肝臓病、癌の研究の第一人者。
¶科学，現朝，現執3期，世紀，日人，マス89

師井和子　もろいかずこ
昭和17（1942）年10月14日〜
昭和〜平成期の音楽療法士。
¶現執4期

諸岡和房　もろおかかずふさ
昭和4（1929）年8月10日〜
昭和期の社会教育学者。九州大学教授、福岡YMCA国際ホテル福祉専門学校校長。
¶現執1期，現執2期

師岡孝次　もろおかこうじ
昭和5（1930）年1月2日〜
昭和〜平成期の病院経営工学者。東海大学教授。
¶現執3期，現執4期

師岡正胤　もろおかまさたね
文政12（1829）年〜明治32（1899）年1月23日
江戸時代末期〜明治期の医師、国学者。足利三代木像梟首事件を起こす。維新後、京都松尾神社大宮司となる。
¶維新，江文，近現，近世，国史，国書（㊐文政12（1829）年11月29日），神史，神人（㊐文政12（1829）年11月），新潮（㊐文政12（1829）年11月），長野歴，日人，幕末（㊐1829年12月）

茂呂喜庵　もろきあん★
生没年不詳
江戸時代前期の眼科医。
¶秋田人2

諸富武文　もろとみたけふみ
大正2（1913）年〜平成5（1993）年
昭和〜平成期の医師。整形外科、形成外科、リウマチ科。
¶近医

諸富祥彦　もろとみよしひこ
昭和38（1963）年5月4日〜
昭和〜平成期の心理カウンセラー。千葉大学教育学部助教授。専門は臨床心理学。
¶現執4期

諸橋芳夫　もろはしよしお
大正8（1919）年〜平成12（2000）年
昭和〜平成期の医師。内科。
¶近医

門間嘉寛　もんまよしひろ
生没年不詳
江戸時代中期の医師。
¶国書

【や】

八井田茂実　やいだしげみ
明治24（1891）年〜昭和44（1969）年
大正〜昭和期の医師。
¶高知人

矢内伸夫　やうちのぶお
昭和8（1933）年1月30日〜
昭和〜平成期の医師。南小倉病院院長、全国老人保健施設協会会長。
¶現執3期

八重樫尚伯　やえがししょうはく
天保7（1836）年〜明治45（1912）年9月21日
江戸時代後期〜明治期の医師。
¶岩手人，姓氏岩手

八重崎屋源六　やえざきやげんろく
？　〜寛延2（1749）年
江戸時代中期の商人。富山売薬行商の始祖。
¶朝日（㊐寛延2年3月8日（1749年4月24日）），江人，近世，国史，コン改，コン4，コン5，史人（㊐1749年3月8日），人名，世人，全書（生没年不詳），富山百（㊐寛延2（1749）年3月8日），日人

矢尾板三印　やおいたさんいん
→矢尾板拙谷（やおいたせっこく）

矢尾板拙谷　やおいたせっこく
寛永17（1640）年6月〜宝永2（1705）年5月26日
㊙矢尾板三印《やおいたさんいん》
江戸時代前期〜中期の出羽米沢藩医。
¶国書，藩臣1（矢尾板三印　やおいたさんいん）

矢追日聖　やおいにっしょう
明治44（1911）年12月23日〜平成8（1996）年2月9日
昭和期の宗教家、社会福祉事業家。自然神道、大倭教を開教。大倭安宿苑を創設。
¶現情，現人，世紀，民学

矢追秀武　やおいひでたけ
明治27（1894）年10月11日〜昭和45（1970）年9月23日
昭和期の細菌学者。東京帝国大学教授。業績にワクチニアウイルスの精製、溶連菌毒素のトキソイド化など。
¶科学，近医，現情，新潮，人名7，世紀，日人

八尾玄長　やおげんちょう
寛永10（1633）年〜延宝1（1673）年10月27日
江戸時代前期の医師。
¶国書

矢数道明　やかずどうめい
明治38（1905）年12月7日〜平成14（2002）年10月

21日
昭和期の漢方医。全日本漢方医師連盟委員長。月刊誌「漢方の臨床」の発行者で中国などとの国際交流にも尽力。
¶科学，科技，近医，現朝，現情，現人，植物，世紀，日人

八神幸助 やがみこうすけ
嘉永5(1852)年～大正7(1918)年
江戸時代末期～大正期の名古屋の医療器具商。
¶姓氏愛知

八神喜昭 やがみよしあき
昭和5(1930)年～平成18(2006)年
昭和～平成期の医師。産婦人科。
¶近医

八木逸郎 やぎいつろう
文久3(1863)年9月9日～昭和20(1945)年1月5日
江戸時代末期～昭和期の渡航者。
¶郷土奈良，近医，渡航

八木国夫 やぎくにお
大正8(1919)年6月24日～平成15(2003)年10月16日
昭和～平成期の生化学者。応用生化学研究所所長、名古屋大学教授。日本学術会議副会長、国際生化学分子生物学連合(IUB)総裁などを歴任。
¶科学，近医，現情，世紀，日人

八木元造 やぎげんぞう
文政2(1819)年11月～明治18(1885)年8月12日
江戸時代末期・明治期の医師。
¶飛驒

八木沢文吾 やぎさわぶんご
明治18(1885)年～昭和20(1945)年
明治～昭和期の耳鼻咽喉科医。
¶近医

八木沢正雄 やぎさわまさお
明治14(1881)年～大正10(1921)年
明治～大正期の陸軍軍医(細菌学)。
¶近医

八木沢行正 やぎさわゆきまさ
明治43(1910)年～昭和57(1982)年
大正～昭和期の医師。専門は細菌学。
¶近医

八木秀以 やぎしゅうい
文政6(1823)年～明治32(1899)年
江戸時代後期～明治期の川尻村の医師。
¶姓氏神奈川

八木称平 やぎしょうへい
天保4(1833)年～慶応1(1865)年
江戸時代末期の医師、蘭学者。薩摩藩士。
¶維新，科学([没]1865年(慶応1)8月19日)，国書([没]慶応1(1865)年8月19日)，薩摩，姓氏鹿児島，長崎遊，幕末([生]1832年　[没]1865年10月8日)，藩臣7

八木舎四 やぎすてよ
大正7(1918)年～平成3(1991)年
昭和～平成期の医師。専門は生理学。
¶近医

八木精一 やぎせいいち
明治15(1882)年5月11日～昭和35(1960)年2月21日
明治～昭和期の医師。専門は薬理学。
¶岩手人，近医，宮城百

八木高次 やぎたかつぐ
明治25(1892)年～昭和19(1944)年
大正～昭和期の衛生学者(労働衛生)。
¶近医

八木田九一郎 やぎたくいちろう
明治10(1877)年7月10日～昭和22(1947)年10月2日
明治～昭和期の医学者。
¶岡山百，岡山歴

野橘 やきつ
生没年不詳
江戸時代中期の医師、俳人。備後国府中の木村氏、のち福山の馬屋原氏の養子となる。
¶国書，俳文([没]？　年12月18日)

八木努 やぎつとむ
大正9(1920)年5月7日～昭和54(1979)年3月22日
昭和期の弓道家、薬剤師、弓道教士。
¶弓道

柳沼カツ やぎぬまかつ
明治25(1892)年～昭和44(1969)年
明治～昭和期の看護師。
¶近医

柳沼正秀 やぎぬままさひで
昭和23(1948)年2月1日～
昭和～平成期のファイナンシャル・プランナー、キャリアカウンセラー。ライフデザイン21事務所代表。
¶現執4期

八木日出雄 やぎひでお
明治32(1899)年8月18日～昭和39(1964)年5月6日
大正～昭和期の産婦人科医学者。岡山大学学長。国際産婦人科学会初代用語委員長、日本癌学会総会会長などを歴任。著書に「八木産婦人科学」など。
¶岡山百，岡山歴，科学，近医，現情，社史，人名7，世紀，日人

施薬院全宗 やくいんぜんそう
大永6(1526)年～慶長4(1599)年12月10日　[別]施薬院全宗《せやくいんぜんそう》，全宗《ぜんしゅう，ぜんそう》，丹波全宗《たんばぜんそう》，徳雲軒全宗《とくうんけんぜんそう》
戦国時代～安土桃山時代の医師。豊臣秀吉の侍医で、政治にも参画。
¶朝日(せやくいんぜんそう　[没]慶長4年12月10日

(1600年1月25日)), 岩史, 眼科(せやくいんぜんそう　[生]大永2(1522)年), 京都大(せやくいんぜんそう), 近世, 国史, コン改(丹波全宗　たんばぜんそう), コン4(丹波全宗　たんばぜんそう), コン5(丹波全宗　たんばぜんそう), 史人(せやくいんぜんそう), 新潮(せやくいんぜんそう), 人名(全宗　ぜんしゅう　[生]1528年　[没]1596年), 人名(丹波全宗　たんばぜんそう　[生]?), 姓氏京都(せやくいんぜんそう), 世人(全宗　ぜんそう　[生]享禄1(1528)年　[没]慶長1(1596)年), 戦国([生]1529年　[没]1596年), 戦辞([没]慶長4年12月10日(1600年1月25日)), 戦人(生没年不詳), 全戦, 茶道([生]1525年), 日史, 日人(せやくいんぜんそう　[没]1600年), 百科, 仏教(全宗　ぜんしゅう　[生]享禄1(1528)年　[没]慶長1(1596)年12月10日), 歴大

施薬院秀隆 やくいんひでたか
→施薬院秀隆(せやくいんしゅうりゅう)

薬師院 やくしいん
室町時代の医師。
¶茶道, 日人(生没年不詳)

薬師寺寿軒 やくしじじゅけん
生没年不詳
江戸時代後期の医師。
¶国書

薬師寺清三郎 やくしじせいざぶろう
明治4(1871)年5月11日～昭和38(1963)年4月15日
明治～昭和期の医師・社会事業家。
¶岡山歴

薬師寺冬堂 やくしじとうどう
文化13(1816)年～明治15(1882)年
江戸時代末期～明治期の医師。久留米地方に蘭方医学を急速に広めた功績は大。
¶長崎遊, 藩臣7

矢口省三 やぐちしょうぞう
大正8(1919)年～昭和62(1987)年
昭和期の歯科医師。山形県歯科医師会長。
¶山形百新

八雲数枝 やくもかずえ, やぐもかずえ
明治13(1880)年11月18日～昭和43(1968)年9月27日
明治～昭和期の社会事業家。夫竜震と因伯保児院を創設。実子との区別なく育てる。仏教婦人会などでも活躍。
¶女性, 女性普(やぐもかずえ), 世紀, 鳥取百, 日人

役山礼子 やくやまれいこ
昭和2(1927)年1月25日～昭和62(1987)年3月25日
昭和期の社会事業家。日本リウマチ友の会理事長。リウマチ患者について国に難病手帳交付を働きかけた。
¶女性, 女性普, 世紀, 日人

八子勉 やこつとむ
大正11(1922)年～
昭和期の医師。
¶群馬人

八阪崇誉 やさかそうよ
生没年不詳
室町時代の医師。
¶日人

矢崎一斎 やざきいっさい★
生没年不詳
明治期の蘭医。
¶秋田人2

矢崎正方 やざきまさかた
明治24(1891)年11月20日～昭和47(1972)年1月29日
大正～昭和期の歯科医学者。東京歯科医学専門学校教授。著書に「最近継続及架工術」など。
¶科学, 現情, 人名7, 世紀, 日人

矢崎芳夫 やざきよしお
明治27(1894)年4月14日～昭和47(1972)年3月9日　[別]矢沢芳夫《やざわよしお》
大正～昭和期の衛生学者。慈恵医大学教授。わが国の気象を医学的に研究し、保健衛生ならびに疾病治療に役立てた。
¶科学, 近医, 現情, 人名7, 世紀, 姓氏長野(矢沢芳夫　やざわよしお), 長野歴, 日人

矢沢一良 やざわかずなが
昭和23(1948)年6月17日～
昭和～平成期の研究者。東京水産大学大学院水産学研究科ヘルスフード科学講座客員教授、特定医療法人斎寿会回生病院顧問、湘南予防医科学研究所所長。
¶現執4期

矢沢玄周 やざわげんしゅう
生没年不詳
江戸時代中期の医師。
¶飛驒

矢沢知海 やざわともみ
大正14(1925)年～平成9(1997)年
昭和～平成期の医師。外科(消化器)。
¶近医

矢沢不秀 やざわふしゅう
～享保6(1721)年2月6日
江戸時代中期の医師・俳人。
¶飛驒

矢沢芳夫 やざわよしお
→矢崎芳夫(やざきよしお)

八島きく やしまきく
明治28(1895)年～昭和46(1971)年
大正～昭和期の女性。母子福祉向上につとめた。
¶青森人

八嶋九皐 やしまきゅうこう
安政5(1858)年～昭和12(1937)年

明治〜昭和期の医師。
¶姓氏宮城

矢島亀義 やじまきよし
昭和13(1938)年12月20日〜
昭和期のあん摩職人、アパート経営者。
¶視覚

八島寿軒 やしまじゅけん
万治1(1658)年〜享保15(1730)年9月19日
江戸時代前期〜中期の修験者・医師。
¶国書，庄内

矢島せい子 やじませいこ
明治36(1903)年4月6日〜昭和63(1988)年1月24日
大正〜昭和期の障害者運動家。家庭科教育研究者連盟初代会長。女性民族研究会へ加入し「ゆびぬき」を調査。
¶近女，現朝，現執2期，女史，女性，女性普，世紀，日人

八島竹治 やしまたけじ★
慶応3(1867)年2月24日〜大正10(1921)年12月28日
明治・大正期の医師。
¶秋田人2

矢島暎夫 やじまてるお
昭和12(1937)年8月30日〜
昭和期の医師。泌尿器科、矢島外科泌尿器科院長。
¶現執2期

矢島治明 やじまはるあき
大正14(1925)年7月30日〜
昭和〜平成期の薬学者。京都大学教授。大阪大助手、ピッツバーグ大学留学を経て京大。のち新潟薬大で学長を務める。
¶現朝，現情，世紀，全書，日人

八嶋元利 やしまもととし
天保1(1830)年〜明治25(1892)年
江戸時代後期〜明治期の医師。
¶姓氏宮城

矢嶋良一 やじまりょういち
明治38(1905)年〜平成6(1994)年
大正〜平成期の医師。専門はハンセン病医療。
¶近医

八代英太 やしろえいた
昭和12(1937)年6月2日〜
昭和〜平成期のタレント、政治家。福祉党党首、衆議院議員、郵政大臣。参院に当選、車椅子の議員として活躍。衆院に転じ、小渕第2次改造内閣・森連立内閣の郵政相。
¶現朝，現執2期，現情，現政，現日，視覚，世紀，政治，日人，マス89

八代駒雄 やしろこまお
→八代駒雄(やつしろこまお)

屋代周二 やしろしゅうじ
明治33(1900)年〜？
大正〜昭和期の医師。産婦人科。
¶近医

八代豊雄 やしろとよお
明治12(1879)年9月9日〜昭和18(1943)年7月31日
明治〜昭和期の渡航者。
¶近医，渡航

矢代文卿 やしろぶんけい
生没年不詳
江戸時代後期〜末期の漢方医。
¶新潟百別

屋代義雄 やしろよしお
嘉永1(1848)年〜明治26(1893)年
江戸時代後期〜明治期の医師。
¶埼玉百

安井英二 やすいえいじ
明治23(1890)年9月18日〜昭和57(1982)年1月9日
大正〜昭和期の内務官僚、政治家。大阪府知事。第1次・第2次近衛内閣で文相・内相兼厚生相に就任。
¶岡山百，岡山歴([生]明治23(1890)年9月23日)，近現，現朝，現情，国史，コン改，コン4，コン5，史人，世紀，政治，栃木歴，日史，日人，履歴，履歴2

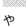

安井修平 やすいしゅうへい
明治26(1893)年〜昭和58(1983)年
明治〜昭和期の医師。産婦人科。
¶愛媛，近医

安井誠一郎 やすいせいいちろう
明治24(1891)年3月11日〜昭和37(1962)年1月19日
昭和期の政治家、官僚。衆議院議員、東京都知事。拓務局長、厚生次官、東京都長官などを歴任。
¶岡山人，岡山百，岡山歴，現朝，現情，現人，現日，コン改，コン4，コン5，新潮，人名7，世紀，政治，全書，新潟百別，日人，履歴，履歴2

安井ハジメ やすいはじめ
明治16(1883)年11月16日〜昭和39(1964)年8月15日
明治〜昭和期の女医。
¶熊本百

安井洋 やすいひろし
→安井洋(やすいふかし)

安井洋 やすいふかし
＊〜？　[別]安井洋《やすいひろし》
明治〜大正期の心理学者、陸軍軍医(精神科)。
¶近医([生]明治11(1878)年)，心理(やすいひろし　[生]明治9(1876)年2月)

安井雅一 やすいまさかず
明治7(1874)年〜昭和28(1953)年
明治〜昭和期の医師・政治家。
¶愛媛，愛媛百([生]明治7(1874)年8月16日　[没]昭和28(1953)年6月3日)

安井頼可 やすいよりよし
天明5(1785)年～天保8(1837)年
江戸時代後期の医師、書家。
¶人名，日人

安江俊一 やすえしゅんいち
明治37(1904)年1月17日～昭和37(1962)年5月2日
大正・昭和期の医師。
¶飛騨

安岡厚子 やすおかあつこ
昭和21(1946)年～
昭和～平成期の介護支援専門員。サポートハウス年輪常任理事、西東京市議会議員。
¶現執4期

安岡赤外 やすおかせきがい
明治33(1900)年2月22日～昭和50(1975)年12月20日
大正～昭和期の俳人、医師。
¶香川人，四国文

安岡専伯 やすおかせんぱく
享保12(1727)年～寛政9(1797)年
江戸時代中期～後期の医師、画家。
¶高知人

や

安岡英武 やすおかひでたけ
明治45(1912)年～昭和41(1966)年
昭和期の医師。島根県立中央病院長。
¶島根歴

安岡文竜 やすおかぶんりゅう
生没年不詳
江戸時代後期の医師。
¶国書

安ケ川はり やすかがわはり
昭和期の助産婦。
¶姓氏富山

安香堯行 やすかたかゆき
→安香堯行(あこうたかゆき)

八杉忠男 やすぎただお
昭和4(1929)年～平成5(1993)年
昭和～平成期の医師。内科(循環器)。
¶近医

屋須弘平 やすこうへい
弘化3(1846)年～大正6(1917)年2月28日
明治期の海外渡航者。蘭学、漢学、医学、天文学など多才。
¶写家([生]弘化3年12月27日)，写真，姓氏岩手，幕末([没]1918年7月14日)

安嶋弥 やすじまひさし
大正11(1922)年9月23日～
昭和～平成期の官僚、歌人。東宮大夫。東宮大夫として皇太子家にかかわる事務一切を担当。退官後、日本工芸会、日本赤十字社などの役員を歴任。
¶石川文，現朝，世紀，日人，履歴，履歴2

屋須尚安 やすしょうあん
文化2(1805)年～？
江戸時代末期の医師、洋学者。
¶姓氏岩手，長崎遊([没]？)

安澄権八郎 やすずみごんぱちろう
明治39(1906)年4月～昭和59(1984)年2月21日
大正～昭和期の医師。専門は解剖学。
¶科学，近医

安田章代 やすだあきよ
昭和49(1974)年7月17日～
昭和～平成期の介護事務所職員、講演家。
¶視覚

安田勲 やすだいさお
明治39(1906)年6月5日～平成4(1992)年4月26日
昭和期の菌類生理学者。
¶岡山歴，科学，現情，植物

保田岩夫 やすだいわお
明治42(1909)年～昭和58(1983)年
大正～昭和期の医師。整形外科。
¶近医

安田菊政 やすだきくまさ
明治33(1900)年～昭和33(1958)年
昭和期のキリスト教徒、点訳者。
¶視覚

安田玉海 やすだぎょくかい
文政1(1818)年～天保14(1843)年8月25日　[別]安田玉海《やすだぎょっかい》
江戸時代後期の医師。
¶岡山人(やすだぎょっかい)，岡山百，岡山歴([生]文化14(1817)年)，眼科(やすだぎょっかい　[生]文化14(1817)年)，国書

安田玉海 やすだぎょっかい
→安田玉海(やすだぎょくかい)

安武慶吉 やすたけけいきち
昭和11(1936)年11月16日～
昭和期の伝道者、社会事業家。
¶視覚

安田玄春 やすだげんしゅん
延享1(1744)年～文政11(1828)年
江戸時代後期の医家。
¶大阪人，大阪墓([没]文政11(1828)年1月15日)

安田純一 やすだじゅんいち
大正15(1926)年～平成8(1996)年
昭和～平成期の医師。専門は血液学。
¶近医

安田順成 やすたじゅんせい
？～明治4(1871)年
江戸時代後期～明治期の能登国鹿島郡七尾町の医師。
¶姓氏石川

安田静 やすだせい
生没年不詳

江戸時代後期の本草家。
¶国書

安田清安　やすだせいあん
？　〜明治8(1875)年
江戸時代後期〜明治期の医師。
¶姓氏宮城

安田石牙　やすだせきが
享保18(1733)年〜寛政9(1797)年　[別]石牙《せきが》
江戸時代中期の俳人、医師。
¶国書(石牙　せきが　[没]寛政9(1797)年11月1日)，人名，日人，俳諧(石牙　せきが　[生]？)，俳句(石牙　せきが　[没]寛政9(1797)年11月29日)，和俳

安田竜夫　やすだたつお
明治32(1899)年8月31日〜昭和34(1959)年3月6日
大正〜昭和期の病理学者。大阪大学教授。内分泌の形態学を機能的に解明。腫瘍免疫学への道を開いた。
¶大阪人，科学，近医，現情，人名7，世紀，日人

安田竹荘　やすだちくそう
文化4(1807)年〜明治4(1871)年
江戸時代末期〜明治期の儒医。
¶人名，日人

安田東亭　やすだとうてい
生没年不詳
江戸時代後期の医師。
¶国書

安田徳太郎　やすだとくたろう
明治31(1898)年1月28日〜昭和58(1983)年4月22日
昭和期の医師、歴史家。産児制限運動、無産者救済医療にあたった。のちゾルゲ事件に連座。著書に「人間の歴史」など。
¶岩史，近医，近現，近文，現朝，現執2期，現情，現人，現日，コン4，コン5，史人，社運，社史，新潮，心理，世紀，世百新，全書，日史，日人，百科，平和，マス89，民学，歴大

安田利顕　やすだとしあき
大正1(1912)年〜平成6(1994)年
昭和〜平成期の医師。皮膚科。
¶近医

安田彦四郎　やすだひこしろう
明治37(1904)年6月5日〜昭和51(1976)年6月15日
昭和期の実業家。
¶岡山人，岡山歴，近医

保田正人　やすだまさと
大正10(1921)年1月1日〜
昭和〜平成期の食品栄養学者。長崎大学教授。
¶現情

安田漫々　やすだまんまん
→漫々(まんまん)

安田躬弦　やすだみつる
*〜文化13(1816)年
江戸時代中期〜後期の医師、国学者、歌人。越前福井藩医。
¶朝日([生]？　[没]文化13年1月5日(1816年2月2日))，江文([生]宝暦3(1753)年)，国書([生]宝暦13(1763)年　[没]文化13(1816)年1月5日)，コン改([生]宝暦8(1768)年)，コン4([生]宝暦8(1768)年)，人名([生]1763年)，日人([生]1763年)，藩臣3([生]宝暦13(1763)年)，百科([生]宝暦8(1758)年)，和俳([生]宝暦13(1763)年)

安田守雄　やすだもりお
明治34(1901)年3月15日〜昭和56(1981)年3月4日
大正〜昭和期の栄養学者、北海道大学名誉教授。
¶科学

安田理貴　やすだりき
→安田理貴子(やすだりきこ)

安田理貴子　やすだりきこ
明治42(1909)年〜昭和62(1987)年7月5日　[別]安田理貴《やすだりき》
昭和期の社会事業家。青雲荘管理人。キリスト教社会事業家として有名。日本奉仕会受賞。私財を投じ青雲荘を造る。
¶アナ(安田理貴　やすだりき　[生]明治42(1909)年1月21日)，近女，社史(安田理貴　やすだりき　[生]1909年1月21日)，女運([生]1909年1月22日)，女史，女性，女性普，世紀，日人

安田良伯　やすだりょうはく
江戸時代後期の眼科医。
¶眼科

安富三育　やすとみさんいく
生没年不詳
江戸時代前期の医師。
¶日人

安永浩　やすながひろし
昭和4(1929)年1月10日〜
昭和〜平成期の精神科医師。東京大学医学部属分院神経科長。
¶現執3期

安中正哉　やすなかまさや
明治37(1904)年12月20日〜平成3(1991)年12月19日
大正〜平成期の医師。専門は解剖学。
¶科学，近医

安日泰子　やすひやすこ
昭和〜平成期の医師。産婦人科医。
¶YA

八隅景山　やすみけいざん
生没年不詳
江戸時代後期の医師。
¶国書

八角宗律　やすみそうりつ
→八角高遠(やすみたかとお)

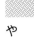

八角高遠 やすみたかとう
→八角高遠（やすみたかとお）

八角高遠 やすみたかとお
文化13（1816）年2月21日～明治19（1886）年12月19日　[別]八角高遠《やすみたかとう》，八角宗律《やすみそうりつ》
江戸時代末期～明治期の医師。盛岡藩藩医。盛岡地方に初めて種痘を実施。
¶岩手人，岩手百（やすみたかとう），国書，姓氏岩手，幕末（八角宗律　やすみそうりつ），藩臣1（やすみたかとう），洋学（[生]文化12（1815）年）

八角穆斎 やすみぼくさい
文化4（1807）年～文久3（1863）年5月25日
江戸時代後期～末期の医師。
¶国書

安村江痴 やすむらこうち
天保14（1843）年～明治34（1901）年10月30日
江戸時代末期～明治時代の医師。
¶長崎遊，幕末，幕末大，藩臣2

安盛博 やすもりひろし
大正15（1926）年2月18日～
昭和期の植物病理学者。
¶群馬人

八十島信之助 やそしましんのすけ，やそじましんのすけ
大正3（1914）年10月1日～平成2（1990）年7月16日
昭和期の法医学者。札幌医科大学教授。
¶科学，近医，世紀，日人，北海道歴（やそじましんのすけ）

八十島貞庵 やそしまていあん
？　～宝暦12（1762）年
江戸時代中期の加賀藩医師。
¶姓氏石川

八十島皆富 やそしまみなとみ
天保6（1835）年～？
江戸時代後期～末期の医師。
¶国書

矢高行路 やたかこうろ
明治27（1894）年～昭和49（1974）年
大正～昭和期の医師、文学者。
¶長野歴

矢田茂 やだしげる
大正6（1917）年～昭和62（1987）年1月
昭和期のダンサー、舞台プロデューサー。新宿福祉の家代表、ダン・ヤダ・ダンサーズ主宰。
¶新芸

矢田淳 やだじゅん
文化11（1814）年～明治3（1870）年
江戸時代後期～明治期の別府の医師。
¶大分百，長崎遊

矢谷隆一 やたにりゅういち
昭和10（1935）年9月17日～平成23（2011）年5月21日
昭和～平成期の病理学者、三重大学学長。
¶科学

矢田部卿雲（矢田部郷雲） やたべきょううん
→矢田部卿雲（やたべけいうん）

矢田部卿雲 やたべけいうん
文政2（1819）年～安政4（1857）年7月10日　[別]矢田部卿雲《やたべきょううん》，矢田部郷雲《やたべきょううん》
江戸時代末期の蘭学者、蘭方医。蘭書翻訳に従事。
¶朝日（矢田部郷雲　やたべきょううん　[没]安政4年11月30日（1858年1月14日）），江文，科学（やたべきょううん　[没]1857年（安政4）11月30日），国書（[生]文政3（1820）年），埼玉人，新潮，日人，洋学

谷田部東壑 やたべとうがく
享保18（1733）年～寛政1（1789）年
江戸時代中期の儒医。
¶国書（[没]寛政1（1789）年3月16日），人名，日人

谷内昭 やちあきら
昭和4（1929）年11月3日～平成16（2004）年10月19日
昭和～平成期の内科学者、札幌医科大学学長。専門は消化器内科学、臨床免疫学。
¶科学

八竹昭夫 やちくあきお
昭和6（1931）年1月26日～
昭和～平成期の獣医師。全国開業獣医師問題懇談会事務局長。有吉佐和子著「複合汚染」に畜産問題のアドバイスを行う。著書に「多発する家畜の奇病」など。
¶現朝，世紀，日人

八千矛神（八千桙之神） やちほこのかみ
→大国主神（おおくにぬしのかみ）

八代駒雄 やつしろこまお
天保11（1840）年～明治30（1897）年　[別]八代駒雄《やしろこまお》
明治期の医師。国学者。維新後は郡長として殖産興業に努めた。甲斐絹の織法を改良。
¶人名（やしろこまお　[生]？），日人，山梨百（[生]天保11（1840）年3月8日　[没]明治30（1897）年11月27日）

谷津直秀 やつなおひで
明治10（1877）年9月8日～昭和22（1947）年10月2日
明治～昭和期の動物学者。東京帝国大学教授、日本動物学会会頭。動物発生学、内分泌学、動物生理学研究の指導者。
¶科学，科技，近現，現朝，現情，国史，新潮，人名7，世紀，全書（[生]1876年），大百（[生]1876年），渡航（[没]1947年10月1日），日人，百科（[生]明治9（1876）年）

柳井啓山 やないけいざん
江戸時代中期～後期の眼科医。

¶眼科

柳浦才三　やなうらさいぞう
大正6（1917）年～平成17（2005）年
昭和～平成期の医師。専門は薬理学。
¶近医

柳川靖泉　やながわせいせん
生没年不詳
江戸時代前期の医師。
¶国書

梁川良　やながわりょう
大正13（1924）年6月5日～
昭和～平成期の獣医微生物学者。北海道大学教授。
¶現情

柳金太郎　やなぎきんたろう
明治29（1896）年～昭和38（1963）年1月27日
大正～昭和期の内科医学者。脚気、ビタミン等を研究。国立栄養研究所長、東京医科歯科大学教授を歴任。
¶科学，近医，現情（[生]1896年8月31日），人名7，世紀，日人（[生]明治29（1896）年8月31日）

柳沢銀蔵　やなぎさわぎんぞう
安政3（1856）年9月6日～昭和17（1942）年5月19日
明治期の陸軍軍人、獣医。陸軍一等獣医正。フランスに渡り軍事研修に務める。
¶海越（生没年不詳），海越新，科学，渡航

柳沢謙　やなぎさわけん
明治40（1907）年～昭和57（1982）年6月18日
大正～昭和期の医師。国立予防研究所所長。
¶科学（[生]1907年（明治40）3月30日），科技（[生]1907年6月18日），近医

柳沢乾四郎　やなぎさわけんしろう
明治42（1909）年～昭和58（1983）年
昭和期の医師。
¶姓氏長野

柳沢慎一　やなぎさわしんいち
昭和7（1932）年12月19日～
昭和～平成期の俳優、福祉活動家。
¶世紀

柳沢績斎　やなぎさわせきさい
生没年不詳
江戸時代末期の長岡藩医、漢方医。
¶国書，新潟百別

柳沢文正　やなぎさわふみまさ
大正1（1912）年8月18日～昭和60（1985）年5月4日
昭和期の医学者。合成洗剤の有害性を指摘、柳沢成人病研究所所長。
¶科学，近医，現朝，世紀，日人

柳沢文徳　やなぎさわふみよし
大正7（1918）年～平成2（1990）年
昭和～平成期の医師。専門は公衆衛生学。
¶近医

柳沢利喜雄　やなぎさわりきお
明治38（1905）年～平成10（1998）年
大正～平成期の医師。専門は衛生学。
¶近医

柳島直彦　やなぎしまなおひこ
大正13（1924）年11月8日～昭和62（1987）年3月28日
昭和期の植物生理学者。酵母菌の接合研究の権威。名古屋大学理学部教授。
¶植物

柳荘一（柳壮一）　やなぎそういち
明治23（1890）年1月20日～昭和31（1956）年8月19日
大正～昭和期の外科医学者。北海道帝国大学教授。低温の生体に及ぼす影響の実験的研究をおこなう。
¶科学，近医（柳壮一），現情，人名7，世紀，日人

柳田市郎右衛門　やなぎだいちろうえもん
元治1（1864）年～昭和18（1943）年
明治期の足利市の薬品染料砂糖商。
¶栃木歴

柳武夫　やなぎたけお
明治33（1900）年～昭和55（1980）年
大正～昭和期の医師。
¶福井百

柳田昌一　やなぎだしょういち
明治41（1908）年12月10日～
昭和期の薬学者。慶応義塾大学教授。
¶現情

柳田楨蔵（柳田禎蔵，柳田鼎蔵）　やなぎたていぞう，やなぎだていぞう
寛政7（1795）年～安政2（1855）年
江戸時代末期の医師。
¶群新百（柳田禎蔵　やなぎだていぞう），群馬人，群馬百（柳田鼎蔵），姓氏群馬

柳田敏雄　やなぎだとしお
昭和21（1946）年10月10日～
昭和～平成期の生物物理学者。大阪大学基礎工学部・医学部教授。筋肉収縮の分子機構の研究、生物運動の分子機械の直接操作と観測の研究で知られる。
¶日人

柳谷千代子　やなぎだにちよこ
嘉永2（1849）年頃～昭和7（1932）年6月16日
江戸時代末期～昭和期の女性。万歳生保柳谷謙太郎の妻。赤十字篤志看護事業に尽力。
¶女性（[生]嘉永2（1849）年頃），女性普

柳田秀一　やなぎだひでかず
明治38（1905）年5月～昭和53（1978）年4月4日
大正～昭和期の医師、政治家。専門は内科、小児科。
¶近医，政治

柳田凌雲　やなぎだりょううん
寛政9（1797）年～安政6（1859）年12月18日

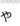

江戸時代後期～末期の医師。
¶国書

柳橋勇吉 やなぎばしゆうきち
明治22(1889)年3月20日～昭和46(1971)年9月12日
明治～昭和期の弓道家、医師、弓道教士。
¶弓道

柳原英 やなぎはらはなぶさ
明治20(1887)年～昭和56(1981)年
明治～昭和期の医師。泌尿器科。
¶近医

柳正義 やなぎまさよし
明治43(1910)年～平成2(1990)年
大正～平成期の漢方医。
¶近医

柳町健郎 やなぎまちたけお
明治44(1911)年3月13日～
昭和期の小説家。水海道二高校長。ヒューマニスト的な作風で「蘭子」や「伝染病院」などを書く。
¶近文, 世紀

柳本城西 やなぎもとじょうせい
明治12(1879)年4月4日～昭和39(1964)年2月29日
明治～昭和期の歌人、医師。詠風は淡々と素朴な。歌集に「犬蓼」。
¶近文, 現情, 静岡歴(㊥明治13(1880)年), 世紀

梁瀬義亮 やなせぎりょう
大正9(1920)年3月5日～平成5(1993)年5月17日
昭和期の医師。有機農業を提唱し実践活動を行った。
¶近医, 現朝, 現情, 現人, 世紀, 日人

柳瀬実次郎 やなせさねじろう
明治8(1875)年2月11日～大正12(1923)年7月11日
明治～大正期の医師。
¶世紀, 渡航, 日人

柳瀬手鳥 やなせてどり
大正2(1913)年2月3日～?
昭和期の医師、俳人。
¶石川文

柳瀬敏幸 やなせとしゆき
大正10(1921)年3月7日～平成18(2006)年7月16日
昭和～平成期の遺伝学者、九州大学名誉教授。専門は人類遺伝学、内科学。
¶科学

柳瀬茂七 やなせもしち
明治26(1893)年～昭和31(1956)年
大正～昭和期の医師。
¶姓氏富山

梁田道庸 やなだどうよう
生没年不詳
安土桃山時代～江戸時代前期の医師。

¶姓氏岩手

梁雅子 やなまさこ
明治44(1911)年4月22日～昭和61(1986)年2月20日
昭和期の小説家、随筆家。「悲田院」で女流文学者賞。小説に「道あれど」など。随筆集に「月の京都」など。
¶大阪人(㊥昭和61(1986)年2月), 大阪文, 京都文, 近文, 現情, 女性, 女性普, 女文, 世紀, 日女, 日人

矢野明彦 やのあきひこ
昭和21(1946)年9月4日～平成17(2005)年11月10日
昭和～平成期の寄生虫学者、千葉大学大学院医学研究院教授。
¶科学

矢野快庵 やのかいあん
*～明治3(1870)年
江戸時代後期～明治期の西条藩の典医。
¶愛媛(㊥寛政6(1794)年), 藩臣6(㊥寛政7(1795)年頃)

矢野川正保 やのがわまさやす
天保2(1831)年1月～明治38(1905)年10月4日
江戸時代末期～明治時代の医師。
¶高知人, 国書, 幕末, 幕末大

矢野幸左衛門 やのこうざえもん
享保20(1735)年～文化14(1817)年
江戸時代中期～後期の素封家、公益家。飢饉や水害では米や金を提供し罹災民を救済した。
¶人名, 日人

矢野三折 やのさんせつ
文化5(1808)年～慶応1(1865)年
江戸時代後期の医師。
¶長崎遊

矢野恒太 やのつねた
慶応1(1865)年12月2日～昭和26(1951)年9月23日
明治～昭和期の実業家。保険業法の制定につくし第一生命保険を創立。また「日本国勢図会」を発刊した。著書に「生命保険」など。
¶海越(㊥慶応1(1866)年12月2日), 海越新(㊥慶応1(1866)年12月2日), 岡山人, 岡山百, 岡山歴, 近医, 近現, 現朝(㊥慶応1年12月2日(1866年1月18日)), 現情, 現日(㊥1951年9月28日), 国史, コン改, コン4, コン5, 史人, 実業(㊥慶応1(1866)年12月2日), 新潮, 人名7, 世紀(㊥慶応1(1866)年12月2日), 世人, 世紀, 全書, 創業(㊥慶応1(1866)年12月2日), 鉄道(㊥1866年1月18日 ㊦1951年9月28日), 渡航, 日史, 日人(㊥1866年), 履歴, 履歴2, 歴大

矢野享 やのとおる
大正14(1925)年1月15日～
昭和期の医師。
¶群馬人

矢野酉雄 やのとりお
明治30(1897)年10月6日～昭和38(1963)年11月20日
昭和期の教育評論家、政治家。参院議員、教育公論社長。第3次吉田茂内閣の厚生政務次官ののち教育公論社長。著書に「胎教と幼児教育」など。
¶現情，人名7，世紀，政治，日人

矢篦原長右衛門 やのはらちょうえもん
生没年不詳
江戸時代中期の医師。
¶飛騨

矢野宗幹 やのむねもと
明治17(1884)年3月15日～昭和45(1970)年12月31日
大正～昭和期の昆虫学者。日本昆虫学会会長。応用昆虫学の研究のほか、本草の研究家でもある。
¶科学，新潮，世紀，日人，福岡百([生]明治16(1883)年3月15日)

矢野元隆 やのもとたか
*～慶応1(1865)年
江戸時代末期の鍼医。日本国内での最初の日本人プロテスタント受洗者。
¶キリ([生]文化12(1815)年頃　[没]慶応1(1865)年12月5日)，近世([生]？)，国史([生]？)，新潮([生]文化12(1815)年？　[没]慶応1(1865)年12月5日)，世人([生]？)，日人([生]1815年頃)

矢野榖 やのやごろ
元治1(1864)年～昭和3(1928)年
明治～大正期の福祉活動家。神戸孤児院を設立。
¶兵庫百

矢野容斎 やのようさい
*～明和1(1764)年
江戸時代中期の儒者。医術、測量術にも優れた。
¶江文([生]元禄10(1697)年)，国書([生]元禄11(1698)年4月16日　[没]明和1(1764)年7月11日)，人名([生]1697年)，日人([生]1698年)

矢野隆山 やのりゅうざん
文化11(1814)年～慶応1(1865)年11月
江戸時代末期の鍼医、最初のプロテスタント信者。
¶維新，人情5([生]？)，幕末([没]1866年1月)，幕末大

矢野良一 やのりょういち
明治41(1908)年～平成6(1994)年
昭和～平成期の医師。
¶大分歴

矢野亮雲 やのりょううん
文政1(1818)年～明治33(1900)年
江戸時代後期～明治期の医師。
¶姓氏静岡

矢幡洋 やはたよう
昭和33(1958)年～
昭和～平成期の臨床心理士。矢幡心理教育研究所代表。
¶現執4期

藪内英子 やぶうちえいこ
昭和2(1927)年～平成20(2008)年
昭和～平成期の医師。専門は微生物学。
¶近医

藪内百治 やぶうちひゃくじ
大正14(1925)年～平成3(1991)年
昭和～平成期の医師。小児科。
¶近医

矢吹慶輝 やぶきけいき
明治12(1879)年2月13日～昭和14(1939)年6月10日
明治～昭和期の宗教学者、社会事業家。宗教大学教授。勤労児童施設三輪学院を創設。
¶近現，現朝，国史，史人，真宗，世紀，哲学，日人，仏教，仏人

矢吹幸太郎 やぶきこうたろう
明治5(1872)年5月23日～昭和27(1952)年11月5日
明治～昭和期の社会事業家。救世軍士官学校長、救世軍大佐。
¶キリ

矢吹高伯 やぶきこうはく
？～嘉永3(1850)年9月17日
江戸時代後期の漢方医。
¶岡山百，岡山歴

屋富祖徳次郎 やふそとくじろう
明治15(1882)年2月5日～昭和20(1945)年6月
明治～昭和期の医師。
¶沖縄百，社史

矢部定謙 やぶていけん
→矢部定謙(やべさだのり)

矢部京之助 やべきょうのすけ
昭和12(1937)年8月16日～
昭和期の運動生理学者。愛知県心身障害者コロニー発達障害研究所治療学部長、名古屋大学総合保健体育科学センター教授。
¶現執2期

矢部健三 やべけんぞう
昭和43(1968)年12月21日～
昭和～平成期の社会福祉士。
¶視覚

矢部定謙 やべさだのり
寛政1(1789)年～天保13(1842)年　[別]矢部定謙《やぶていけん，やべさだよし，やべていけん》
江戸時代後期の幕臣。左近将監、駿河守。天保の飢饉では大塩平八郎の助言により窮民を救済する。のち老中水野忠邦と対立。
¶朝日([没]天保13年7月24日(1842年8月29日))，岩史([没]天保13(1842)年7月24日)，江戸東(やべさだよし)，大阪人(やぶていけん　[没]天保12(1841)年8月)，角史([生]寛政6(1794)年)，近世，国史，コン改([生]寛政6(1794)年　[没]？)，コン4([生]寛政6(1794)年　[没]？)，史人([没]1842年7月24日)，新潮([生]寛政6(1794)

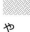

年　[没]天保13(1842)年8月)，人名(やべていけん　[没]1843年)，日史([生]寛政6(1794)年 [没]天保13(1842)年7月24日)，日人，百科([生]寛政6(1794)年)，歴大

矢部定謙 やべさだよし
→矢部定謙(やべさだのり)

矢部之寛 やべしかん
天明7(1787)年～嘉永3(1850)年
江戸時代中期～後期の儒医。
¶姓氏宮城

矢部辰三郎 やべたつさぶろう
文久3(1863)年3月～大正13(1924)年3月29日
江戸時代末期～大正期の海軍軍医。中将。
¶岡山人([没]大正12(1923)年)，岡山百，岡山歴([生]文久3(1863)年3月10日)，渡航

矢部定謙 やべていけん
→矢部定謙(やべさだのり)

山内昭雄 やまうちあきお
昭和10(1935)年～平成20(2008)年
昭和～平成期の医師。専門は解剖学。
¶近医

山内意慶 やまうちいけい
江戸時代前期の坊主。医師。山内松軒の弟。
¶大坂

山内薫 やまうちかおる
昭和24(1949)年10月8日～
昭和期の図書館職員。
¶視覚

山内谷五郎 やまうちたにごろう
明治7(1874)年～昭和14(1939)年9月
明治～昭和期の医師、医政家。
¶徳島歴

山内常行 やまうちつねゆき
昭和23(1948)年～
昭和期の政治家。市議会議員。
¶視覚

山内豊熙(山内豊凞) やまうちとよてる
文化12(1815)年～嘉永1(1848)年　[別]山内豊熙《やまのうちとよてる,やまのうちとよひろ》，山内豊熙《やまのうちとよてる》
江戸時代後期の大名。土佐高知藩主。医学館を開設。
¶近世，国史，国書(やまのうちとよてる　[生]文化12(1815)年2月29日　[没]嘉永1(1848)年7月10日)，諸系，人名(やまのうちとよひろ)，日人，幕末(山内豊凞　[没]1848年7月16日)，藩主4(山内豊凞　[生]文化12(1815)年2月29日 [没]嘉永1(1848)年7月10日)

山内南州 やまうちなんしゅう
宝永5(1708)年～明和7(1770)年　[別]山内南洲《やまのうちなんしゅう》
江戸時代中期の医師。大坂で開業し貴賤をとわず診療にあたった。
¶大阪人([没]明和7(1770)年2月)，国書([没]明和7(1770)年2月8日)，人名(山内南洲　やまのうちなんしゅう)，日人

山内甫忠 やまうちほちゅう
生没年不詳
江戸時代中期の医師。
¶長崎遊

山内正雄 やまうちまさお
明治7(1874)年～昭和18(1943)年
明治～昭和期の医師。愛媛県医師会長。
¶愛媛，愛媛百([生]明治7(1874)年12月5日　[没]昭和18(1943)年8月19日)

山内道慶 やまうちみちよし
→山内道慶(やまのうちみちよし)

山内養順 やまうちようじゅん
？～明治40(1907)年頃
明治期の医師。
¶日人，三重

山内蘭洲 やまうちらんしゅう
寛政5(1793)年～天保4(1833)年6月8日
江戸時代後期の医師。
¶国書

山浦俊治 やまうらしゅんじ
大正15(1926)年～平成6(1994)年
昭和～平成期の社会事業家(障害者福祉)。
¶近医

山岡槐庵 やまおかかいあん
文化11(1814)年～嘉永6(1853)年
江戸時代末期の医師。
¶岡山人，岡山歴([没]嘉永6(1853)年5月18日)，人名，長崎遊，日人

山岡克己 やまおかかつみ
明治38(1905)年～昭和32(1957)年
昭和期の医師、伊豆逓信病院初代院長。
¶伊豆，静岡歴，姓氏静岡

山岡恭安 やまおかきょうあん
生没年不詳
江戸時代中期の医師。
¶国書

山岡襟島 やまおかきんとう
？～明治33(1900)年
江戸時代末期～明治期の漢学者、本草学者。幕臣。和漢洋の学に精通した。
¶人名，日人

山岡熊治 やまおかくまじ
明治1(1868)年10月25日～大正10(1921)年8月7日
明治～大正期の陸軍軍人、社会事業家。中佐、盲人協会会長。軍使として旅順水師営のロシア軍営に赴き非戦闘員の避難を勧告した。退役後は盲人教育に尽力。
¶朝日([生]明治1年10月25日(1868年12月8日))，高知人，世紀，日人，陸海

山岡憲二 やまおかけんじ
明治36(1903)年3月18日～昭和62(1987)年3月18日
大正～昭和期の内科学者。九州大学教授。
¶岡山百，岡山歴，科学，近医，現情，世紀，日人

山岡元隣 やまおかげんりん
寛永8(1631)年～寛文12(1672)年　[別]元隣《げんりん》，而慍斎《じうんさい》
江戸時代前期の俳人、仮名草子作者。「宝蔵」などの著者。
¶朝日([没]寛文12年閏6月27日(1672年8月19日))，近世，国史，国書(元隣　げんりん　[没]寛文12(1672)年閏6月27日)，コン改，コン4，コン5，詩歌(元隣　げんりん)，史人(元隣　げんりん　[没]1672年閏6月27日)，新潮(元隣　げんりん　[没]寛文12(1672)年閏6月27日)，人名(而慍斎　じうんさい)，世人([没]寛文12(1672)年6月27日)，全書(元隣　げんりん)，大百(元隣　げんりん)，大百，日人，日文，俳諧(元隣　げんりん　[生]?)，俳句(元隣　げんりん)，俳文(元隣　げんりん　[没]寛文12(1672)年閏6月27日)，百科，和俳

山岡誠一 やまおかせいいち
大正7(1918)年4月15日～昭和62(1987)年12月24日
昭和期の運動生理学者、医学博士。京都教育大学教授、日本体育学会理事。
¶近医，現執1期，現執2期，世紀，体育([生]1910年)

山岡望 やまおかのぞむ
明治25(1892)年3月27日～昭和53(1978)年8月22日
明治～昭和期の教育者。日本獣医畜産大学教授、国際基督教大学教授。
¶岡山百，岡山歴，科学，世紀，日人

山県勝見 やまがたかつみ
明治35(1902)年2月28日～昭和51(1976)年10月29日
大正～昭和期の実業家、政治家。参議院議員、厚生相。辰馬海上火災社長、辰馬汽船社長などを歴任。
¶現執1期，現情，コン改，コン4，コン5，実業，新潮，人名7，世紀，政治，日人，兵庫百

山形敞一 やまがたしょういち
大正2(1913)年2月27日～平成10(1998)年9月14日
昭和期の内科学者。東北大学教授。
¶郷土，近医，現情

山形操六 やまがたそうろく
大正7(1918)年～平成11(1999)年
昭和～平成期の医師。日本医師会事務局長、エイズ予防財団専務理事。
¶近医，YA

山形仲芸 やまがたちゅうげい
→山形仲芸(やまがたなかき)

山形仲芸 やまがたなかき
安政4(1857)年11月15日～大正11(1922)年6月
[別]山形仲芸《やまがたちゅうげい》
明治～大正期の医師。東北帝国大学附属病院長。東北帝国大学医科大学教授、東北帝国大学医科大学長を歴任。
¶岡山百，岡山歴，科学，近医，人名，世紀，渡航，日人，宮城百(やまがたちゅうげい)

山県登 やまがたのぼる
大正9(1920)年3月9日～昭和61(1986)年5月4日
昭和期の化学者。国立公衆衛生院教授。放射線医学の権威。著書に「微量元素—環境科学持論」「環境の地球化学」など。
¶科学，現朝，現執2期，世紀，日人

山県汎 やまがたひろし
明治35(1902)年12月4日～昭和34(1959)年10月19日
昭和期の歌人・医学博士。
¶北海道百，北海道文，北海道歴

山県文治 やまがたふみはる
昭和29(1954)年10月3日～
昭和～平成期の研究者。大阪市立大学生活科学部人間福祉学科教授。
¶現執4期

山県正明 やまがたまさあき
明治34(1901)年～昭和24(1949)年
大正～昭和期の療病求道者。
¶高知人，高知百

山県正雄 やまがたまさお
文久3(1863)年～昭和34(1959)年
明治～昭和期の医師。眼科。
¶近医

山我徳一 やまがとくいち
明治38(1905)年11月15日～昭和50(1975)年8月13日
大正～昭和期の労働運動家。日本国民救援会事務局長、医療生活協同組合高田馬場診療所理事長。
¶社運，社史

山上皓 やまがみあきら
昭和16(1941)年7月17日～
昭和～平成期の研究者。東京医科歯科大学難治疾患研究所教授。
¶現執4期

山上喜美恵 やまがみきみえ
明治32(1899)年1月25日～昭和51(1976)年10月25日
大正～昭和期の助産婦、社会運動家。婦人部組織開拓に奔走。ハンセン病病院、各種地域活動に参加。
¶岡山歴，近女，社史，女運，女史，女性，女性普，世紀，日人

山上熊郎 やまがみくまお
明治23(1890)年1月22日～昭和43(1968)年3月1日　[別]山上熊郎《やまがみくまろう》

や

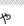

大正～昭和期の法医学者。東北帝国大学教授。北海道帝国大学教授、三重県立医科大学教授を歴任。
¶科学，近医，現情，人名7（やまがみくまろう），世紀，日人

山上熊郎　やまがみくまろう
→山上熊郎（やまがみくまお）

山上賢一　やまがみけんいち
昭和6（1931）年11月16日～
昭和～平成期の法学者。高知医科大学教授、仏教大学教授。
¶現執2期，現執4期

山上兼輔　やまがみけんすけ
→山上兼輔（やまのうえかねすけ）

山上兼善　やまがみけんぜん
弘化2（1845）年～？
明治期の医師。松本医校兼病院の初代院長。
¶長野百，長野歴

山上養貞　やまがみようてい
～寛政1（1789）年
江戸時代中期～後期の漢方医、白河藩医。
¶新潟百

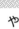

山川一郎　やまかわいちろう
明治15（1882）年9月12日～昭和44（1969）年4月12日
明治～昭和期の内科医学者。
¶埼玉人

山川卯平　やまかわうへい
明治37（1904）年1月12日～昭和47（1972）年10月2日
昭和期の歯科医師。
¶群馬人

山川淵貞　やまかわえんてい
→山川淵貞（やまかわふちさだ）

山川菊栄　やまかわきくえ
明治23（1890）年11月3日～昭和55（1980）年11月2日
明治～昭和期の婦人運動家、評論家。労働省婦人少年局長。女性の権利確立と差別撤廃などに奮闘。著書に「婦人問題と婦人運動」。
¶アナ，茨城歴，岩史，革命，角史，神奈川百，神奈女，近現，近女，近文，現朝，現執1期，現執2期，現情，現人，現日，国史，コン改，コン4，コン5，史人，思想，社運，社史，重要，女運，女史，女性，女性普，女文，新潮，新文，世紀，姓氏神奈川，世人，世百新，全書，大百，哲学，日史，日女，日人，日本，百科，文学，平日，平和，マス89，民学，履歴，履歴2，歴大

山川強四郎　やまかわきょうしろう
明治25（1892）年～昭和55（1980）年
明治～昭和期の医師。耳鼻咽喉科。
¶近医

山川敬堂　やまかわけいどう
？～文政9（1826）年11月2日
江戸時代末期の医師。
¶岡山人，岡山歴

山川正朔　やまかわしょうさく
文化11（1814）年～明治15（1882）年1月15日
江戸時代末期～明治期の医師。備前藩藩医、岡山藩医学館付属徐痘館頭取を歴任。著訳書に「地震説」。
¶岡山人，岡山百，岡山歴，国書，長崎遊，幕末，洋学

山川章太郎　やまかわしょうたろう
明治17（1884）年2月25日～昭和16（1941）年2月4日
大正～昭和期の内科医学者。医学博士、東北帝国大学教授。伝染病学の研究。
¶科学，近医，人名7，日人，宮城百

山川捨松　やまかわすてまつ
→大山捨松（おおやますてまつ）

山川息踵　やまかわそくしょう
寛保2（1742）年～文化1（1804）年
江戸時代中期～後期の儒医。
¶大阪人（[没]文化1（1804）年3月），人名，日人

山川民夫　やまかわたみお
大正10（1921）年10月19日～
昭和～平成期の生化学者。東京大学教授。東大退官後、東京都臨床医学研究所所長、東京薬科大学学長を歴任。著書に「糖脂質物語」など。
¶現情，世紀，日人

山川淵貞　やまかわふちさだ
天保4（1833）年～明治11（1878）年　[別]山川淵貞《やまかわえんてい》
江戸時代後期～明治期の眼科医。
¶岡山人，岡山歴（[生]天保4（1833）年3月　[没]明治11（1878）年8月25日），眼科（やまかわえんてい），長崎遊

山川文雄　やまがわふみお
明治45（1912）年5月21日～昭和54（1979）年7月6日
昭和期の歯科医師。
¶沖縄百

山川文信　やまかわぶんしん
明治16（1883）年～昭和20（1945）年
明治～昭和期の医師。
¶姓氏沖縄

山川揚庵　やまかわようあん
文化9（1812）年～＊
江戸時代末期の医師。
¶国書（生没年不詳），埼玉人（[没]安政7（1860）年1月15日），洋学（[没]？）

八巻香織　やまきかおり
平成期のカウンセラー。思春期相談室「TEENSPOST」代表。
¶YA

山木元林 やまきげんりん
文化12（1815）年1月10日〜明治15（1882）年11月9日
江戸時代末期・明治期の医師。
¶飛騨

山岸章 やまぎしあきら
昭和4（1929）年7月18日〜
昭和〜平成期の労働運動家。全国勤労者福祉共済協会理事長、社会経済生産性本部顧問。社会、民社両党の歴史的和解を提唱。著書に「これからの労働運動」「連合 世直しへの挑戦」など。
¶現朝，現執2期，現執3期，現執4期，現情，世紀，日人，履歴，履歴2

山岸精実 やまぎしきよみ
明治34（1901）年〜昭和31（1956）年
大正〜昭和期の医師。専門は衛生学。
¶近医

山厓洪 やまぎしこう
生没年不詳
江戸時代後期の医師。
¶国書

山岸三郎 やまぎしさぶろう
大正9（1920）年9月13日〜昭和55（1980）年8月16日
昭和期の細菌学者、千葉大学薬学部教授。専門は微生物遺伝学。
¶科学

山崖俊子 やまぎしとしこ
昭和19（1944）年1月1日〜
昭和〜平成期の臨床心理士。津田塾大学助教授。
¶現執4期

山岸康子 やまぎしやすこ
昭和18（1943）年2月20日〜
昭和期の女性。全国盲ろう協会理事。
¶視覚

山岸楽斎 やまぎしらくさい
天明2（1782）年〜嘉永4（1851）年
江戸時代中期〜後期の漢方医、僧良寛の知友。
¶新潟百

山岸蘭腸（山岸蘭腸） やまぎしらんちょう
明和4（1767）年〜天保8（1837）年
江戸時代後期の医師、漢詩人、俳人。
¶姓氏長野，長野歴（山岸蘭腸）

八巻敏雄 やまきとしお
大正5（1916）年1月21日〜平成6（1994）年9月19日
昭和期の植物生理学者。東京大学教授、産業医科大学教授。
¶科学，現情，植物

山極一三 やまぎわかずぞう
→山極一三（やまぎわかずみ）

山極一三 やまぎわかずみ
明治30（1897）年4月26日〜昭和43（1968）年5月19日　㊙山極一三《やまぎわかずぞう》
大正〜昭和期の生理学者。東京高等歯科医学校教授。東京医学歯学専門学校教授、東京医科歯科大学教授を歴任。
¶科学，近医，現情（やまぎわかずぞう），人名7（やまぎわかずぞう），世紀，日人

山極勝三郎 やまぎわかつさぶろう，やまぎわかつさぶろう
文久3（1863）年2月23日〜昭和5（1930）年3月2日
明治〜大正期の病理学者。日本病理学会初代会長。人工癌の発生に成功。ほかにペスト、脚気などを研究。
¶海越，海越新，科学，郷土長野，近医，近現，現朝（㊙文久3年2月23日（1863年4月10日）），現日，国史，コン改，コン5，史人，新潮，人名（やまぎわかつさぶろう），世紀，姓氏長野，世人，世百，先駆，全書，大百，伝記，渡航，長野百，長野歴，日史，日人，日本，百科，履歴（やまぎわかつさぶろう），歴大

山極三郎 やまぎわさぶろう
明治32（1899）年5月15日〜平成5（1993）年5月18日
大正〜平成期の医師。専門は獣医、病理学。
¶科学，近医

山口彰 やまぐちあきら
昭和8（1933）年1月1日〜
昭和〜平成期の産業カウンセラー。産業心理センター所長、深層心理研究会会長、「月刊 愛」編集長。
¶現執2期，現執3期

山口安斎 やまぐちあんさい
生没年不詳
江戸時代中期の医師。
¶国書

山口一斎 やまぐちいっさい
弘化1（1844）年〜明治10（1877）年
江戸時代末期〜明治期の医師。西南戦争では私学校派に加わらず斬殺された。
¶人名，日人

山口雲亭 やまぐちうんてい
生没年不詳
江戸時代後期の医師。
¶長崎遊

山口薫 やまぐちかおる
大正13（1924）年10月31日〜
昭和〜平成期の障害児教育専門家。東京学芸大学教授。
¶現執1期，心理

山口一孝 やまぐちかずたか
大正1（1912）年7月28日〜
昭和期の薬学者。鳥居薬品常務。
¶現情

山口和彦 やまぐちかずひこ
昭和21（1946）年1月27日〜
昭和期の団体役員。

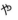

¶視覚

山口勝哉 やまぐちかつや
明治35(1902)年～昭和60(1985)年
昭和期の医師。学校保健医会長。
¶姓氏鹿児島

山口喜一 やまぐちきいち
明治14(1881)年11月22日～昭和44(1969)年
明治～昭和期のジャーナリスト、道対ガン協会創設者。
¶札幌，北海道百，北海道文(没昭和44(1969)年5月22日)，北海道歴

山口賢次 やまぐちけんじ
昭和3(1928)年～平成5(1993)年3月31日
昭和～平成期の栄養学者、国立栄養研究所母子栄養学部長。専門は栄養生化学。
¶科学

山口健三 やまぐちけんぞう
文化2(1805)年～明治10(1877)年
江戸時代後期～明治期の教育者・医師。
¶姓氏群馬

山口玄洞 やまぐちげんどう，やまぐちげんとう
文久3(1863)年～昭和12(1937)年
明治～昭和期の実業家、篤志家。山口商店代表社員。大阪府多額納税者の互選により貴族院議員に当選。寄付王と呼ばれ、晩年は信仰に生きた。
¶大阪人(没昭和11(1936)年)，京都大(やまぐちげんとう)，人名，世紀(生文久3(1863)年10月10日　没昭和12(1937)年1月9日)，姓氏京都(やまぐちげんとう)，茶道，日人

山口行斎 やまぐちこうさい
*～天保3(1832)年1月10日
江戸時代後期の医師。
¶庄内(生天明8(1788)年)，長崎遊(生天明4(1784)年　没天保2(1831)年)，洋学(生天明5(1785)年)

山口幸男 やまぐちさちお
昭和8(1933)年7月1日～
昭和期の教育学者。日本福祉大学教授、日本福祉大学副学長。
¶現執1期，現執2期

山口左仲(山口佐仲) やまぐちさちゅう
明治27(1894)年4月21日～昭和51(1976)年3月11日
大正～昭和期の寄生虫学者。岡山医科大学教授。寄生虫全般にわたる分類学の世界的権威。著書に「Systema Helminthum」など。
¶岡山人，岡山百(山口佐仲)，岡山歴，科学，近医，現情，人名7，世紀，日人

山口茂 やまぐちしげる
明治35(1902)年11月26日～
昭和期の医師。
¶群馬人

山口寿斎 やまぐちじゅさい
生没年不詳
江戸時代前期の医師。
¶国書

山口丈庵 やまぐちじょうあん
江戸時代中期の医師。
¶江戸

山口清治 やまぐちせいじ
明治28(1895)年～？
明治～昭和期の医師。内科。
¶近医

山口滄洲 やまぐちそうしゅう
生没年不詳
江戸時代中期の儒医。
¶国書，人名，日人

山口敬 やまぐちたかし
？～
大正期の東京帝国大学セツルメント参加者。
¶社史

山口健男 やまぐちたけお
大正7(1918)年8月2日～
昭和期の医師。
¶群馬人

山口剛彦 やまぐちたけひこ
昭和16(1941)年12月30日～平成20(2008)年11月17日
昭和～平成期の厚生官僚。
¶履歴2

山口佐 やまぐちたすく
明治8(1875)年11月12日～昭和9(1934)年1月20日
明治～昭和期の歯科医師。
¶群馬人

山口正 やまぐちただし
明治20(1887)年6月15日～昭和18(1943)年12月5日
大正～昭和期の社会運動家。社会事業理論研究家。市民館の設立など多彩な社会福祉を実施。
¶現朝，社史，世紀，民学

山口藤助 やまぐちとうすけ
明治1(1868)年～昭和22(1947)年
明治～昭和期の眼科医。
¶姓氏岩手

山口道本 やまぐちどうほん
生没年不詳
安土桃山時代～江戸時代前期の医師。
¶国書

山口虎太郎 やまぐちとらたろう
慶応2(1866)年1月6日～大正5(1916)年12月26日
明治～大正期の医師。比較文学的視野から「舞姫細評」を発表。
¶近文，世紀

山口春雄 やまぐちはるお
明治37(1904)年～

昭和期の歯科技工士。
¶社史

山口寿 やまぐちひさし
明治32(1899)年～昭和53(1978)年
大正～昭和期の医師。内科。
¶近医

山口秀雄 やまぐちひでお
明治28(1895)年1月1日～昭和45(1970)年6月14日
大正～昭和期の歯科医学者。日本歯科大学教授。日本補綴歯科学会会長、東邦歯科技工専門学校校長を歴任。
¶科学, 現情, 人名7, 世紀, 日人

山口秀高 やまぐちひでたか
元治2(1865)年1月～大正5(1916)年12月26日
明治～大正期の医師。眼科学者、台湾総督府医長兼同専門学校教授。開業後、医師開業試験委員になった。
¶科学, 近医, 人名, 世紀, 渡航, 日人

山口甫僊 やまぐちほせん
生没年不詳
江戸時代後期の医師。
¶国書

山口正義 やまぐちまさよし
明治39(1906)年6月5日～平成9(1997)年12月31日
昭和期の厚生技官。結核予防理事長。引き揚げ船のコレラ検疫を担当。
¶科学, 近医, 現朝, 社史([生]?), 世紀, 体育, 日人

山口迪夫 やまぐちみちお
昭和7(1932)年10月14日～
昭和～平成期の栄養学者。実践女子大学教授。
¶現執3期

山口弥七 やまぐちやしち
明治8(1875)年～昭和22(1947)年
明治～昭和期の医師。
¶姓氏鹿児島

山口弥輔 やまぐちやすけ
明治21(1888)年8月3日～昭和41(1966)年6月14日
明治～昭和期の遺伝学者、植物生理学者。
¶科学, 植物

山口八十八 やまぐちやそはち
明治7(1874)年8月12日～昭和38(1963)年9月3日
明治期の貿易商。帝国臓器製薬株式会社創業者。日本初のマーガリンを製造。
¶神奈川人, 食文, 姓氏神奈川, 先駆(生没年不詳), 創業, 栃木歴

山口与市 やまぐちよいち
明治38(1905)年～昭和61(1986)年
大正～昭和期の医師。内科。
¶近医

山口善久 やまぐちよしひさ
大正13(1924)年11月30日～
昭和～平成期の社会福祉学者。武蔵野女子大学教授。
¶現執3期

山口利助 やまぐちりすけ
文政11(1828)年～明治7(1874)年
江戸時代末期～明治期の公共事業家。筑後川の移民の開拓事業に貢献。私有地を藩に提供し窮民の救済に尽くした。
¶維新, 人名, 日人, 幕末([没]1874年12月10日)

山口立安 やまぐちりゅうあん
延享2(1745)年～文政3(1820)年9月23日
江戸時代中期～後期の医師。
¶国書, 姓氏岩手

山河真由美 やまこうまゆみ
昭和～平成期の音楽療法士。
¶音人2, 音人3

山腰哲郎 やまこしてつろう
昭和12(1937)年3月13日～
昭和期の樹木医。エクス代表取締役。リース商会、アート造園を設立し代表取締役。
¶飛騨

山小瀬浩 やまこせひろし
昭和39(1964)年10月6日～
昭和期の薬学博士。
¶飛騨

山崎あき やまざきあき
天保13(1842)年～明治40(1907)年
江戸時代後期～明治期の産婆。
¶姓氏宮城

山崎昶 やまざきあきら
昭和12(1937)年11月21日～
昭和～平成期の化学者。日本赤十字看護大学教授、電気通信大学助教授。
¶現執3期, 現執4期

山崎勲 やまさきいさお
昭和3(1928)年～
昭和～平成期の競輪選手、福祉活動家。土佐希望の家理事長。競輪選手として活躍のかたわら、重症心身障害児施設の設立運動を始め、土佐希望の家を設立。
¶世紀([生]昭和3(1928)年7月8日), 日人([生]昭和3(1928)年7月28日)

山崎恵純 やまざきえじゅん
安政1(1854)年～大正5(1916)年
明治期の法律家。医師山崎正玄の息。
¶姓氏京都

山崎一雄 やまさきかずお
明治34(1901)年～昭和49(1974)年
大正～昭和期の医師、民社党島根県連合会副執行委員長。
¶島根歴

や

山崎数男 やまざきかずお
大正8(1919)年11月27日～
昭和～平成期の歯科医。日本歯科医師会会長。
¶現情

山崎三省 やまざきかずみ
明治38(1905)年～平成10(1998)年
大正～平成期の医師。専門は生化学。
¶近医

山崎勝安 やまざきかつやす
～大正9(1920)年4月12日
明治・大正期の医師。
¶飛騨

山崎休意 やまざききゅうい
尚寧23(1611)年1月23日～尚質15(1662)年3月3日
江戸時代前期の医師。
¶沖縄百，姓氏沖縄

山崎九皐 やまざききゅうこう
享保20(1735)年4月19日～文化7(1810)年10月19日
江戸時代中期～後期の医師。
¶国書

山崎清 やまざききよし
明治34(1901)年6月30日～昭和60(1985)年2月22日
昭和期の医学者。口腔外科、日本歯科大学教授、鶴見大学教授。
¶現執2期，埼玉人

山碕玄庵 やまざきげんあん
文政10(1827)年～嘉永4(1851)年8月24日
江戸時代後期の蘭方医。
¶愛知百

山崎元脩 やまざきげんしゅう
弘化2(1845)年～明治43(1910)年
江戸時代後期～明治期の新潟県立新潟医学校長・産婦人科医。
¶近医，新潟百

山崎憲三 やまざきけんぞう
明治21(1888)年3月1日～昭和21(1946)年1月31日
大正・昭和期の医師。
¶飛騨

山崎玄東 やまざきげんとう
生没年不詳
江戸時代後期の蘭学者・医師。
¶国書

山崎晃資 やまざきこうすけ
昭和12(1937)年12月1日～
昭和～平成期の医師。東海大学教育研究所教授・附属相模中学校・高等学校校長。
¶現執4期

山崎菜茹 やまざきさいじょ
安永2(1773)年～文政11(1828)年12月16日
江戸時代中期～後期の医師。
¶国書

山崎三省 やまざきさんせい
寛延3(1750)年～文政8(1825)年
江戸時代後期の医師、漢学者。
¶姓氏長野，長野歴

山崎森 やまさきしげる
大正13(1924)年1月1日～
昭和期の犯罪学研究者。横浜家庭裁判所調査官、国際カウンセリング協会主任研究員。
¶現執2期

山崎茂 やまざきしげる
明治40(1907)年5月23日～昭和57(1982)年2月2日
昭和期の医師・社会教育家。
¶埼玉人

山碕順 やまざきじゅん
明治39(1906)年8月13日～
昭和期の皮膚科学者。
¶群馬人

山崎淳夫 やまざきじゅんぷ
生没年不詳
江戸時代後期の漢学者・医師。
¶国書

山崎歗雲 やまざきしょううん
天保10(1839)年～大正5(1916)年
江戸時代末期・明治期の医師。
¶長崎遊

山崎譲平 やまざきじょうへい
文化13(1816)年～明治11(1878)年
江戸時代後期～明治期の下津具村の医師。
¶姓氏愛知

山崎心月 やまざきしんげつ
明治36(1903)年9月21日～
大正～昭和期の僧侶。四日市公害患者のまとめ役として尽力。公害の絶滅・患者の医療と生活保障の確立に奔走。
¶革命，現朝，現人，世紀，日人

山崎烝(山崎丞) やまざきすすむ
*～慶応4(1868)年
江戸時代末期の鍼医師、新撰組隊士。
¶新撰(生天保5年頃 没慶応4年1月13日)，新隊(山崎丞 生天保5(1834)年頃 没明治1(1868)年1月13日)，全幕(生?)，徳川臣(生1833年)，幕末(生?)，幕末大(生?没慶応4(1868)年1月11日)

山崎清一 やまざきせいいち
明治5(1872)年～昭和18(1943)年
明治～昭和期の医師。
¶姓氏長野

山崎青鐘 やまさきせいしょう，やまざきせいしょう
明治41(1908)年～昭和49(1974)年
昭和期の歯科医・俳人。

¶姓氏山口，山口人，山口文(やまざきせいしょう)

山崎清素 やまざきせいそ
弘化3(1846)年～明治32(1899)年
江戸時代後期～明治期の医師。
¶静岡歴，姓氏静岡

山崎清朴 やまざきせいぼく
天明8(1788)年～文化12(1815)年
江戸時代後期の北畠氏の遠孫といわれる弘前藩医。
¶青森人

山崎燮堂 やまさきせんどう
寛政3(1791)年～慶応2(1866)年
江戸時代末期の医師。
¶高知人，幕末(㊀1866年5月13日)，幕末大(㊄寛政3(1791)年6月 ㊀慶応2(1866)年3月1日)

山崎宗運 やまざきそううん
宝暦11(1761)年3月1日～天保6(1835)年12月4日
江戸時代中期～後期の医師、幕臣。
¶国書

山崎宗円 やまざきそうえん
享保18(1733)年12月26日～寛政12(1800)年6月9日
江戸時代中期～後期の医師、幕臣。
¶国書

山崎宗徳 やまざきそうとく
明和9(1772)年7月26日～天保13(1842)年7月19日
江戸時代中期～後期の医師、幕臣。
¶国書

山崎泰輔 やまざきたいすけ
天保11(1840)年～明治31(1898)年
明治期の医師。私立前橋病院院長。群馬県立医学校総理、同校附属病院長、群馬県衛生課長を歴任。
¶近医，静岡歴，人名，姓氏静岡，日人

山崎高応 やまざきたかお
大正11(1922)年11月20日～平成24(2012)年2月25日
昭和～平成期の薬学者、富山医科薬科大学学長。専門は薬化学。
¶科学

山崎隆叔 やまさきたかよし，やまざきたかよし
→山崎隆叔(やまざきりゅうしゅく)

山崎猛 やまさきたけし
明治32(1899)年～平成4(1992)年
大正～平成期の実業家、社会福祉。
¶高知経，高知人

山崎佐 やまざきたすく
明治21(1888)年7月5日～昭和42(1967)年7月30日
明治～昭和期の弁護士、医史学者。日弁連会長、日本医史学会理事長。原敬暗殺事件などを担当。
¶科学，郷土千葉，近医，現朝，現情，現人，史研，人名7，世紀，千葉百，日人

山崎タネコ やまざきたねこ
＊～昭和24(1949)年2月2日
大正～昭和期の社会事業家，政治家。秋田県議会議員。
¶女性(㊄明治34(1901)年4月21日)，女性普(㊄明治34(1902)年4月21日)

山崎敏子 やまざきとしこ
大正11(1922)年～
昭和～平成期の医師(リハビリ科)。大和郷附属ヤマザキ診療所院長、大和郷リハビリ保健センター理事長。
¶現執3期

山崎富子 やまざきとみこ
嘉永3(1850)年～明治33(1900)年
明治期の医師。
¶姓氏宮城，日人

山崎直方 やまざきなおかた
明和2(1765)年～寛政12(1800)年5月
江戸時代中期～後期の医師。
¶国書

山崎直治 やまさきなおじ
明治26(1893)年4月1日～昭和38(1963)年2月24日
大正～昭和期の医師。
¶岡山人，岡山歴

山崎直文 やまさきなおぶみ，やまざきなおふみ
明治23(1890)年10月23日～昭和15(1940)年9月14日
大正～昭和期の鍼灸教育者。
¶高知人(やまざきなおふみ)，高知先

山崎二休 やまざきにきゅう
天文23(1554)年～寛永8(1631)年8月13日
戦国時代～江戸時代前期の琉球国王の典薬。首里葉氏渡名喜家の始祖。
¶沖縄百，姓氏沖縄

山崎春雄 やまざきはるお
明治19(1886)年～昭和36(1961)年
明治～昭和期の医師。専門は解剖学。
¶近医

山崎彦七 やまざきひこしち
文政9(1826)年～明治27(1894)年3月12日
江戸時代末期・明治期の医師。
¶飛騨

山崎秀子 やまさきひでこ，やまざきひでこ
明治36(1903)年6月1日～昭和37(1962)年6月6日
大正～昭和期の看護婦。陸軍患者輸送船などで戦傷病者の救護に従事。黄綬褒章、ナイチンゲール記章受章。
¶女性，女性普(やまざきひでこ)，世紀，鳥取百，日人

山崎英正 やまさきひでまさ，やまざきひでまさ
明治44(1911)年2月7日～昭和51(1976)年11月22日

大正〜昭和期の医師。専門は薬理学。
¶岡山人，岡山百，岡山歴，科学，近医（やまざきひでまさ）

山崎普山　やまざきふざん
享保14（1729）年〜文化6（1809）年7月26日　[別]杏扉《きょうひ》
江戸時代中期〜後期の医師、俳人。
¶国書（[生]享保14（1729）年7月），俳文（杏扉　きょうひ）

山崎章郎　やまざきふみお
昭和22（1947）年11月1日〜
昭和〜平成期の医師、作家。聖ヨハネホスピスケア研究所所長。
¶現執4期

山崎文雄　やまざきふみお
昭和10（1935）年〜
昭和期の栄養学者。厚生省公衆衛生局栄養課栄養専門官、聖徳栄養短期大学教授。
¶現執2期

山崎北華　やまさきほくか
→山崎北華（やまざきほっか）

山崎北華　やまざきほっか
元禄13（1700）年〜延享3（1746）年　[別]山崎北華《やまさきほくか》，北華《ほっか》
江戸時代中期の俳人、狂文家、医師。
¶朝日（[没]？），国書（北華　ほっか　[生]元禄13（1700）年5月3日　[没]延享3（1746）年4月25日），人名（やまさきほくか），栃木歴，日人，俳諧（北華　ほっか），俳句（北華　ほっか　[没]延享3（1746）年4月25日），和俳

山崎正董（山崎正薫）　やまさきまさただ，やまざきまさただ
明治5（1872）年4月11日〜昭和25（1950）年5月29日
明治〜昭和期の医師、史論家。
¶科学，近医（やまざきまさただ），熊本人，熊本百，高知人，高知百（やまざきまさただ），四国文（やまざきまさただ），渡航（山崎正薫　やまざきまさただ）

山崎正文　やまざきまさふみ
明治35（1902）年〜昭和28（1953）年
大正〜昭和期の医師。専門は解剖学。
¶近医

山崎桝蔵（山崎枡蔵）　やまざきますぞう
安政6（1859）年〜大正15（1926）年
明治〜大正期の医師。
¶静岡歴，姓氏静岡（山崎枡蔵）

山崎摩耶　やまざきまや
昭和22（1947）年〜
昭和〜平成期の介護問題研究者。日本看護協会常任理事。
¶現執4期

山崎幹夫　やまざきみきお
昭和6（1931）年12月18日〜
昭和〜平成期の薬品科学者。千葉大学教授。
¶現執3期，現執4期

山崎美貴子　やまざきみきこ
昭和10（1935）年〜
昭和〜平成期の社会福祉学者。明治学院大学教授。
¶現執1期

山崎道子　やまざきみちこ
昭和2（1927）年9月21日〜
昭和期の社会福祉学者。日本女子大学教授。
¶現執2期

山崎泰彦　やまさきやすひこ
昭和20（1945）年11月25日〜
昭和〜平成期の社会福祉学者。上智大学助教授。
¶現執2期，現執3期，現執4期

山崎泰元　やまざきやすもと
生没年不詳
江戸時代後期の医師。
¶飛騨

山崎友仙　やまざきゆうせん
文化7（1810）年〜明治15（1882）年
江戸時代後期〜明治期の医師。
¶姓氏岩手

山崎庸哉　やまざきようや
文久1（1861）年〜昭和1（1926）年
明治〜大正期の医師。
¶姓氏岩手

山崎義人　やまざきよしと
明治38（1905）年1月14日〜平成2（1990）年4月20日
大正〜昭和期の作物学者、日本大学教授。専門は植物育種学、作物生理学。
¶科学

山崎蘭洲　やまざきらんしゅう
享保18（1733）年〜寛政11（1799）年
江戸時代中期の儒者、医師。陸奥弘前藩士、藩医。
¶青森百，国書（[生]享保18（1733）年8月25日　[没]寛政11（1799）年2月4日），人名，長崎遊，日人，藩臣1

山崎立生　やまざきりっせい，やまさきりっせい
＊〜明治14（1881）年
江戸時代末期〜明治期の医師。藩兵の軍医となって東行。楠正興らと医学校を創設。
¶高知人（やまさきりっせい　[生]1829年），人名（[生]1830年），長崎遊（[生]天保1（1830）年），日人（[生]1830年），幕末（やまさきりっせい　[生]1829年　[没]1881年12月13日），幕末大（やまさきりっせい　[生]文政12（1829）年2月7日　[没]明治14（1881）年12月13日）

山崎隆叔　やまざきりゅうしゅく
天保9（1838）年〜明治33（1900）年　[別]山崎隆叔《やまさきたかよし，やまざきたかよし》
江戸時代末期〜明治期の漢方医。大阪で華岡中州の門で学び、開業した。
¶大阪人（やまざきたかよし　[没]明治33（1900）年

9月），岡山人（やまさきたかよし），人名，日人

山崎立朴 やまざきりゅうぼく
延享4（1747）年〜文化2（1805）年
江戸時代中期〜後期の医師。
¶青森人，国書

山里将教 やまざとしょうきょう
明治18（1885）年12月6日〜昭和34（1959）年9月10日
明治期の医師。大浜村村長、共信社長、石垣町議会議員。
¶社史

山沢吉平 やまざわよしへい
昭和5（1930）年〜昭和56（1981）年
昭和期の医師。専門は法医学。
¶近医

山地啓司 やまじけいじ
昭和17（1942）年4月1日〜
昭和〜平成期の運動生理学者。富山大学教育学部長。
¶現執3期

山路繁 やまじしげる
明治期の医師、政治家。東串良村議会議員。
¶姓氏鹿児島

山路二郎 やまじじろう
＊〜昭和27（1952）年2月22日
明治〜昭和期の歯科医師。
¶アナ（㊥明治7（1874）年），社史（㊥？）

山下章 やましたあきら
大正2（1913）年〜平成18（2006）年
昭和〜平成期の医師。専門は公衆衛生学。
¶近医

山下明 やましたあきら
昭和19（1944）年11月3日〜
昭和期の小児科医。
¶飛騨

山下勲 やましたいさお
昭和12（1937）年2月28日〜
昭和〜平成期の障害児心理学者。福岡教育大学教授、福岡教育大学障害児治療教育センター長。
¶現執3期

山下功 やましたいさお
大正15（1926）年8月17日〜
昭和〜平成期の精神薄弱者心理学者。九州大学教授、久留米工業大学教授。
¶現執1期，現執3期

山下英三郎 やましたえいざぶろう
昭和21（1946）年〜
昭和〜平成期のソーシャルワーカー。日本スクールソーシャルワーク協会会長、日本社会事業大学社会事業研究所助教授。
¶現執4期

山下華香 やましたかこう
大正12（1923）年2月10日〜
昭和期の水墨画家・助産婦。
¶飛騨

山下熙庵（山下凞庵） やましたきあん
明暦3（1657）年〜元文3（1738）年 ㊼山下玄和《やましたはるかず》
江戸時代中期の医師。
¶国書（山下玄和　やましたはるかず　㊳元文3（1738）年6月9日），人名（山下熙庵），日人

山下九三夫 やましたくみお
大正9（1920）年〜平成6（1994）年
昭和〜平成期の医師。専門は麻酔科、東洋医学。
¶近医

山下玄門 やましたげんもん
明和8（1771）年〜？
江戸時代中期〜後期の医師、俳人。
¶国書

山下玄良 やましたげんりょう
宝暦5（1755）年〜文化12（1815）年
江戸時代中期の医師。
¶長崎遊

山下朔郎 やましたさくろう
明治41（1908）年〜
昭和期の医師、陶器研究者。
¶現執1期

山下哲 やましたさとし
昭和10（1935）年3月19日〜
昭和期の生化学者。
¶群馬人

山下順庵 やましたじゅんあん
文政2（1819）年〜明治19（1886）年
江戸時代後期〜明治期の開業医。
¶姓氏山口

山下千助 やましたせんすけ
天保4（1833）年〜明治43（1910）年
江戸時代後期〜明治期の漢方医。
¶姓氏長野

山科言継 やましたときつぐ
→山科言継（やましなときつぐ）

山下徳夫 やましたとくお
大正8（1919）年10月7日〜
昭和〜平成期の政治家。衆議院議員、厚生相、総務庁長官、専修大学理事長。
¶現情，現政，佐賀百，政治

山下奉表 やましたともよし
明治15（1882）年〜昭和7（1932）年
明治〜昭和期の軍医少将。
¶高知人

山下晴男 やましたはるお
昭和20（1945）年10月29日〜
昭和期の歯科医。

¶飛騨

山下玄和 やましたはるかず
→山下熙庵(やましたきあん)

山下久雄 やましたひさお
明治43(1910)年～平成14(2002)年
大正～平成期の医師。放射線科。
¶近医

山下秀之助 やましたひでのすけ
明治30(1897)年11月29日～昭和49(1974)年4月4日
大正～昭和期の歌人。札幌鉄道病院院長。写実的で平明な歌風。「原始林」発刊。歌集に「冬日」「雪雲」「底流」など。
¶鹿児島百，近文，現情，札幌，新文，人名7，世紀，姓氏鹿児島，短歌，日人，文学，北海道百，北海道文，北海道歴

山下三代蔵 やましたみよぞう
明治38(1905)年10月4日～平成9(1997)年4月12日
昭和・平成期の産婦人科医・俳人。
¶飛騨

山下守胤 やましたもりたね
天明6(1786)年～明治2(1869)年1月28日
江戸時代後期～明治期の画家。越中富山藩絵師。藩主の著作「本草通串証図」の挿画を描いた。
¶国書，人名，姓氏富山，日人，藩臣3，美家

山下豊 やましたゆたか
大正14(1925)年～
昭和期の医師。
¶群馬人

山下義夫 やましたよしお
明治29(1896)年～昭和27(1952)年
大正～昭和期の医師。
¶群馬人

山下良吉 やましたりょうきち
明治35(1902)年10月8日～昭和57(1982)年5月25日
大正・昭和期の薬剤師。
¶飛騨

山科景紹 やましなかげつぐ
生没年不詳
室町時代～戦国時代の医師。
¶日人

山科広安 やましなこうあん
延宝1(1673)年～享保3(1718)年
江戸時代中期の医師。
¶人名，日人

山科真道 やましなしんどう
?　～文化4(1807)年
江戸時代中期～後期の益田家家医。
¶姓氏山口

山科宗安 やましなそうあん
元禄15(1702)年～延享4(1747)年　[別]山科李蹊《やましなりけい》
江戸時代中期の医師。代々朝廷の侍医を務める。著書に「幼科秘伝口訣」。
¶京都大，国書([生]元禄15(1702)年1月4日　[没]延享4(1747)年8月8日)，人名(山科李蹊　やましなりけい)，姓氏京都，日人(山科李蹊　やましなりけい)

山科太室 やましなたいしつ
江戸時代中期～後期の医師。萩藩家老益田氏の家医。
¶人名([生]?　[没]1807年)，日人([生]1739年　[没]1789年)

山科長安 やましなちょうあん
寛永19(1642)年～貞享5(1688)年
江戸時代前期の儒医。
¶国書([生]寛永19(1642)年11月　[没]貞享5(1688)年4月29日)，人名，日人

山科道安 やましなどうあん
延宝5(1677)年～延享3(1746)年
江戸時代中期の医師。予楽院近衛家凞に近侍。
¶京都，京都大，近世，国史，国書，新潮，姓氏京都，茶道，日人

山科言継 やましなときつぐ
永正4(1507)年～天正7(1579)年3月2日　[別]山科言継《やましたときつぐ》
戦国時代～安土桃山時代の公卿(権大納言)。権中納言山科言綱の子。有職故実、医薬に通じた。
¶朝日([生]永正4年4月26日(1507年6月6日)　[没]天正7年3月2日(1579年3月28日))，角史，京都，京都大，公卿([生]永正4(1507)年4月26日)，国史，国書([生]永正4(1507)年4月26日)，古中，コン改，コン4，史人([生]1507年4月26日)，諸系，人書94([没]1576年)，新潮([生]永正4(1507)年4月26日)，人名，姓氏京都，姓氏静岡，世人，戦国，戦辞([生]永正4年4月26日(1507年6月6日)　[没]天正7年3月2日(1579年3月28日))，全書，戦人，大百，日史([生]永正4(1507)年4月26日)，日人，百科，平日([生]1507　[没]1579)，歴大(やましたときつぐ)

山科言経 やましなときつね
天文12(1543)年7月2日～慶長16(1611)年2月27日
安土桃山時代～江戸時代前期の公家(権中納言)。山科言継の二男。有職故実・医薬に通じた。
¶朝日([生]天文12年7月2日(1543年8月2日)　[没]慶長16年2月27日(1611年4月10日))，大阪人([生]天文11(1542)年)，京都大，近世，公卿，国史，国書，古中，コン改，コン4，史人，諸系，新潮，姓氏京都，戦人，戦補，日史，日人，歴大

山科能登介 やましなのとのすけ
文政8(1825)年9月15日～明治43(1910)年6月4日
江戸時代後期～明治時代の医師。
¶幕末大

山科元幹 やましなもとみき
　生没年不詳
　江戸時代後期の官人・歌人・医師。
　¶国書

山科李蹊 やましなりけい
　→山科宗安（やましなそうあん）

山柴玉芝 やましばぎょくし
　明和5（1768）年～弘化2（1845）年2月11日
　江戸時代中期～後期の医師。
　¶国書

山路ふみ子 やまじふみこ
　大正1（1912）年3月13日～平成16（2004）年12月6日
　昭和期の女優、社会事業家。山路ふみ子文化財団会長。私財を投じてさまざまな基金を設立、公益事業を助成。
　¶映女，映人，芸能，現朝，現日，女優，新芸，世紀，日人，俳優（⊕大正3年）

山城基靖 やましろきせい
　大正2（1913）年～昭和36（1961）年
　昭和期の学校医・石川中学校PTA会長。
　¶姓氏沖縄

山城恵心 やましろしょうしん
　尚泰19（1866）年12月19日～昭和20（1945）年5月23日
　明治～昭和期の医師。
　¶沖縄百

山城正忠 やましろせいちゅう
　明治17（1884）年～昭和24（1949）年11月22日
　昭和期の歯科医師、歌人。
　¶沖縄百，社史（⊕1884年11月1日），世紀，姓氏沖縄，日人

山城多三郎 やましろたさぶろう
　明治33（1900）年～昭和52（1977）年
　大正～昭和期の社会事業家。金谷民生寮の創立者。
　¶静岡歴，姓氏静岡

山城守（豊前）やましろのかみ
　戦国時代～安土桃山時代の薬師。古河公方足利義氏、のち北条氏政の家臣。
　¶後北（山城守）

山背日立 やましろのひたて
　生没年不詳
　飛鳥時代の医学生。渡来僧観勒から方術（占術・医術）を学んだ。
　¶日人

山澄延年 やまずみえんねん
　生没年不詳
　江戸時代後期の医師、本草家。
　¶国書，日人

山瀬春政 やませはるまさ
　生没年不詳
　江戸時代中期の薬種商、本草家。日本初のクジラ専門書「鯨志」を刊行。

¶朝日，江人，国書，全書，大百，日人

山添三郎 やまぞえさぶろう
　明治41（1908）年10月20日～平成19（2007）年
　昭和期の生化学者。
　¶近医，群馬人

山添宗積 やまぞえそうせき
　元和9（1623）年～貞享4（1687）年
　江戸時代前期の医師。
　¶人名，日人

山添正 やまぞえただし
　昭和21（1946）年12月10日～
　昭和～平成期の発達臨床心理学者。京都学園大学人間文化学部人間関係学科教授。
　¶現執4期

山田明 やまだあきら
　明治44（1911）年～昭和60（1985）年
　大正～昭和期の医師。専門は病理学。
　¶近医

山田栄一郎 やまだえいいちろう
　昭和22（1947）年6月9日～
　昭和期の社会運動家、マッサージ師。
　¶視覚

山田鋭一郎 やまだえいいちろう
　明治23（1890）年～昭和35（1960）年
　大正～昭和期の医師、政治家。高知県議会議員。
　¶高知人，高知百

山田永俊 やまだえいしゅん
　明治5（1872）年～昭和31（1956）年9月24日
　明治～昭和期の医師。衆議院議員。
　¶郷土岐阜，世紀（⊕明治5（1872）年10月），日人（⊕明治5（1872）年10月13日）

山高しげり やまたかしげり
　明治32（1899）年1月5日～昭和52（1977）年11月13日
　大正～昭和期の婦人運動家、政治家。地域婦人団体連盟会長、参議院議員。婦人参政権獲得期成同盟会、新日本婦人同盟などを結成。母子福祉の先覚者。
　¶革命，近現，近女，現朝，現情，現人，国史，コン改，コン4，コン5，史人，社運，社史，女運，女史，女性，女性普，新潮，人名7，世紀，政治，世百新，全書，日史，日人，日本，百科，平和，マス89，民学，歴大

山田一夫 やまだかずお
　明治23（1890）年～昭和54（1979）年
　明治～昭和期の医師。産婦人科。
　¶近医

山田和夫 やまだかずお
　昭和4（1929）年8月7日～
　昭和～平成期の精神科医。
　¶現執3期，現執4期

山田和麻呂 やまだかずまろ
　明治36（1903）年～昭和55（1980）年

大正～昭和期の医師。専門は解剖学。
¶近医

山田紀美雄 やまだきみお
昭和13(1938)年～
昭和～平成期の眼科経営コンサルタント、実業家。MOC代表取締役。
¶現執3期

山田京子 やまだきょうこ
昭和11(1936)年7月29日～
昭和～平成期のビューティ・ヘルスフードコンサルタント、実業家。自然医粧代表取締役、ディーアールエム代表取締役。
¶現執3期

山田業広 やまだぎょうこう
文化5(1808)年～明治14(1881)年3月1日　別山田昌栄《やまだしょうえい》、山田椿庭《やまだちんてい》
江戸時代末期～明治期の医師。温知社首。臨床家としての手腕は高く評価され、考証医学者としての著書も多い。著書に「経方弁」「医学管錐」。
¶朝日、科学(㊧文化5(1808)年10月)、国書(山田椿庭　やまだちんてい)、日人、藩臣2(山田昌栄　やまだしょうえい)

山田輝郎 やまだきろう
明治27(1894)年11月16日～昭和57(1982)年4月17日
明治～昭和期の実業家。ロート製薬社長。大衆向けの目薬と胃腸薬を中心に中堅医薬品メーカーの地位を確立。
¶現朝、世紀、日人

山田慶児 やまだけいじ
昭和7(1932)年3月7日～
昭和～平成期の科学史家。京都大学教授。主な著書に「混沌の海へ―中国的思考の構造」「本草と夢と錬金術」など。
¶現朝(㊧1937年3月7日)、現執1期、現執2期、現執3期、現執4期、現情、現人、世紀、日人

山田憲吾 やまだけんご
明治44(1911)年～平成2(1990)年
大正～平成期の医師。整形外科。
¶近医

山田玄策 やまだげんさく
明治11(1878)年～昭和13(1938)年
明治～昭和期の学校医。
¶青森人

山田玄太郎 やまだげんたろう
明治6(1873)年～昭和18(1943)年
明治～昭和期の植物病理学者。
¶岩手人、鳥取百、山形百新

山田玄東 やまだげんとう
江戸時代後期の医師・漢学者。
¶姓氏富山

山田元良 やまだげんりょう
生没年不詳

江戸時代中期の播磨三日月藩医。
¶藩臣5

山田耕次郎 やまだこうじろう★
明治22(1889)年1月～
明治の医師。
¶秋田人2

山田黄石 やまだこうせき
天明8(1788)年～文政10(1827)年
江戸時代後期の医師。
¶日人

山田孝堂 やまだこうどう
文政1(1818)年～明治27(1894)年
江戸時代末期～明治期の医師。
¶大阪人(㊧明治27(1894)年11月)、人名、日人、兵庫人(㊧文化13(1816)年　㊧明治27(1894)年11月14日)

山田定一 やまだざだいち
明治38(1905)年～昭和39(1964)年
昭和期の軍人、神戸市港湾局局員、社会福祉活動家。神戸市灘区の身体障害者福祉協会を発足。
¶兵庫百

山田重正 やまだしげまさ
明治37(1904)年～昭和60(1985)年
大正～昭和期の医師。専門は小児科、医史学。
¶近医

山田俊一 やまだしゅんいち
大正4(1915)年8月13日～平成8(1996)年4月21日
昭和期の有機化学者。東京大学教授・薬学部長。
¶科学、世紀、日人

山田俊一郎 やまだしゅんいちろう
大正12(1923)年～
昭和期の医師。
¶群馬人

山田俊卿 やまだしゅんけい
天保2(1831)年～大正10(1921)年
江戸時代末期～大正期の医師、慈善事業家。
¶大分歴、大阪人

山田純造 やまだじゅんぞう
天保7(1836)年12月10日～大正5(1916)年9月4日
江戸時代末期～明治期の医家。
¶岡山歴

山田昌栄 やまだしょうえい
→山田業広(やまだぎょうこう)

山田松黒 やまだしょうこく
江戸時代後期の江戸の医師、箏曲家。
¶国書(生没年不詳)、人名、日音、日人(生没年不詳)

山田松斎 やまだしょうさい
明和7(1770)年～天保12(1841)年8月28日
江戸時代後期の豪農、儒学者。天明の飢饉では施米を実施し農民を救済した。
¶国書、コン改、コン4、新潮、人名、姓氏長野

(㊲1769年 ㉓1840年),長野歴(㊲明和6(1769)年 ㉓天保11(1840)年),日人

山田庄太郎 やまだしょうたろう
明治26(1893)年～昭和44(1969)年
大正・昭和期の医師、宇和川・肱川村長、愛媛県会議員。
¶愛媛

山田信一郎 やまだしんいちろう
明治16(1883)年4月～昭和12(1937)年5月30日
明治～昭和期の昆虫学者。伝染病研究所技師。蚊とその媒介による疾病の研究、家ダニの研究で有名。
¶科学, 近医, 人名, 世紀, 新潟百, 日人

山田親幸 やまだしんこう
昭和9(1934)年7月15日～
昭和期の教育者、福祉活動家。
¶視覚

山田新川 やまだしんせん
文政10(1827)年～明治38(1905)年
江戸時代末期～明治期の漢方医師、漢詩人。
¶詩歌, 人名, 姓氏富山, 富山百(㊲文政10(1827)年8月17日 ㉓明治38(1905)年2月4日),富山文(㊲文政10(1827)年8月17日 ㉓明治38(1905)年2月4日),日人, 和俳

山田信也 やまだしんや
昭和5(1930)年9月15日～
昭和～平成期の労働衛生学者。名古屋大学教授。白蠟病がチェーンソーによる職業病であることを明らかにした。著書に『振動障害』など。
¶現朝, 現情, 現人, 日人

山田整庵 やまだせいあん
天保2(1831)年～慶応1(1865)年
江戸時代末期の蘭方医。
¶維新(㊲1864年), 幕末(㉓1865年1月24日), 幕末大(㊲元治1(1865)年12月27日)

山田成器 やまだせいき
天保2(1831)年～大正1(1912)年
江戸時代末期～明治期の医師。
¶岡山歴(㊲天保2(1831)年11月16日 ㉓大正1(1912)年9月4日),長崎遊

山田政治郎 やまだせいじろう
文久1(1861)年～昭和19(1944)年
明治～昭和期の医師。平和町内3小学校の校医。
¶姓氏愛知

山田誠也 やまだせいや
大正11(1922)年～平成13(2001)年
昭和～平成期の小説家、医師。
¶近医

山田宗円 やまだそうえん
寛文1(1661)年～元文6(1741)年
江戸時代中期の医師。
¶国書(㊲元文6(1741)年2月10日),人名,日人

山田総九郎 やまだそうくろう
天保2(1831)年～
江戸時代末期の医師。
¶飛騨

山田大円 やまだだいえん, やまだたいえん
明和2(1765)年～天保2(1831)年
江戸時代後期の医師(眼科)。
¶科学(㊲天保2(1831)年7月5日),眼科(やまだだいえん(まつばらげんぼく)),国書(㊲天保2(1831)年7月5日),人名(やまだたいえん),長崎遊,日人,洋学

山田卓生 やまだたかお
昭和12(1937)年4月12日～
昭和～平成期の法学者。横浜国立大学教授。財産法、医事法などを研究。著書に『私事と自己決定』『日常生活のなかの法』など。
¶現朝, 現執1期, 現執2期, 現執3期, 現執4期, 世紀, 日人

山田武甫 やまだたけとし
天保2(1831)年～明治26(1893)年
江戸時代末期～明治期の熊本藩士、政治家。衆議院議員。英学校・医学校創立し北里柴三郎らを育成。
¶朝日(㊲天保2(1831)年12月 ㉓明治26(1893)年2月25日),近現,熊本人,熊本百(㊲天保2(1831)年2月 ㉓明治26(1893)年2月23日),国史, コン改, コン4, コン5, 史人(㊲1831年12月 ㉓1893年2月23日),新潮(㊲明治26(1893)年2月25日),人名(㊲1832年),幕末大(㉓1893年2月23日),幕末大(㉓明治26(1893)年2月23日),福井百

山田椿庭 やまだちんてい
→山田棠広(やまだぎょうこう)

山田常雄 やまだつねお
明治42(1909)年1月20日～平成9(1997)年8月28日
昭和期の発生学者。名古屋大学教授、スイス国立がん研究所名誉研究員。両生類を材料として形態形成を研究。
¶科学, 現朝, 現情, 現人, 植物, 世紀, 日人

山田貞順 やまだていじゅん
？～明治38(1905)年4月30日
江戸時代末期～明治期の医師。緒方洪庵、石坂堅壮に師事。堅壮の講義をよしみ『内服同功』を刊行。
¶岡山百, 岡山歴(㉓明治38(1905)年4月30日),国書, 洋学

山田鉄蔵 やまだてつぞう
元治1(1864)年～大正14(1925)年11月26日
明治～大正期の医師。内科。ドイツに留学し脳神経病学を学ぶ。脳病院を開設。
¶海越(㊲元治1(1864)年4月),海越新(㊲元治1(1864)年4月),近医, 人名, 世紀(㊲元治1(1864)年4月14日),渡航(㊲1864年4月14日 ㉓1925年11月22日),日人

山田典吾 やまだてんご
大正5（1916）年5月28日～平成10（1998）年5月14日
昭和期の映画監督、全国精神薄弱養護学校顧問。
¶映監，映人，監督，現情，世紀，日人

山田図南 やまだとなん
寛延2（1749）年～天明7（1787）年
江戸時代中期の医師、考証家。「傷寒論」の復古考証的研究に尽力。
¶朝日（[没]天明7年2月8日（1787年3月27日）），江文（[生]享保16（1731）年），近世，国史，国書（[没]天明7（1787）年2月8日），新潮（[生]寛延2（1749）年，（異説）延享3（1746）年，享保16（1731）年　[没]天明7（1787）年2月），人名（[生]1730年），対外，日人

山田都美子 やまだとみこ
明治40（1907）年～昭和58（1983）年
昭和期の医師。
¶大分歴

山田智直 やまだともなお
昭和42（1967）年12月25日～
昭和～平成期の福祉施設職員。
¶視覚

山田日真 やまだにっしん
明治7（1874）年7月19日～昭和41（1966）年11月21日
明治～昭和期の日蓮宗の僧侶。日蓮宗38代管長。東京慈済会を設立し社会福祉事業にも尽くした。
¶現情，人名7，世紀，日人，仏教，仏人

山田肇 やまだはじめ
明治40（1907）年～平成15（2003）年
大正～平成期の医師。専門は薬理学。
¶近医

山田弘 やまだひろし
大正2（1913）年～昭和43（1968）年
昭和期の医師。専門は矯正医学。
¶近医

山田博 やまだひろし
明治45（1912）年～昭和60（1985）年
昭和期の医師。専門は解剖学。
¶近医

山田弘倫 やまだひろとも
→山田弘倫（やまだひろみち）

山田弘倫 やまだひろみち
明治2（1869）年～昭和30（1955）年4月6日　[別]山田弘倫《やまだひろとも》
明治～昭和期の陸軍軍医。陸軍軍医学校長。著書に「軍医森鷗外」など。
¶岡山百（やまだひろとも　[生]明治2（1869）年3月），岡山歴（[生]明治2（1869）年3月11日），近医（やまだひろとも），現情（[生]明治2（1869）年3月），人名7，世紀（[生]明治2（1869）年3月11日），渡航（[生]1869年3月11日），日人（やまだひろとも　[生]明治2（1869）年3月）

山田冨久雄 やまだふくお
明治39（1906）年～昭和56（1981）年
昭和期の医師。
¶群馬人

山田平人 やまだへいじん
文化11（1814）年～嘉永2（1849）年11月27日
江戸時代後期の医師。
¶岡山百，岡山歴

山田真 やまだまこと
昭和16（1941）年6月22日～
昭和～平成期の医師。小児科、八王子中央診療所長。
¶現執3期，現執4期，世紀，YA

山田正修 やまだまさなが
生没年不詳
江戸時代中期の医師、漢学者。
¶国書

山田正信 やまだまさのぶ
江戸時代中期の医師。
¶人名，日人（生没年不詳）

山田守 やまだまもる
明治27（1894）年4月19日～昭和41（1966）年6月13日
大正～昭和期の建築家。東海大学教授。東京中央電信局、東京逓信病院などを設計。
¶現朝，現情，新潮，人名7，世紀，全書，大百，日人，美建

山田瑞穂 やまだみずほ
昭和1（1926）年～平成16（2004）年
昭和～平成期の医師。皮膚科。
¶近医

山田実 やまだみのる
明治43（1910）年10月3日～
昭和期の歯科医師。
¶群馬人

山田致知 やまだむねさと
大正11（1922）年～平成6（1994）年
昭和～平成期の医師。専門は解剖学。
¶近医

山田基 やまだもとえ
明治8（1875）年～昭和20（1945）年
明治～昭和期の内科。
¶近医

山田守英 やまだもりひで
明治39（1906）年11月5日～平成7（1995）年
大正～平成期の細菌学者。北海道大学教授。
¶近医，現情

山田安男 やまだやすお
昭和5（1930）年4月3日～
昭和期の教育者、点訳指導者。
¶視覚

山田安民 やまだやすたみ
慶応4(1868)年2月1日～昭和18(1943)年4月13日
江戸時代末期～昭和期の実業家。ロート製薬創業者。私立奈良盲唖学校を開設し障害者教育にも尽力。
¶大阪人，郷土奈良，世紀，日人

山田有登 やまだゆうと
明治18(1885)年1月27日～昭和38(1963)年12月25日
明治～昭和期の医師。
¶沖縄百

山田義親 やまだよしちか
寛政4(1792)年～安政5(1858)年8月29日
江戸時代後期～末期の医師。
¶国書

山田至康 やまだよしやす
昭和24(1949)年～平成23(2011)年
昭和～平成期の医師。専門は小児科、救急医学。
¶近医

山田良行 やまだりょうこう
大正11(1922)年10月8日～平成11(1999)年3月15日　[別]良行《りょうこう》
昭和～平成期の川柳作家、医師。
¶石川百，石川文，川柳(良行　りょうこう)

山田わか やまだわか
明治12(1879)年12月1日～昭和32(1957)年9月6日
明治～昭和期の婦人運動家。母性保護法制定促進婦人連盟委員長、母を護る会会長などを歴任。
¶海越，海越新，神奈川人，神奈女，近女，現朝，現情，現日，コン改，コン4，コン5，史人，社史，女運，女史，女性，女性普，新宿女，新潮，人名7，世紀，姓氏神奈川，世百新，日史，日女，日人，日本，百科，マス89，民学，履歴，履歴2，歴大

山蔦正躬 やまつたまさみ
明治44(1911)年2月1日～昭和61(1986)年3月19日
昭和期の歯科医・コント作家。
¶庄内，東北近，山形百新

山手茂 やまてしげる
昭和7(1932)年3月15日～
昭和～平成期の社会学者。東洋大学教授、新潟医療福祉大学社会福祉学部長。専門は社会学、社会福祉学。
¶現執1期，現執2期，現執3期，現執4期

大和見水 やまとけんすい
寛延3(1750)年～文政10(1827)年
江戸時代中期の外科医。
¶姓氏京都

大和見立 やまとけんりゅう
寛延3(1750)年～文政10(1827)年
江戸時代中期～後期の外科医。和泉岸和田藩医。華岡清洲の外科の師。
¶朝日([生]寛延3(1750)年？　[没]文政10年2月8日(1827年3月5日))，新潮([没]文政10(1827)年2月8日)，姓氏京都(生没年不詳)，日人，洋学

倭武助 やまとたけすけ
生没年不詳
奈良時代の医師。
¶日人

大和ツル やまとつる
明治15(1882)年11月3日～昭和24(1949)年11月2日
大正～昭和期の社会事業家。睦会入会。学童保険、学校衛生に協力、地域婦人会の婦人運動に貢献。民生委員。
¶女性，女性普

山門秀行 やまとひでゆき
安政5(1858)年～明治41(1908)年
江戸時代末期～明治期の医師。
¶姓氏鹿児島

大和人士 やまとひとし
大正6(1917)年2月11日～平成3(1991)年2月11日
昭和～平成期の医師。岡山済生会総合病院院長。
¶岡山歴

山登敬之 やまとひろゆき
昭和32(1957)年～
昭和～平成期の精神科医、演劇評論家。かわいクリニック。
¶現執4期

山中明海 やまなかあきみ
宝暦5(1755)年～文化4(1807)年
江戸時代中期～後期の本草家。
¶国書([生]宝暦5(1755)年9月18日　[没]文化4(1807)年9月10日)，三重続

山中晃 やまなかあきら
大正6(1917)年～平成13(2001)年
昭和～平成期の医師。専門は病理学。
¶近医

山中頤庵 やまなかいあん
文政10(1827)年～安政1(1854)年　[別]山中頤庵《やまなかがいあん》
江戸時代末期の医師。
¶長崎遊，洋学(やまなかがいあん)

山中一庵 やまなかいつあん
？～天明5(1785)年
江戸時代中期の安芸広島藩医。
¶藩臣6

山中頤庵 やまなかがいあん
→山中頤庵(やまなかいあん)

山中義一 やまなかぎいち
？～
大正期の東京帝国大学セツルメント参加者。
¶社史

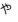

山中敬叟 やまなかけいそう
生没年不詳
江戸時代末期の医師。
¶国書5

山中厳敬 やまなかげんけい
文政1(1818)年～明治27(1894)年
江戸時代後期～明治期の医師。
¶長崎遊

山中崔十 やまなかさいじゅ
安政3(1856)年～昭和10(1935)年　[別]山中崔十《やまなかさいじゅう》
明治～昭和期の医師、政治家。
¶眼科(やまなかさいじゅう), 世紀([生]安政3(1856)年10月21日　[没]昭和10(1935)年1月31日), 日人

山中崔十 やまなかさいじゅう
→山中崔十(やまなかさいじゅ)

山中伸弥 やまなかしんや
昭和37(1962)年9月4日～
昭和～平成期の医学者。京都大学iPS細胞研究所所長・教授。iPS細胞(人工多能性幹細胞)を開発した業績により、ノーベル生理学医学賞を受賞。
¶ノベ業, 履歴2

山中太郎 やまなかたろう
明治41(1908)年～昭和34(1959)年
大正～昭和期の医師。放射線科。
¶近医

山中秀之 やまなかひでゆき
文化2(1805)年1月19日～明治8(1875)年8月18日
江戸時代後期～明治期の医師、歌人。
¶国書

山中文敬 やまなかぶんけい
～天保7(1836)年
江戸時代後期の医師。
¶長崎遊

山中太木 やまなかもとき
明治42(1909)年11月21日～平成9(1997)年
大正～平成期の微生物学者、免疫学者。大阪医科大学教授。
¶近医, 現情

山中康裕 やまなかやすひろ
昭和16(1941)年9月30日～
昭和～平成期の精神医学者、分析心理学者。京都大学教授。
¶現執2期, 現執3期, 現執4期, 児人, 世紀

山梨正雄 やまなしまさお
昭和18(1943)年5月1日～
昭和期の障害教育研究者、歩行訓練士。
¶視覚

山名生而 やまなせいじ
明治18(1885)年～昭和37(1962)年
明治～昭和期の眼科医。
¶眼科

山名大有 やまなだいゆう
安政1(1854)年～昭和7(1932)年
江戸時代末期～昭和期の眼科医。
¶眼科

山名月中 やまなつきなか
大正7(1918)年4月20日～平成21(2009)年11月4日
昭和～平成期の薬学者、金沢大学名誉教授。専門は製剤学、病院薬学。
¶科学

山鳴弘斎 やまなりこうさい
文化11(1814)年～明治1(1868)年
江戸時代後期～末期の蘭医。
¶岡山歴

山鳴大年 やまなりだいねん, やまなりたいねん
天明6(1786)年～安政3(1856)年
江戸時代後期の医師。
¶岡山百, 岡山歴(やまなりたいねん　[没]安政3(1856)年12月24日), 人名(やまなりたいねん), 長崎遊, 日人([没]1857年)

山西哲郎 やまにしてつろう
昭和18(1943)年6月28日～
昭和～平成期の体育学者、運動生理学者。群馬大学助教授、「ランニング学会」副会長。
¶現執2期, 現執3期

山根孝中 やまねこうちゅう
？ ～明治17(1884)年
江戸時代後期～明治期の眼科医。
¶眼科

山根正次 やまねまさつぐ
*～大正14(1925)年8月29日
明治～大正期の医学者、政治家。警視庁検疫委員長、衆議院議員。日本の警察医務を基礎づけた。私立日本医学専門学校長を歴任。
¶海越新([生]安政4(1858)年12月), 近医([生]安政4(1858)年), 人名([生]1857年), 世紀([生]安政4(1858)年12月), 姓氏山口([生]1855年), 全書([生]1857年), 大百([生]1857年), 渡航([生]1857年12月), 日人([生]1858年), 山口百([生]1855年)

山根政治 やまねまさはる
明治19(1886)年～昭和42(1967)年
明治～昭和期の医師。内科。
¶近医

山井和則 やまのいかずのり
昭和37(1962)年1月6日～
昭和～平成期の政治家。衆議院議員、やまのい高齢社会研究所所長。
¶現執4期, 現政

山井竹村 やまのいちくそん
天保5(1834)年～明治16(1883)年
江戸時代末期～明治期の医師。肥前大村侯侍医、金光院侍医。西南戦争の際の陸軍軍医を務めた。
¶人名, 日人

山野井昇 やまのいのぼる
昭和22(1947)年～
昭和～平成期のイオン応用科学研究家。専門は健康科学、医用生体工学。
¶現執4期

山野井良民 やまのいよしたみ
昭和23(1948)年2月～
昭和～平成期の保険評論家、保険アナリスト。優伸代表取締役。専門は保険、共済、介護保険など生活保障分野。
¶現執4期

山上兼輔 やまのうえかねすけ
文久2(1862)年～昭和2(1927)年　㊹山上兼輔《やまがみけんすけ》
明治期の医師。
¶岡山人、岡山歴《㊍文久2(1862)年2月》、渡航（やまがみけんすけ　㊍1862年2月14日　㊔?）

山之内勇 やまのうちいさむ
?　～昭和58(1983)年5月20日
昭和期の福祉施設職員。
¶視覚

山内逸郎 やまのうちいつろう
大正12(1923)年5月6日～平成5(1993)年6月8日
昭和～平成期の小児科医。国立岡山病院院長。新生児の救急医療体制を整備、「経皮黄疸計」を開発。また母乳運動をすすめた。
¶岡山歴、科学、近医、現朝、現情(㊍大正12(1923)年5月5日)、世紀、日人

山内一也 やまのうちかずや
昭和6(1931)年7月17日～
昭和～平成期のウイルス学、実験動物学研究者。日本生物科学研究所主任研究員、東京大学名誉教授。
¶現執4期

山内健二 やまのうちけんじ
明治32(1899)年12月11日～昭和44(1969)年7月1日
大正～昭和期の実業家。山之内製薬創業者、日本製薬団体連合会理事。スルファミン剤国産化に成功するなど1代で会社を築いた。
¶大阪人(㊔昭和44(1969)年7月)、現朝、現情(㊍1899年12月14日)、新潮、人名7、世紀、創叢、日人

山内峻呉 やまのうちしゅんご
明治42(1909)年3月30日～昭和49(1974)年2月9日
昭和期の法医学者。新潟大学教授。医学・歯学部長および新潟大学長を歴任。
¶科学、近医、現情、人名7、世紀、新潟百(㊍1910年)、日人

山ノ内慎一 やまのうちしんいち
昭和4(1929)年6月3日～
昭和～平成期の漢方研究家、民間療法研究家。山ノ内和漢薬研究所長、大東医学技術専門学校講師。

¶現執3期

山内甚之丞 やまのうちじんのじょう
→山内道慶（やまうちみちよし）

山内豊熈 やまのうちとよてる
→山内豊熈（やまうちとよてる）

山内豊熈 やまのうちとよひろ
→山内豊熈（やまうちとよてる）

山内南洲 やまのうちなんしゅう
→山内南州（やまうちなんしゅう）

山内甫忠 やまのうちほちゅう
生没年不詳
江戸時代の新発田藩医・漢蘭折衷外科医。
¶新潟百

山内道慶 やまのうちみちよし
元禄8(1695)年～安永7(1778)年　㊹山内甚之丞《やまのうちじんのじょう》、山内道慶《やまうちみよし》
江戸時代中期の養蚕家。仙台藩本吉郡入谷村肝煎。道路整備、窮民救済などに尽くし、名字帯刀を許された。
¶朝日(㊍元禄8(1695)年5月　㊔安永7年3月2日(1778年3月30日))、近世(やまうちみちよし)、国史(やまうちみちよし)、コン改(山内甚之丞　やまのうちじんのじょう)、コン改(生没年不詳)、コン4、新潮(㊔安永7(1778)年3月2日)、人名(山内甚之丞　やまうちじんのじょう)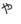

山野忠彦 やまのただひこ
明治33(1900)年～平成10(1998)年9月25日
昭和期の樹医。日本樹木保護協会会長。全国の名木・古木の治療にあたった。
¶植物、世紀、日人(㊍明治33(1900)年6月25日)

山野保 やまのたもつ
大正15(1926)年～
昭和～平成期の心理臨床家。浦和家庭裁判所主任調査官。
¶現執3期

山林良夫 やまばやしよしお
?　～
昭和～平成期の経営コンサルタント、税理士。日本病院経営研究所所長。
¶現執3期

山辺篤雅 やまべあつまさ
生没年不詳
江戸時代中期の医師。
¶国書

山村三郎 やまむらさぶろう
大正9(1920)年～昭和63(1988)年
昭和期の社会福祉事業家。
¶静岡歴、姓氏静岡

山村通庵 やまむらつうあん
＊～宝暦1(1751)年

江戸時代中期の医師。
¶コン改（[生]寛文11（1671）年），コン4（[生]寛文11（1671）年），コン5（[生]寛文11（1671）年），人名（[生]1672年），日人（[生]1672年），三重続（[生]寛文12年）

山村直次郎 やまむらなおじろう
安政3（1856）年8月15日～明治43（1910）年12月30日
江戸時代末期～明治期の医師。
¶埼玉人

山村秀夫 やまむらひでお
大正9（1920）年1月23日～
昭和期の麻酔科医。欧米の現代麻酔科学の移入紹介や日本麻酔学会の創設に尽力。
¶現朝，現執2期，現情，世紀，日人

山村英樹 やまむらひでき
昭和12（1937）年～平成8（1996）年
昭和～平成期の医師。専門は解剖学、発生学。
¶近医

山村雄一 やまむらゆういち
大正7（1918）年7月27日～平成2（1990）年6月10日
昭和期の内科医、免疫学者。癌に有効な非特異的免疫賦活剤CWSをつくる。
¶科学，近医，現朝，現情，現日，新潮，世紀，日人，日本，マス89

や

山村良哲 やまむらりょうてつ
文化8（1811）年～明治17（1884）年　[別]金武良哲《かねたけりょうてつ》
江戸時代末期～明治期の蘭学者、医師。肥前佐賀藩士。
¶佐賀百，幕末（金武良哲　かねたけりょうてつ），藩臣7

山室機恵子 やまむろきえこ
明治7（1874）年12月5日～大正5（1916）年7月12日
明治～大正期の社会事業家。更生施設「東京婦人ホーム」の主任として婦人救済の先頭に立つ。
¶朝日，岩手人，岩手百，キリ，近女，社史，女運，女史，女性，女性普，世紀，姓氏岩手，日人

山室箕陽 やまむろきよう
元文4（1739）年～天明7（1787）年8月　[別]山室箕陽《やまむろみよう》
江戸時代中期の備後福山藩医、儒学者。
¶国書，藩臣6（やまむろみよう）

山室軍平 やまむろぐんぺい
明治5（1872）年～昭和15（1940）年3月13日　[別]山室軍兵衛《やまむろぐんべえ》
明治～昭和期のキリスト教伝道者。歳末慈善鍋、婦人救済などに活躍。初の日本人救世軍司令官。
¶朝日（[生]明治5年8月20日（1872年9月22日）），岩史（[生]明治5（1872）年7月29日），岡山，岡山人，岡山百（[生]明治5（1872）年9月1日），岡山歴（[生]明治5（1872）年9月1日），角史，キリ（[生]明治5（1872）年9月1日），近現，群新百，現朝（[生]明治5年8月20日（1872年9月22日）），現日（[生]1872年9月1日），国史，コン改，コン5，史人（[生]1872年7月29日，（異説）8月20日），重要（[生]明治5（1872）年1月），新潮（[生]明治5（1872）年8月20日），人名7，世紀（[生]明治5（1872）年8月20日），世人（[生]明治5（1872）年1月），世百，先駆（山室軍兵衛　やまむろぐんべえ　[生]明治5（1872）年8月20日），全書，大百，哲学，伝記，日思，日史（[生]明治5（1872）年8月20日），日人（[生]明治5（1872）年8月20日），日本，百科，平日（[生]1872　[没]1940），民学，明治2，履歴（[生]明治5（1872）年8月20日），歴大

山室軍兵衛 やまむろぐんべえ
→山室軍平（やまむろぐんぺい）

山室松軒 やまむろしょうけん
享保14（1729）年～享和3（1803）年3月15日
江戸時代中期～後期の医師。
¶国書

山室民子 やまむろたみこ
明治33（1900）年9月18日～昭和56（1981）年11月14日
大正～昭和期の伝道及社会事業、キリスト教教育者。救世軍活動家で女性初の文部省視学官。
¶岡山歴，近女，現朝，現情，現人，コン改，コン4，コン5，社史（[没]1981年11月4日），女史，女性，女性普，世紀，日人，歴大

山室箕陽 やまむろみよう
→山室箕陽（やまむろきよう）

山本章夫 やまもとあきお
→山本渓愚（やまもとけいぐ）

山本郁夫 やまもとあやお
明治42（1909）年11月27日～平成5（1993）年4月21日
大正～平成期の微生物学者。東京大学教授。
¶岡山歴，科学，近医，現情

山本安良 やまもとあんりょう
生没年不詳
江戸時代後期の医師、儒者。
¶国書，日人

山本逸記 やまもといっき
生没年不詳
江戸時代後期の漢方本草学者。
¶島根歴

山本巌 やまもといわお
大正4（1915）年～平成2（1990）年
昭和～平成期の医師。専門は薬理学。
¶近医

山本卯吉 やまもとうきち
大正4（1915）年10月29日～平成17（2005）年2月26日
昭和期のプレス工。
¶視覚

山本雲渓 やまもとうんけい
安永9（1780）年～文久元（1861）年
江戸時代中期～末期の画家・医師。

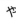

¶愛媛，愛媛人，愛媛百（[生]安永9（1780）年9月[没]文久1（1861）年5月28日），郷土愛媛（[生]1779年）

山本雲根 やまもとうんこん
生没年不詳
江戸時代後期の医師。
¶国書

山本永吉 やまもとえいきち
→山本亡羊（やまもとぼうよう）

山本瑛子 やまもとえいこ
明治36（1903）年2月8日～昭和54（1979）年1月18日
大正～昭和期の栄養士。長野県松代町保健所初代栄養士、長野県栄養士会会長。
¶キリ，女性，女性普，世紀，日人

山本馨 やまもとかおる
明治44（1911）年～昭和62（1987）年
大正～昭和期の医師。耳鼻咽喉科。
¶近医

山本霞岳 やまもとかがく
明和3（1766）年～天保10（1839）年
江戸時代後期の医師、漢学者。土佐高知藩校名教館学頭。
¶高知人，国書（[生]明和3（1766）年5月6日　[没]天保10（1839）年4月18日），人名，日人

山本荷兮 やまもとかけい
→荷兮（かけい）

山本和郎 やまもとかずお
昭和10（1935）年2月6日～
昭和～平成期の臨床心理学者、コミュニティ心理学者。慶応義塾大学教授。
¶現執1期，現執2期，現執3期，現執4期

山本一哉 やまもとかずや
昭和6（1931）年2月13日～
昭和～平成期の医師。総合母子保健センター愛育病院皮膚科部長。
¶現執4期

山元加津子 やまもとかつこ
昭和32（1957）年～
平成期の養護学校教諭、作家。
¶幻想

山本勉弥 やまもとかつや
明治18（1885）年～昭和35（1960）年　[別]山本勉弥《やまもとべんや》
昭和期の医師、郷土史家。
¶姓氏山口（やまもとべんや），山口人（[生]？）

山本簡斎 やまもとかんさい
？～宝永7（1710）年
江戸時代中期の神道家、医師、本草家。
¶国書（生没年不詳），人名

山本咸斎 やまもとかんさい
生没年不詳
江戸時代後期の医師。
¶国書

山本喜一郎 やまもときいちろう
明治44（1911）年11月～昭和58（1983）年7月27日
昭和期の水産学者、北海道大学名誉教授。専門は水産生理学。
¶科学

山本幾久馬 やまもときくま
万延1（1860）年～大正2（1913）年
明治～大正期の長野県県医。
¶長野歴

山本君代 やまもときみよ
明治32（1899）年12月27日～昭和43（1968）年11月15日
昭和期の社会事業家。ミード社会館館長。結核患者の家庭訪問等実践。豊中市教育委員長職務代理、淀川区社会館館長等歴任。
¶大阪人（[没]昭和43（1968）年11月），女性，女性普

山本匡輔 やまもときょうすけ
弘化3（1846）年～昭和6（1931）年
明治・大正期の医師。
¶長崎遊

山本恭庭 やまもときょうてい
生没年不詳
江戸時代後期の医師。
¶国書

山本暁得 やまもとぎょうとく
明治19（1886）年3月5日～昭和7（1932）年8月7日
大正～昭和期の鍼灸マッサージ師、僧侶。日本初の点字雑誌「仏眼」を発行。
¶視覚

山本清 やまもときよし
大正3（1914）年8月3日～昭和63（1988）年
昭和期の生理学者。
¶近医，群馬人

山本君清 やまもとくんせい
生没年不詳
江戸時代後期の医師。
¶国書

山本渓愚 やまもとけいぐ
文政10（1827）年1月9日～明治36（1903）年10月27日　[別]山本章夫《やまもとあきお，やまもとしょうふ》
明治期の儒医、本草学者、写生画家。京都府立美術学校講師、日本弘道会京都支部講師。25年にわたって久邇、賀陽両宮に参殿侍講の任にあたった。
¶科学，京都大，国書（山本章夫　やまもとしょうふ），植物，人名（山本章夫　やまもとあきお），姓氏京都，日人，美家（山本章夫　やまもとあきお）

山本玄懿 やまもとげんい
生没年不詳
江戸時代後期の医師・詩人。

や

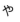

¶飛騨

山本元順 やまもとげんじゅん
生没年不詳
江戸時代中期の医師。
¶姓氏京都

山本玄仙 やまもとげんせん
生没年不詳
江戸時代前期の医師。
¶国書

山本顕三 やまもとけんぞう
嘉永1(1848)年〜大正13(1924)年
明治〜大正期の医学教育者。大阪府立医学校校長。
¶大阪人

山本孝斎 やまもとこうさい
天保7(1836)年〜明治38(1905)年
江戸時代後期〜明治期の半月村の俳人、歌人、医師。
¶姓氏愛知

山本孝介 やまもとこうすけ
？〜
大正期の東京帝国大学セツルメント参加者。
¶社史

山本弘堂 やまもとこうどう
天保6(1835)年〜明治40(1907)年
江戸時代末期〜明治期の医師、漢詩人、俳人。
¶高知人

山本鴻堂 やまもとこうどう
天保11(1840)年〜大正1(1912)年7月4日
江戸時代末期〜明治時代の本草家、志士。岩倉具視の命で豪商らを説いて政府資金を調達。
¶維新，幕末，幕末大(⊕天保11(1840)年11月8日)

山本五雲 やまもとごうん
？〜安政6(1859)年
江戸時代末期の眼科医。
¶眼科

山本左仲 やまもとさちゅう
？〜明和7(1770)年
江戸時代中期の詩人、医師。
¶長野歴

山本哲 やまもとさとる
明治18(1885)年9月16日〜昭和38(1963)年3月14日
明治〜昭和期の弓道家、医師、弓道教士。
¶弓道

山本茂夫 やまもとしげお
昭和9(1934)年6月19日〜
昭和期の地方公務員、社会福祉学家。蔵野市福祉保健部長、西水元ナーシングホーム施設長。
¶現執2期

山本慈昭 やまもとじしょう
明治35(1902)年1月25日〜平成2(1990)年2月15日
昭和期の福祉活動家。日中友好手をつなぐ会会長。
¶世紀，姓氏長野，日人

山本脩太郎 やまもとしゅうたろう
明治42(1909)年10月27日〜平成11(1999)年12月4日
昭和期の家畜病理学者。東京大学教授、日本獣医学会会長。レプトスピラの種々の培養株を歴代保存しその分類・研究で有名。
¶科学，現朝，現情，世紀，日人

山本秀夫 やまもとしゅうふ
生没年不詳
江戸時代末期〜明治期の本草家。
¶国書

山本俊一 やまもとしゅんいち
大正11(1922)年10月24日〜平成20(2008)年
昭和〜平成期の医学評論家。東京大学教授、聖路加看護大学副学長。
¶近医，現執2期

山本順達 やまもとじゅんたつ
文化12(1815)年〜文久1(1861)年
江戸時代末期の筑後久留米藩医。
¶藩臣7

山本順的 やまもとじゅんてき
生没年不詳
江戸時代中期の医師。
¶高知人

山本常市 やまもとじょういち
明治25(1892)年〜昭和57(1982)年
明治〜昭和期の医師。耳鼻咽喉科。
¶近医

山本荘策 やまもとしょうさく
文政7(1824)年4月〜明治17(1884)年7月4日
江戸時代末期・明治期の御役所御出入医師。
¶飛騨

山本庄助 やまもとしょうすけ
文化12(1815)年〜明治29(1896)年3月24日
江戸時代末期・明治期の医師。
¶飛騨

山本正伯 やまもとしょうはく
天明2(1782)年〜安政6(1859)年
江戸時代後期の越前福井藩医。
¶藩臣3

山本章夫 やまもとしょうふ
→山本渓愚(やまもとけいぐ)

山本信卿 やまもとしんきょう
弘化4(1847)年〜明治14(1881)年
明治期の医師。
¶長崎遊

山本信卿 やまもとしんけい
弘化4(1847)年〜明治14(1881)年7月
江戸時代後期〜明治期の医家。

¶大阪人

山本新作 やまもとしんさく
明治42(1909)年〜
昭和期の医師。
¶群馬人

山本杉 やまもとすぎ
明治35(1902)年8月19日〜平成7(1995)年9月9日
昭和期の政治家。国会議員、医学博士。
¶近女，政治

山本晋 やまもとすすむ
元治1(1864)年〜昭和19(1944)年
明治〜昭和期の医師で政治家。
¶新潟百

山本錫夫 やまもとせきふ
文化6(1809)年〜元治1(1864)年2月20日
江戸時代後期の本草学者。
¶国書(㊥文化6(1809)年7月7日)，新潮，日人

山本節庵(山本節安) やまもとせつあん
＊〜明治20(1887)年
江戸時代後期〜明治期の大洲藩医。
¶愛媛百(山本節安 ㊥文政4(1821)年10月10日 ㊦明治20(1887)年7月15日)，長崎遊(㊥文政3(1820)年)

山本大林 やまもとだいりん
戦国時代〜安土桃山時代の医師。武田家に仕えた医師のひとり。
¶武田

山本孝之 やまもとたかゆき
昭和期の医師。山本病院院長。
¶現執2期

山本滝之助 やまもとたきのすけ
明治6(1873)年11月15日〜昭和6(1931)年10月26日
明治〜昭和期の教育家、社会事業家。地域青年会の必要性を主張、青年団の結成を促進した。
¶朝日，岩史，教育，近現，国史，コン改，コン5，史人，社史(㊥1873年1月11日)，新潮，世紀，全書，哲学，日史，日人，百科，広島百，民学，歴大

山本正 やまもとただし
大正6(1917)年4月11日〜昭和56(1981)年7月27日
昭和期の医学者。東京都臨床医学総合研究所所長、東京大学教授。
¶近医，世紀，日人

山本達所 やまもとたっしょ
寛政7(1795)年11月11日〜慶応4(1868)年8月17日
江戸時代後期〜末期の医師。
¶国書

山本澹斎 やまもとたんさい
→山本澹泊斎(やまもとたんぱくさい)

山本澹泊斎 やまもとたんぱくさい
寛政10(1798)年〜明治2(1869)年 ㊙山本澹斎
《やまもとたんさい》
江戸時代末期の国学者、医師。
¶高知人，国書(㊥寛政10(1798)年1月18日 ㊦明治2(1869)年4月11日)，人名，日人，幕末(山本澹斎 やまもとたんさい ㊦1869年5月22日)，幕末大(山本澹斎 やまもとたんさい ㊦明治2(1869)年4月11日)

山本近 やまもとちかし
明治41(1908)年3月31日〜？
昭和期の鍼灸マッサージ師。盛岡陸軍病院マッサージ科で傷病兵の治療に携わる。
¶視覚

山本中斎 やまもとちゅうさい
寛政6(1794)年〜天保11(1840)年
江戸時代後期の医師、儒者。
¶江文，国書(㊦天保11(1840)年9月4日)，人名，長野歴，日人

山本天行 やまもとてんこう
？〜明治2(1869)年
江戸時代後期〜明治期の加賀藩医師。
¶姓氏石川

山本典薬大允 やまもとてんやくたいじょう，やまもとてんやくだいじょう
寛政7(1795)年〜？
江戸時代後期の典薬寮医師。
¶維新(やまもとてんやくだいじょう)，幕末，幕末大(㊥寛政7(1795)年11月11日)

山本道斎 やまもとどうさい
文化11(1814)年〜安政2(1855)年
江戸時代末期の医師、勤王家。
¶維新，国書(㊥文化11(1814)年5月2日 ㊦安政2(1855)年12月20日)，人名，姓氏富山，長崎遊，日人(㊦1856年)，幕末(㊥1814年6月 ㊦1856年1月27日)，幕末大(㊦安政2(1855)年12月22日)，ふる

山本道策 やまもとどうさく
文化1(1804)年〜元治1(1864)年
江戸時代末期の儒医。
¶人名，日人

山本時男 やまもとときお★
明治30(1906)年2月16日〜昭和52(1977)年8月5日
大正・昭和期の動物生理学者。"メダカ博士"として知られた。
¶秋田人2

山本徳一 やまもととくいち
明治11(1878)年12月15日〜昭和51(1976)年1月25日
明治〜昭和期の医師、社会事業家。
¶岡山人，岡山百，岡山歴，世紀，日人

山本利昭 やまもととしあき
生没年不詳

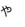

平成期の社会福祉活動家。NPO「共生舎」理事長。
¶紀南

山本俊平 やまもととしひら
明治31 (1898) 年~昭和64 (1989) 年
大正~昭和期の医師。皮膚科。
¶近医

山本訥斎 やまもととっさい
天保13 (1842) 年~明治29 (1896) 年
江戸時代末期~明治期の医師。漢方医術を為した。著書に「訥齋遺稿」がある。
¶人名, 新潟百, 日人

山本直樹 やまもとなおき
昭和20 (1945) 年~
昭和~平成期の医学博士。東京医科歯科大学教授。
¶YA

山本尚徳 やまもとなおのり
→山本尚徳 (やまもとひさのり)

山本農夫 やまもとのうふ
生没年不詳
江戸時代末期~明治期の本草家。
¶国書

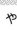

山本肇 やまもとはじめ
大正14 (1925) 年9月28日~
昭和~平成期の歯科学者。東京医科歯科大学教授。
¶世紀, 日人

山本八治 やまもとはちじ
明治14 (1881) 年~昭和42 (1967) 年
明治~昭和期の医師。外科 (肛門外科)。
¶近医

山本晴義 やまもとはるよし
昭和23 (1948) 年3月15日~
昭和~平成期の心療内科医師。心療内科、横浜労災病院心療内科部長、梅田病院院長。
¶現執3期, 現執4期

山本ヒサ やまもとひさ
明治16 (1883) 年1月10日~昭和36 (1961) 年3月25日
明治~昭和期の産婆。
¶根千

山本尚徳 やまもとひさのり
文政9 (1826) 年~明治4 (1871) 年8月15日 ㊙山本尚徳《やまもとなおのり》
江戸時代末期~明治期の武士、伊予大洲藩家老。殖産興業、洋学奨励、種痘普及などに努めた。
¶維新 (やまもとなおのり), 愛媛百 (㊃文政9 (1826) 年12月6日), 人名 (㊃1824年), 日人 (㊃1827年), 幕末, 藩臣6

山本英忠 やまもとひでただ
明治6 (1873) 年~昭和15 (1940) 年
明治~昭和期の海軍軍医少将。
¶姓氏長野, 長野歴

山本弘行 やまもとひろゆき
明治16 (1883) 年~昭和41 (1966) 年
明治~昭和期の医師。
¶姓氏岩手

山元文宅 やまもとぶんたく
天保14 (1843) 年~大正1 (1912) 年7月17日
江戸時代末期~明治時代の医師。八木生党塾を継いで開業。西南戦争で傷兵の治療に当たった。
¶幕末, 幕末大

山本勉弥 やまもとべんや
→山本勉弥 (やまもとかつや)

山本抱中 やまもとほうちゅう
天明3 (1783) 年~嘉永5 (1852) 年
江戸時代後期の外科医。
¶国書 (㊁嘉永5 (1852) 年4月23日), 幕末 (㊁1852年6月10日)

山本亡羊 やまもとぼうよう
安永7 (1778) 年~安政6 (1859) 年 ㊙山本永吉《やまもとえいきち》
江戸時代後期の本草家。小野蘭山に入門。京都本草学派の主導者。
¶朝日 (㊀安永7年6月16日 (1778年7月10日) ㊁安政6年11月27日 (1859年12月20日)), 維新 (山本永吉 やまもとえいきち), 科学 (㊁安政6 (1859) 年11月27日, 京都, 京都大, 国書 (㊀安永7 (1778) 年6月16日 ㊁安政6 (1859) 年11月27日), コン改, コン4, コン5, 思想史, 植物 (㊁安政6 (1859) 年11月27日), 新潮 (㊁安政6 (1859) 年11月27日), 人名, 姓氏京都, 日人, 幕末 (㊁1859年12月20日), 幕末大 (㊁安政6 (1860) 年12月27日), 洋学

山本甫斎 やまもとほさい
天明7 (1787) 年~天保12 (1841) 年
江戸時代中期~後期の蘭方外科医・幕府表御番医師。
¶新潟百

山本牧彦 やまもとまきひこ
明治26 (1893) 年3月1日~昭和60 (1985) 年8月24日
明治~昭和期の歌人、歯科医。
¶京都文, 写家

山本真 やまもとまこと
昭和2 (1927) 年~平成16 (2004) 年
昭和~平成期の医師。整形外科。
¶近医

山本正雄 やまもとまさお
大正1 (1912) 年8月28日~
昭和期の評論家。毎日新聞論説副委員長、日本福祉大学教授。
¶現執1期, 現執2期

山本昌木 やまもとまさき
大正10 (1921) 年9月13日~平成1 (1989) 年5月4日
昭和期の植物病理学者。専門はジャガイモ。島根大学名誉教授。

¶島根歴，植物

山本正彦 やまもとまさひこ
昭和2（1927）年～平成15（2003）年
昭和～平成期の医師。内科（呼吸器）。
¶近医

山本正淑 やまもとまさよし
大正5（1916）年6月15日～平成21（2009）年9月5日
昭和期の厚生官僚。
¶現情，履歴，履歴2

山本学 やまもとまなぶ
～昭和60（1985）年
昭和期の歯科医。
¶山口人

山本幹夫 やまもとみきお
大正2（1913）年～平成10（1998）年
昭和～平成期の医師。専門は公衆衛生学。
¶近医

山本道雄 やまもとみちお
昭和2（1927）年～平成11（1999）年
昭和～平成期の医師。麻酔科。
¶近医

山本美智子 やまもとみちこ
昭和27（1952）年～
昭和～平成期の医薬情報研究家。
¶YA

山本光昭 やまもとみつあき
昭和35（1960）年3月11日～
昭和～平成期の医師。茨城県保健福祉部長。
¶現執4期

山本致美 やまもとむねよし
生没年不詳
江戸時代後期の医師。
¶国書

山本ヤヲ やまもとやお，やまもとやを
明治8（1875）年～昭和30（1955）年3月8日
明治～昭和期の看護婦。日赤本部病院婦長。ロンドン陸軍病院勤務。ナイチンゲール記章受章。
¶近医（やまもとやを），現情，女性，女性普，人名7，世紀，日人（やまもとやを）

山本泰大 やまもとやすお
大正11（1922）年～平成9（1997）年
昭和～平成期の社会運動家。
¶近医

山本尤 やまもとゆう
昭和5（1930）年11月25日～
昭和～平成期の研究者。京都府立医科大学名誉教授、大阪電気通信大学名誉教授。
¶現執4期

山本譲 やまもとゆずる
大正12（1923）年3月8日～平成16（2004）年1月13日
昭和・平成期の金沢大学薬学部長。
¶石川現九

山本榕室 やまもとようしつ★
江戸時代後期の伊勢本草学者。
¶三重

山本与興 やまもとよきょう
→山本与興（やまもとよこう）

山本与興 やまもとよこう
宝暦3（1753）年～文化14（1817）年　[別]山本与興《やまもとよきょう》
江戸時代中期～後期の医師、加賀楽焼の陶工。御庭焼の一家。
¶朝日（生没年不詳），石川百（やまもとよきょう），人名，姓氏石川（[生]？），茶道，日人，美工

山本良明 やまもとよしあき
大正6（1917）年4月26日～平成11（1999）年1月18日
昭和期の弓道家、歯科医師、弓道錬士。
¶弓道

山本義男 やまもとよしお
明治41（1908）年～昭和61（1986）年
大正～昭和期の医師。専門は病理学。
¶近医

山本義茂 やまもとよししげ
明治44（1911）年1月23日～
昭和期の歯科矯正学者。東京歯科大学教授。
¶現情

山本良臣 やまもとよしたみ
生没年不詳　[別]館良臣《たちよしたみ》
江戸時代後期の医師、本草家。亡羊の弟子。
¶朝日，新潮（館良臣　たちよしたみ），日人

山本栗斎 やまもとりっさい，やまもとりつさい
天保14（1843）年11月17日～明治42（1909）年
明治期の医師、漢詩人。県会議員、上田村長を務めた後、医業に専念。詩作では「湖山詩史」などがある。
¶維新，郷土滋賀（やまもとりつさい），滋賀百（やまもとりつさい），滋賀文（[没]1909年11月1日），人名，日人（[生]1844年）

山本笠山 やまもとりゅうざん
天保9（1838）年～明治32（1899）年
江戸時代末期～明治期の儒医。志士と交遊し勤王の大義を提唱。家業の医師を継ぎ，傍ら村童を教えた。
¶岡山人，岡山歴（[没]明治32（1899）年5月），人名，長崎遊，日人

山本鹿州 やまもとろくしゅう
明和5（1768）年～天保12（1841）年
江戸時代後期の医師。「脈なし病」を初めて報告した。
¶茨城歴

山盛顕一 やまもりけんいち
明治37（1904）年～平成1（1989）年
昭和期の医師。

¶姓氏沖縄

山森順祐　やまもりじゅんゆう
明治28（1895）年〜昭和18（1943）年
大正〜昭和期の浄土真宗大谷派僧侶。明星寮を設立し子供の更生指導に献身。
¶兵庫百

山谷徳治郎（山谷徳次郎）**やまやとくじろう**
慶応2（1866）年〜昭和15（1940）年5月26日
明治〜昭和期の医師。
¶岡山人（山谷徳次郎），岡山百（山谷徳次郎），岡山歴（㊤慶応2（1866）年3月21日　㊦昭和15（1940）年5月16日），出文（㊤慶応2（1866）年3月21日），渡航（㊤1866年3月　㊦？）

山脇圭吉　やまわきけいきち
明治11（1878）年3月〜昭和22（1947）年7月26日
明治〜昭和期の獣医学者、農林省獣疫調査所所長。専門は家畜伝染病学。
¶科学

山脇玄修（山脇玄脩）**やまわきげんしゅう**
承応3（1654）年〜享保12（1727）年　㊨山脇玄脩《やまわきはるなか》
江戸時代中期の医師。
¶京都大（山脇玄脩　やまわきはるなか），国書（㊤享保12（1727）年10月2日），人名（山脇玄脩），姓氏京都（山脇玄脩），日人

山脇玄心　やまわきげんしん
＊〜延宝6（1678）年10月8日　㊨山脇玄心《やまわきはるなか》
江戸時代前期の医師。
¶京都大（やまわきはるなか　㊤慶長1（1596）年），国書（㊤文禄3（1594）年），人名（㊤1597年），姓氏京都（㊤1594年），世人（やまわきはるなか　㊤慶長2（1597）年），日人（㊤1594年，（異説）1597年）

山脇巻石　やまわきけんせき
延宝5（1677）年〜＊
江戸時代中期の医師。
¶人名（㊦1755年），日人（㊦1756年）

山脇元冲　やまわきげんちゅう
宝暦7（1757）年〜天保5（1834）年
江戸時代後期の医師。
¶京都大，姓氏京都

山脇新八　やまわきしんぱち★
文久1（1861）年2月15日〜昭和18（1943）年2月9日
明治〜昭和期の慈善家。失業者救済に尽力。
¶秋田人2

山脇道翁　やまわきどうおう
天明7（1787）年〜天保11（1840）年
江戸時代中期〜後期の医師。
¶姓氏愛知

山脇東海　やまわきとうかい
宝暦7（1757）年〜天保5（1834）年4月20日
江戸時代中期〜後期の医師。
¶国書

山脇道甫　やまわきどうほ
文政5（1822）年〜安政2（1855）年
江戸時代後期〜末期の医師。
¶姓氏愛知

山脇東門　やまわきとうもん
元文1（1736）年〜天明2（1782）年
江戸時代中期の医師。東洋の子。「玉砕臓図」を作製。
¶朝日（㊤元文1年8月18日（1736年9月22日）　㊦天明2年7月29日（1782年9月6日）），科学（㊤元文1（1736）年㊦8月18日），京都大（㊤享保20（1735）年），国書（㊤元文1（1736）年8月18日　㊦天明2（1782）年7月29日），コン改，コン4，コン5，新潮（㊤元文1（1736）年8月18日㊦天明2（1782）年8月18日），人名，姓氏京都（㊤1735年），世人，日人

山脇東洋　やまわきとうよう
宝永2（1705）年〜宝暦12（1762）年
江戸時代中期の医師。官許による人体解剖を行う。観察図誌「蔵志」を刊行。
¶朝日（㊤宝永2年12月18日（1706年2月1日）　㊦宝暦12年8月8日（1762年9月25日）），岩史（㊤宝永2（1705）年12月18日　㊦宝暦12（1762）年8月8日），江人，科学（㊤宝永2（1705）年12月18日　㊦宝暦12（1762）年8月8日），角史，京都大，近世，国史，国書（㊤宝永2（1705）年12月18日　㊦宝暦12（1762）年8月8日），コン改，コン4，コン5，史人（㊤1705年12月18日　㊦1762年8月8日），思想史，重要（㊦宝暦12（1762）年8月13日），新潮（㊤宝永2（1705）年12月18日　㊦宝暦12（1762）年8月8日），人名，姓氏京都，世人（㊦宝暦12（1762）年8月13日），世百，全書，大百，伝記，徳川将，日史（㊦宝暦12（1762）年8月9日），日人（㊤1706年），百科，平日（㊤1705　㊦1762），山川小（㊤1705年12月18日　㊦1762年8月8日），歴大

山脇玄心　やまわきはるなか
→山脇玄心（やまわきげんしん）

山脇玄脩　やまわきはるなか
→山脇玄修（やまわきげんしゅう）

矢村卓三　やむらたくぞう
大正7（1918）年〜平成17（2005）年
昭和〜平成期の医師。皮膚科。
¶近医

家森武夫　やもりたけお
明治45（1912）年〜昭和45（1970）年
昭和期の医師。専門は病理学。
¶近医

【ゆ】

湯浅うめ　ゆあさうめ
明治7（1874）年〜昭和22（1947）年
明治〜昭和期の看護師。

¶近医

湯浅恭一 ゆあさきょういち
大正14(1925)年～昭和63(1988)年
昭和期の内科医、歌人。
¶近医

湯浅権 ゆあさけん
安政5(1858)年～昭和23(1948)年
明治～昭和期の医師。
¶島根歴

湯浅謙 ゆあさけん
大正5(1916)年～平成22(2010)年
昭和～平成期の陸軍軍医(内科)。
¶近医

湯浅十框 ゆあさじっきょう
元治1(1864)年～昭和2(1927)年12月30日　[別]十框《とうかまち,とかまち》
明治～大正期の俳人、医師。福島県郡山で寿泉堂病院を開業。俳句は群峰吟社を創設。家集「十框句集」がある。
¶人名，世紀([生]元治1(1864)年8月20日)，日人，俳諧(十框　とかまち)，俳句(十框　とうかまち)

湯浅治郎 ゆあさじろう
嘉永3(1850)年～昭和7(1932)年6月7日
明治～大正期のキリスト教社会事業家、政治家。衆議院議員。キリスト教図書の出版、各地の教会堂建設に尽力。
¶郷土群馬，キリ([生]嘉永3年10月21日(1850年11月24日))，近現，群新百，群馬人([没]昭和5(1930)年)，群馬百，現朝([生]嘉永3年10月21日(1850年11月24日))，国史，コン改，コン5，史人([生]1850年10月21日)，社史([生]嘉永3年(1850年11月24日))，新潮([生]嘉永3(1850)年10月21日)，世紀([生]嘉永3(1850)年10月21日)，姓氏群馬([没]1930年)，日史([生]嘉永3(1850)年10月21日)，日人，平和，歴大

湯浅慎一 ゆあさしんいち
昭和13(1938)年10月5日～
昭和～平成期の法学者、哲学者。京都府立医科大学教授。
¶現執2期，現執3期，現執4期

湯浅泰仁 ゆあさたいじん
明治35(1902)年～
昭和期の歯科医師。
¶郷土千葉

湯浅大太郎 ゆあさだいたろう
明治30(1897)年～昭和37(1962)年
大正～昭和期の医学博士・福島県文化功労者。
¶福島百

湯浅温 ゆあさたずぬ
明治18(1885)年～昭和47(1972)年
明治～昭和期の医師。
¶島根歴

湯浅為之進 ゆあさためのしん
元治1(1864)年～昭和2(1927)年
明治～大正期の医師(内科・外科)。
¶近医

由井天山 ゆいてんざん
寛保1(1741)年～文化8(1811)年
江戸時代中期～後期の儒者。伊予松山藩儒官。医術にも通じた。
¶人名，日人

油井茂平 ゆいもへい
天保10(1839)年～明治35(1902)年
江戸時代後期～明治期の医師、名主。
¶姓氏長野

友我 ゆうが
寛文3(1663)年～享保14(1729)年
江戸時代前期～中期の俳人、医師。幕府医官。
¶日人，俳文([没]享保14(1729)年9月25日)

夕風秋近 ゆうかぜあきちか
江戸時代後期の狂歌師、医師。
¶人名，日人(生没年不詳)

結城有無之助 ゆうきうむのすけ
→結城無二三(ゆうきむにぞう)

結城キセ ゆうききせ
明治20(1887)年～昭和45(1970)年
明治～昭和期の助産婦。
¶姓氏岩手

結城五郎 ゆうきごろう
昭和18(1943)年1月20日～
昭和～平成期の小説家、内科医。
¶小説，ミス

結城文祐 ゆうきぶんゆう
文化10(1813)年～明治3(1870)年
江戸時代後期～明治期の町医。
¶庄内

結城無二三 ゆうきむにぞう
弘化2(1845)年～大正1(1912)年5月17日　[別]結城有無之助《ゆうきうむのすけ》
江戸時代末期～大正期の新撰組隊士。七条油小路における伊東甲子太郎襲撃の一員。維新後は甲府教会福祉士。
¶朝日([生]弘化2年4月17日(1845年5月22日))，維新，新撰(結城有無之助　ゆうきうむのすけ　[生]弘化2年4月17日)，日人，幕末，山梨百([生]弘化2(1845)年4月17日)

結城友伯 ゆうきゆうはく
元禄10(1697)年～宝暦9(1759)年
江戸時代中期の医師。
¶高知人

幽香亭 ゆうこうてい
生没年不詳
江戸時代後期の本草家。
¶国書

祐乗坊義空 ゆうじょうぼうぎくう
生没年不詳
南北朝時代の医師。
¶日人

祐乗坊義存 ゆうじょうぼうぎそん
生没年不詳
鎌倉時代後期～南北朝時代の製薬家。
¶日人

祐乗坊琇琁 ゆうじょうぼうしゅうせん
生没年不詳
戦国時代の医師。
¶日人

祐乗坊瑞景 ゆうじょうぼうずいけい
生没年不詳
室町時代の医師。
¶日人

有林 ゆうりん
？ ～応永17（1410）年　[別]有隣徳《うりんとく》
室町時代の臨済宗の僧、医師。
¶国書，仏教（有隣徳　うりんとく　[没]応永17（1410）年9月5日）

有隣 ゆうりん
？ ～元文6（1741）年2月17日
江戸時代中期の俳人・医師。
¶国書，俳文

湯川安貞 ゆかわあんてい
宝暦7（1757）年～寛政10（1798）年4月25日
江戸時代中期～後期の医師。
¶国書

湯川安道 ゆかわあんどう
生没年不詳
江戸時代後期の医師。
¶国書

湯川玄洋 ゆかわげんよう
*～昭和10（1935）年8月10日
明治～昭和期の医学者。
¶渡航（[生]1867年8月15日），和歌山人（[生]1865年）

油川太嘉子 ゆがわたかこ
明治12（1879）年～明治43（1910）年10月24日
明治期の看護婦。養生園。日赤の看護婦養成方法の欠点を改善。日本医学校付属病院主任女医。
¶女性，女性普

雪沢千代治 ゆきざわちよじ，ゆきさわちよじ
明治22（1889）年4月1日～昭和45（1970）年2月20日
昭和期の官僚、政治家。衆議院議員。のち日本医療団副総裁、東北電気製鉄取締役、東北製塩化学工業社長などをつとめた。
¶岩手人（ゆきさわちよじ），岩手百（ゆきさわちよじ），愛媛，京都大，世紀，政治，姓氏岩手，姓氏京都，日人

雪永政枝 ゆきながまさえ
明治42（1909）年～昭和61（1986）年
大正～昭和期の看護師（従軍看護婦）。
¶近医

幸ふく（幸フク） ゆきふく
明治2（1869）年～昭和29（1954）年
明治～昭和期の社会事業家。南大分小学校付属幼稚園、城南女学校の創設に尽力。紺綬褒章受章。教育功労者。
¶大分百，大分歴（幸フク），学校（幸フク　[没]昭和29（1954）年2月），女性，女性普

行吉哉女 ゆきよしかなめ
明治36（1903）年12月17日～平成15（2003）年10月7日
昭和期の教育者。神戸女子大学学長。著書に「洋装研究」「基礎代謝の季節変化の人種的差異に関する研究」など。栄養生理に関する研究により医学博士。
¶学校，近女，現情，世紀，日人，兵庫百

行武正刀 ゆくたけまさと
昭和10（1935）年～平成21（2009）年
昭和～平成期の医師。内科（呼吸器）。
¶近医

弓削経一 ゆげつねかず
明治39（1906）年10月28日～昭和62（1987）年12月18日
大正～昭和期の医師。眼科。
¶科学，近医

弓削道鏡 ゆげのどうきょう
→道鏡（どうきょう）

遊佐快慎 ゆさかいしん
文化12（1815）年～明治24（1891）年
江戸時代後期～明治期の医師。
¶姓氏宮城

遊佐吉之丞 ゆさきちのじょう
明治5（1872）年1月11日～？　[別]手島誠之進
明治期の医師、要視察人。
¶アナ，社史

遊佐清有 ゆさせいゆう
昭和4（1929）年～昭和59（1984）年
昭和期の医師。専門は生理学（体育生理学）。
¶近医

遊佐東庵 ゆさとうあん
？ ～文政12（1829）年
江戸時代後期の医師。
¶国書

遊佐良雄 ゆさよしお
明治31（1898）年～昭和59（1984）年
大正～昭和期の医師。眼科。
¶岩手人，近医，姓氏岩手

柚木祥三郎 ゆのきしょうざぶろう
明治31（1898）年～昭和35（1960）年
大正～昭和期の医師。産婦人科。
¶近医

ゆ

柚木太玄　ゆのきたいげん
　？～天明8（1788）年　㉝柚木綿山《ゆのきめんざん》
　江戸時代中期の儒者、眼科医。
　¶眼科（㊤享保10（1725）年　㉜天明8（1788）年7月8日），京都大，国書（柚木綿山　ゆのきめんざん　㉜天明8（1788）年7月8日），新潮（㊤享保11（1726）年　㉜天明8（1788）年7月4日），人名（柚木綿山　ゆのきめんざん），姓氏京都（生没年不詳），日人

柚木太淳　ゆのきたいじゅん
　宝暦12（1762）年～享和3（1803）年2月18日
　江戸時代中期～後期の眼科医。眼科領域に西洋医学を導入。
　¶朝日（㊤享和3年2月18日（1803年4月9日）），科学，眼科，京都大，近世，国史，国書，新潮，人名（㊤？），姓氏京都（生没年不詳），日人，洋学

柚木太輔　ゆのきたいゆう
　？～寛政8（1796）年7月8日
　江戸時代中期～後期の医師。
　¶国書

柚木知雄　ゆのきちゆう
　正徳4（1714）年～寛政4（1792）年
　江戸時代中期～後期の儒者、医師。
　¶日人

柚木常盤　ゆのきときわ
　宝暦13（1763）年～文化6（1809）年6月24日
　江戸時代後期の本草学者。
　¶眼科，国書，洋学

柚木馥　ゆのきふく
　昭和10（1935）年11月22日～
　昭和期の障害児教育学者。桜花学園大学教授。
　¶現執1期，現執2期

柚木綿山　ゆのきめんざん
　→柚木太玄（ゆのきたいげん）

弓場貫一　ゆばかんいち
　明治13（1880）年～昭和3（1928）年2月4日
　明治～昭和期の医師。
　¶世紀，日人

柚原格造　ゆらかくぞう
　天保13（1842）年5月～大正9（1920）年9月2日
　明治・大正期の医師。
　¶飛騨

柚原三栄　ゆらさんえい
　寛政8（1796）年～文政8（1825）年6月27日
　江戸時代後期の御役所御出入医師。
　¶飛騨

柚原三省(1)　ゆらさんせい
　元禄7（1694）年～明和7（1770）年11月24日
　江戸時代中期の医師。
　¶飛騨

柚原三省(2)　ゆらさんせい
　元文1（1736）年～文化9（1812）年4月3日
　江戸時代後期の御役所御出入医師、武道家。
　¶飛騨

柚原三省(3)　ゆらさんせい
　宝暦7（1757）年～天保2（1831）年8月15日
　江戸時代後期の御役所御出入医師。
　¶飛騨

柚原重右衛門　ゆらじゅうえもん
　生没年不詳
　江戸時代後期の医師。
　¶飛騨

柚原梅春　ゆらばいしゅん
　文化11（1814）年～嘉永4（1851）年6月11日
　江戸時代後期の御役所御出入医師。
　¶飛騨

柚原兵衛門　ゆらひょうえもん
　～宝永6（1709）年1月19日
　江戸時代中期の医師。
　¶飛騨

柚原正富　ゆらまさとみ
　明治35（1902）年11月10日～昭和47（1972）年8月16日
　大正・昭和期の開業医。高山市文化協会長。
　¶飛騨

由比晋　ゆひしん
　→進藤虚籟（しんどうきょらい）

湯槇ます　ゆまきます
　明治37（1904）年11月10日～平成3（1991）年4月30日
　大正～昭和期の看護婦。聖路加国際病院総婦長、東京大学教授。国内外を問わず活躍。日本看護協会会長を歴任。フローレンス・ナイチンゲール記章受章。
　¶岡山歴，科学，近医，女史，世紀，全書，日人

弓倉繁家　ゆみくらしげいえ
　明治24（1891）年8月27日～昭和28（1953）年8月23日
　大正～昭和期の歯科医学者。府立大阪医科大学教授。大阪大学歯学部設立に尽力。
　¶大阪人（㉜昭和28（1953）年8月），科学，近医，現情，人名7，世紀，日人

弓倉礼一　ゆみくられいいち
　昭和4（1929）年1月2日～
　昭和～平成期の経営者。旭化成工業社長。医薬品部門などに事業を拡大。
　¶世紀，日人

弓崎達記　ゆみざきたつき
　嘉永2（1849）年～大正3（1914）年
　江戸時代末期～大正期の医師。
　¶大分歴

湯本アサ　ゆもとあさ
　明治35（1902）年～昭和54（1979）年
　昭和期の教育者・社会衛生学者。
　¶神奈女（㊤明治35（1902）年6月20日　㉜昭和54

(1979)年11月2日)，群馬人

湯本求真 ゆもときゅうしん
明治9(1876)年3月21日～昭和16(1941)年10月22日
明治～昭和期の漢方医。
¶石川現九，科学，近医，世紀，日人

湯本彦粛 ゆもとげんしゅく
寛政12(1800)年～弘化4(1847)年
江戸時代後期の医師。
¶姓氏群馬

湯本俊斎 ゆもとしゅんさい
文化7(1810)年～天保14(1843)年
江戸時代後期の医師。
¶群新百，群馬人，群馬百，国書(生没年不詳)，姓氏群馬([生]1811年)

由本正秋 ゆもとまさあき
大正1(1912)年～平成7(1995)年11月12日
昭和期の医師。
¶世紀([生]大正1(1912)年8月31日)，日人([生]大正1(1912)年8月3日)

湯本妙英 ゆもとみょうえい
寛保2(1742)年～文化2(1805)年
江戸時代中期～後期の医師。
¶姓氏群馬

湯本幸常 ゆもとゆきつね
？ ～寛文9(1669)年
江戸時代前期の医師。
¶姓氏群馬

由良箕山 ゆらきざん
元文4(1739)年～文化3(1806)年
江戸時代中期～後期の医師、儒者。
¶大阪墓([没]文化2(1805)年5月25日)，国書([没]文化3(1806)年5月24日)，人名，日人

由良二郎 ゆらじろう
昭和3(1928)年～平成21(2009)年
昭和～平成期の医師。外科(消化器)。
¶近医

由良政秀 ゆらまさひで
天保3(1832)年～明治25(1892)年
江戸時代末期～明治期の丹波綾部藩医。
¶藩臣5

由利春悦 ゆりしゅんえつ★
元文2(1737)年～享和2(1802)年8月
江戸時代後期の院内大山氏のお抱え医。
¶秋田人2

由利太郎 ゆりたろう
明治42(1909)年～昭和51(1976)年
昭和期の医師。
¶群馬人

【よ】

養阿 ようあ
生没年不詳
鎌倉時代の念仏僧。善光寺療病院の開祖。
¶姓氏長野，長野歴

栄西 ようさい
→栄西(えいさい)

庸山景庸(1) ようざんけいよう
永禄2(1559)年～寛永3(1626)年　[別]景庸《けいよう》
安土桃山時代～江戸時代前期の臨済宗の医僧。妙心寺86世。
¶人名，日人，仏教([没]寛永3(1626)年7月17日)，仏人(景庸　けいよう)

庸山景庸(2) ようざんけいよう
寛永2(1625)年～元禄3(1690)年
江戸時代前期の臨済宗の医僧。妙心寺86世。
¶姓氏京都

養信斎(糟尾) ようしんさい
[別]糟尾左衛門尉《かすおさえもんのじょう》，糟尾養信斎《かすおようしんさい》
江戸時代前期の児玉郡金屋村の名医。
¶後北(養信斎)，埼玉百(糟尾養信斎　かすおようしんさい)，武田(糟尾左衛門尉　かすおさえもんのじょう)

養方軒パウロ ようほうけんぱうろ
？ ～慶長1(1596)年　[別]浄法軒《じょうほうけん》，養甫軒《ようほけん》，養甫軒パウロ《ようほけんぱうろ》，バルトロメオ，パウロ
戦国時代～安土桃山時代のキリシタン。若狭生まれの医師。
¶朝日([生]永正5(1508)年頃)，近世([没]1595年)，国史([没]1595年)，国書([生]永正5(1508)年頃？ [没]文禄4(1595)年)，史人([生]1508年？ [没]1595年)，新潮([生]永正11(1514)年頃)，人名(浄法軒　じょうほうけん)，世人，世百(養甫軒パウロ　ようほけんぱうろ)，戦人(養甫軒　ようほけん)，戦補(養甫軒　ようほけん)，対外([生]？　[没]1595年)，日人([没]1595年)

養甫軒 ようほけん
→養方軒パウロ(ようほうけんぱうろ)

養甫軒パウロ ようほけんぱうろ
→養方軒パウロ(ようほうけんぱうろ)

容楊黛 ようようたい
生没年不詳　[別]容楊黛《びょうまゆずみ》
江戸時代中期の医師、歌舞伎作者。安永9年～天明3年頃に活躍。
¶朝日，歌舞，歌舞新，芸能，国書，コン改，コン4，新潮，人名，大百，日人，百科

よ

養老静江　ようろうしずえ
　明治32（1899）年11月16日〜平成7（1995）年3月
　22日
　昭和期の医師。
　¶神奈女，女性普

与倉東隆　よくらとうりょう
　→与倉東隆（よくらはるたか）

与倉東隆　よくらはるたか
　文久1（1861）年9月11日〜大正9（1920）年　㊙与
　倉東隆《よくらとうりょう》
　明治〜大正期の獣医学者。東京獣医講習所創立者。
　¶科学（㉔1920年（大正9）1月26日），渡航（よく
　　らとうりょう　㉔1920年1月27日）

横井玄同　よこいげんどう
　生没年不詳
　江戸時代中期の医師。
　¶国書

横井佐恭　よこいさきょう
　明治18（1885）年3月8日〜昭和12（1937）年6月
　28日
　明治〜昭和期の医師。
　¶高知先

横井璨　よこいさん
　生没年不詳
　江戸時代後期の医師。
　¶国書

横井晋　よこいすすむ
　大正11（1922）年〜平成8（1996）年
　昭和〜平成期の医師。精神科。
　¶近医

横井知　よこいとし
　大正9（1920）年〜平成6（1994）年
　昭和〜平成期の保健婦。
　¶姓氏岩手

横井信之　よこいのぶゆき
　弘化4（1847）年〜明治24（1891）年5月21日
　江戸時代末期〜明治時代の医師。名古屋鎮台病院
　院長，陸軍軍医総監。西南の役の際に大阪陸軍本
　病院副長として活躍。
　¶愛知百（㊤1847年7月26日），姓氏愛知，幕末，
　　幕末大，洋学

横尾安夫　よこいやすお
　明治32（1899）年〜昭和60（1985）年
　大正〜昭和期の医師。専門は解剖学。
　¶近医

横井隆俊　よこいりゅうしゅん
　明治44（1911）年11月15日〜昭和55（1980）年2月
　26日
　昭和期の僧侶，社会事業家。法蔵寺住職。
　¶世紀，日人

横内栓太郎　よこうちせんたろう
　慶応1（1865）年7月〜大正2（1913）年6月14日
　明治期の医師。

¶岡山人，岡山歴

吉浦春洞　よこうらしゅんとう
　*〜文久2（1862）年　㊙吉浦春洞《よしうらしゅん
　　どう》
　江戸時代後期〜末期の医師。
　¶島根百（㊤?），島根歴（よしうらしゅんどう
　　㊤天保9（1838）年）

横尾玄鑑　よこおげんかん
　宝永4（1707）年〜明治4（1871）年
　江戸時代後期〜明治期の医師。
　¶姓氏宮城

横尾碩庵　よこおせきあん★
　生没年不詳
　江戸時代前期の医師。
　¶秋田人2

横川有孚　よこかわありざね
　生没年不詳
　江戸時代後期の医師。
　¶国書

横川定　よこがわさだむ，よこかわさだむ
　明治16（1883）年7月21日〜昭和31（1956）年6月
　18日
　明治〜昭和期の寄生虫学者。横川吸虫の発見は国
　際的に有名。その他，肺吸虫などの研究に業績を
　あげる。
　¶岡山百（㉔昭和31（1956）年6月25日），岡山歴
　　（よこかわさだむ），科学，近医，現情（よこか
　　わさだむ　㊤1883年7月），人名7，世紀，日人
　　（㉔昭和31（1956）年6月25日）

横河秋濤　よこかわしゅうとう
　文政5（1822）年〜明治18（1885）年8月28日
　江戸時代後期〜明治期の医家。
　¶兵庫人，兵庫百

横川正臣　よこかわまさおみ
　生没年不詳
　明治期の医師。初代須賀川病院長。
　¶福島百

横川正之　よこかわまさゆき
　昭和4（1929）年〜平成9（1997）年
　昭和〜平成期の医師。泌尿器科。
　¶近医

横川宗雄　よこかわむねお
　大正7（1918）年4月15日〜平成7（1995）年5月3日
　昭和〜平成期の医師。専門は寄生虫学。
　¶科学，近医

横木国臣　よこぎくにおみ
　明治36（1903）年11月21日〜平成2（1990）年
　昭和〜平成期の植物病理学者。
　¶島根百，島根歴

横倉誠次郎　よこくらせいじろう
　明治28（1895）年〜昭和31（1956）年
　明治〜昭和期の海軍軍医（整形外科），放射線科。
　¶近医

余吾古庵 よごこあん
元和2（1616）年～元禄8（1695）年
江戸時代前期の医師。
¶茶道，日人

横地楚山 よこじそざん
→横地楚山（よこちそざん）

横地島狄子 よこじとうてきし
→横地島狄子（よこちとうてきし）

横島浩 よこしまひろし
昭和36（1961）年6月28日～
昭和～平成期の作曲家、養護教師（和光養護学校）。
¶作曲

横田艶士 よこたえんし
→艶士（えんし）

横田嘉右衛門 よこたかえもん
明治30（1897）年9月27日～昭和56（1981）年9月24日
大正～昭和期の薬学者、有機製造化学者。富山大学長。
¶科学，富山百

横田熊五郎 よこたくまごろう
明治7（1874）年～昭和28（1953）年
明治～昭和期の獣医。
¶姓氏岩手

横田耕三 よこたこうぞう
昭和7（1932）年～平成19（2007）年
昭和～平成期の医師。産婦人科。
¶近医

横田毅 よこたしのぶ
天保3（1832）年～明治41（1908）年 [別]横田毅《よこたたけし》
江戸時代末期～明治期の医師。
¶人名（よこたたけし [生]1831年），姓氏愛知，長崎遊，日人，幕末，幕末大，藩臣4

横田甚太郎 よこたじんたろう
明治40（1907）年3月16日～平成15（2003）年5月3日
大正～昭和期の社会運動家。三島無産者診療所を開設。戦後は衆院議員に当選。
¶社運，世紀，政治，日人

横田素一郎 よこたそいちろう
明治28（1895）年～昭和57（1982）年
明治～昭和期の医師。内科。
¶近医

横田宗碩 よこたそうせき
～弘化3（1846）年
江戸時代後期の医師。
¶長崎遊

横田大助 よこただいすけ
明治24（1891）年～？
大正～昭和期の歯科医師、京都府議会議員。
¶姓氏京都

横田貴史 よこたたかし
昭和23（1948）年2月19日～
昭和～平成期の薬学者。
¶現執3期

横田毅 よこたたけし
→横田毅（よこたしのぶ）

横田健 よこたたけし
大正15（1926）年8月7日～平成13（2001）年12月12日
昭和～平成期の医師。専門は細菌学。
¶科学，近医

横田武三 よこたたけぞう
明治19（1886）年～昭和20（1945）年
明治～昭和期の新潟医科大学教授、生理学者、ローマ字論者。
¶新潟百別

横田俊孚 よこたとしざね
宝永1（1704）年10月24日～明和9（1772）年11月9日
江戸時代中期の藩士・医師。
¶国書

横谷藍水 よこたにらんすい
享保5（1720）年～安永7（1778）年11月29日 [別]横谷玄圃《よこやげんぽ》，横谷藍水《よこやらんすい》
江戸時代中期の鍼医、漢詩人。
¶江文，国書（よこやらんすい），詩歌（横谷玄圃 よこやげんぽ），史人（よこやらんすい），人名（横谷玄圃 よこやげんぽ），日人（[没]1779年），百科，和俳（横谷玄圃 よこやげんぽ）

横田浩吉 よこたひろよし
明治25（1892）年10月7日～昭和28（1953）年9月
大正～昭和期の医学者。
¶徳島歴

横田美枝 よこたみえ
～平成20（2008）年
昭和・平成期の女性。名古屋市昭和区ボランティア連絡協議会会長。
¶愛知女

横田利三郎 よこたりさぶろう
明治7（1874）年～明治36（1903）年
明治期の伝染病学者。
¶近医

横地元丈 よこちげんじょう
文政1（1818）年～慶応3（1867）年
江戸時代末期の越中富山藩医。
¶姓氏富山，藩臣3

横地宗庭 よこちそうてい
明治14（1881）年9月28日～昭和39（1964）年1月30日
昭和期の花道家、医師。相阿弥正流18代家元。
¶現情

横地楚山　よこちそざん, よこぢそざん
？　～＊　[別]横地楚山《よこじそざん》
江戸時代中期の医師。
¶国書（[没]延享3（1746）年4月25日），人名（[没]1746年），新潟百別（よこぢそざん　[没]1745年），日人（よこじそざん　[生]1696年　[没]1745年）

横地島狄子　よこちとうてきし, よこぢとうてきし
？　～元禄15（1702）年　[別]横地島狄子《よこじとうてきし》
江戸時代前期～中期の医師。
¶国書（[没]元禄15（1702）年5月），人名，新潟百別（よこぢとうてきし），日人（よこじとうてきし）

横地守忠　よこちもりただ, よこぢもりただ
生没年不詳
江戸時代中期の医師。
¶国書，新潟百別（よこぢもりただ）

横手英一　よこてえいいち
明治39（1906）年2月22日～昭和56（1981）年6月28日
大正～昭和期の医師。
¶世紀，日人

横手千代之助　よこてちよのすけ
明治4（1871）年1月15日～昭和16（1941）年11月14日
明治～昭和期の衛生学者。東京帝国大学教授。27冊の「社会衛生叢書」を企画したが、未完に終わった。
¶科学，近医，新潮，人名7，世紀，渡航，日人

横堀栄　よこぼりさかえ
大正3（1914）年8月28日～
昭和期の航空宇宙医学者。防衛医科大学校教授。
¶現情

横堀精研　よこぼりせいけん
明治31（1898）年～昭和49（1974）年
大正～昭和期の政治家。警察署長、日本赤十字社栃木県事務局長、茂木町議会議員。
¶栃木歴

横幕武良子　よこまくむらこ
嘉永6（1853）年～大正6（1917）年9月13日
明治～大正期の社会事業家。愛国婦人会神田支部、海事協会婦人部などに尽力。「廃兵の母」と呼ばれる。
¶女性，女性普，人名，世紀，日人

横森周信　よこもりちかのぶ
大正14（1925）年～
昭和期の医学研究者、児童文学作家。
¶児人

横谷玄圃　よこやげんぽ
→横谷藍水（よこたにらんすい）

横山一格　よこやまいちかく
明治13（1880）年3月～昭和8（1933）年1月23日
明治～昭和期の医師。
¶世紀，日人

横山栄久　よこやまえいきゅう
安永8（1779）年～嘉永1（1848）年
江戸時代中期～後期の医師。
¶高知人，高知百

横山硈　よこやまかたし
明治27（1894）年～昭和35（1960）年
明治～昭和期の医師。皮膚科。
¶近医

横山京蔵　よこやまきょうぞう
慶応3（1867）年～大正15（1926）年
明治～大正期の政治家。群馬県議会議員、医師。
¶群馬人

横山国輝　よこやまくにてる
明治40（1907）年7月7日～平成5（1993）年7月17日
昭和期の弓道家、歯科医師、弓道教士。
¶弓道

横山恵作（横山蕙作）　よこやまけいさく
文政9（1826）年～明治5（1872）年
江戸時代末期～明治時代の医師。医業のかたわら、家塾で子弟教育をおこなった。
¶高知人（横山蕙作），幕末（[没]1872年3月5日），幕末大（[没]明治5（1872）年1月26日）

横山玄庵　よこやまげんあん
江戸時代後期の眼科医。
¶眼科

横山元格　よこやまげんかく
万治3（1660）年～享保5（1720）年
江戸時代前期～中期の医師。
¶島根歴

横山謙斎　よこやまけんさい
文政7（1824）年8月7日～明治36（1903）年8月14日
明治期の医師。
¶岡山人，岡山百，岡山歴

横山玄周　よこやまげんしゅう
生没年不詳
江戸時代後期の鍼医。医学館医学頭格。
¶秋田人2，国書

横山謙介　よこやまけんすけ
弘化1（1844）年～大正4（1915）年
江戸時代末期～明治期の英学者、医師。仙台藩英学校、共立病院などで英学、医学を教授。
¶姓氏宮城，長崎遊，洋学

横山謙堂　よこやまけんどう
文政7（1824）年～明治36（1903）年
江戸時代末期～明治期の医師。岡山藩種痘医をへて、教育分野に転じ各地の小学校で教鞭を執る。
¶洋学

横山源之助　よこやまげんのすけ
明治4（1871）年2月21日～大正4（1915）年6月3日
明治期の社会問題研究家。「毎日新聞」記者。「日本之下層社会」を刊行。

¶朝日（[生]明治4年2月21日（1871年4月10日）），岩史，角史，近現，近文，国史，コン改，コン5，史人，社運（[生]1870年），社史，重要，新潮，新文，人名，世紀，姓氏富山，世人（[生]明治3（1870）年），世百，全書，大百，富山人，富山百，富山文，日思，日史，日人，日本，百科，ふる，文学，平和，民学，歴大

横山宗甫　よこやましゅうほ
安永2（1773）年～弘化2（1845）年
江戸時代中期～後期の医師、漢学者。
¶島根歴

横山潤　よこやまじゅん
？　～寛政11（1799）年
江戸時代中期～後期の本草家。
¶国書（[没]寛政11（1799）年11月5日），植物，日人（[生]1747年）

横山正松　よこやましょうまつ
大正2（1913）年～平成4（1992）年
昭和～平成期の医師。専門は生理学。
¶近医

横山正逸　よこやませいいつ
江戸時代の眼科医。
¶眼科

よ

横山耐雪　よこやまたいせつ
慶応4（1868）年5月1日～大正12（1923）年8月26日
明治～大正期の漢詩人、医師。
¶島根人，島根百，島根歴，世紀，日人

横山忠雄　よこやまただお
明治34（1901）年2月13日～*
大正～昭和期の蚕糸学者、農林省蚕業試験場長。専門は昆虫生理学。
¶科学（[没]1980年（昭和55）2月7日），現情（[没]1981年2月7日）

横山董　よこやまただす
弘化3（1846）年～明治34（1901）年
江戸時代後期～明治期の医師。
¶高知人

横山哲朗　よこやまてつろう
大正15（1926）年～平成18（2006）年
昭和～平成期の医師。内科（呼吸器）。
¶近医

横山梅荘　よこやまばいそう
弘化3（1846）年～明治31（1898）年
明治期の医師。
¶長崎遊

横山白虹　よこやまはくこう
明治32（1899）年11月8日～昭和58（1983）年11月18日　[別]横山白虹《よこやまはっこう》
大正～昭和期の外科医、俳人。全国市議会議長会副会長。「自鳴鐘」を創刊・主宰。
¶近文，現朝（よこやまはっこう），現執2期，現情（よこやまはっこう），現俳，詩作（よこやまはっこう），新文，世紀，日人，俳文，福岡文（よこやまはっこう），文学，北海道文

横山白虹　よこやまはっこう
→横山白虹（よこやまはくこう）

横山フク　よこやまふく
明治40（1907）年2月16日～平成3（1991）年11月4日
昭和期の助産婦。参議院議員。日本助産婦会を結成し開業助産婦のために尽力。
¶現朝，現情，世紀，政治，日人

横山正勝　よこやままさかつ
昭和18（1943）年3月29日～
昭和～平成期の声楽家、音楽療法家。
¶音人3

横山正義　よこやままさよし
昭和11（1936）年10月8日～
昭和期の医師。胸部外科、東京女子医科大学附属病院教授。
¶現執2期

横山増右衛門　よこやまますえもん
明治21（1888）年3月21日～昭和18（1943）年9月21日
明治～昭和期の滋賀県東桜谷村長。小学校舎の新改築、診療所の設置などを進めた。
¶世紀，日人

横山通幹　よこやまみちもと
明治31（1898）年2月4日～昭和37（1962）年3月25日
大正～昭和期の医師。
¶宮崎百

横山好子　よこやまよしこ
明治6（1873）年～明治40（1907）年
明治期の社会事業家。矯正看護婦会を組織、看護婦を養成。私財を投じ困窮している軍人遺児を養育。
¶女性（[没]明治40（1907）年2月），女性普（[没]明治40（1907）年2月），世紀（[没]明治40（1907）年3月4日），日人（[没]明治40（1907）年3月4日）

横山良平　よこやまりょうへい
文政2（1819）年～明治26（1893）年
江戸時代後期～明治期の医師。
¶長崎遊

横山廉造　よこやまれんぞう
文政11（1828）年1月4日～明治17（1884）年3月17日
江戸時代後期～明治時代の在村蘭方医。
¶岡山歴，幕末大

横谷藍水　よこやらんすい
→横谷藍水（よこたにらんすい）

横湯園子　よこゆそのこ
昭和14（1939）年10月25日～
昭和～平成期の教育学者、児童青年精神医学者。千葉県市川市教育センター専門研究員、女子美術大学助教授。
¶現執3期，現執4期

与謝野光 よさのひかる
明治36(1903)年1月7日～平成4(1992)年4月16日
昭和期の衛生技術者。
¶近医, 履歴, 履歴2

与謝野礼厳 よさのれいげん
→与謝野礼厳(よさのれいごん)

与謝野礼厳 よさのれいごん
文政6(1823)年9月13日～明治31(1898)年8月17日 [別]与謝野礼厳《よさのれいげん》
江戸時代末期～明治期の僧侶、歌人。勤王僧として活躍。のち教育施設設立、鉱業・養蚕業の奨励に尽力。京都に療病院を開設。
¶維新, 京都府, 京都文, 近文, 詩歌, 真宗, 人書79, 新潮, 新文, 人名(よさのれいげん), 日人, 幕末, 福井百, 仏人, 文学, 和俳

吉井丑三郎 よしいうしさぶろう
*～昭和3(1928)年3月19日
明治～大正期の耳鼻咽喉科。
¶近医([生]明治10(1877)年), 渡航([生]1878年4月21日)

吉井英一 よしいえいいち
昭和6(1931)年3月14日～平成24(2012)年9月16日
昭和～平成期の薬学者、富山医科薬科大学名誉教授。専門は有機合成化学。
¶科学

吉井玄化 よしいげんか
明和8(1771)年～天保13(1842)年
江戸時代後期の陸奥三春藩医。
¶藩臣2

吉泉豊晴 よしいずみとよはる
昭和33(1958)年～
昭和～平成期の障害者福祉研究者、障害者用ソフトウェア開発者。
¶視覚

吉井隆博 よしいたかひろ
大正14(1925)年～昭和53(1978)年
昭和期の医師。専門は病理学。
¶近医

吉井直三郎 よしいなおさぶろう
明治44(1911)年～平成9(1997)年
大正～平成期の医師。専門は生理学。
¶近医

吉井信夫 よしいのぶお
昭和3(1928)年12月10日～
昭和～平成期の脳神経外科医師。脳神経外科、東邦大学医学部教授・附属大橋病院副院長。
¶現執3期

吉井甫 よしいはじめ
明治33(1900)年～昭和44(1969)年5月16日
昭和期の植物病理学者。九州大学教授。
¶科学([生]1900年(明治33)3月13日), 現情([生]1900年3月)

吉浦春洞 よしうらしゅんどう
→吉浦春洞(よこうらしゅんとう)

義江義雄 よしえよしお
明治35(1902)年～平成7(1995)年
大正～平成期の医師。専門は耳鼻咽喉科、ハンセン病医療。
¶近医

吉雄敦 よしおあつし
文政12(1829)年～明治24(1891)年 [別]吉雄菊瀕《よしおきくひん》
江戸時代末期～明治期の医師、儒学者。豊前小倉藩医。藩内最初の種痘を実施。
¶人名(吉雄菊瀕 よしおきくひん), 長崎遊, 日人(吉雄菊瀕 よしおきくひん), 藩臣7, 福岡百([生]文政12(1829)年3月16日 [没]明治24(1891)年10月25日)

吉岡荒太 よしおかあらた
明治1(1868)年12月8日～大正11(1922)年7月5日
明治～大正期の教育家、医学博士。東京女医学校創設者。
¶佐賀百

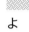

吉岡郁夫 よしおかいくお
昭和7(1932)年5月19日～
昭和～平成期の解剖学者、民俗学研究家。愛知医科大学教授、愛知学院大学教授。
¶現執3期

吉岡寛斎 よしおかかんさい
天保4(1833)年～明治41(1908)年9月5日
江戸時代末期～明治期の医師。
¶岡山歴

吉岡金市 よしおかきんいち
明治35(1902)年7月26日～昭和61(1986)年11月20日
昭和期の農学者。農業公害研究所所長。イタイイタイ病の病因をカドミウムと解明。
¶岡山歴([没]昭和61(1986)年10月20日), 科学, 現朝, 現執1期, 現情, 現人, 新潮, 世紀, 日人

吉岡秀益 よしおかしゅうえき
生没年不詳
江戸時代後期の医師。
¶飛驒

吉岡順作 よしおかじゅんさく
元治1(1864)年10月11日～昭和19(1944)年9月3日
明治～昭和期の医師。
¶世紀, 日人, 山梨百

吉岡恕翁 よしおかじょうおう
→吉岡恕翁(よしおかじょおう)

吉岡恕翁 よしおかじょおう
？～安永8(1779)年9月 [別]吉岡恕翁《よしおかじょうおう》
江戸時代中期の因幡鳥取藩医。
¶国書, 鳥取百(よしおかじょうおう), 藩臣5

よ

吉岡新一　よしおかしんいち
大正8(1919)年1月14日～昭和62(1987)年1月13日
昭和期の古銃収集家、歯科医。
¶世紀, 日人

吉岡玉恵　よしおかたまえ
明治21(1888)年1月21日～昭和29(1954)年4月12日
昭和期の社会事業家。吉岡流鍼灸道を唱道。「婦人世界」に「光を踏んで」が入選。ヘレン・ケラー文庫創設の基礎をつくる。
¶高知人, 高知百, 女性, 女性普, 世紀, 日人

吉岡洞鑑　よしおかどうかん
安永9(1780)年～天保8(1837)年6月10日
江戸時代中期～後期の医師。
¶国書, 鳥取百

吉岡ハツヱ　よしおかはつえ
明治31(1898)年～?
大正～昭和期の女医初の学校医。
¶青森人

吉岡博人　よしおかひろと
明治35(1902)年9月26日～平成3(1991)年8月6日
昭和期の衛生学者。東京女子医科大学学長・理事長。
¶近医, 現情, 社史, 世紀, 日人

吉岡ふさ　よしおかふさ
明治23(1890)年～昭和43(1968)年3月12日
大正～昭和期の医師。至誠会の発展に尽力。
¶近医, 女性, 女性普, 世紀, 日人

吉岡正明　よしおかまさあき
明治17(1884)年～昭和43(1968)年
明治～昭和期の医師。専門は細菌学。
¶近医

吉岡守正　よしおかもりまさ
大正10(1921)年7月10日～平成8(1996)年7月8日
昭和～平成期の医師。専門は微生物学。
¶科学, 近医

吉岡弥生　よしおかやよい
明治4(1871)年3月10日～昭和34(1959)年5月22日
明治～昭和期の女子医学教育者。東京女子医大学頭。東京女子医大の創立者。著書に「女性の出発」など。
¶岩史, 科学, 学校, 角史, 教育(㊥1960年), 近医, 近現, 近文, 現情, 現人, 現日, 国史, コン改(㊥1960年), コン4, コン5, 佐賀百(㊥昭和34(1959)年5月), 史人, 静岡女, 静岡百(㊥昭和19(1944)年), 史料(㊥1871年4月7日), 女史, 女性, 女性普, 新宿女, 新潮, 人名7, 世紀, 姓氏静岡, 世人, 世百新, 全書, 哲学, 日史, 日人, 日本, 百科, 平大, マス89, 民学, 履歴, 履歴2, 歴大

吉岡有隣　よしおかゆうりん
文化13(1816)年～明治24(1891)年
江戸時代末期～明治期の医師。福渡において開業し名医として名声を得る。
¶岡山歴(㊤文化13(1816)年7月20日　㊦明治24(1891)年4月1日), 長崎遊, 洋学

吉岡立斎　よしおかりゅうさい
天保8(1837)年～明治43(1910)年
江戸時代末期～明治期の医師。挙母地方に西洋医学を移入した最初の医師として著名。
¶長崎遊, 洋学

吉雄菊瀬　よしおきくひん
→吉雄敦(よしおあつし)

吉雄圭斎　よしおけいさい
文政5(1822)年5月8日～明治27(1894)年3月15日
江戸時代末期～明治期の医師。外科、熊本病院院長。モーニケに牛痘接種法を学び、牛痘苗の発痘に成功、普及に尽力。
¶維新, 科学, 近現, 近世, 国史, 写家, 人名(㊤1823年), 全書, 大百, 長崎歴(㊤文政6(1823)年), 日人, 幕末, 幕末大, 洋学

吉雄献作　よしおけんさく
明和7(1770)年～文政8(1825)年5月26日
江戸時代中期～後期の医師。
¶国書

吉雄耕牛　よしおこうぎゅう
享保9(1724)年～寛政12(1800)年　㊥吉雄幸左衛門《よしおこうざえもん》
江戸時代中期～後期のオランダ通詞、蘭方医。「解体新書」に序文を執筆。
¶朝日(㊥寛政12年8月16日(1800年10月4日)), 岩史(㊥寛政12(1800)年8月16日), 江人, 科学(㊥寛政12(1800)年8月16日), 眼科(吉雄幸左衛門　よしおこうざえもん), 郷土長崎, 近世, 国史, 国書(㊥寛政12(1800)年8月16日), コン改, コン4, コン5, 史人(㊥1800年8月16日), 新潮(㊥寛政12(1800)年8月16日), 人名, 世人(㊥寛政12(1800)年8月16日), 全書, 対外, 大百, 長崎百, 長崎歴(吉雄幸左衛門　よしおこうざえもん　㊤享保8(1723)年), 日史(㊥寛政12(1800)年8月), 日人, 百科, 平日(㊤1724　㊥1800), 山川小(㊥1800年8月16日), 洋学, 歴大

吉雄幸載〔2代〕　よしおこうさい
天明8(1788)年12月15日～慶応2(1866)年2月13日　㊥吉雄種通《よしおたねみち》
江戸時代後期～末期の長崎生まれの蘭医。
¶維新, 国書(吉雄種通　よしおたねみち), 長崎百〔代数なし〕

吉雄幸左衛門　よしおこうざえもん
→吉雄耕牛(よしおこうぎゅう)

吉雄権之助　よしおごんのすけ
天保5(1785)年～天保2(1831)年5月21日　㊥吉雄如淵《よしおじょえん》
江戸時代後期の医学者、オランダ通詞。

¶朝日（[没]天保2年5月21日（1831年6月30日）），郷土長崎，近世，国史，国書（吉雄如淵　よしおじょえん），史人，新潮，長崎百，長崎歴，日人，洋学

吉雄紫溟 よしおしめい
生没年不詳
江戸時代後期の医師。
¶国書

吉雄俊蔵 よしおしゅんぞう
天明7（1787）年～天保14（1843）年　[別]吉雄常三《よしおじょうさん，よしおじょうぞう》，吉雄南皐《よしおなんこう》
江戸時代後期の蘭方医、化学者。尾張名古屋藩侍医。著作に「和蘭内外要方」など。
¶愛知百（吉雄常三　よしおじょうさん），朝日（吉雄常三　よしおじょうさん　[没]天保14年9月2日（1843年9月25日）），江文（吉雄常三　よしおじょうぞう），科学（[没]天保14（1843）年9月2日），近世（吉雄南皐　よしおなんこう），国史（吉雄南皐　よしおなんこう），国書（吉雄南皐　よしおなんこう　[没]天保14（1843）年9月2日），コン改（吉雄常三　よしおじょうさん），コン4（吉雄常三　よしおじょうさん），コン5（吉雄常三　よしおじょうさん），新潮，姓氏愛知（吉雄常三　よしおじょうさん），全書（[没]1847年），大百（[没]1847年），日人，洋学，歴大

吉雄常三 よしおじょうさん
→吉雄俊蔵（よしおしゅんぞう）

吉雄常三 よしおじょうぞう
→吉雄俊蔵（よしおしゅんぞう）

吉雄如淵 よしおじょえん
→吉雄権之助（よしおごんのすけ）

吉雄種通 よしおたねみち
→吉雄幸載〔2代〕（よしおこうさい）

吉雄南皐 よしおなんこう
→吉雄俊蔵（よしおしゅんぞう）

吉雄元吉 よしおもときち
生没年不詳
江戸時代後期の蘭方医。
¶京都大，姓氏京都

吉河為久蔵（吉川為久蔵） よしかわいくぞう
明治4（1871）年4月4日～昭和17（1942）年5月11日
明治～昭和期の海軍軍医。軍医中将。舞鶴海軍病院長、呉海軍病院長などを歴任。
¶近医，人名7（吉川為久蔵），世紀（吉川為久蔵），日人

吉川公雄 よしかわきみお
大正14（1925）年12月19日～
昭和期の医師、生態学者。帝国女子大学教授。
¶現執2期

吉川悟 よしかわさとる
昭和33（1958）年～
昭和～平成期のセラピスト。システムズアプローチ研究所所長、コミュニケーション・ケアセンター所長。専門は家族療法、ブリーフセラピー。
¶現執4期

吉川三伯(1) よしかわさんぱく
戦国時代の医師。武田家家臣。板坂法印に医術を学び、医師として武田家に仕える。
¶武田

吉川三伯(2) よしかわさんぱく
享保3（1718）年～？
江戸時代中期の眼科医。
¶眼科

吉川春英 よしかわしゅんえい
？　～明治3（1870）年
江戸時代末期～明治期の医師。戊辰の役の際に戦傷者の治療に従事。
¶洋学

吉川順治 よしかわじゅんじ
明治15（1882）年3月22日～昭和3（1928）年11月9日
明治～昭和期の内科学者。
¶科学，近医，世紀，日人

吉川崇広 よしかわたかひろ
生没年不詳
江戸時代中期の医師。
¶国書

吉川ちよ よしかわちよ
？　～昭和51（1976）年1月7日
昭和期の保健婦。
¶埼玉人

吉川仲次 よしかわなかじ
寛政8（1796）年～慶応2（1866）年
江戸時代末期の医師。
¶幕末（[没]1866年9月10日），幕末大（[没]慶応2（1866）年8月2日）

吉川春寿 よしかわはるひさ
明治42（1909）年1月25日～昭和56（1981）年11月25日
大正～昭和期の生化学者。東京大学教授。
¶科学，近医，現情

吉川文二 よしかわぶんじ
弘化3（1846）年9月～
江戸時代末期の医師。
¶飛騨

吉川政己 よしかわまさき
大正7（1918）年11月22日～平成14（2002）年
昭和～平成期の老年病学者、内科学者。東京大学教授、東京警察病院院長。
¶近医，現情

吉川昌之介 よしかわまさのすけ
昭和9（1934）年12月19日～平成14（2002）年9月11日
昭和～平成期の医師。専門は細菌学。
¶科学，近医

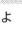

吉木蘭斎 よしきらんさい, よしぎらんさい
文政1(1818)年～安政6(1859)年8月22日
江戸時代末期の医師。
¶国書(よしぎらんさい), 島根人, 島根百([生]文化14(1817)年), 島根歴, 幕末([没]1859年9月18日), 幕末大, 藩臣5, 洋学(よしぎらんさい [生]文化14(1817)年)

吉倉範光 よしくらのりみつ
*～昭和63(1988)年3月23日
大正～昭和期の小児神経科医。
¶近医([生]明治40(1907)年), 心理([生]明治38(1905)年1月18日)

吉崎誓信 よしざきせいしん
明治17(1884)年5月13日～昭和40(1965)年1月19日
大正～昭和期の歯科医学者。大阪歯科大学教授。日本歯科医学会総会会頭を歴任。
¶近医, 現情, 人名7, 世紀, 日人

吉里勝利 よしざとかつとし
昭和18(1943)年～
昭和～平成期の発生生理学博士大学教授。
¶YA

吉沢彰 よしざわあきら
大正6(1917)年～
昭和期の医師。
¶群馬人

吉沢伊右衛門 よしざわいうえもん
寛政12(1800)年～明治5(1872)年
江戸時代後期～明治期の慈善公益家。
¶埼玉百

吉沢郁二 よしざわいくじ★
明治32(1899)年3月17日～昭和63(1988)年8月17日
大正・昭和期の横手市文化功労者。歯科医。茶道玉川遠州流秋田県支部長、華道千家利休流11世家元。
¶秋田人2

吉沢勲 よしざわいさお
昭和16(1941)年1月31日～
昭和～平成期の福祉評論家、老年精神保健研究家。厚生省ホームヘルパー中央研修会講師、神奈川県立さがみ緑風園主査。
¶現執2期, 現執3期, 現執4期

吉沢英子 よしざわえいこ
昭和4(1929)年11月9日～
昭和～平成期の社会学者。大正大学教授、東洋大学教授、日本総合愛育研究所児童家庭福祉研究部長。
¶現執1期, 現執2期, 現執3期, 現執4期

吉沢国雄 よしざわくにお
大正4(1915)年～平成20(2008)年
昭和～平成期の医師。専門は内科(糖尿病学)、地域医療。
¶近医

吉沢慶一 よしざわけいいち
昭和3(1928)年1月19日～
昭和期の精神分析学者、ドストエフスキー研究家。明治学院大学教授。
¶現執1期, 現執2期

吉沢惟雄 よしざわこれお
明治18(1885)年～昭和49(1974)年
明治～昭和期の政治家。群馬県議会議員、医師。
¶群馬人

吉沢茂弘 よしざわしげひろ
昭和7(1932)年～
昭和期の体育生理学者。宇都宮大学教授。
¶現執1期

吉沢トク子 よしざわとくこ
明治7(1874)年9月25日～?
明治期の助産婦。東京産院開業病院組織に拡大。
¶女性, 女性普

吉沢典男 よしざわのりお
昭和3(1928)年8月25日～
昭和期の日本語学者、音声言語病理学者。東京外国語大学教授。
¶現執2期

吉沢ひで よしざわひで
明治30(1897)年～平成7(1995)年
大正～平成期の医師。
¶青森人

吉沢弘 よしざわひろし
明治32(1899)年9月24日～昭和50(1975)年1月19日
大正～昭和期の医師・歌人。
¶富山百, 富山文

吉三友 よしさんゆう
天保12(1841)年～明治24(1891)年
江戸時代後期～明治期の洋方医・協和医学会主宰。
¶新潟百

吉住寛之 よしずみひろゆき
昭和48(1973)年8月28日～
昭和～平成期の社会事業家。
¶視覚

吉田章信 よしだあきのぶ
→吉田章信(よしだゆきのぶ)

吉田安盛 よしだあんせい
明治10(1877)年～昭和28(1953)年
明治～昭和期の医師。
¶姓氏沖縄

吉田意安(1)(吉田意庵) よしだいあん
→吉田宗桂(よしだそうけい)

吉田意安(2) よしだいあん
→吉田宗恂(よしだそうじゅん)

吉田意休 よしだいきゅう
生没年不詳

安土桃山時代の鍼医。
¶国書，人名，姓氏京都，日人

吉田市右衛門宗敏 よしだいちうえもんむねとし
→吉田瑤泉（よしだようせん）

吉田市右衛門宗以 よしだいちうえもんむねとも
→吉田宗以（よしだむねとも）

吉田市十郎 よしだいちじゅうろう
弘化2（1845）年〜明治39（1906）年
明治期の社会事業家、官吏。
¶埼玉人（㊷弘化2（1845）年10月9日　㉒明治39（1906）年10月2日），埼玉百，日人

吉田イマ よしだいま
明治25（1892）年6月1日〜昭和57（1982）年5月8日
大正〜昭和期の社会事業家。
¶岩手人，姓氏岩手

吉田克己（吉田克巳）　よしだかつみ
大正12（1923）年9月13日〜
昭和〜平成期の公衆衛生学者。三重大学教授、三重県公害センター所長。四日市公害を調査、大気汚染と喘息との疫学的因果関係を立証した。
¶現朝，現執1期，現執2期，現情，現人，世紀（吉田克巳），日人

吉田機司 よしだきじ
明治34（1901）年〜昭和39（1964）年
大正〜昭和期の医博・川柳研究家。
¶千葉百

吉田久一 よしだきゅういち
大正4（1915）年9月10日〜
昭和期の日本社会事業史学者、日本近代仏教史学者。日本女子大学教授、東洋大学教授。
¶現執1期，現執2期

吉田久兵衛 よしだきゅうべえ
明治19（1886）年〜昭和22（1947）年
明治〜昭和期の医学者。
¶姓氏富山

吉田愚谷 よしだぐこく
明和1（1764）年〜天保3（1832）年
江戸時代後期の儒者。水戸藩儒。藩命で医学を学んだ。
¶国書，人名，日人（㊷1763年　㉒1831年）

古田邦男 よしだくにお
明治43（1910）年〜昭和63（1988）年
大正〜昭和期の医師。小児科。
¶近医

吉田敬一 よしだけいいち
大正9（1920）年4月12日〜
昭和〜平成期の衛生学者。昭和大学教授、実践女子大学教授。
¶現執3期

吉武以梯 よしたけいてい
天保13（1842）年〜明治37（1904）年
江戸時代末期〜明治期の医師。洋医術を修め、医業を開いた。維新後、教育その他の公共事業に尽力した。
¶大分歴，科学（㊷天保13（1842）年1月25日　㉒明治37（1904）年8月7日），人名，長崎遊，日人

吉武恵市 よしたけえいち
明治36（1903）年2月25日〜昭和63（1988）年2月3日
昭和期の政治家、内務官僚。衆議院議員、厚生相、自治相、富山県知事。
¶現情，コン改，コン4，コン5，世紀，政治，富山百，日人，履歴，履歴2

吉武泰水 よしたけやすみ
大正5（1916）年11月8日〜平成15（2003）年5月26日
昭和期の建築家、建築学者。戦後の公共建築の建築計画をリード。学校、病院の設計を多く手がけた。
¶科技，現朝，現情，現人，世紀，日人，美建

吉田源応 よしだげんおう
嘉永2（1849）年6月10日〜昭和2（1927）年7月25日
㊿吉田源応《よしだげんのう》
明治〜昭和期の僧侶、社会事業家。天台座主。延暦寺および四天王寺管主となり、天王寺の大梵鐘を作った。社会事業にも尽力。
¶学校，人名，世紀，姓氏愛知（よしだげんのう），日人

吉田元策 よしだげんさく
生没年不詳
江戸時代後期の医師。
¶国書

吉田源治郎 よしだげんじろう
明治24（1891）年10月2日〜昭和59（1984）年1月8日
明治〜昭和期のキリスト教牧師、社会事業家、翻訳者、児童文学者。
¶紀伊文

吉田元瑞 よしだげんずい
生没年不詳
江戸時代前期の医師。
¶国書

吉田顕三 よしだけんぞう
嘉永1（1848）年4月8日〜大正13（1924）年3月1日
㊿吉田英就《よしだひでつぐ》
江戸時代末期〜大正期の軍医。軍医少監、大阪医学校長、衆議院議員。海軍軍事研修のためイギリスに渡る。義和団事件の際各国の傷病兵治療。
¶海越，海越新，大阪人（㉒大正13（1924）年3月），眼科，近医，人名，世紀，渡航（吉田顕三・吉田英就　よしだけんぞう・よしだひでつぐ），日人，広島百

吉田元卓 よしだげんたく
延宝5（1677）年〜宝暦4（1754）年12月8日
江戸時代前期〜中期の医師。
¶国書

吉田玄二坊　よしだげんにぼう
生没年不詳
江戸時代中期～後期の医師、俳人。
¶日人

吉田源応　よしだげんのう
→吉田源応（よしだげんおう）

吉田玄理　よしだげんり
生没年不詳
江戸時代中期の医師。
¶姓氏京都

吉田宏岳　よしだこうがく
昭和2（1927）年～
昭和期の保育・社会福祉専門家。同朋大学教授。
¶現執1期

吉田公寛　よしだこうかん
→吉田宗左衛門（よしだそうざえもん）

吉田篁墩　よしだこうとん
延享2（1745）年～寛政10（1798）年　[別]吉田漢宦《よしだかんがん》
江戸時代中期の儒者。清朝考証学のわが国における開拓者。
¶朝日（[生]延享2年4月5日（1745年5月6日）　[没]寛政10年9月1日（1798年10月10日）），江人，江文，近世，国史，国書（[生]延享2（1745）年4月5日　[没]寛政10（1798）年9月1日），コン改，コン4，コン5，史人（[生]1745年4月5日　[没]1798年9月1日），思想史，新潮（[生]延享2（1745）年4月5日　[没]寛政10（1798）年9月1日），人名，世人（[没]寛政10（1798）年9月1日），世百，全書，日史（[生]延享2（1745）年4月5日　[没]寛政10（1798）年9月1日），日人，百科，歴大

吉田維通　よしだこれみち
天明1（1781）年～天保8（1837）年4月11日
江戸時代中期～後期の医師。
¶国書

吉田権助　よしだごんすけ
明治29（1896）年～昭和63（1988）年
大正～昭和期の社会福祉の貢献者。
¶青森人

吉田左春　よしださしゅん
享保12（1727）年～天明4（1784）年
江戸時代中期の医師、儒者。土佐高知藩大坂藩邸留守居役。
¶大阪人（[没]天明4（1784）年4月），人名，日人

吉田貞雄　よしださだお
明治11（1878）年10月26日～昭和39（1964）年4月15日
明治～昭和期の寄生虫学者。大坂帝国大学医学部教授。回虫の発育環に関して研究。
¶科学，近医，現情，新潮，人名7，世紀，日人

吉田哲　よしださとし
昭和16（1941）年7月6日～
昭和～平成期のカウンセラー。中央カウンセリング研究所所長、国学院大学カウンセラー。専門はカウンセリング、臨床心理。
¶現執3期，現執4期

吉田自庵　よしだじあん
正保1（1644）年～正徳3（1713）年
江戸時代中期の医師。
¶国書（[没]正徳3（1713）年4月13日），人名，長崎遊，長崎歴（[生]？），日人

吉田嗣延　よしだしえん
明治43（1910）年8月5日～平成1（1989）年5月10日
昭和期の沖縄県社会事業主事、南方同胞救援会事務局長。
¶社史，世紀，姓氏沖縄，日人

吉田自休　よしだじきゅう
？　～元禄7（1694）年
江戸時代前期の外科医。吉田流外科の開祖。
¶朝日，科学，国書，コン改，コン4，コン5，新潮，長崎歴，日人

吉田重子　よしだしげこ
昭和31（1956）年2月29日～
昭和～平成期の教師、社会運動家。
¶視覚

吉田成徳　よしだしげのり
→吉田長淑（よしだちょうしゅく）

吉田重春　よしだしげはる
明治41（1908）年～平成11（1999）年
大正～平成期の医師。泌尿器科。
¶近医

吉田茂　よしだしげる
明治18（1885）年9月2日～昭和29（1954）年12月9日
昭和期の官僚、政治家。貴族院議員、神社本庁事務総長。内閣調査局長官、厚生大臣などを歴任。
¶大分歴，近現，現朝，現情，国史，コン改，コン4，コン5，新潮，人名7，世紀，政治，日史，日人，福岡百（[生]明治18（1885）年9月），履歴，履歴2，歴大

吉田周斎　よしだしゅうさい
寛延2（1749）年～文政8（1825）年
江戸時代中期～後期の上野高崎藩医。
¶国書，藩臣2

吉田脩二　よしだしゅうじ
昭和14（1939）年～
昭和～平成期の医師。精神科、新石切こころのクリニック所長、阪本病院思春期部長。
¶現執3期，現執4期，YA

吉田松庵　よしだしょうあん
安永7（1778）年～弘化3（1846）年
江戸時代中期～後期の医師。
¶姓氏愛知

吉田浄慶　よしだじょうけい
*～慶長19（1614）年　[別]宮内卿法印《くないきょうほういん》
安土桃山時代～江戸時代前期の医師。

¶戦国（㊤1555年），戦人（㊤天文23（1554）年）

吉田松玄 よしだしょうげん
文化5（1808）年〜明治17（1884）年
江戸時代後期〜明治期の医師。
¶姓氏愛知

吉田璋也 よしだしょうや
明治31（1898）年〜昭和47（1972）年
昭和期の医師、民芸運動家。日本民芸協会常任理事、鳥取美術館館長。木工、竹工、漆器など広範囲にわたって新作民芸を指導・育成。著書に「吉田璋也のものづくり」。
¶世紀（㊥昭和47（1972）年9月13日），姓氏京都（㊤1899年），鳥取百，日人（㊤明治31（1898）年1月17日　㊥昭和47（1972）年9月15日）

吉田浄友 よしだじょうゆう
正保3（1646）年〜元禄12（1699）年4月14日
江戸時代前期〜中期の医師。
¶国書

吉田甚五郎 よしだじんごろう
享和3（1803）年3月20日〜明治21（1888）年9月16日
江戸時代後期〜明治期の社会事業家。
¶徳島歴

吉田慎斎 よしだしんさい
延宝5（1677）年〜享保10（1725）年
江戸時代前期〜中期の医師。
¶日人

吉田寿三郎 よしだすみお
明治45（1912）年〜平成14（2002）年
昭和〜平成期の医師。専門は老年医学（老年社会医学）、衛生学。
¶近医

吉田セイ よしだせい
明治42（1909）年12月24日〜昭和51（1976）年7月26日
昭和期の政治家。衆議院議員。横浜歯科病院院長。横浜家庭裁判所調停委員。
¶近医，女性（㊤明治42（1909）年12月），女性普（㊤明治42（1909）年12月），世紀，政治，日人

吉田正恭 よしだせいきょう
生没年不詳
江戸時代後期の医師。
¶国書

吉田盛方院 よしだせいほういん
江戸時代後期の奥医師。
¶徳川臣

吉田石痴 よしだせきち
文化12（1815）年〜明治13（1880）年
江戸時代後期〜明治期の医師。広島藩家老の三原浅野家の侍医。
¶人名，日人，幕末（㊤1820年　㊥1885年7月28日），幕末大（㊤文化3（1820）　㊥明治18（1885）年7月28日），藩臣6

吉田宗恪 よしだそうかく
慶長18（1613）年〜貞享1（1684）年9月29日
江戸時代前期の医師。
¶国書

吉田宗活 よしだそうかつ
天正19（1591）年〜寛永18（1641）年
江戸時代前期の医師。
¶人名，日人

吉田宗桂 よしだそうけい
永正9（1512）年〜元亀3（1572）年　㊥吉田意安《よしだいあん》，吉田意庵《よしだいあん》
戦国時代の医師。足利義晴の侍医。
¶朝日（㊥元亀3年10月20日（1572年11月25日）），岩史（㊥元亀3（1572）年10月20日），角史（吉田意安　よしだいあん　㊤？），京都大，国史，国書（㊥元亀3（1572）年10月20日），古中，コン改（吉田意庵　よしだいあん　㊤？），コン4（吉田意庵　よしだいあん　㊤？），コン5（吉田意庵　よしだいあん　㊤？），史人（㊥1572年10月20日），新潮（㊤？　㊥元亀3（1572）年10月20日），人名（㊤？），姓氏京都，世人（吉田意庵　よしだいあん　㊤？），全戦，全戦（吉田意庵　よしだいあん），対外，大百（㊤1520年），日人，歴大（吉田意安　よしだいあん）

吉田宗左衛門 よしだそうざえもん
寛政13（1801）年〜安政5（1858）年　㊥吉田公寛《よしだこうかん》
江戸時代後期〜末期の医師。
¶眼科（吉田公寛　よしだこうかん），国書（㊥安政5（1858）年9月8日）

吉田宗恂 よしだそうじゅん
永禄1（1558）年〜慶長15（1610）年　㊥角倉宗恂《すみのくらそうじゅん》，吉田意庵《よしだいあん》
安土桃山時代〜江戸時代前期の医師。秀吉、家康に仕えた。著作に「本草序例抄」など。
¶朝日（㊥慶長15年4月17日（1610年6月8日）），京都大（㊤弘治2（1556）年），近世，国史，国書（㊥慶長15（1610）年4月17日），新潮（㊥慶長15（1610）年4月17日），人名，姓氏京都（㊤1556年），世人（角倉宗恂　すみのくらそうじゅん　㊤？　㊥慶長15（1610）年4月17日），戦国，戦人，全戦（吉田意安　よしだいあん），徳川臣，日人，歴大

吉田宗全 よしだそうぜん
天保6（1835）年〜明治44（1911）年
明治期の医師。痔毒痔疾専門病院を設立した。皮膚科専門の開業医の嚆矢。
¶近医，人名，長崎遊，日人

吉田宗仙（光政） よしだそうせん（みつまさ）
文化14（1817）年〜明治8（1875）年
江戸時代後期〜明治期の眼科医。
¶眼科（吉田宗仙）

吉田宗達 よしだそうたつ
天正12（1584）年〜元和8（1622）年
江戸時代前期の医師。

吉田宗忠 よしだそうちゅう
？～永禄8(1565)年
室町時代の商人・医師。
¶姓氏京都

吉田孝人 よしだたかと
昭和5(1930)年12月10日～
昭和期の微生物・免疫学者。
¶群馬人

吉田高憲 よしだたかのり
文化2(1805)年～安政6(1859)年
江戸時代末期の本草学者。
¶科学(㊥安政6(1859)年8月27日)，国書(㊥安政6(1859)年8月24日)，洋学

吉田竹瑯 よしだたけろう
明治44(1911)年7月26日～
昭和～平成期の医師。産婦人科、仁済会豊島中央病院院長、日本心身医学会関東地方部会評議員。
¶現執3期

吉田忠雄 よしだただお
大正15(1926)年10月19日～
昭和～平成期の人口思想学者、福祉政策学者。明治大学教授。
¶現執1期，現執2期，現執3期

良田圭子 よしだたまこ
明治44(1911)年1月20日～平成16(2004)年9月4日
昭和・平成期の医師。
¶新宿女

吉田坦蔵 よしだたんぞう
明治8(1875)年4月2日～＊
明治～昭和期の内科医。
¶近医(㊥昭和29(1954)年)，渡航(㊥？)

吉田竹嶺 よしだちくれい
安永1(1772)年～天保10(1839)年
江戸時代後期の儒医。
¶国書(㊥天保10(1839)年7月8日)，人名，日人

吉田長庵 よしだちょうあん
文政9(1826)年～明治27(1894)年
江戸時代後期～明治期の医師。
¶姓氏岩手

吉田長淑 よしだちょうしゅく
安永8(1779)年～文政7(1824)年8月10日　㊥吉田成徳《よしだしげのり》，吉田長叔《よしだながよし》
江戸時代後期の蘭方医。桂川甫周の弟子。
¶朝日(㊥文政7年8月10日(1824年9月2日))，江文，科学，近世，国史，国書(吉田成徳　よしだしげのり)，人書79，新潮，人名，世人(吉田長叔　よしだながよし)，日人，洋学，歴大

吉田長禎 よしだちょうてい
生没年不詳
江戸時代後期の医師。

¶国書

吉田つぎ よしだつぎ
嘉永6(1853)年～昭和6(1931)年6月15日
大正期の社会事業家。吉田高等女学校に蓄財をすべて投じるぐらい多くの寄付をする。
¶女性，女性普

吉田常雄 よしだつねお
明治34(1901)年7月26日～昭和60(1985)年9月20日
大正～昭和期の内科学者。国立大阪病院院長、大阪大学教授、国立循環器病センター総長。
¶科学，近医，現情

吉田昭久 よしだてるひさ
昭和9(1934)年9月5日～
昭和期の臨床心理学者、教育臨床心理学者。茨城大学教授。
¶現執2期

吉田東岳 よしだとうがく
享保9(1724)年～宝暦13(1763)年
江戸時代中期の儒医。
¶大阪人(㊥宝暦13(1763)年8月)，大阪墓(㊥宝暦13(1763)年8月29日)，人名，日人

吉田藤三郎 よしだとうさぶろう
安政2(1856)年～昭和6(1931)年
明治～昭和期の養護教育家。
¶郷土奈良(㊥1855年)，世紀(㊥安政2(1856)年12月20日　㊥昭和6(1931)年5月12日)，日人

吉田徳庵 よしだとくあん
江戸時代中期の眼科医。
¶眼科

吉田徳春 よしだとくしゅん
元中1/至徳1(1384)年～応仁2(1468)年
室町時代の医師。
¶鎌室(㊥応仁1(1467)年)，人名，日人

吉田富三 よしだとみぞう
明治36(1903)年2月10日～昭和48(1973)年4月27日
昭和期の病理学者。東京大学医学部長、日本医学協会会長。吉田肉腫をつくり、癌研究に貢献。文化勲章受章。
¶科学，科技，近医，近現，現朝，現情，現人，現日，国史，コン改，コン4，コン5，史人，新潮，人名7，世紀，世百新，全書，大百，日史，日本，百科，福島百，宮城百，履歴，履歴2

吉田虎雄 よしだとらお
文久3(1863)年3月15日～昭和2(1927)年5月22日　㊥独嘯《どくしゅう》
明治期の薬局生。土地復権同士会メンバー。
¶社史

吉田長叔 よしだながよし
→吉田長淑(よしだちょうしゅく)

吉田南涯 よしだなんがい
宝暦2(1752)年～文政8(1825)年12月22日

江戸時代後期の医師。
¶国書，人名，日人（[没]1826年）

吉谷宗夫　よしたにむねお
昭和5（1930）年7月25日～
昭和～平成期の歯科医、政治家。足利市長。
¶現政

吉田石麻呂　よしだのいしまろ
奈良時代の医師。
¶人名

吉田信弘　よしだのぶひろ
昭和16（1941）年12月10日～
昭和～平成期の編集者、健康・医療問題研究家。読売新聞編集委員。
¶現執3期

吉田連宜　よしだのむらじよろし
→吉田宜（きったのよろし）

吉田春生　よしだはるお
昭和22（1947）年～
昭和～平成期の著述家。鹿児島国際大学福祉社会学部現代社会学科助教授。
¶現執4期

吉田彦一　よしだひこいち
明治10（1877）年～昭和44（1969）年
明治～昭和期の医学者。
¶和歌山人

吉田彦太郎　よしだひこたろう
昭和6（1931）年～平成16（2004）年
昭和～平成期の医師。専門は皮膚科、アレルギー学。
¶近医

吉田久　よしだひさし
大正4（1915）年3月24日～
昭和期の小児科学者。東京医科歯科大学教授。
¶現情

吉田秀雄　よしだひでお
大正3（1914）年～平成12（2000）年
昭和～平成期の医師。内科（糖尿病学）。
¶近医

吉田整　よしだひとし
大正6（1917）年～
昭和期の医師。群馬県医師会副会長。
¶群馬人

吉田弘道　よしだひろみち
慶応1（1865）年3月6日～昭和14（1939）年3月28日
明治～昭和期の鍼灸師。
¶埼玉人

吉田宏　よしだひろむ
大正12（1923）年11月28日～
昭和～平成期の医師、歌人。
¶郷土奈良，奈良文

吉田フサ　よしだふさ
明治23（1890）年～昭和53（1978）年9月4日
大正～昭和期の看護婦。
¶社史（[生]1890年10月24日），女運（[生]1890年10月23日）

吉田本節　よしだほんせつ
？　～明和4（1767）年
江戸時代中期の水戸の医師。
¶国書，人名，日人（[没]1764年）

吉田政常　よしだまさつね
明治6（1873）年～大正9（1920）年
明治・大正期の社会福祉家。
¶愛媛

吉田学　よしだまなぶ
嘉永7（1854）年1月～明治15（1882）年8月15日
江戸時代末期～明治期の薬学者。
¶岡山百，岡山歴

吉田万次　よしだまんじ
明治25（1892）年3月2日～昭和33（1958）年12月21日
明治～昭和期の学校創立者。
¶学校，近医

吉田光昭　よしだみつあき
昭和14（1939）年1月1日～
昭和～平成期の分子生物学者。東京大学教授。成人細胞白血病ウイルスによる癌化機構の研究では最先端をゆく。
¶現朝，現執3期，現情，世紀，日人

吉田充男　よしだみつお
昭和8（1933）年～平成10（1998）年
昭和～平成期の医師。神経内科。
¶近医

吉田みな子　よしだみなこ
生没年不詳
大正期の看護婦。第一次世界大戦時ロシアに派遣。
¶愛知女

吉田宗敏　よしだむねとし
→吉田瑤泉（よしだようせん）

吉田宗以　よしだむねとも
*～寛政4（1792）年10月8日　[別]吉田市右衛門宗以《よしだいちうえもんむねとも》
江戸時代中期の下奈良村の商人。慈善公益吉田家の第1世。
¶埼玉人（[生]元禄16（1703）年10月），埼玉百（吉田市右衛門宗以　よしだいちうえもんむねとも　[生]1701年）

吉田宗愔　よしだむねなか
宝暦12（1762）年～？
江戸時代中期～後期の医師。
¶国書

吉田宗怡　よしだむねひさ
元禄2（1689）年～享保9（1724）年12月4日
江戸時代中期の医師。
¶国書

吉田宗恬　よしだむねやす
明暦3(1657)年～享保5(1720)年4月4日
江戸時代前期～中期の医師。
¶国書

吉田雄市　よしだゆういち
明治44(1911)年1月11日～平成10(1998)年9月29日
大正～平成期の実業家。東和薬品創業者。
¶創業

吉田祐斎　よしだゆうさい
江戸時代後期の眼科医。
¶眼科

吉田勇蔵　よしだゆうぞう
大正3(1914)年～平成9(1997)年
昭和～平成期の社会福祉功労者。
¶青森人

吉田幸子　よしだゆきこ
昭和7(1932)年11月17日～
昭和～平成期のカウンセラー、フリーライター。
¶現執3期

吉田章信　よしだゆきのぶ
明治17(1884)年3月20日～昭和31(1956)年1月13日　[別]吉田章信《よしだあきのぶ》
大正～昭和期の医学者、東京体育専門学校教授。
¶岡山百，岡山歴，科学，近医，世紀，体育(よしだあきのぶ)，日人

吉田養軒　よしだようけん
江戸時代末期～明治時代の眼科医。
¶眼科

吉田瑤泉　よしだようせん
天明3(1783)年～天保15(1844)年7月29日　[別]吉田市右衛門宗敏《よしだいちうえもんむねとし》，吉田宗敏《よしだむねとし》
江戸時代後期の慈善公益家。下奈良村名主。宗敬の子。新田開発、灌漑工事、窮民救済、捨て子養育などに尽くした。
¶国書(吉田宗敏　よしだむねとし　[生]天明3(1783)年9月27日)，埼玉人(吉田宗敏　よしだむねとし)，埼玉百(吉田市右衛門宗敏　よしだいちうえもんむねとし)，人名，日人

吉田吉信　よしだよしのぶ
昭和2(1927)年～平成19(2007)年
昭和～平成期の医師。産婦人科。
¶近医

吉田隆見　よしだりゅうけん
生没年不詳
江戸時代中期の医師。
¶国書

吉田竜蔵　よしだりゅうぞう
→吉田竜蔵(よしだりょうぞう)

吉田亮　よしだりょう
大正13(1924)年～平成16(2004)年
昭和～平成期の医師。専門は公衆衛生学。
¶近医

吉田竜蔵　よしだりょうぞう
明治7(1874)年10月4日～昭和20(1945)年10月31日　[別]吉田竜蔵《よしだりゅうぞう》
明治～昭和期の医師。
¶科学，近医(よしだりゅうぞう)，世紀，日人

吉田林庵　よしだりんあん
寛永13(1636)年～享保7(1722)年
江戸時代前期～中期の医師。
¶日人

吉田六順　よしだろくじゅん
大正3(1914)年～
昭和期の農業問題専門家。日本獣医畜産大学教授。
¶現執1期

吉津度(1)　よしづわたる
→吉津度(2)(よしずわたる)

吉津度(2)　よしづわたる，よしずわたる
明治11(1878)年1月～昭和31(1956)年6月30日
明治～昭和期の学校創立者。
¶学校(よしずわたる)，近医

吉利和　よしとしやわら
大正2(1913)年9月27日～平成4(1992)年10月12日
昭和期の内科学者。医学博士。腎臓病学、老人病学などを研究。
¶科学，近医，現朝，現情，世紀，日人

吉富正一　よしとみしょういち
明治25(1892)年3月11日～
明治・大正期の医師。
¶飛騨

吉永小百合　よしながさゆり
昭和20(1945)年3月13日～
昭和～平成期の女優。日活青春映画路線の黄金期を築いた。出演作に「愛と死をみつめて」「外科室」など多数。
¶映女，近女，芸能，現朝，現情，現人，現日，女優，新潮，世紀，テレ，日映女，日人，平和，履歴，履歴2，和モ

吉永升庵　よしながしょうあん
明暦2(1656)年～享保20(1735)年
江戸時代中期の洋方医。
¶科学，国書([生]明暦2(1656)年10月7日　[没]享保20(1735)年3月17日)，コン改，コン4，コン5，日人

吉永升雲　よしながしょううん
生没年不詳
江戸時代前期の医師。
¶国書

義永平内　よしながへいない
万延1(1860)年～昭和23(1948)年
明治～昭和期の政治家。鹿児島県議会議員、医師。
¶姓氏鹿児島

よ

吉野亀三郎 よしのかめさぶろう
大正10(1921)年10月14日～平成16(2004)年4月3日
昭和～平成期のウイルス学者、東京大学名誉教授。
¶科学

吉野高善 よしのこうぜん
明治31(1898)年5月15日～昭和40(1965)年11月4日
大正～昭和期の医師、政治家。八重山民政府知事。
¶沖縄百，社史，姓氏沖縄

吉野五運〔4代〕 よしのごうん
江戸時代後期の製薬業者。
¶大阪人

吉野五運〔5代〕 よしのごうん
生没年不詳
江戸時代後期の製薬業者。
¶大阪人

吉野寿斎 よしのじゅさい
享保7(1722)年～天明7(1787)年
江戸時代中期の売薬業者。
¶大阪人(没天明7(1787)年12月)，大阪墓(没天明7(1787)年12月12日)，人名，日人(没1788年)

吉野正一 よしのしょういち
大正2(1913)年12月6日～平成13(2001)年9月30日
昭和～平成期の薬剤師、政治家。茂原市長。
¶現政

吉野伸 よしのしん
昭和13(1938)年～
昭和～平成期の不動産カウンセラー。吉野不動産鑑定事務所所長、国土庁土地鑑定委員会鑑定評価員。
¶現執3期

吉野泰三 よしのたいぞう
天保12(1841)年～明治29(1896)年
明治期の医師、政治家。
¶神奈川人，姓氏神奈川，多摩，日人

吉野照蔵 よしのてるぞう
大正7(1918)年7月19日～
昭和～平成期の経営者。清水建設社長、日本建設業団体連合会会長。茨城県庁の建設や県立医療大学の新築工事受注に絡み贈賄容疑で逮捕される。
¶群馬人，日人

吉野由美子 よしのゆみこ
昭和22(1947)年11月15日～
昭和期の障害者福祉研究者。
¶視覚

吉原元棟 よしはらもとむね
→吉原元棟(よしわらげんとう)

吉原養順 よしはらようじゅん
→吉原養順(よしわらようじゅん)

吉福伸逸 よしふくしんいち
昭和18(1943)年9月16日～
昭和～平成期の翻訳家、セラピスト。編集請負会社・C+F研究所主幹。
¶現執3期

吉藤長雄 よしふじながお
明治43(1910)年12月8日～平成13(2004)年3月14日
昭和・平成期の二塚農業協同組合専務理事。社会福祉法人二塚保育園理事長兼園長。
¶石川現十

吉益嬴斎 よしますえいさい
明和4(1767)年～？
江戸時代中期～後期の医師。
¶国書

吉益玄岱 よしますげんたい
生没年不詳
江戸時代後期の医家。
¶徳島百，徳島歴

吉益子直 よしますしちょく
生没年不詳
江戸時代中期の医師。
¶日人

吉益四峰 よしますしほう
天保5(1834)年～大正10(1921)年
江戸時代末期～大正期の医師。
¶鳥取百

吉益脩夫 よしますしゅうふ
明治32(1899)年7月11日～昭和49(1974)年7月14日
昭和期の精神医学者、犯罪学者。東京大学教授。犯罪双生児および犯罪生活曲線の研究で、犯罪学領域での世界的な業績を残す。著書に「犯罪学概論」など。
¶科学，近医，現情，人名7，心理，世紀，日人

吉益樗斎 よしますちょさい
～安政1(1854)年
江戸時代後期の医家。
¶大阪墓

吉益恬庵 よしますてんあん
文政3(1820)年～弘化3(1846)年
江戸時代後期の儒医。
¶大阪人(没弘化3(1846)年8月)，大阪墓(没弘化3(1846)年8月2日)，国書(没弘化3(1846)年8月2日)，人名，日人

吉益東洞 よしますとうどう
元禄15(1702)年5月～安永2(1773)年9月25日
江戸時代中期の医師。万病一毒説を提唱。
¶朝日(没安永2年9月25日(1773年11月9日))，岩史，江人，科学，科人，角史，眼科，京都大，近世，国史，国書，コン改，コン4，コン5，史人，思想史，重要，新潮，人名，姓氏岩手(生1703年)，姓氏京都，世人，世百，全書，大百，日思，日史，日人，百科，広島百，平日

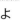

よ

（[生]1702　[没]1773），山川小，歴大

吉益南涯　よしますなんがい
寛延3（1750）年～文化10（1813）年
江戸時代中期～後期の古方派の医師。東洞の長男。華岡青洲の内科の師。著作に「傷寒論精義」「医範」など。
¶朝日（[没]文化10年6月13日（1813年7月10日）），大阪人，科学（[没]文化10（1813）年6月13日），京都大，近世，国史，国書（[没]文化10（1813）年6月13日），コン改，コン4，コン5，新潮（[没]文化10（1813）年6月13日），人名，姓氏京都，世人（[没]文化10（1813）年6月13日），日人

吉益半笑斎　よしますはんしょうさい
生没年不詳
安土桃山時代の医師。
¶国書

吉益北洲　よしますほくしゅう
天明6（1786）年～安政4（1857）年
江戸時代中期～末期の医師。
¶国書

吉益正雄　よしますまさお
？～明治18（1885）年
江戸時代末期～明治期の医師、茶人。
¶茶道

よ

吉松和哉　よしまつかずや
昭和9（1934）年12月25日～
昭和～平成期の医師、社会精神医学者。神経科、信州大学教授、都立墨東病院神経科医長。
¶現執3期

吉松軍八　よしまつぐんぱち
大正3（1914）年～昭和59（1984）年
昭和期の医師。
¶姓氏鹿児島

吉松純　よしまつじゅん
天保9（1838）年～明治41（1908）年12月22日
江戸時代末期～明治時代の医学者。郡で西洋式医学の第一人者。勤王の志厚く国事に奔走。
¶高知人，幕末，幕末大

吉松俊一　よしまつしゅんいち
昭和8（1933）年6月17日～
昭和～平成期のスポーツ医学者。
¶現情

吉松信宝　よしまつしんほう
→吉松信宝（よしまつのぶたか）

吉松信宝　よしまつのぶたか
明治24（1891）年1月25日～昭和51（1976）年12月5日　[別]吉松信宝《よしまつしんほう》
大正～昭和期の産婦人科医学者。大阪帝国大学教授。奈良県立医科大学長などを歴任。
¶大阪人（よしまつしんほう　[没]昭和51（1976）年12月），科学，近医，現情，人名7，世紀，日人，和歌山人

吉松和歌子　よしまつわかこ
明治～大正期の社会事業家。娼婦救済活動家キャメロンに救済され、日本で娼婦救済活動を開始する。
¶女性（生没年不詳），女性普

吉丸末吉　よしまるすえきち
明治期の薬剤師。カルシウム不足を補うための「ふりかけ」を考案した。
¶食文

吉見雲台　よしみうんだい
～明治2（1869）年
江戸時代後期～明治期の蘭方医・長岡藩医。
¶新潟百

吉見英受　よしみえいじゅ
天保4（1833）年～明治40（1907）年
江戸時代末期～明治期の鍼医。
¶人名（[生]1832年），姓氏長野，長野歴，日人

吉水神徳　よしみずしんとく
生没年不詳
平安時代前期の医師。
¶日人

吉見信義　よしみのぶよし
明治35（1902）年9月20日～昭和55（1980）年2月16日
大正～昭和期の医師。国立世田谷病院院長。
¶世紀，日人

吉村喜作　よしむらきさく
明治12（1879）年5月25日～＊
明治～大正期の内科医。
¶近医（[没]昭和20（1945）年），渡航（[没]？）

芳村杏斎（吉村杏斎）　よしむらきょうさい
天保7（1836）年～明治38（1905）年
江戸時代末期～明治期の医師。内科、外科、産科の医学を修めた。津山藩医。
¶岡山人，岡山歴（[没]明治38（1905）年6月10日），人名（吉村杏斎），長崎遊，日人，洋学

吉村敬三　よしむらけいぞう
大正13（1924）年～昭和62（1987）年
昭和期の医師。外科（胸部外科）。
¶近医

芳村玄恂　よしむらげんじゅん
延宝6（1678）年～宝暦7（1757）年
江戸時代中期の儒医。
¶国書（[没]宝暦7（1757）年2月12日），人名，日人

吉村シズヱ（吉村静枝）　よしむらしずえ
明治40（1907）年～平成8（1996）年10月10日
昭和期の福祉活動家。豊島神愛館館長。
¶郷土香川（吉村静枝　[生]1908年），世紀，日人（[生]明治40（1907）年8月21日）

芳村恂益　よしむらじゅんえき
生没年不詳
江戸時代前期の医師。
¶国書

芳村晋 よしむらすすむ
安政6(1859)年4月25日～大正1(1912)年11月14日
江戸時代末期～明治期の海軍軍医。
¶岡山人, 岡山百, 岡山歴

吉村専蔵 よしむらせんぞう
明治40(1907)年～平成2(1990)年
昭和～平成期の社会福祉事業家。大村報徳学園園長。
¶姓氏鹿児島

吉村宗治 よしむらそうじ
？ ～
大正期の東京帝国大学セツルメント参加者。
¶社史

吉村泰嶺(1) よしむらたいれい
生没年不詳
江戸時代中期の医師。
¶国書

吉村泰嶺(2) よしむらたいれい
生没年不詳
江戸時代後期の医師。
¶長崎遊

芳村種吉 よしむらたねきち
安政6(1859)年～大正1(1912)年
明治期の海軍軍医中将。厳島艦軍医長、呉鎮守府病院長、佐世保海軍病院長を歴任。
¶人名, 世紀(⑫安政6(1859)年4月25日 ㉜大正1(1912)年11月14日), 日人

吉村寅治 よしむらとらじ
嘉永5(1852)年5月9日～昭和4(1929)年10月13日
明治～昭和期の医師。政治家。
¶高知先

吉村二州 よしむらにしゅう
生没年不詳
江戸時代後期の医師。
¶長崎遊

吉村寿人 よしむらひさと
明治40(1907)年2月9日～平成2(1990)年11月29日
大正～平成期の生理学者。京都府立医科大学教授。
¶科学, 近医, 現情

吉村仁 よしむらひとし
昭和5(1930)年9月27日～昭和61(1986)年10月23日
昭和期の官僚。厚生省入省、健保法改正に尽力。
¶近医, 現朝, 世紀, 日人, 履歴, 履歴2

吉村不二夫 よしむらふじお
大正8(1919)年～平成21(2009)年
昭和～平成期の医師。専門は解剖学。
¶近医

吉村遍宜 よしむらへんぎ
？ ～天明5(1785)年
江戸時代中期の医師、薩摩藩士。

¶国書, 人名, 日人

吉村まさ よしむらまさ
明治19(1886)年9月23日～昭和42(1967)年4月3日
明治～昭和期の助産婦。
¶埼玉人

吉村益次 よしむらますじ
明治18(1885)年～昭和23(1948)年
明治～昭和期の実業家。大分県薬剤師会会長、日本薬剤師会議員、大分県医薬品卸商業組合長、大分市会議員。
¶大分百, 大分歴

芳村夭仙 よしむらようせん
生没年不詳
江戸時代前期～中期の医師。
¶日人

吉村義之 よしむらよしゆき
大正4(1915)年～昭和59(1984)年
昭和期の医師。専門は病理学。
¶近医

吉本伊信 よしもといしん
大正5(1916)年～昭和63(1988)年
昭和期の浄土真宗の僧、精神医学者。刑務所の教誨師の経験から吉本式内観療法を創始した。
¶近医, 精医, 民学

好本純蔵 よしもとじゅんぞう
弘化3(1846)年～大正7(1918)年12月11日 ㋵好本忠璋《よしもとただあきら》
江戸時代末期～明治時代の医師。西南戦争、日露戦争などに従軍して傷兵の治療に当たった。
¶岡山人, 岡山歴(好本忠璋　よしもとただあきら ⑫弘化3(1846)年1月), 幕末, 幕末大

吉元昭治 よしもとしょうじ
昭和3(1928)年5月17日～
昭和～平成期の医師、東洋医学研究者。産婦人科、順天堂大学講師、吉元病院院長。
¶現執3期, 現執4期

好本節 よしもとせつ (みさお)
明治15(1882)年7月7日～昭和49(1974)年5月10日 ㋵好本節《よしもとみさお》
明治～昭和期の医学者。
¶岡山百, 岡山歴

吉本充賜 よしもとたかし
昭和25(1950)年12月5日～
昭和～平成期の障害者福祉研究者。
¶視覚

好本忠璋 よしもとただあきら
→好本純蔵 (よしもとじゅんぞう)

好本督 よしもとただす
明治11(1878)年1月23日～昭和48(1973)年4月14日
明治～昭和期の盲人伝道福祉開拓者。
¶キリ, 視覚

吉本任 よしもとたもつ
文化13(1816)年～明治14(1881)年4月24日
江戸時代末期～明治時代の医師。本国と江戸で勤務のかたわら医業にも従事した。
¶幕末，幕末大

吉本千禎 よしもとちよし
大正5(1916)年5月31日～平成6(1994)年
昭和～平成期の医工学者。北海道大学教授。
¶近医，現執2期

好本節 よしもとみさお
→好本節(よしもとせつ)

吉本虫雄 よしもとむしお
正徳5(1715)年～文化2(1805)年
江戸時代中期～後期の国学者，漢方医。
¶剣豪，高知人，国書(㊁文化2(1805)年4月6日)，人名，日人

吉安勘左衛門 よしやすかんざえもん
弘化1(1844)年～大正6(1917)年
明治期の社会事業家。
¶日人

吉屋真砂 よしやまさご
明治39(1906)年～平成18(2006)年　㊅嶋本マサコ《しまもとまさこ》
大正～平成期の医師，俳人。
¶近医(嶋本マサコ　しまもとまさこ)

吉原儀兵衛 よしわらぎへえ
安永4(1775)年～嘉永3(1850)年7月11日
江戸時代中期～後期の蚕種商・売薬商。
¶埼玉人

吉原元棟 よしわらげんとう
?　～寛政12(1800)年12月13日　㊅吉原元棟《よしはらもとむね》
江戸時代中期～後期の医師。
¶国書，長崎歴(よしはらもとむね)

吉原蘇庵 よしわらそあん
寛永8(1631)年～元禄9(1696)年8月29日
江戸時代前期の出羽秋田藩医。
¶秋田人2，藩臣1

吉原為伸 よしわらためのぶ★
寛文4(1664)年～寛延4(1751)年
江戸時代中期の医家。秋田に味岡流劉医方を伝えた。
¶秋田人2

吉原養順 よしわらようじゅん
文政10(1827)年～明治40(1907)年　㊅吉原養順《よしはらようじゅん，よしわらようじゅん★》
江戸時代末期～明治期の医師，教育家。
¶人名(よしはらようじゅん)，日人，三重(㊁文化10年1月15日)

吉原由行 よしわらよしゆき★
元禄11(1698)年～明和2(1765)年10月
江戸時代中期の医家。
¶秋田人2

与住順庵 よずみじゅんあん
生没年不詳
江戸時代後期の医師。
¶国書

代情あき よせあき
明治36(1903)年～昭和15(1940)年5月9日
大正・昭和期の医師。
¶飛騨

依田省吾 よだしょうご
明治39(1906)年～
大正～昭和期の医師。産婦人科。
¶児人

四ツ門きん(四ッ門きん) よつかどきん
天保13(1842)年～明治39(1906)年10月14日　㊅四ツ門きん《よつもんきん》
明治期の社会事業家。自費を投じ大千瀬川に釣橋の架設工事を起す。おきん橋と呼ばれる。
¶静岡歴(四ッ門きん)，女性(よつもんきん㊇?)，女性普(よつもんきん㊇?)，姓氏静岡，日人

四元泰治 よつもとたいじ
明治(1873)年～昭和20(1945)年
明治～昭和期の医師。
¶姓氏鹿児島

四ツ門きん よつもんきん
→四ツ門きん(よつかどきん)

米内山もよ よないやまもよ
明治43(1910)年～平成11(1999)年
昭和～平成期の助産婦。
¶青森人

与那覇しづ よなはしづ
大正12(1923)年2月23日～
昭和～平成期の保健婦。与那国で病気の治療・予防，ワクチンに関する啓蒙など住民の保健に尽力した。
¶現人，世紀，日人

与那嶺岩夫 よなみねいわお
昭和18(1943)年2月16日～
昭和期の鍼灸マッサージ師。
¶視覚

米岡ヨネ よねおかよね
明治6(1873)年～昭和32(1957)年
明治～昭和期の社会事業家。
¶新潟百

米川茂信 よねかわしげのぶ
昭和20(1945)年5月20日～
昭和～平成期の社会病理学者，犯罪社会学者。淑徳大学教授。
¶現執3期

米川虎吉 よねかわとらきち
慶応4(1868)年7月日～昭和9(1934)年1月2日
明治～昭和期の根室病院長。外科医師。
¶根千(㊁慶応4(1868)年7月)

米川稔 よねかわみのる
明治30(1897)年9月23日～昭和19(1944)年9月15日
昭和期の医師、歌人。
¶鎌倉新

米倉育男 よねくらいくお
大正13(1924)年～平成18(2006)年
昭和～平成期の医師。専門は精神科、病跡学。
¶近医

米倉昌達 よねくらまさよし
明治19(1886)年～昭和12(1937)年2月17日
明治～昭和期の教育者。日本医科大学教授。子爵、貴族院議員。日本医学専門学校教授兼学生監、京都薬学専門学校長等を歴任。
¶科学([生]1886年(明治19)7月), 近医, 人名, 日人([生]明治19(1886)年7月15日)

米沢和一 よねざわかずいち
明治42(1909)年6月27日～昭和51(1976)年12月28日　[別]米沢和一《よねざわわいち》
昭和期の口腔衛生学者。東京歯科大学教授。日本歯科医史学会評議員などを歴任。
¶科学, 近医(よねざわわいち), 現情, 人名7, 世紀, 日人

米沢慧 よねざわけい
昭和17(1942)年3月～
昭和～平成期の社会評論家。「円陣」主宰、「類の会」主宰。専門は福祉環境、医療倫理、家族問題。
¶現執3期, 現執4期

米沢末治 よねざわすえじ
明治17(1884)年～昭和34(1959)年
明治～昭和期の医師。
¶青森人

米沢傑 よねざわすぐる
昭和25(1950)年1月29日～
昭和～平成期の医学者、声楽家(テノール)。
¶演奏

米沢進 よねざわすすむ
明治40(1907)年10月26日～?
昭和期の医師、政治家。広島市議会議員。
¶社運, 社史

米沢清一 よねざわせいいち
明治43(1910)年～昭和59(1984)年
昭和期の歯科医師。
¶姓氏石川

米沢英雄 よねざわひでお
明治42(1909)年5月31日～平成3(1991)年3月3日
昭和期の医師、仏教研究家。内科。
¶近医, 現執2期, 真宗

米沢和一 よねざわわいち
→米沢和一(よねざわかずいち)

米田一貫 よねだいっかん
生没年不詳
江戸時代中期の心学者・医師。
¶国書

米田三星 よねださんせい
明治38(1905)年2月12日～
昭和期の医師。医学ホラー的な犯罪残酷物語を発表。作品に「告げ口心臓」など。
¶幻作, 幻想, ミス

米田正治 よねだしょうじ
明治41(1908)年～平成3(1991)年
昭和～平成期の医師、「島根県医師会史」を編集。
¶島根歴

米田庄太郎 よねだしょうたろう
明治6(1873)年2月1日～昭和20(1945)年12月18日
明治～昭和期の社会学者。同志社大学教授、京都帝国大学教授。日本の社会学会にタルド、ジンメルなどを紹介。
¶アナ, 近現([没]1944年), 現朝([没]1945年12月8日), 国史, コン改, コン5, 社史, 心理, 世紀, 姓氏京都, 全書, 大百, 哲学, 日人, 歴大

米田正彦 よねだまさひこ
大正10(1921)年～昭和51(1976)年
昭和期の医師。専門は細菌学。
¶近医

米津穆 よねづまこと
大正12(1923)年～
昭和期の外科医。
¶群馬人

米原貫一 よねはらかんいち
天保6(1835)年～明治31(1898)年
江戸時代末期～明治期の医師。
¶長崎遊

米原恭庵 よねはらきょうあん
文政11(1828)年8月28日～明治43(1910)年9月22日
江戸時代後期～明治期の医師。
¶島根百, 島根歴

米原春英 よねはらしゅんえい
安永3(1774)年～安政2(1855)年
江戸時代後期の医師。
¶長崎遊

米原宗純 よねはらそうじゅん
～弘化4(1847)年
江戸時代後期の医師。
¶長崎遊

米原忠徳 よねはらただのり
明治34(1901)年～昭和55(1980)年
大正～昭和期の医師。
¶鳥取百

米村大蔵 よねむらだいぞう
大正12(1923)年～平成4(1992)年
昭和～平成期の医師。眼科。
¶近医

米本義一 よねもとぎいち
大正11（1922）年10月～平成9（1997）年10月4日
昭和～平成期の弓道家、歯科医師、弓道教士。
¶弓道

よねもとひとし
昭和3（1928）年12月5日～
昭和～平成期の医師、著述家。
¶現執3期

米山公啓 よねやまきみひろ
昭和27（1952）年5月10日～
昭和～平成期の作家、医師。
¶現執4期，幻想

米山検校 よねやまけんぎょう
？　～明和8（1771）年12月9日
江戸時代中期の医師、検校。勝海舟の曽祖父。宝暦の飢饉では窮民救済に尽くした。
¶近世，国史，史人，新潟人（[生]宝永1（1704）年　[没]？），日人（[生]1702年　[没]1772年），歴大

米山岳広 よねやまたかひろ
昭和23（1948）年3月27日～
昭和～平成期のケースワーク研究者。立正大学短期大学部助教授。
¶現執3期

米山武志 よねやまたけし
昭和4（1929）年～昭和62（1987）年
昭和期の医師。外科（呼吸器）。
¶近医

ら

米山文明 よねやまふみあき
大正14（1925）年～
昭和～平成期の医師。耳鼻咽喉科、東京芸術大学講師、作陽音楽大学客員教授。
¶現執3期

米山正信 よねやままさのぶ
大正7（1918）年2月25日～
昭和期のノンフィクション作家、カウンセラー。遠州カウンセリング研究会会長。
¶現執3期，現情，児人，世紀

米山良昌 よねやまよしまさ
大正11（1922）年6月3日～平成4（1992）年4月9日
昭和～平成期の医師。専門は生化学。
¶科学，近医

饒平名紀腆 よへなきてん
明治8（1875）年11月26日～昭和16（1941）年10月6日
明治～昭和期の医師。
¶沖縄百

読人しれた よみひとしれた
江戸時代の狂歌師。江戸の医官。
¶人名，日人（生没年不詳）

与良清 よらきよし
大正10（1921）年3月19日～
昭和～平成期の植物病理学者。東京大学教授。退官後玉川大学教授、京都立立川短期大学長などを務めた。
¶現情，世紀，日人

頼藤和寛 よりふじかずひろ
昭和22（1947）年12月22日～
昭和～平成期の医師。精神科、大阪府中央児童相談所主幹。
¶現執3期

万屋兵四郎 よろずやへいしろう
→福田敬業（ふくだたかのり）

【ら】

頼春風 らいしゅんぷう
宝暦3（1753）年～文政8（1825）年9月12日
江戸時代中期～後期の儒医。頼春水の弟。
¶朝日（[没]文政8年9月12日（1825年10月23日）），国書，コン改，コン4，コン5，詩作，新潮，人名，日人，広島百

雷石 らいせき
文化1（1804）年～明治16（1883）年11月11日
江戸時代後期～明治期の俳人、医師。
¶国書，俳文

楽得永男 らくえながお
昭和期の医師、写真家。
¶写人

【り】

力丸茂穂 りきまるしげほ
昭和10（1935）年9月21日～平成15（2003）年11月17日
昭和・平成期の医師。石川県立中央病院副院長。白山室堂診療所所長。
¶石川現九

陸文斉 りくぶんさい
生没年不詳
江戸時代中期の医師。
¶長崎歴

李紫溟 りしめい
→高本紫溟（たかもとしめい）

李家庸謙 りのいえようけん
*～文政6（1823）年
江戸時代中期～後期の長州（萩）藩医。
¶長崎遊（[生]宝暦2（1752）年），藩臣6（[生]宝暦3（1753）年）

李方子 りまさこ
明治34（1901）年11月4日～平成1（1989）年4月30日　[別]李方子《イ・パンジャ》，梨本宮方子《なしもとのみやまさこ》
大正～昭和期の社会福祉事業家。慈行会創立者、明暉園理事長。皇族の生まれで、朝鮮李王期皇太

子と結婚。戦後皇籍を離脱し韓国に移住、福祉事業等に尽くした。
¶近女，女史（いぱんじゃ），女性，女性普，新潮，世紀（イ・パンジャ），日人（いぱんじゃ），歴大（梨本宮方子　なしもとのみやまさこ）

理満 りまん
生没年不詳
平安時代中期の持経者。社会事業家。
¶人名，日人，仏人

劉気海 りゅうきかい
文化8（1811）年～万延1（1860）年
江戸時代後期の医師。
¶長崎遊

柳条亭糸尾 りゅうじょうていいとお
嘉永4（1851）年～大正5（1916）年
明治～大正期の狂歌師、医師。
¶人名（柳条亭〔4代〕　りゅうじょうてい），日人

竜胆寺旻 りゅうたんじあきら
→内藤多喜夫（ないとうたきお）

竜知恵子（竜智恵子）　りゅうちえこ
明治32（1899）年11月18日～昭和57（1982）年6月7日
昭和期の医師。日本女医会会長、脳性マヒ児を守る会理事長。国際女医会総会に日本代表として出席。肢体不自由児の治療につくした。
¶女性，女性普，世紀（竜智恵子），日人

劉邦英 りゅうほうえい
天明4（1784）年～天保4（1833）年
江戸時代後期の医師。
¶長崎遊

竜一斎 りょういっさい
？　～寛政7（1795）年
江戸時代後期の御典医。
¶郷土奈良

了翁道覚 りょうおうどうかく
寛永7（1630）年～宝永4（1707）年
江戸時代前期の黄檗宗の僧侶・社会事業家。
¶秋田人2（了翁　㊓寛永7年3月18日　㉜宝永4年5月22日），長崎遊

領家幹助 りょうけかんすけ
嘉永4（1851）年4月4日～大正3（1914）年1月5日
江戸時代末期～大正期の医師。
¶島根百，島根歴

良行 りょうこう
→山田良行（やまだりょうこう）

良信 りょうしん
生没年不詳
室町時代の医僧。
¶仏教

良心 りょうしん
戦国時代の医僧。
¶人名，日人（生没年不詳）

良礎 りょうそ
？　～天保5（1834）年4月2日
江戸時代後期の俳人。医師（藩医）。
¶国書，福井俳（㊓？）

了任 りょうにん
生没年不詳
安土桃山時代～江戸時代前期の医師、連歌作者。
¶国書

李立卓 りりったく
元和7（1621）年～元禄9（1696）年
江戸時代前期の儒臣、医師。伊予西条藩主家臣。
¶人名，日人

【る】

ルース利子 るーすとしこ
昭和20（1945）年～昭和62（1987）年12月18日
昭和期の社会事業家。難民救済のボランティア活動をする。またニューヨークなどでYMCAの平和教育を担当。
¶女性，女性普，世紀，日人

【れ】

令羽 れいう
寛延3（1750）年～文政4（1821）年6月8日
江戸時代後期の俳人。医師。
¶福井俳

冷泉古風 れいぜひさかぜ
享和1（1801）年7月9日～嘉永7（1854）年5月21日
江戸時代後期～末期の医師、国学者。
¶国書

蓮基 れんぎ
生没年不詳
平安時代後期の僧侶・医師。
¶国書

【ろ】

六鹿鶴雄 ろくしかつるお
明治44（1911）年～昭和61（1986）年
大正～昭和期の医師。専門は衛生学（環境衛生）。
¶近医

六島誠之助 ろくしませいのすけ
昭和～平成期の医師、政治家。尼崎市長、六島クリニック理事長。
¶現政（㊓昭和3年3月21日　㉜平成16年6月13日），兵庫人（㊓明治27（1894）年12月7日　㉜昭和29（1954）年5月28日）

六段主見 ろくだんしゅけん
江戸時代中期の眼科医。
¶眼科

六反田藤吉 ろくたんだとうきち
明治40（1907）年～昭和59（1984）年
大正～昭和期の医師。専門は微生物学、ウイルス学。
¶科学（[生]1907年（明治40）3月1日 [没]1984年（昭和59）3月8日），近医，熊本人

六物空満 ろくぶつくうまん
享和1（1801）年～安政6（1859）年
江戸時代末期の武士、尊攘運動家。大覚寺門跡家臣、療病院別当。医学、天文、暦学に通じた。
¶維新，コン改，コン4，新潮（[没]安政6（1859）年11月），人名，姓氏京都，世人，日人

露月 ろげつ
→石井露月（いしいろげつ）

盧草碩（盧草碩，盧艸碩） ろそうせき
正保3（1646）年～貞享5（1688）年
江戸時代中期の医師、本草家。
¶国書（盧草碩 [生]正保4（1647）年 [没]貞享5（1688）年7月28日），新潮（盧艸碩 [没]元禄1（1688）年7月8日），日人

盧草拙（盧草拙，盧艸拙） ろそうせつ
延宝3（1675）年4月27日～享保14（1729）年
江戸時代中期の天文学者。鎖国時代の本草学の祖。
¶朝日（盧草拙 [生]延宝3年4月27日（1675年5月21日） [没]享保14年9月9日（1729年10月1日）），科学（[没]享保14（1729）年9月9日），近世，国史，国書（[没]享保14（1729）年9月9日），コン改（盧艸拙），コン4（盧艸拙），コン5（盧艸拙），詩歌（[生]1671年），新潮（[没]享保14（1729）年5月），人名（[生]1671年），世人（[生]寛文11（1671）年），日人，和俳

魯町 ろちょう
→向井元成（むかいげんせい）

六角謙三 ろっかくけんぞう
嘉永5（1852）年～大正4（1915）年11月2日
江戸時代末期～大正時代の医師。磐梯山噴火による負傷者を救療し貢献。
¶幕末，幕末大，福島百

六角重任 ろっかくしげとう
生没年不詳
江戸時代中期～後期の医師。
¶国書

六角博通 ろっかくひろみち
天保6（1835）年～明治33（1900）年
江戸時代末期～明治期の有職家、本草学者。宮殿の事に詳しく、京都禁裏の建築について故実を記した書を著した。
¶人名，日人

【わ】

和井兼尾 わいかねお
明治42（1909）年～平成2（1990）年
大正～平成期の看護師（保健師）。
¶近医

和賀井敏夫 わがいとしお
大正13（1924）年9月21日～
昭和～平成期の超音波医学者。順天堂大学教授、日本超音波医学会会長。国際音響学会発表した「超音波によるガンの早期診断成績」で大反響を呼んだ。
¶現朝，世紀，日人

若江家継 わかえいえつぐ
生没年不詳
平安時代前期の医師。
¶日人

若尾裕 わかおゆう
昭和23（1948）年3月25日～
昭和～平成期の作曲家、音楽療法家。
¶音人2，音人3，現執4期

若栗章 わかぐりあきら
明治期の医師。
¶岡山人，岡山百（生没年不詳），岡山歴

若杉喜三郎 わかすぎきさぶろう
元治1（1864）年～大正5（1916）年3月26日
江戸時代末期～大正期の医師、政治家。若杉病院長、北越医学会会頭、衆議院議員。
¶渡航，新潟百別

若杉長英 わかすぎちょうえい
昭和13（1938）年～平成8（1996）年
昭和～平成期の医師。専門は法医学。
¶近医

若杉直綱 わかすぎなおつな
→若杉弘之進（わかすぎひろのしん）

若杉弘之進 わかすぎひろのしん
天保14（1843）年～元治1（1864）年 [別]若杉直綱《わかすぎなおつな》
江戸時代末期の農民、医師。
¶維新，長崎遊（若杉直綱 わかすぎなおつな [生]天保4（1833）年），日人（若杉直綱 わかすぎなおつな），幕末（[没]1864年8月20日），幕末大（[生]天保14（1843）年10月4日 [没]元治1（1864）年7月19日）

若月俊一 わかつきとしかず
明治43（1910）年6月26日～平成18（2006）年8月22日
昭和期の医師。佐久総合病院院長。農村の病気と健康の問題に取り組む。著書に「健康な村」など。
¶科学，郷土長野，近医，現朝，現執1期，現情，現人，社史，新潮，世紀，日人，平和，マス2，

マス89

我妻堯 わがつまたかし
昭和5(1930)年1月9日～
昭和～平成期の産婦人科学者。国際厚生事業団参与。経口避妊薬や活性型子宮内避妊具の研究を推進していることで知られる。
¶現朝，現情，世紀，日人

若林修 わかばやしおさむ
明治40(1907)年～平成7(1995)年
大正～平成期の医師。外科。
¶近医

若林一美 わかばやしかずみ
昭和24(1949)年9月2日～
昭和～平成期のジャーナリスト、ホスピス研究家。「現代」取材記者、山梨英和大学教授。専門は教育、女性、医療問題。
¶現執2期，現執3期，現執4期

若林敬子 わかばやしけいこ
昭和19(1944)年5月22日～
昭和～平成期の人口社会学者。厚生省人口問題研究所地域構造研究室長。
¶現執1期，現執2期，現執3期，現執4期

若林敬順 わかばやしけいじゅん
江戸時代中期～後期の医師。
¶徳川臣

若林慎一郎 わかばやししんいちろう
昭和4(1929)年8月22日～
昭和～平成期の精神神経科学者、児童青年精神医学者。岐阜大学教授。
¶現執3期

若林善平 わかばやしぜんべい
慶応1(1865)年～昭和12(1937)年
明治～昭和期の医師。
¶新潟百

若林竜夫 わかばやしたつお
明治37(1904)年1月9日～昭和52(1977)年12月26日
昭和期の社会事業教育家。明治学院大学学長、日本社会事業学校連盟会長。
¶キリ

若林長博 わかばやしちょうはく
享保4(1719)年～文化9(1812)年1月22日
江戸時代後期の大蔵院12世。漢方医。
¶町田歴

若林勲 わかばやしつとむ
明治34(1901)年3月21日～昭和63(1988)年11月13日
大正～昭和期の生理学者。東京大学教授、東京医科大学教授。
¶科学，科技，近医

若林虎吾 わかばやしとらご
明治1(1868)年4月24日～昭和15(1940)年9月12日
江戸時代末期～昭和期の医師、医政家。
¶徳島百，徳島歴([没]昭和15(1940)年9月20日)，渡航

若林秀一 わかばやしひでいち
明治35(1902)年～昭和42(1967)年
昭和期の医師。
¶群馬人

若林勝 わかばやしまさる
明治40(1907)年～昭和63(1988)年
大正～昭和期の医師。放射線科。
¶近医

若林養元 わかばやしようげん
元禄16(1703)年～天明2(1782)年
江戸時代中期の藩医師。
¶和歌山人

若松栄一 わかまつえいいち
大正3(1914)年～昭和62(1987)年
昭和期の官僚。専門は厚生行政。
¶近医

若松春 わかまつはる
明治36(1903)年～平成1(1989)年
昭和期の点訳家。
¶姓氏岩手

若山東庵 わかやまとうあん
生没年不詳
安土桃山時代の医師。
¶姓氏愛知

若山立意 わかやまりつい
→若山立意(わかやまりゅうい)

若山立意 わかやまりゅうい
？ ～寛政5(1793)年6月29日　[別]若山立意《わかやまりつい》
江戸時代後期の儒医。
¶国書，東三河(わかやまりつい　[生]？)

脇愛吉 わきあいきち
明治1(1868)年～昭和29(1954)年
明治～昭和期の政治家。村議会議員、村医。
¶姓氏山口

脇坂行一 わきさかぎょういち
大正3(1914)年3月24日～平成19(2007)年
昭和～平成期の内科学者。滋賀医科大学教授、京都大学教授。
¶郷土滋賀，近医，現情

脇坂周伯 わきざかしゅうはく，わきさかしゅうはく
天保8(1837)年～明治25(1892)年
江戸時代末期～明治期の医師、地方開発家。洋医方を学び開業医の傍ら、資を投じて荒地を開墾。
¶郷土滋賀(わきさかしゅうはく)，滋賀百(わきさかしゅうはく)，新潮([生]天保8(1837)年6月5日　[没]明治25(1892)年6月15日)，人名，日人，幕末([没]1892年6月11日)，幕末大([没]明治25(1892)年6月11日)

脇坂順一 わきざかじゅんいち
大正2(1913)年～平成15(2003)年
昭和～平成期の医師。外科(消化器)。
¶近医

脇田槐葊 わきたかいあん
天明6(1786)年～嘉永4(1851)年　[別]脇田信親《わきたのぶちか》
江戸時代後期の医師。
¶国書(脇田信親　わきたのぶちか　[没]嘉永4(1851)年9月14日)，人名，日人

脇田東川 わきたとうせん,わきだとうせん
明和4(1767)年～寛政12(1800)年
江戸時代後期の儒医。
¶高知人(わきだとうせん　[生]1770年)，人名，日人

脇田信親 わきたのぶちか
→脇田槐葊(わきたかいあん)

脇範甫(脇範輔) わきはんすけ
文政11(1828)年～明治41(1908)年
江戸時代後期～明治期の漢学者、医師。
¶姓氏山口，山口百(脇範輔)

脇屋志喜武 わきやしきたけ
天保2(1831)年～明治5(1872)年
江戸時代末期～明治時代の医師。鎮撫使に従い、奥羽各地を転戦。
¶幕末([没]1872年2月10日)，幕末大([没]明治5(1872)年1月2日)

和久井豊一 わくいとよいち
明治25(1892)年～昭和31(1956)年
大正～昭和期の小児科学者。新潟大学医学部教授。
¶新潟百

湧上聾人 わくがみろうじん
明治21(1888)年6月26日～昭和41(1966)年5月24日
大正～昭和期の政治家、社会運動家。衆議院議員。沖縄同仁病院を開設。
¶沖縄百，社史，世紀，姓氏沖縄，日人

和久田哲司 わくだてつじ
昭和18(1943)年9月2日～
昭和期の鍼灸学研究者。
¶視覚

和久田叔虎 わくだよしとら
明和5(1768)年～文政7(1824)年5月18日
江戸時代中期～後期の漢学者・医師。
¶国書

湧永満之 わくながまんじ
明治43(1910)年9月10日～平成4(1992)年8月9日
大正～平成期の湧永製薬社主兼会長。
¶創業

和久広文 わくひろふみ
昭和8(1933)年～
昭和～平成期の心理療法家。心理克服センター所長。
¶現執3期，現執4期

和久正良 わくまさよし
大正14(1925)年～昭和63(1988)年
昭和期の医師。泌尿器科。
¶近医

和気朗 わけあきら
昭和2(1927)年4月23日～
昭和～平成期の細菌学者。日本大学教授、国立予防衛生研究所所員。著書に「生物化学兵器」「死を呼ぶ科学」など。
¶現朝，現執2期，現情，現人，世紀，日人

和気巌 わけいわお
明治30(1897)年～昭和20(1945)年
大正～昭和期の病理学者。
¶近医

和気清成 わけきよしげ
→和気清成(わけのきよしげ)

和気清麻呂 わけきよまろ
→和気清麻呂(わけのきよまろ)

和気定成 わけさだしげ
→和気定成(わけのやすしげ)

和気定長 わけさだなが
→和気定長(わけのさだなが)

和気定成 わけさだなり
→和気定成(わけのやすしげ)

分田シゲ わけたしげ
明治20(1887)年10月17日～昭和42(1967)年12月22日　[別]分田シゲ《ぶんでんしげ》
明治～昭和期の看護事業家。看護業務の重大さを痛感し看護婦会設立、看護婦の託児所を設ける。日本看護協会富山県支部長。
¶女性，女性普，富山百(ぶんでんしげ)

和気種成 わけたねなり
承久3(1221)年～正応1(1288)年9月30日
鎌倉時代前期～後期の官人・医師、歌人。
¶国書

和気常成 わけつねなり
→和気常成(わけのつねなり)

和気仲成 わけなかなり
生没年不詳
南北朝時代の官人・医師、歌人。
¶国書

和気成高 わけなりたか
享保8(1723)年～享和3(1803)年11月26日
江戸時代中期～後期の医師。
¶国書

和気成美 わけなりよし
宝暦6(1756)年～文政3(1820)年2月24日
江戸時代中期～後期の医師。
¶国書

和気明重 わけのあきしげ
？ ～永正16（1519）年
戦国時代の医師。
¶公家（明重〔和気1・半井家（絶家）〕　あきしげ），人名，日人

和気明親 わけのあきちか
室町時代の医師。
¶人名

和気朝臣清麻呂 わけのあそんきよまろ
→和気清麻呂（わけのきよまろ）

和気朝臣時雨 わけのあそんしぐれ
→和気時雨（わけのしぐれ）

和気朝臣広世 わけのあそんひろよ
→和気広世（わけのひろよ）

和気有興 わけのありおき
生没年不詳
鎌倉時代の医師。
¶日人

和気蔭成 わけのかげなり
寛喜2（1230）年～弘安4（1281）年
鎌倉時代前期～後期の医師。
¶日人

和気清成 わけのきよしげ
？ ～寛元2（1244）年　[別]和気清成《わけきよしげ》
鎌倉時代前期の医師。
¶鎌室（わけきよしげ），諸系，日人

和気清麻呂 わけのきよまろ
天平5（733）年～延暦18（799）年2月21日　[別]和気清麻呂《わけきよまろ》，和気朝臣清麻呂《わけのあそんきよまろ》
奈良時代～平安時代前期の公卿（非参議）。垂仁天皇の裔。侍医・典薬頭を務める和気氏の祖。道鏡の皇位簒奪の企てを阻止。民部大輔として水害防止にも取り組んだ。
¶朝日（[没]延暦18年2月21日（799年3月31日）），岩史，大分歴，大阪人（[没]延暦18（799）年2月），岡山，岡山人（[生]天保5（1834）年），岡山百，岡山歴（和気朝臣清麻呂　わけのあそんきよまろ），鹿児島百，角史，京都，京都大（[生]天正5（1577）年），公卿，公卿普，国史，国書（わけきよまろ），古史，古人，古代（和気朝臣清麻呂　わけのあそんきよまろ　[没]789年），古代普（和気朝臣清麻呂　わけのあそんきよまろ　[没]789年），古中，コン改，コン4，コン5，史人，思想史，重要，諸系，神史，神人，新潮，人名，姓氏鹿児島，姓氏京都，世人，世百，全書，大百，伝記，日史，日人，百科，福岡百，仏教，平史，平日（[生]733　[没]799），山川小，歴大

和気定成 わけのさだしげ
→和気定成（わけのやすしげ）

和気定親 わけのさだちか
平安時代後期の医家。
¶古人，平史（生没年不詳）

和気貞経 わけのさだつね
生没年不詳
鎌倉時代の医師。
¶諸系，日人

和気貞説 わけのさだとき
？ ～治承3（1179）年
平安時代後期の宮廷医。白河上皇の瘡の治療に臨む。
¶朝日（[没]治承3年1月5日（1179年2月13日）），古人（[生]？），コン改，コン4，コン5，諸系，新潮（[没]治承3（1179）年1月5日），人名，日人，平史

和気定長（和気貞良） わけのさだなが
久安6（1150）年～元暦2（1185）年　[別]和気定長《わけさだなが》
平安時代後期の医師。
¶国書（わけさだなが　[没]元暦2（1185）年6月13日），古人，諸系，人名（和気貞良），日人，平史

和気定成 わけのさだなり
→和気定成（わけのやすしげ）

和気定加 わけのさだます
安土桃山時代の医師。
¶人名，日人（生没年不詳）

和気貞幸 わけのさだゆき
生没年不詳
鎌倉時代の医師。
¶日人

和気時雨 わけのしぐれ
昌泰2（899）年～康保2（965）年　[別]和気時雨《わけのときさめ，わけのときふる》，和気朝臣時雨《わけのあそんしぐれ》
平安時代中期の宮廷医。医家和気氏の祖。
¶朝日（[没]康保2年3月17日（965年4月21日）），岡山百（[没]康保2（965）年2月），岡山歴（和気朝臣時雨　わけのあそんしぐれ　[没]康保2（965）年3月17日），京都大（わけのときふる　生没年不詳），古史（[生]887年），古人（わけのときさめ　[生]887年），諸系，新潮（[没]康保2（965）年3月17日），人名，日人，平史（わけのときさめ　[生]887年）

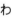

和気重基 わけのしげもと
生没年不詳
平安時代後期の医師。
¶日人

和気重頼 わけのしげより
生没年不詳
平安時代後期の医師。
¶日人

和気相成 わけのすけしげ
永延1（987）年～天喜4（1056）年
平安時代中期～後期の医師。
¶古人，平史

和気相任 わけのすけとう
平安時代中期～後期の官人。右近衛医師。父は相成。

¶古人

和気親成　わけのちかしげ
養和1(1181)年～寛元2(1244)年
平安時代後期～鎌倉時代前期の医師。
¶諸系，日人

和気嗣成　わけのつぎなり
建治1(1275)年～正平10/文和4(1355)年
鎌倉時代後期～南北朝時代の医師。
¶日人

和気常成　わけのつねなり
正平4/貞和5(1349)年～応永2(1395)年　[別]和気常成《わけつねなり》
南北朝時代～室町時代の医師。
¶国書(わけつねなり　[没]応永2(1395)年7月12日)，日人

和気時雨　わけのときさめ
→和気時雨(わけのしぐれ)

和気時成　わけのときしげ
平治1(1159)年～承久1(1219)年
平安時代後期～鎌倉時代前期の医師。
¶諸系，日人

和気時長　わけのときなが
生没年不詳
平安時代後期～鎌倉時代前期の医師。
¶日人

和気時雨　わけのときふる
→和気時雨(わけのしぐれ)

和気知康　わけのともやす
平安時代後期の医師。
¶人名，日人(生没年不詳)

和気長重　わけのながしげ
生没年不詳
平安時代後期の医師。
¶日人

和気長成　わけのながなり
生没年不詳
鎌倉時代の医師。
¶日人

和気長世　わけのながよ
生没年不詳
鎌倉時代の医師。
¶日人

和気信康　わけののぶやす
生没年不詳
平安時代後期～鎌倉時代前期の医師。
¶日人

和気秀成　わけのひでなり
承暦4(1080)年～康治2(1143)年
平安時代後期の医師。
¶諸系，日人

和気広成　わけのひろなり
→和気広成(わけひろなり)

和気広世　わけのひろよ
生没年不詳　[別]和気広世《わけひろよ》，和気朝臣広世《わけのあそんひろよ》
奈良時代の官僚、学者、医師。和気清麻呂の長男。学府・弘文院を創設。日本初の医学書「薬経太素」を著した。
¶朝日，岡山人，岡山百，岡山歴(和気朝臣広世　わけのあそんひろよ)，教育，京都大，国書(わけひろよ)，古史，古人，古代(和気朝臣広世　わけのあそんひろよ)，古代普(和気朝臣広世　わけのあそんひろよ)，コン改，コン4，コン5，史人，思想史，諸系，新潮，人名，姓氏京都，世人，全書，大百，日人，仏教，平史

和気正業　わけのまさなり
？～正暦5(994)年
平安時代中期の医家。
¶古人([生]？)，平史

和気正世　わけのまさよ
承平3(933)年～長和2(1013)年
平安時代中期の医師。
¶古人，諸系，日人，平史

和気基康　わけのもとやす
生没年不詳
平安時代後期の医師。
¶日人

和気師成　わけのもろなり
生没年不詳
鎌倉時代の医師。
¶日人

和気定成　わけのやすしげ
保安4(1123)年～文治4(1188)年　[別]和気定成《わけさだしげ，わけさだなり，わけのさだしげ，わけのさだなり，わけやすしげ》
平安時代後期の医師。
¶鎌室(わけさだしげ)，国書(わけやすしげ　[没]文治4(1188)年4月20日)，古人(わけのさだしげ)，コン改，コン4，コン5，諸系，人名(わけのさだなり)，日人，平家(わけさだなり)，平史(わけのさだしげ)

和気頼季　わけのよりすえ
生没年不詳
鎌倉時代の医師。
¶日人

和気頼基　わけのよりもと
平安時代後期の医師。
¶人名，日人(生没年不詳)

和気広成　わけひろなり
？～元中8/明徳2(1391)年　[別]和気広成《わけのひろなり》
南北朝時代の医師、公卿(非参議)。非参議和気清麿の裔。
¶公卿(わけのひろなり)，国書(生没年不詳)

和気広世　わけひろよ
→和気広世（わけのひろよ）

分部惟信　わけべこれのぶ
生没年不詳
江戸時代中期の本草家、近江大溝藩士。
¶国書，人名，日人

分部嘉高　わけべよしたか
慶安1（1648）年～寛文7（1667）年　[別]分部嘉高《わけべよしたけ》
江戸時代前期の大名。近江大溝藩主。将軍下賜の黄金400枚を民の救済に充てた。
¶諸系，日人，藩主3（わけべよしたけ　[没]寛文7（1667）年6月12日）

分部嘉高　わけべよしたけ
→分部嘉高（わけべよしたか）

和気全成　わけみななり
生没年不詳
鎌倉時代後期の官人・医師、歌人。
¶国書

和気定成　わけやすしげ
→和気定成（わけのやすしげ）

和気立哲　わけりつてつ
文化10（1813）年～明治22（1889）年
江戸時代末期～明治期の医師。
¶岡山歴

和合卯太郎　わごううたろう
明治33（1900）年～昭和45（1970）年
大正～昭和期の医師。専門は生理学。
¶近医，長野歴

若生宏　わこうひろし
大正2（1913）年2月9日～平成24（2012）年2月23日
昭和～平成期の小児科学者、岩手医科大学名誉教授。専門は小児栄養学。
¶科学

和佐野武雄　わさのたけお
明治43（1910）年～平成4（1992）年
大正～平成期の医師。専門は解剖学。
¶近医

鷲見周庵　わしみしゅうあん
文政12（1829）年～明治6（1873）年2月
江戸時代末期・明治期の医師。
¶飛驒

鷲山謙作　わしやまけんさく
元治1（1864）年～昭和24（1949）年
明治～昭和期の医師。
¶姓氏静岡

鷲山養斎　わしやまようさい
天保13（1842）年～明治44（1911）年
江戸時代後期～明治期の医師。
¶姓氏静岡

早稲田かめの　わせだかめの
明治37（1904）年5月4日～平成14（2002）年10月1日
昭和・平成期の産婦人科臨床医。
¶石川現九

和田恵俊　わだえしゅん
明治26（1893）年1月28日～昭和50（1975）年10月7日
大正～昭和期の宗教者・社会福祉家。
¶岡山歴

和田攻　わだおさむ
昭和10（1935）年9月6日～
昭和期の衛生学者・中毒学専攻。
¶群馬人

和田一彦　わだかずひこ
大正14（1925）年9月8日～昭和56（1981）年2月28日
昭和期の石川県農業共済組合獣医師。
¶石川現十

和田啓十郎　わだけいじゅうろう
明治5（1872）年～大正5（1916）年
明治～大正期の医師。漢方の再認識を促した。
¶近医，長野歴，民学

和田元庵　わだげんあん
？　～明治33（1900）年
江戸時代末期の医師。
¶国書（生没年不詳），姓氏岩手

和田元弘　わだげんこう
生没年不詳
江戸時代中期の儒医。
¶姓氏岩手

和田賢二　わだけんじ
昭和24（1949）年1月24日～
昭和期の鍼灸師。
¶視覚

和田元庸　わだげんよう
？　～天保8（1837）年
江戸時代後期の医師。
¶国書（生没年不詳），姓氏岩手

和田玄良　わだげんりょう
？　～
江戸時代の弘前藩医。
¶青森人

和田孝治　わだこうじ
明治8（1875）年～昭和29（1954）年
明治～昭和期の医師。
¶姓氏京都

和田秀豊　わだしゅうほう
嘉永7（1854）年1月24日～昭和21（1946）年7月27日　[別]和田秀豊《わだひでとよ》
明治～昭和期の牧師、社会事業家。ハンセン病患者の施設慰廃園を創立。
¶キリ（わだひでとよ），現朝（わだひでとよ

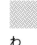

㊤嘉永7年1月24日（1854年2月21日）），現情，新潮，人名7，世紀（わだひでとよ），日人

和田寿郎 わだじゅろう
大正11（1922）年3月11日～平成23（2011）年2月14日
昭和～平成期の外科学者。札幌医科大学教授。初の心臓移植手術（和田心臓移植）を行う。
¶科学，近医，現朝，現情，現人，現日，世紀，日人，履歴，履歴2

和田春庵 わだしゅんあん
生没年不詳
江戸時代中期の本草家。
¶国書

和田伸也 わだしんや
昭和52（1977）年7月9日～
昭和～平成期の教育者。
¶視覚

和田泰純 わだたいじゅん
→和田東郭（わだとうかく）

和田泰沖 わだたいちゅう
明和3（1766）年～文化12（1815）年　㊕和田哲《わだてつ》
江戸時代後期の医師。
¶国書（和田哲　わだてつ　㊕明和3（1766）年5月13日　㊤文化12（1815）年12月9日），人名，世人（㊤文化12（1815）年8月），日人

和田泰仲 わだたいちゅう★
生没年不詳
江戸時代後期の典薬冠。
¶秋田人2

綿田巌 わだいわお
大正4（1915）年6月19日～昭和51（1976）年8月21日
昭和期の愛知県衛生部鳴海保健所員。日本共産党愛知県委員・教育部長。
¶社史

和田孝雄 わだたかお
昭和13（1938）年～平成9（1997）年
昭和～平成期の医師。専門は内科、生化学。
¶近医

和田穹男 わだたかお
昭和15（1940）年～
昭和期の医学書編集者、翻訳家。
¶児人

和田武雄 わだたけお
大正3（1914）年11月15日～平成11（1999）年1月30日
昭和期の内科学者。札幌医科大学教授。
¶科学，近医，現執2期，現情，世紀

和田忠 わだただし
明治2（1869）年～明治41（1908）年1月
明治期の歯科医。
¶岡山百，岡山歴

和多田貢 わただみつぐ
弘化3（1846）年～慶応4（1868）年
江戸時代後期～末期の武士。岡崎藩士、元藩医。
¶全幕（㊕？），幕末大（㊤慶応4（1868）年6月17日

和田足也 わだたりや
慶応1（1865）年～昭和8（1933）年
明治～昭和期の獣医。
¶青森人

和田槌五郎 わだつちごろう
明治3（1870）年～大正14（1925）年
明治～大正期の社会事業家。
¶大分歴

和田努 わだつとむ
昭和11（1936）年2月13日～
昭和～平成期の医療ジャーナリスト、高齢者福祉問題研究者。NHKディレクター。
¶現執2期，現執3期，現執4期

和田勉 わだつとむ
昭和39（1964）年6月24日～
昭和～平成期の点字図書館職員。
¶視覚

和田常子 わだつねこ
大正6（1917）年1月29日～
昭和～平成期の栄養学者、料理研究家。活水女子専門学校（現活水女子短期大学）教授。フランス政府のまねきでパリに留学、食生活と家政を学ぶ。著書に「世界のじゃがいも料理」など。
¶日人

和田哲 わだてつ
→和田泰沖（わだたいちゅう）

和田東郭 わだとうかく
延享1（1744）年～享和3（1803）年　㊕和田泰純《わだいじゅん》
江戸時代中期～後期の医師。「導水瑣言」「蕉窓方意解」「蕉窓雑話」などの著者。
¶朝日（㊕延享1年8月12日（1744年9月18日）㊤享和3年8月2日（1803年9月17日）），京都大，国書（㊕延享1（1744）年8月12日　㊤享和3（1803）年8月2日），新潮（㊕延享1（1744）年8月12日　㊤享和3（1803）年8月2日），人名（和田泰純　わだたいじゅん），姓氏京都，日人

和田徳次郎 わだとくじろう
明治12（1879）年～昭和14（1939）年6月10日
明治～昭和期の耳鼻咽喉科医学者。医学博士、仙台医学専門学校教授。著書に「新撰耳鼻咽喉科学」など。
¶科学（㊕1879年（明治12）11月21日），近医，人名7，日人（㊤明治12（1879）年12月11日），宮城百

和田敏明 わだとしあき
昭和18（1943）年2月10日～
昭和～平成期の社会福祉家。全国社会福祉協議会事務局長。

¶現執4期

和田豊種 わだとよかず
→和田豊種(わだとよたね)

和田豊治 わだとよじ
大正8(1919)年〜平成14(2002)年
昭和〜平成期の医師。精神科。
¶近医

和田豊種 わだとよたね
明治13(1880)年8月6日〜昭和42(1967)年3月9日
[別]和田豊種《わだとよかず》
明治〜昭和期の精神医学者。大阪医科大学教授。脳炎や麻痺性痴呆の病理や治療を研究。
¶大阪人(わだとよかず [没]昭和42(1967)年3月),科学,近医,現情,人名7,世紀,渡航,日人

渡辺厚子 わたなべあつこ
昭和25(1950)年〜
昭和〜平成期の養護学校教員・大泉ブラウス裁判原告。
¶平和

渡辺篤 わたなべあつし
明治32(1899)年〜昭和47(1972)年
大正〜昭和期の医師。耳鼻咽喉科。
¶近医

渡辺俶 わたなべあつし
明治32(1899)年〜昭和49(1974)年
大正〜昭和期の政治家。医師、合併後の黒磯町初代町長。
¶栃木歴

渡辺功 わたなべいさお
昭和5(1930)年7月27日〜
昭和期の学校保健学者。静岡大学教授、静岡産業大学教授。
¶現執2期

渡辺格 わたなべいたる
大正5(1916)年9月27日〜平成19(2007)年3月23日
昭和〜平成期の分子生物学者。慶応義塾大学教授、日本分子生物学会会長。分子生物化学の基礎を築いた。著書に「人間の終焉」「ライフサイエンスと人間」など。
¶科学,近医,現朝,現執1期,現執2期,現執3期,現執4期,現情,現人,現日,新潮,世紀,日人,マス89

渡辺一衛 わたなべいちえ
大正14(1925)年7月19日〜
昭和〜平成期の評論家、物理学者。東京医科歯科大学教授。成田闘争をはじめ様々な救援活動にも積極的にかかわる。著書に「異端の唯物論」「権力論序説」など。
¶現朝,現執1期,現執2期,現執3期,現情,現人,世紀,日人,マス89

渡辺一魯 わたなべいちろ
明治25(1892)年〜昭和41(1966)年
大正〜昭和期の医師。
¶大分歴

渡辺一郎 わたなべいちろう
明治22(1889)年〜昭和26(1951)年
明治〜昭和期の医師。泌尿器科。
¶近医

渡辺卯三郎 わたなべうさぶろう
天保2(1831)年〜明治14(1881)年
江戸時代末期〜明治期の医師。大聖寺藩藩医。大聖寺同洋学館教頭、金沢病院分院顧問等を歴任。
¶姓氏石川,日人,藩臣3,洋学([生]天保1(1830)年)

渡辺英一郎 わたなべえいいちろう
明治22(1889)年10月25日〜昭和54(1979)年2月10日
明治〜昭和期の弓道家、歯科医師、弓道錬士。
¶弓道

渡辺栄蔵 わたなべえいぞう
明治31(1898)年3月3日〜昭和61(1986)年1月4日
大正〜昭和期の社会運動家。水俣病患者家族互助会初代会長。公害闘争の先頭者で「今日ただいまから国家権力と闘う」と宣言。
¶近医,現朝,現人,世紀,日人

渡部益庵 わたなべえきあん
寛永4(1627)年〜元禄1(1688)年
江戸時代前期の医師。
¶青森人,国書

渡辺海旭 わたなべかいぎょく,わたなべかいきょく
明治5(1872)年1月15日〜昭和8(1933)年1月26日
明治〜大正期の浄土宗僧侶、仏教学者。比較宗教学を研究。教育と宗政、社会事業に尽力。
¶近現(わたなべかいきょく),現朝(わたなべかいきょく [生]明治5年1月15日(1872年2月23日)),国史(わたなべかいきょく),コン改(わたなべかいきょく),コン5(わたなべかいきょく),史人(わたなべかいきょく [生]1872年1月5日),新潮,人名(わたなべかいきょく),世紀,全書,大百,哲学,渡航(わたなべかいきょく),日人,仏教,仏人,民学,歴大(わたなべかいきょく)

渡辺確斎 わたなべかくさい
→渡辺道可(わたなべどうか)

渡辺覚造 わたなべかくぞう
明治24(1891)年〜昭和47(1972)年
大正〜昭和期の医師。
¶茨城百,茨城歴

渡辺一男 わたなべかずお
明治41(1908)年〜昭和62(1987)年
昭和期の医師。
¶山形百新

渡辺和彦 わたなべかずひこ
大正12(1923)年1月25日〜昭和45(1970)年1月17日
昭和期の弓道家、歯科医師、弓道錬士。

¶弓道

渡辺活道 わたなべかつどう
生没年不詳
江戸時代後期の医師。
¶国書

渡辺鼎(渡部鼎) わたなべかなえ
安政5(1858)年～昭和7(1932)年7月18日
明治～昭和期の医師、衆議院議員。会陽医院創設者。野口英世の左手の手術を行い医学の師となった。
¶会津(渡部鼎), 海越新([生]安政5(1858)年9月7日), 近医, 世紀([生]安政5(1858)年9月7日), 先駆(生没年不詳), 渡航([生]1858年9月 [没]?), 日人

渡辺亀治 わたなべかめじ★
明治4(1871)年9月3日～昭和9(1934)年3月11日
明治～昭和期の眼科医。
¶栃木人

渡辺鑵造 わたなべかんぞう
天保8(1837)年～明治40(1907)年12月2日
明治期の社会事業家。
¶姓氏愛知, 東三河

渡辺儀蔵 わたなべぎぞう
生没年不詳
江戸時代後期の篤志家。天保の飢饉に際し救済事業を行う。
¶姓氏宮城

渡部吉郎 わたなべきちろう
生没年不詳
江戸時代の庄内藩医。
¶庄内

わ

渡辺休察 わたなべきゅうさつ
享和1(1801)年～慶応2(1866)年
江戸時代末期の医師。
¶人名, 栃木歴

渡辺恭平 わたなべきょうへい
天保13(1842)年～明治19(1886)年
江戸時代末期～明治期の儒医。鳥取藩医学寮教官を務めた。
¶人名, 鳥取百, 日人

渡部潔 わたなべきよし
明治35(1902)年～平成3(1991)年
昭和～平成期の医師、政治家。吉田村議会議長。
¶島根歴

渡辺清 わたなべきよし
明治4(1871)年～昭和14(1939)年
明治～昭和期の医師。
¶姓氏岩手

渡辺金次郎 わたなべきんじろう
明治34(1901)年3月15日～昭和47(1972)年6月12日
大正～昭和期の医師で劇作家。
¶青森人, 東北近

渡辺慶一 わたなべけいいち
昭和9(1934)年～平成14(2002)年
昭和～平成期の医師。専門は病理学。
¶近医

渡辺桂城 わたなべけいじょう
? ～明治18(1885)年11月5日
江戸時代後期～明治期の医師、漢学者。
¶徳島歴

渡辺奎輔 わたなべけいすけ
天明1(1781)年～天保3(1832)年　[別]渡辺蘅園《わたなべこうえん》
江戸時代後期の儒医、本草家。著作に「淡海魚譜」「日本医史」など。
¶朝日([没]天保3年8月18日(1832年9月12日)), 江文, 国書(渡辺蘅園　わたなべこうえん [生]天明1(1781)年4月11日　[没]天保3(1832)年8月18日), 新潮([没]天保3(1832)年8月18日), 日人, 洋学

渡辺堅 わたなべけん
生没年不詳
江戸時代中期の医家。
¶東三河

渡辺元一 わたなべげんいち
慶応3(1867)年1月1日～大正13(1924)年4月27日
明治～大正期の医師・社会事業家。
¶岡山歴

渡辺厳一 わたなべげんいち
大正5(1916)年8月16日～
昭和期の公衆衛生学者。新潟大学教授。
¶現情

渡辺玄泰 わたなべげんたい
寛政10(1798)年～嘉永2(1849)年
江戸時代後期の高座郡田名村医師。
¶神奈川人, 姓氏神奈川

渡辺玄丹 わたなべげんたん
天保14(1843)年～?
江戸時代末期～明治期の医師。広島庄原地方で種痘やコレラの予防等に尽力したほか、庄原英学校設立等にも貢献。
¶洋学

渡辺甲一 わたなべこういち
明治27(1894)年3月2日～昭和43(1968)年11月11日
大正～昭和期の内科医。陸軍省医務局長、陸軍軍医学校長などを歴任。復員局医務部長として戦後処理にあたった。
¶近医, 埼玉人([没]不詳), 世紀, 日人

渡辺蘅園(1) わたなべこうえん
→渡辺奎輔(わたなべけいすけ)

渡辺蘅園(2) わたなべこうえん
寛政1(1789)年～文久1(1861)年
江戸時代後期の医師。
¶人名, 長崎遊

渡辺剛二 わたなべこうじ
明治19（1886）年〜昭和34（1959）年
明治〜昭和期の医師、事業家。
¶近医

渡部恒三 わたなべこうぞう
昭和7（1932）年5月24日〜
昭和〜平成期の政治家。衆議院議員、通産相。衆議院議員に当選、11期。中曽根内閣の厚生相、海部内閣の自治相などを務める。新進党結成に参加。
¶現朝，現執2期，現情，現政，世紀，政治，日人

渡辺五郎 わたなべごろう
明治42（1909）年〜昭和59（1984）年
大正〜昭和期の医師。専門は病理学。
¶近医

渡辺定 わたなべさだむ
→渡辺定（わたなべじょう）

渡辺悟 わたなべさとる
昭和8（1933）年〜平成14（2002）年
昭和〜平成期の医師。専門は生理学（環境生理学、宇宙生理学）。
¶近医

渡辺左武郎 わたなべさぶろう
明治44（1911）年12月6日〜平成9（1997）年
昭和期の医学者。
¶近医，北海道文

渡辺三郎 わたなべさぶろう
明治26（1893）年〜昭和37（1962）年
明治〜昭和期の医師。内科（結核病学）。
¶近医

渡辺三省 わたなべさんしょう★
〜明治16（1883）年
明治期の町医。
¶秋田人2

渡辺自休 わたなべじきゅう
生没年不詳
江戸時代中期の医家・好事家。
¶東三河

渡辺茂夫(1) わたなべしげお
明治45（1912）年〜平成3（1991）年
昭和〜平成期の医師。外科。
¶近医

渡辺茂夫(2) わたなべしげお
昭和11（1936）年1月18日〜
昭和〜平成期の技術コンサルタント、音楽療法研究者。情緒科学研究所長、アメニティデザイン研究所長。
¶現執3期

渡辺成子 わたなべしげこ
昭和4（1929）年8月7日〜
昭和期の点訳指導者。
¶視覚

渡辺蕃久 わたなべしげひさ
→渡辺立軒（蕃久）（わたなべりゅうけん）

渡辺誠意 わたなべしげよし
明治10（1877）年〜昭和18（1943）年
明治〜昭和期の医師。
¶姓氏長野

渡辺蔚 わたなべしげる
昭和12（1937）年1月25日〜
昭和期の朗読ボランティア。
¶視覚

渡辺春庵 わたなべしゅんあん★
生没年不詳
江戸時代後期の本草学者。
¶秋田人2

渡辺春昌 わたなべしゅんしょう
生没年不詳
江戸時代後期の医師。
¶島根百

渡辺春岱 わたなべしゅんたい
天保6（1835）年〜明治13（1880）年
江戸時代後期〜明治期の眼科医。
¶眼科

渡辺定 わたなべじょう
明治25（1892）年〜昭和51（1976）年6月17日
㊿渡辺定《わたなべさだむ》
大正〜昭和期の生命保険医学者、老年医学者。共済生命医長。生命保険医学および寿命について研究。著書に「寿命予測と生命保険」。
¶科学，近医（わたなべさだむ），現情，人名7，世紀，日人（㊕明治25（1892）年4月14日）

渡辺正庵 わたなべしょうあん
→渡辺正庵（わたなべせいあん）

渡辺昭一 わたなべしょういち
昭和27（1952）年12月1日〜
昭和〜平成期の福祉施設職員、社会運動家。
¶視覚

渡辺省吾 わたなべしょうご
明治2（1869）年〜？
明治期の宮内省侍医。
¶大分歴

渡辺昌祐 わたなべしょうすけ
昭和6（1931）年5月8日〜
昭和〜平成期の医師、精神神経科学者。精神神経科、川崎医科大学教授。
¶現執3期

渡辺昌亭 わたなべしょうてい
安永6（1777）年11月8日〜享和1（1801）年6月27日
江戸時代中期〜後期の医師。
¶国書

渡辺昌平 わたなべしょうへい
大正10（1921）年〜平成22（2010）年
昭和〜平成期の医師。内科（呼吸器）。

¶近医

渡辺昌倫 わたなべしょうりん
　？〜明和2(1765)年
　江戸時代中期の医師。
　¶日人

渡辺如見 わたなべじょけん
　江戸時代中期の眼科医。
　¶眼科

渡辺漸 わたなべすすむ
　明治36(1903)年10月30日〜昭和59(1984)年4月2日
　大正〜昭和期の病理学者。広島大学教授、大原爆放射能医学研究所長。
　¶科学，近医，世紀，日人

渡辺正庵 わたなべせいあん
　寛永8(1631)年〜元禄12(1699)年　㉙渡辺正庵《わたなべしょうあん》
　江戸時代前期の儒者、医師。
　¶人名，日人，宮崎百（わたなべしょうあん㉜元禄12(1699)年8月10日）

渡辺静庵 わたなべせいあん
　文化5(1808)年〜明治13(1880)年6月10日
　江戸時代末期〜明治期の医学者。府中に種痘館を設立し、福井藩内に種痘を実施。
　¶維新，日人，幕末，幕末大（㊃文化5(1808)年7月17日），洋学

渡辺瀬左衛門 わたなべせざえもん
　？〜天保6(1835)年
　江戸時代後期の両郷村村役人。村民の窮状を官に訴え救済に努めた。
　¶栃木歴

渡辺詮吾 わたなべせんご
　弘化4(1847)年〜大正1(1912)年
　江戸時代後期〜明治期の実業家、近代甲賀売薬の創立者。
　¶郷土滋賀，滋賀百

渡辺宗因 わたなべそういん
　寛保元(1741)年〜文化3(1806)年
　江戸時代中期・後期の医師。
　¶御殿場

渡辺宗斎 わたなべそうさい
　文政5(1822)年〜明治35(1902)年
　江戸時代後期〜明治期の蘭方医。
　¶御殿場（㊃文政4(1821)年），静岡百，静岡歴，姓氏静岡

渡辺宗俊 わたなべそうしゅん
　寛政7(1795)年〜明治5(1872)年
　江戸時代後期〜明治期の医師。
　¶御殿場

渡辺宗助 わたなべそうすけ
　天保8(1837)年〜慶応1(1865)年
　江戸時代末期の医師、儒者。近江膳所藩士。
　¶維新，人名，日人，幕末（㉜1865年12月8日）

渡辺宗甫 わたなべそうほ
　宝暦6(1756)年〜天保9(1838)年
　江戸時代中期・後期の医師。
　¶御殿場

渡辺代吉 わたなべだいきち
　明治3(1870)年11月10日〜昭和3(1928)年5月
　明治期の社会福祉事業家。
　¶静岡歴，社史，姓氏静岡

渡辺位 わたなべたかし
　昭和期の医師。児童精神科、国府台病院児童精神科医長。
　¶現執2期

渡辺孝 わたなべたかし
　大正15(1926)年〜
　昭和期の医師。
　¶群馬人

渡辺隆 わたなべたかし
　？〜明治26(1893)年
　江戸時代後期〜明治期の医師。
　¶姓氏石川

渡辺武夫 わたなべたけお
　明治37(1904)年12月6日〜
　昭和期の歯科医師。
　¶群馬人

渡辺毅 わたなべたけし
　元禄2(1689)年〜宝暦10(1760)年
　江戸時代中期の儒医。
　¶姓氏京都

渡辺匡 わたなべただし
　大正11(1922)年〜平成8(1996)年
　昭和〜平成期の歯科医、医学博士。
　¶青森人

渡辺正 わたなべただし
　大正4(1915)年〜
　昭和期の栄養学者。相愛女子短期大学教授。
　¶現執2期

渡辺質 わたなべただす
　安永6(1777)年〜嘉永1(1848)年
　江戸時代後期の儒者、医師。肥後医学校再春館居寮施薬主。
　¶国書（㊃安永6(1777)年4月27日　㉜嘉永1(1848)年10月4日），人名，日人

渡辺竜雄 わたなべたつお
　明治36(1903)年〜平成1(1989)年
　昭和期の植物病理学者。
　¶栃木歴

渡辺たま わたなべたま
　→渡辺玉子（わたなべたまこ）

渡辺玉子（渡辺多満子）わたなべたまこ
　安政5(1858)年3月5日〜昭和13(1938)年10月26日　㉙渡辺たま《わたなべたま》
　明治〜昭和期の社会事業家。横浜孤児院院長、横

浜保育院院長などを歴任。
¶学校（渡辺たま　わたなべたま），神奈川人（渡辺たま　わたなべたま），神奈女（渡辺たま　わたなべたま），近女（渡辺たま　わたなべたま），コン改，コン5，女性（渡辺多満子），女性普（渡辺多満子），新潮，世紀，日人

渡辺千恵子 わたなべちえこ
昭和3（1928）年9月5日～平成5（1993）年3月13日
昭和～平成期の平和運動家。反核・平和運動の一方、障害者が自立した生活を営める“福祉のまちづくり”に参画。
¶郷土長崎，現人，女史，女性，女性普，世紀，日人，平和

渡辺長節 わたなべちょうせつ
延享2（1745）年～文化14（1817）年
江戸時代後期の医師。
¶長崎遊

渡辺力 わたなべつとむ
大正12（1923）年10月～昭和47（1972）年11月4日
昭和期の細菌学者、慶応義塾大学医学部教授。専門は微生物遺伝学。
¶科学

渡辺鶴代 わたなべつるよ
明治16（1883）年1月30日～昭和47（1972）年4月16日
大正～昭和期の社会事業家。神戸養老院主任、理事長。戦後、神戸老人ホームに改称。
¶女性，女性普，世紀，日人，兵庫百（[没]昭和50（1975）年）

渡辺貞庵 わたなべていあん
宝暦13（1763）年11月25日～文化7（1810）年8月11日
江戸時代中期～後期の医師。
¶国書

渡辺鉄肝 わたなべてっかん
明治18（1885）年3月2日～昭和11（1936）年1月9日
明治～昭和期の僧、民間社会事業家。
¶佐賀百

渡辺伝蔵 わたなべでんぞう
明和5（1768）年～天保9（1838）年11月28日
江戸時代後期の社会事業家。
¶岡山人，岡山百，岡山歴

渡辺桃園 わたなべとうえん
寛政2（1790）年～安政2（1855）年
江戸時代後期～末期の儒者、医師。
¶新潟百

渡辺道可（渡部道可） わたなべどうか
＊～文政7（1824）年　[別]渡辺確斎《わたなべかくさい》
江戸時代後期の医師。陸奥仙台藩医。藩校医学館を設立。初の蘭科（西洋医学）を創設。
¶人名（渡辺確斎　わたなべかくさい　[生]1759年　[没]1810年），姓氏宮城（渡辺確斎　わたなべかくさい　[生]1772年　[没]1823年），世人（渡辺確斎　わたなべかくさい　[生]安永2（1773）年），日人（[生]1772年），藩臣1（[生]安永2（1773）年），宮城百（渡部道可　[生]安永1（1772）年）

渡辺道斎 わたなべどうさい
？～寛政10（1798）年
江戸時代後期の医師。
¶島根百，島根歴

渡辺道甫 わたなべどうほ
文政9（1826）年～明治2（1869）年
江戸時代末期の医師。
¶人名，日人

渡辺俊男 わたなべとしお
大正3（1914）年7月10日～
昭和期の運動生理学者、脳生理学者。
¶現執1期，現情，世紀

渡辺敏雄 わたなべとしお
明治31（1898）年12月31日～昭和50（1975）年7月21日
明治～昭和期の弓道家、弓道範士、歯科医師、市会議員。
¶弓道

渡辺敏子 わたなべとしこ
大正5（1916）年～昭和50（1975）年4月27日
昭和期の社会事業家。特別養護老人ホーム友愛苑を設立。
¶女性（[生]大正5（1916）年6月26日），女性普（[生]大正5（1916）年6月26日），世紀（[生]大正5（1916）年8月26日），日人（[生]大正5（1916）年8月26日）

渡辺敏泰 わたなべとしやす
？～
大正期の東京帝国大学セツルメント参加者。
¶社史

渡辺トミ・マルガリーダ（渡辺とみ・マルガリータ）
わたなべとみ・まるがりーだ，わたなべとみまるがりーた
明治33（1900）年10月25日～平成8（1996）年3月12日
昭和～平成期の社会事業家。ブラジルでサンパウロ・カトリック日本人救済会を組織。老人ホーム「憩の園」の設立など日系移民の福祉に尽くした。
¶世紀（渡辺とみ・マルガリータ　わたなべとみまるがりーた），日人

渡辺知行 わたなべともゆき
天保2（1831）年～明治14（1881）年
江戸時代末期～明治時代初期の医師。
¶石川百（生没年不詳），長崎遊，幕末（生没年不詳），幕末大

渡辺豊輔 わたなべとよすけ
大正8（1919）年～昭和48（1973）年
昭和期の医師。専門は病理学。
¶近医

渡辺直昌 わたなべなおまさ
寛文7（1667）年～宝暦2（1752）年

わ

江戸時代中期の医師、歌人。
¶国書（[生]寛文7（1667）年1月18日　[没]宝暦2（1752）年1月），人名，日人，和俳

渡辺尚義　わたなべなおよし
文政4（1821）年～？　[別]渡辺尚義《わたなべひさよし》
江戸時代末期の砲術家。越中富山藩士。江戸で砲術師範、御筒奉行、製薬奉行となる。
¶人名（わたなべひさよし），日人，藩臣3

渡辺寧軒　わたなべねいけん
→渡辺弥一兵衛（わたなべやいちべえ）

渡辺規綱　わたなべのりつな
寛政4（1792）年～明治4（1871）年1月18日　[別]渡辺又日庵《わたなべゆうじつあん》
江戸時代末期～明治期の武士、文人、本草学者。著作に「本草図譜」。
¶国書（[生]寛政4（1792）年1月9日），新潮（渡辺又日庵　わたなべゆうじつあん），日人，藩臣4

渡辺則政（助鑑）　わたなべのりまさ（すけかね）
江戸時代前期の眼科医。
¶眼科（渡辺則政）

渡部記安　わたなべのりやす
昭和16（1941）年8月4日～
昭和～平成期の研究者。立正大学大学院社会福祉学研究科教授。
¶現執4期

渡辺治生　わたなべはるお
明治34（1901）年～
大正～昭和期の医師。
¶群馬人

渡辺久子　わたなべひさこ
昭和23（1948）年3月2日～
昭和～平成期の医師。慶応義塾大学医学部講師。
¶現執4期

渡辺尚義　わたなべひさよし
→渡辺尚義（わたなべなおよし）

渡部仁　わたなべひとし
昭和4（1929）年10月7日～平成12（2000）年11月17日
昭和～平成期の養蚕学者、東京大学農学部教授。専門は昆虫病理学。
¶科学

渡辺兵衛　わたなべひょうえ
？　～
大正期の東京帝国大学セツルメント参加者。
¶社史

渡辺裕　わたなべひろし
大正13（1924）年～平成6（1994）年
昭和～平成期の医師。専門は病理学。
¶近医

渡辺漑年　わたなべひろし
明治期の医師。
¶渡航

渡辺房吉　わたなべふさきち
明治10（1877）年～昭和20（1945）年
明治～昭和期の医師。
¶神奈川人

渡辺富士夫　わたなべふじお
大正9（1920）年6月8日～
昭和期の歯科保存修復学者。
¶現情

渡辺筆子　わたなべふでこ
→石井筆子（いしいふでこ）

渡辺文治　わたなべぶんじ
昭和25（1950）年12月8日～
昭和～平成期の福祉施設職員。
¶視覚

渡辺真言　わたなべまこと
明治33（1900）年～平成2（1990）年
大正～平成期の内科医、医政家。
¶近医

渡辺孚　わたなべまこと
大正3（1914）年2月16日～平成2（1990）年
昭和期の法医学者。
¶現執1期，札幌

渡辺昌運　わたなべまさかず
文政13（1830）年1月2日～？
江戸時代後期～末期の医師。
¶国書

渡辺正毅　わたなべまさき
明治44（1911）年12月2日～平成6（1994）年10月15日
昭和期の医師。整形外科。内視鏡の一つ、関節鏡の実用化に成功。
¶科学，近医，現朝，世紀，日人

渡辺政太郎　わたなべまさたろう
明治6（1873）年7月17日～大正7（1918）年5月17日
明治～大正期の社会主義者、無政府主義者。理髪業、孤児院職員。大逆事件後、無政府主義の研究会を組織し、のち北風会と称する。
¶朝日，アナ（[生]明治6（1873）年10月17日），コン改，コン5，社運，社史，新潮，世紀，日人，山梨百

渡辺美枝子　わたなべみえこ
大正6（1917）年？　～
昭和期の東京帝国大学セツルメント読書会参加者。
¶社史

渡辺美智雄　わたなべみちお
大正12（1923）年7月28日～平成7（1995）年9月15日
昭和～平成期の政治家。衆議院議員、副総理、外相、蔵相、厚生相。農相、通産相などを歴任。
¶郷土栃木，現朝，現執2期，現執3期，現情，現政，現日，世紀，政治，日人，履歴，履歴2

渡辺嶺男　わたなべみねお
大正9（1920）年〜昭和59（1984）年
昭和期の医師。専門は衛生学。
¶近医，鳥取百

渡辺蒙庵　わたなべもうあん
貞享4（1687）年〜安永4（1775）年
江戸時代中期の漢学者、医師。遠江浜松藩主の典医、侍講。
¶朝日（没安永4年2月27日（1775年3月28日）），近世，国史，国書（没安永4（1775）年2月27日），コン改，コン4，静岡百，静岡歴，人名（没？），姓氏静岡，日人，藩臣4，東三河（没安永4（1775）年2月27日），和俳

渡辺モトヱ　わたなべもとえ
明治43（1910）年〜平成5（1993）年
大正〜平成期の看護師。
¶近医

渡辺弥一兵衛　わたなべやいちべえ
寛政8（1796）年〜嘉永2（1849）年　別渡辺寧軒《わたなべねいけん》
江戸時代後期の武士。下総佐倉藩城代。西洋医学・砲術の導入に努めた。
¶人名（渡辺寧軒　わたなべねいけん），日人（没1850年），藩臣3

渡辺雄二　わたなべゆうじ
？〜
大正期の東京帝国大学セツルメント参加者。
¶社史

渡辺又日庵　わたなべゆうじつあん
→渡辺規綱（わたなべのりつな）

渡辺雄伯　わたなべゆうはく
？〜明治19（1886）年
江戸時代後期〜明治期の眼科医。
¶眼科

渡辺洋宇　わたなべようう
＊〜平成17（2005）年8月26日　別渡辺洋宇《わたなべようう》
昭和・平成期の医師。金沢大学医学部・外科学講座第8代教授。日本呼吸器外科学会、日本肺癌学会会長。金沢大学医学部付属病院長。金沢大学初代病院担当理事・副学長。
¶石川現十（生昭和9（1934）年7月15日），近医（わたなべよおう　生昭和8（1933）年）

渡辺洋宇　わたなべようおう
→渡辺洋宇（わたなべようう）

渡辺良夫(1)　わたなべよしお
明治38（1905）年10月29日〜昭和39（1964）年11月4日
昭和期の政治家。厚生大臣。建設政務次官、自由党・自民党役員などを歴任。
¶現情，コン改，コン4，コン5，新潮，人名7，世紀，政治，新潟百，日人

渡辺良夫(2)　わたなべよしお
昭和1（1926）年3月28日〜平成17（2005）年

昭和〜平成期の弁護士。全国医療問題弁護団代表。患者の権利宣言を発表。
¶現朝，現執1期，世紀（生大正15（1926）年3月8日），日人，平和

渡辺義一　わたなべよしかず
大正8（1919）年〜
昭和〜平成期の医師、予防医学者。オーバーシーズ・メディカル・コンサルタンツ代表、テキサス大学準教授。
¶現執3期

渡辺義政　わたなべよしまさ
明治15（1882）年〜昭和25（1950）年
明治〜昭和期の細菌学者。
¶近医

渡辺雷　わたなべらい
万延1（1860）年10月10日〜大正4（1915）年2月19日
明治〜大正期の内科学者。
¶世紀，渡航，日人

渡辺竜一　わたなべりゅういち
昭和3（1928）年10月24日〜
昭和〜平成期の医師、政治家。常陸太田市長、渡辺整形外科医院院長。
¶現政

渡辺立軒（雄伯）　わたなべりゅうけん（かずたか）
江戸時代後期の眼科医。
¶眼科（渡辺立軒）

渡辺立軒（蕃主）　わたなべりゅうけん（しげかず）
？〜安永9（1780）年
江戸時代中期の眼科医。
¶眼科（渡辺立軒）

渡辺立軒（蕃久）　わたなべりゅうけん（しげひさ）
＊〜文政6（1823）年　別渡辺蕃久《わたなべしげひさ》，渡辺立軒《わたなべりゅうけん》
江戸時代中期〜後期の幕臣。
¶眼科（渡辺立軒　生？），徳川臣（渡辺蕃久　わたなべしげひさ　生1747年　没？）

渡辺立軒（則智）　わたなべりゅうけん（のりとも）
？〜寛政1（1789）年
江戸時代後期の眼科医。
¶眼科（渡辺立軒）

渡辺立軒（則久）　わたなべりゅうけん（のりひさ）
？〜天保15（1844）年
江戸時代後期の眼科医。
¶眼科（渡辺立軒）

渡辺立軒（則之）　わたなべりゅうけん（のりゆき）
江戸時代前期の眼科医。
¶眼科（渡辺立軒）

渡辺立斎　わたなべりゅうさい
江戸時代中期〜後期の眼科医。
¶眼科

渡辺良斉（渡辺良斎）　わたなべりょうさい
　弘化2（1845）年～明治42（1909）年
　明治期の医師。陶歯制作のさきがけ。著作に「歯科学・上編」。
　¶科学（渡辺良斎　㉓1909年（明治42）9月10日），先駆，日人

渡辺良甫　わたなべりょうほ
　生没年不詳
　江戸時代中期の医師。
　¶飛騨

綿貫重雄　わたぬきしげお
　明治41（1908）年～平成3（1991）年
　大正～平成期の医師。外科（消化器）。
　¶近医

綿貫鼎斎　わたぬきていさい
　文政8（1825）年～明治17（1884）年
　江戸時代後期～明治期の医師。
　¶姓氏群馬

綿貫哲　わたぬきてつ
　大正7（1918）年～昭和55（1980）年
　昭和期の医師。外科。
　¶近医

綿貫礼子　わたぬきれいこ
　昭和3（1928）年3月5日～
　昭和～平成期の環境問題研究者、サイエンスライター。チェルノブイリ被害調査・救援女性ネットワーク代表。専門は環境科学、生化学、薬学、平和学。
　¶近女，現執3期，現執4期，世紀，マス89

渡部忍　わたのべしのぶ
　大正13（1924）年1月23日～平成21（2009）年2月17日
　昭和～平成期の医師。青森県農村医学会会長。専門は農薬中毒。りんご畑に散布する殺虫剤ホリドールの毒性の研究につとめた。
　¶科学，日人

和田則孝　わだのりたか
　生没年不詳
　江戸時代後期の医師。
　¶国書

綿引朝光　わたびきともみつ
　明治16（1883）年10月～昭和27（1952）年3月29日
　明治～昭和期の渡航者。
　¶近医，渡航

綿引文山　わたひきぶんざん
　生没年不詳
　江戸時代後期の医師。
　¶国書

和田秀樹　わだひでき
　昭和35（1960）年～
　昭和～平成期の精神科医師。東進ハイスクール顧問。
　¶現執3期，現執4期

和田秀豊　わだひでとよ
　→和田秀豊（わだしゅうほう）

和田博夫　わだひろお
　大正6（1917）年～平成6（1994）年
　昭和～平成期の医師。専門は整形外科、障害者医療。
　¶近医

和田博　わだひろし
　昭和3（1928）年～平成15（2003）年
　昭和～平成期の医師。専門は薬理学。
　¶近医

和田, フレッド・イサム　わだ, ふれっどいさむ
　～平成13（2001）年2月12日
　昭和期の福祉活動家。
　¶世紀

和田文次郎（和田文治郎）　わだぶんじろう
　明治31（1898）年～昭和34（1959）年
　大正～昭和期の医師。
　¶北海道百，北海道歴（和田文治郎）

渡部広晋　わたべこうしん★
　天保14（1843）年10月5日～大正11（1922）年7月17日
　明治・大正期の秋田最初の看護婦養成者。
　¶秋田人2

和田正男　わだまさお
　明治38（1905）年～昭和48（1973）年
　大正～昭和期の医師。専門は生理学。
　¶近医

和田昌景　わだまさかげ
　安永7（1778）年～嘉永4（1851）年
　江戸時代後期の医師（長州（萩）藩医）。
　¶洋学

和田正久　わだまさひさ
　大正7（1918）年～平成3（1991）年
　昭和～平成期の医師。内科。
　¶近医

和田水　わだみず
　明治39（1906）年3月20日～平成8（1996）年2月14日
　昭和期の生化学者。
　¶科学，科技（㊅1906年2月3日），世紀，日人

和田義近　わだよしちか
　～明治4（1871）年
　江戸時代末期の文人、医家。
　¶大阪墓

度会常民　わたらいつねたみ
　生没年不詳
　江戸時代中期の本草家。
　¶日人

亘理晋　わたりすすむ
　嘉永6（1853）年～昭和6（1931）年
　明治～昭和期の政治家、医師。

¶学校,姓氏宮城(㊥1853年?),宮城百

渡仲三 わたりなかぞう
大正15(1926)年11月2日〜
昭和期の解剖学者。
¶群馬人

和田臨平 わだりんへい★
生没年不詳
江戸時代後期の秋田藩洋医。
¶秋田人2

和辻春次 わつじしゅんじ
→和辻春次(わつじはるじ)

和辻春次 わつじはるじ
文久3(1863)年10月17日〜昭和21(1946)年9月24
日 ㊺和辻春次《わつじしゅんじ》
江戸時代末期〜昭和期の渡航者。
¶近医,渡航,新潟百(わつじしゅんじ),兵庫人

和波その子 わなみそのこ
大正8(1919)年1月17日〜
大正〜昭和期の歩行介助ボランティア。
¶視覚

鰐淵健之 わにぶちけんし
明治27(1894)年1月22日〜平成1(1989)年
明治〜昭和期の医師。耳鼻咽喉科。
¶科学(㊺1989年(平成1)2月17日),近医,熊本
人,熊本百

藁科玄隆 わらしなげんりゅう
宝暦13(1763)年〜?
江戸時代中期〜後期の医師。
¶国書,日人

藁科松伯 わらしなしょうはく
元文2(1737)年〜明和6(1769)年8月24日
江戸時代中期の出羽米沢藩医、儒学者。
¶国書,藩臣1,山形百

藁科松伯〔7代〕 わらしなしょうはく
*〜明治18(1885)年
江戸時代末期〜明治期の医師。上杉藩主侍医。維
新後、ドイツ語を学び、置賜病院を設立。
¶長崎遊(㊥天保8(1837)年),洋学(――〔代数
なし〕㊥天保5(1834)年)

藁科立沢 わらしなりゅうたく
? 〜安永2(1773)年
江戸時代中期の医師、漢学者。
¶国書

日本人物レファレンス事典
医学・医療・福祉篇

2019年3月25日　第1刷発行

発　行　者／大高利夫
編集・発行／日外アソシエーツ株式会社
　　　　　　〒140-0013 東京都品川区南大井6-16-16 鈴中ビル大森アネックス
　　　　　　電話 (03)3763-5241（代表）FAX(03)3764-0845
　　　　　　URL http://www.nichigai.co.jp/
発　売　元／株式会社紀伊國屋書店
　　　　　　〒163-8636 東京都新宿区新宿3-17-7
　　　　　　電話 (03)3354-0131（代表）
　　　　　　ホールセール部（営業）電話 (03)6910-0519

電算漢字処理／日外アソシエーツ株式会社
印刷・製本／株式会社平河工業社

不許複製・禁無断転載　　《中性紙三菱クリームエレガ使用》
＜落丁・乱丁本はお取り替えいたします＞
ISBN978-4-8169-2768-3　**Printed in Japan,2019**

本書はディジタルデータでご利用いただくことができます。詳細はお問い合わせください。

日本人物レファレンス事典 教育篇
A5・940頁　定価(本体17,000円＋税)　2018.10刊
日本の教育分野の人物がどの事典にどんな見出しで掲載されているかがわかる事典索引。古代の先進文化を伝えた渡来人、中世の足利学校、江戸時代の各地の藩校、寺子屋の指導者、近現代の学校の創設者など、433種620冊の人名事典・百科事典・歴史事典・地域別事典等から1.6万人を収録。

リアル脳卒中　患者200人の生の声
結城俊也著　四六判・320頁　定価(本体2,700円＋税)　2018.3刊
リハビリテーション医療の専門家である著者が、200人以上に行ったロングインタビュー。発症を境に、昨日まであたりまえに行っていたことが行えなくなってしまう脳卒中患者の見方・感じ方を浮き彫りにする。

リハビリのプロがすすめる 健康寿命を延ばす1000冊
結城 俊也・坂本 宗樹・鈴木 光司・二宮 秀樹 共編
A5・350頁　定価(本体9,250円＋税)　2018.2刊
健康寿命(＝動ける体を保ち、自立して日常生活を送れる期間)と平均寿命の差を縮めるために役立つ216項目の解説と図書の目録。最新のエビデンスに基づき、「運動器疾患」「神経系疾患」「心臓疾患」「呼吸器疾患」「糖尿病」「がん」「認知症」「介護予防」「生活環境支援」「スポーツ活動」に関する書籍1,100冊を現役理学療法士が厳選。知りたい病気や介護予防の実際などについて、最新のリハビリ事情がわかる。

障害者とともに生きる本2500冊
野口武悟,加部清子,生井恭子共編　A5・410頁　定価(本体13,000円＋税)　2017.6刊
「障害者に関する法律」「障害者の雇用と労働」「障害者のスポーツ」「聴覚障害」「肢体不自由・重症心身障害」「発達障害」「肢体不自由・重症心身障害」など障害者への理解を深めるために重要な 18 項目の解説と、理解を深めるために役立つ図書 2,700 点の目録。

病院図書館の世界—医学情報の進歩と現場のはざまで
奥出麻里 著　四六判・190頁　定価(本体2,700円＋税)　2017.3刊
病院図書館について何の知識もない状態から病院図書室を立ち上げた著者が、あまり知られていない病院図書館の活動実践をくまなく伝える。時々刻々と増え続ける医学情報—それらを医師・患者に結びつけるには？　病院・医学関係者にとどまらず、情報に携わるすべての人に。

データベースカンパニー
日外アソシエーツ
〒140-0013　東京都品川区南大井6-16-16
TEL.(03)3763-5241　FAX.(03)3764-0845　http://www.nichigai.co.jp/